Allgemeine therapeutische Maßnahmen	**1**
Notfälle	**2**
Glukokortikoidtherapie	**3**
Diuretikatherapie	**4**
Antibakterielle Chemotherapie	**5**
Antituberkulöse Therapie	**6**
Antithrombotika und Fibrinolysetherapie	**7**
Wasser- und Elektrolythaushalt	**8**
Säure-Basenhaushalt	**9**
Herz	**10**
Atemorgane	**11**
Magen-Darmtrakt	**12**
Leber, Pankreas, Gallenwege	**13**
Nieren und Harnwege	**14**
Arterielle Hyper- und Hypotonie	**15**
Blutbildendes und Lymphatisches System	**16**
Zytostatische Therapie solider Tumoren	**17**
Hämorrhagische Diathesen	**18**
Peripheres Gefäßsystem	**19**
Rheumatische Erkrankungen	**20**
Ernährung und Stoffwechsel	**21**
Endokrinium	**22**
Infektionskrankheiten	**23**
Tabellenanhang	**24**
Sachverzeichnis	**25**

Wolff / Weihrauch · Internistische Therapie 1990

Wolff/Weihrauch

Internistische Therapie 1990

Herausgegeben von
T. R. Weihrauch

mit Beiträgen von
J. Beyer, A. Distler, K. Ewe, R. Ferlinz,
E. Hecking, D. Höffler, H. Just,
H. Köhler, G. J. Kremer, F. Krück,
E.-M. Lemmel, R. Mertelsmann,
K.-H. Meyer zum Büschenfelde, W. Ohler,
P. Pfannenstiel, M. Philipp, Th. Philipp,
T. Poralla, J. Preiß, H.-P. Schuster, P. Shah,
H. Steppling, T. R. Weihrauch, H. J. Weis,
J. Wollenweber

8., neubearbeitete Auflage
mit 216 Tabellen

Urban & Schwarzenberg · München–Wien–Baltimore

Sehr wichtiger Hinweis für den Benutzer dieses Buches:

Die in diesem Werk enthaltenen Angaben zu diagnostischen und therapeutischen Maßnahmen sind durch die Erfahrungen der Autoren und den aktuellen Stand der Wissenschaft bei Drucklegung begründet. Dies entbindet den Benutzer jedoch nicht von der Pflicht, die Indikation zu therapeutischen Interventionen für jeden Patienten sorgfältig abzuwägen. Die Gabe von Medikamenten erfordert in jedem Fall die Beachtung der Herstellerinformationen und die Prüfung von Zweckmäßigkeit, Dosierung und Applikation.

CIP-Kurztitelaufnahme der Deutschen Bibliothek

Wolff/Weihrauch Internistische Therapie : 1990 / hrsg. von T. R. Weihrauch.
Mit Beitr. von J. Beyer...-8., neubearb. Aufl. – München; Wien; Baltimore:
Urban und Schwarzenberg, 1990.
 ISBN 3-541-07268-7

NE: Weihrauch, Thomas R. [Hrsg.]; Beyer, Jürgen [Mitverf.]

Alle Rechte, auch die des Nachdruckes, der Wiedergabe in jeder Form und der Übersetzung in andere Sprachen, behalten sich Urheber und Verleger vor. Es ist ohne schriftliche Genehmigung des Verlages nicht erlaubt, das Buch oder Teile daraus auf photomechanischem Weg (Photokopie, Mikrokopie) zu vervielfältigen oder unter Verwendung elektronischer bzw. mechanischer Systeme zu speichern, systematisch auszuwerten oder zu verbreiten (mit Ausnahme der in den §§ 53, 54 URG ausdrücklich genannten Sonderfälle).
Satz: Typodata GmbH, München
Druck und Bindung: Clausen & Bosse, Leck
© Urban und Schwarzenberg 1990

ISBN 3-541-07268-7

> *„Alle Ding' sind ein Gift, und nichts ist ohn' Gift. Allein die Dosis macht, daß ein Ding kein Gift ist."*
> *Paracelsus (1493–1541)*

Vorwort zur 8. Auflage

Diese Äußerung von Paracelsus beschreibt treffend die Notwendigkeit einer sorgfältigen, auf die Bedürfnisse des einzelnen Patienten abgestimmten Dosis-Wirkungs-Bestimmung und die Bedeutung der therapeutischen Breite eines Medikamentes für das ärztliche Handeln. Analysiert man heute die wissenschaftliche Literatur zur Arzneimitteltherapie, so muß man feststellen, daß es nur sehr wenige Therapiestudien gibt, die die optimale Dosis klar begründen. Die Vernachlässigung der Dosis-Wirkungs-Beziehung in der klinischen Forschung und in der Praxis stellt immer noch ein wissenschaftliches Defizit dar, das in krassem Gegensatz zu der traditionellen Bedeutung dieses Zusammenhanges in der klassischen Pharmakologie steht. Obwohl auch durch die klinische Pharmakologie bereits frühzeitig klare Richtlinien für die Dosisfindung zur Arzneimitteltherapie beim Menschen erarbeitet wurden, hat sich dies erst in den letzten Jahren in der Planung und Durchführung von entsprechenden Therapiestudien niedergeschlagen. Der Vergleich von unterschiedlichen Dosen in sorgfältig kontrollierten Studien läßt die eben noch wirksame, die maximale, meist von Nebenwirkungen belastete Dosierung und als wichtigstes Ergebnis die dazwischen liegende *optimale Dosierung* eingrenzen. Erkenntnisse aus derartigen Dosisfindungsstudien haben große Bedeutung für die Therapieentscheidungen des Arztes und damit auch für den Heilungsverlauf beim Patienten.

Die Therapie innerer Krankheiten ist in vielen Bereichen einem raschen Wandel unterworfen. Um dieser Entwicklung Rechnung zu tragen, erscheint die „Internistische Therapie" seit nunmehr 16 Jahren im 2-Jahres-Rhythmus. In enger Teamarbeit haben Herausgeber, Autoren und Verlag das Konzept des Werkes erneut sorgfältig bewertet und verbessert. Die vorliegende Auflage wurde in allen Teilen gründlich überarbeitet, zum Teil völlig neu gefaßt. Neu aufgenommen wurde das Kapitel „Psychopharmakatherapie".

Für wertvolle Hinweise von aufmerksamen und kritischen Lesern und Rezensenten waren wir erneut sehr dankbar. Die Anregungen wurden berücksichtigt, soweit das im vorgegebenen Rahmen der „Internistischen Therapie" möglich war.

Herausgeber und Autoren danken dem Urban & Schwarzenberg Verlag für das große Engagement, ohne das die rechtzeitige Neuauflage der „Internistischen Therapie" nicht möglich gewesen wäre.

Im April 1990   T. R. Weihrauch

Vorwort zur ersten Auflage

Mit dem vorliegenden Buch haben die Herausgeber und Autoren eine pragmatisch orientierte und zugleich wissenschaftlich begründete Darstellung der Therapie innerer Krankheiten versucht.

Die Auswahl des Stoffes berücksichtigt unter bewußtem Verzicht auf Vollständigkeit nur die in Praxis und Klinik häufigeren und dringlichen therapeutischen Indikationen. Die Darstellung will besonders für den unter Handlungszwang stehenden Arzt eindeutige, detaillierte und unmittelbar anwendbare Behandlungsrichtlinien in einer knappen, übersichtlichen Form vermitteln. Zahlreiche Tabellen sollen diagnostische und therapeutische Schnellinformationen liefern.

Pharmaka und Therapieverfahren mit breiter Indikation werden in einleitenden Spezialkapiteln ausführlicher behandelt. Den Kapiteln der Organkrankheiten sind kurze Hinweise zur Ätiopathogenese, klinischen Symptomatik und Differentialdiagnose als Grundlage der therapeutischen Rationale und Indikation vorangestellt. Die Therapieempfehlungen berücksichtigen neben geeigneten Pharmaka, Indikationen, Kontraindikationen, Nebenwirkungen, Sofort- und Dauermaßnahmen auch besonders das stufenweise Vorgehen vor und nach Klinikeinweisung bei Notfällen. Der Auswahl der Präparate lagen die persönlichen Erfahrungen der Autoren zugrunde; sie stellt keine Wertung dar. Mit der kurzen Darstellung der Technik wichtiger diagnostischer und therapeutischer Eingriffe soll auch dem weniger Geübten eine Hilfestellung in Notsituationen gegeben werden.

Herausgeber und Autoren sind sich bewußt, daß sie mit ihren Beiträgen nur z. T. das erreicht haben, was ihnen vorschwebte. Für die Übermittlung von Kritik und Anregungen wären sie daher besonders dankbar.

Das Buch entstand in enger, z. T. täglicher Zusammenarbeit von derzeitigen und ehemaligen Angehörigen der beiden Mainzer Medizinischen Universitätskliniken und Ärzten der Deutschen Klinik für Diagnostik in Wiesbaden. Ihnen allen sei für ihre engagierte und geduldige Mitarbeit herzlich gedankt. Dem früheren Mitarbeiter der I. Med. Universitätsklinik Mainz, Herrn Heinz-Jürgen Nord, jetzt University of South Florida, Tampa, möchten wir unseren Dank sagen für seine Hilfe bei der Vorbereitung des Notfall-Kapitels. Ein besonderer Dank gebührt auch dem Verlag Urban & Schwarzenberg für die entgegenkommende und schnelle Verwirklichung unseres Vorhabens.

Mainz, im März 1975
H. P. Wolff
T. R. Weihrauch

Inhaltsverzeichnis

(Jedem Kapitel ist zusätzlich eine ausführliche Inhaltsübersicht vorangestellt.)

1 Allgemeine therapeutische Maßnahmen
Fieber (T. R. Weihrauch) 1
Schmerz (T. R. Weihrauch) 3
Erbrechen (T. R. Weihrauch) 10
Singultus (T. R. Weihrauch) 13
Künstliche Ernährung (E. Hecking) 14
Psychopharmakatherapie (M. Philipp) 31

2 Notfälle (H. P. Schuster und H. Köhler)
Allgemeine Techniken der Notfall- und Intensivmedizin 42
Respiratortherapie 52
Schock 56
Der komatöse Patient 72
Schlaganfall (Apoplexie) 77
Status epilepticus 84
Alkoholdelir (Delirium tremens) 87
Akute exogene Vergiftungen 91
Akutes Abdomen 100

3 Glukokortikoidtherapie (J. Beyer)
Grundlagen 106
Therapie 111

4 Diuretikatherapie (Th. Philipp)
Vorbemerkungen 121
Indikationen 121
Pathophysiologie 121
Praktisches Vorgehen 124
Diuretisch wirksame Substanzen und ihre Anwendung 126

5 Antibakterielle Chemotherapie (D. Höffler)
Allgemeine Grundlagen 139
Praktisches Vorgehen 146
Antibiotisch wirksame Substanzen 155

6 Antituberkulöse Therapie (R. Ferlinz und H. Steppling)
Epidemiologische Situation der Tuberkulose (Bundesrepublik Deutschland) 172
Ätiopathogenese 172

Klinik 173
Prophylaxe 173
Therapie 174
Antituberkulöse Medikamente in der Schwangerschaft 187
Erkrankungen durch sog. „atypische Mykobakterien" 187

7 Antithrombotika und Fibrinolysetherapie (W. Ohler)
Vorbemerkungen 189
Indikationen 191
Kontraindikationen 191
Nebenwirkungen 193
Antithrombotika und ihre Anwendung 193
Fibrinolytika und ihre Anwendung 205
Therapeutische Defibrinierung mit Ancrod 212

8 Störungen des Wasser- und Elektrolythaushaltes (H. Köhler und F. Krück)
Grundlagen 214
Störungen des Natrium- und Wasserhaushaltes 219
Störungen des Kaliumhaushaltes 227
Störungen des Kalziumhaushaltes 232
Störungen des Magnesiumhaushaltes 237

9 Störungen des Säure-Basenhaushaltes (Th. Philipp und F. Krück)
Vorbemerkungen, Definitionen und Diagnostik 239
Metabolische Azidose 241
Metabolische Alkalose 245
Respiratorische Azidose 247
Respiratorische Alkalose 248

10 Erkrankungen des Herzens (H. Just)
Notfälle 250
Herzinsuffizienz 280
Herzrhythmusstörungen 294
Koronare Herzkrankheit 330
Herzklappenerkrankungen, Endokarditis 350
Myokarditis, Kardiomyopathie 365
Perikarditis 367

11 Erkrankungen der Atemorgane (H. Steppling und R. Ferlinz)
Respiratorische Insuffizienz 370
Allgemeine therapeutische Maßnahmen bei Bronchialerkrankungen . . 381
Akute Tracheobronchitis und Bronchitis 390

Chronische Bronchitis und Emphysem 390
Asthma bronchiale 394
Chronisches Cor pulmonale 400
Krankheiten im Lungenkreislauf 402
Lungenblutung – Bluthusten 408
Pneumonien 410
Pleuraerkrankungen 416
Pneumothorax 419
Mediastinalemphysem 421
Lungenmykosen 422
Lungen-Sarkoidose 426
Fibrosierende Alveolitis (interstitielle Lungenerkrankungen) 427

12 Erkrankungen des Magen-Darmtraktes (K. Ewe, H. J. Weis und T. R. Weihrauch)

Akute obere gastrointestinale Blutung 430
Erkrankungen der Speiseröhre 434
Gastritis 445
Funktionelle Störungen des Magen-Darmtraktes 446
Ulcus pepticum („Ulkuskrankheit") 448
Malabsorptions- und Maldigestionssyndrome 458
Diarrhö 461
Ileus 465
Morbus Crohn 468
Colitis ulcerosa 471
Divertikulose, Divertikulitis 474
Akute Darmblutung (Hämatochezie) 476
Chronische Obstipation 477

13 Erkrankungen der Leber, des Pankreas und der Gallenwege

Erkrankungen der Leber (K.-H. Meyer zum Büschenfelde und
T. Poralla) 480
   Akute Virushepatitis 480
   Akutes Leberversagen 489
   Chronische Hepatitis 490
   Leberzirrhose 496
   Komplikationen bei Leberzirrhose 504
   Alkoholische Leberschäden 516
   Toxische und metabolische Leberschäden 516
   Hyperbilirubinämie 518
   Leberfunktionseinschränkungen bei Stoffwechselerkrankungen . . . 518
   Lebertumoren 519

Arzneimitteltherapie bei Lebererkrankungen 520
Erkrankungen des Pankreas (H. J. Weis und K. Ewe) 524
    Akute Pankreatitis 524
    Chronische Pankreatitis 530
Erkrankungen der Gallenblase und Gallenwege
(H. J. Weis und K. Ewe) 532
    Cholelithiasis 532
    Cholezystitis 537
    Cholangitis 538

14 Erkrankungen der Nieren und Harnwege (H. Köhler)
Akutes Nierenversagen 540
Chronische Niereninsuffizienz 551
Pharmakotherapie bei Niereninsuffizienz 561
Dialyse – extrakorporale Verfahren 571
Glomerulonephritis 573
Systemerkrankungen mit Glomerulonephritis 591
Harnwegsinfekt 595
Interstitielle Nephritis 602
Medikamentöse Nierenschäden 604
Nephrolithiasis 605
Nieren- und Hochdruckkrankheiten in der Schwangerschaft 610
Spezielle therapeutische Probleme 613

15 Arterielle Hyper- und Hypotonie (A. Distler)
Hochdruckkrankheit 615
Hypotonie 643

16 Erkrankungen des blutbildenden und lymphatischen Systems
    (R. Mertelsmann)
Anämien 647
Granulozytopenien 663
Thrombozytopenien 665
Akute Leukämien 668
Maligne Lymphome 676
Myeloproliferative Erkrankungen 689

17 Zytostatische Therapie solider Tumoren (J. Preiß)
Allgemeine Grundlagen 696
Chemotherapie solider Tumoren 715
Therapie wichtiger Komplikationen 751
Organisation der Krebsbekämpfung 753

18 Hämorrhagische Diathesen (W. Ohler)
Hämorrhagische Diathesen 754
Hyperfibrinolytische Syndrome 765
Verbrauchskoagulopathie 766

19 Erkrankungen des peripheren Gefäßsystems (J. Wollenweber)
Erkrankungen der Arterien 769
Erkrankungen der Venen 781
Erkrankungen der Lymphbahnen 788

20 Erkrankungen des rheumatischen Formenkreises und Gelenkerkrankungen anderer Genese (E.-M. Lemmel)
Vorbemerkungen 789
Erkrankungen des rheumatischen Formenkreises im engeren Sinn 790
Infektiöse Arthritis 811
Begleitarthritis 812
Reiter-Syndrom 815
Amyloidose 816
Arthrosis deformans 817
Arthritis psoriatica 819
Arthritis urica 819
Osteoporose 819

21 Störungen der Ernährung und des Stoffwechsels (G. J. Kremer)
Adipositas 822
Chronische Unterernährung und Fehlernährung 826
Anorexia nervosa 827
Diabetes mellitus 828
Gicht und Hyperurikämien 875
Hyperlipoproteinämien 881
Hepatische Porphyrien 898
Organischer Hyperinsulinismus 900

22 Erkrankungen des Endokriniums
Schilddrüsenkrankheiten (P. Pfannenstiel) 902
   Vorbemerkungen 902
   Endemische Struma 903
   Schilddrüsenautonomie 908
   Basedow-Hyperthyreose 909
   Immunogene Orbitopathie und prätibiales Myxödem 916
   Thyreoiditiden 918
   Hypothyreose 919

Schilddrüsentumoren ... 922
Erkrankungen der Nebenschilddrüse (J. Beyer) ... 925
   Vorbemerkungen ... 925
   Hyperparathyreoidismus ... 925
   Epithelkörperchenunterfunktion ... 929
Erkrankungen der Nebenniere (J. Beyer) ... 930
   Vorbemerkungen ... 930
   Nebennierenrindenunterfunktion ... 930
   Cushing-Syndrom ... 935
   Adrenogenitales Syndrom ... 937
   Idiopathischer Hirsutismus ... 939
Erkrankungen von Hypothalamus und Hypophyse (J. Beyer) ... 940
   Hypophysenvorderlappeninsuffizienz ... 940
   Akromegalie ... 942
   Hyperprolaktinämie ... 943
   Hypophysäres Koma ... 945
   Diabetes insipidus ... 945

23 Infektionskrankheiten (P. M. Shah und T. R. Weihrauch)
Bakterielle Infektionskrankheiten ... 947
Virusinfektionen ... 968
Protozoenerkrankungen ... 977
Systemmykosen ... 984
Wurminfektionen ... 991

24 Tabellenanhang ... 997

25 Sachverzeichnis ... 1017

Anschriften

Prof. Dr. Jürgen Beyer,
III. Medizinische Klinik und Poliklinik,
Abt. für Innere Medizin
– Endokrinologie – der Universität,
Langenbeckstr. 1, 6500 Mainz

Prof. Dr. Armin Distler,
Medizinische Klinik und Poliklinik,
Universitätsklinikum Steglitz,
Hindenburgdamm 30, 1000 Berlin 45

Prof. Dr. Klaus Ewe,
I. Medizinische Klinik und Poliklinik
der Universität,
Langenbeckstr. 1, 6500 Mainz

Prof. Dr. Rudolf Ferlinz,
III. Medizinische Klinik und Poliklinik,
Abt. für Innere Medizin – Pneumologie –
der Universität,
Langenbeckstr. 1, 6500 Mainz

Prof. Dr. Erwin Hecking,
Nephrologische Abteilung der Medizinischen Klinik, Augusta-Kranken-Anstalt,
Bergstr. 26, 4630 Bochum

Prof. Dr. Dietrich Höffler,
Medizinische Klinik III
der Städt. Kliniken,
Grafenstr. 9, 6100 Darmstadt

Prof. Dr. Hansjörg Just,
Medizinische Universitätsklinik und
Poliklinik,
Abt. für Innere Medizin III – Kardiologie –,
Hugstetterstr. 55, 7800 Freiburg

Prof. Dr. Hans Köhler,
I. Medizinische Klinik und Poliklinik
der Universität,
Langenbeckstr. 1, 6500 Mainz

Prof. Dr. Gerhard Josef Kremer,
St.-Josef-Hospital,
Mülheimer Str. 83, 4200 Oberhausen 1

Prof. Dr. Friedrich Krück,
Medizinische Universitäts-Poliklinik,
Wilhelmstr. 35–37, 5300 Bonn

Prof. Dr. Ernst-Martin Lemmel,
Staatl. Rheumakrankenhaus,
Rotenbachtalstr. 5, 7570 Baden-Baden

Prof. Dr. Roland Mertelsmann,
Medizinische Universitätsklinik und
Poliklinik, Abt. für Innere Medizin I,
Hugstetterstr. 55, 7800 Freiburg

Prof. Dr. Dr. Karl-Hermann Meyer zum
Büschenfelde, I. Medizinische Klinik und
Poliklinik der Universität,
Langenbeckstr. 1, 6500 Mainz

Prof. Dr. Werner Ohler,
I. Medizinische Klinik und Poliklinik
der Universität,
Langenbeckstr. 1, 6500 Mainz

Prof. Dr. Peter Pfannenstiel,
Anna-Birle-Str. 1 (Am Petersweg),
6503 Wiesbaden/Mainz-Kastel

Prof. Dr. Michael Philipp,
Psychiatrische Klinik und Poliklinik
der Universität,
Untere Zahlbacher Str. 8, 6500 Mainz

Prof. Dr. Thomas Philipp,
Zentrum für Innere Medizin,
Medizinische Klinik und Poliklinik,
Abt. für Nieren- und Hochdruckkranke,
Hufelandstr. 55, 4300 Essen 1

Prof. Dr. Thomas Poralla,
I. Medizinische Klinik und Poliklinik
der Universität,
Langenbeckstr. 1, 6500 Mainz

Priv.-Doz. Dr. Joachim Preiß,
Caritas-Klinik St. Theresia,
Klinik für Onkologie und Immunologie,
Rheinstr. 2, 6600 Saarbrücken 2

Prof. Dr. Hans-Peter Schuster,
Medizinische Klinik I, Städt. Krankenhaus,
Weinberg 1, 3200 Hildesheim

Prof. Dr. Pramod M. Shah,
Zentrum der Inneren Medizin,
Klinikum der J.-W.-Goethe Universität,
Theodor-Stern-Kai 7,
6000 Frankfurt/M. 70

Prof. Dr. Harald Steppling,
III. Medizinische Klinik und Poliklinik,
Abt. für Innere Medizin – Pneumologie –
der Universität,
Langenbeckstr. 1, 6500 Mainz

Prof. Dr. Hans J. Weis,
II. Medizinische Klinik des Klinikums
Bamberg, Buger Str. 80, 8600 Bamberg

Prof. Dr. Thomas Robert Weihrauch,
Dellestr. 52, 4000 Düsseldorf 12

Prof. Dr. Jürgen Wollenweber,
Deutsche Klinik für Diagnostik,
Aukammallee 33, 6200 Wiesbaden

1 Allgemeine therapeutische Maßnahmen

1 Fieber	1	5.1 Vorbemerkungen	14
2 Schmerz	3	5.2 Grundlagen	14
3 Erbrechen	10	5.3 Sondenernährung	18
4 Singultus	13	5.4 Parenterale Ernährung	22
5 Künstliche Ernährung	14	6 Psychopharmakatherapie	31

Abkürzungen: EMD = Einzelmaximaldosis, TMD = Tagesmaximaldosis, KG = Körpergewicht, ZVD = zentraler Venendruck, MCT = mittelkettige Triglyzeride

1 Fieber
(T. R. Weihrauch)

1.1 Vorbemerkungen

Definition: Fieber bezeichnet eine Körpertemperatur von 38,5 °C und höher bei oraler, von 38 °C und darüber bei axillärer Messung.
Die Körpertemperatur ist individuellen Schwankungen unterworfen und variiert außerdem auf Grund physiologischer Faktoren. Bei Frauen erhöht sie sich nach der Ovulation sowie im ersten Trimester der Schwangerschaft durchschnittlich um $^{5}/_{10}$ °C. Die Tagesschwankungsbreite kann bis zu 1 °C betragen mit dem niedrigsten Wert am frühen Morgen und dem höchsten am späten Nachmittag. Bei rektaler Messung liegt die physiologische Körpertemperatur zwischen 36,4 und 37,4 °C. Bei Messung in der Mundhöhle liegen die Werte um 0,3–0,65 °C niedriger. Wird bei Tachypnoe oral gemessen, kann die Temperatur sogar bis zu 3 °C (im Mittel 0,93 °C) niedriger als bei rektaler Messung liegen, speziell bei hohem Fieber also falsch-niedrig sein. Eine stark erhöhte Körpertemperatur kann Dehydratation, akutes Hirnsyndrom – u. U. mit Konvulsionen – oder, insbesondere bei Patienten mit vorgeschädigtem Herzen, Herz-Kreislaufversagen zur Folge haben. Eine anhaltende Erhöhung der Temperatur auf über 41 °C kann zu einer bleibenden zerebralen Schädigung führen. Man geht heute davon aus, daß es im Fieber zu einer „Sollwertverstellung" des Thermoregulationszentrums im vorderen Hypothalamus kommt.

1.2 Differentialdiagnose

Als Ursachen erhöhter Körpertemperatur müssen folgende Faktoren differentialdiagnostisch in Erwägung gezogen werden: Infektionen viraler, bakterieller, parasitärer oder mykotischer Genese, maligne Erkrankungen, hämatologische Erkrankungen, Kollagenosen, Erkrankungen des Zentralnervensystems, kardiovaskuläre Erkrankungen, Erkrankungen des endokrinen Systems, Erkrankungen aufgrund physikalischer oder chemischer Einflüsse, Medikamente (drug fever), Störungen im Wasserhaushalt, Traumen oder operative Eingriffe. Bei fehlenden anderen Hinweisen auch an selbstinduziertes oder habituelles („konstitutionelles") Fieber („Pseudofieber") denken. Dagegen gibt es keine ausreichenden Hinweise auf die tatsächliche Existenz des sogenannten Ätiocholanonfiebers.

Typ und Höhe des Fiebers können aufschlußreiche diagnostische Hinweise geben. Zudem ist der Verlauf der Fieberkurve ein wichtiges Kriterium für die Effektivität der angewandten Therapie, insbesondere der Behandlung mit Antibiotika. Wichtig: Routineanwendungen von fiebersenkenden, insbesondere medikamentösen Maßnahmen sind daher bei allen Fällen, in denen die Ursache des Fiebers unklar ist, nicht indiziert. Nur wenn der Patient direkt oder indirekt durch das Fieber gefährdet ist, insbesondere bei anhaltendem hohem Fieber, sollte die Körpertemperatur durch rein symptomatisch wirkende Maßnahmen gesenkt werden.

1.3 Therapie
1.3.1 Spezielle Behandlung der ursächlichen Erkrankung
Siehe entsprechendes Kapitel.

1.3.2 Symptomatische Maßnahmen
1.3.2.1 Physikalische Maßnahmen
a) Wadenwickel mit kaltem Wasser (Temperatur ca. 15°C) und kurzfristige Erneuerung der Umschläge alle 2–3 Minuten, bis die Körpertemperatur auf ca. 38,5°C abgefallen ist.
b) Je ein Eisbeutel auf die Leistenbeugen.
c) In schweren Fällen von Hyperthermie kann eine hypothermische Decke zur Senkung der Körpertemperatur verwendet werden.

Da es auch nach Beendigung dieser Maßnahmen noch zu einem weiteren Absinken der Temperatur kommen kann, sollte die Behandlung bei Erreichen von 38°C beendet werden.

1.3.2.2 Pharmakotherapie
Die Antipyretika haben ihren Angriffspunkt im Zentralnervensystem durch Beeinflussung der temperaturregulierenden Zentren.

Acetylsalicylsäure (Aspirin®, Acetylin®): 2–3 × 0,5–1,0 g/Tag p.o.

p-Aminophenolderivate: Phenacetin wird nicht mehr eingesetzt, statt dessen sein Hauptmetabolit Paracetamol (ben-u-ron®, Tylenol®) 2–3 × 0,5–1,0 g/Tag p.o. bzw. rektal.

Pyrazolderivate: Novaminsulfon, Metamizol: Noramidopyrinmethansulfonat (Novalgin®) 3–4 × 0,5–1,0 g/Tag p.o., 1–3 × 1 g/Tag rektal. Wegen des – wenn auch seltenen – Vorkommens von Agranulozytosen, aplastischer Anämie oder Schock Anwendungsbeschränkung auf hohes Fieber, das auf andere Maßnahmen (s. ds. Kap., 2.2.2.1) nicht anspricht.

Gegenanzeigen, Nebenwirkungen sowie weitere Nebenwirkungen s. ds. Kap., 2.2 und Tabellenanhang.

2 Schmerz
(T. R. Weihrauch)

2.1 Vorbemerkungen
Der Schmerz ist ein wichtiges Symptom. Mit der Schmerzempfindung sind Tonusverschiebungen im gesamten vegetativen Nervensystem verbunden. Vornehmlich kommt es zu einer Steigerung des Sympathikotonus mit Erhöhung von Herzfrequenz und Blutdruck, wobei die individuelle Reaktion auf den Schmerz außerordentlich variiert und erheblich durch seelische Faktoren beeinflußt werden kann. *Differentialdiagnostisch* sind Art des Schmerzes, Lokalisation, Chronizität, evtl. Ausstrahlung oder auslösende Momente von erheblicher Bedeutung. Bei unklaren, insbesondere akuten Schmerzzuständen ist äußerste Zurückhaltung im Gebrauch von Analgetika geboten, um eine Verschleierung des klinischen Bildes zu vermeiden.

2.2 Therapie
Wichtig: Für die Wahl des richtigen therapeutischen Vorgehens ist zu unterscheiden zwischen dem *akuten Schmerz* (posttraumatisch, postoperativ) und dem *Karzinomschmerz* einerseits (für beide Schmerzformen gilt ein ähnliches therapeutisches Schema – starke Analgesie, Anxiolyse, „on demand"-Analgesie, intrathekale Applikation von Narkotika etc., wobei Fragen der Gewöhnung oder Suchtentstehung keine Rolle spielen) und dem *chronischen Schmerz,* bei dem Narkotika in der Regel kontraindiziert sind, dagegen psychosoziale Aspekte (Beeinflussung des Schmerzerlebnisses), Behandlung der meist bestehenden Depression, physikalische Therapie und andere verschiedene Maßnahmen (s. ds. Kap., 2.2.2.4) im Vordergrund stehen neben der Anwendung nicht-narkotischer Analgetika.

2.2.1 Kausale Therapie
Schmerzbekämpfung durch Ausschalten der auslösenden Faktoren, z.B. Antazida bei peptischem Ulkus, spezifische Behandlung von Infektionen etc.

2.2.2 Symptomatische Therapie
Entsprechend der *Schmerzauslösung* in der Peripherie (→ Schmerzrezeptoren, sensibilisiert durch Prostaglandine), der nervalen Leitung der *Schmerzimpulse nach zentral,* der *Schmerzlokalisation* im Kortex und der *Schmerzbewertung* im limbischen System gibt es folgende therapeutische Ansätze:
a) peripher angreifende Analgetika (Prostaglandinsynthesehemmung)
b) Lokal- und Infiltrationsanästhetika (Hemmung der Erregungsbildung)
c) Leitungsanästhesie (Hemmung der Erregungsleitung)
d) zentral angreifende Analgetika (Hemmung der Schmerzwahrnehmung)
e) Psychopharmaka (Änderung des Schmerzerlebnisses)

2.2.2.1 Medikamentöse Behandlung

Sie erfolgt je nach Stärke und Art der Schmerzen mit einem nicht narkotisch wirkenden Analgetikum, einem Schmerzmittel aus der Reihe der Opiate oder einem Spasmolytikum. Bei *starken chronischen Schmerzzuständen* ist eine *Kombination von Analgetika mit Psychopharmaka*, insbesondere *Antidepressiva* (trizyklische, wie z.B. Imipramin [Tofranil®]) *und Neuroleptika* (z.B. Megaphen®, Neurocil® oder Haldol®) zu erwägen, da sich hierdurch häufig der Analgetika-Verbrauch reduzieren läßt.

Nicht narkotisch wirkende Analgetika (sog. *schwach bis mittelstark wirkende Analgetika*)
Sie sind zumeist ebenfalls antipyretisch und z.T. antiphlogistisch wirksam.

a) *Acetylsalicylsäure* (Aspirin®, Acetylin®)
Sie ist ein gut wirksames Analgetikum, Antiphlogistikum und Antipyretikum und wird zur Behandlung schmerzhafter und febriler Zustände in *Tagesdosen* von 1,5 bis max. 3 g p.o. gegeben (0,5–1 g mehrmals täglich), höhere Dosierungen beim rheumatischen Fieber (s. Kap. 20, 4.1.3.2). *Nebenwirkungen* beruhen vor allem auf der schleimhautschädigenden Wirkung des Magens, wobei der physiologische okkulte Blutverlust erhöht werden kann. Die Einnahme auf nüchternen Magen ist daher nicht ratsam. Daneben werden nach hohen Dosen über einen längeren Zeitraum (Rheumatherapie) Nebenwirkungen zentralnervöser Ursache beobachtet, wie Ohrensausen und Schwindel, die andererseits die Grenze für die individuelle Höchstdosierung anzeigen. Anwendung bei Kindern und Jugendlichen: Hinweis in der Packungsbeilage zum sog. Reye-Syndrom beachten. Acetylsalicylsäure potenziert die Wirkung von Vitamin-K-Antagonisten und Heparin. Daher ist bei gleichzeitiger Anwendung beider Mittel erhöhte Vorsicht geboten (s. Kap. 7, 5.3 und Kap. 24, Tab. 9). Selten sind allergische Reaktionen.

b) *Pyrazolderivate*
Metamizol oder *Novaminsulfon* (Novalgin®): Diese Substanz besitzt gute analgetische, antipyretische und antirheumatische Eigenschaften. Novaminsulfon kann auf Grund seiner Löslichkeit auch parenteral (i.m. oder langsam i.v.) appliziert werden. Dadurch kann auch bei sehr starken Schmerzen häufig die Anwendung eines Opiats umgangen werden. Cave zu rasche Injektion: Schockgefahr! Als Richtlinien für die Dosierung gelten $3-4 \times 0,5-1,0$ g/Tag oral; $1-3 \times 1$ Supp. = 1 g/Tag rektal; als Injektion $2-3 \times 1-2$ ml/Tag i.m. (1 ml = 0,5 g). Bei starken Schmerzen (Koliken) 1–2mal (–5 ml) i.v. Wegen der Möglichkeit sehr seltener schwerer Nebenwirkungen, vor allem in Form von Agranulozytosen, aplastischer Anämie und Schock, ist eine *strenge Indikationsstellung* bei der Verwendung dieser Substanzgruppe erforderlich.

Phenylbutazon (Butazolidin®): Diese Substanz sollte aufgrund der häufigen Nebenwirkungen nur in der Therapie von Erkrankungen des rheumatischen Formenkreises, hochentzündlicher Prozesse und bei der Behandlung der Gicht Verwendung finden. Auf Einzelheiten wird in den entsprechenden Kapiteln eingegangen. Bei Antikoagulantientherapie mit Vitamin-K-Antagonisten ist wegen der Arzneimittelinteraktion erhöhte Vorsicht geboten, bzw. sollte die Verwendung der Substanz vermieden werden (s. Kap. 7, 5.3 und Kap. 24, Tab. 9).

c) *p-Aminophenolderivate*
Phenacetin, Paracetamol (Ben-u-ron®): Gutes Antipyretikum, die Wirkung entspricht der von Acetylsalicylsäure. Die antiphlogistische Wirkung ist sehr gering, wohl wegen der nur schwachen Hemmung der Prostaglandinsynthese. Die analgetische Wirkung ist durch einen sowohl peripheren wie zentralen Angriffspunkt bedingt. Dosierung: $2-3 \times 0{,}5-1{,}0$ g/Tag p.o. In vielen Mischpräparaten wurde Phenacetin durch Paracetamol ersetzt, wobei bis jetzt die geringere Nierentoxizität von Paracetamol und die Frage der unter langdauernder Phenacetineinnahme beobachteten vermehrten Nierenbecken- und Blasenkarzinome noch nicht endgültig geklärt sind. Für die Entwicklung der Phenacetinniere ist eine Gesamtdosis von etwa 1-2 kg Phenacetin erforderlich. Nach heutiger Auffassung wird die Analgetikanephropathie durch hochdosierte und langdauernde Anwendung von Kombinationspräparaten antipyretischer Analgetika hervorgerufen und nicht durch den bestimmungsgemäßen Gebrauch der Monosubstanzen.
Bei gleichzeitiger Einnahme von Arzneimitteln, die den Paracetamolabbau in der Leber steigern (u.a. Barbiturate, Antiepileptika, Rifampicin), können durch sonst unschädliche Dosen Leberschäden ausgelöst werden. Gleiches gilt auch bei Alkoholmißbrauch. Normalerweise bei Erwachsenen nicht länger als 2 Wochen anwenden.

d) *Antineuralgische Mischpräparate*
Sie setzen sich in der Regel zusammen aus einer Mischung verschiedener Analgetika mit Zusatz von Coffein und (oder) einem Barbiturat sowie z.T. Codein, das jedoch nur in höheren Dosen ($> 20-30$ mg) die analgetische Wirkung etwas steigert. Durch die Kombination eines schwach wirksamen Analgetikums mit diesen psychostimulierenden Substanzen wird das Abhängigkeitspotential erhöht. Der Mißbrauch dieser Präparate nimmt ständig zu. Wegen der Gefahr der Gewohnheitsbildung mit möglichen Organschädigungen (s.o.) bei längerer Anwendung sollte die Verordnung von Kombinationspräparaten eingeschränkt werden.

Stark wirksame Analgetika (Hypnoanalgetika, „Opiate")
(Verschreibungsfähige Betäubungsmittel, zugelassener Umfang der Verschreibung, Verwendung von Betäubungsmittelrezepten, Nachweis des Verbleibs und des Bestandes von Betäubungsmitteln etc. s. „Rote Liste": *Verordnung von Betäubungsmitteln.*)
Wirkungsweise und Indikationen: Sie besitzen stärkste analgetische Wirkung durch direkten Angriffspunkt im ZNS und sind nur indiziert bei stärksten, durch andere Mittel nicht zu stillenden Schmerzen, z. B. nach Operationen oder Unfällen, beim Herzinfarkt oder im Endstadium maligner Erkrankungen sowie beim Lungenödem. Neben der analgetischen sind durch direkte Hemmwirkung auf das ZNS eine hustenstillende und eine hypnotische sowie euphorisierende Wirkung unterschiedlich stark ausgeprägt.
Nebenwirkungen: Alle Morphinderivate können zur Sucht führen und unterliegen daher dem Betäubungsmittelgesetz. In unterschiedlichem Maße wirken sie, auch in therapeutischen Dosen, lähmend auf das Atemzentrum. Daneben sind Übelkeit, Erbrechen, spastische Obstipation, Störungen der Blasenentleerung durch Sphinkterspasmus, Hautjucken, Kopfschmerzen und Erregungszustände häufige Begleiterscheinungen. Bei Dauermedikation kommt es zur Gewöhnung, d.h. eine Steigerung der Dosis wird erforderlich. Ein Teil der Nebenwirkungen kann durch gleichzeitige Gabe von 0,3–0,5 mg Atropin vermindert werden.
Kontraindikationen: Asthma bronchiale, unklares akutes Abdomen, Leberinsuffizienz, Hypothyreose, Schädeltraumen, Addison-Krankheit.
Antidot: Levallorphan (Lorfan®): Spezifischer Morphinantagonist, der angewandt wird vor allem zur Behandlung der durch Morphin oder morphinähnliche Substanzen ausgelösten Atemdepression. Dosierung: 0,5–2 mg i.v. je nach Schwere der Atemdepression, evtl. nach 5–10 Minuten nochmals die halbe Dosis.
Morphinum hydrochloricum: Es hat alle oben erwähnten Wirkungen und Nebenwirkungen. Oral wird es schlechter resorbiert als einige seiner Derivate. Dosierung: 5–10 mg s.c. EMD 30 mg, TMD 100 mg.
Hydromorphon (Dilaudid®, Dilaudid-Atropin®): Es hat schmerz- und hustenstillende Wirkung in wesentlich kleineren Dosen als Morphin. Die Obstipation ist weniger ausgeprägt. Dosierung: 1,25–2,5 mg mehrmals täglich oral oder 2,5 mg rektal oder 2 mg s.c. EMD 4 mg, TMD 12 mg.
Levomethadon (L-Polamidon®): Seine Wirkung hält etwas länger an als die des Morphins. Minderung der Nebenwirkungen durch Zusatz von Atropin (L-Polamidon® C). Gute Wirksamkeit p.o. Dosierung: p.o., rektal, s.c. bzw. i.m. 2,5–5 mg. EMD 7,5 mg, TMD 22,5 mg.
Zur Methadon-Gruppe im weiteren Sinn zählt noch *Dextropropoxyphen* (Develin® ret.): Gutes Analgetikum ohne antiphlogistische oder antipyretische Eigenschaften. Als Nebenwirkungen gelten Erregung, gelegentlich Be-

nommenheit, Mißbrauch und Abhängigkeit sind möglich. Dosierung: 1–2 × 150 mg/Tag p.o.

Pethidin (Dolantin®): An den cholinergischen Nervenendigungen hat es geringe atropinähnliche, an der glatten Muskulatur gewisse papaverinähnliche Wirkung. Da es aber außerdem eine Kontraktion der glatten Muskulatur des Magen-Darmkanals und der Gallenwege bewirken kann, sollte es als Spasmolytikum nicht mehr angewandt werden. Seine Indikation besteht wie die der anderen morphinähnlich wirkenden Substanzen in der Behebung schwerer Schmerzzustände. Die Wirkung hält ca. 2–4 Stunden lang an. Gute orale Wirksamkeit. Dosierung: 1–3 × 25–50 mg/Tag oral oder 100 mg rektal oder 50–100 mg s.c. oder i.m. oder sehr langsam i.v. EMD 150 mg, TMD 500 mg.

Dolantin® Spezial ist Pethidin + Levallorphan, das zur Verhinderung der Atemdepression zugesetzt ist. Dieser Zusatz schwächt jedoch gleichzeitig die analgetische Wirksamkeit ab, so daß diese Kombination wenig sinnvoll ist.

Tilidin (Valoron®), *Tilidin + Naloxon* (Valoron® N): Es wird eingesetzt zur Behandlung starker und sehr starker, akuter oder chronischer Schmerzzustände. Da es in den letzten Jahren zunehmend zur mißbräuchlichen Anwendung von Tilidin durch Opiatabhängige und Polytoxikomane gekommen ist, wurde die Substanz der Betäubungsmittelverschreibungsordnung unterstellt. Inzwischen ist Valoron® in Kombination mit Naloxon, einem Morphinantagonisten, erhältlich. Hierdurch soll der Mißbrauch eingeschränkt werden. Dieses Kombinationspräparat unterliegt nicht dem Betäubungsmittelgesetz. Auf eine eventuelle Suchtentwicklung sollte jedoch dennoch geachtet und eine unkritische Verordnung vermieden werden. Nebenwirkungen: Es können Schwindelgefühl, Benommenheit, Übelkeit auftreten. Autofahren oder Bedienung von Maschinen unter der Behandlung sowie gleichzeitiger Alkoholgenuß sind zu vermeiden. Die kardio-respiratorischen Nebenwirkungen sind gering. Da die Substanz zu 90% renal eliminiert wird, ist bei Niereninsuffizienz eine entsprechende Dosisreduktion vorzunehmen. Verglichen mit Pentazocin hält die analgetische Wirkung länger an (4–6 h). Wirkungseintritt und Wirkungsdauer entsprechen nach oraler Applikation von Tropfen weitgehend der bei parenteraler Gabe. Dosierung: Bis zu 4 × täglich 50 mg p.o. als Kapseln oder Tropfen (20 Tr. unverdünnt, möglichst lange im Mund behalten) oder 75 mg rektal oder 50–100 mg maximal parenteral.

Pentazocin (Fortral®): Es ist trotz seiner abweichenden Eigenschaften den Opioiden zuzurechnen und stellt die erste Substanz der Gruppe der antagonistischen Agonisten dar. Primär hat es einen antagonistischen Effekt mit Aufhebung bereits bestehender Morphinzeichen. Sekundär kommt es zu der agonistischen Wirkung mit einer ausgeprägten Analgesie. Die Gefahr der Abhängigkeit ist wesentlich geringer als bei den agonistischen Morphinderivaten und wurde bislang praktisch nur bei parenteraler, vor allem intravenöser Applikation beobachtet. Gegenüber den Morphinagonisten ist der sedierende Effekt geringer. Da es offenbar auch eine spasmolytische Wirkung besitzt, kann es auch bei spastischen Schmerzen eingesetzt werden. Nausea, Erbrechen und Obstipation treten seltener auf als bei den Morphinagonisten. Die Sedierung ist geringer. Dosierung: 25–50 mg oral, 50 mg rektal oder 30 mg langsam i.v. oder i.m., bei Bedarf 3–4stündlich. TMD 360 mg.

Buprenorphin (Temgesic®): Es besitzt ebenfalls neben der morphinähnlichen agonistischen Wirkung ausgeprägte morphinantagonistische Eigenschaften und wird zur Behandlung schwerer und schwerster Schmerzzustände eingesetzt. Das Gewöhnungsrisiko ist wahrscheinlich gering. Buprenorphin wird i.m. oder langsam i.v. injiziert in einer Dosierung von 0,3–0,6 mg, bei Bedarf in Abständen von 6–8 Stunden. Die häufigsten Nebenwirkungen bestehen in Sedierung und Schläfrigkeit. Daneben werden Übelkeit und Erbrechen sowie eine Atemdepression beobachtet. Das Reaktionsvermögen ist unter der Behandlung eingeschränkt (Straßenverkehr, Bedienung von Maschinen!).

Weitere Substanzen für starke bis mittelstarke Schmerzen sind *Nefopam* (Ajan®) i.v., p.o. oder als Supp. (Kontraindikation: epileptiforme Erkrankungen beachten!), *Tramadol* (Tramal®) parenteral, oral oder als Supp. (Kontraindikation und spezielle Hinweise für die Anwendung beachten!).

Spasmolytika

Sie sind indiziert bei allen krampfartigen Schmerzzuständen oder Koliken der Gallenwege, der Magen-Darm- oder Urogenitalorgane. Sie wirken z.T. neurotrop (Parasympatholytika, Anticholinergika) oder myotrop, d.h. beeinflussen die glatte Muskelzelle direkt oder gangioplegisch, sind also Ganglienblocker oder haben ihren Angriffspunkt im Zentralnervensystem. Eine Anzahl von spasmolytisch wirkenden Substanzen ist in Verbindung mit Sedativa oder Analgetika im Handel. Einige Präparate enthalten außerdem eine Kombination spasmolytisch wirkender Substanzen mit verschiedenen Angriffspunkten.

a) *Parasympatholytika*

Butylscopolaminiumbromid (Buscopan®): Es greift an den cholinergen Nervenendigungen und an den intramuralen Ganglienzellen des Parasympathikus an. Es hat gute spasmolytische Eigenschaften. Eine gewisse atropinartige Wirkung ist angedeutet. Die Dosierung beträgt 0,01 g p.o. oder rektal, s.c., i.m. oder i.v. mehrmals täglich. In Kombination mit Novaminsulfon (0,25 g/Drg., 1,0 g/Supp., 2,5 g/Amp., Buscopan® compositum) zusätzlich gute analgetische Wirkung. Dosierung: Bei Koliken eine Ampulle i.m. oder langsam i.v. Bei stärkeren Schmerzen 1 Supp. oder 2–3×1–2 Drg./Tag. Wichtig: Die für Metamizol geltenden Anwendungsbeschränkungen beachten (s. ds. Kap., 1.3.2.2).

Methanthelinbromid (Vagantin®): Es wirkt parasympatholytisch durch atropinähnlichen und ganglienblockierenden Effekt. Große Dosen haben auch kurareartige Wirkung. Als Nebenwirkungen kann es zu Trockenheit im Mund und u.U. zu Akkommodationsstörungen wie beim Atropin kommen. Dosierung: anfangs 3 × 0,05 g/Tag p.o. Bei guter Verträglichkeit, wenn erforderlich, steigern auf bis zu 4 × 0,1 g/Tag.

b) *Spasmolytika mit Angriff an der glatten Muskelzelle*
(Papaverin und ähnlich wirkende Substanzen)
Papaverin: Es hat nur mäßige spasmolytische Wirkung auf die Gallenwege, den Magen-Darm- und Urogenitaltrakt, so daß anderen Medikamenten der Vorzug zu geben ist. Dagegen ist der Effekt auf Spasmen des Gefäßsystems ausgeprägt.
Avacan®: Es hat eine papaverinähnlich wirkende Substanz (Camylofin-2-HCl), hat gute spasmolytische Eigenschaften. Die Dosierung beträgt 2−3 × 0,05−0,1 g/Tag oral. Im Avafortan® ist Avacan® kombiniert mit Analgetika aus der Reihe der Pyrazolderivate. Dosierung: Bei Koliken 3−5 ml langsam i.v., bei leichteren Beschwerden 1 Supp. oder 1−2 Drg. 2−3 × täglich. Wichtig: Die für Metamizol geltenden Anwendungsbeschränkungen beachten (s. ds. Kap., 1.3.2.2).

c) *Baralgin®*
Baralgin® ist eine Kombination eines Analgetikums (Novamidopyrin-methansulfonat) mit einem Parasympatholytikum und papaverinähnlich wirkender Substanz. Die Substanz besitzt gute spasmolytische und analgetische Eigenschaften. Als Richtlinien für die Dosierung gelten: Bei schweren Koliken 1 Ampulle langsam i.v. Wiederholung bei Bedarf nach 6−8 Stunden. Bei geringeren Spasmen 2−3 × 1 Supp./Tag oder 3 × 1−2 Tbl./Tag. Wichtig: Die für Metamizol geltenden Anwendungsbeschränkungen beachten (s. ds. Kap., 1.3.2.2).

2.2.2.2 Physikalische Behandlung
Bei einer Reihe von Schmerzzuständen sind Maßnahmen in Form von Wärme- oder Kälteapplikationen in trockener Form oder als feuchte Umschläge wirksam (s. auch Kap. 20, 2.1.3.2).

2.2.2.3 Nervenleitungsblockade
Durch Injektion eines Lokalanästhetikums in die Umgebung eines Nervenstammes (z.B. bei Lumbago) oder in sogenannte „Triggerpunkte" kann eine zumindest vorübergehende Schmerzlinderung erreicht werden. Die Technik erfordert jedoch einige Übung.

2.2.2.4 Psychotherapeutische und andere Maßnahmen
Hierzu gehören beratende Gespräche (Änderung gesundheitsschädigender Lebensgewohnheiten wie Rauchen, Alkoholabusus, übertriebener Ehrgeiz,

Schlafmangel u. a.), autogenes Training, Biofeedback und Elektrostimulation. Der Stellenwert der Akupunktur ist noch umstritten.

2.2.2.5 Operative Maßnahmen
Operative Maßnahmen, die durch Ausschaltung bestimmter Nerven zur Schmerzbeseitigung führen, können bei anhaltenden schwersten Schmerzzuständen indiziert sein. Indikationsstellung, Beratung und Durchführung sollten auf spezialisierte Zentren beschränkt bleiben.

3 Erbrechen
(T. R. Weihrauch)

3.1 Ätiopathogenese
Den Symptomen Übelkeit und Erbrechen liegt eine Vielzahl von Ursachen zugrunde:
a) Erbrechen durch Störungen verschiedener Art im Bereich des gesamten *Verdauungstraktes* vom Pharynx bis zum Rektum, einschließlich der Leber, des Pankreas und der Gallenwegsorgane, wie Entzündungen, mechanische Hindernisse oder toxische Reizungen.
b) *Zerebrales Erbrechen:* Es wird verursacht durch Reizungen des Reflexzentrums im Rautenhirn, entweder mechanisch (Commotio, intrakranielle Druckerhöhung), toxisch (Emetika wie Morphin oder Apomorphin, Digitalisintoxikation, Zytostatika, endogen-toxisch) oder durch zerebrale Hypoxie (zerebrale Anämie oder Blutung).
c) Erbrechen durch *Vestibularisreizung* (Bewegungskrankheit, Menière-Symptomenkomplex).
d) *Schwangerschaftserbrechen,* das in seiner eigentlichen Ursache noch weitgehend ungeklärt ist.

3.2 Therapie
Beim akuten, nur kurzfristigen Erbrechen, wie es nach Ernährungsfehlern, Alkoholexzessen etc. vorkommt, oder bei der morgendlichen Übelkeit mit gelegentlichem Erbrechen in der Frühschwangerschaft erübrigt sich eine Behandlung oder besteht lediglich in der Verordnung leicht verdaulicher Nahrungsmittel. Wo Übelkeit oder Erbrechen jedoch ausgeprägt und langanhaltend sind, das allgemeine Befinden erheblich beeinträchtigen und evtl. zu Störungen im Elektrolyt- und Wasserhaushalt führen, ist eine Therapie notwendig.

3.2.1 Kausale Therapie
Sie besteht in der internistischen oder chirurgischen, evtl. neurochirurgischen Behandlung der ursächlichen Erkrankung: s. Spezialkapitel.

3.2.2 Symptomatische Therapie
Sie dient der Unterstützung der spezifischen Behandlung und wird allein nur dort angewandt, wo eine ursächliche Therapie nicht möglich ist.

3.2.2.1 Ernährung
Bei der Ernährung muß zunächst vor allem auf ausreichende Flüssigkeits- und Elektrolytzufuhr geachtet werden. Wo das oral nicht möglich ist, sind u. U. Infusionen erforderlich (s. ds. Kap., 5 und Kap. 8). Im allgemeinen empfiehlt es sich, bei akut einsetzendem Erbrechen (vor allem von seiten des Verdauungstraktes) jegliche Nahrungsaufnahme zunächst für wenige Stunden zu unterlassen, um dann im Anschluß nur Tee und, wo dieser toleriert wird, trockene, nur leicht verdauliche Nahrungsmittel (z. B. Zwieback, gesalzene Kräcker) in häufigen, kleinen Mahlzeiten zu sich zu nehmen. Günstig sind heiße oder kalte Getränke, lauwarme sind zu vermeiden.

3.2.2.2 Medikamentöse Behandlung
a) *Antihistaminika*
Antihistaminika mit ausgeprägter zentralnervöser Hemmwirkung finden als Antiemetika Verwendung. Bei Bewegungskrankheit ist eine Prophylaxe ca. 1 Stunde vor Antritt der Reise zu empfehlen. In unterschiedlichem Maße haben Antihistaminika eine sedierende Wirkung. Sie sind im ersten Trimenon einer Schwangerschaft nur bei strenger Indikation bedingt erlaubt (s. Tabellenanhang, Kap. 24, Tab. 8).
Meclozin (Bonamine®, Peremesin®) eignet sich besonders zur Behandlung der Bewegungskrankheit. Dosierung: 1(−2) Tbl. (25 mg) oral 1 Stunde vor Antritt der Reise, bei bereits bestehendem Erbrechen 1 Supp. (50 mg) rektal.
Dimenhydrinat (Vomex A®) findet besonders Anwendung bei der Therapie der Bewegungskrankheit, aber auch bei anderen Formen des Erbrechens. Dosierung: 1 Depot-Drg. im Abstand von 8−10 Stunden oder 1 Supp. 3−4× täglich oder 1−2 Ampullen i. v. oder i. m. täglich (Depot-Drg. 0,2 g, 1 Supp. 0,15 g, 1 Amp. i. v. 0,065 g in 10 ml, 1 Amp. i. m. 0,1 g in 2 ml).

b) *Phenothiazine*
Diese Mittel aus der Gruppe der Neuroleptika haben zentral dämpfende Wirkung. Sie wirken antiemetisch durch Hemmung der Funktion der Area postrema. Dabei wird Erbrechen verschiedener Genese wirksam beeinflußt mit Ausnahme der Bewegungskrankheit. Nur piperazinsubstituierte Chlorpromazinverwandte, z. B. Decentan®, sind auch dort wirksam. Zum Teil beträchtliche Nebenwirkungen bestehen vor allem in Sedierung, Störungen des Vegetativums und des extrapyramidalen Systems, allergischen Hauterscheinungen, Agranulozytose u. a. Im ersten Trimenon einer Gravidität nur bei strenger Indikationsstellung bedingt erlaubt (s. Kap. 24, Tab. 8).
Chlorpromazin (Megaphen®, Largactil®, Thorazin®) wird vor allem verwandt bei der Therapie des zerebralen Erbrechens sowie evtl. bei der Hyperemesis gravidarum. Dosierung: Bei der Anwendung des Chlorpromazins als Antiemetikum 25−50 mg i. m. oder 10−50 mg p. o., wenn nötig 3−4× täglich.

Perphenazin (Decentan®) als Antiemetikum auch zur Therapie der Bewegungskrankheit geeignet. Dosierung: 4–8 (–12) mg/Tag p.o. Bei ambulanten Patienten sollte eine Tagesdosis von 12 mg nicht überschritten werden.
Triflupromazin (Psyquil®). Dosierung: 3×10 (–20) mg/Tag oral, wenn nötig 10 (–20) mg i.m.
Fluphenazin (Lyogen®). Dosierung: 1–2 mg/Tag (1 Tbl. – 1 mg, 1 Amp. bis 1 mg). Bei ambulanten Patienten Tagesdosen von 2 mg nicht überschreiten.

c) *Metoclopramid* (Paspertin®)
Ein wirksames Antiemetikum, das seinen Angriffspunkt ebenfalls am Hirnstamm hat. Es wirkt auf die Magen-Darmmotorik durch Förderung der Peristaltik. Nausea und Erbrechen durch Vestibularisreizung werden nicht beeinflußt. Als Nebenwirkung kann vereinzelt ein dyskinetisches Syndrom (Antidot: Biperiden, Akineton®) auftreten. Dosierung: 2–3×10 mg/Tag rektal oder 3×5–10 mg/Tag p.o., wenn nötig 1–3×10 mg/Tag i.m. oder i.v.

d) *Domperidon* (Motilium®)
Diese neuere Substanz ist in der Wirkung dem Metoclopramid ähnlich, diesem jedoch pharmakologisch nicht verwandt. Zentralnervöse Nebenwirkungen wurden bei Domperidon bislang nicht beobachtet. Dosierung: 3×10 mg p.o.

3.2.2.3 Zytostatika-bedingtes Erbrechen

Das ANE-Syndrom (Anorexie – Nausea – Emesis) ist von seiten der Patienten die gefürchtetste Nebenwirkung vieler Zytostatika (s. Kap. 19, 1.1.4), sollte jedoch heute kein größeres Problem mehr darstellen, da mit der kombinierten Therapie (s.u.) die Überreaktion vermieden werden kann.
Pathogenetisch muß unterschieden werden:
a) Direkter Zytostatika-Effekt mit zentraler Erregung des Brechzentrums an der Basis des IV. Ventrikels (Chemorezeptoren-Triggerzone) und mit Irritation peripherer, im Bereich des Magen-Darmtraktes gelegener Rezeptoren. Dieses Erbrechen beginnt in der Regel frühestens 15–30 min nach Applikation.
b) Zentralnervöse Einflüsse, die vom Großhirn gesteuert werden (konditioniertes bzw. antizipatorisches Erbrechen, das schon vor der Applikation beim Betreten der Klinik bzw. bei bestimmten Klinik- oder Praxis-spezifischen Gerüchen einsetzen kann = Konditionierung).

Die *Therapie* des ANE-Syndroms muß alle Angriffspunkte umfassen, d.h. Gabe von Sedativa oder Anxiolytika bereits am Abend vor der Therapie, Gabe hochdosierter Antiemetika mit Angriff auf das Brechzentrum und die Rezeptoren im Magen-Darmtrakt kurz vor und während der Therapie sowie bei den Zytostatika, die zu besonders schwerem ANE-Syndrom führen, Gabe von hochdosiertem Dexamethason. Diese Kombination war in randomisierten Studien der alleinigen Antiemetikagabe deutlich überlegen.
Wichtig ist, daß bereits beim ersten Zyklus eine maximale Therapie durchgeführt wird, damit die Konditionierung nicht eintritt.

Behandlungsschema zur Prophylaxe des Zytostatika-induzierten Erbrechens (z. B. bei hochdosierter Cisplatin-Therapie) (nach J. Preiß):

abends zuvor:	Sedativum/Anxiolytikum
2 h vor Therapie:	12–20 mg Dexamethason i. m.
30 min vor Therapie:	Antiemetikum hochdosiert als Kurzinfusion Metoclopramid 1–2 mg/kg oder Alizaprid 5–10 mg/kg
zur Therapie:	8–12 mg Dexamethason i. v.
nach Therapie (2–8 h):	Antiemetika als Begleitinfusion oder im Intervall alle 2 h i. v., Dosierung s. o.
6 h nach Therapie:	Sedativum (Diazepam® o. ä.)
6 h nach Therapie:	Dexamethason 4–8 mg i. m.

Unter Therapie mit Metoclopromid/Alizaprid kann es zu einer ausgeprägten extrapyramidalen Symptomatik kommen, beginnend mit allgemeiner Unruhe des Patienten bis hin zu einer Chorea-ähnlichen Symptomatik. Durch Gabe von Akineton kann diese Nebenwirkung rasch behoben werden – allerdings ist dabei auch die antiemetische Potenz aufgehoben.

4 Singultus
(T. R. Weihrauch)

4.1 Ätiopathogenese
Multifaktoriell, vom gelegentlichen „idiopathischen" Schluckauf bei raschem Trinken von eisgekühlten Getränken bis zum Singultus bei Malignomen der Speiseröhre. Ursachen im einzelnen: Psychosen, zentralnervös (Alkoholintoxikation), infektiös-toxisch (z. B. bei Meningitis, Enzephalitis), tumorbedingt (z. B. Hirnstammtumoren) sowie zerebrovaskuläre Insulte (Schädel-Hirntrauma) und peripher ausgelöst (zervikale, mediastinale, pleuro-pulmonale, ösophageale und abdominelle Tumoren, Entzündungen und Verdrängungen).

4.2 Therapie
Manifestation meist nur kurzzeitig und daher in der Regel nicht therapiebedürftig.

4.2.1 Allgemeine Maßnahmen
Beim harmlosen gelegentlichen „Schluckauf" allgemeine Maßnahmen wie Atemanhalten, Valsalva-Manöver, CO_2-Rückatmung (mit einer vor Mund und Nase gehaltenen Tüte), psychische Ablenkung.
In gravierenden Fällen Vagusreizung durch pernasales Einführen einer Magensonde und Reizung der Pharynxhinterwand durch mehrmaliges Drehen der Sonde für ca. 30 Sekunden. Bei Verdacht auf Singultus durch Magendilatation (z. B. Blutung oder postoperativ) Sonde zur Entlastung im Magen plazieren.

4.2.2 Medikamentöse Therapie

a) *Motilitätswirksame Medikamente:* Metoclopramid (Paspertin®) 3−4× 10 mg/Tag bzw. Bromoprid (Cascapride®) oder Domperidon (Motilium®). Die Wirkung läßt sich durch Motilitätssteigerung (Magenentleerung!) und zentralen Angriffspunkt erklären.

b) *Psychopharmaka:* Triflupromazin (Psyquil®) 20 mg i.m. oder 5−10 mg i.v., anschließend 1 Supp. bei Bedarf; Chlorpromazin (Megaphen®): 25−50 mg mehrmals tgl. i.v. oder i.m.; Haloperidol (Haldol®): 3×5 mg p.o. Als ultima ratio kann eine einseitige oder beidseitige Durchtrennung des N. phrenicus (Ausschaltung der efferenten Strecke des Reflexes) notwendig werden, wenn der fortschreitende Kräfteverfall des Patienten es erfordert.

5 Künstliche Ernährung
(E. Hecking)

5.1 Vorbemerkungen

Ziel der künstlichen Ernährung ist die möglichst vollständige Zufuhr der notwendigen Nahrungsbestandteile Kohlenhydrate, Eiweiß, Fett, Vitamine, Spurenelemente, Elektrolyte und Wasser. Dies kann heute auch über lange Zeiträume durch die *Sondenernährung* oder die *parenterale Ernährung* oder durch *Kombination* beider Methoden erreicht werden.

Wann mit der künstlichen Ernährung begonnen werden muß, hängt von der Ausgangssituation und dem voraussichtlichen Zeitraum ab, in dem eine normale Ernährung unmöglich sein wird. Bei schwerem Krankheitsbild, Katabolie, Mangelernährung oder präoperativ ist der sofortige Beginn notwendig. Bei Stoffwechselgesunden können kurze Zeiträume von 1−2 Tagen mit der Substitution von Wasser, Elektrolyten und Kohlenhydraten überbrückt werden.

5.2 Grundlagen
5.2.1 Indikationen

Mit der künstlichen Ernährung sollte frühzeitig begonnen werden, wenn ein Patient keine Nahrung aufnehmen *kann* (Bewußtlosigkeit, Schluckparese, Kieferbruch, stenosierende Ösophagusprozesse), *darf* (akute Pankreatitis, nach Bauchoperationen, Perforation, Magen-Darmatonie) oder *will* (Anorexia mentalis, psychiatrische oder geriatrische Problemfälle). Sie muß unterbleiben, wenn, z.B. im Kreislaufschock, keine Substratverwertung möglich ist. Die Form der künstlichen Ernährung auf oralem (Sonde) oder intravenösem Weg wird u.U. täglich neu entschieden, wenn sich Veränderungen der Vitalfunktionen, der Grunderkrankung, der Organfunktionen, der Stoffwechsellage oder der Katabolierate einstellen.

Die *Sondenernährung* ist physiologischer, technisch einfacher, erheblich kostengünstiger und mit geringeren Risiken behaftet. Ihr sollte daher – soweit möglich – gegenüber der kompletten parenteralen Ernährung der Vorzug gegeben werden. Spezielle Indikationen der verschiedenen Formen der Sondenkost s. ds. Kap., 5.3. Cave Kontraindikationen (s. u.)!

Die *parenterale Ernährung* erfolgt über einen zentralvenösen Katheter und ist nur indiziert, wenn sich die Sondenernährung verbietet, z. B. bei intestinaler Obstruktion, Ileus, Peritonitis, Malabsorption, schweren entzündlichen Darmerkrankungen, Aspirationsgefahr. Durchführung s. ds. Kap., 5.4.

Die *peripher-venöse* Infusion kann mit Kombinationslösungen (z. B. 3000 ml Glucoplasmal®, Periamin G® in 24 h) nur in Konzentrationen bis 850 mosmol/l nicht bedarfsdeckend dosiert werden. Sie muß durch Fettlösungen oder in Kombination mit enteraler Zufuhr ergänzt werden. Sie verlangt hohe Infusionsvolumina und kommt nur über wenige Tage in Betracht (Infusionsplan s. unten, Tab. 2).

5.2.2 Tagesbedarf

Täglicher Bedarf an notwendigen Nahrungsbestandteilen (Wasser, Kohlenhydrate, Eiweiß, Fett, Mineralstoffe, Vitamine und Spurenelemente) und Energie siehe Tabelle 1 und Text.

a) *Wasser-* und *Elektrolytbedarf* und *-bilanzierung:* S. Kap. 8.

b) *Energiebedarf:* Er ist auf kg Sollgewicht zu beziehen, bei ausgeglichener Stoffwechsellage und Bettruhe 25−35 kcal/kg KG (s. Tab. 1); er erhöht sich bei Untergewicht und mäßiger Katabolie (Infektion, Koma) auf 40 bis 50 kcal/kg (= 160−200 kJ/kg); bei Adipositas wird die Kalorienzufuhr reduziert, nicht die Stickstoffzufuhr. Änderung des Energiebedarfs bei Sepsis und Schock s. ds. Kap., 5.4.7.4, sowie Tabelle 2. Gegenüber dem Normalbedarf steigert Fieber pro Grad Celsius den Energiebedarf um 12 Kal%.

c) *Zusammensetzung der Nahrungsbestandteile:* Bei der normalen Ernährung decken die drei Grundnährstoffe Kohlenhydrate, Fett und Eiweiß im Verhältnis 55:30:15 den täglichen Energiebedarf. Während dieses Verhältnis bei der Sondenernährung erhalten bleiben kann, wird es bei der parenteralen Ernährung in Abhängigkeit vom Fettanteil variiert (z. B. 80% Kohlenhydrate:20% Eiweiß). Die Nährstoffrelationen müssen im endokrin bedingt entgleisten Postaggressionsstoffwechsel, z. B. nach Trauma, bei Sepsis, Herzinfarkt, chronischer Unterernährung, angepaßt werden: 40:30:30 Kal% Kohlenhydrate:Fett:Eiweiß.

d) *Täglicher Bedarf* an *essentiellen Fettsäuren, Vitaminen* und *Spurenelementen:* Bilanzierte Sondennahrungen enthalten diese Bestandteile in ausreichender Menge. Auf Eisenmangel ist jedoch zu achten. Bedarf bei parenteraler Ernährung s. ds. Kap., 5.4.3 und 5.4.5.

Tabelle 1. Tagesbedarf pro kg Sollgewicht bei künstlicher Ernährung unter ausgeglichenen Stoffwechselbedingungen (Richtwerte). Veränderter Bedarf bei verschiedenen Krankheiten: s. Text

Wasser	25–35	ml/kg KG (s. auch Kap. 8, 1.2)
Energie	25–35	kcal/kg KG (= 100–125 kJ/kg) (Bettruhe), bzw. Sollgewicht × 30
Kohlenhydrate	3–4	g/kg KG
Eiweiß (Aminosäuren)	0,5–2,5	g/kg KG
(Fett*)	0,2	g/kg KG
Elektrolyte		
Natrium	1–2 40	mmol/kg KG bzw. ca. mmol/l Infusionslösung
Kalium	0,5–2 30	mmol/kg KG bzw. mmol/1000 Kal
Chlorid	2–4	mmol/kg KG
Magnesium	0,1	mmol/kg KG
Phosphat	0,2	mmol/kg KG
Kalzium		im allgemeinen bei parenteraler Ernährung von Erwachsenen nicht erforderlich. Bei spezieller Bedarfssituation getrennt geben.
Vitamine		nur bei Mangelsituation oder langfristiger künstlicher Ernährung obligat; in Sondenkost und Aminosäurelösungen meist enthalten.
Essentielle Fettsäuren		sind in Formuladiäten und in Fettemulsionen in ausreichender Menge enthalten (s. Text)
Spurenelemente (Eisen, Zink, Kupfer, Jod, Mangan, Chrom, Molybdän, Selen, Kobalt, Fluor, Silizium, Nickel, Zinn)		nur bei sehr lang dauernder Therapie nötig, jedoch sollte auf Mangelerscheinungen geachtet werden (s. Text)

* Bei kurzfristiger parenteraler Ernährung nicht obligat, s. Text.

5.2.3 Mangelzustände

Den Allgemeinzustand erheblich, evtl. lebensgefährlich beeinträchtigen die folgenden Mangelzustände, die bei Beginn oder im Verlauf einer länger dauernden künstlichen Ernährung leicht übersehen werden:

a) *Phosphatmangel* (< 0,3 mmol/l bzw. 0,9 mg/dl) tritt bei diabetischer Ketoazidose, unter Insulintherapie, bei Alkoholikern, bei schwerem Gewichtsverlust, unter rascher Alimentation, Sepsis, schwerer respiratorischer Alkalose, Antazidagabe u.a. gehäuft auf. Die Phosphatbestimmung ist zu Beginn und zur Verlaufskontrolle einer parenteralen künstlichen Ernährung obligat, um schweren Energieverwertungsstörungen (Mangel an intrazellulären energiereichen Phosphaten) vorzubeugen. Klinisch treten Myopathien und schwere Allgemeinstörungen bis zum Koma auf. Die Substitution erfolgt über mehrstündige Infusion handelsüblicher Konzentrate (10−20 mmol/l/Tag).

b) *Thiaminmangel* (Vitamin-B_1-Mangel) kann bei Alkoholabusus, Anorexie, Kachexie, bei Hämodialysepatienten unter schweren nervalen und kardiovaskulären Zeichen einer Beriberi-Erkrankung auftreten. Es entstehen schwere Energieverwertungsstörungen (Glukoseabbau gestört). Bei Verdacht sind die Symptome mit 250 mg Betabion® in wenigen Stunden i.v. zu bessern.

c) *Zinkmangel* kann nach gastrointestinalen Verlusten oder langfristiger parenteraler Ernährung mit Wundheilungsstörungen, einer Akrodermatitis enteropathica und anderen, auch schweren zentralnervösen Symptomen einhergehen. Vorsichtige Substitution mit Unizink® i.v.

5.2.4 Spezielle Probleme der künstlichen Ernährung
a) *Diabetes mellitus:* s. ds. Kap., 5.3.4 und 5.4.7.1
b) *Leberinsuffizienz:* s. ds. Kap., 5.3.4 und 5.4.7.2
c) *Niereninsuffizienz:* Flüssigkeits- und Elektrolytbilanzierung bei akutem und chronischem Nierenversagen sowie Besonderheiten der Ernährung bei Nierenkranken s. Kap. 14 und ds. Kap., 5.3.4 und 5.4.7.3
d) *Sepsis:* s. ds. Kap., 5.4.7.4
e) *Proteinmangel:* s. ds. Kap., 5.3.4

5.2.5 Therapieüberwachung und Bilanzierung
Täglich muß die Bilanz im Wasser- und Elektrolythaushalt (s. Kap. 8), im Säure-Basenhaushalt (s. Kap. 9) und auf eine ausreichende Kalorienzufuhr (s. oben) hin überprüft und evtl. nachkorrigiert werden. Dies gilt *vor allem* für die *parenterale Ernährung:* Tägliche Kontrolle des klinischen Befundes, Gewichts, ZVD, Natrium, Kalium, Blutglukose. Zusätzlich 2× wöchentlich: Kreatinin, Harnstoff, Leberenzyme, Kalzium, Phosphat, Blutbild, Quick, Harnsäure. Besonders auf die Gefahren eines hypophosphatämischen Komas muß eindringlich hingewiesen werden. Eventuell ist die Bestimmung von Triglyzeriden, Stickstoffbilanz, Säure-Basenstatus, Anionenlücke (Laktat?, Ketonkörper?), Albumin, Urinosmolalität, Blutgerinnungsstatus in Abhängigkeit vom klinischen Verlauf mehrfach notwendig. Häufig wird bei Eiweißmangel eine Verminderung des Albuminspiegels unter 30 g/l, der Lymphozyten unter 1500/mm^3 beobachtet; die Letalität dieser Patienten steigt bis zu 75%. Eine positive Stickstoffbilanz sollte angestrebt werden.

Die tägliche *Stickstoffbilanz* kann aus der Harnstoffausscheidung im Urin oder genauer nach folgender Formel errechnet werden:
Eiweißumsatzrate pro 24 h = Gesamtstickstoff im Urin × 6,25[1].

5.3 Sondenernährung
Gegenüber der intravenösen Ernährung ist immer einer Trinknahrung oder Sondenernährung der Vorzug zu geben: Geringerer Preis, vermindertes Risiko und einfachere Bilanzierung sprechen für die physiologischere enterale Zufuhr. Über Grundlagen der künstlichen Ernährung s. ds. Kap., 5.2.

Vorbemerkung: Prinzipiell ist zu unterscheiden zwischen der *selbst hergestellten Sondenkost*, die in der Klinikdiätküche hergestellt werden kann, der industriell hergestellten, vollständig bilanzierten *nährstoffdefinierten Diät* aus hochwertigem Eiweiß, Glukose-Oligosacchariden und Fett (oft auch MCT) und der *chemisch definierten Diät* (= Elementardiät, Astronautenkost), die sich aus l-Aminosäuren bzw. Oligopeptiden, Glukose-Oligosacchariden und Triglyzeriden zusammensetzt. Die Osmolalität muß unter 800 mosmol/l liegen, um osmotisch bedingte Durchfälle zu verhindern.

Da Sondennahrung wenig oder keine Ballaststoffe enthält, sinken Stuhlgewicht und -frequenz stark ab. Nicht mit Obstipation verwechseln! Bei langfristiger Sondenernährung sind Ballaststoffzusätze zu empfehlen.

Die Durchführung einer Sondenernährung ist auch bei Intensiv- und Beatmungspatienten zu empfehlen, da sich weniger gastrointestinale Blutungskomplikationen einstellen, sofern die *Kontraindikationen* jeder enteralen Ernährung beachtet werden: unstillbares Erbrechen, Ileus, Peritonitis, akute Pankreatitis.

5.3.1 Sondennahrung/Trinknahrung
5.3.1.1 Selbsthergestellte Sondennahrung
Durch Homogenisieren von Nahrungsmitteln oder aus Milchprodukten, Oligosacchariden, Eiweißkonzentraten und Fett: hohe Fertigungskosten, unsichere Bilanzierung der Nahrungsstoffe, meist verzögerte Verfügbarkeit und häufige bakterielle Kontamination sind erhebliche Nachteile gegenüber Industriefertigprodukten.

5.3.1.2 Industriell hergestellte Sondennahrung
Nährstoffdefinierte Diät
Beispiele: Berodiät® S und V, Biosorb®, Biosorbin® MCT, Nutricomp®. In flüssiger Form: Biosorb® Sonde bzw. Drink, Fresubin® fl., Nutrodrip®, Nutricomp F®. Mit Ballaststoffen: salviplus®, Biosorb® plus.

---

[1] Der Stickstoffgehalt von Eiweiß beträgt 16%.

Sonden- und Trinknahrung (1 kcal/ml; Biosorb® 1500 ≙ 1,5 kcal/ml) in verschiedenen Geschmacksrichtungen können als ausschließliche Ernährung oder Zusatzernährung für Patienten ohne *wesentliche Nährstoffverwertungsstörungen* verabreicht werden, z. B. bei Appetitlosigkeit, Bewußtlosigkeit, Nahrungsverweigerung, erhöhtem Nährstoffbedarf, Vorbereitung vor Kolonoperationen, Schluckstörungen, Tumorpatienten. Einige Präparate enthalten mittelkettige Triglyzeride (MCT) (z. B. Biosorbin® MCT), die leicht resorbierbar sind und sich damit auch für die duodenale Zufuhr eignen, z. B. auch bei Magen-Darmerkrankungen mit geringen Nährstoffverwertungsstörungen. Bei Niereninsuffizienz, Leberinsuffizienz und Diabetes mellitus muß der Gehalt an Proteinen, Kohlenhydraten und Elektrolyten individuell bilanziert werden (s. ds. Kap., 5.3.4).

Chemisch definierte Diät
Beispiele: AKV (Fresenius), Peptisorb®; Nährstoffdichte: 1 kcal/ml.
Diese auch als „Astronautenkost" bzw. „Elementardiät" bezeichnete Diät besteht aus den chemisch definierten Grundbausteinen der Kohlenhydrate und Proteine. Sie kann bei *gestörter Nährstoffverwertung* eingesetzt werden. Als Peptiddiät aus definierten Oligopeptiden kann Peptisorb® auch über einen Jejunalkatheter verabreicht werden, nahezu unabhängig von Verdauungsenzymen, vollständige Resorption bereits in den oberen Dünndarmabschnitten. Wegen des höheren Preises und der schlechten geschmacklichen Qualität (geringe Patientenakzeptanz) Verwendung nur als Sondenkost und bei speziellen Indikationen: Schwere Maldigestions- und Malabsorptionssyndrome, Sprue, Kurzdarm-Syndrom nach ausgedehnter Dünndarmresektion, protrahiert verlaufende akute Pankreatitis, Pankreasinsuffizienz, gastrointestinale Fisteln, entzündliche Darmerkrankungen wie Morbus Crohn und Colitis ulcerosa, Strahlenenteritis, frühe postoperative Ernährung, Sepsis, Postgastrektomie-Syndrom, Magenkarzinom. Bei diesen Indikationen kann die risikoreichere und teurere totale parenterale Ernährung vermieden werden, die klinischen Ergebnisse sind identisch mit denen bei parenteraler Ernährung.

5.3.2 Praktische Durchführung

a) *Gastral:* Die Zufuhr der Nahrung erfolgt als Trinknahrung oral oder über eine *nasogastrale Verweilsonde.* Starre Sonden aus PVC sollten nicht mehr für Ernährungszwecke verwandt werden. Günstig sind weiche Sonden aus Silikonkautschuk oder Polyurethan (Freka®-Sonde, Pfrimmer-soft®), die bis zu einem Jahr belassen werden können. Zur Technik der Sondeneinführung s. Kap. 2, 1.5. In den Magen werden die preisgünstigeren nährstoffdefinierten Diäten instilliert. Die Anlage einer *Gastrostomie* kann auch operativ oder endoskopisch (z. B. Freka®-Set, Memosond®) perkutan erfolgen.

b) *Transpylorisch:* Für die duodenale Sondenlage gibt es wahrscheinlich nur wenige fragliche Indikationen. Meist läßt sich die Sonde bei duodenaler Lage nach kurzer Zeit wieder im Magen finden, in Schlingen oder gar verknotet.
c) *Jejunalsonde:* Die Katheterjejunostomie kommt nur in Betracht, wenn ohnehin laparatomiert werden muß oder eine langfristige Sondenernährung notwendig wird, z. B. bei Stenosen im oberen Gastrointestinaltrakt. Über eine Jejunostomie können nur chemisch definierte Diäten verabreicht werden (s. ds. Kap., 5.3.1.2).
d) *Beginn* einschleichend kontinuierlich 20−50 ml/h, besonders bei entzündlichen Darmerkrankungen. Allmähliche Steigerung der applizierten Menge unter Kontrolle der Stuhlfrequenz.
e) Bei diskontinuierlicher *Bolusgabe* vor jeder Nahrungszufuhr Flüssigkeitsreste aspirieren, um eine verzögerte Entleerung rechtzeitig zu erkennen. Eine weitere Applikation ohne diese Maßnahme kann zur Regurgitation mit Aspiration der Nahrung führen. Findet sich noch mehr als 100 ml Darminhalt bei der Aspiration, so wird die weitere Nahrungszufuhr verschoben. 50−200 ml Einzelportionen werden alle 1−2 h vorsichtig eingespritzt. Auf Durchfälle achten!
f) Verträglicher ist die *kontinuierliche Zufuhr* über: (1) *Magensonde:* Evtl. Tropfinstillation oder *kontinuierliche Zufuhr* über Pumpensysteme (z. B. Nutromat® [Fa. Pfrimmer], Salvimat® [Fa. Boehringer]). Vorwärmung auf Zimmertemperatur. Gelegentlich mit 50−100 ml Tee spülen, um Verklumpungen der Nahrung in der Sonde zu vermeiden. (2) *Duodenalsonde:* Kontinuierlich stündlich 50−100 ml Sondennahrung, am besten über Pumpensysteme. (3) *Jejunalsonde:* Kontinuierlich stündlich 50 ml einer Oligopeptiddiät über Pumpsysteme.
g) Die *korrekte Lage* jeder neu gelegten Ernährungssonde muß aus forensischen Gründen radiologisch dokumentiert werden.
h) Für die *häusliche Dauerbehandlung* sind sowohl Sondennahrung wie Pumpensysteme kassentechnisch verordnungsfähig. Mit Hilfe der Freka®-Nasenolive kann die Sonde unsichtbar getragen werden, solange sie unbenutzt ist.

5.3.3 Therapieüberwachung und Bilanzierung
(s. ds. Kap., 5.2.5)

Die Therapieüberwachung durch Laborkontrollen muß bei Stoffwechselgesunden ca. 1−2 × wöchentlich erfolgen.

5.3.4 Besondere Probleme der Sondenernährung

a) *Diabetes mellitus:* Auch beim Diabetiker ist der Sondennahrung − soweit wie möglich − gegenüber der parenteralen Ernährung der Vorzug zu geben. Bei den meisten Sondennahrungen ist der hohe Anteil an rasch resorbierbaren

Kohlenhydraten zu berücksichtigen. Daher Gabe häufiger kleiner Einzelmahlzeiten oder kontinuierlich, anfangs 20 ml/h und engmaschige (u.U. stündliche) Blutzuckerkontrollen und dementsprechend häufige kleine Alt-Insulindosen (s. Kap. 21). Bei den unter 5.2.5 genannten Laborkontrollen kommt der Überwachung von Serumosmolalität, Elektrolyten, Blutgasanalyse, Laktat, Ketokörpern (im Blut und Urin) besondere Bedeutung bei der frühzeitigen Erkennung einer Stoffwechselentgleisung zu. Als Spezialpräparat kann kurzfristig die Diabetiker-Flüssignahrung (Fa. Fresenius) aus verzögert resorbierbaren Polysacchariden (100 ml ≙ 1 BE) eingesetzt werden. Eine längerfristige Fortsetzung ist aufgrund der hohen Anteile niedermolekularer Kohlenhydrate nicht sinnvoll.

b) *Leberinsuffizienz:* Solange keine portokavale Enzephalopathie vorliegt, gelten die unter 5.2 genannten Richtlinien. Bei Präkoma und Coma hepaticum Beschränkung der Eiweißzufuhr auf weniger als 30 g/Tag bei adäquater Kalorienzufuhr. Beim Nachweis ausgeprägter Ösophagusvarizen oder hämorrhagischer Diathese ist die totale parenterale Ernährung vorzuziehen. Bramin-hepa®, Falkamin® bzw. Lactostrict® wirken sich mit 40% Gehalt an verzweigtkettigen Aminosäuren günstig auf die Enzephalopathie aus.

c) *Niereninsuffizienz:* Entsprechend dem Grad der Niereninsuffizienz Verwendung eiweißarmer Sondennahrung wie Survimed® renal. Unter Dialysebehandlung können meist die üblichen Trink- oder Sondenkostpräparate (s. ds. Kap., 5.3.1) verwandt werden, sofern die Elektrolytbilanz ausgeglichen bleibt. Hinsichtlich Energie- und Eiweißbedarf s. ds. Kap., 5.4.7.3.

d) *Pankreatitis:* Eine enterale Ernährung über Jejunalsonde ist auch bei protrahiert verlaufender akuter Pankreatitis möglich.

e) *Kurzdarmsyndrom:* Bei Kurzdarmsyndrom ohne Kolon kann Galle, z.B. 100 ml Rinder-/Ochsengalle, für die Resorption von fettlöslichen Substanzen notwendig werden. Bei erhaltenem Kolon sind Durchfälle zu erwarten.

f) *Proteinmangel:* Einrühren von Protein 88® in Getränke oder Flüssigkost bis ca. 2 g Eiweiß/kg KG, Kalorienzufuhr bis zu 50 kcal/g steigern.

5.3.5 Risiken und Nebenwirkungen

a) *Aspiration:* Besonders bei bewußtlosen Patienten bei Peristaltikstörungen oder bei fehlendem Schluck- und Hustenreflex Motilitätsstörung mit Reflux durch Pirenzepin (Gastrozepin®) oder Atropin, Gastroparese bei Diabetikern. Vorbeugende Maßnahmen: Plazierung der Sondenspitze im Duodenum oder Jejunum (s. auch ds. Kap., 5.3.2). Patienten mit erhöhtem Oberkörper lagern. Vor jeder Boluszufuhr aspirieren. Gegebenenfalls Intubation mit Aufblocken der Manschette oder Tracheotomie, Tropfinstallation oder Pumpensysteme.

b) *Diarrhö:* Meist durch zu schnelles Einlaufen, Bolusgabe, zu niedrige Temperatur oder zu hohe Konzentration (osmotische Diarrhö) der Nahrung.

Maßnahmen: Fütterungsmenge reduzieren, kontinuierliche Gabe, Anwärmen, stärkere Verdünnung. Andere mögliche Ursachen: Laktoseintoleranz (in Mitteleuropa bei 7−16% der Erwachsenen), Störung der Fettverdauung (besonders bei Dünndarmsonden oder MCT-Gabe), bakterielle Kontamination, Medikamente, z. B. Antibiotika. Gegenmaßnahmen: Laktosefreie Präparate (z. B. Fresubin® fl.), Änderung der Sondenlage, Präparate ohne MCT (Fresubin® fl.), Nahrungshygiene, Änderung der Medikation, bis 6×25 Tr. Imodium®.

c) *Dehydratation* und *Hypernatriämie* (s. auch Kap. 8, 2.2.2) („tube-feeding-Syndrom"): Hohe Konzentration der Nahrung bei unzureichender Wasserzufuhr, woraus eine Hyperosmolarität im Blut resultiert. Daher regelmäßige Laborkontrollen (Anstieg des spezifischen Gewichtes des Urins, des Serumnatriums und der Plasmaosmolarität, Hämatokritanstieg). Maßnahmen: Zubereitung mit größerem Wasseranteil, zusätzlich größere Mengen von Tee. Therapie: Flüssigkeits- und Elektrolytbilanzierung. Eiweiß- und Natriumanteil in der Sondennahrung reduzieren.

d) *Druckschäden* (Erosionen, Ulzera, Perforation) durch langes Liegen der Verweilsonde. Prophylaxe: Verwendung weicher Sonden oder Wechseln der Sonde (s. ds. Kap., 5.3.2). Bei Ösophagusvarizen oder hämorrhagischer Diathese parenterale Ernährung.

e) *Pfropfbildung* durch gelartige Verklumpung von Peptiden mit Antazida, begünstigt bei höherem pH und geringer Peristaltik, kann zur Obstruktion von Ösophagus und Pharynx führen, insb. bei zu hoher Sondenlage.

5.4 Parenterale Ernährung

Die parenterale Ernährung sollte keinen Tag länger als nötig durchgeführt werden, orale bzw. Sondenernährung ist grundsätzlich vorzuziehen. Der Preis einer gleichwertigen parenteralen Ernährung liegt etwa 3−10× höher als bei einer Sondenkost. Auch wegen der höheren, teilweise letalen Risiken (12% Kathetersepsis, Gefahr der Perforation, Phlebitis und Thrombosen) muß die Indikation zur intravenösen Ernährung streng gestellt werden. Über Grundlagen der künstlichen Ernährung s. ds. Kap., 5.2.

Als *Kalorienspender* stehen heute für die parenterale Ernährung Kohlenhydrate (Glukose, Fruktose, Xylit, Sorbit) und Fettemulsionen zur Verfügung. Aminosäuren dienen dem Ausgleich der täglichen Stickstoffbilanz (Proteinsynthese). Zusammensetzung der Fertiglösungen s. Tabellen der „Roten Liste", Hauptgruppe 51.

5.4.1 Kohlenhydrate

Im Organismus sind Kohlenhydrate in Form von Glykogendepots gespeichert (ca. 300−400 g). Dieser Vorrat genügt kalorisch gerade, um einen 24-h-Grundumsatzbedarf zu decken. Alle Zucker wirken antiketogen und eiweißsparend, am ausgeprägtesten soll dieser Effekt bei Xylit sein. Kalorische Ausbeute: 4,1 kcal/g.

a) *Glukose:* Der Glukosebedarf liegt bei 2−5 g/kg/Tag, die Minimalmenge beträgt 100−140 g/Tag (Tagesbedarf des Gehirns). Bei der Gabe von mehr als 400 g/Tag kommt es zur Glukosurie mit osmotischer Diurese und Leberzellverfettung. Daher sollten bei der Infusion 0,4 g/kg/h nicht überschritten werden. Hochprozentige Glukoselösungen nur über zentralen Venenkatheter infundieren. Bei Glukoseverwertungsstörungen und Diabetes mellitus anpassende Reduktion der Glukosezufuhr; ein wesentlicher Anstieg des Blutzuckers kann durch die anpassende Insulindosierung in der Infusionslösung, z.B. bis zu 1 E Altinsulin pro 4 g Glukose, verhindert werden (s.u.). Bei Hyperglykämie, z.B. in der Sepsis, sind Kombinationslösungen mit Zuckeraustauschstoffen vorzuziehen (s. unten, d).

b) *Fruktose* (Lävulose): Bei Erwachsenen nur dann erlaubt, wenn durch Befragen des Patienten eine Fruktoseintoleranz auszuschließen ist (Unverträglichkeit von Rohrzucker bzw. Obst?): Gefahr der Hypoglykämie und von Leberschäden mit tödlichem Ausgang. Die noch verwertbare Höchstmenge beträgt 0,25 g/kg/h, max. 1,5 g/kg/Tag. Da Lävulose trotz Hyperglykämie ohne Insulinzufuhr metabolisiert wird, ist sie bei Diabetikern gegenüber Glukoselösungen vorteilhafter, z.B. in Kombinationslösungen (s. unten, d). Nebenwirkungen: metabolische Azidose, Laktatämie, Hyperurikämie. Kontraindikation: Gicht, hereditäre Fruktose-Sorbit-Intoleranz, Anwendung bei Dehydratation, Azidose.

c) Die Zuckeralkohole (Polyole) *Sorbit* und *Xylit* sind vielen Aminosäurelösungen als Energielieferant für die Eiweißsynthese zugesetzt. Besondere Indikationen bestehen nicht, eine günstige Metabolisierung wird für Kombinationslösungen (s.u.) mitgeteilt. Wegen möglicher Nebenwirkungen sollte die Dosierung von 0,125 g/kg/h, max. 1,5 g/kg/Tag, nicht überschritten werden. Die Konzentration der Infusionslösung sollte 5−10% wegen der sonst einsetzenden osmotischen Diurese nicht übersteigen. Nebenwirkungen wie Oxalose, Laktatazidose und Leberschäden werden bei Beachtung der Dosierungsrichtlinien kaum noch beobachtet. Kontraindikation: Hereditäre Fruktose-Sorbit-Intoleranz, anamnestisch Übelkeit, Hypoglykämie nach Obstgenuß.

d) *Kombinationslösungen:* Sofern nicht ausschließlich Glukoselösungen verwendet werden sollen, wird eine Kombinationslösung empfohlen, die aus Fruktose, Xylit und Glukose im Verhältnis 2:1:1 besteht (Combisteril® FGX 40, Triofusin® 1600 oder Triofusin® E 1600 mit Elektrolyten). Hierdurch werden gleichzeitig verschiedene Stoffwechselwege ausgenützt. Dosierung: Maximal 0,25 g/kg/h. Der Anteil von Nichtglukosekohlenhydraten soll nach Empfehlungen der Arzneimittelkommission der Deutschen Ärzteschaft nicht über 3 g/kg täglich liegen (entspricht 700 ml einer 40%igen Kombinationslösung/70 kg/Tag).

5.4.2 Aminosäuren
(Handelspräparate: z. B. Aminofusin® 10%, 15%, Intrafusin® 10%, 15%, alle ohne Kohlenhydrate und ohne Elektrolyte)

Tagesbedarf: 0,5–2,5 g Aminosäuren/kg Körpergewicht, bei Sepsis (Katabolie!) 2,5 g/kg Körpergewicht (s. Tab. 1). Die Proteinsynthese bzw. eine positive Stickstoffbilanz wird nur erreicht, wenn gleichzeitig ausreichend Kalorien zur Verfügung stehen. Die Infusion muß daher immer parallel zu Kohlenhydratlösungen einlaufen, um die Glukoneogenese aus Aminosäuren zu verhindern. Vollblutkonserven oder Humanalbumin sind als Eiweißbausteine nicht geeignet, da der vollständige Abbau und die erneute Synthese zu eigenen Körpereiweißen mehrere Wochen in Anspruch nehmen. Die zugeführten Kalorien sollen 10–20% der erforderlichen Gesamtkalorien betragen (4,1 kcal/g Eiweiß). Wichtig ist auch die Kombination mit Elektrolyten, besonders Kalium (2–3 mval Kalium/g Stickstoff[1]). Besonderheiten bei Leber- und Niereninsuffizienz s. ds. Kap., 5.4.7. Bei akuter Pankreatitis wird eine Enzymstimulation durch intravenöse Aminosäurengabe diskutiert, was eine sorgfältige klinische Verlaufskontrolle erforderlich macht.

5.4.3 Fettemulsionen
(Handelspräparate: 10–20% Intralipid®, Lipofundin® S, Lipofundin® MCT)

Fettemulsionen enthalten alle essentiellen Fettsäuren bei hoher Kalorienausbeute (9,3 kcal/g), niedrigem Infusionsvolumen, guter Verträglichkeit und fehlender Venenwandreizung. Bei stabiler Stoffwechsellage (keine Hyperglykämie, keine Hypertriglyzeridämie) sollte die *Dosierung* von 1–3 g Fett/kg bzw. 100–200 g Fett/Tag über 12 h als Dauertropfinfusion nicht überschritten werden (15–30 Tropfen/min). Die Infusion hoher Glukosekonzentrationen und von Elektrolytkonzentraten im Nebenschluß führt zur Entmischung und Agglutination der Liposomen in der Lösung. Mischung mit Aminosäurenlösungen ist möglich, u. U. zusätzliche peripher-venöse Infusion. Bei täglicher Fettinfusion ist der Triglyzeridspiegel bzw. das Serum auf seine Klärung zu prüfen: 12–24 h nach Infusionsende soll das Serum klar sein, andernfalls muß eine Störung in der Fettverwertung angenommen werden, bei der weitere Infusionen kontraindiziert sind. Der Vorteil MCT-haltiger Fettlösungen ist in Diskussion.

Ab dem 10. Tag einer kompletten parenteralen Ernährung ist zur Vorbeugung eines Mangels an essentiellen Fettsäuren (Bausubstrat für Membranbestandteile, Prostaglandinsynthese) mindestens 1 × wöchentlich die Gabe von 100 g Fett (500 ml der 20%igen Emulsion) im Intervall zu empfehlen, alternativ

---

[1] Stickstoff [g] entspricht 1/6,25 Eiweiß [g].

Beginn mit Sondenernährung, evtl. in Kombination mit parenteraler Ernährung.
Bei Fettinfusionen über mehrere Wochen muß 1 × wöchentlich Adek-Falk zugeführt werden.
Kontraindikationen: Schock, akuter Myokardinfarkt, hepatisches Koma Stadium IV, zerebrovaskulärer Insult, schwere Arteriosklerose, akuter Streß, Fettstoffwechselstörungen, Gravidität bis zum 4. Schwangerschaftsmonat. Relative Kontraindikationen sind floride Infektionen, hämorrhagische Diathesen und Thromboseneigung.
Wichtig: Medikamente und Elektrolyte dürfen den Fettemulsionen nicht zugesetzt werden. Lagerung bei 4°C, nicht bei Zimmertemperatur (Entmischung innerhalb 48 h!)

5.4.4 Äthanol
Liefert mit 7,1 kcal/g eine gute kalorische Ausbeute, immer mit 5%igen Glukose- und Fruktoselösungen geben. *Kontraindikationen:* Schock, Kombination mit Fettlösungen, Leberschäden. *Dosierung:* Maximal 0,1 g/kg/h. Der überwiegende Teil der Autoren spricht sich wegen der bekannten Toxizität gegen die Verwendung von Äthanol bei der parenteralen Ernährung aus.

5.4.5 Bedarf an Vitaminen, Spurenelementen und essentiellen Fettsäuren
(s. ds. Kap., 5.2.3)
Vitamine
Vitamine sind den meisten Aminosäurelösungen zugesetzt. Zusätzliche Gaben entsprechend der individuellen Situation, ggf. separat über 1−2 h infundieren, fettlösliche Vitamine in Fettinfusionen (s. ds. Kap., 5.4.3).

Spurenelemente
Spurenelemente sind Bestandteile von Enzymen und Hormonen. Die Notwendigkeit der Zufuhr von Eisen, Kupfer und Zink bei langfristiger parenteraler Ernährung kann als gesichert gelten. Eisensubstitution entsprechend den klinischen Parametern (s. Kap. 16). Kupfer und Zink sind heute den meisten Nährlösungen zugesetzt. Handelspräparate: z.B. Inzolen®, Addel®.

Essentielle Fettsäuren
s. ds. Kap., 5.4.3.

5.4.6 Praktische Durchführung
a) *Venöser Zugang:* Wegen der erheblichen Venenwandreizung durch die hyperosmolaren Lösungen muß über ein großes Gefäß infundiert werden. Jugular- oder Subklaviavenenkatheter aus Teflon unter sterilen Kautelen und anschließender röntgenologischer Lagekontrolle plazieren (s. Kap. 2,

1.2.2). Sterile Handhabung der Lösungen, insbesondere der Katheterverbindungen und steriler Verbandwechsel der Eintrittsstelle des Venenkatheters alle 48 h unter Verwendung antiseptischer Präparate sind obligatorisch, z.B. Betaisodona®-Lösung, Mercuchrom®-Lösung. Steriles Öffnen und Schließen des Venenkatheters muß auf das geringste Maß beschränkt bleiben, hierbei sind u.U. Luftembolien zu befürchten (Kopftieflage!). Keine Blutentnahme aus Venenkatheter! Eine bessere Sterilität und Arbeitserleichterung versprechen Mischbeutelsysteme, aus denen die verschiedenen Infusionslösungen, steril unmittelbar vor Verwendung gemischt, gemeinsam über ein einziges Infusionsbesteck einlaufen. Kompatibilität der Lösungen und zugesetzten Medikamente beachten! Peripher-venöse und peripherzentrale Zugänge lassen sich nur wenige Tage verwenden bzw. limitieren die Kalorienzufuhr.

b) *Infusionszeit:* Diese muß sich zur Vermeidung von Nebenwirkungen, z.B. Hypoglykämie durch Nachwirkung der Insulindosis, immer über 24 h erstrecken (genaue Einstellung der Infusionsdauer mit Infusionspumpen oder anhand der Tropfenzahl/min, s. Tabellenanhang, Kap. 24, Tab. 3). Insulindosierung in der Kohlenhydratlösung beimischen, nicht über Perfusor wegen Hypoglykämiegefahr bei Unterbrechung der Glukosezufuhr!

c) *Infusionsplan:* Der Plan muß individuell täglich neu für 24 h nach Uhrzeit erstellt werden. Vorgehen: Berechnung des Wasser-, Elektrolyt- Eiweiß- und Kalorienbedarfs entsprechend Tabelle 1, unter Berücksichtigung besonderer Verluste (Fieber, Erbrechen, Diarrhö etc.). Wahl der Infusionslösungen entsprechend Tabelle 2. Stufenweiser Aufbau der Kalorienmenge über 2–3 Tage nach Blutzuckerwerten, besonders bei Sepsis! Im Schock keine Substratzufuhr! Mischbeutelsysteme, z.B. Nutrimix®, für Kohlenhydrate + Aminosäuren oder Aminosäuren + Fette können die Sterilität erhöhen.

d) *Therapiekontrolle und Bilanzierung:* Tägliche Errechnung der Bilanz (= Einfuhr minus Ausfuhr) für Flüssigkeit (Urin, Sekrete, Stuhl, Perspiration), Elektrolyte, Stickstoff und Kalorien (s. ds. Kap., 5.2.5 und Kap. 8). Daneben tägliche Kontrolle der wichtigsten laborchemischen Parameter (s. ds. Kap., 5.2.5) und des Gewichtes (Bettwaage). Kontrolle des Verlaufs, *prophylaktische* Korrektur der *drohenden* Entgleisung!

5.4.7 Besondere Probleme bei der totalen parenteralen Ernährung
5.4.7.1 Diabetes mellitus

Bei normalem Energiebedarf Gabe von ca. 100–150 g Aminosäuren- und 700 ml 40% Kohlenhydratkombinationslösungen/70 kg. Bei ausgeprägter Katabolie kontinuierliche Gabe von Fettemulsionen und bis zu 700 ml 40% Glukose/70 kg, da die Glukoseassimilation bei 350 g/Tag auch durch höhere Insulingaben nicht mehr gesteigert werden kann. Umstritten ist noch die Not-

Tabelle 2: Infusionspläne für 70 kg Körpergewicht. Anpassen der Infusionsmengen bei ± 10 kg Abweichung des Körpergewichts erforderlich. Elektrolyte, Vitamine und Spurenelemente nach Bedarf zusetzen, meist ca. 80 mmol NaCl

a) Zentraler Venenzugang

	Bedarf: 35 kcal/kg	50 kcal/kg	Sepsis
10% Aminosäurenlösung[1]	8^{00}–20^{00}: 500 ml	8^{00}–20^{00}: 1000 ml	0^{00}–24^{00}: 1500 ml
40%ige Kohlenhydratmischlösung oder 40%ige Glukoselösung	8^{00}–16^{00}: 500 ml	8^{00}–20^{00}: 500 ml	0^{00}–24^{00}: 700 ml keine
40%ige Glukoselösung[2]	16^{00}–8^{00}: 1000 ml	20^{00}–8^{00}: 1000 ml	keine
20%ige Fettlösung[3]	ab 10. Tag 1 × wöchentlich	8^{00}–20^{00}: 500 ml	8^{00}–20^{00}: 500 ml

b) Peripherer Venenzugang

10% Aminosäurenlösung	0^{00}–24^{00}: 1000 ml		
10% Glukoselösung	0^{00}–24^{00}: 1000 ml	≙ 1750 kcal/24 h	
10% Fettlösung	8^{00}–20^{00}: 1000 ml		

Nur wenige Tage oder in Kombination mit enteraler Zufuhr!
Gesamttagesmenge über Mischbeutelsystem mischbar (vermindert die Osmolarität).

[1] Aminosäurenlösung immer parallel zu KH-Lösungen infundieren
[2] Insulindosis nach Blutglukosespiegeln, max. 100 E/Tag, sonst Kohlenhydratmischlösung
[3] Fettlösung nicht mit konzentrierten KH-Lösungen oder Elektrolytkonzentraten mischen, evtl. 2. Zugang (peripher-venös) erforderlich.

Bei Leberinsuffizienz s. ds. Kap., 5.4.7.2, bei Niereninsuffizienz s. ds. Kap., 5.4.7.3.

wendigkeit der Gabe von Fettemulsionslösungen beim übergewichtigen Diabetiker, bei dem die Lipolyse ohnehin gesteigert ist. Engmaschige Kontrollen des Blutzuckers, anfangs u. U. stündlich, und Insulineinstellung auf 0,6–12 E Humaninsulin/h über Perfusor (s. ds. Kap., 5.3.4a und Kap. 21). Im Gegensatz zu den sonst üblichen Kriterien soll unter parenteraler Ernährung der Serum-Glukosespiegel nicht unter 150 mg/100 ml gesenkt werden, um das Risiko von unbemerkten Hypoglykämien zu vermindern. Vorsicht bei der plötzlichen Unterbrechung der Insulinzufuhr (Ketoazidosegefahr!).

5.4.7.2 Leberinsuffizienz

Hierbei sollte Glukose bevorzugt werden. Fruktose sowie Sorbit und Xylit sind wegen ihrer Nebenwirkungen nicht indiziert (Laktatanstieg, mögliche Leberschädigung bei überhöhter Dosierung, Intoleranz). Glukose: Anfangs 100 bis 200 g/Tag bis maximal 400 g/Tag. Aminosäurenlösungen: Im Leberkoma über 3 Tage Lösungen mit vorwiegend verzweigtkettigen Aminosäuren, z. B. 300 bis 400 ml Comaminohek® 10%/70 kg. Danach bzw. außerhalb eines Leberkomas Verwendung sog. „bedarfsadaptierter" Aminosäurenlösungen mit niedrigem Gehalt zyklischer und höherem Anteil an verzweigtkettigen Aminosäuren (z. B. 5% Aminofusin® Hepar, Aminosteril® Hepa 8%). Diese Lösungen werden in einer Dosierung bis 80 g/Tag gut toleriert. Eine günstige Wirkung auf die zerebrale Symptomatik bei portokavaler Enzephalopathie wurde beschrieben.

Die Verwendung von Fettemulsionen in der parenteralen Ernährung bei Leberinsuffizienz wird in niedrigen Dosierungen bis 1 g/kg/24 h gut toleriert, nicht im Koma Stadium IV. Die Kontrolle der Thrombozyten und Laktatspiegel wird angeraten.

5.4.7.3 Niereninsuffizienz (s. auch Kap. 14)

Parenterale Ernährung bei *akutem Nierenversagen*

Solange eine *Oligoanurie* besteht, wird die Flüssigkeitszufuhr zur Deckung des Eiweiß- und Energiebedarfs den gemessenen täglichen Bilanzverlust mindestens um 1 l übersteigen. Flüssigkeitsbilanz und Urämie müssen daher durch Dialysebehandlung innerhalb von 24 h korrigiert werden. Die Ernährung unter Oligoanurie entspricht daher derjenigen unter Dialyse (s. u.) bei hoher (bis 50 kcal/kg KG/24 h) Energiezufuhr.

Nur bei *polyurischem* akutem Nierenversagen ist die parenterale Bilanzierung ohne Dialysetherapie denkbar: Um den Katabolismus und damit die Produktion von endogenem Wasser mit der Gefahr der Wasserüberladung in Grenzen zu halten, ist eine hochkalorische Ernährung (35–50 kcal/kg KG/24 h) notwendig. Entsprechend der Volumenbilanz wird hierfür 40–70% Glukoselösung zusammen mit 60% essentiellen und 40% nicht-essentiellen Aminosäuren ca. 0,5/kg KG/Tag (z. B. 500 ml Nephrosteril®, Thomaeamin nephro = 35 g) verabfolgt. Bilanzierung von Wasser- und Elektrolythaushalt 12stündlich. Stimulation der Diurese durch Furosemid (Lasix®) bis zu 2 g/24 h nur, wenn der zentrale Venendruck über 4−6 cmH$_2$O erreicht. Die Dialyse wird präventiv eingesetzt, nicht erst bei eingetretenen schweren Entgleisungen mit Hyperkaliämie, Hyperosmolarität durch hohe Harnstoffkonzentrationen, schwerer metabolischer Azidose, Flüssigkeitsüberladung etc. Insbesondere ist bei hoher Glukosezufuhr auf eine Hypophosphatämie, auf die Wasserbilanz, steigende Glukosekonzentration und anpassende Insulindosierung zu achten.

Parenterale Ernährung bei chronischem Nierenversagen und bei Dialysepatienten
Solange bei *chronischem Nierenversagen* noch keine Dekompensation der Nierenfunktion droht oder eine Dialyseindikation besteht, gelten die allgemeinen Regeln der Infusionstherapie, bei bereits fortgeschrittener Niereninsuffizienz wie bei polyurischem Nierenversagen (s. o.). Besondere Vorsicht bei höherer Dosierung von Aminosäuren und Kalium mit ständiger Laborkontrolle der Serumwerte. Bestehen hohe Eiweißverluste im Urin mit nephrotischem Syndrom, Albuminsubstitution zur Erhaltung eines ausreichenden intravaskulären Flüssigkeitsvolumens. Durch eine adäquate, bilanzierte Ernährung kann auch bei Patienten mit fortgeschrittener Niereninsuffizienz die Nierenfunktion kurzfristig erhalten werden, so daß die Hämodialyse nicht vorzeitig begonnen werden muß. Bei vorübergehender Dekompensation der Nierenfunktion muß durch die Hämodialyse oder Peritonealdialyse die Stoffwechselentgleisung rekompensiert werden.
Bei *Dialysepatienten* ist in Abhängigkeit von der restlichen Diurese die Flüssigkeitsbilanzierung zusammen mit der Bilanzierung von Elektrolyten konsequent erforderlich. Drohende Komplikationen des Dialysepatienten sind Kreislaufdekompensation mit Hypervolämie und Hypertonie, Hyperkaliämie, Azidose, Katabolie und Exsikkose, urämische Dekompensation, Blutungsneigung, Perikarditis etc. Die Energiezufuhr beträgt mindestens 35 kcal/kg KG/ 24 h, je nach Flüssigkeitsbilanz werden 40−70% Glukoselösungen mit Elektrolyten nach täglicher Bilanzierung infundiert. Bei mehrtägiger Zufuhr ist insbesondere auf einen Abfall der Phosphat- und Kaliumkonzentrationen zu achten. Bei parenteraler Ernährung über 10 Tage und länger bis zu 10%ige Lipidlösung, wegen der verlängerten Halbwertszeit beschränkt auf 1 g/kg KG/ 24 h. Unter der konsequent fortgesetzten Dialysetherapie ist wegen des dialysebedingten Verlustes eine Steigerung der Aminosäurenzufuhr auf 1−1,4 g/kg KG mit einer das gesamte Aminosäurenspektrum umfassenden Aminosäurenlösung sinnvoll. Bei ausgeglichener Stoffwechsellage können die üblichen Aminosäurenlösungen (s. ds. Kap., 5.4.2) oder Nephrosteril® verwendet werden.

5.4.7.4 Sepsis

Im Schock keine Substrate zuführen, zuerst Kreislauf, Na, H_2O stabilisieren! Wegen Glukoseverwertungsstörungen 4 g/kg Kohlenhydratkombinationslösungen mit bis zu 2 g/kg Fetten, ca. 2000–3000 kcal/24 h, 1–2 g Aminosäuren/kg, ca. 40 ml H_2O/kg. Bei Organversagen s. dort. Infusionsplan s. Tabelle 2. Häufige Kontrolle der pH-Werte, BZ, Retentionswerte, Ammoniak, Anionenlücke.

5.4.8 Risiken und Nebenwirkungen

Die Gefahren der parenteralen Ernährung sind häufig vital bedrohlich und dulden keinen Aufschub: Verschlechterungen des Bewußtseinsgrades bedürfen einer sofortigen Klärung und Beseitigung der auslösenden Ursache: z. B. Fieber (Katheterinfektion?), Hypo-, Hyperglykämie, Hypo-, Hypernatriämie, Hypo-, Hyperkaliämie, Hypo-, Hyperphosphatämie, Hypo-, Hyperhydratation, metabolische Azidose, Hypoxie, Blutdruckabfall, Bradykardie, Tachykardie, Extrasystolie, Nachwirkung von Sedativa u. a., s. auch Kap. 8 u. 9.
Durch den Venenkatheter bedingte Komplikationen sind Thrombophlebitis, Lungenembolie, Verletzung der arteriellen Gefäße, des Brachialplexus, der Pleura, Luftembolie, Katheterembolie, Infusionshydrothorax, Hämatothorax und Septikämien (s. Kap. 2, 1.2.2). Zusätzliche metabolische Risiken sind Unverträglichkeitsreaktionen (Fruktose, Fette), Hyperurikämie mit Provokation eines Gichtanfalls, Fettleber, Mangelsyndrome (Fette, Vitamine, Spurenelemente u. a.).

5.4.9 Heimparenterale Ernährung

Bei Patienten mit Kurzdarmsyndrom und verschiedenen Malabsorptionssyndromen ist gelegentlich eine langfristige häusliche Eigenbehandlung mit parenteraler Ernährung über Monate und Jahre notwendig. Die Infusion der Lösungen erfolgt am günstigsten nachts, meist wird hierfür ein Port (z. B. TheraPort®, Fa. Baxter) als Venenzugang in großlumige Venen implantiert. Voraussetzung sind ausreichendes Auffassungsvermögen des Patienten zur Eigenbehandlung, nach einer Trainingsphase im Krankenhaus regelmäßige Hausbesuche von einem geschulten Ernährungsteam und Wiedervorstellung in regelmäßigen Abständen in der die Behandlung überwachenden Klinik in Zusammenarbeit mit dem Hausarzt. Die Infusion der Nährlösungen erfolgt über Pumpen im Mischbeutelsystem nach individuellem Bedarf der notwendigen Zufuhr von Energie, Aminosäuren, Fett, Elektrolyte, Mineralien, Spurenelementen und Vitaminen, wie sie während der Einstellphase und durch Langzeitüberwachung erarbeitet wird. Hilfestellung geben verschiedene Infusionslösungshersteller auch mit „Ernährungsschwestern" für die häusliche Kontrolle oder die „Gesellschaft für künstliche Ernährung zu Hause e. V.", Harfenstr. 4, 8520 Erlangen.

6 Psychopharmakatherapie
(M. Phillipp)

6.1 Überblick über Psychopharmaka

Psychopharmaka werden in 4 Gruppen eingeteilt: Tranquilizer, Antidepressiva, Neuroleptika und Nootropika. Jede dieser Gruppen wird im folgenden klinisch charakterisiert und mit ihren für die Innere Medizin wichtigsten Vertretern vorgestellt. Nach einem Überblick über unerwünschte Begleitwirkungen der verschiedenen psychopharmakologischen Gruppen schließt ein Abriß der wichtigsten internistischen Indikationsfelder der Psychopharmakotherapie diesen kurzen Überblick ab.

Die psychopharmakologische Grundterminologie hat sich in den letzten zwei Jahrzehnten geringfügig gewandelt. Die im englischsprachigen Raum gelegentlich noch anzutreffende Bezeichnung der Neuroleptika als „major tranquilizer" wird heute nicht mehr verwendet. Obsolet ist ferner die früher im deutschsprachigen Raum gebräuchliche Zweiteilung der Antidepressiva in „Thymoleptika" und „Thymeretika"; Unterteilungen der Antidepressiva folgen heute ihrer chemischen Struktur (z.B. Trizyklika) und ihrem pharmakologischen Wirkungsmechanismus (z.B. Monoaminooxidasehemmer). Hypnotika werden – soweit sie den Benzodiazepinen angehören – nicht mehr als eine eigene psychopharmakologische Gruppe geführt, sondern unter dem Oberbegriff der Tranquilizer als Benzodiazepin-Hypnotika abgehandelt und den Benzodiazepin-Tagestranquilizern gegenübergestellt. Die Bezeichnung Nootropika hat sich schließlich erst in jüngster Zeit zur Kennzeichnung der vierten Gruppe hirnmetabolisch wirksamer Psychopharmaka durchgesetzt.

Die in diesem Kapitel abgehandelten Psychopharmaka erheben keinen Anspruch auf Vollständigkeit. Es werden nur solche Substanzen besprochen, die in der Inneren Medizin von Bedeutung sind; spezifisch psychiatrisch indizierte Substanzen wie zur Langzeit-Rezidivprophylaxe eingesetzten Lithiumpräparate und bestimmte Depot-Neuroleptika fehlen mit Absicht. Aus den internistisch relevanten Indikationsbereichen ist im übrigen nur eine Auswahl der am häufigsten eingesetzten Substanzen aufgeführt; Ausnahmen hiervon werden nur dort gemacht, wo eine Spezialindikation oder ein pharmakologisch zukunftsträchtiger Ansatz besteht.

6.1.1 Tranquilizer

Tranquilizer werden heute gelegentlich mit Benzodiazepinen gleichgesetzt. Tatsächlich hat die Gruppe der Benzodiazepine – zu Recht – die älteren Substanzgruppen mit tranquilisierendem Effekt weitgehend verdrängt. Abgehandelt werden im folgenden die als Tagestranquilizer (Anxiolytika) und als Hypnotika eingesetzten Benzodiazepine sowie eine Auswahl Neuroleptika, die in niedrig dosierter Anwendung in den letzten Jahren eine – wenn auch umstrittene – Bedeutung als Anxiolytika gewonnen haben. Dennoch gibt es eine Reihe anderer psychopharmakologischer Substanzgruppen, auf die im folgenden nur zusammenfassend eingegangen wird, weil sie entweder obsolet oder aber ineffizient sind.

Obsolet ist der Einsatz von bromhaltigen und barbiturathaltigen Rein- und Mischpräparaten in der Tranquilizertherapie. Brompräparate gelten wegen ihres hohen Abhängigkeitspotentials und der erheblichen Problematik der Behandlung des einmal eingetretenen Bromismus als streng kontraindiziert. Gerade in der Inneren Medizin werden aber auch heute noch gelegentlich bromhaltige Mischpräparate verschrieben. Diese Verordnungsgewohnheiten sollten unbedingt verlassen werden. Als nicht mehr vertretbar muß des weiteren der in den Vereinigten Staaten (noch) gebräuchliche Einsatz von niedrig dosierten Barbituraten als Tranquilizer bewertet werden. Auch hier ist das hohe Abhängigkeitspotential der Barbiturate Anlaß, ihren Einsatz als Tranquilizer als kontraindiziert zu bezeichnen; überdies verlieren Barbiturate relativ rasch ihre tranquilisierende Potenz. Besonders beachtet werden sollten auch hier die barbiturathaltigen Mischpräparate; insbesondere bei belladonnahaltigen Mischpräparaten entgeht der Aufmerksamkeit des Verordners nicht selten der Barbituratanteil. Wenn eine Tranquilizerbehandlung mit pflanzlichen Präparaten erwünscht wird, sollten diese Mischpräparate unbedingt vermieden werden.

Ineffizient ist der Einsatz von (z. B. belladonnahaltigen) Rein- und Mischpräparaten bei Angstsyndromen und Schlafstörungen klinisch relevanter Intensität. Damit soll die Sinnfälligkeit des Einsatzes reiner pflanzlicher Tranquilizer bei subklinisch ausgeprägten Beschwerden leichter Nervosität und diskreter Schlafstörungen nicht in Zweifel gezogen werden, zumal der Einsatz potenter Benzodiazepine durchaus mit Risiken behaftet ist (s. ds. Kap., 6.2.1). Auf eine eingehende Darstellung der als Reinpräparate sicherlich risikofreien pflanzlichen Tranquilizer kann jedoch an dieser Stelle verzichtet werden.

Benzodiazepine entfalten anxiolytische, vegetativ resonanzdämpfende, spannungslösende, muskelrelaxierende, sedierende, hypnotische und antiepileptische Wirkungen. Die verschiedenen Benzodiazepine unterscheiden sich lediglich in der relativen Ausprägung der einzelnen Wirkkomponenten zueinander; letztendlich kann aber mit jedem Benzodiazepin bei geeigneter Dosierung sowohl eine Tagesanxiolyse als auch eine nächtliche Schlafverbesserung erreicht werden. Unterschiede in der Affinität zum Benzodiazepin-Rezeptor wirken sich lediglich in unterschiedlichen Dosierungsempfehlungen aus; klinisch bedeutsamer sind – bei den Benzodiazepin-Hypnotika – Unterschiede in der Halbwertszeit von Substanz und wirksamen Metaboliten und – bei den Benzodiazepin-Tranquilizern – Unterschiede in der sedierenden Potenz.

6.1.1.1 Benzodiazepin-Tranquilizer

Bei den als Tagestranquilizern eingesetzten Benzodiazepinen sollte v. a. nach dem Ausmaß der begleitenden Sedierung differenziert werden. Die angegebenen Dosisbereiche entsprechen den Erfahrungswerten der ambulanten Therapie; die Tageshöchstdosierungen liegen in der Regel zwischen 50 und 100 % über der angegebenen Obergrenze. Substanzen mit längerer Halbwertszeit (wie z. B. Diazepam) können in der Regel einmal am Tag eingenommen werden; solche mit kürzerer Halbwertszeit (wie z. B. Oxazepam) machen dagegen eine Mehrfacheinnahme über den Tag notwendig. Es gilt – wie auch bei den Benzodiazepin-Hypnotika – die allgemeine Richtlinie, so niedrig wie möglich zu dosieren (gerade zur Anxiolyse sind oft schon sehr niedrige Dosen ausreichend) und so kurz wie möglich zu verabreichen (z. B. nicht länger als 8 Wochen). Die Unterschiede in der Tagessedierung sind dosisabhängig (Tab. 3).

Tabelle 3: Dosierung der Benzodiazepin-Tranquilizer

Substanz	Handelsnamen	Dosierung
a) *Benzodiazepin-Tranquilizer mit deutlicher Tagessedierung*		
Diazepam	Valium Roche, Diazepam*	2–20 mg/Tag p.o./ langsam i.v.
b) *Benzodiazepin-Tranquilizer mit mittlerer Tagessedierung*		
Alprazolam	Tafil	0,5–1,5 mg/Tag p.o.
Bromazepam	Lexotanil, Normoc, Bromazepam*	1,5–6 mg/Tag p.o.
Chlordiazepoxid	Librium	5–50 mg/Tag p.o.
Dikalium-Chlorazepat	Tranxilium	10–20 mg/Tag p.o./ langsam i.v.
Lorazepam	Tavor, Lorazepam*	1,5–6 mg/Tag p.o.
Oxazepam	Adumbran, Praxiten, Oxazepam*	10–50 mg/Tag p.o.
Oxazolam	Tranquit	20–40 mg/Tag p.o.
c) *Benzodiazepin-Tranquilizer mit geringer Tagessedierung*		
Camazepam	Albego	20–40 mg/Tag p.o.
Clobazam	Frisium	20–40 mg/Tag p.o.
Clotiazepam	Trecalmo	10–30 mg/Tag p.o.
Ketazolam	Contamex	15–30 mg/Tag p.o.
Medazepam	Nobrium	10–20 mg/Tag p.o.
Prazepam	Demetrin	10–20 mg/Tag p.o.

* verschiedene Hersteller

6.1.1.2 Benzodiazepin-Hypnotika

Vorrangiges Auswahlkriterium sind Wirkungsdauer und Wirkungslatenz (Tab. 4). Substanzen mit *kurzer Wirkungsdauer* empfehlen sich v.a. bei Einschlafstörungen sowie bei Patienten, deren Berufstätigkeit eine morgendliche Freiheit von Auswirkungen des Schlafmittels auf Aufmerksamkeit und Reaktionsfähigkeit verlangt. Substanzen mit *längerer Wirkungsdauer* werden eher bei Durchschlafstörungen und bei Schlafstörungen im Rahmen von Angst- und Depressionszuständen eingesetzt, wo mit einer nächtlichen Einmaldosierung gleichzeitig eine gewisse Anxiolyse für den nächsten Tag erreicht werden soll.

Tabelle 4: Dosierung der Benzodiazepin-Hypnotika

Substanz	Handelsnamen	Dosierung
a) *Benzodiazepin-Hypnotika mit kurzer Wirkungsdauer*		
Triazolam	Halcion	0,125−0,5 mg/Tag p. o.
Brotizolam	Lendormin	0,125−0,25 mg/Tag p. o.
b) *Benzodiazepin-Hypnotika mit mittlerer Wirkungsdauer*		
Lormetazepam	Noctamid	0,5−2 mg/Tag p. o.
Nitrazepam	Mogadan, imeson	2,5−10 mg/Tag p. o.
Temazepam	Remestan, Planum	10−30 mg/Tag p. o.
c) *Benzodiazepin-Hypnotika mit langer Wirkungsdauer* (aktive Metaboliten!)		
Flunitrazepam	Rohypnol	0,5−2 mg/Tag p. o.
Flurazepam	Dalmadorm, Staurodorm	15−30 mg/Tag p. o.

6.1.1.3 Andere Hypnotika

Auf die Verzichtbarkeit von Barbituraten wurde bereits oben hingewiesen. Schwächer wirksam als Benzodiazepin-Hypnotika ist Chloralhydrat (Chloraldurat® 500−2000 mg). Sedierende Antidepressiva wie Doxepin (Aponal® 10−25 mg) oder Trimipramin (Stangyl®) bzw. sedierende Neuroleptika wie der Prothipendyl (Dominal® 40−80 mg) können in der Langzeittherapie funktioneller Schlafstörungen als Alternative zu Benzodiazepinen (cave: Abhängigkeitsentwicklung!) erwogen werden. Antihistaminika wie Diphenhydramin-HCl (Dolestan® u. a. m. 50 mg) erscheinen verzichtbar. Für Serotoninpräkursoren wie Tryptophan (Kalma® u. a. m. 500−1000 mg) oder Hydroxytryptophan (Levothym® 100−300 mg) besteht ähnlich wie für ihren Einsatz als Antidepressiva noch kein ausreichender Wirksamkeitsnachweis.

6.1.1.4 Niedrig dosierte Neuroleptika als Tages-Tranquilizer

Neuroleptika werden zunehmend von niedergelassenen Ärzten in niedriger Dosierung (d.h. deutlich unter der antipsychotischen Schwelle) als Tranquilizer eingesetzt (Tab. 5). Aus Compliancegründen werden besonders gerne Depot-Neuroleptika mit ein- oder zweiwöchigen Injektionsintervallen gewählt. Praxiserfahrung und erste kontrollierte Studien weisen auf ein gutes Ansprechen von psychosomatischen Funktionsstörungen und körperlichen Angstkorrelaten hin. Dieser Einsatz ist jedoch aus klinischer Sicht wegen der noch nicht ausreichenden wissenschaftlichen Einschätzbarkeit des Nutzen-Risiko-Verhältnisses (s. ds. Kap., 6.2.3) umstritten.

6.1.2 Antidepressiva

Antidepressiva sind in der Lage, die Symptomatik des depressiven Syndroms (Verstimmung, Antriebsstörung, Schlaf- und Appetitstörung) in wenigen

Tabelle 5: Dosierung der als Tagestranquilizer eingesetzten Neuroleptika

Substanz	Handelsnamen	Dosierung
a) *Orale Neuroleptika in Tranquilizer-Dosierung* (Auswahl)		
Chlorprothixen	Truxaletten	10– 50 mg/Tag p. o.
Thioridazin	Melleretten	10– 50 mg/Tag p. o.
Sulpirid	Dogmatil, Meresa	100–200 mg/Tag p. o.
b) *Depot-Neuroleptika in Tranquilizer-Dosierung*		
Fluspirilen	Imap 1,5	1–1,5 mg alle 7 Tage i. m.
Fluphenazin	Dapotum D Minor	1,5–2,5 mg alle 14 Tage i. m.

Wochen zur Remission zu bringen. Überdies besitzen einzelne Antidepressiva zusätzliche Wirkungseigenschaften, die ihren Einsatz in der Therapie von Schlafstörungen (s. ds. Kap., 6.1.1.3), Schmerzsyndromen (s. ds. Kap., 6.3.7) oder von Enuresis nocturna (Imipramin) ermöglichen. Die chemischen und pharmakologischen Gruppenunterschiede (trizyklische Antidepressiva, nichttrizyklische Antidepressiva, Monoaminooxidasehemmer) schlagen sich in unterschiedlichen Nebenwirkungsprofilen nieder, die z. T. erhebliche Konsequenzen beinhalten (z. B. tyraminarme Kost bei MAO-Hemmern). Klinisch bedeutsam sind ferner Unterschiede in der initial sedierenden Potenz der Antidepressiva; diese Unterschiede sind jedoch gruppenübergreifend.

In der Routinebehandlung depressiver Störungen wird eine Auswahl zwischen trizyklischen und nicht-trizyklischen Antidepressiva getroffen; MAO-Hemmer kommen (gegenwärtig) nur unter besonderen Gesichtspunkten in Betracht (s. u.). Die Auswahl sollte am Einzelfall nach folgenden Gesichtspunkten erfolgen:

a) Können initiale anticholinerge Begleitwirkungen in Kauf genommen werden (dann wären Trizyklika wählbar), oder sollten sie z. B. wegen anderer Begleiterkrankungen vermieden werden (in diesem Fall wären Nicht-Trizyklika in der Regel günstiger)?
b) Ist eine initiale Sedierung erwünscht und ist sie zu vermeiden? Je nach Antwort würde zwischen stärker und weniger stark sedierenden Antidepressiva gewählt werden.
c) Gibt es klinische Besonderheiten (z. B. Panikattacken oder atypische Züge), die für den Einsatz von MAO-Hemmern sprechen?

6.1.2.1 Trizyklische Antidepressiva

Sie gelten als die klassischen Antidepressiva (früher: Thymoleptika); aufgrund der z. T. mehr als 30jährigen klinischen Erfahrungen wird dieser Gruppe trotz ihrer initial z. T. belästigenden anticholinergen Begleitwirkungen die größte Zuverlässigkeit zugeschrieben, so daß die Trizyklika zumeist bei schwereren

Depressionen bevorzugt eingesetzt werden. Klinisch werden trizyklische Antidepressiva in der Regel bis zu 150 mg/Tag dosiert; in seltenen Fällen kann diese Dosierung unter Plasmaspiegelkontrolle bis zu 300 mg erhöht werden (Tab. 6). In der ambulanten Depressionsbehandlung kommt man zumeist mit 50–100 mg/Tag aus.

Tabelle 6: Dosierung der trizyklischen Antidepressiva

Substanz	Handelsnamen	Dosierung
a) *Trizyklische Antidepressiva mit initial starker Sedierung*		
Amitriptylin	Saroten, Laroxyl, Tryptizol	50–150 mg/Tag p.o.
Amitriptylinoxid	Equilibrin	60–180 mg/Tag p.o.
Doxepin	Aponal, Sinquan	50–150 mg/Tag p.o.
Trimipramin	Stangyl	50–150 mg/Tag p.o.
b) *Trizyklische Antidepressiva mit initial mäßiger Sedierung*		
Clomipramin	Anafranil	50–150 mg/Tag p.o.
Dibenzepin	Noveril	80–480 mg/Tag p.o.
Imipramin	Tofranil	50–150 mg/Tag p.o.
Lofepramin	Gamonil	70–210 mg/Tag p.o.
c) *Trizyklische Antidepressiva mit initial geringer Sedierung*		
Desipramin	Pertofran	50–150 mg/Tag p.o.
Nortriptylin	Nortrilen	50–150 mg/Tag p.o.

6.1.2.2 Nicht-trizyklische Antidepressiva

Sie zeichnen sich durch geringere anticholinerge Begleitwirkungen (und damit eine bessere subjektive Verträglichkeit) aus. Dies begründet ihren häufigen Einsatz bei leichten und mittelschweren Depressionen sowie bei Patienten mit anderen somatischen Begleiterkrankungen (Tab. 7). Bei schweren oder bislang therapieresistenten Depressionen greifen einzelne Kliniker eher auf trizyklische Antidepressiva zurück.

Tabelle 7: Dosierung der nicht-trizyklischen Antidepressiva

Substanz	Handelsnamen	Dosierung
a) *Nicht-trizyklische Antidepressiva mit initial starker Sedierung*		
Trazodon	Thombran	75–300 mg/Tag p.o.
Mianserin	Tolvin	30– 90 mg/Tag p.o.
b) *Nicht-trizyklische Antidepressiva mit initial mäßiger Sedierung*		
Maprotilin	Ludiomil	50–150 mg/Tag p.o.
c) *Nicht-trizyklische Antidepressiva mit initial geringer Sedierung*		
Fluvoxamin	Fevarin	100–200 mg/Tag p.o.
Viloxazin	Vivalan	100–300 mg/Tag p.o.

6.1.2.3 Monoaminooxidasehemmer

MAO-Hemmer besitzen einen gänzlich anderen Wirkungsmechanismus als die o. g. Antidepressiva. Die irreversible Blockade der Monoaminooxidase A und B gebietet ihren Einsatz auf solche Patienten zu beschränken, welche sicher in der Lage sind, eine tyraminarme Diät einzuhalten (cave: Hochdruckkrisen!); Kombinationen mit anderen Antidepressiva (insbesondere mit Clomipramin) sind kontraindiziert. Spezialindikationen für MAO-Hemmer sind Angstdepressionen, Panikattacken und atypische, mit Hypersomnie und Hyperphagie einhergehende Depressionen. Dosierung: z. B. Tranylcypromin (Parnate®, Jatrosom® [mit Neuroleptikum]) 10–20 mg/Tag p. o.

6.1.3 Neuroleptika

Neuroleptika wirken in höherer Dosierung antipsychotisch und unruhedämpfend. Die Gruppenbezeichnung begründet sich durch die bei den meisten Neuroleptika in antipsychotischer Dosierung drohenden extrapyramidal-motorischen Begleitwirkungen. Im Rahmen der Inneren Medizin finden höher dosierte Neuroleptika in der Behandlung von körperlich begründbaren Psychosen und Durchgangssyndromen Einsatz (Niedrigdosis-Indikationen s. ds. Kap., 6.1.1.3, 6.1.1.4, 6.3.7); die Auswahl kann sich auf die Gruppe der trizyklischen Neuroleptika und der Butyrophenon-Neuroleptika beschränken.

6.1.3.1 Trizyklische Neuroleptika

Trizyklische Neuroleptika (Phenothiazine, Thioxanthene und andere Trizyklika) haben häufig ein stärker sedierendes und schwächer antipsychotisches Wirkungsprofil; das Nebenwirkungsprofil zeigt zumeist geringere extrapyramidal-motorische, aber deutlichere anticholinerge und antiadrenerge Eigenschaften. Profiliert sedierende Trizyklika finden v. a. bei psychotisch bedingten Unruhezuständen kreislaufstabiler Patienten Einsatz (Tab. 8).

Tabelle 8: Dosierung der Neuroleptika

Substanz	Handelsnamen	Dosierung
a) *Sedierende trizyklische Neuroleptika* (Auswahl)		
Levomepromazin	Neurocil	50–100 mg/Tag (bis zu 3 × tgl.) p. o./i. m. (*nicht* i.v.)
Chlorprothixen	Truxal	50–100 mg/Tag (bis zu 3 × tgl.) p. o./i. m./i. v.
b) *Butyrophenone* (Auswahl)		
Haloperidol	Haldol, Haloperidol*	5–10 mg/Tag (bis zu 3 × tgl.) p. o./i. m./i.v.
Benperidol	Glianimon	3–6 mg/Tag (bis zu 3 × tgl.) p. o./i. m./i. v.

* verschiedene Hersteller

6.1.3.2 Butyrophenone

Butyrophenone weisen in der Regel eine stärkere antipsychotische Wirkung, gepaart mit einem höheren Risiko extrapyramidal-motorischer Begleitwirkungen auf, während ihre sedierende Potenz und ihre anticholinergen und antiadrenergen Begleitwirkungen geringer sind. Letzteres empfiehlt sie als Mittel der Wahl in der Therapie von psychotischen Unruhezuständen bei kreislauflabilen und kardial vorgeschädigten Alterspatienten (Tab. 8).

6.1.4 Nootropika

Nootropika (z. B. Cinnarizin, Dihydroergotalkaloide, Flunarizin, Meclofemoxat, Nicergolin, Pentoxifyllin, Piracetam, Pyritinol, Vincamin) beeinflussen den Hirnstoffwechsel über verschiedene Mechanismen (u. a. Verbesserung der Hirndurchblutung über Viskositätssenkung, Steigerung der Glukoseutilisation). Vergleichende Wirksamkeitsbeurteilungen fehlen weitgehend. Spezifische Substanzempfehlungen können deshalb (noch) nicht gegeben werden.

6.2 Risiken der Therapie mit Psychopharmaka

Neben häufigen subjektiv lästigen Begleitwirkungen, zumeist anticholinerger bzw. extrapyramidaler Art, gibt es eine Reihe von selteneren, aber objektiv gefährlichen Begleitwirkungen unter der Psychopharmakatherapie. Beides wird stichwortartig dargestellt. Nootropika werden nicht abgehandelt; sie sind risikofrei.

6.2.1 Risiken der Benzodiazepine

Subjektiv belästigende UAW: Sedierung; Muskelrelaxation; anterograde Amnesie; paradoxe Aktivierung; *Strategie:* Dosissenkung oder Wahl einer Substanz anderer Wirkungsqualität; *nicht* bei Myasthenie; Alterspatienten: niedrig dosieren!
Objektiv gefährliche UAW: a) Atemdepression bei i.v. Gabe; *Strategie:* langsam injizieren. b) Einschränkung der Fahr- und Maschinentauglichkeit; *Strategie:* informieren, einschleichen, zeitweise Fahrverbot, kein Alkohol. c) Abhängigkeitsentwicklung/Mißbrauch bei Langzeitgabe; *Strategie:* Verschreibungsdauer < 2 Monate; keine Verordnung bei Süchtigen. d) Entzugssymptome (cave: Delir, zerebraler Krampfanfall!) bei abruptem Absetzen nach Langzeiteinnahme; *Strategie:* vorbeugend: mehrwöchiges Ausschleichen.
Kontraindikationen: Myasthenia gravis; Mißbrauch/Abhängigkeit von psychotropen Substanzen.

6.2.2 Risiken der Antidepressiva

Subjektiv belästigende UAW: Sedierung, Mundtrockenheit, verschwommenes Sehen, Tachykardie, Beinschwere, Schwindel; *Strategie:* vorbeugend: Aufklärung (Adaptation!), einschleichende Dosierung; kurativ: Dosissenkung oder Umstellung auf eine besser verträgliche Substanz; bei orthostatischem Schwindel: Dihydroergotamin (Dihydergot®), 3 × 30 Tr.

Objektiv gefährliche UAW: a) Harnsperre; *Strategie:* Absetzen, Carbachol (Doryl®), 0,25 mg s.c. oder i.m.), ggf. Umsetzen. b) Schwerer Kollaps, paralytischer Ileus, Verwirrtheit, Delir, zerebraler Krampfanfall, bedrohlicher AV-Block, Arzneimittelexanthem; *Strategie:* Absetzen, später Umsetzen auf eine besser verträgliche Substanz. c) Leberfunktionsstörungen, Leukozytenabfall, Agranulozytose; *Strategie:* vorbeugend: Blutbild- und Leberwertkontrolle; kurativ: Absetzen, später Umsetzen auf chemisch andere Substanz. d) Engwinkelglaukom; *Strategie:* vorbeugend: keine Trizyklika!
Kontraindikationen: Engwinkelglaukom; gleichzeitige (oder zeitlich angrenzende) Gabe von MAO-Hemmern und anderen Antidepressiva; relativ: Prostatahypertrophie.

6.2.3 Risiken der Neuroleptika

Subjektiv belästigende UAW: a) Trizyklika: s. 6.2.2. b) Frühdyskinesien (z.B. Blickkrampf, Schlundkrampf); *Strategie:* Biperiden (Akineton®), 2–5 mg p.o./i.m./i.v. c) Akathisie; *Strategie:* Dosissenkung, β-Blocker oder Benzodiazepine. d) Parkinsonsyndrom; *Strategie:* Biperiden (Akineton®) 2–12 mg/Tag. e) Prolaktinanstieg: Galaktorrhö, Amenorrhö; *Strategie:* Dosissenkung, ggf. Umstellung. f) Verstärkung postpsychotischer Depression; *Strategie:* Dosissenkung, Biperiden (Akineton®) oder Antidepressivum.
Objektiv gefährliche UAW: a) Trizyklika: s. 5.2.2. b) Spätdyskinesien nach Langzeiteinnahme; *Strategie:* vorbeugend: Früherkennung, Dosissenkung bzw. Absetzen; kurativ: keine zuverlässige Therapie; Versuch mit Tiapridex (Tiapridex®) 100–300 mg/Tag. c) Zerebraler Krampfanfall, Photosensibilisierung; *Strategie:* Umsetzen, ggf. Antiepileptikum. d) Malignes neuroleptisches Syndrom; *Strategie:* Intensivstation; Dantamacrin (Dantrolen®) 50–200 mg/Tag.
Kontraindikationen: früheres malignes neuroleptisches Syndrom auf gleiches Neuroleptikum; relativ: Parkinson-Syndrom.

6.3 Internistische Indikationen der Psychopharmaka

Bei der Besprechung der einzelnen psychopharmakologischen Gruppen wurden bereits einzelne psychopharmakologische Indikationsfelder der Inneren Medizin beispielhaft erwähnt. Im folgenden soll eine vollständige, wenn auch nur schlaglichtartig ausgeleuchtete Übersicht über den Einsatz von Psychopharmaka in der Inneren Medizin gegeben werden. Psychologische Interventionen stützender, beruhigender oder beratender Art sind stets begleitend oder vorrangig notwendig (z.B. suizidale Krisen); hierauf kann hier jedoch nicht näher eingegangen werden.

6.3.1 Therapie von Schlafstörungen

Die akute Kurzzeittherapie von Schlafstörungen kann heute wirkungsvoll und risikoarm mit Benzodiazepinen unterschiedlicher Wirkungsdauer bewältigt werden; auf die deutlich risikoreicheren Barbiturate dann deshalb verzichtet werden. In der Behandlung chronischer funktioneller Schlafstörungen ist das Abhängigkeitspotential der Benzodiazepine zu bedenken. Absetzversuche nach Langzeiteinnahmen sollten wegen des Risikos von Entzugserscheinungen immer nur ausschleichend gemacht werden. Medikamentöse Alternativen können in Form von niedrigdosierten sedierenden Antidepressiva und Neuroleptika versucht werden, wobei hier an somatische Risiken der Langzeittherapie gedacht werden muß. Hypnotika sollten letztlich in der Langzeittherapie funktioneller Schlafstörungen nur eine vorübergehende Zentralbedeutung spielen; physikalische Therapie, Entspannungstechniken, Gesprächsbearbeitung mitbedingender psychosomatischer Ursachenfaktoren und Veränderungen des Schlafumfeldes besitzen das Primat.

6.3.2 Therapie von Angstzuständen

Anhaltende generalisierte Ängstlichkeit als Begleitstörung gerade chronischer oder prognostisch ungünstiger interner Grundkrankheiten lassen sich psychopharmakologisch am ehesten mit Benzodiazepinen angehen. Wird eine medikamentöse Langzeittherapie notwendig, so sollte jedoch das Risiko der Abhängigkeitsentwicklung gegen die somatischen Risiken des Einsatzes niedrig dosierter Neuroleptika und Antidepressiva abgewogen werden und gegebenenfallss letztere Substanzgruppen bevorzugt werden. Panikattacken, die sehr häufig primär den Internisten unter der Differentialdiagnose von Anginapectoris-Anfällen oder hypoglykämischer Anfälle beschäftigen, sprechen sehr gut auf bestimmte trizyklische Antidepressiva (Imipramin) an; Dosierung und Erhaltungstherapie folgt den gleichen Gesichtspunkten wie in der Behandlung von Depressionszuständen.

6.3.3 Therapie von Depressionszuständen

Ein durch depressive Verstimmung, Interessenverlust, Appetitlosigkeit, Durchschlafstörungen und Antriebsverlust charakterisiertes depressives Syndrom stellt auch dann eine therapierbare Zielsymptomatik für Antidepressiva dar, wenn es als Begleitsyndrom einer internistischen Grundkrankheit auftritt. Der Anteil körperlicher Ursachenfaktoren am Zustandekommen des depressiven Begleitsyndroms schränkt eher die Verträglichkeit der Antidepressiva als ihre Wirksamkeit ein; bei kardiovaskulären Vorerkrankungen sollte eher mit den besser verträglichen nicht-trizyklischen Antidepressiva behandelt werden. Tritt nach 4−6 Wochen einschleichend begonnener, dann aber ausreichend dosierter Antidepressivagabe eine Remission oder zumindest relevante Besserung der depressiven Symptomatik ein, so ist auch bei depressiven Begleitsyndromen körperlicher Grunderkrankungen eine 3−6monatige Erhaltungstherapie durchzuführen. Im ersten Vierteljahr sollten zweiwöchentliche Kontrollen von Blutbild und Leberwerten zur Früherfassung der wenn auch seltenen somatischen Risiken durchgeführt werden.

6.3.4 Therapie von Verwirrtheitszuständen

Nächtliche Verwirrtheitszustände auf der Grundlage einer zerebrovaskulären Insuffizienz lassen sich am risikoärmsten mit Butyrophenon-Neuroleptika behandeln; trizyklische Neuroleptika werden wegen ihrer blutdrucksenkenden Begleitwirkungen gerade von Alterspatienten weniger gut vertragen. Clomethiazol (Distraneurin®) ist zwar sehr wirksam, dafür aber ungleich risikovoller (Atemdepression und Blutdruckabfall bei Akutbehandlung, Abhängigkeitsentwicklung bei Langzeitbehandlung).

6.3.5 Therapie von psychotischen Zuständen

Körperlich begründbare paranoid-halluzinatorische Psychosen können mit trizyklischen Neuroleptika wie auch mit Butyrophenonen behandelt werden. Hat sich die exogene Psychose auf der Grundlage einer cerebrovaskulären Insuffizienz oder einer kardialen Erkrankung entwickelt, sind die Butyrophenone jedoch wegen ihrer ungleich größeren therapeutischen Breite vorzuziehen; sie erlauben im – seltenen – Bedarfsfall auch einmal eine erhebliche Überschreitung der sonst üblichen Dosisobergrenzen (z. B. Haloperidol bis zu 50 oder 100 mg bei erregter Psychose nach Herzinfarkt).

6.3.6 Therapie von Erregungszuständen

Erregungszustände im Drogenrausch werden optimal mit injizierbaren Benzodiazepinen (Diazepam) behandelt; dies gilt auch bei psychogenen Erregungszuständen, in denen Angst als Beweggrund der Erregung imponiert. Erregungszustände im Rahmen zentral-

Psychopharmakatherapie Kap. 1, 6.3.8

nervöser Intoxikationen verbieten dagegen den Einsatz von Benzodiazepinen; hier kommen vor allem Butyrophenone in Betracht. Bestehen keine Hinweise auf eine kardiovaskuläre Vorschädigung, können auch trizyklische Neuroleptika mit Erfolg eingesetzt werden; besonders bewährt ist hierbei eine Kombination von Chlorprothixen und Promethazin (je 1 Amp. Truxal® und Atosil® zu 50 mg in einer Mischspritze aufziehen, erste Hälfte langsam i. v., zweite Hälfte i. m.). Psychisch motivierte Erregungszustände bedürfen vor aller Pharmakotherapie des einfühlenden Verstehens und der verbalen Beruhigung.

6.3.7 Therapie von Schmerzzuständen

Antidepressiva und Neuroleptika haben sich in niedriger bis mittlerer Dosierung als wirksame Adjuvantien in der Behandlung chronischer Schmerzsyndrome bewährt. Die schmerzdistanzierende Wirkung dieser Psychopharmaka hilft gerade bei Tumorschmerzen, konventionelle Schmerzmittel oder Opiate einzusparen.

6.3.8 Therapie von Hirnleistungsschwäche

Der Einsatz von Nootropika bei mittlerer bis schwerer Demenz gleich welcher Ursache ist (gegenwärtig) als nutzlos abzulehnen. Vorzeitige Versagenszustände bei beginnender Hirnatrophie (M. Alzheimer, zerebrovaskuläre Insuffizienz) stellen dagegen ein dankbares Einsatzfeld dar. Die Rückbildung von Hirnleistungsschwäche im Rahmen reversibler hirnorganischer Psychosyndrome (z. B. zerebrale Hypoxidose nach Herzstillstand) kann durch Nootropika beschleunigt werden.

2 Notfälle

(H. P. Schuster und H. Köhler)

1	Allgemeine Techniken der Notfall- und Intensivmedizin	43
1.1	Lagerung	43
1.2	Venöser Zugang	43
1.3	Venendruck	47
1.4	Blasenkatheter	48
1.5	Magensonde	49
1.6	Überwachung der vitalen Funktionen	49
1.7	Wichtige Laboruntersuchungen	52
2	Respiratortherapie	52
3	Schock	56
3.1	Pathogenese	56
3.2	Klinik	57
3.3	Therapie	58
3.4.1	Hypovolämischer Schock	60
3.4.2	Anaphylaktischer Schock	66
3.4.3	Schock bei Intoxikationen	69
3.4.4	Neurogener Schock	70
3.5	Transfusionsreaktion	71
4	Der komatöse Patient	72
4.1	Ätiopathogenese	72
4.2	Klinik	72
4.3	Therapie	74
5	Schlaganfall	77
5.1	Ätiopathogenese	77
5.2	Klinik	78
5.2.1	Hirnblutung	78
5.2.2	Subarachnoidalblutung	78
5.2.3	Hirnischämie und Hirninfarkt	78
5.2.4	Flüchtige zerebrale Ischämien	78
5.3	Therapie	79
6	Status epilepticus	84
6.1	Ätiopathogenese	84
6.2	Klinik	85
6.3	Therapie	85
7	Alkoholdelir (Delirium tremens)	87
7.1	Ätiopathogenese	87
7.2	Klinik	88
7.3	Therapie	88
8	Akute exogene Vergiftungen	91
8.1	Abgrenzung	91
8.2	Klinik	93
8.3	Therapie	94
8.4.1	Schlafmittelvergiftung	98
8.4.2	Akute Alkoholvergiftung	98
9	Akutes Abdomen	100
9.1	Definition	100
9.2	Klinik	100
9.3	Therapie	104

Weitere Notfälle siehe Spezialkapitel:

10. Herzrhythmusstörungen (s. Kap. 10, 3)
11. Herzstillstand (s. Kap. 11, 1.1)
12. Kardiogener Schock (s. Kap. 10, 1.2)
13. Septischer Schock (s. Kap. 23, 1.1.4.2)
14. Lungenödem (s. Kap. 10, 1.3)
15. Akuter arterieller Verschluß (s. Kap. 19, 1.1)
16. Hypertone Krise (s. Kap. 15, 1.5.1)
17. Akutes Nierenversagen (s. Kap. 14, 1)
18. Lungenembolie (s. Kap. 11, 7.2)
19. Status asthmaticus (s. Kap. 11, 5.3.2.1)
20. Pneumothorax (s. Kap. 11, 11)
21. Akute intestinale Blutung (s. Kap. 12, 1)
22. Akutes Leberversagen (s. Kap. 13, 1)
23. Ulkuspenetration und -perforation (s. Kap. 12, 5.4.3.2)
24. Hyperthyreote Krise (s. Kap. 22, 1.4.3.5)
25. Hypothyreotes Koma (s. Kap. 22, 1.7.3.3)
26. Akute Nebenniereninsuffizienz (s. Kap. 22, 3.2.1.2)
27. Hyperparathyreotische Krise (s. Kap. 8, 2.2.2)

1 Allgemeine Techniken der Notfall- und Intensivmedizin

Schwere Erkrankungen erfordern intensive Diagnostik, Überwachung und Therapie sowie eine intensive Pflege der Patienten. Die Sicherung der vitalen Funktionen (Atmung, Herz-Kreislauffunktion, Regulation des Wasser-, Elektrolyt- und Säure-Basenhaushaltes, Temperatur- und Stoffwechselregulation) ist ebenso wichtig wie eine sorgfältige, eingehende Diagnostik und Therapie des Grundleidens.

1.1 Lagerung

Eine adäquate Lagerung des Notfallpatienten ist ein einfaches und doch äußerst wirksames Verfahren. Die Wahl der richtigen Lagerung hängt vom Bewußtseinszustand des Patienten und dem Vorliegen von Störungen der Zirkulation oder Respiration ab. Folgende *Grundregeln* gelten:

a) Jeder Bewußtlose und nicht intubierte Patient ist zur Prophylaxe von Aspiration und zum Freihalten der oberen Luftwege in eine stabile *Seitenlagerung* zu bringen. Die Seitenlagerung ist nach endotrachealer Intubation nicht mehr obligat. Der Trachealtubus garantiert freie Atemwege, und die blockierende Tubusmanschette verhütet Aspirationen.

b) *Rückenlagerung* erfolgt bei Patienten mit Atem- und Kreislaufstillstand zur kardiopulmonalen Reanimation sowie bei Patienten im Schock, mit Ausnahme des kardiogenen Schocks. Bei Volumenmangelschock können die Beine angehoben oder eine leichte Schräglagerung im Sinne der Kopftieflagerung mit angehobenen Beinen (maximal 15°) hergestellt werden.

c) Eine *Oberkörperhochlagerung* ist angezeigt bei allen Patienten mit Atemnot, offenkundigen Störungen der Atemtätigkeit oder respiratorischer Insuffizienz sowie bei allen Patienten mit Zeichen der Herzinsuffizienz oder eines kardiogenen Schocks. Bei akutem kardialen Lungenödem kann eine Lagerung in sitzender Position erforderlich werden. Patienten mit akutem Abdomen werden ebenfalls mit leicht angehobenem Oberkörper gelagert, gleichzeitig können zur Entspannung der Bauchdecken die Beine in Hüftgelenk und Knien angebeugt und diese Lage durch entsprechende Kissen fixiert werden.

d) Bei allen Patienten mit akuten intrakranialen Erkrankungen wird zur Senkung des intrakraniellen Druckes der *Kopf* leicht *hochgelagert* (15–30°).

1.2 Venöser Zugang
1.2.1 Indikationen

In jeder Notfallsituation ist die Schaffung eines zuverlässigen venösen Zuganges erforderlich. Darüber hinaus gelten für Akutkranke und Intensivpatienten folgende große Indikationsbereiche für einen venösen Zugang:

Pharmakotherapie
a) Kontinuierliche intravenöse Applikation von Medikamenten.
b) Häufig wiederholte Injektion von Medikamenten.
c) Erwartete Notwendigkeit einer akuten i.v. Gabe eines Medikamentes bei instabilen Patienten. Zum „Offenhalten einer Vene" werden in langsamer Infusionsgeschwindigkeit Basislösungen wie 0,9% NaCl, Ringer-Laktat oder Vollelektrolyt-Lösungen, 5% Glukose oder 5% Xylit infundiert.

Infusionstherapie
a) Parenterale Ernährung (s. Kap. 1, 5.4) in Form der kompletten intravenösen Ernährung (zentralvenös) oder der (auch peripher-venös anwendbaren) intravenösen Zusatzernährung.
b) Substitution von Wasser-, Elektrolytlösungen zur Aufrechterhaltung eines ausgeglichenen Wasser-Elektrolythaushaltes (s. Kap. 8) und zur Korrektur eingetretener Störungen.
c) Forcierte Diurese zur Giftelimination (s. ds. Kap., 8.3.3).

1.2.2 Methoden
Die einfache Metallkanüle ist zur intravenösen Behandlung nicht geeignet. Schmerzhafte Paravasate, Venenobliterationen, Thrombophlebitis machen eine konstante Infusionstherapie unmöglich und sind für den Patienten subjektiv belastend.
Als venöser Zugang kommen der peripher-venöse Weg über *Plastikverweilkanülen* (Typ Braunüle, Venüle, Intranüle, Viggo) und der zentralvenöse Weg über *perkutane Kavakatheter* in Frage.

Plastikverweilkanüle
Zugangsstellen sind Handrücken- und Armvenen. Hauptvorteil ist die einfach und – abgesehen von der Gefahr der Verletzung einer Arterie bei Punktion einer Ellenbeugenvene – praktisch komplikationsfreie Technik. Die V. cubitalis sollte jedoch ohnehin wegen der Nachbarschaft zur A. radialis, der eingeschränkten Beweglichkeit im Ellenbogengelenk sowie zum Schutz dieser Vene für das spätere Einlegen eines Venenkatheters möglichst gemieden werden. Falls eine notfallmäßige Substitution großer Volumina notwendig ist, v. a. bei akuten und massiven Blutungen, ist die Infusion über 2 oder mehrere großvolumige Plastikverweilkanülen die Methode der Wahl. Hauptnachteil ist die bei längerer Verweildauer häufig eintretende Thrombophlebitis und die relativ hohe bakterielle Infektionsrate (klinische Erfahrung, keine Studien). Anfänglich gelegte Plastikverweilkanülen sollten bei zu erwartender Infusionsdauer von 3 oder mehr Tagen stets durch einen zentralen Venenkatheter ersetzt werden. Das häufig geübte „Liegenlassen" von Venenverweilkanülen zur bequemeren Handhabung von Blutentnahmen und Medikamenteninjektionen

(vor allem Antibiotika) sollte zumindest bei Hochrisikopatienten unterbleiben: bakterielle Endokarditis (oder Zustand danach), Herzklappenfehler, künstliche Herzklappen, Dialyseshunt.

Perkutaner Kavakatheter

Als *Zentralvenenkatheter* (ZVK) bezeichnet man einen Venenverweilkatheter, dessen Spitze in einer intrathorakalen, klappenlosen, herznahen Vene zu liegen kommt (optimal in der V. cava sup., wenige cm proximal des rechten Vorhofs). Die Lage der Katheterspitze im rechten Vorhof oder Ventrikel kann zu Herzrhythmusstörungen oder Herzwandperforationen führen. Das Verfahren bietet den Vorzug, daß die zugeführten Substanzen im großen Venenvolumen rasch verdünnt werden, so daß auch hochkonzentrierte Lösungen bei geringer Thrombosierungsrate und langer Liegedauer des Katheters appliziert werden können. *Indikationen* sind die Infusionstherapie, die Überwachung des zentralen Venendrucks sowie die kontinuierliche oder häufig repetierte intravenöse Pharmakotherapie.

Zugangswege sind die Punktion der V. subclavia und der V. jugularis interna (seltener V. jug. ext.) als sog. „zentrale Venenpunktion" oder die V. cubitalis (seltener V. cephalica) als sogenannter „peripher eingeführter ZVK". Die Punktion der *V. jugularis int.* ist technisch am aufwendigsten. Hauptkomplikation ist die Verletzung der A. carotis. Der liegende V.-jugularis-Katheter ist der für den Patienten angenehmste und für die Pflege günstigste Zugangsweg. Infektionsprobleme können sich nur bei Tracheotomie ergeben. Die Punktion der *V. subclavia* ist mit den gravierendsten Komplikationen behaftet: Pneumothorax, Hämatothorax bei Verletzung der A. subclavia, Infusionsthorax bei Perforation der Venenwand. Hauptvorteile sind die grundsätzlich einfache Punktionstechnik sowie die Tatsache, daß die V. subclavia auch bei schwerer Hypovolämie und im Volumenmangelschock aus anatomischen Gründen nicht kollabiert, sondern aufgespannt und gut punktierbar bleibt. Die Punktion der Ellenbogenvenen ist am einfachsten und praktisch komplikationslos. Nachteile des liegenden *V.-cubitalis-Katheters* sind die relativ hohe Rate an Phlebothrombosen der katheterführenden Vene (2–5% der Fälle, bei V.-subclavia- und V.-jugularis-Katheter unter 1%) sowie die Belästigung des Patienten durch die teilweise Immobilisation des betroffenen Armes.

Welche Methode im Einzelfall gewählt wird, hängt von der jeweiligen Situation und der Fertigkeit des Arztes ab. Bei Patienten mit Lungenemphysem sowie drohender oder manifester respiratorischer Insuffizienz ist die Jugularis-interna-Punktion der Subklavia-Punktion vorzuziehen, weil hierbei die Gefahr eines Pneumo- oder Hämatothorax geringer ist. Prinzipiell sollten intensivmedizinisch tätige Ärzte alle 3 Zugangswege erlernen und beherrschen.

Unabhängig von der Art des Zugangsweges ist bei länger liegendem ZVK mit einer *Venenkatheter-induzierten Sepsis* in ca. 5% der Fälle zu rechnen. Unklares anhaltendes Fieber muß stets an diese Möglichkeit denken lassen. Falls von den Vitalbedingungen her vertretbar, sollte in dieser Situation der ZVK entfernt werden. Blutkulturen aus dem Venenkatheter beweisen weder eine katheterinduzierte Infektion, noch schließen sie diese aus. Katheterbedingtes Fieber geht nach Entfernen des ZVK in der Regel innerhalb von 24 h zurück.

1.2.3 Punktionstechnik
Unbedingte Voraussetzung ist ein möglichst steriles Arbeiten!

a) *Punktion einer Ellenbeugenvene*
Wenn sich die V. cubitalis eignet, sollte sie bevorzugt werden. Da sie über die medial gelegene V. basilica und die V. axillaris direkt in die V. subclavia führt, läßt sich der Gefäßkatheter in der Regel leicht bis in die V. cava sup. vorschieben, während die lateral am Arm gelegene V. cephalica wegen ihrer nahezu rechtwinkligen Einmündung in die V. subclavia häufig das weitere Vorschieben des Gefäßkatheters verhindert und deshalb weniger geeignet ist. Ein durch Gefäßverlauf oder Venenklappen erzeugter Stop läßt sich jedoch meist durch folgende Maßnahmen überwinden: Zuerst sollte der Arm bewegt und maximal abduziert werden, wodurch sich manchmal der Venenwinkel ausgleichen läßt. Gleichzeitig sollte dann unter langsamem Vorschieben des Katheters physiologische Kochsalzlösung injiziert werden, damit sich der Gefäßkatheter nicht an Venenstrukturen (z.B. Klappen) anlegt. Hierbei muß allerdings der sterile Schutzbeutel der Fertigbestecke eröffnet werden. *Wegen der Perforationsgefahr* darf der Katheter *niemals gegen einen Widerstand* eingeführt werden! Außerdem muß die scharfe *Punktionskanüle beim Zurückziehen des Katheters immer mitentfernt werden,* weil sie sonst ein Stück des Katheters abschneiden und so zur Katheterembolie führen kann!

b) *V.-subclavia-Punktion*
Bewährt hat sich der infraklavikuläre Zugang. Die Punktion der rechten V. subclavia ist aus anatomischen Gründen einfacher. Nach Kopftieflagerung des Patienten (Vermeidung von Luftembolie) wird der Arm der Punktionsseite eng an den Körper adduziert und der Kopf nach der Gegenseite gedreht. Auf diese Haltung muß wegen der günstigen anatomischen Verhältnisse geachtet werden. Nach gründlicher Hautdesinfektion wird 1−2 cm medial der Medioklavikularlinie (lateral des Klavikularhöckers) direkt unter dem Schlüsselbein eine Hautquaddel mit 1%igem Xylocain® gesetzt und die Kanüle unter ständiger Infiltration und Aspiration nach dorsal oben und medial vorgeschoben. Das schmerzhafte Periost von Klavikula und der ersten Rippe muß ausreichend anästhesiert werden. Wenn das Ligamentum costoclaviculare überwunden ist (erkenntlich am Widerstand), muß die Stichrichtung auf den oberen Sternalrand (Jugulargrube) hin geändert werden. Die Kanüle wird nun nahezu parallel zur Klavikula an deren hinterer Begrenzung entlang weitergeführt. Meist ist schon mit der infiltrierenden Kanüle (Nr. 1) die V. subclavia der rechten Seite zu punktieren. Nach der nun vorgegebenen Stichrichtung wird mit einem Subklavia-Punktionsbesteck (Fa. Braun, Cavafix®) oder mit der etwas kürzeren Punktionsnadel des Intracath® (^{11}T-Katheter = $1{,}5 \times 2{,}00$ mm, ^{11}T-Kanüle = $2{,}4$ mm) die V. subclavia punktiert. Die Schutzhülle des Intracath® wird vorher aufgeschnitten und der Katheter mit physiologischer Kochsalzlösung durchgespült. Während die Kanüle vorgeschoben wird, aspiriert eine Hilfsperson mit einer 20-ml-Spritze bis zur erfolgreichen Punktion. Dann wird der Katheter über die V. sub-

clavia in die V. cava sup. entsprechend der vorher am äußeren Thorax abgemessenen Distanz (Einstichstelle – rechter Vorhof) eingeführt. Die Metallkanüle wird zurückgezogen, die Punktionsstelle komprimiert und ein steriler Verband angelegt.

c) V.-jugularis-interna-Punktion

Bewährt hat sich der transmuskuläre, weit kranial gelegene Zugang (ausreichende Distanz zu Pleura und großen Gefäßen). Aus anatomischen Gründen eignet sich besonders die rechte V. jugularis int. Die Punktion der V. jugularis int. erfolgt in Höhe der Kreuzung zwischen V. jugularis ext. post. und M. sternocleidomastoideus, etwa 1 cm lateral der A. carotis int., die mit einer Hand palpiert und etwas nach medial weggehalten wird. Die Stichrichtung erfolgt in einem Winkel von 30–45° zur Hautoberfläche in Richtung auf den medialen Rand des klavikulären Ansatzes des M. sternocleidomastoideus. Nach Überwindung des Widerstandes der Muskelfaszie findet sich das Lumen der V. jugularis int. in ca. 4 cm Tiefe. Desinfektion, *Kopftieflage!*, Lokalanästhesie, Probepunktion mit einer dünnen Nadel, Lagekontrolle des Katheters etc. erfolgen wie bei der Subklavia-Punktion.
Lagekontrolle: Der Katheter sollte ca. 2 cm oberhalb des rechten Vorhofs in der V. cava sup. liegen. Jeder Kavakatheter muß röntgenologisch (evtl. mit Kontrastmittel) kontrolliert werden, da in 10–20% der Fälle mit einer falschen Lage zu rechnen ist.

1.3 Venendruck

Der Venendruck und seine Änderung sind Parameter für die Größe des zirkulierenden Blutvolumens (venöses Angebot) und den Funktionszustand des rechten Ventrikels (rechtsventrikuläre Förderleistung). Weiterhin findet sich eine Steigerung des Venendruckes bei mechanischem Hindernis im kleinen Kreislauf (Lungenarterienembolie, Perikardtamponade) oder Zunahme des intrathorakalen Druckes (Husten, Pressen, Spannungspneumothorax, Überdruckbeatmung). Für die Beurteilung des linksventrikulären Füllungsdruckes und der linksventrikulären Funktion ist der Venendruck nicht geeignet.

Klinische Beurteilung

Der Venendruck kann aufgrund der Inspektion grob abgeschätzt werden. Wenn bei aufrechter Körperhaltung die Halsvenen kollabieren, darf man annehmen, daß der zentrale Venendruck nicht über 15 cmH$_2$O liegt. Umgekehrt führt ein erhöhter Venendruck zu einer Füllung der V. jugularis ext. im Liegen über den oberen Sternocleidomastoideusrand hinaus sowie eine auch im Sitzen und bei Inspiration bestehenbleibende Venenfüllung. Läßt man weiterhin den pronierten Arm langsam anheben, ergibt die Höhendifferenz zwischen rechtem Vorhofniveau und Hand zum Zeitpunkt des Venenkollaps am Handrücken einen Anhalt für den peripheren Venendruck.

Zentrale Venendruckmessung

Exakte Werte erhält man jedoch nur durch die Messung des zentralen Venendrucks (ZVD). Unter ZVD wird unter klinischen Bedingungen der Druck im klappenlosen oberen Hohlvenensystem (V. cava sup. oder Vv. brachiocephalicae) verstanden. Die *Normwerte* liegen zwischen 4 und 12 cmH$_2$O. Wegen dieses weiten Normbereiches und der Abhängigkeit von der äußeren Markierung des Bezugspunktes (rechter Vorhof) sind vor allem *Veränderungen* des ZVD aussagekräftig. Weil der ZVD im Niederdrucksystem gemessen wird, das 85% der Gesamtblutmenge beinhaltet, besteht eine lineare Beziehung zum zirkulierenden Volumen. So hat eine Änderung des Blutvolumens um 1000 ml eine Veränderung des ZVD um 7 cmH$_2$O zur Folge. Ein erniedrigter ZVD (evtl. bis auf negative Werte) zeigt eine Hypovolämie an. Ein erhöhter ZVD bedeutet eine absolute oder relative Hypervolämie, d.h. dem Herzen wird mehr Volumen angeboten, als es verarbeiten kann. Eine Steigerung des ZVD findet sich außerdem bei mechanischem Hindernis im kleinen Kreislauf (z.B. Lungenembolie, Perikardtamponade) oder bei Zunahme des intrathorakalen Druckes (Exspiration, Husten, Pressen, Spannungspneumothorax, Hämatothorax, Beatmung). Für die Beurteilung von Füllungsdruck und Insuffizienz des linken Ventrikels ist der ZVD nicht geeignet.

Zur zentralen Venendruckmessung ist ein zentraler Venenkatheter erforderlich, der mit einem Venotonometer (Fa. Braun, Fa. Pfrimmer) verbunden wird. Die zentrale Lage des Katheters zeigt sich an den respiratorischen Druckschwankungen und wird außerdem röntgenologisch kontrolliert. Als Bezugsebene (0-Linie der Meßskala) dient die Höhe des rechten Vorhofes, die an der äußeren Thoraxwand mit einem Farbstift markiert wird. Beim flachliegenden Patienten ist dies der Übergang von den oberen ⅖ zu den unteren ⅗ des sagittalen Thoraxdurchmessers in Sternummitte. Eine weitere gebräuchliche Bezugsebene liegt 5 cm unterhalb des Angulus sterni oder 10 cm über der Auflagefläche des Patienten. Exakte, reproduzierbare Meßwerte sind nur bei Horizontallage und ruhiger Atmung möglich. Eine eventuelle Beatmung muß bei der Interpretation berücksichtigt werden.

1.4 Blasenkatheter

Für die Katheterdrainage der Harnblase gibt es in der Notfall- und v.a. der Intensivmedizin 2 Indikationsbereiche:

a) Die *Kontrolle der Diurese* zur Bilanzierung des Flüssigkeitshaushaltes und zur Überwachung der Zirkulation sowie zur Durchführung einer forcierten Diurese zur Giftelimination.

b) Die *Pflege des Patienten* mit Harnblasenentleerungsstörungen, insb. des Bewußtlosen.

Als Methoden können *transurethraler Blasenkatheterismus* oder die *suprapubische Blasenpunktion* mit Drainagekatheter eingesetzt werden. Die meisten Kliniken wählen für die kurz- und mittelfristige Blasenkatheterisierung den transurethralen Zugangsweg und legen nur bei länger dauernder Harndrainage einen suprapubischen Katheter.

Zur *Prophylaxe von Harnwegsinfekten* muß die Katheterisierung unter aseptischen Bedingungen durchgeführt werden. Bei Anwendung der als Einzelset erhältlichen, streng geschlossenen Harnableitungs- und Sammelsysteme sind nosokomiale Harnwegsinfektionen relativ selten geworden. Der Katheterwechsel erfolgt nicht routinemäßig, sondern nur bei Bedarf (wenn der Katheter undurchgängig ist). Neben der sorgfältigen Katheterisierung, dem geschlossenen Harndrainagesystem und einer möglichst kurzen Liegedauer der Katheter wirkt ein ausreichender Harnfluß einer Infektion entgegen. Eine Antibiotikaprophylaxe sollte auf keinen Fall durchgeführt werden, da sie keinen Schutz vor der Harnwegsinfektion bietet und zudem einen Wandel des Erregerspektrums mit Resistenzbildungen herbeiführen kann.

1.5 Magensonde

Die Magensonde hat a) diagnostischen, b) prophylaktischen und c) therapeutischen Wert:

a) Der Mageninhalt gibt Aufschluß über Vorkommen und Schwere einer Blutung oder die Art einer peroralen Intoxikation (Giftnachweis).
b) Die rechtzeitige Entleerung des Magens verhindert Erbrechen, Aspiration, weitere Giftresorption sowie eine akute Magendilatation.
c) Außerdem ermöglicht die Magensonde die Spülung des Magens, die Zufuhr von Antazida und anderen Pharmaka und die Durchführung einer gastralen Sondenernährung.

Die Magensonde sollte im Kühlschrank aufbewahrt werden, da sie sich im starren Zustand leichter einführen läßt. Sie wird mit einem Gleitmittel (Xylocain®-Gel) bestrichen und durch die Nase eingeführt. Der Kopf des Patienten wird dabei nach vorne gebeugt. Da der Abstand von der vorderen Zahnreihe zum Mageneingang ca. 40 cm beträgt, wird die Magensonde 50 cm tief eingeführt. Bei Beatmungspatienten kann die aufgeblasene Manschette des endotrachealen Tubus ein Hindernis darstellen, das sich jedoch durch kurzfristiges Entblocken des Tubus überwinden läßt. Die Lage der Magensonde wird durch Aspiration und dann durch Einblasen von ca. 10 ml Luft bei gleichzeitiger Auskultation über dem Epigastrium kontrolliert.

Wichtig: Elektrolytverluste über die Sonde müssen bei der Gesamtbilanzierung berücksichtigt und entsprechend ersetzt werden, insbesondere, weil der Magensaft sehr kaliumreich ist. Magensaft enthält ca. 10 mval K^+/l und je nach pH-Wert 40–100 mval Na^+/l und 70–120 mval Cl^-/l (s. Kap. 8, Tab. 4).

1.6 Überwachung der vitalen Funktionen
1.6.1 Atmung

Die äußere Atmung umfaßt Ventilation, Diffusion und Perfusion. Eine gestörte Atmung ist am Atemtyp, an der Atemtiefe und an der Atemfrequenz zu erkennen. Weitere Hinweise ergeben sich aus Bewußtseinslage, Hautfarbe (Zyanose), physikalischer Untersuchung (abnormes Atemgeräusch, feuchte und trockene Rasselgeräusche), aus den Laborwerten (Blutgase und Säure-

Basenstatus, Blutbild) und aus der Röntgenuntersuchung des Thorax. Eine Störung der Ventilation läßt sich oft durch einfache Reklination des Kopfes, Absaugen und Einlegen eines *oropharyngealen (Guedel-)* oder *nasopharyngealen (Wendel-)Tubus* beseitigen. Reichen diese Maßnahmen nicht aus oder ist akut ein Atemstillstand eingetreten, so muß der Patient *endotracheal intubiert* werden. Im Notfall wird man die technisch einfachere orotracheale der nasotrachealen Intubation vorziehen.

Vorgehen bei endotrachealer Intubation: Der Patient wird flach gelagert, eine ca. 15 cm dicke, feste Unterlage unter seinen Kopf geschoben und der Kopf im Atlantookzipitalgelenk nach hinten überstreckt. Dadurch bilden Mund, Larynx und Trachea eine Gerade. Falsch ist die Unterpolsterung der Schultern und „den Kopf hängen lassen"! Die rechte Hand öffnet den Mund und schiebt die Lippenweichteile beiseite. Die linke Hand führt das Laryngoskop an der rechten Mundseite bis zur Plica glossoepiglottica ein und drängt dabei die Zungenweichteile zur linken Seite der Mundhöhle. Dann wird die Spitze des Laryngoskopspatels angehoben (evtl. unter Sicht absaugen!), die Stimmritze dargestellt und der mit Xylocain®-Gel gleitfähig gemachte Tubus unter Sicht ohne Widerstand in die Trachea eingeführt. Anschließend wird die Abdichtungsmanschette aufgeblasen, endotracheal abgesaugt und durch Insufflation von Luft mit dem Beatmungsbeutel unter gleichzeitiger Auskultation der Lungenoberfelder die richtige Lage des Tubus überprüft. Jetzt wird ein Guedel-Tubus eingelegt, der zusammen mit dem endotrachealen Tubus fixiert wird.
Vor jeder Manipulation im Pharyngealraum (Intubation, Magenspülung) sollte der Patient *Atropin* erhalten, um einer Vagusreizung mit der Gefahr des Laryngo-Bronchospasmus und des Herzstillstandes vorzubeugen. Beim akuten Herz-Kreislaufstillstand ist die Atropingabe überflüssig. Besteht tiefe Bewußtlosigkeit, wird zur Intubation keine Narkose erforderlich sein, bei mittelgradiger Bewußtseinsstörung wird man in der Regel mit 10 mg Diazepam (Valium®) i. v. nach vorheriger Atropingabe (0,5 mg i. v.) auskommen. Ist das Bewußtsein nur leicht gestört, kann eine Kurzzeitnarkose erforderlich werden (0,5 mg Atropin i. v., 50–120 mg Methohexital [Brevimytal®] i. v. oder Etomidat [Hypnomidate®] 0,15–0,30 mg/kg KG [1 ml $\triangleq$ 2 mg]). Wichtig ist, daß nach Intubation die Atemluft über den Tubus oder über den Respirator angefeuchtet wird (Verwendung von „künstlichen Nasen" oder Ultraschallverneblern). Beim intubierten Patienten läßt sich jetzt das Atemminutenvolumen (= Atemzugvolumen × Atemfrequenz/min) mit einem Spirometer (Fa. Wright, Fa. Dräger) bestimmen. Um eine Aussage über die effektive alveoläre Ventilation zu erhalten, muß vom Atemminutenvolumen die Totraumventilation abgezogen werden:
Alveoläre Ventilation = Atemminutenvolumen − (Totraumvolumen × Atemfrequenz/ min). Das Totraumvolumen entspricht ca. 2 ml/kg Körpergewicht. Ein 70 kg schwerer Patient mit einem Atemzugvolumen von 500 ml und einer Atemfrequenz von 15/min hat demnach approximativ folgende alveoläre Ventilation: 500 ml × 15/min − (140 ml × 15/min) = 5400 ml/min. Dies hat insofern Bedeutung, als bei hoher Atemfrequenz das Atemminutenvolumen normal sein kann, obwohl die effektive alveoläre Ventilation bedrohlich vermindert ist.

1.6.2 Herz-Kreislauf
Die Kontrolle der einzelnen Parameter sollte in Abhängigkeit von der Erkrankung und der Therapie anfänglich fortlaufend oder engmaschig wiederholt und später in größeren Zeitabständen erfolgen.

a) *Herzfrequenz und -rhythmus* sollten ständig über den EKG-Monitor überwacht werden.
b) Die *periphere Pulsfrequenz* muß dabei immer getrennt registriert werden, um ein Pulsdefizit oder beim Schrittmacherpatienten eine Asystolie zu erfassen. Eine fortlaufende Pulsregistrierung ist über einen photoelektrischen Transmissionsrezeptor (am Ohr oder am Finger) möglich.
c) Die fortlaufende *intraarterielle Blutdruckmessung* in der A. femoralis ist bei instabilem Blutdruck und im Schock wünschenswert. Die Blutdruckmessung in kleineren Arterien wie in der A. radialis ist insbesondere bei Vasokonstriktion nicht ganz so zuverlässig. Meist sind kurzfristige, unblutige Druckmessungen mit der Blutdruckmanschette nach Riva-Rocci ausreichend. Eine fortlaufende unblutige Druckmessung ist mit der Arteriosonde möglich.
d) Der *zentrale Venendruck* läßt sich zwar kontinuierlich registrieren, die einstündliche Kontrolle nach dem oben beschriebenen Verfahren (s. ds. Kap., 1.2.2) genügt jedoch meist, um die Volumenzufuhr sicher zu steuern.
e) Bei linksventrikulärer Insuffizienz empfiehlt sich die Messung der *Pulmonalarteriendruckwerte* (Einschwemmkatheter nach Swan-Ganz), da eine gute Korrelation zwischen enddiastolischem Pulmonalisdruck, Pulmonalokklusionsdruck und linksventrikulärem enddiastolischem Druck besteht. Primäre Pulmonalarterienhypertonie und Mitralvitium sind jedoch bei der Beurteilung zu berücksichtigen.
f) Die Bestimmung des *Herzminutenvolumens* ist bei Pumpversagen des Herzens und Schockzuständen ein wichtiger Parameter, der sich bei liegendem Pulmonalarterienkatheter mit Hilfe der Thermodilution rasch erfassen läßt.
g) Der *kolloidosmotische Druck* (KOD) kann mit einem Onkometer schnell bestimmt werden. Er kann in folgenden Situationen eine zusätzliche Information darstellen: bei drohendem und manifestem Lungenödem, bei Eiweißmangelzuständen und im Rahmen der Infusionstherapie mit kolloidalen Lösungen.

1.6.3 Diurese

Die *Urinausscheidung* läßt sich am besten mit einem Dauerkatheter erfassen. Notwendigkeit und Nachteile der Katheterisierung müssen sorgfältig gegeneinander abgewogen werden. Die einstündliche Messung mit einem Urimeter erlaubt neben der Bestimmung der insgesamt ausgeschiedenen Urinmenge (Bilanzierung!) Rückschlüsse auf die Harnproduktion und damit auf die periphere Zirkulation und Nierenfunktion. Liegt die Urinproduktion unter 500 ml/24 h oder unter 20 ml/h, spricht man von *Oligurie,* bei Werten unter 100 ml/24 h von *Anurie* (s. Kap. 14). Ein Verhältnis von Urin-/Serumosmolarität $> 1,2$, ein spezifisches Gewicht > 1015, eine Urinosmolarität > 600 mosmol/l, Urinelektrolyte < 20 mval Na^+/l und ein Urinharnstoff > 1200 mg% sprechen für eine prärenale (Exsikkose, Hypovolämie) und gegen eine renale Genese der Oligurie.

1.6.4 Temperatur
Die rektale Temperatur entspricht der Kerntemperatur des Körpers. Der Vergleich mit der Hauttemperatur gibt Aufschluß über eine Kreislaufzentralisation (s. Kap. 1, 1). Die Rektaltemperatur kann über Thermosonden kontinuierlich am Monitor überwacht oder aber auch repetitiv mit üblichen Quecksilberthermometern gemessen werden. Häufig ziehen Schwestern aus pflegerischen Gründen die traditionelle Rektaltemperaturmessung auch bei Intensivpatienten vor. Bei Unterkühlung ist zu beachten, daß die üblichen Erwachsenenthermometer nicht unter 35 °C messen und daher Frühgeborenenthermometer verwendet werden müssen.

1.7 Wichtige Laboruntersuchungen
Laboruntersuchungen und ihre Kontrollen können nur teilweise schematisch festgelegt werden, weil sie sich nach Art und Verlauf der Erkrankung richten müssen. Zu unterscheiden sind *Schnelltests,* ein *Laborbasisprogramm,* das bei allen Notaufnahmepatienten sowie täglich bei Intensivpatienten zu bestimmen ist, und *weiterführende Laborprogramme,* die diskriminiert angeordnet werden. Die gebräuchlichen *Schnelltests* erleichtern oft die Differentialdiagnose und erlauben in manchen Fällen eine Kontrolle der Behandlung. Mit kombinierten Teststreifen (Labstix®, Fa. Merck) lassen sich im Urin Glukose, Ketonkörper, Eiweiß, pH und Blut innerhalb von 1–2 min bestimmen. Mit Blutzuckerteststreifen (Dextrostix®, Fa. Merck; Hämoglucotest®, Fa. Boehringer) kann man sofort zwischen hypo- und hyperglykämischen Zuständen unterscheiden. Im Stuhl lassen sich mit dem Ames®-Test noch ganz geringe Blutbeimengungen feststellen. Anders als die Schnelltests sind die Analysen des Basisprogramms sowie die Zusatzuntersuchungen an ein Labor gebunden, sollten jedoch jederzeit verfügbar sein: Erythrozytenzahl, Hb, Hämatokrit, Leukozyten, Differentialblutbild, Natrium, Kalium, Kalzium, Chlorid, Kreatinin, Harnstoff, Blutzukker, Thrombozyten, Prothrombinzeit, Thrombinzeit, partielle Thromboplastinzeit, CK, GOT, GPT, Serumeiweiß, Lipase, α-Amylase, Blutgasanalyse und Säure-Basenstatus, Laktat (Verlauf!), Osmolalität (im Serum und im Urin).

2 Respiratortherapie

Die apparative Beatmung zählt zu den technisch und medizinisch kompliziertesten und am weitesten fortentwickelten Methoden der Notfall- und Intensivmedizin. An dieser Stelle werden die Grundlagen der Indikation und Durchführung einer Beatmung besprochen.

2.1 Indikationen

Die Indikation zur Beatmung sollte vorrangig von Pathogenese und Ausmaß der respiratorischen Insuffizienz abgeleitet werden. In der Inneren Medizin können prinzipiell 3 Haupt-Pathomechanismen unterschieden werden, die zu einer Beatmungsbedürftigkeit führen können:

a) Bronchiale Obstruktion bei Asthma bronchiale und akuter Exazerbation eines chronisch obstruktiven Syndroms (pathophysiologisch *ventilatorische Verteilungsstörung*).

b) Störung des mechanischen Atemantriebs bei zentralnervösen und neuromuskulären Erkrankungen (pathophysiologisch *Hypoventilation*).

c) Pulmonale Insuffizienz bei Sepsis, Schock, Intoxikationen, Pneumonien, Aspiration, Pankreatitis, Linksherzinsuffizienz (pathophysiologisch *gesteigerter Rechts-Linksshunt* und *Verminderung von funktioneller Residualkapazität und Lungencompliance*).

Im Einzelfall muß vor Einleiten der Beatmung entschieden werden, ob diese in Anbetracht von Alter, Allgemeinsituation sowie Verlauf und Prognose des Grundleidens grundsätzlich indiziert ist. Die Indikationsstellung selbst beruht dann auf Kriterien des *klinischen Bildes,* der *Blutgase* und der *atemmechanischen Meßgrößen.*

Indikationsstellung bei bronchialer Obstruktion: s. Kap. 11
Indikationsstellung bei Hypoventilation:

a) Klinisches Bild: offenkundig schwere Störung von Atemantrieb, Atemfrequenz und Atemtiefe mit Zeichen der Atemerschöpfung, Atemdepression und Tachypnoe; subjektive Atemnot; Zyanose

b) Atemmechanik: Atemzugvolumen < 5 ml/kg KG, Atemfrequenz > 35/min oder < 6/min, Vitalkapazität < 10 ml/kg KG, inspiratorische Kraft < 25 cmH$_2$O

c) Blutgase: pH < 7,25, paCO$_2$ > 60 mmHg, paO$_2$ < 60 mmHg

Indikationsstellung bei pulmonaler Insuffizienz:

a) Blutgase: paO$_2$ unter der untersten Altersnorm (< 60–70 mmHg)

b) Klinisches Bild: subjektive Atemnot, erkennbare Atemanstrengung; Tachypnoe; Zyanose trotz Sauerstoffinsufflation

c) Atemmechanik: Atemfrequenz > 35/min, Thoraxcompliance < 40 cmH$_2$O/ml

2.2 Durchführung
2.2.1 Methoden

Die technischen Möglichkeiten moderner Respiratoren gestatten eine große Variabilität wählbarer Beatmungs- und Atmungsmuster mit dem Ziel einer individuellen, pathophysiologisch orientierten Anpassung des Respirators an den einzelnen Patienten. Die Möglichkeiten im Atem- und Beatmungsmuster variieren von der Unterstützung einer reinen Spontanatmung durch kontinuierlich positiven Atemwegsdruck (CPAP) oder inspiratorische Druck/Flußassistenz (IA, ASB) über eine intermittierende maschinelle

Beatmung mit zwischengeschalteten spontanen Atemzügen (IMV) bis zur komplett kontrollierten künstlichen Beatmung (CMV) mit intermittierendem Überdruck (IPPV), positiv endexspiratorischem Druck (PEEP) oder kontinuierlich positivem Atemwegsdruck (CPPV), wobei zudem noch das Atemzeitverhältnis zugunsten eines verlängerten Inspiriums (IRV) variiert werden kann.

Die verschiedenen Variationsmöglichkeiten einer apparativen Beatmung und assistierten Spontanatmung, die weitgehend miteinander kombiniert werden können, lassen sich in *Variationen der Steuerung und Kontrolle des Beatmungszyklus* und *Variationen im Druck-Zeitablauf* einteilen.

Muster der Steuerung und Kontrolle der Beatmung
a) *Kontrollierte Beatmung:* Beatmungsfrequenz und Beatmungszyklus werden komplett vom Gerät kontrolliert.
b) *Assistierte Beatmung:* Der Patient löst die Inspiration aus und bestimmt damit die Atemfrequenz (Triggerung), das Gerät übernimmt den weiteren Beatmungszyklus.
c) *Assistiert/kontrollierte Beatmung:* Das Gerät liefert eine einstellbare Zahl an Beatmungszyklen (Sicherheitsfrequenz), der Patient kann zusätzlich Beatmungszyklen triggern.
d) *Augmentierende Beatmungsformen* (Beatmung mit unterstützten oder „augmentierten" Spontanatemzügen):
   – IMV (intermittierende maschinelle Ventilation, intermittent mandatory ventilation): Der Patient kann (einstellbar) spontane Atemzüge zwischen die Beatmungszyklen einschalten.
   – IA (inspiratorische Assistenz) oder ASB (assistance spontaneous breathing): Die spontane Inspiration des Patienten wird durch einen vom Respirator gelieferten Gasfluß oder Druck unterstützt.

Muster des in- und exspiratorischen Druckablaufs und des Atemzeitverhältnisses
a) IPPV (intermittent positive pressure ventilation): Überdruck in den Atemwegen nur in der Inspirationsphase, in der Exspiration Druckausgleich zum atmosphärischen Druck.
b) PEEP (positive endexspiratory pressure): Herstellen eines positiven Atemwegsdruckkes in der Exspiration.
c) CPPV (continuous positive pressure ventilation): Beatmung mit kontinuierlichem, d.h. sowohl in- als auch exspiratorischem Überdruck in den Atemwegen.
d) CPAP (continuous positive airway pressure): Spontanatmung mit kontinuierlichem Überdruck in den Atemwegen.
e) IVR (inversed ratio ventilation): Beatmung mit umgekehrtem Atemzeitverhältnis: Inspiration zu Exspiration 1:1 bis 3:1.

2.2.2 Verbindung zum Respirator

Die Beatmung erfolgt in der Regel über einen Endotrachealtubus. Ausnahme bildet lediglich eine kurzfristige CPAP-Atmung, die bei Patienten mit Lungenödem verwendet und über eine dicht aufsitzende Atemmaske appliziert werden kann. Eine primäre Tracheotomie ist in der Inneren Medizin praktisch nie indiziert. Über die Notwendigkeit einer sekundären Tracheotomie nach anfänglicher Tubusbeatmung entscheiden Grundleiden und erwartete Dauer der Beatmung. In der Inneren Medizin kann eine Tracheotomie bei wochenlanger Beatmung von Patienten mit neurogenen Grundleiden oder mit chronisch obstruktivem Syndrom mit Cor pulmonale erforderlich werden.

Die angewendeten Endotrachealtuben mit großvolumiger Niederdruckmanschette erlauben Beatmungsdauern von Wochen. Die Intubation kann orotracheal oder nasotracheal erfolgen, beide Methoden haben Vor- und Nachteile.

2.2.3 Wahl und Einstellung des Beatmungsmusters

Bei der Wahl des Atem- und Beatmungsmusters konkurrieren zwei Gesichtspunkte, die im Einzelfalle gegeneinander abgewogen werden müssen.
a) *Erhaltene Spontanatemzüge*
   Hauptvorteile: Weitgehend erhaltener physiologischer Atemvorgang. Die Koordination der Atemmuskulatur bleibt trainiert.
   Hauptnachteile: Atemarbeit muß geleistet und damit verbundener Energiebedarf aufgebracht werden. Ermüdung der Atemmuskulatur mit Problemen in der Entwöhnungsphase.
b) *Kontrollierte Beatmung*
   Hauptvorteile: Reduktion von Atemarbeit und damit verbundenem Energiebedarf. Erholung einer erschöpften Atemmuskulatur.
   Hauptnachteil: Völlig unphysiologischer Atemvorgang. Bei Langzeitbeatmung Störung der Koordinationsfähigkeit der Atemmuskulatur mit Problemen in der Entwöhnungsphase durch Atemmuskeldesintegration.

Die Einstellung des Beatmungsmusters beginnt mit einem vorgegebenen festen *Grundmuster:*
Atemfrequenz 12 – 16/min
Atemvolumen 9 – 12 l/min
PEEP 4 – 6 cmH_2O
FiO_2 0,5 (bei klinisch offenkundig schwerer respiratorischer Insuffizienz initial auch bis 1,0)
Bietet der Patient unter dieser Einstellung klinisch den Eindruck einer ausreichenden Beatmung, so kontrolliert man nach 15 – 30 min die *Zielgrößen* der Beatmung:
paO_2 Altersnorm, zumindest aber > 60 mmHg
$paCO_2$ < 48 mmHg (Ausnahme bei Patienten mit bekannter vorbestehender ausgeprägter chronischer respiratorischer Azidose)
Endinspiratorischer Druck < 35 cmH_2O
Thoraxcompliance > 40 ml/cmH_2O
Sind diese Zielgrößen gegeben, so kann man das Atemmuster variieren mit dem Ziel einer möglichst niedrigen inspiratorischen Sauerstoffkonzentration (< 40 – 60%). Sind die Zielgrößen nicht gegeben, so ist eine *Variation des Atemmusters* angezeigt:
Veränderung der FiO_2
Veränderung des PEEP
Veränderung der Atemfrequenz
Veränderung des Atemvolumens
Veränderung der Inspirationsdauer
Erste Aufgabe ist es, den paO_2 und die Thoraxcompliance in den Zielbereich zu bringen (in der Regel durch Variation von FiO_2, PEEP, Atemzeitverhältnis). Nachfolgend müssen auch der $paCO_2$ (durch Variation des Atemvolumens) und der endinspiratorische Maximaldruck (durch Variation des Beatmungsmusters) in den Zielbereich gesteuert werden. Ist das Atemmuster befriedigend eingestellt, ist auf eventuelle hämodynamische Nebenwirkungen der Beatmung zu achten (Blutdruckabfall, Verminderung des Herzzeitvolumens, Diuserückgang) und ggf. diese zu korrigieren (Volumenzufuhr, Dopamin).

2.2.4 Sedierung während der Beatmung

Patienten sollten während der Beatmung nur soweit sediert werden wie unbedingt erforderlich. Vor allem nach der Stabilisierung der ersten Tage sollten die Patienten zumindest stets erweckbar und ansprechbar sein. Auf ausreichende Analgesierung ist zu achten. Diese Sedierung nach Bedarf kann durch intermittierende i.v. Bolusgaben oder durch kontinuierliche i.v. Zufuhr der Medikamente erreicht werden.

Empfohlene Medikamente und Dosierung:
a) *Diazepam* (Valium®), z.B. 5−10 mg i.v. 1−2stündlich. Beachte die lange Eliminationshalbwertszeit von über 24 h sowie für sedierende Metabolite von 50−120 Stunden.
b) *Flunitrazepam* (Rohypnol®), z.B. 2 mg 1−2stündlich i.v., oder als Dreier-Kombination Flunitrazepam 2 mg 2−4stündlich alternierend mit Morphin 2 mg plus Promethazin (Atosil®) 10 mg 2−4stündlich
c) *Midazolam* (Dormicum®), z.B. kontinuierlich i.v. 5 mg (1−10 mg)/h, 120 (90−180) mg/24 h
d) *Fentanyl* 0,1−0,2 mg i.v. 1−2stündlich
e) *Morphin* 30−60 mg/24 h kontinuierlich i.v. in Kombination mit Midazolam (Dormicum®) 90−180 mg/24 h
f) Mischlösung aus Fentanyl 15 mg plus Midazolam (Dormicum®) 5 mg kontinuierlich i.v., Zufuhrgeschwindigkeit nach Bedarf der Sedierung
g) *Muskelrelaxantien* sind nur ausnahmsweise erforderlich, wenn anders eine Kontrolle der Beatmung nicht zu erreichen ist (in der Inneren Medizin vor allem Patienten mit schweren abdominellen Erkrankungen, hochgestelltem Zwerchfell und eingeschränkter Thoraxgesamtcompliance). Die Relaxierung braucht keineswegs immer eine Langzeitrelaxation zu sein, vielmehr genügen manchmal 12−24 h, damit dann die Beatmung auch ohne Relaxation befriedigend durchgeführt werden kann.

3 Schock

3.1 Pathogenese

Als Kreislaufschock bezeichnet man ein akutes und vital bedrohliches Versagen der Herz-Kreislauffunktion mit peripherer Minderperfusion. Er wird ausgelöst durch Störung eines oder mehrerer der die Zirkulation determinierenden hämodynamischen Funktionsparameter und aufrechterhalten durch eine Störung der Mikrozirkulation mit der Folge ischämisch-hypoxischer und metabolisch-toxischer Schädigungen von Funktion und Struktur der Organzellen.
Entsprechend den primär schockauslösenden Störungen unterscheidet man die in Tabelle 1 aufgeführten Schockformen.
Bei der notfallmäßigen Erstuntersuchung ohne die Möglichkeit hämodynamischer Zusatzmessungen präsentieren sich kardiogener Schock im engeren Sinne und Schock bei Lungenarterienembolie oder Herztamponade recht ähnlich, so daß diese Schockformen notfallmedizinisch zu einem kardiogenen Schockbild im weiteren Sinne zusammengefaßt werden können, zumal die Sofortmaßnahmen die gleichen sind.
Der Schock im Ablauf einer Überempfindlichkeitsreaktion (anaphylaktischer Schock) ist durch 2 Besonderheiten gekennzeichnet:

Tabelle 1: Die verschiedenen Schockformen und ihre Pathogenese

Wesentlicher pathogenetischer Faktor	Bezeichnung
Verminderung des zirkulierenden Blutvolumens	Hypovolämischer Schock bei Verlust von Blut, Plasma, Extrazellulärflüssigkeit
Störung der kardialen Förderleistung	Kardiogener Schock (s. Kap. 10, 1.2) – bei myokardialer Pumpstörung – bei kreislaufwirksamen Herzrhythmusstörungen
Obstruktion des Blutflusses	– Schock bei Lungenarterienembolie – Schock bei Herztamponade
Maldistribution des Blutflusses	Septischer Schock (s. Kap. 23, 1.1.4)
Akuter Verlust des Vasotonus	Neurogener Schock

a) Dramatischer Verlauf (der anaphylaktische Schock kann in Minuten entstehen und nach kurzen Zeitspannen letal enden).
b) Komplexe Pathogenese (an der Ausbildung des anaphylaktischen Schocks sind mindestens 3 der genannten Mechanismen beteiligt: Hypovolämie, Beeinträchtigung der myokardialen Pumpleistung, Verteilungsstörung des Blutflusses).

Schock kann zu Folgeschäden von Organen führen. Man bezeichnet die Organfunktionsstörung während der manifesten Schockphase als „Organ im Schock", die persistierenden Organschädigungen nach der Behebung des Schockzustandes als „Schockorgan". Bezüglich der Zielorgane bestehen erhebliche Speziesunterschiede. Beim Menschen sind, zumindest unter klinischen Gesichtspunkten, die Hauptschockorgane:
a) Niere im Schock und Schockniere (akutes Nierenversagen nach Schock)
b) Lunge im Schock und Schocklunge (akutes Lungenversagen oder ARDS nach Schock)
c) Gerinnungsstörung im Schock (und disseminierte intravasale Gerinnung)
d) seltener, aber dennoch von klinischer Relevanz, Schockleber und wahrscheinlich auch Schockpankreas

3.2 Klinik

Klinische Leitsymptome und -befunde der schockbedingten Minderdurchblutung:
a) *blasse, kalt-schweißige Haut* (neurogene, septische und anaphylaktische Schockbilder können anfänglich mit einer warmen, trockenen Haut einhergehen)
b) *Trübung des Sensoriums*
c) *Tachykardie*
d) *arterielle Hypotonie* (systolische Werte < 90 mmHg) mit kleiner Blutdruckamplitude (normale arterielle Blutdruckwerte sprechen nicht gegen einen bestehenden Schockzustand, da der Blutdruckabfall anfänglich durch die Kreislaufzentralisation abgefangen werden kann. Außerdem können vorher hypertensive Blutdruckwerte bestanden haben)
e) *Oligoanurie*

Diagnostische Hinweise: Die Diagnose Schock ist durch die typische Symptomatik meist rasch zu stellen. Häufig bereitet jedoch die Erkennung der Schockursache Schwierigkeiten, insbesondere weil der protrahierte Schock, gleich welcher Genese, einen uniformen, sich perpetuierenden Charakter hat. Tabelle 2 liefert einige diagnostische Hinweise, die durch elektrokardiographische, röntgenologische und bakteriologische Untersuchungen noch erhärtet werden.

3.3 Therapie

Behandlungsziele sind:
a) rasche Behebung der Schockursache,
b) Beseitigung der peripheren Minderdurchblutung,
c) frühzeitige Prophylaxe von Organschäden.

Die speziellen therapeutischen Maßnahmen richten sich nach der Pathogenese des Schocks und werden deshalb in den betreffenden Organkapiteln abgehandelt. Da die allgemeinen Maßnahmen sich jedoch nur unerheblich unterscheiden, werden sie im folgenden gemeinsam besprochen.

3.3.1 Allgemeine Maßnahmen

a) *Flache Lagerung:* Ausnahmen: Bei ausgeprägter kardialer Insuffizienz und bei Blutungen im Bereich von Kopf und Respirationstrakt sollte der Oberkörper 20–30° angehoben werden.
b) *Venöser Zugang* (zentraler Venenkatheter, s. ds. Kap., 1.2.2) und *Volumenzufuhr.*
c) *Sauerstoffzufuhr:* 4–6 l O_2/min und, wenn erforderlich, frühzeitige Respiratorbehandlung einleiten (s. ds. Kap., 2).
d) *Überwachung der vitalen Funktionen:* Herz-Kreislauf (Blutdruck, Puls, EKG-Monitor, zentraler Venendruck, evtl. Pulmonalarteriendruck und Herzminutenvolumen), Atmung, Temperatur und Urinausscheidung (s. ds. Kap., 1.6).
e) *Wichtige Laboruntersuchungen* (s. ds. Kap., 1.7): Bei Verdacht auf hämorrhagischen Schock sofort Blutgruppe bestimmen und Blut kreuzen lassen! Die regelmäßige Kontrolle von Blutbild, Thrombozyten und Gerinnungsfaktoren (Verbrauchskoagulopathie), Elektrolyten und Blutgasanalyse ist zur Überwachung des Schocks besonders wichtig.
f) *EKG, Röntgenaufnahmen* von Thorax und Abdomen.
g) *Augenhintergrund* (Blutung, septische Metastasen).
h) *Neurologische Untersuchung.*
i) *Magensonde* (s. ds. Kap., 1.5).

Eine *venendruckgesteuerte Volumenzufuhr* ist mit Ausnahme kardiogener Schockzustände stets erforderlich. Als Richtwert zur Steuerung der Volumentherapie kann ein zentraler Venendruck von 12–15 cmH₂O gelten, da das Herz im Schock in der Regel einen höheren Füllungsdruck benötigt. Liegt der zentrale Venendruck *unter 12 cmH$_2$O,* infundiert man in 15 min 250 ml eines

Tabelle 2: Differentialdiagnose der verschiedenen Schockformen

	Hypovolämischer	Septischer	SCHOCK Anaphylaktischer	Neurogener	Kardiogener
(Fremd-) Anamnese	Durchfall, Erbrechen, Teerstuhl, hämorrhagische Diathese, Antikoagulantienbehandlung, Trauma, letzte Menstruation vor 6 Wochen (Extrauteringravidität), Ulkusleiden	Symptome der bakteriellen Infektion, Operationen (urologische, gynäkologische oder der Gallenwege), Katheterismus (Blase, Gefäße), chron. Hämodialyse, Diabetes mellitus, maligne Erkrankg., Kortikosteroid- und Zytostatikatherapie	Sofortreaktion, meist iatrogen: Medikamente (Penicillin!), jodhaltige Rö.-Kontrastmittel, Seren, kolloidale Plasmaersatzmittel, Lokalanästhetika, Testallergene, Insektenstich	Medikamente (Sedativa, Hypnotika, Narkotika, Antihypertensiva), Schlaganfall, Rückenmarkstraumatisierung, Sympathektomie	schwere Herzkrankheit (koronare Herzerkrankung, Myokarditis, Myokardiopathie, Herzfehler), Lungenembolie, Herzoperation
Körperlicher Befund	kollabierte Venen, äußere oder innere Blutung (rektale Untersuchung, Magensonde)	Fieber, Schüttelfrost, starkes Schwitzen, anfänglich warme Peripherie	Juckreiz, Urtikaria, Atemnot, Bronchospasmus	meist ausgeprägte Bewußtseinsstörung, anfänglich warme Peripherie	Tachykardie, Rhythmusstörungen, Zeichen der Herzinsuffizienz, Herzbeuteltamponade (paradoxer Puls)
Laborwerte	Hb und Hämatokrit, Elektrolytstörungen, Gerinnungsstörungen (primär)	meist Leukozytose und Linksverschiebung, Gerinnungsstörung (sekundär)	Leukopenie	Giftnachweis	CK, GOT

Plasmaersatzmittels unter Kontrolle von ZVD, Blutdruck, wenn möglich Pulmonalarteriendruck und unter Auskultation von Herz und Lunge. Bleibt der ZVD unter 12 cmH$_2$O und treten keine Insuffizienzerscheinungen auf, wird diese Maßnahme ggf. mehrmals wiederholt. Die Volumenzufuhr muß verringert oder abgebrochen werden, wenn der ZVD mehr als 5 cmH$_2$O pro Volumen-Zeiteinheit (250 ml/15 min) ansteigt, weil dann eine kardiale Insuffizienz anzunehmen ist. Liegt der ZVD primär *über 15 cmH$_2$O,* erfolgt keine Volumenzufuhr, sondern die Gabe von vasoaktiven Substanzen mit positiv inotroper Wirkung (Dopamin, Dobutamin s. ds. Kap., 3.4.1.3). Zur speziellen Bedeutung der Volumensubstitution beim hypovolämischen Schock s. ds. Kap., 3.4.1.3.

3.3.2 Medikamentöse Maßnahmen

Für die Therapie des Schocks wird eine Reihe von *Pharmaka* empfohlen, ohne daß bisher kontrollierte Studien deren Effekt eindeutig klären konnten oder aber solche Studien bisher überhaupt vorliegen. Diese Pharmaka sollen hier nur erwähnt werden (mit dem angenommenen Wirkmechanismus), sie sind sämtlich noch als klinisch experimentell einzustufen.

a) Hypertone Lösung (HSS) aus 7,5% NaCl und hypertone-hyperonkotische Lösungen (HHS) aus 7,5% NaCl und Dextran: Restitution der Mikrozirkulation.
b) Naloxon (Narcanti®): Antagonisierung von freigesetztem β-Endorphin als Schockmediator.
c) Antithrombin III: Physiologischer Inhibitor der Bildung und Wirkung von Mediatoren.
d) Methylprednisolon (Urbason solubile®) im septischen Schock: Hemmung der Bildung, Freisetzung und Wirkung von Schockmediatoren. Die beiden letzten großen Studien konnten keinen Effekt auf die Letalität als Endpunkt nachweisen (Bone u.a. NEJM 317, 653ff. [1987], VA Study Group NEJM 317, 659ff. [1987]). In der Untergruppe der Patienten mit gramnegativer Sepsis zeigte sich jedoch eine eindeutige Wirkung auf den Verlauf der Sepsis, insofern die Patienten später starben (Sprung u.a. NEJM 311, 1137ff. [1984]), wodurch Zeit für aktive Maßnahmen zur Kontrolle des Sepsisherdes gewonnen werden könnte.
e) Pentoxifyllin (Trental®): Hemmung der Freisetzung zellulärer Mediatoren aus Granulozyten.
f) Ibuprofen: Cyclooxygenase-Inhibition zur Hemmung der Synthese von Prostanoiden als Schockmediatoren.
g) Prostazyklin: Vasodilatation als Gegenspieler des vasokonstriktorischen Schockmediators Thromboxan.

3.4 Die verschiedenen Schockformen
3.4.1 Hypovolämischer Schock
3.4.1.1 Ätiopathogenese

Der Verlust von Blut *(hämorrhagischer Schock),* von Plasma oder von extrazellulärer Flüssigkeit *(Dehydratationsschock)* kann durch die akute Verminderung des zirkulierenden Blutvolumens zum Schock führen. Ein Schock entwickelt sich vor allem bei großen und schnell auftretenden Volumenverlusten. Außerdem sind das biologische Alter und vorbestehende, insbesondere mit Anämie und Hypovolämie einhergehende Erkrankun-

gen von Bedeutung. Ein perakuter Volumenverlust kann allerdings auch so rasch zum Tod führen, daß dem Organismus keine Zeit zur Gegenregulation (s. u.) bleibt. Die Ursachen des hämorrhagischen Schocks sind äußere oder innere Blutverluste (Intestinal-, Urogenital- und Respirationstrakt, Gefäßruptur), die Ursachen des Dehydratationsschocks Flüssigkeitsverluste (Plasma, extrazelluläre Flüssigkeit), die ebenfalls nach außen (z.B. renal, gastrointestinal, Schweiß) oder nach innen erfolgen können (z.B. Peritonitis, Ileus).
Wesentlich für das Verständnis von Pathophysiologie und Therapie ist die Kenntnis der körpereigenen *Gegenregulationen*. Der Volumenverlust führt zur Abnahme von Herzminutenvolumen und mittlerem arteriellen Druck. Der Blutdruckabfall stimuliert die Baro- und Chemorezeptoren des Glomus aorticus und caroticus zur vermehrten Adrenalin- und Noradrenalinausschüttung. Diese sympathikotone Gegenreaktion bewirkt eine selektive Konstriktion der präkapillären Arteriolen und postkapillären Venolen der Gefäßperipherie, wobei die Durchblutung von Haut, Muskulatur, Niere, Intestinaltrakt und Lunge zugunsten der „lebenswichtigeren" Organe Herz, Gehirn und Nebennieren gedrosselt wird (sog. Zentralisation). Blutdruckabfall und renale Minderdurchblutung führen über Abnahme des Glomerulusfiltrates und Zunahme der Renin- (Angiotensin- und Aldosteron-)Sekretion zur Oligurie und Natriumretention. Außerdem kommt es infolge der peripheren Mangeldurchblutung zur Gewebshypoxie mit gesteigerter anaerober Glykolyse und zur metabolischen Azidose, die ihrerseits intravasale Gerinnungsvorgänge wie Sludge-Phänomen und Mikrothrombenbildung fördert. Solche Mikrothromben können in den Kapillaren und kleinen Venen von Lunge, Niere, Hypophyse und auch von Leber, Nebennieren, Darm und Haut auftreten. Sie verschlechtern dort die Mikrozirkulation und die Organfunktion. In der Lunge führen Mangeldurchblutung und Mikrothrombenbildung zur Perfusions- und Verteilungsstörung und damit zur Zunahme der allgemeinen Hypoxie und Azidose. In der Niere kann der Schockzustand ein akutes Nierenversagen auslösen. Da auch das retikuloendotheliale System in seiner Clearancefunktion gestört ist, kann es zur überschießenden Gerinnung mit raschem Verbrauch der Gerinnungsfaktoren und dann in einer zweiten Phase zur hämorrhagischen Diathese kommen (Verbrauchskoagulopathie, s. Kap. 18, 3).

3.4.1.2 Klinik

Bei der klinischen Untersuchung finden sich allgemeine Schockzeichen (s. ds. Kap., 3.2). *Wichtig:* Die Blutdruckwerte können durch die Kreislaufzentralisation oder bei vorbestehender Hypertonie trotz fortgeschrittenen Schocks noch im Normbereich liegen, dann jedoch meist mit kleiner Blutdruckamplitude. *Diagnostische Hinweise:* Die Anamnese (Antikoagulantienbehandlung, Trauma, hämorrhagische Diathese, letzte Menstruation, Teerstühle, Durchfall, Erbrechen), die körperliche Untersuchung (rektaler Befund!), eine diagnostische Magensonde und Röntgenaufnahmen von Thorax und Abdomen sowie Laboruntersuchungen (großes Blutbild, Gerinnungsstatus etc.) helfen, die Schockursache aufzudecken. Hämoglobin und Hämatokrit können noch normal sein und erlauben anfänglich keine Aussage über die Menge des verlorengegangenen Blutvolumens, da diese Werte erst nach 6–8 Stunden durch den Einstrom von interstitieller Flüssigkeit abfallen. Das verlorene Blut wird kompensatorisch ersetzt durch Flüssigkeit (innerhalb von Stunden), durch Plasmaproteine (innerhalb von Tagen) und durch Erythrozyten (innerhalb von Wochen).

3.4.1.3 Therapie
Allgemeine Maßnahmen
Die allgemeinen Maßnahmen sind oben beschrieben (s. ds. Kap., 3.3.2). Besonders wichtig ist ein rascher venöser Zugang zur sofortigen Volumenzufuhr. Beim hämorrhagischen Schock Blutgruppe bestimmen und 6 Blutkonserven kreuzen lassen! Hervorzuheben sind weiterhin Lagerung, O_2-Zufuhr, Magensonde und vor allem die Therapie des Grundleidens (ggf. schnelle chirurgische Intervention).

Spezielle Maßnahmen
Hierher gehören *Volumenersatz, Natriumbikarbonat, positiv inotrope Substanzen, Heparin, Sedativa und Analgetika.*

a) *Volumenersatz*
Unter den speziellen Maßnahmen kommt dem sofortigen Volumenersatz die größte Bedeutung zu. Volumen kann durch Elektrolyt- und Zuckerlösungen, durch Plasmaersatzstoffe, Plasma (oder Humanalbumin) und durch Blut ersetzt werden. Primäres Ziel ist die Steigerung des zirkulierenden Blutvolumens („Wiederauffüllung des Intravasalraums"). Ein reiner Wasser- und Elektrolytverlust sollte initial durchaus mit Kristalloidlösungen korrigiert werden. Da diese Lösungen aber extravasal sequestrieren, besteht bei großen Volumina die Gefahr der Überwässerung mit Lungen- und Hirnödem. Nach Ausgleich des Wasser- und Elektrolytdefizits sollten auch in diesen Fällen kolloidale Volumenersatzmittel eingesetzt werden. Die Indikation zur Bluttransfusion ist v. a. wegen der möglichen Infektionsübertragung streng zu stellen. Da durch die Blutzufuhr die Viskosität erhöht und möglicherweise die O_2-Transportkapazität (O_2-Gehalt × Stromvolumina) vermindert wird (Maximum der O_2-Transportkapazität bei Hämatokrit von 30%!), stehen die rasch verfügbaren Plasmaersatzmittel in der Behandlung des akuten Volumenmangels an erster Stelle.
Kolloidale Plasmaersatzmittel: Nach Entnahme von Kreuzblut sollten rasch und wenn möglich venendruckgesteuert 1000−1500 ml eines kolloidalen Plasmaersatzmittels zugeführt werden (6% Dextran 60000, 6−10% Hydroxyäthylstärke 40000/0,5, 200000/0,5 und 0,6, 450000/0,7 Substitutionsgrad, 3,5−5,5% Gelatine 30000−35000). Läßt sich damit der Volumenmangel nicht ausgleichen, muß meist Blut transfundiert werden. Dieses Vorgehen gilt nicht für den sog. Dehydratationsschock, bei dem zuerst Wasser und Elektrolyte und evtl. Proteine ersetzt werden müssen (s. Kap. 8). Hyperonkotisch stark wirksame Plasmaersatzmittel wie niedermolekulares Dextran sind nicht indiziert, da sie die intrazelluläre Dehydrierung verstärken und dadurch auch ein Nierenversagen provozieren können. Die folgenden kolloidalen Plasmaersatzmittel haben sich bewährt:

Dextran 60 (Macrodex® 6%) hat ein mittleres Molekulargewicht von 60000 und von daher eine längere intravasale Verweildauer als Dextran 40. Eine Dosis von 1,5−2 g Dextran/kg KG/24 h sollte nicht überschritten werden. Bei Oligoanurie ist die Dosis gleichermaßen zu reduzieren. Anaphylaktoide und wohl auch anaphylaktische Reaktionen auf Dextrane sind nach einer Sensibilisierungsphase oder meist schon nach erstmaliger Applikation möglich und sollten in Erwägung gezogen werden, wenn sich unter Dextrangabe ein Schockzustand plötzlich, rapide und scheinbar grundlos verschlechtert. Beim heutigen Wissensstand ist vor einer Dextraninfusion die Injektion von Promit® indiziert. Dadurch lassen sich schwere Dextran-Unverträglichkeiten weitgehend vermeiden. Promit® ist eine niedermolekulare Dextranfraktion (MG ≈ 1000), die präformierte Dextran-Antikörper abfängt, ohne daß eine Vernetzung mit Komplementaktivierung stattfindet.
Gelatinepräparate (Haemaccel® 3,5%, Plasmagel® 3,0%, Gelifundol® 5,5%): Sie haben ein niedrigeres mittleres Molekulargewicht (30000−35000) als Dextrane und werden deshalb normalerweise rascher durch die Nieren ausgeschieden. Die angeführten Präparate sind weniger onkotisch wirksam. Die Gefahr der intrazellulären Dehydrierung ist deshalb geringer. Die Effekte auf die Hämostase sind im Vergleich zu den Dextranen äußerst gering. Der unterschiedliche, hohe Kalziumgehalt der einzelnen Gelatinepräparate (Haemaccel® 12,5 mval Kalzium/l, Plasmagel® 27 mval Kalzium/l) kann die Wirkung von Digitalis verstärken. Weiterhin sollte kalziumhaltige Gelatine nicht mit Zitratblut zusammen in einem System infundiert werden.
Hydroxyäthylstärke (Plasmasteril® 6%, Plasmotonin®): Sie hat ein vergleichsweise hohes mittleres Molekulargewicht von 450000, wird jedoch rasch durch die Serumanalyse in kleinere Bruchstücke gespalten. Die Geschwindigkeit dieser enzymatischen Hydrolyse durch Amylase nimmt mit Zunahme der Hydroxyäthylierung ab. Die intravasale Verweildauer ist länger als bei Dextran- und Gelatinepräparaten. Zwischen Hydroxyäthylstärke und Amylase bildet sich ein Enzym-Substrat-Komplex, der infolge seiner Größe nur verzögert eliminiert wird. Dadurch kommt es nach 12−24 Stunden zum Anstieg der Serumamylase auf ca. das Doppelte des Ausgangswertes. Die Serumamylase ist deshalb 3−5 Tage nach einer Hydroxyäthylstärkeinfusion diagnostisch nicht verwertbar. Bei rascher Hydroxyäthylstärkeinfusion tritt 2−3 Stunden im Anschluß an den initialen Volumengipfel ein zweiter Volumenanstieg auf. Der Einfluß auf die Hämostase ist geringer als bei Dextran.
Nach Gabe von kolloidalen Plasmaersatzmitteln kann es zu *anaphylaktoiden Reaktionen* kommen, die unterschiedlich schwer verlaufen. Folgende Symptome können auftreten: Urtikaria, Juckreiz, Tachykardie, Blutdruckabfall, Bronchospasmus, pulmonale Vasokonstriktion, Rhythmusstörungen und Herz-Kreislaufstillstand. Schwere anaphylaktoide Reaktionen treten ca. einmal pro 20000 Infusionen auf. Die Nebenwirkungen nach Gelatinegaben sind im Vergleich zu Dextran häufiger, verlaufen jedoch in der Regel leichter. Sie sind Folge einer Histamin- oder Kininaktivierung. Bei schweren Dextranreaktionen sind präformierte IgG- und IgM-Antikörper von pathogenetischer Bedeutung. Typisch für solche Reaktionen ist das schnelle Auftreten schwerster Symptome (Hautrötung, Blutdruckabfall und Bronchospasmus) nach Einlaufen von nur wenigen ml Plasmaersatzmittel.

Es gibt keine brauchbaren anamnestischen und klinischen Anhaltspunkte, um eine anaphylaktische Reaktion vorherzusagen. Deshalb sollten Patienten während der ersten 20−30 ml überwacht werden. Tritt eine anaphylaktoide Reaktion auf, so richtet sich die *Therapie* nach deren Schweregrad (s. ds. Kap., 3.4.2.2):
(1) Bei leichter Urtikaria genügt das Abstellen der Infusion.

(2) Bei schwerer Urtikaria erfolgt die intravenöse Gabe von Kortikosteroiden (100−250 mg Prednisolon), evtl. von Antihistaminika (Atosil®, Sandosten-Calcium®) und Humanalbumin 5%.
(3) Bei schweren Reaktionen mit Beteiligung von Atmung und Kreislauf wird zur Erzielung einer Sofortwirkung rasch Adrenalin, 0,05−0,1 mg i.v., injiziert. Diese Dosis kann im Abstand von 1−2 Minuten wiederholt gegeben werden, wobei auf Herzrhythmusstörungen zu achten ist. Dann sofortige Injektion von 250−1000 mg Prednisolon i.v. Anschließend Volumenersatz mit Humanalbumin 5%.

Humanalbumin (5% und 20%): Es kann anstelle der künstlichen Plasmaersatzmittel gegeben werden. Es findet vorwiegend in seiner isoonkotischen 5%igen Form Anwendung. Es führt zu keiner Störung der Hämostase und ist frei von Hepatitisviren. Im Vergleich zu kolloidalen Plasmaersatzmitteln ist Humanalbumin jedoch wesentlich teurer und nicht unbegrenzt verfügbar.
Bluttransfusionen: Sie sind erforderlich, wenn nach Gabe von 1000−1500 ml Plasmaersatz der Volumenmangel noch nicht ausgeglichen ist. Patienten mit vorbestehender Anämie, chronisch respiratorischer Insuffizienz und Patienten im höheren Lebensalter reagieren empfindlicher auf Sauerstoffmangel und sollten deshalb frühzeitiger Blut erhalten. Nach der initialen Gabe von Plasmaersatzstoffen können anschließend Konservenblut und Plasmaersatzstoffe im Verhältnis 2:1 weitergegeben werden, wobei eine Gesamtmenge von 2500 ml an Plasmaersatzmitteln nicht überschritten werden darf.

Bei Massentransfusionen besteht die Gefahr der Hyperkaliämie (Kaliumgehalt der Erythrozyten) und Hypokalzämie (Kalziumzitrat-Komplexbildung durch ca. 13,4 mval Natriumzitrat in einer Blutkonserve). Eine zitratinduzierte Hypokalzämie ist jedoch nur bei Massentransfusionen (mehr als 2 l/20 min) und bei schweren Leberfunktionsstörungen zu erwarten, da das Natriumzitrat dann nicht mehr rasch genug in der Leber zu Natriumbikarbonat metabolisiert werden kann. In solchen Fällen und bei Zeichen von Tetanie sollten nach 1 l Blut 10 ml 10%iges Kalziumglukonat gegeben werden. Bei gesteigerter Blutungsneigung ist Frischblut dem Konservenblut vorzuziehen. Wegen der Gefahr einer transfusionsbedingten Infektion ist die Indikation streng zu stellen!

Die sofortige, venendruckgesteuerte Volumenzufuhr ist zur Behebung eines hypovolämischen Schocks die entscheidende und oft ausreichende therapeutische Maßnahme. Der *Therapieerfolg* läßt sich an folgenden Zeichen ablesen: Abnahme der Pulsfrequenz, Blutdruckanstieg mit Verbreiterung der Blutdruckamplitude, Zunahme der Urinausscheidung, Erwärmung der Haut, Rückgang von Bewußtseinstrübung und motorische Unruhe.
Führt die venendruckgesteuerte Volumengabe (Vorgehen s. ds. Kap., 3.3.3) nicht zur Behebung des Schockzustandes oder ist die Volumenzufuhr aufgrund eines ZVD über 15 cmH$_2$O nicht indiziert, wird mit der Pharmakotherapie begonnen.

b) *Natriumbikarbonat*

Die Bedeutung der Puffertherapie einer metabolischen Azidose im Schock wurde lange überschätzt. Bei adäquater Volumentherapie normalisiert sich der Säure-Basenstatus in der Regel von selbst. Auch ist nur eine extreme Azidose (pH < 7,0) sicher kardiodepressorisch. Hingegen steigert eine geringer ausgeprägte Azidose das Herzzeitvolumen. So kann heute als Richtwert gelten, daß Natriumbikarbonat nur bei arteriellen pH-Werten < 7,3 verabreicht werden sollte. Eine Blindpufferung ist kontraindiziert, die Wahl der Dosis erfolgt nach der Analyse des Säure-Basenstatus, und die Therapie muß durch wiederholte Blutgasanalysen überwacht werden.

c) *Vasoaktive Substanzen mit positiv inotroper Wirkung*

β-Rezeptoren-stimulierende Pharmaka erscheinen in der Pathogenese des hypovolämischen Schocks mit ausgeprägter Stimulation des endogenen sympathiko-adrenergen Systems zunächst nicht angezeigt. Es gibt jedoch Fälle, bei denen auch die hämodynamisch kontrollierte Volumentherapie nicht zur Behebung des Schockzustandes führt oder eine weitere Volumenexpansion wegen eines ZVD > 15 cmH$_2$O oder eines PCP > 18 mmHg nicht mehr erlaubt ist. Hierbei handelt es sich entweder um weit fortgeschrittene Stadien eines protrahierten hypovolämischen Schocks oder aber um kombinierte Schockformen unter Beteiligung kardiogener oder septischer Ursachen. Nur in dieser Situation ist zur Stabilisierung der Makrohämodynamik ein Therapieversuch mit positiv inotropen und vasoaktiven Substanzen angezeigt, während die frühzeitige Gabe von Katecholaminen vor ausreichender Volumenzufuhr als grundlegender Therapiefehler anzusprechen ist. Die folgenden Substanzen haben sich bewährt:

Dopamin: Dopamin ist die biochemische Vorstufe von Noradrenalin. Die einzelnen Gefäßprovinzen werden unterschiedlich beeinflußt. In einem mittleren Dosisbereich nehmen renale und mesenteriale Durchblutung zu und die von Haut und Muskulatur ab. Bei hoher Dosierung geht diese „gefäßselektive" Wirkung allerdings verloren, und die α-adrenerge Vasokonstriktion steht ganz im Vordergrund. Der positiv inotrope Effekt von Dopamin liegt zwischen dem von Noradrenalin und Orciprenalin. Die individuelle Ansprechbarkeit auf Dopamin ist unterschiedlich. Wenn sich durch Infusion von 200–1200 µg/min (2–20 µg/kg/min) der Blutdruck nicht anheben läßt, bieten sich zwei Verfahrensweisen an, deren Auswahl vom peripheren Widerstand (Haut-Nagelbettdurchblutung, Urinausscheidung) abhängt.

Bei Vasodilatation und niedrigem peripheren Widerstand besteht die Möglichkeit, die Dosis von *Dopamin* weiter zu erhöhen auf > 1200 µg/min (20 bis ca. 50 µg/kg/min), wobei dann die α-adrenerge Vasokonstriktion überwiegt und auch die renale und mesenteriale Durchblutung abnimmt. Die Dosis richtet sich nach dem Blutdruck, der Werte von 90 mmHg erreichen sollte. Als zweite

Möglichkeit kann zusätzlich *Noradrenalin* (Arterenol®) 10−100 µg/min i.v. eingesetzt werden. Die Gefahren bei Noradrenalin − und bei hochdosierter Dopamin-Gabe − liegen vor allem in der Zunahme der Kreislaufzentralisation und im Auftreten von tachykarden Herzrhythmusstörungen.

Dobutamin: Wenn eine kardiale Insuffizienz im Vordergrund steht, kann anstelle von Dopamin ein neueres, synthetisches Katecholamin, das Dobutamin, eingesetzt werden. Dobutamin wirkt positiv inotrop vorwiegend durch die kardiale β_1-Rezeptoren-Stimulation, wohingegen α- und β_2-Aktivität nur gering ausgeprägt sind. Die Zunahme der Nierendurchblutung ist nach Dobutamin geringer als nach Dopamin und entspricht der verbesserten myokardialen Leistung. Dosierung: 1−10 µg Dobutamin/kg/min (bis maximal 40 µg/kg/min). Der Einsatz und die Dosishöhe der o. g. Katecholamine werden durch ihre chronotropen, arrhythmogenen und vaskulären Nebeneffekte begrenzt.

d) *Heparin*
Die frühzeitige Heparingabe zur Prophylaxe einer Verbrauchskoagulopathie ist zwar wünschenswert, kann aber häufig, besonders beim hypovolämischen Schock, nicht durchgeführt werden, weil die eigentliche schockauslösende, lokale Blutung durch eine allgemeine Gerinnungshemmung verstärkt würde. Wenn die lokale Blutungsursache beseitigt ist und sonst keine Kontraindikationen (s. Kap. 18) vorliegen, sollten initial 2500−5000 E Heparin i.v. gegeben werden und anschließend 500−1000 E/h.

e) *Sedierung und Analgesie*
Eine vorsichtige Sedierung und Analgesie ist häufig nach Ausgleich von Volumenmangel und Azidose erforderlich (Benzodiazepine, s. Kap. 1).

3.4.2 Anaphylaktischer Schock
3.4.2.1 Ätiopathogenese
Der anaphylaktische Schock ist die schwere Verlaufsform von *Überempfindlichkeitsreaktionen*. Die häufigsten auslösenden Substanzen betreffen:
a) *Therapeutische und diagnostische Eingriffe:* Röntgenkontrastmittel, Arzneimittel (besonders Penicilline, Immunseren), Allergenextrakte (Hauttestungen, Desensibilisierungen), kolloidale Volumenersatzmittel (s. ds. Kap., 3.4.1.3).
b) *Tierische Gifte:* Bienen- und Wespenstiche, Hornissen, Hummeln, Ameisenbisse.

Die anaphylaktische Reaktion führt über eine Freisetzung von Mediatorsubstanzen, die im wesentlichen aus aktivierten Mastzellen, Granulozyten und Makrophagen stammen, zu einer Weitstellung der systemischen Widerstandsgefäße und der venösen Kapazitätsgefäße mit Verminderung des peripheren Gesamtwiderstandes. Der pulmonalvaskuläre Widerstand ist dabei erhöht. Durch Zunahme der Kapillarpermeabilität kommt es zu Extravasation von Plasma und dadurch zu einer zusätzlichen Verminderung des zirkulierenden Blutvolumens. Unzureichender venöser Rückstrom, erhöhter Lungengefäßwiderstand und wahrscheinlich auch eine direkte Myokarddepression führen zur Erniedrigung des Herzzeitvolumens. Die Koronarperfusion ist vermindert.

3.4.2.2 Klinik

Die Überempfindlichkeitsreaktion wird allgemein in 4 Schweregrade eingeteilt (Tab. 3). Stadium I ist durch Hautreaktion und unterschiedliche Allgemeinsymptome gekennzeichnet. Stadium II ist durch hämodynamische (Tachykardie und Blutdruckabfall) und/oder gastrointestinale Symptome definiert. Stadium III entspricht dem anaphylaktischen Schock und/oder einer ausgeprägten Bronchospastik. Stadium IV bedeutet klinischer Tod (Atem-Kreislaufstillstand). Die Stadien folgen keineswegs regelhaft aufeinander, vielmehr können hohe Schweregrade auch ohne vorherige Symptome abrupt auftreten, beispielsweise ein anaphylaktischer Schock ohne prodromale Hauterscheinungen oder Allgemeinsymptome. Die klinische Diagnose ist bei Beachtung der Gesamtsituation in der Regel eindeutig.

Tabelle 3: Schweregradeinteilung und Therapie bei Überempfindlichkeitsreaktionen

Schweregrad	Symptome	Therapie
I	Flush, Erythem, Urtikaria, Ödem Juckreiz, Unruhe, Schwindelgefühl, Kopfschmerz, Tremor	Stop der Infusion, Injektion, Transfusion H-Rezeptorantagonisten: Clemastin (Tavegil®) 0,03 mg/kg KG i.v. plus Cimetidin (Tagamet®) 5 mg/kg KG i.v.
II	Steigerung der Herzfrequenz um 20/min Abfall des systolischen Blutdrucks um 20 mmHg Übelkeit, Erbrechen, Abdominalschmerz, Durchfall	Zusätzlich Kortikosteroide: z.B. Prednisolon 100−250 mg i.v.
III	Schockzeichen Schwere Bronchospastik Bewußtseinstrübung	Adrenalin in fraktionierten Dosen von 0,1 mg i.v. plus Kortikosteroide z.B. Prednisolon 250−500 mg i.v. plus Volumenzufuhr: z.B. 500−1000 ml kolloidaler Plasmaersatzlösung in 30 min
IV	Atem-Kreislaufstillstand	Kardiopulmonale Reanimation

3.4.2.3 Therapie

Die erforderlichen *Sofortmaßnahmen* richten sich nach dem Schweregrad der Überempfindlichkeitsreaktion:

a) Bei lediglich leichten Hauterscheinungen oder geringen Allgemeinsymptomen genügt das Abbrechen der Infusion, Injektion oder Transfusion.
b) Bei ausgeprägten Hauterscheinungen und Allgemeinsymptomen werden H_2-Rezeptorantagonisten i. v. injiziert: Clemastin (Tavegil®) 0,03 mg/kg KG i. v. und Cimetidin (Tagamet®) 5 mg/kg KG i. v. Zusätzlich können nach Ermessen Kortikosteroide gegeben werden (z. B. Prednisolon 100−250 mg i. v.).
c) Bei deutlichen hämodynamischen Veränderungen oder ausgeprägten gastrointestinalen Symptomen sind Kortikoide zusätzlich zu den H_2-Rezeptorantagonisten in der angegebenen Dosis in jedem Fall indiziert.
d) Bei schweren Reaktionen mit Schockzeichen, bedrohlicher Atemwegsobstruktion oder Bewußtseinstrübung ist die Reihenfolge Adrenalin i. v. vor Kortikosteroiden und Volumenzufuhr einzuhalten. Adrenalin wird in einer Dosis von 0,1 mg i. v. injiziert, diese Dosis kann in Abständen von initial 1−2 min, später 5−10 min wiederholt werden. In schweren Fällen läßt sich manchmal eine hämodynamische Stabilisierung nur durch kontinuierliche intravenöse Infusion von Adrenalin erzielen (angegebene Richtdosen 1−10 µg/min. oder 0,05−0,5 µg/kg KG/min). Der entscheidende Vorteil von Adrenalin ist der sofortige Wirkungseintritt. Hauptproblem ist die Steigerung von Herzfrequenz und myokardialem Sauerstoffverbrauch, was vor allem bei älteren Patienten mit vorbestehender koronarer Herzkrankheit zu akuter myokardialer Ischämie führen kann. Daher sollen Dosis und Dauer der Adrenalin-Therapie so klein und kurz wie möglich gehalten werden. Sobald die initiale hämodynamische Stabilisierung erreicht ist, sollte diese durch kontrollierte Volumensubstitution ohne weitere Adrenalin-Gaben aufrechterhalten werden.

3.4.2.4 Prophylaxe

Aus der Erfahrung bekannte Risikofaktoren für eine Überempfindlichkeitsreaktion sind:
a) bekannte allergische Diathese
b) erneute Kontrastmittel (KM)-exposition nach vorangegangener KM-Unverträglichkeit
c) Erkrankungen mit erhöhten Histamin-Spiegeln (Lungenerkrankungen, schwere Magen-Darmerkrankungen, Nahrungsmittelallergie)
d) Asthma bronchiale
e) Alter > 70 Jahre
f) manifest dekompensierte kardiale, respiratorische oder hepatische Insuffizienz

Die beste Form einer medikamentösen Prophylaxe vor KM-Exposition oder Reexposition ist nicht sicher geklärt. Empfohlen wird die Gabe von Kortikosteroiden, beginnend mindestens 12 h vor der KM-Exposition (z. B. 3 × 50 mg

Prednisolon 6stündlich oder 12,8 und 2 h vor der Untersuchung) sowie die intravenöse Gabe eines H_2-Rezeptorantagonisten (Clemastin [Tavegil®] 0,03 mg/kg KG) und eines H_2-Rezeptorantagonisten (Cimetidin [Tagamet®] 5 mg/kg KG), jeweils als Kurzinfusion über 20 min in physiologischer Kochsalzlösung verabreicht etwa 2 h vor der KM-Exposition. Der jüngste Vorschlag einer Prophylaxe mit Ephedrin zusätzlich zu Kortikosteroiden und H_2-Rezeptorantagonisten ist in seiner Durchführbarkeit und Wirksamkeit noch nicht abgeklärt.

3.4.3 Schock bei Intoxikationen
3.4.3.1 Ätiopathogenese

Der Schock ist eine typische Komplikation schwerer Vergiftungen unterschiedlichster Art. Die Pathogenese ist ausgesprochen komplex. Allgemein wirkende Faktoren mischen sich mit speziellen toxischen Effekten einzelner Noxen zu einem nicht ganz einheitlichen Muster hämodynamischer Veränderungen. Grundstörung ist ein *Volumenmangel,* bedingt durch fehlende Flüssigkeitszufuhr bei Bewußtseinsstörung, abnorme Flüssigkeitsverluste durch Erbrechen und Darmatonie sowie Extravasation von Plasma in Haut-Muskelgewebe. Schwere Schlafmittelvergiftungen führen darüber hinaus zu einer direkten *Beeinträchtigung der Kreislaufregulation,* erkennbar an Bradykardie, inadäquat erhöhtem oder durch Vasodilatation vermindertem Gefäßwiderstand trotz Volumenmangels. *Kardiotoxisch* wirksame Substanzen führen darüber hinaus zu einer Beeinträchtigung der myokardialen Kontraktilität. Ein substanzspezifischer Effekt trizyklischer Antidepressiva ist die von Volumensituation und arteriellem Blutdruck unabhängige Herzfrequenzsteigerung. Eine eventuelle *Hypothermie* wirkt sich hämodynamisch in einer mit der Temperaturerniedrigung korrelierenden Verminderung von Herzschlagvolumen, Herzzeitvolumen und Herzfrequenz aus.

3.4.3.2 Klinik

Zu beachten ist, daß die allgemeinen klinischen Schockzeichen (s. ds. Kap., 3.2) durch substanzeigene Effekte spezieller Noxen verändert oder überdeckt sein können. Beispiele hierfür sind:
a) fehlende Tachykardie oder Bradykardie sowie fehlende Zeichen der Vasokonstriktion oder gar Verminderung des peripheren Widerstandes bei Barbituratintoxikationen
b) Bradykardie trotz schwerer Schockzustände bei Vergiftungen mit Alkylphosphaten
c) Tachykardie bei Vergiftungen durch Antidepressiva.

3.4.3.3 Therapie
Allgemeine Maßnahmen

Von den allgemeinen Behandlungsmaßnahmen in der Schocktherapie (s. ds. Kap., 3.3.1) stellt auch bei Intoxikationen die Volumenzufuhr die Basis der Behandlung dar. Wenn durch hämodynamisch kontrollierte Volumenexpansion die Hämodynamik nicht normalisiert werden kann (anhaltende arterielle Hypotension und erniedrigtes Herzzeitvolumen trotz Anstiegs des ZVD auf etwa 12 cmH_2O und des PCP auf etwa 16 mmHg), werden Katecholamine kontinuierlich i. v. infundiert. Hierzu eignen sich Dopamin (200−1000 µg/min) und Noradrenalin (10–100 µg/min). Bei anfänglicher ausgeprägter Bradykardie kann initial Orciprenalin infundiert werden (Alupent® 10–20 µg/min).

Spezielle Maßnahmen
Da die schockauslösenden hämodynamischen Störungen teilweise direkte Effekte der aufgenommenen Noxe darstellen, sollten bei schweren Vergiftungen die Maßnahmen der Giftelimination (s. ds. Kap., 8.3.3) aggressiv durchgeführt werden. Bei Patienten mit schwerer Unterkühlung (rektal Temperatur <32°C) ist die aktive Wiedererwärmung angezeigt: Infusion erwärmter Infusionslösungen, Magen-Darmspülungen mit erwärmten Lösungen, Hämodialyse mit erwärmtem Dialysat, Peritonealspülung mit erwärmten Lösungen; die Temperatur dieser Lösungen sollte etwa 40°C betragen).

3.4.4 Neurogener Schock
3.4.4.1 Ätiopathogenese
Toxische, hypoxische oder traumatische Läsionen des zentralen Nervensystems können über die akute Erweiterung der Gefäßperipherie mit vermindertem venösem Rückstrom und Abnahme des Herzminutenvolumens zum Schock führen.

3.4.4.2 Klinik
Die Haut ist infolge der weitgestellten Peripherie meist warm. Die Bewußtseinsstörung ist ausgeprägt, da in der Regel mit dem Vasomotorenzentrum gleichzeitig andere zerebrale Strukturen geschädigt werden. Im übrigen entwickelt sich eine allgemeine Schocksymptomatik (s. ds. Kap., 3.2). *Diagnostische Hinweise:* Die Fremdanamnese einer vorangegangenen Erkrankung oder Traumatisierung des ZNS (z. B. Unfall, Sympathektomie, Spinal- oder Epiduralanästhesie) erleichtern die Diagnose.

3.4.4.3 Therapie
Allgemeine Maßnahmen (s. ds. Kap., 3.3.1)
Besonders zu beachten ist die gründliche, wiederholte neurologische Untersuchung.

Spezielle Maßnahmen
Ziel der speziellen Therapie ist, die relative Hypovolämie und die periphere Vasodilatation zu beseitigen.
a) Zuerst erfolgt die *venendruckgesteuerte Volumenzufuhr:* s. ds. Kap., 3.4.1.3.
b) Bei mangelhaftem Ansprechen werden gleichzeitig *vasoaktive Substanzen* mit positiv inotroper Wirkung gegeben. *Dopamin* 200–1200 µg/min. Wenn sich durch Dopaminzufuhr der Schockzustand nicht beheben läßt, wird man meist zusätzlich *Noradrenalin* (Arterenol®) 10–100 µg/min geben, da der periphere Widerstand in der Regel vermindert ist (s. ds. Kap., 3.4.1.3).

3.4.5 Septischer Schock s. Kap. 23, 1.

3.4.6 Kardiogener Schock s. Kap. 10, 1.2.

3.5 Transfusionsreaktion
3.5.1 Ätiopathogenese
a) *Immunologisch bedingte Reaktionen:* Hämolyse mit Schock (Blutgruppenunverträglichkeit zwischen Empfänger und Spender), febrile und schockartige Reaktionen ohne Hämolyse (meist Unverträglichkeit im HLA-System oder Antikörper gegen IgA), Späthämolyse, allergische und anaphylaktische Reaktionen. Die immunologisch bedingten Reaktionen kommen seltener durch eine Blutgruppenfehlbestimmung vor, meist handelt es sich um eine Verwechslung, Fehler bei der serologischen Verträglichkeitsprüfung oder um das Vorliegen eines schwachen, dem Nachweis entgangenen Antikörpers im Empfängerserum.
b) *Reaktionen anderer Ursache:* akute Hypervolämie durch Übertransfusion, Kalium-Intoxikation, Zitrat-Intoxikation, bakteriell bedingte Reaktion, pyogene Reaktion, chemische Intoxikation, Luftembolie.

3.5.2 Klinik
Leitsymptome und -befunde des hämolytischen Zwischenfalls, der klinisch die größte Bedeutung hat: Initial Kreuz- und Lendenschmerzen, retrosternales Engegefühl mit Atemnot, Unruhe, Hitzegefühl, Frösteln, Kaltschweißigkeit und Übelkeit. Anschließend Fieber, Tachykardie, Blutdruckabfall, Stuhl- oder Urinabgang. Außerdem Blutung durch Verbrauchskoagulopathie, akutes Nierenversagen. Tritt der Transfusionszwischenfall während der Narkose auf, sind die o. g. Symptome z. T. nicht vorhanden und die Transfusion wird nicht immer sofort abgebrochen. Nach Abflachen der Narkose treten deshalb besonders schwere Transfusionsreaktionen auf.

Diagnostische Hinweise:
a) Aufbewahren sämtlicher Blutproben- und Konservenreste von Empfänger und Spender!
b) Blutprobe von Empfänger mit Heparin- oder Zitratzusatz zum Nachweis von freiem Hb (sofort zentrifugieren).
c) Blutgruppen- und Rh-Bestimmung aus Blutprobe von Empfänger.
d) Blutgruppen- und Rh-Bestimmung aus der Konservenblutprobe und den Begleitröhrchen.
e) Verträglichkeitsuntersuchungen an den beiden Empfängerblutproben (vor und nach Transfusion) und den beiden Konservenblutproben (Konserveninhalt und Begleitröhrchen).
f) Antikörpernachweis bei Empfänger in der Blutprobe vor Transfusion.
g) Stündliche Urinkontrolle: Urinvolumen. Urinfarbe: bei Hämoglobinurie fleischwasserfarben bis intensiv rot. Unterscheidung gegenüber Hämaturie durch Harnsediment. Bei Hämoglobinurie gleichmäßige Färbung, bei Hämaturie klarer Überstand. Unterscheidung gegenüber Myoglobinurie durch Beurteilung des Serums, das bei Hämoglobinurie rötlich verfärbt, bei Myoglobinurie aber meist klar ist, da Myoglobin mit dem niedrigen Molekulargewicht von 17 800 rasch renal ausgeglichen wird. Ggf. spektralphotometrische Hb-Bestimmung.
h) Blutbild, Thrombozyten, Gerinnung.

3.5.3 Therapie

Leichte Transfusionsreaktionen (oft bei Übertragung von nur geringen Blutmengen) klingen nach kurzem Schüttelfrost und Temperaturanstieg rasch ab und erfordern keine Therapie. Die Behandlung bei schweren Transfusionsreaktionen ist einheitlich, unabhängig von ihrer Genese. Es gelten die allgemeinen Maßnahmen der Schockbehandlung (s. ds. Kap., 3.4.1.3):

a) *Volumenersatz* unter ZVD-Kontrolle.

b) *Vasoaktive Substanzen* mit positiv inotroper Wirkung.

c) *Kortikosteroide:* 30 mg/kg Methylprednisolon i.v. Bei unzureichender Wirkung Wiederholung nach 6 h.

d) *Azidosebekämpfung:* Dosierung nach Säure-Basenstatus.

e) *Diuresesteigerung* mit Mannitol oder Furosemid wirkt der Entwicklung eines akuten Nierenversagens entgegen (s. Kap. 14, 1.3).

f) *Heparingabe:* Wenn keine Kontraindikationen vorliegen, 2500–5000 E Heparin i.v. und anschließend 500–1000 E/h.

4 Der komatöse Patient

4.1 Ätiopathogenese

Unter Koma wird eine länger anhaltende Bewußtlosigkeit (Stunden und Tage) verstanden, wobei der Patient nicht ansprechbar ist, keine spontane Aktivität zeigt und auf Schmerzreize keine oder nur ungezielte Abwehrbewegungen ausführt. Die Ursache des veränderten Bewußtseins liegt in einer funktionellen oder organischen Störung des Zentralnervensystems. Da die Formatio reticularis mit ihrer Weckfunktion auf den Kortex eine zentrale Stellung in der Regulation der Bewußtseinslage einnimmt, stellt sie meist den strukturellen Ansatzpunkt in der Pathogenese von Bewußtseinsstörungen dar. Ihre netzförmige Struktur erstreckt sich von der Medulla oblongata bis zum Hypothalamus und ist damit über einen weiten Bereich diffus oder lokalisiert vulnerabel. Komatöse Zustandsbilder können primär intrazerebral oder extrazerebral bedingt sein:

Koma mit intrazerebraler Ursache: a) Trauma (Schädel-Hirn-Trauma, traumatische Hirnmassenblutung, akutes subdurales oder epidurales Hämatom, b) Tumor (primär oder metastatisch), c) Gefäßprozeß (Hirninfarkt, spontane Hirnblutung, chronisches, subdurales Hämatom, intrakranielle Venenthrombose), d) Entzündungen (Meningitis, Enzephalitis, Hirnabszeß), e) Epilepsie (Status epilepticus, postkonvulsiv).

Koma mit primär extrazerebraler Ursache: a) akute, exogene Vergiftung (Schlafmittel, Alkohol usw.), b) metabolische Entgleisung, „sog. Stoffwechselkrise" (hypoglykämisches, diabetisches, hyperosmolares Koma, hypothyreotes und hyperthyreotes Koma, hyperkalzämisches, hypophysäres und Addison-Koma, urämisches und hepatisches Koma), c) Hypoxie (Schock, Zustand nach Reanimation, hypertensive Enzephalopathie), d) Störungen des Elektrolyt- und Wasserhaushaltes (Wasserintoxikation, Exsikkose), e) respiratorisches Koma (CO_2-Narkose), f) Hitzschlag und Hypothermie.

4.2 Klinik

Das Bewußtsein kann a) *quantitativ* (Somnolenz, Sopor, Koma) und b) *qualitativ* (z.B. Verwirrtheit, Delirium, Dämmerzustand) gestört sein. Die ausgeprägteste Form der

quantitativen Bewußtseinsstörung ist das Koma. Die Einteilung in Tabelle 4 erlaubt einen gewissen Rückschluß auf den Grad der Störung und hilft, den therapeutischen Erfolg zu beurteilen. *Diagnostische Hinweise:*
a) *Fremdanamnese:* Wann, wie, wo ist das Koma aufgetreten, erstmalig? Suizidales Geschehen (depressive Verstimmtheit, Suizidideen, Tabletten in der Umgebung)? Zucker-, Herz-, Nieren-, Hochdruck-, Leber-, Schilddrüsenerkrankungen? Tumorleiden, neuropsychiatrische Erkrankung? Alkoholkonsum (Beruf)? Trauma (freies Intervall)? Vorangegangener Infekt, Tuberkulose?
b) *Gesichtsfarbe:* rot: Hochdruckleiden mit seinen Folgen (Hirnblutung), Diabetes mellitus. Blaß: urämisches Koma. Ikterisch: hepatisches Koma.
c) *Hautbeschaffenheit:* trocken: Exsikkose, urämisches diabetisches, hypothyreotes und Addison-Koma. Schweißig: Hypoglykämie, hyperthyreotes Koma.
d) *Mund- und Körpergeruch:* obstartig (Azeton): diabetisches Koma, Hungerazidose. Erdig (frische Leber): hepatisches Koma. Urinös: urämisches Koma. Alkoholisch: Alkoholintoxikation, wobei oft gleichzeitig eine zusätzliche Störung vorliegt (Schlafmittelvergiftung, Hypoglykämie, Schädel-Hirn-Trauma)!
e) *Gezielte Untersuchung:* nach Injektionsstellen (diabetisches, hypoglykämisches Koma, Drogen) suchen. Zungenbiß (Epilepsie), Blutungen aus Nase, Ohr (Schädel-Hirn-Trauma), orale, rektale Blutung (hämorrhagischer Schock).
f) *Atmung:* Sie ist beim komatösen Patienten unauffällig, wenn die Atemzentren in Medulla und Pons nicht gestört sind. Hypoventilation bis Atemstillstand: mechanische, hypoxische oder toxisch-metabolische Schädigung des Atemzentrums, Hyperventilation: häufig bei Mittelhirnkompression. Große, tiefe (Kußmaulsche) Atmung: metabolische Azidose (diabetisches, urämisches, hepatisches Koma). Periodische

Tabelle 4: Grade der Bewußtseinsstörung

1. Benommenheit	verlangsamte, unpräzise Reaktion
2. Somnolenz	weckbar, auf Anruf gezielte Reaktion
3. Sopor	schlafähnlicher Zustand, durch starke äußere Reize kurzfristig zu unterbrechen
4. Koma	bewußtlos, keine spontane Aktivität

Koma-Stadien	Reaktion auf (Schmerz-) Reiz	Pupillenreaktion auf Licht, Korneal-, Würg- und Muskeleigenreflexe	Spontanatmung und Kreislaufregulation
I	gezielte Abwehrbewegung	vorhanden	vorhanden
II	ungezielte Reaktion		
III			
IV	keine Reaktion		
V		fehlen	fehlen

(Cheyne-Stokessche) Atmung: zerebraler Insult (Hirninfarkt, Hirnblutung), Hirninsuffizienz, mechanische oder toxisch-metabolische Schädigung des Atemzentrums.
g) *Augenveränderungen:* weite, meist starre Pupillen: Vergiftung mit Atropin, Alkohol, Kokain, Amanita. Enge, meist starre Pupillen: Vergiftung mit Morphin, Opiaten, Nikotin. Anisokorie: angeboren (!) oder bei einseitigem, raumforderndem Prozeß. Lichtreaktion: Bei Schlafmittelvergiftungen meist noch erhalten, bei intrazerebraler Raumforderung sind die Pupillen dagegen häufig lichtstarr. Bei lokaler Schädigung „schauen die Augen den Herd an". Augenhintergrund: zu achten ist besonders auf das Vorkommen von Stauungspapille, Fundus hypertonicus, Mikroaneurysmen, Blutungen, septischen Metastasen, Miliar-Tuberkulose.
h) *Allgemeine neurologische Veränderungen:* Grad der Bewußtseinsstörung (Somnolenz, Sopor, Koma), Spontanmotorik, Reflexverhalten (Seitendifferenz, Areflexie als Maß der Bewußtseinsstörung), Muskeltonus (Rigidität bei Mittelhirnläsion, die bei zusätzlicher Schädigung von Pons und Medulla verschwindet), Meningismus (Subarachnoidalblutung, Meningitis, intrakranielle Drucksteigerung).
i) *Kreislaufveränderungen:* arterielle Hypertonie: hypertensive Enzephalopathie, Hirnblutung, Mittelhirnläsion. Arterielle Hypotonie: mechanische, hypoxische oder toxisch-metabolische Läsion von Medulla und Pons (Vasomotorenzentrum).

4.3 Therapie
4.3.1 Allgemeine Maßnahmen
4.3.1.1 Sofortmaßnahmen

a) Beim bewußtlosen Patienten zunächst *Überprüfung von Atmung und Puls.* Liegt ein akuter Atem-Kreislaufstillstand vor, werden Wiederbelebungsmaßnahmen eingeleitet, sofern sie indiziert sind (s. ds. Kap., 2). Sind Atmung und Herz-Kreislauf ausreichend funktionsfähig, bleibt für das weitere Vorgehen etwas mehr Zeit.
b) *Lagerung:* stabile Seitenlage (s. ds. Kap., 1.1).
c) *Atemwege freihalten:* Reinigung der Mundhöhle, Entfernen von Prothesen, Dorsalflexion des Kopfes und Vorziehen des Unterkiefers, Absaugen, Naso- oder Oropharyngealtubus einlegen.
d) *Venöser Zugang* (s. ds. Kap., 1.2.2): Unter klinischen Bedingungen wird ein zentraler Venenkatheter gelegt.
e) *Blutzuckerschnelltest* und *wichtige Laboruntersuchungen* (s. ds. Kap., 1.7): Erythrozytenzahl, Hämoglobin, Hämatokrit, Leukozyten, Differentialblutbild, Natrium, Kalium, Kalzium, Chlorid, Kreatinin, Harnstoff, Blutzucker, Thrombozyten, Prothrombinzeit, Thrombinzeit, PTT, CK, GOT, GPT, Serumeiweiß, Lipase, α-Amylase. Außerdem arterielle Blutgasanalyse und pH-Messung. Urinstatus (Glukose, Ketonkörper, Eiweiß, pH, Toxikologie). Der Blutzuckerschnelltest ersetzt nicht die anschließende exakte Blutzuckerbestimmung. Besteht Verdacht auf eine Vergiftung, wird außerdem Blut zur toxikologischen Untersuchung entnommen.
f) Bei nachgewiesener *Hypoglykämie oder bei Verdacht auf Hypoglykämie* (Blutzuckerschnelltest) sofortige intravenöse Gabe von 40 ml 40% *Glukose.* Klinische Zeichen der Hypoglykämie treten meist bei Blutzuckerwerten

unter 50 mg/dl auf. Bei Diabetikern mit raschem Blutzuckerabfall und bei älteren Patienten können schon Werte zwischen 50 und 100 mg/dl zu hypoglykämischen Erscheinungen führen. Glukosegabe ist sinnvoll, da bei Vorliegen einer Hypoglykämie der gehirnzellenschädigende Faktor rasch beseitigt wird und außerdem, weil eine Reihe von komatösen Zuständen mit oft schweren Hypoglykämien einhergeht (hypophysäres, hypothyreotes und Addison-Koma, Alkoholintoxikation). Neben dieser protektiv-therapeutischen und im übrigen unschädlichen Wirkung hat die Glukosegabe einen gewissen differentialdiagnostischen Wert, weil sie bei Hypoglykämie meist rasch eine Aufklärung des Bewußtseins bewirkt.

4.3.1.2 Anamnese und Untersuchung

Eingehende Fremdanamnese und gründliche Untersuchung des Patienten (s. ds. Kap., 4.2) im Anschluß an diese Sofortmaßnahmen. Dabei ist besonders auf den Grad der Bewußtseinsstörung zu achten und der Befund schriftlich zu fixieren, um Schwere und Verlauf der Erkrankung beurteilen zu können. Nach der körperlichen Untersuchung läßt sich oft schon eine gezielte Behandlung der zugrundeliegenden Störung in die Wege leiten (z.B. Volumenzufuhr bei hypovolämischem Schock, neurochirurgische Intervention beim intrazerebralen Hämatom, Magenspülung bei peroraler Vergiftung, Blutdrucksenkung bei hypertensiver Enzephalopathie).

4.3.1.3 Weitere Versorgung und Überwachung des Patienten

a) Kontinuierliche *Überprüfung der vitalen Funktionen* (s. ds. Kap., 1.6): Herzfrequenz, Blutdruck, Atmung, Urinausscheidung (Blasenkatheter: erste Harnportion zur toxikologischen Untersuchung!, Glukose, Ketonkörper) und entsprechende Behandlung. Ist die Atmung gestört, frühzeitige Intubation (s. ds. Kap., 1.6.1), gründliches Absaugen und apparative Beatmung (s. ds. Kap., 2).

b) *Magensonde* (s. ds. Kap., 1.5): Entleerung des Magens, um Erbrechen, Aspiration oder eine eventuelle Giftresorption zu verhindern (erste Portion zur toxikologischen Untersuchung).

c) *Augenhintergrundbeurteilung* (s. ds. Kap., 4.2).

d) EKG, Röntgen-Thorax.

e) Röntgen-Schädel und Computertomogramm in Abhängigkeit von den klinischen Befunden.

f) Eventuell Lumbalpunktion (nach Ausschluß einer Stauungspapille) und Liquoruntersuchung (Druck, Erythrozyten, Zellzahl, Eiweiß, Wassermann-Reaktion, Bakteriologie, Glukose). Mit dem Liquorzucker gleichzeitige Bestimmung des Blutzuckerwertes!

g) *Wichtig:* Wiederholte Kontrolle der Bewußtseinslage (Ansprechen auf Therapie, Zeitpunkt der Extubation!)

h) Dekubitusprophylaxe, Blasenkatheterpflege, Augen- und Mundpflege, Physiotherapie.
i) Ernährung: Zunächst parenteral, frühzeitig Beginn mit gleichzeitiger oder alleiniger Sondenernährung (s. Kap. 1, 5.3).

4.3.2 Spezielle Maßnahmen (Hirnödem)

Die spezielle Behandlung richtet sich nach der jeweiligen *zugrundeliegenden Störung*. Eine *Hirnödembekämpfung* ist in den meisten Fällen angezeigt. Komata mit intrazerebraler Ursache (Schädel-Hirn-Trauma, Tumor, Hirninfarkt, Hirnblutung, Status epilepticus und auch die hypertensive Enzephalopathie) gehen meist mit einem Hirnödem einher. In allen diesen Fällen, die ein begleitendes Hirnödem erwarten lassen, sollte dies sofort behandelt werden, da das Hirnödem die zerebrale Hypoxie verstärkt, die wiederum zur Zunahme des Hirnödems führt.

a) *Lagerung:* Oberkörperhochlagerung oder Hochlagerung des Kopfes (15–30°) zur Senkung des intrakraniellen Druckes.
b) *Hyperventilation* (paCO$_2$ um 30 mmHg) senkt vorübergehend (6–8 h) den Hirndruck und ist v. a. in der Lage, Hirndruckspitzen abzufangen.
c) *Kortikosteroide:* Ein therapeutischer Effekt ist nur bei Hirntumoren gesichert. Dexamethason (Decadron®, Fortecortin®) wird wegen seiner geringen mineralokortikoiden Wirkung bevorzugt. Dosierung: initial 12 mg Dexamethason i.v., anschließend 4 mg im Abstand von 6 h. Bei Hirninfarkt und Hirnblutung ließ sich in kontrollierten Studien kein positiver Effekt nachweisen. Bei Schädel-Hirn-Traumen ist der Nutzen einer Steroidtherapie nach wie vor umstritten.
d) *Diuretika* werden unter der Vorstellung gegeben, daß ein allgemeiner Flüssigkeitsentzug auch das Hirnödem günstig beeinflußt. Darüber hinaus nimmt man für Furosemid eine hemmende Wirkung auf die Liquorproduktion an. Dosierung: Furosemid (Lasix®) 20–40 mg i.v. pro 12 h. Unter dieser entwässernden Behandlung ist eine genaue Überwachung der Urinproduktion, des Wasser- und Elektrolythaushaltes erforderlich, um Elektrolytverlust, Hypovolämie und Dehydratation zu vermeiden.
e) *Osmotherapeutika* senken den intrakraniellen Druck ohne direkte Beeinflussung des Hirnödems. Sie sollten nicht generell, sondern nur gezielt bei nachgewiesener intrakranieller Drucksteigerung eingesetzt werden. Bei intrakranieller Blutung kann die Osmotherapie zur Abnahme des Hirnvolumens auf der gesunden Seite und zu Massenverschiebungen mit Einklemmungserscheinungen führen. Die Osmotherapie ist deshalb bei intrakranieller Blutung mit Hirndrucksymptomatik nur dann indiziert, wenn anschließend ein operatives Vorgehen geplant ist. Dosierung: Sorbit 40 % (Tutofusin® S 40) 250 ml i.v. in 60 min. oder Mannit 20 % (Osmofundin®) 500 ml i.v. in 60 min. Wiederholung im Abstand von 6 h.

f) *TRIS-Puffer* kann unter den Bedingungen der Intensivtherapie gegeben werden, wenn die Osmotherapie nicht ausreichend wirksam oder durch Hyperosmolarität des Plasmas begrenzt ist. Vorgeschlagene Dosierung 1 mmol/kg KG als Kurzinfusion über 10 min (Pfenninger, Arzneimitteltherapie 7 [1989] 218 ff).

g) *Barbiturate* senken den intrakraniellen Druck zuverlässig, jedoch ist die Therapie in den notwendigen hohen Dosen durch erhebliche Nebenwirkungen auf Blutdruck und Herzzeitvolumen belastet. Barbiturate gelten daher heute nur noch in der Neurochirurgie als Mittel der letzten Wahl bei sonst nicht kontrollierbarem Hirndruck.

5 Schlaganfall

5.1 Ätiopathogenese

Unter dem Begriff „Schlaganfall" (oder „apoplektischer Insult") werden Krankheitsbilder mit akuten neurologischen Ausfallserscheinungen, häufig auch psychopathologischen Symptomen und fakultativer Bewußtseinstrübung auf Grund einer zerebralen Schädigung zusammengefaßt. Dem Schlaganfall-Syndrom können somit unterschiedliche Krankheitszustände zugrunde liegen:
a) Hirnischämie und Hirninfarkt (etwa 75%)
b) spontane Hirnmassenblutung (etwa 20%)
c) Subarachnoidalblutung (etwa 5%)
d) Hirnvenen(sinus)thrombose
e) seltene Ursachen wie Hirntumoren, Hirnmetastasen, Hirnabszeß, Meningoenzephalitis

Hirnischämie und Hirnblutung werden auch als zerebro-vaskulärbedingte Insulte zusammengefaßt, sie machen gemeinsam etwa 95% der Schlaganfälle aus. Spontane, nichttraumatische *Hirnblutungen* entstehen ganz überwiegend als hypertensive Hirnmassenblutung bei mehr oder weniger ausgeprägter sklerotischer Vorschädigung der Hirngefäße. Seltenere Ursachen sind Antikoagulantientherapie, fibrinolytische Therapie, Blutungen aus rupturierten intrazerebralen Gefäßaneurysmen oder Angiomen. Hauptursache der *Subarachnoidalblutung* ist die Ruptur eines im Subarachnoidalraum gelegenen Hirngefäßaneurysmas. Die 3 wesentlichen pathogenetischen Faktoren der *ischämischen Schlaganfälle* sind arteriosklerotisch-thrombotische Veränderungen der Gefäßwand, Beeinträchtigungen der Hämodynamik (Herzinsuffizienz, Herzrhythmusstörungen, vorgeschaltete Stenosen der zum Gehirn führenden Gefäße) und Thromboembolien (Herzfehler, Herzinfarkt, Herzwandaneurysmen, atheromatöse Veränderungen der großen extrakraniellen Gefäße, insbesondere der Carotiden). Bei den hirnischämischen Ereignissen wird nach der Dauer ihrer Rückbildung unterschieden zwischen der transitorischischämischen Attacke (TIA) mit kompletter Rückbildung innerhalb von 24 h, dem prolongierten reversiblen ischämischen neurologischen Defizit *(PRIND)* mit kompletter Rückbildung zwischen dem 1. und 7. Tag, dem *progredienten Hirninfarkt* (zunehmende Ausdehnung des neurologischen Defizits über Stunden und Tage) und dem *kompletten Hirninfarkt* (vollständig ausgebildeter Hirninfarkt bereits bei der Erstuntersuchung). Diese Definitionen beziehen sich auf die klinische Symptomatik und korrelieren keineswegs streng mit dem morphologischen Befund von reversibler Zellschädigung oder eingetretener Hirnnekrose. Des weiteren ist zu beachten, daß diese diagnostischen Zuordnungen sich erst im Verlauf ergeben, so daß häufig zum Zeitpunkt der Erstuntersuchung nur die neutrale Diagnose „Hirnischämie" gestellt werden kann.

5.2 Klinik
5.2.1 Hirnblutung

Die *hypertone Massenblutung* geht häufig von der A. lenticulostriata aus und zerstört Teile der inneren Kapsel. Es entwickelt sich meist schlagartig eine Hemi- oder Tetraparese, ebenso eine ausgeprägte Bewußtseinsstörung. Bricht die Blutung ins Ventrikelsystem ein, vertieft sich die Bewußtseinsstörung, und die vegetativen Regulationen werden tiefgreifend gestört. Hyperpyrexie, schwer beeinflußbare Hypertonie und respiratorische Insuffizienz machen die Prognose besonders ungünstig. Durch Aufhebung der Bluthirnschranke kann es zum CK-Anstieg (hoher CK-Gehalt des Hirngewebes) kommen. Außerdem können infarktähnliche Bilder im EKG auftreten, ohne daß ein Myokardinfarkt vorliegt.

5.2.2 Subarachnoidalblutung

Die Ruptur eines Hirnarterienaneurysmas (meist angeboren) ist die häufigste Ursache der sog. spontanen Subarachnoidalblutung. Außerdem kommen arteriovenöse Aneurysmen, Angiome und eine hämorrhagische Diathese in Frage. Blut im Subarachnoidalraum führt zur meningealen Reizung mit Nackensteifigkeit und zu erythrozytenhaltigem Liquor. Der Liquor ist zuerst rot bis fleischfarben, nach einigen Tagen xanthochrom und nach 4 Wochen wieder farblos. Die Symptome beginnen meist nach einer körperlichen Anstrengung mit starken Kopfschmerzen und Bewußtseinsstörung (delirante Unruhe). Zu peripheren neurologischen Ausfällen kommt es, wenn Blut in die Hirnsubstanz eindringt oder sie von außen komprimiert. *Leitsymptome* der Subarachnoidalblutung sind plötzlicher Kopfschmerz, Nackensteifigkeit und blutiger Liquor. Der Blutdruck hat geringen differentialdiagnostischen Wert, da er nach der hypertoniebedingten Blutung ebenfalls normal sein kann. Da die Aneurysmen oft multipel angelegt sind, besteht hohe Rezidivgefahr (50% innerhalb von 6 Monaten) mit immer schlechterer Prognose.

5.2.3 Hirnischämie und Hirninfarkt

Die *hirnischämischen Ereignisse* als häufigste Form eines Schlaganfalls führen zu zerebralen Ausfallserscheinungen, die sich im wesentlichen an das Versorgungsgebiet einer Arterie halten (Gefäßsyndrome). Das perifokale Ödem läßt anfänglich eine größere Schädigung der Hirnsubstanz vermuten. Nach Rückbildung des Ödems ist das bleibende Infarktgebiet durch mitversorgende Arterien der Umgebung meist kleiner als das Versorgungsgebiet der betroffenen Arterie. In 40% der Fälle entwickelt sich der Hirninfarkt nicht akut *(kompletter Hirninfarkt),* sondern langsam über Tage *(progressiver Hirninfarkt).*

5.2.4 Flüchtige zerebrale Ischämien

Transitorisch ischämische Attacke (TIA) und *prolongiertes reversibles ischämisches neurologisches Defizit (PRIND)* stellen eine Notfallsituation dar: Auf die erste TIA folgt ein manifester Hirninfarkt bei 25% der Patienten innerhalb von 6 Monaten und bei 60–70% innerhalb von 4½ Jahren. Die klinischen Erscheinungen bei TIA und PRIND orientieren sich am Befall der fünf wichtigsten Gefäße: a) A. ophthalmica: Amaurosis fugax; b) A. cerebri ant.: beinbetonte Parese/Sensibilitätsstörung, Apraxie; c) A. cerebri media: fazial-betonte Parese/Sensibilitätsstörung, hemianoptische Sehstörung, Aphasien, neuropsychiatrisches Syndrom, Dysarthrie; d) A. cerebri post.: hemianoptische-bilaterale Sehstörung; e) A. basilaris: Schwindel-, Seh-, Schluckstörung, Apraxie, Dysarthrie, Bewußtseinsstörung, Aggressivität, Ohrgeräusche.

Diagnostische Hinweise: Die *indirekte Dopplersonographie* der periorbitalen Arterien erkennt Strombahnhindernisse im Verlauf der A. carotis int. von der Bifurkation an bis zum Abgang der A. ophthalmica, die *direkte Dopplersonographie* zeigt Änderungen des Gesamtflusses als Abweichung vom normalen Durchflußniveau. Mittelgradige Stenosen (> 50% des Lumens) lassen sich so mit einer Treffsicherheit von ca. 70% erfassen. Mit Hilfe des *Karotis-B-Scans* lassen sich Plaquebildungen unterhalb des Kieferwinkels im Bifurkationsbereich nachweisen. Weitere Information liefern *digitale Subtraktionsangiographie* und *konventionelle Angiographie*. Die zerebrale Computertomographie ergibt nur bei einem Drittel der Patienten mit flüchtiger zerebraler Ischämie einen pathologischen Befund und steht somit nicht am Anfang der Diagnostik. Differentialdiagnostisch sind TIA und PRIND gegenüber folgenden Erkrankungen abzugrenzen: kleine intrazerebrale Hämatome (mit CT zu erkennen), fokale Anfälle, Hypoglykämie, „drop-attack" und globale Amnesie, Migräne.

Zwischen den Hauptformen eines Schlaganfalls bestehen in typischen Fällen charakteristische Unterschiede (Tab. 5). Jedoch sind alle diese Symptome und Zeichen im Einzelfall nicht zuverlässig. Eine sichere diagnostische Zuordnung ist nur durch eine (evtl. wiederholt durchgeführte) kranielle Computertomographie möglich. Dies hat die Liquoruntersuchung weitgehend verdrängt. Eine Liquorpunktion ist nur bei Verdacht auf Meningitis obligat. Sie ist weiterhin angezeigt bei Verdacht auf eine etwas länger zurückliegende Subarachnoidalblutung, die im CT nicht mehr nachweisbar ist.

Lumbalpunktion (nach Ausschluß einer Stauungspapille) und *Liquoruntersuchung:* Druck, Erythrozyten, Zellzahl, Eiweiß, Wassermann-Reaktion.

Unterscheidung zwischen pathologischer und akzidenteller Blutbeimengung:

3-Gläser-Probe: Liquor wird nacheinander in 3 Röhrchen aufgefangen. Gleichmäßig blutiger Liquor in allen 3 Röhrchen spricht für eine „echte" pathologische Blutbeimengung.

Gerinnbarkeit: Der „echt" blutige Liquor gerinnt nicht, da die Eiweißkörper, wie z.B. Fibrinogen, größtenteils im Subarachnoidalraum zurückgehalten werden.

Zentrifugation: Der Überstand ist bei akzidenteller Blutung farblos (negative Benzidinprobe), bei echter Blutbeimengung dagegen xanthochrom (positive Benzidinprobe). Allerdings ist die Xanthochromie erst 6 h nach dem akuten Blutungsereignis mit Sicherheit zu erwarten.

Eine *Angiographie* der extra- und intrakraniellen hirnversorgenden Arterien („Karotis-Angiographie") ist nur angezeigt, wenn eine operative Konsequenz zu erwarten ist.

5.3 Therapie

Behandlungsziele sind:

a) *Bekämpfung des Hirnödems.*

b) *Verbesserung der Hirndurchblutung* durch Beeinflussung der pathogenetischen Faktoren (z.B. Herzinsuffizienz, erhöhter Blutdruck, hämorrhagische Diathese [Antikoagulantientherapie], extrakranielle Stenose, Herzrhythmusstörungen), um eine weitere Ausdehnung der Läsion zu verhindern.

c) *Vermeidung von sekundären Komplikationen.*

Der Nutzen von Sauerstoffabgabe und Hyperventilation ist nicht erwiesen. Vasoaktive Substanzen (z.B. Theophyllin) können durch ein intrakranielles

Tabelle 5: Differentialdiagnose von Hirnblutung, Subarachnoidalblutung und Hirninfarkt

	Hypertone Massenblutung	Subarachnoidalblutung	Hirninfarkt
Alter	mittleres Alter (40–60 Jahre)	jugendliches und mittleres Alter	höheres Alter (60–80 Jahre)
Anamnese	Hypertonie	rezidivierende Kopfschmerzen oder unauffällig	Zerebralsklerose, Herzinsuffizienz, Herzfehler
zeitliches Auftreten	häufig abends	tagsüber	häufig nachts und morgens, bei niedrigem Blutdruck
Auslösung	Hypertension	Anstrengung	Hypotension, Thrombembolie, autochthone Thrombose, Blutdruckabfall
Bewußtseinsgrad	meist tiefes Koma	häufig delirante Unruhe	Bewußtseinsstörung weniger ausgeprägt
Herz (Klinik, EKG und Röntgen)	Linksverbreiterung, Linkshypertrophie	unauffällig	Vitium, Vorhofflimmern, Insuffizienzzeichen
Augenhintergrund	Fundus hypertonicus, Blutungen, evtl. Stauungspapille	evtl. frische arterielle Netzhautblutungen	arteriosklerotische Netzhautveränderungen
Computertomographie	ermöglicht im frischen Stadium die Unterscheidung		
Liquor	meist blutig	immer blutig	nur in seltenen Fällen erythrozytenhaltig

Steal-Syndrom sogar schädlich sein. Jede therapeutische Einflußnahme hat zu berücksichtigen, daß im geschädigten Hirngewebe die hydrodynamische und metabolische Autoregulation der Gefäße aufgehoben und die Ansprechbarkeit auf Pharmaka verändert ist.

5.3.1 Allgemeine Maßnahmen

a) Überprüfung und *Sicherung der vitalen Funktionen,* venöser Zugang: Bei Bewußtlosigkeit Sicherung freier Atemwege und Seitenlagerung, Einlegen eines Pharyngealtubus, erforderlichenfalls Sekretabsaugung; bei Blutdruckstabilisierung durch Volumenzufuhr und erforderlichenfalls Katecholamine (z. B. Dopamin in einer Erstdosierung von 600 µg/min, Korrektur nach Verhalten von Blutdruck und Herzfrequenz). Die Volumenzufuhr wird limitiert und die Katecholamingabe indiziert bei Zeichen einer Herzinsuffizienz.

b) Bei kritischer Blutdrucksteigerung (über 180 mmHg systolisch und 120 mmHg diastolisch) akute *Blutdrucksenkung* (nicht Normalisierung) wie bei hypertensiver Krise (s. Kap. 15, 1.5.1.2)
c) Akutbehandlung einer manifest dekompensierten *Linksherzinsuffizienz* (s. Kap. 10, 2)
d) Akute Behandlung gravierender *Herzrhythmusstörungen,* z. B. tachykardes Vorhofflimmern, ausgeprägte Bradykardien (< 50−60/min) (s. Kap. 10, 3)
e) Anlegen einer *Magensonde* bei Bewußtlosigkeit zur Aspirationsprophylaxe.
f) *Vermeiden von sekundären Komplikationen:*
 − Prophylaxe sekundärer thromboembolischer Komplikationen durch Heparin in niedriger (prophylaktischer) Dosierung (s. Kap. 7, 5.2)
 − Dekubitusprophylaxe
 − Prophylaxe nosokomialer Infekte (Pneumonie, Harnwegsinfekt, Katheter, Sepsis)

5.3.2 Spezielle Maßnahmen
5.3.2.1 Hirnödemtherapie
Eine gesicherte Maßnahme zur Behandlung des Hirnödems bei zerebrovaskulären Insulten ist nicht bekannt. *Kortikosteroide* haben nach kontrollierten Studien keinen Effekt (Poungvarin u. a. NEJM 316 [1987] 1229ff.). Für *Glyzerol* konnte eine Verbesserung der Überlebensrate bei ischämischen Schlaganfällen nachgewiesen werden (Bayer u. a. Lancet I [1987] 405ff.). Dosierung: 500 ml/Tag 10% Glyzerol in physiologischer Kochsalzlösung (Glycerolsteril® 10%) über 4−6 h für insgesamt 6 Tage.
Diuretika sollten wegen ihrer möglichen Nebenwirkungen insbesondere bei älteren Patienten (Hypovolämie, Verminderung des Herzzeitvolumens, Blutdruckabfall, Hämokonzentration) nur zur Behandlung einer manifesten Herzinsuffizienz gegeben werden.

5.3.2.2 Hämodilution bei Hirnischämie
Bei Patienten mit Hirnischämie oder Hirninfarkt, bei denen sich das neurologische Defizit nicht im Sinne einer TIA bereits zurückgebildet hat, ist eine Hämodilution mit *Dextran- oder Hydroxyäthylstärke-Lösungen* eine heute oft geübte, wenn auch noch umstrittene Maßnahme. Obwohl sich ein positiver Effekt in kontrollierten Studien letztlich bisher nicht nachweisen ließ (Lancet I [1988] 318ff.), wird die Behandlung in vielen Krankenhäusern durchgeführt.

Dabei wird bei Patienten mit akuter Hirnischämie überwiegend eine hypervolämische Hämodilution (Infusion der kolloidalen Lösung ohne entsprechenden Aderlaß), seltener die isovolämische Hämodilution (Konstanthaltung des Blutvolumens durch Entnahme von Aderlaßblut entsprechend dem zugeführten Plasmaersatzvolumen) eingesetzt. Die entscheidende Limitierung einer hypovolämischen Dilutionstherapie ist eine bereits klinisch manifeste oder während der Infusionsbehandlung sich manifestierende Herzinsuffizienz.

a) *Hämodilutionstherapie mit Hydroxyäthylstärke*
Verwendet werden 6%ige Lösungen mit einem mittleren Molekulargewicht von 40000 (z. B. Expafusin®) oder 200000 (z. B. Elohäst®, HAES-steril®). Dosierung: 500 ml täglich über 6–12 h für insgesamt 6 Tage als intravenöse Infusion.

b) *Hämodilutionstherapie mit Dextranen*
Es sollte *niedermolekulares Dextran (Rheomacrodex® 10%)* eingesetzt werden. Durch Hämodilution kommt es zur Zunahme der Hirndurchblutung und durch das sog. „Coating" zur Abnahme der Thrombozytenadhäsivität. Initiale Gabe von 500 ml Rheomacrodex® 10% innerhalb von 60 min. Bei normaler Nierenfunktion Wiederholung nach 12 h und anschließend täglich 500 ml Rheomacrodex® 10%. Ist das Kreatinin i.S. auf 2,5–5,0 mg% erhöht, sollten 12 h nach der Initialgabe von 500 ml Rheomacrodex® 10% als Erhaltungsdosis 250 ml und danach täglich 250 ml Rheomacrodex® 10% gegeben werden. Bei Kreatininwerten über 5 mg% beträgt die tägliche Erhaltungsdosis 100 ml Rheomacrodex® 10%. Dehydratation und Volumenüberlastung müssen vermieden werden. Manifeste Blutungen (z.B. intestinal), besonders jedoch die Hirnblutung, sind *Kontraindikationen* für die Rheomacrodex®-Behandlung.

5.3.2.3 Kalziumantagonisten
Für *Nimodipin* konnte bei männlichen Patienten mit *ischämischem Schlaganfall* eine signifikante Verbesserung der Überlebensrate nachgewiesen werden (Gelmers u. a. NEJM 318 [1988] 203ff.). Dosierung: Nimodipin (Nimotop®) 30 mg 6stündlich, Beginn innerhalb der ersten 24 h nach Einsetzen des akuten Ereignisses, für insgesamt 4 Wochen.
Bei Patienten mit *Subarachnoidalblutung* hat sich zur Prävention und Therapie der Gefäßspasmen die i. v. Infusion von Nimodipin durchgesetzt. Dosierung: 1 mg/h. Nimodipin für 2 h (5 ml Nimotop®-Infusionslösung/h), danach 2 mg/h (10 ml Lösung/h) für 14–21 Tage. Auch die orale Therapie mit Nimodipin führte bei Patienten mit Subarachnoidalblutung zu einem signifikant besseren neurologischen Ausgang (Pickard u. a. BMJ 298 [1989] 636ff.). Dosierung: Nimodipin 60 mg 4stündlich über 21 Tage.

5.3.2.4 Operation
Bei Subarachnoidalblutung sollte der Patient unverzüglich einem *Neurochirurgen* vorgestellt werden, dem die Entscheidung über die Behandlungsstrategie in der akuten und postakuten Phase obliegt.

5.3.2.5 Medikamentös induzierte Blutung
Es empfiehlt sich folgendes Vorgehen:
a) *Marcumar-induzierte Blutung:* Prothrombinkonzentrat (PPSB) 200–500 E: Dosis (E) = Faktorenerhöhung (%) × ⅔ KG. Kontrolle nach 30–60 min. Außerdem Vitamin K_1 (Konakion®) 20 mg (2 ml) langsam (über ca. 5 min) intravenös. Tagesmaximaldosis 40 mg (4 Amp.).
b) *Heparin-induzierte Blutung:* Aufgrund der kurzen Heparin-Halbwertszeit von 2–4 h ist hier seltener ein Antagonisieren erforderlich. Intravenöse Zufuhr von Protamin, wobei 1 ml Protamin 1000 ca. 1000 E Heparin neutralisiert. Die Protamin-Dosis sollte die zuletzt applizierte Heparin-Dosis nicht überschreiten, da Protamin ohne Präsenz von Heparin die Thrombokinase hemmt und somit eine Blutungsneigung verstärken kann.
c) *Streptokinase-induzierte Blutung:* ε-Aminocapronsäure 6 g i.v., dann 1 g/h über 10 h. Streptokinase sollte erst nach der eingeleiteten antifibrinolytischen Behandlung abgesetzt werden. Urokinase kann aufgrund des direkten Wirkungsmechanismus sofort abgesetzt werden.

5.3.3 Weiterführende Maßnahmen
Für die Behandlungsphase nach der Akutphase gilt:
a) Untersuchung der hirnversorgenden Arterien durch *Dopplersonographie* und *bildgebende Ultraschallverfahren,* ggf. Angiographie. Eine sichere Indikation für eine Angiographie ergibt sich nur bei möglichen operativen Konsequenzen. Hierüber entscheiden das Alter, der Allgemeinzustand, insbesondere hinsichtlich sklerotischer Manifestationen in anderen Gefäßprovinzen, Rückbildung des neurologischen Defizits und Hirnbefund im kraniellen CT.
b) Die Gabe von *Acetylsalicylsäure (ASS)* als Thrombozytenaggregationshemmer nach abgelaufenen hirnischämischen Ereignissen hat in kontrollierten Studien die Langzeitüberlebensrate verbessert und ischämische Rezidive (Hirnreinfarkt oder Hirninfarkt nach transienter Ischämie) vermindert (z.B. Lancet II [1987] 1351 ff.). Die entsprechenden Studien verwendeten Dosen zwischen 325 mg/Tag ASS (plus 25 mg Dipyridamol als Asasantin®) bis zu 3×500 mg/Tag (Colfarit®).
Eine Reihe neuerer Untersuchungen spricht dafür, daß Acetylsalicylsäure (ASS) niedriger als bisher dosiert werden sollte: 3,5 mg ASS/kg im Abstand von 3 Tagen (ca. 250 mg ASS 2 × wöchentlich). Eine Dosis von 3,5 mg/kg KG hemmt in den Thrombozyten die Cyclooxygenase durch irreversible

Azetylierung und damit Thromboxan-A_2-Bildung und Thrombozytenaggregation. Diese Hemmung der Thrombozytenaggregation nach einmaliger ASS-Gabe hält über 72 h an. Eine höhere Dosierung würde zusätzlich zur Hemmung der Cyclooxygenase in den Gefäßwänden und dort zur verminderten Prostazyklinproduktion führen. Die Folge wäre eine unerwünschte Zunahme von Thrombozytenaggregation und Vasokonstriktion. Die heute zu empfehlende Dosierung dürfte bei 100 mg/Tag (Aspirin junior®) bis 330 mg/Tag (plus Dipyridamol als Asasantin®) liegen.

c) Einleiten einer *Anschlußheilbehandlung* zur weiteren Rehabilitation (Physio-, Ergo-, Balneo- und Sprachtherapie) bei anhaltendem neurologischen Defizit unter Berücksichtigung der Gesamtsituation des Patienten.

d) *Orale Antikoagulation* nach abgelaufenen thromboembolischen Infarkten nach einem Zeitintervall, das mit 14 Tagen bis zu 6 Wochen angegeben wird. Bei zu früher Antikoagulation besteht die Gefahr einer Einblutung in den Infarktbezirk. Sichere Indikation ist eine nachgewiesene Hirnembolie. Weitere Indikationen können bestehen bei:
- Vorhofflimmern, insbesondere mit großem linken Vorhof (über 40 mm Durchmesser echokardiographisch) und Nachweis intrakavitärer Thromben
- Herzwandaneurysma und Infarktnarbe, insbesondere bei nachgewiesenen muralen Thromben
- offenes Foramen ovale

Orale Antikoagulation ist auch zu erwägen bei rezidivierenden ischämischen Ereignissen trotz Gabe von AES bei operativ nicht sanierbarer Carotisstenose.

e) *Kontrolle von Risikofaktoren:* Hypertonie, Hyperlipidämie, Diabetes mellitus, Nikotinabusus, Adipositas, orale Kontrazeption bei Frauen mit Hirnischämien im mittleren Alter.

6 Status epilepticus

6.1 Ätiopathogenese

Epileptische Anfälle führen zu episodischen Veränderungen von Bewußtsein, Wahrnehmung, Motorik und vegetativen Funktionen. Im Unterschied zu allen übrigen Anfallssyndromen gehen die epileptischen Anfälle mit einer Steigerung der bioelektrischen Hirnaktivität einher, die sich in EEG-Veränderungen ausdrückt. Auslösende Ursachen sind Alkoholgenuß, Schlafentzug, vergessene Medikamenteneinnahme, Infekte, intrazerebrale Raumforderung und metabolische Störungen (Hypoglykämie, Urämie). Genuine Anfälle sind von symptomatischen Anfällen als Folge anderer Hirnerkrankungen zu unterscheiden. Folgen mehrere Anfälle aufeinander, so spricht man von *Anfallsserien*. Eine Anfallsserie, bei der zwischen Grand-mal-Anfällen das Bewußtsein gestört bleibt, bezeichnet man als *Status epilepticus*. Im Anfall kommt es durch Apnoe und vermehrten

Sauerstoffverbrauch als Folge der gesteigerten Muskelaktivität zur zerebralen Hypoxie mit Untergang von Hirnzellen. Die Hypoxie kann sich außerdem über eine respiratorische Insuffizienz durch Aspiration von Blut (Zungenbiß!), Schleim und Erbrochenem verstärken. Neben der Hypoxie begünstigt der erhöhte intrathorakale und intrakranielle Venendruck die Entstehung eines Hirnödems, welches seinerseits die Hirnsubstanz schädigt.

6.2 Klinik

Leitsymptome und *-befunde:* Ein Status epilepticus kann unbehandelt Stunden bis Tage andauern. Zwischen den einzelnen Anfällen liegt meist ein Intervall von 5−10 min. Mit zunehmender Statusdauer vertieft sich die Bewußtseinsstörung. Die tonisch-klonischen Muskelkrämpfe führen zur Hyperthermie. Zungenbiß ist eine häufige Folge des Trismus. Die Pupillen sind weit und lichtstarr. Oft sind pathologische Reflexe und gesteigerte Eigenreflexe vorhanden. Die Letalität des Status epilepticus beträgt 5−10%. Weniger lebensbedrohlich sind der Petit-mal- und der Jackson-Status. *Diagnostische Hinweise:* Charakteristisch für den Status epilepticus sind die tonisch-klonischen Krämpfe mit persistierender Bewußtseinsstörung. Während eines epileptischen Anfalls zeigen sich im EEG typische Veränderungen ("spikes and waves"). Diese Krampfpotentiale fehlen bei narkoleptischen, kreislaufabhängigen und tetanischen Anfallssyndromen sowie bei extrapyramidalen Paroxysmen und bei Streckkrämpfen im Rahmen einer Enthirnungsstarre.

6.3 Therapie

Behandlungsziele sind:
a) *rasche Durchbrechung der Krampfanfälle* und damit die Beseitigung der zerebralen Hypoxie
b) *Freihalten der Atemwege*
c) *Verhindern von weiteren Schäden* (wie Kopfverletzungen, Zungenbiß, Hyperthermie und schwere Erschöpfung durch exzessive Muskelarbeit)

6.3.1 Allgemeine Maßnahmen

a) Bergung aus einer gefährdenden Umgebung zur Vermeidung von Verletzungen.
b) Freihalten der Atemwege: zwischen den tonisch-klonischen Krampfattakken Einlegen eines Oropharyngealtubus (Guedel), ggf. endotracheale Intubation. Ein Gummikeil zwischen den seitlichen Zahnreihen verhindert die Verletzung von Zähnen und Mundweichteilen sowie das Zerbeißen des Tubus. Gründliches Absaugen.
c) Venöser Zugang (s. ds. Kap., 1.2.2) und *sofortige* antiepileptische Therapie (s. ds. Kap., 6.3.2.1).
d) 4−6 l O_2/min. Später Sauerstoffgabe nach Blutgasanalyse.
e) Überprüfung der vitalen Funktionen: Puls, Blutdruck, Atmung!, Temperatur, Urinausscheidung (s. ds. Kap., 1.6).
f) Magensonde, um Erbrechen und Aspiration zu verhindern (s. ds. Kap., 1.5).

g) Neurologischer Status.
h) EEG.
i) Eventuell Lumbalpunktion (bei Verdacht auf Enzephalitis).
j) Röntgen-Schädel, Computertomogramm und je nach Indikation Angiogramm bei Verdacht auf raumforderndem Prozeß.

6.3.2 Spezielle Maßnahmen
6.3.2.1 Antiepileptika

Ziel der medikamentösen Therapie ist die *rasche Unterdrückung der Krampfpotentiale,* ohne dabei vitale Funktionen (Atmung und Kreislauf) zu beeinträchtigen. Um die Nebenwirkungen möglichst gering zu halten, sollte rechtzeitig das Pharmakon gewechselt werden, wenn nach Dosissteigerung der Status epilepticus nicht zu beherrschen ist. Die Tagesmaximaldosis (TMD) sollte nicht überschritten werden.

a) Als erstes Medikament sollte *Diazepam* (Valium®) gegeben werden. Es wirkt rasch und vergleichsweise wenig atem- und kreislaufdepressiv. Außerdem ist sein muskelrelaxierender Effekt von Vorteil. Dosierung: Initial 10 bis 20 mg Diazepam (Valium®) intravenös in 2–4 min. Da die Wirkungsdauer kurz ist, anschließend als Dauerinfusion 50 mg Diazepam in 500 ml physiologischer Kochsalzlösung über 6 h. Dabei ständige Überwachung von Atmung und Kreislauf. Eine Dosisreduktion ist anzustreben. Wenn die Anfälle nach der initialen Gabe von Diazepam weiterbestehen, sollte nach 10 min die Injektion von 10 mg Diazepam wiederholt werden. Sind die Krämpfe nach einer Dosis von 30 mg Diazepam i.v. innerhalb von 20 min nicht zu beherrschen, ist ein anderes Medikament (z.B. Phenobarbital oder Phenytoin) einzusetzen. TMD von Diazepam = 120 mg, evtl. höher. Da Diazepam nur kurz wirkt, sollte die weitere Therapie nach Durchbrechung des Status epilepticus mit Phenobarbital oder Phenytoin fortgesetzt werden. Alternativ zu Diazepam kann Clonazepam (Rivotril®) Verwendung finden.

b) *Phenobarbital* (Luminal®) wirkt stärker atem- und kreislaufdepressiv, besonders nach vorheriger Diazepam-Medikation. Dosierung: Langsame i.v. Injektion von 200 mg Phenobarbital über mindestens 5 min. Weitere Injektionen von 50 mg Phenobarbital im Abstand von 30 min bis zu einer Gesamtdosis von 400 mg in 2 h (d.h. maximal 2 Ampullen zu 200 mg in den ersten beiden Stunden). TMD von Phenobarbital = 800 mg.

c) *Phenytoin* (Phenhydan®) ist ein wirksames Antiepileptikum. Vorteilhaft ist die geringe narkotische Wirkung; *zu beachten ist jedoch der kardiale Effekt.* Bei zu hoher Dosierung kann es zur Bradykardie, Hypotension, QRS-Verbreiterung im EKG und zum Herzstillstand kommen. Deshalb muß die intravenöse Gabe unter EKG-Kontrolle erfolgen. Dosierung: langsame i.v. Injektion von 250 mg Phenytoin (Phenhydan®) über mindestens 5 min. Bis zu 1000 mg Phenytoin können innerhalb von 20 min gegeben werden (50 mg

Phenytoin/min i. v.). Nach dieser initialen Sättigungsdosis sollte eine 24stündige Medikamentenpause eingehalten werden (TMD von Phenytoin = 1000 mg!) und dann in 12stündigem Abstand eine Erhaltungsdosis von 125 mg Phenytoin injiziert werden. Bei den ersten Anzeichen von Hypotension, Bradykardie und QRS-Verbreiterung muß die Phenytoingabe unterbrochen werden, bis sich die kardialen Verhältnisse wieder normalisiert haben. Neurotoxische Erscheinungen wie Nystagmus zwingen zum Aussetzen der Behandlung.

d) Eine *Barbituratnarkose* wird eingeleitet, wenn der Status epilepticus durch die Maßnahmen a) bis c) nicht zu beseitigen ist. Nach vorheriger intravenöser Gabe von 0,5 mg Atropinsulfat werden über einen Zeitraum von ca. 5 min 500 mg *Thiopental* (Trapanal®) in 20 ml physiologischer Kochsalzlösung injiziert. Dabei sistieren meist die Krampfanfälle. Intubation und Beatmung können erforderlich werden. Gegebenenfalls wird eine Dauernarkose mit Thiopental eingeleitet, bis die Krampfanfälle sicher unterdrückt sind. TMD von Thiopental = 2000 mg. In schwersten Fällen ist Muskelrelaxation erforderlich.

e) *Clomethiazol* (Distraneurin®) intravenös kann anstatt der Barbituratnarkose eingesetzt werden, vor allem wenn der Patient auf Barbiturate schlecht anspricht. Es wird 0,8%ige Distraneurin®-Lösung infundiert. Dosierung und Überwachung der Therapie s. ds. Kap., 7.3.2.1.

6.3.2.2 Bekämpfung des Hirnödems
Evtl. Osmotherapie, Diuretika (s. ds. Kap., 4.3.2).

6.3.3 Weiterführende Maßnahmen
Wenn sich die Bewußtseinslage wieder normalisiert hat, kann die Behandlung peroral weitergeführt werden. Bei bisher unbekannter Epilepsie werden 3 × 100 mg Phenobarbital (Luminal®) oder 3 × 100 mg Phenytoin (Zentropil®, Epanutin®) gegeben. Wenn bei bekannter Epilepsie die bisherige Medikation ausreichend war, so sollte diese fortgeführt werden.
Neurologische Diagnostik zur Klärung des Grundleidens (s. ds. Kap., 6.3.1 g–j).

7 Alkoholdelir (Delirium tremens)

7.1 Ätiopathogenese
Das Alkoholdelir ist eine akute oder subakute Psychose mit Bewußtseinstrübung, motorischer Unruhe und Trugwahrnehmungen infolge chronischen Alkoholismus. Die pathogenetischen Zusammenhänge sind noch ungeklärt. Diskutiert wird eine Stoffwechselstörung der Leber. Auslösend wirken Infekte, schwere Verletzungen und häufig der Alko-

holentzug (sog. „Alkoholentzugssyndrom"). Im letzteren Fall tritt das Alkoholdelir meist 2−10 Tage nach Alkoholentzug auf. Die Dauer beträgt 2−5 Tage, in seltenen Fällen nur wenige Stunden oder auch länger als 5 Tage. Die Letalität beträgt bis 15%. Weniger häufige neurologische Komplikationen des chronischen Alkoholismus sind Korsakow-Psychose, Epilepsie, Pseudoencephalopathia haemorrhagica superior Wernicke, Gehirnatrophie und zerebellare Ataxie.

7.2 Klinik

Leitsymptome und *-befunde:*
a) Bewußtseinstrübung (zeitliche und örtliche Desorientiertheit bei erhaltener Ansprechbarkeit)
b) vorwiegend optische Trugwahrnehmungen (Illusionen und Halluzinationen: häufig werden kleine Tiere und Gegenstände gesehen)
c) motorische Unruhe (Beschäftigungsdrang, grobschlägiger Tremor der Hände, der Zunge und des Kopfes: „Delirium tremens")
d) vegetative Veränderungen mit zentraler Hyperthermie, profusem Schwitzen (Flüssigkeits- und Elektrolytverlust!), Tachykardie, Hypotension und weiten Pupillen

Vorboten des „akuten" Geschehens können schon mehrere Wochen bestehen und treten vorwiegend abends auf: Unruhe, ängstliche Verstimmung, flüchtige Trugwahrnehmungen, Schwitzen, Herzjagen und einzelne epileptische Anfälle (selten ein Status epilepticus). Als Defektzustand kann im Anschluß an das Delir ein Korsakow-Syndrom zurückbleiben (Merkunfähigkeit als sog. „Minutengedächtnis", Desorientiertheit, Konfabulationen). *Diagnostische Hinweise und Differentialdiagnose:* Außer dem chronischen Alkoholismus kann auch der *chronische* Abusus oder der Entzug von Medikamenten (Barbiturate und andere Hypnotika, Weckamine, Analgetika, Asthmamittel) zum Delir führen. Delirante Zustände treten außerdem bei akuten Infekten, Hyperthyreose und hirnorganischen Prozessen auf. Atropin, Scopolamin, Scophedal, Opiate, Kortison und Salizylate können *akut* ein Delir auslösen!

7.3 Therapie

Behandlungsziele sind:
a) *Bekämpfung des deliranten Zustandes,*
b) *Verhütung von Komplikationen,* d.h. vor allem die Korrektur des gestörten *Wasser-* und *Elektrolythaushaltes.*

Schwitzen und Hyperthermie führen zu starken Flüssigkeitsverlusten (bis zu mehreren Litern täglich), wobei gleichzeitig die Flüssigkeitsaufnahme infolge des deliranten Zustandes und eventuell zusätzlich durch eine alkoholische Gastritis eingeschränkt ist.

7.3.1 Allgemeine Maßnahmen

a) *Venöser Zugang* (s. ds. Kap., 1.2.2): Zur adäquaten Flüssigkeitstherapie mit Kontrolle des ZVD sollte ein zentraler Venenkatheter gelegt werden.
b) *Überprüfung der vitalen Funktionen* (s. ds. Kap., 1.6): Herzfrequenz, Blutdruck, Atmung, Temperatur, Urinausscheidung. Insbesondere unter *intravenöser* Gabe von Clomethiazol (Distraneurin®) muß die Atmung laufend überwacht werden (s.u.).

c) *Laborstatus* (s. ds. Kap., 1.7): Zusätzlich zu den Laborbasisdaten GOT, GPT, GLDH, Ammoniak im Serum (Coma hepaticum). Wichtig ist die Blutzuckerkontrolle, da bei Alkoholikern eine bedrohliche protrahierte Hypoglykämie auftreten kann (unzureichende Nahrungsaufnahme und Hemmung der Glukoneogenese in der Leber).
d) *Freihalten der Atemwege* (s. ds. Kap., 1.6).
e) *Magensonde* (s. ds. Kap., 1.5).
f) EKG, Röntgen-Thorax (häufig sind pneumonische Infekte als Auslöser oder Komplikation).
g) *Neurologischer Status.* Eventuell EEG, Computertomogramm, Lumbalpunktion, insbesondere bei Verdacht auf subdurales Hämatom oder Meningitis als Differentialdiagnosen.
h) *Ernährung:* Zunächst parenteral, dann frühzeitiger Übergang auf enterale Ernährung.

7.3.2 Spezielle Maßnahmen
7.3.2.1 Bekämpfung des deliranten Zustandes

Clomethiazol (Distraneurin®), ein Spaltprodukt des Aneurin (Vitamin B_1), ist nach wie vor das Mittel der Wahl. Clomethiazol wirkt stark sedierend, hypnotisch und antikonvulsiv. *Nebenwirkungen* sind v. a. die Steigerung der *Bronchialsekretion* und die *Atemdepression,* weiterhin Magenschmerzen, Erbrechen, Hustenreiz, Schnupfengefühl, gestörtes Geruchs- und Geschmacksempfinden, flüchtige Glukosurie, allergische Hauterscheinungen, Venenwandreizung und Blutdruckabfall. Clomethiazol sollte nicht gleichzeitig mit Barbituraten oder Psychopharmaka gegeben werden. Die atemdepressive Wirkung muß besonders bei vorbestehender respiratorischer Insuffizienz beobachtet werden. Distraneurin® ist als 0,8%ige Infusionslösung, als Tablette zu 500 mg und als therapeutisch äquivalente Kapsel zu 192 mg im Handel. Die Kapseln sollten den Tabletten vorgezogen werden, da sie besser magenverträglich sind. *Wichtig:* Clomethiazol muß individuell dosiert werden. Das folgende Schema kann als Anhaltspunkt dienen.

Dosierungsrichtlinien
a) Wenn eine *perorale Medikation* möglich ist, sofort 3 Kapseln (oder 3 Tabletten) Distraneurin® geben. Sollte der Patient nicht innerhalb einer Stunde schlafen, werden weitere 2 Kapseln gegeben.

Daraufhin für die ersten 3–4 Tage:	2–3stdl. 2 Kps. Distraneurin® (8×2 Kps./Tag)
für weitere 3–4 Tage:	4stdl. 2 Kps. Distraneurin® (6×2 Kps./Tag)

dann 3–4 Tage:	6stdl. 2 Kps. Distraneurin® (4 × 2 Kps./Tag)
anschließend über 3–4 Tage:	8stdl. 2 Kps. Distraneurin® (3 × 2 Kps./Tag)
dann weiterhin:	8stdl. 1 Kps. Distraneurin® (3 × 1 Kps./Tag).

Bei leichteren Alkoholdeliren kann die Behandlung mit 6 oder 4×2 Kps./Tag eingeleitet werden. Insgesamt sollte die orale Distraneurin®-Medikation über ca. 3 Wochen durchgeführt werden.

b) Ist die *intravenöse* Gabe von Distraneurin® erforderlich, so infundiert man rasch 100–200 ml 0,8%ige Distraneurin®-Lösung. Nach 5–10 min ist die hypnotische Wirkung meist so ausgeprägt, daß der Patient schläft. Dann wird die Tropfenzahl auf ca. 20–60 Tr./min reduziert. Die Infusionsgeschwindigkeit sollte so bemessen sein, daß der Patient ruhig schläft, jedoch durch Schmerzreize (Kneifen der Haut, Beklopfen der Brust) aufgeweckt werden kann. Wichtig ist die *ständige Überwachung (!)*, da bei zu hoher intravenöser Distraneurin®-Dosierung die Atemwege durch die erschlaffte Zunge verlegt werden können (deshalb Guedel-Tubus). Außerdem kann es zur zentralen Atemdepression und zu einer Beeinträchtigung der Atmung durch die gesteigerte Bronchialsekretion kommen. In den ersten 24 Stunden werden 1500–2500 ml 0,8%ige Distraneurin®-Lösung infundiert (12–20 g), vom 2.–4. Tag 1000–2000 ml. Im Anschluß an diese Infusionsbehandlung sollte die orale Medikation mit 8×2 Kps. Distraneurin® über 3–4 Tage eingeleitet und in Anlehnung an das obige Schema fortgesetzt werden.

Clonidin (Catapresan®) kann als Alternative zu Clomethiazol in der Behandlung des Alkoholdelirs eingesetzt werden. Seine die Herzfrequenz verlangsamende Wirkung ist bei den zumeist tachykarden Patienten günstig, die Nebenwirkung einer bronchialen Hypersekretion tritt nicht auf. Dosierung: Initial 0,3 mg (2 Amp.) als i.v. Bolus, anschließend 60–150 µg/h kontinuierlich i.v.

Haloperidol (Haldol®) 5–10 mg i.m. oder i.v. kann bei ausgeprägter psychotischer Symptomatik gegeben werden.

7.3.2.2 Prophylaxe und Therapie der Komplikationen

a) *Störungen des Wasser- und Elektrolythaushalts:* Die ausreichende Wasser- und Elektrolytzufuhr ist eine der wesentlichen Maßnahmen, die Prognose des Alkoholdelirs zu verbessern. Die Bilanzierung erfolgt anhand der Serum- und Urinelektrolyte, des Hämatokrits, der Urinausscheidung und des zentralen Venendrucks (s. Kap. 8). Der Tagesbedarf kann anfangs 3–6 l betragen.

b) *Exzessive Hyperthermie* stellt eine Kreislaufbelastung dar und kann zu zerebralen Schäden führen. Bei Temperaturen über 38,8°C fiebersenkende Maßnahmen einleiten (Wadenwickel, Metamizol, Paracetamol, s. Kap. 1).

c) *Thiamin(Vitamin-B₁)-Prophylaxe,* da bei Alkoholikern häufig eine allgemeine Mangelernährung mit Vitamindefekt vorliegt. Außerdem ist der Vitamin-B_1-Bedarf bei einseitiger Alkohol-(oder Kohlenhydrat-)Ernährung beträchtlich erhöht, da Thiaminpyrophosphat als Coenzym zur Dekarboxylierung von α-Ketosäuren, wie Brenztraubensäure, gebraucht wird. Weiterhin kann durch reine Glukoseinfusion bei Alkoholikern mit schweren Vitamin-B_1-Mangel eine Wernickesche Enzephalopathie oder eine B_1-Mangelkardiomyopathie ausgelöst werden. In die Infusionslösung werden daher 200 mg Vitamin B_1 = Aneurin (Benerva®) über 24 h verteilt für 3–4 Tage gegeben. Da die parenterale Vitamin-B_1-Zufuhr einen anaphylaktischen Schock auslösen kann, sollte die weitere Gabe oral erfolgen: 200 mg Vitamin B_1/Tag p.o. Der Infusionslösung werden außerdem ein Vitamin-B-Komplex-Präparat (BVK) und 1000 mg Vitamin C (Cedoxon®) täglich zugesetzt.

d) Bei *Infektionen* (herabgesetzte Abwehrlage) gezielte antibiotische Behandlung (s. Kap. 5).

7.3.3 Weiterführende Maßnahmen
Psychiatrische Behandlung (Entziehungskur).

8 Akute exogene Vergiftungen

8.1 Abgrenzung
Symptomatik und Therapie von speziellen Vergiftungen können in diesem Rahmen nicht behandelt werden. Es sollen vielmehr die allgemeinen Maßnahmen unter Berücksichtigung der besonders häufig auftretenden Schlafmittel- und Alkoholintoxikation dargestellt werden. Über die *Giftinformationszentralen* (s. Tab. 6) können Ärzte und Laien rasch telefonisch Auskunft erhalten, inwieweit eine zugeführte Substanz schädlich ist und welche Maßnahmen ggf. zu ergreifen sind.

In ausreichend hoher Dosierung und bei entsprechender Applikation kann prinzipiell jede Substanz eine Vergiftung hervorrufen. In der Praxis sind es jedoch ganz bestimmte Stoffgruppen, allerdings eine Vielzahl, die als Gifte in Frage kommen. Am häufigsten sind Vergiftungen mit Schlafmitteln und zunehmend auch mit Psychopharmaka in Kombination mit Alkohol und mehreren verschiedenen Präparaten. Bei Erwachsenen handelt es sich vorwiegend um *Vergiftungen in suizidaler Absicht* (90%), bei Kindern dagegen meist um *akzidentelle Vergiftungen* (Haushaltsprodukte, Trinken aus falsch beschrifteten Flaschen). *Gewerbliche Vergiftungen* sind vergleichsweise selten geworden.

Tabelle 6: Giftinformationszentren

Zentrale	Telefon (Durchwahl)	Adresse
BERLIN Universitätsklinikum Rudolf Virchow Standort Charlottenburg	(030) 3035-466 2215-436	Reanimationszentrum Spandauer Damm 130 1000 Berlin 19
BERLIN Beratungsstelle für Vergiftungs- erscheinungen und Embryonal- toxikologie	(030) 3023022	Städt. Kinderklinik Charlottenburg Pulsstr. 3–7 1000 Berlin 19
BONN Informationszentrale gegen Vergiftungen	(0228) 2606211	Universitätskinderklinik und Poliklinik Adenauerallee 119 5300 Bonn 1
BRAUNSCHWEIG Städtisches Klinikum	(0531) 6880	Med. Klinik II Salzdahlumer Str. 90 3300 Braunschweig
BREMEN Zentralkrankenhaus	(0421) 4975268 4973688	Klinikum für Innere Medizin – Intensivstation St.-Jürgen-Straße 2800 Bremen 1
FREIBURG Informationszentrale für Vergiftungen	(0761) 270-4361	Universitätskinderklinik Mathildenstr. 1 7800 Freiburg/Br.
GÖTTINGEN Vergiftungsinformationszentrale	(0551) 3962-39 3962-10	Universitäts-Kinderklinik und -Poliklinik Robert-Koch-Str. 40 3400 Göttingen
HAMBURG Giftinformationszentrale	(040) 6385-3345 6385-3346	I. Med. Abteilung Allgemeines Krankenhaus Barmbek Rübenkamp 148 2000 Hamburg 60
HOMBURG/SAAR Beratungsstelle für Vergiftungsfälle im Kindesalter	(06841) 162257 162846	Universitätskinderklinik im Landeskrankenhaus 6650 Homburg/Saar
KIEL Zentralstelle zur Beratung bei Vergiftungsfällen	(0431) 5974268	I. Medizinische Universitäts- klinik Schnittenhelmstr. 12 2300 Kiel 1

Tabelle 6 (Fortsetzung)

Zentrale	Telefon (Durchwahl)	Adresse
KOBLENZ Entgiftungszentrale	(0261) 499-648	Städtisches Krankenhaus Kemperhof Intensivstation der I. Med. Klinik Koblenzer Straße 115–155 5400 Koblenz
LUDWIGSHAFEN Vergiftungsinformationszentrale	(0621) 503431	Entgiftungszentrale der Med. Klinik C, Klinikum der Stadt Ludwigshafen am Rhein Bremserstr. 79 6700 Ludwigshafen/Rhein
MAINZ Beratungsstelle bei Vergiftungen	(06131) 232466/7	II. Medizinische Klinik und Poliklinik der Johannes-Gutenberg-Universität Langenbeckstr. 1 6500 Mainz/Rhein
MÜNCHEN Giftnotruf München	(089) 4140-2211	Toxikologische Abteilung der II. Medizinischen Klinik rechts der Isar der TU Ismaninger Str. 22 8000 München 80
MÜNSTER Beratungs- und Behandlungsstelle für Vergiftungserscheinungen	(0251) 836245 836188	Medizinische Universitätsklinik Abteilung B Albert-Schweitzer-Str. 33 4400 Münster
NÜRNBERG Toxikologische Intensivstation Giftinformationszentrale	(0911) 398-2451	2. Medizinische Klinik Klinikum Nürnberg Flurstr. 17 8500 Nürnberg 90

8.2 Klinik

Die Vielzahl der möglichen Gifte hat auch eine vielgestaltige Symptomatik zur Folge. Bei schweren Vergiftungen stehen jedoch zentralnervöse, respiratorische und kardiovaskuläre Störungen im Vordergrund. Ausgesprochen häufig tritt Erbrechen auf. Wegweisend für die Diagnose können auffälliger Fötor und Hauterscheinungen sein. *Diagnostische Hinweise* ergeben sich aus der Situation (Tablettenreste, Abschiedsbriefe, Spritzen) und aus der Fremdanamnese (Verstimmtheit, Selbstmordäußerungen). *Differentialdiagnostisch* müssen sämtliche komatösen Zustände (s. ds. Kap., 4) in Betracht gezogen werden.

8.3 Therapie

Behandlungsziele sind:
a) *Verhinderung einer weiteren Giftresorption* (Magenentleerung durch Erbrechen oder Spülung, Beschleunigung der Darmpassage durch Laxantien wie Natriumsulfat und Sorbit, Adsorption des Giftes an Aktivkohle, Lösung von fettlöslichen Giften in nicht-resorbierbarem Paraffinöl, Gabe eines chemischen Lokalantidots zur Giftneutralisation.
b) *Beschleunigung der Giftelimination* (forcierte Diurese, Hämo- oder Peritonealdialyse, Hämoperfusion, Plasmaperfusion).
c) Einsetzen von möglichst *spezifischen Antidoten* (z. B. 4-DMAP, Natriumsulfat 10%, Naloxon, Desferrioxamin, Atropin, Flumazenil [Anetate®], Obidoxim [Toxogonin®], BAL).
d) *Aufrechterhaltung der vitalen Funktionen* (Atmung, Herz-Kreislauf, Urinproduktion, Temperatur, Wasser-Elektrolyt- und Säure-Basenhaushalt). Dabei kommt den symptomatischen Maßnahmen die größte Bedeutung zu, weil in der Klinik nur wenige Prozent der Fälle mit einem spezifischen Antidot behandelt werden und viele Vergiftungen durch mehrere Substanzen gleichzeitig bedingt sind.

8.3.1 Allgemeine Maßnahmen

a) *Lagerung:* Stabile Seitenlage oder Bauchlage zur Vermeidung einer Aspiration. Zur Magenspülung Kopftieflage (20°).
b) *Atemwege freihalten:* Mund reinigen, Prothesen entfernen, Kopf reklinieren und Unterkiefer nach vorne ziehen, Oropharyngealtubus (Guedel) einlegen. Evtl. Intubation.
c) *Venöser Zugang* (s. ds. Kap., 1.2.2): Bei schweren Vergiftungen zentraler Venenkatheter, bei „leichten Vergiftungen" zumindest eine Verweilkanüle.
d) Wichtige *Laboruntersuchungen* (s. ds. Kap., 1.7). Außerdem Venenblut zur Identifikation des Giftes und dessen Blutspiegelbestimmung.
e) *Blasenkatheter:* Erste Urinmenge zur toxikologischen Untersuchung.
f) *Überwachung der vitalen Funktionen* (s. ds. Kap., 1.6): Atmung, Herz-Kreislauf, Urinausscheidung und Temperatur. Frühzeitig die Indikation zur Beatmung stellen.
g) Neurologische Verlaufsuntersuchung.

8.3.2 Verhinderung der weiteren Giftresorption (Dekontamination und Neutralisation)

a) *Maßnahmen bei pulmonaler Aufnahme des Giftes:* Den Vergifteten sofort an die frische Luft bringen. Bei Reizgasinhalation mit der topischen Kortikoidprophylaxe beginnen. Sauerstoffzufuhr, bei toxischem Lungenödem Überdruckbeatmung.

b) *Maßnahmen bei perkutaner Aufnahme des Giftes* (Anilin, E 605, Phenole, Tetrachlorkohlenstoff): Entfernen der kontaminierten Kleidung mit Gummihandschuhen. Gründliche Hautreinigung mit Wasser, bei fettlöslichen Toxinen mit Seife.
c) *Maßnahmen bei konjunktivaler Aufnahme:* Sofortiges gründliches Spülen (10–15 min) des Auges unter dem nächsten Wasserhahn. Augenärztliche Weiterbehandlung.
d) *Maßnahmen bei enteraler Giftaufnahme:*
   (1) *Provoziertes Erbrechen* bei bewußtseinsklaren Patienten, deren Schluck- und Hustenreflexe voll erhalten sind: Man läßt den Patienten hypertone Kochsalzlösung trinken (1–2 Eßl. Kochsalz pro Glas Wasser). Eventuell zusätzliche Provokation durch Reizung des Rachens mit einem Spatel. Mehrmalige Wiederholung möglich, bis Erbrochenes klar ist. Kinder erhalten Ipecacuanha-Sirup (Dosierung: Kinder < 1½ Jahre 10 ml, von 1½–4 Jahre 15 ml, > 4 Jahre 20 ml) und werden dann bäuchlings mit herunterhängendem Kopf über das Knie eines Erwachsenen gelegt. Auch hier kann das Erbrechen durch Reizen des Rachenringes beschleunigt werden.
   Kontraindiziert ist die Gabe von Alkohol, Rizinusöl und von Milch. Die lipophile und hydrophile Phase der Milch begünstigt die Giftresorption. Bei Säure-Laugenverätzungen kann Milch jedoch gegeben werden.
   Wichtig: Bei *Säure-Laugenverätzung* kein Erbrechen provozieren! Sofortiges Trinkenlassen von viel Wasser (Verdünnungseffekt), weiterhin von Milch oder von Puffersubstanzen (Gelusil®-Lac, Aludrox®). Bei Laugenvergiftung zusätzlich 5 ml Essigsäure auf 250 ml Wasser oder Zitronensaft trinken lassen.
   Unkooperative, jedoch bewußtseinsklare Patienten mit erhaltenen Husten- und Schluckreflexen erhalten 10 mg *Apomorphin* und dann 10 mg Novadral® zur Kompensation der Kreislaufdepression in 2 i.m. Injektionen. Vorher Bauchlagerung und Reklination des Kopfes. 1–2 Glas Wasser trinken lassen, um den Magen aufzufüllen. Kleinkindern darf kein Apomorphin gegeben werden, bei Schulkindern ist die Dosis auf die Hälfte zu reduzieren (5 mg Apomorphin und 5 mg Novadral® i.m.). Das Erbrechen tritt nach ca. 5 min ein. Anschließend wird Naloxon (Narcanti®) 0,4 mg i.v. gegeben, um das Erbrechen zu beenden und eine Atemdepression zu verhindern. Die Dosierung bei Kindern beträgt 0,01 mg Naloxon/kg KG.
   Wichtig: Erbrechen sollte auch dann provoziert werden, wenn vorher schon spontan erbrochen wurde. *Kontraindiziert* ist provoziertes Erbrechen bei Bewußtseinstrübung und anderen klinischen Zeichen der schon eingetretenen Giftresorption (Atem- und Kreislaufdepression, Läh-

mung des Brechzentrums), außerdem bei Säure-Laugenverätzung, bei Vergiftungen mit Antiemetika und wegen der Aspirationsgefahr bei Vergiftungen mit stark schäumenden Flüssigkeiten (Waschmittel) und mit Mineralölprodukten.

(2) *Magenspülung:* Bei Bewußtseinstrübung und mangelhaftem Erbrechen wird der Magen gespült. Die vorherige Intubation und Abdichtung der Trachea mit der Tubusmanschette muß immer durchgeführt werden, wenn Husten-, Schluckreflexe und Atmung gestört sind oder wenn eine ausgeprägte Bewußtseinsstörung vorliegt. *Praktisches Vorgehen:* Nach intravenöser Gabe von 0,5 mg Atropin wird ein großlumiger (ca. 2 cm Durchmesser) Magenschlauch gelegt und das Magensekret abgesaugt. Die erste Portion wird toxikologisch untersucht. Der Patient wird in Kopftieflage gebracht, indem das Bett um ca. 20° gekippt wird. Bei Intubation ist Rückenlage möglich, in den übrigen Fällen ist streng auf Seit- (oder Bauch)lagerung zu achten. Die Magenspülung erfolgt mit 10−20 l körperwarmem Salzwasser (2 Eßl. Kochsalz pro 10 l Wasser) oder mit physiologischer Kochsalzlösung. Als Einzelportionen werden 100−300 ml instilliert und wieder abgelassen. Der großlumige Magenschlauch wird dann abgeklemmt, entfernt und durch eine transnasale Magensonde ersetzt (s. ds. Kap., 1.5). Anschließend werden ca. 30 g aufgeschwemmte Aktivkohle (= 120 Kohle-Compretten®) und ca. 30 g Natriumsulfat (1 Eßl. Na_2SO_4 pro Glas Wasser) instilliert. Bei Intoxikationen mit lipophilen Giften werden zusätzlich 3 ml Paraffinum subliquidum pro kg Körpergewicht gegeben. Die Magenspülung ist unabhängig vom Zeitpunkt der Giftaufnahme immer durchzuführen (wenn eine Bewußtseinstrübung besteht, auch noch nach Tagen!), da eine Magenatonie oder ein intestinaler Reflux bei Pylorusatonie vorliegen können. Die Gefahr, durch die Spülung Gift in tiefere Darmabschnitte zu befördern, ist sicher geringer, als die gesamte Giftmenge im Organismus zu belassen.

Eine vorsichtige Magenspülung sollte auch in der Akutphase bei Säure-Laugenverätzungen (außer bei Verdacht auf Perforation) erfolgen. In diesen Fällen wird eine transnasale Magenverweilsonde gelegt, die zudem einen Bougie-Effekt hat. Bei Halogenwasserstoffintoxikationen (z. B. Tetrachlorkohlenstoff, Chloroform) wird zuerst Aktivkohle und Paraffinöl gegeben und erst anschließend der Magen gespült.

(3) *Darmreinigung:* Bei Darmatonie (Atropin- oder Opiatintoxikation) sollte der Darm durch osmotisch wirksame Substanzen (500−1000 ml 40%iges Sorbit in die Magensonde) und durch hohe rektale Schaukeleinläufe entleert werden.

8.3.3 Beschleunigung der Ausscheidung resorbierter Gifte (sekundäre Giftelimination)

a) Gifte mit renaler Elimination werden durch eine *Steigerung der Diurese* schneller ausgeschieden. Dies ist bei Barbituraten, Salizylaten, Lithiumsalzen, Isoniazid, Meprobamat und Thallium der Fall. Die Wirksamkeit einer Diuresesteigerung ist bei barbituratfreien Schlafmitteln und bei Tranquillantien nicht erwiesen. Da aber häufig das Gift nicht sicher bekannt ist und da es sich oft um Vergiftungen mit mehreren Substanzen gleichzeitig handelt, ist die forcierte Diurese in Zweifelsfällen stets durchzuführen. Kontraindikationen sind Überwässerung, Herz- und Niereninsuffizienz.

In 24 h werden *6−12 l Halbelektrolytlösung* oder 5%ige Glukose im Wechsel mit einer Vollelektrolytlösung infundiert. Da es nach einigen Stunden in der Regel zur Hypokaliämie kommt, sollte mit Beginn der Infusionsbehandlung Kalium zugesetzt werden (ca. *40 mval Kalium/1500 ml Lösung*, später entsprechend den Laborkontrollen). Die Urinausscheidung wird stündlich gemessen. Ist die positive Bilanz größer als 1 l, werden 20 mg *Furosemid* (Lasix®) i.v. gegeben. Wichtig ist, daß bei Exsikkose und Hypotonie zuerst das Volumendefizit unter Kontrolle des zentralen Venendrucks ersetzt wird. Elektrolytverschiebungen müssen ebenfalls ausgeglichen werden (s. Kap. 8). Durch *Alkalisierung* kann der Dissoziationsgrad von schwachen Säuren (Barbiturate, Salizylate) erhöht werden. Die dissoziierten, polaren Substanzen sind schlechter membrangängig, permeieren deshalb in geringerem Maße in die Zelle, werden so tubulär weniger reabsorbiert und vermehrt im Urin ausgeschieden. Bei Vergiftungen mit schwachen Säuren werden in der ersten Stunde 60 mval $NaHCO_3$, in der zweiten Stunde 40 mval und in den weiteren Stunden jeweils 20 mval $NaHCO_3$ den Infusionen zugesetzt. Die Bikarbonatdosierung richtet sich nach dem Urin-pH, das 7,5−8,0 betragen sollte. Da das Urin-pH normalerweise im sauren Bereich liegt, hat die Ansäuerung des Urins bei Vergiftungen mit schwachen Basen geringere praktische Bedeutung.

b) *Hämo- oder Peritonealdialyse und Hämoperfusion oder Plasmaseparation:* Die Dialysebehandlung ist bei schwersten Vergiftungen indiziert, wenn das Gift in ausreichender Menge dialysabel ist. Die Beurteilung der Vergiftungsschwere beruht dabei auf den klinischen Zeichen, dem EEG-Befund und den gemessenen Blutspiegeln. Wenn die Wahrscheinlichkeit besteht, daß letale Mengen eines dialysablen Giftes aufgenommen wurden, sollte die Dialyse von vornherein angestrebt werden. Bei den meisten Vergiftungen ist die Giftelimination mit Hilfe der Hämoperfusion effektiver.

8.4 Spezielle Hinweise zur Therapie von Schlafmittel- und Alkoholvergiftungen
8.4.1 Schlafmittelvergiftung

Über 60% aller Vergiftungen beim Erwachsenen sind Schlafmittelintoxikationen, meist in suizidaler Absicht. Je nach Schweregrad lassen sich 5 Stadien unterscheiden (Tabelle 7). Strenggenommen gilt diese Einteilung allerdings nur für die Barbituratintoxikation. Vergiftungen mit barbituratfreien Schlafmitteln wie Metaqualon oder Glutethimid können beispielsweise bis zum Exitus letalis mit einer Reflexsteigerung einhergehen und erschweren dadurch die Beurteilung des Schweregrades der Vergiftung erheblich.

Das *therapeutische Vorgehen* entspricht den oben beschriebenen (s. ds. Kap., 8.3) Maßnahmen bei enteraler Giftaufnahme:

a) Allgemeine Maßnahmen s. ds. Kap., 8.3.1 (Lagerung, Atemwege freihalten, venöser Zugang, Laboruntersuchungen, Blasenkatheter, Überwachung der vitalen Funktionen und neurologische Verlaufskontrolle). Besonders wichtig sind dabei die fortlaufende Überwachung von Atmung, Herz-Kreislauf sowie häufige neurologische Untersuchungen, um eine Verschlechterung sofort erkennen und Komplikationen (z.B. Schock, Atemdepression) rasch beheben zu können. Ein Schädel-Hirn-Trauma ist immer auszuschließen.
b) Provoziertes Erbrechen bei bewußtseinsklaren Patienten.
c) Magenspülung (bei Bewußtseinstrübung und unzureichendem Erbrechen). Kontraindikationen und Vorgehen s. ds. Kap., 8.3.2 d.
d) Darmentleerung (Natriumsulfat, evtl. 40%iges Sorbit und hohe rektale Schaukeleinläufe).
e) Forcierte Diurese.
f) Allgemeine pflegerische Maßnahmen (Pneumonieprophylaxe, Dekubitusprophylaxe, Blasenkatheterpflege, Mund-Augenpflege).
g) Nachsorge: Bei Patienten, die sich in suizidaler Absicht vergiftet haben, gestaltet sich die Nachsorge häufig bedeutend schwieriger als der somatische Entgiftungsvorgang. Voraussetzung für die Entlassung aus der Entgiftungsstation ist ein entsprechender psychiatrischer Untersuchungsbefund.

8.4.2 Akute Alkoholvergiftung
8.4.2.1 Klinik

Äthylalkohol wird rasch resorbiert (50% in 15 min) und hat infolge seiner Lipophilie eine ausgeprägte, anfänglich erregende, später lähmende Wirkung auf das Zentralnervensystem. Die Äthanolvergiftung verläuft in 4 Stadien: Euphorisches, Rausch-, narkotisches und asphyktisches Stadium.
Leitsymptome und *-befunde:* Im Stadium der Asphyxie bestehen Bewußtlosigkeit, Reflexlosigkeit und respiratorische Insuffizienz (Gefahr der Atemlähmung). Häufig liegt eine kombinierte Vergiftung vor (Alkohol, Schlafmittel und Psychopharmaka). *Differentialdiagnostisch* müssen immer Schädel-Hirn-Traumen und komatöse Zustände anderer Genese (s. ds. Kap., 4) ausgeschlossen werden. Oft besteht gleichzeitig eine Hypo-

Tabelle 7: Stadieneinteilung der Barbituratvergiftung

Stadium	Bewußtsein	Reaktion auf Schmerzreize	Reflexverhalten			Spontaner* Lagewechsel	Atmung	Herz-Kreislauf
			Sehnen- und Hustenreflexe	Korneal-reflex	Pupillen-reaktion auf Licht			
I	Anamnese möglich	+	+	+	+	+	unauffällig (regelmäßig und mitteltief)	unauffällig (Puls und Blutdruck normal)
II	vereinzelt Antwort	+	+	+	+	+	unauffällig	unauffällig
III	bewußtlos	gering	+	+	(+)	selten		
IV	bewußtlos	–	–	+ (–)	+ (+)	–	leichte Global-insuffizienz	Hypotonie
V	bewußtlos	–	–	–	– Anisokorie und Mydriasis	–	schwere Global-insuffizienz	Schock

* Besteht ein Dekubitus, so kann angenommen werden, daß der Patient zumindest über 6 Stunden das Vergiftungsstadium III durchgemacht hat.

glykämie (Äthanol hemmt die hepatische Glukoneogenese), die den weiteren Krankheitsverlauf bestimmen kann, wenn sie unkorrigiert bleibt.

8.4.2.2 Therapie

Die Therapie entspricht derjenigen von akuten Schlafmittelvergiftungen (s. ds. Kap., 8.4.1) und den o.g. allgemeinen Richtlinien (s. ds. Kap., 8.3). Der tobende Alkoholiker wird durch die Gabe von 10 mg Apomorphin und 10 mg Novadral® i.m. nicht nur von seiner Noxe befreit, sondern durch die Nausea auch zunehmend ruhiger, da er ausreichend mit sich selbst beschäftigt ist. Bei starker Exzitation kann eine Sedierung erforderlich sein (10 mg Valium® i.v. oder i.m.).

Wichtig: Distraneurin® darf im akuten Stadium der Äthanolvergiftung wegen der gleichsinnigen atem- und kreislaufdepressiven Wirkung nicht appliziert werden.

9 Akutes Abdomen

9.1 Definition

Unter „akutem Abdomen" versteht man einen bedrohlichen, mit abdominellen Schmerzen einhergehenden Zustand, der in der Mehrzahl der Fälle durch eine akute Erkrankung im Bauchraum hervorgerufen wird. Ursache des akuten Abdomens ist häufig eine Störung, die sich nur durch rasche chirurgische Intervention beheben läßt. Deshalb ist es das erste Ziel des praktischen Vorgehens, möglichst schnell die Entscheidung herbeizuführen, ob die Therapie operativ oder primär konservativ erfolgen muß. Die eindeutige Diagnose läßt sich manchmal erst bei der Operation stellen.

9.2 Klinik

Die Verdachtsdiagnose stützt sich auf folgende Informationen (s. a. Tab. 8):

9.2.1 Anamnese

a) *Schmerz: Auftreten* (wann, wie, plötzlich, erstmalig, wiederholt), *Lokalisation* (Schmerzen im Oberbauch sind vielschichtig, eventuell von den Thoraxorganen ausgehend; Mittelbauchsymptomatik häufig bei Dünndarmileus, beginnender Appendizitis; Schmerzen im Unterbauch oft bei Appendizitis, inkarzerierter Leistenhernie, Divertikulitis, gynäkologischen Erkrankungen), *Schmerzcharakter* (Dauerschmerz, kolikartiger Schmerz der Hohlorgane, wehenartig bei Extrauteringravidität), *Schmerzintensität* (atemberaubender, bohrender Schmerz bei perforiertem Magen- oder Dünndarmulkus), *Schmerzausstrahlung* (in den Rücken bei Gallenblasenerkrankungen, Ulcus ventriculi et duodeni, Pankreatitis, Hiatushernie, Ileus, Mesenterialinfarkt, Hinterwandinfarkt, Aortenaneurysma, Pleuritis; retrosternal bei Hiatushernie, Herzinfarkt, Aortenaneurysma, Pankreatitis; in die Leistenregion bei Harnwegserkrankungen).

Tabelle 8: Differentialdiagnose des akuten Abdomens

Ätiopathogenese	Häufige Erkrankung	Anamnese	Palpation	Sonstige Befunde und diagnostische Maßnahmen	Rö-Übersichtsaufnahme von Abdomen und Thorax	Vorgehen
1. Akute intra-abdominelle Entzündung mit lokaler oder allgemeiner Peritonitis	Appendizitis	Übelkeit, Erbrechen, in den rechten Unterbauch wandernder Schmerz	anfänglich lokale Symptomatik (z. B. McBurney), später zunehmend diffuse peritonitische Symptomatik (diffuse Abwehrspannung, Loslaßschmerz)	Temperaturdifferenz rektal-axillär über 1 °C, rektale Untersuchung! Leukozytose	anfänglich unauffällig, später evtl. Zeichen des Ileus (s. u.)	Op
	Cholezystitis	Übelkeit, Erbrechen, kolikartige, in den Rücken ausstrahlende Schmerzen		Leukozytose, evtl. Ikterus		bei drohender Perforation Op, sonst primär konservativ
	Adnexitis, Divertikulitis, Ileitis terminalis	nach Ursache unterschiedlich		Leukozytose		evtl. operative Beseitigung des Infektionsherdes
2. Perforation, Ruptur	Ulcus duodeni et ventriculi	plötzlicher, bohrender, heftigster Schmerz, Ulkusleiden, parenterale Ernährung	brettharter Bauch!	Leukozytose	subphrenische Luftsichel (in 60 % der Fälle)	Op
	Extrauteringravidität	häufig 6 Wochen nach letzter Regelblutung	diffuse Abwehrspannung	rektale Untersuchung! Hb- und Hämatokritabfall	anfänglich unauffällig	Op

Tabelle 8 (1. Fortsetzung)

Ätiopathogenese	Häufige Erkrankung	Anamnese	Palpation	Sonstige Befunde und diagnostische Maßnahmen	Rö-Übersichtsaufnahme von Abdomen und Thorax	Vorgehen
3. Ileus a) mechanisch	Hernien, Briden, Invagination, Tumor, Volvulus, Meckel-Divertikel	kolikartige Bauchschmerzen, Erbrechen, Wind- und Stuhlverhalten (nicht bei hohem Dünndarmileus), blutige Stühle (bei Invagination und Volvulus), Meteorismus	anfänglich keine allgemeinen peritonitischen Erscheinungen	Bruchpforten! anfänglich verstärkte (spritzende, klingende) Darmgeräusche, später evtl. Zeichen des paralytischen Ileus („Totenstille")	Spiegelbildung, gashaltige Darmschlingen, proximal geblähter Darm	Op
b) paralytisch	Peritonitis (meist), reflektorisch (Gefäßverschluß, Nieren-, Gallenkolik, Pankreatitis)	Stuhlverhalten, evtl. Erbrechen	diffuse Druckschmerzhaftigkeit	keine Darmgeräusche („Totenstille"), ausgeprägter Meteorismus („Trommelbauch")	Meteorismus, Spiegelbildung, gashaltige Darmschlingen	in Abhängigkeit von der Ursache
4. Gefäßerkrankung	Mesenterialinfarkt (90 % arteriell, 10 % venös)	plötzlicher, diffuser Abdominalschmerz, Blutstuhl, Rhythmusstörungen, Herzinsuffizienz, Gefäßsklerose	anfänglich keine Abwehrspannung	evtl. Angiographie	Gefäßverkalkung	Op
5. Retroperitoneale Erkrankung	Pankreatitis	diffuser Oberbauchschmerz (häufig Linksschmerz), Cholelithiasis, Alkoholabusus	Bauch eindrückbar!	Lipase, α-Amylase erhöht, Leukozytose; Sonographie, später i. v. Cholegramm	Gallensteine, Pankreasverkalkungen, paralytischer Ileus	konservativ, evtl. Op

Tabelle 8 (2. Fortsetzung)

Ätiopathogenese	Häufige Erkrankung	Anamnese	Palpation	Sonstige Befunde und diagnostische Maßnahmen	Rö-Übersichtsaufnahme von Abdomen und Thorax	Vorgehen
	Cholelithiasis	kolikartiger Oberbauchschmerz (evtl. in rechte Schulter ausstrahlend)	evtl. diffuse Abwehrspannung	Sonographie, später i.v. Cholegramm	Gallensteine	zunächst konservativ
	Urolithiasis	kolikartiger, in die Leiste ausstrahlender Schmerz	evtl. druckdolentes Nierenlager (je nach Steinlokalisation)	Erythrozyturie; Sonographie, später i.v. Urographie	Konkrement	zunächst konservativ
6. Extraabdominelle Erkrankungen	Herzinfarkt, Pleuritis, Pneumonie, Aortenaneurysma					
7. Allgemeinerkrankungen, Stoffwechselentgleisung, Systemerkrankungen, Vergiftungen, Infektionen	Diabetes, Urämie, Nebenniereninsuffizienz, Hyperparathyreoidismus, Porphyrie, Panarteriitis nodosa, Blei-, Thalliumvergiftung, Typhus	Anamnese, Befund und therapeutisches Vorgehen richten sich nach der Grunderkrankung				
8. Neurologische Erkrankungen	Tabes dorsalis, Meningitis					

b) *Vorangegangene Operationen:* wann, was, wo?
c) *Wichtige Symptome:* Brechreiz, Erbrechen (blutig, gallig, alimentär, kotig), letzter Stuhlgang (wann, wieviel, geformt, flüssig, blutig, Teerstuhl, schleimig, eitrig), letzter Windabgang (Ileus), letzte Blasenentleerung (akute Harnverhaltung), letzte Menses (Extrauteringravidität), Schüttelfrost (Cholangitis, Pyelonephritis), Fieber (Cholangitis, Pyelonephritis, Appendizitis, Divertikulitis, allgemeine Infektion).
d) *Frühere Erkrankungen:* Herz-, Nieren-, Stoffwechsel- und intestinale Erkrankungen.

9.2.2 Körperliche Untersuchung

Die *Palpation* des Abdomens sollte dort beginnen, wo am wenigsten Schmerzen angegeben werden (lokalisierter oder diffuser Schmerz, Abwehrspannung, Entlastungsschmerz, Resistenz). *Auskultation* der Darmgeräusche (vermehrt, hochklingend, spritzend, vermindert, spärlich, „Totenstille"), *Perkussion* (Flankendämpfung), *rektale Untersuchung* (Douglas), Untersuchung der *Bruchpforten, Temperaturvergleich* rektal und axillär, *übrige körperliche Untersuchung* (Herz, Gefäße, Lunge, Nervensystem).

9.2.3 Weitere Untersuchungen

a) Wichtige *Laboruntersuchungen:* im *Blut* (Erythrozyten, Hämoglobin, Hämatokrit, Leukozyten, Differentialblutbild, Thrombozyten, Prothrombinzeit, Natrium, Kalium, Kreatinin, α-Amylase, Lipase, Blutzucker, CK) und im *Urin* (α-Amylase, Glukose, Ketonkörper, Eiweiß, Sediment).
b) *Röntgenübersichtsaufnahme* von Thorax und Abdomen im Stehen: (freie Luft unter Zwerchfell, Luft in Gallenwegen, geblähte Hohlorgane, Luftfüllung des Darmes, Spiegelbildung im Darm, Konkremente, Verkalkungen, Nierengröße). Erlaubt der Allgemeinzustand des Patienten keine Abdomenleeraufnahme im Stehen, so sollten a.p. Aufnahmen in linker Seitenlage angefertigt werden.
c) *EKG.*
d) *Sonographie* des Abdomens.

9.3 Therapie

Die therapeutischen Maßnahmen richten sich nach der zugrundeliegenden Störung. In vielen Fällen, auch in diagnostisch unklaren, wird eine Operation erforderlich sein. Bis zum Operationszeitpunkt und während der Diagnostik gilt es, dem Patienten zu helfen, ohne die endgültige Diagnose zu verschleiern.
a) *Lagerung:* bequem, möglichst ruhig, gebeugte Beine.
b) *Venöser Zugang* (s. ds. Kap., 1.2.2): Je nach Grundkrankheit Verweilkanüle oder zentraler Venenkatheter.
c) *Anamnese, körperliche Untersuchung, Labor-, Ultraschall-, Röntgen- und elektrokardiographische Untersuchung.*
d) *Chirurgisches Konsil!* Evtl. gynäkologisches Konsil!
e) *Analgesie:* Um das für die Differentialdiagnose wichtige klinische Bild nicht zu verschleiern, sollten Analgetika möglichst erst dann gegeben werden, wenn die Arbeitsdiagnose und das therapeutische Vorgehen feststehen. Trotz dieser grundsätzlichen Forderung sollten Analgetika dem Patienten bei unerträglichen Schmerzen und zum Transport nicht vorenthalten

werden. Man beginnt zunächst mit Metamizol (Novalgin®, Baralgin M®) 1–2,5 g (2–5 ml), evtl. zusätzlich Butylscopolamin (Buscopan®) 20–40 mg i.v. (1–2 ml). Bei starken Schmerzen sollte man vor stark wirksamen Analgetika nicht zurückscheuen, z.B. Piritramid (Dipidolor®) 0,1–0,3 mg/kg KG (7,5 mg Piritramid/ml) oder Pentazocin (Fortral®), das keine Wirkung auf die Gallenwegssphinkter hat, 30 mg (1 Amp.) langsam i.v.

f) *Kontrolle und Therapie von Störungen des Wasser- und Elektrolythaushaltes* (s. Kap. 8).

g) *Überwachung der vitalen Funktionen* (s. ds. Kap., 1.6), insbesondere von Herz und Kreislauf.

Wichtig: Antibiotika, Nahrungszufuhr sowie Abführmittel sind kontraindiziert, solange Diagnose und therapeutisches Vorgehen nicht geklärt sind!

3 Glukokortikoidtherapie

(J. Beyer)

1	Grundlagen	106	2.2	Pharmakodynamische Therapie ... 111
1.1	Regulation und Tagesrhythmik der Glukokortikoidsekretion	106	2.2.1	Indikationen ... 111
1.2	Physiologische und pharmakodynamische Wirkungen	109	2.2.2	Allgemeine Anwendungsrichtlinien ... 112
1.3	Quantitative und qualitative Wirkungsunterschiede der Glukokortikoide	110	2.2.3	Nebenwirkungen und Komplikationen ... 112
2	Therapie	111	2.2.4	Verhütung und Behandlung der Nebenwirkungen ... 117
2.1	Substitutionstherapie	111	2.2.5	Kontraindikationen ... 120

Abkürzungen: GK = Glukokortikoide, HVL = Hypophysenvorderlappen, MK = Mineralokortikoide, NNR = Nebennierenrinde, CRF = Corticotropin-releasing-Faktor

1 Grundlagen

Als *Glukokortikoide* werden aufgrund ihrer Wirkungen auf den Kohlenhydratstoffwechsel (s. u.) Cortisol, Cortison und ihre therapeutisch häufiger verwendeten synthetischen Analoge (Tab. 1) bezeichnet. Genuine Glukokortikoide bzw. ihre synthetischen Abkömmlinge werden in physiologischer Dosierung bei NNR-Insuffizienz *(Substitutionstherapie)* und in pharmakologischen Dosen zur Bekämpfung zahlreicher, verschiedenartiger akuter und chronischer Krankheitszustände *(pharmakodynamische Therapie)* eingesetzt.

1.1 Regulation und Tagesrhythmik der Glukokortikoidsekretion

Die Cortisolsekretion wird durch hypothalamische CRF- und hypophysäre ACTH-Freisetzung im Sinne eines negativen Feedbacks reguliert. Ca. 60–70 % (20–30 mg Cortisol) der gesamten Tagesmenge werden zwischen 4 und 12 Uhr sezerniert (zirkadiane Rhythmik), der Cortisolspiegel ist daher in den Morgenstunden am höchsten, in den späten Abendstunden bzw. der ersten Hälfte der Nacht (20–2 Uhr) am niedrigsten. In dieser physiologischen Sekretionspause ist das Reglersystem gegenüber exogenen GK sehr sensibel, so daß bereits kleine Mengen die Rhythmik stören und hemmen können. In Streßsituationen nimmt die ACTH- und Cortisolsekretion unabhängig von der Tageszeit zu, ebenso bei NNR-Insuffizienz der Bedarf an exogenen Glukokortikoiden (s. Kap. 22, 3).

Tabelle 1: Cortisol und synthetische Glukokortikoide (Beispiele)

Freiname	Handelsname	HWZ im Plasma [min]	biolog. HWZ [h]	CD	ED	ME	HH	DE	PS	AS	LS
kurz wirksam											
Cortison	Cortison CIBA	90	8–12	50	35	0,7					0,02
Cortisol (Hydrocortison)	Ficortril® 2 Hydrocortison "Hoechst"® Scheroson® F 2			40	30	1		1			1
mittellang wirksam											
Prednison	Decortin® Hostacortin® Ultracorten®	200	16–30	10	7	0,8	1	4	+	+	0
Prednisolon	Decortin® H[1,2] Deltacortril®[2] Hostacortin® H[1] Scherisolon®[2] Ultracorten® H[1] Keteocort® H			10	7	0,8	1	4	+	+	0,3
Fluocortolon (6-Fluor-16-methyl-1-dehydrocorticosteron)	Ultralan®			15–20	10	(+)	0,5	2–4			
Prednyliden (16-Methylenprednisolon)	Decortilen®[1]			24	10		0,5	2–4			

[1] auch i. v.   [2] auch oder nur lokal (intraartikulär, i. m.) injizierbar.

Tabelle 1 (Fortsetzung)

Freiname	Handelsname	HWZ im Plasma [min]	biolog. HWZ [h]	CD	ED	ME	HH	DE	PS	AS	LS
6-Methylprednisolon	Urbason®[1,2]			8	5	0,5	1–2	5			9
Triamcinolon (9-Fluor-16-hydroxyprednisolon)	Delphicort® Volon®[2]			8	5		2	6	(+)		
Lang wirksam Dexamethason (9-Fluor-16-methyl-prednisolon)	Decadron®[1] Dexa-Scheroson®[1] Fortecortin®[2] Millicorten® Auxiloson®[2] Dexamed®[1]	300	36–54	2	1	0	10–20	20–35	+	+	0,8
Betamethason (9-Fluor-16-β-methylprednisolon)	Celestan®[2] Betnesol®[2]			2	1	0	10–20				12
Paramethason (6-Fluor-6-methyl-prednisolon)	Monocortin®[2]			4	2	0	5–10				

HWZ = Halbwertszeit
CD = Cushing-Schwellendosis
ED = entzündungshemmende Dosis
ME = Mineralokortikoideffekt[3]
HH = Hypophysenhemmung
DE = diabetogener Effekt
PS = psychische Stimulation
AS = Appetitsteigerung
LS = Lymphozytensuppression[3]

[1] auch i. v. [2] auch oder nur lokal (intraartikular, i. m.) injizierbar.
[3] relativ, bezogen auf Hydrocortison (= 1)

1.2 Physiologische und pharmakodynamische Wirkungen

Die wichtigsten *physiologischen* Effekte der GK vollziehen sich im Bereich des Kohlenhydratstoffwechsels (Glukoneogenese), des Eiweißstoffwechsels (Proteinkatabolismus) und Fettstoffwechsels (Lipolyse, Fettumverteilung). Die Stoffwechselwirkung der GK stellt somit dem Organismus auf Kosten von Eiweiß und Fett Kohlenhydrate als Betriebsmaterial zur Verfügung, sie ist katabol und ergotrop. Da gleichzeitig die Glukoneogenese stimuliert, die periphere Glukoseutilisation aber gehemmt wird, resultiert bei stimulierbarer Insulinsekretion und Hyperinsulinämie eine erneute Lipogenese. Weitere Wirkungen sind Förderung der Salzsäure- und Pepsinproduktion des Magens, des vasopressorischen Effektes der Katecholamine, der Diurese sowie ein stimulierender Einfluß auf das ZNS. Bei unphysiologisch hoher Serum-GK-Konzentration treten zusätzlich *pharmakodynamische Effekte* auf. Diese machen sich z.T. durch Verstärkung der physiologischen Effekte als Nebenwirkungen (s.u.) bemerkbar, z.T. treten sie als therapeutisch nutzbare Wirkungen auf Zellen und Gewebe in Erscheinung. Diese beruhen im wesentlichen auf:

a) *Unspezifische Hemmung* der Entzündungsvorgänge durch Stabilisierung von Zell- und Plasmamembranen mit Herabsetzung der Gefäßwandpermeabilität (Exsudationshemmung) und Aktivitätsminderung zellulärer Reaktionen (Bindegewebsproliferation, mesenchymale Reizantwort, Freisetzung zytotoxischer Enzyme aus intrazellulären Lysosomen etc.) sowie durch Erhöhung der fibrinolytischen Aktivität. Die Glukokortikoide stimulieren die Produktion von Lipomodulin, das die Phospholipase A inhibiert. Dadurch wird die Produktion von Prostaglandinen und Leukotrienen blockiert und die Entzündungsreaktion gehemmt.

b) *Beeinflussung des lymphatischen und hämatopoetischen Systems* (Lymphopenie durch Umverteilung der Lymphozyten aus dem peripheren Blut in die Lymphozytenspeicher wie Milz, Lymphknoten und Knochenmark [T-Lymphozyten sind stärker als B-Lymphozyten betroffen], Hemmung der Lymphozytenfunktion wie Zytotoxizität und Produktion von Mediatoren zur Lymphozytenmigration, Hemmung der Monozyten- und Makrophagenfunktion; Eosinopenie; Stimulierung der Bildung und Ausschüttung von Granulozyten, Thrombozyten und Erythrozyten).

c) *Modifikation immunologischer Reaktionen* (Hemmung der unspezifischen Antikörperbildung, der Antigen-Antikörperreaktion, der Interferonbildung, Beschleunigung des Immunglobulinkatabolismus).

Die *antiphlogistischen, antiallergischen, antirheumatischen* Wirkungen hochdosierter GK-Gaben sind therapeutisch die am häufigsten benutzten Effekte; sie beruhen auf a), b) und teilweise auf c).

1.3 Quantitative und qualitative Wirkungsunterschiede der Glukokortikoide

Die verschiedenen Steroidhormone der NNR beinhalten in ihrem Wirkspektrum in z.T. stark unterschiedlicher Ausprägung alle Partialfunktionen der NNR-Hormone (glukokortikoide, mineralokortikoide und androgene Wirkung). Durch gezielte chemische Veränderungen des Cortisolmoleküls entstanden synthetische Cortisolanaloge, die eine mehr- bis vielfach stärkere antiphlogistische, antiallergische, antirheumatische und hypophysenhemmende Wirkung, jedoch nur eine geringe bis völlig fehlende mineralokortikoide oder androgene Partialwirkung aufweisen. Es gelang bislang nicht, von der antiphlogistischen die katabolen diabetogenen oder hypothalamisch-hypophysär hemmenden Partialwirkungen abzutrennen. Möglicherweise gelingt es, Glukokortikoide mit verminderter diabetogener Wirkung (Deflazacort) bei gleichbleibenden antiphlogistischen Effekten zu entwickeln. Daher unterscheiden sich die GK nicht wesentlich in ihrer pharmakologischen Qualität, sondern nur in ihrer Potenz. Dafür ist ein wichtiger Parameter die Bindung an Plasmaproteine, die Metabolisierung und Elimination, also schließlich die Halbwertszeit der GK. Die potentesten GK haben auch die längere Halbwertszeit und damit auch eine deutlich geringere Cushing-Schwellendosis und eine stärkere Hemmwirkung auf die Hypophyse. Die quantitativen Wirkungsunterschiede, die Handelsnamen und die Applikationsformen der verschiedenen GK sind in Tabelle 1 zusammengestellt. Die Äquivalenzdosen (Tab. 2) stellen nur Richtwerte dar. Im Einzelfall kann das Wirkungsmuster der verschiedenen GK durch konstitutionelle Faktoren, Krankheitsdisposition und Grundleiden des

Tabelle 2: Dosenäquivalenz für die verschiedenen Kortikoide bei allgemeiner Behandlung und Grenzdosen für die Langzeittherapie (nach: Kaiser, H.: Cortisonderivate in Klinik und Praxis. Thieme, Stuttgart 1977)

Prednison, Prednisolon	16-Methylenprednisolon	Fluocortolon	6-Methylprednisolon, Triamcinolon	Paramethason	Dexamethason	Betamethason
5 mg	6 mg	5 mg	4 mg	2 mg	1 mg	0,75 mg
7,5 mg	**9 mg**	**7,5 mg**	**6 mg**	**3 mg**	**1,5 mg**	**1,0 mg**
10 mg	12 mg	10 mg	8 mg	4 mg	2 mg	1,5 mg
20 mg	24 mg	20 mg	16 mg	8 mg	4 mg	3,0 mg
30 mg	36 mg	30 mg	24 mg	12 mg	6 mg	4,5 mg
40 mg	48 mg	40 mg	32 mg	16 mg	8 mg	6,0 mg
50 mg	60 mg	50 mg	40 mg	20 mg	10 mg	7,5 mg
100 mg	120 mg	100 mg	80 mg	40 mg	20 mg	15,0 mg

halbfett gesetzte Ziffern = Grenzdosen.

Patienten (z.B. Leberfunktionsstörungen und Hypalbuminämie) sowie durch Dosierung und Dauer der Therapie modifiziert werden.

2 Therapie

2.1 Substitutionstherapie

Ein Ersatz ungenügend gebildeter Glukokortikoide durch exogene Zufuhr ist bei zwei Gruppen adrenokortikaler Funktionsstörungen erforderlich.

a) Bei primärer und sekundärer *NNR-Insuffizienz*. Bei der Verteilung der Einzeldosen über den Tag sollte die zirkadiane Rhythmik der Steroidproduktion imitiert werden. Dosierungsrichtlinien s. Kap. 22, 3.2.1.1.3.
b) Bei angeborenem *adrenogenitalem Syndrom* (AGS). Ersatz des aufgrund eines enzymatischen Defektes nicht oder in ungenügenden Mengen gebildeten Cortisols mittels exogener GK (Hypophysenhemmtherapie). Dosierungsrichtlinien s. Kap. 22, 3.4.3.1.

2.2 Pharmakodynamische Therapie
2.2.1 Indikationen

a) *Notfälle:* Eine Reihe akuter, lebensbedrohlicher Zustände kann durch hohe i.v. GK-Dosen (bis zu mehreren Gramm/Tag Prednison oder Dosisäquivalente anderer Cortisolanaloge in Einzeldosen zu 250–1000 mg) entscheidend gebessert und beseitigt werden. Hierzu gehören besonders: Addisonkrise, anaphylaktischer Schock, Status asthmaticus, Glottis- und Hirnödem, Abstoßungsreaktion nach Organtransplantation. Bei anderen Schockformen (septischer, hypovolämischer, neurogener) sowie bei akuter gelber Leberdystrophie ist der therapeutische Nutzen nicht gesichert. Die i.v. GK-Therapie aus vitaler Indikation dauert in der Regel nur Stunden bis wenige Tage, sie kann daher ohne Bedenken rasch abgesetzt werden.
Bezüglich Dosierungsrichtlinien wird auf die einzelnen Krankheitskapitel verwiesen (s.a. Tab. 3).
b) *Krankheiten mit hoher entzündlicher bzw. immunologischer Aktivität (subakute, in Schüben verlaufende, chronische sowie maligne Erkrankungen):* Sie können Indikationen für eine zeitlich begrenzte GK-Therapie darstellen (Einzelheiten s. spezielle Kap.).
Behandlungsbeginn in der Regel mit einer Initialdosis von 40–100 mg/Tag Prednison bzw. Dosisäquivalent anderer Cortisolanaloge bis zum deutlichen Rückgang der klinischen Erscheinungen sowie einer paraneoplastisch bedingten Hyperkalzämie. Danach in Abhängigkeit von dem individuellen Krankheitsverlauf Reduktion bis auf die Erhaltungsdosis, die – soweit möglich – nicht oberhalb der Cushing-Schwellendosis liegen sollte. Bei längerer Anwendung sollte die Applikationsform mit den geringsten zu verantwor-

tenden Nebenwirkungen verwendet werden (s. ds. Kap., 2.2.4). Bezüglich Dosisrichtlinien wird auf die entsprechenden Krankheitskapitel verwiesen.
c) *Chronisch-benigne Erkrankungen:* Bei chronischer Polyarthritis, chronischem Asthma bronchiale bzw. chronischer asthmoider Bronchitis sollte eine systemische Langzeittherapie mit GK nur in möglichst niedriger Dosierung Anwendung finden (Tab. 3). Das Hauptgewicht der Behandlung sollte auf anderen medikamentösen bzw. physikalischen Maßnahmen liegen. Bezüglich Dosierungsrichtlinien der GK-Therapie s. spezielle Krankheitskapitel.

2.2.2 Allgemeine Anwendungsrichtlinien

GK sollten nur so lange und nur in so hoher Dosierung angewendet werden, wie dies zur Erzielung und Erhaltung des gewünschten therapeutischen Effektes unbedingt erforderlich ist. *Erhaltungsdosen* von < 7,5 mg Prednison bzw. Dosisäquivalente analoger Steroide sind in der Regel zwecklos, da sie nur die endogene Cortisolproduktion durch hypothalamische Hemmung unterdrücken, ohne die beabsichtigten pharmakodynamischen Wirkungen zu erzielen. Zur Erkennung und Verhütung bzw. Einschränkung der bekannten, z.T. voraussehbaren *Nebenwirkungen* (Tab. 4) sind entsprechende klinische Kontrollen und – soweit möglich – prophylaktische Maßnahmen (s.u.) erforderlich. Ihre Unterlassung bzw. das Übersehen von *Kontraindikationen* (s.u.) ist ein Kunstfehler! Für das *Absetzen* der GK-Therapie gelten folgende Richtlinien: Kurzfristige, hochdosierte i.v. GK-Gaben (Notfalltherapie entsprechend ds. Kap., 2.2.1a) können ohne Bedenken rasch abgesetzt werden. Eine mehrwöchige bzw. -monatige Behandlung kann unter Kontrolle und ausschleichender Dosierung innerhalb von 10−14 Tagen beendet werden. Bei langdauernder, u.U. jahrelanger GK-Therapie muß das Absetzen unter stufenweiser Dosisreduktion über mehrere Wochen ausgedehnt werden. Die früher zur Reaktivierung der NNR anschließend empfohlene ACTH-Verabreichung ist sinnlos, da unter Langzeittherapie mit GK nicht nur die NNR, sondern auch die übergeordneten Zentren atrophieren. Nach Absetzen der GK-Dosis muß getestet werden, ob die NNR ihre Funktion wieder aufgenommen haben (Cortisol-Tagesprofil, ggf. CRF-Test oder Insulinhypoglykämie mit ACTH u. Cortisolbestimmung). Bei fehlendem oder unzureichendem Cortisolspiegel Substitutionstherapie mit Cortison CIBA oder Hydrocortison Hoechst® (s. Kap. 22).

2.2.3 Nebenwirkungen und Komplikationen

Während für verschiedene Nebenwirkungen und Komplikationen (s. Tab. 4) keine Voraussage über die Wahrscheinlichkeit ihres Auftretens im Einzelfall möglich ist (z.B. Steroidpsychose, Steroiddiabetes), sind andere unerwünschte Effekte der GK bei Langzeittherapie voraussehbar (z.B. Cushing-Syndrom, NNR-Unterfunktion, Osteoporose). Einige Nebenwirkungen lassen sich durch

Tabelle 3: Initialdosen (aus: Kaiser, H.: Cortisonderivate in Klinik und Praxis. Thieme, Stuttgart 1977)

	Prednison/ Prednisolon	6-Methyl- prednisolon und Triam- cinolon	Dexametha- son und Beta- methason	Para- methason	16-Methylen- prednisolon	Fluo- cortolon
Perakute u. bedrohliche Krankheitszustände*	100–200 mg = 4–8 Amp.	80–160 mg = 4–8 Amp.	16–32 mg = 4–8 Amp.	40–80 mg = 4–8 Amp.	120–240 mg = 4–8 Amp.	–
Akute (speziell akut-ent- zündliche) Erkrankungen	40–80 mg = 8–16 Tbl.	32–62 mg = 8–16 Tbl.	7,5–15 mg = 5–10 Tbl. à 1,5 mg	16–32 mg = 4–8 Tbl.	60–120 mg = 10–20 Tbl.	40–80 mg = 8–16 Tbl.
Chronische Krankheiten	25–30 mg = 5–6 Tbl.	20–24 mg = 5–6 Tbl.	4,5–6 mg = 3–4 Tbl. à 1,5 mg	10–12 mg = 5–6 Tbl.	36–42 mg = 6–7 Tbl.	25–30 mg = 5–6 Tbl.
Chronische Krankheiten, die einer Langzeittherapie bedürfen	15 mg = 3 Tbl.	12 mg = 3 Tbl.	3 mg = 2 Tbl. à 1,5 mg	6 mg = 3 Tbl.	18–24 mg = 3–4 Tbl.	15 mg = 3 Tbl.

* Bei einzelnen Indikationen (z. B. Endotoxinschock, Leberkoma) sind Tagesdosen von 500–3000 mg Prednisolon bzw. äquivalente Mengen anderer Kortikoide erforderlich.

prophylaktische Maßnahmen weitgehend verhüten (z.B. Ulcus ventriculi, Hypokaliämie), andere bei entsprechender Disposition jedoch nicht (z.B. Steroidosteopathie, Steroiddiabetes und Steroidmyopathie). Hier müssen im Einzelfall die Notwendigkeit und der erhoffte Nutzen einer GK-Therapie gegen die möglichen Risiken und Schäden abgewogen werden (s.a. Kaiser, H., et al.: Cortisonderivate in Klinik und Praxis, Thieme, 1987; Fiegel, G.: Kortikoid-Nebenerscheinungen, Schattauer, 1986).

a) *Cushing-Syndrom*
Längere, oberhalb der Cushing-Schwellendosis liegende GK-Gaben (s. Tab. 1) rufen (> 50% der Fälle) Gesichtsrötung, Appetitsteigerung und Gewichtszunahme hervor. Bei Fortsetzung der Therapie mit entsprechend hoher Dosierung können Vollmondgesicht, Stammfettsucht, Striae, Akne und Hypertonie bis zur Ausbildung eines Cushing-Syndroms hinzutreten.

b) *Hyperglykämie – Diabetes mellitus*
Eine gestörte Glukosetoleranz kann durch GK-Therapie in einen manifesten Diabetes mellitus umgewandelt werden, wobei die hierfür erforderliche Dauer und Dosierung individuell verschieden sind. Ein bereits bestehender Diabetes wird durch GK verschlechtert, weshalb die Indikation kritisch abzuwägen ist. Bei fehlender genetischer Disposition löst auch die Langzeittherapie höchstens eine vorübergehende Verschlechterung der KH-Toleranz, jedoch keinen manifesten Diabetes aus. Regelmäßige Blutzuckerkontrollen sind unter der Therapie in Abhängigkeit von genetischer Disposition (Familienanamnese) und Höhe der GK-Dosis erforderlich. Der Steroiddiabetes ist in seinem Frühstadium oft diätetisch oder durch orale Antidiabetika einstellbar. Er zeichnet sich durch einen milden Verlauf ohne Neigung zur Ketoazidose sowie durch gute Reversibilität nach Beendigung der GK-Behandlung aus.

c) *Zentralnervöse und psychische Störungen*
Im Beginn der Behandlung kommt es häufig (> 50%) zu einer – bei der Therapie maligner Erkrankungen durchaus erwünschten – psychischen Stimulierung mit euphorischer Stimmungslage. Sie ist am stärksten bei Dexamethason, am geringsten bei 6-Methylprednisolon und 16-Methylenprednisolon ausgeprägt. Bei höher dosierten Langzeitgaben können Nervosität, Stimmungslabilität, Schlaflosigkeit, Kopfschmerzen, Depressionen und Verwirrtheitszustände bis zu echten Psychosen mit Halluzinationen und Suizidneigung hinzutreten.
Wichtig: Latente bzw. schon früher aufgetretene psychische Störungen können unter GK-Therapie manifest bzw. reaktiviert werden. Eine psychiatrische Anamnese zählt zu den Kontraindikationen (s.u.).

d) *Ulkus*

Unter GK-Einfluß (> 20 mg/Tag Prednison oder Dosisäquivalent) kann es bei Patienten mit gleichzeitiger Therapie mit Antirheumatika o. ä. zur Entstehung eines (meist präpylorischen) Ulkus kommen. Das Auftreten (oft uncharakteristischer) Oberbauchbeschwerden sollte daher stets Anlaß zu einer sofortigen diagnostischen Abklärung sein. Bei Ulkuskranken Rezidivbehandlung oft innerhalb weniger Tage, auf die u. U. erst eine Blutung oder Perforationssymptomatik (nicht selten ohne Abwehrspannung!) hinweist. Patienten mit Ulkusanamnese müssen prophylaktisch mit H_2-Rezeptorenblockern (s. Kap. 12, 5.4) behandelt werden. Die Indikation einer Kortikoidtherapie, insbesondere einer Langzeittherapie, muß sorgfältig abgewogen werden. Steroidulzera heilen in der Regel nach Absetzen der Medikation schnell aus. Der Wert einer prophylaktischen Antazidagabe ist bei sonst Magengesunden ohne entsprechende belastende Beitherapie umstritten.

e) *Osteoporose*

Eiweißkatabolismus mit Rückgang der Knochenmatrix und eine negative Kalziumbilanz mit sekundärem Hyperparathyreoidismus sind unerwünschte GK-Effekte, die bei längerer Verabreichung eine Osteoporose mit Neigung zu Frakturen hervorrufen können. Besonders gefährdet sind alte, unbewegliche Patienten, Frauen in der Menopause und Rheumakranke. Prophylaktische Maßnahmen (z. B. eiweißreiche Kost, Gaben von Kalzium und Vitamin D, Fluoridpräparate, Kalzitonin) werden empfohlen. Ihr Einfluß auf die Entstehung der Osteoporose, die sich nach Behandlungsende nur langsam und teilweise, nicht selten gar nicht zurückbildet bleibt fraglich. Eine prophylaktische Gabe von Natriumfluoridpräparaten wird bei entsprechendem Risiko empfohlen.

f) *NNR-Insuffizienz*

Eine NNR-Atrophie mit der klinischen Symptomatik einer NNR-Insuffizienz bei Streßbelastung (Müdigkeit, Blutdruckabfall bis zur Kollapsneigung, Hypoglykämie) tritt nach Langzeittherapie (> 15 mg/Tag Prednison oder Dosisäquivalent, > 3–4 Monate) bei ca. 45% der Patienten auf. Sie macht während 6–8 Wochen nach Behandlungsende bei schweren Belastungen (Infekte, Traumen, Operationen) einen zeitlich begrenzten Kortikoidschutz in individueller Dosierung erforderlich (Cortison CIBA, Hydrocortison Hoechst®, s. Kap. 22, 3.2.1.1.3). Nach Beendigung einer kürzeren GK-Therapie (> 2–3 Monate) nimmt die NNR – unabhängig von der Höhe der verabreichten Dosis – innerhalb weniger Tage ihre Funktion wieder auf. Im Einzelfall kann die herabgesetzte Streßfähigkeit bis zu 1 Jahr nach Absetzen einer GK-Therapie bestehenbleiben.

g) *Steroidentzugssyndrom*

Nach zu schnellem Ausschleichen der Langzeittherapie kann es unabhängig von einer steroidinduzierten NNR-Insuffizienz zu *Steroidentzugssyndromen* mit Appetitlosigkeit, Übelkeit, Myalgien, Kopfschmerzen, psychischer und nervöser Irritabilität, Depressionen und gelegentlich auch Fieber kommen. Seltenere *Störungen nach Steroidentzug* (besonders bei Kindern): Pannikulitis (juckende bis schmerzhafte Knötchenbildung an Wangen und/oder Stamm), Pseudotumor cerebri (Erbrechen, Krampfneigung, Stauungspapille u.a. Hirndrucksymptome, Bewußtseinsstörungen). *Therapie:* In allen Fällen erneute GK-Gaben mit langsamem Ausschleichen über Wochen und Monate. Bei ausgeprägtem Psychosyndrom können Psychopharmaka notwendig werden.

h) *Herabsetzung der Infektresistenz*

Hemmung der zellulären und humoralen Infektabwehr durch GK bringt auch ein erhöhtes Infektrisiko mit sich. Vor Beginn sind *latente, bakterielle oder virale Infekte (Herpes)* anamnestisch und klinisch zu erfassen: Pyelonephritis, Cholezystitis, Bronchiektasen, Sinusitis, Osteomyelitis. *Beachte:* Bei Nachweis latenter bakterieller Infekte dürfen GK nur unter Antibiotikaschutz gegeben werden, andererseits ist bei Fehlen von Infekten eine unspezifische Antibiotikaprophylaxe überflüssig und nicht ungefährlich (Resistenzentwicklung!). Bei früher durchgemachter Tuberkulose sollen GK bei längerfristiger GK-Therapie zusammen mit Tuberkulostatika (Therapie s. Kap. 6, 4.4) verabreicht werden. Durch schwere bakterielle Superinfektionen, septische Mykosen oder Viruskrankheiten sind besonders Kranke mit Hämoblastosen, Kollagenosen, Colitis ulcerosa und schwerer chronischer Polyarthritis gefährdet.

i) *Gerinnungsstörungen*

Thromboembolische Komplikationen sind trotz des Einflusses der GK auf die Blutgerinnung (Erhöhung der Prothrombinzeit, Zunahme der Thrombozytenzahl, Verkürzung der Gerinnungszeit) selten. Vorsicht bei bekannter Thromboseneigung, kürzlich überstandenem Herzinfarkt oder arterieller Verschlußkrankheit (s. Kap. 7). Gelegentliche Nebenerscheinungen einer Langzeittherapie sind *Hämatombildung* an Druckstellen und *Ekchymosen,* nicht selten kommt es zur Ausbildung einer *Purpura.*

j) *Glaukom-Katarakt*

Seltene Komplikationen einer Langzeittherapie (> 15 mg/Tag Prednison, > 2 Jahre) ist das Auftreten einer hinteren, subkapsulären Katarakt. Ebenso selten ist (nur bei genetischer Disposition) die Entstehung eines *Glaukoms.*

k) *Myopathie*
Seltene, bevorzugt bei Rheumatikern (besonders nach Prednison und Triamcinolon) auftretende, mit symmetrischer Atrophie der Hüft- und Oberschenkelmuskulatur (Muskelschwäche, Behinderung beim Treppensteigen) einhergehende und von einem Anstieg der Serum-CK und Kreatininausscheidung begleitete, im EMG objektivierbare Muskelkomplikation. Mit einer Restitution nach Absetzen ist innerhalb von 4–12 Monaten zu rechnen, Anabolika und Kaliumgaben sind ohne Einfluß auf Entstehung und Rückbildung.

l) *Vaskulitis*
Seltene, bevorzugt bei Rheumatikern auftretende Gefäßkomplikation vom Typ der Panarteriitis nodosa mit vielfarbiger klinischer Symptomatik, die bis zum Bild einer arteriellen Verschlußkrankheit reichen kann. Schlechte Rückbildungstendenz nach Absetzen der Steroidtherapie.

m) *Pankreatitis*
Seltene Komplikation, an die beim Auftreten unklarer, u. U. stürmischer Oberbauchbeschwerden unter GK-Therapie gedacht werden sollte. Nach Absetzen gute Rückbildungstendenz.

2.2.4 Verhütung und Behandlung der Nebenwirkungen
a) *Allgemeine Maßnahmen*
Nach neueren, allerdings nicht durch Ergebnisse kontrollierter Studien belegten Angaben sollen die Nebenwirkungen einer hochdosierten GK-Therapie bei *alternierender* Verabreichung (alle 48 h morgens die Gesamtdosis für 2 Tage, maximal 120 mg/Tag Prednison oder Dosisäquivalent) geringer sein als bei *zirkadianer* (tägliche Dosis morgens) oder *intermittierender* (3–4mal wöchentlich). Der therapeutische Effekt auf das Grundleiden wird durch das Dosierungsschema nicht verändert. Der Versuch einer Komplikationsprophylaxe durch alternierende GK-Gaben ist nur bei Langzeittherapie sinnvoll. Ist eine alternierende Therapie nicht möglich, sollte die zirkadiane Kortikoidzufuhr (Gesamttagesdosis morgens zwischen 6 und 8 Uhr) entsprechend dem physiologischen Sekretionsmaximum der Cortisolsekretion angestrebt werden. Abendliche GK-Dosen sollten unbedingt vermieden werden, da hierdurch die Hypophysen-NNR-Achse stark gestört wird (s. ds. Kap., 1.1). Ist die zirkadiane Kortikoidzufuhr nicht ausreichend, sollte mittags und abends zusätzlich eine adjuvante Therapie, z. B. Gabe eines Antirheumatikums, angewandt werden. Auf die Verwendung von Präparaten mit Depotwirkung, insbesondere Kristall-Mikrosuspensionen, sollte ebenfalls wegen Nebenwirkungen (unberechenbare Hemmwirkung, Fettgewebsatrophien u. a.) verzichtet werden.

b) *Spezielle Maßnahmen:* Tab. 4.

Tabelle 4: Nebenwirkungen und Komplikationen der GK-Therapie

Nebenwirkung	Häufigkeit	Gefährdung	Reversibilität	Prophylaxe	Therapie
Gesichtsrötung	1	IV	c	keine*	keine*
Gewichtszunahme	1	III	c	Kalorienrestriktion	Kalorienrestriktion
Striae, Akne	3	IV	c	keine	keine
Hirsutismus	3	IV	c	keine	keine
Diabetes	3	III–IV	c	KH- und Kalorienrestriktion	wenn Diät unzureichend, Versuch mit oralen Antidiabetika, später Insulin
Euphorie	1	IV	c	–	–
psychisch-neurotische Störungen	2	III	c	möglichst niedrige Dosierung	Dosisreduktion
Psychosen	4	I–II	c	möglichst niedrige Dosierung	sofortiges Absetzen
Ulkus	3	I–II	c	Antazida, Vorsicht bei Ulkusanamnese	sofortiges Absetzen, Standardulkustherapie
Osteoporose	3	II	a–b	Vorsicht bei Rheumatikern, älteren Frauen, hier Kalziumgaben, Fluoridpräparate, Kalzitonin	wenn möglich Absetzen
NNR-Insuffizienz	3	II–III	c	möglichst kurze GK-Therapie	langsames Ausschleichen, in Streßsituation zusätzlich Kortikoidschutz
Steroidentzugssyndrom	3	III	c	langsame Dosisreduktion	vorübergehende Reinstallation der GK-Therapie, relativ langsames Ausschleichen

* = Dosierung unterhalb der CD (s. Tab.) ist bei den meisten GK therapeutisch wirkungslos.

Tabelle 4 (Fortsetzung)

Nebenwirkung	Häufigkeit	Gefährdung	Reversibilität	Prophylaxe	Therapie
Infektanfälligkeit	3–4	I–II	c	möglichst niedrige Dosierung, Ausschluß von Herdinfekten bei Tbc-Anamnese: Tuberkulostatika, Röntgen- und Sputumkontrollen	Keimtestung, gezielte bakterizide Chemotherapie
Hypertonie**	3	III	c	RR-Kontrollen	Kochsalzrestriktion, evtl. Saluretika
Ödeme**	3	III	c	klinische Beobachtung	Kochsalzrestriktion, evtl. Saluretika
Hypokaliämie**	3	III	c	Serum-K-Kontrollen	Kaliumzulagen, evtl. antikaliuretische Diuretika
Thromboseneigung	4	II	c	klinische Beobachtung	Antikoagulantien
Vaskulitis-Purpura	4	I–II	a	klinische Beobachtung	sofortiges Absetzen
Myopathie	4	II	c	klinische Beobachtung	sofortiges Absetzen
Pankreatitis	4	II	c	klinische Beobachtung	Standardtherapie der Pankreatitis
Aseptische Knochennekrosen	4	II	a	klinische Beobachtung	wenn möglich Absetzen
Katarakt	4	III	a	klinische Beobachtung	ophthalmologisch
Glaukom	4	III	a	klinische Beobachtung	ophthalmologisch

Häufigkeit
1 = sehr häufig (>50%)
2 = häufig (30–50%)
3 = seltener (10–30%)
4 = selten (<10%)

Gefährdung
I = sehr gefährlich (gelegentlich Todesfälle)
II = gefährlich
III = leicht
IV = gering

Reversibilität
a = selten reversibel
b = unvollständig reversibel
c = stets oder meist reversibel

** = nur bei voll ausgeprägtem Cushing-Syndrom oder unter GK mit MK-Aktivität.

2.2.5 Kontraindikationen

a) *Substitutionstherapie*
Keine Kontraindikationen, bei richtiger Dosierung treten keine Nebenwirkungen auf.

b) *Pharmakodynamische Therapie*
Kurzfristige, hochdosierte GK-Gaben *(Notfalltherapie):* Die üblichen (s.u.) Kontraindikationen treten hier zurück, Krankheits- und Therapierisiko müssen im Einzelfall gegeneinander abgewogen werden.
Langzeittherapie: Hier gelten folgende Kontraindikationen: Ulcus ventriculi, hochgradige arterielle Hypertonie, ausgeprägte Osteoporose, psychiatrische Anamnese, therapeutisch schwer führbarer Diabetes mellitus, Glaukomneigung. *Relative:* latente oder manifeste Infektionen, anamnestisch rezidivierende Magenulzera, mäßig schwere Hypertonie, therapeutisch leicht führbarer Diabetes mellitus, Thromboseneigung.
Überwachung des Patienten: Die GK-Therapie, besonders die Langzeittherapie, bedarf einer ständigen Überwachung, die sich an der Grundkrankheit, den individuellen Risikofaktoren des Patienten und den Nebenwirkungen der GK-Therapie orientieren muß.
Steroidtherapie während der Gravidität: Sollte im ersten Trimenon besser vermieden werden, obwohl im Tierversuch nachweisbare teratogene Schäden (Gaumenspalte) beim Menschen bisher nicht beschrieben wurden. Die sekundäre NNR-Insuffizienz des Neugeborenen ist selten. Die Glukokortikoidkonzentration in der Muttermilch ist gering, so daß von dieser Seite her Stillen erlaubt werden kann.

4 Diuretikatherapie

(Th. Philipp)

1	Vorbemerkungen 121	5.2	Hyperosmolare Diuretika . . . 132
2	Indikationen 121	5.2.1	Mannit (Mannitol) 133
3	Pathophysiologie 121	5.2.2	Sorbit (Sorbitol) 133
4	Praktisches Vorgehen 124	5.3	Antikaliuretische Diuretika . . 134
5	Diuretisch wirksame Substanzen und ihre Anwendung . . . 128	5.3.1	Spironolacton 134
		5.3.2	Triamteren und Amilorid . . . 135
5.1	Saluretika 128	5.4	„Refraktäre" Ödeme 136
5.1.1	„High Ceiling"-Diuretika (Schleifendiuretika) 128	5.5	Verlaufskontrollen der Diuretikatherapie 137
5.1.2	Benzothiadiazinderivate (Thiazide) und -analoge 130	5.6	Unterstützende Maßnahmen der Diuretikatherapie 138

Abkürzungen: ANV = akutes Nierenversagen, CNV = chronisches Nierenversagen, EZF = Extrazellulärflüssigkeit, GFR = glomeruläre Filtrationsrate, NS = nephrotisches Syndrom, LZ = Leberzirrhose

1 Vorbemerkungen

Diuretika sind Stoffe, die durch direkte Wirkung an der Niere die Ausscheidung von Chlorid, Natrium und Wasser erhöhen. Sie sind hochwirksame Pharmaka, die unerwünschte, z.T. gefährliche Nebenwirkungen hervorrufen können. Die Kenntnis ihrer Wirkungsmechanismen ist Voraussetzung für das Verständnis ihrer Indikationen, Kombinationsmöglichkeiten, Kontraindikationen und Gefahren.

2 Indikationen

Die Indikationen für den Einsatz von Diuretika sind in Tabelle 1 zusammengefaßt. Auf die pathophysiologischen Grundlagen der verschiedenen Indikationsgebiete wird nachfolgend eingegangen.

3 Pathophysiologie

3.1 Generalisierte Ödeme und Höhlenergüsse

Sie entstehen durch Zusammenwirken *lokaler* (Sequestrierung von Flüssigkeit im Interstitialraum und/oder in den Körperhöhlen) und *renaler* (Salz-Wasserretention) ödembildender Faktoren. Die wichtigsten, einzeln oder kombiniert auftretenden lokalen Fakto-

Tabelle 1: Indikationen der Diuretikatherapie

1. Generalisierte Ödeme und/oder Körperhöhlenergüsse infolge Herzinsuffizienz, Leberzirrhose, nephrotischer Syndrome, eiweißverlierender Enteropathie oder Eiweißmangel anderer Ursachen (s. ds. Kap., 3.1).
2. Unter den isolierten Organödemen das akute Lungen- und Hirnödem (s. ds. Kap., 3.2)
3. Arterielle Hypertonie jeder Ursache (s. ds. Kap., 3.3).
4. Die initiale oligurische Phase des ANV sowie Endstadien des CNV (s. ds. Kap., 3.4).
5. Vergiftungen mit renal eliminierbaren Substanzen (s. ds. Kap., 3.5).
6. Diabetes insipidus (s. ds. Kap., 3.6).
7. Kalzium-Oxalat-Steine (s. ds. Kap., 3.7).
8. Hyperkalzämie (s. ds. Kap., 3.8).
9. Seltene Indikationen wie Glaukom, Cor pulmonale u. a. (s. ds. Kap., 3.9).

ren sind: Zunahme des venösen hydrostatischen Druckes (z. B. bei Herzinsuffizienz oder portaler Hypertension) und/oder Abnahme des kolloidosmotischen Plasmadruckes (z. B. bei NS oder fortgeschrittener LZ), Erhöhung der Kapillarpermeabilität sowie relative Insuffizienz des den Interstitialraum drainierenden Lymphsystems. Die als Folge der Ödemtranssudation eintretende Abnahme des „effektiven intravaskulären Volumens" aktiviert die renalen Konservierungsmechanismen für Wasser und Salz mit dem Ziel der Wiederherstellung eines normalen Volumens. Derartige renale Mechanismen der Ödembildung sind: eine Abnahme der GFR (nur und nicht obligat im Stadium progressiver Ödemtranssudation) und, hauptsächlich, eine Zunahme der tubulären Rückresorption filtrierten Natriums *(glomerulotubuläre Imbalance)*. Der gesteigerten Natriumreabsorption entspricht eine vermehrte Rückresorption von Chlorid und Wasser. Für den Hauptanteil der tubulären Natriumresorption (96–98%) sind *steroidunabhängige* Transportmechanismen entlang dem gesamten Nephron verantwortlich. *Steroidabhängige* Mechanismen des Natriumtransportes, vorwiegend im distalen Nephron lokalisiert, tragen nur bei gleichzeitigem Bestehen eines sekundären Aldosteronismus zur Natriumretention bei. Dieser kann nicht nur durch Aktivierung des Renin-Angiotensinsystems infolge Abnahme des intravaskulären Volumens, sondern auch durch Störung des hepatischen Aldosteronabbaus (z. B. bei Leberzirrhose oder Rechtsherzinsuffizienz mit Leberstauung) entstehen. Ob und wie weit die Aktivitätsänderung anderer, die Natriurese beeinflussender Faktoren (Kinine, Prostaglandine) an der renalen Natriumretention ursächlich beteiligt ist, bedarf noch der Klärung.

Angriffspunkt der Ödemtherapie mit diuretisch wirksamen Substanzen sind die renalen Retentionsmechanismen. Ein erniedrigtes Glomerulumfiltrat kann, je nach Ausgangssituation (z. B. bei NS oder dekompensierter LZ) und Indikation, durch Infusion hypertoner Albuminlösung erhöht werden. Die steroidunabhängigen Mechanismen des tubulären Natriumtransportes lassen sich durch Enzyminhibitoren hemmen, die eine Mehrausscheidung von Natrium, Chlorid und Wasser bewirken *(Saluretika)*. Mit der Abnahme von Natrium und entsprechenden Anionen kommt es zur Normalisierung des vergrößerten Extrazellulärvolumens und somit zum Verschwinden der Ödeme. Die steroidabhängige Natriumresorption läßt sich durch kompetitiv wirkende Hemmsubstanzen *(Aldosteronantagonisten)* aufheben.

Bei generalisierten Ödemen stellt die Therapie mit Diuretika nie eine kausale Therapie dar. Man muß beachten, daß im Regelfall bei Ödemen (besonders bei nephrotischem Syndrom) eine Verminderung des effektiven intravaskulären Volumens vorliegt, die

Pathophysiologie Kap. 4, 3.5

durch Saluretika noch verstärkt werden kann. Eine diuretische Therapie bis zum vollständigen Verschwinden von Ödemen gilt bei Ödemen infolge Leberzirrhose und besonders infolge nephrotischen Syndroms als inadäquat und riskant (gesteigerte Thromboseneigung, Organminderperfusion).

3.2 Akutes Lungen- und Hirnödem

An ihrer Entstehung sind vorwiegend (Lungenödem, s. Kap. 10, 1.3.1) bzw. ausschließlich (Hirnödem, s. Kap. 2, 4.3.2) lokale Faktoren beteiligt. Trotz wenig oder gar nicht veränderter Nierenfunktion wirkt auch hier eine forcierte Diurese günstig. Bei akutem Lungenödem ist die parenterale Gabe schnell und stark wirksamer Schleifendiuretika (s. ds. Kap., 5.1.1) angezeigt. Neben der rasch einsetzenden Diurese ist für die günstige Wirkung der Schleifendiuretika die innerhalb weniger Minuten auftretende Venentonus-Verminderung (venous pooling) anzuführen. Beide Effekte übernehmen die Funktion eines „unblutigen Aderlasses". Beim Hirnödem entziehen hyperosmolare Diuretika (s. ds. Kap., 5.2) dem Extravasalraum direkt und Saluretika (über eine negative Flüssigkeitsbilanz) indirekt Volumen und bewirken so eine Entquellung und eine Hirndrucksenkung.

3.3 Arterielle Hypertonie

Saluretika senken bei den meisten Hochdruckformen unabhängig von deren Auslösungsursache den Blutdruck. Ihr initialer antihypertensiver Effekt beruht auf einer transitorischen Verminderung des Blut- und Herzzeitvolumens, ihre Dauerwirkung auf einer Senkung des peripheren Gefäßwiderstandes, deren Entstehungsmechanismus noch unklar ist. Wahrscheinlich spielen hierbei Ionenverschiebungen in den Gefäßmuskelzellen eine Rolle, die mit einer Abschwächung der Wirkung endogener pressorischer Substanzen einhergehen.

Bei der antihypertensiven Kombinationstherapie (s. Kap. 15, 1.4.5.1) sind Diuretika besonders bedeutungsvoll, da sie die unter anderen antihypertensiven Pharmaka zu beobachtende Natrium- und Wasserretention, die zur Resistenzentwicklung führen kann, verhindern.

3.4 Akutes Nierenversagen (ANV)

Der Einsatz von stark und rasch wirksamen Schleifendiuretika (s. ds. Kap., 5.1.1) ist im Frühstadium des ANV (s. Kap. 15, 1.2) nur angezeigt, sofern gesichert keine Hypovolämie vorliegt. Im Stadium der Oligurie bzw. einer nur kurzzeitig bestehenden Anurie wird die Prognose des ANV durch eine Erhöhung des Urinvolumens verbessert, auch wenn eine direkte Erhöhung der GFR durch Diuretika nicht wahrscheinlich ist. Da Schleifendiuretika den tubulotoxischen Effekt von Aminoglykosiden und Röntgenkontrastmitteln verstärken, sollte ihr Einsatz beim ANV, dessen Genese tubulotoxischen Ursprungs sein kann, eher vermieden werden. Ist nach Maximalgaben (z.B. 1−2 g Furosemid/Tag) keine Urinstimulation mehr möglich, so ist die fortgesetzte Gabe nicht angezeigt.

3.5 Vergiftungen

Hierbei hängt der Einsatz von Diuretika in Form der forcierten Diurese davon ab, ob das angenommene Toxin potentiell renal eliminierbar ist. Ist das Toxin nicht bekannt, so wird im Zweifelsfalle eine forcierte Diurese durchgeführt (s. Kap. 2, 8.3.3).

3.6 Diabetes insipidus

Bei Vasopressin-resistenten Fällen oder milden Formen eines Diabetes insipidus kann der Einsatz von Thiaziddderivaten (z. B. Hydrochlorothiazid 50–100 mg/Tag) paradoxerweise das Urinvolumen verringern (s. Kap. 22, 4.5.3.2).

3.7 Kalziumoxalat-Steine

Thiazidderivate senken die Urinkalziumausscheidung über eine Erhöhung der tubulären Kalzium-Rückresorption. Dieser Effekt kann durch erhöhte Natriumzufuhr jedoch aufgehoben werden, so daß die Einhaltung einer salzarmen Grundkost Voraussetzung ist. Bei absorptiver Hyperkalziurie, aber auch bei Normokalziurie kann durch die Gabe von Thiazidderivaten das Wachstum und die Neogenese von kalziumhaltigen Steinen gehemmt werden. Da der Serum-Kalziumspiegel unter Thiazidtherapie ansteigen kann (teilweise um mehr als 1,5 mval/l), gelten „resorptive Hyperkalziurien" und Neigung zur Hyperkalzämie als Kontraindikationen (s. Kap. 14, 10.4.2)

3.8 Hyperkalzämie

Schleifendiuretika steigern bei hoher Natriumzufuhr die Urin-Kalziumausscheidung und werden somit als Basistherapeutikum in der Behandlung der akuten Hyperkalzämie verwendet (s. Kap. 8, 4.4.2). Wegen ihres starken diuretischen Effektes und der bei Hyperkalzämie häufig bestehenden Dehydratation ist bei ihrem Einsatz auf exakte Flüssigkeitsbilanzierung und ausreichende Flüssigkeitssubstitution hinzuweisen.

3.9 Seltene Indikationen für Diuretika

Glaukom: Der Karboanhydrasehemmer Acetazolamid (Diamox®) kann zur Kurz- (selten auch zur Langzeit-)behandlung des Glaukoms angewendet werden.
Cor pulmonale: Unter dem Einsatz von Spironolactone wurde eine Verbesserung der Blutgase mit Absinken des pathologisch erhöhten pCO_2-Wertes beobachtet, dessen Mechanismus noch unklar erscheint.
Bei dekompensierter respiratorischer Alkalose kann der Einsatz des Karboanhydrasehemmers Acetazolamid (Diamox®) zur Beseitigung der Alkalose, zur Senkung des Bikarbonat-Spiegels und zur Senkung des pCO_2-Wertes beitragen. Die Wirkung scheint jedoch begrenzt zu sein.
Lokale Flüssigkeitsansammlungen: Bei lokalen Flüssigkeitsansammlungen, die durch allergische, entzündliche oder maligne Prozesse sowie durch periphere, venöse oder lymphatische Abflußstörungen verursacht werden, ist der ödemmobilisierende Effekt der Diuretika meist gering, das Risiko einer Hypovolämie mit entsprechenden Komplikationen jedoch erhöht.

4 Praktisches Vorgehen

4.1 Abklärung der Ausgangslage

Mit Ausnahme dringender Indikationen (ANV, akutes Lungenödem, Hirnödem) sollten vor Einsatz von Diuretika wesentliche Störungen im Elektrolytstoffwechsel oder im Säure-Basenhaushalt ausgeschlossen werden. Bei schweren Ödemen und/oder Aszites sollte eine stationäre Vorbeobachtung sowie eine stationäre Einleitung der Therapie erfolgen. Hierbei ist besonders auf das Vorliegen einer Hypokaliämie, ausgelöst bzw. verstärkt durch einen sekundären Aldosteronismus, oder einer Verdünnungshyponatriämie (s. Kap. 8, 2.2.1) infolge herabgesetzter Ausscheidungsfähigkeit für freies Wasser zu achten. Zu Störungen des Elektrolyt- und Säure-Basenhaushaltes können gleichfalls führen: vorangegangene Diuretikatherapie, wiederholtes Erbrechen, Diarrhöen oder Laxantienabusus. Bezüglich Maßnahmen zum Ausgleich nachgewiesener Störungen s. Kap. 8. Die *Natriumzufuhr* während der stationären Beobachtungsperiode vor Einsatz von Diuretika sollte 1000 mg/Tag (= 44 mval Na^+ = ca. 2,5 g NaCl, s. ds. Kap., 5.6) nicht überschreiten. Leichte bis mäßiggradige Ödembildung kann häufig allein durch milde Natriumrestriktion auf 1200 bis 1600 mg/Tag (= 50–70 mval Na^+ = ca. 3–4,5 g NaCl, s. ds. Kap., 5.6) ausreichend behandelt werden. Der langfristige Effekt fast jeder Diuretikatherapie kann durch übermäßige Natriumzufuhr von über 12 g/Tag limitiert bis aufgehoben werden, so daß die Einhaltung einer milden Natriumrestriktion bei Einsatz von Diuretika generell empfohlen werden muß. Hinsichtlich entsprechender Kostformen s. Kapitelende. Das *Flüssigkeitsangebot* sollte auch bei normalem Serumnatrium nicht mehr als 2500 ml/Tag, bei heißem Wetter maximal 3000 ml/Tag betragen. Bei geringgradiger Ödembildung ohne gastrointestinale Komplikationen (Erbrechen, Durchfälle) sowie bei benigner Hypertonie genügt in der Regel eine ambulante Kontrolle des Ionogramms (Natrium, Kalium) vor Einleitung einer Diuretikatherapie. Vor Beginn einer Langzeittherapie mit Saluretika sollten zusätzlich Glukosespiegel und Serum-Harnsäure kontrolliert werden (s. u.).

4.2 Auswahl und Dosierung des Diuretikums

Zu bevorzugen sind Präparate, deren pharmakologischer Wirkungstyp den jeweils günstigsten therapeutischen Effekt bei geringstem Komplikationsrisiko verspricht (s. Tab. 2 und 3). *Ödemtherapie:* In der *initialen Ausschwemmungsphase* sollten nur die zur Erzielung einer milden Diurese erforderlichen Minimaldosen gegeben werden. Klinische Richtgrößen: maximale Gewichtsabnahme bei Ödemkrankheiten 1,5 kg/Tag, bei alleinigem Aszites 0,5 kg/Tag. Da der Rückstrom von Ödem- und besonders Aszitesflüssigkeit (0,5 l/Tag) limitiert ist, kann forcierte Diuresetherapie zur Hypovolämie mit ihren Komplikationen (s. unten) führen. Ein Ersatz befriedigend wirkender und gut vertragener Diuretika durch andere, schneller und stärker wirkende bringt daher in der Regel keine Vorteile, sondern eher unnötige Gefahren. Diuresemittel sollten, wenn möglich, am frühen Morgen gegeben werden, um die Nachtruhe des Kranken nicht zu stören. Gewichtskonstanz nach Verschwinden von Ödem und/oder Aszites signalisiert das Ende der Ausschwemmungsphase. Mit einer niedrig dosierten Erhaltungstherapie zur Retentionsprophylaxe sollte erst nach erneutem Gewichtsanstieg von 1 kg begonnen werden. *Erhaltungstherapie zur*

Tabelle 2: Wirkungseigenschaften der gebräuchlichen Diuretika

Freiname	Handelsname (Auswahl)	Handelsform	Wirkungseintritt nach	Wirkungsmaximum nach	Wirkungsdauer*
„High Ceiling"-Diuretika					
Furosemid	Lasix®	40 u. 500 mg T	2– 3 min	1–2 h	4–6 h
	Lasix® long	30 mg K		2–3 h	10–14 h
	Lasix®	20 mg A	2– 5 min	30–90 min	3–4 h
Etacrynsäure	Hydromedin®	50 mg T	20–30 min	2–4 h	5–7 h
		50 mg A	2–10 min	1–2 h	4–5 h
Bumetanid	Forduiran®	1,0 mg T	30 min	60–90 min	3–6 h[1]
		0,5 mg A	10 min	30–45 min	3–5 h[1]
		5,0 mg A			
Etozolin	Elkapin®	400 mg T	2 h	4–8 h	12 h
Piretanid	Arelix®	3, 6 u. 12 mg T	30 min	1 h	3–6 h
		6, 12 u. 60 mg A	2– 3 min	30–60 min	3–6 h
Thiazidderivate					
Hydrochlorothiazid	Esidrix®	25 mg T	1–2 h	4–8 h	12–18 h[1]
Thiabutazid	Saltucin®	5 mg T	1–2 h	3–6 h	12–18 h[1]
Trichlormethiazid	Esmarin®	4 mg T	1–2 h	4–8 h	10–14 h
Polythiazid	Drenusil®	2 mg T	1–2 h	6–18 h	18–24 h
Thiazidanaloge					
Clopamid	Brinaldix®	20 mg T	1–2 h	2–6 h	12–24 h[1]
Xipamid	Aquaphor®	40 mg T	3–4 h	4–12 h	12–18 h[1]
Mefrusid	Baycaron®	25 mg T	1–3 h	6–12 h	18–24 h[1]
Chlorthalidon	Hygroton®	100 mg T	ca. 2 h	8–12 h	24–36 h[1]

Tabelle 2 (Fortsetzung)

Freiname	Handelsname (Auswahl)	Handelsform	Wirkungseintritt nach	Wirkungsmaximum nach	Wirkungsdauer*
Qinethazon	Aquamox®	50 mg T	ca. 2 h	6–12 h	18–24 h
Indapamid	Natrilix®	2,5 mg D	ca. 2 h	6–12 h	18–24 h
Metolazon	Zaroxolyn®	2,5, 5, 10 mg T	ca. 2 h	6–12 h	18–24 h
Antikaliuretika					
Spironolactone[2,3]	Aldactone®	25, 50 mg D u. 100 mg T	48–72 h	48–72 h[1]	–96 h[1]
	Osyrol®	50 u. 100 mg T	48–72 h	48–72 h[1]	–96 h[1]
	Sincomen®	50 u. 100 mg T	48–72 h	48–72 h[1]	–96 h[1]
Kaliumcanrenoat[3]	Aldactone® p.i.	200 mg A	36–72 h	36–72 h[1]	–96 h[1]
	Osyrol® p.i.	200 mg A	36–72 h	36–72 h[1]	–96 h[1]
	Sincomen® p.i.	200 mg A	36–72 h	36–72 h[1]	–96 h[1]
Triamteren[4]	Iatropur®	50 mg K	1–2 h	2–8 h	12–24 h[1]
Amilorid-HCl[5]	Arumil®	5 mg T	1–2 h	4–6 h	12–24 h[1]

[1] dosisabhängig;
[2] in Kombination mit 50 mg Thiabutazid (Aldactone 50-Saltucin®);
[3] Einschränkung der Indikation und Anwendungsdauer für die parenterale Darreichungsform „Kaliumcanrenoat";
[4] in Kombination mit 25 mg Hydrochlorothiazid (Dytide H®, Esiteren®, Triamthiazid®), mit 25 mg Bemetizid (Diucomb®);
[5] in Kombination mit 50 mg Hydrochlorothiazid (Moduretik®), mit 2 mg Trichlormethiazid (Esmalorid®);
* therapeutisch relevante Dauer;
A = Ampulle; D = Dragee; K = Kapsel; T = Tablette; p.i. = pro infusione

Tabelle 3: Richtlinien zur Auswahl des Diuretikums

Ödemtherapie, Ausschwemmungsphase: Lungenödem:	schnell und stark wirkende Saluretika (Furosemid, Etacrynsäure, Fordiuran i. v.)
Herzinsuffizienz, nephrotische Syndrome:	mittelschnell wirkende Saluretika
Dekompensierte Leberzirrhose, Herzinsuffizienz mit Stauungsleber, Ödeme jeder Genese mit Hypokaliämie:	schnell und mittelschnell wirkende Saluretika + Antikaliuretika p. o. oder i. v.
Ödemtherapie, Rezidivprophylaxe (Langzeittherapie):	intermittierend Thiazidderivate oder -analoge + Antikaliuretika p. o.
Aszitesprophylaxe bei kompensierter Leberzirrhose:	Spironolactone
Hochdrucktherapie (Langzeittherapie):	länger wirkende Thiazidderivate oder -analoge + Antikaliuretika p. o.
Diuresetherapie bei ANV und CNV:	schnell und stark wirkende Saluretika (Furosemid)
Vergiftungen mit renal eliminierbaren Substanzen:	schnell und stark wirkende Saluretika (Furosemid, Etacrynsäure i. v.)

Retentionsprophylaxe: Durch intermittierende Diuretikagaben läßt sich das Komplikationsrisiko verringern. Dosisgröße und -intervall werden hierbei durch die Retentionsneigung des Grundleidens und die Wirkungsstärke und -dauer des verordneten Präparates bestimmt.

Bei *arterieller Hypertonie* sind Diuretika ein fester Bestandteil der antihypertensiven Medikamentenkombination (s. Kap. 15). Substanzen mit längerer Wirkungsdauer (s. Tab. 2) ist der Vorzug zu geben.

5 Diuretisch wirksame Substanzen und ihre Anwendung

5.1 Saluretika

Aufgrund ihres starken natriuretischen Effektes und ihrer ausreichenden therapeutischen Breite werden heute fast nur noch Benzothiadiazinderivate und -analoge bzw. Furosemid und Etacrynsäure verwendet. Hier sind sie in absteigender Reihenfolge ihrer Wirkungsstärke zusammengestellt.

5.1.1 „High Ceiling"-Diuretika (Schleifendiuretika)

Furosemid, eine den Thiaziden ähnliche Sulfonamidverbindung mit einem Anthronring, *Etacrynsäure,* ein ungesättigtes Ketonderivat der Phenoxyessigsäure, *Bumetanid,* ein Melanilamidabkömmling, *Etozolin,* ein Thiazolidonderivat, und *Piretanid,* ein Sulfonamidderivat, sind, wiewohl strukturell verschieden, pharmakologisch nahe verwandt.

a) *Pharmakologische Eigenschaften:* Hemmung des Chloridtransportes im Bereich des aufsteigenden Schenkels der Henleschen Schleife. Ihr Wirkungsmechanismus unterscheidet sich dadurch von dem der Benzothiazide, daß sie auch bei Resistenz gegenüber diesen wirksam sind. Hinsichtlich Wirkungseintritt, Wirkungsmaximum und Wirkungsdauer s. Tabelle 2. Furosemid und Etacrynsäure erhöhen neben der Ausscheidung von Na^+, NH_4^+, Ca^{++} und Cl^- auch die von K^+ und H^+, wodurch die Entstehung einer Hypokaliämie bzw. einer metabolischen hypochlorämischen Alkalose begünstigt wird. Bei kurzdauernder Anwendung senken weder Furosemid noch Etacrynsäure die GFR. Beide besitzen ebenso wie die Benzothiazide einen antihypertensiven Effekt. Der Wirkungstyp des Bumetanids ähnelt dem des Furosemids, seine Wirkung ist jedoch stärker. Etozolin unterscheidet sich von den vorher genannten Schleifendiuretika durch seinen langsameren Wirkungseintritt und seine deutlich längere Wirkungsdauer.

b) *Klinische Anwendung:* Furosemid, Etacrynsäure und Bumetanid bewirken bei Kranken mit Herzinsuffizienz, Leberzirrhose und nephrotischen Syndromen meist auch dann eine kräftige Diurese, wenn andere Diuretika nicht oder unbefriedigend wirken. Gegen diese Schleifendiuretika refraktäre Ödeme (s. ds. Kap., 5.4) sind selten. Bei fortgeschrittener Niereninsuffizienz ist nur eine geringe Natriurese zu erwarten, da die basale Natriumausscheidung per Nephron bereits erheblich erhöht ist. Azidose und Alkalose beeinflussen die diuretische Wirkung von Furosemid und Etacrynsäure nicht nennenswert. Beide Substanzen bleiben stärker als andere Diuretika bei Hyponatriämie und Hypokaliämie wirksam, sie müssen hierbei besonders vorsichtig angewandt werden. Intravenös verabreicht sind sie aufgrund ihres schnellen Wirkungseintritts für die Behandlung des akuten Lungen- (s. Kap. 10, 1.3) und Hirnödems (s. Kap. 2, 4.3.2) sowie zur Forcierung der Diurese bei Vergiftungen (z.B. mit Barbituraten o.ä.) besonders geeignet. Indikation und Anwendung bei ANV und CNV s. Kap. 14. Etozolin und Piretanid sind wegen ihrer andersartigen Pharmakodynamik nicht für die Behandlung akuter Indikationen geeignet, sondern haben ein den Thiazidderivaten vergleichbares Indikationsgebiet.

c) *Dosierung:* Furosemid (Lasix® u.a.), Etacrynsäure (Hydromedin® u.a.) Piretanid (Arelix®) und Bumetanid (Fordiuran®) sind in Tabletten- und Ampullenform in verschiedenen Dosierungen erhältlich. Etozolin (Elkapin®) ist lediglich in Tabletten zu erhalten (s. Tab. 2). *Orale Verabreichung:* Initialdosis zur Ödemausschwemmung im allgemeinen 40 mg Furosemid oder 50 mg Etacrynsäure oder 1,0 mg Bumetanid oder 400 mg Etozolin oder 3 mg Piretanid. Bei Ausbleiben einer befriedigenden Diurese Verdoppelung der Einzeldosis nach jeweils 6 Stunden bis 160 mg Furosemid oder 200 mg Etacrynsäure oder 4,0 mg Bumetanid. Eine derartige Steigerung empfiehlt sich wegen seiner anderen Indikationsgebiete nicht für Etozolin und Piretanid. In Ausnahmefällen (insbesondere ANV und CNV) können Initialdosen von 250−500 mg Furosemid unter sorgfältiger klinischer Überwachung notwendig sein, wobei die Infusionsgeschwindigkeit nicht über 4 mg

Furosemid/min (ca. 1 g/4 h) liegen sollte, da sonst die Gefahr einer Innenohrschädigung besteht. *Cave:* Forcierte Diuresen erhöhen, besonders bei dekompensierter Leberzirrhose, das Komplikationsrisiko (Hypovolämie, hypokaliämische und/oder hypochlorämische Alkalose, Hyponatriämie, Leberkoma). Die tägliche Erhaltungsdosis liegt zwischen 40−80 mg Furosemid bzw. 50−100 mg Etacrynsäure. Sie wird am besten auf zwei Einzeldosen, die erste am Morgen, die zweite am frühen Nachmittag, verteilt. Zur Vermeidung gastrointestinaler Reizerscheinungen Einnahme nach den Mahlzeiten. *Intravenöse Verabreichung:* Bei schwer mobilisierbaren Ödemen läßt sich die Diurese oft erst durch intravenöse Gabe von 20 (40)−250 mg Furosemid bzw. Etacrynsäure einleiten. I. v. Verabreichung gleichfalls dort, wo ein schneller Wirkungseintritt entscheidend ist.

d) *Nebenwirkungen: Gruppen*spezifische s. unten. *Substanz*spezifische: Gastrointestinale Unverträglichkeitserscheinungen (Anorexie, Nausea, Erbrechen, Leibschmerzen, Durchfälle) sind nicht selten. Gelegentlich allergische Reaktionen. Nach Etacrynsäure in Einzelfällen transitorische oder auch permanente, nach Furosemid transitorische (akute) Einschränkung des Gehörs. Diese Nebenwirkung wurde nur bei höchsten Dosierungen beobachtet. *Cave:* Gleichzeitige Verabreichung mit ototoxischen Antibiotika und mit nephrotoxischen Substanzen, deren organspezifische Nebenwirkungen sich bei höheren Dosen von Furosemid verstärken können.

5.1.2 Benzothiadiazinderivate (Thiazide) und -analoge

Die Mehrzahl stellt Weiterentwicklungen der Karboanhydrasehemmer vom Typ des Acetazolamids (Diamox®) dar. In richtiger Anwendung und Dosierung besitzen sie in den meisten Fällen eine ausreichende natriuretische Potenz. Die Präparateliste dieser Gruppe ist umfangreich, die am häufigsten verwendeten sind in Tabelle 2 aufgeführt.

a) Pharmakologische Eigenschaften: Alle Thiazide und die Mehrzahl ihrer Analoge hemmen die Natriumreabsorption vorwiegend im distalen Tubulus. Sie bewirken eine Mehrausscheidung von Na^+, K^+, Cl^-, HCO_3^- sowie eine Abnahme der H^+- bzw. NH^+_4-Eliminierung, der Urin wird alkalisch. Die Mittel dieser Gruppe sind sich in ihrem maximalen Wirkungsmechanismus ähnlich und ihren qualitativen Effekten sowie ihrer maximalen Wirkungsstärke gleich. Sie unterscheiden sich jedoch erheblich in der Schnelligkeit des Wirkungseintrittes und der Wirkungsdauer (s. Tab. 2). Die Diuresewirkung der Thiazide wird durch eine alkalische oder azidotische Stoffwechsellage nicht beeinträchtigt. Alle besitzen neben dem natriuretischen auch einen antihypertensiven Effekt.

b) *Klinische Anwendung:* Mit Ausnahme von Zuständen, bei denen ein schnelles Einsetzen der Diurese erwünscht ist, gelten für die Thiazide die gleichen Indikationen wie für Furosemid und Etacrynsäure. Die Thiaziddiurese ist jedoch schwächer und verteilt sich auf einen längeren Zeitraum. Deshalb sind die Thiazide und ihre Analoge auch besonders zur Langzeittherapie, z. B. bei Hochdruck, oder zur Ödemprophylaxe geeignet.

c) *Dosierung:* Aufgrund der unterschiedlichen physiko-chemischen Eigenschaften der Substanzen sind auch unterschiedliche Dosen zur Erzielung gleicher therapeutischer Effekte erforderlich. Tabletten der verschiedenen Präparate enthalten daher bei äquinatriuretischer Wirkung verschiedene Wirkstoffmengen. Der einzige klinisch relevante Unterschied der Diuretika dieser Gruppe ist die Wirkungsdauer, die das Dosisintervall bestimmt. Die Initialdosis beträgt in der Regel 1−2 Tabletten, die Erhaltungsdosis je nach Wirkungsdauer der Substanz und erwünschter Wirkungsstärke ½−1 Tablette täglich bzw. in 2−3tägigen Intervallen (besonders Chlorthalidon und Mefrusid).

d) *Nebenwirkungen:* Die *gruppen*spezifischen sind der geringeren Substanzwirkung entsprechend seltener und schwächer als bei Furosemid und Etacrynsäure. *Substanz*spezifische: Gelegentlich: gastrointestinale Reizerscheinungen, selten: multiforme Dermatosen, cholestatische Hepatosen, sehr selten: akute hämorrhagische Pankreatitis oder Pankreasatrophie, vorübergehende Myopie bzw. Verschlechterung bestehender Kurzsichtigkeit bei Schwangeren.

5.1.3 Gruppenspezifische Nebenwirkungen und Komplikationsrisiken der Saluretikatherapie

a) *Hypokaliämie:* Hochdosierte und/oder langfristige Saluretikatherapie bewirkt über die Auslösung bzw. Verstärkung eines sekundären Aldosteronismus eine Zunahme der Kaliurese, wodurch ein klinisch (Frühsymptom kaliopenische EKG-Veränderungen) und biochemisch (hypokaliämische Alkalose) manifester Kaliummangel entstehen kann. Er ist die häufigste Komplikation der Saluretikatherapie. Hinsichtlich klinischer Symptomatik und *Therapie* des Kaliummangels s. Kap. 8, 3.4.1. *Präventivmaßnahmen:* Bei Patienten mit Neigung zur Hypokaliämie läßt sich diese oft auch durch orale Kaliumsubstitution bei intermittierender Saluretikatherapie oder zusätzliche Gaben von antikaliuretischen Substanzen verhüten bzw. ausgleichen. Kombinationspräparate von Saluretika und Antikaliuretika s. Tabelle 2.

b) *Hyponatriämie:* Bei Herz,- Leber- und Nierenkranken mit progressiver Ödembildung ist oft die Ausscheidungsfähigkeit für freies Wasser herabgesetzt. Zusätzliche Steigerung der Natriurese durch forcierte Saluretikatherapie kann eine klinisch oft symptomlose, jedoch u.U. gefährliche Verdünnungshyponatriämie erzeugen oder verstärken („*hypotone Hyperhydratation*"). *Gegenmaßnahmen:* Absetzen der Saluretika und Einschränkung der Flüssigkeitszufuhr auf 1000−<500 ml/Tag. Nach Wiederanstieg des Serumnatriums über 130 mval/l kann die Saluretikatherapie intermittierend unter laufender Kontrolle des Serumnatriums fortgesetzt werden (Einzelheiten s. Kap. 8, 2.4.1). Bei älteren Patienten werden selten auch schwere echte Natriummangelzustände beobachtet (hypotone Dehydratation).

c) *Verkleinerung des Extrazellulärraumes und ihre Folgen:* Schnell einsetzende profuse Diuresen können eine Hypovolämie mit Hämokonzentration und folgende Komplikationen auslösen: Hypotonie mit Kollapsneigung, zerebrale Ischämie (besonders bei alten Patienten und Hypertonikern), Thrombosebildung, Retention harnpflichtiger Substanzen (bei eingeschränkter Nierenfunktion) sowie hepatische Enzephalopathie bei Leberinsuffizienz (besonders bei gleichzeitigem Bestehen einer Hypokaliämie).

d) *Metabolische Alkalose:* Als Begleiterscheinung einer Hypokaliämie *(hypokaliämische Alkalose)* oder unabhängig von dieser durch relative Mehrausscheidung von Cl-Ionen *(hypochlorämische Alkalose)* hervorgerufen. Besonders gefährdet sind Patienten mit dekompensierter Leberzirrhose, da Alkalose die Blut-Hirnschranke für Ammoniumionen durchlässiger macht und hierdurch ein hepatisches Koma begünstigt. Während die hypokaliämische Alkalose sich mit Beseitigung des Kaliummangels ausgleicht, bedarf die hypochlorämische Alkalose der Chloridsubstitution (Kaliumchlorid, z.B. als Kalinor® oder Rekawan®), in ausgeprägten Fällen intravenös (z.B. als Elomel® B).

e) *Hyperglykämie:* Thiazide und Thiazidanaloga können bei vorher normaler Kohlenhydrattoleranz erhöhte Blutzuckerwerte bzw. bei manifestem Diabetes einen erhöhten Bedarf an oralen Antidiabetika oder Insulin verursachen. Neuere prospektive Studien sprechen dafür, daß Langzeittherapie (>3−5 Jahre) mit Thiaziden eine Verschlechterung der Kohlenhydrattoleranz bzw. Überführung eines subklinischen in einen manifesten Diabetes hervorrufen kann. Der Entstehungsmechanismus der Hyperglykämie − Hemmung der Sekretion (begünstigt durch Hypokaliämie?) und/oder der peripheren Wirkung von Insulin − sind noch umstritten. Vor Beginn und während einer Langzeittherapie muß, besonders bei älteren Patienten, die Kohlenhydrattoleranz kontrolliert werden. Nach Absetzen der Diuretika ist diese Stoffwechselstörung voll reversibel.

f) *Hyperurikämie:* Durch Hemmung der tubulären Harnsäuresekretion verursacht, scheint sie nach Thiaziden, Furosemid und Etacrynsäure mit annähernd gleicher Häufigkeit aufzutreten. Bei Patienten mit Neigung zu Hyperurikämie kann es hierdurch zu Gichtattacken und Harnsäuresteinen kommen. Nach längerer Verabreichung (4−6 Monate) geht die Neigung zur Harnsäureretention in der Regel zurück. Hyperurikämie und Arthritis urica sind keine Kontraindikationen der Saluretikatherapie, durch gleichzeitige Gabe von Allopurinol und/oder Probenecid läßt sich der Harnsäurespiegel ausreichend senken (s. Kap. 21, 5).

g) *Hypercholesterin- und Hypertriglyzeridämie:* Langfristige Verabreichung von Saluretika kann, besonders bei gegebener Disposition, zur Erhöhung der Cholesterin- und/oder Triglyzeridkonzentration im Serum führen.

h) *Hautveränderungen:* Makulöse, gelegentlich hämorrhagische Effloreszenzen sowie Dermatosen, die Sonnenbrand oder Lichen ruber planus ähneln, werden nach Thiazidgaben gelegentlich beobachtet. Nach Furosemid und Etacrynsäure anscheinend äußerst selten.

i) *Hämatologische Veränderungen:* Thrombozytopenie und/oder Granulozytopenie sind seltene Begleiterscheinungen der Thiazidtherapie, nach Furosemid und Etacrynsäure wurden sie nur vereinzelt beschrieben.

5.1.4 Kontraindikationen der Saluretikatherapie

Absolute Kontraindikationen sind selten: Zu ihnen zählen Praecoma und Coma hepaticum, Exsikkose sowie ausgeprägte Hyponatriämie (Serumnatrium unter 125 mval/l). Als *relative* Kontraindikationen gelten das Cor pulmonale, eine mäßige Hyponatriämie (unter 130 mval/l), Thromboseneigung sowie eine ausgeprägte Alkalose.

5.2 Hyperosmolare Diuretika

Hyperosmolare Diuretika sind Substanzen, die aufgrund ihrer pharmakologischen Wirkungseigenschaften bei akuten Notfällen zur Einleitung einer Diurese und/oder zur örtlichen Gewebsentquellung angewendet werden. Aus einigen ihrer früheren Indikationsbereiche sind sie mehr und mehr durch schnell und stark wirkende Saluretika (z.B. Furosemid) verdrängt worden (s. ds. Kap., 5.2.1 b).

5.2.1 Mannit (Mannitol)

a) *Pharmakologische Eigenschaften:* Mannit ist ein sechswertiger Zuckeralkohol, der im Körper nicht metabolisiert und von den Tubuli nicht rückresorbiert wird, seine Eliminierung durch die Nieren ist nahezu quantitativ. In hypertoner Konzentration vermehrt Mannit die Nierendurchblutung und -filtration und steigert die Ausscheidung von Natrium, Chlorid und Wasser durch Verminderung ihrer tubulären Rückresorption *(osmotische Diurese).* Der saluretische Effekt osmotischer Diuretika ist verhältnismäßig gering. In den Organen wirkt hypertone Mannit-Lösung durch Errichtung eines osmotischen Gradienten zwischen Intra- und Extravasalraum entquellend. Hierdurch senkt es bei Hirnödem den Hirndruck.

b) *Klinische Anwendung:* Mannit wird heute noch verschiedentlich als Teilmaßnahme zur Behandlung des Hirnödems (s. auch Kap. 2, 4.3.2), des akuten Glaukoms sowie zur Forcierung der Diurese nach Vergiftungen mit renal eliminierbaren Substanzen (s. auch Kap. 2, 8.3.3) und nach hämolytischen Transfusionsreaktionen empfohlen. Die Mannit-Anwendung bei ANV ist verlassen (s. auch Kap. 14, 1.3.3).

c) *Präparate und Dosierung:* Eufusol® M 10, Osmofundin® 10% (100 g Mannit/l, 70 mmol Na$^+$/l, 45 mmol Cl$^-$/l, 25 mmol Azetat/l), Eufusol® M 20, Mannit-Lösung 20% (200 g Mannit/l = 1100 mosmol/l), Osmofundin® 20%ig (175 g Mannit + 25 g Sorbit/l = 1100 mosmol/l). Bei Vergiftungen werden zur Erzeugung einer kräftigen osmotischen Diurese 0,5−2 l 10%iger Mannit-Lösung in 6 h infundiert. Bei Hirnödem 6−8 Einzeldosen von 100−150 ml 20%iger Lösung/Tag. Infusionsdauer jeweils ca. 10 min. Dauer der Hirndrucksenkung jeweils 3−4 h.

d) *Nebenwirkungen und Komplikationen:* Bei hochdosierten Gaben Risiko der Exsikkose und Hypernatriämie, da Mannit verhältnismäßig mehr Wasser als Natrium eliminiert. Bei eingeschränkter Nierenfunktion und/oder Herzleistungsbreite Gefahr der Kreislaufüberlastung und kardialen Dekompensation.

e) *Kontraindikationen:* Oligo-, Anurie bei chronischer, organisch bedingter Niereninsuffizienz, kardiale Dekompensation, Hypervolämie, Hypernatriämie.

5.2.2 Sorbit (Sorbitol)

a) *Pharmakologische Eigenschaften:* Sorbit ist ein sechswertiger Alkohol, der im Organismus leicht zu Lävulose oxidiert wird. Seine diuretische Wirkung ist deshalb schwächer als die des Mannits, jedoch qualitativ gleich.

b) *Klinische Anwendung:* Die Indikationen wie bei Mannit.

c) *Präparate und Dosierung:* Eufusol® S 40 (400 g Sorbit/l, 60 mmol Na⁺/l, 45 mmol Cl⁻/l, 15 mmol Azetat/l). Tutofusin® S 40, Ionosteril® S 40 (400 g Sorbit/l, 60 mmol Na⁺/l, 45 mmol Cl⁻/l, 15 mmol Azetat/l) zur hyperosmolaren Therapie. Dosierung: $1-2 \times 250$ ml/Tag in ca. 35 min.

d) *Nebenwirkungen und Komplikationen:* Entsprechen denen des Mannits, sind jedoch schwächer.

5.3 Antikaliuretische Diuretika

Hierzu gehören Substanzen, die am distalen Tubulus und beginnenden Sammelrohr die Natriurese fördern und die Kaliurese hemmen (Synonyme: kaliumsparende oder kaliumbewahrende Diuretika). Man unterscheidet zwei Gruppen antikaliuretisch wirkender Diuretika: die echten Aldosteron-Antagonisten (Spironolactone), die die tubulären Effekte von Aldosteron und anderen Mineralokortikoiden (Natriumretention und Kaliumelimination) hemmen, sowie die antikaliuretischen Diuretika Triamteren und Amilorid, die steroidunabhängig den tubulären Natrium-Kalium-Austausch blockieren. Der saluretische Effekt aller antikaliuretischen Diuretika ist begrenzt und schwächer als der der Thiazidderivate. Sie werden vorzugsweise mit Thiazidderivaten kombiniert.

5.3.1 Spironolacton

Die oral wirksame Substanz besitzt Steroidstruktur mit einem Laktonring in Spiranverknüpfung. Ihr intravenös anwendbares Derivat ist Kaliumcanrenoat.

a) *Pharmakologische Eigenschaften:* Spironolacton wirkt durch Verdrängung der endogenen Mineralokortikoide, besonders des Aldosterons, von den Rezeptoren der Erfolgsorgane nach dem Prinzip der kompetitiven Hemmung. In der Niere steigert es die Ausscheidung von Na^+, Cl^- und Wasser und verringert die Abgabe von K^+, H^+ sowie NH_4^+. Sein natriuretischer und diuretischer Effekt ist geringer als der der Saluretika. Bei oraler Verabreichung tritt die Wirkung i.a. erst nach 48–72 h, bei intravenöser innerhalb von 24 h ein. Die Wirkungsdauer von Spironolacton beträgt mindestens 4 Tage. Bei höheren Dosen kann noch nach 2 Wochen ein Effekt nachgewiesen werden.

b) *Klinische Anwendung:* Spironolacton ist am wirksamsten bei ödematösen und hypertensiven Zuständen mit Aldosteronismus und/oder Hypokaliämie. Seine *Hautindikationen* sind daher: dekompensierte Leberzirrhose, hydropische Rechtsherzinsuffizienz mit Stauungsleber, nephrotische Syndrome mit progressiver Hydropsbildung, Hochdruck durch primären *(Conn-*Syndrom) oder mit sekundärem Aldosteronismus. Ferner Kaliummangelzustände jeder Ursache und ihre Komplikationen (metabolische Alkalose, Rhythmusstörungen, Digitalisüberempfindlichkeit, Herabsetzung der Darmmotilität, chronische Obstipation) sowie bei dekompensierter LZ (gestörter Aldosteronabbau!) zur Aszitesprophylaxe. Der auch bei Abwesenheit eines Aldosteronismus nachweisbare, mäßig starke natriuretische Effekt beruht auf Blockierung der aus der Basalsekretion des Steroids resultierenden Tubuluswirkung. Gelegentlich bewirkt Spironolacton allein eine ausreichende Diurese, meist ist die Kombination mit Saluretika zweckmäßig. Hierbei addieren sich die natriuretischen Effekte, während sich die entgegengesetzten Wirkungen auf die Kaliumausscheidung aufheben. Spironolacton darf bei Kaliummangelzuständen nur dann zusammen mit Kaliumpräparaten gegeben werden, wenn häufige Kontrollen des Serumkaliums möglich sind. Über seine Anwendung bei Hypertonie s. Kap. 15.

c) *Präparate (Auswahl) und Dosierung:* Spironolacton (u. a. Aldactone® in Dragees zu 25, 50 und 100 mg, Osyrol® und Sincomen® in Dragees zu 50 und 100 mg), Kaliumcanrenoat (Aldactone®, Osyrol® und Sincomen® pro injectione) in Ampullen bzw. Injektionsflaschen zu 200 mg sowie die Thiazid-Spironolacton-Kombination (u. a. Aldactone-Saltucin®-Dragees zu 50 mg Spironolacton + 5 mg Thiabutazid) und die Furosemid-Spironolacton-Kombination Osyrol®-Lasix® (u. a. Kapseln zu 50 bzw. 100 mg Spironolacton mit jeweils 20 mg Furosemid). Kaliumcanrenoat unterliegt einer eingeschränkten Indikation und Anwendungsdauer, da sich in Tierversuchen ein gesteigertes Risiko für Karzinogenität zeigte.

d) *Nebenwirkungen und Komplikationsrisiken: Gruppen*spezifische der antikaliuretischen Diuretika s. unten. *Substanz*spezifische: Gelegentlich flüchtige makulo-papulöse oder erythematöse Exantheme. Unter Langzeittherapie bei Männern Gynäkomastie (häufig), bei Frauen reversible Spontanlaktation (selten). Gelegentlich Benommenheit, Schläfrigkeit.

e) *Kontraindikationen:* s. unten.

5.3.2 Triamteren und Amilorid

Triamteren ist ein Triamino-phenyl-pteridin-Derivat, Amilorid ein Abkömmling der 3,5-Diaminopyrazincarbonsäure.

a) *Pharmakologische Eigenschaften:* Beide Substanzen vermehren die Ausscheidung von Natrium, Chlor, Bikarbonat und Harnsäure, sie vermindern die Ausscheidung von Kalium, Ammoniak sowie der titrablen Azidität. Ursache dieser Effekte ist eine direkte, steroidunabhängige Hemmung des Kationentransportes im distalen Tubulus. Die natriuretische Potenz der Substanzen ist bei ausgeprägtem Aldosteronismus geringer als die von Spironolacton, im übrigen aber vergleichbar. Ihre antikaliuretische Wirkung ist im Vergleich zu Spironolacton etwas stärker.

b) *Klinische Anwendung:* Ihre Anwendung ist dort sinnvoll, wo Kaliummangelzustände ausgeglichen oder verhütet werden sollen, ihr Indikationsbereich entspricht daher dem des Spironolactons. Mit diesem sollten Triamteren und Amilorid wegen des Risikos einer Hyperkaliämie nicht kombiniert werden. Auch bei alleiniger Langzeitanwendung der beiden Substanzen sind Kontrollen des Serumkaliums erforderlich. Zur Erzielung stärkerer natriuretischer Effekte ist eine Kombination der antikaliuretischen Substanzen mit Saluretika zweckmäßig. Bei Kombination von Amilorid mit kurz wirkenden Diuretika (Furosemid oder Etacrynsäure) können Hyperkaliämien auftreten, da die antikaliuretische Wirkung von Amilorid wesentlich länger anhält.

c) *Präparate und Dosierung:* Triamteren (Iatropur®) ist in Kapseln zu 50 mg erhältlich. Bei Kombination mit Saluretika beträgt die Initialdosis $1-2 \times$ 50 mg/Tag, bei schweren Hypokaliämien kurzfristig bis zu 200 mg als Einzeldosis. Die mittlere Erhaltungsdosis liegt bei 100 mg täglich oder jeden 2. Tag. Amilorid (Arumil®) ist in Tabletten zu 5 mg im Handel. *Kombinationspräparate* von Triamteren bzw. Amilorid mit Hydrochlorothiazid bzw. Bemetizid sind in Tabelle 2 angeführt, sie stellen die häufigste Anwendungsform der beiden Antikaliuretika dar.

d) *Nebenwirkungen: Gruppen*spezifische der Antikaliuretika siehe unten. *Substanz*spezifische: Gelegentlich gastrointestinale Reizerscheinungen (Trockenheit des Mundes, Nausea, Erbrechen, Durchfälle, Wadenkrämpfe, Kopfschmerz und Schwächegefühl). Selten: Nach Amilorid vorübergehende Sehstörungen, nach Triamteren in Einzelfällen eine megaloblastische Anämie.

5.3.3 Gruppenspezifische Nebenwirkungen und Kontraindikationen der Antikaliuretika

a) *Hyperkaliämie:* Sie kann bei eingeschränkter Nierenfunktion und/oder gleichzeitigen Kaliumgaben mit überraschender Schnelligkeit entstehen (Symptomatik und Therapie der Hyperkaliämie s. Kap. 8, 3.3.2 und 3.4.2). Bei *Langzeittherapie* mit antikaliuretischen Substanzen sind daher wiederholte, bei gleichzeitiger Kaliumsubstitution *häufige* Kontrollen des Serumkaliums unerläßlich. Wegen der Gefahr der Hyperkaliämie darf Spironolacton nicht mit Triamteren oder Amilorid kombiniert werden. Auch bei normaler Nierenfunktion können vorwiegend bei älteren Patienten mit Diabetes mellitus unter Therapie mit Antikaliuretika Hyperkaliämien beobachtet werden. Ursache hierfür scheint bei dieser Patientengruppe ein Hypoaldosteronismus (Schambelain-Syndrom) zu sein.

b) *Hyponatriämie:* Die Entwicklung einer Verdünnungshyponatriämie (s. Kap. 8, 2.2.1) wird, besonders bei Kranken mit hochgradiger Ödem- und/oder Aszitesbildung, durch hochdosierte Kombination mit Saluretika begünstigt.

c) *Hepatische Enzephalopathie:* Sie kann, besonders bei Bestehen einer hypokaliämischen Alkalose, durch Antikaliuretika gebessert, in anders gelagerten Fällen aber auch induziert oder erheblich verschlechtert werden.

d) *Kontraindikationen:* Einschränkung der Nierenfunktion (bei Kreatininwerten über 1,5 mg%), Hyperkaliämie, hepatisches Präkoma und Koma.

5.4 „Refraktäre" Ödeme

Refraktäre Ödeme sind extrem selten. Fehlende oder ungenügende Wirkung der Diuretikatherapie kann verschiedene Ursachen haben. Sie beruht meist auf ungenügender Dosierung und/oder unzweckmäßiger Wahl der Mittel. Durch Kombination von Präparaten mit verschiedenen Wirkungsmechanismen und

Angriffspunkten läßt sich meist eine befriedigende Diurese erzielen. *Beispiel:* Furosemid oder Etacrynsäure (Hemmung des Chloridtransportes im aufsteigenden Schenkel der Henleschen Schleife) + Präparat der Thiazidgruppe (Transporthemmung, vorwiegend im distalen Tubulus) + Spironolacton (Hemmung des antinatriuretischen Aldosteroneffektes). Auch die Kombination von Thiaziddiuretika oder Schleifendiuretika mit Konversions-Enzym-Hemmern (Captopril, Enalapril) führt zu einer gesteigerten Diurese, wobei initial auf hypotensive Reaktionen geachtet werden muß. Diese Kombination vermindert das Risiko einer Hyponatriämie bei kardialen Ödemen. Besonders schwer zu behandeln sind gelegentlich Ödeme bei Patienten mit Diabetes mellitus und fortgeschrittener Niereninsuffizienz, die auch gegenüber hoch dosierten Schleifendiuretika refraktär sind. Hier ist der zusätzliche Einsatz von am proximalen Tubulus angreifenden Diuretika (Acetazolamid [Diamox®], Thiazid-Diuretika [s. o.]) oder auch Konversions-Enzym-Hemmer überraschend effektiv. Weitere Ursachen „refraktärer" Ödeme sind hochgradige Abnahme der GFR bei Nierenerkrankungen oder bei Hypovolämie infolge maximaler Ödemtranssudation und/oder forcierter Diuresetherapie, besonders bei LZ und NS. Gelingt es, durch Erhöhung des kolloidosmotischen Plasmadruckes und Beseitigung der Hypovolämie (z. B. mittels Infusion hypertoner Albuminlösung) die Nierendurchblutung zu verbessern und die Diurese in Gang zu bringen, so sind die Voraussetzungen für eine effektive Diuretikatherapie wiederhergestellt.

5.5 Klinische und biochemische Verlaufskontrollen der Diuretikatherapie

Während der Diuresetherapie muß auf klinische Symptome geachtet und nach biochemischen Veränderungen gesucht werden, die das Auftreten von Komplikationen ankündigen. Während einer u. U. hochdosierten *Initialtherapie* sollen Serumnatrium (Hyponatriämie), Serumkalium (Hypokaliämie, *cave* Digitalisüberempfindlichkeit), Hämatokrit (Hämokonzentration mit Thrombosegefahr), Serumkreatinin bzw. -harnstoff (Azotämie) wiederholt, u. U. mehrmals wöchentlich kontrolliert werden. Bei Leberkranken ist auf die Warnzeichen einer hepatischen Enzephalopathie zu achten (Verlangsamung, Schläfrigkeit, Schriftveränderungen, „flapping tremor", Anstieg des Serumammoniaks). Bei *Langzeittherapie mit Saluretika* (Rezidivprophylaxe bei Ödemen, antihypertensive Dauertherapie) bedürfen folgende Laborparameter sporadischer Kontrollen:
a) *Serumkalium,* auch bei zusätzlicher oder alleiniger Gabe von Antikaliuretika (bes. bei alten Menschen und/oder eingeschränkter Nierenfunktion). Richtlinie: Nach 1, 6–8 Wochen und 6 Monaten, auch ohne Symptome einer Hyper- oder Hypokaliämie.
b) *Serumnatrium* (nur bei hoher Dosierung).
c) *Serumharnsäure* in den ersten Behandlungswochen (bes. bei Neigung zur Hyperurikämie).
d) *Blutzucker* (postprandialer Einzelwert oder Tagesprofil) besonders bei herabgesetzter Glukosetoleranz oder manifestem Diabetes.
e) *Serumcholesterin und -triglyzeride* bzw. HDL- und LDL-Cholesterin in jährlichen Abständen.

5.6 Unterstützende Maßnahmen der Diuretikatherapie

a) *Bettruhe:* Sie ist bei fortschreitender Hydropsbildung angezeigt, da sie die Ödemtranssudation und die renale Flüssigkeitsretention vermindert und die Diuretikawirkung verstärkt.

b) *Diätetische Kochsalzrestriktion:* Reduktion des Körpernatriums ist Voraussetzung für eine erfolgreiche Ödemausschwemmung bzw. therapeutische Blutdrucksenkung. Die hierfür früher empfohlenen, streng natriumarmen Kostformen (250−750 mg = 11−33 mval Na^+) sind geschmacklich unzumutbar, außerhalb des Krankenhauses kaum durchführbar und an Dosierbarkeit und Wirksamkeit den Saluretika unterlegen. In Ergänzung zu diesen genügen heute i. a. zwei *Kostformen mit abgestuftem Natriumgehalt:*

(1) *Diät mit ca. 1000 mg Natrium/Tag* (= ca. 44 mval Na^+ = ca. 2,5 g NaCl). Sie wird nur zeitlich begrenzt während der Abklärung der Ausgangslage (s. oben), in der Initialphase der Diuresetherapie bei schwerster Hydropsbildung sowie bei exzessivem Hochdruck angewendet. Ihre Durchführung erfordert salzfreie Nahrungsmittel (Brot, Milch, Butter, Käse, Fleisch) und ist daher außerhalb des Krankenhauses kaum möglich. Hinsichtlich Kostvorschlägen und Berechnung des jeweiligen Na^+-Gehaltes wird auf die einschlägige Literatur verwiesen[1].

(2) *Diät mit 1200−1600 mg Natrium/Tag* (= 50−70 mval Na^+ = ca. 3−4,5 g NaCl). *Praktische Durchführung:* Fortlassen des Kochsalzes in der Küche und bei Tisch, Vermeidung aller kochsalzreichen, konservierten Nahrungsmittel (z. B. Konserven, Dosengerichte, Schinken, Wurstwaren sowie salzreiche Käse, Backwaren, Soßen, Grillgewürze und natriumreiche Mineralwasser). Durch pflanzliche Gewürze läßt sich die Kost den individuellen Wünschen entsprechend schmackhaft gestalten.

---

[1] F. Maul: „Moderne Diät bei Bluthochdruck und bei Herzkrankheiten", Gräfe und Unzer, München. H. J. Holtmeier: „Kochsalzarme Kost", Goldmanns gelbe Taschenbücher. B. Micklinghoff-Malten: „Salzlose Diät und doch schmackhaft", Hädecke Verlag, Weil d. Stadt. P. Bünger „Die kochsalzfreie, natriumarme Diät bei Krankheiten des Herzens und Hypertonie", Thienemanns Diätkochbücher. „Essensfreude ohne Kochsalz", Bircher-Benner Verlag, G.m.b.H., Bad Homburg v. d. H.

5 Antibakterielle Chemotherapie

(D. Höffler)

1	Allgemeine Grundlagen	139	3.1.3	Isoxazolyl-Penicilline (Staphylokokken-Penicilline) . 155
2	Praktisches Vorgehen	146	3.1.4	Ampicillin 156
2.1	Identifizierung der Erreger	147	3.1.5	Breitspektrum-Penicilline mit Pseudomonas-Wirkung 157
2.2	Beurteilung der Resistenzprüfung (Antibiogramm)	148	3.2	Cefalosporine 158
2.3	Prophylaktische Antibiotikagaben	148	3.3	Monobactame 162
2.4	Kombinationstherapie	149	3.4	Thienamycine 163
2.5	Auswahl des geeigneten Mittels	150	3.5	Aminoglykosid-Antibiotika . . 163
2.6	Wahl der Applikationsform	150	3.6	Tetracycline 165
2.7	Antibiotikatherapie bei Niereninsuffizienz	150	3.7	Chloramphenicol 165
			3.8	Erythromycin 166
2.8	Antibiotikatherapie in der Schwangerschaft	152	3.9	Clindamycin 166
2.9	Erfolgskontrolle	152	3.10	Vancomycin und Teicoplanin . 167
2.10	Dosierung und Dauer der Therapie	152	3.11	Fusidinsäure 167
			3.12	Spectinomycin 168
3	Antibiotisch wirksame Substanzen	155	3.13	Phosphomycin 168
			3.14	Metronidazol 168
3.1	Penicilline	155	3.15	Nitrofurantoin 169
3.1.1	Penicillin G	155	3.16	Gyrasehemmer (Chinolone) . 169
3.1.2	Penicillin V und Propicillin	155	3.17	Sulfonamide 170
			3.18	Sulfamethoxazol und Trimethoprim (TMP/SMZ, Co-trimoxazol) 171

1 Allgemeine Grundlagen

Jede Planung einer antibakteriellen Therapie hat (1) den zu erwartenden Antibiotika-Spiegel am Wirkort, (2) die therapeutische Breite des Antibiotikums und (3) das Resistenzverhalten des Erregers zu berücksichtigen.

1.1 Antibiotika-Spiegel am Wirkort

Da die Messung von Antibiotika-Plasmakonzentrationen keine Routineuntersuchung darstellt, muß bei der Planung der Therapie von Mittelwerten ausgegangen werden. Die Standardabweichungen in Untersuchungskollektiven sind hoch und betragen bei oraler und intramuskulärer Applikation 50% und mehr, bei intravenöser Applikation 30% des Mittelwertes. Die Angaben der Herstellerfirmen in ihren wissenschaftlichen Prospekten beziehen sich zumeist auf Kollektive junger gesunder Menschen. In unserem Krankengut pflegen aber mehr alte, polymorbide und oft in ihrer Nierenfunktion zumindest gering eingeschränkte Patienten zu sein. Dies bedeutet, daß in einem durchschnittlichen internistischen Krankengut oft mit einem um den Faktor 2 höheren Spiegel zu rechnen ist. Die Angaben über Hohlraumkonzentrationen, z.B. Urinspiegel, schwanken naturgemäß in sehr weiten Grenzen. Über Gewebsspiegel sind aus methodischen Gründen Aussagen schwierig, die Konzentrationen in der Lymphe ergeben jedoch wertvolle Hinweise auf die Verhältnisse im extrazellulären Raum. Insgesamt kann man bei der Planung antibakterieller Therapie häufig nur von größenordnungsgemäßen Angaben über die Spiegelhöhe ausgehen.

1.2 Die therapeutische Breite

Die Problematik der Voraussage der Konzentration am Wirkort ist bei Antibiotika mit großer therapeutischer Breite wie z.B. Penicillin G weniger wichtig, da im Vergleich zur Empfindlichkeit des Erregers sehr hoch dosiert werden kann. Anders liegt die Situation z.B. bei Gentamicin, einem Medikament mit schmaler therapeutischer Breite, dessen toxische Spiegel um ca. 5 µg/ml, dessen minimale Hemmkonzentration (MHK) von P. aeruginosa jedoch (oft) zwischen 0,1 und 0,6 µg/ml liegt. Hier müssen toxische Aspekte bei der Therapieplanung genau einkalkuliert werden; u.U. ist es sogar nötig, das Risiko toxischer Wirkungen bewußt in Kauf zu nehmen.

1.3 Resistenzverhalten der Erreger

In der Mehrzahl der Fälle ist der Arzt gezwungen, ohne Kenntnis des Erregers seine Therapie zu beginnen. Aus der in der Literatur wiedergegebenen Häufigkeitsverteilung der einzelnen Erreger läßt sich jedoch bei Kenntnis des Infektions*sitzes* ein Wahrscheinlichkeitsschluß ableiten. So finden sich z.B. in mehr als der Hälfte aller Fälle von chronischer Bronchitis H. influenzae und in mehr als der Hälfte der Fälle von Harnwegsinfektionen E. coli (s. Tab. 2). Ist aber der Keim mit Wahrscheinlichkeit bekannt, so kann wiederum mit einiger Wahrscheinlichkeit seine Empfindlichkeit gegen Antibiotika vorausgesetzt werden (s. Tab. 3a und b). Bei Beachtung dieser Gesetzmäßigkeiten kann der Einsatz „falscher" Antibiotika reduziert werden. Bartmann führte für dieses Vorgehen den Begriff der „kalkulierten Antibiotikatherapie" (im Gegensatz zur „gezielten" einerseits und „blinden" andererseits) ein, ein Begriff, der sehr nützlich erscheint.

Eine entscheidende Hilfe bei der Auswahl der Antibiotika stellt das Gram-Präparat (s. Tab. 4) dar, das in Minuten angefertigt ist und dessen Beurteilung[1] keine speziellen bakteriologischen Kenntnisse voraussetzt. Der Kliniker sollte vom bakteriologischen Labor unnachgiebig fordern, daß ihm eine solche morphologische Diagnose bei zwingender Indikation zu jeder Tageszeit sofort erstellt wird.

---

[1] Hilfe hierbei: Atlas of diagnostic microbiology, S. S. Schneierson, 7. edition. Abbott Laboratories, North Chicago, Illinois, bzw. Deutsche Abbott, 6507 Ingelheim/Rhein.

Tabelle 1: Kriterien zur Verlaufsbeurteilung von bakteriellen Infektionen

Ort der Infektion	Klinische Kriterien	Labor- und Röntgenbefunde
Bei allen Infektionen zu überprüfen (unabhängig vom Ort der Infektion)	Fieber, Pulsfrequenz; bei septischen Prozessen: Blutdruck, Hautdurchblutung, allgemeines klinisches Befinden, Bewußtseinslage	Leukozytenzahl im Blut, Differentialblutbild, BKS, CRP (quantitativ!)
Lunge, Bronchien	Auskultations- und Perkussionsbefund, Sputummenge und -beschaffenheit, Grad der Atemnot, Blutgasanalyse, Lungenfunktionswerte	Röntgenbild, bakteriologische Befunde des gewaschenen Sputums, Trachealabstriche bei Beatmungspatienten
Harnwege	Klopfschmerz der Nierenlager, Schmerzen in der Harnleiter- und Blasengegend, Dysurie, Pollakisurie, Nierengröße (sonographisch)	Quantitativ erfaßte Leukozytenausscheidung (Sediment unzureichend und oft irreführend!), Blasenpunktat, Keimzahl im Mittelstrahlurin
Gallenwege	Lebergröße, Druckschmerz der Leber, Ikterus	Bilirubin, GPT, GOT, alkalische Phosphatase, γ-GT
Abdominelle Eiterungsprozesse	Zu- oder Abnahme der Ileussymptomatik und Abwehrspannung	Abdomenübersicht im Stehen: freie Luft, Spiegel
Sepsis	Frequenz der Schüttelfröste, Muskelschmerzen, Milzgröße (Sonographie!), Auskultationsbefund, UKG, septische Metastasen	Blutkultur, Antikörperbestimmung und Titerverlauf, Punktion der Metastasen
Wunden	Lokalbefund, Lymphknotenvergrößerung	Bakteriologischer Befund der Wundabstriche
Meningitis	Bewußtseinslage, Nackensteife, Kernig, Brudzinski, neurologische Symptomatik	Liquorzellzahl und -druck, Gram-Präparat des Liquors, Liquorkulturen

Kap. 5, 1.3 — Antibakterielle Chemotherapie

Tabelle 2: Häufigkeit verschiedener Keime und danach empfohlene Therapie (vor Kenntnis des Erregers und seiner Empfindlichkeit)

	Häufigkeit verschiedener Keime			Nach der häufigsten Erregerart zu empfehlende Antibiotika*		
	1	2	3	1. Wahl	2. Wahl	3. Wahl
Harnwegsinfektionen	E. coli > 65%	Proteus ≈ 10%	S. faecalis 8% P. aeruginosa 4% Klebsiella-Enterobacter 4%	Amoxicillin Co-trimoxazol Gyrasehemmer	Cefalosporine Gruppe 2 Breitbandpenicilline Temocillin	Nitrofurantoin Sulfonamide Fosfomycin
Pneumonie, Bronchopneumonie a) nicht-nosokomial	S. pneumoniae	S. aureus	Streptokokken H. influenzae Legionellen Mykoplasmen	Cefalosporine Gruppe 2 Breitbandpenicilline + Oxacillin, Erythromycin	Co-trimoxazol Gyrasehemmer Augmentan	Chloramphenicol Fosfomycin Tetracycline
b) nosokomial	E. coli	S. aureus	Streptokokken Klebsiella	Cefalosporine Gruppe 3 Imipenem Augmentan Betabactyl	Co-trimoxazol	Fosfomycin
Chronische Bronchitis	H. influenzae > 70%	S. pneumoniae ≈ 15%	S. aureus Streptokokken P. aeruginosa Klebsiella-Enterobacter	Ampicillin Co-trimoxazol Tetracycline	Cefalosporine (oral) Augmentan	
Aspirationspneumonie	Anaerobier gramnegative Keime S. aureus			Acylaminopenicilline Clindamycin Betabactyl	Latamoxef Imipenem	Metronidazol Chloramphenicol
Gallenwegsinfektionen und Cholangiosepsis	E. coli > 50%	Streptokokken ≈ 30%	S. aureus Proteus Salmonellen	Cefalosporine Gruppe 2 Breitbandpenicilline Augmentan	Cefalosporine Gruppe 3	Chloramphenicol Fosfomycin
Peritonitis (und Komplikationen nach und im Zusammenhang mit Bauchoperationen)	E. coli Proteus	Enterokokken	Anaerobier	Latamoxef Breitbandpenicilline oder Cefalosporine Gruppe 3 + Clindamycin	Imipenem Breitbandpenicilline + Metronidazol	Fosfomycin
Knochenmarkeiterungen	S. aureus > 80%	Streptokokken ≈ 10%	S. pneumoniae Salmonellen E. coli	Clindamycin Cefalosporine Gruppe 1 und 2	Oxacilline Gyrasehemmer	Erythromycin

Tabelle 2 (Fortsetzung)

	Häufigkeit verschiedener Keime 1	2	3	Nach der häufigsten Erregerart zu empfehlende Antibiotika* 1. Wahl	2. Wahl	3. Wahl
Nasennebenhöhlen	S. aureus	S. pneumoniae	Streptokokken H. influenzae Klebsiella-Enterobacter	Cefalosporine Gruppe 1 und 2 Augmentan	Cefalosporine oral	Erythromycin
Wunden	S. aureus	Bacterioides u. a. Anaerobier	Streptokokken Proteus E. coli P. aeruginosa	Propicillin Cefalosporine Gruppe 1 und 2	Oxacilline Fosfomycin	Clindamycin Erythromycin
Endokarditis	vergrün. Streptok. ≈ 60–80%	S. faecalis (≈ 10–15%)	S. aureus E. coli Enterobacter u. a.	Penicillin G oder Ampicillin + Amino-glykoside Imipenem	Breitbandpenicilline + Aminoglykoside Betabactyl	Fosfomycin Chloramphenicol
Meningitis der Erwachsenen	N. mening. ≈ 50%	S. pneumoniae ≈ 15%	H. influenzae ≈ 10% E. coli Proteus S. aureus	Ampicillin Cefalosporine Gruppe 1 und 2 Penicillin G	Cefalosporine Gruppe 3	Chloramphenicol Fosfomycin
Sepsis a) bei Venenkatheter	S. aureus, albus			Oxacilline Cefalosporine Gruppe 1 und 2	Erythromycin Teicoplanin	Fosfomycin
b) Shuntsepsis bei Dialysepatienten	S. aureus, albus			Vancomycin	Cefalosporine Gruppe 1 und 2	Erythromycin
c) bei Blasenkatheter (oder anders verursachte Urosepsis)	E. coli	S. faecalis Proteus	Pseudomonas Klebsiella	Cefalosporine Gruppe 2 und 3 Breitbandpenicilline + Aminoglykoside	Imipenem	Fosfomycin Chloramphenicol
d) bei Beatmungspneumonie	Pseudomonas	Klebsiella	Serratia E. coli	Cefalosporine Gruppe 3 + Breitbandpenicilline Betabactyl	Breitbandpenicilline + Aminoglykoside Imipenem	Fosfomycin Chloramphenicol

* Wegen unterschiedlicher Literaturangaben und unterschiedlicher Verhältnisse in verschiedenen Kliniken kann die Tabelle nur Anhaltspunkte bieten. Die Eingruppierung eines Mittels in 1. bis 3. Wahl kann nicht immer frei von subjektiver Wertung sein.

Tabelle 3a: Anhaltspunkte für die Wirksamkeit verschiedener Antibiotika gegenüber wichtigen pathogenen Keimen*

	Amino	Amp	Aug	Beta	Cef$_1$	Cef$_3$	Chlor	Clin	Ery	Fosfo	Gyr	Imi	Isoxa	Pe	Pe/Prop	Van/Tei	Tetr	TMP/SMZ
Staphylococcus aureus	+++	+	+++	+++	+++	++	+++	+++	+++	+++	++	+++	+++	++	++	+++	++	+++
β-hämolysierende Streptokokken der Gruppe A	+	+++	+++	+++	+++	+++	+++	+++	+++	+++	++	++++	+++	++	+++	+++	+++	++
S. pneumoniae	+	+++	+++	+++	+++	++	+++	++	+++	++	++	+++	++	++	+++	+++	+++	++
S. faecalis	+	+++	+++	+++	(+)	(+)	++	−	++	++	++	+++	−	++	(+)	++	+	(+)
Haemophilus influenzae und koliforme Keime	+	+++	+++	+++	++	++	+++	−	++	++	++	+++	−	++	++	−	+++	+++
Escherichia coli	+++	+++	+++	+++	++	+++	++	−	−	+++	+++	++++	−	+++	(+)	−	++	+++
Proteus (indolpositiv)	+++	+	+++	+++	++	+++	++	−	−	++	+++	++++	−	+++	(+)	−	+	++
Proteus (indolnegativ)	+++	+++	+++	+++	(+)	+++	+	−	−	++	+++	++++	−	++	−	−	+	++
Pseudomonas	+++	−	−	−	−	+++	++	−	−	++	+++	++++	−	++	(+)	−	(+)	(+)
Klebsiella-Enterobacter	+++	−	++	+++	(+)	+++	++	+++	−	++	(+)	++++	−	++	(+)	++	+	++
Anaerobier	−	+	+	+++	+	+	+++	+++	−	+	−	+++	−	++	−	++	+	+

+++ = meist wirksam, ++ = häufig wirksam, + = selten wirksam, (+) = nur in Ausnahmefällen und/oder ungewöhnlich hoher Dosierung wirksam, − = meist unwirksam

* Die Tabelle berücksichtigt sowohl die in-vitro-Daten als auch die in der praktischen Therapie erzielbaren Spiegel. Wegen der unterschiedlichen Literaturangaben können die Daten nur als Anhaltspunkte betrachtet werden.

Allgemeine Grundlagen Kap. 5, 1.4

Tabelle 3b: Abkürzungen der in Tabelle 3a aufgeführten Antibiotika

Amino	=	Aminoglykoside: Gentamicin (Refobacin®, Sulmycin®), Sisomicin (Extramycin®), Tobramycin (Gernebcin®), Netilmicin (Certomycin®), Amikacin (Biklin®)
Amp	=	Ampicillin und Amoxycillin (verschiedene Firmenpräparate)
Aug	=	Augmentan® (Amoxycillin + Clavulansäure); ähnlich: Ampicillin + Sulbactam (Unacid®)
Beta	=	Betabactyl® (Ticarcillin + Clavulansäure)
Cef_1	=	Cefazolin (Elzogram®, Gramaxin®), Cefazedon (Refosporin®)
Cef_2	=	Cefotiam (Spizef®), Cefoxitin (Mefoxitin®), Cefamandol (Mandokef®), Cefuroxim (Zinacef®)
Cef_3	=	Cefotaxim (Claforan®), Cefmenoxim (Tacef®), Ceftazidim (Fortum®), Ceftizoxim (Ceftix®), Ceftriaxon (Rocephin®), Latamoxef (Moxalactam®), Cefotetan (Apatef®)
Chlor	=	Chloramphenicol (Paraxin® u. a.)
Clin	=	Clindamycin (Sobelin®)
Ery	=	Erythromycin (Erycinum®, Paediathrocin® u. a.)
Fosfo	=	Fosfomycin (Fosfocin®)
Gyr	=	Gyrasehemmer: Ciprofloxacin (Ciprobay®), Enoxacin (Gyramid®), Norfloxacin (Barazan®), Ofloxacin (Tarivid®)
Imi	=	Imipenem (Zienam® = Imipenem + Cilastatin)
Isoxa	=	Isoxazolyl-Penicilline – Staphylokokkenpenicilline. Oxacillin (Cryptocillin®, Stapenor®), Flucloxacillin (Staphylex®), Dicloxacillin (Dichlor-Stapenor®)
Ni	=	Nitrofurantoin
Pe	=	Breitbandpenicilline wie Piperacillin (Pipril®), Mezlocillin (Baypen®), Apalcillin (Lumota®)
Pe/Prop	=	Penicillin G und V (als Kalium- und Natriumsalz z. B. Grünenthal oder als Procain-Penicillin z. B. Hydracillin forte®) sowie Propicillin (Baycillin®, Oricillin®)
Tetr	=	Tetracycline (Vibramycin®, Klinomycin®)
TMP/SMZ	=	Trimethoprim + Sulfamethoxazol (Bactrim®, Eusaprim® u. a.) sowie Tetroxoprim + Sulfadiazin (Sterinor®, Tibirox®)
Van/Tei	=	Vancomycin, Teicoplanin (Targocid®)

1.4 Allgemeine Risiken und Nebenwirkungen

Bei allen Antibiotika, besonders aber den Penicillinen, kann es zu allergischen Sofortreaktionen und evtl. Todesfällen kommen. Für eine Reihe von Antibio-

Tabelle 4: Diagnostisch-therapeutische Schlüsse aus einem Grampräparat

morphologische Diagnose	mutmaßlicher Keim	geeignetes Antibiotikum
gramnegative Stäbchen	E. coli, Proteus P. aeruginosa H. influenzae Klebsiella-Enterobacter	Amp, Amino, Aug, Beta, Pe, $Cef_{2\,und\,3}$, Imi, TMP/SMZ, Gyr, Fosfo
grampositive Haufenkokken	S. aureus	Isoxa, Clin, Ery, $Cef_{1\,und\,2}$, Van/Tei
grampositive Kettenkokken	Streptokokken	Amp, $Cef_{1\,und\,2}$, Pe/Prop, Clin, Ery
grampositive Diplokokken	S. pneumoniae	Pe/Prop, $Cef_{1\,und\,2}$, TMP/SMZ, Ery, Fosfo
gramnegative, intrazelluläre Diplokokken	Neisserien	Pe/Prop, $Cef_{1\,und\,2}$

tika sind Blutgerinnungsstörungen (Penicilline, Cefalosporine), Hämatotoxizität (Chloramphenicol), Tubulo- und Ototoxizität (Aminoglykoside) berichtet; gastrointestinale Nebenwirkungen können nahezu alle Antibiotika bewirken, insbesondere solche mit Anaerobier-Wirksamkeit (s. Tab. 3a). Weiterhin verändert eine wirksame antibakterielle Therapie die jedem Menschen eigene Bakterienflora und schafft somit in der Mundhöhle, dem Darm und der Vagina Wachstumsbedingungen für andere, potentiell pathogene Erreger wie z.B. Candida albicans, zerstört also ein sinnvolles biologisches Gleichgewicht. Dies ist um so mehr der Fall, je „breiter" ein Antibiotikum ist. Erlaubt es die Erregersituation, sind also „schmale" Antibiotika vorzuziehen. Auch bedeutet jede Antibiotikagabe eine Selektion resistenter Keime, die ihrerseits die Resistenzeigenschaft weiterzugeben vermögen („infektiöse Resistenz"). Schließlich kann eine Antibiotikatherapie zu einer pseudomembranösen Kolitis, also einem lebensbedrohlichen Krankheitsbild führen. Eine antibiotische Therapie erfordert somit eine strenge Indikationsstellung, d.h. den Nachweis einer bakteriellen Infektion.

2 Praktisches Vorgehen

Die „kalkulierte Antibiotikatherapie" (Hilfen hierzu: Tabellen 1 bis 4) kann gegenüber der „gezielten Therapie" stets nur eine Überbrückung sein. Daher muß am Beginn jeder antibakteriellen Therapie der Versuch stehen, den

Erreger zu isolieren. Diese Bemühung sollte auch dann nicht unterlassen werden, wenn ihre direkte therapeutische Konsequenz fraglich ist und sofort „blind" behandelt werden muß. Die antibakterielle Therapie läßt sich nämlich evtl. später korrigieren, oder aber es ist von epikritischem Interesse, ob der Krankheitsfall z. B. durch einen gut empfindlichen E.-coli-Stamm oder einen mehrfach resistenten Proteus-rettgeri-Stamm hervorgerufen wurde. Im letzteren Fall bestünde nämlich der Verdacht auf eine nosokomiale Infektion. Grundsätzlich sollte bei bekanntem oder nach den Umständen sehr wahrscheinlichem Erreger das Antibiotikum mit dem *engsten* Spektrum genommen werden, da so weniger die Gefahr besteht, die gesamte Körperflora zu verändern.

Beispiel: Shuntsepsis bei Dialysepatient, Erreger mit größter Wahrscheinlichkeit S. aureus oder S. albus. Optimales Antibiotikum: Vancomycin, da enges Spektrum, das aber Staphylokokken sicher erfaßt. Weniger gut: Cefalosporine, da Spektrum breiter.

2.1 Identifizierung der Erreger

Anzüchtung des Keimes bei Sepsis

Ob eine arterielle Blutentnahme oder eine Entnahme bei Fieberanstieg von Vorteil ist, wird heute bezweifelt. Wichtiger erscheint es, größere Zahlen von Kulturen (je 2 vom linken und rechten Arm, bei Endokarditis 6) zu entnehmen (5–10 ml Blut in 50-ml-Kulturflasche, auf 37 °C vorgewärmt). Eine zweite anaerobe Kultur sollte angelegt werden bei Vorliegen oder Verdacht auf: abdominale Prozesse (insbesondere postoperativ), Endokarditis, infizierte Endoprothesen, Puerperalfieber, Osteomyelitis, infizierten tiefen Wunden u. a. Eine routinemäßige Anforderung von anaeroben Kulturen bei jedem Sepsisverdacht ist nicht sinnvoll.

Anzüchtung des Keimes bei chronischer Bronchitis und Pneumonie

Am Krankenbett: Mund spülen mit lauwarmem Leitungswasser (kein Mundwasser; keine Zahnpasta!). Danach Sputum aushusten. Im Labor: Waschen einer größeren Sputumflocke unter sterilen Kautelen in physiologischer Kochsalzlösung, Abimpfen an verschiedenen Stellen, spezielle Kulturverfahren für H. influenzae. Bakteriologische Ergebnisse, die nicht mit der aufgeführten aufwendigen Technik gewonnen wurden, können infolge der Beimischung von Mundflora zu schwerwiegenden Fehldeutungen führen.

Anzüchtung des Keimes bei Gallenwegserkrankungen

Bakteriologische Befunde von Sondengalle sind wegen der zahlreichen Verunreinigungsmöglichkeiten kaum von Wert. Somit bleibt nur die „kalkulierte Therapie".

Anzüchtung des Keimes bei Harnwegsinfektionen
Da die Harnröhre physiologischerweise besiedelt sein kann, ergibt der Mittelstrahlurin auch bei quantitativer Auswertung nur orientierende Daten. Einzelheiten s. Kap. 14, 7.1. Die Blasenpunktion liefert hingegen einen sicheren Befund. Vorgehen: Bei gefüllter Blase (am besten: sonographische Kontrolle!) oberhalb der Schamhaargrenze in der Linea alba mit einer dünnen Kanüle unter ständigem Sog sagittal eingehen. Die Methode ist schmerzarm und gefahrlos.

Anzüchtung des Keimes bei Meningitis
Liquor sofort in auf 37 °C erwärmte Bouillon verimpfen. Diese Temperatur kann annähernd dadurch erreicht werden, daß man die Flasche mit dem Nährmedium eine Weile am Körper trägt. Gram-Präparat des Zentrifugates ergibt wichtige Information!

2.2 Beurteilung der Resistenzprüfung (Antibiogramm)

Leider kann die beste Analyse des Empfindlichkeitsverhaltens eines Keimes, der Reihenverdünnungstest, nicht routinegemäß durchgeführt werden. In Einzelfällen und bei anspruchsvollem Material (Blutkultur, Blasenpunktion, Liquor) sind jedoch in den meisten Laboratorien entsprechende Untersuchungen möglich. In besonders schwierigen und vom Kliniker zu begründenden Fällen kann der Bakteriologe die „Schachbrett-Titration" durchführen und so einen evtl. Synergismus oder Antagonismus zwischen zwei Antibiotika feststellen.

Der routinemäßig durchgeführte, nur qualitative Blättchentest hat viele Fehlerquellen, kann aber in guten Laboratorien eine Übereinstimmung bis zu 80 % mit dem Reihenverdünnungstest erreichen. Dennoch sollte der Kliniker den Blättchentest nicht überbewerten und sich stets an die eigenen Kriterien der Wirksamkeit (s. Tab. 1) erinnern. Die Möglichkeiten, Differenzen zwischen Antibiogramm und klinischem Erfolg zu erklären, zeigt Tabelle 5 auf.

2.3 Prophylaktische Antibiotikagaben

Die „antibiotische Abdeckung" bei Virusinfektionen, Kortikoid-Therapie oder schweren Erkrankungen wie Schlaganfall, Herzinfarkt usw. ist aufgrund der hierzu vorliegenden Arbeiten nicht zu rechtfertigen und gefährlich. Bei infektionsgefährdeten Patienten müssen vielmehr routinemäßig und in kurzen Abständen die für eine bakterielle Infektion maßgeblichen Kriterien (s. Tab. 1) überprüft werden. Sind sie positiv, ist mit einer hochdosierten Antibiotikatherapie nicht zu zögern. Indiziert ist dagegen eine Antibiotikaprophylaxe bei rheumatischem Fieber. Überzeugende Arbeiten liegen zur Wirksamkeit einer „perioperativen Prophylaxe" vor. Sie ist bei *allen* Eingriffen indiziert, die nicht *absolut* steril durchgeführt werden können (z. B. Magen-Darm-Chirurgie, uro-

Tabelle 5: Erklärungsmöglichkeiten für Differenzen zwischen Behandlungserfolg und Antibiogramm

I. Kein klinischer Erfolg bei Antibiogrammergebnis „empfindlich".
 1. Angezüchteter und für den Infekt verantwortlicher Keim waren nicht identisch. Ursachen:
    a) Klinisch: Fehler bei der Entnahme des Untersuchungsmaterials.
    b) Bakteriologisch: Falsche Beurteilung des Kulturbefundes.
    c) Verantwortlich für den Infekt war ein anaerober Keim, angezüchtet und getestet wurde ein (im Gesamtgeschehen weniger wichtiger) aerober Keim.
 2. Das Antibiotikum erreichte infolge schlechter Resorptions-, Durchblutungs- und Diffusionsverhältnisse die Keime nicht oder wurde unzureichend dosiert.
 3. Die Interpretation der Resistenzbestimmung durch den Bakteriologen war nicht an klinischen Realitäten orientiert.
 4. Es wurden nur zeitweise ausreichende Hemmkonzentrationen erreicht.
 5. Das Medikament wurde nicht eingenommen.
 6. Das Antibiotikum wirkt in Körperflüssigkeiten (z.B. Galle, Urin) schlechter als in vitro.

II. Klinischer Erfolg bei Antibiogrammergebnis „resistent".
 1. Die Chemotherapie war überflüssig.
 2. Wie I.1.
 3. Die am Wirkort erreichten Konzentrationen waren höher als die in vitro zur Wirkung gelangten.
 4. Das Antibiotikum wirkt in Körperflüssigkeiten besser als in vitro.

logische und gynäkologische Chirurgie usw.). Bei der Auswahl des Antibiotikums muß das zu erwartende Keimspektrum berücksichtigt werden (z.B. Dickdarm-Chirurgie: Anaerobier, HNO-Chirurgie: S. aureus usw.). Es reicht *eine* Injektion zu Operationsbeginn, nur bei langer Operationsdauer und kurzer Halbwertszeit des Antibiotikums ist eine 2. Injektion in der Mitte der Operation erforderlich.

2.4. Kombinationstherapie

Die Kombinationstherapie mit zwei oder mehr Antibiotika ist in Notfallsituationen (z.B. Sepsis, Pneumonie, Meningitis) bei unbekanntem Erreger und bei Mischinfektionen mit zwei unterschiedlich empfindlichen Keimen indiziert. Bakteriostatische und bakterizide Antibiotika (s. Tab. 6a) sollten nicht miteinander kombiniert werden, da letztere nur in der durch bakteriostatische Substanzen verhinderten Wachstumsphase wirksam sind. Besonders bewährt ist die Kombination von Betalaktam-Antibiotika (Penicilline und Cefalosporine) mit Aminoglykosiden: Erstere setzen an den Kapselstrukturen, letztere am Zytoplasma an. Die Betalaktam-Antibiotika „eröffnen" also den Aminoglykosiden ihren Wirkort. Da es bei hohen Konzentrationen beider Substanzen zu chemischer Interaktion kommen kann, sollten sie „zeitlich und örtlich versetzt"

Tabelle 6a: Heutige Vorstellungen über die Wirkungsmechanismen der Antibiotika

Substanz	Bekannte Wirkungsmechanismen der antibakteriellen Substanzen
Bakterizide Wirkung	
Penicilline, Cefalosporine, Monobactame, Thienamycine	Hemmung der Zellwandsynthese
Aminoglykoside	Hemmung der Proteinsynthese
Gyrasehemmer	Hemmung der bakteriellen DNS-Gyrase
Bakteriostatische Wirkung	
Chloramphenicol	Hemmung der Proteinsynthese
Erythromycin	Hemmung der Proteinsynthese
Clindamycin	Hemmung der Proteinsynthese
Tetracycline	Hemmung der Proteinsynthese
Sulfonamide	Kompetitive Hemmung der Paraaminobenzoesäure
Nitrofurantoin	unbekannt

gegeben werden. Dies ist kein Problem, da die Aminoglykoside i.m. verabreicht werden können. Jede Komponente einer Kombinationstherapie muß in voller Dosierung verabreicht werden. Individuell gewählte Kombinationen sind starren vorzuziehen (Ausnahme: TMP/SMZ, Clavulansäure-Kombinationen, siehe weiter unten). Übersicht s. Tabelle 6b.

2.5 Auswahl des geeigneten Mittels
Es kann auf die Tabellen 2–4 verwiesen werden.

2.6 Wahl der Applikationsform
Da Injektionen schmerzhaft und arbeitsaufwendig sind, ist die orale Applikationsform generell vorzuziehen. Sie ist bei Schwerkranken jedoch nicht immer möglich. Weiter werden wichtige Antibiotika wie Gentamicin und wichtige Cefalosporine nicht enteral resorbiert. Auch sind mit manchen Antibiotika, z.B. oralen Cefalosporinen, nur vergleichsweise niedrige, individuell stark schwankende Spiegel zu erzielen. Für viele bedrohliche Krankheitsfälle ist somit die Injektion unumgänglich.

2.7 Antibiotikatherapie bei Niereninsuffizienz
Sie wird durch eine schematische Einteilung der Substanzen in zwei Gruppen erleichtert:
a) Substanzen mit wirksamem Plasmaspiegel, jedoch relativ niedrigem Harnspiegel an unmetabolisierter Substanz. Vorwiegend biliäre Ausscheidung als Metabolit: Chloramphenicol, Doxycyclin, Minocyclin, Clindamycin, Cefoperazon, Ceftriaxon, Erythromycin, Ciprofloxacin, Pefloxacin.

Tabelle 6b: Übersicht zur Kombinationstherapie

1. Cefalosporine der Gruppe 2 und 3/Breitbandpenicilline
   Vorteil: Breites Spektrum, große therapeutische Breite beider Substanzen
   Nachteil: Staphylokokken und S. faecalis (Enterokokken) nicht in jedem Fall optimal erfaßt; hohe Therapiekosten
2. Breitbandpenicilline oder Cefalosporine Gruppe 2 und 3/Aminoglykoside
   Vorteil: Synergismus, großes Spektrum von Keimen erfaßt
   Nachteil: Enge therapeutische Breite der Aminoglykoside, S. faecalis nicht optimal erfaßt
3. Breitbandpenicilline/Clindamycin
   Vorteil: Auch Anaerobier und S. aureus liegen im Spektrum dieser Kombination
   Nachteil: Gefahr der Enterokolitiden
4. Cefalosporine Gruppe 2 und 3/Breitbandpenicilline/Metronidazol
   Vorteil: Anaerobier im Spektrum der Kombination
   Nachteil: S. aureus nicht optimal erfaßt
5. Fosfomycin/Cefalosporine oder Penicilline
   Vorteil: Breites Wirkspektrum, große therapeutische Breite von Fosfomycin
   Nachteil: Anaerobier nur teilweise erfaßt
6. Fixe Kombinationen
   a) Amoxicillin/Clavulansäure (Augmentan®)
      Vorteil: Breites Spektrum auch Betalaktamase-bildender Keime; p.o. anwendbar
      Nachteil: Pseudomonas nicht erfaßt
   b) Amoxicillin/Subactam (Unacid®)
      Vorteil: Breites Spektrum auch Betalaktamase-bildender Keime einschl. Anaerobier
      Nachteil: S. faecalis nicht vollkommen erfaßt; nicht p.o. anwendbar
   c) Ticarcillin/Clavulansäure (Betabactyl®)
      Vorteil: Breites Spektrum auch Betalaktamase-bildender Keime einschl. Anaerobier
      Nachteil: S. faecalis nicht vollkommen erfaßt
   d) Imipenem/Cilastatin
      Vorteil: Breites Spektrum grampositiver und gramnegativer Keime sowie Anaerobier
      Nachteil: relativ kurze Halbwertszeit, hohe Therapiekosten

b) Antibiotika, die durch therapeutisch wirksame Plasmaspiegel gekennzeichnet sind und deren antibakteriell wirksame Form überwiegend renal ausgeschieden wird: Aminoglykoside, Cefalosporine (Ausnahme Cefoperazon und Ceftriaxon), Penicilline, Vancomycin, Teicoplanin, Trimethoprim, Ofloxacin, Enoxacin.

Als einfache Regel kann gelten, daß bis zu einem Plasmakreatinin von 1,5 mg/dl (entspricht etwa einem Glomerulumfiltrat von 60 ml/min, d.h. ½ der Norm) alle Substanzen in Normdosierung gegeben werden können.

Die Substanzen der Gruppe a) müssen bei (fast) allen Graden der Niereninsuffizienz in Normdosierung gegeben werden, sollen die notwendigen antibakteriell wirksamen Plasmaspiegel aufrechterhalten werden. Hierbei wird die Anhäufung der (normalerweise renal eliminierten) Abbauprodukte bewußt in Kauf genommen. Im Hinblick auf diese Kumulation sollten aus Gründen der Vorsicht Substanzen dieser Gruppe – insbesondere bei höheren Graden der Niereninsuffizienz, also etwa ab Plasmakreatinin 5 mg/dl – nicht länger als 2 Wochen gegeben werden.

Von den Substanzen der Gruppe b) können die gering toxischen Penicilline (Penicillin G und Penicillin V, Ampicillin) bis zu maximal 6 g bei jedem Grad der Niereninsuffizienz, d. h. auch beim doppelseitig nephrektomierten Patienten, gegeben werden. Sollten Cefalosporine, Aminoglykoside, Isoxazolyl-Penicilline oder maximale Dosen anderer Penicilline und Gyrasehemmer eingesetzt werden, kann nach den Tabellen 7a und b vorgegangen werden.

2.8 Antibiotikatherapie in der Schwangerschaft

Nach allgemeinen toxikologischen Erwägungen und klinischen Erfahrungen sind Penicilline und Cefalosporine in jeder Schwangerschaftsphase unbedenklich. Über Clindamycin, Erythromycin, Nitrofurantoin, Spectinomycin und Vancomycin liegen keine negativen Berichte vor, obwohl die Substanzen z. T. sehr breit und schon lange angewendet werden. In der Schwangerschaft zu vermeiden sind: Aminoglykoside, Chloramphenicol, Gyrasehemmer, Sulfonamide, Tetracycline und Trimethoprim.

2.9 Erfolgskontrolle

Fast jede antibakterielle Behandlung stellt ein klinisches Experiment mit anfänglich offenem Ausgang dar. Von dieser Regel gibt es nur wenige Ausnahmen wie z. B. die Therapie bei Lues und Gonorrhö. Um während der Therapie die Verlaufsrichtung der Infektion richtig einschätzen zu können, müssen geeignete Kriterien erarbeitet werden (s. Tab. 1). Diese sind bei akuten septischen Krankheitsbildern u. U. stündlich zu kontrollieren, bei langgehenden Erkrankungen wie z. B. einer chronischen Bronchitis reichen Kontrollen in größeren Abständen von z. B. 6 Wochen aus. Es bewährt sich in der Praxis nicht, die Kontrollen fallweise neu anzuordnen, vielmehr ist es besser, zu Beginn der Antibiotikatherapie ein zeitlich fixiertes, starres Schema festzulegen, nach dem die für den betreffenden Krankheitsfall zutreffenden Kriterien (s. Tab. 1) überprüft werden. Beispiel: 72jähriger Patient, Bronchopneumonie. CRP, Leukozyten: Montag, Mittwoch, Freitag. Temperatur: 2×/Tag rektal. Thorax-Aufnahme: 1×/Woche. *Eine antibakterielle Therapie ohne Ermittlung und sorgfältige Protokollierung der Verlaufskriterien muß scharf abgelehnt werden.*

2.10 Dosierung und Dauer der Therapie

Wenn möglich, sollte eine kurzdauernde hochdosierte Antibiotikatherapie einer niedrigdosierten langen vorgezogen werden, da im ersteren Falle die

Praktisches Vorgehen   Kap. 5, 2.10

Tabelle 7a: Maximale Dosierungen der wichtigsten Penicilline*

GFR	Plasma-kreatinin	Ampicillin DOS	DI	Amoxicillin/Clavulansäure DOS	DI	Penicillin-G-Natrium DOS (Mega)	DI	Azlocillin Apalcillin Mezlocillin Piperacillin DOS	DI	Oxacillin Flucloxacillin Dicloxacillin DOS	DI	Vancomycin DOS	DI	Temocillin DOS	DI	Fosfomycin DOS	DI	Betabactyl DOS	DI
120	0,8	5	6	1,2	6	5	6	5	6	2	6	1	12	2	12	5	8	5,2	8
45	2,0	5	6	1,2	6	5	8	5	8	2	6	0,66	24	1	12	3	6	5,2	8
18	3,5	4	6	0,6	12	4	8	4	12	1,5	6	0,2	24	1,5	24	3	8	5,2	8
8	6,0	4	8	0,6	12	5	12	3	12	1,5	8	0,1	24	1	24	3	12	5,2	12
2	15,5	4	12	0,6	24	3	12	4	24	1,0	8	1,0/7 Tage		0,5–1	24	1,5	12	5,2	12–24
0,5	–	3	24	0,6	24	2	12	2	24	2	24	1,0/10 Tage		0,5	24	1,5	24	5,2	24

GFR = glomeruläre Filtrationsrate in ml/min
Kreatinin = Plasmakreatinin (mg/dl)
DOS = höchste empfohlene Dosis (g)
DI = Dosisintervall (Stunden)

* Diese Tabelle enthält *keine* Normdosen, vielmehr *obere Dosisgrenzen*. Diese können in der Regel unterschritten werden. Werden sie überschritten, muß mit den für die Substanz typischen Nebenerscheinungen gerechnet werden. Alle Dosierungsempfehlungen beziehen sich auf einen 70 kg schweren Patienten. Umrechnung bei Patienten mit Gewicht x:

$$\text{Dosis}_x = \text{Dosis}_{70} \cdot \frac{x}{70}$$

Bei den beiden letzten Behandlungsfällen wird eine Hämodialysebehandlung (2–3×/Woche) vorausgesetzt. Hier sollte bei Lebensgefahr eine Initialdosis von doppelter bis dreifacher Höhe gegeben werden.

Tabelle 7b: Maximale Dosierungen der wichtigsten Cefalosporine

GFR (ml/min)	Plasma-kreatinin (mg/dl)	Aztreonam		Cefamandol Cefoxitin		Cefazolin		Cefmenoxim		Cefoperazon		Cefotaxim		Cefotiam	
		DOS	DI	DOS	DI	DOS	DI	DOS	DI	DOS	DI	DOS	DI	DOS	DI
120	0,8	2	6	2	8	1,5	6	2	12	4	12	2	8	2	12
45	2,0	2	8	2	8	1,5	8	2	12	4	12	2	8	2	12
18	3,5	2	12	2	12	1	8	1,5	12	4	12	2	12	1,5	12
8	6,0	1	12	1	12	1	12	1	12	4	12	2	12	1	12
2	15,5	1	12–24	1	12	1	24	1	24	2,5	12	2	12	1	24
0,5	–	1	24	1	24	0,5	24	1	24	2	12	2	12	1–0,5	24

Ceftazidim		Ceftizoxim		Ceftriaxon		Cefuroxim		Imipenem		Latamoxef	
DOS	DI	DOS	DI	DOS	DI	DOS	DI	DOS	DI	DOS	DI
2	8	2	8	2	12	1,5	8	1	6	4	12
1,5	12	2	8	2	12	1,5	8	1	8	2,5	12
1,5	24	2	12	2	12	1,5	12	1	12	2	12
1	24	1,5	12	2	12	0,75	8	0,5	12	1,5	12
0,5	24	1	24	2	24	0,75	24	0,5	12–24	1,5	12
0,5	24	0,5	24	2	24	0,5	24	0,5	24	1,5	24

Zeichenerklärung und Benutzung siehe Tabelle 7a

Tabelle 7c: Maximale Dosierungen der wichtigsten Aminoglykoside und Gyrasehemmer

GFR (ml/min)	Plasma-kreatinin (mg/dl)	Amikacin		Gentamicin, Sisomicin, Tobramycin		Netilmicin		Ofloxacin		Ciprofloxacin	
		DOS g	DI h	DOS g	DI h	DOS g	DI h	DOS g	DI h	DOS g	DI h
120	0,8	0,250	6	0,080	8	0,150	12	0,2	12	0,5	12
45	2,0	0,250	12	0,080	12	0,100	12	0,2	24	0,5	12
18	3,5	0,125	8	0,040	12	0,050	12	0,1	24	0,5	24
8	6,0	0,125	12	0,040	24	0,050	24	0,1–0,05	24	0,5	24
2	15,5	0,125	24	0,020	24	0,025	24	0,05	24	0,250	24
0,5	–	0,125	24–48	0,020	24	0,025	24	0,05	24	0,250	24

Zeichenerklärung und Benutzung: s. Tabelle 7a

Schäden an der körpereigenen Flora und daraus resultierende Nebenwirkungen (z.B. Soor-Kolpitis) geringer sind. Die antibakterielle Therapie sollte im allgemeinen nicht abgebrochen werden, bevor nicht die Verlaufsparameter (s. Tab. 1) normalisiert oder zumindest deutlich der Norm angenähert sind. Als Faustregel kann gelten, daß die Behandlung nach Normalisierung des CRP abgesetzt werden kann.

3 Antibiotisch wirksame Substanzen

3.1 Penicilline (s. Tab. 7a)
3.1.1 Penicillin G
Bei Infektionen mit Keimen des „klassischen" Penicillin-G-Spektrums (S. pyogenes, nicht penicillinasebildende Staphylokokken, S. pneumoniae, N. gonorrhoeae und meningitidis, Treponema pallidum u. a.) ist Penicillin G auch heute noch allen anderen Antibiotika (und auch Penicillinen!) überlegen. Penicillin G kann i. m. und in Dosen bis 60 Mio. IE/Tag als Dauer- oder wiederholte Kurzinfusion gegeben werden. Bei höheren Dosen und/oder eingeschränkter Nierenfunktion kann es jedoch zu neurotoxischen Wirkungen (fokale und generalisierte Krämpfe) kommen. Indiziert ist Penicillin G heute nach wie vor bei Gonorrhö, Syphilis, Therapie und Prophylaxe des akuten rheumatischen Fiebers, Pneumokokkeninfektion, Streptokokken-Endokarditis, Erysipel und Neisserien-Meningitis.

Dosierung: 3–60 Mio. IE/Tag

Spezielle Nebenwirkungen: Zerebrale Krämpfe bei extremen Serumkonzentrationen.

3.1.2 Penicillin V und Propicillin
Sie sind als oral verabreichbare Präparate bei Infektionen im klassischen Penicillin-G-Spektrum (s. o.) indiziert, wenn nicht – wie z. B. bei der Neisserien-Meningitis – hohe Spiegel benötigt werden. Propicillin wird besser resorbiert als Penicillin V, ist aber pro Gewichtseinheit weniger antibakteriell wirksam. Beide Substanzen können bei Infektionen im Hals-Nasen-Ohrenbereich, der Haut und bei Wunden eingesetzt werden. Sie sollten wie alle Penicilline hoch dosiert werden, wobei die obere Grenze lediglich durch die Magenverträglichkeit bestimmt wird.

Handelsnamen: Penicillin V: Beromycin®, Immunocillin®, Isocillin®
Propicillin: Baycillin® u. a.

Dosierung: Penicillin V: minimal 8stündlich 0,4 Mio. IE
Propicillin: mindestens 8stündlich 280 mg = 1 Tbl.

3.1.3 Isoxazolyl-Penicilline (Staphylokokken-Penicilline)
Die zu dieser Gruppe gehörenden Substanzen Oxacillin, Cloxacillin, Flucloxacillin und Dicloxacillin haben im „klassischen Penicillin-G-Spektrum" nur ca. $1/10$, gegenüber penicillinasebildenden Staphylokokken jedoch eine 250mal größere Wirkung als Penicillin G. Oxacillin-resistente S.-aureus-Stämme sind – trotz 25jähriger Anwendung – zumindest in Deutschland selten, resistente S.-albus-Stämme kommen nicht selten vor. Die enterale Resorption der

Isoxazolyl-Penicilline, ihre Lipoidlöslichkeit und ihre Eiweißbindung nehmen in der oben aufgeführten Reihenfolge zu. Bei parenteraler Gabe sind das gut gewebsverträgliche Oxacillin oder Flucloxacillin, bei enteraler Gabe Flucloxacillin oder Dicloxacillin vorzuziehen. Als Indikation für die Isoxazolyl-Penicilline sind ausschließlich nachgewiesene oder vermutete Staphylokokken-Infektionen anzusehen. Die Penicilline dieser Gruppe sind infolge ihrer Lipoidlöslichkeit stärker neurotoxisch als andere Penicilline; die von den Herstellern genannten *Höchstdosen müssen unbedingt beachtet werden!*

Handelsnamen: Oxacillin: Cryptocillin®, Stapenor®
 Flucloxacillin: Staphylex®
 Dicloxacillin: Dichlor-Stapenor®

Dosierung: mindestens 0,5 g 6stündlich p. o. oder i. v.

Spezielle Nebenwirkungen: Venenreizung; zerebrale Krämpfe.

3.1.4 Ampicillin

Ampicillin gilt als Breitband-Penicillin und ist im klassischen Penicillin-G-Spektrum ¼- bis ½mal so wirksam wie Penicillin G, erfaßt aber zusätzlich eine große Zahl gramnegativer Keime. Gegen S. faecalis (Enterokokken) stellt Ampicillin trotz aller Neuentwicklungen noch heute das *wirksamste Antibiotikum* dar. Es wird nach oraler Gabe zu 25–35% resorbiert und kann i. v. in sehr hohen Dosen gegeben werden. *Amoxicillin* und *Bacampicillin* unterscheiden sich chemisch von Ampicillin nur gering. Wesentlich ist ihre nahezu doppelt, beim Bacampicillin rund 3mal so gute enterale Resorption.

Im Gegensatz zu Penicillin G und den Isoxazolyl-Penicillinen kann man mit Ampicillin in höchsten Dosen im Tierversuch kaum neurotoxische Erscheinungen erzielen. Ampicillin wirkt gegen E. coli, Proteus und S. faecalis, die die häufigsten Erreger unkomplizierter Harnwegsinfektionen darstellen (s. Tab. 2). Somit hat diese Substanz hier eine große „Trefferwahrscheinlichkeit". Auch bei chronischer Bronchitis ist Ampicillin anzuraten, da es den in ca. 70% der Fälle vorliegenden H. influenzae fast immer erfaßt. Der übrige weite Indikationsbereich ergibt sich aus Tabelle 2 und 3a.

Handelsnamen: Ampicillin: Amblosin®, Binotal®, Penbristol® u. a.
 Amoxycillin: Clamoxyl®, Amoxypen® u. a.
 Bacampicillin: Penglobe 800®

Dosierung: minimal 8stündlich 1 g p. o., i. m. oder i. v.

Spezielle Nebenwirkungen: Es kommt in 5–15% der Fälle zu einem Exanthem, dessen Natur bisher ungeklärt ist. Gegen die Annahme eines einfachen allergischen Geschehens spricht, daß (1) das Exanthem oft unter weitergeführter Therapie verschwindet, (2) das Exanthem bei wiederholter Therapie nicht wieder aufzutreten braucht, (3) Hauttests mit verschiedenen penicillinhaltigen Antigenen gewöhnlich negativ sind, (4) Kranke mit Virusinfektionen, insbesondere M. Pfeiffer, besonders oft ein Exanthem entwickeln. Erhalten Patienten, die ein Ampicillin-Exanthem hatten, ein anderes Penicillin, kommt es in aller Regel *nicht* zu allergischen Nebenwirkungen. Es ist somit *falsch*, Patienten nach einem Ampicillin-Exanthem als „Penicillin-Allergiker" zu bezeichnen und undifferenziert von weiterer Penicillintherapie auszuschließen. Es ist wünschenswert, durch Intrakutantests und Antikörperbestimmungen zu sichern, ob tatsächlich eine Penicillin-Allergie vorliegt oder das beschriebene (harmlose) Ampicillin-Exanthem. Eine Behandlung des Exanthems ist mit Antihistaminika und mit Kortison möglich, oft aber überflüssig.

3.1.5 Breitspektrum-Penicilline mit Pseudomonas-Wirkung

Carbenicillin, heute nicht mehr im Handel, war das erste Antibiotikum dieser Gruppe. Es erfaßte eine Reihe grampositiver Keime und eine große Zahl von Enterobakterien, auch (in bescheidenem Umfang) Pseudomonas und S. faecalis. *Ticarcillin* war die erste Weiterentwicklung und bei gleichem Spektrum wirksamer. *Mezlocillin* ist ca. zehnmal wirksamer als Carbenicillin. Weitere Entwicklungen sind *Piperacillin* und *Apalcillin*. Letzteres ist in dieser Gruppe die Substanz mit der höchsten Pseudomonasaktivität, dicht gefolgt von Piperacillin. Insgesamt und besonders aus klinischer Sicht sind die *Unterschiede* zwischen allen 3 Substanzen *unerheblich*. Nicht oder nur sehr begrenzt wirksam sind alle 3 bei Infektionen mit S. aureus und Betalaktamase-produzierenden Keimen wie Klebsiella. Sie sollten somit nicht (oder nicht allein) zur notwendigerweise fast immer blinden Therapie der Pneumonie gegeben werden, insbesondere nicht, wenn diese während eines Krankenhausaufenthaltes erworben wurde.

Azlocillin ist bei Pseudomonas so wirksam wie Piperacillin und Apalcillin, ohne deren Wirksamkeit im übrigen Spektrum. Es hat somit seine Indikation ausschließlich bei nachgewiesenen Pseudomonasinfektionen.

Temocillin ist ein Penicillin mit ausschließlicher Wirksamkeit gegen gramnegative aerobe Keime; Halbwertszeit 5–7 Stunden. Indikationen: nachgewiesene Empfindlichkeit des Erregers, insbesondere bei Harnwegsinfektionen.

Carindacillin ist eine enteral resorbierbare Carbenicillinform und bewirkt hohe Harnspiegel. Es kann bei Harnwegsinfektionen indiziert sein.

Handelsnamen: Apalcillin: Lumota®
Azlocillin: Securopen®
Carindacillin: Carindapen®
Mezlocillin: Baypen®
Piperacillin: Pipril®
Temocillin: Temopen®
Ticarcillin: Aerugipen®

Dosierung: Aerugipen®: 3—4 × 5 g Tag/i. v.
Baypen®: 3 × 1 g Tag/i. v.; maximal 4 × 5 g Tag/i. v.
Carindapen®: 3—4 × 1 g Tag/p. o.
Lumota®: 3 × 1—2 g Tag/i. v.
Pipril®: 3 × 1—3 g Tag/i. v.
Securopen®: 3 × 2 g Tag/i. v.; maximal 4 × 5 g Tag/i. v.
Temopen® 2 × 1 g Tag/i. v.

Spezielle Nebenwirkungen: Wahrscheinlich muß bei allen diesen 6 i. v. zu applizierenden Penicillinen mit den gleichen Nebenwirkungen wie bei Carbenicillin gerechnet werden (also: bei überhöhten Spiegeln, z. B. bei Normdosierungen und Niereninsuffizienz, Störungen der Hämostase, Neurotoxizität wie bei Penicillin G beschrieben, Verstärkung der Kaliurese). Alle genannten Substanzen sind bezüglich dieser (zu vermutenden) spezifischen Toxizität bisher unzureichend untersucht.

Clavulansäure- oder Sulbactam-Penicillin-Kombinationen: Clavulansäure und Sulbactam sind Betalaktam-Antibiotika mit einer nur geringen antibakteriellen Eigenaktivität, hemmen jedoch Betalaktamasen. In Gegenwart von Clavulansäure und Sulbactam sind somit Betalaktamase-sensible Antibiotika wie z. B. Ampicillin, Amoxicillin und Ticarcillin gegenüber Betalaktamase-bildenden Stämmen wie S. aureus, E. coli, Klebsiella usw. wirksam. Clavulansäure kann p. o. in Kombination mit Amoxicillin und i. v. in Kombination mit Ticarcillin gegeben werden. Die Amoxicillin-Clavulansäure-Kombination stellt das einzige derzeit verfügbare oral zu verabfolgende Betalaktamase-stabile Penicillin-Antibiotikum dar. Nebenwirkungen sind gastrointestinaler Art. Sulbactam liegt in Kombination mit Ampicillin vor und wird i. v. gegeben.

Handelsname: Augmentan® (Amoxicillin und Clavulansäure)
Betabactyl® (Ticarcillin + Clavulansäure)
Unacid® (Ampicillin + Sulbactam)

Dosierung: 3 × 1 Tbl. zu 500 mg Amoxicillin + 125 mg Clavulansäure. Maximal 2—3 × 1 Amp./Tag Betabactyl® zu 5 g Ticarcillin + 200 mg Clavulansäure. Maximal 4 × 1 Amp./Tag Unacid® zu 2000 mg Ampicillin + 1000 mg Sulbactam.

3.2 Cefalosporine (s. auch Tab. 8 und 9)

Gemeinsam ist allen Cefalosporinen eine breite Wirksamkeit im Bereich grampositiver und gramnegativer Erreger, eine große, teilweise extreme therapeutische Breite und eine bei den verschiedenen Substanzen unterschiedlich ausgeprägte, bei extremen Dosen aber wohl bei allen Substanzen nachweisbare Tubulotoxizität (Nephrotoxizität) und Neurotoxizität. Einige Substanzen, z. B. Latamoxef, greifen in den Vitamin-K-Metabolismus ein und können zu Gerinnungsstörungen führen.

Tabelle 8: Übersicht der Cefalosporine

Überholt:	Cefalotin, Cefapirin, Cefazetril, Cefaloretin
Gruppe 1:	Cefazolin (Gramaxin®, Elzogram®) Cefazedon (Refosporin®)
Gruppe 2:	Cefotiam (Spizef®) Cefoxitin (Mefoxitin®) Cefamandol (Mandokef®) Cefuroxim (Cinacef®) Cefuroxim-Axetil (Elobact®, Zinnat®)
Gruppe 3:	Cefotaxim (Claforan®) Cefmenoxim (Tazef®) Ceftizoxim (Ceftix®) Latamoxef (Moxalactam®) Cefotetan (Apatef®) Ceftazidim (Fortum®) Cefoperazon (Cefobis®) Ceftriaxon (Rocephin®)

Cefalosporine werden unterschieden nach ihrer Stabilität gegenüber Betalaktamasen, nach ihrer Wirksamkeit gegenüber grampositiven Keimen und Anaerobiern sowie nach ihrer Pharmakokinetik (Elimination vorwiegend renal, unverändert oder durch teilweise Metabolisierung).

Als überholt können Cefalotin, Cefapirin, Cefazetril und Cefaloridin gelten. *Cefazolin* und *Cefazedon,* hier als *Gruppe 1* bezeichnet, haben ihren Platz bei grampositiven Infektionen und Penicillin-Allergie. Beide Substanzen können auch bei primärer nicht-nosokomialer Pneumonie empfohlen werden, da das hier zu erwartende Erregerspektrum inklusive S. aureus gut erfaßt wird.

Die Cefalosporine der *Gruppe 2* zeigen gegenüber der Gruppe 1 eine wesentlich verbesserte Wirksamkeit gegenüber gramnegativen Keimen bei gleichbleibend hoher Aktivität im grampositiven Bereich (Ausnahme: Cefoxitin). Sie sind daher zur ungezielten Therapie von Infektionen durch gramnegative und grampositive Erreger, auch bei Beteiligung von Staphylokokken, geeignet. Besonders ist hier an Infektionen zu denken, die „zu Hause" erworben wurden oder nach kurzem Krankenhausaufenthalt auftraten. Cefotiam (Spizef®) ist in dieser Gruppe wegen seiner besonders hohen Aktivität gegenüber gramnegativen Keimen hervorzuheben.

Die Cefalosporine der *Gruppe 3* sind im grampositiven Bereich, insbesondere gegenüber Staphylokokken, weniger wirksam als die Cefalosporine der Gruppen 1 und 2. Wegen ihrer Betalaktamase-Stabilität stellen sie jedoch die Antibiotikagruppe bei nosokomialen gramnegativen Infektionen dar. *Cefota-*

Tabelle 9: Anhaltspunkte zur Differentialindikation der Cefalosporine

Erreger	Krankheitsbild (Beispiele)	zu empfehlendes Cefalosporin
Bacteroides fragilis	abdominale Eiterungsprozesse, Infektionen nach gynäkologischen Operationen	Cefoxitin Latamoxef Cefotetan
E. coli	Harnwegsinfektionen, Gallenwegsinfekte	nicht-nosokomial: Cefalosporine der Gruppe 2 nosokomial: Cefalosporine der Gruppe 3
H. influenzae	akute Exazerbation einer chronischen Bronchitis	Cefalosporine der Gruppe 2
Klebsiella	Pneumonie, Kathetersepsis, Urosepsis	Cefalosporine der Gruppe 3
Proteus (alle Subspezies)	Harnwegsinfektionen, Urosepsis	Cefalosporine der Gruppe 3
Pseudomonas	Urosepsis, Verbrennungen, Beatmungspatienten	Ceftazidim, Cefsulodin Imipenem
S. aureus	Wundinfektionen, Osteomyelitis, Shunt- und Kathetersepsis, Pneumonie, Infektionen im HNO-Bereich	Cefalosporine der Gruppe 1 und 2
S. pneumoniae	Pneumonie	Cefalosporine der Gruppe 1 und 2
S. pyogenes	Wundinfektionen	Cefalosporine der Gruppe 1 und 2

xim war der erste Vertreter dieser Gruppe, was ihr auch den Namen „Cefotaxim-Gruppe" eingetragen hat. Es wird zur Hälfte renal ausgeschieden, zur Hälfte metabolisiert.

Cefmenoxim ist etwa gleich wirksam, wird aber im Gegensatz zu Cefotaxim nicht metabolisiert. Ebenfalls nicht metabolisiert wird *Ceftizoxim,* das langsamer als Cefotaxim ausgeschieden wird und höhere Spiegel bewirkt. *Ceftazidim* unterscheidet sich von den vorgenannten Substanzen unerheblich, ist jedoch deutlich besser wirksam gegen Pseudomonas. *Latamoxef* hat eine ausgezeichnete Wirkung gegenüber Anaerobiern. Es bewirkt aber eine durch Vitamin-K-Gaben reversible Gerinnungsstörung. *Cefotetan* hat hohe Wirksamkeit im gramnegativen Bereich, jedoch eine relativ schwache im Bereich von grampositiven Keimen. Die Halbwertszeit ist mit 3 h relativ lang. Die Ausscheidung erfolgt vorwiegend renal in unveränderter Form.

Cefoperazon ist in seiner Betalaktamase-Stabilität relativ schwach. Es wird wie *Ceftriaxon* vorwiegend biliär ausgeschieden, kumuliert also nicht oder nur geringfügig bei eingeschränkter Nierenfunktion. Ceftriaxon, das bezüglich der Betalaktamase-Stabilität und antibakteriellen Wirksamkeit dem Cefotaxim gleichzusetzen ist, hat eine ca. 90%ige Eiweißbindung und daher eine extrem lange Halbwertszeit ($\approx$ 8 h), die eine einmalige tägliche Gabe erlaubt.

Zur peroralen Medikation stehen *Cefradin, Cefalexin, Cefaclor* und *Cefadroxil* zur Verfügung. Alle vier Substanzen sind – verglichen mit den parenteral anzuwendenden Cefalosporinen – antibakteriell sehr schwach wirksam, nicht Betalaktamase-stabil und daher nur indiziert, wenn eine parenterale Therapie unmöglich ist. Neuerdings steht ein Cefuroximester (Elobact®, Zinnat®) zur oralen Therapie zur Verfügung, der auch Betalaktamase-produzierende Keime erfaßt. Da alle Cefalosporine in aktiver Form renal ausgeschieden werden, bewirken sie hohe Harnspiegel, was therapeutisch wichtig sein kann. Die oralen Cefalosporine sind bei Harnwegsinfektionen mit ausschließlich Cefalosporin-sensiblen Keimen, ferner bei Infektionen des HNO-Bereiches und der Atemwege indiziert. Unter den oralen Betalaktamase-labilen Cefalosporinen ist das Cefaclor das mit der besten In-vitro-Aktivität, das Cefadroxil das mit der besten Resorption und längsten Halbwertszeit. Das *Cefuroxim-Axetil* ist das erste orale Cefalosporin der Gruppe 2.

Inzwischen liegen einige Vorstellungen zur Differentialtherapie mit Cefalosporinen vor, die die Tabelle 9 wiedergibt.

Generell kann gesagt werden, daß die Betalaktamase-stabilen, hochaktiven Cefalosporine indiziert sind bei allen Infektionen des internen und chirurgischen Fachbereiches, bei denen gramnegative Enterobakterien, insbesondere solche mit Betalaktamasebildung, nachgewiesen wurden oder zu vermuten sind. Dies gilt insbesondere für nosokomiale Infektionen. Grampositive Keime (insbesonders S. aureus und albus) stellen keine primäre Indikation für diese Cefalosporine dar.

Zusammenfassend gilt:

Gruppe-1-Cefalosporine: bei grampositiven Infektionen

Gruppe-2-Cefalosporine: bei grampositiven + gramnegativen Infektionen (nicht-nosokomial)

Gruppe-3-Cefalosporine: gramnegative, nosokomiale Infektionen
orale Cefalosporine: nur bei leichteren Infektionen

Handelsnamen und Dosierungen:

Cefradin:	Sefril®, minimal 0,5 g 8stündlich, maximal 8 g/Tag
Cefalexin:	Oracef®, minimal 250 mg 6stündlich, bei gramnegativen Infektionen 1−2 g 6stündlich
Cefaclor:	Panoral®, minimal 250 mg 8stündlich
Cefadroxil:	Bidocef®, minimal 500 mg 12stündlich
Cefazolin:	Gramaxin®, 1 g 12stündlich
Cefazedon:	Refosporin®, 1 g 12stündlich
Cefotetan:	Apatef®, 1−2 g 12stündlich
Cefotiam:	Spizef®, 3 × 1−2 g/Tag
Cefoxitin:	Mefoxitin®, 1−2 g 8stündlich
Cefamandol:	Mandokef®, 1−2 g 8stündlich
Cefuroxim:	Zinacef®, 1−2 g 8stündlich
Cefuroxim-Axetil:	Elobact®, Zinnat®, 250−500 mg 12stündlich
Cefotaxim:	Claforan®, 1 g 12stündlich
Cefmenoxim:	Tacef®, 1−2 g 12stündlich
Cefoperazon:	Cefobis®, 1 g 12stündlich
Ceftazidim:	Fortum®, 1−2 g 8−12stündlich
Latamoxef:	Moxalactam®, 1 g 12stündlich
Ceftizoxim:	Ceftix®, 1−2 g 12stündlich
Ceftriaxon:	Rocephin®, 1−2 g/Tag

Obere Dosisgrenze für alle Cefalosporine (normale Nierenfunktion, 70 kg, normale Körperzusammensetzung) etwa 8−10 g/Tag.

Spezielle Nebenwirkungen: Bei *extremer* Überdosierung wurden bei den älteren Cefalosporinen, besonders in Kombination mit Aminoglykosiden, Fälle von akutem Nierenversagen berichtet. Für die Cefalosporine der Gruppe 2 und 3 ist dies bisher nicht beschrieben. *Allen* Cefalosporinen ist gemeinsam, daß sie bei extremer Überdosierung (z.B. Normdosierung bei eingeschränkter Nierenfunktion) cerebrale Erscheinungen wie Stupor, Psychose und Krämpfe bewirken können.
Störungen des Vitamin-K-Metabolismus durch Latamoxef, Cefamandol, Cefoperazon, Cefmenoxim, Cefotiam, Cefazolin, Cefazedon. Kontrolle der Gerinnungsparameter, insbesondere Quick! Bei Quick-Erniedrigung: Vitamin K (10 mg/Woche). Enterokolitiden z.B. nach Cefoperazon. Antabusähnlicher Effekt z.B. nach Cefmenoxim, Cefamandol, Cefoperazon, Cefotiam, Latamoxef.

3.3 Monobactame

Monobactame sind Betalaktam-Antibiotika, die nicht wie die Penicilline und Cefalosporine eine doppelte, sondern nur eine einfache Ringstruktur aufweisen. Ihr Wirkungsspektrum ist schmaler als das der Muttersubstanz: Es umfaßt ausschließlich gramnegative Enterobakterien inklusive Pseudomonaden. Dies ist bei nachgewiesener Erregerempfindlichkeit als Vorteil anzusehen, da eine solche „Schmalspektrum-Therapie" den geringsten Eingriff in die körpereigene Flora darstellt und nicht zu unnötiger Anzüchtung resistenter Keime, z.B. Staphylokokken, führt. Bis heute ist aus der Gruppe der Monobactame Aztreonam verfügbar. Nach i.v. Injektionen wird es mit einer Halbwertszeit von 1,5−2 h zu 60−70% unverändert über die Nieren ausgeschieden. Es ist ausschließlich indiziert bei nachgewiesener Erregerempfindlichkeit, dann allerdings bei allen Infektions-Lokalisationen.

Handelsname: Azetreonam: Azactam®

Dosierung: 0,5−1 g 8−12stündlich

Spezielle Nebenwirkungen (soweit bis heute bekannt): wie bei den modernen Cefalosporinen, d.h. extrem große therapeutische Breite.

3.4 Thienamycine

Thienamycine sind Betalaktam-Antibiotika, die sich, anders als die Cefalosporine, von Streptomyces-Spezies ableiten. Die erste, heute verfügbare Substanz, Imipenem, wird in der Niere durch die Dehydropeptidase 1 metabolisiert und hat daher, allein gegeben, eine sehr kurze Halbwertszeit. Sie wird in Kombination mit Cilastatin angeboten, welches dieses Ferment hemmt. So läßt sich eine Imipenem-Halbwertszeit von ca. 1 Stunde erzielen. Das antibakterielle Spektrum von Imipenem ist breiter als bei allen bisher bekannten Antibiotika und umfaßt sowohl grampositive wie gramnegative aerobe und anaerobe Keime. Die Substanz bietet sich also zur notwendigerweise blinden Initialtherapie aller schweren bakteriellen Infektionen an. Wenn andere Therapieschemata versagt haben und Lebensgefahr besteht, sollte sie ohne Zögern eingesetzt werden.

Nicht sinnvoll erscheint ihr Einsatz, wenn der Keim bekannt und gegen ein Antibiotikum mit schmalerem Spektrum empfindlich ist.

Handelsname: Zienam® (Ampullen zu 500 mg Imipenem und 500 mg Cilastatin)

Dosierung: 0,5−1 g alle 6−8 Stunden

Spezielle Nebenwirkungen (soweit bis heute bekannt): Für Imipenem: wie bei den modernen Cefalosporinen, d.h. extrem große therapeutische Breite. Für Cilastatin: bisher niedrige Toxizität belegt, keine speziellen Nebenwirkungen bekannt.

3.5 Aminoglykosid-Antibiotika

Die Aminoglykoside Amikacin, Gentamicin, Netilmicin, Sisomicin und Tobramycin haben ein sehr breites Spektrum (s. Tab. 3a), jedoch liegen im Bereich des klassischen Penicillin-G-Spektrums einige Keime (z.B. S. pneumoniae, S. pyogenes u.a.) mit vergleichsweise hoher Resistenz. Auch S. faecalis (Enterokokken) wird schlecht erfaßt. Gegen Anaerobier sind Aminoglykoside wirkungslos. Alle 5 Aminoglykosid-Antibiotika sind vestibulo- und ototoxisch. Der N. vestibularis wird zumeist vor dem N. acusticus betroffen (Ausnahme: Amikacin), was als Vorteil angesehen werden kann, da der Ausfall des N. vestibularis durch die Tiefensensibilität und den Gesichtssinn teilweise ausgeglichen wird. Wegen ihrer geringen therapeutischen Breite sollen die Aminoglykoside nur mit *strengster* Indikationsstellung angewandt werden. Bei schweren, auf andere Antibiotika nicht ansprechenden Harnwegsinfektionen sind sie jedoch ohne Zögern einzusetzen. Eine *absolute Indikation* besteht bei gramnegativer Sepsis, insbesondere Urosepsis. Sorgfältige, tägliche Suche nach ersten Zeichen einer Schädigung des 8. Hirnnerven (Ohrgeräusche, Druck auf den Ohren, Gangunsicherheit, Schwindel, Nystagmus nach Lagewechsel und Kopfschütteln) ist erforderlich. Werden die Aminoglykoside beim ersten Auftreten von entsprechenden Symptomen abgesetzt, sind die Schäden gering und teils reversibel.

Vom klinisch-therapeutischen Standpunkt aus kann zwischen Gentamicin, Sisomicin und Tobramycin kein gravierender Unterschied gesehen werden. Netilmicin ist gegenüber einem allgemeinen Keimspektrum etwa ebenso wirksam wie die übrigen Substanzen der „Gentamicingruppe". Es zeigt aber eine eindeutig überlegene Wirksamkeit gegen Gentamicin-resistente Staphylokokken-, Klebsiella-, Coli- und Pseudomonas-Stämme. Diese Überlegenheit erklärt sich aus der Äthylierung der C_3-Aminogruppe im Netilmicin. Nach den Untersuchungen von *Federspiel* ist Netilmicin etwa 4–5mal weniger ototoxisch. Auch die Nephrotoxizität soll geringer sein als bei den übrigen Aminoglykosiden. Somit liegt die therapeutische Breite dieser Substanz etwas höher als bei den anderen Aminoglykosiden.

Amikacin ist von den 4 genannten Substanzen zu trennen: Es ist pro Gewichtseinheit weniger antibakteriell wirksam, kann aber höher dosiert werden. Sein Spektrum ist noch etwas weiter als das schon sehr breite Spektrum der 4 anderen Aminoglykoside. Es kann in einigen Fällen doch noch zu einem Erfolg führen, wenn diese versagen. In einer eigenen randomisierten, blinden Vergleichsstudie zeigte es sich dem Gentamicin bei komplizierten Harnwegsinfektionen überlegen. Seine Indikation liegt also bei (1) Gentamicin-resistenten, Amikacin-empfindlichen Keimen, (2) Sofortbehandlung der Urosepsis mit noch unbekanntem Erreger (hier allerdings am besten in Kombination mit einem Breitbandpenicillin), (3) bei Harnwegsinfektionen, die mit anderen Antibiotika und Aminoglykosiden nicht beherrscht werden konnten.

Handelsnamen: Gentamicin: Refobacin®, Sulmycin®
Sisomicin: Extramycin®, Pathomycin®
Tobramycin: Gernebcin®
Netilmicin: Certomycin®
Amikacin: Biklin®

Dosierung: minimal 8stündlich 40 mg i. v., i. m.
maximal initial 6 mg/Tag, dann 3 mg/kg/Tag
Netilmicin: 3 × 100 mg/Tag
Amikacin: 15 mg/kg/Tag, in der Regel also 1 g/Tag
i. m., i. v.

3.6 Tetracycline

Tetracycline zeigen weitgehend gleiche antibakterielle Eigenschaften, so daß die Auswahl unter den Substanzen nach pharmakokinetischen Gesichtspunkten erfolgen kann. Die Tetracycline können gegen fast alle gramnegativen und -positiven Keime wirksam sein, doch ist der Prozentsatz der erfaßten Stämme bei verschiedenen Bakterienspezies (z.B. Proteus, S. faecalis) so gering oder wechselnd, daß ihr Einsatz nur nach Testung erfolgen sollte. In Notfallsituationen mit unbekannten Erregern sind die Tetracycline aufgrund ihrer Resistenzsituationen heute zu unsicher.

Den rasch ausgeschiedenen und relativ schlecht resorbierbaren „klassischen" Tetracyclinen ist Doxycyclin (Vibramycin®) vorzuziehen. Es wird wesentlich besser resorbiert und mit einer langen Halbwertszeit von 16–20 h ausgeschieden. Minocyclin (Klinomycin®) ist gleichwertig.

Als Indikationsgebiet sind Infektionen mit nachgewiesenermaßen Tetracyclinempfindlichen Erregern sowie die chronische Bronchitis und andere chronische Infektionen des internistischen Fachbereiches anzusehen, bei denen ein rascher Therapieerfolg nicht erzwungen werden muß.

Handelsnamen: Doxycyclin: Vibramycin®
Minocyclin: Klinomycin®

Dosierung: Doxycyclin: 1. Tag 200 mg, dann 100 mg/Tag
Minocyclin: 2 × 100 mg/Tag

Spezielle Nebenwirkungen: Da die Tetracycline bei Kindern zu einer Gelbfärbung und Strukturschäden der Zähne führen können, sollten sie in der Gravidität und bis zum 6. Lebensjahr nicht angewendet werden.

3.7 Chloramphenicol

Chloramphenicol ist – obwohl fast 40 Jahre bekannt – ein wirkungsstarkes und breites Antibiotikum (s. a. Tab. 3a). Da im Bereich der grampositiven Keime weniger toxische Antibiotika, z.B. die Penicilline und Cefalosporine, vorliegen, sollte Chloramphenicol nur bei Infektionen mit gramnegativen Erregern eingesetzt werden. Chloramphenicol wird enteral zu 80–90% resorbiert und beeinflußt somit die Darmflora nur gering. Es wird zu ca. 10% in unveränderter, bakteriologisch aktiver Form renal ausgeschieden; 90% werden im Organismus in antibakteriell inaktive Metaboliten überführt.

Die *Indikation für Chloramphenicol ist streng zu stellen.* Sie kann bei septischen Salmonellen-Infektionen, Meningitis oder gramnegativer Sepsis aber gegeben sein, wenn mehrere andere Therapieschemata versagten.

Handelsnamen: Catilan®, Chloromycetin®, Leukomycin®, Paraxin® u.a.

Dosierung: 3 × 500 mg bis 3 × 1 g p.o., i.v. oder i.m.

Spezielle Nebenwirkungen: Chloramphenicol führt zu einer dosisabhängigen, reversiblen und in seltenen Fällen zu einer in ca. 50% der Fälle letal verlaufenden, dosisunabhängigen, irreversiblen Knochenmarkschädigung (aplastische Anämie). Über die Häufigkeit dieser dosisunabhängigen lebensgefährdenden Komplikation schwanken die Angaben zwischen 1:10000 bis 1:200000. Sicher liegt man um so eher an der 2. Zahl, wenn man (1) nicht über 3 g/Tag dosiert, (2) die Kombination mit potentiell hämatotoxischen Medikamenten vermeidet, (3) Gesamtdosen von 25 g nicht überschreitet und (4) nicht intermittierend behandelt.
Besonders ist darauf hinzuweisen, daß Statistiken über tödliche Zwischenfälle/10000 Behandlungen bei allen neueren Penicillinen und Cefalosporinen gar nicht vorliegen. Es ist durchaus denkbar, daß die modernen Cefalosporine durch die Induzierung einer pseudomembranösen Kolitis mehr tödliche Zwischenfälle/10000 Behandlungen bewirken als Chloramphenicol.

3.8 Erythromycin

Erythromycin ist gegen grampositive Keime, insbesondere auch S. aureus, wirksam. Weiterhin wird auch ein Teil der H.-influenzae-Stämme erfaßt. Die Resorption nach oraler Gabe ist von der Zubereitungsform abhängig. Erythromycin ist kaum toxisch. Die Hauptindikation, die Staphylokokkeninfektion, ist heute durch die Staphylokokken-Penicilline und Cefalosporine eingeengt. Erythromycin kann aber wegen seiner oralen Applizierbarkeit, seiner antibakteriellen Eigenschaften und seiner geringen Toxizität bei grampositiven Infektionen nach wie vor empfohlen werden. Insbesondere stellt es *den* Ersatz der Penicilline bei Allergie dar. Auch kommt es bei Pneumokokken- und Mykoplasmenpneumonie, Sinusitis, Otitis media, Tonsillitiden, strepto- und staphylogenen Infektionen der Haut in Frage. Es wird bei der nicht-nosokomialen Pneumonie, also zur Behandlung der Pneumonie in der Praxis, empfohlen. Bei der Legionärs-Krankheit (Pneumonie durch Legionella pneumophila) gilt es als Mittel der Wahl. Weitere Antibiotika derselben (Macrolid-)Gruppe wie Oleando- oder Spiromycin sind heute nicht mehr von Interesse.

Handelsnamen: Erycinum®, Erythrocin®, Pädiathrocin®

Dosierung: 6stündlich 250 mg p. o. oder i. v.

Spezielle Nebenwirkungen: Da Erythromycin-Präparate gewebsreizend sein können, müssen die von den Herstellerfirmen gegebenen Richtlinien bei der parenteralen Gabe streng beachtet werden.

3.9 Clindamycin

Clindamycin wirkt nur auf grampositive Keime einschließlich Anaerobier; gramnegative Keime sowie Neisserien und H. influenzae werden nicht erfaßt. Die Substanz bewirkt Knochenmarkspiegel, die ca. 33% der Serumkonzentration betragen, während z.B. die Penicilline nur Knochenmarkspiegel von ca. 10−15% des Serumspiegels erreichen. Als spezielle Indikation sind daher Osteomyelitiden zu nennen. Wegen seiner exzellenten Wirkung gegen Anaerobier ist es weiterhin bei abdominalen Eiterungsprozessen indiziert, in Kombination mit z. B. Mezlocillin.

Handelsnamen: Clindamycin: Sobelin®

Dosierung: Clindamycin: 6stündlich 150−300 mg p. o.
6stündlich 600 mg i. v.

Spezielle Nebenwirkungen: Gastrointestinale Erscheinungen. Es wurden Fälle einer pseudomembranösen Kolitis beschrieben.

3.10 Vancomycin und Teicoplanin

Diese mit anderen Substanzen nicht verwandten Antibiotika erfassen nur grampositive Keime. Über resistente Staphylokokken wurde bisher nicht berichtet. Beide Substanzen werden fast ausschließlich in unveränderter Form renal eliminiert, Vancomycin mit einer Halbwertszeit von etwa 6 h, Teicoplanin mit einer von ca. 70 h (!). Indikationen: Penicillin- und Cefalosporin-Allergie; Penicillin- oder Oxacillin-resistente Staphylokokken. Da bei Dialysepatienten nach einmaliger Injektion von 1 g Vancomycin therapeutische Spiegel gegen Staphylokokken über ca. 10 Tage bestehen, bietet sich Vancomycin zur Therapie der Shunt-Sepsis an, die zu ca. 80−90% durch S. aureus und S. albus bedingt ist.

Vancomycin p. o. wirkt optimal bei der durch Clostridium difficile hervorgerufenen pseudomembranösen Kolitis, die nach Antibiotikatherapie auftreten kann.

Handelsnamen: Vancomycin®, Targocid®

Dosierung: Vancomycin: 2 × 1 g i. v./Tag, langsam infundieren!
Bei Niereninsuffizienz s. Tabelle 7a
p.o.: 2× tägl. 1 g Injektionspulver, aufgelöst in Leitungswasser
Teicoplanin: 1 × 200−400 mg/Tag i. v. oder i. m.

Spezielle Nebenwirkungen: Bei stark überhöhter Dosis Oto- und Nephrotoxizität. Das Risiko liegt weiter unter dem der Aminoglykoside.

3.11 Fusidinsäure

Fusidinsäure ist ein antibakteriell wirksames Steroid ohne Verwandtschaft zu anderen Antibiotika. Sein Spektrum ist dem des Penicillin G ähnlich. Streptokokken werden jedoch nicht so gut erfaßt, sehr gut hingegen Staphylokokken (auch Penicillinasebildner sowie Oxacillin-resistente Stämme). Fusidinsäure ist lipophil, wird enteral resorbiert und mit einer Halbwertszeit um 4−6 h vorwiegend über die Galle ausgeschieden. Hervorgehoben wird eine gute Penetration ins Gewebe, auch in den Knochen.

Indikationen: Schwere Staphylokokkeninfektionen, insbesondere bei Penicillinallergie, Osteomyelitis

Handelsname: Fucidine®

Dosierung: 3 × 0,5−1 g/Tag p. o.

Spezielle Nebenwirkungen: Magenschmerzen, Brechreiz.

3.12 Spectinomycin

Spectinomycin ist ein Aminocyclitol und wird ausschließlich zur Einmaltherapie der Gonorrhö verwandt. Die Sanierungsraten werden mit 90% angegeben. Eine Lues wird nicht maskiert.

Handelsname: Stanilo®

Dosierung: Beim Mann einmal 2 g tief i. m., bei der Frau einmal 4 g (auf zwei Injektionsstellen verteilen) tief i. m.

3.13 Phosphomycin

Phosphomycin ist eine mit anderen Antibiotika nicht verwandte Substanz mit Aktivität gegenüber grampositiven und gramnegativen Keimen. Anaerobier werden nicht erfaßt. Die Substanz muß relativ hoch dosiert werden und hat eine Halbwertszeit von 2 h. Sie wird zu 90% mit dem Urin ausgeschieden, kumuliert also bei Niereninsuffizienz. Die Toxizität ist gering.

Handelsname: Fosfocin®

Dosierung: 2−3 × 3−5 g/Tag i. v.

Spezielle Nebenwirkungen: Da die Substanz als Natriumsalz vorliegt, Natriumbelastung, ansonsten Magendruck und Brechreiz.

3.14 Metronidazol

Metronidazol wirkt nicht nur gegen Protozoen (Entamoeba histolytica, Trichomonas vaginalis), sondern auch bakterizid gegen Anaerobier. Es wird oral gut resorbiert, kann aber auch i. v. gegeben werden und wird mit einer Halbwertszeit von ca. 8 h renal, teils metabolisiert, teils unverändert ausgeschieden. Bei terminaler Niereninsuffizienz muß die Dosis auf ca. ⅔ bis ½ der Norm reduziert werden.

Indikationen: Nachgewiesene oder vermutete Anaerobierinfektionen, also Eiterungen im Bauchraum, Puerperalsepsis, Aspirationspneumonie u. a. Im allgemeinen wird die Kombination mit Breitbandantibiotika empfohlen.

Handelsnamen: Clont®, Flagyl® u. a.

Dosierung: (Bei Anaerobierinfektionen) p. o. oder i. v. 3 × 0,5−0,75 g/Tag

Spezielle Nebenwirkungen: Antabus-ähnliche Wirkung; gastrointestinale Beschwerden, Neurotoxizität (Schwindel, Ataxie).

3.15 Nitrofurantoin

Nitrofurantoin wird rasch und vollständig aus dem Magen-Darmkanal resorbiert und mit einer kurzen Halbwertszeit renal ausgeschieden. Es werden hohe Urinspiegel, aber keine therapeutischen Plasmaspiegel erreicht. Da es heute zur Therapie von Harnwegsinfektionen wirksamere und besser verträgliche Medikamente (Amoxycillin, Cotrimoxazol, Gyrasehemmer) gibt, kann Nitrofurantoin zur *Therapie* von Harnwegsinfektionen *nicht mehr* empfohlen werden. Als *Prophylaxe* aber ist eine niedrige Dosis von 50 mg abends vor dem Schlafengehen bei hartnäckig rezidivierenden Zystitiden der Frau hochwirksam und wird gut vertragen. Zu Veränderungen der körpereigenen Flora kommt es nachweislich nicht. Liegt eine Niereninsuffizienz vor (Plasmakreatinin über 1,5 mg/dl), sollte die Prophylaxe besser mit Trimethoprim durchgeführt werden. Diese Form der Prophylaxe ist ebenso sicher, führt allerdings zu einer Veränderung der Fäkal- und Scheidenflora.

Handelsnamen: Furadantin RP®, Ituran® u. a.

Dosierung: 8stündlich 100 mg p. o., als Prophylaxe: abends 50 mg

Spezielle Nebenwirkungen: Periphere Polyneuropathie, interstitielle Pneumonie.

3.16 Gyrasehemmer (Chinolone)

Unter diesem Oberbegriff werden eine Reihe von Substanzen zusammengefaßt, deren gemeinsames Wirkprinzip die Hemmung der bakteriellen DNS-Gyrase ist. Erste Vorläufer dieser Gruppe waren die Nalidixin- und Pipemidsäure. Die Gyrasehemmer werden nach oraler Gabe zu 50−95% resorbiert (s. Tab. 10) und vorwiegend renal ausgeschieden, einige aber auch teilweise metabolisiert. Die Gewebespiegel liegen hoch, die Verteilungsvolumina um 100% des Körpergewichts. Die Gyrasehemmer wirken gegen ein breites Spektrum gramnegativer und grampositiver aerober Keime, auch wenn diese Betalaktamasen bilden oder gegen andere Antibiotika resistent sind. Selbst Pseudomonaden und Klebsiellen, auch Chlamydien und Mykoplasmen werden erfaßt. Anaerobier liegen meist außerhalb des Spektrums. Die MIC kann z. B. bei H. influenzae bis herunter auf 0,008 mg/l, bei Pseudomonas auf 0,25 mg/l gefunden werden. Es handelt sich somit um hochaktive Substanzen, die aus bakteriologischer Sicht z. B. mit den besten Cefalosporinen verglichen werden können. Unter den heute verfügbaren Substanzen ist Ciprofloxacin (s. Tabelle 10)

Tabelle 10: Übersicht über die Pharmakokinetik der modernen Gyrasehemmer

Substanz	Handelsname	$t_{1/2}$ (h)	renal ausgeschiedener Anteil der Dosis (%) unverändert	metabolisiert	Bioverfügbarkeit (%)	Dosisreduktion bei Niereninsuffizienz
Ciprofloxacin	Ciprobay	3–5	≈ 50 (60)[b]	12 (10)[b]	70–80 (100)[b]	(+)
Enoxacin	Gyramid	4–6	50–60	≈ 10	≧ 60[c]	++
Norfloxacin	Barazan	3–4	20–35	10–15	≧ 40[c]	+
Ofloxacin	Tarivid	6–8	70–90	< 5	≧ 90[c]	++
Pefloxacin[a]		10–15	≈ 10	≈ 50	~ 100	∅

[a] – Pefloxacin ist in Deutschland noch nicht zugelassen.
[b] – Daten in Klammern gelten für intravenös verabreichtes Ciprofloxacin.
[c] – Abschätzung aus Urinausscheidung, da i. v. Form nicht vorliegt.

diejenige mit der höchsten antibakteriellen Wirksamkeit, dicht gefolgt von Ofloxacin, Enoxacin und auch Pefloxacin. Dosierung: 2 × 100–750 mg/Tag. Als Indikation wurden zunächst Infektionen der Niere und Harnwege genannt, doch liegen heute klinische Studien zu Infektionen praktisch aller Lokalisationen vor. Somit ist die Indikation breit (Ausnahme: Infektionen mit Anaerobiern). Der große Vorteil der Substanzgruppe liegt in der Möglichkeit der oralen Verabreichung.

Handelsnamen: Ciprofloxacin: Ciprobay®
Enoxacin: Gyramid®
Norfloxacin: Barazan®
Ofloxacin: Tarivid®

Dosierung: Ciprofloxacin: 2 × 250–750 mg/Tag p. o. oder 2 × 100–200 mg/Tag i. v.
Enoxacin: 400–600 mg/Tag p. o.
Norfloxacin: 2 × 400 mg/Tag p. o.
Ofloxacin: 2 × 200 mg/Tag p. o.

Spezielle Nebenwirkungen: Intestinale Beschwerden, Störungen der Knorpelentwicklung im Wachstumsalter, daher bei Kindern kontraindiziert. Am wichtigsten: Störungen der ZNS (Erregtheit, Schlafstörungen, Kopfschmerzen, Psychose-ähnliche Bilder).

3.17 Sulfonamide

Sulfonamide interferieren mit der Folsäuresynthese der Bakterien. Da der Mensch ausschließlich präformierte Folsäure verwendet, entsteht ihm aus dieser Eigenschaft der Sulfonamide kein Nachteil. Bezüglich ihrer antibakteriellen Eigenschaft unterscheiden sich die Sulfonamide gering. Die Indikation zur Sulfonamidtherapie wird heute dadurch eingeschränkt, daß sich viele mit ihnen erreichbare Therapieerfolge mit anderen bakteriziden Antibiotika rascher und sicherer erzielen lassen.

3.18 Sulfamethoxazol und Trimethoprim (TMP/SMZ, Co-trimoxazol)

Sulfamethoxazol und Trimethoprim hemmen in zwei verschiedenen Stadien die Folsäuresynthese, und die Folge dieser „sequentiellen Doppelblockade" kann ein synergistischer Effekt sein. Neuerdings wird aber von sehr ernst zu nehmenden Autoren dieses Konzept in Frage gestellt und dem entgegengehalten, daß zur Unterbrechung einer Entwicklungskette die Hemmung an *einer* Stelle ausreiche. Die Therapieerfolge mit der Kombination beruhten auf dem Trimethoprim-Anteil, der Sulfonamid-Anteil sei überflüssig und wegen häufiger allergischer und toxischer Nebenwirkungen nicht ungefährlich.

Erfaßt wird von dieser Kombination ein breites Spektrum grampositiver und gramnegativer Keime einschließlich der schwer beeinflußbaren Bakterien wie S. aureus, Proteus und Klebsiella. Die enterale Resorption beider Stoffe ist sehr gut, die Halbwertszeit ist mit ca. 11 h nahezu identisch. Der Indikationsbereich ist weit und umfaßt praktisch alle Indikationen des internen Fachbereiches. Neuere Variationen der Kombination (Tetroxoprim + Sulfadiazin [Sterinor®, Tibirox®]) leisten nicht erkennbar mehr als die alte Zusammenstellung. Die Monotherapie mit Trimethoprim (Trimanyl®) ist bei Harnwegsinfektionen ebenso erfolgreich wie die Therapie mit Kombinationspräparaten. Ob dies auch für Infektionen anderer Lokalisationen zutrifft, ist offen.

Handelsnamen: Bactrim®, Eusaprim® u. a.

Dosierung: 12stündlich 2 Tbl. oder 2 Amp. zu 80 mg Trimethoprim und 400 mg Sulfamethoxazol

Trimethoprim-Monopräparate:
Handelsnamen: Trimanyl®, Trimono®

Dosierung: $2 \times 1-2$ Tbl. zu 100 mg

Spezielle Nebenwirkungen: Gastrointestinale Erscheinungen; Störungen der Blutbildung.

6 Antituberkulöse Therapie

(R. Ferlinz und H. Steppling)

1	Epidemiologische Situation der Tuberkulose 172	5.4	Beurteilung des Behandlungserfolges 185
2	Ätiopathogenese 172	5.5	Kontrolluntersuchungen nach Abschluß der Behandlung . . . 186
3	Klinik 173	6	Antituberkulöse Medikamente in der Schwangerschaft 187
4	Prophylaxe 173		
5	Therapie 174	7	Erkrankungen durch sog. „atypische Mykobakterien" . . . 187
5.2	Pharmakotherapie 175		
5.3	Chirurgische Therapie 185		

1 Epidemiologische Situation der Tuberkulose (Bundesrepublik Deutschland)

Der Rückgang der Tuberkulose hat sich in den letzten Jahren deutlich verlangsamt, er betrug von 1986 auf 1987 weiterhin, wie zu den vorangegangenen Jahren, nur noch 1%. 1987 belief sich die Tuberkuloseinzidenz für alle Neuerkrankungen in der Bundesrepublik Deutschland einschließlich Westberlin auf 23,2/100000. Etwa die Hälfte davon, nämlich 10,5/100000, waren offene, ansteckungsfähige Fälle. Die Tuberkulose der Atmungsorgane macht 86,2% aller Neuzugänge aus. Sie wird zunehmend eine Alterskrankheit, so lag 1985 die Inzidenz für die über 85jährigen bei 48,2%, für die 20–25jährigen dagegen bei 16,4%. Im Jahre 1985 starben in der Bundesrepublik Deutschland 1,46/100000 Einwohner an Tuberkulose. Sie ist damit nach wie vor die am häufigsten zum Tode führende Infektionskrankheit. Das Bundesseuchengesetz schreibt eine Meldepflicht für alle Fälle (nicht nur die offenen!) von aktiver Tuberkulose vor.

2 Ätiopathogenese

Die Erkrankung wird durch eine Infektion mit M. tuberculosis hervorgerufen. Die Übertragung erfolgt nahezu ausschließlich als Tröpfcheninfektion durch Offentuberkulöse (Sprechen, Husten, Niesen). Etwa 6 Wochen nach der Infektion tritt die Tuberkulinreaktion auf (sog. „positive" Tuberkulinreaktion). Ca. 4% der Infizierten erkranken später an Tuberkulose. Die Erkrankung kann sich kontinuierlich an den Primärinfekt anschließen, sie kann aber auch erst Jahre bis Jahrzehnte später auftreten. Von großer praktischer Bedeutung ist, daß nahezu alle Tuberkuloseerkrankungen Folge der ersten Infektion sind, auch solche, die erst Jahrzehnte später manifest werden. Eine erneute Ansteckung bei bereits vorhandener Tuberkulinreaktion (sog. Superinfektion) ist äußerst selten und kommt nur bei massiver Exposition oder bei beeinträchtigter Immunsituation vor.

3 Klinik

Leitsymptome und -befunde: Nachlassen der allgemeinen Leistungsfähigkeit, ständige Müdigkeit, Appetitlosigkeit, Gewichtsabnahme. Nachtschweiß sowie subfebrile Temperaturen sind die Symptome der fortgeschrittenen Tuberkulose, die jedoch auch bei nicht-tuberkulösen Erkrankungen beobachtet werden. Im Initialstadium treten oft nur diskrete Symptome auf, wie Reizhusten und leichter Thoraxwandschmerz, die nicht selten als Zeichen einer Grippe gedeutet werden. Oft besteht selbst bei einer fortgeschrittenen Tuberkulose weitgehende Beschwerdefreiheit.

Diagnostische Hinweise: Wesentlich ist mit abnehmender Durchseuchung der Bevölkerung zunächst in differentialdiagnostische Überlegungen die Tuberkulose miteinzubeziehen sowie die Kenntnis von Risikogruppen: Personen mit inaktiven Lungenherden, Exponierte und familiär Belastete, Männer über 50 und Jugendliche zwischen 15 und 25 Jahren, Bewohner von Altersheimen, Personen in schlechten Wohn- und sozialen Verhältnissen, Alkoholiker, Diabetiker, HIV-Infizierte, Insassen von Justizvollzugsanstalten, Patienten unter längerer, höher dosierter Kortikoidtherapie, wenn bei ihnen ältere, gröbere tuberkulöse Herdbildungen vorhanden sind, und Flüchtlinge und Gastarbeiter aus Ländern mit hoher Tuberkulose-Prävalenz. Ein wichtiges diagnostisches Hilfsmittel ist die Tuberkulinprobe. Ein negativer Stempeltest schließt eine Tuberkulose nicht aus. Für differentialdiagnostische Erwägungen ist in diesem Fall eine Intrakutan-Testung nach Mendel-Mantoux bis zu 100 TE anzuschließen. Erst eine fehlende Reaktion auch auf diesen Test schließt im allgemeinen eine Tuberkulose aus. Bei einem positiven Ergebnis ist durch den Nachweis von Tuberkelbakterien (mikroskopisch, Kultur, ggf. Tierversuch) der sichere Beweis für die tuberkulöse Ätiologie eines Befundes anzustreben. Eine positive Tuberkulinprobe allein besagt lediglich, daß in dem betroffenen Organismus irgendwann eine tuberkulöse Erstinfektion abgelaufen ist. Bei an AIDS Erkrankten kann die Tuberkulinreaktion fehlen, aber auch vorhanden sein, bei HIV-Infizierten kann die Tuberkulose die erste Manifestation einer AIDS-Erkrankung sein. Sputen, Kehlkopfabstriche, Urin und Punktate sind zumindest bei Krankheitsbeginn mehrfach zu untersuchen. Bei negativem mikrobiologischen Befund sollte fiberbronchoskopisch gezielt Bronchialsekret aus den entsprechenden Lappen- oder Segmentbronchien zur mikrobiologischen Untersuchung abgesaugt werden. In gleicher Sitzung können ggf. transbronchiale Zangenbiopsien zur histologischen Untersuchung entnommen werden. Die radiologische Untersuchung kann eine Lungentuberkulose nur wahrscheinlich machen, allein der Erregernachweis sichert die Diagnose! *Differentialdiagnostisch* müssen unspezifische pneumonische Infiltrate, „zerfallende Rundherde" (peripheres Bronchialkarzinom, einschmelzender Lungeninfarkt, Lungenabszeß), anorganische Pneumokoniosen und die Sarkoidose abgegrenzt werden.

4 Prophylaxe

4.1 Prophylaxe und Früherkennung

Ausschaltung der Infektionsquellen durch Umgebungsuntersuchungen, Chemotherapie und Isolierung: individuelle Tuberkulintestungen bzw. gezielte Tuberkulin-Reihenuntersuchungen, ggf. individuelle Schutzimpfung infektionsgefährdeter Tuberkulinnegativer, gezielte Röntgenuntersuchungen.

4.2 Chemoprophylaxe
Unter Chemoprophylaxe versteht man eine antituberkulöse Chemotherapie bei Tuberkulinnegativen unmittelbar vor oder nach erfolgter Exposition gegenüber Offentuberkulösen. Eine Indikation zur Chemoprophylaxe besteht in Mitteleuropa in aller Regel nicht. Es empfiehlt sich vielmehr, bei dem angesprochenen Personenkreis Tuberkulinproben bis zu 2 Monaten nach Beendigung der Exposition durchzuführen. Bei Tuberkulinkonversion wäre dann evtl. eine präventive Chemotherapie anzuschließen (s. ds. Kap., 4.3).

4.3 Präventive Chemotherapie
Unter präventiver Chemotherapie versteht man eine antituberkulöse Chemotherapie bei Tuberkulinpositiven nach kürzlich eingetretener oder bei zurückliegender Infektion mit groben Restherden. *Indikation:* Positive Tuberkulinreaktion bei nicht BCG-geimpften Säuglingen und Kleinkindern bis zum Ende des 2. Lebensjahres, nachgewiesene Tuberkulinkonversion (negativ → positiv) mit sehr starker Tuberkulinreaktion (Infiltrat > 16 mm, Blasenbildung, Ulzeration) bei allen Altersklassen; bei konsumierenden Krankheiten und bei längerer Behandlung mit Kortikosteroiden, Immunsuppressiva und Zytostatika, wenn gleichzeitig tuberkulöse Herde vorhanden sind (sog. „gesunde Befundträger"); ferner zur Rezidivprophylaxe bei unvorbehandelten oder inadäquat vorbehandelten, früher behandlungsbedürftig gewesenen Tuberkulosen, z.B. bei Gravidität und großen Operationen.

4.4 Medikamente
Chemoprävention und Chemoprophylaxe sind die einzigen Situationen, in denen eine isolierte Gabe von INH vertreten werden kann. Die Dosis beträgt 5 mg/kg Körpergewicht. Muß Isoniazidresistenz angenommen werden (Bakterien der Infektionsquelle!), steht als Ausweichmittel in erster Linie Rifampicin oder evtl. Ethambutol zur Verfügung.
Die *Chemoprophylaxe* (s. ds. Kap., 4.2) erfolgt für die Dauer der Exposition und in den daran anschließenden 3 Monaten. Bei Tuberkulinkonversion ist zusätzlich eine weitere präventive Chemotherapie von 3 Monaten Dauer erforderlich. Die *Chemoprävention* wird 6 Monate lang durchgeführt.

5 Therapie

5.1 Vorbemerkungen
Das Prinzip der antituberkulösen Chemotherapie ist für die Lungentuberkulose und für alle anderen Organtuberkulosen gleich. Bei offener Lungentuberkulose ist im allgemeinen im zweiten Behandlungsmonat ein Negativwerden des Sputums zu erwarten. Nicht oder nicht mehr ansteckungsfähige Patienten

können, wenn keine gravierenden Krankheitssymptome bestehen, ihrer gewohnten beruflichen Tätigkeit unter ambulanter Chemotherapie nachgehen. Ruhe- und Klimatherapie haben seit Einführung der Chemotherapie ihre Bedeutung verloren.

5.2 Pharmakotherapie

Behandlungsgrundsätze: Das Ziel der Chemotherapie ist die Vernichtung der Tuberkuloseerreger in möglichst kurzer Zeit bei gleichzeitiger Verhinderung einer Resistenzentwicklung. Die zur Verfügung stehenden Mittel besitzen unterschiedliche Wirkungsmechanismen. Man unterscheidet bakteriostatisch wirksame Substanzen, dies sind Substanzen, die eine reversible Hemmung der Bakterienvermehrung bewirken, und bakterizid wirkende Substanzen, dies sind Substanzen, die die Bakterien irreversibel schädigen. In Abhängigkeit von Konzentration und Einwirkungsdauer gibt es zwischen Bakteriostase und Bakterizidie fließende Übergänge. Schließlich werden noch sterilisierend wirkende Substanzen unterschieden; dies sind Substanzen, die auch gegen Keime mit eingeschränktem Stoffwechsel (dormant persisters) wirksam sind. Da die Bakterienpopulationen bei Tuberkulose aus verschiedenen Fraktionen bestehen, die sich gegen Chemotherapeutika verschieden verhalten, muß zur Therapie der Tuberkulose immer eine Kombination mit mehreren Antituberkulotika erfolgen.

Als Standardregime wird heute eine Initialbehandlung von 2 Monaten Dauer (mittels einer Drei- bis Vierfachkombination) und anschließend eine Stabilisierungsbehandlung von 4 Monaten Dauer (mit einer Zweifachkombination), also eine insgesamt 6monatige antituberkulöse Chemotherapie angesehen (s. ds. Kap., 5.2.3). Vor Beginn der Therapie ist eine Kultur mit Resistenzprüfung anzulegen. Im allgemeinen sind Primärresistenzen gegen die wichtigsten Antituberkulotika nur selten zu erwarten, relativ häufig sind Primärresistenzen (insbesondere gegen INH) bei Patienten aus Ländern mit hoher Tuberkuloseprävalenz. Gegebenenfalls müssen die Medikamente entsprechend dem Ergebnis der Resistenzprüfung angepaßt werden. Jede Tuberkulose mit Bakterienausscheidung soll, solange sie ansteckungsfähig ist, stationär behandelt werden. Eine geschlossene Tuberkulose wird ambulant behandelt, wenn Ausdehnung, Begleitkrankheiten, soziale Verhältnisse und Persönlichkeitsstruktur des Patienten nicht dagegensprechen.

5.2.1 Behandlungsfehler

Mißerfolge sind am häufigsten durch schlechte Mitarbeit der Patienten, Beginn mit einer Zweifach- oder Monotherapie, unkontrollierte Einnahme, falsche Kombination oder zu niedrige Dosierung der Medikamente, zu kurze Behandlungsdauer, mangelhafte persönliche Führung durch den Arzt, Überschätzung der Nebenwirkungen, Alkoholabusus und schwere Begleitkrankheiten verursacht. Irreversible Schäden können durch nicht ausreichende Kontrollen der Nebenwirkungen auftreten.

5.2.2 Antituberkulotika

Isoniazid und Rifampizin sind in Kombination mit Pyrazinamid die wichtigsten Antituberkulotika. Streptomycin und Ethambutol sowie Protionamid können unter bestimmten Indikationen die Therapie sinnvoll ergänzen (s. Tab. 1).
Diese Substanzen werden wegen ihrer hohen antimykobakteriellen Aktivität auch als „Antituberkulotika erster Wahl" oder „Basismedikamente" zusammengefaßt. Mit Ausnahme von Ethambutol haben sie bakterizide Potenzen. Aus diesem Grunde wurde die früher gebräuchliche Bezeichnung „Tuberkulostatika" zugunsten der zutreffenderen Bezeichnung „Antituberkulotika" aufgegeben. Die anderen Antituberkulotika sind in der primären Chemotherapie von untergeordneter Bedeutung. Sie kommen für Problemfälle mit multiresistenten Mykobakterien, bei Wiederholungsbehandlung, Unverträglichkeit einzelner Mittel und gravierender Begleiterkrankungen in Betracht. Hierzu zählen vor allem Terizidon (Cycloserin) und Capreomycin.

a) *Isoniazid (INH, internationale Kurzbezeichnung: H)*
Wegen seiner bakteriziden Eigenschaften und guten Verträglichkeit ist es das führende Antituberkulotikum. Bei gemeinsamem Einsatz mit RMP und PZA verstärkt es die bakterizid-sterilisierende Wirkung dieser beiden Substanzen. Gute gastrointestinale Resorption und Gewebediffusion. Durch die genetisch bestimmte Azetylierungskapazität gibt es Langsam- und Schnellinaktivierer, dies ist jedoch klinisch ohne Bedeutung. *Nebenwirkungen* sind bei korrekter Dosierung sehr selten (s. Tab. 2): Lebertoxizität, periphere Neuropathien, vorwiegend bei Überdosierung, Akne, allergische Reaktionen (Exantheme, Fieber, Gelenkschmerzen), Leukopenien, selten Agranulozytose, vermehrte Blutungsbereitschaft, Mikrohämaturie, Transaminasenerhöhungen treten, speziell in Kombination mit Rifampicin und bei regelmäßigem Alkoholgenuß, auf. *Kontraindikationen:* Hepatitis, Polyneuritis. *Prophylaktische Maßnahmen:*

Tabelle 1: Die praktisch wichtigen Antituberkulotika

Isoniazid (INH)	INH-Burgthal®, Isozid®, tebesium®
Rifampicin, Rifampin (RMP)	Eremfat®, Rifa®, Rifampicin-Hefa®, Rimactan®
Streptomycin (SM)	Streptomycinsulfat (Hefa-Frenon)
Ethambutol (EMB)	Myambutol®, EMB-Fatol®
Pyrazinamid (PZA)	Pyrafat®, pezetamid®, Pyrazinamid „Lederle"®
Protionamid (PTH)	ektebin®, Peteha®

Tabelle 2: Nebenwirkungen der wichtigsten Antituberkulotika

	häufig	selten	sehr selten
INH	Akne (bei Jugendlichen)	Transaminasenanstieg Hepatitis periphere Neuropathie (spricht auf Pyridoxinbehandlung an) allergische Hautreaktionen	Schwindelgefühl Krämpfe Opticus-Neuritis psychische Veränderungen hämolytische Anämie aplastische Anämie Agranulozytose lupoide Reaktionen Arthralgien Gynäkomastie
RMP		Transaminasenanstieg Hepatitis allergische Hautreaktionen thrombozytopenische Purpura „Flu-Syndrome" (nur bei intermittierender oder unregelmäßiger Einnahme)	(nur bei intermittierender oder unregelmäßiger Einnahme): akutes Nierenversagen hämolytische Anämie Schock
PZA	Hyperurikämie Anorexie Brechreiz Flush	Transaminasenanstieg Hepatitis (dosisabhängig) Erbrechen Arthralgie allergische Hautreaktionen	sideroblastische Anämie Photosensibilisierung
SM	allergische Hautreaktionen Schwindelgefühl Tinnitus	Drehschwindel Ataxie Hörverlust	Nephropathie aplastische Anämie Agranulozytose
EMB		Retrobulbärneuritis (dosisabhängig) Arthralgien	allergische Hautreaktionen Transaminasenanstieg periphere Neuropathie
PTH	gastrointestinale Störungen	Transaminasenanstieg Hepatitis	

Vitamin B, besonders Vitamin B$_6$. *Toxizitätskontrollen:* Blutbild, Harnstatus, Transaminasen bei Behandlungsbeginn wöchentlich, ab der 4.–6. Behandlungswoche monatlich. *Dosierung:* Tabelle 2. Keine Kreuzresistenz.

b) *Rifampicin (RMP, internationale Kurzbezeichnung: R)*

Rifampicin ist die führende sterilisierende Substanz. Es soll möglichst während der ganzen Dauer der antituberkulösen Therapie kombiniert mit INH gegeben werden. Nur RMP besitzt eine sichere Wirkung gegen persistierende ruhende Keime, besonders dann, wenn diese Keime in ihrem Metabolismus kurzfristig aktiv werden, werden sie durch RMP schnell erfaßt und vernichtet. Eine primäre Resistenz gegenüber RMP ist bedeutend seltener als gegenüber INH und SM. *Nebenwirkungen:* Am häufigsten sind hepatotoxische Reaktionen, die sich meist in den ersten Therapiewochen als vorübergehende Transaminasenerhöhungen manifestieren. RMP ist ein starker Enzyminduktor, es kann daher zu Wechselwirkungen mit anderen, gleichzeitig angewandten Medikamenten kommen. Dazu zählen: Antikoagulantien, Verapamil, orale Kontrazeptiva, Kortikosteroide, Cyclosporin A, Digitalis, Barbiturate, Tolobutamid, Methadon, Senetoin, Dapson, Theophyllin, Ketokonazol, Chinidin u.a. Insbesondere ist darauf zu achten, daß durch RMP die Wirksamkeit oraler Kontrazeptiva herabgesetzt bis aufgehoben werden kann. Ebenso wird die Halbwertszeit von Kortikosteroiden Antikoagulantien der Kumaringruppe und oralen Antidiabetika herabgesetzt. Eine überwachte Dosisanpassung ist bei diesen Mitteln erforderlich. Bei gleichzeitiger Kortikoidbehandlung wird unter RMP eine Verdoppelung der Kortikoiddosis empfohlen.

Die gesamte Tagesdosis soll vor dem Frühstück verabreicht werden, da Resorptionsgeschwindigkeit und Blutspiegelhöhe durch vorherige oder gleichzeitige Nahrungsaufnahme reduziert werden. Die Ausscheidung erfolgt in erster Linie über die Leber, durch die Nieren werden nur etwa 10–30% eliminiert.

Kontraindikation: Hepatitis, erheblicher Leberschaden. *Toxizitätskontrollen:* Regelmäßiger Leberstatus bei Behandlungsbeginn wöchentlich, ab der 4.–6. Behandlungswoche monatlich. Blutbild und Harnstatus alle 4 Wochen. *Dosierung:* Tabelle 2. Keine Kreuzresistenz.

c) *Streptomycin (SM, internationale Kurzbezeichnung: S)*

Wie INH und RMP gehört es mit zu den wirksamsten Antituberkulotika. Es ist in vitro bakterizid. In vivo wirkt es in neutralem und alkalischem Milieu auf extrazellulär gelegene Erreger mit schneller Teilung. Der Wirkungsbereich erstreckt sich vor allem auf Mykobakterien, aber auch auf gramnegative Bakterien und Kokken. Nach i.m. Gabe werden innerhalb von 1–2 Stunden Spitzenkonzentrationen erreicht. Bei i.v. Gabe ist bei gleichem Effekt die Gefahr toxischer Reaktionen größer. Ausscheidung von etwa 50–60% der Dosis innerhalb von 12–24 Stunden mit dem Urin, nur etwa 2% werden durch die Fäzes eliminiert. Die Zugabe von SM zu einer Dreifachkombination aus INH, RMP und PZA in der Initialphase für die Dauer von 2 Monaten ist bei bazillenreicher Lungentuberkulose und ganz besonders bei Verdacht auf INH-

Resistenz nützlich. *Nebenwirkungen:* Neurotoxische Wirkungen auf den 8. Hirnnerven. Bei Patienten mit Schädigung dieses Hirnnerven ist SM kontraindiziert. Leichter nephrotoxischer Effekt in Abhängigkeit von der Höhe der Einzeldosis. Bei Patienten mit eingeschränkter Nierenfunktion ist die Funktion des 8. Hirnnerven besonders sorgfältig zu überwachen. Allergische Reaktionen kommen vor. *Kontraindikationen:* Ausscheidungsstörungen kardialer und nephrogener Art, Minderung des Hörvermögens. *Toxizitätskontrollen:* Vor der Therapie und jeweils nach etwa 20–30 g SM Audiometrie und Vestibularisuntersuchung. Blutbild und Harnstatus alle 2 Wochen. *Dosierung:* Tabelle 3. Keine Kreuzresistenz. Wegen der Ototoxizität sollte die Streptomycingesamtdosis auf 30 g beschränkt werden.

d) *Pyrazinamid (PZA, internationale Kurzbezeichnung: Z)*
Pyrazinamid wirkt sterilisierend auf M. tuberculosis. Es wirkt nicht auf M. bovis. Die Substanz besitzt eine gute Gewebediffusion; sie wirkt sowohl gegen intrazellulär (z. B. in Makrophagen) als auch gegen extrazellulär in Bereichen akuter Entzündung gelegene Keime und weist im sauren Milieu eine starke Aktivität auf. PZA ist ferner wirksam auf Keime, die im Bereich von Nekrosen liegen und sich langsam vermehren („persisters"). Diese Keimpopulation kann nach Konsolidierung der Tuberkulose und Neutralisierung des Gewebs-pH ihre Aktivität wieder erlangen und Ursache einer Reaktivierung der Tuberkulose ein. Der Einsatz von PZA in der Initialphase der Tuberkulosetherapie senkt daher signifikant die Rezidivrate. Dies kommt besonders in der Kombination mit INH und RMP zur Geltung. In der Dreifachkombination bewirkt Pyrazinamid gemeinsam mit INH und RMP eine schnelle Negativierung des Auswurfs und eine Verminderung der Rezidive. *Nebenwirkungen:* Gastrointestinale Störungen, vorübergehende Transaminasenerhöhung bei 10–14% der Patienten, besonders in Kombination mit INH und SM, Hyperurikämie bei 60–90% der Patienten, Arthralgien (diese sind jedoch nicht durch eine Hyperurikämie bedingt!), Photodermatosen. *Toxizitätskontrollen:* Transaminasen, Bilirubin i. S., Harnsäure, Blutbild, Harnstatus bei Behandlungsbeginn wöchentlich (vgl. INH und RMP). *Dosierung:* Tabelle 3. Keine Kreuzresistenz. Die PZA-Therapie sollte insgesamt 8 Wochen lang durchgeführt werden, da bei längerer Therapiedauer häufig Resistenzen auftreten. *Kontraindikationen:* Lebererkrankung. Wegen der Hemmung der tubulären Harnsäuresekretion ist PZA bei Gicht kontraindiziert.

e) *Ethambutol (EMB, internationale Kurzbezeichnung: E)*
Synthetisches, bakteriostatisch wirkendes, antituberkulöses Mittel. Gute Verträglichkeit. Bei oraler Gabe werden 80–85% resorbiert. Weitgehend unveränderte Ausscheidung über die Niere. Ethambutol ist schwächer wirksam als INH, RMP und PZA. Es kann aber ein wertvoller Kombinationspartner zu

INH und RMP in Zwei-, Drei- und Vierfachkombination sein. Besondere Bedeutung hat es der Verhinderung einer Resistenzentwicklung bei Verdacht auf INH-Resistenz oder Unverträglichkeit von anderen Antituberkulotika. Auch in der Wiederholungsbehandlung kann sein Einsatz vor allem bei Patienten mit Resistenzentwicklung gegen andere Substanzen erforderlich werden. *Nebenwirkungen:* Bei etwa 3% der Patienten tritt eine Schädigung des N. opticus mit Minderung der zentralen Sehschärfe, des Farberkennungsvermögens und einer Einengung der Gesichtsfeldaußengrenzen auf. Nach Absetzen können sich die Nebenwirkungen zunächst verstärken, um sich im Laufe von ungefähr 6 Monaten zurückzubilden. Vereinzelt sind bleibende Schäden beobachtet worden. Da EMB durch die Nieren ausgeschieden wird, ist eine eingeschränkte Nierenfunktion eine relative Kontraindikation. Bei Kreatininwerten über 1,3 mg% muß die Dosierung der Kreatininclearance angepaßt werden. Bei kleinen Kindern und Patienten, die aus anderen Gründen das Auftreten von Sehstörungen nicht mitteilen können, sollte EMB nicht eingesetzt werden. *Toxizitätskontrollen:* Visuskontrolle vor der Behandlung und in regelmäßigen, 4–6wöchigen Abständen während der Therapie. Überweisung zum Augenarzt im Falle einer Verschlechterung. Regelmäßige Kontrollen durch den behandelnden Arzt mit Tafeln für Nahvisusprüfung und Farberkennung. Da EMB vorwiegend über die Nieren ausgeschieden wird, Kontrolle der Nierenfunktion. *Dosierung:* Tabelle 3. Keine Kreuzresistenz.

f) *Protionamid (PTH, internationale Kurzbezeichnung: P)*
Protionamid kann in der Kombination dann zum Einsatz kommen, wenn eines der führenden Mittel nicht verabreicht werden kann. Gute Resorption, schnelle Gewebediffusion. Ausscheidung der Metaboliten vorwiegend über die Nieren. *Nebenwirkungen:* Neurotoxische und psychische Störungen; besonders bei alten Menschen und bei Alkoholgenuß ist mit Psychosen und Depressionen zu rechnen. Pellagra-ähnliche Erscheinungen von seiten der Haut und des Nervensystems, besonders in Kombination mit INH. Leberschäden, gastrointestinale Unverträglichkeit. *Kontraindikationen:* Gravidität, psychische Störungen, Epilepsie, Alkoholismus, erhebliche Leberschäden. *Prophylaktische Maßnahmen:* Medikation von Nikotinsäureamid. *Toxizitätskontrollen:* Transaminasen, Bilirubin i.S. bei Behandlungsbeginn wöchentlich, ab der 4.–6. Behandlungswoche monatlich. Blutbild und Harnstatus alle 2–3 Monate. *Dosierung:* Tabelle 3.

g) *Reservemedikamente*
Die Reservemedikamente Terizidon (in Deutschland im Handel befindliches Cycloserin-Derivat), Paraaminosalicylsäure, Capreomycin, Viomycin und Kanamycin sind nur dann einzusetzen, wenn primär oder sekundär Resistenzentwicklungen gegenüber den Basismedikamenten auftreten. Mitunter sind

Tabelle 3: Dosierung für Kinder und Erwachsene bei täglicher Einnahme

Antituberkulotikum	Kinder und Erwachsene (mg/kg KG)	Erwachsene	Tagesdosis
Isoniazid	5		300 mg
Rifampicin	10	< 50 kg	450 mg
		> 50 kg	600 mg
Pyrazinamid	25–35	< 50 kg	1,5 g
		> 50 kg	2,0 g
		> 75 kg	2,5 g
Streptomycin	15–20	< 50 kg	0,75 g
		> 50 kg	1,0 g
Ethambutol*	25 – zwei Monate später 20		0,8–2,0 g
Protionamid	5–15		0,5–1 g

* Nicht für Kinder unter 10 Jahren

Dosierung der Antituberkulotika für Kinder und Erwachsene, deren Dosierung bei intermittierender Gabe von der bei täglicher Gabe abweicht

Antituberkulotikum	Kinder (mg/kg KG)	Erwachsene (mg/kg KG)	Tagesdosis (mg)
Isoniazid	15	15	900
Rifampicin	15	10	450–600 (600–900)

auch Nebenwirkungen oder Unverträglichkeit der Medikamente erster Wahl Anlaß, auf Reservemedikamente überzugehen.

5.2.3 Praktisches Vorgehen

Vor Therapiebeginn ist in jedem Fall zu versuchen, M. tuberculosis im Auswurf oder im Bronchialsekret (bronchoskopische Absaugung!) nachzuweisen. Gelingt der mikroskopische Erregernachweis, ist die Diagnose gesichert und der Patient als ansteckungsfähig anzusehen. Gelingt der mikroskopische Erregernachweis nicht, sind Kulturen zum Nachweis erforderlich. Auch bei direktem mikroskopischen Nachweis von M. tuberculosis müssen vor Therapiebeginn Kulturen zur Resistenzprüfung angelegt werden. Auf keinen Fall darf aber bei Verdacht auf Tuberkulose mit der Therapie bis zum Eintreffen des Ergebnisses der Kultur gewartet werden. Die Therapie ist sofort einzuleiten, sie muß gegebenenfalls nach Eintreffen des Ergebnisses der Resistenzbestimmung entsprechend revidiert werden. Fälle, die nur in der Kultur, nicht jedoch im Direktpräparat offen sind, besitzen keine relevante Ansteckungsfähigkeit. Bei korrekter Therapie ist in 70−80% der Fälle nach 2−3 Wochen mit einer Sputumkonversion zu rechnen. Es ist aber wahrscheinlich, daß bei korrekter Therapie mit RMP evtl. danach noch nachweisbare Erreger nicht mehr ansteckungsfähig sind, da der positive Befund dann meist auf der Ausscheidung toter Bakterien beruht. Generell gilt, daß eine medikamentöse Therapie von den Patienten um so konsequenter durchgeführt wird, je kürzer sie erforderlich ist. Der wichtigste Kombinationspartner ist INH. Durch INH und RMP wird die Resistenzentwicklung gegen andere Medikamente am besten verhindert. RMP und PZA vernichten auch wenig stoffwechselaktive Keime, gegen die INH wenig wirksam ist, deren Überleben aber ein Rezidivrisiko darstellt. Der Therapieplan muß entsprechend dem Zustand des Patienten, der Form der Tuberkulose und individuellen Gegebenheiten erstellt werden. Die Dauer der Chemotherapie muß mindestens 6 Monate betragen. Das 6-Monats-Regime wird heute als Standardregime angesehen. In seltenen Fällen ist es durch ein 9- (bis 12-)Monats-Regime zu ersetzen.

5.2.3.1 6-Monats-Regime

Das 6-Monats-Regime besteht in der Initialphase in der Gabe von 4 (oder 3) wirksamen Antituberkulotika. Die Kombination INH + RMP + PZA ist obligat. Das vierte Mittel ist SM oder EMB. Bei kavernösen Prozessen oder Befunden, die mehr als ein bronchopulmonales Segment umfassen, bei hämatogenen Streutuberkulosen und bei Verdacht auf INH-Resistenz ist die Vierfachkombination angezeigt. Die Initialphase ist im Regelfall auf 2 Monate begrenzt, bei sehr ausgedehnten Prozessen oder mangelhafter klinischer oder radiologischer Rückbildung kann eine Verlängerung auf 3 Monate angezeigt sein. In der anschließenden Stabilisierungsphase werden für 4 Monate INH + RMP bis zum Ende des 6. Monats verabreicht. Eine Verabreichung von PZA über die Initialphase hinaus ist nicht erforderlich und sollte deshalb unterbleiben. Bei regelmäßiger Einnahme der Medikamente und günstigem klinischen Verlauf wird die Chemotherapie nach einer Gesamtdauer von 6 Monaten beendet.

Das 6-Monats-Regime (Kurzzeitchemotherapie) führt bei über 90% der Patienten innerhalb der Initialphase zur Sputumnegativierung. Die Rückfallrate liegt bei 3−5jähriger Nachbeobachtungszeit zwischen 0 und 3%. In der Initialphase scheint die Vierfachkombination von INH+RMP+PZA+SM die besten Resultate zu ergeben. Hier liegt die Quote der Spätrezidive deutlich unter 5% (Tab. 4). Die intermittierende Gabe von INH+RMP 2−3mal/Woche während der Stabilisierungsphase ist der tägl. Einnahme nahezu gleichwertig. Sie kann vorzugsweise bei Patienten eingesetzt werden, bei denen dadurch eine bessere Überwachung der Einnahme gewährleistet ist.

Tabelle 4: Standard-Kurzzeitchemotherapie (6-Monats-Regime)

Initialphase 2(−3) Monate	Stabilisierungsphase 4 Monate
INH + RMP + PZA + SM INH + RMP + PZA + EMB INH + RMP + PZA	INH + RMP tgl. INH + RMP 2−3mal pro Woche

5.2.3.2 9-(12-)Monats-Regime

Falls ein 6-Monats-Regime unter Einbeziehung von PZA in der Initialphase nicht möglich ist, soll ein 9-(12-)Monats-Regime mit INH+RMP bei Zugabe von EMB oder SM angewandt werden. Die Therapie soll in der Initialphase immer aus INH+RMP mit Zugabe von EMB, SM oder evtl. PTH bestehen und in der Stabilisierungsphase noch mit INH und RMP fortgesetzt werden. Auch damit ist eine hohe Fiktivität mit geringem Rückfallrisiko gegeben. Die Gesamtbehandlungsdauer ist allerdings verlängert.

Das Risiko einer Hepatopathie ist bei Kombinationen, die INH, RMP und PZA enthalten, relativ gering. Bei regelmäßiger Kontrolle der Leberfunktionswerte ist es leicht erfaßbar. Im allgemeinen kann ein Anstieg der Transaminasen auf das Dreifache der oberen Normgrenze toleriert werden. Bei weiterem Anstieg der Transaminasen ist eine Revision der Therapie erforderlich. Bei aktiver Hepatitis ist der Einsatz von INH, RMP und PZA kontraindiziert. Hier empfiehlt sich eine Behandlung mit SM+EMB und evtl. Terizidon. Nach Abklingen der Hepatitis kann dann ein Standardregime gegeben werden. Bei alkoholtoxischer Hepatitis soll eine Tuberkulosetherapie stationär unter Alkoholentzug erfolgen. Nach Rückgang der Transaminasenerhöhung kann die Behandlung mit dem Standardregime eingeleitet werden. Eine unter PZA-Therapie auftretende Hyperurikämie ist bei Fehlen von klinischen Symptomen nicht behandlungsbedürftig, sie normalisiert sich nach Absetzen von PZA. Unter PZA auftretende, nicht durch eine Hyperurikämie bedingte Arthralgien können mit nicht-steroidalen Antiphlogistika behandelt werden.

Wegen der potentiellen Hepatotoxizität der wichtigsten Antituberkulotika soll während der Therapie übermäßiger Alkoholgenuß vermieden werden. Insbesondere bei EMB ist zu berücksichtigen, daß akut Sehstörungen auftreten können, die ein sofortiges Absetzen des Medikamentes erforderlich machen. Schwere toxische Nebenwirkungen bedürfen konsiliarischer Fachbehandlung (s. Tab. 2).

5.2.4 Stationäre oder ambulante Chemotherapie?

Die Indikation ist individuell zu stellen. Als Anhaltspunkte für eine stationäre Behandlung gelten:

a) Offene Tuberkulose mit Nachweis von M. tuberculosis im Direktpräparat. Bei diesen Patienten erfolgt die stationäre Behandlung, um eine Ansteckung der Umgebung zu verhüten.
b) Differentialdiagnostisch unklare Fälle bis zur eindeutigen Klärung der Diagnose.
c) Ausgeprägtes Krankheitsbild (Fieber, Hämoptoe, Pleuraerguß usw.).
d) Alkoholismus.
e) Polyresistenz.
f) Gravierende Zweiterkrankung, z.B. schwerer Diabetes mellitus, Niereninsuffizienz, AIDS.
g) Schlechte soziale Verhältnisse.
h) Extrapulmonale Tuberkuloseformen, je nach Art und Schweregrad der Erkrankung.

Bei allen anderen Formen der Tuberkulose ist eine ambulante Chemotherapie vorzuziehen. Der Patient kann während der ambulanten Chemotherapie seinen Beruf weiter ausüben.

5.2.5 Therapie der Meningitis tuberculosa

Die Sterblichkeit an tuberkulöser Meningoenzephalitis wird mit 15−25% angegeben. Da selbst eine frühzeitig begonnene und konsequent durchgeführte antimykobakterielle Behandlung unbefriedigende Ergebnisse nicht ausschließt, ist zu fordern, daß bei allen ätiologisch nicht geklärten Meningitiden sofort eine Therapie mit Antituberkulotika begonnen und bis zur Widerlegung der spezifischen Ursache fortgesetzt wird. Die Therapie wird mit den wirksamsten Mitteln in Viererkombination (s. Tab. 4) durchgeführt, evtl. mit intrathekaler Gabe von INH für die Dauer von 8−14 Tagen in der Dosierung von 1 mg/kg, jedoch nicht mehr als 50 mg. Eine Besserung setzt oft nur langsam ein, zu Beginn der Behandlung verschlechtern sich häufig sogar klinisches Ergebnis und Liquorbefund. Eingeleitete Therapie nicht abbrechen!

5.2.6 Rezidivbehandlung

Bei den äußerst seltenen Rückfällen, die nach Abschluß einer korrekt durchgeführten 6monatigen Chemotherapie auftreten, sind die Erreger gegenüber den in der Erstbehandlung eingenommenen Medikamenten in aller Regel voll sensibel. Diese Rückfälle können daher mit demselben Regime wie vorher, aber dann in einer Dauer von 9−12 Monaten erfolgreich wiederbehandelt werden. Vor Einleitung der Behandlung ist eine Resistenzbestimmung erforderlich.
Die Wiederholungsbehandlung von Rückfällen der Patienten mit sekundärer Erregerresistenz oder Polyresistenz muß sich auf eine vor Einleitung der Behandlung durchzuführende Erregerresistenzbestimmung stützen. Eine solche Wiederholungsbehandlung muß voll überwacht werden und soll nach Möglichkeit stationär erfolgen. Besonders betroffen sind hier Alkoholiker und asoziale Patienten.

5.2.7 Interaktionen

Interaktionen können untereinander die Nebenwirkungen potenzieren, darüber hinaus sind Wechselwirkungen mit anderen Substanzen von Bedeutung. So ist vom RMP bekannt, daß es den Abbau der Antikoagulantien, von Digitoxin und oralen Antidiabetika erhöht und die Wirkung von Ovulationshemmern aufheben kann. Zu beachten ist weiterhin der beschleunigte Abbau von Barbituraten und Benzodiazepinen. INH senkt die Alkoholtoleranz, die Wirkung der Barbiturate wird verstärkt, der Abbau von Diphenylhydantoin verzögert, und bei der Kombination mit Pyrazolonderivaten und Cycloserin wird die Krampfneigung erhöht. SM verstärkt die Wirkung von Antihypertonika und verlängert die Prothrombinzeit, während PTH die Barbiturat- wie auch die Insulinwirkung verstärkt. EMB ist offenbar frei von Interaktionen.

5.3 Chirurgische Therapie

Von den zahlreichen, früher geübten chirurgischen Verfahren hat in der Tuberkulosetherapie heute nur noch die Resektion eine gewisse Bedeutung. Eine korrekt durchgeführte Chemotherapie führt in der Regel zur Ausheilung. Eine Indikation zur Resektion besteht in folgenden Fällen:

a) Bei groben Restherden nach Chemotherapie. Dies findet sich vor allem bei älteren, eventuell schon früher insuffizient behandelten Prozessen.
b) Bei peripheren Lungenrundherden, auch dann, wenn sie Kalk enthalten, solange ein peripheres Bronchialkarzinom nicht mit Sicherheit ausgeschlossen werden kann.
c) Bei kompakten Herdbildungen mit Wachstumstendenz in alten tuberkulösen Narben (Narbenkarzinom!).

Wenn der geringste Verdacht auf ein peripheres Bronchuskarzinom besteht, muß frühzeitig reseziert werden. Auf keinen Fall darf hier erst antituberkulös behandelt und die Differentialdiagnose „ex juvantibus" gestellt werden.

Bei den extrapulmonalen Tuberkuloseformen ist die ausgedehnte kolliquative Tuberkulose der Halslymphknoten eine Indikation zur frühzeitigen Elektroresektion der Lymphknoten unter voll wirksamer antituberkulöser Chemotherapie.

5.4 Beurteilung des Behandlungserfolges

Im allgemeinen erfolgen bakteriologische Kontrollen (Sputum, ggf. Urin, Menstrualblut) im Abstand von 4 Wochen. Bei korrekter Therapie ist meist bereits nach 4 Wochen keine Sputumuntersuchung mehr möglich, da, abgesehen von sehr ausgedehnten kavernösen Prozessen, dann bereits kein Auswurf mehr vorhanden ist. Ggf. Anpassung der Therapie an die veränderte Erregerempfindlichkeit. Neben klinischen Verlaufskontrollen sind röntgenologische Kontrollen zunächst nach 4, später nach 6–8 Wochen notwendig. Nach 3 negativen Direktpräparaten kann die Entlassung aus der stationären in die weitere ambulante, antituberkulöse Behandlung erfolgen, ggf. auch bei röntgenologisch noch nachweisbaren Resthöhlen. Bei konsequenter Therapie und kooperativen Patienten ist unter den hiesigen Bedingungen ein Dauerergebnis mit einer Rezidivrate unter 1% zu erreichen.

5.5 Kontrolluntersuchungen nach Abschluß der Behandlung

Diese Untersuchungen müssen sich an der Schwere und der Ausdehnung des Ausgangsbefundes sowie an evtl. verbliebenen Restherden und der Gesamtsituation des Patienten orientieren. Bei unkompliziertem Verlauf ist eine insgesamt zweijährige Überwachung ausreichend. Tabelle 5 gibt Anhaltspunkte für

Tabelle 5: Punkttabelle für Überwachungsdauer

Ausdehnung des Restbefundes		
minimal	(= bis zu 1 Segment)	0
mittel	(= bis zu 3 Segmenten)	1
weit	(> 3 Segmente)	3
Dauer der beobachteten Inaktivität		
0–2 Jahre		2
3–5 Jahre		1
> 5 Jahre		0
Chemotherapie		
keine		2
korrekte		0
sonstige		1
soziale Verhältnisse*		0–3
bisherige Aufenthaltsdauer von Ausländern/Asylanten		
0–2 Jahre		3
3–5 Jahre		1
> 5 Jahre		0
Nebenerkrankungen		
Silikose		3
Diabetes mellitus		2
Magenresektion, Ulcus ventriculi oder duodeni		2
Immunmangelsyndrom, immunsuppressive Langzeittherapie (Kortikosteroide, Immunsuppressiva, Zytostatika)		15
sonstige Erkrankungen		1–3

Punkte	Überwachungsdauer
– 6	– 2 Jahre
7–10	– 5 Jahre
11–15	6–10 Jahre
> 15	> 10 Jahre

* 0 = sehr gut, 1 = gut, 2 = mittel, 3 = schlecht

die Überwachung nach Beendigung der Chemotherapie. Diese Anhaltspunkte müssen aber jeweils dem Individualfall angepaßt werden. Bei extrapulmonalen Tuberkulosen sind entsprechend spezialärztliche Kontrollen nötig.

Besonders wichtig ist es, die Patienten zu belehren, daß bei Auftreten von Symptomen oder bei Verschlechterung des Allgemeinzustandes umgehend ein Arzt aufzusuchen ist.

6 Antituberkulöse Medikamente in der Schwangerschaft

Eine erhöhte Neugeborenenmißbildungsrate bei mit Antituberkulotika behandelten Frauen wurde bislang nicht beobachtet. Folgende Bedenken werden erhoben: Streptomycin ist wegen der Gefahr einer irreversiblen Statoacusticusschädigung des Kindes während der Schwangerschaft kontraindiziert. Bei INH, RMP, PZA und EMB wurde bislang keine keimschädigende Wirkung beobachtet.

Insgesamt ist das Risiko einer nicht ausreichenden oder fehlenden Tuberkulosebehandlung um ein Vielfaches größer als das einer möglichen Keimschädigung durch antituberkulöse Medikamente. Eine Indikation zum Schwangerschaftsabbruch wegen einer antituberkulösen Medikation ist nicht gegeben. Allerdings wird dem behandelnden Arzt empfohlen, darauf hinzuweisen, daß auch bei unbehandelten Müttern mit einer natürlichen Rate an Keimschädigungen zu rechnen ist.

7 Erkrankungen durch sog. „atypische Mykobakterien"

Mykobakterien kommen in einer Unzahl von Spezies in der gesamten Natur vor. Nur eine Sonderform davon sind M. tuberculosis und M. bovis. Alle anderen, mit Ausnahme von M. leprae, werden heute im deutschen Schrifttum als „atypische" Mykobakterien zusammengefaßt. Einige von ihnen besitzen eine potentielle opportunistische Pathogenität. In Mitteleuropa sind dies vor allem M. xenopi, M. kansasii und M. avium-intracellulare. Eine Ansteckung durch erkrankte Personen ist nicht bekannt. Erkrankungen mit atypischen Mykobakterien sind heute „atypische Tuberkulosen", sie unterliegen nicht der Meldepflicht. Insgesamt haben diese Mykobakteriosen in den letzten 20 Jahren erheblich zugenommen, in allerneuester Zeit findet man sie besonders auch bei Patienten mit AIDS und anderen Immunmangelzuständen. Das Röntgenbild ähnelt dem der Tuberkulose. Die *Diagnose* kann nur in Speziallaboratorien gestellt werden. Verdächtig ist immer eine „Tuberkulose" mit Nachweis säurefester Stäbchen, die auf die antituberkulöse Therapie nicht anspricht. Speziell für HIV-Infizierte gilt, daß eine Tuberkulose meist schon vor dem Vollbild von AIDS auftritt, während die atypischen Mykobakteriosen eine typische opportunistische AIDS-Folgeerkrankung sind.

Die *Therapie* ist problematisch. Man sollte in jedem Fall eine Sensibilitätstestung anstreben und die Therapie danach einstellen, muß sich dabei aber bewußt sein, daß auch diese Therapie häufig unwirksam ist. Wenn von seiten des Allgemeinzustandes des Patienten und von seiten der Ausdehnung des Befundes möglich, sollte daher eine frühzeitige Resektion grober Restherde erfolgen.

7 Antithrombotika und Fibrinolysetherapie

(W. Ohler)

1	Vorbemerkungen	189	
2	Indikationen	191	
2.1	Antithrombotika	191	
2.2	Fibrinolytika	191	
2.3	Therapeutische Defibrinierung	191	
3	Kontraindikationen	191	
4	Nebenwirkungen	193	
5	Antithrombotika und ihre Anwendung	193	
5.1	Heparin	193	
5.2	Niedermolekulares Heparin	195	
5.3	Vitamin-K-Antagonisten	196	
5.4	Thrombozytenaggregationshemmer	202	
5.5	Dextran	204	
6	Fibrinolytika und ihre Anwendung	205	
6.1	Streptokinase	206	
6.2	Urokinase	210	
7	Therapeutische Defibrinierung mit Ancrod	212	

Abkürzungen: ACTH = adrenokortikotropes Hormon, aPSAK = anisoylierter Plasminogen-Streptokinase-Aktivator-Komplex, ASS = Azetylsalizylsäure, nm-Heparin = niedermolekulares Heparin, FFP = Fresh frozen Plasma, PPSB = Komplex aus Faktor II, VII, IX und X, PTT = partielle Thromboplastinzeit, rt-PA = recombinant tissue type Plasminogen Activator, SK = Streptokinase, t-PA = Gewebsplasminogenaktivator, TPZ = Thromboplastinzeit, UK = Urokinase.

1 Vorbemerkungen

Der Einsatz von Substanzen, die das Gerinnungssystem beeinflussen, erfolgt mit folgender Zielsetzung:
a) Verhütung eines thrombotischen arteriellen oder venösen Gefäßverschlusses und/oder Hemmung seiner Weiterentwicklung durch Antithrombotika (Heparin, Vitamin-K-Antagonisten, Thrombozytenaggregationshemmer, Dextran, Ancrod),
b) Beseitigung eines fibrinreichen, thrombotischen arteriellen oder venösen Gefäßverschlusses durch Fibrinolytika (Plasmin, Streptokinase, Urokinase, anisoylierter Plasminogen-Streptokinase-Aktivator-Komplex, Gewebsplasminogenaktivator, Pro-Urokinase).

Ein arterieller oder venöser Gefäßverschluß hat jeweils nach seiner Lokalisation und Ausdehnung eine unterschiedliche klinische Bedeutung. Daher ist seine Rekanalisation noch keineswegs identisch mit der Wiederherstellung einer ausgefallenen Organfunktion. Aber mit der schnellen Restitution der arteriellen Strombahn oder der Normalisierung des venösen Blutabflusses (z. B. durch Fibrinolyse) ist eine Organschädigung zumindest begrenzbar.

1.1 Entscheidungskriterien zum Einsatz von Antithrombotika und Fibrinolytika

Bei jeder akuten thromboembolischen Erkrankung ist primär die Möglichkeit einer operativen Behandlung (Thrombektomie, Embolektomie, Desobliteration, Bypass-Operation) oder perkutanen transluminalen Angioplastie zu prüfen. Falls diese Methoden aus den verschiedensten Gründen nicht angewandt werden können, muß die Indikation zur Fibrinolyse erwogen werden.

Sind sowohl operative Maßnahmen als auch eine fibrinolytische Therapie nicht indiziert, kann meistens noch eine therapeutische Heparinanwendung erfolgen. Unter besonderen Bedingungen kommt bei peripheren arteriellen Durchblutungsstörungen im Stadium IV auch eine Behandlung mit Ancrod in Frage.

Alle rekanalisierten Gefäßverschlüsse sollten einer Rezidivprophylaxe unterzogen werden. Im Bereich der arteriellen Strombahn werden hierzu vorzugsweise Aggregationshemmer, im Bereich der venösen Strombahn Heparin und Vitamin-K-Antagonisten eingesetzt. Die Dauer der Nachsorge richtet sich nach dem Rezidivrisiko, zumal durch operative Maßnahmen oder Fibrinolyse zwar der thrombotische Gefäßverschluß beseitigt, aber seine Ursache (z.B. Thrombophilie, Arteriosklerose) nicht behoben ist. Daher dürfen auch andere, zusätzlich mögliche Therapiemaßnahmen zur Behandlung der Grundkrankheit eines Gefäßverschlusses – unabhängig von dem Einsatz von Fibrinolytika oder Antithrombotika – nicht vernachlässigt werden.

Zur Prophylaxe einer thromboembolischen Erkrankung werden Antikoagulantien (Heparin, Vitamin-K-Antagonisten), Dextran oder Thrombozytenaggregationshemmer eingesetzt. Dabei unterscheidet man eine „Kurzzeitbehandlung" (für die Dauer des stationären Aufenthaltes) von einer „Langzeittherapie" (über die stationäre Behandlung hinaus bis lebenslang).

Eine Kombination gerinnungshemmender Substanzen ist in der Langzeittherapie wegen des damit verbundenen Blutungsrisikos grundsätzlich zu vermeiden. In den Phasen des Übergangs von einem zum anderen gerinnungshemmenden Mittel sind besondere Vorsicht und häufige Laborkontrollen geboten. Tabelle 1 zeigt die Durchführung der Therapie thromboembolischer Erkrankungen.

Tabelle 1: Therapieprinzipien thromboembolischer Erkrankungen

Akuter Gefäßverschluß	Anschlußbehandlung zur Rezidivprophylaxe	Thromboseprophylaxe und Nachbehandlung zur Rezidivprophylaxe
Operative Therapie oder Fibrinolyse oder Perkutane transluminale Angioplastie oder Heparinbehandlung mit therapeutischen Dosen (auch Kombination der Methoden möglich)	Heparingabe in therapeutischer Dosis über 2–6 Tage	Vitamin-K-Antagonisten Nach arteriellen Gefäßverschlüssen auch Thrombozytenaggregationshemmer Dauer der Therapie in Abhängigkeit von Art, Umfang und Rezidivrisiko der Gefäßkrankheit Low-dose-Heparintherapie in der Gravidität

2 Indikationen

2.1 Antithrombotika

Als Indikation zur Antikoagulantientherapie gelten alle jene Zustände, bei denen eine Gerinnungshemmung von Vorteil ist (z.B. Thromboseprophylaxe, Nachbehandlung thromboembolischer Erkrankungen) oder bei denen eine Gerinnungshemmung aus technischen Gründen notwendig ist (z.B. extrakorporaler Kreislauf bei Herzoperationen oder Dialyse). Die Wahl des geeigneten Antithrombotikums hängt im Einzelfall von der Art der thromboembolischen Erkrankung, den klinischen Umständen, der Wirkungsweise und den Nebenwirkungen der einzelnen Substanzen ab. Spezielle Indikationen für die einzelnen Mittel s. ds. Kap., 5.

2.2 Fibrinolytika

Die Auflösung eines fibrinreichen Thrombus (Thrombolyse) kann durch i.v. Infusion von Plasmin *(direktes Fibrinolytikum)* oder durch Gabe von Substanzen (z.B. Streptokinase, Urokinase) erreicht werden, die körpereigenes Plasminogen zu Plasmin aktivieren *(indirekte Fibrinolytika)*. Heute werden wegen des hohen Blutungsrisikos, das mit der direkten Fibrinolyse verbunden ist, praktisch nur noch indirekte Fibrinolytika angewandt. Voraussetzung zur Wirksamkeit der Fibrinolytika ist ein hoher Fibringehalt des Thrombus, da nur Fibrin durch Fibrinolyse abgebaut werden kann. Organisierte Thromben können nicht lysiert werden. Daher ist nur der frühest mögliche Einsatz von Fibrinolytika nach der Thrombusbildung erfolgversprechend, wobei für verschiedene Verschlußkrankheiten unterschiedliche Zeitgrenzen gelten (s. einzelne Organkapitel). In großen Gefäßen (z.B. Aorta, V. cava) bleibt in vielen Fällen in Thromben ein hoher Fibringehalt über längere Zeit erhalten, so daß unter diesen Umständen auch noch nach Monaten eine Fibrinolysetherapie erfolgreich sein kann (Spätlyse).

Die Fibrinolyse kann als „systemische Lyse" (i.v. Dauerinfusion eines Fibrinolytikums) oder als „lokale Lyse" (Infusion des Fibrinolytikums über einen Katheter vor dem Thrombus oder Injektion in den Thrombus) durchgeführt werden. Die lokale Lyse ist effektiver, die erforderliche Dosis des Fibrinolytikums kleiner. Daher sind auch Blutungskomplikationen bei lokaler Lyse seltener, aber dennoch dosisabhängig möglich. Allerdings ist der technische Aufwand einer lokalen Lyse größer (z.B. Katheterpositionierung beim Herzinfarkt). Spezielle Indikationen zur Fibrinolyse s. ds. Kap., 6.

2.3 Therapeutische Defibrinierung

Die Anwendung von Ancrod beschränkt sich als letzter Therapieversuch auf die Behandlung peripherer arterieller Durchblutungsstörungen im Stadium III–IV, wenn aus den verschiedensten Gründen operative und fibrinolytische Maßnahmen oder die perkutane transluminale Angioplastie nicht eingesetzt werden können.

3 Kontraindikationen

Sowohl Antithrombotika als auch Fibrinolytika rufen aufgrund ihrer Wirkung in unterschiedlichem Ausmaß eine Hypokoagulämie hervor, die ein Blutungsrisiko bedeutet. Eine Blutung manifestiert sich aber praktisch nur bei Nichteinhaltung des therapeutischen Bereiches, bei präformierten Gewebsdefekten oder bei spezifischen Organschäden, die unmittelbaren Einfluß auf die Wirkung der Antithrombotika und Fibrinolytika haben. Insofern sind alle Gesundheitsstörungen, die per se ein Blutungsrisiko aufweisen, als Kontraindikationen anzusehen. Tabelle 2 informiert über die einzelnen Kontraindikationen und daraus abzuleitende klinische Konsequenzen.

Tabelle 2: Kontraindikationen zur Anwendung von Antithrombotika und Fibrinolytika. Spezielle Kontraindikationen s. a. ds. Kap., 5

Kontraindikationen	Bemerkungen
Hämorrhagische Diathesen	Hohes Blutungsrisiko
Erkrankungen mit Gewebsdefekten: Intestinale Ulzera Tumornekrosen Floride Lungen-Tbc Akute Pankreatitis Nierensteine	Lokales Blutungsrisiko. Keine Fibrinolysetherapie, auch Vitamin-K-Antagonisten kontraindiziert ASS insbesondere bei intestinalen Ulzera kontraindiziert. Therapie der Grundkrankheit. Low-dose-Heparintherapie ggf. erwägen.
Uterus myomatosus	Hysterektomie unter Heparinschutz
Unmittelbar nach Operationen und Partus	Gilt nicht für Low-dose-Heparingabe
Unmittelbar nach Organpunktionen, Arterienpunktionen und i. m. Injektionen	Low-dose-Heparingabe möglich. Karenzzeit für Fibrinolyse mindestens 2–3 Wochen, je nach Eingriff
Schwere Hepatopathien	Verstärkung des Hämostasedefektes
Floride Endokarditis	Blutungsrisiko
Intraokulare Blutungen und Blutungen in das ZNS	Absolute Kontraindikation für alle gerinnungshemmende Substanzen und Fibrinolytika
Arterieller Bluthochdruck (RR über 180/100 mmHg)	Intrakranielles Blutungsrisiko
Unzureichende Laborkontrollen, mangelnde Mitarbeit des Patienten	Gerinnungshemmende Therapie grundsätzlich kontraindiziert. Ggf. Motivation des Patienten
Hoher Antistreptokinasetiter nach Streptokinasetherapie oder Streptokokkeninfekt	Kontraindikation für Streptokinasetherapie. Urokinasebehandlung und Antikoagulantientherapie möglich
Gravidität und Laktation	Absolute Kontraindikation für Vitamin-K-Antagonisten. Fibrinolyse nicht im 1. Trimenon ASS nicht im 3. Trimenon Heparinbehandlung möglich, aber kein niedermolekulares Heparin oder Heparin-DHE

Tabelle 2 (Fortsetzung)

Kontraindikationen	Bemerkungen
Allgemeine schwere Gefäßsklerose	Intrakranielles Blutungsrisiko
Schwere Osteoporose	Kontraindikation für Heparinbehandlung wegen Verstärkung der Osteoporose
Allergische Reaktionen nach früherer Antikoagulantientherapie	Ggf. Ausweichen auf anderes Mittel, z. B.: Marcumar statt Heparin, Urokinase statt Streptokinase
Medikamentenwechselwirkung	Gerinnungshemmende Therapie nur bei sorgfältiger Kontrolle möglich Bei Dosisabstimmung sind Kombinationen möglich

4 Nebenwirkungen

Die Blutung stellt die häufigste Komplikation bei der Anwendung von Antithrombotika und Fibrinolytika dar. Sie ist keine echte Nebenwirkung, sondern eine ins Extreme gesteigerte Hauptwirkung. Eine Blutung ist in der Regel bei Beachtung der Kontraindikationen und sachgemäßer Anwendung der Substanzen weitestgehend vermeidbar. Daneben gibt es jedoch noch eine Reihe wirklicher Nebenwirkungen, die in den Tabellen 4 und 11 verzeichnet sind.

5 Antithrombotika und ihre Anwendung

5.1 Heparin

a) *Pharmakologische Eigenschaften:* Heparin ist ein aus tierischem Gewebe gewonnener Katalysator des Antithrombin III (AT-III). Der Heparin-AT-III-Komplex beeinflußt die Blutgerinnung durch direkte Hemmung des Thrombins und führt bereits in wesentlich kleineren Mengen zur Inaktivierung des Faktors Xa. Ohne eine ausreichende Menge von AT-III ist Heparin wirkungslos, so daß bei angeborenem oder erworbenem AT-III-Mangel dieses Protein zur Entfaltung der Heparinwirkung erst substituiert werden muß. Heparin hat eine geringe fibrinolytische Eigenschaft und fördert die Lipoiddispersion. Peroral gegeben ist Heparin unwirksam, weil es im Magen-Darmtrakt zerstört wird. Es wird relativ schnell durch Heparinasen abgebaut und im Urin ausgeschieden. Die daraus resultierende kurze funktionelle Halbwertszeit (60 Minuten) erfordert entweder eine fortlaufende i. v. Zufuhr des Antikoagulans durch Dauerinfusion oder eine intermittierende parenterale Applikation. Heparin wird in der Klinik gleichwertig wirksam als Natrium- oder Kalziumsalz angewandt. 1 IE oder auch 1 USP-E Heparin entspricht 1/30 mg Heparin. 1 mg des standardisierten Heparins verhindert die Gerinnung von 0,1–0,12 l Blut bei Anwesenheit einer ausreichenden Menge von AT-III.

b) *Indikationen:* s. Tabelle 3.

Tabelle 3: Indikationen zur Heparintherapie und Dosierungsvorschläge

Indikationen	Dosierung
Perioperative Thromboseprophylaxe, Thromboseprophylaxe in der konservativen Medizin	2–3 × 5000 E/Tag s.c.
Prophylaxe der Verbrauchskoagulopathie	500 E/h i.v. oder 2–3 × 5000 E/Tag s.c.
Thromboseprophylaxe während der Gravidität und Laktation	2–3 × 5000 E/Tag s.c.
Rezidivprophylaxe nach Fibrinolysetherapie oder Gefäßoperationen	300–1500 E/h i.v. in Abhängigkeit von der Thrombinzeit (Zielwert: 2–3faches der Norm)
Gerinnungshemmung bei Hämodialyse	Heparindosis je nach Maschinentyp
Gerinnungshemmung bei extrakorporalem Kreislauf (Herz-Lungen-Maschine)	unterschiedlich
Therapie bei tiefen Venenthrombosen und Lungenembolie, falls keine operative Behandlung oder Fibrinolyse ausgeführt werden kann	1500–2000 E/h i.v. in Abhängigkeit von der Thrombinzeit (Zielwert: 2–4faches der Norm). Therapiedauer: 5–10 Tage
Initialbehandlung thromboembolischer Erkrankungen zur sofortigen Thromboseprophylaxe	5000–10000 E i.v. als Bolus. Danach Entscheidung über weiteres Vorgehen (Operation, Fibrinolyse, therapeutische Heparingabe)
Als Alternative zur Behandlung mit Vitamin-K-Antagonisten, falls diese nicht möglich ist	500–1000 E/h i.v. oder 3 × 5000 E/Tag s.c.
Gerinnungshemmung von Blutkonserven bei Austauschtransfusion	2500 E pro 500 ml Blut

c) *Dosierung:* Heparin ist nur parenteral gegeben wirksam. Am besten wendet man die i.v. Dauerinfusion für die therapeutische Dosierung an. Die Low-dose-Therapie kann in gleicher Weise oder fraktioniert s.c. durchgeführt werden. Die i.m. Anwendung ist kontraindiziert. Dosisrichtlinien siehe Tabelle 3.

d) *Therapieüberwachung:* Bei normalem Gerinnungsstatus vor Therapiebeginn ist eine s.c. Low-dose-Therapie praktisch nicht kontrollbedürftig. Bei i.v. Anwendung ist die Überprüfung der Thrombinzeit und/oder der partiellen Thromboplastinzeit notwendig, die bei therapeutischer Dosierung auf das 2–3fache der Norm verlängert sein soll.

Kontrollintervalle: Täglich einmal, ggf. mehrmals je nach Behandlungssituation. Die gelegentliche Bestimmung der Thrombozytenzahl ist ratsam (s. Tab. 4).

e) *Antidot:* Protaminsulfat oder -chlorid, i.v. im Verhältnis 1:1 zur letzten Heparindosis, neutralisiert sofort die Heparinwirkung (Kontrolle der Thrombinzeit, ggf. Nachinjektion). Eine Überdosierung von Protamin ist wegen der dann eintretenden gerinnungsverzögernden Wirkung (Verstärkung der Blutungsneigung) zu vermeiden. Optimal ist die Steuerung der Heparinneutralisation durch den Protaminsulfat-Titrationstest. Die i.m. Gabe von Protaminpräparaten ist nicht zulässig. Ihre s.c. Injektion kann angewandt werden, dabei verzögert sich aber der Wirkungseintritt. Protaminpräparate, insbesondere Protaminsulfat, können selten Schockreaktionen auslösen.

f) *Nebenwirkungen:* s. Tabelle 4.

g) *Besonderheiten:* Bei hereditärem oder erworbenem AT-III-Mangel (Risikogrenze: 70%) wirkt Heparin nicht. In diesen Fällen ist eine AT-III-Substitution (Kybernin®) je nach AT-III-Wert erforderlich.

5.2 Niedermolekulares Heparin

a) *Pharmakologische Eigenschaften:* Durch Spaltung und Fraktionierung konventionellen Heparins (mittleres Molekulargewicht 15000 Dalton) entsteht niedermolekulares Heparin (nm-Heparin) mit einem mittleren Molekulargewicht von etwa 4000–6000 Dalton. Es hemmt im Komplex mit AT-III (daher wie bei unfraktioniertem Heparin normaler AT-III-Spiegel erforderlich) in erster Linie den Faktor Xa, weniger die Thrombinwirkung. Damit reduziert sich das Blutungsrisiko, und der thrombosehemmende Effekt bleibt erhalten. Nm-Heparin hat eine geringere lipolytische und thrombozytenaggregierende Wirkung als unfraktioniertes Heparin. Nm-Heparin ist nicht nach den Kriterien des unfraktionierten Heparins standardisierbar. Daher wird seine Aktivität in Anti-Xa- oder Anti-aPTT-Einheiten angegeben. 160 Anti-Xa-E nm-Heparin entsprechen etwa der Wirkung von 1 mg Standard-Heparin. Hier können sich aber Unterschiede je nach der Herstellung des nm-Heparins ergeben, so daß Aktivitätsangabe und Wirkungsdauer der einzelnen Präparate different sind. Die Wirkungsdauer des nm-Heparins ist auch bei s.c. Applikation länger als der Effekt des üblichen Heparins.

b) *Indikationen:* Verschiedene nm-Heparine werden zunächst nur in der perioperativen Thromboseprophylaxe als Low-dose-Therapie und bei der Hämodialyse eingesetzt bis weitere Erfahrungen vorliegen.

c) *Dosierung:* Zur postoperativen Thromboseprophylaxe: 1×6000 aXa-E Embolex NM®, 7500 aXa-E Fragmin®, 36 mg Fraxiparin® oder 20 bzw. 60 mg Clexane® pro Tag s.c. Zur Thromboseprophylaxe bei der Dialyse z.B. Fragmin®. Dosis hängt von den Dialysegeräten ab. Daher Anwendungshinweise des Herstellers beachten.

d) *Therapieüberwachung:* Bei Low-dose-Therapie nicht erforderlich. Bei Anwendung von Fragmin® im Rahmen der Dialyse: Coatest-anti-Xa®. Thrombinzeit, PTT und TPZ sind zur Therapiekontrolle ungeeignet.

e) *Antidot:* 1500 E Protaminchlorid s.c. bei Low-dose-Therapie. Im übrigen: 1 mg Protaminchlorid neutralisiert weitgehend 100 Anti-Faktor Xa-E. Weitere Erfahrungen sind hier abzuwarten.

f) *Nebenwirkungen:* Bisher wurden heparinspezifische Nebenwirkungen (s. Tab. 4) nur vereinzelt beobachtet. Über heparininduzierte Thrombozytopenien liegen keine Berichte vor. Bei Embolex® sind die DHE-spezifischen Nebenwirkungen zu beachten (Vasospasmen!)

g) *Kontraindikationen:* Insbesondere bei Embolex® wegen des DHE-Zusatzes: Koronare Herzkrankheit, auch Infarkt in der Anamnese, arterielle Verschlußkrankheiten, Schock, Sepsis, Schwangerschaft, zerebrale Durchblutungsstörungen, außerdem allgemeine Kontraindikationen des Heparins (s. Tab. 2).

5.3 Vitamin-K-Antagonisten

a) *Pharmakologische Eigenschaften:* Kumarine und Phenylindandione hemmen die Vitamin-K-abhängige Karboxylierung der präformierten Gerinnungsfaktoren II, VII, IX und X in der Leber. Diese fallen entsprechend ihrer unterschiedlichen Halbwertszeit im peripheren Blut ab und bewirken damit eine Hypokoagulämie als Thromboseschutz. Dieser Prozeß wird von der Resorptionsrate aus dem Darm, der Vitamin-K-Aufnahme, der Eiweißbindung, der Metabolisierung, der Ausscheidung und der allgemeinen Lebersyntheseleistung nachhaltig beeinflußt. Die peroral oder parenteral zugeführten Vitamin-K-Antagonisten entfalten ihre Wirkung nur langsam. Dementsprechend normalisieren sich die Gerinnungsverhältnisse nach Absetzen der Mittel nur zögernd. Eine individuelle Dosierung, an Laborkontrollen (TPZ = Quickwert) orientiert, ist absolut erforderlich.

b) *Indikationen:* Prinzipiell bei jeder Langzeitantikoagulation. Einzelheiten und Dauer der Behandlung siehe Tabelle 5. Abweichungen von der dort angeratenen mittleren Behandlungsdauer ergeben sich aus der klinischen Situation. Im übrigen wird auf die einzelnen Krankheitsbilder, die in den Organkapiteln beschrieben sind, verwiesen.

c) *Dosierung:* Vitamin-K-Antagonisten werden grundsätzlich peroral appliziert. Nur in Ausnahmefällen ist auch eine i.v. Anwendung möglich. In diesen Situationen sollte jedoch eine Heparintherapie erwogen werden. Tabelle 6 gibt Aufschluß über Dosierung und Abklingrate der Antikoagulantienwirkung. Bei einer hohen individuellen Empfindlichkeit („Hyperreaktoren") müssen die angegebenen Richtdosen unterschritten und bei geringerem Ansprechen („Hyporeaktoren") überschritten werden. Die Behandlung mit Vitamin-K-Antagonisten sollte einschleichend niedrig begonnen werden (Kumarinnekroserisiko bei hoher Initialdosis größer). Bei sofort notwendiger Gerinnungshemmung ist die Kombinationsbehandlung mit Heparin zu empfehlen.

d) *Therapieüberwachung:* Geeignete Methoden sind: Thromboplastinzeit (Quickwert) in einem therapeutischen Bereich zwischen 15–30% und Thrombotest nach Owren in einem therapeutischen Bereich zwischen 5–15% der Norm. Dabei ist die unterschiedliche Empfindlichkeit (ISI) der einzelnen Testthrombokinasen zu beachten (Tab. 7). Sowohl Mikro- als

Tabelle 4: Nebenwirkungen des Heparins und sich daraus ergebende klinische Konsequenzen

Art der Nebenwirkung	Häufigkeit	Klinische Konsequenz/Therapie
Haarausfall	häufiger	Nach Absetzen der Heparintherapie wieder Restitution des Haarwuchses
Anaphylaktische Reaktionen: Kopfschmerzen, Übelkeit, Pruritus, Urtikaria, auch abdominelle Koliken, Asthma bronchiale, Quinke-Ödem	gelegentlich	Reaktionen meist innerhalb der 1. Stunde nach Heparingabe. Verschwinden der Symptome nach Absetzen des Heparins. Eine Therapie ist meist nicht erforderlich, in ausgeprägten, klinisch relevanten Fällen: Absetzen des Heparins, symptomatische Therapie Evtl. Wechsel des Heparinpräparates Umsetzen auf Vitamin-K-Antagonisten zu erwägen
Schmerzkrisen	selten	Gefäßspasmen, insbesondere im Extremitätenbereich, möglicherweise nach vorausgegangener Heparinbehandlung. Oft spontane Rückbildung. – In seltenen Fällen hilft die Gabe von Protaminsulfat
Transaminasenanstieg	häufiger	Meist nur geringfügiger Transaminaseanstieg mit Gipfel am 5.–8. Tag, danach trotz Fortsetzung der Heparintherapie wieder Abfall der Fermente. – Abbruch der Heparintherapie im allgemeinen nicht erforderlich
Thrombozytopenie	gelegentlich	a) Akute Form mit guter Reversibilität nach Absetzen der Heparingabe b) Chronische Form, sich während der Therapie entwickelnd, langsame Rückbildungstendenz In beiden Fällen Restitution nach Absetzen des Heparins. Ggf. Wechsel auf Vitamin-K-Antagonisten, wenn dies die Thrombozytenzahl erlaubt. Therapieversuch auch mit niedermolekularem Heparin möglich
White-Clot-Syndrom	sehr selten	Dramatische Entwicklung einer Thrombozytopenie mit Mikro- und Makrothrombosen in der Anfangsphase der Therapie (nekrotisierende Hautveränderungen oder fulminante Thrombose). Absetzen der Heparinbehandlung, ggf. Thrombektomie
Osteoporose	Bei langer, höherer Heparindosis	Begrenzung der Heparinlangzeittherapie auf 6–8 Monate. Bei Osteoporosepatienten grundsätzlich Vitamin-K-Antagonisten erwägen, aber nicht bei Schwangerschaftsosteoporose. Absetzen der Heparintherapie

Tabelle 5: Indikationen und Empfehlungen zur Behandlungsdauer (mittlere Erfahrungswerte) der Therapie mit Vitamin-K-Antagonisten (s. ds. Kap., 5.3b)

Indikationen	Behandlungsdauer/Bemerkungen
Mitralklappenstenose und Vorhofflimmern	Je nach Vorhofthrombennachweis (UKG) unbegrenzt bzw. bis zum Verschwinden des Thrombus
Vorhofflimmern und abgelaufene Embolie	24 Monate bis unbegrenzt, solange Thrombennachweis im UKG. – Vorhofflimmern ohne Thrombennachweis ist keine Indikation
Bei aufgetretenem Vorhofflimmern und beabsichtigter Kardioversion	Mindestens 2–3wöchige Vorbehandlung mit Marcumar® bis zur Kardioversion oder auch Low-dose-Heparintherapie. Bei Thrombennachweis Nachbehandlung über 6–24 Monate (UKG-Kontrolle!)
Nach akutem Herzinfarkt, besonders nach Fibrinolysetherapie und/und Angioplastie: Unkomplizierter Infarkt	6 Monate
Komplizierter Infarkt (Rhythmusstörung, Aneurysma mit Thrombenbildung, Embolien)	Bis zum Abklingen des Thrombose-/Embolierisikos (UKG-Kontrolle)
Reinfarkt	Unbegrenzt bzw. Thrombozytenaggregationshemmer
Nach Herzklappenersatz: Kunststoff-/Metallprothesen	Unbegrenzt
Nach Bioprothesen	½ Jahr postoperativ
Dilatative Kardiomyopathie	Unbegrenzt
Periphere arterielle Durchblutungsstörung	Unbegrenzt; Indikation jedoch umstritten. Alternative: Thrombozytenaggregationshemmer
Nach rekonstruktiven Arterienoperationen, insbesondere nach femoropoplitealem Bypass	Unbegrenzt, alternativ Thrombozytenaggregationshemmer
Nach Lungenembolie	6–9 Monate (Kontrolle: Lungenszintigramm)
Lungenembolierezidiv	12–24 Monate bis unbegrenzt, je nach Embolieursache und Kontrolle des Lungenszintigramms
Thrombosen tiefer Venen	Nachbehandlung 6–12 Monate, je nach Befund und Thromboseursache
Thromboserezidiv	Unbegrenzt, ggf. bis Ursachenbeseitigung
Thromboseneigung bei Polyglobulie	Bis zur erfolgreichen Therapie der Polyglobulie
AT-III-Mangel	Unbegrenzt
Protein-C- und -S-Mangel	Unbegrenzt

Tabelle 6: Dosierungsempfehlungen für Vitamin-K-Antagonisten und Abklingrate nach Absetzen der Therapie (nach Koller)

Handels-name	Initialdosis innerhalb der ersten 48 h (mg)	Mittlere Erhaltungsdosis mg/Tag	Erreichen des therapeutischen Bereiches (Stunden)	Normalisierung des Gerinnungs-systems nach Absetzen (Tage)
Marcumar®	12–18	3	48–72	10–14
Coumadin®	35–70	10	36–48	5–8
Sintrom®	12–24	4–8	36–48	3–5

Tabelle 7: Therapeutische Bereiche verschiedener Testthromboplastine zur Bestimmung der Thromboplastinzeit

Testthromboplastin	Therapeutischer Bereich (%)
Thromborel	12–25
Ca-Thromboplastin	20–35
Hepato-Quick	10–20
Activated Thromboplastin	20–35
Thromboplastin-C	18–30
Bacto-Thromboplastin	15–25
Thrombokinase „Geigy"	15–25
Thromboplastine calcique	25–35
Normotest	10–18
Thrombotest	5–10
Simplastin Automated	10–25
Menschenhirnkinase	15–25

auch Makromethoden können angewandt werden, wenn das ausführende Labor jeweils über entsprechende Erfahrungen verfügt. Liegen 75% der Kontrollwerte im therapeutischen Bereich, so kann dies als fachgerechte Einstellung gewertet werden. Zu Beginn der Therapie sind die Laborkontrollen am 1., 3. und 5. Tag zwingend notwendig. Bei guter und konstanter Einstellung können die Intervalle zwischen den TPZ-Kontrollen auf 2–4 Wochen ausgedehnt werden. In Zweifelsfällen und insbesondere bei zusätzlicher Anwendung anderer Medikamente ist eine häufigere Überprüfung der Thromboplastinzeit notwendig.

Zahlreiche Medikamente und Erkrankungen beeinflussen die Toleranz gegenüber Vitamin-K-Antagonisten, so daß daraus Einstellungsschwankungen und damit ein Blutungsrisiko resultiert. Die Tabellen 8 und 9 informieren darüber. Dosiskorrektur und häufige Laborkontrollen erlauben aber auch indizierte Zusatzmedikationen. Wegen der Häufigkeit der Wechselwir-

Tabelle 8: Medikamente, die mit unterschiedlichem Wirkungsmechanismus die Toleranz gegenüber indirekten Antikoagulantien ändern können

Toleranzminderung (Blutungsgefahr)	Toleranzerhöhung (ungenügender Thromboseschutz)
Phenylbutazon	Vitamin-K-Präparate
Salizylate	Barbiturate
PAS	Thiouracile
Phenothiazinderivate	Purinderivate
Pyrazolonderivate	Kortikosteroide, ACTH
Clofibrat, Bezafibrat, Etofibrat	Neuroleptika
Androgene, Anabolika	Ovarialhormone
Breitbandantibiotika	Ganglienblocker
Dextranpräparate	Diuretika
Thyroxin, Trijodthyronin	Spirolacton
Sulfonamide	Acetylcholin
Nikotinsäurederivate	Atropin
Paraffinhaltige Abführmittel	Chloralhydrat
Allopurinol	Übrige Laxantien
Proquazon	Griseofulvin
Sulfinpyrazon	Barbexaclon
Valproinsäure	Cholestyramin
	Rifampicin

Tabelle 9: Pathologische Zustände, welche die Toleranz gegenüber indirekten Antikoagulantien ändern können

Toleranzminderung (Blutungsgefahr)	Toleranzerhöhung (Ungenügender Thromboseschutz)
Leberschäden	Postoperativer Zustand
Kardiale Dekompensation	Kardiale Rekompensation
Alkoholismus	Diurese
Malabsorption	Diarrhö
Unterernährung	Adipositas
Fieber	
Hyperthyreose	Hypothyreose
Röntgentherapie	Schockzustände

kungen sollte dieser Frage bei der zusätzlichen Verordnung eines Medikamentes prinzipiell nachgegangen werden. Die Einhaltung einer speziellen Diät ist, trotz des unterschiedlichen Gehaltes verschiedener Nahrungsmittel an Vitamin K, nicht erforderlich. Auf Vitamin-K-reiche Diäten (z.B. Spinat, Kohlgemüse) sollte jedoch verzichtet werden. Bei Fernreisen ist die Zeitverschiebung bei der Antikoagulantieneinnahme zu beachten.

e) *Antidot:* Vitamin K_1 (Konakion®) wirkt als direktes Antidot (Dosis: 5–10 mg), indem es die Synthese der Gerinnungsfaktoren II, VII, IX und X normalisiert. Es wirkt, in der Regel peroral gegeben, in Abhängigkeit von den eingesetzten Vitamin-K-Antagonisten unterschiedlich zeitlich protrahiert. Die intravenöse Applikation von Vitamin K_1 (Konakion®) sollte nach Möglichkeit (Schockgefahr) vermieden werden und ist auch wegen seines langsam einsetzenden Wirkungseffektes praktisch nicht erforderlich. Eine sofortige Normalisierung des Gerinnungssystems (z.B. bei Notfalloperationen) kann demnach mit Vitamin K_1 trotz seiner spezifischen Wirkung nicht erreicht werden. Dies ist jedoch durch den Einsatz von FFP oder auch PPSB-Plasma nach den Kriterien der Substitutionstherapie (Dosis s. Kap. 18, 1.4.2) möglich. Häufig genügt einfach das Absetzen der Vitamin-K-Antagonisten zur Korrektur der Gerinnungsverhältnisse.

f) *Operative Eingriffe unter Vitamin-K-Antagonistenbehandlung:* Bei operativen Eingriffen muß die durch Vitamin-K-Antagonisten induzierte Hypokoagulämie wegen des Blutungsrisikos beseitigt werden. Dadurch erhöht sich andererseits wieder die Thrombosegefahr, insbesondere bei schneller und weitgehender Normalisierung des Gerinnungssystems. Somit entscheidet die Art der beabsichtigten Operation und deren Dringlichkeit über die Wahl der Methode zur Verbesserung der Gerinnungsverhältnisse. Die Normalisierung des Gerinnungssystems kann durch drei Maßnahmen erreicht werden: (1) Einstellen der Antikoagulantienmedikation, (2) Gabe von 3–10 mg Vitamin K_1 oder (3) i.v. Substitutionsbehandlung mit FFP oder auch PPSB-Plasma.

In Tabelle 10 sind Richtwerte für die TPZ bei verschiedenen operativen Maßnahmen angegeben. Bei Wahleingriffen sollte bevorzugt eine 2–5tägige Antikoagulantientherapiepause zur Anhebung der TPZ genutzt werden. Bei ausbleibendem oder ungenügendem Effekt kann zusätzlich eine kleine Vitamin-K-Dosis (3–5 mg peroral) gegeben werden. Nur bei umgehend notwendigen operativen Eingriffen ist eine FFP- oder PPSB-Plasmainfusion (Dosierung: s. Kap. 18, 1.4.2c) erforderlich. Auf die Möglichkeit der Heparinprophylaxe in der perioperativen Phase wird hingewiesen. In Abhängigkeit von der Schwere des operativen Eingriffs und dem damit verbundenen Nachblutungsrisiko kann die Behandlung mit Vitamin-K-Antagonisten 1–8 Tage postoperativ wieder aufgenommen werden.

g) *Beendigung der Therapie:* Die Therapie mit Vitamin-K-Antagonisten wird durch Absetzen des Präparates beendet. Ein „Ausschleichen" der Therapie ist nicht erforderlich. Man muß sich im Hinblick auf ein Thromboserezidiv nach Absetzen der Behandlung jedoch im klaren sein, daß mit der Beendigung der Therapie das natürliche Thromboserisiko wieder vorhanden ist.

h) *Nebenwirkungen:* Die Nebenwirkungen der Vitamin-K-Antagonisten und die daraus zu ziehenden Konsequenzen sind in Tabelle 11 aufgeführt.

Tabelle 10: Empfehlungen zur Vorbereitung auf operative Eingriffe bei Patienten, die mit Vitamin-K-Antagonisten behandelt werden

Eingriffe	Vorbereitung	Angestrebte TPZ
Zahnextraktion	2–3 Tage Therapiepause	30 %
Kleine Operationen, Arteriographie	3–6 Tage Therapiepause	40 %
Größere Operationen, translumbale Aortographie	3–8 Tage Therapiepause Ggf. 3–5 mg Konakion® zur Abkürzung der Vorbereitungszeit	60 %
Sofort notwendige Operationen	1000–2000 E PPSB-Plasma + 5–10 mg Konakion®	30–60 %

Bei allen Maßnahmen in Abhängigkeit vom Thromboserisiko: 2 × 5000 E/Tag Heparin s. c.

Die schwerwiegendste, aber auch sehr seltene Nebenwirkung stellt die Kumarinnekrose dar. Sie tritt am 2.–6. Tag nach Therapiebeginn mit einem charakteristischen starken und schnellen Abfall der TPZ ein. Gleichzeitig bildet sich in einem umschriebenen Hautbezirk eine Hautrötung mit darunterliegender Gewebsinfiltration aus. Es folgen in diesem Bereich petechiale Blutungen, die konfluieren und in hämorrhagische Blasen übergehen. Unter diesem Areal entwickelt sich eine alle Hautgewebsschichten umfassende Nekrose („Kumarinnekrose"). Besonders gefürchtet ist diese Erscheinung im Bereich der Mamma, weil sie zu einem Totalverlust des Organs führen kann. Als Ursache der Kumarinnekrose wird der überstürzte Abfall des Vitamin-K-abhängigen Inhibitors „Protein C" diskutiert. Bei einer sich abzeichnenden Kumarinnekrose ist es ratsam, den Vitamin-K-Antagonisten abzusetzen, kleine Dosen Heparin (300–500 E/h i. v. im Dauertropf) unter mindestens tgl. zweimaliger Kontrolle von TPZ und Thrombinzeit zu geben. Die Anwendung von 100 mg Prednison wird auch häufig angeraten. Im Stadium der Blasenbildung ist eine nekroseverhütende Therapie nicht mehr möglich. Trotzdem sollte die angegebene Behandlung ausgeführt werden. In einer Reihe von Berichten wird aber auch festgestellt, daß die Fortsetzung der Therapie mit Vitamin-K-Antagonisten keinen negativen Einfluß auf den Ablauf der Kumarinnekrose oder die Ausbildung eines Rezidives hat. Zur Prophylaxe der Kumarinnekrose sollte die Anfangsdosis des Vitamin-K-Antagonisten niedrig gewählt werden.

Im Falle einer ausbleibenden Normalisierung der Faktorensynthese nach Absetzen der Vitamin-K-Antagonisten ist es gerechtfertigt, nach einem Intervall von 2–3 Wochen kleine Dosen Konakion® (5–10 mg per os, 1×/Woche) zu verordnen.

5.4 Thrombozytenaggregationshemmer

a) *Pharmakologische Eigenschaften:* Der klinisch wichtigste Thrombozytenaggregationshemmer ist die *Azetylsalizylsäure* (ASS). Ihre Wirkung beruht auf der irreversiblen Azetylierung der Cyclooxygenase im Prostaglandinstoffwechsel. Dadurch wird die Prostaglandinsynthese in der Gefäßwand und in Thrombozyten blockiert. Wichtig für den therapeutischen Einsatz ist die unterbrochene Synthese des aggregationsfördern-

Tabelle 11: Nebenwirkungen der Vitamin-K-Antagonisten

Nebenwirkungen	Häufigkeit	Bemerkungen
Kumarinnekrose der Haut und -anhangsgebilde (Mamma)	extrem selten	Während der ersten Tage der Behandlung verbunden mit dramatischem Abfall des Quickwertes (s. ds. Kap., 5.3h) Prophylaxe: Vitamin-K-Antagonist anfangs in niedrigen Dosen „einschleichen", bis therapeutischer Bereich erreicht ist. Zum Thromboseschutz Heparintherapie überlappend mit Vitamin-K-Antagonisten geben
Urtikaria, Dermatitis, Haarausfall	selten	Absetzen der Therapie, ggf. Umstellung auf Heparinbehandlung. Haarausfall ist nach Beendigung der Vitamin-K-Antagonisten-Medikation reversibel
Transaminaseanstieg	selten	In der Regel kein Ausdruck einer bleibenden Leberschädigung, meistens spontane Rückbildung. – Nur in sehr seltenen Fällen Absetzen des Antikoagulans nötig
Fötale Schäden 1. Trimenon: Einbettungsstörungen Blutungen in den Trophoblasten Teratogene Schäden (Chondrodystrophia punctata) 2. Trimenon: Wachstumsanomalien (Mikrozephalie, Optikusatrophie, Nasenhypoplasie) 3. Trimenon: Blutungen (Purpura cerebri)	gelegentlich	Die genannten fötalen Schäden wurden insbesondere bei Anwendung von Warfarin® beobachtet (Fetal warfarin syndrom) Dennoch sind alle Vitamin-K-Antagonisten während der Gravidität kontraindiziert, zumal in der Neugeborenenperiode ohnehin K-Hypovitaminosen bekannt sind. Daher empfehlen auch viele Frauen- und Kinderärzte die prophylaktische Vitamin-K-Gabe

den Prostaglandins „Thromboxan A", das auch eine Vasokonstriktion bewirkt. Allerdings wird der Aufbau auch anderer Prostazykline wegen der zentralen Stellung der Cyclooxygenase unterbrochen. Dies trifft auch für das Prostazyklin zu, das vasodilatatorische und aggregationshemmende Eigenschaften hat. Damit wäre im Prinzip der therapeutisch gewünschte Effekt der ASS aufgehoben. Die Regenerationszeit der durch ASS gehemmten Cyclooxygenase in der Gefäßwand ist jedoch kürzer als in Thrombozyten, so daß letztlich der aggregationshemmende Effekt durch Ausschaltung des Thromboxan A in Thrombozyten überwiegt. Daraus resultiert eine Aggregationshemmung, welche die Bildung eines Thrombozytenthrombus im arteriellen System behindert.

Dipyramidol. Der zweithäufigste in der Klinik eingesetzte Thrombozytenaggregationshemmer, wirkt als Inhibitor der Phosphodiesterase und blockiert damit dieUmwandlung des cAMP in AMP. Der cAMP-Anstieg in den Thrombozyten reduziert ihre Reagibilität und damit die Thrombozytenaggregation. Dipyramidol hat zusätzlich eine gefäßerweiternde Wirkung. ASS potenziert den Effekt des Dipyramidols, so daß diese Substanzen in der Klinik gemeinsam in einem Kombinationspräparat (Asasantin®) angewendet werden.

b) *Indikationen:* Zur Thromboseprophylaxe im arteriellen System im Bereich des Gehirns (TIA), gesteigerte Thrombozytenaggregation bei Thrombozytose, periphere arterielle Verschlußkrankheit, Akutbehandlung des Herzinfarktes in Kombination mit Streptokinase. Nachbehandlung des Herzinfarktes und nach Herzklappenersatz.

c) *Kontraindikationen:* Magenulkuskrankheit, Salizylatallergie, Vorsicht bei Asthma bronchiale, hämorrhagische Diathesen, während des letzten Trimenons der Gravidität.

d) *Dosierung:* 0,5 g ASS/Tag (Aspirin®, Colfarit®, Godamed®). In früheren Studien wurden 1,5 g ASS/Tag empfohlen. Asasantin®: 3×1 Tbl./Tag. Neue Studien tendieren zu niedrigerer Dosierung der ASS: 0,25–0,5 g/Tag.

e) *Therapieüberwachung:* Im allgemeinen nicht erforderlich, kann jedoch mit dem Thrombozytenaggregationstest erfolgen.

f) *Antidot:* Ein spezifisches Antidot gibt es nicht. Die Abklingzeit für Dipyramidol beträgt wenige Stunden, für ASS mehrere Tage in abnehmender Intensität (hängt von der Lebenszeit der Thrombozyten) ab.

g) *Nebenwirkungen:* Gesteigerte Blutungsneigung, insbesondere bei Gewebsdefekten, ASS-induziertes Asthma bronchiale, Magenunverträglichkeit bis zur Ulkusausbildung.

5.5 Dextran

a) *Pharmakologische Eigenschaften:* Dextran verbessert die Fließeigenschaft des Blutes, behindert die Thrombozytenfunktion durch monomolekularen Überzug auf Thrombozyten und Gefäßwand und wirkt zirkulationsfördernd durch Blutvolumenvergrößerung. Diese Eigenschaften können zur Thromboseprophylaxe in der postoperativen Phase genutzt werden. Die thromboseprophylaktische Wirkung des Dextrans entspricht dem Low-dose-Heparineffekt.

b) *Indikationen:* Postoperative Thromboseprophylaxe.

c) *Kontraindikationen:* Dextranallergie, Hypervolämie und Hyperhydratation, schwere Herz- oder Niereninsuffizienz, hämorrhagische Diathesen.

d) *Dosierung:* Vorabinjektion von 20 ml Promit® langsam i.v. über 2–4 Minuten. 500 ml Rheomacrodex 10%® langsam als i.v. Infusion, während der Operation beginnend. Jeweils weitere 500 ml Rheomacrodex® i.v. als Infusion am 1. und 2. postoperativen Tag. Zu Beginn der Infusionen auf Unverträglichkeitsreaktionen achten!

e) *Therapieüberwachung:* Beachtung einer evtl. eintretenden Hypervolämie oder Blutung.
f) *Nebenwirkungen:* Anaphylaktische Reaktionen von hohem Bedrohlichkeitsgrad (Therapie s. Kap. 2, 3.3). Akute Volumenüberlastung des Kreislaufs, insbesondere bei Herzinsuffizienz. Erhöhung der Blutungsneigung. Verschiedene Laborwerte (z. B.: BSG, Glukose, Serumamylase, Gesamtprotein) können beeinflußt werden.

6 Fibrinolytika und ihre Anwendung

Für die fibrinolytische Therapie sind folgende pathophysiologische Aspekte zur Thrombolyse bedeutungsvoll:

Der physiologische Vorgang der Fibrinolyse basiert auf der Umwandlung des Plasminogens in das fibrinolytisch aktive Plasmin. Dieser Prozeß wird durch eine Reihe von Aktivatoren ausgelöst, die in den verschiedenen Körpergeweben (z. B. Urokinase in der Niere) gebildet werden. Diesen Aktivatoren wirken eine Reihe von Inhibitoren (Antiaktivatoren, Antiplasmin) entgegen, die für die Begrenzung der fibrinolytischen Aktivität sorgen. Dadurch wird verhindert, daß aus einer lokal notwendigen Fibrinolyse zur Beseitigung einer Fibrinablagerung im Rahmen von Heilungsvorgängen eine Hyperfibrinolyse wird, die den Gesamtorganismus trifft (s. Kap. 18, 2).

Plasmin weist keine hohe Substratspezifität auf. Es zerstört auch Fibrinogen, die Faktoren V und VII und beeinflußt das Komplementsystem. Dadurch ergibt sich zwangsläufig bei einem erhöhten Plasminspiegel eine Reduktion von Gerinnungsfaktoren im Blut, die zu einer Hämostasestörung führt. Außerdem verursachen durch Fibrinolyse entstandene Fibrin- bzw. Fibrinogenspaltprodukte eine Fibrinogenpolymerisationsstörung (Antithrombin-VI-Effekt), welche die Endstrecke der Blutgerinnung, die Fibrinbildung, blockiert. Dadurch wird die Blutungsneigung bei einer systemischen Fibrinolyse verstärkt.

Plasminogen, die Vorstufe des lytisch wirkenden Plasmins, reichert sich bei der Entstehung eines Thrombus in demselben an. Dadurch birgt der Thrombus bereits bei seiner Entstehung auch die Voraussetzungen für seinen Abbau in sich. Fehlt bei der Bildung des Thrombus Plasminogen, so ist seine Lyse wesentlich erschwert oder gar unmöglich. Dies kann der Fall sein, wenn im Blut durch schnelle und massive Umwandlung des Plasminogens in Plasmin bei systemischer Fibrinolyse ein Plasminogenmangel eintritt.

Da die Fibrinolyse bei allen Fibrinthromben ansetzt, die sich zum Zeitpunkt der fibrinolytischen Therapie im Organismus befinden, kommt es nicht nur zur gewünschten Lyse des pathologischen Thrombus, sondern auch zur Lyse anderer, physiologisch notwendiger Fibrinansammlungen (z. B. im Bereich von Operationswunden, Gefäßpunktionsstellen). Dies verursacht neben der fibrinolyseinduzierten systemischen Hämostasestörung lokale Blutungen bei Gewebsdefekten. Ein ideales Fibrinolytikum sollte daher nur den pathologischen Thrombus lysieren, keine systemische Auswirkungen auf die Hämostase haben und frei von Nebenwirkungen sein. Da diese Substanz (noch) nicht existiert, weisen alle Fibrinolytika entsprechend ihrem speziellen fibrinolyseaktivierenden Modus Vor- und Nachteile auf. Diese gilt es bei den einzelnen Indikationen abzuwägen. Das führte auch zur Anwendung der verschiedenen Fibrinolytika in unterschiedlicher Dosis bei den publizierten Studien.

Tabelle 12: Indikationen und Dosierungshinweise zur Anwendung von Fibrinolytika

Erkrankung	Fibrinolytikum	Dosierung/Anmerkungen
Thrombosen tiefer Venen	Streptokinase, Urokinase	Systemische Lyse über Tage Standard- oder individuelle Dosis, auch ultrahohe Dosis
Lungenembolie	Streptokinase, Urokinase	Systemische Lyse über Tage Standard- oder individuelle Dosis
Shuntthrombosen bei Dialysepatienten	Streptokinase Urokinase	Lokale Lyse Lokale Lysedosis (z. B.: 5000 bis 15000 E Urokinase in 20 ml NaCl-Lösung lokal über ½–2 h instillieren)
Akuter Koronargefäßverschluß (nicht älter als 6 Stunden)	Streptokinase,	1,5 Mio. E als Infusion in 60 Minuten i. v.
	Urokinase,	1,5 Mio. E als Bolus i. v., danach 1,5 Mio. E über 90 Minuten als Infusion
	t-PA	10 mg als Bolus i. v., danach 60 mg über 90 Minuten als Infusion
	aPSAK	30 mg i. v. über 5 Minuten Alternativ: Lokale, intrakoronare Lyse (z. B.: Bolus von 20000 E Streptokinase, danach 2000–4000 E/min über 30–90 Minuten)
Akuter peripherer arterieller Gefäßverschluß	Streptokinase, Urokinase	Systemische Lyse über Tage Standard- oder individuelle Dosis, auch ultrahohe Dosis. Auch lokale Lyse: 2000 E SK oder UK in 1 ml in den Thrombus geben Einwirkzeit: 5–10 Minuten, Maßnahme unter angiographischer Kontrolle bis zur Gefäßeröffnung wiederholen (Cave: Embolierisiko)
Subakute/alte venöse oder arterielle Gefäßverschlüsse großer Gefäße	Streptokinase, Urokinase	Systemische Lyse über Tage Standard- oder individuelle Dosis. Auch ultrahohe Dosis. Erfolg hängt vom Fibringehalt des Thrombus ab

6.1 Streptokinase

a) *Pharmakologische Eigenschaften:* Die aus β-hämolytischen Streptokokken gewonnene Streptokinase aktiviert Plasminogen zu Plasmin, indem sie zunächst eine äquimolekulare Bindung mit Plasminogen (Plasminogen-Streptokinase-Komplex) eingeht. Der genannte Komplex führt dann zur Plasminogenumwandlung in das fibrinolytisch aktive Plasmin. Für das Verständnis der thrombolytischen Wirkung der Streptokinase sind noch folgende Besonderheiten von Bedeutung:

(1) Streptokinase führt durch Plasminogenaktivierung zu einer Hyperplasminämie, die einerseits von außen her am Thrombus eine Thrombolyse bewirkt, aber andererseits so lange eine Hämostasestörung hervorruft, als freies Plasmin im Plasma vorhanden ist (s. oben). Folge der Hämostasestörung können schwere, sogar tödliche Blutungen (um 1%) sein. Therapeutisch wünschenswert ist daher eine niedrige fibrinolytische Aktivierung im Plasma bei hoher Fibrinolysewirkung am Thrombus. Dies ist erreichbar durch schnelle und möglichst vollständige Plasminogenaktivierung im Blut. Nach einer Periode der Hyperplasminämie folgt dann eine „plasminfreie Phase" mit einer verringerten Hämostasestörung.

(2) Streptokinase dringt in einen Thrombus ein (thrombembatische Potenz) und aktiviert das dort vorhandene Plasminogen zu Plasmin. Die Thrombolyse kann daher als „Endolyse" im Thrombus ablaufen, ohne daß aktivierbares Plasminogen im strömenden Blut vorhanden sein muß. Dies ermöglicht auch die Fortsetzung der Thrombolyse als „Lyse in der plasminfreien Phase".

(3) Streptokinase induziert eine Antikörperbildung. Daher sollte ihre Anwendung auf 5–6 Tage begrenzt werden. Eine Wiederholung der Streptokinasetherapie ist frühestens nach 3–6 Monaten möglich. Sicherheitshalber muß dann die individuelle Dosierungsform nach dem Streptokinaseresistenz-Test gewählt werden (s. ds. Kap., 6.1d). Dies ist auch nach vorausgegangenen Streptokokkeninfekten notwendig.

b) *Indikationen:* s. Tabelle 12 und bei den einzelnen Organkapiteln.

c) *Kontraindikationen:* s. Tabelle 2.

d) *Dosierung* (Handelspräparate z.B. Streptase®, Kabikinase®): Zur Vermeidung allergischer Reaktionen wird von vielen Autoren die Vorgabe von 125 mg Prednisolon angeraten. Standarddosierung: Initial 250000 E Streptokinase (verschiedene Therapeuten geben eine höhere Initialdosis bis 600000 E an) innerhalb von 20–30 Minuten als Infusion oder besser über Perfusor (Infusionsmedium: isotone Glukoselösung oder auch 0,9%ige NaCl-Lösung) intravenös. Anschließend 100000 E Streptokinase/Stunde in gleicher Weise i.v. applizieren. Dauer der Therapie: bis zum Lyseerfolg, längstens jedoch 5–6 Tage. Mit dieser Dosierung ist in 90–95% der Fälle eine gute lytische Aktivität zu erzielen (Tab. 13).

Individuelle Dosierung: Ausführung des Streptokinaseresistenz-Testes. Dieser ist unbedingt erforderlich nach vorausgegangener Streptokinasetherapie oder nach einem Streptokokkeninfekt. Initialdosis (= ermittelter Titer × Plasmavolumen) innerhalb von 20–30 Minuten i.v. als Infusion. Daran schließt sich als Erhaltungsdosis die Infusion von ½–⅔ der Initialdosis/h als Dauerinfusion bis zum Lyseerfolg an. Auch hier maximale Therapiedauer 5–6 Tage.

Ultrahohe Dosis: 1,5 Mio. E/h Streptokinase als Dauerinfusion über 6 Stunden am 1. Tag. Die gleiche Dosis wird an den folgenden Tagen (maximal 6 Tage) bis zum Lyseerfolg wiederholt.

Kurzzeitlyse: Dieses Verfahren wird angewandt, wenn man sich von der Lysetherapie eines umschriebenen Gefäßverschlusses eine schnelle Lyse erhofft und auch durch eine längere Lyse eine Organschädigung nicht mehr

Tabelle 13: Schema der Fibrinolysetherapie und Anschlußbehandlung mit der i. v. Standarddosierung von Streptokinase oder Urokinase

	Initialdosis	Erhaltungsdosis	Anschlußtherapie	Nachbehandlung
Strepto- kinase	250 000 E innerhalb 20–30 min	100 000 E pro Stunde		
		als i. v. Infusion/Perfusor Keine Zusatzmedikation!		
Urokinase	mindestens 250 000 E innerhalb 20 min	60 000–100 000 E/h als i. v. Infusion/ Perfusor Zusätzlich: 600–1000 E Heparin/h als Infusion/ Perfusor je nach Thrombinzeit (Zielwert: 2–4faches der Norm)	300–1000 E Heparin pro Stunde als Infusion in Abhängigkeit von dem Wert der Thrombinzeit (Zielwert: 2- bis 4faches der Norm der Thrombinzeit, Reptilasezeit normalisiert sich bei abklingender Fibrinolyse)	Marcumar®: überlappend mit der Heparintherapie. Anfangsdosis: 3 Tbl./Tag, Dosis entsprechend der Thromboplastinzeit reduzieren. Liegt die TPZ bei 30 %, Heparintherapie absetzen
Dauer der Behandlung	bis zum Lyseerfolg (1–6 Tage)		4–8 Tage	minimal ½–1 Jahr, je nach klinischer Situation

Labortechnische
Minimalkontrolle
	Thrombinzeit: unter Fibrinolyse: 2–4faches der
	    Norm, kurzfristig auch höher. – Unter
	    Heparingabe: Zielwert 2–4faches der
	    Norm nicht überschreiten!
	Fibrinogen: 100 mg%-Grenze auf längerer Zeit
	    nicht unterschreiten
	Reptilasezeit: Ist während Fibrinolyse erhöht und
	    normalisiert sich bei Heparinbehandlung
				Thromboplastinzeit: 15–25 %
				(therapeutischen
				Bereich des
				Thromboplastinreagenzes
				beachten!)

verhindert werden kann (z. B. akuter Herzinfarkt). Hierbei gibt man z. B. 1,5 Mio. E Streptokinase in 100 ml 0,9%iger NaCl-Lösung i. v. innerhalb einer Stunde.

Lokale Lyse: Bei umschriebenen thrombotischen Gefäßverschlüssen (z. B. kurzstreckige periphere arterielle Verschlüsse, Koronararterienverschluß) werden z. B. über einen an den Verschluß herangeführten Katheter 30000 E Streptokinase/h über 2–3 Stunden bis zum Lyseerfolg infundiert. Anschließend kann zusätzlich eine Angioplastie ausgeführt werden.

Jeder Fibrinolysetherapie muß eine Antikoagulantienbehandlung zur Rezidivprophylaxe folgen (s. Tab. 13).

e) *Therapieüberwachung:* Sie ist grundsätzlich wegen des Blutungsrisikos bei allen Dosisvariationen notwendig. Hierzu sind möglichst gut punktionsfähige Venen und eine aufmerksame klinische Kontrolle erforderlich. Vor der Therapie sollten mindestens folgende Laborwerte bestimmt werden. Thrombozytenzahl, PTT, Quickwert, Thrombinzeit, Fibrinogenspiegel. Am ersten Tag der Therapie müssen mindestens die Thrombinzeit und der Fibrinogenwert 2 h und 6 h nach Therapiebeginn überprüft werden. An den folgenden Tagen sollen die Kontrollintervalle 8–12 Stunden betragen, müssen aber bei Dosisänderung und kritischen Laborergebnissen situationsangepaßt häufiger ausgeführt werden. Die Thrombinzeit sollte mindestens einfach verlängert sein, der Fibrinogenwert nicht über längere Zeit unter 60–80 mg absinken. Steigt die Thrombinzeit über den 3–5fachen Wert der Norm an und vermindert sich der Fibrinogenwert unter 80 mg%, so ist zunächst die Verdopplung der Streptokinasedosis über ½ Stunde angezeigt. Dies führt oft zu einer Plasminverminderung im Blut und damit zur Stabilisierung der Blutgerinnungsverhältnisse. Gelingt dieses Vorgehen nicht und droht klinisch ein Blutungsrisiko, so ist die Streptokinaseinfusion zu unterbrechen oder abzubrechen. Ferner ist die Therapie bei Blutungszwischenfällen ernsterer Art und allergischen Reaktionen abzusetzen.

Beim Übergang von Streptokinasebehandlung zur Heparinprophylaxe ist die Bestimmung der Reptilasezeit hilfreich, weil diese nicht durch Heparin beeinflußt wird. Ist die Reptilasezeit normal und die Thrombinzeit verlängert, ist dies nur auf die Heparinwirkung zu beziehen. Somit ergibt sich aus der Bestimmung beider Gerinnungstests eine größere Therapiesicherheit beim Umsetzen der Fibrinolysetherapie auf die Heparinbehandlung.

f) *Antidot:* In Abhängigkeit von der klinischen Ausprägung eines Fibrinolysezwischenfalls kommen folgende Maßnahmen in Frage: (1) Abbruch der Streptokinaseinfusion, (2) Einsatz von Fibrinolysehemmern und (3) Substitution von Fibrinogen, Frischplasma oder anderen Gerinnungsfaktorenkonzentraten.

Als *Fibrinolysehemmer* werden peroral oder langsam i. v. in nachfolgenden wirkungsabhängigen Dosisbereichen beim Erwachsenen eingesetzt: Epsilon-Aminokapronsäure: 4–8 g/Tag; Tranexamsäure (Anvitoff®): 0,5–2 g/Tag; Proteinaseinhibitoren (Trasylol®, Antagosan®): initial 200000 KIE in einer Kurzinfusion, danach 50000 KIE als Infusion/h bis zum Eintritt des gewünschten Effektes.

Die Anwendung der Antifibrinolytika ist kontraindiziert bei Nierenblutungen und Blutungen in die ableitenden Harnwege (Risiko: Ureter-/Blasentamponade).

g) *Nebenwirkungen:* Allergische Reaktionen bis zum Schock, insbesondere nach früherer Streptokinasebehandlung und Streptokokkeninfekten (Karenzzeit: 6−8 Monate); Temperaturerhöhungen; Kreuzschmerzen; Blutdruckabfall bei hoher Dosis in kurzer Zeit; gelegentlich Thrombozytenabfall.

6.2 Urokinase

a) *Pharmakologische Eigenschaften:* Urokinase ist ein direkter Plasminogenaktivator und kann somit ebenfalls zur Lyse fibrinreicher Gefäßverschlüsse führen. Wirkungsunterschiede zwischen Urokinasepräparaten verschiedener Hersteller beruhen wahrscheinlich auf unterschiedlichen Molekulargewichten. Urokinase ruft keine Antikörperbildung hervor und kann daher wiederholt eingesetzt werden (Handelspräparate: z.B. Actosolv®, Alphakinase®, Rheothromb®, Urokinase Kabi®).

b) *Indikationen:* Entsprechen der Streptokinase (s. Tab. 12). Urokinase eignet sich zur Fibrinolyseinduktion besonders als Alternative zu Streptokinase bei hohem Antistreptolysintiter. Sie kann auch primär eingesetzt werden, wenn ökonomische Überlegungen zu vernachlässigen sind.

c) *Kontraindikationen:* Aufgrund der streptokinaseähnlichen Wirkung der Urokinase ergeben sich die gleichen Kontraindikationen wie bei Streptokinase mit Ausnahme der Antikörperbildung (s. Tab. 2).

d) *Dosierung:* Urokinase wird von den verschiedenen Arbeitsgruppen in unterschiedlicher Dosierung angewandt. Mit Urokinase ist sowohl eine systemische als auch eine lokale Lyse möglich. Bei systemischer Lyse wird 0,9%ige NaCl-Lösung als Infusionsmittel benutzt. Eine Kombination mit Heparin ist wegen erhöhter Thromboserezidivgefahr oft erforderlich (s. Tab. 13). Für bestimmte Indikationen werden folgende Dosen empfohlen:

	Initialdosis	Erhaltungsdosis
Lungenembolie	4000−4400 E/kg Körpergewicht in etwa 10 Minuten i.v.	4000−4400 IE/kg Körpergewicht/h über 12−24 h als Infusion
Akute periphere arterielle und venöse Gefäßverschlüsse	s. Tab. 13	
Akuter Myokardinfarkt	2 Mio. E als i.v. Injektion in 2−5 min	
Shunt-Thrombosen	10000−35000 E in 5−20 ml steriler physiologischer Kochsalzlösung lösen und in 10−20 min lokal in den Shunt spritzen	

e) *Therapieüberwachung:* Wie bei Streptokinase eignen sich Thrombinzeit, Reptilasezeit, Fibrinogenwert, ggf. Thrombozytenzahl, AT-III. Die Ergebnisse sind ebenso wie bei Streptokinasetherapie zu deuten. Bei gleichzeitiger Anwendung von Urokinase und Heparin ist die zeitsynchrone Bestimmung der Thrombinzeit und Reptilasezeit notwendig. Die Kontrollintervalle hängen von der Gleichmäßigkeit der induzierten Fibrinolyse ab.

f) *Antidot:* Wie bei Streptokinase (s. ds. Kap., 6.1f).

g) *Nebenwirkungen:* Gelegentlich gesteigerte Thrombozytenaggregation.

6.3 Anisoylierter Plasminogen-Streptokinase-Aktivator-Komplex (aPSAK)

a) *Pharmakologische Eigenschaften:* Infolge der Anisoylierung des Plasminogen-Streptokinase-Aktivator-Komplexes verlängert sich die durch ihn induzierte fibrinolytische Aktivität im Blut um den Faktor 4−5 gegenüber Plasminogen-Streptokinase-Aktivator. Außerdem wird die Substanz sehr gut an Fibrin angelagert, so daß im fibrinreichen Thrombus eine hohe Plasminaktivität (lytische Wirkung) erzeugt wird. 30 mg des aPSAK entsprechen einem Anteil von 1,1 Mio. E Streptokinase. Dosisabhängig kommt es aber auch im Blut zu einer Hyperfibrinolyse wie bei Streptokinase (Blutungsrisiko).

b) *Indikationen:* Als Kurzzeitfibrinolytikum beim akuten Myokardinfarkt.

c) *Kontraindikationen:* Wie bei allen Fibrinolytika; Gravidität (s. Tab. 2).

d) *Dosierung:* (Handelspräparat: Eminase®): 30 mg (entspricht 30 E) aPSAK als einmalige i.v. Injektion innerhalb von 5 Minuten. Nach Abklingen der systemischen Fibrinolysewirkung nachfolgend 300−600 E Heparin/h als Dauerinfusion über 2−6 Tage, anschließend Übergang auf Vitamin-K-Antagonisten zur Rezidivprophylaxe. 100 mg Prednisolon vor Therapiebeginn sind zu empfehlen.

e) *Therapieüberwachung:* Kleiner Gerinnungsstatus vor Therapiebeginn. Fibrinogenspiegel und Thrombinzeit sowie Reptilasezeit von 12 und 24 Stunden zur Ermittlung des Zeitpunktes der Heparingabe (Grenzwerte: Thrombinzeit und Reptilasezeit: 2fache der Norm, Fibrinogen: mindestens 100 mg%).

f) *Antidot:* Wie bei Streptokinase (s. ds. Kap., 6.1f).

g) *Nebenwirkungen:* Allergische Reaktionen wie bei Streptokinase.

h) *Hinweis:* Weitere Erfahrungsberichte sollten beachtet werden.

6.4 Gewebsplasminogenaktivator (t-PA)

a) *Pharmakologische Eigenschaften:* t-PA ist in den meisten Körpergeweben, insbesondere auch in der Gefäßwand, vorhanden und wird von den Endothelzellen unter dem Reiz von Thrombin und vasoaktiven Stoffen in die Blutbahn abgegeben. Dort wird er schnell durch Inhibitoren neutralisiert und in der Leber abgebaut. Er hat eine hohe Affinität zu Fibrin und bietet damit eine Möglichkeit der Thrombolyse ohne wesentliche Hyperplasminämie. Er wirkt im Thrombus als direkter Plasminogenaktivator. Die Substanz wird zwischenzeitlich gentechnologisch als „recombinant tissue type Plasminogen Activator" (rt-PA) hergestellt.

b) *Indikationen:* t-PA wird derzeit zur Lyse von Koronararterienthromben eingesetzt.
c) *Kontraindikationen:* Allgemeine Kontraindikationen wie bei Urokinase und Streptokinase mit Ausnahme der Antikörperinduktion.
d) *Dosierung:* (Handelspräparat: Actilyse®): Vor Therapiebeginn: 5000 E Heparin i. v., danach als Initialdosis 10 mg Actilyse® innerhalb von 1−2 min i. v., anschließend über 60 min 50 mg Actilyse® i. v. als Infusion. Die Therapie wird abgeschlossen mit 10 mg über 30 min und nochmals 30 mg Actilyse® über 90 min als Infusion.
e) *Therapieüberwachung:* Thrombinzeit, Reptilasezeit, Fibrinogenspiegel. Wegen seiner kurzen Halbwertszeit (4 Minuten) ist seine systemische Wirkung im Blut relativ gering, aber dennoch dosisabhängig vorhanden, so daß Blutungskomplikationen beobachtet wurden. Weitere Erfahrungen müssen abgewartet werden.
f) *Antidot:* Wie bei anderen Fibrinolytika, falls die einfache Therapieunterbrechung nicht ausreicht.
g) *Nebenwirkungen:* Blutungsrisiko ähnlich anderer Fibrinolytika.
h) *Besondere Hinweise:* Weitere klinische Prüfungen sind im Gange.

7 Therapeutische Defibrinierung mit Ancrod

Durch Senkung des Fibrinogenspiegels im peripheren Blut tritt einerseits ein verbessertes Fließverhalten und andererseits eine gerinnungshemmende Wirkung ein. Diese Auswirkungen werden zur Behandlung von peripheren arteriellen Durchblutungsstörungen im Stadium III−IV genutzt.

a) *Pharmakologische Eigenschaften:* Ancrod ist ein fibrinogenspaltendes Enzym aus dem Giftdrüsensekret der malayischen Grubenotter. Es spaltet vom Fibrinogenmolekül das Fibrinopeptid A ab. Dadurch ist eine Quervernetzung zu einem intakten Fibrinnetz nicht mehr möglich. Der Fibrinogenspiegel sinkt im Blut schnell ab. Wegen der Ähnlichkeit der Ancrodwirkung mit einer Verbrauchskoagulopathie können ein extremer Fibrinogenabfall und ein ungenügender Abbau der Fibrinogenspaltprodukte im RES (RES-Blockade) mit der Folge von Mikrothrombosierungen (Organschäden) eintreten. Ancrod ist ein Antigen. Dadurch ist sein wirkungsvoller Einsatz auf 2−3 Wochen begrenzt.
b) *Indikationen:* Ancrod (Arwin®) kann bei peripheren arteriellen Durchblutungsstörungen im Stadium III−IV eingesetzt werden, wenn andere Therapieverfahren nicht in Frage kommen (s. Kap. 19, 1.2.3.5d).
c) *Kontraindikationen:* Außer den üblichen Kontraindikationen zum Einsatz gerinnungshemmender Mittel: Postoperative und postpartale Phase, Lungenstrombahnverlegung (Schocklunge), Milzvergrößerung, Sepsis, Hirn- und Netzhautgefäßschäden, nach Arterienpunktionen, frischer Myokardinfarkt und alle Schockformen. Auch eine Kombination mit Fibrinolytika und Antithrombotika ist kontraindiziert.

Therapeutische Defibrinierung mit Ancrod

d) *Dosierung:* Während der ersten 4 Therapietage 1 E/kg Körpergewicht s.c. Danach an jedem 3.–4. Tag 4 E/kg Körpergewicht in Abhängigkeit vom Fibrinogenspiegel, der um 100 mg% liegen soll! 1 Ampulle Arwin® enthält 70 E Ancrod. Dauer der Therapie: 2–3 Wochen.

e) *Therapieüberwachung:* Zu Beginn der Therapie täglich Thrombozytenzahl, PTT, Quickwert und insbesondere Fibrinogenspiegel, der bei 100 mg% eingestellt werden soll. In der Folgezeit genügt die tägliche Fibrinogenbestimmung.

f) *Antidot:* 1 ml eines aus Ziegenserum gewonnenen Antidots (über Knoll AG zu beziehen) neutralisieren 70 E Ancrod innerhalb weniger Minuten. Danach können erforderlichenfalls 2–5 g Fibrinogen gegeben werden. Ohne vorherige Antidotgabe besteht bei Fibrinogenzufuhr die Gefahr einer disseminierten intravaskulären Koagulation.

g) *Nebenwirkungen:* Vorübergehende Rötung und Schwellung an den Injektionsstellen, auch allergische Reaktionen sind möglich. Bei zu raschem Wirkungseintritt des Ancrods, was im allgemeinen nur bei der unzulässigen i.v. Applikation der Fall ist, können thrombotische Komplikationen auftreten. Ein zu starker Fibrinogenabfall kann zu Blutungen führen. Intramuskuläre Injektionen sind kontraindiziert.

h) *Hinweis:* Die Defibrinierungstherapie sollte Kliniken mit Erfahrungen auf diesem Gebiet überlassen bleiben.

8 Störungen des Wasser- und Elektrolythaushaltes

(H. Köhler und F. Krück)

1	Grundlagen	214	3	Störungen des Kalium-
1.1	Bestand und Verteilung	214		haushaltes ... 227
1.2	Erhaltungsbedarf, Flüssigkeitsbilanz	214	3.2.1	Hypokaliämie ... 228
			3.2.2	Hyperkaliämie ... 228
1.3	Prognose von Störungen des Wasser-Elektrolythaushaltes	218	4	Störungen des Kalziumhaushaltes ... 232
2	Störungen des Natrium- und Wasserhaushaltes	219	4.3.1	Hypokalzämie ... 234
			4.3.2	Hyperkalzämie ... 234
2.2.1	Hyponaträmie	221	5	Störungen des Magnesiumhaushaltes ... 237
2.2.2	Hypernaträmie	221		
2.3.1	Natriumbestand	221	5.3.1	Hypomagnesiämie ... 238
2.3.2	Wasserbestand	225	5.3.2	Hypermagnesiämie ... 238

1 Grundlagen

1.1 Bestand und Verteilung

Wasser kann im Körper frei diffundieren. Es wird jedoch in den einzelnen Körperräumen durch osmotisch aktive Substanzen in physiologischer Verteilung festgehalten: in der Intravasalflüssigkeit durch Protein (7,0 g/100 ml entsprechen dem normalen kolloidosmotischen Druck), im Extrazellulärvolumen (EZV) durch Natrium- und im Intrazellulärvolumen (IZV) durch Kaliumionen und organische Zellbestandteile (= osmotischer Druck). Bezüglich Bestand, Konzentration und Verteilung von Ionen in den Körperräumen s. Tabelle 1.

1.2 Erhaltungsbedarf, Flüssigkeitsbilanz

Der tägliche Bedarf an Flüssigkeit und Elektrolyten setzt sich aus der Summe von *Erhaltungsbedarf* und *Korrekturbedarf* zusammen, die gedanklich voneinander zu trennen sind. Der Korrekturbedarf wird anhand der aktuellen Störungen des Wasser- und Elektrolythaushaltes ermittelt und berücksichtigt vor allem Extrazellulärvolumen (Natriumbestand), Wasserbestand (Serum-Natrium, Osmolalität), Kalzium, Magnesium und Säurebasenhaushalt. Zusätzlich zur Korrektur der bereits eingetretenen Störungen, die in den folgenden Kapiteln dargestellt ist, ist der Erhaltungsbedarf zu ermitteln, um weiteren Störungen vorzubeugen.

Der *Erhaltungsbedarf* ergibt sich aus der Addition von Flüssigkeitsverlusten durch Perspiratio sensibilis (Schweiß) und insensibilis (Atemluft, Haut), dies sind ca. 700 ml, Fäzes (ca. 100 ml), Urinverlusten und (abnormen) Sekret-

Grundlagen

Tabelle 1: Normalwerte des Bestandes und der Verteilung von Elektrolyten und Wasser

Körperwasser	% (KG)		l/kg (KG)	
Gesamtbestand	♂ 60–65	♀ 50–55	♂ 0,6	♀ 0,5
Extrazellulär	♂ 20	♀ 20	♂ ♀ 0,2	
Intrazellulär	♂ 40–45	♀ 30–35	♂ 0,4	♀ 0,35
Intravasal (Plasma)	♂ 4	♀ 4	♂ ♀ 0,4	

Elektrolyte				
a) *Bestand*	Gesamt (mmol/kg [KG])		IZF (%)	EZF (%)
Natrium	60		3	97
Na_e^+	41		3,4	96,6
Kalium	51		98,8	0,2
K_e^+	♂ 49–39	♀ 37–31*		
Magnesium	29		1	99
Chlorid	30–35		12	88

b) *Konzentration*	Serum (mmol/l)	IZF (mval/l)	
Gesamtkationen	150	150	
Natrium	140 ± 6	M = 10	E = 7
Kalium	4,1 ± 0,5	M = 160	E = 87
Kalzium	2,45 ± 0,3	M = 2	E = 0,1
Mg	0,9 ± 0,1	M = 26	E = 5
Gesamtanionen	150**	150**	
Chlorid	104 ± 6	M = 3	E = 68
Bikarbonat	24 ± 2	M = 10	E = 11
Phosphat	1,8 ± 0,5	100	
Sulfat	1,0 ± 0,2	20	
Protein	20 ± 4	6,5	

c) *Osmolalität*	Serum** (mosmol/l) 290–300	IZF** (mosmol/l) 290–300

M = Muskel, E = Erythrozyten.
* Rückgang mit zunehmendem Alter.
** Aufgrund teilweiser Bindungen zwischen Kationen und Anionen entspricht die osmotische Konzentration der IZF derjenigen der EZF.

verlusten, abzüglich des endogen produzierten Oxidationswassers (ca. 300 ml). Bei Oligoanurie bedeutet dies eine Flüssigkeitszufuhr von 500 ml/Tag und den Ersatz von zusätzlichen Verlusten (durch Fieber, Schwitzen, Hyperventilation, Erbrechen, Durchfall, Fisteln). Da die Perspiratio sensibilis an der Temperaturregulation beteiligt ist, nehmen die Wasserverluste mit der Körper- und Umgebungstemperatur sowie bei Hyperventilation zu (Tab. 2). Der obligate Elektrolytverlust ist variabel (Tab. 3). Obwohl sich die renale Natriumkonser-

Tabelle 2: Erhaltungsbedarf an Wasser und Elektrolyten in Abhängigkeit von Körper- und Umgebungstemperatur

		H_2O ml	Na^+ mmol	K^+ mmol
Perspiratio sensibilis und insensibilis	a) afebril Raumtemperatur 18–20°C	− 700	–	–
	b) Fieber bis 38,5°C, leichtes Schwitzen oder hohe Außentemperatur (32°C)	−1000 −1500	−20−30	–
	c) Fieber 38,5°C, starkes Schwitzen oder tropische Außentemperatur	−1500 −2000	−30−50	–
Urinverluste	normal	− 800 bis −1500	−50−80	−30−50
Gewinn aus Stoffwechsel		+ 200 bis + 300	–	–
Erhaltungsbedarf	a)	−2000 bis −2500	50−80	30−50
	b)	−2500 bis −3000	80−100	30−50
	c)	−3000 bis −3500	100−150	30−50

vierung der Natriumzufuhr anpaßt, muß zur Vermeidung eines Natriumdefizits durch Restnatriurese, Schweiß und Stuhl mindestens 1,0 mmol/kg/Tag zugeführt werden. Mit steigender Körpertemperatur nimmt der Erhaltungsbedarf an Natrium zu (s. Tab. 3). Die Ausscheidung des tubulär sezernierten Kaliums

Tabelle 3: Mittelwerte und Grenzen der Ausscheidung für Natrium, Kalium und Wasser in Urin, Schweiß, Ausatemluft und Fäzes

	Natrium mmol/Tag	Kalium mmol/Tag	Wasser
Urin	120 (1−1500)	80 (10−400)	1,5 l/Tag (0,25−20)
Schweiß	25 (−500)*	5 (−100)	0,5 l/Tag (−10)
Ausatemluft	− (−)	− (−)	0,1 ml/h (−4)
Fäzes, geformt	5 (1−10)	20 (10−40)	120 ml/Tag (50−200)

* Nur kurzfristig, da rasche Reduktion durch Akklimatisierung.

kann sich einer Verringerung der Kaliumzufuhr weniger gut anpassen. Zur Vermeidung eines Kaliummangels sollten daher mindestens 0,5 mmol Kalium/kg/Tag verabreicht werden.

Der *Erhaltungsbedarf* hat neben den *obligaten* Verlusten besonders die *abnormen* Verluste des Wasser-Elektrolythaushaltes zu berücksichtigen. Erhebliche, in Volumen und Zusammensetzung variable Verluste von Wasser und Elektrolyten können auf mehreren Wegen entstehen: *gastrointestinal* durch Erbrechen, Absaugen von Magensaft, Durchfälle, postoperative Drainage oder Fisteln, *renal* durch große Urinvolumina in polyurischen Stadien des ANV, der CNJ (s. Kap. 14, 2), bei obstruktiver Nephropathie (s. Kap. 15) sowie infolge forcierter Diuresetherapie. Hierbei werden vor allem Wasser, Na^+, K^+ und Cl^- verloren. *Weitere Verlustursachen:* Nebennierenrindeninsuffizienz (Na^+, H_2O), gesteigerte Mineralokortikoidaktivität (K^+) bei primärem (Conn) oder sekundärem Aldosteronismus, Cushing-Syndrom oder überdosierter Steroidsubstitution (Nebennierenrindeninsuffizienz, Adrenalektomie). Durch *exzessive Schweißsekretion* in tropischem Klima oder bei heißem Arbeitsplatz. Durch innere Flüssigkeitsverschiebungen wie rapide Sequestration im Interstitialraum (z.B. Hydropsbildung bei perakutem nephrotischem Syndrom), in der Bauchhöhle (z.B. akute Aszitesbildung bei Pankreati-

Tabelle 4: Natrium-, Kalium- und Chloridgehalt wichtiger Körperflüssigkeiten. Größenordnung der zu erwartenden Flüssigkeitsverluste (nach Truniger und Richards)

	Na^+ mmol/l	K^+ mmol/l	Cl^- mmol/l	HCO_3^- mmol/l	H^+ mmol/l	H_2O ml/h
Gastrointestinale Verluste						
Magensaft pH 3	55	14	107	–	38	80–120
Magensaft pH 6*	80	17	92	8	–	50
Dünndarmsaft						
Ileostomie frisch	120	5–10	45			bis 120
adaptiert	120	10–20	45			20
Kolon						
Diarrhö schwer	100–130	10–20	80–100	30–50	–	bis 500
mittel	100	10	90	20	–	bis 80
villöse Adenome	130	20	130	20	–	bis 80
kongenitale Cl^- verlierende Diarrhö	70	50	130	2	–	4–50
Zökostomie**	80	15	5			
Stuhl geformt	10	10	15			
Dünndarmsonde**	110	5	105			20–120
Galle	149	5	100			
Pankreassaft	141	5	47			
Speichel	33	20	34			

Tabelle 4 (Fortsetzung)

	Na^+ mmol/l	K^+ mmol/l	Cl^- mmol/l	HCO_3^- mmol/l	H^+ mmol/l	H_2O ml/h
Renale Verluste***						
Diabetes insipidus	Elektrolytkonzentrationen abhängig vom Urinfluß; keine Elektrolytverluste durch Diabetes insipidus per se					bis 600
Andere Verluste						
Serum	145	4	100			
Schweiß	45	5	50			
Ödeme, Transsudat	145	5	110			

* Werte abhängig von der Verdünnung durch Speichel. Reiner Magensaft: Na^+ 137, K^+ 6, Cl^- 117, HCO_3^- 25 mmol/l.
** Große Streubreiten.
*** Urinverluste und Urinkonzentrationen bei verschiedenen Nephropathien und unter verschiedenen Bedingungen stark wechselnd. Bei bedeutsamen Urinverlusten Messung unumgänglich.

tis, Peritonitis oder nach großer Aszitespunktion), im Intestinaltrakt (z. B. Ileus, bakterielle Enteritis) oder Abflußstörungen in den unteren Extremitäten (Beckenvenenthrombose). Der Elektrolytgehalt wichtiger Körperflüssigkeiten ist in Tabelle 4 zusammengestellt.

1.3 Prognose von Störungen des Wasser-Elektrolythaushaltes

Akute Störungen des Wasser-Elektrolythaushaltes sind wesentlich gefährlicher als chronische Veränderungen, die z. T. symptomlos bleiben können. Die *akute* Hyponatriämie mit einem über 24 h bestehenden S-Na < 120 mval/l geht mit einer Letalität bis 50% einher. Die Morbidität und die Mortalität der *chronischen* Hyponatriämie hängen dagegen in erster Linie von der zugrundeliegenden Erkrankung ab. Nachdem sich die Hirnzelle an die Hypoosmolalität adaptiert hat, ist die Gefahr groß, dem Patienten durch eine zu rasche therapeutische Normalisierung zu schaden. Das gleiche gilt für die Hypernatriämie. Die chronische Hypernatriämie mit normalem EZV (sog. „zentrale Hypernatriämie") hat eine besonders schlechte Prognose, weil ihr meist eine ausgeprägte ZNS-Läsion zugrunde liegt. Auch für Störungen des Kalium-, Magnesium- und Kalziumhaushaltes ist die Unterscheidung in akute oder chronische Störungen für die Prognose und Therapie entscheidend. Dies zeigt sich auch am Beispiel der chronischen Niereninsuffizienz, wo chronische Hyperkaliämien und Hypokaliämien oft symptomlos toleriert werden. Generell gilt der Grundsatz, daß Störungen des Wasser-Elektrolythaushaltes, die langsam entstanden sind, auch langsam ausgeglichen werden sollten.

2 Störungen des Natrium- und Wasserhaushaltes

2.1 Vorbemerkungen

Der menschliche Organismus besteht zu 60% seines Gesamtkörpergewichts aus Wasser. ⅔ davon (40% des KG) entfallen auf das intrazelluläre (IZV), ⅓ (20% des KG) auf das extrazelluläre Volumen (EZV). Das EZV setzt sich aus Intravasalvolumen IVV (ca. ⅓) und interstitiellem Volumen ISV (ca. ⅔) zusammen. Der gesamte Natriumbestand des Organismus beträgt 60 mmol/kg. 30% davon befinden sich im Knochen und beteiligen sich nicht am Natriumaustausch, 70% dagegen sind rasch austauschbar (41 mmol/kg). 97% des austauschbaren Na verteilen sich auf das EZV (40 mmol/kg) und nur 3% auf das IZV (1,5 mmol/kg). Wasser verteilt sich aufgrund seiner guten Permeabilität gleichmäßig intra- und extrazellulär, Natrium dagegen infolge aktiver Transportmechanismen (Na/K-ATPase) fast ausschließlich extrazellulär. Bei intakter Volumen- und Osmoregulation erfolgen g.25uStörungen des Natriumbestandes isoton und führen primär zu Veränderungen des EZV, die an klinischen Parametern zu erkennen sind (z. B. gestaute Halsvenen, Oligurie, Ödeme u. a.), ohne daß sich hierbei die Konzentration des S-Natrium ändert. Im Unterschied hierzu äußern sich *Störungen des H_2O-Bestandes* in Änderungen des *S-Natriums oder der S-Osmolalität*, da sich der H_2O-Bestand – bedingt durch die gute Membrangängigkeit von H_2O – im EZV und IZV gleichzeitig verändert. Die enge pathophysiologische Verbindung zwischen Na- und Wasserhaushalt legt eine gemeinsame Besprechung nahe. Zum Verständnis empfiehlt sich eine gedankliche Trennung zwischen Na- und Wasserbestand, zumal sich daraus die entsprechende Therapie ableitet. Demgegenüber halten wir die EDH-Nomenklatur für verzichtbar. Sie differenziert zwischen *E*uhydratation, *D*ehydratation und *H*yperhydratation, jeweils unterteilt in isotone, hypotone und hypertone Formen, erreicht damit einen hohen Systematisierungsgrad ohne großen pathophysiologischen und therapeutischen Nutzen.

Die intakte Volumen- und Osmoregulation soll am Beispiel des EZV-Defizits dargestellt werden. Das verminderte EZV setzt über eine Abnahme des effektiven arteriellen Blutvolumens (EABV) die folgenden Mechanismen in Gang: 1. Zunahme der Filtrationsfraktion (FF) mit vermehrter proximal-tubulärer Natriumresorption. 2. Aktivierung des Renin-Angiotensin-Aldosteron-Systems mit vermehrter distal-tubulärer Natriumresorption. 3. Hemmung der Freisetzung des atrialen-natriuretischen Peptides (ANP) mit Rückgang der Natriurese (ANP wird in den Vorhöfen gebildet, bei Vorhofdehnung freigesetzt und steigert über glomeruläre und tubuläre Mechanismen Natriurese und Diurese).

Als Folge der gesteigerten Natriumresorption wird in einem zweiten Schritt die Osmoregulation wirksam, die auf Osmolalitätsänderungen von ± 1% anspricht. Über eine dienzephale Stimulation wird ADH so lange freigesetzt, bis durch die distal-tubuläre H_2O-Resorption die Osmolalität wieder ausgeglichen ist. Die Osmolalitätserhöhung geht gleichzeitig mit einem erhöhten Durstgefühl einher, das zusätzlich zu ihrer Normalisierung beiträgt. Zu beachten ist, daß ADH und Durstgefühl nicht nur über die Osmolalitätsänderungen, sondern auch durch Volumenmangel (Abnahme des EABV von ca. 10%) direkt stimuliert werden (sog. nonosmolare ADH-Stimulation, „Volumendurst").

2.2 Ätiopathogenese von Störungen des Natrium- und Wasserbestandes

Insgesamt zeigen Hypo- und Hypernatriämie Störungen des Wasserbestandes, Veränderungen des EZV dagegen Störungen des Natriumbestandes an (Tab. 5). Hierbei können Störungen der Bilanz (Zufuhr, Ausfuhr), der Verteilung (intra-/extrazellulär) und der Regulation (ADH, Aldosteron) vorliegen. Aufgrund praktischer Erwägungen wird im folgenden vom *S-Natrium* ausgegangen, und in einem zweiten Schritt werden für die weitere Differenzierung *EZV* und *Urin-Natrium* herangezogen (Tab. 6). Die diagnostische Bedeutung der Urinelektrolyte ist in Tabelle 7 zusammengefaßt.

Tabelle 5: Störungen des Natrium- und Wasserbestandes und ihre Therapie

Störung	Veränderung	Symptome	Therapie
Natriumbestand	EZV	Halsvenenfüllung, ZVD, RR (Orthostase), Puls, Gewicht, Diurese Urinosmolalität, Urin-Na, Hämatokrit, Hb, S-Eiweiß, Lunge, III. Herzton, Hautturgor, Schleimhäute	Natriumrestriktion, Natriumzufuhr, Natriumelimination
freier Wasserbestand	EZV + IZV	Osmolalität, S-Natrium, Durst	Wasserrestriktion, Wasserzufuhr, Wasserelimination

2.2.1 Hyponatriämie

Eine ausgeprägte Hyperlipidämie oder Hypergammaglobulinämie kann den Plasmaanteil derart reduzieren, daß eine Hyponatriämie ohne Hypoosmolalität und ohne Krankheitswert auftritt („Pseudohyponatriämie"). Auch Hyperglykämie und Mannit-Infusionen können eine Hyponatriämie ohne Hypoosmolalität zur Folge haben. Nach Ausschluß dieser Laborveränderungen ohne spezifischen Krankheitswert sollte bei der klinischen Differentialdiagnose der Hyponatriämie primär das EZV (erniedrigt, erhöht oder normal) und dann die Urinnatriumkonzentration berücksichtigt werden (s. Tab. 6). Bei Hyponatriämie mit normalem EZV (C) ist die Natriumkonzentration im Urin allerdings wenig ergiebig. Ein niedriges Urin-Natrium (< 20 mval/l) ist bei *nichtödematösen* Zuständen (Herzinsuffizienz, Leberzirrhose, nephrotisches Syndrom) ein sehr guter Indikator für ein vermindertes EZV, wenn die Ausnahmen mit renalem Natriumverlust berücksichtigt werden (s. Tab. 6).

Die Hyponatriämie mit *vermindertem EZV* (A) entsteht durch nonosmolare ADH-Sekretion aufgrund des verminderten EZV und vermutlich über eine reduzierte GFR, bei der eine vermehrte proximal-tubuläre Flüssigkeitsreabsorption angenommen wird. Die Hyponatriämie mit *erhöhtem EZV* (B) wird durch nonosmolare ADH-Stimuli infolge eines verminderten effektiven arteriellen Blutvolumens (EABV) erklärt. Möglicherweise spielt auch hier die reduzierte GFR eine Rolle. Die verminderte GFR mit eingeschränkter Wasserausscheidungskapazität ist bei fortgeschrittener Niereninsuffizienz die entscheidende Ursache des Wasserüberschusses. Die Hyponatriämie mit *normalem EZV* (C) hat verschiedene Ursachen: vermehrte Zufuhr von freiem Wasser, inadäquate ADH-Sekretion, nonosmolare ADH-Stimulation und Medikamente. Der Medikamentenwirkung liegen unterschiedliche Mechanismen zugrunde. Chlorpropamid dürfte über eine Hemmung der Prostaglandinsynthese wirken, der Diuretikaeffekt (bei chronischer Thiazid- und Furosemidbehandlung) wird über eine nonosmolare ADH-Stimulation und über eine Abnahme der GFR mit vermehrter proximaler Flüssigkeitsreabsorption und dann mit vermindertem Flüssigkeitsangebot an das distale Verdünnungssegment erklärt. Die o. g. Beispiele zeigen, daß eine nonosmolare ADH-Stimulation bei vermindertem, normalem und erhöhtem EZV vorkommen kann. Der adäquate Stimulus scheint hierbei ein vermindertes „effektives intraarterielles Blutvolumen" (EABV) zu sein.

2.2.2 Hypernatriämie

Hypernatriämie bedeutet in jedem Fall Hyperosmolalität und Defizit an freiem Wasser. Die Hypernatriämie kann mit erniedrigtem, normalem und erhöhtem EZV einhergehen. Die Ursachen der Hypernatriämie mit *vermindertem EZV* sind verminderte Wasserzufuhr, ADH-Mangel, verminderte Ansprechbarkeit auf ADH und eine Osmodiurese (Tab. 8). Die Hypernatriämie mit *erhöhtem EZV* ist meist iatrogen bedingt. Die Hypernatriämie mit *normalem EZV* entsteht über eine Sollwertverstellung durch organische Läsionen des Hypothalamus (sog. „essentielle zentralnervöse Hypernatriämie").

2.3 Klinik
2.3.1 Natriumbestand

Störungen des Natriumbestandes verändern das EZV und sind vor allem an klinischen Zeichen zu erkennen. Die Parameter a)–f) beziehen sich auf das Intravasalvolumen, die Parameter g)–i) auf das interstitielle Volumen:

a) *Halsvenenfüllung:* Normalerweise füllen sich die Vv. jugulares ext. beim flach liegenden Patienten bis zum Oberrand des M. sternocleidomastoideus, was einem ZVD von

Tabelle 6: Differentialdiagnose der Hyponaträmie (nach Hays u. Levine)

	EZV erniedrigt (Natriumbestand vermindert)	EZV erhöht (Natriumbestand erhöht)	EZV normal oder gering erhöht (Natriumbestand normal)
Urinnatrium hoch (> 20 mval/l)	*renaler Natriumverlust:* Diuretika, Mineralokortikoidmangel, interstitielle Nierenerkrankungen	Niereninsuffizienz (akut oder chronisch)	*erhöhte H_2O-Zufuhr:* Biertrinker, iatrogen *inadäquate ADH-Sekretion:* ZNS- und Lungenprozesse *nonosmolare ADH-Stimulation:* Schmerzen, emotioneller Streß, Psychose, Glukokortikoidmangel, Hypothyreose *Medikamente:* Thiazide und Furosemid, Chlorpropamid u. a.
Urinnatrium niedrig (< 20 mval/l)	*extrarenaler Natriumverlust:* Erbrechen, Durchfall, Schweiß, Verlust in 3. Raum (Verbrennung, Entzündung)	Herzinsuffizienz Leberzirrhose nephrotisches Syndrom	o. g. Ursachen bei Natriumrestriktion

Tabelle 7: Bewertung der Urinelektrolyte (nach Harrington u. Cohen)

Klinik	Urinelektrolyte	Zugrundeliegende Störung
akute Oligurie	$Na^+ < 20$ mval/l $Na^+ > 40$ mval/l	prärenale Niereninsuffizienz akutes Nierenversagen
EZV-Defizit	$Na^+ < 20$ mval/l $Na^+ > 20$ mval/l	extrarenaler Natriumverlust renaler Natriumverlust
Hyponatriämie	$Na^+ < 20$ mval/l Na^+-Exkretion > tägl. Zufuhr	Ödemkrankheiten, schweres EZV-Defizit inadäquate ADH-Sekretion, NNR-Insuffizienz
Hypokaliämie	$K^+ < 10$ mval/l $K^+ > 10$ mval/l	extrarenaler Kaliumverlust renaler Kaliumverlust
metabolische Alkalose	$Cl^- < 10$ mval/l $Cl^- > 10$ mval/l	„chloridsensitive" Alkalose „chloridresistente" Alkalose

ca. 8 cmH$_2$O entspricht. Bei EZV-Defizit fehlt diese Füllung („flache Jugularvenen"). Im Unterschied hierzu wird der erhöhte ZVD (EZV-Überschuß, Herzinsuffizienz) am um 45° aufgerichteten Patienten geprüft.

b) *Zentraler Venendruck:* ZVD-Werte < 4 cmH$_2$O sprechen für ein EZV-Defizit. Durch Aufrichten des Patienten um 45° kommt es zum Abfall des ZVD um ca. 10 cmH$_2$O, wenn ein sonst maskiertes EZV-Defizit besteht.

c) *Blutdruck und Puls:* Der Blutdruck wird meist bis zu einem intravasalen Defizit von ca. 30% über eine Vasokonstriktion aufrechterhalten. Ein früher Hinweis für ein Volumendefizit ist der orthostatische Blutdruckabfall. Auszuschließen sind medikamentöse Einflüsse. Eine Tachykardie ist vieldeutig, stellt jedoch einen weiteren diagnostischen Baustein dar.

d) *Diurese, Urin-Osmolalität, Urin-Natrium:* Eingeschränktes Urinvolumen, erhöhte Osmolalität > 400 mosmol/kg und Urin-Natrium < 20 mval/l sprechen für ein EZV-Defizit.

e) *Hämatokrit und Hämoglobin-Konzentration:* Diese beiden Laborparameter sind zur Beurteilung des Intravasalvolumens nur verwertbar, wenn Erythrozytenvolumen bzw. Hämoglobinkonzentration normal sind oder zumindest durch die Kompensationsmechanismen, d. h. zwischen den Vergleichsmessungen, konstant bleiben. Akute Blutungen führen erst nach ca. 6–12 h zum Abfall von Hb und Hämatokrit. Ein Wasserüberschuß führt charakteristischerweise zu einem Abfall des Hb, aber zu keiner Hämatokrit-Veränderung, da sich H$_2$O gleichermaßen intra- und extrazellulär verteilt.

f) *Serumeiweiß:* Die Verwertbarkeit dieses Parameters setzt auch hier eine Konstanz der intravasalen Eiweißmenge voraus.

g) *Ödeme:* Die Pathogenese von Ödemen ist vielschichtig. Meist muß die Flüssigkeitseinlagerung jedoch mehrere Liter betragen, um klinisch manifest zu werden.

h) *Lunge, III. Herzton:* Eine Lungenstauung ist radiologisch oft viel früher zu erkennen als auskultatorisch. Andererseits kann das Fehlen von feuchten Rasselgeräuschen die Vermutung eines EZV-Defizits unterstreichen. In die Bewertung von pulmonalen Stauungszeichen und III. Herzton geht die kardiale Leistungsbreite mit ein.

Tabelle 8: Ursachen der Hypernatriämie

EZV erniedrigt	EZV erhöht	EZV normal
verminderte H₂O-Zufuhr Bewußtseinsstörung, gestörtes Durstempfinden	meist iatrogen: z. B. Natriumbikarbonat-, Natrium-Penicillin-Zufuhr	„essentielle, zentrale Hypernatriämie" (organische ZNS-Läsion)
ADH-Mangel (zentraler Diabetes insipidus)		
verminderte Ansprechbarkeit auf ADH (nephrogener Diabetes insipidus), familiär, chronische Pyelonephritis, tubuläre Schädigung nach ANV und postrenaler Obstruktion, Hypokaliämie, Hyperkalzämie, Medikamente (Lithium, Demeclocyclin, Fluoride, z. B. Methoxyfluran, Colchizin, Amphotericin B, Gentamycin)		
Osmodiurese Mannitol, länger anhaltende Hyperglykämie		

i) *Hautturgor, Schleimhäute:* Beim älteren Patienten ist die Abnahme des Hautturgors physiologisch und deshalb diagnostisch wertlos, wenn nicht sogar gefährlich, da nicht selten eine Überinfusion die Folge ist. Auch trockene Schleimhäute sind häufig irreführend, da sie durch eine vermehrte Mundatmung oder durch Medikamente bedingt sein können.

2.3.2 Wasserbestand

Störungen des H_2O-Bestandes führen zu Veränderungen von S-Natrium und Osmolalität. In der Klinik wird als Ausdruck des H_2O-Bestandes bzw. der S-Osmolalität das S-Natrium herangezogen. Für die meisten Fälle kann die folgende Formel Anwendung finden: *S-Osmolalität (mosmol/l)* = *S-Na (mmol/l)* $\times 2 + R$
Der Normwert beträgt 280−290 mosmol/l. Diese Beziehung wird dadurch so einfach, daß sich Korrekturen für Plasmawasser (93,5%), Kationen wie K^+, Mg^{2+}, Ca^{2+} und der osmotische Koeffizient weitgehend ausgleichen. Wenn die errechnete Osmolarität (mosmol/l) mit der über die Gefrierpunkterniedrigung direkt ermittelten Serum-Osmolalität (mosmol/kg) verglichen wird, ist der Korrekturfaktor R zu berücksichtigen. R entspricht bei Hyperglykämie: ⅟₁₈ *Serumglukose (mg/dl),* bei Urämie: ⅓ *Harnstoff-N (mg/dl)* und bei Alkoholintoxikation: ⅙ *Äthanol (mg/dl).* In stark verdünnten Lösungen können Osmolalität (mosmol/kg H_2O) und Osmolarität (mosmol/l H_2O) gleichgesetzt werden. Ein Unterschied ergibt sich mit Zunahme des spezifischen Volumens der gelösten Substanz, was für klinische Belange nur bei Hyperlipidämie und Hyperproteinämie von Bedeutung ist.

Die *klinischen Zeichen* bzw. Störungen des H_2O-Bestandes sind recht unspezifisch. Im Vordergrund stehen sowohl bei Hyponatriämie als auch bei Hypernatriämie *zentralnervöse* Symptome: Schwäche, Apathie, Übelkeit, Brechreiz, Kopfschmerzen, generalisierte Krämpfe, Hirnblutungen, Koma und Hirntod. Die besondere Anfälligkeit des ZNS beruht vor allem darauf, daß die ödematöse Hirnzelle durch ihre knöcherne Hülle keine Möglichkeit hat, sich auszudehnen. *Akute* Störungen sind weitaus bedrohlicher als *chronische,* die z.T. ohne wesentliche Symptome verlaufen können. Vital bedrohlich ist eine Hyperosmolalität (> 340 mosmol/kg) bzw. eine Hypoosmolalität (< 250 mosmol/kg). Wenn eine Hyponatriämie mehr als 24−48 h besteht, hat sich die Hirnzelle bereits durch Verlagern von Na, Cl, K, H_2O nach extrazellulär adaptiert. Würde nun therapeutisch eine zu rasche Normonatriämie erreicht, bestünde die Gefahr einer weiteren Hirnschädigung durch zelluläre Dehydratation. Dies unterstreicht, daß eine Hyponatriämie vorsichtig auszugleichen ist.

2.4 Therapie der Störungen des Natrium- und Wasserhaushaltes
2.4.1 Therapie der Hyponatriämie

a) Behandlung oder Beseitigung der *zugrundeliegenden Störungen,* z.B. Medikamente, Durchfall, Herzinsuffizienz u.a.

b) Eine konsequente *Wasserrestriktion* ist die entscheidende Maßnahme. Die Flüssigkeitszufuhr muß naturgemäß geringer sein als der obligatorische Flüssigkeitsverlust (< 500 ml + Urinvolumen).

c) *Hyponatriämie mit erniedrigtem EZV:* Die Korrektur erfolgt durch Zufuhr von NaCl in isotoner Lösung. Bei leichten asymptomatischen Formen ist eine perorale Korrektur möglich (z.B. gesalzene Fleischbrühe, NaCl-Tabletten). Bei symptomatischer Hyponatriämie wird isotone NaCl-Lösung (0,9%) i.v. zugeführt.

d) *Hyponatriämie mit normalem oder erhöhtem EZV:* Bei leichten Formen genügt meist die konsequente Wasserrestriktion. Bei symptomatischer Hyponatriämie kann die zerebrale Gefährdung derart im Vordergrund stehen, daß neben der Wasserrestriktion zusätzliche Maßnahmen erforderlich sind: Die hochdosierte Diuretikagabe in Kombination mit hypertoner NaCl-Lösung kann die einzige Möglichkeit sein, den Zustand zu bessern, ohne ein extrakorporales Verfahren einsetzen zu müssen. Vorgehen: Furosemid 20–40 mg i.v. kann die Ausscheidung von hypotonem Urin induzieren. Ggf. Wiederholung nach 2–4 h. Gleichzeitig Flüssigkeitsersatz mit 3% NaCl-Lösung i.v. Kontrolle von Na- und K-Ausscheidung im Urin und quantitativer intravenöser Ersatz. Häufige, ggf. 2stündliche Messung des S-Natrium.

e) Bei symptomatischer Hyponatriämie mit *Niereninsuffizienz* kann eine extrakorporale Flüssigkeitselimination erforderlich werden (Hämofiltration, Hämodialyse, Peritonealdialyse). Bei Leberzirrhose mit diuretikaresistenter Aszitesbildung und Hyponatriämie kann ein peritoneo-kavaler Shunt (Le Veen-Shunt) das EABV, die Nierenfunktion und den Flüssigkeitshaushalt normalisieren.

f) Bei chronischer, asymptomatischer Hyponatriämie ist ein Versuch mit Demeclocyclin-Hydrochlorid 600–1200 mg/Tag (Ledermycin®) möglich, das einen milden nephrogenen Diabetes insipidus induziert. Kontrolle der harnpflichtigen Substanzen, da besonders bei Patienten mit Leberzirrhose eine Niereninsuffizienz auftreten kann. Bei Leberzirrhose empfiehlt sich der Verzicht auf diese Substanz.

g) Der Stellenwert von ADH-Antagonisten ist zum jetzigen Zeitpunkt noch unzureichend definiert.

2.4.2 Therapie der Hypernatriämie

a) Behandlung oder Beseitigung der zugrundeliegenden Störung: bei *zentralem Diabetes insipidus* 10–20 µg Desmopressin (0,1–0,2 ml DDAVP Minirin®) intranasal. Bei *nephrogenem Diabetes insipidus* führen Thiazide (z.B. 1–2 mg Hydrochlorothiazid/kg/Tag (Esidrix®) paradoxerweise zur Abnahme der Diurese um ca. 50%. Der Mechanismus dürfte auf einer Natriumelimination mit Schrumpfung des EZV und konsekutiv vermehrter proximal-tubulärer Natrium-Wasser-Reabsorption beruhen. Deshalb ist die gleichzeitige Kochsalzrestriktion (auf ca. 4 g/Tag) wichtig, da der Thiazideffekt durch NaCl-Zufuhr aufgehoben wird.

b) Bei *Hypernatriämie mit vermindertem EZV* genügt meist reichliches Trinken. Bei klinischer Symptomatik oder S-Natrium > 160 mval/l sollte eine intravenöse Zufuhr von freiem Wasser erfolgen (Glukose 5%). Infusionsgeschwindigkeit < 500 ml Glukose 5%/h, da sonst eine Glucosurie mit Verlust von freiem Wasser möglich ist.

c) Bei *Hypernatriämie mit erhöhtem EZV* erfolgt NaCl-Restriktion und Diuretikagabe. In schweren Fällen sowie bei fortgeschrittener Niereninsuffizienz kann der Einsatz eines extrakorporalen Verfahrens (Hämofiltration, Dialyse) erforderlich werden.

d) Eine *Hypernatriämie mit normalem EZV* infolge einer Sollwertverstellung findet sich bei einer Reihe von hypothalamischen Prozessen („zentrale Hypernatriämie"). Die Hypernatriämie kann Werte von 160–190 mval/l betragen und einen Kaliumverlust begünstigen. Die Therapie ist problematisch, wenn die zerebrale Störung nicht zu beheben ist. Als Richtlinie kann gelten: Zufuhr von freiem Wasser (Glukose 5%), Natriumrestriktion und Kaliumersatz. Diuretika sind nachteilig, weil sie die Hypokaliämie verstärken.

3 Störungen des Kaliumhaushaltes

3.1 Vorbemerkungen

Kalium ist das quantitativ wichtigste Kation der menschlichen Zelle. Der Kaliumbestand beträgt 54 mmol/kg KG, wovon 45 mmol/kg rasch austauschbar sind. 98% des Gesamtkörperkaliums finden sich intrazellulär, 2% extrazellulär und maximal 0,4% im Plasma. Da der extrazelluläre Pool lediglich 60–80 mval beträgt (S-Kalium 4,1 ± 0,5 mval/l), besteht bei exogener Zufuhr die Gefahr, daß das EZV mit Kalium überladen wird. Die Kaliumausscheidung erfolgt zu 90% über den Urin (ca. 50–90 mval/Tag) und zu 10% über den Intestinaltrakt und nur in geringem Prozentsatz über den Schweiß. Im Hauptausscheidungsorgan Niere wird Kalium ungehindert glomerulär filtriert und nahezu vollständig proximal-tubulär reabsorbiert. Die tatsächlich ausgeschiedene Kaliummenge wird durch das Ausmaß der Sekretion im distalen Tubulus bestimmt. Voraussetzung ist ein ausreichender tubulärer Fluß, der Kalium abtransportiert und den Diffusionsgradienten zwischen Tubuluszelle und Lumen erhöht. Für die Klinik läßt sich die Regel ableiten, daß eine tägliche Diurese über 1000 ml die Entstehung einer Hyperkaliämie verhindert. Die maximale Ausscheidungskapazität beträgt bei akuter Belastung 200 mval Kalium täglich. Bei chronischer Belastung annähernd das Doppelte, ca. 350 mval Kalium. Der Organismus kann sich von einer erhöhten Kaliumzufuhr prompt und wirksam befreien. Eine verminderte Kaliumzufuhr wird dagegen erst nach mehreren Tagen bis Wochen mit einer verminderten renalen Kaliumexkretion beantwortet, so daß eine Hypokaliämie entsteht. Die Rückkopplung zwischen extrazellulärer Kaliumkonzentration und Mineralokortikoidsekretion – indem eine Hypokaliämie auf die Aldosteronsekretion hemmend und eine Hyperkaliämie fördernd wirkt – ist offensichtlich weniger wirksam als die Steuerung der Mineralokortikoidsekretion durch Volumenfaktoren. Insgesamt schützt sich der gesunde Organismus vor einer Hyperkaliämie besser als vor einer Hypokaliämie. Die physiologische Bedeutung von Kalium liegt in seiner Beeinflussung von Eiweiß- und Glykogensynthese sowie der Aktivität zahlreicher Enzyme, der intrazellulären Volumenkontrolle und in der Einstellung von Membranpotentialen. Durch die Na/K-ATPase wird Kalium nach intrazellulär und Natrium nach extrazellulär transportiert. An der unerregten Membran ist die Permeabilität für Kalium ca. 100fach höher als die für Natrium, so daß durch das passiv nach extrazellulär diffundierende Kalium eine Potentialdifferenz entsteht (Membranruhepotential). Störungen im Kaliumhaushalt können prinzipiell durch Änderungen der Zufuhr, der Ausscheidung sowie der Verteilung zwischen Intra- und Extrazellulärraum entstehen.

3.2 Ätiopathogenese
3.2.1 Hypokaliämie

Bei unzureichender Kaliumzufuhr entsteht ein Kaliummangel durch Fortbestehen einer renalen Basalausscheidung von Kalium (5–20 mmol/Tag). Auch bei weit fortgeschrittener Niereninsuffizienz kann eine Hypokaliämie auftreten. Dies ist besonders der Fall bei vergleichsweise guter Diurese, Diuretikagabe, Laxantienabusus und Alkalose (Tab. 9). Bei Alkalose gibt die Zelle H-Ionen ab und nimmt Kalium-Ionen auf. Die intrazelluläre Kaliumanreicherung findet auch in der Tubuluszelle statt und bewirkt eine vermehrte Sekretion von Kalium im Austausch gegen Natrium. Eine klinisch häufige Ursache der Hypokaliämie stellt das Erbrechen dar. Hierbei entsteht der Kaliummangel weniger durch Verlust des vergleichsweise kaliumarmen Magensaftes als durch eine vermehrte renale Kaliumausscheidung, die durch die Alkalose und den volumeninduzierten Aldosteronismus zustande kommt. Dieser Mechanismus ist in der Beurteilung der renalen Kaliumausscheidung zu berücksichtigen. Eine Urin-Kaliumausscheidung > 20 mval täglich spricht deshalb nur dann für die renale Genese einer Hypokaliämie, wenn nicht ein Verlust von Magen- und Dünndarmflüssigkeit vorliegt.

Tabelle 9: Ursachen der Hypokaliämie

verminderte Zufuhr
parenterale Ernährung ohne Kalium, Alkoholismus, Anorexia nervosa

extra-/intrazelluläre Umverteilung
Alkalose, Hyperinsulinismus, Diuretika, idiopathische hypokaliämische Lähmung

vermehrte Ausscheidung
1. renal
   Diuretika
   Alkalose
   Mineralokortikoideffekt: primärer und sekundärer Hyperaldosteronismus, Carbenoxolonbehandlung, Lakritzenabusus
   Nierenerkrankungen: interstitielle Nephritis, polyurische Phase des ANV, renale tubuläre Azidose
   Magnesiummangel
   Bartter-Syndrom
2. gastrointestinal
   Erbrechen, Durchfall, Malabsorption, Verlust durch Sonden, Laxantienabusus

3.2.2 Hyperkaliämie

Die wesentlichen Ursachen einer Hyperkaliämie sind in Tabelle 10 zusammengefaßt. An erster Stelle ist allerdings die sog. „Pseudohyperkaliämie" auszuschließen. Sie entsteht durch Kaliumfreisetzung aus Erythrozyten, Leukozyten und Thrombozyten bei langem Stehenlassen des Blutes und bei ausgeprägter Leukozytose oder Thrombozytose, außerdem durch intensiven Oberarmstau und kräftigen Sog bei der Blutentnahme. Im Serum können die Kaliumwerte 0,2–0,5 mval/l höher liegen als die gleichzeitig bestimmten Plasmakonzentrationen, da Kalium beim Gerinnungsprozeß freigesetzt wird.

Tabelle 10: Ursachen der Hyperkaliämie

verminderte Ausscheidung
akute oder chronische Niereninsuffizienz
kaliumsparende Diuretika (Spironolacton, Amilorid, Triamteren)
Hypoaldosteronismus (Morbus Addison, Hyporeninämie)
isolierte renale Kaliumexkretionsstörung
schwere Obstipation bei chronischer Niereninsuffizienz

intra-/extrazelluläre Umverteilung
Azidose
Digitalisvergiftung
Succinylcholingabe
Arginininfusion
zelluläre Freisetzung (Trauma, Hämatombildung, Chemotherapie bei Malignomen)
idiopathische hyperkaliämische Lähmung

vermehrte Zufuhr
Bluttransfusionen
kaliumhaltige Penicilline

3.3 Klinik
3.3.1 Klinik der Hypokaliämie

Leitsymptome und -befunde: Die Hypokaliämie geht meist mit einem Kaliumdefizit einher. Ausnahmen liegen in einer extra-intrazellulären Umverteilung begründet. Im Rahmen der Hypokaliämie entstehen *neuromuskuläre, kardiovaskuläre,* aber auch *metabolische* und *renale* Störungen. Die Zunahme des Ruhemembranpotentials und die Verlängerung der Aktionspotentialdauer führen an der quergestreiften Muskulatur zur Lähmung, die an den unteren Extremitäten beginnt und aufsteigend die Atemmuskulatur befallen kann. Bei schwerer Hypokaliämie kommt es zum Verlust der Querstreifung der Skelettmuskulatur und zur Rhabdomyolyse. An der glatten Muskulatur können eine Magenatonie oder ein Ileus auftreten, im Bereich der Harnwege eine Blasenlähmung mit Harnretention. Am Herzen kommt es zur Abnahme der T-Welle und zum Auftreten einer U- bzw. TU-Verschmelzungswelle. Außerdem finden sich Extrasystolen, vorwiegend aber bei gleichzeitiger Digitaliseinnahme. Bei schwerer Hypokaliämie kann sich eine myogene Herzinsuffizienz entwickeln. Metabolische Veränderungen manifestieren sich bei Hypokaliämien in Form einer verminderten Insulinsekretion und einer verminderten Glukosetoleranz. An der Niere werden in den Tubuli Vakuolen sowie interstitielle Veränderungen beobachtet. Außerdem finden sich eine eingeschränkte Konzentrationsfähigkeit, eine Polyurie sowie eine vermehrte Reninsekretion.
Diagnostische Hinweise: Primär renale Kaliumverluste lassen sich durch Kontrolle der Urinausscheidung in Relation zur Kaliumzufuhr erfassen. Bei intakter Nierenfunktion ist ein extrarenal bedingter Kaliummangel an der unvollständigen Ausscheidung (normalerweise: 90% der Belastung in 24 h) einer oralen Kaliumbelastung (z. B. 6 g KCl) erkennbar. Azidose erhöht die Serum-Kaliumkonzentration durch K^+-Übertritt aus der IZF in die EZF, Alkalose erniedrigt sie durch Kaliumverschiebung aus der EZF in die IZF. Azidose kann daher einen Kaliummangel verschleiern, Alkalose ein zu hohes Kaliumdefizit vortäuschen. pH-Änderungen von 0,1 haben reziproke Änderungen des Serum-Kaliums von 0,4–1,2 mmol/l zur Folge.

3.3.2 Klinik der Hyperkaliämie

Leitsymptome und -befunde: Die Symptome der Hyperkaliämie sind recht uncharakteristisch, werden schwer erkannt und sind deshalb besonders gefährlich. Neben der Bestimmung des Serum-Kaliums liefern EKG-Veränderungen den besten Hinweis auf eine Hyperkaliämie. Gefährlich sind Kaliumwerte über 7,0 mval/l, insbesondere wenn sie sich rasch entwickeln. An der Skelettmuskulatur äußert sich die Abnahme des Ruhemembranpotentials in einer Muskelschwäche, die bis zur Lähmung fortschreiten kann. Sie beginnt an den unteren Extremitäten, steigt nach oben und kann die Atemmuskulatur einbeziehen. Am Herzen ist die Arbeitsmuskulatur durch fortschreitenden Kontraktilitätsverlust und eine myogene Dilatation betroffen. Außerdem kommt es durch Beeinflussung der spezifischen Reizbildungs- und Erregungsleitungsmuskulatur zu atrialen, atrioventrikulären und später auch ventrikulären Leitungsstörungen. Im EKG findet sich als Frühzeichen der Hyperkaliämie eine Verkürzung der QT-Zeit (raschere Repolarisation) mit Entwicklung einer hohen, spitzen und zeltförmigen T-Welle. Dann zeigt sich eine Verlängerung der PQ-Zeit sowie ein Verschwinden der T-Welle. Schließlich kommt es zur Höhenabnahme und zur Verbreiterung des QRS-Komplexes. Im fortgeschrittenen Stadium können sich QRS-Komplexe und T-Welle sinusförmig verbinden und das Kammerflimmern einleiten. *Wichtig:* Durch gleichzeitige Azidose, Hyponatriämie oder Hypokalzämie können die klinischen Manifestationen der Hyperkaliämie verstärkt werden. Bedrohliche Arrhythmien werden dann schon bei mäßiger Hyperkaliämie möglich.

3.4 Therapie

3.4.1 Therapie der Hypokaliämie

a) Bei *schwerer Hypokaliämie* mit klinischer Symptomatik, bei Bewußtseinsstörungen oder gestörter intestinaler Funktion ist die intravenöse Kaliumzufuhr erforderlich. Aufgrund des kleinen extrazellulären Kaliumpools (2%, 60–80 mval) und der damit verbundenen Gefahr der Kaliumüberladung sollte die *Richtdosis 0,2 mval K/kg/h* betragen (maximal 10–20 mval K/h, lediglich bei vitaler Bedrohung 40 mval K/h). Molares KCl-Konzentrat (Tab. 11) wird am besten einer Vollelektrolytlösung zugesetzt, deren Konzentration nicht über 40 mval K/l liegen soll. Die Gefahr einer zu raschen, hochdosierten Kaliumzufuhr liegt vor allem im Kammerflimmern. Bei

Tabelle 11: Molare Elektrolytkonzentrate

1 ml entsprechen jeweils 1 mmol des Kations und 1 mmol des Anions. Nach Zusatz der Elektrolytkonzentrate zu den Basislösungen lassen sich alle individuellen Störungen ausgleichen. Cave: Nie unverdünnt i. v. injizieren. Nur verdünnt zur langsamen Infusion		
1. Natriumchlorid	5,85%	
2. Natriumlaktat	11,20%	
3. Natriumbikarbonat	8,40%	
4. Kaliumchlorid	7,45%	Amp. à
5. Kaliumlaktat	12,82%	20 oder 30 ml
6. Ammoniumchlorid	5,35%	
7. Kalziumchlorid	5,55%	

gleichzeitiger Glukose- und Insulingabe kann das S-Kalium weiter abfallen, da Kalium vermehrt intrazellulär aufgenommen wird.

Bei herzgefährdeten und digitalisierten Patienten sollte Kalium in der Regel nicht in glukosehaltige Lösungen gegeben werden, da dann das Serum-Kalium durch Kaliumfixierung in der Zelle weiter gesenkt und hierdurch eine gefährliche Arrhythmie ausgelöst werden kann. Nur wenn sich bei schwerer kardialer Stauungsinsuffizienz eine Kochsalzinfusion verbietet, darf Kaliumchlorid langsam in isotoner Glukoselösung infundiert werden. Eine u. U. tödliche Hypokaliämie kann durch die kombinierte Gabe von Glukose, Insulin und Natriumbikarbonat (bei diabetischer Ketoazidose, s. Kap. 21, 4.4) entstehen, wenn nicht ausreichend Kalium zugeführt wird. Infusionslösung bei ausgeprägter hypokaliämischer *Alkalose:* Prototyp: Darrow-Lösung I 36 mmol/l K^+ + 103 mmol/l Na^+, beide als Chlorid. Bei hypokaliämischer *Azidose:* Darrow-Lösung II: 36 mmol/l K^+ + 52 mmol/l Laktat oder rektale Instillation von 20 ml molares Kaliumazetat (s. Tab. 11). *Wichtig:* Risiko der Laktatazidose berücksichtigen.

b) Bei *mäßiggradiger Hypokaliämie* ist die orale Kaliumzufuhr vorzuziehen, deren Vorteil vor allem darin liegt, daß der kleine extrazelluläre Kaliumpool nicht überschwemmt wird. Geeignet ist *Kaliumchlorid,* weil es zusätzlich die Alkalose beseitigt. Um Schleimhautreizungen zu vermeiden, sollte die Einnahme nach den Mahlzeiten mit reichlich Flüssigkeit erfolgen. Dünndarmlösliche Dragees können zu Jejunalulzera führen. Die Tagesdosis (40–80 mval/Tag) orientiert sich am S-Kalium. Einzeldosis: 1 Tbl. Rekawan® oder ein Rekawan®-Granulat-Briefchen enthalten 13,4 mval K^+ (1 g KCl). Alkalisierende Kaliumsalze werden bei der selteneren hypokaliämischen Azidose eingesetzt (Polyurie bei akutem Nierenversagen, renale tubuläre Azidose, Diamox®-Therapie): z. B. 1 Kalinor®-Brausetablette enthält 40 mval = 1,56 g K^+ in Form von Kaliumcitrat und Kaliumhydrogencarbonat.

c) Die alleinige oder zusätzliche Gabe eines kaliumsparenden Diuretikums kann zur *Prophylaxe* der Hypokaliämie bei Langzeitdiuretikaapplikation erforderlich sein: Amilorid (Arumil® 5 mg), Triamteren (Jatropur® 50 mg) Spironolacton (Aldactone® 50 mg). Kaliumsparende Diuretika sind bei eingeschränkter Nierenfunktion (S-Kreatinin > 2 mg/dl) wegen einer möglichen Hyperkaliämie gefährlich und außerdem unzureichend wirksam. Für spezielle Indikationen („komplette Tubulusblockade" bei Diuretikaresistenz) und unter engmaschiger Kontrolle können sie allerdings auch hier von großem Nutzen sein.

3.4.2 Therapie der Hyperkaliämie

a) Die *schwere Hyperkaliämie* erfordert Sofortmaßnahmen (S-Kalium > 7,5 mval/l. Bei rascher Entwicklung und kardialer Vorschädigung schon bei niedrigeren Kaliumwerten):

Unmittelbare *Hemmung des depolarisierenden Kaliumeffektes an der Zellmembran:* 10−30 ml Kalziumglukonat über 2 min i. v. unter EKG-Monitorkontrolle. Die Wirkung tritt nach 1−3 min ein. Bei persistierenden EKG-Veränderungen erneute Kalziuminjektion nach ca. 5 min. *Cave:* Keine Kaziuminjektion bei digitalisierten Patienten.

Da sich durch diese Maßnahme die S-Kaliumkonzentration nicht vermindert, wird eine *extra-intrazelluläre Umverteilung* von Kalium angestrebt: 200 ml Glukose 20% + 20 E Altinsulin in 20 min i. v. transportiert Kalium nach intrazellulär. Alternativ oder additiv mit vergleichbarem Effekt können 200 ml Natriumbicarbonat 8,4% in 20 min infundiert werden. Wirkungseintritt dieser Maßnahmen 15−30 min, Wirkungsdauer ca. 2 h.

Dann sollte die *Kaliumelimination* eingeleitet werden. Kationenaustauscherharze binden Kalium und führen zur intestinalen Kalium-Ausscheidung. 3×20 g Sorbisterit® in Kalziumphase p. o. oder 3×50 g Sorbisterit® in 200 ml Glukose 5% als Klysma, das 30−60 min gehalten werden muß. Resonium A® tauscht Kalium gegen Natrium aus und ist bei Hypertonie und Hypervolämie ungünstiger. Zu beachten ist, daß die Wirkung der Kationenaustauscher erst nach ca. 8 h einsetzt. Bei intakter Nierenfunktion ist eine vermehrte renale Kaliumelimination durch Diuretika möglich (Furosemid i. v.). Läßt sich mit diesen Maßnahmen die Hyperkaliämie nicht beherrschen, werden extrakorporale Verfahren (Hämodialyse gegen kaliumarmes oder -freies Dialysat) erforderlich.

b) *Mäßiggradige Hyperkaliämie:* Hier genügt meist die Gabe von Kationenaustauscherharzen (Sorbisterit® in Kalzium- oder Natriumphase, Resonium A®). Bei peroraler Gabe ist auf die Einnahme während der Mahlzeiten zu achten.

c) Für die *Prophylaxe* der Hyperkaliämie sind die Beseitigung der auslösenden Ursachen sowie die diätetische Kaliumrestriktion von entscheidender Bedeutung.

4 Störungen des Kalziumhaushaltes

4.1 Vorbemerkungen

Der menschliche Körper enthält ca. 1000 g Kalzium (50000 mval), die zu 99% im Knochen vorliegen. In gelöster Form entfallen auf IZV und EZV zusammen ca. 280 mval, auf das EZV allein 66 mval. Das S-Kalzium beträgt normalerweise 4,5−5,1 mval/l. Davon sind 50% frei ionisiert, 40% proteingebunden und 10% komplexgebunden (Bikarbonat, Zitrat und Phosphat). Der Anteil des Albumins an der Proteinbindung beträgt 75%. Normalerweise werden dem Organismus ca. 50 mval Kalzium (1 g) täglich zugeführt und davon 10 mval intestinal absorbiert. 40 mval werden mit dem Stuhl und 10 mval mit dem Urin ausgeschieden. Der Austausch mit dem knöchernen Skelett liegt ebenfalls in der Größenordnung von 10 mval Kalzium täglich. Der Kalziumstoffwechsel wird über Vitamin D, Parathormon und Kalzitonin gesteuert. Parathormon und Azidose steigern, Kalzitonin und Alkalose senken den ionisierten Anteil. Ebenso sind Änderungen der Serumproteine von direkt proportionalen Änderungen des Serumkalziums begleitet ($\pm$ 1 g Protein/100 ml = $\pm$ 0,8 mg Ca^{++}/100 ml). Wichtig: Nur Änderungen des ionisierten Anteils des EZ-Kalziums gehen mit klinischen Manifestationen einher. Die Aussagefähigkeit der üblicherweise bestimmten Gesamtkonzentration des Kalziums im Serum ist daher begrenzt. Azidose und Alkalose können das Verhältnis zwischen ionisiertem und gebundenem Kalzium verschieben (s.o.).

4.2 Ätiopathogenese

Die Ursachen von Hypokalzämie und Hyperkalzämie sind in Tabellen 12 und 13 zusammengefaßt.

Tabelle 12: Ursachen der Hypokalzämie

verminderte intestinale Absorption
Vitamin-D-Mangel (ungenügende Zufuhr, Malabsorption, Niereninsuffizienz, Phenylhydantoin, Barbiturate)
Parathormonmangel
verminderte Kalziumabsorption bei Malabsorption

verminderte Kalziummobilisierung aus dem Knochen
Hypoparathyreoidismus (idiopathisch, Resektion, „hungry bones"-Syndrom, Magnesiummangel)
Pseudohypoparathyreoidismus

vermehrte renale Ausscheidung
renale tubuläre Azidose, Schleifendiuretika

Kalziumablagerungen
akute Pankreatitis, Hyperphosphatämie, Phosphatinfusionen, Rhabdomyolyse

Tabelle 13: Ursachen der Hyperkalzämie

vermehrte Zufuhr
Milch-Alkali-Syndrom, kalziumhaltige Ionenaustauscher

vermehrte intestinale Absorption
Vitamin-D-Überdosierung
gesteigerte Vitamin-D-Empfindlichkeit (Sarkoidose, idiopathische Hyperkalzämie des Kindes)
Hyperparathyreoidismus
Nebennierenrindeninsuffizienz

vermehrte Kalziummobilisierung aus dem Knochen
Hyperparathyreoidismus
Knochentumoren (primär, sekundär, Plasmozytom)
paraneoplastische Parathormonsekretion
Hyperthyreose
Immobilisierung
Morbus Paget

verminderte renale Kalziumausscheidung
Thiazide

4.3 Klinik
4.3.1 Hypokalzämie
Leitsymptome und -befunde:
a) Neuromuskulär (gesteigerte Erregbarkeit, Tetanie): Periorale Parästhesien, Karpo-Pedalspasmen, Laryngospasmus mit Dyspnoe, fokale oder generalisierte Krampfanfälle, Verwirrtheit, Müdigkeit, Vergeßlichkeit, Psychosen. Positives Chvostek- (N. facialis), Lust- (N. peronaeus) und Trousseau-Phänomen (Armmuskelkrampf der A. brachialis durch Blutdruckmanschette) als Ausdruck der Übererregbarkeit des peripheren Nervensystems. Durch Hyperventilation (respiratorische Alkalose) kann die Krampfbereitschaft verstärkt werden, da die Alkalose den Anteil an ionisiertem Kalzium senkt.
b) Intestinal: Diarrhö.
c) Ektodermal: trockene Haut, Ekzeme, Alopezie, brüchige Nägel, Cataracta.
d) Kardiovaskulär: QT-Verlängerung, Herzinsuffizienz, Rhythmusstörungen, Hypotonie.

4.3.2 Hyperkalzämie
Leitsymptome und -befunde:
a) Neuromuskulär: Verwirrtheit, Psychosen, Bewußtseinsstörungen, Muskelschwäche.
b) Renal: Polyurie, Polydypsie, Nephrokalzinose, Nephrolithiasis, Niereninsuffizienz.
c) Intestinal: Ulzera, Obstipation, Ileus.
d) Ektodermal: Pruritus.
e) Kardiovaskulär: QT-Verkürzung, Hypertonie.
f) Ubiquitär: Gewebsverkalkungen (Herz, Lunge, Gefäße, periartikulär, Kornea).
Die hyperkalzämische Krise beginnt stürmisch mit Polyurie, gefolgt von Dehydratation, Oligurie und Azotämie. Im Vordergrund des klinischen Bildes stehen gastrointestinale Symptome (Erbrechen, Leibschmerzen, Obstipation bis zum paralytischen Ileus), generalisierte Muskelschwäche und Bewußtseinsveränderungen (Benommenheit, Verwirrtheit, Koma). Nicht selten (20−30%) tritt eine hämorrhagische Pankreatitis als Komplikation hinzu.

4.4 Therapie
4.4.1 Therapie der Hypokalzämie
Akute symptomatische Hypokalzämie
Kalziumglukonat 10% 10−40 ml i.v. über 10−15 min (*Cave:* gleichzeitige Digitalis-Medikation). Anschließend Titration des Serumkalziums durch langsame i.v. Infusion mit 10% Kalziumglukonat bis zum Verschwinden der Symptomatik. Anschließend orale Kalziumzufuhr. Bei unzureichendem Effekt Vitamin-D_3-Gabe, bei Niereninsuffizienz 0,5−2 µg 1,25-$(OH)_2D_3$ (Rocaltrol®) täglich.

Chronische Hypokalzämie
Orale Kalziumgabe (1 g/Tag) und ggf. Vitamin-D-Substitution.

Kalzium: Das tägliche Angebot soll 1800−2400 mg Ca^{2+} erreichen. Wegen des geringen Gehaltes an elementarem Kalzium (ca. 10%) sind hochdosierte Verabreichungsformen erforderlich (z. B. Calcium-Sandoz® forte bzw. fortissimum, 1 Brausetbl. = 500 mg Ca^{2+} bzw. 1000 mg Ca^{2+}). Kalziumphosphat-

Präparate sind wegen ihrer schlechten Löslichkeit und niedrigen Resorptionsquote unterlegen. Die medikamentöse Kalziumsubstitution kann durch kalziumreiche Nahrungsmittel (Milch, Milchprodukte) ergänzt werden.

Vitamin-D-Präparate: Bei chronischem, durch orale Kalziumzufuhr nicht zu beseitigendem Kalziummangel (Rachitis, Osteomalazie durch Mangelernährung oder intestinale Malabsorption; Gallengangsverschluß; Hypoparathyreoidismus; chronische Niereninsuffizienz) müssen zur Verbesserung der intestinalen Kalziumresorption Vitamin D_3 (Cholecalciferol) bzw. dessen Metabolite gegeben werden.

Handelspräparate und Dosierungsrichtlinien: Vigantol® (Vitamin D_3; 1 mg = 40000 IE) als ölige Lösung, 1 ml = 30 gtt = 0,5 mg = 20000 IE; *Vigantol® 10000,* Tbl. = 10000 IE = 0,25 mg; *Vigantol® forte,* Tbl. = 200000 IE = 5 mg; Tropfkapseln = 400000 IE = 10 mg; *Vigantol® forte pro injectione,* Amp. 600000 IE = 15 mg; *Vigantoletten®,* Tbl. 1000 IE = 0,025 mg.
Die Tagesdosis (max. 0,03 g Vitamin D_3) hängt von der Höhe der Serum-Kalziumkonzentration, der Kalziumzufuhr, von der Vitamin-D-Empfindlichkeit der Erkrankung und vom Alter des Patienten ab. Die Anfangsdosis liegt in der Regel bei 1,5–2,0 mg (60000–80000 IE).

Indikation und Dosierung:
a) Rachitis, Osteomalazie bei Mangelernährung: 0,05–0,1 mg Vitamin D_3 (2000–4000 IE), entsprechend 2–4mal 1 Vigantolette® für 6–12 Wochen, dann Reduktion auf 200–400 IE unter Kontrolle der Kalzium- und Phosphatkonzentration im Serum.
b) Osteomalazie infolge Malabsorption, z.B. Steatorrhö: 1,0–2,5 mg (40000 bis 100000 IE)/Tag entsprechend 2–5mal 1ml ölige Lösung; u.U. initial 0,5 ml i.m. Dazu Kalzium in hohen Dosen als Calcium-Sandoz® oder Calcium-Sandoz® forte unter Kontrolle der Kalzium- und Phosphatkonzentration im Serum und der renalen Kalziumausscheidung.
c) Schwerste Malabsorptionszustände, sogenannte Vitamin-D-resistente Rachitis, renale Osteopathie bei chronischer Niereninsuffizienz unter Dialyse, erfordern entweder weitaus höhere Initialdosen oder den Einsatz von hydroxylierten Metaboliten des Vitamin D_3: 1α-OH-D_3 (EinsAlpha®); 5,6-trans-25-OH-D_3 (Delakmin®); $1\alpha - 25$-$(OH)_2$ D_3 (Rocaltrol®).
EinsAlpha®, Kapseln braun: 1,0 µg, Kapseln weiß: 0,25 µg. Mittlere Dosierung: 2,5–5,0 µg/Tag. *Delakmin®,* Kapseln 2000 (0,05 mg); 5000 (0,125 mg). Dosierung: 2–5mal 1 Kps. 2000 oder 2 × 1 Kps. 5000 je nach Kalzium- und Phosphatkonzentration. *Rocaltrol®* Kps. 0,25 und 0,5 µg. Dosierung: Initial 0,25 µg jeden 2. Tag, dann je nach Kalzium- und Phosphat-Konzentration im Serum 2–3 × 0,25 µg/Woche.

Bei allen Formen der Vitamin-D_3-Substitution muß die Erhaltungsdosis nach der renalen Ausscheidung von Kalzium (100–150 mg = 2,5–3,75 mmol/24 h) eingestellt werden, sobald sich die Serum-Kalziumkonzentration der Norm nähert. Hyperkalzurie bedeutet Überdosierung, Hypokalzurie Unterdosierung.

Wichtig: Die therapeutische Breite aller Vitamin-D-Präparate ist gering, der Wirkungsbeginn langsam (2–4 Tage), die Wirkungsdauer durch Kumulation beträchtlich. Bei Frauen mit Kinderwunsch muß die Dosis bereits 2–3 Monate vor der Empfängnis auf 1 mg/Tag oder weniger erniedrigt sein, damit Mißbildungen oder idiopathische Hyperkalzämie des Kindes verhütet werden.

Sonderfall:
Die Hypokalzämie des *postoperativen Hypoparathyreoidismus* ist meist transitorisch, das erniedrigte Serumkalzium stellt einen erwünschten Regenerationsreiz für das noch erhaltene Parathyreoideagewebe dar. Bei erheblichem Abfall des Serumkalziums ist eine Behandlung mit Vitamin D_3 (Initialdosis 5–10 mg/Tag) indiziert. Wegen der kumulativen Wirkung muß die Dosis nach 3–4 Tagen reduziert werden.

Für die *Dauerbehandlung* des Hypoparathyreoidismus empfiehlt sich folgendes Dosierungsschema: 5 mg Vitamin D_3 p.o. 2–3× wöchentlich bis zur Normalisierung des Serumkalziums. Anschließend je nach klinischem Befund 5–15 mg/Woche unter Kontrolle der Kalziumausscheidung (s.o.). Bezüglich Einzelheiten zur Behandlung der Hypokalzämie bei chronischer Niereninsuffizienz s. Kap. 14, 2.3.

4.4.2 Therapie der Hyperkalzämie

a) *Rehydrierung* durch Gabe von *0,9% NaCl i.v.*
b) *Schleifendiuretika:* Furosemid 40–120 mg im Abstand von 4 h mit Substitution der Na-, K- und H_2O-Verluste.
c) *Kalzitonin* 4 MRC E/kg i.v. im Abstand von 12 h. Innerhalb von einigen Tagen entwickelt sich häufig eine Resistenz, die durch Kortikoide verzögert wird.
d) Clodronat (Ostac®) hemmt den tumorbedingten osteoklastären Knochenabbau. Bei Tumorosteolysen Senkung des Serum-Kalziums und Besserung der Knochenschmerzen: 300 mg Clodronat in 500 ml 0,9% NaCl über 2 h i.v. täglich über einen Zeitraum von 5 Tagen. Anschließend 4 × 1–2 Kapseln Clodronat à 400 mg/Tag p.o. zwischen den Mahlzeiten, da Komplexbildung mit Kalzium und anderen Metallen möglich ist. Keine Verwendung bei Niereninsuffizienz.
e) *Prednison* 50–100 mg/Tag wirkt bei Sarkoidose, Vitamin-D-Überdosierung und einigen Tumorformen, nicht jedoch bei Hyperparathyreoidismus.
f) *Mithramycin* 25 µg/kg über 6 h i.v. wirkt durch eine Hemmung der Osteoklasten innerhalb von 12 h mit einem Maximum nach 2–3 Tagen. Wiederholung nach 3–4 Tagen möglich, maximale Behandlungsdauer 2–3 Wo-

chen. Bei Leber- und Nierenerkrankungen und Thrombozytopenie sollte Mithramycin nicht eingesetzt werden.
g) Phosphatinfusionen sind wirksam, aber wegen ihrer Nebenwirkungen (Kalziumphosphatablagerungen in Niere, Lunge, Herz und anderen Geweben) gefährlich.
h) Extrakorporale Eliminationsverfahren: *Hämodialyse.*
i) Therapie der *zugrundeliegenden Störung,* soweit möglich (u. a. rasche Operation eines evtl. zugrundeliegenden primären Hyperparathyreoidismus).

5 Störungen des Magnesiumhaushaltes

5.1 Vorbemerkungen

Von den 22 g Magnesium (1800 mval) des menschlichen Körpers sind 50% im Knochen gebunden. Das gesamte austauschbare Magnesium beträgt 280 mval, wovon sich 20 mval im EZV befinden. Das S-Magnesium liegt normalerweise bei 1,4–1,9 mval/l. Davon sind 60% frei ionisiert, 25% proteingebunden und 15% komplex gebunden. Magnesium und Kalzium haben am Eiweiß die gleichen Bindungsstellen. Normalerweise werden mit der Nahrung ca. 25–30 mval Magnesium täglich zugeführt, von denen 25–60% absorbiert werden. Intestinal werden 1–2 mval und renal ca. 8 mval täglich ausgeschieden. Magnesium wird wie Na und Ca in einem hohen Prozentsatz im Bereich der aufsteigenden Henleschen Schleife reabsorbiert. Dies erklärt, daß Zustände mit erhöhtem Natrium- und Kalziumverlust auch mit einer erhöhten Magnesiumelimination einhergehen.

5.2 Ätiopathogenese

Die Ursachen der Hypomagnesiämie und Hypermagnesiämie sind in Tabellen 14 und 15 zusammengefaßt.

Tabelle 14: Ursachen der Hypomagnesiämie

verminderte Zufuhr
Mangelernährung, Alkoholabusus, parenterale Ernährung

Magnesiumshift
akute Pankreatitis, „hungry bones"-Syndrom nach Parathyreoidektomie, Gravidität, Therapie der diabetischen Ketoazidose

intestinale Verluste
Malabsorption, Diarrhö, Laxantien

renale Verluste
Diuretika, Osmodiurese
Hyperkalzämie, Hyperparathyreoidismus
kongenitaler tubulärer Defekt
erworbener tubulärer Defekt (Aminoglykoside, Cis-Platin)
primärer Hyperaldosteronismus
Phosphatmangel
chronischer Alkoholismus

Tabelle 15: Ursachen der Hypermagnesiämie

vermehrte Zufuhr
Antazida, Magnesiumtherapie, magnesiumhaltige Laxantien

endogene Freisetzung
Rhabdomyolyse, Zytostatikatherapie

verminderte renale Ausscheidung
akute und chronische Niereninsuffizienz
Nebenniereninsuffizienz, Hypothyreose, Lithiumtherapie

5.3 Klinik
5.3.1 Hypomagnesiämie
Leitsymptome und -befunde:
a) Neuromuskulär: Muskelschwäche, Faszikulationen, Psychosen, Bewußtseinsstörungen, Krämpfe.
b) Kardiovaskulär: Stenokardien, Rhythmusstörungen, Herzinsuffizienz, erhöhte Digitalisempfindlichkeit (verminderte Na/K-ATPase-Aktivität).
c) Viszeral: Dysphagie, Ösophagospasmus, Darmkrämpfe.

5.3.2 Hypermagnesiämie
Leitsymptome und -befunde:
a) Neuromuskulär: Verwirrtheit, Bewußtseinsstörungen, Atemlähmung, Reflexabschwächung.
b) Kardiovaskulär: Hypotonie, Bradykardie, verbreiterte QRS-Komplexe, PQ-Verlängerung.
c) Viszeral: Übelkeit, Brechreiz, Blasen- und Mastdarmlähmung.

5.4 Therapie
5.4.1 Therapie der Hypomagnesiämie
a) Bei *akuter, symptomatischer* Hypomagnesiämie: 50% Magnesiumsulfat (16 mval Mg^{2+} in 100 ml Glukose 5%) über 10−20 min und anschließend ca. 20 mval Mg^{2+}/24 h als Dauerinfusion.
b) Bei chronischen Zuständen: Magnesiumhaltige Nahrung (Obst, Nüsse, Gemüse) bzw. Magnesiumsalze in einer Dosis von ca. 50 mval/Tag.
c) Bei parenteraler Ernährung prophylaktische Zufuhr von ca. 8 mval Magnesium/Tag.

5.4.2 Therapie der Hypermagnesiämie
a) Kalziumglukonat 10% i.v. ist in der Lage, die neuromuskulären Symptome zu antagonisieren, deren Ursache eine Hemmung der Acetylcholin-Freisetzung ist.
b) Glukose-Insulininfusion begünstigt die Magnesiumaufnahme nach intrazellulär.
c) Bei vitaler Bedrohung sollte die Hämodialyse eingesetzt werden.

9 Störungen des Säure-Basenhaushaltes

(Th. Philipp und F. Krück)

1 Vorbemerkungen, Definitionen und Diagnostik 239
2 Metabolische Azidose 241
3 Metabolische Alkalose 245
4 Respiratorische Azidose 247
5 Respiratorische Alkalose 248

1 Vorbemerkungen, Definitionen und Diagnostik

Eine wichtige Voraussetzung für alle Stoffwechselabläufe ist die Einhaltung eines engen Normbereiches des pH-Wertes des Blutes bzw. der Konzentration an freien H-Ionen durch verschiedene Puffersysteme (größte Kapazität: Hämoglobin, dann Bikarbonatsystem, Phosphatsystem und Plasmaproteine). Durch die regulatorischen Fähigkeiten der Niere und Lunge können die flüchtigen und nicht-flüchtigen Säuren, die kontinuierlich anfallen und abgepuffert werden, ausgeschieden werden. Der weitaus größte Säureanfall entsteht in Form der Kohlensäure (20000 mmol/Tag). Daneben fallen physiologisch nur geringe Mengen (80 mmol/Tag) an nicht-flüchtigen Säuren, wie Milchsäure und Acetessigsäure, an. Die Puffersysteme nehmen H-Ionen auf, ohne die aktuelle Reaktion zu ändern. Trotz der relativ geringen Kapazität des Bikarbonatpuffers spielt dieses System für die Elimination der Säuren die entscheidende Rolle. Bei vermehrtem Anfall von H-Ionen wird die Reaktion

$$H^+ + HCO_3^- \rightarrow H_2CO_3 \rightarrow H_2O + CO_2$$

nach rechts verschoben. CO_2 wird hierbei durch die Lunge abgeatmet (ca. 400 l täglich). Die anfallenden Protonen der nicht-flüchtigen Säuren werden im Urin sowohl durch Phosphatpuffer (10–30 mmol/Tag) und Ammoniakpuffer (30–50 mmol/Tag) ausgeschieden. Daraus ergibt sich die „titrierbare Azidität" des Urins von 50–80 mmol/Tag, die bei azidotischer Stoffwechsellage durch Steigerung der Ammoniakproduktion erheblich zunehmen kann. Für jedes sezernierte H^+-Ion wird in der Tubuluszelle ein HCO_3-Ion regeneriert, das in die extrazelluläre Flüssigkeit zurück diffundiert.

Für die Beurteilung des Säure-Basenhaushaltes sind die Normalwerte des pH-Wertes, des pCO_2-Wertes, des Standard-Bikarbonats (Konzentration des Bikarbonats bei normalem pCO_2 von 40 Torr) und des „Base-Excess" (Mangel an Säure oder Base, die notwendig ist, den pH-Wert bei Abweichung wieder zu korrigieren) zu kennen.

Normalwerte:

pH	7,36–7,44
pCO_2 (arteriell)	36–44 Torr
(venös)	44–52 Torr
Standard-Bikarbonat	22–26 mmol/l
Base-Excess	0 ± 2 mmol/l

Abweichungen vom Normbereich werden *Azidose* bzw. *Alkalose* genannt. Die Kompensationsmöglichkeiten von Niere und Lunge können hierbei entscheidende Veränderungen des pH-Wertes lange verhindern. Das bedeutet, daß trotz normalem pH eine (kompensierte) Alkalose oder Azidose vorliegen kann. Unabhängig hiervon wird eine Azidose dann angenommen, wenn der pH-Wert < 7,36 liegt, und eine Alkalose dann, wenn der pH-Wert > 7,44 liegt.

Zur weitergehenden *Beurteilung des Säure-Basengleichgewichtes* ist die Kenntnis des Bikarbonat-Kohlensäure (bzw. CO_2)-Systems wichtig, deren Beziehung aus der Henderson-Hasselbach-Gleichung hervorgeht:

$$pH = pK + \log \frac{HCO_3^-}{H_2CO_3}$$

Die Interpretationen der „reinen" Störungen des Säure-Basenhaushaltes mit Hilfe dieser Gleichung sind in der Tabelle 1 dargestellt.

Tabelle 1: Interpretation der Störungen des Säure-Basenstatus mit Hilfe der Henderson-Hasselbach-Gleichung

1. Respiratorische Azidosen			
pH normal	HCO_3^-	↑	(metabol. komp. respir. Azidose)*
	pCO_2	↑	
pH ↓	HCO_3^-	↑	(metabol. partiell komp. respir. Azidose)
	pCO_2	↑↑	
pH ↓↓	HCO_3^-	↑	(metabol. nicht mehr komp. respir. Azidose)
	pCO_2	↑↑↑	
2. Metabolische Azidosen			
pH normal	HCO_3^-	↓	(respir. komp. metabol. Azidose)
	pCO_2	↓	
pH ↓	HCO_3^-	↓↓	(respir. partiell komp. metabol. Azidose)
	pCO_2	↓	
pH ↓↓	HCO_3^-	↓↓↓	(respir. nicht mehr komp. metabol. Azidose)
	pCO_2	↓	
3. Respiratorische Alkalosen			
pH normal	HCO_3^-	↓	(metabol. komp. respir. Alkalose)
	pCO_2	↓	
pH ↑	HCO_3^-	↓	(metabol. partiell komp. respir. Alkalose)
	pCO_2	↓↓	
pH ↑↑	HCO_3^-	↓	(metabol. nicht mehr komp. respir. Alkalose)
	pCO_2	↓↓↓	
4. Metabolische Alkalosen			
pH normal	HCO_3^-	↑	(respir. komp. metabol. Alkalose)
	pCO_2	↑	
pH ↑	HCO_3^-	↑↑	(respir. partiell komp. metabol. Alkalose)
	pCO_2	↑	
pH ↑↑	HCO_3^-	↑↑↑	(respir. nicht mehr komp. metabol. Alkalose)
	pCO_2	↑	

* meist nur selten zu erzielen.

Respiratorische Störungen des Säurebasen-Haushaltes sind solche, bei denen durch pulmonale Überfunktion (Alkalose) oder Unterfunktion (Azidose) der pCO_2-Wert und somit der Kohlensäurespiegel primär verändert sind. Respiratorische Veränderungen werden langsam durch die renalen Kompensationsmöglichkeiten aufgefangen, was zur Folge hat, daß akute respiratorische Störungen zu deutlichen pH-Verschiebungen, chronische hingegen nur zu geringen pH-Verschiebungen führen.

Metabolische Störungen sind solche, bei denen primär der Bikarbonatspiegel verändert ist. Metabolische Störungen werden rasch durch die Lunge kompensiert (Hyperventilation bei Azidose, Hypoventilation bei Alkalose), wobei akute metabolische Störungen nahezu voll rasch kompensiert werden können, während bei chronischen metabolischen Störungen die Kompensation durch Hyper- oder Hypoventilation meist unvollständig ist. Reine respiratorische oder metabolische Störungen sind im klinischen Alltag selten. Meist liegen kombinierte Störungen vor, so daß es schwer wird, primäre Störungen und sekundäre Kompensationsvorgänge zu unterscheiden. Aus den in der Tabelle 2 aufgeführten Formeln kann abgeschätzt werden, welche primäre Stoffwechselstörung welchen quantitativen Kompensationsmechanismus erwarten läßt. Aus dieser Kalkulation kann abgeleitet werden, ob eine angenommene Stoffwechselstörung weitgehend „rein" ist oder ob andere Störungen mit angenommen werden müssen.

Tabelle 2: Kalkulation, welche primäre Stoffwechselstörung welchen quantitativen Kompensationsmechanismus erwarten läßt

Primäre Stoffwechselstörung	Kompensationsmechanismus
metab. Azidose	erwarteter pCO_2 (mmHg) = 1,5 × HCO_3 (mmol/l) + 8
metab. Alkalose	erwarteter pCO_2 (mmHg) = 0,95 × HCO_3 (mmol/l) + 15
akute resp. Azidose	erwarteter ΔHCO_3 (mmol/l) = ΔpCO_2 (mmHg)/10
chronische resp. Alkalose	erwarteter ΔHCO_3 (mmol/l) = ΔpCO_2 (mmHg)/3
akute resp. Azidose	erwarteter ΔHCO_3 (mmol/l) = ΔpCO_2 (mmHg)/5
chronische resp. Alkalose	erwarteter ΔHCO_3 (mmol/l) = ΔpCO_2 (mmHg)/2

2 Metabolische Azidose

2.1 Pathophysiologie

Eine metabolische Azidose liegt bei verminderter Bikarbonatkonzentration im Plasma und Abnahme des pH-Wertes vor.

Metabolische Azidosen können durch vermehrte Säureäquivalente und durch Verlust von Basen entstehen. Der Bikarbonatspiegel sinkt durch die Aufnahme von Protonen (Abpufferung von Säuren) oder durch primären renalen bzw. gastrointestinalen Verlust ab. Die respiratorische Kompensation geht aus der Tabelle 2 hervor. Die Kompensationsmöglichkeit der Lunge ist jedoch begrenzt, so daß der pCO_2-Wert selten unter 15, nie unter 10 Torr absinkt. Die Niere kompensiert eine metabolische Azidose (soweit sie nicht selber in die Pathogenese mit einbezogen ist) durch vermehrte Säureelimination und gesteigerte Bikarbonatrückresorption und -synthese.

Im Rahmen der azidotischen Stoffwechsellage tritt Kalium aus der Zelle aus (teils im Austausch mit H^+-Ionen, teils als Folge der verminderten Natrium/Kalium-Austauschmechanismen), so daß häufig eine *Hyperkaliämie* resultiert. (Der Kaliumspiegel verändert sich reziprok zum pH: Abnahme des pH um 0,1 ≙ Zunahme des Plasmakaliums um 0,5−1,0 mmol/l.)

Die *Anionenlücke:* Für die Frage, ob eine metabolische Azidose durch das Vorhandensein einer unbekannten nicht-flüchtigen Säure hervorgerufen wird, ist die Gegenüberstellung der leicht meßbaren und quantitativ bedeutsamen Anionen und Kationen Natrium, Chlorid und Bikarbonat wichtig. Normalerweise liegt eine Anionen-(Deckungs-)Lücke (anion gap) von etwa 12 mmol/l vor.

$Na^+ - (Cl^- + HCO_3^-)$ = Anionenlücke
$(140 - (105 + 23)$ = 12)

Diese Anionenlücke entspricht den nicht gemessenen Anionen (Albumine, Sulfate, Phosphate). Eine vergrößerte Anionenlücke tritt auf, wenn vermehrt Säuren gebildet oder wenn im Rahmen einer Intoxikation Säuren aufgenommen werden. In diesem Fall muß das Vorliegen weiterer Anionen angenommen werden, die als Säureäquivalente zur Entstehung der metabolischen Azidose beigetragen haben.

Zu den häufigsten für eine Anionenlücke verantwortlichen Säuren zählen die Acetessigsäure, die β-Hydroxybuttersäure und die Milchsäure (Laktat). Acetessigsäure und β-Hydroxybuttersäure werden vermehrt im Rahmen einer diabetischen Ketoazidose gebildet. Auch akute Alkoholintoxikation und chronischer Alkoholabusus führen zu vermehrtem Anfall beider Säuren und können Ursache einer metabolischen Azidose (dann mit normalen Blutzuckerwerten) sein. Eine große Anionenlücke wird auch bei verschiedenen Intoxikationen (Äthylenglykol, Methylalkohol, Äthanol, Salicylsäure, Toluol) beobachtet.

Bei *Niereninsuffizienz* steigt die Anionenlücke parallel zur Kreatininerhöhung (Retention von Sulfaten und Phosphaten, verminderte Bikarbonatsynthese) entsprechend der Formel an:

Anionenlücke = $11,5 + 0,5 \times$ Kreatinin (mg/dl)

Auch bei fortgeschrittener Niereninsuffizienz sollte die Anionenlücke nicht größer als 20 sein.

Mit zunehmender Niereninsuffizienz nimmt entsprechend das Standard-Bikarbonat ab:

Bikarbonat (mmol/l) = $24 - 0,6 \times$ Kreatinin (mg/dl)

Die Anionenlücke ist grundsätzlich auch pH-abhängig. Bei Azidose sinkt sie pro Abnahme des pH um 0,1 um je 2 mol/l. Umgekehrt nimmt die Anionenlücke bei Alkalose beträchtlich zu, wobei der Anstieg des pH um 0,1 eine Zunahme um je 6,5 mmol/l bewirkt.

2.2 Ätiologie

Eine metabolische Azidose kann mit einer vergrößerten Anionenlücke (bei vermehrter Säureproduktion oder bei Nierenversagen) und mit einer normalen Anionenlücke einhergehen (Tab. 3). Eine metabolische Azidose ohne Anionenlücke ist in der Regel Folge von Alkaliverlusten. Derartige metabolische Veränderungen gehen fast immer mit Erhöhung des Serum-Chloridspiegels einher.

2.3 Laktatazidose

Eine Laktatazidose tritt am häufigsten im Rahmen einer schockbedingten peripheren Minderdurchblutung auf (Tab. 4). Im hypoxischen Gewebe wird die Glykolyse stimuliert, der Kohlehydratabbau unter Hypoxie ist jedoch unvollständig, und die Laktatproduktion aus Pyruvat wird gefördert.

Tabelle 3: Ursachen einer metabolischen Azidose

mit vergrößerter Anionenlücke
Ketoazidose
Laktatazidose (s. Tab. 4)
Intoxikationen
Nierenversagen

ohne vergrößerte Anionenlücke
renal-tubuläre Azidose
Diarrhö
Uretersigmoidostomie
Acetazolamid-Therapie

Tabelle 4: Ursachen einer Laktatazidose

sekundär bei Schocksituationen (Gewebshypoxie)
Kreislaufversagen
pulmonales Versagen

spontan bei
Leberzellzerfall
Leukämie
Kohlenmonoxidvergiftung
Pankreatitis
gramnegative Sepsis

medikamenteninduziert bei Biguaniden

Definitionsgemäß liegt eine Laktatazidose dann vor, wenn der pH-Wert des Blutes unter 7,2 absinkt und der Laktatspiegel über 5,0 ansteigt. Eine Ausnahme stellt der kardiogene Schock dar, bei dem Laktatspiegel auch unter 5,0 mmol/l mit einer sehr schlechten Prognose verknüpft sind. Hyperlaktatämien (auch bei begleitender Azidose von der eigentlichen Laktatazidose zu trennen) werden im Rahmen von Tumorerkrankungen, bei schweren Lebererkrankungen und unter Medikamenteneinfluß (Salicylat, Natriumprussid, Äthanol) beobachtet.

2.4 Klinik

Leitsymptome und -befunde: Durch Stimulation des Atemzentrums nehmen Atemtiefe und später auch Atemfrequenz um ein Vielfaches zu (pH 7,2 = 4fach, pH 7,1 = 8fach). Die kompensatorische Hyperventilation wird aber nur bei akuten Azidosen wahrgenommen. Bei schwerer Azidose (pH < 7,1) wird starke Müdigkeit, zunehmende Verwirrung, Stupor bis hin zum Koma beobachtet. Bei derartigen pH-Werten verlieren die Katecholamine ihre kardiovaskuläre Wirkung, die Herzkontraktilität nimmt ab, der Blutdruck sinkt, und es tritt eine weitgehende Vasodilatation (warme Haut!) ein. Die Hyperkaliämie (s. Kap. 8) kann zu Rhythmusstörungen, Kammerflimmern und Herzstillstand führen.

2.5 Therapie

Hauptziel ist die Beseitigung der Grundstörung (Therapie der diabetischen Ketoazidose [s. Kap. 21, 4.6.3]).

Akute metabolische Azidose

Bei Absinken des Blut-pH-Wertes < 7,2 bzw. der Bikarbonatkonzentration <15 mmol/l ist eine Behandlung durch parenterale Zufuhr von Bikarbonat notwendig. Die Menge an Bikarbonat, die notwendig ist, um die Plasmakonzentration wieder anzuheben, läßt sich nach folgender Formel berechnen:

erwünschte Zunahme der Plasmakonzentration an Bikarbonat in mmol/l × 40% KG

Diese 40% des KG repräsentieren die doppelte Menge des Intrazellulärvolumens und bedeuten, daß sowohl für den intra- wie den extrazellulären Raum Bikarbonat substituiert werden muß.

Zur parenteralen Substitution wird ausschließlich *Natriumbikarbonat*, also $NaHCO_3$ in isotoner (1,4%ig) bzw. molarer Lösung (8,4%ig), verwendet. (Eine molare Lösung enthält pro 1 ml je 1 mmol Na^+ und 1 mmol HCO_3^-.) Die mittlere Infusionsrate beträgt für die isotone Lösung 250 ml/h, für die molare Lösung 50 ml/h. Unter Reanimationsbedingungen kann auch die schnelle Infusion von 100 ml der molaren Lösung innerhalb von 5 min notwendig werden.

Es ist nicht notwendig, den gesamten Bikarbonatbedarf auszugleichen. In der Regel sollten lediglich 50% des Mangels innerhalb von 2−4 h ausgeglichen und die Stoffwechsellage in regelmäßigen Abständen erneut überprüft werden.

Da die Alkalitherapie durch Kaliumeinstrom in die Zelle eine Hypokaliämie provoziert, ist eine laufende Kontrolle und Korrektur des Serumkaliums erforderlich.

Wichtig: Eine „normale" Kaliumkonzentration bei Azidose ist immer Ausdruck eines Kaliummangels.

Liegt eine Hypokalzämie in einer metabolischen Azidose vor, so sollte rechtzeitig Kalzium substituiert werden, da bei Korrektur der Azidose durch Abnahme der ionisierten Kalzium-Fraktion eine hypokalzämische Tetanie auftreten kann.

Bei Vorliegen einer Laktatazidose muß in erster Linie die Grundkrankheit erfolgreich behandelt werden. Die Gabe von Bikarbonat führt in diesem Fall zwar meist zu einem raschen Anheben des Plasmabikarbonats, die Azidose-Korrektur ist jedoch in der Regel schwierig, da die Produktion von Laktat rasch weiterläuft.

Bei Laktatazidosen würde eine vollständige Korrektur des Bikarbonatdefizits
a) die Gefahr einer Kreislaufüberlastung mit sich führen und kann

b) nach Normalisierung der Ursachen der Laktatazidose zu einer gefährlichen, schwer zu korrigierenden metabolischen Alkalose führen (s. u.).
Aus diesem Grunde sollte die Bikarbonat-Korrektur besonders bei Laktatazidosen nur bis zu einem Blut-pH von 7,25 betrieben werden. Gelingt es nicht bei einer schweren Laktatazidose (insbesondere bei Intoxikation durch Medikamente), den pH-Wert über 7,2 anzuheben, muß der Einsatz einer Hämodialyse-Behandlung (Bikarbonat-Dialyse!) erwogen werden.
Die Therapie einer metabolischen Azidose als Folge von Durchfällen und anderer intestinaler Alkaliverluste erfolgt in erster Linie durch Auffüllung des Volumenverlustes und durch die Substitution der fehlenden Elektrolyte.

Chronische metabolische Azidose
Die bei Niereninsuffizienz meist vorliegende leichtgradige Azidose (Bikarbonat zwischen 17 und 23 mmol/l) bedarf keiner korrigierenden Therapie. Erst bei Bikarbonatwerten < 15 mmol/l ist es zu vertreten, oral dauerhaft *Natriumkarbonat* oder *Natriumzitrat* zu applizieren. Da häufig ein Kalziummangel und eine Tendenz zur Hyperkaliämie bestehen, ist der Hexakalzium-Hexanatrium-Heptazitrat-Hydratkomplex (Acetolyt®) in einer Dosierung von 2–3mal 1–2 Meßlöffel zu 2,5 g (in Wasser gelöst) zu empfehlen.
Liegt gleichzeitig ein Kaliummangel vor (so bei der renal-tubulären Azidose vom distalen Typ), ist die Gabe des Hexakalium-Hexanatrium-Pentazitrat-Hydratkomplexes (Uralyt-U®) in einer Dosierung von 2–3mal Meßlöffel zu 2,5 g zu empfehlen.

3 Metabolische Alkalose

3.1 Pathophysiologie
Die metabolische Alkalose ist durch einen erhöhten pH-Wert und eine vermehrte Bikarbonatkonzentration im Plasma gekennzeichnet. Zum besseren Verständnis der Pathogenese sollte zwischen Faktoren, die zur Ausbildung dieser Stoffwechselstörung führen, und Faktoren, die diese aufrechterhalten, unterschieden werden.

3.2 Ätiologie
Hervorgerufen wird eine metabolische Alkalose durch vermehrten Säureverlust aus dem Magen oder über die Nieren, vermehrte Zufuhr von Alkali und durch chronischen Volumenmangel.
Aufrechterhalten wird eine metabolische Alkalose meist durch vermehrte tubuläre Bikarbonatrückresorption. Bikarbonat wird proximal und distal zurück resorbiert, Hypokaliämie, Hypovolämie und pCO_2-Erhöhung steigern die proximale und Mineralokortikoide die distale Rückresorption.
Die wichtigsten klinischen Zustände, die mit einer metabolischen Alkalose einhergehen, sind in Tabelle 5 aufgeführt.

Tabelle 5: Ursachen einer metabolischen Alkalose

gastrointestinale Ursachen
Erbrechen
Drainage des Magensaftes

renale Ursachen
Diuretika

Überfunktion der Nebennierenrinde
primärer Aldosteronismus

Morbus Cushing
adrenogenitales Syndrom

Bartter-Syndrom
exogene Bikarbonatbelastung
Milch-Alkali-Syndrom

posthyperkapnische Alkalose

3.3 Klinik

Leitsymptome und -befunde: Die klinischen Symptome sind meist dezent. Bei schwerer Alkalose sind Parästhesien, gesteigerte Reflexe, Neigung zu Muskelkrämpfen und in schweren Fällen Verwirrtheit bis zum Stupor zu beobachten. Die Symptome sind von denen der meist gleichzeitig bestehenden Hypokaliämie schwer zu unterscheiden; so finden sich elektrokardiographisch T-Wellen-Abflachungen und Rhythmusstörungen.
Für die *Differentialdiagnose* ist die Unterscheidung in metabolische Alkalosen mit und ohne Volumenmangel hilfreich. Bei bestehendem Volumenmangel liegt meist eine Hypochlorämie mit erniedrigter Chloridausscheidung (< 10 mmol Cl/l) vor. Die Gabe von Flüssigkeit und Kochsalz führt rasch zur Korrektur der „hypovolämischen" Alkalose.

3.4 Therapie

Leichte Formen einer metabolischen Alkalose (Serum-pH $<7{,}6$, Bikarbonat <40 mmol/l) bedürfen keiner spezifischen Therapie. In der Regel liegt ein Volumenmangel, verbunden mit Kalium- und Chlormangel, vor, der entsprechend substituiert werden muß. Bei schwerer, insbesondere chloridinsensitiver metabolischer Alkalose ist die Substitution freier H^+-Ionen in Form von L-Lysin-Hydrochlorid (elomel® 5) oder L-Argininchlorid (Sterofundin® H) bis zu 1000 ml täglich notwendig.
Der Mangel an Protonen entspricht dem Überschuß an Bikarbonat, berechnet auf 40% des Körpergewichtes (s. ds. Kap., 2.5). Als Richtlinie gilt, daß innerhalb von 2–4 h maximal die Hälfte der fehlenden Protonen substituiert wird.
Bei Patienten mit Hypervolämie und metabolischer Alkalose sowie Serum-Kreatinin-Werten $< 2{,}0$ mg/dl kann ein Therapieversuch mit Acetazolamid, einem Karboanhydratasehemmer, in einer täglichen Dosis von $1-2 \times 500$ mg i. v. oder p. o. versucht werden.

4 Respiratorische Azidose

4.1 Pathophysiologie

Eine respiratorische Azidose ist durch erhöhte pCO_2-Werte (> 45 mmHg) bei Abfall des pH (< 7,3) definiert. Bei akuter respiratorischer Insuffizienz (s. Formeln in Tab. 2) sinkt nach Ausschöpfung der begrenzten Pufferkapazität des Blutes und des Gewebes der pH rasch ab. Erst wenn der pH-Wert längere Zeit abgesunken ist, steigen die renale Säurenausscheidung und die renale Bikarbonatsynthese. Entsprechend ist bei chronischer respiratorischer Azidose der pH-Wert nur geringfügig abgesenkt und der Bikarbonatspiegel deutlich erhöht. Bei rascher Verbesserung einer chronischen respiratorischen Azidose resultiert ein Überhang an Bikarbonat und eine metabolische Alkalose, die erst über längere Zeit durch die Niere wieder abgebaut werden kann.

4.2 Ätiologie

Die Ursachen einer akuten und chronischen Azidose können sowohl pulmonalen, muskulären, peripher-neurogenen sowie zentral-neurogenen Ursprungs sein (Tab. 6). Die pulmonalen Ursachen werden in Kap. 11 abgehandelt.

Tabelle 6: Ursachen einer respiratorischen Azidose

pulmonal
mechanische Obstruktion: Asthma, Trachealstenosierung, Tumor, Fremdkörper
restriktive pulmonale Veränderungen: Lungenresektion, Lungenfibrose, Pickwick-Syndrom (Adipositas permagna), Pleuraverschwartung, schwere Kyphoskoliose der Brustwirbelsäule, schwere und ausgedehnte Infiltrationen, Lungenödem

myogen-neurogen
Atemmuskelinsuffizienz im Rahmen einer Muskelatrophie, Myasthenia gravis, Poliomyelitis, aufsteigende Paralysen, posttraumatisch und reflektorisch bei Schmerzen

zentralnervös
Atemzentrumsbeeinträchtigung durch Tumor, Trauma und besonders Pharmaka wie Sedativa, Schlafmittel, Antidepressiva, Narkotika, nach Sauerstoffzufuhr bei chronischer Hyperkapnie

4.3 Klinik

Leitsymptome und -befunde: Die hämodynamischen Auswirkungen entsprechen denen einer metabolischen Azidose: Vasodilatation, Hypotonie und Abnahme der Myocardkontraktilität. Darüber hinaus: Verwirrtheit, Somnolenz, Polyglobulie, konjunktivale Injektion, Papillenödem.
Die Differenzierung zwischen Auswirkungen der Azidose und der fast immer begleitenden Hypoxie ist meist nicht genau möglich. Häufig läßt sich zudem bei der Blutgasanalyse und der Bestimmung der Säure-Basenveränderungen eine Kombination von respiratorischer und metabolischer Azidose feststellen, da im Rahmen der Hypoxie gleichzeitig peripher ein Laktatanfall zu metabolisch-azidotischen Veränderungen führt. Die Gründe, die zu einer akuten respiratorischen Azidose führen, sind durch die klinische Situation meist klar zu erkennen. Die akute und auch chronische Hyperkapnie führt zur zentralen Beeinträchtigung. Bei pCO_2-Werten > 70 mmHg werden Patienten verwirrt

und somnolent. Die Hyperkapnie induziert eine periphere Vasodilatation, die im Bereich des Gesichtes zur Konjunktivalinjektion und zu rotblauen Gesichtsverfärbungen führt. Am Augenhintergrund läßt sich gelegentlich ein diskretes Papillenödem als Ausdruck der allgemeinen Vasodilatation sichern.

4.4 Therapie

Eine rasche Besserung der Grunderkrankung ist zur Beherrschung der akuten respiratorischen Azidose dringend notwendig. Bei chronischen Prozessen (z. B. chronisch obstruktive Lungenerkrankung) ist eine entscheidende Besserung der Grunderkrankung häufig jedoch nicht möglich (Bronchospasmus und Infektbehandlung!). Bezüglich der Indikation zur assistierten Beatmung s. Kap. 11, 2.2.

Hauptziel der Behandlung sowohl akuter wie auch chronischer respiratorischer Azidosen ist die *Reduktion des erhöhten pCO_2-Wertes*. Im Falle einer akuten respiratorischen Azidose kann eine vollständige Korrektur angesteuert werden. Im Falle chronischer respiratorischer Veränderungen besteht jedoch bei rascher Senkung des pCO_2 (s. oben) die Gefahr der metabolischen Alkalose mit den klinischen Zeichen einer Verwirrtheit bis hin zum Delir, mit zerebralen Krämpfen, Arrhythmien und arterieller Hypotension. In derartigen Fällen ist die rasche Verabreichung von L-Lysin-Hydrochlorid oder L-Argininchlorid (bis zu 100 ml/h, s. ds. Kap., 3.4) unter Umständen notwendig.

Ob *Acetazolamid* in der Behandlung des chronisch respiratorisch insuffizienten Patienten eine wichtige Ergänzung darstellt, scheint nicht gesichert zu sein. Diese Substanz vermindert und behindert die renalen Kompensationsvorgänge und hält den pH-Wert tiefer (azidotischer), als es dem Kompensationsvermögen des Patienten entspricht. Hierdurch wird erhofft, daß der ateminsuffiziente Patient zu vermehrter ventilatorischer Leistung angehalten wird und so intensiver zur Senkung des pCO_2 selbst beiträgt.

Der Einsatz von Puffersubstanzen, die die Kohlensäure abpuffern können (TRIS), hat sich klinisch noch nicht durchgesetzt. Voraussetzung für die Verwendung dieser Substanzen wäre auf jeden Fall eine mechanische Kontrolle der Ventilation.

5 Respiratorische Alkalose

5.1 Pathophysiologie

Die respiratorische Alkalose wird durch eine akute oder chronische Hyperventilation hervorgerufen. Sie ist durch eine Zunahme des pH-Wertes im Blut und eine verminderte pCO_2-Konzentration im Plasma gekennzeichnet. Zur Kompensation des erniedrigten pCO_2 steigert die Niere die HCO_3^--Ausscheidung und die Chloridreabsorption, während die H^+-Elimination eingeschränkt wird. Die Senkung des pCO_2 selbst bewirkt
a) durch Konstriktion der zerebralen Gefäße eine zerebrale Mangeldurchblutung und
b) eine Abnahme des ionisierten Kalziums.

Respiratorische Alkalose   Kap. 9, 5.4

5.2 Ätiologie

Die häufigste klinische Erscheinungsform der akuten respiratorischen Alkalose ist die psychogene Hyperventilation bei Angst- und Erregungszuständen. Weitere Ursachen sind in Tabelle 7 aufgeführt.

Tabelle 7: Ursachen einer respiratorischen Alkalose

psychogene Angst- und Erregungszustände
Hypoxie Lungenödem Asthma bronchiale Lungenfibrose Höhenkrankheit
gramnegative Sepsis
Schwangerschaft

5.3 Klinik

Leitsymptome und -befunde: Alkalose verstärkt die neuromuskuläre Erregbarkeit. Die Symptome der akuten Störung sind perorale Parästhesien, Krampfneigung und Tetanie und werden vermutlich durch eine pH-bedingte Abnahme der Konzentration von ionisiertem Plasmakalzium hervorgerufen. Als Ausdruck der zerebralen Minderdurchblutung werden Unruhe und Bewußtseinsstörung beobachtet.

5.4 Therapie

Die Behandlung der respiratorischen Alkalose erfolgt durch *Verhinderung der alveolären Hyperventilation*. In den meisten Fällen von psychogen ausgelösten Alkalosen gelingt es, durch vermehrte Rückatmung der ausgeatmeten Atemluft in eine Plastiktüte den pO_2-Wert wieder zu normalisieren. Zur Prophylaxe der akuten Höhenkrankheit (bei Beginn der Symptomatik) sollte *Acetazolamid* (Diamox®) in einer Dosierung von $1-2 \times 500$ mg/Tag p. o. verabreicht werden.

10 Erkrankungen des Herzens

(H. Just)

1	Notfälle	250	3.4.1	Sinusbradykardie	321
1.1	Herzstillstand	251	3.4.2	Sinusbradyarrhythmie	322
1.2	Kardiogener Schock	257	3.4.3	Sinuatrialer Block	323
1.3	Lungenödem	263	3.4.4	AV-Block	323
1.4	Herzbeuteltamponade	266	3.4.5	Herzschrittmachertherapie	327
1.5	Myokardinfarkt	269			
2	Herzinsuffizienz	280	4	Koronare Herzkrankheit	330
2.3.1	Allgemeinmaßnahmen	282	4.4	Angina pectoris	347
2.3.2	Vasodilatantien	284	5	Herzklappenerkrankungen, Endokarditis	347
2.3.3	Glykosidtherapie	288			
2.3.4	Diuretische Therapie	293	5.3.2.1	Mitralstenose	352
3	Herzrhythmusstörungen	294	5.3.2.2	Mitralinsuffizienz	352
3.2	Tachykarde Rhythmusstörungen	298	5.3.2.3	Aortenstenose	353
3.2.1	Sinustachykardie	298	5.3.2.4	Idiopathische, hypertrophische, subvalvuläre Aortenstenosen	354
3.2.2	Paroxysmale, supraventrikuläre Tachykardie	298	5.3.2.5	Aortenklappeninsuffizienz	355
3.2.3	Vorhofflattern	305			
3.2.4	Vorhofflimmern	306	5.3.2.6	Pulmonalstenose	356
3.2.5	Vorhoftachykardie mit Block	313	5.3.2.7	Pulmonalklappeninsuffizienz	356
3.2.6	Atrioventrikuläre Rhythmen	314	5.3.2.8	Trikuspidalstenose	356
3.3	Extrasystolie	314	5.3.2.9	Trikuspidalinsuffizienz	356
3.3.1	Supraventrikuläre Extrasystolie	315	5.3.2.10	Pulmonalisstenose	356
3.3.2	Ventrikuläre Extrasystolie	315	5.3.2.11	Aortenisthmusstenose	357
3.3.3	Kammertachykardie (auch Kammerflimmern)	318	5.4	Bakterielle Endokarditis	361
			5.5	Rheumatische Karditis	361
3.4	Bradykarde Rhythmusstörungen	321	6	Myokarditis, Kardiomyopathie	365
			7	Perikarditis	367

1 Notfälle

Notfälle durch Herzstillstand und akutes Herzversagen kommen nicht nur bei Herzkrankheiten vor, sondern auch bei einer Vielzahl von krankhaften Zuständen, bei denen das Herz sekundär beteiligt wird. Wir sprechen von Herzstillstand, wenn die wirksame Herztätigkeit vollständig aufhört, so daß innerhalb von Sekunden der Kreislauf zusammenbricht. Akutes Herzversagen liegt dann vor, wenn die Pumpleistung des Herzens derart eingeschränkt wird, daß der Kreislaufzusammenbruch innerhalb von Minuten bis Stunden eintritt. Herzstillstand führt unbehandelt innerhalb von etwa 4−10 min zum irreversiblen Hirntod. Maßnahmen zur Wiederherstellung der Blutzirkulation müssen daher sofort einsetzen.

Intensivüberwachung und Bereitschaft zur Reanimation gehören zu allen denjenigen Krankheitszuständen, bei denen Herzstillstand oder akutes Herzversagen eintreten können. Hierher gehören auch diagnostische oder therapeutische Eingriffe, insbesondere an Herz und Kreislauf. Der Erkennung gefährdeter Kranker und der Einleitung prophylaktischer therapeutischer Maßnahmen kommt ein besonders hoher Stellenwert zu. Hierin liegt auch eine wichtige Aufgabe der Intensivpflege- und Intensivüberwachungsstationen.

1.1 Herzstillstand

Herzstillstand kommt vor als Folge von Kammerflimmern oder Asystolie sowie als „mechanisches Herzversagen" bei Ausfall der Kontraktionsfähigkeit des regelrecht elektrisch erregten Myokards, etwa bei schwersten diffusen oder auch lokalisierten Myokardschädigungen oder Herzwandruptur. Abgesehen von der Ruptur der Herzkammerwand, meist als Infarktfolge, entwickelt sich das „mechanische Herzversagen" eher im Rahmen eines akuten Herzversagens denn als plötzlicher Stillstand. Dieses wird jedoch terminal vielfach durch Kammerflimmern („sekundäres Kammerflimmern") oder asystolischen Herzstillstand beendet.

1.1.1 Ätiopathogenese

Herzstillstand durch primäres, d.h. ohne vorausgegangene Herzinsuffizienz oder Schock eintretendes, Kammerflimmern oder -flattern kommt vor bei der koronaren Herzkrankheit mit oder ohne Myokardinfarkt, bei Myokarditis und Kardiomyopathie, bei Elektrounfällen, Elektrolytstörungen (z.B. Hypokaliämie), auch stumpfen Herztraumen sowie bei den seltenen Syndromen idiopathischer QT-Verlängerung mit oder ohne angeborene Innenohrschwerhörigkeit. Kammerflimmern führt oft sekundär zum Tode, d.h. im Rahmen von Herzversagen oder schweren Allgemeinerkrankungen zum Herzstillstand, beim Schock gleich welcher Genese, bei schwerer Links- und Rechtsherzinsuffizienz, Hypoxie, bei nahezu allen Formen metabolischer oder endokrin bedingter Komazustände sowie allgemein im Endstadium schwerer Erkrankungen. Herzstillstand durch Kammerflimmern kann auch medikamentös bedingt sein, etwa bei Digitalisintoxikation, Unverträglichkeit von Antiarrhythmika, z.B. Chinidin, unter Adrenalineinwirkung oder medikamentös induzierter Hypokaliämie (Diuretika, Laxantien), unter Überdosierung mit Narkotika, Sedativa oder bei Vergiftungen mit Insektiziden und anderen gewerblichen Giften. QT-Verlängerung im EKG (Pharmaka, Elektrolyte, Ischämie u.a.) zeigt stets einen Zustand erhöhter Gefährdung an.

Herzstillstand durch Asystolie kommt ebenfalls bei den genannten Erkrankungen vor, ist jedoch etwas seltener. Typisch ist die Asystolie in den Morgagni-Adams-Stokes-Anfällen bei AV-Block und Sinusbradyarrhythmie wie auch bei dem seltenen Karotissinussyndrom.

Schließlich kann Herz-Kreislaufstillstand bei Lungenembolie durch Verlegung der Pulmonalarterie, u.U. auch durch hierdurch ausgelöstes Kammerflimmern oder Asystolie sowie bei Herzwandruptur (Myokardinfarkt) eintreten.

1.1.2 Klinik

Bei plötzlicher Unterbrechung der Blutzirkulation kommt es innerhalb von 5–10 sec zu Schwindel, Verdrehen der Augen, Hitzegefühl im Kopf (Rötung der Gesichtshaut), Unruhe. Nach 10 sec schwindet das Bewußtsein, nach 20 sec beginnen generalisierte Krämpfe. Atemstillstand tritt mit mehreren Zügen von Schnappatmung nach ca. 60 sec ein. Nach 3–5 min werden die Pupillen in mittlerer oder maximaler Weite lichtstarr. Irreversibler Hirntod folgt und ist vom Erlöschen des Kornealreflexes begleitet. Die zeitliche Grenze der Wiederbelebbarkeit des Herzens ist nicht genau bekannt. Sie liegt jedoch später als die des Gehirns. Sie wechselt stark mit der Grundkrankheit und der Art des Stillstandes und kann mit durchschnittlich etwa 20 min angesetzt werden. Gefährlich für Struktur und Funktion des Herzens ist auch die Phase der Wiederdurchblutung nach dem Stillstand (Reperfusion).

1.1.3 Notfalldiagnostik

Im Rahmen einer orientierenden Diagnostik müssen zunächst 4 Fragen geklärt werden:
(1) *Liegt Herzstillstand vor?*
   Bewußtlosigkeit, blaß-graue Zyanose, Atemstillstand, kein Puls (A. carotis oder A. femoralis fühlen!), keine Herztöne. Keine Zeit verlieren mit Blutdruckmessung!
(2) *Ist ein Minimalkreislauf noch vorhanden,* der für die Planung der Therapie etwas mehr Zeit läßt? (Brady- oder Tachyarrhythmie? Kardiogener Schock? Lungenödem? Herzbeuteltamponade?)
(3) *Sind therapeutische Anstrengungen überhaupt noch sinnvoll?*
   (Alter, Grundkrankheit, Gesamtsituation.)
   Lebensrettende Maßnahmen (Herzmassage, Beatmung) beginnen, während die Diagnostik weiterläuft:
(4) *Liegt eine rasch korrigierbare Funktionsstörung vor?*
   a) Herzrhythmusstörung (Bradykardie, Tachykardie, Asystolie, Kammerflimmern). Genaue Klärung nur mit EKG möglich. Jedoch keine Zeit verlieren mit Warten auf EKG-Gerät! Grob orientierender Aufschluß auch klinisch möglich (Karotispuls, Venenpuls, Herztöne).
   b) Herzbeuteltamponade (Kußmaulscher Venenpuls, Hypotonie mit arteriellem Pulsus paradoxus, verbreiteter Herzdämpfung, leisen Herztönen, elektrischem Alternans im EKG).
   c) Reflektorischer Herzstillstand bei Vagusreizung (diagnostische oder therapeutische Eingriffe im Thorax oder im Abdomen, Karotissinusreizung, Schlag auf den Plexus solaris etc.). Diese Zustände sind stets auch von einer Vasodilatation begleitet (Blutdruck!).
   d) Mangelndes Blutangebot an das Herz (Schock, s. Kap. 2, 3 und ds. Kap., 1.2).
   e) Übergroßes Blutangebot an das Herz (Volumenbelastung, Stauungsinsuffizienz, Lungenödem).
   f) Verlegung der Atemwege, Behinderung des Gaswechsels, besonders berücksichtigen, wenn ein Thoraxtrauma vorgelegen hat oder der Kranke erbricht bzw. erbrochen hat (Aspiration).
   g) Elektrolyt- bzw. Stoffwechselstörungen (Hypo- oder Hyperkaliämie), Hypo- oder Hyperkalzämie, Azidose (Azidose tritt bei jedem Herzstillstand innerhalb kürzester Zeit ein und muß behandelt werden [s. u.]).

1.1.4 Therapie

Bei Herzstillstand sofort, jedoch umsichtig und ruhig handeln. Nur einer führt das Kommando! Keine Zeit verlieren mit Beschaffung oder Anschließen von

Geräten (Hilfspersonal!) oder Venenpunktionsversuchen. Herzmassage *nie* im Bett ohne harte Unterlage! Nie offene Herzmassage (Ausnahme: Operationssaal). Vor und während der Reanimation stets Atemwege und Ventilation überprüfen! Kleidung öffnen, u. U. aufreißen, entfernen.

Sofortmaßnahmen der Reanimation

a) *Kräftiger Schlag* mit geballter Faust *auf die Brustwand* (Kammerflimmern, -flattern oder Asystolie können hierdurch manchmal beendet werden).
b) Patienten auf *feste Unterlage* legen (Fußboden, Brett im Bett), Beine hochlagern (10–20°).
c) Nach *Inspektion von Mund und Rachen* (Gebiß entfernen!) Kopf überstrecken und Kinnlade nach vorn anheben: Dann Mund-zu-Mund- bzw. Maskenbeatmung (Guedel-Tubus) für mehrere tiefe Züge. Keine Zeit verlieren mit Intubationsversuchen, wenn Besteck und erfahrenes Personal nicht unmittelbar zur Stelle sind!
d) *Externe Herzmassage* durch rhythmisches Eindrücken des Sternums und der linksseitigen Rippenansätze in Herzhöhe mit einem Handballen, unterstützt durch die auf den Handrücken aufgesetzte zweite Hand. Rasch und kräftig, jedoch nicht stoßartig eindrücken. Danach Hand kurz ganz abheben. Frequenz etwa 60/min. Kraft der Sternumkompression in Abhängigkeit von den jeweiligen anatomischen Verhältnissen dosieren (30–50 kg!). Rippenfrakturen sollen durch elastisch-kräftiges Zudrücken verhütet werden, müssen jedoch, wenn unvermeidlich (Emphysemthorax), in Kauf genommen werden. Erfolg der Herzmassage am Femoralispuls und an der Pupillenreaktion prüfen!
Intermittierend im Rhythmus 5:2 Herzmassage und Mund-zu-Mund-Beatmung abwechseln.
e) Hilfe rufen: Helfer, Notarztwagen alarmieren. Uhrzeit des Beginns der Reanimation festhalten.
f) Prüfen, ob spontane Herztätigkeit wieder vorhanden: In Abständen von Zunächst einer, dann einigen Minuten innehalten: Femoralispuls? Herztöne? EKG?
Prüfen, ob Gehirnfunktion erhalten: Nach 5, spätestens nach 10 min Pupillenweite, Reaktion auf Licht sowie Spontanatmung prüfen.
g) Wenn Hilfe eingetroffen: *Venösen Zugang* schaffen: Vena jugularis, Vena subclavia, Vena antecubitalis (s. Kap. 2, 1.2).
Intrakardiale Injektionen sind nicht notwendig. Verletzungsgefahr! Zeitverlust! Punktion einer herznahen Vene ist ausreichend zur Injektion der notwendigen Pharmaka.
Intubation: Erst intubieren, wenn Intubationsbesteck und geübte Person vorhanden. Keine Zeit verlieren mit Intubationsversuchen! Herzmassage nie länger als 30 sec unterbrechen!

1.1.4.1 Spezielle Maßnahmen bei tachykardem (Kammerflimmern) und bradykardem (Asystolie) Herzstillstand

Defibrillation bei Kammerflimmern oder -flattern

a) Zunächst kräftigen Schlag mit der geballten Faust auf die Brustwand über dem Herzen geben. Danach Puls und Herztöne prüfen. Kammerflimmern und auch Asystolie können in ca. 10% der Fälle durch den Faustschlag beseitigt werden.

b) Wenn erfolglos, unblutige Herzmassage (s. o.). Sowie Defibrillator vorhanden, transthorakalen Elektroschock mit 200–400 W/sec applizieren. Bei primärem Kammerflimmern (akuter Myokardinfarkt) sind oft schon sehr geringe Energiemengen ausreichend. Daher hier bei 100 W/sec beginnen; wenn erfolglos, dann 200, 400 W/sec. Elektroden reichlich mit Kontaktgel versehen und fest auf die Brustwand aufsetzen. Position entspricht den EKG-Ableitungen V_1 und V_6 bei präkordialen Elektroden. V_2-V_3 und paravertebral links über dem kaudalen Skapularand bei Verwendung einer präkordialen und einer dorsalen Plattenelektrode. Während des Stromstoßes weder Patienten noch Bett berühren! Der Defibrillator kann auch Kammerflimmern erzeugen!
Nach jeder Defibrillation sofort EKG und Puls kontrollieren.

c) Wenn erfolglos, Herzmassage wieder aufnehmen und Defibrillation wiederholen. Wenn abermals erfolglos, kräftige Ventilation mit reinem Sauerstoff und Vorinjektion von 0,5 mg Adrenalin (Suprarenin®) i. v., eventuell nach 3–5 min wiederholen. Adrenalin kann auch intratracheal (Tubus) gegeben werden! Nach der Injektion Herzmassage ca. 30–90 sec fortsetzen, bis die Medikamente wirksam werden können. Dann erneute Defibrillation. Wenn abermals erfolglos, 100 mg Lidocain (Xylocain®) oder 40–70 mg Propafenon (Rytmonorm®) vorinjizieren.

d) Wenn das Kammerflimmern zwar unterbrochen wird, jedoch kurzfristig rezidiviert: Injektion von 100 mg Lidocain (Xylocain®) i. v. mit anschließender Tropfinfusion 500 ml 5% Lävulose + 1 g Lidocain oder analog Mexiletin (Mexitil®) als Kurzinfusion mit ¾ Ampulle (= 187 mg in physiologischem NaCl oder 5% Glukose) innerhalb 15 min, danach 150 mg/h über 3 h (2 mg/h/kg KG) oder 50–100 mg Ajmalin (Gilurythmal®), 40–70 mg Propafenon (Rytmonorm®) oder 250 mg Diphenylhydantoin (Phenhydan®) langsam (!) i. v. injizieren. U. U. auch rasche Sättigung mit Amiodaron (Cordarex®) i. v. (s. ds. Kap., 3.2.2.3, Tab. 14, Literatur beachten!).

e) Wenn erfolglos, d. h., wenn weiterhin ventrikuläre Extrasystolen vorkommen und Kammertachykardie oder -flimmern wieder auftreten, handelt es sich wahrscheinlich um „torsades des pointes" (charakteristisches EKG-Bild!). In diesem Fall Herzfrequenz erhöhen: Adrenalin 0,2–0,5 mg i. v. oder transvenösen Schrittmacher einlegen (s. u.) und Kammerfrequenz auf 90–130/min erhöhen („overdrive-suppression"). Zwischen den Defibrillationsversuchen Herzmassage stets fortsetzen. Beatmung nicht unterbrechen. Azidose bekämpfen mit Natrium- oder Kalium-Bikarbonat 1 mval/kg KG (stets *nach* Adrenalin-Gabe!). Alkalose strengstens vermeiden! Stets zuerst Kalium zuführen, auch bei normalem Serumkalium!

f) Defibrillationen so lange fortsetzen, bis Kammerflimmern beseitigt oder irreversibler Hirntod eingetreten ist (weite, reaktionslose, entrundete Pupillen, erloschener Kornealreflex).

Behandlung der Asystolie

Bei allen Maßnahmen zur Behebung der Asystolie muß Bereitschaft zur Defibrillation bestehen!

a) Kräftiger Faustschlag auf das Präkordium. Wenn erfolglos, Herzmassage beginnen (s. o., 1.1.4a). Darunter venösen Zugang legen. Dann

b) *Injektion* von 1–2 mg *Orciprenalin* (Alupent®) in eine herznahe Vene (Vena subclavia, Vena jugularis interna, Vena cava superior, Vena anonyma, rechter Vorhof) über zentralen Venenkatheter.

c) Wenn obige Maßnahmen erfolglos, Herzmassage, Beatmung und Azidosebekämpfung wie oben beschrieben. Inzwischen *Schrittmachertherapie* vorbereiten:

d) *Epikutaner Schrittmacher:* Plattenelektroden mit ausreichend Kontaktgel versehen und fest auf die Brustwand in Position V_1 und V_5 aufkleben. Reizspannung am Stimulationsgerät erhöhen, bis Kammerdepolarisation erreicht wird.

e) *Transvenöser, intrakardialer* Schrittmacher: Nur transvenös eingeführte, im Trabekelwerk der rechten Kammer verankerte Schrittmachersonden ermöglichen eine zuverlässige und dauerhafte Stimulation des Herzens. Das Einführen der Sonde und ihre Verankerung erfordern aber Zeit, Röntgendurchleuchtung und Erfahrung. Die Reizsonde kann auch eingeschwemmt werden (Ballonkatheter mit Elektroden). Hier ist aber eine erfolgreiche Stimulation nur in ca. 50% der Fälle möglich und bleibt auch bei anfangs wirksamer Reizung auf die Dauer unsicher. In der Klinik soll bei gefährdeten Patienten natürlich vorsorglich eine Schrittmachersonde in die rechte Herzkammer eingelegt werden. Geeignet hierfür sind auch Einschwemmkatheter für die hämodynamische Überwachung (Typ Swan-Ganz) mit bipolaren Reizelektroden.

Vorgehen: Punktion der Vena subclavia (spezielles Besteck oder einfache weitlumige Nadel verwenden), Vena jugularis externa (nach Hautinzision Venenpunktion mit beliebigem Venenpunktionsbesteck mit weitlumiger Kanüle), Vena jugularis interna (Seldinger-Technik, weitlumige Nadel) oder Vena antecubitalis (weitlumige Nadel, Venae sectio). Vena mediana cubiti vermeiden, da Passage von der Vena cephalica in die Vena subclavia of schwierig oder unmöglich. Bei Zugang von der Vena subclavia oder einer Armvene her wird man am besten die linke Seite benutzen, für die Vena jugularis externa oder interna am besten die rechte. Die Sonde wird unter Röntgendurchleuchtung am Boden der rechten Kammer verankert. Bei röntgenfreier Einschwemmtechnik soll man das EKG-Brustwandkabel (Wilson-Elektrode) an den Elektrodenkontakt anschließen (Krokodilsklemme!) und das abgeleitete intrakardiale EKG beobachten. Wenn ein Kammerkomplex registriert wird, versuchsweise stimulieren. Die Reizspannung sollte bei guter Elektrodenlage zwischen 3 und 10 Volt liegen, die Reizstromstärke zwischen 0,5 und 3 mA. Die letztere kann notfalls bis ca. 15 mA gesteigert werden. Zur Stimulation wird der Generator auf das Doppelte des Reizschwellenwertes eingestellt, bei hohen Reizspannungen weniger. Stimulationsfrequenz 60–80/min. Nach kurzer Stimulation Gerät versuchsweise abschalten, um die präautomatische Pause zu prüfen. Ist diese sehr lang oder tritt Asystolie ein, so soll eine möglichst niedrige Reizfrequenz (z. B. 50–60/min) eingestellt werden. Zur Unterdrückung von Extrasystolen kann die Reizfrequenz unbedenklich bis 130/min gesteigert werden. Nimmt die QRS-Breite zu oder bleibt eine wirksame Herzkontraktion trotz erfolgreicher Kammerdepolarisation bei einwandfreier Elektrodenlage aus (Puls, Herztöne), so ist die Prognose sehr schlecht (Hyposystolie, elektromechanische Dissoziation, s. u.).

f) Bei erfolgreicher Stimulation Weiterbehandlung je nach Grundleiden (s. auch ds. Kap., 3.4.5). Bei wiederkehrender Spontanaktivität des Herzens soll die Schrittmachersonde vorsichtshalber noch mindestens einen, besser bis vier Tage, je nach Gesamtsituation, belassen werden. Unter der Schrittmachertherapie wird die medikamentöse Behandlung wie üblich weitergeführt (siehe dort). Digitalis und Antiarrhythmika können sogar etwas großzügiger dosiert werden (s. ds. Kap., 3.2.2.3, Tab. 14 und 15).

1.1.4.2 Behandlung des mechanischen Herzversagens
(Hyposystolie, elektromechanische Dissoziation)

Fehlt eine wirksame Kammerkontraktion (kein Puls, keine Herztöne) bei erhaltener spontaner oder schrittmacherinduzierter Kammerdepolarisation, so kann das bedingt sein durch: Herzruptur, sehr ausgedehnte Myokardschädigung (Infarkt, Myokarditis), schwere toxische Myokardschädigung, auch Überdosierung negativ-inotrop wirkender Pharmaka, Herzbeuteltamponade (korrigierbar!), nicht erkannte große Lungenembolie, Luft- oder Fettembolie.

Solange die Differenzierung nicht sicher möglich ist, wird die Reanimation mit Herzmassage und Beatmung fortgeführt (s. ds. Kap., 1.2).

Die Prognose ist sehr schlecht. Werden die spontanen oder schrittmacherinduzierten QRS-Komplexe breiter oder treten die Zeichen des irreversiblen Hirntodes ein, so können die Reanimationsbemühungen beendet werden.

1.1.4.3 Weiterbehandlung nach Reanimation

a) Patienten nicht allein lassen! Intensivüberwachung, wo immer möglich, in der Intensivstation oder auch im Notarztwagen. Fortlaufende Überwachung des EKG (Monitor), des arteriellen (meistens mit gut sitzender Manschette nach Riva-Rocci; seltener möglich, aber besser, direkt gemessen) und des zentral-venösen Blutdrucks (direkt gemessen) sowie der Atmung.

b) Venösen Zugang aufrechterhalten.

c) Bei Zustand nach Kammerflimmern, insbesondere bei weiterbestehender Extrasystolie antiarrhythmische Therapie mit Lidocain (Xylocain®) als Dauerinfusion (am besten über Infusionspumpe): 500 ml 5% Glukose + 1 g Xylocain®, Tropf- bzw. Infusionsgeschwindigkeit nach Bedarf, maximal 2 g Xylocain® in 24 h, oder Mexiletin (Mexitil®) (s. ds. Kap., 1.1.4.1), Ajmalin (Gilurytmal®) 100 mg in 500 ml 5% Glukose oder Propafenon (Rytmonorm®) 0,5–1 mg/min oder 150 mg in 500 ml 5% Glukose. In günstigen Fällen alsbald orale antiarrhythmische Behandlung (s. ds. Kap., 3). Bei sehr hartnäckiger ventrikulärer Extrasystolie bzw. Rezidivieren des Kammerflimmerns auch rasche Sättigung mit Amiodaron (Cordarex®), 300 mg langsam i.v.; wiederholen nach 8 h, max. 900 mg/24 h (s. ds. Kap., 3.2.2.3, Tab. 14).
d) Sauerstoff per Rachensonde (4–6 l/min), bei Bedarf intermittierende assistierte Beatmung (s. Kap. 11, 1.4.4).
e) In 2–6stündigen Intervallen Blutgase kontrollieren.
f) Ggf. Aspiration nachbehandeln (s. Kap. 11). Evtl. Rippenfrakturen bedürfen gewöhnlich keiner speziellen Therapie.
g) Serumelektrolyte, Transaminasen, harnpflichtige Substanzen kontrollieren, Wasser- und Elektrolythaushalt ausgleichen.
h) Urinausscheidung prüfen, Harnblasen- oder suprapubischen Katheter bei bzw. nach allen schwierigen oder längerdauernden Reanimationen einlegen.
i) Thorax röntgen.
j) Angehörige verständigen.

1.2 Kardiogener Schock

Definition: Als kardiogener Schock werden diejenigen schweren Krankheitszustände definiert, bei denen aus primär kardialer Ursache Hypotonie und Minderdurchblutung der Organsysteme durch reduzierte Förderleistung zusammen mit Stauungsinsuffizienz vor dem linken und/oder dem rechten Herzen eintreten und sich die Eigengesetzlichkeit des Schocks (s. Kap. 2, 3) entwickelt.

1.2.1 Ätiopathogenese

Kardiogener Schock kommt vor bei Myokardinfarkt, Myokarditis, Kardiomyopathie sowie als Folge extremer Belastung auch bei nicht vorgeschädigtem Herzen etwa durch tachykarde oder bradykarde Rhythmusstörungen mit extremen Frequenzabweichungen. Ferner als Komplikation von Versagenszuständen bei Herzklappenfehlern, nach Herzoperationen, bei Funktionsstörungen von künstlichen Herzklappen und auch nach diagnostischen Eingriffen. Schließlich werden Schockzustände bei Herzbeuteltamponade und Lungenembolie hinzugerechnet. – Entsprechend der Schwere der Grundkrankheit und der Unersetzlichkeit ausgefallenen Herzmuskelgewebes ist die Mortalität des kardiogenen Schocks mit ca. 80% besonders hoch.
Die dem kardiogenen Schock ursächlich zugrundeliegende Reduktion der Pumpleistung des Herzens ist für die Hypotonie und kritische Minderdurchblutung der Organe verant-

wortlich. Diese setzt die für den Schock im weiteren Sinne (s. Kap. 2, 3) typische Symptomatik und Eigengesetzlichkeit mit Entwicklung von Störungen der Vasomotorik, Sequestration von zirkulierendem Blutvolumen, Permeabilitätsstörungen im Kapillarbett, Gewebsazidose und sekundären Gerinnungsstörungen in Gang. Die gleichzeitig bestehende Stauungsinsuffizienz überlagert die sonst für den Schock typische Verminderung des venösen Blutangebotes an das Herz mit niedrigem Zentralvenendruck und intensiviert die Entwicklung von Hypoxie.

1.2.2 Klinik

Diagnostische Hinweise: Die Abgrenzung von schwerer Herzinsuffizienz ohne Schock oder von Hypotonie ohne gefährliche periphere Minderdurchblutung kann schwierig oder unmöglich sein. *Wichtig:* Hypotonie bedeutet noch nicht Schock! Beim Infarkt, vornehmlich diaphragmaler Lokalisation, kommen Vagusreizzustände mit u. U. schwerer Hypotonie und Bradykardie vor und müssen wegen der grundsätzlich anderen Therapie rasch als solche erkannt und vom eigentlichen kardiogenen Schock differenziert werden (langsame Herzfrequenz, niedriger zentraler Venendruck). Venendruckerhöhung und/oder Lungenstauung sind in stark wechselndem Ausmaß im kardiogenen Schock vorhanden, da sich Blutvolumenänderungen durch Sequestration mit den Auswirkungen der Stauung überlagern. *Leitsymptome und -befunde:* s. Tabelle 1. Bei Infarkt des rechten Herzventrikels oder sonstigen Rechtsherzerkrankungen werden besonders schwere und schwer therapierbare Schockzustände beobachtet.

Wichtig: Nach Erkennung des Schockzustandes muß die zugrundeliegende Herzerkrankung diagnostiziert werden, um möglicherweise rasch korrigierbare Funktionsstörungen (Arrhythmie, Herzbeuteltamponade, Herzklappenfunktionsstörungen, Koronarthrombose) auszuschließen! (s. dort).

Tabelle 1: Leitsymptome und -befunde bei kardiogenem Schock

1. Schweres Herzversagen bei Herzerkrankung
2. Feuchte, kühle, zyanotische Haut, insbesondere der Akren
3. Trübung des Sensoriums (Somnolenz, Unruhe, auch Agitation)
4. Arterielle Hypotonie (systolischer Druck < 90 mmHg)
5. Erhöhter Venendruck
6. Lungenstauung
7. Oligoanurie (< 25 ml/h)
8. Tachykardie (häufig vorhanden, jedoch vielfach durch Herzrhythmusstörungen überlagert oder maskiert)

1.2.3 Therapie

Ziel der Behandlung ist es, die Pumpleistung des Herzens zu erhöhen, den arteriellen Blutdruck zu steigern und die Gewebsdurchblutung zu verbessern sowie metabolische und Elektrolytstörungen auszugleichen und Myokardschäden hintanzuhalten (Reinfarkt, Infarktausweitung, Myokardprotektion). Bei akutem Myokardinfarkt mit Schock kann eine sofortige Katheter-technische Wiedereröffnung des verschlossenen Koronargefäßes (Rekanalisation, Fibrinolyse, Ballondilatation) wirksam sein. Wichtig! Diagnose!

1.2.3.1 Intensivüberwachung (s. Kap. 2, 1)

Sie ist von größter Bedeutung, da die therapeutischen Maßnahmen den ständig wechselnden Funktionszuständen von Herz und Kreislauf angepaßt werden müssen. Bei akutem Infarkt können selbst kurzdauernde hypotone Zustände zu einer Ausweitung der Myokardnekrose führen. Sie müssen daher rasch erkannt und behoben werden. Zur Therapieführung ist beim kardiogenen Schock die direkte Messung des Pulmonalarteriendruckes, möglichst auch des Herzminutenvolumens, und des arteriellen Druckes (A. radialis, A. brachialis o. a.) wichtig.

1.2.3.2 Sofortmaßnahmen

a) *Lagerung*
Bei ausgeprägter Stauung im kleinen Kreislauf (Lungenödem) und nicht zu niedrigem arteriellem Blutdruck (Grenzwert ca. 90 mmHg systolisch) Kopfhochlagerung um 20–30°. Fehlt die Lungenstauung und liegt der zentrale Venendruck unter 15 cmH$_2$O: Horizontale Lage mit Anhebung der Beine um 20–30°.

b) *Korrektur von Herzrhythmusstörungen*
Vorhofflimmern: Kardioversion (s. ds. Kap., 3.2.4.3). *Kammertachykardie:* Kardioversion (s. ds. Kap., 3.3.3.3 und 1.1.4.1). *Bradykardie:* 0,5–1 mg Atropin i. v., temporärer Schrittmacher (s. ds. Kap., 1.1.4.1).
Wichtig: Nicht zu lange zögern mit elektrotherapeutischen Maßnahmen!
Bei Herzbeuteltamponade oder Verdacht auf das Vorliegen von Perikarderguß Perikardpunktion (Technik s. ds. Kap., 1.4.3).

c) *Venösen Zugang schaffen* (s. Kap. 2, 1.2)
Der Katheter soll großlumig sein und in einer der intrathorakalen, herznahen Venen oder im rechten Vorhof liegen.

d) *Steuerung des venösen Blutangebotes*
Im kardiogenen Schock ist der Füllungsdruck erhöht. Für eine optimale Auswurfleistung benötigt das Herz hier gewöhnlich einen höheren als den normalen Füllungsdruck. Ungefährer Anhalt: Für das rechte Herz 15 cmH$_2$O, für das linke 18 mmHg enddiastolisch, entsprechend ca. 15 cmH$_2$O ZVD, 18 mmHg mittlerem Pulmonalkapillardruck und ca. 25 mmHg mittlerem Pulmonalisdruck. *Bei Werten darunter* vorsichtig und unter Kontrolle von Blutdruck, Galopprhythmus und pulmonalem Auskultationsbefund, vor allem aber des zentralen Venendruckes und des Pulmonalisdruckes, *Plasmaexpander* infundieren: 250 ml Rheomacrodex® innerhalb 30 min. Bei Erfolg (Blutdruckanstieg?) wiederholen. Bei höheren Werten für den Füllungsdruck (über 18 cmH$_2$O ZVD, über 25 mmHg diastolisch bzw. 30 mmHg mittlerer Pulmonalis-

druck) gibt man Vasodilatantien, etwa Nitrate: 0,5–2 mg Glyzeroltrinitrat (Nitrolingual®) sublingual bzw. bukkal (Wiederholung möglich) oder als maschinelle Infusion (Trinitrosan®, 2–10 µg/kg KG/min oder mehr) und danach *raschwirkende Diuretika* (40 mg Lasix® i. v.) oder entzieht 300–500 ml Blut (sehr selten erforderlich!) unter Kontrolle der o. a. Werte. Sinkt der Blutdruck, so wird das zuvor entnommene Blut reinfundiert oder Beinhochlagerung vorgenommen.

e) *Positiv-inotrop wirkende Substanzen*
Sympathomimetika (Noradrenalin = Arterenol®, Adrenalin = Suprarenin®, Dopamin und Dobutamin = Dobutrex®) werden allein oder in Kombination verwendet. Je nach den unterschiedlichen Wirkungen auf die peripheren Gefäße und das Herz wird die geeignete Substanz bzw. Kombination ausgewählt (s. Tab. 2). *Wichtig:* Vorsichtig dosieren, da diese Stoffe rasch, stark und oft arrhythmogen wirken.
Glykoside: Digitalisierung nur bei Vorliegen von Vorhofflimmern mit absoluter Arrhythmie und rascher Kammerfrequenz, sofern die Arrhythmie nicht sofort beseitigt werden kann oder muß (Vorgehen s. ds. Kap., 3.2.4).

f) *Therapie mit vasoaktiven Substanzen*
Vasopressoren (Noradrenalin, Angiotensin, Vasopressin) werden gegeben, um vermittels allgemeiner Vasokonstriktion den peripheren Gesamtgefäßwiderstand und damit den mittleren Aortendruck (Koronardurchblutung!) zu heben. Dieses Ziel kann nur bei von vornherein ungenügender Vasokonstriktion (früheste Phase des Schocks, andere Schockformen etwa bei Sepsis, Überdosierung von Vasodilatantien) erreicht werden. Dosierung siehe Tabelle 2. Steigt der Blutdruck, so soll der systolische Wert nicht höher als 110–120 mmHg eingestellt werden. Bei voll ausgebildeter Vasokonstriktion ist ein weiterer Erfolg nicht zu erwarten, vielmehr (z. B. durch renale Vasokonstriktion) nur Nachteile.
Bei bereits eingetretener allgemeiner Vasokonstriktion (feuchte, kalt-schweißige Haut, in allen fortgeschrittenen Stadien des Schocks) kann nur noch die positiv-inotrope Wirkung der Katecholamine genutzt werden (s. o.). Gleichzeitig wird versucht, die allgemeine periphere Vasokonstriktion zu lockern durch Blockade der α- oder Stimulation der β_2-Rezeptoren der Gefäßperipherie oder durch rezeptorunabhängig wirkende *Vasodilatantien* (z. B. Nitroprussidnatrium, s. u.).
Vasodilatierende Pharmaka werden im kardiogenen Schock nur mit äußerster Vorsicht gegeben. Liegt der Blutdruck unter 90 mmHg, so ist diese Therapie meistens nicht möglich. Stets ist eine invasive Überwachung mit direkter Messung des Pulmonalarterien- und des Pulmonalkapillardruckes (Einschwemmkatheter!) erforderlich. Meistens wird man auch das Herzminutenvolumen

Tabelle 2: Sympathomimetika bei kardiogenem Schock
Darstellung der unterschiedlichen Wirkmuster für den differential-therapeutischen Einsatz

Substanz	Dosierung	Inotropie	Chronotropie	Vasokonstriktion	Vasodilatation	Sonstige Wirkung
	(µg/kg KG/min)					
Noradrenalin	0,1–1	++	0/–	++++	0	
Adrenalin	0,1–1	++++	++	++0/–	0/++	arrhythmogen
Dopamin	a) 2–5	++++	++	0/+	0	arrhythmogen
	b) 5–12	++++	+	+++	0	
Dobutamin	a) 2–8	++++	++	0	0/+	
	b) 8–15	++++	++	0	+++	
Orciprenalin	0,1–1	++++	++++	0	+++	arrhythmogen

(Thermodilutionsmethode) und – vor allem – den arteriellen Druck direkt messen. Vasodilatierende Maßnahmen werden immer durch inotrope Stimulation ergänzt. Entweder werden Sympathomimetika mit kombinierter Wirkung verwendet, vorzugsweise Dobutamin in höherer Dosierung (s. Tab. 2), oder aber Dopamin, Dobutamin und/oder Dopamin mit Phentolamin oder Nitroprussidnatrium kombiniert. Als besonders gut steuerbar, weil sehr kurz wirkend, hat das ausgeglichen arteriolär und venös wirkende Nitroprussidnatrium (Nipruss®, 10–100 µg/min) weite Verbreitung gefunden (Vorsicht bei größeren Dosierungen und längerfristiger Infusion wegen Zyanidbildung!). Zur Überwachung und Therapieführung muß hierbei der arterielle Druck direkt gemessen werden (A. radialis, brachialis oder femoralis).

g) *Sauerstoffzufuhr*
Sauerstoff wird über eine Rachensonde (4–6 l/min) gegeben. Wirksamer, jedoch wesentlich aufwendiger ist assistierte oder kontrollierte Beatmung (s. Kap. 2, 2 und Kap. 11, 1.4.4). Neuerdings wird empfohlen, Patienten im kardiogenen Schock schon zu Beginn der Symptomatik zu intubieren und unter Relaxation (Thalamonal® 1–3 ml i. v., lytischer Cocktail: 50 mg Atosil®, 20 mg Verophen®, 100 mg Dolantin® i. v.) maschinell zu beatmen. Intubation und Beatmung sind immer notwendig, wenn der arterielle Sauerstoffpartialdruck (paO_2) unter 60 Torr sinkt.

h) *Bekämpfung der Azidose*
Die im Schock obligate Übersäuerung wirkt negativ inotrop und begünstigt die Entstehung von Herzrhythmusstörungen einschließlich Kammerflimmern. Die Empfindlichkeit gegenüber Digitalis wird erhöht. Daher ist eine frühzeitige Bekämpfung durch Gabe von 1 mval/kg KG Natriumbikarbonat erforderlich. Natrium-Laktat ist nicht geeignet, da im Schock ohnehin ein Laktatstau besteht. Unter wiederholter Kontrolle des Säure-Basenstatus sorgfältig bilanzieren (s. Kap. 9)! *Wichtig:* Unter hochdosierter Bikarbonattherapie kann Atemdepression eintreten. Überwachung, Bereitschaft zur Beatmung! Alkalose muß strengstens vermieden werden (Myokardschädigung!), eher leichte Azidose in Kauf nehmen!

i) *Zusätzliche Maßnahmen* im kardiogenen Schock
Sedierung, Analgesie, Aminophyllin, Antikoagulierung mit Heparin bei Verbrauchskoagulopathie oder fibrinolytische Therapie werden nach Bedarf wie bei Schockformen anderer Genese eingesetzt (s. Kap. 2, 3).

j) *Mechanische Kreislaufunterstützungssysteme*
Mechanische Kreislaufunterstützung wie die arterielle, intraaortale Gegenpulsation hat erfolgversprechende Ergebnisse in der Erprobung gebracht, ist

jedoch nur an wenigen Stellen über das Stadium des Experiments hinausgekommen und befindet sich in der Entwicklung. Solche unterstützenden Maßnahmen werden zusammen mit den obengenannten Medikamenten eingesetzt.

1.3 Lungenödem

Definition: Lungenödem ist ein bedrohlicher Zustand, in dem Blutplasma und meistens auch Erythrozyten aus dem Lungenkapillarbett in das Alveolarsystem gelangen und Gaswechsel und Atmung behindern.

1.3.1 Ätiopathogenese

Transsudation von Plasma in den Alveolarraum tritt dann ein, wenn entweder bei intakter Gefäß- und Alveolarwand der Druck im Kapillarsystem durch erhöhten Lungenvenendruck den kolloidosmotischen Druck des Blutes übersteigt (mittlerer Lungenvenendruck über 23 mmHg), wobei es dann auch meistens zu Gefäßeinrissen mit Übertritt von Erythrozyten kommt, oder wenn bei normalem Lungenvenen- und Kapillardruck die Gefäß- und/oder die Alveolarwandung pathologisch verändert, d. h. durchlässig sind. Im ersteren Falle entwickelt sich das Lungenödem als Folge von Linksherzinsuffizienz bei Hypertonie, Myokardinfarkt, Myokarditis – Kardiomyopathie, Aortenklappenfehlern oder Mitralinsuffizienz. Ferner bei Mitralstenose und – seltener – Lungenvenenthrombose. Im zweitgenannten Falle entwickelt sich das Lungenödem ohne Pulmonalvenendruckerhöhung auf dem Boden einer toxischen Lungengefäßschädigung (Gasinhalation, Urämie und andere) wird hier auch als „fluid lung" bezeichnet.
Besonders dramatisch verläuft das Lungenödem, wenn das pulmonale Gefäßbett auf die Drucksteigerung nicht vorbereitet ist. Besteht eine Lungenvenendruckerhöhung über längere Zeit, so kommt es zu Anpassungen der Gefäßwand und der Lymphdrainage der Lunge. Unter diesen Umständen können dann auch höhere Drücke ohne Ödem toleriert werden (Mitralstenose). Lungenödem bleibt bei Linksherzinsuffizienz auch dann aus, wenn bei gleichzeitigem Rechtsherzversagen der Pulmonalisdruck nicht mehr ansteigen kann (Myokarditis, rechtsventrikuläre Infarzierung bei Hinterwandinfarkt).
Als Auslösemechanismen des Lungenödems bei vorbestehender Herzerkrankung kommen alle diejenigen Ursachen in Frage, die allgemein eine Herzinsuffizienz auslösen können: Diätfehler (unkontrollierte Kochsalzzufuhr), körperliche bzw. seelische Belastungen, Absetzen von Digitalis oder diuretischer Therapie, Herzrhythmusstörungen

Tabelle 3: Überwachung bei Lungenödem

1. EKG (Monitor)
2. ZVD (über großlumigen, intrathorakal liegenden Katheter)
3. Blutdruck (unblutig)
4. Atmung
5. Blutgase, Säure-Basenstatus
6. Thorax-Röntgen
7. Urinausscheidung (u. U. Blasenkatheter)
8. Harnpflichtige Substanzen (Kreatinin, Harnsäure, Harnstoff)
9. Serumelektrolyte
10. Blutbild
11. Transaminasen

(Eintreten von Vorhofflimmern bei Mitralstenose!), Lungenembolien, hypertone Krisen, natürliche Progredienz der Herzerkrankung. Auslösemechanismen eines Lungenödems ohne vorher bestehende Herzerkrankung sind u. U. hypertone Krisen, Lungenvenenthrombosen bei Mediastinal- oder Bronchialtumoren, Inhalation toxischer Gase sowie Urämie (s. auch Kap. 14).

Symptomatologie und Gefährdung für den Kranken werden bestimmt durch die Grundkrankheit, ferner durch den erschwerten Gaswechsel infolge der intraalveolären Flüssigkeitsansammlung und die ödematös verdickten Alveolarmembranen sowie die verdickte Bronchialschleimhaut und begleitende Bronchospastik. Die Hypoxämie wird verstärkt durch intrapulmonale Shunts, Ventilations-Perfusionsstörungen und die insgesamt erschwerte Atemarbeit. Liegt eine koronare Herzerkrankung ursächlich zugrunde, so ist die resultierende Hypoxie besonders nachteilig.

1.3.2 Klinik

Leitsymptome und -befunde: Die Konstellation von Angst, Erregung, Ortho- und Tachypnoe, rasselndem Atem, Husten, u. U. mit Expektoration von rötlich tingiertem Schaum, von basal nach apikal aufsteigenden, feuchten Rasselgeräuschen, Tachykardie und Galopprhythmus ist als kardial bedingtes Lungenödem unverkennbar. Allein der Nachweis einer Herzinsuffizienz oder einer Mitralklappenerkrankung differenziert das kardiale Lungenödem von der sog. „fluid lung". *Differentialdiagnostisch* muß bei älteren Patienten die eitrige Tracheobronchitis abgegrenzt werden. Makrohämoptoe kommt bei Lungenödem vor, muß aber den Verdacht auf begleitende oder auslösende Lungenembolie erwecken. Hämoptoe kommt auch vor bei Mitralstenose mit Lungenstauung, bedeutet hier aber noch nicht Lungenödem.

1.3.3 Therapie

Es werden nur die therapeutischen Maßnahmen bei kardial bedingtem Lungenödem besprochen.

1.3.3.1 Intensivüberwachung

Die Überwachungsintensität wird der zugrundeliegenden Erkrankung angepaßt. Ein Standardprogramm ist in Tabelle 3 zusammengefaßt.

1.3.3.2 Sofortmaßnahmen

Allgemeinmaßnahmen

a) *Lagerung:* Oberkörper hochlagern (30−90°), Füße tief (Herzbett, an der Bettkante sitzen).

b) *Venösen Zugang* schaffen (s. Kap. 2, 1.2)

c) *„Unblutiger Aderlaß":* 0,6−1,2 mg, u. U. mehr, Nitroglyzerin (Nitrolingual® „rot" Zerbeißkapseln oder Spray) bukkal bzw. sublingual geben. Je nach Antwort nach 10−20 min wiederholen. In der Klinik Infusion von (Glyceroltrinitrat Trinitrosan®) über zentralen Venenkatheter (s. u.).

Unblutiger Aderlaß, u. U. auch durch Staubinden, besser Blutdruckmanschetten mit Innendruck von 40−60 mmHg an 3 Extremitäten. Man kann so ca. 600 ml Blut dem Kreislauf vorübergehend entziehen. *Wichtig:* Nur 3 Extremitäten gleichzeitig und für höchstens 15 min abbinden, dann Druck kurzfristig ablassen und im rotierenden System erneut 3 Extremitäten stauen. Nicht stauen bei florider Thrombophlebitis! Venösen Zugang (Infusion!) nicht behindern!

Blutiger Aderlaß (300−500 ml) ist nur selten erforderlich, kann aber indiziert sein, wenn Polyglobulie (Hämatokrit über 55%) besteht (chronische Herz- oder Lungenerkrankungen) oder wenn extreme Adipositas, Anasarka oder Thrombophlebitis den unblutigen Aderlaß unmöglich machen und Vasodilatantien nicht ausreichend zur Wirkung kommen.

d) *Sauerstoffzufuhr* über Rachensonde (4−6 l/min) reicht gewöhnlich aus. Einleitend kann per Gesichtsmaske beatmet werden. In Fällen schwersten Lungenödems kann auch Intubation und unter Sedierung und Relaxation mit Thalamonal® (Fentanyl + Dehydrobenzperidol), 2 ml (u. U. wiederholt i. v.), manuelle oder besser maschinelle Überdruckbeatmung (s. Kap. 11, 1.4.4) sehr wirksam sein (Intensivstation!). Hierdurch wird nicht nur der Gaswechsel verbessert, sondern auch die intrathorakale Blutfülle vermindert und so das Herz entlastet.

e) *Bronchospasmolyse* und Bronchialerweiterung können mit Aminophyllin (Euphyllin®) 10 ml (= 0,24 g) langsam i. v. erreicht werden. Zusätzlich wirkt die Substanz positiv inotrop, vasodilatierend und diuretisch.

f) *Sedierung:* Im Lungenödem ist der Kranke unruhig, oft ausgesprochen agitiert.
Sedierung mit Opiaten (Dilaudid® 1 mg, Dolantin® 100 mg, Morph. sulf. 10 mg langsam i. v. oder s. c.) ist sehr wirksam. Ferner auch Barbiturate (Luminal® 0,2 g i. m.) oder Diazepam (Valium® 5−10 mg i. m.) o. a. Opiate sollen bevorzugt werden; selbstverständlich bei Schmerzen (Myokardinfarkt), aber auch wegen der vasodilatierenden Wirkung des Morphins. Bei starken Unruhezuständen Kombination eines Opiates mit Phenothiazinen (Atosil® 25−50 mg i. v.) oder Thalamonal (Fentanyl + Dehydrobenzperidol), 1−2 ml i. v.

Spezielle Maßnahmen

a) *Vasodilatantien* (s. auch oben unter c): Rasch wirkende Pharmaka werden bevorzugt: Glyzeroltrinitrat (Nitrolingual®) 0,6−1,2 mg sublingual, u. U. mehrmals oder als Infusion, z. B. Trinitrosan® 0,5−5 mg/h als maschinelle Infusion. Höhere Dosierung im Einzelfall möglich.

b) *Diurese:* Rasch wirkende Diuretika gehören zu den Sofortmaßnahmen beim Lungenödem. Sie reduzieren das Blutvolumen innerhalb von ca. 20 min. Die diuretische Wirkung kann verstärkt werden, wenn zuvor Aminophyllin (Euphyllin®) injiziert wurde. *Wichtig:* Für ungehinderten Urinabfluß sorgen! Mögliche Harnverhaltung durch Opiate (Antidot Atropin!) beachten!

c) *Digitalis:* Wenn der Patient zuvor nicht oder nur unvollständig (Medikamenteneinnahme? Resorption?) digitalisiert war, werden Digitalisglykoside i. v. gegeben (s. ds. Kap., 2.3.3): z. B. Digoxin (Lanicor®, Lanitop®, Novodigal®) 0,25 mg i. v., dann nach ½, 1 und 2 h je 0,25 mg nachinjizieren, wenn Vorhofflimmern mit absoluter Arrhythmie und rascher Kammerfrequenz besteht! Deren Verlangsamung kann etwa bei Mitralstenose lebensrettend sein.
d) *Herzrhythmusstörungen* werden je nach ihrer Art und der Gefährdung des Kranken nach den Richtlinien im Kapitel „Herzrhythmusstörungen" (s. ds. Kap., 3) behandelt. Vorhofflimmern, insbesondere Vorhofflattern muß u. U. durch Elektrokardioversion sofort beseitigt, zumindest die Kammerfrequenz verlangsamt werden (s. ds. Kap., 3.2.4.3). Kammertachykardie wird stets sofort durch Kardioversion beendet. Ventrikuläre Extrasystolen werden nur dann behandelt, wenn Kammertachykardie oder tachykarder Herzstillstand vorgelegen haben oder einzutreten drohen (R-auf-T-Phänomen, Extrasystolie in Salven, starke Häufung der Extrasystolen, polytoper Reizursprung (s. ds. Kap., 3.3.2): Lidocain (Xylocain®), 100 mg i. v., dann Tropfinfusion 500 ml 5% Glukose + 1 g Xylocain® (s. auch ds. Kap., 3.3.2).
e) *Sonstige Maßnahmen:* Spezielle blutdrucksenkende Therapie ist im Lungenödem nur selten erforderlich. Der reflektorisch bedingte Hochdruck geht mit wirksamer Lungenödembehandlung zurück. Ist das nicht der Fall: Behandlung wie in der hypertonen Krise (s. Kap. 15).
Bei bronchopulmonalen Superinfektionen Ampicillin 3 × 1 g p. o. oder i. v. Auch Tetrazykline oder spezielle Antibiotika, sofern Anhaltspunkte für die Art des Erregers gegeben sind (s. Kap. 5). Beginn der Antibiotikatherapie erst nach Sputumgewinn für die Keimidentifizierung.
f) Nach *Abklingen des Lungenödems weitere Intensivüberwachung* für mindestens 24 h (s. auch Kap. 2).

1.4 Herzbeuteltamponade

Definition: Herzbeuteltamponade liegt dann vor, wenn die diastolische Herzfüllung durch Flüssigkeitsansammlung im Herzbeutel so behindert wird, daß die Pumpleistung des Herzens kritisch eingeschränkt wird. *Wichtig:* Nicht jede Pericarditis exsudativa und jedes Hämoperikard führen zur Tamponade und sind daher nicht gleichbedeutend mit einer solchen! Der gleiche Effekt kann durch Narbenschrumpfung bei Concretio pericardii eintreten (Panzerherz).

1.4.1 Ätiopathogenese

Ursächlich kommt jede Form der Pericarditis exsudativa in Frage, sowohl virale wie bakterielle (auch Pyoperikard), auch rheumatische Perikarditiden, urämischer Perikarderguß, Strahlentherapiefolgen, chylöse Perikarditis. Ferner traumatisches oder spontan eingetretenes Hämoperikard, etwa bei Antikoagulantientherapie, Blutungskrankheiten, Tumoren, Herzwandruptur, Aortendissektion, Zwischenfälle bei diagnostischen und

therapeutischen Eingriffen (z.B. Herzkatheteruntersuchungen), postoperativ nach Herzoperationen. Pericarditis constrictiva calcarea ist meistens tuberkulöser Genese, kann aber auch nach viraler oder rheumatischer Perikarditis eintreten.
Symptomatologie und Gefährdung des Kranken werden bestimmt von der Raschheit der Flüssigkeitsansammlung im Perikard einerseits und dessen Dehnbarkeit andererseits. Bei intaktem Perikard können bereits Flüssigkeitsmengen von 50–100 ml eine lebensgefährliche Tamponade hervorrufen. Bei Herzwandruptur mit Hämoperikard kommt es innerhalb von Sekunden zum Kreislaufzusammenbruch. Gleiches gilt für das traumatische Hämoperikard. Bei entzündlichen Veränderungen des Herzbeutels wird dieser u. U. größere Flüssigkeitsmengen aufnehmen können, bis Tamponade eintritt. Die Zeitspanne kann sich von Stunden bis zu Tagen und Wochen erstrecken. Bei urämischer Perikarditis sind besonders lange Laufzeiten bekannt (Monate). Perikardkonstriktion entwickelt sich stets langsam, d.h. innerhalb von wenigen Monaten bis – meistens – mehreren oder gar vielen Jahren.

1.4.2 Klinik

Leitsymptome und -befunde: Zuverlässige Zeichen sind die gestauten Halsvenen mit Kußmaulschem Venenpuls (inspiratorische Zunahme des Venendruckes), die arterielle Hypotonie mit enger Blutdruckamplitude und mit Pulsus paradoxus (inspiratorisches Sinken des systolischen Druckes um mehr als 12 mmHg) sowie der perkutorisch vergrößerten Herzdämpfung mit leisen Herztönen und einem protodiastolischen Extraton (Perikardton), Niedervoltage im EKG, manchmal mit dem für einen Perikarderguß charakteristischen elektrischen Alternans. Es entwickelt sich im übrigen die typische Symptomatik der Herzinsuffizienz (s. ds. Kap., 2).
Diagnostische Hinweise: Neben den erwähnten klinischen Zeichen erkennt man im Röntgenbild manchmal Hinweise für einen Erguß. Die Tamponade ist mit oder ohne ergußtypisch veränderter Herzkonfiguration aus den leeren Lungenfeldern zu vermuten. Mit dem Ultraschallkardiogramm kann der Perikarderguß sicher erfaßt, quantitativ abgeschätzt und eine tamponierende Wirkung frühzeitig erkannt werden.

1.4.3 Therapie

Ist die *Diagnose gestellt* oder mit Wahrscheinlichkeit zu vermuten, so muß der Herzbeutel punktiert werden. Mit diesem oft lebensrettenden Schritt darf nicht gezögert werden. Auch dann nicht, wenn die Abgrenzung zwischen Perikarderguß einerseits und Myokarditis oder Pericarditis constrictiva andererseits nicht sicher entschieden werden kann.
In den meisten Fällen ist die direkte transkutane Perikardpunktion erfolgreich. Operatives Vorgehen, meist mit Fensterung des Perikards mit Ableitung in Pleura oder Bauchhöhle, kommt nur in der unmittelbar postoperativen Situation in der Kardiochirurgie in Frage sowie bei rezidivierendem Perikarderguß.

Technik der Perikardiozentese
(Das notwendige Instrumentarium ist in Tab. 4 aufgeführt.)
a) Patienten über geplantes Vorgehen informieren, bequem lagern, Oberkörper 10–30° angehoben.

Tabelle 4: Steriles Instrumentarium für die geschlossene Perikardiozentese

1. 5-ml-Spritze mit 12er-Nadel, 7 cm lang, für Lokalanästhesie
2. Skalpell
3. 250-ml-Spritzen Luer
4. 3-Wege-Hähnchen Luer mit Rekord-Übergangsstücken
5. 50 cm Plastikschlauch
6. 2 Krokodilsklemmen mit Verbindungskabel
7. Punktionskanüle (Seldinger), 12 cm lang
8. Spiralmandrin 100 cm
9. Katheter, passend zu o. g. Mandrin, 50 cm lang mit 4 Seitenlöchern und Flansch mit Hähnchen
10. Xylocain® 1% zur Lokalanästhesie
11. EKG-Gerät
12. Defibrillator, Reanimationsgerät

b) Chirurgische Hautdesinfektion und sterile Abdeckung. Es wird steril gearbeitet!
c) EKG anschließen.
d) Venösen Zugang schaffen (s. Kap. 2, 1.2).
e) Lokalanästhesie mit Lokalanästhetika ohne Adrenalinzusatz, Xylocain® 1%, Novocain® 1−2%.
f) Stichinzision im Winkel zwischen Processus xiphoideus und linkem Rippenbogen.
g) Punktionskanüle mit Innennadel (Seldinger-Nadel) über das Verbindungskabel und Krokodilsklemme mit der Wilson-Ableitung (V) des EKG-Gerätes verbinden.
h) Einführen der Kanüle in Richtung auf die mediane Oberkante der linken Skapula unter ständiger Beobachtung des EKG.
i) Nach Passage des Perikards (spürbarer Ruck) Aspirationsversuch. Wenn erfolgreich, Absaugen nach Entfernung der Innennadel mittels Spritze über 3-Wege-Hahn und Verbindungsschlauch oder mittels Vakuumflasche.
Wichtig: Vor der Punktion prüfen, ob alle Verbindungsstücke und Schläuche zueinander passen!
j) Bei Kontakt der Nadel mit dem Epikard beobachtet man im EKG starke ST-Hebungen: Nadel zurückziehen! Während der Passage der Nadel von der Subkutis bis in das Perikard nimmt lediglich die Amplitude von QRS etwas zu. Die starke Deformierung des EKG bei Epikardkontakt ist nicht zu übersehen. Wird Blut aspiriert, so kann aus der EKG-Konfiguration entschieden werden, ob die Nadelspitze noch im Perikard oder bereits intrakardial liegt (sonst im entnommenen Blut Hämatokrit bestimmen!).
k) Bei größeren Ergüssen kann mit Hilfe eines Spiralmandrins ein geeigneter Katheter mittels Seldinger-Technik in den Herzbeutel eingeführt werden. So kann über einen Zeitraum von mehreren Tagen wiederholt Flüssigkeit

abgelassen werden. Ist danach noch ein Perikarddrainage erforderlich, so muß die operative Perikardfensterung erwogen werden.
l) Bei bakteriellen Infektionen können Antibiotika oder Tuberkulostatika instilliert werden.
m) Nach erfolgter Perikardpunktion ist Intensivüberwachung (EKG-Monitor, zentraler Venendruck, Blutdruckkontrollen) für 1−2 Tage erforderlich.

1.5 Myokardinfarkt
Definition: Der Herzinfarkt ist eine lokal begrenzte, mehr oder weniger ausgedehnte, kompakte oder netzförmige Nekrose des Myokards der linken Herzkammer und/oder des Kammerseptums durch akuten Verschluß einer Koronararterie bei atheromatöser Koronarerkrankung. Rechtsventrikuläre Infarkte können klinisch bedeutsam sein und kommen bei Herzhinterwandinfarkt häufig vor. Sie können schwierige therapeutische Probleme bedingen.

1.5.1 Ätiopathogenese
Der Myokardinfarkt ist eine schwerwiegende Komplikation der koronaren Herzkrankheit (s. ds. Kap., 4). Es gelten somit die für diese Krankheit bekannten Risikofaktoren wie Zigarettenrauchen, Fettstoffwechselstörungen, Hypertonie, Diabetes mellitus, familiäre Disposition, Übergewicht, Streß.
Die Myokardnekrose entsteht aus einer kritischen Diskrepanz zwischen Sauerstoffversorgung und -bedarf. Sie entwickelt sich praktisch immer auf dem Boden einer stenosierenden Koronarsklerose (ca. 80−90% der Fälle). Der Auslösemechanismus ist meistens ein thrombotischer Gefäßverschluß (60−80% der Fälle), zumeist ausgelöst durch Aufbruch von Plaques und Blutungen in atheromatöse Herde. Myokardnekrosen können jedoch auch ohne vollständigen Koronarverschluß eintreten. Ebenso kann aber auch ein thrombotischer Verschluß nur kurzfristig bestehen und dennoch einen Infarkt bedingen („frühe Rekanalisation"). Einschränkung der Sauerstoffzufuhr (Anämie, Hypoxie) und auch erhöhte Katecholaminwirkung sind wichtige verschlimmernde Faktoren. Auch koronarspastische Vorgänge sind öfter beteiligt und können entscheidend sein. Seltener sind Koronarembolien als Infarktursache (Thromboembolie bei bakterieller Endokarditis, Vorhofflimmern, Luftembolie).

1.5.2 Klinik
Das Infarktereignis ist meistens von elementarer Wucht und in 40−50% der Fälle tödlich. Symptomfreie oder -arme Infarkte kommen aber auch vor. Ca. 60% der Todesfälle ereignen sich in der Phase vor Krankenhausaufnahme. Die Krankenhausmortalität beträgt dann noch ca. 20%, in Koronarüberwachungsstationen heute um oder unter 10%. *Wichtig:* Die große Häufung der tödlichen Komplikationen in der frühesten Phase des Infarktes erfordert hier die höchste Überwachungs- und Behandlungsintensität. Ärztliche Hilfe muß so rasch als möglich einsetzen (Notarzt!). In diesem Zusammenhang ist es wichtig zu erwähnen, daß Prodromalsymptome („instabile Angina pectoris", Prä-Infarktsyndrom) in 60−80% der Fälle vorkommen, so daß ggf. prophylaktische Maßnahmen möglich werden (s. ds. Kap., 4). Kommt der Patient innerhalb von weniger als 3 h in die Klinik, so kann u. U. durch intrakoronare oder auch durch systemische Fibrinolyse (s. u.) ein thrombotischer Verschluß wiedereröffnet und noch nicht nekrotisiertes Herzmuskelgewebe gerettet werden.

Der Kranke ist gefährdet durch Herzrhythmusstörungen, Herzinsuffizienz und Schock, Herzruptur sowie Sekundärkomplikationen.
a) *Herzrhythmusstörungen* kommen vor in 95% der Fälle (s. Tab. 5). Die zahlreichen Frühtodesfälle sind überwiegend durch Kammerflimmern bedingt. Häufigkeit und Gefährlichkeit der Arrhythmien nehmen bereits innerhalb des ersten Tages rasch ab. Bei unkompliziertem Verlauf sind ernste Rhythmusstörungen nach dem 4. Tag bereits selten.
b) In den ersten Stunden des Infarktes sind vagale (Bradykardie, Blutdruckabfall) und/oder sympathikotone Reizzustände die Regel. Sie erhöhen die Bereitschaft zum Kammerflimmern und erfordern spezielle therapeutische Maßnahmen (Atropin, β-Blocker, s.u.)
c) *Herzinsuffizienz* und *Schock* kommen in 40−60% bzw. 10−15% (Schock) der Fälle vor, bei früh einsetzender Therapie (Notarztwagen!) seltener. Beide Komplikationen sind ebenfalls am häufigsten während der ersten Woche, sind jedoch auch für die Mehrzahl der Spättodesfälle verantwortlich. Herzinsuffizienz ist der wichtigste Faktor, der die Mobilisation und die Dauer der stationären Behandlung wie auch die Langzeitprognose bestimmt. Die Größe des Infarktes bestimmt den Verlauf. Sind mehr als 20% des Kammermyokards betroffen, so resultiert eine manifeste Herzinsuffizienz. Bei mehr als 40% ist mit Schock zu rechnen.
d) *Herzrupturen* (6% der Fälle) kommen zwischen dem 2. und 9. Tag vor. Durch leukozytär bedingte Erweichung des Bindegewebes in der Nekrosezone können die freie Wand (Herzwandruptur, meistens sofort tödlich), das Kammerseptum (Links-Rechts-Shunt mit schwerer Rechts- und Linksinsuffizienz) oder ein Papillarmuskel (akute, schwerste Mitralinsuffizienz) zerreißen.
e) *Sekundärkomplikationen:* Arterielle Hypotonie (Gefahr der Infarktausweitung sowie ischämische zerebrale Insulte), Bildung von endokardialen, intraventrikulären Thromben (Gefahr arterieller Embolien), thromboembolische Ereignisse im Gefolge der Bettruhe (Lungenembolie) sowie traumatische Schäden durch Reanimationsmaßnahmen, Medikamentennebenwirkungen (z.B. Digitalis, Antikoagulantien, Antiarrhythmika). Begleitkrankheiten nicht übersehen: z.B. Diabetes mellitus, Emphysembronchitis, Niereninsuffizienz o.ä.

Leitsymptome und -befunde: Die Diagnose wird gestellt aus den anamnestischen Angaben über Angina pectoris und ihre Varianten im Prodromalstadium. Die Abgrenzung von Status anginosus oder instabiler Angina pectoris ist manchmal schwierig, bleibt jedoch bis zur endgültigen Klärung therapeutisch ohne Belang, da Überwachung und Therapieführung einheitlich sind. Jeder Angina-pectoris-Anfall von mehr als 20−30 min Dauer ist auf einen Infarkt verdächtig! Wo möglich, soll zur Differenzierung und Infarktprophylaxe frühzeitig, d.h. im akuten Stadium, koronarangiographiert werden (instabile Angina pectoris!) (s. ds. Kap., 4.4.3).
Klinisch findet man bei dem meist schweren Krankheitsbild am Herzen palpatorisch einen abnormen Kontraktionsverlauf, auskultatorisch einen präsystolischen, meistens alsbald auch einen protodiastolischen Galopp, seltener eine paradoxe Spaltung des 2. Herztones oder spätsystolische Geräusche als Ausdruck einer Papillarmuskelischämie (ca. 15% der Fälle). Im EKG sieht man ein typisches Infarkt-Q, das in den frühesten Stadien noch fehlen kann, später unter R-Verlust jedoch regelmäßig auftritt. ST-Hebung in der Infarktzone signalisiert den frischen Infarkt, langsame Rückbildung der ST-Hebung ist prognostisch ungünstig; Persistenz mit terminaler T-Negativierung über mehr als 4−10 Wochen signalisiert die Entwicklung eines Herzwandaneurysmas. Unter den Serumenzymen erreicht die CK bereits am 1. Tag ihren Gipfelwert, die GOT am 3. Tag. Enzymerhöhungen über das Achtfache der Norm sind prognostisch ungünstig. Die

Notfälle Kap. 10, 1.5.3.1

reaktive Leukozytose, die ihren Gipfel am 1.−4. Tag erreicht, ist ebenfalls von prognostischer Bedeutung (Grenzwert 14000/mm^3). Die Beschleunigung der Blutsenkungsgeschwindigkeit mit Gipfel am 3.−8. Tag ist für die Prognose gewöhnlich ohne wesentliche Aussagekraft, kann aber bei starker Erhöhung auf ein Postinfarkt- oder Dressler-Syndrom hinweisen (BSG-Beschleunigung > 90/100, Fieber, Perikarditis, u. U. Pleuritis, Pneumonitis, Eosinophilie).

1.5.3 Therapie
1.5.3.1 Notfalltherapie vor stationärer Aufnahme − außerhalb des Krankenhauses

Der Patient muß ohne *jede* Verzögerung in ärztliche Überwachung gelangen (Arztbesuch, Notarztwagen). Die EKG-Überwachung muß sofort beginnen. Der Apparat (tragbarer, batteriebetriebener EKG-Schreiber oder Monitor) bleibt angeschlossen bis zum Eintreffen in der Koronarüberwachungsstation.

Vorgehen am Ort des Geschehens
a) Diagnose sichern. Auch wenn nur Verdacht besteht, Behandlung wie bei gesichertem Infarkt.
b) Herzrhythmus prüfen; wenn vorhanden, EKG anschließen.
c) Für frische Luft sorgen, Fenster öffnen, wenn möglich Sauerstoff zuführen.
d) Notarztwagen rufen lassen und nächste Koronarüberwachungsstation informieren.
e) *Schmerzbekämpfung* mit Opiaten: 10 mg Morph. sulf. oder 100 mg Pethidin (Dolantin®) langsam i.v. oder s.c. Bei Bradykardie auch 1 Amp. Dilaudid-Atropin (1 mg Dilaudid® + 0,5 mg Atropin) langsam i.v. oder s.c. Bei Tachykardie 1 mg Dilaudid® langsam i.v. oder s.c.
f) *Venösen Zugang* schaffen, wenn möglich mit intravenösem Verweilkatheter (s. Kap. 2, 1.2). Langsame Tropfinfusion mit 5% Lävulose oder Dextrose anschließen.
g) *Sedierung:* Die Wirkung der Opiate wird ggf. bei Unruhe durch gleichzeitige Gabe von Phenothiazin-Derivaten (Atosil® 25 mg, Psyquil® 5 mg) oder auch Diazepam (Valium® 5−10 mg), jeweils langsam i.v. oder s.c., wirkungsvoll ergänzt. Besonders günstig, aber nur relativ kurz wirksam (Nachinjektionen!) ist Thalamonal® (Fentanyl + Dehydrobenzperidol). Dosierung: 1−2 ml langsam i.v.
h) *Herzrhythmusstörungen: Bradykardie* mit oder ohne Extrasystolie: Atropin 0,5−1 mg i.v. Achtung: Wenn Tachykardie über 100/min eintritt und/oder vermehrt Extrasystolen nach der Atropininjektion vorkommen, werden 1−5 mg Propranolol (Dociton®) oder 0,2−0,4 mg Pindolol (Visken®) i.v. nachinjiziert.
Extrasystolie bei normo- oder tachykardem Sinusrhythmus: Lidocain (Xylocain®) 50−100 mg i.v. oder Mexiletin (Mexitil®), i.v. Infusion (s. ds. Kap., 1.1.4.1), ggf. auch oral 3−4 × 1 Kapsel (200 mg)/Tag.

Tabelle 5: Einteilung und Häufigkeit von Herzrhythmusstörungen bei akutem Myokardinfarkt

Arrhythmie in Zusammenhang mit	
1. *elektrischer Unstabilität*	
Ventrikuläre Extrasystolie	80%
Akzelerierte, idioventrikuläre Rhythmen	15%
Parasystolie	12%
Kammertachykardie	10%
Kammerflimmern (primär)	3%
2. *potentieller elektrischer Unstabilität*	
Sinusbradykardie	25%
AV-Rhythmen	5%
AV-Block (bei Hinterwandinfarkt)	
1. Grades	11%
2. Grades	14%
3. Grades	12%
Asystolie (primär)	2%
3. *Herzinsuffizienz*	
Sinustachykardie	40%
Supraventrikuläre Extrasystolie	55%
Supraventrikuläre Tachykardie	10%
Vorhofflimmern	14%
Vorhofflattern	5%
AV-Block (bei Vorderwandinfarkt)	2%
Asystolie (sekundär)*, Kammerflimmern (sekundär)*	2%
Herzrhythmusstörungen insgesamt	95%

* Endstadien bei Herzversagen.

Sinustachykardie: Wenn Frequenz über 120/min und *keine* manifeste Herzinsuffizienz vorliegt: 1−5 mg Propranolol (Dociton®) oder 0,2−0,4 mg Pindolol (Visken®) langsam i.v. Wenn durch Herzinsuffizienz bedingt, s. unter i. Wichtig: Allgemeine Prophylaxe von ventrikulären Arrhythmien bei nur wenigen oder gar keinen Extrasystolen wird nicht empfohlen!

Vorhofflimmern: Verapamil (Isoptin®) 10 mg langsam i.v. oder, wenn nicht vordigitalisiert oder/und wenn Herzinsuffizienz besteht, Digoxin (Lanicor®, Novodigal®) 0,5 mg, 20 min später 1−2 × 0,25 mg i.v. (s. ds. Kap., 3.2.4).

i) *Herzinsuffizienz:* Nitrate sublingual oder intravenös (s. ds. Kap., 4.4.2.2). Achtung: Blutdruck beachten! Keine Nitrate, wenn unter 100−110 mmHg systolisch! Rasch wirkende Diuretika wie Furosemid (Lasix®) 40 mg i.v., Oberkörper hochlagern. Vasodilatantien außer Nitraten bei akutem Infarkt außerhalb der Klinik nicht geben, da hämodynamische Überwachung unentbehrlich.

j) *Lungenödem:* Lagerung, Staubinden, Nitrate, Diurese, Digitalisglykoside, Aminophyllin (s. ds. Kap., 1.3).
k) *Myokardprotektion:* Senkung von Blutdruck und Herzfrequenz. Wenn keine Herzinsuffizienz vorliegt, β-Rezeptorenblocker, z.B. Metoprolol (Beloc®) 5 mg, oder Pindolol (Visken®) 0,4 mg i.v. Wert von Kalziumantagonisten unsicher, theoretisch jedoch gut begründet. Heute nur bei Hypertonie empfohlen: Nifedipin (Adalat®) 10−20 mg. Bei Tachykardie auch Diltiazem (Dilzem®) 60 mg p.o. Entscheidend ist eine möglichst rasche Wiedereröffnung des verschlossenen Infarktgefäßes, z.B. durch Fibrinolyse (s.u.). Einsatz außerhalb der Klinik heute jedoch noch in der Erprobung.

Wichtig: Größte Ruhe und planmäßiges Vorgehen sind für den in Todesangst befindlichen Kranken wichtig. Krankenhaustransport erst dann unternehmen, wenn der Herzrhythmus stabilisiert ist, jedoch auch nicht verzögern! Der Arzt begleitet den Kranken, wenn irgend möglich. Auch auf dem Transport größtmögliche Ruhe. − Intramuskuläre Injektionen streng vermeiden wegen möglicherweise nachfolgender Antikoagulantien- oder Fibrinolysetherapie und wegen Erschwerung der laborchemischen Diagnosesicherung (CK-Anstieg).

1.5.3.2 Therapie im Krankenhaus (Koronarüberwachungsstation)
a) Sofort nach Eintreffen des Patienten im Aufnahmeraum oder unmittelbar nach Diagnosestellung oder Äußerung des Verdachts auf Myokardinfarkt muß die *Überwachung* (Monitor) beginnen, Aufnahme in die Koronarüberwachungsstation veranlaßt und geprüft werden, ob eine sofortige Fibrinolysetherapie erfolgen soll.
b) *Sedierung und Schmerzbekämpfung* s.o. unter 1.5.3.1e und g. In der akuten Phase mit Opiaten großzügig verfahren, jedoch etwaige Atemdepression beachten: Blutgase kontrollieren! Bei opiatresistenten Schmerzen liegt manchmal eine Pericarditis epistenocardica vor. Therapie: Noramidopyrinmethansulfonat (Novalgin®) 0,5−1 g i.v.
Wichtig: In der akuten Infarktphase Nitroglyzerin grundsätzlich i.v. infundieren, jedoch vorsichtig dosieren, da die arterielle Drucksenkung gefährlich werden kann. Aus dem gleichen Grunde auch keine antihypertensiven Medikamente verabreichen, sofern in der akuten Phase noch eine arterielle Hypertonie bestehen sollte. Kontrollierte Blutdrucksenkung (Nitroprussidnatrium) nur in damit erfahrenen Zentren einsetzen, wenn irgend möglich unter laufender Kontrolle des arteriellen und des Pulmonalarteriendruckes (Einschwemmkatheter). Achtung: Der diastolische Pulmonalisdruck bzw. der mittlere Pulmonalkapillardruck soll nicht unter 18 mmHg sinken. Arterieller Blutdruck nicht unter 100−110 mmHg systolisch!
c) *Sauerstoffinsufflation* per Rachensonde (2 l/min) kann die arterielle Sauerstoffsättigung erhöhen. Da diese auch in unkomplizierten Infarktfällen

Tabelle 6: Überwachung in der Koronarüberwachungsstation

1. EKG (Monitor)	dauernd
2. ZVD, wenn möglich Pulmonalisdruck mittels Einschwemmkatheter	stündlich
3. Arterieller Blutdruck (unblutig, nur in besonderen Fällen direkt messen)	
4. Atmung	stündlich
5. Urinausscheidung	6−24stündlich
6. EKG (12 Ableitungen)	täglich
7. Transaminasen, CPK	täglich
8. Blutbild, Leukozytenzahl, BSG	täglich
9. Harnpflichtige Substanzen, Elektrolyte	täglich
10. Blutgase, Säure-Basenstatus (bei kompliziertem Verlauf)	täglich
11. 2-D-Ultraschallkardiogramm bei Bedarf, bei jedem neuen Schmerzereignis	
12. Thorax-Röntgen	Liegendaufnahme, wenn komplizierter Verlauf. Fernaufnahme erst später im Verlauf notwendig
13. Cholesterin, Blutzucker	

initial erniedrigt ist, soll Sauerstoff während der ersten 48 h routinemäßig gegeben werden. Herzinsuffizienz und Schock sind absolute Indikationen zur Sauerstoffapplikation. Im letzteren Falle ist meistens Intubation und kontrollierte oder assistierte Beatmung schon frühzeitig indiziert (s. ds. Kap., 1.2).

d) *Thrombolytische Therapie:* Es kann heute als gesichert angesehen werden, daß eine Wiedereröffnung des thrombotisch verschlossenen Koronargefäßes innerhalb der ersten 3−6 Stunden nach Verschluß die Infarktausdehnung begrenzen, u. U. weitgehend verhüten kann. In ca. 60% der Fälle kann mit systemischer Fibrinolyse in der frühesten Phase (jede Minute zählt!) des Infarktes eine wirksame Wiedereröffnung erreicht werden. Dosierung und Lysedauer sind noch nicht festgelegt. Wahrscheinlich sind 1,5 Mio. E Streptokinase p. infus., 30 mg Eminase® als Bolus oder auch Urokinase, infundiert innerhalb 1 h, am besten wirksam (s. auch Kap. 7, Literatur beachten!). Der Erfolg der Fibrinolysetherapie, d. h. die Wiedereröffnung des Infarktgefäßes oder die „Reperfusion", wird erkannt an einem besonders hohen und frühen Gipfel der CK-Werte, manchmal auch am Auftreten von „Reperfusionsarrhythmien" (ventrikuläre Arrhythmien). Eine sichere Aussage ist aber nur mittels Koronarangiographie möglich.

Darauf folgt eine Antikoagulantientherapie (s. ds. Kap., 1.5.3.3). In entsprechend eingerichteten und erfahrenen Zentren kann darüber hinaus in besonderen Fällen (z. B. Schock, anhaltende Ischämie) heute eine sofortige Herzkatheterisierung mit intrakoronarer Thrombolyse, u. U. gefolgt von einer Ballondilatation der Koronarstenose oder auch einer akuten Bypass-Operation, ausgeführt werden (Literatur beachten!).

e) *Allgemeine Maßnahmen und Mobilisation* (s.a. Tab. 7): Die *Heilungsgeschwindigkeit* der Nekrose (ca. 1 mm in 10 Tagen) ist lange als Richtlinie für die Dauer der Bettruhebehandlung benutzt worden: Nach 6 Wochen sind nur noch bei großen, transmuralen Infarkten kleine Nekrosereste im Myokard nachweisbar. *Absolute Ruhe* ist heute während der ersten Tage allgemein anerkannt (flüssige Nahrung, Füttern, möglichst noch kein Stuhlgang, Vermeiden aller Reize, die belasten oder den Sympathikotonus erhöhen können, wie Lärm, Schreck, Angst, Ärger). Da Bettruhe nicht unbedingt die bestmögliche Entlastung für das Herz bedeutet (vergrößertes Blutangebot an das Herz in horizontaler Lage) und da längeres Liegen und völlige Ruhigstellung auch Sekundärkomplikationen mit sich bringen können, tendiert man heute zu rascherer Mobilisierung. Gesicherte Erkenntnisse über die Vorteile der raschen oder der langsamen Mobilisation liegen aber bisher nicht vor. Über das Vorgehen informiert Tabelle 6.

Während der ersten 3–7 Tage wird der Kranke nach den Richtlinien der Tabelle 6 überwacht. Danach wird die Überwachungsintensität stufenweise gelockert, während der Kranke mobilisiert wird (Tab. 7). Die Überwachung wird ausgedehnt und die Mobilisation verzögert bei sehr großen Infarkten (Anhaltspunkte aus der Zahl evtl. vorausgegangener Infarkte und der infarkttypisch veränderten Ableitungen im EKG, Eintreten von Vorhofflimmern, Rückbildungsgeschwindigkeit der ST-Hebung, CK und SGOT größer als das 8–10fache des Normalwertes, Leukozytose über 14000)

Tabelle 7: Mobilisation nach Myokardinfarkt

a) *Bei unkompliziertem Verlauf:*

1.– 2. Tag	strenge Ruhe, Liegen mit angehobenem Kopfende oder Sitzen im Bett
3.– 4. Tag	Bettruhe, passive Bewegungsübungen Sitzen an der Bettkante, Bettstuhl, Aufstehen
5.–10. Tag	Aufstehen, Herumgehen im Zimmer, Toilette
11.–21. Tag	Herumgehen, Treppensteigen, Entlassung
3.– 6. Woche	Rekonvaleszenz zu Hause oder Anschlußheilverfahren, Beginn eines Trainingsprogrammes, evtl. Koronarangiographie
2.– 3. Monat	Rückkehr in das Berufsleben mit modifiziertem Tagesablauf, Trainingsprogramm, evtl. Koronarangiographie

b) *Bei kompliziertem Verlauf:*
Großer Infarkt, anhaltende oder rezidivierende ischämische Schmerzen, Fieber, ernste Arrhythmien (Vorhofflimmern, AV-Block, Kammerarrhythmien), Herzinsuffizienz verzögern die Mobilisation um mindestens 3 Tage nach Abklingen (siehe Text)

c) Nach erfolgreicher Fibrinolyse und ohne wieder eintretende Ischämie ist eine raschere Mobilisierung möglich mit Entlassung nach 7–10 Tagen.

sowie bei anhaltenden ischämischen Schmerzen, bei rezidivierenden Herzrhythmusstörungen oder Weiterbestehen der Herzinsuffizienz (protodiastolischer Galopp, anhaltende Sinustachykardie, feuchte, basale Rasselgeräusche, Lungenstauung im Röntgenbild) sowie bei persistierender Perikarditis (Differentialdiagnose: Postinfarktsyndrom) oder Entwicklung von Papillarmuskeldysfunktion oder Aneurysmen. Die Mobilisation wird so geführt, daß der Kranke zur Zeit der Entlassung in der Lage ist, alle diejenigen Beanspruchungen ohne Herzinsuffizienz, Angina pectoris oder Arrhythmien zu erledigen, die ihn daheim bzw. im Anschlußheilverfahren erwarten. Angina pectoris oder sonstige Hinweise auf Myokardischämie nach dem Infarkt oder sonstige Anhaltspunkte für eine koronare Mehrgefäßerkrankung müssen zur frühzeitigen Koronarangiographie veranlassen, spätestens zum Zeitpunkt der geplanten Entlassung.

1.5.3.3 Therapie der Infarktkomplikationen
Arrhythmiebehandlung
Einzelheiten s. ds. Kap., 3. Hier werden nur einige besonders wichtige und häufige Arrhythmien besprochen.

a) *Ventrikuläre Extrasystolen:* Jede einzelne Extrasystole wird mit Aufmerksamkeit beachtet! *Behandlungsindikation:* Häufiger als 20/min, Bigeminie, polytoper Reizursprung, Salven, frühzeitiger Einfall („R-auf-T"-Phänomen) sowie stets dann, wenn Kammertachykardie oder Kammerflimmern beobachtet werden oder bereits vorgekommen sind. *Pharmakotherapie:* Auftreten in Zusammenhang mit Bradykardie: 0,5−1 mg Atropin i.v.; nach 1−2 h wenn erforderlich wiederholen. Oral Ipratropiumbromid (Itrop® 2−3 × ½−1½ Filmtabl. à 10 mg).

Extrasystolie bei normaler Herzfrequenz oder bei Tachykardie: Lidocain (Xylocain®) 100 mg i.v. Bei Erfolg Infusion mit 1 g Lidocain in 500 ml 5% Lävulose (Maximaldosis 2−3 g/Tag) oder Mexiletin (Mexitil®) − s. ds. Kap., 1.1.4.1 sowie Tabelle 14. Wenn erfolglos Propafenon (Rytmonorm®) 70 mg langsam i.v., gefolgt von einer Infusion von 0,5−1 mg/min in 5%-Glukose- (nicht NaCl!-)Lösung. Bei Ajmalin und Propafenon QRS- bzw. QT-Zeit beachten: Wenn Verbreiterung um mehr als 20%: Substanz absetzen! Alle Antiarrhythmika-haltigen Infusionen mit Infusionspumpe verabreichen!

Nach Überwindung der akuten Phase Übergang auf perorale Therapie (Propafenon, Mexiletin, Chinidinsulfat, Disopyramid u.a., s. ds. Kap., 3.2.2.3). Bei erhöhtem Sympathikotonus (Angst, Erregung, Tachykardie) können β-Rezeptorenblocker sehr wirksam sein: Metoprolol (Beloc®) 2−3 × 50−100 mg p.o. Sotalol (Sotalex®) 2 × 80−160 mg p.o. oder Propranolol (Dociton®) 1−5 mg i.v. oder 3 × 20−40 mg p.o.

b) *Vorhofflimmern, -flattern:* Bei bereits vorherbestehendem Vorhofflimmern Kontrolle der Kammerfrequenz durch Digitalis und/oder β-Rezeptorenblocker (s. ds Kap., 3.2.4.3). Bei Neuauftreten Verapamil (Isotopin®) 5−10 mg langsam i.v. oder Digoxin (Lanicor®, Novodigal®) zuerst 0,5 mg, dann 0,25 mg in ½−1stündlichen Abständen, bis Kammerfrequenz zu sinken beginnt oder bis Maximaldosis von 1,5 mg erreicht ist (s. ds. Kap., 2.3.3, Tab. 10). Bei starker Beeinträchtigung von Herz und Kreislauf u.U. rasch Elektrokardioversion (s. ds. Kap., 3.2.4.3). Nach Wiederherstellung des Sinusrhythmus Erhaltungstherapie mit Digitalisglykosiden (s. Tab. 9 und 10) und 4×200 mg Chinidinsulfat p.o. oder 3−4×150 mg Propafenon (Rytmonorm®).

c) *AV-Block bei Hinterwandinfarkt:* Die Blockierung 1., 2. oder 3. Grades tritt zwischen dem 1. und 3. Tag nach dem Infarkt (ca. 60% der Fälle) ein und bildet sich in ca. 92% der Fälle innerhalb von längstens 4 Tagen wieder zurück. Behandlung nur dann notwendig (ca. 30%), wenn Frequenzverlangsamung unter 50/min und/oder Blutdruckabfall oder Extrasystolie eintreten oder wenn gleichzeitig Herzinsuffizienz besteht. *Vorgehen:* 0,5−1 mg Atropin i.v., alternativ Itrop® (s.o). Auch kleine Dosen Orciprenalin (1 mg Alupent® in 500 ml 5% Lävulose) können versucht werden. Hiermit aber Herzfrequenz keinesfalls schneller als 60/min einstellen. Besser ist ein transvenöser, temporärer Schrittmacher (s. ds. Kap., 1.1.4.1 und 3.4.4.3). Auch hier genügt Einstellung einer Frequenz um 60/min.

d) *AV-Block bei Vorderwandinfarkt:* Hier ist die Blockierung gewöhnlich distal vom Hisschen Bündel gelegen (trifaszikulärer Block). Meistens liegt gleichzeitig eine Herzinsuffizienz vor. Der temporäre, besser der permanente transvenöse Schrittmacher wird hier bereits frühzeitig, d. h. wenn möglich schon vor Eintreten der vollständigen Blockierung (bi- bzw. trifaszikulärer Block, s. ds. Kap., 3.4.4.3), eingelegt. Gleichzeitig Behandlung der Herzinsuffizienz (s. ds. Kap., 2). Prognose auch unter Schrittmachertherapie schlecht.

Herzinsuffizienz und Schock

Herzinsuffizienzbehandlung nach allgemeinen Richtlinien (s. ds Kap., 2.3.1) mit Vasodilatantien (s. ds. Kap., 2.3.2), Digitalis (s. ds. Kap., 2.3.3) und Diuretika (s. ds. Kap., 2.3.4). Da Empfindlichkeit gegenüber Digitalis bestehen kann, werden die *Glykoside nicht schematisch* verabreicht, sondern nur dann, wenn sichere Zeichen der Herzinsuffizienz nachweisbar sind (anhaltende Sinustachykardie, Galopprhythmus, Orthopnoe, feuchte Rasselgeräusche, Ödeme, Venen- oder Pulmonalisdruckerhöhung) und stets erst nach Vasodilatantien und Diuretika.

Diuretika, etwa Furosemid (Lasix®) 20−40 mg i.v., werden unter sorgfältiger Beobachtung der Diurese, des zentralen Venendruckes und, wenn möglich, auch des Pulmonalarteriendruckes gegeben. *Wichtig:* Der Füllungsdruck des linken Herzens, meßbar als enddiastolischer Pulmonalisdruck oder mittlerer PC-Druck, soll 18 mmHg nicht unterschreiten. Behandlung des kardiogenen Schocks s. ds. Kap., 1.2.

Fibrinolyse- und Antikoagulantientherapie (s. auch Kap. 7, 5):
Fibrinolyse innerhalb der ersten 4–6 h verbessert die Überlebenschancen und die Langzeitprognose. Thromboembolische Komplikationen können durch Antikoagulantienbehandlung nach dem Infarkt fast vollständig verhütet werden. Ob der Infarkt selbst günstig beeinflußt wird, ist nicht sicher. Bei konsequenter Quickwerteinstellung kann durch Antikoagulantientherapie in der Nachbehandlungsphase über Jahre die Lebenserwartung verbessert und die Reinfarkthäufigkeit vermindert werden.
Wichtig: Unter Antikoagulantientherapie keine i. m. Injektionen! Vena-subclavia-Punktion und Arterienpunktionen nur, wenn unbedingt notwendig.
Vorgehen: In der Frühphase zunächst Fibrinolyse, wenn Infarktbeginn nicht länger als 3, höchstens 4 h zurückliegt (Streptokinase 1,5 Mio. E i.v. über 30 min, Eminase® 30 mg langsam i.v. als Bolus). Zuvor, spätestens unmittelbar anschließend, Beginn der Antikoagulierung sofort und für mindestens 4 Tage mit Heparin (Liquemin®). Dosierung: 6×5000 E i.v. oder insgesamt 30000–40000 E/Tag mittels Infusionspumpe. Vor Therapie Gerinnungsstatus prüfen. Während der Therapie soll die Antithrombinzeit oder die partielle Thromboplastinzeit kontrolliert werden. Verlängerung auf etwa das Drei- bis Vierfache der Norm wird angestrebt. Die Heparintherapie ist in dieser Form ausgesprochen komplikationsarm. Die Toxizität ist gering. Allergien sind selten, Thrombopenie sehr selten, jedoch Überwachung erforderlich. Bei Blutungen absetzen; nur selten ist das spezifische Antidot, Protaminsulfat 100 mg i.v., erforderlich (s. Kap. 7, 5.1). Heparin kann sodann mit subkutaner Applikation in geringerer Dosierung (z.B. 3×7500 bzw. 5000 IE s.c. unter die Bauchhaut) noch einige Tage fortgeführt werden. Nach Heparintherapie Übergang auf orale Antikoagulierung mittels Dicumarolderivaten (Marcumar®, Sintrom®), zunächst bis zum Zeitpunkt der Entlassung aus stationärer Behandlung. Eine konsequente Quickwerteinstellung ist Voraussetzung für den Behandlungserfolg. Über den Zeitpunkt der Entlassung hinaus wird die Antikoagulierung fortgesetzt (s. ds. Kap., 1.5.3.4).

Mobilisation und Nachbehandlung
Mobilisation des Infarktkranken während der stationären Behandlungsphase s. ds. Kap., 1.5.3.2 und Tabelle 6. In der Rekonvaleszenz und Nachbehandlungsphase wird in Abhängigkeit vom Alter und vom Allgemeinbefund eine körperliche Ertüchtigung durch Trainingsbehandlung angestrebt. Dosiertes aufbauendes Training soll in ein Programm regelmäßiger Körperhygiene mit einem Optimum an täglicher Bewegung und Muskelarbeit einmünden (entsprechend etwa 4 km Gehen pro Tag). Das Körpergewicht soll reduziert und Risikofaktoren sollen ausgeschaltet werden (s. ds. Kap., 4.3). Die Wiederaufnahme der beruflichen Tätigkeit erfolgt in jedem Einzelfall nach den besonderen Umständen, frühestens jedoch 4–6 Wochen nach dem Ereignis. Komplikationen im

Verlauf, wie Angina pectoris (s. ds. Kap., 4.4), Herzrhythmusstörungen (s. ds. Kap., 3) und Herzinsuffizienz (s. ds. Kap., 2), sowie Komplikationen durch die arteriosklerotische Grundkrankheit werden nach den dort geltenden Richtlinien behandelt. Bei Patienten unter 60 Jahren, bei weiterbestehender Ischämie mit oder ohne Angina pectoris oder hartnäckigen ventrikulären Rhythmusstörungen, chronischer Herzinsuffizienz oder bei rezidivierenden Infarkten soll 2−6 Wochen nach dem Infarkt eine selektive Koronarangiographie und Lävokardiographie durchgeführt werden, um zu prüfen, ob eine Indikation zum kardiochirurgischen Eingriff (Koronarchirurgie, Aneurysmaresektion) besteht (s. ds. Kap., 4.4.3). Die selektive Koronarangiographie kann bei anhaltender oder rezidivierender, besonders bei frühzeitig wieder auftretender Ischämie auch im akuten Infarktstadium ausgeführt werden.

1.5.3.4 Weiterbehandlung nach Krankenhausentlassung
Nach Entlassung aus stationärer Behandlung nach akutem Myokardinfarkt wird in der Bundesrepublik Deutschland eine sog. „Anschlußheilbehandlung" (AHB) über 3−6 Wochen empfohlen. Hierfür sind Rehabilitationskliniken eingerichtet. Neben der medikamentösen Therapie werden dort vor allem eine Schulung für die veränderten Lebens- und Ernährungsgewohnheiten (Nikotinentzug, cholesterinarme Ernährung) und ein aufbauendes körperliches Training ausgeführt.

Medikamentöse Langzeitbehandlung
Bei weiterbestehender Ischämie mit oder ohne Angina pectoris (auch stumme Ischämie!) werden Nitrate, Kalziumantagonisten und β-Rezeptorenblocker verwendet (s. ds. Kap., 4), sofern die ischämischen Zustände durch aortokoronare Venen-Bypass-Operation oder Koronar-Katheterballondilatation nicht behoben werden können (Indikationen s. dort). Mit β-Rezeptorenblockern kann in der Dauertherapie nach Infarkt die Lebenserwartung verbessert und die Häufigkeit des plötzlichen Herztodes (ca. 30%) und von Reinfarkten (ca. 25%) vermindert werden. Liegen keine Kontraindikationen vor, so ist eine Dauertherapie mit einem β-Rezeptorenblocker (s. ds. Kap., 4) wichtigstes Prinzip der Postinfarkt-Therapie.

Antikoagulantientherapie: Mit einer Daueranktikoagulierung mittels Dicumarolderivaten über mindestens 2 Jahre kann die Reinfarkthäufigkeit gesenkt werden. Voraussetzung ist eine konsequente Quickwerteinstellung (18−22%). Es ist hierzu erforderlich, daß zuverlässige Bestimmungsmethoden verwendet werden und daß der Patient verständig genug ist, um die Bedeutung und die Risiken einer solchen Behandlung zu verstehen. Kontraindikationen sind: mangelndes Verständnis des Patienten, keine Möglichkeit zur regelmäßigen Quickwertkontrolle, schwerere Leber- oder Magen-Darmerkrankungen, nichtkontrollierte arterielle Hypertonie.

Bei Vorliegen von Kontraindikationen können auch Thrombozytenaggregationshemmer verwendet werden. Für diese ist eine Verminderung von Komplikationen während der ersten acht Monate nach Infarkt wahrscheinlich gemacht worden. In Frage kommen Acetylsalicylsäure (Colfarit®), wahrscheinlich auch Pentoxyphyllin (Trental®). Über die Dosierungen besteht keine Einigkeit: Wahrscheinlich liegt die optimale Dosis bei 150–200 mg Acetylsalicylsäure/Tag. Unter hochdosierter Acetylsalicylsäuretherapie ist in ca. 30% der Fälle mit gastrointestinalen Nebenwirkungen, u. U. schweren Magen-Darmblutungen, zu rechnen. Bei Dosierungen von 100–200 mg/Tag sind solche Komplikationen sehr selten. Engmaschige Beobachtung erforderlich! Unter Umständen Antazida gleichzeitig geben, z. B. Gelusil®-Lac 3–4 × 1 Beutel/Tag. Bei Gastritis, Ulcera ventriculi aut duodeni oder vorausgegangenen Magen-Darmblutungen ist die Behandlung kontraindiziert, die Anwendung von Pentoxyphyllin aber möglich. Dessen protektive Wirksamkeit ist jedoch nicht so gut belegt. Behindern Blutungskomplikationen, insbesondere von seiten des Magen-Darmtraktes, eine Antikoagulantien- oder Aggregationshemmertherapie, so kann alternativ mit einer subkutanen Heparintherapie 2 × 10000 E subkutan über mehrere Wochen bis Monate behandelt werden (s. a. Kap. 7). Das Absetzen einer Antikoagulantientherapie soll stets ausschleichend erfolgen!

Liegt eine Herzinsuffizienz vor, so wird diese nach den üblichen Richtlinien behandelt (s. ds. Kap., 2, sowie 4). Herzrhythmusstörungen werden ebenfalls nach den aufgeführten Richtlinien behandelt. Eine konsequente antiarrhythmische Therapie bei ventrikulärer Extrasystolie ist jedoch nur bei hochgefährdeten Patienten indiziert (vorausgegangener Herzstillstand ohne oder mit intramuralem Infarkt, ventrikuläre Arrhythmien der Lown-Klasse IV B mit zahlreichen Couplets oder Salven, symptomatische Kammertachykardie, Myokardinfarkt mit neu aufgetretenem Schenkelblock und vertrikulärer Extrasystolie). Bezüglich der Wahl des Antiarrhythmikums s. oben sowie ds. Kap., 3.

2 Herzinsuffizienz

Definition: Unfähigkeit des Herzens, trotz ausreichenden venösen Blutangebots die Bedürfnisse des Organismus zu befriedigen. *Manifeste Herzinsuffizienz:* Symptome der Herzinsuffizienz liegen bereits in Ruhe bzw. bei leichten, alltäglichen Belastungen vor. *Latente Herzinsuffizienz:* Beanspruchungen führen die Symptome der Herzinsuffizienz herbei; unter Ruhebedingungen bilden diese sich wieder zurück. *Systolische oder Kontraktionsinsuffizienz:* Herzinsuffizienz durch mangelnde myokardiale Kontraktionsleistung (übliche Form). *Diastolische oder Relaxationsinsuffizienz:* bedingt durch temporäre oder dauernde Behinderung der diastolischen Erschlaffung und damit ungenügende Füllung des oder der Ventrikel.

Herzinsuffizienz

2.1 Ätiopathogenese

Herzinsuffizienz kann eintreten durch äußere Überlastung bei nicht vorgeschädigtem Herzmuskel durch Druckbelastung, z.B. durch arterielle oder pulmonale Hypertonie, Aortenstenose, Pulmonalstenose sowie durch Volumenbelastung, z.B. durch exzessive Natrium- und Flüssigkeitszufuhr, Mitralinsuffizienz, Aorteninsuffizienz, Trikuspidalinsuffizienz. Herzinsuffizienz kann auch bei normaler oder sogar bei reduzierter Belastung des Herzens durch primär myokardiale Erkrankungen ausgelöst werden, z.B. Myokarditis, Kardiomyopathie, Myokardinfarkt, toxische Myokardschädigung, etwa bei gramnegativem oder septischem Schock u.a. Kombinierte Formen kommen vor. Eine Überlastung des Herzmuskels kann oft lange Zeit durch kompensatorische Mechanismen (Hypertrophie, erhöhter Sympathikotonus, Vermehrung des zirkulierenden Blutvolumens) abgefangen oder „kompensiert" werden. Zusätzliche Belastungen gleich welcher Art können dann den Zustand der Herzinsuffizienz oder der „Dekompensation" herbeiführen. Zusätzliche Belastungen, die auch aus der natürlichen Progredienz der zugrundeliegenden Erkrankung resultieren können, kommen gleichermaßen als Ursache für „Therapieresistenz" einer Herzinsuffizienz in Betracht und sind daher besonders zu beachten (s. Tab. 8). „Diastolische" Herzinsuffizienz entsteht als reversible Form infolge regionaler oder globaler Ischämie. Sie ist dauerhaft gegeben durch Myokardversteifung durch Hypertrophie, Vernarbung des Myokards, Amyloidablagerung oder endokardiale oder perikardiale Konstriktion.

2.2 Klinik

Die Symptomatologie der Herzinsuffizienz ergibt sich aus der Grundkrankheit und der Reaktionsweise von Herz und Kreislauf. Sie läßt sich in 3 Gruppen aufgliedern und ist für systolische und diastolische Herzinsuffizienz wie auch für die Mischformen gleich:
a) *Folgen reduzierter Förderleistung:* Müdigkeit, Schwäche, eingeschränkte Leistungsfähigkeit, Dyspnoe, Ödem.
b) *Folgen der Stauung* vor der linken bzw. der rechten oder beiden Herzkammern: Protodiastolischer Galopprhythmus, Orthopnoe, Lungenstauung, Lungenödem: Venendruckerhöhung, Leberstauung, Ödeme, Aszites. Cheyne-Stokes-Atmung resultiert als Folge von Stauung *und* reduzierter Förderleistung.
c) *Kompensationsmechanismen:* Herzvergrößerung, Tachykardie, präsystolischer Galopp, Natrium- und Wasserretention (erhöhter Sympathikotonus, Aktivierung des Renin-Angiotensin-Aldosteron-Systems).

Schließlich wird es für die Therapieplanung bedeutsam sein, ob eine Links- oder/und eine Rechtsherzinsuffizienz vorliegt. Im ersteren Falle steht die Lungenstauung im Vordergrund, im zweiten die Stauung im großen Venensystem (Halsvenen, Leber), im Falle der Rechtsherzinsuffizienz bei Mitralstenose zusammen mit Lungenstauung. Die Folgen der reduzierten Förderleistung (s. unter a) und die Kompensationsvorgänge (s. unter b) treffen in beiden Fällen zu. Ursachen für Linksherzinsuffizienz (Hypertonie, Koronarerkrankung, Myokarderkrankung, Aorten- und/oder Mitralfehler, Tab. 8) bzw. für Rechtsherzinsuffizienz (Pulmonalhypertonie, Lungenembolie, Mitralstenose, Pulmonalstenose, Vorhofseptumdefekt, Tab. 8) müssen differenziert und in die Therapieplanung einbezogen werden.

d) *Diagnostik:* Symptomatik, Galopprhythmus, Lungenstauung, Venenstauung, u.U. Leberstauung, Herzvergrößerung (Thorax-Röntgen), Kammervergrößerung und reduzierte zirkumferentielle Faserverkürzungsgeschwindigkeit (V_{CF}) und reduzierte ($< 55\%$) Austreibungsfraktion der linken Herzkammer im Echokardiogramm, fehlende Zunahme der Austreibungsfraktion unter Belastung.

2.3 Therapie

Behandlungsziel: Die therapeutischen Maßnahmen konzentrieren sich auf:

a) *Entlastung des Herzens:* Ruhe, Senkung des Füllungsdruckes durch Lagerung, Vasodilatantien, Diurese, Aderlaß; arterielle oder pulmonalarterielle Drucksenkung, Regularisierung des Herzrhythmus.

b) *Stärkung der Kontraktionskraft des Herzmuskels:* Digitalis, Katecholamine, Phosphodiesterasehemmstoffe, intraaortale Ballongegenpulsation. Indirekt auch infolge einer Verkleinerung des Herzens durch die Maßnahmen der Gruppe a („Pseudo-Inotropie").

c) *Elimination auslösender oder die Herzinsuffizienz unterhaltender* Faktoren s. Tabelle 8.

d) Eine Differentialtherapie bezüglich einer „systolischen" bzw. „diastolischen" Herzinsuffizienz gibt es heute noch nicht. Wohl aber können ACE-Inhibitoren (s. dort) und auch Sympathikomimetika die myokardiale Relaxation günstig beeinflussen. Digitalisglykoside sind in dieser Hinsicht unwirksam.

Tabelle 8: Auslösemechanismen und unterhaltende Faktoren bei Herzinsuffizienz

1. Myokardläsion (Myokarditis, Koronarerkrankung, Infarkt, Kardiomyopathie, Amyloidose, schwere konzentrische Hypertrophie)
2. Herzklappenfehler oder Shunt
3. Arterielle Hypertonie
4. Pulmonale Hypertonie
5. Bronchopulmonale Erkrankungen
6. Anämie, Fieber
7. Hyperthyreose
8. Bakterielle Endokarditis mit Herzklappenzerstörung
9. Herzrhythmusstörungen
10. Lungenembolie
11. Therapie nicht wirksam, nicht eingehalten oder Medikamenten-Nebenwirkungen (Digitalis-Intoxikation, β-Rezeptorenblocker, Antiarrhythmika)
12. Natrium- bzw. Flüssigkeitsretention (Diätfehler, Infusionen, Medikamente nicht eingenommen oder unwirksam)

2.3.1 Allgemeinmaßnahmen

a) *Bettruhe:* Physische und psychische Entlastung werden der Schwere der Herzinsuffizienz angepaßt (Bettruhe, Umgebungs- bzw. Berufswechsel). Bettruhe bei akuter Linksherzinsuffizienz mit angehobenem Oberkörper (10–30°). Bettruhe allein kann Diurese und Rekompensation bewirken. Aus dem Verschwinden von Ödemen darf man aber noch nicht auf Erfolg schließen! Umverteilung von Ödemflüssigkeit erfolgt rasch! Körpergewicht kontrollieren! Die Dauer der Bettruhe wird vom Rückgang des Galopprhythmus und der Herzvergrößerung abhängig gemacht. Eher längere als weniger lange Bettruhe einhalten! Bei chronischer Herzinsuffizienz u. U. intermittierende Perioden von Bettruhe einhalten, evtl. verbunden mit Obst-Reis-Tagen (s. u.). Das Körpergewicht soll nach Ödemausschwemmung stabilisiert sein. Es ist gleichzeitig wichtiger Indikator für die Kontrolle des Verlaufs. Regelmäßig wiegen! Antikoagulantien (s. Kap. 7, 5) stets bei Bettruhe und bei Ödemausschwemmung zur Prophylaxe thromboembolischer Komplikationen. Am besten Heparin p. infus. (s. Kap. 7, 5).

b) *Natriumrestriktion:* Einschränkung der Kochsalzzufuhr wirkt der für die Herzinsuffizienz typischen Natriumretention entgegen und ist wichtigstes Prinzip der Herzinsuffizienztherapie. Auch durch die Einführung wirksamer Diuretika hat diese alte Behandlungsmethode nur wenig an Bedeutung verloren. Natriumrestriktion kann in vielen Fällen chronischer Herzinsuffizienz die diuretische Therapie ersetzen, in anderen wird sie sie ergänzen. Sogenannte „Therapieresistenz" beruht nicht selten auf ungenügender Natriumrestriktion. „Normale Ernährung" enthält 5−15 g NaCl/Tag. Vermeidet man zusätzliches Salzen, so kann die tägliche Salzzufuhr auf 3−5 g gesenkt werden. Praktische Durchführung einer kochsalzarmen Kost s. Kap. 4.

c) *Obst-Reis-Tage:* An 1−2 Tagen/Woche nur wassergekochten Reis mit kaliumreichem Obst essen. Hierdurch können pro Obst-Reis-Tag 1−2 kg Flüssigkeit eliminiert werden. Diätetische Natriumrestriktion erübrigt die Einschränkung der *Wasserzufuhr*. Diese richtet sich nach dem Durst, soll aber 1500−2000 ml/Tag nicht überschreiten. *Wichtig:* Natriumverdünnungssyndrom (hypotone Hyperhydratation) bei zu reichlicher Wasserzufuhr unter Natriumrestriktion und/oder Natriumverlust (Schwitzen, renaler Natriumverlust) kann bei hohen Außentemperaturen und zu reichlicher Wasserzufuhr vorkommen. Gegenmaßnahmen s. Kap. 4, 5.1.3 und Kap. 8, 2.4.1. Unter hochdosierter, langdauernder diuretischer Therapie und Natriumrestriktion kann eine gefährliche Hyponatriämie auftreten. Lockerung des Regimes ist die einzige therapeutische Möglichkeit und muß auch um den Preis einer Verschlechterung der Herzinsuffizienz versucht werden. Manchmal gelingt die Korrektur der Hyponatriämie durch Einsatz von ACE-Hemmern, z. B. Captopril (Lopirin®) 3 × 6,25−25 mg p. o. Natriumzufuhr (10% NaCl oral oder als Tropfinfusion) kann versucht werden.

d) *Kaliumzufuhr:* Diätetische oder medikamentöse Kaliumzufuhr ist bei Herzinsuffizienz mit sekundärem Hyperaldosteronismus sowie unter diuretischer Therapie zweckmäßig, vielfach unentbehrlich, da Kaliummangel generell die Arrhythmiebereitschaft und die Glykosidempfindlichkeit erhöht. *Vorgehen:* Kaliumreiche Früchte und Fruchtsäfte, Kalinor®-Brause-Tbl., Rekawan®-Granulat 20−80 mval/Tag (s. auch Kap. 4).

e) *Magnesiummangel* spielt wahrscheinlich bei der chronischen Herzinsuffizienz eine Rolle, zumindest in der Arrhythmieentstehung. Genaue Kenntnisse fehlen. Auf jeden Fall, u. U. auch vorsorglich, sollte bei erniedrigtem Serum- und/oder Erythrozytenmagnesium Magnesium diätetisch und/oder medikamentös zugeführt werden (Magnesium Verla®, Biomagnesin®, Tromcardin®). Einzelheiten s. Kap. 4 sowie Kap. 8.

2.3.2 Vasodilantien

Sowohl die akute als auch die chronische Herzinsuffizienz können mit Vasodilatantien wirkungsvoll behandelt werden. Durch eine venöse, arterioläre oder eine kombinierte Gefäßerweiterung wird das insuffiziente Herz entlastet.

Die venöse Gefäßerweiterung vermindert den venösen Rückstrom zum Herzen, reduziert damit die Kammerfüllung und verbessert durch verminderte Kammerwandspannung und -radius die Arbeitsbedingungen für das insuffiziente Myokard. Gleichzeitig wird die Lunge entlastet, der pulmonale Gaswechsel erleichtert und die Atemarbeit verringert.

Arterioläre Dilatation senkt den Auswurfwiderstand des Herzens und führt so direkt zu einer Verbesserung der Auswurfleistung (Zunahme des Herzminutenvolumens, Zunahme der Austreibungsfraktion). Hierdurch kommt es ebenfalls zu einer Abnahme der Kammerdimensionen mit verbesserten Arbeitsbedingungen und besserer Herzleistung (Pseudo-Inotropie). Gleichzeitig wird durch die arterioläre Vasodilatation die Durchblutung der Organe verbessert. Dies wird substanzspezifisch für die unterschiedlichen Organbezirke verschieden stark ausgeprägt sein. Dieser Aspekt der Vasodilatantienwirkung muß differentialtherapeutisch beachtet und auch hinsichtlich von Nebenwirkungen in Rechnung gestellt werden (s. unten).

Die medikamentös induzierte Verringerung des venösen Blutangebotes an das Herz oder des Auswurfwiderstandes oder beider in Kombination führt zu Anpassungsvorgängen an Herz und Kreislauf, ohne die es zu einem u. U. gefährlichen Sinken des Aortendruckes kommen kann. Im Zustand der Herzinsuffizienz ist das Füllungspotential des Herzens so groß, daß eine Verminderung der Vorlast das Herzminutenvolumen nicht drosselt, sondern eher steigert. Eine Senkung des Gesamtgefäßwiderstandes wird bei dem erhöhten Füllungspotential des insuffizienten Herzens sofort von einer Erhöhung der Auswurfleistung beantwortet, so daß der Aortendruck nicht wesentlich beeinflußt wird. Dies bedeutet, daß vor Einsatz dieser Substanz die Diagnose einer Herzinsuffizienz *sicher* sein muß. Ferner muß beachtet werden, daß nicht jedes erkrankte Herz in der Lage ist, auf eine Verringerung der Füllung mit einer Vergrößerung der Auswurfleistung zu reagieren (Myokardfibrose, Perikardkonstriktion, Perikardtamponade, höhergradige Herzklappenstenosen).

Wichtig: Vor Einleitung einer Vasodilatantientherapie muß die Diagnose einer Herzinsuffizienz gesichert sein. Ferner muß insbesondere nach der 1. Dosis, aber auch bei Dosiserhöhungen im Verlauf der Blutdruck sorgfältig überwacht werden. Stark wirkende Diuretika sollen vor Einleitung der Vasodilatantientherapie nicht gegeben bzw. mindestens 24 h zuvor abgesetzt werden.

2.3.2.1 Indikationen

a) *Akute Herzinsuffizienz:* Lungenödem bei Hypertonie, koronarer Herzkrankheit, akutem Myokardinfarkt, Kardiomyopathie, Herzklappenfehlern. Besonders gut ist die Wirkung arteriolär wirkender Vasodilatantien bei regurgitierenden Herzklappenfehlern (Mitralinsuffizienz, Aorteninsuffizienz, Herzwandaneurysma), aber auch bei Erkrankungen mit hohem peripherem Gefäßwiderstand (Hypertonie). Bei akuter Rechtsherzinsuffizienz infolge primär vaskulärer Pulmonalhypertonie oder Lungenembolie, können Vasodilatantien nur mit größter Vorsicht und unter invasiver Überwachung des Pulmonalarterien- und des Arteriendruckes eingesetzt werden. *Begründung:* Es muß sichergestellt sein, daß der Gesamtgefäßwiderstand nicht stärker sinkt als der grundsätzlich weniger ansprechbare pulmonale Gefäßwiderstand, da es in diesem Falle zu gefährlichem Blutdruckabfall kommen kann.

b) *Chronische Herzinsuffizienz:* Linksherzinsuffizienz, Globalinsuffizienz bei Hypertonie, koronarer Herzkrankheit, Kardiomyopathie und Herzklappenfehlern, v. a. dann, wenn Aorten- und/oder Mitralinsuffizienz vorliegt. Bei ausgedehnter Myokardfibrose, Amyloidose, Perikardkonstriktion ist die Ansprechbarkeit des Herzens auf die periphere Entlastung grundsätzlich eingeschränkt und daher die Therapie mit diesen Pharmaka nur wenig erfolgversprechend. Sie kann jedoch mit kleinen Dosierungen versucht werden, hier vor allem zum Zwecke einer Verbesserung der Organdurchblutung (arteriolär wirkende Vasodilatantien).

c) *Chronische Rechtsherzinsuffizienz bei Cor pulmonale:* Pulmonalhypertonie bei Lungenerkrankungen bei rezidivierenden Lungenembolien oder bei primär vaskulärer Pulmonalhypertonie kann therapeutisch nur schwer beeinflußt werden. Manchmal gelingt jedoch eine pulmonalarterielle Widerstandssenkung. Auch hier gilt, wie oben für die akute Herzinsuffizienz erwähnt, daß nur unter direkter Messung und Überwachung des Pulmonalarterien- und des Arteriendruckes der geeignete Vasodilatator und seine Dosis gesucht werden müssen. Am meisten Erfolg verspricht bei diesem Krankheitsbild eine Therapie mit dem Kalziumantagonisten Diltiazem (Dilzem®) $3-4\times60-90$ mg p.o. Es kann aber auch der Kalziumantagonist Nifedipin (Adalat®) $3\times10-40$ mg p.o. oder ein ACE-Inhibitor, z.B. Captopril (Lopirin®) $3\times6{,}25-3\times50$ mg p.o., versucht werden.

2.3.2.2 Kontraindikationen

Hochgradige Herzklappenstenosen, niedriger arterieller Blutdruck (< 90 mmHg systolisch), es sei denn, es handelt sich um Schock oder Präschock. Hier Vorgehen nach den Richtlinien, wie unter 1.2.3 gegeben, mit invasiver Überwachung von Blutdruck und Herzfrequenz.

Kontraindikation für ACE-Hemmer: Doppelseitige Nierenarterienstenose. Ferner sind substanzeigene Kontraindikationen zu beachten: z.B. schwerer Nitrat-Kopfschmerz, LE-Zellphänomen unter Hydralazin, angioneurotisches Ödem unter ACE-Inhibitoren.

2.3.2.3 Praktisches Vorgehen

a) *Akute Herzinsuffizienz*

Nitroglyzerin sublingual oder per infusionem (s.ds. Kap., 1.3). Die Nitrattherapie ist bei allen Formen der akuten Linksherzinsuffizienz die bevorzugte

Sofortmaßnahme. Wahrscheinlich können jedoch auch *ACE-Inhibitoren* intravenös bei diesem Krankheitsbild mit Vorteil eingesetzt werden, z. B. beim akuten Myokardinfarkt. Literatur beachten! Nitrate und ACE-Inhibitoren sind bei akuter Herzinsuffizienz infolge koronarer Herzerkrankung mit Vorteil einzusetzen, da sie die Koronardurchblutung günstig beeinflussen. Vorgehen bei akuter Herzinsuffizienz mit Schock s. ds. Kap., 1.2.3. In dieser Situation wird das besonders leicht steuerbare *Nitroprussidnatrium* per infusionem bevorzugt.

b) *Chronische Herzinsuffizienz*
Am besten wirken die *Angiotensin-Converting-Enzym-Inhibitoren* Captopril (Lopirin®), 3 × 6,25−25 mg p. o., oder Enalapril (Pres®, tensobon®, Xanef®) 1−2 × 5−20 mg p. o. Bei Therapieeinleitung stets sehr niedrige Dosis (6,25 mg Captopril oder 2,5 mg Enalapril) wählen. Das Verhalten des Blutdrucks auf der Höhe der Wirkung, d. h. 1 bzw. 3 h nach Einnahme, überprüfen! Man muß beachten, daß die zur Behandlung der Herzinsuffizienz notwendigen Dosierungen sehr viel niedriger als diejenigen zur Behandlung der Hypertonie sind (nur 50% oder noch weniger).

ACE-Inhibitoren sind für eine Dauertherapie sehr gut geeignet. Sie verbessern Befindlichkeit, Leistungsfähigkeit und Lebenserwartung bei chronischer Herzinsuffizienz. Sie wirken antiarrhythmisch durch Hemmung der peripheren Noradrenalin-Freisetzung, haben eine gewisse diuretische Wirkung und wirken einer Hyponatriämie entgegen. Die volle Wirkung entfaltet sich nur langsam, d. h. über Wochen. Nebenwirkungen sind selten. Es kommen jedoch neben der für alle Vasodilatantien möglichen Hypotonie Geschmacksstörungen, Hüsteln, selten auch Hautveränderungen, sehr selten angioneurotisches Ödem oder bei allergisch disponierten Individuen auch Agranulozytose vor. In diesem Falle sofort absetzen! Ein leichter Kreatinin-Anstieg tritt häufig ein und ist belanglos. Bei Niereninsuffizienz bei Kreatinin-Werten > 2 mg/dl wird die Dosis halbiert; bei Kreatinin > 4 mg/dl werden ACE-Hemmer nicht gegeben. Eine strikte Kontraindikation besteht bei Nierenarterienstenosen.

Wenn ACE-Hemmer nicht oder nur ungenügend wirksam sind, kann auch die Kombination eines *lang wirkenden Nitrats* (Isosorbiddinitrat, z. B. isoket® retard 1 × 120 mg/Tag p. o., oder Isosorbid-5-Mononitrat (s. ds. Kap., 4.4) mit *Hydralazin* oder Dihydralazin (Nepresol®) 3−4 × 25−50 mg p. o. gegeben werden. Hydralazin oder Dihydralazin wirken sehr stark widerstandssenkend und sind daher bei regurgitierenden Klappenfehlern manchmal besonders gut wirksam. Die ungünstigen Wirkungen dieser Substanz auf den Koronarkreislauf (Steal-Phänomene!) werden durch die gleichzeitige Gabe des Nitrats aufgehoben. Hydralazin oder Dihydralazin alleine ist bei koronarer Herzkrankheit kontraindiziert.

Auch diese Kombination ist gut für eine Dauertherapie geeignet. Es muß jedoch beachtet werden, daß bei hohen Nitratdosen Toleranz eintreten kann.

Dies wird durch intermittierende Gabe weitgehend vermieden (ca. 8 h pro Tag soll der Nitrat-Plasmaspiegel < 50 ng/ml liegen, entsprechend einer einmal täglichen Dosis eines modernen retardierten Isosorbiddinitrat- oder Isosorbid-5-Mononitrat-Präparates). Bei Dauerapplikation von Hydralazin in Dosen über 150 mg/Tag können Fieber und gelegentlich LE-Zell-Phänomene eintreten. In diesem Falle muß die Substanz abgesetzt werden.

α-*blockierende Substanzen* wie Prazosin (Minipress®), 2−3×2−4 mg p.o., werden zur Behandlung der Herzinsuffizienz nur in Ausnahmefällen verwendet, da die Wirkung inkonstant ist und häufig bei Dauertherapie ein Wirkungsverlust beobachtet wird.

Kalziumantagonisten haben bei der Behandlung der Herzinsuffizienz nur in Sonderfällen Bedeutung: Wegen der ihrer Wirkung inhärenten negativ-inotropen Eigenschaft kann es bei allen Kalziumantagonisten zu einer Verschlechterung der Herzinsuffizienz kommen. Ihr Einsatz ist nur gerechtfertigt, wenn nur hiermit zu kontrollierende ischämische Zustände vorliegen (s. ds. Kap., 4.4). Ein Sonderfall der Anwendung ist die Rechtsherzinsuffizienz bei primär vaskulärer Pulmonalhypertonie, Cor pulmonale oder rezidivierenden Lungenembolien. Bei diesen Formen der Herzinsuffizienz kann manchmal mit Diltiazem (Dilzem®) 3×60−90 mg p.o., noch seltener mit Nifedipin (Adalat®) 4×10−20 mg p.o. eine Widerstandssenkung im kleinen Kreislauf erreicht werden, die zu einer Besserung der Herzinsuffizienz führt. Besondere Maßnahmen bei Therapieeinleitung siehe oben.

Vasodilatantien werden bei chronischer Herzinsuffizienz meistens zusammen mit Diuretika und Digitalisglykosiden gegeben. Bei der Kombination von ACE-Inhibitoren mit Diuretika muß beachtet werden, daß es bei Verwendung von kaliumsparenden Diuretika, insbesondere von Aldosteronantagonisten, z.B. Spironolacton, zu Hyperkaliämie und/oder einer raschen Verschlechterung der Nierenfunktion kommen kann. Diese Kombinationen sind daher kontraindiziert. Bei geringem Diuretikabedarf werden Vasodilatantien mit Thiazid-Diuretika, bei schwereren Fällen mit Schleifendiuretika kombiniert (s. Kap. 4).

Eine wirksame und dauerhafte Vasodilatation kann auch durch $β_2$-*stimulierende Sympathikomimetika* (Dobutamin in hoher Dosierung) wie auch durch *Phosphodiesterase-Hemmstoffe* wie Amrinon (Vincoram®) erreicht werden. Da diese Stoffe gleichzeitig inotrop wirken, hat man an sie große Hoffnungen geknüpft. Ihr Anwendungsbereich bleibt jedoch heute auf die akute Herzinsuffizienz beschränkt (s. ds. Kap., 1.2). Für die chronische Herzinsuffizienz sind die Wirksamkeit und die Therapiesicherheit dieser Substanzen bisher nicht nachgewiesen worden. Auch Versuche zur Beeinflussung einer chronischen Herzinsuffizienz durch intermittierende Infusion von Sympathikomimetika oder Phosphodiesterase-Hemmern haben keine befriedigende Erfolge gebracht. Literatur beachten!

2.3.3 Glykosidtherapie

Die Digitalisglykoside haben seit Einführung der Vasodilatantientherapie als Mittel zur Behandlung der Herzinsuffizienz an Bedeutung verloren. Die wesentlichen therapeutischen Eigenschaften sind die Steigerung der myokardialen Kontraktionskraft (Inotropie) und die Verlangsamung der Kammerfrequenz bei Vorhofflimmern. Sie sind bei den verschiedenen Glykosiden prinzipiell gleich. Unterschiede bestehen hinsichtlich der Resorbierbarkeit, der Raschheit des Wirkungseintritts sowie der Eliminationsroute und der Eliminationsgeschwindigkeit (Abklingquote), s. auch Tabellen 9 und 10.

Indikationen

Herzinsuffizienz mit vergrößertem linken Herzen (Hypertonie, Koronarerkrankung, Aortenstenose, schwere Aorteninsuffizienz, Mitralinsuffizienz). Vorhofflimmern oder -flattern mit absoluter Arrhythmie und rascher Kammerfrequenz gleich welcher Genese.

Bei *Myokarditis* und *kongestiven Myokardiopathien* ist vielfach die Digitaliswirkung gering und die Empfindlichkeit gegenüber Digitalis hoch. Liegt eine Herzinsuffizienz vor, so ist der Ansatzpunkt aber klar und damit die Indikation gegeben. *Ausnahme:* Idiopathische, hypertrophische, subvalvuläre Aortenstenose, die einzige Kontraindikation zur Digitalisbehandlung (s. unten). Bei der *Koronarkrankheit* mit Angina pectoris wie Infarkt wird Digitalis nur bei Herzinsuffizienz oder bei Vorhofflimmern mit absoluter Arrhythmie und rascher Kammerfrequenz gegeben. Beachte die besonderen Erscheinungsformen der Insuffizienz bei chronischer Koronarkrankheit (s. ds. Kap., 4)! Die Digitalisempfindlichkeit kann auch bei dieser Erkrankung erhöht sein. *Altersherz* ohne nachweisbare Herzinsuffizienz: Sichere Beweise für die therapeutische Wirkung der Glykoside fehlen. Gleiches trifft für die *prophylaktische, präoperative Digitalisbehandlung* Herzgesunder zu, wie auch für die Digitalisbehandlung bei zerebralen Durchblutungsstörungen ohne nachweisbare Herzinsuffizienz. Hierfür gibt es keine gesicherte Basis. Sie bleibt der individuellen Entscheidung vorbehalten. *Ausnahme:* Supraventrikuläre Extrasystolen als Vorläufer von Vorhofflimmern oder rezidivierendes Vorhofflimmern.

Die geringe und nur ungenau abschätzbare therapeutische Breite der Glykoside erfordert es, daß man sich über die Indikation Gedanken macht und unkritischen Einsatz vermeidet.

Therapeutische Anwendung

Die Glykosidwirkung ist von zahlreichen, schwer oder gar nicht übersehbaren Faktoren abhängig, die überdies im Verlauf stark wechseln können. Nebenwirkungen sind häufig und nicht vorhersehbar. Für die Digitaliswirkung gibt es kein Maß. Man orientiert sich am klinischen Gesamtbild (Rückgang der Symptome der Herzinsuffizienz). Am ehesten kann noch die Beeinflussung der Kammerfrequenz bei Vorhofflimmern als Anhaltspunkt benutzt werden, obgleich auch sie zahlreichen Störfaktoren ausgesetzt ist und überdies indirekt, d.h. zentral

Tabelle 9: Digitalisglykoside

Glykosid	Tablettengröße und Kennzeichnung	Resorption	Sättigungsdosis	Abklingquote	Erhaltungsdosis
Digitoxin (Digimerck®)	0,1 mg, 0,07 mg (klein, weiß)	90%	1,4–1,8 mg	7%	0,07–0,1 mg (1 Dosis)
Digoxin (Lanicor®)	0,25 mg (weiß)	70–80%	1,2–1,6 mg	20%	0,25 i.v. 0,25–0,375 mg p.o. (2 Dosen)
Acetyldigoxin (Novodigal®)	0,2 mg, 0,1 mg (weiß, N)	90%	1,2–1,6 mg	20%	0,2–0,3 mg (1–2 Dosen)
Methyldigoxin (Lanitop®)	0,1 mg, 0,05 mg (klein, gelb)	95%	1,2–1,6 mg	20%	0,1–0,2 mg (2 Dosen)
Lanatosid C (Cedilanid®)	0,25 mg (Dragees) auch als Tropfen!	30%	1,6 mg	25%	2–3 × 0,25 mg (= 2–3 Drg.) 3 × 5–10 Tropfen
Strophanthin (Kombetin®, Strophosid®)	(nur i.v.)	3%	0,6 mg	40%	2–3 × 0,125 mg i.v. (2–3 Dosen)

Tabelle 10: Vorschläge für die Digitalisierung und Erhaltungsdosis

Glykosid	Sättigung rasch	Sättigung mittelschnell	Sättigung langsam	Erhaltungsdosis	Bemerkungen
Digitoxin*	1. Tag 3 × 0,4 mg 2. Tag Erh.dosis	1. Tag 5 × 0,1 mg 2. Tag 4 × 0,1 mg 3. Tag 3 × 0,1 mg	5 Tage 0,3 mg dann Erh.dosis	0,07–0,1 mg	Achtung: volle Wirkung verzögert, u. U. erst nach 2–3 Wochen!
Digoxin*	1. Tag 3 × 0,5 mg 2. Tag Erh.dosis	1. Tag 2 × 0,5 mg 2. Tag 2 × 0,25 mg 3. Tag Erh.dosis	Erh.dosis	0,25–0,375 mg p. o. 0,125–0,25 mg i. v.	bei Nierenerkrankungen Erh.dosis halbieren!
Acetyl-digoxin	1. Tag 3 × 0,4 mg 2. Tag 2 × 0,2 mg 3. Tag Erh.dosis	1. Tag 4 × 0,2 mg 2. Tag 2 × 0,2 mg 3. Tag Erh.dosis	Erh.dosis	0,2–0,3 mg p. o. oder i. v.	sehr gute Resorption, im übrigen wie Digoxin
Methyl-digoxin	1. Tag 4 × 0,3 mg 2. Tag 2 × 0,2 mg 3. Tag Erh.dosis	1. Tag 4 × 0,1 mg 2. Tag 4 × 0,1 mg 3. Tag 4 × 0,1 mg	Erh.dosis	0,1–0,2 mg p. o. oder i. v.	sehr gute Resorption, im übrigen wie Digoxin
Lanatosid C	1. Tag 4 × 0,5 mg 2. Tag Erh.dosis	1. Tag 3 × 0,5 mg 2. Tag 2 × 0,5 mg 3. Tag Erh.dosis	Erh.dosis	2 × 0,25 mg	Erh.dosis in 2–3 Tagesdosen
Strophantin	1. Tag 3 × 0,25 mg 2. Tag Erh.dosis	1. Tag 2 × 0,25 mg 2. Tag 3 × 0,125 mg	Erh.dosis	2–3 × 0,125 mg i. v.	rasche Sättigung innerhalb 3–4 h möglich

* Plasmaspiegel im therapeutischen Bereich: 10–20 ng/ml (Digitoxin), 0,5–2 ng/ml (Digoxin). Werte abhängig von der Bestimmungsmethode. Örtlich gebräuchliche Methode berücksichtigen!

vermittelt ist. Frequenzverlangsamung bei Sinusrhythmus ist zur Beurteilung der Digitaliswirkung *nicht geeignet*. Spezifische ST-/T-Veränderungen im EKG sind ebenfalls zur Beurteilung der Digitaliswirkung ungeeignet.

Auswahl des geeigneten Glykosids
Da die myokardialen und die zentralnervösen Wirkungen bei den verschiedenen Digitalisglykosiden grundsätzlich gleich sind, erfolgt die Auswahl nur nach Wirkungseintritt, Applikationsweg (i.v. oder oral), Wirkungsdauer (Abklingen bzw. Gleichmaß der Wirkung) sowie dem Eliminationsweg (renal oder hepatisch-enteral).
Digoxin und verwandte Glykoside werden am meisten verwendet. Sie sind relativ kurz wirksam und daher gut steuerbar, jedoch von einer intakten Nierenfunktion in der Elimination abhängig.
Digitoxin wird dann gewählt, wenn ein rascher Wirkungseintritt nicht benötigt wird und wenn ein hohes Gleichmaß der Wirkung (chronisches Vorhofflimmern mit absoluter Arrhythmie) wichtig ist. Bei Niereninsuffizienz bietet Digitoxin höhere Sicherheit wegen seiner gastrointestinalen bzw. hepatischen Elimination.
Digitalisierung: s. Tab. 10.
Therapiekontrolle: Nach klinischem Bild und/oder Herzfrequenz (bei Vorhofflimmern). Die Bestimmung von Glykosid-Plasmaspiegeln kann in Zweifelsfällen nützlich sein.

Nebenwirkungen
Digitalisnebenwirkungen sind häufig. Sie werden bei 5–15% aller digitalisbehandelten Patienten beobachtet. Sie sind eng mit dem Kaliumhaushalt verknüpft: Stets Serumkalium bzw. Kaliumbilanz prüfen! Diuretika! Beachte: Unter Digitalistherapie allein kann es zur Kaliumverarmung kommen. Bei akuter Digitalisintoxikation kann Hyperkaliämie eintreten. Bei Digoxinbehandlung muß die Nierenfunktion (Kreatininclearance) beachtet werden. (Digoxin-Dosis halbieren bei Kreatinin > 1,5 mg/dl, besser auf Digitoxin übergehen!).
Wichtig: Treten im Verlauf einer Glykosidbehandlung Überdosierungserscheinungen auf, so muß stets deren Ursache gesucht werden: Zu hohe Erhaltungsdosis? Dosis geändert? Verbesserte Resorption bei Rückgang der Herzinsuffizienz? Nierenfunktionsstörungen? Diuretikatherapie mit Kaliumverlust? Medikamenteninterferenzen (z.B. Chinidin)?
Bei chronischer Digitalisbehandlung muß berücksichtigt werden, daß mit steigendem Lebensalter die therapeutische Breite abnimmt durch Verlangsamung der Eliminationsgeschwindigkeit (altersbedingte Abnahme der Kreatininclearance), während gleichzeitig die Digitalisempfindlichkeit zu- und u.U. der Kaliumbestand abnimmt.

Wichtig: Digitalisbedingte Arrhythmien (Extrasystolie, AV-Block, Vorhoftachykardie mit Block) können jede Erscheinungsform annehmen! Sie sind immer gefährlich! Überdies können sie eine bestehende Herzinsuffizienz verschlechtern. Es gibt keine Vorzeichen, die das Auftreten von Arrhythmien signalisieren, auch nicht gastrointestinale oder zentralnervöse Nebenwirkungen. Dennoch wird man bei deren Auftreten besonders aufmerksam sein.

Gastrointestinale Nebenwirkungen sind häufig: Appetitstörungen, Übelkeit, Erbrechen, Durchfall. Auslösung vornehmlich durch zentral-vermittelte Vaguswirkung. Lokale Reizwirkung ist von untergeordneter Bedeutung.
Zentralnervöse Störungen: Depressionen, Schwindel, Kopfschmerz, psychotische Störungen.
Sehstörungen: Unscharfes Sehen, Farbensehen (meist gelb), Lichthöfe, Doppeltsehen, Skotome, insbesondere Flimmerskotome.
Gynäkomastie tritt nur nach langdauernder Digitalistherapie ein.
Allergien und *Hautreaktionen* sind äußerst selten.
Bei akuter Digitalisüberdosierung kann Hyperkaliämie vorkommen!
Unter Dauertherapie tritt ein Kaliumverlust ein.

Behandlung der Digitalisnebenwirkungen

Bei ungefährlichen Manifestationsformen *Dosisreduktion* bzw. *mehrtägige Digitalispause* unter sorgfältiger Beobachtung. *Wichtig:* Die Digitalispause muß u. U. bis zu 2 Wochen ausgedehnt werden, auch wenn nur ein mittellang wirkendes Digoxinderivat verwendet worden war. Dabei kann eine Herzinsuffizienz wieder auftreten oder sich verschlechtern. Deren Kontrolle muß dann durch Ruhe oder Intensivierung der diuretischen Therapie (Kaliumverluste beachten!) bzw. mit Vasodilatantien (s. ds. Kap. 2.3.2) versucht werden.
Auch bei *digitalisbedingten Herzrhythmusstörungen* genügt gewöhnlich eine Digitalispause, allerdings unter Monitorüberwachung. Voraussetzung ist stets der Ausgleich einer evtl. bestehenden Hypokaliämie. Steht die gesteigerte Irritabilität mit Extrasystolie im Vordergrund, so kann auch bei normalem Serumkalium weiterhin Kalium zugeführt werden: Gewöhnlich genügt orale Medikation, 40–60 mval Kalium/Tag (Kalinor®-Brausetabletten, Rekawan®-Granulat). In dringenden Fällen und bei erheblichen gastrointestinalen Symptomen auch als Tropfinfusion: 40–80 mval KCl in 500 ml physiologischer Kochsalzlösung über 2–4 h infundieren. Bei Hypokaliämie können wesentlich größere Dosen notwendig sein: bis zu 300 mval/Tag. *Vorsicht:* Langsame Infusionsgeschwindigkeit, u. U. kombiniert i. v. und p. o. Gabe! Venenreizung kann sehr erheblich sein! Serumkalium und EKG kontrollieren!
Bei *vollständigem AV-Block* keine Kaliumzufuhr, da ventrikuläre Reizbildner unterdrückt werden können. Antiarrhythmische Therapie hier mit Diphenylhydantoin (Phenhydan®, Epanutin®), das als Antidot anzusehen ist. Dosierung: 125–250 mg i. v. (sehr langsame Injektion, mindestens 10 min!), p. o. 3–4 × 100 mg. Bei AV-Block und Bradykardie kann ein temporärer Schrittmacher notwendig werden (s. ds. Kap., 1.1.4.1). Atropin ist meist zu wenig und vor allem zu kurz wirksam.
Bei *Vorhoftachykardie mit Block* ist die Abgrenzung von Vorhofflattern entscheidend wichtig (s. ds. Kap., 3.1), da die Therapie gegensätzlich ist. Wenn eine Digitalispause nicht genügt oder nicht abgewartet werden kann: Diphenylhydantoin (Präparate und Dosierung s. o.). Elektroschocktherapie vermeiden, da therapieresistentes Kammerflimmern induziert werden kann. Aus dem gleichen Grunde auch diagnostische Karotissinus-

massage vermeiden! In dringlichen Fällen kann aber die Elektrokardioversion mit sehr kleinen Energiemengen (10–50 W/sec) versucht werden (s. ds. Kap., 3.2.4.3).
Eine *Digitalisintoxikation* ist immer lebensgefährlich! Monitorüberwachung ist notwendig. Bei sehr hohen Digoxinmengen können FAB-Antikörper (Boehringer, Mannheim) lebensrettend sein. – Die Elimination von Digitoxin kann wesentlich beschleunigt werden durch Ionenaustauscherharze, die mit der Gallenflüssigkeit in den Dünndarm abgegebenes Digitoxin binden, z.B. Cholestyramin (Quantalan®) $3 \times 4-8$ g p.o.

2.3.4 Diuretische Therapie

Durch Natrium- und Wasserelimination wird das zirkulierende Blutvolumen und damit das venöse Blutangebot an das Herz reduziert. Bei abnehmender Kammerfüllung werden die Arbeitsbedingungen für das Myokard dank kleinerer Kammerdimensionen (Gesetz von Laplace) günstiger. Ferner wird der Blutdruck gesenkt.

Grundlagen und Praxis der Ödemtherapie werden andernorts besprochen (s. Kap. 4). Hier sollen nur die für die Herzinsuffizienztherapie wichtigen Gesichtspunkte erwähnt werden.

Diuretika werden entsprechend ihren unterschiedlichen Eigenschaften selektiv, u.U. in Kombination, und stets in der geringstmöglichen Dosierung eingesetzt. Es ist wichtig, daß man mit einigen wenigen Substanzen vertraut ist und dann nur diese verwendet. Bei der Auswahl müssen berücksichtigt werden: Applikationsweg (i.v., p.o.), Wirkungsmechanismus, Wirkungseintritt (Wirkung wird durch Bettruhe gesteigert!), Wirkungsdauer und -intensität (Komplikationen bei zu rascher Diurese! Wirkungsverlust bei Dauertherapie) sowie allgemeine (Kaliumhaushalt!) und substanzspezifische (Hyperurikämie, Verschlechterung der Nierenfunktion) Nebenwirkungen.

In der Behandlung der akuten Herzinsuffizienz und auch der schweren chronischen Formen werden die an der Henleschen Schleife angreifenden, den Chloridtransport (s. Kap. 4, 5.1.1) hemmenden Diuretika wie Furosemid (Lasix®) oder Piretanid (Arelix®) bevorzugt. Diese erlauben bei raschem Wirkungseintritt eine in weiten Grenzen dosisabhängig steuerbare Intensität der Entwässerung. Dosierung: Lasix® 40–80 mg p.o. pro dosi, 20–500 mg i.v. Wiederholung je nach Situation. Wirkungsverstärkung durch gleichzeitige Injektion von Aminophyllin (Euphyllin®) 0,24 g i.v. Substitution von Kaliumverlusten am besten in der Reboundphase, 1–3 h nach Applikation (Kalinor®-Brausetbl. 40–80 mval). Piretanid (Arelix®) wirkt ähnlich, jedoch wird weniger Kalium ausgeschieden (Vorteil!). Bei akuter Herzinsuffizienz und intravenöser Verabreichung wirkt manchmal eine substanzeigene Vasodilatation mit vorwiegender Venodilatation (Furosemid, Piretanid) innerhalb von Minuten. Die Entlastung des Herzens durch Diurese wird frühestens nach ca. ½ h spürbar.

Zur Dauerbehandlung werden bevorzugt kaliumsparende Diuretika verwendet, etwa Dytide® H (Triamteren + Hydrochlorothiazid) oder Moduretik® (Amilorid + Hydrochlorothiazid) je 1–2 Tbl./Tag. Triamteren (Jatropur®)

oder Amilorid allein können zu Hyperkaliämie führen und werden daher nur unter besonderen Bedingungen (Kaliumverlustsyndrome) gegeben. – Allein oder in Ergänzung können starkwirkende Schleifendiuretika (Lasix®) intermittierend (jeden 2. Tag, 1×/Woche o.ä.) gegeben werden. – Der Aldosteronantagonist Spironolacton (Aldactone®, Osyrol®) allein oder in Kombination mit einem Salidiuretikum (Aldactone-Saltucin®) oder – besser – mit Furosemid (Osyrol-Lasix®) ist für die Dauerbehandlung geeignet. Jedoch ist diese Behandlung kostspielig und durch Nebenwirkungen belastet (v.a. Gynäkomastie, selten auch mit Mammakarzinom) und kann nicht mit den häufig verwendeten ACE-Inhibitoren kombiniert werden (Hyperkaliämie, Niereninsuffizienz!). Einleitung der Therapie mit erhöhter Dosis, z.B. 2–3×100 mg über 3 Tage p.o., dann 50–25 mg p.o./Tag. Kaliumspiegel kontrollieren! Bei Niereninsuffizienz Vorsicht! Hier können nur Schleifendiuretika verwendet werden.

Bei der Ausschwemmung größerer Flüssigkeitsmengen bei ausgedehnten Ödemen muß neben Elektrolytverschiebungen mit thromboembolischen Komplikationen gerechnet werden (Hämokonzentration, gestörte Durchblutungs- und Venenverhältnisse in den unteren Extremitäten). In solchen Fällen daher prophylaktisch antikoagulieren (s. Kap. 7). Durch die Hämokonzentration können Angina-pectoris-Symptome zunehmen und hirnischämische Zustände bei gleichzeitig bestehender Zerebralsklerose vorkommen. Abhilfe: Rechtzeitig antikoagulieren, z.B. Heparin (Liquemin® 3×5000–7500 IE/Tag s.c., 30000–50000 IE i.v. über 24 h; Dicumarol (z.B. Marcumar®) nach Quickwert. Unter Umständen Aderlaß, um den Hämatokrit zu senken (oberer Grenzwert ca. 50–55%, optimal um 40%).

3 Herzrhythmusstörungen

3.1 Vorbemerkungen

Für die Behandlung von Herzrhythmusstörungen besitzen wir zahlreiche wirksame Medikamente und elektrotherapeutische Verfahren, so daß nahezu jede Arrhythmie beseitigt werden kann. Da aber einerseits die Herzrhythmusstörungen ganz unterschiedliche klinische Bedeutung haben können und andererseits die Nebenwirkungen der antiarrhythmischen Therapie, insbesondere bei langdauernder Applikation, erheblich, ja gefährlich sein können, muß man *vorab die Indikation, die Dringlichkeit der Behandlung und die Nachteile der Therapie abwägen. Die folgenden Fragen sind zu beantworten:*

a) *Um welche Herzrhythmusstörung handelt es sich?*
Präzise Erkennung ist unabdingbare Voraussetzung für die Beantwortung der nachfolgenden Fragen b–d. Für die Diagnose EKG heranziehen, u.U. Monitorüberwachung oder Langzeit-EKG-Registrierung, auch intrakardiale EKG-

Ableitungen (intraatrial, intrakardiales „mapping", His-Bündel-Elektrographie). Die klinische Diagnostik von Arrhythmien kann nur orientierende Hinweise geben. Sie ist jedoch bedeutsam zur orientierenden Diagnostik in akuten, gefährlichen Situationen, wenn kein EKG-Gerät verfügbar ist.

b) *Was ist die Ursache der Arrhythmie?*
Immer Digitalisüberdosierung oder sonstige Medikamentennebenwirkungen (Sympathomimetika, Chinidin!) ausschließen! Handelt es sich um einen einmalig wirkenden auslösenden Reiz oder besteht der Auslösemechanismus dauernd weiter?

c) *Ist die Behandlung notwendig?*
Wenn ja, wie dringlich ist sie, und für welchen Zeitraum muß die Behandlung geplant werden?

d) *Welche Therapie kommt in Frage?*
Zuwarten? Sedierung? Kaliumsubstitution? Spezielle Medikamente? Elektrotherapie?

e) *Welche Nebenwirkungen oder Komplikationen sind von der Behandlung zu erwarten?*

Reizbildung und Erregungsleitung am Herzen

Tabelle 11 informiert über die wichtigsten Kenngrößen. Es besteht eine ausgesprochene „Frequenz-Hierarchie" der normalen reizbildenden Strukturen. Ausfall übergeordneter Zentren führt jeweils zum Ersatzschlag bzw. Ersatzrhythmus aus dem nächstfolgenden Reizbildungszentrum. Beschleunigung untergeordneter Zentren führt zu akzelerierten bzw. tachykarden Rhythmen, die den übergeordneten Rhythmus überholen (Dissoziation), stören, auch gegenseitig (Interferenz, Fusion), oder ersetzen können. Bei raschen Frequenzen immer an „re-entry" (kreisende Erregung) denken (s. u.). Die Erregungsleitungsverhältnisse sind vor allem wichtig im Bereich des AV-Knotens, des Hisschen Bündels und der drei Purkinje-Faserstämme (faszikulärer Block!). Grundsätzlich kann die Erregung das Leitungssystem in allen Abschnitten, auch die Schaltstelle des AV-Knotens, in beiden Richtungen, d. h. ortho- wie retrograd, durchlaufen. Leitungsverzögerungen oder -unterbrechungen werden ebenfalls in beiden Richtungen wirksam (AV-Block, VA-Block). Für alle Blockierungen, gleich wo sie stattfinden, auch in den Purkinje-Faserstämmen unterhalb der Bifurkation des Hisschen Bündels, gelten die gleichen Gesetzmäßigkeiten: Einfache Leitungsverzögerung wird als Block 1. Grades bezeichnet, progressive Leitungsverzögerung als Wenckebachsche Periodik oder Mobitz-Typ-I-Block, systematisierte 2:1, 3:1, 4:1 oder noch höhergradig verzögerte Überleitung als Mobitz-Typ-II-Block und vollständige Leitungsunterbrechung als III-gradiger oder vollständiger Block. Alle Blockformen kommen auch als Eingangs- oder Ausgangsblock bei normalen oder pathologischen Reizbildnern vor. Stillstand der Kammern (Fehlen eines Ersatzrhythmus) oder der Vorhöfe von mehr als 6 sec wird als Asystolie bezeichnet. Stillstand von Vorhöfen und Kammern oder die Kombination von SA- mit AV-Block wird als pankardiale Asystolie bezeichnet.

Tabelle 11: Reizbildung und Erregungsleitung

Entladungsfrequenz			
Sinusknoten		60–100/min	
	unter	60/min	Sinusbradykardie
	über	100/min	Sinustachykardie
AV-Knoten		40–55/min	
	über	60/min	akzelerierter Knotenrhythmus, Knotentachykardie
tertiäre, ventrikuläre Reizbildner (His-Purkinje-System, Purkinje-Fasern, Kammermyokard)		10–30/min	
	über	60/min	akzelerierte, idioventrikuläre Rhythmen
	über	100–130/min	Kammertachykardie
Erregungsleitung:			
Vorhof – AV-Knoten (AN)		50 msec	
Vorhof – His-Bündel (AH)		88–140 msec	
	über	150 msec	"proximaler" AV-Block (suprabifurkational)
His-Bündel – Kammer (HV)		42–60 msec	
	über	60 msec	"distaler" AV-Block (infrabifurkational)
Vorhof – Kammer (PQ)		120–200 msec	
	unter	120 msec	akzelerierte Überleitung (WPW, LGL)
	über	210 msec	AV-Block
Kammererregung (QRS)		60–100 msec	
	über	110 msec	inkompletter Schenkelblock
	über	120 msec	vollständiger Schenkelblock

AN = Atrium – AV-Knoten AH = Atrium – His-Bündel HV = His-Bündel – Kammer
WPW = Wolff-Parkinson-White-Syndrom LGL = Lown-Ganong-Levine-Syndrom

„Re-entry" bzw. *kreisende Erregung:* Unterschiedliche Refraktärität und Vorhandensein mehrerer Leitungsbahnen begünstigen das Wiedereintreten der Erregung in die ursprüngliche Bahn mit Ausbildung eines Erregungskreises. Die Länge des Leitungsweges und die Leitungsgeschwindigkeit bestimmen die Wiedererregungsfrequenz (Vorhofflattern, Vorhofflimmern, Kammertachykardie, Kammerflattern, Kammerflimmern). Die Laufbahnen der kreisenden Erregung können intraatrial, intramyokardial, aber auch unter Einschluß von Teilen oder des gesamten Erregungsleitungssystems verlaufen. Bei gewissen Myokardschädigungen führt der Vorgang der „Dispersion der Erregungsrückbildung" zu einem Zustand des Vorhof- und/oder – wichtiger – des Kammermyokards, in dem hierdurch ektopische Reizbildungen vorkommen und gleichzeitig die Bereitschaft zur Ausbildung intraventrikulärer Erregungskreise – mit kleinem Laufweg und also hoher Erregungsfrequenz – entsteht. So führt die gleiche Funktionsstörung am Myokard zur Entstehung von Extrasystolie und Bereitschaft zu Vorhofflimmern bzw. zu Kammerflattern und Kammerflimmern („elektrische Unstabilität").

Differenzierung des Reizursprungs und Erkennung des Pathomechanismus

Die Differenzierung tachykarder Rhythmusstörungen kann schwierig oder unmöglich sein, muß aber stets versucht werden. Hinweise gibt die Tabelle 12.

Auswirkungen

Herzrhythmusstörungen gefährden den Kranken direkt durch Störung der Förderleistung des Herzens durch:

a) Verlust der koordinierten Vorhofaktion (Herzminutenvolumen um 10–40% reduziert).

b) Tachykardie (Beginn bei 100/min, obere Grenzfrequenz[1] ca. 180/min).

c) Bradykardie (Beginn bei 60/min, untere Grenzfrequenz[1] 20–25/min).

d) Exzentrische Kammererregung bei ventrikulärem Reizursprung oder Aberranz.

Die einzelnen Faktoren können sich gegenseitig verstärken und werden bei geschädigtem Herzen stärker, u. U. kritisch wirksam. Ferner können Rhythmusstörungen als Vorläufer bedrohlicher Arrhythmien potentiell gefährlich sein: Vorhofextrasystolie als Vorläufer von Vorhofflimmern, Kammerextrasystolie als Vorläufer von Kammerflimmern, unvollständiger Block als Vorläufer höhergradiger oder vollständiger Blockierung. Schließlich können Arrhythmien subjektiv unangenehm und daher behandlungsbedürftig sein.

Therapie

Das Behandlungsprinzip der „Verhältnismäßigkeit der Mittel" erfordert genaue Kenntnis von Angriffspunkt und Wirkungsmechanismus der Antiarrhythmika, so daß diese gezielt eingesetzt werden können. Über die Anwendung, Präparation, Dosierung und die entsprechenden Eigenschaften der

---

[1] Grenzfrequenz: Schlagfrequenz, jenseits deren die Förderleistung drastisch sinkt.

Antiarrhythmika informieren die Tabellen 13, 14 und 15. Wo immer möglich, soll die Wirksamkeit der antiarrhythmischen Therapie Langzeit-elektrokardiographisch kontrolliert werden. Manchmal ist die Bestimmung von Plasmaspiegeln erforderlich. Hinsichtlich der Bestimmung und Beurteilung von Plasmakonzentrationen von Antiarrhythmika Literatur beachten!

3.2 Tachykarde Rhythmusstörungen
3.2.1 Sinustachykardie
Definition: Beschleunigung der Herzfrequenz über 100/min bei normaler Vorhof- und Kammererregung mit oder ohne Schenkelblock.

3.2.1.1 Ätiopathogenese
Sinustachykardie ist stets Sekundärphänomen bei erhöhtem Sympathikotonus. Ursachen können sein: Erregung, Angst, Schreck, körperliche Anstrengung, Fieber, Anämie, Hyperthyreose, Leberzirrhose, Hypotension, Hypoxie, Phäochromozytom, Myokarditis, Herzinsuffizienz, Lungenembolie, Pulmonalhypertonie, Perikarditis (Erguß, Tamponade, Konstriktion), Medikamentenwirkungen. Nur selten tritt Sinustachykardie ohne erkennbare Ursache auf.

3.2.1.2 Klinik
Diagnostische Hinweise: Normale Form und Zuordnung von Vorhof- und Kammerkomplexen im EKG. PQ-Intervall kann bis auf 0,10 sec verkürzt sein. P-Wellen u. U. überhöht (Abl. II, V_1).

3.2.1.3 Therapie
Grundleiden behandeln. Spezifische Therapie nur bei anhaltend sehr hohen Frequenzen über 140/min sowie dann, wenn besondere Beeinträchtigungen durch die rasche Frequenz gegeben sind, etwa bei Mitralstenose oder Koronarerkrankungen oder bei stärkerer subjektiver Symptomatik. β-Rezeptorenblocker kommen in erster Linie in Frage (s. Tab. 13). Digitalis wirkt nur bei Herzinsuffizienz!

3.2.2 Paroxysmale, supraventrikuläre Tachykardie
Drei Typen müssen unterschieden werden (s. Tab. 12):
a) Einfache supraventrikuläre Tachykardie mit oder ohne Block und repetitive Vorhoftachykardie vom Typ Parkinson-Papp,
b) Wolff-Parkinson-White-Syndrom mit Umgehung des AV-Knotens durch das extra- oder paranodal den AV-Klappenring durchbrechende Kentsche Bündel (im EKG Deltawelle!),
c) Lown-Ganong-Levine-Syndrom mit Präexzitation über paranodale Leitungsbahnen mit Anschluß an das Hissche Bündel (im EKG QRS-Komplex normal).

Tabelle 12: Differenzierung tachykarder Rhythmusstörungen

	Vorhof-frequenz*	Kammer-frequenz	Gleichmaß der Vorhöfe	Schlagfolge Kammern	Formkriterien für P	QRS	AV-Überleitung	Vagomimet. Manöver (Karotissinusdruck o. a.)
Sinustachykardie	100–220	ebenso	respiratorische Arrhythm. (gering oder auch nicht nachweisbar)		normal Abl. II überhöht	normal	1:1 0,12–0,18	vorübergehende, oft nur geringe Verlangsamung
Vorhof-tachykardie	150–250	ebenso	regelm.	regelm.	abnorm, klein, oft nicht nachweisbar	normal, selten abnorm	1:1	kein Effekt oder plötzlich beendet
Vorhofflattern („langsames Flattern")	250–350 160–230	120–190 80–130	regelm.	regelm. oder unregelm.	sägezahnartig deformiert Abl. II, III	normal, selten abnorm	2:1 oder höh. Block	vorübergehende Verlangsamung demaskiert Flatterwellen
Vorhofflimmern	über 350	120–160	unregelm. Flimmern-Flattern	vollständig unregelm. „absolute Arrhythmie"	unregelm. Wellen (V_1, V_2)	normal, intermitt. abnorm.	wechselnd blockiert	leichte, vorübergehende Verlangsamung
Vorhoftachy-kardie mit Block	100–220	80–140	regelm.	regelm. oder unregelmäßig	spitz, schmal, Nullinie glatt (II. V_1)	normal, seltener abnorm	wechselnd blockiert (Wenckeb.)	Vorsicht! Nicht ausüben!
AV-Tachykardie	ebenso	100–250	regelm.	regelm.	abnorm, meist nicht nachweisbar	abnorm oder normal	retrograd	ohne Effekt, selten Unterbrechung
WPW-Syndrom	ebenso	150–250	regelm.	regelm.	meist nicht nachweisbar	abnorm	re-entry	ohne Effekt, selten Unterbrechung
Kammer-tachykardie	wechselnd	100–250	regelm. oder wechselnd	regelm. intermittierend Überleitung, Fusion, „ventricular capture"	normal oder abnorm, meist Kammer(QRS)-unabhängig	abnorm	orthograd nur interm. oft retrograd	ohne Effekt

* Frequenzangaben nur als Richtlinien, Grenzen oft unscharf.

Tabelle 13: Therapie bei Extrasystolie und bradykarden Herzrhythmusstörungen

Vorhofextrasystolie	Disopyramid (Rythmodul®, Norpace®, Diso-Duriles®) 3 × 100−200 mg Chinidinbisulfat (retard) 3 × 250−2 × 500 mg (Optochinidin® retard) Propafenon (Rytmonorm®) 3−4 × 150 mg Digitalisierung
Kammerextrasystolie	Lidocain i. v. 100 mg, u. U. gefolgt von Tropfinfusion 500 ml 5 % Lävulose + 1 g Lidocain (Xylocain®) Mexiletin 3−4 × 100−200 mg p. o., Anfangsdosis 400 mg (Mexitil®) Mexitil® „Depot" 2 × 360 mg p. o. Propafenon 2−3 × 150−300 mg p. o. (Rytmonorm®) Chinidinsulfat 3−4 × 200−400 mg p. o. Chinidinbisulfat (retard) 2−3 × 250−500 mg (Chinidin-Duriles®, Optochinidin® retard) Disopyramid 3−4 × 100−200 mg p. o. (Rythmodul®, Diso-Duriles®) Tocainid 3 × 400 mg p. o. (Xylotocan®) Amiodaron 1−2 × 200 mg nach Sättigung: 4 × 200 mg 8 Tage (Cordarex®) (langsam), 3 × 300 mg i. v. 3 Tage (rasch) Aprindin (Amidonal®) 100 mg p. o. β-Rezeptorenblocker (s. Tab. 13 und 15)
Sinusbradykardie Sinusbradyarrhythmie Sinuatrialer Block	Atropinsulfat 0,5−1,5 mg i. v. Ipratropiumbromid (Itrop®) 3 × 10 mg p. o. Schrittmacher
AV-Knotenrhythmus (langsame Frequenz)	Atropinsulfat 0,5−1 mg i. v.
AV-Knotenrhythmus (rasche Frequenz, Knotentachykardie)	siehe Tabelle 14 Lidocain i. v., Verapamil i. v., β-Rezeptorenblocker
AV-Block 1. Grades	keine Therapie
2. Grades	selten Therapie, u. U. Ipratropiumbromid (Itrop®), 3 × 10 mg p. o. (s. ds. Kap., 1.1.4.1)
3. Grades	Schrittmacher
bi- bzw. trifaszikulärer Block	Schrittmacher, u. U. prophylaktisch

3.2.2.1 Ätiopathogenese

a) *Vorhoftachykardie:* Eine meist anfallsweise auftretende, überwiegend bei jungen, herzgesunden Personen, aber auch bei Herzkranken vorkommende Form mit zum Teil sehr raschen Kammerfrequenzen. Kammererregung meistens normal, QRS kann aber auch abnorm verbreitert sein. Die Vorhoftachykardie ist meistens harmlos, manchmal hartnäckig rezidivierend und u. U. bedrohlich. Meist beruht die Tachykardie auf „re-entry" im AV-Knoten (s. o.).

b) *Wolff-Parkinson-White-Syndrom:* Vorkommen bei Gesunden und bei Herzkranken. Angeborene Anomalie mit Präexzitation über ektopisches Reizleitungsgewebe (Kentsches Bündel) mit Anschluß an das Myokard weitab oder auch in unmittelbarer Nachbarschaft vom His-Purkinje-Fasersystem. Prädisponiert zu „re-entry" mit meistens retrograder Passage des Kentschen Bündels. Der Erregungskreis schließt den AV-Knoten ein. Die Kammerfrequenz kann dabei sehr hoch sein. Die Kammerkomplexe sind meistens abnorm und verbreitert (Differentialdiagnose Kammertachykardie!). Die stets rezidivierenden Tachykardien können schwer zu behandeln und u. U. lebensbedrohlich sein (erhöhte Neigung zu Kammerflimmern bei WPW-Patienten!). Vorhofflimmern bei WPW besonders gefährlich! Das durch die Deltawelle der Präexzitation bereits im Intervall deformierte EKG führt nicht selten zur Fehldiagnose Myokardinfarkt. Mit fortschreitendem Lebensalter kann die Leitfähigkeit des Kentschen Bündels abnehmen und die Anfallshäufigkeit u. -schwere zurückgehen. Nicht immer ist die Präexzitation (= Deltawelle) im EKG vorhanden.
c) *Lown-Ganong-Levine-Syndrom:* Wahrscheinlich weniger häufig als die beiden vorgenannten. Wohl meistens durch angeborene Umgehung des AV-Knotens (Jamessche Fasern) mit direktem Anschluß an das Hissche Bündel. Daher kurzes PQ-Intervall mit normalem QRS-Komplex. Auch im Anfall QRS meistens normal. Wiederum Prädisposition zu „re-entry" durch Vorhandensein zweier unterschiedlich rasch leitender Faserstrecken (Jamessche Fasern und AV-Knoten selbst).

3.2.2.2 Klinik

Diagnostische Hinweise: Bei *Vorhoftachykardie* im Anfall QRS meistens normal. P nur im Beginn nachweisbar, hier abnorm klein und deformiert. Anfangs oft etwas wechselndes PQ-Intervall. Durch vagomimetische Manöver (Karotissinusdruck, s. u.) meistens zu durchbrechen, zumindest vorübergehend. Anfall oft von Harnflut (auffällig heller Urin, Urina spastica) begleitet. Im Intervall EKG normal.
Wolff-Parkinson-White-Syndrom im Anfall oft schwer von Kammertachykardie abzugrenzen, da QRS meistens erheblich verbreitert und deformiert ist. Die Differenzierung kann sehr schwierig sein. Vagomimetische Manöver sind meistens wirkungslos. Urina spastica kommt vor. Im Intervall typische PQ-Verkürzung (nicht obligat) durch QRS-Verbreiterung (obligat, Deltawelle). Das EKG kann aber auch, zumindest zeitweise, ganz normal sein.
Lown-Ganong-Levine-Syndrom im Anfall von Vorhoftachykardie nicht zu unterscheiden. Im Intervall sind P und QRS normal konfiguriert. Lediglich das PQ-Intervall ist auf weniger als 0,12 sec verkürzt.

3.2.2.3 Therapie

Die Behandlung zielt zunächst auf die Unterbrechung des Anfalls. Danach gilt es, Rezidive zu verhüten.

Vorhoftachykardie
Unterbrechung des Anfalls im abgestuften Verfahren
a) *Karotissinusmassage:* Mit Mittel- und Zeigefinger wird die Verzweigungsstelle der A. carotis communis unter dem Kieferwinkel aufgesucht. Bei kreisenden oder in Längsrichtung reibenden Bewegungen wird der Druck langsam verstärkt. Dabei Herz auskultieren, besser EKG fortlaufend registrieren. Massage beenden, wenn die Herzfrequenz sinkt (meistens abrupt)!

Vorsicht bei älteren Menschen (Arteriosklerose)! Niemals gleichzeitig beide Karotiden massieren! *Alternativ:* Auslösung eines Würgereflexes mit Finger oder Spatel oder Valsalva-Preßversuch. Nicht zu empfehlen ist der Bulbusdruck-Versuch (Fingerkompression der Bulbi oculi) wegen Gefahr der Netzhautablösung.

b) Ist die Karotissinusmassage ohne Wirkung, so wird sie unter *Infusion einer pressorischen Substanz* (Arterenol®, Akrinor®, Novadral®, 2 Amp. in 500 ml 5% Glukose) wiederholt: Blutdruck bis 130–150 mmHg systolisch anheben, dann Karotissinusmassage wiederholen. Bei Erfolglosigkeit rasch digitalisieren (Tab. 9) und nach jeder Digitalisdosis Vagusreizmanöver wiederholen.

c) Alternativ Verapamil (Isoptin®) 5–10 mg i.v. (langsam!), auch *β-Rezeptorenblocker* wie Propranolol (Dociton®) 10 mg i.v. oder Pindolol (Visken®) 0,4 mg i.v.

d) *Elektrokardioversion* bei Vorhoftachykardie nur in Notfällen! Hohe Energiemengen sind gewöhnlich erforderlich. Anhaltende Störungen des Herzrhythmus können auftreten!

Anfallsprophylaxe und orale Dauertherapie
Neben der in Tabelle 14 angegebenen medikamentösen Therapie soll der Kranke vagomimetische Manöver selbst erlernen. Häufig wird man die Anfälle nicht vollständig unterdrücken können. Der Kranke kann dann einzelne, noch auftretende Anfälle selbst zu kupieren versuchen. In schwierigen Fällen kann ein implantierter, von außen im Anfall einschaltbarer Schrittmacher oder ein automatisches antitachykardes System durch Depolarisation der Leitungsbahn den Erregungskreis durchbrechen.

Wolff-Parkinson-White-Syndrom

Anfallsdurchbrechung wie bei Vorhoftachykardie: Karotissinusdruck ist allerdings nur selten erfolgreich. Im Vordergrund stehen medikamentöse Maßnahmen, die die Leitungsgeschwindigkeit in Anteilen der Erregungslaufbahn beeinflussen sollen (Propafenon, Lorcainid, Ajmalin, Verapamil, Amiodaron, β-Rezeptorenblocker, s. Tab. 14) und so den Anfall durchbrechen und das Eintreten neuer Anfälle verhüten sollen. *Vorsicht:* Verapamil nicht bei WPW-Syndrom mit Vorhofflimmern geben, da durch Beschleunigung der Leitung im akzessorischen Gewebe gefährlich hohe Kammerfrequenzen ermöglicht werden können! *Anfallsprophylaxe* am besten mit β-Blockern oder Propafenon (Rytmonorm®), N-Propyl-Ajmalin-bitartrat (Neo-Gilurytmal®) oder Lorcainid (Remivox®), (s. Tab. 14), jedoch nicht in Verbindung mit Digitalis, da hierdurch die Anfälle verstärkt werden können; wohl aber β-Rezeptorenblocker (s. Tab. 14), die in Kombination (s.o.) oder allein oft sehr gut wirksam sind. In schwierigen Fällen auch Schrittmacherimplantation (antitachykardes

Tabelle 14: Antiarrhythmische Therapie bei tachykarden Rhythmusstörungen

Arrhythmie	im Anfall	Rezidivprophylaxe (p.o. Medik.)
Sinustachykardie	Ursache suchen und behandeln! Propranolol 3–4 × 20–40 mg p.o., 5–10 mg i.v. Pindolol 3 × 5–10 mg p.o., 0,2–0,4 mg i.v. Metoprolol 2–3 × 50–100 mg p.o. Sotalol 1–2 × 160–320 mg p.o.	entfällt
Vorhoftachykardie	Karotissinusdruck Vasopressoren (s. ds. Kap., 3.2.2.3) Verapamil 5–10 mg i.v. Strophanthin, Digoxin i.v. Pindolol 0,4 mg i.v. u.U. Schrittmacher	Metoprolol 2–3 × 50–100 mg Sotalol 2 × 80–320 mg Disopyramid 3 × 100–200 mg Chinidinbisulfat (retard) 2–3 × 250–500 mg Digitalis u.U. Schrittmacher
Vorhofflattern	Strophanthin, Digoxin i.v. Verapamil 5–10 mg i.v. Kardioversion	Digitalisglykoside, meist mit Chinidinbisulfat (retard) 2 × 500 mg oder Disopyramid 3 × 100–200 mg oder Amiodaron 1–2 × 200 mg nach Aufsättigung (Tab. 13)
Vorhofflimmern	Digoxin i.v. (+ Chinidin p.o.) Verapamil 5–10 mg i.v. Kardioversion	Digitalisglykoside, meist mit Chinidinbisulfat (retard) Disopyramid 3 × 100–200 mg oder Amiodaron 1–2 × 200 mg nach Aufsättigung (Tab. 13)
AV-Rhythmen	Pindolol 0,4 mg i.v. Lidocain 100 mg i.v. Verapamil 5–10 mg i.v.	Metoprolol 2–3 × 50–100 mg Sotalol 2 × 80–320 mg Amiodaron 1–2 × 200 mg nach Aufsättigung (Tab. 13)
Vorhoftachykardie mit Block	Digitalis absetzen K^+-Substitution i.v./p.o. Diphenylhydantoin 250 mg i.v. (langsam!), 3–4 × 100 mg p.o.	Digitalisdosis reduzieren K^+-Substitution Chinidinbisulfat (retard) 2–3 × 250–500 mg Disopyramid 3 × 100–200 mg
WPW-Syndrom	Pindolol 0,4 mg i.v. Ajmalin 20–50 mg i.v.	Metoprolol 2–3 × 50–100 mg Sotalol 80–320 mg

Tabelle 14 (Fortsetzung)

Arrhythmie	im Anfall	Rezidivprophylaxe (p.o. Medik.)
	Verapamil 5–10 mg i.v. Propafenon 50–70 mg i.v. u. U. Schrittmacher	Propafenon 3–4 × 150 mg, 2–3 × 300 mg N-Propyl-Ajmalin-bitartrat 3–4 × 20 mg u. U. antitachykarder Schrittmacher u. U. chirurgische Durchtrennung des Kentschen Bündels
Kammertachykardie	Kardioversion Lidocain 100 mg i.v. Ajmalin 50 mg i.v. Diphenylhydantoin 250 mg i.v. (langsam!)	Lidocain Tropfinfusion (500 ml 5% Lävulose + 1 g Lidocain) Mexiletin i.v. Infusion (s. ds. Kap., 1.1.4.1) oder 3–4 × 100–200 mg oral oder Mexitil® „Depot" 2 × 360 mg Chinidinbisulfat 2–4 × 250–500 mg Disopyramid 2–3 × 100–200 mg Propafenon 2–3 × 150–300 mg Lorcainid 2–3 × 100 mg Amiodaron 1–2 × 200 mg zuvor Aufsättigung: 8 Tage 800 mg
Kammertachykardie vom Typ „torsades des pointes"	Herzschrittmacher K^+-Substitution Propafenon 50–70 mg i.v.	Grundleiden behandeln Herzschrittmacher (frequenzvariabel) Propafenon 2–3 × 300 mg p.o.

* Handelsnamen s. Tabelle 15.

System), wie oben erwähnt. In verzweifelten Fällen kann versucht werden, den AV-Knoten chirurgisch zu durchtrennen und einen permanenten Schrittmacher mit Kammerreizung zu implantieren oder das Kentsche Bündel aufzusuchen und selektiv zu durchtrennen. Detaillierte elektrophysiologische Untersuchungen mit intrakardialer EKG-Abteilung und selektiver Stimulation sind bei jedem WPW-Patienten mit tachykarden Anfällen indiziert. Das Ergebnis kann für die Wahl des Antiarrhythmikums entscheidend sein (chirurgische Therapie s. ds. Kap., 3.3.3.3).

Lown-Ganong-Levine-Syndrom
Anfallsdurchbrechung und Anfallsprophylaxe wie bei Wolff-Parkinson-White-Syndrom.

3.2.3 Vorhofflattern

Supraventrikuläre Tachyarrhythmie mit AV-Blockierung, initial meist 2:1, unter Therapie in wechselndem Ausmaß. Vorhoffrequenz rasch durch intraatriales Erregungskreisen („re-entry", s. dort).

3.2.3.1 Ätiopathogenese

Als Ursache kommen die gleichen Faktoren in Frage wie bei Vorhofflimmern (s.u.). Meistens ist Vorhofflattern nur eine Zwischenstation auf dem Wege zum Vorhofflimmern. Bei einer Flatterfrequenz der Vorhöfe von 250–350/min bedingt die normale Refraktärität des AV-Knotens 2:1-Überleitung und damit eine Kammerfrequenz von 125–175/min. Durch wechselnde Blockierung und „versteckte Leitung" kann die Kammerfrequenz vollständig arrhythmisch werden. Vagomimetische Manöver vergrößern die AV-Blockierung, unterbrechen die Tachykardie aber nicht. Manchmal kann die Flatterfrequenz spontan langsam sein, d.h. zwischen 120 und 250/min. Meistens wird dies unter dem Einfluß medikamentöser Therapie beobachtet. Vorhofflattern ist ein unstabiler Rhythmus, der einerseits erhebliche hämodynamische Beeinträchtigung verursacht und der andererseits zu Deblockierung mit 1:1-Überleitung und dementsprechend gefährlicher rascher Kammerfrequenz neigt. Dies kann besonders dann eintreten, wenn die Flatterfrequenz zu- und gleichzeitig die Refraktärität des AV-Knotens abnimmt (z.B. unter Chinidin oder Disopyramid möglich!). Vorhofflattern soll stets beseitigt werden.

3.2.3.2 Klinik

Die Entstehungsbedingungen für Vorhofflattern entsprechen weitgehend denjenigen für Vorhofflimmern (s. dort). Vorhofflattern kann anfallsartig auftreten, u.U. mit Urina spastica, und verursacht fast immer beträchtliche subjektive Symptome wie Herzrasen, Angina pectoris, Unruhe, Dyspnoe, Orthopnoe.
Diagnostische Hinweise: Ganz regelmäßiger Kammerrhythmus mit normalem QRS-Komplex und Frequenz um 160/min ist stets verdächtig auf Vorhofflattern! Diagnostisch beweisend ist die typische sägezahnförmige Deformierung der EKG-Nullinie in Abl. II und III. Bei 2:1-Überleitung ist diese typische Formkurve oft nicht erkennbar und muß dann durch Karotissinusdruck und vorübergehende AV-Blockierung sichtbar gemacht werden. *Wichtig:* Abgrenzung von Vorhoftachykardie mit Block kann sehr schwierig sein, ist aber von sehr großer Bedeutung! (s. ds. Kap., 3.2.5)

3.2.3.3 Therapie

Erster Schritt: Reduktion der Kammerfrequenz durch Erhöhung der AV-Blokkierung mittels i.v. Injektion von Verapamil (Isoptin® 5–10 mg) bzw. rascher Digitalisierung (Digoxin, s. ds. Kap., 2.3.3). *Wichtig:* Bei Vorhofflattern benötigt man oft *sehr* große Digitalisdosen! Daher nicht zu lange zögern mit der Elektrokardioversion (s.u.).
Zweiter Schritt: Arrhythmie beseitigen und Sinusrhythmus wieder herstellen. Vorgehen wie bei Vorhofflimmern (s. ds. Kap., 3.2.4). Abweichung: Die Kammerfrequenz ergibt keinen Anhalt für die Digitalisdosierung und/oder -wirkung! Die Beseitigung der Arrhythmie gelingt vielfach auch mit Verapamil (Isoptin®), 5–10 mg i.v., oder mit Pindolol (Visken®), 0,4 mg i.v. Vorsicht aber bei Herzinsuffizienz. Nur bei guter Herzleistung zu empfehlen!

Dritter Schritt: Rezidivprophylaxe. Auch hier Vorgehen wie bei Vorhofflimmern (s. u.). Chirurgische Therapie in besonderen Fällen s. ds. Kap., 3.3.3.3.

3.2.4 Vorhofflimmern

Rasche (über 350/min), vollständig irreguläre, flimmernde Vorhoftätigkeit mit absolut arrhythmischer Kammerfrequenz („versteckte Leitung"). Entsprechend der normalen Refraktärität des AV-Knotens liegt die Kammerfrequenz unbeeinflußt zwischen 150 und 180/min. Bei vorgeschädigtem AV-Knoten kann sie primär langsam sein, bleibt jedoch stets vollständig arrhythmisch. Je rascher die Kammerfrequenz, desto weniger ausgeprägt die Variation der RR-Intervalle!

3.2.4.1 Ätiopathogenese

Vorhofflimmern (u. U. abwechselnd mit Vorhofflattern) entsteht vorwiegend bei Mitralfehlern, aber auch bei Koronarkrankheit, Myokarditis, Pulmonalembolie, Pulmonalhypertonie, nach toxischen Einwirkungen (Alkohol) sowie ohne erkennbare Ursache (idiopathisch). Im letzteren Falle ist die Arrhythmie besonders hartnäckig, subjektiv unangenehm, neigt zu sehr unstabilen, vielfach hohen Kammerfrequenzen, und die Beseitigung ist schwierig. Vorhofflimmern kann dauernd bestehen, kann aber auch anfallsartig rezidivieren. Meistens handelt es sich um einen stabilen Rhythmus, bei dem die Kammerfrequenz mit Digitalis leicht kontrolliert werden kann.

3.2.4.2 Klinik

Das Eintreten von Vorhofflimmern kann unbemerkt geschehen, geht aber gewöhnlich mit erheblichen subjektiven Symptomen einher und kann sogar zu Lungenödem (Mitralstenose) führen. Der mittlere Druck im Vorhof steigt, abgesehen von Fällen mit Mitralstenose, nur um wenige mmHg an, so daß Stauungssymptome gewöhnlich nicht auftreten. Subjektiv unangenehm ist aber der heftige, unregelmäßige Herzschlag. Ferner sinkt die Förderleistung des Herzens um 10–40%. Dies kann durch Reservemechanismen meistens gut ausgeglichen werden, vorausgesetzt die Kammerfrequenz liegt nicht zu hoch. In einigen Fällen kann die Einbuße an Förderleistung jedoch für den Kreislauf kritisch sein (s. auch ds. Kap., 1.5).

Diagnostische Hinweise: Der Jugularvenenpuls wird monophasisch deformiert, d. h., er wird eher unauffällig durch Verlust der normalen Biphasizität. Der Puls wird absolut arrhythmisch, es entwickelt sich ein Pulsdefizit (Diskrepanz zwischen Herzfrequenz und der peripher zählbaren Pulsfrequenz), welches um so größer ist, je höher die Kammerfrequenz ist. Am Herzen findet man einen betonten, ständig in seiner Lautheit wechselnden 1. Herzton. Im EKG ist die flimmernde Nullinie (Ableitung II, V_1) und die vollständige Unregelmäßigkeit der RR-Abstände unverkennbar. Bei langsamer Frequenz (unter 80/min) ist meistens Digitaliswirkung im Spiel. Besteht Vorhofflimmern mit vollständigem AV-Block (regelmäßige Kammerfrequenz mit einer Frequenz von 40–60/min), so ist Digitalisintoxikation sehr wahrscheinlich (s. dort). Auch bei höherer Frequenz mit regelmäßigen RR-Abständen, wobei diese nur intermittierend vorhanden sein können, muß Digitalisintoxikation vermutet werden (Vorhofflimmern mit Knotentachykardie, u. U. mit Ausgangsblock).

3.2.4.3 Therapie

Die Behandlung umfaßt drei Schritte: a) Senkung und Kontrolle der Kammerfrequenz, b) Wiederherstellung des Sinusrhythmus, c) Erhaltung des wiederhergestellten Sinusrhythmus.

Senkung der Kammerfrequenz

Zunächst rasch digitalisieren, am besten mit Digoxin (s. Tab. 10), bis die Kammerfrequenz um oder unter 100/min liegt. Dabei kommt es in ca. 8% der Fälle vor, daß der Sinusrhythmus wieder eintritt. Unter Erhaltungstherapie mit Digitalisglykosiden kann sodann die Kammerfrequenz in dem gewünschten Bereich gehalten werden. Man muß allerdings damit rechnen, daß auch unter Digitalistherapie bei Belastungen die Frequenz stärker ansteigt als im Sinusrhythmus. Für eine gleichmäßige Kontrolle der Kammerfrequenz ist es notwendig, daß Digoxin 2–3 ×/Tag gegeben wird oder daß man das langwirkende Digitoxin verwendet. Auch mit β-Rezeptorenblockern, etwa Oxprenolol (Trasicor® retard) 2 × 160 mg p. o. oder Metoprolol (Beloc®) 2–3 × 50–100 mg p. o. oder Atenolol (Tenormin®) 2 × 50–100 mg p. o. kann die Kammerfrequenz ausreichend kontrolliert werden. Digitalis ist jedoch wegen seiner positiv inotropen Wirkung nach wie vor das Medikament der ersten Wahl; nicht zuletzt, da in den meisten Fällen gleichzeitig eine Myokardschädigung, wenn nicht eine Herzinsuffizienz vorliegt. Bei guter Herzfunktion kann auch primär Verapamil (Isoptin®) 5–10 mg i. v. gegeben werden. In einigen Fällen wird hiermit direkt die Arrhythmie beseitigt. Die frequenzhemmende Wirkung ist nur relativ kurz dauernd und nach peroraler Gabe nicht immer konstant.

Wiederherstellung des Sinusrhythmus

Da Vorhofflimmern ein stabiler Rhythmus ist, bei dem die Kammerfrequenz mit Digitalis oder β-Rezeptorenblockern meistens leicht kontrolliert und die hämodynamische Funktionsbeeinträchtigung kompensiert werden kann, muß man sich stets fragen, ob es notwendig ist, die Arrhythmie zu beseitigen! Nur in wenigen Notfällen ist es erforderlich, den Sinusrhythmus sofort wieder herzustellen. Es gelingt zwar meistens (85–90% der Fälle), Vorhofflimmern in Sinusrhythmus zu überführen, jedoch kann man einen dauerhaften Erfolg nur dann erwarten, wenn auch die auslösende Ursache beseitigt werden kann (operative Behandlung einer Mitralstenose, Thyreoidektomie, Abklingen einer toxischen Einwirkung). Vorhofflimmern bei chronischer Herzinsuffizienz, Koronarkrankheit, nicht-operierten Mitralstenosen oder aus idiopathischer Ursache kann gewöhnlich nicht dauerhaft beseitigt werden. Es muß berücksichtigt werden, daß das Umschlagen des Herzrhythmus mit einem erhöhten Risiko arterieller Embolien verbunden ist und daß die Erhaltung des Sinusrhythmus an eine regelmäßige und langdauernde Einnahme von Digitalis oder – bei Fehlen von Herzinsuffizienz vorzugsweise – β-Blockern (s. o.) und Chinidin, Disopyramid oder Propafenon (Tab. 15) gebunden ist (s. u.).

Tabelle 15: Gebräuchliche Antiarrhythmika

Freiname bzw. Substanz	Handelsname (oder Zubereitung)	Tabletten- bzw. Ampullengröße	Applikationsweg	Dosierung	Plasmaspiegel
1. Kalium	KCl Kalinor®-Brausetbl. Rekawan®-Granulat	40 mval K+/Tbl. 13,4 mval K+/1 g	Infusion p. o. p. o.	stark wechselnd, siehe Text	3,8–5,2 mval/l
2. β-Rezeptorenblocker:					
Propranolol	Dociton®	1 mg/Amp. 10–40–80 mg/Tbl.	i. v. (langsam!) p. o.	1–5 mg/dosi 3–4 × 10–40 mg/Tag	
Pindolol	Visken®	0,4 mg/Amp. 5 mg/Tbl.	i. v. (langsam!) p. o.	0,2–0,4 mg/dosi 3–4 × 5–10 mg/Tag	
Oxprenolol	Trasicor®	40–80–160 mg/Tbl.	p. o.	3 × 20–40 mg/Tag 1–2 × 160 mg ret.	
Metoprolol	Beloc®, Lopresor®	50–100 mg/Tbl.	p. o.	2–3 × 50–100 mg/Tag	
Atenolol	Tenormin®	50–100 mg/Tbl.	p. o.	2 × 50–100 mg/Tag	
Sotalol	Sotalex®	80–160 mg/Tbl.	p. o.	1–2 × 160–320 mg/Tag	
3. Verapamil	Isoptin®	5 mg/Amp.	i. v. (langsam!)	5–10 mg/dosi	
4. Lidocain	Xylocain®	100 mg/Amp. (2 %, 5 %) Stechampullen 1 %, 2 %	i. v., DTI	100 mg/dosi Infusion: 2 g/Tag	1,5–5 μg/ml
5. Mexiletin	Mexitil®	100–200 mg/Kps.	p. o. i. v. (s. ds. Kap., 1.1.4.1)	3–4 × 100–200 mg (erhöhte Anfangsdosis erforderlich ≑ 400 mg als Erstdosis)	1–2 μg/ml

Tabelle 15 (Fortsetzung)

Freiname bzw. Substanz	Handelsname (oder Zubereitung)	Tabletten- bzw. Ampullengröße	Applikationsweg	Dosierung	Plasmaspiegel
6. Disopyramid	Rythmodul®	100 mg/Kps.	p.o.	3–4 × 100–200 mg	2–4 µg/ml
	Diso-Duriles®	150 mg/Tbl.	p.o.	2–3 × 150 mg/Tag	
7. Chinidin	Chinidin-sulfat	200 mg/Tbl.	p.o.	3–4 × 200 mg/Tag	2–8 µg/ml
Chinidinbisulfat	Chinidin-Duriles®	200 mg/Tbl.	p.o.	2–3 × 400 mg/Tag	2–6 µg/ml
	Optochinidin® retard	250 mg/Tbl.	p.o.	2–3 × 500–1000 mg/Tag	
Chinidin-Polygalacturonat	Galactoquin®	330 mg/Tbl.	p.o.	2–4 × 600 mg/Tag	2–6 µg/ml
8. Propafenon	Rytmonorm®	70 mg/Amp.	i.v. (langsam!)	70 mg/dosi	0,2–1 µg/ml
		150–300 mg/Tbl.	p.o.	3 × 150–300 mg/Tag	
9. Flecainid	Tambocor®	100 mg/Tbl.	p.o.	1–3 × 100 mg (erhöhte Anfangsdosis erforderlich: 2 × 200 mg)	200–800 ng/ml
10. Ajmalin	Gilurytmal®	50 mg/Amp.	i.v. (langsam!)	20–50 mg/dosi	?
11. Mexiletin	Mexitil®	100–200 mg/Kps.	p.o.	2–3 × 100–200 mg/Tag	?
	Mexitil® „Depot"	360 mg/Kps.	p.o.	2 × 360 mg/Tag	?
12. Aprindin	Amidonal®	100 mg/Tbl.	p.o.	1–2 × 100 mg/Tag Erhaltungsdosis 50–100 mg/Tag	Nebenwirkungen beachten: Ataxie, Agranulozytose!
13. Procainamid	Novocamid®	250 mg/Drg.	p.o.	4 × 250–500 mg	4–8 µg/ml
	Procainamid-Duriles®	500 mg/Tbl.	p.o.	3 × 0,5–1 g/Tag	

Tabelle 15 (Fortsetzung)

Freiname bzw. Substanz	Handelsname (oder Zubereitung)	Tabletten- bzw. Ampullengröße	Applikationsweg	Dosierung	Plasmaspiegel
14. Lorcainid	Remivox®	100 mg/Tbl.	p.o.	2–3 × 100–200 mg/Tag	Nebenwirkungen häufig! Schlafstörungen 0,1–0,4 µg/ml
15. Diphenylhydantoin	Epanutin® Phenhydan® Phenhydan®-Infusionsampulle	250 mg/Amp. 100 mg/Tbl. 750 ml = 815 mg/Amp.	i.v. (langsam!) p.o. Infusion (Pumpe)	125–250 mg/dosi 3–4 × 100 mg/Tag Infusionsdauer 6–8 h	10–20 ng/ml (ohne Bedeutung für die Therapie)
16. Amiodaron	Cordarex®	200 mg/Tbl.	p.o.	Aufsättigung: 4 × 200 mg 8 Tage Erh.dosis: 1–2 × 200 mg (Beachte: sehr lange Eliminationshalbwertszeit!) Nebenwirkungen beachten: Kornealablagerungen, Hyper-/Hypothyreose, Lungenfibrose, Photosensibilisierung der Haut	400–800 ng/ml
17. Tocainid	Xylotocan®	400 mg/Tbl.	p.o.	2–3 × 400 mg/Tag	4–10 µg/ml

Zwei Verfahren stehen zur Verfügung: Elektrokardioversion und Konversion mit Digitalis und einem Antiarrhythmikum (s. u.). Meistens werden beide Verfahren miteinander kombiniert. Nur in der akuten Situation setzt man ohne Vorbereitung die Elektrokardioversion ein. Gleichzeitig wird dann digitalisiert.

a) *Elektrokardioversion*

Praktisches Vorgehen: Nach Digitalisierung mit Kontrolle der Kammerfrequenz wird Chinidinsulfat (auch retardierte Chinidin-Präparate können verwendet werden, etwa Chinidin-Duriles® oder Optochinidin® retard), in einer Dosierung von höchstens 2 g auf 24 h (s. Tab. 14) gegeben. Alternativ kann Disopyramid (Rythmodul®) bis zu einer kurzfristigen Tageshöchstdosis von 1000 mg oder Propafenon (Rytmonorm®) gegeben werden (s. Tab. 14 und 15). Das Chinidin wird für 2–3 Tage gegeben und gleichzeitig Digitalis abgesetzt, so daß die Kammerfrequenz über 90–100/min ansteigen kann. Hierbei tritt Sinusrhythmus in etwa 20% der Fälle bereits ein. Wenn nicht, Elektrokardioversion.

Elektrokardioversion: Nach 4–6stündiger Nahrungskarenz Patienten bequem und horizontal lagern und über das geplante Vorgehen informieren. Gebiß entfernen, Instrumentarium überprüfen: Sauerstoff? Intubationsbesteck? Defibrillator? Notfall-Medikamente vollständig? Brett im Bett? Dann EKG anschließen und einwandfreie Auslösung des Triggermechanismus des Kardioverters überprüfen. Dann Kurznarkose mit Etomidat (Hypnomidate®), 2 mg/ml, 4–8 ml rasch i.v. oder Sedierung mit 10–15 mg Diazepam (Valium®) oder Thalamonal® 2 ml i.v. In der Einschlafphase mit Sauerstoff per Maske hyperventilieren. Sodann Elektroden fest und mit reichlich Kontaktgel versehen aufsetzen: Bei präkordialen Elektroden Position V_1 und V_5, bei transthorakalen Elektroden Rückenelektrode paravertebral links am kaudalen Skapularand, präkordiale Elektrode in Position V_2–V_3. EKG registrieren. Sodann Impuls auslösen: Bei Vorhofflattern beginnend mit 12,5, 25, dann 50 W/sec. Bei Vorhofflimmern beginnend mit 50, dann 100, dann 200, höchstens 400 W/sec. Bei großem oder Emphysemthorax jeweils eine Stufe höher beginnen. Nach dem Stromstoß sofort EKG kontrollieren: Geduld! Der Sinusrhythmus erscheint oft erst verzögert, u. U. mit multiplen Arrhythmien und nach gradueller Stabilisierung. Besteht Vorhofflimmern oder -flattern weiter, so wird die nächste Impulsstärke appliziert. Die Dauer der Kurznarkose reicht aus, um 2–3 Elektroschocks zu verabreichen.

In der Aufwachphase, wenn nötig, per Maske Sauerstoffbeatmung. Im Anschluß an die Kardioversion mindestens 8 h Monitorüberwachung. Mit dem Eintreten von Sinusrhythmus kann die Digitalisempfindlichkeit zunehmen bzw. eine Überdigitalisierung deutlich werden (Interferenz Digoxin/Chinidin!). Ernsthafte Rhythmusstörungen können mit Verzögerung eintreten! Daher mindestens 8stündige Überwachung nach Kardioversion. Unmittelbar nach dem Erwachen wird mit der Chinidin- und Digitalis-Erhaltungstherapie fortgefahren.

b) *Konversion mit Digitalis und Chinidin*

Zwei Verfahren werden üblicherweise angewandt (nach Sokolow und nach Levine). Beide empfehlen, daß die Chinidindosis bis zu 3 g/Tag allmählich gesteigert wird bzw. bis der Rhythmus umschlägt.

Sokolow-Methode: 5 × 200–300 mg Chinidinsulfat/Tag in 2stündigen Intervallen. Am 2. Tag jede Einzeldosis um 100 mg vergrößern. Am 3. Tag abermals. Unter häufigen EKG-Kontrollen und bei Fehlen toxischer Symptome Maximaldosis 4 g/Tag.

Levine-Methode: In 4stündigen Abständen steigende Chinidindosen, beginnend bei 300 mg und jeweils um 300 mg erhöht, bis zur höchsten Tagesdosis von 3 g verabreichen. Auch hier häufige EKG-Kontrollen.

Nebenwirkungen sind bei beiden Verfahren häufiger und gefährlicher als bei Elektrokardioversion, weswegen diese Verfahren *heute nicht mehr geübt werden sollten.* Chinidin sollte nicht höher als maximal 2 g/Tag dosiert werden. Oberhalb 1,5 g vor jeder weiteren Dosis EKG kontrollieren. Bei QRS- und/oder QT-Verbreiterung über 30% Therapie sofort beenden. Alternativ (Chinidin-Unverträglichkeit) kann auch Disopyramid (Rhythmodul®) verwendet werden. Dosierung s. Tabellen 14 und 15. Maximale Tagesdosis 1000 mg p. o.

Bei therapieresistentem Vorhofflimmern kann u.U. mit Amiodaron (Cordarex®, s. Tab. 15) noch ein Erfolg erzielt werden.

Antikoagulantientherapie

Vorhofflimmern kann mit und ohne Mitralstenose zu arteriellen Embolien führen, am häufigsten in den ersten Tagen und Wochen nach Eintreten oder Rückbildung der Arrhythmie. Die Emboliehäufigkeit wird nicht durch die Art der Umstimmung (spontan, elektrisch, medikamentös) beeinflußt.

Antikoagulierung erfolgt mit Vitamin-K-Antagonisten (Marcumar®, Sintrom®) nach den üblichen Richtlinien und unter Quickwertkontrolle (s. Kap. 7). Es gelten die *folgenden Indikationen,* wobei hierüber zum Teil kontroverse Meinungen bestehen: Bei kürzlich eingetretenem Vorhofflimmern bei jüngeren Personen, d.h. im Alter unter 50 Jahren, wird über eine Dauer von mindestens 6 Wochen bis zu 6 Monaten antikoaguliert, insbesondere dann, wenn das Vorhofflimmern mit Sinusrhythmus abwechselt, im letzteren Falle bis zur Stabilisierung. Bei längerbestehendem, unkompliziertem Vorhofflimmern wird nicht antikoaguliert. Ist eine arterielle Embolie vorgekommen, so wird für mindestens 6 Monate, besser 2 Jahre, nach Ansicht mancher Autoren dauernd, antikoaguliert. Die Antikoagulierung kann beendet werden, wenn die Emboliequelle beseitigt werden kann (Umstimmung in Sinusrhythmus, Sprengung einer Mitralstenose mit Resektion bzw. Obliteration des Vorhofohres).

Über die Antikoagulantientherapie *vor* Umstimmung von Vorhofflimmern bestehen ebenfalls kontroverse Ansichten. Generelle, schematische Anwendung wird nicht empfohlen. Ist eine arterielle Embolie vorgekommen, so wird für mindestens 2, wenn möglich 6 Wochen vor der Umstimmung antikoaguliert. Innerhalb weniger Tage nach erfolgreicher Kardioversion kann die Therapie abgesetzt werden (Einschränkungen s.o.). Ist das Vorhofflimmern erst kürzlich eingetreten, so empfehlen wir Antikoagulierung, beginnend, wenn möglich, 2 Wochen vor der Umstimmung und mit Absetzen unmittelbar nach der Umstimmung. Beträgt die Zeitspanne bis zur geplanten Kardioversion nur wenige Tage, so wird zweckmäßig mit Heparin (Liquemin®) antikoaguliert: 30000–40000 IE/Tag i.v. (Infusionspumpe) oder $3 \times 5000-7500$ IE/Tag subkutan (Bauchhaut).

Die akute arterielle Embolie wird wie üblich behandelt (Embolektomie, Heparin, Fibrinolyse, s. Kap. 7).

Nachbehandlung
Nach der Wiederherstellung des Sinusrhythmus muß dieser erhalten werden (Rezidivprophylaxe). Dies geschieht am besten mit Dauerdigitalisierung (s. ds. Kap., 2.3.3) und Chinidin (Substanzen und Dosierung s. Tab. 14 und 15). Bei Chinidin-Unverträglichkeit durch gastrointestinale Symptome kann eine kleine Chinidindosis (2–3×200 mg p.o.) durch Gabe eines β-Rezeptorenblockers, etwa Metoprolol (Beloc®, 2×50–100 mg p.o.), wirksam ergänzt werden. Chinidin kann auch mit Verapamil sehr gut kombiniert werden, z.B. als Cordichin® (enthält 200 mg Chinidin und 80 mg Verapamil), 1×2–3/Tag. Anstelle von Chinidin kann auch Disopyramid (Rythmodul®, Diso-Duriles®) 2–3×100–300 mg p.o. oder Propafenon (Rytmonorm®) 3×150–300 mg p.o. verwendet werden. Wurde der Auslösemechanismus des Vorhofflimmerns wirksam beseitigt (Sprengung einer Mitralstenose, Mitralklappenersatz), so kann frühestens nach einem halben, besser nach einem Jahr ein Auslaßversuch unternommen werden. Bei vergrößertem linken Vorhof ist oft Dauertherapie unumgänglich. Tritt Vorhofflimmern nach Therapieunterbrechung wieder ein, so soll eine Umstimmung erneut versucht werden. Rezidiviert Vorhofflimmern unter konsequenter Therapie, so ist ein neuerlicher Versuch nicht mehr indiziert. In besonderen Fällen ist auch eine chirurgische Behandlung möglich (s. ds. Kap., 3.3.3.3).

3.2.5 Vorhoftachykardie mit Block
Vorhoftachykardie, Frequenz 120–220/min mit wechselnd ausgeprägter AV-Blockierung, meistens zumindest teilweise mit Wenckebachscher Periodik (s. Tab. 12).

3.2.5.1 Ätiopathogenese
In der Mehrzahl der Fälle bedingt durch Digitalisintoxikation, kommt aber auch ohne Digitalis bei Herzkrankheiten vor. Vorhoftachykardie mit Block ist durch einen raschen, ektopischen Reizbildner im Vorhof charakterisiert, wobei gleichzeitig ein AV-Block 2. Grades besteht.

3.2.5.2 Klinik
Das Eintreten der Vorhoftachykardie mit Block bringt selten subjektive Symptome oder schwerere hämodynamische Beeinträchtigung mit sich. Die meistens schwere Grunderkrankung dominiert das Krankheitsbild. Die Gefährdung durch die Vorhoftachykardie mit Block besteht in der potentiellen Gefahr des Eintretens ernsterer Rhythmusstörungen bei den meist hohen Digitalisspiegeln.
Diagnostische Hinweise: Bei glatter EKG-Nullinie auffällig spitze, voneinander klar abgesetzte P-Wellen in Ableitung II, III, V_1. Vorhoffrequenz zwischen 120 und 220/min. AV-Blockierung höheren Grades, meistens Wenckebachsche Periodik. QRS normal.

Ventrikuläre Extrasystolen sind häufig. *Wichtig:* Differentialdiagnostische Abgrenzung von Vorhofflattern ist entscheidend wichtig, da die Therapie gegensätzlich ist (Digitalis!). Schwierigkeiten entstehen bei „langsamem Vorhofflattern" (s. ds. Kap., 3.2.3).

3.2.5.3 Therapie
Da die hämodynamische Beeinträchtigung durch die Vorhoftachykardie mit Block meistens gering ist, genügt es unter einer Digitalispause zuzuwarten. Kaliumsubstitution mit Kalinor®-Brausetbl. oder Rekawan®-Granulat 40−80 mval p.o. oder KCl (40−80 mval in 500 ml 5% Lävulose) langsam (nicht mehr als 60 mval in 2 h!) infundieren. Auch Diphenylhydantoin (Epanutin®, Phenhydan®) als Antidot 3×100−200 mg p.o. oder 125−250 mg i.v. (langsam injizieren innerhalb von mindestens 10 min!). Nur in Notfällen Elektrokardioversion mit sehr kleinen Energiemengen (12,5, höchstens 25 W/sec.) Stets vorher Kalium substituieren und Diphenylhydantoin (s.o.) vorinjizieren.

3.2.6 Atrioventrikuläre Rhythmen
Knotenrhythmen mit Frequenzen zwischen 60 und 200/min. Bei Frequenzen unter 100/min meistens als AV-Dissoziation mit oder ohne Interferenz.

3.2.6.1 Ätiopathogenese
Knotenrhythmen sind oft digitalisbedingt, kommen aber auch spontan und dann meistens bei schwereren Herzerkrankungen vor.

3.2.6.2 Klinik
Diagnostische Hinweise: QRS-Komplexe gewöhnlich normal. Vorhofaktionen meistens nicht nachweisbar. Bei langsameren Frequenzen normale P-Wellen bei Vorliegen von AV-Dissoziation. Bei retrograder Vorhoferregung abnormale P-Wellen. Die Differenzierung von Kammerrhythmen einerseits und supraventrikulären Tachykardien andererseits kann sehr schwierig sein, da ventrikuläre Aberranz vorkommt. U.U. His-Bündel- bzw. intraatriales EKG erforderlich (s. Tab. 12). Bei schweren, medikamentös nicht zu beeinflussendes AV-Tachykardien kann eine chirurgische Behandlung erwogen werden (s. ds. Kap., 3.3.3.3).

3.2.6.3 Therapie
Wenn Verdacht auf Digitalisintoxikation besteht, Therapie wie bei Vorhoftachykardie mit Block (s.o.). Sonst Lidocain (Xylocain®, 100 mg i.v.) oder Pindolol (Visken®) 0,2−0,4 mg i.v. oder Verapamil (Isoptin®) 5−10 mg i.v. (s.a. Tab. 14).

3.3 Extrasystolie
Einzeln oder in Paaren, gelegentlich in Salven, manchmal in systematisierter Sequenz einfallende, vorzeitige Herzaktionen mit Ursprungsort in spezifischen Reizbildungs- und -leitungsgeweben wie auch in Vorhof- oder Kammermyokard, die bei jedem Grundrhythmus des Herzens vorkommen können.

3.3.1 Supraventrikuläre Extrasystolie

Sporadisch, in Salven, als Bigeminusrhythmus oder auch den Herzrhythmus insgesamt bestimmende Extrasystolie („chaotischer Vorhofrhythmus") supraventrikulären Ursprungs. Oft mit AV-Blockierung unterschiedlichen Ausmaßes und/oder ventrikulärer Aberranz bei frühzeitigem Einfall.

3.3.1.1 Ätiopathogenese

Entstehung meistens wie bei Vorhofflimmern (s. ds. Kap., 3.2.4), dessen Vorläufer sie manchmal sind. Bei Koronarkrankheit oft in Zusammenhang mit Herzinsuffizienz. Vorkommen auch bei sonst nicht nachweisbarer Herzkrankheit. Direkte hämodynamische Bedeutung gering. Behandlungsindikation aus drohendem Vorhofflimmern oder -flattern, meistens am Grundleiden orientiert. Manchmal verlangt die subjektive Symptomatik eine Behandlung.

3.3.1.2 Klinik

Diagnostische Hinweise: Vorzeitige Vorhofaktionen mit deformierter P-Welle. QRS normal oder durch ventrikuläre Aberranz verbreitert und abnorm geformt. Unter Umständen wechselndes PQ-Intervall (bei wechselndem PQ-Intervall, wechselndem PP-Intervall und wechselnder P-Konfiguration spricht man auch von „wanderndem Schrittmacher", bei multiplen, multifokalen Vorhofextrasystolen, die den Herzrhythmus bestimmen, auch von „chaotischem Vorhofrhythmus" [s. a. 3.3.1]).

3.3.1.3 Therapie

Chinidin, Propafenon oder Disopyramid sind meistens die wirksamsten Medikamente (Dosierung und weitere Antiarrhythmika s. Tab. 15). Außerdem wird digitalisiert (s. ds. Kap., 2.3.3), wenn eine Herzinsuffizienz gleichzeitig besteht oder wenn Vorhofflimmern oder -flattern zu erwarten sind (s. a. ds. Kap., 3.2.3 und 3.2.4).

3.3.2 Ventrikuläre Extrasystolie

Extrasystolen ventrikulären Reizursprungs, je nach Lokalisation des Ursprungsortes und den intraventrikulären Leitungsverhältnissen ist QRS mehr oder weniger abnorm geformt und verbreitert. Bei Ursprungsort nahe dem Hisschen Bündel können nahezu normale QRS-Konfigurationen vorkommen. Auftreten sporadisch, gehäuft, in Paaren oder Salven oder auch in systematisierter Folge als Bigeminie, Trigeminie oder Parasystolie.

3.3.2.1 Ätiopathogenese

Ventrikuläre Extrasystolen entspringen meistens im proximalen oder peripheren His-Purkinje-Fasersystem. Sie entstehen entweder durch gesteigerte Neigung zur Spontandepolarisation oder durch intraventrikuläre Inhomogenität der Erregungsrückbildung mit „re-entry". Sie kommen außerordentlich häufig vor. Vielfach bleibt die Ursache unklar. Sie kommen auch bei Herzgesunden vor. Besteht gleichzeitig eine Herzerkrankung (Koronarkrankheit, Myokarditis, Herzklappenfehler), so wird die Arrhythmie damit gewöhnlich in kausale Verbindung gebracht, was nicht über andere Entstehungsmöglichkeiten (Medikamentennebenwirkung!) hinwegtäuschen darf. Als auslösende Agentien kommen in Frage: Digitalis, Orciprenalin u. a. Katecholamine, Atropin, Chinidin oder andere Antiarrhythmika sowie Intoxikationen (Alkohol, Barbiturate), Hypokaliämie, azidotische Stoffwechsellage. Entstehen ventrikuläre Extrasystolen auf dem Boden einer intraventrikulären Inhomogenität der De- und Repolarisation (Dispersion der Erregungsleitung), so ist das Kopplungsintervall oft kurz. U. U. fallen die ventrikulären Extrasystolen noch während der T-Welle des vorausgegangenen Normalschlages ein (R-auf-T-Phänomen). In solchen Fällen können bereits einzelne Extrasystolen Kammerflimmern auslösen. Vorkommen: Myokardinfarkt, Myokarditis, QT-Verlängerung. Bei fester Kopplung der Extrasystolen an den jeweils vorangehenden Normalschlag entsteht Bigeminie; folgt ein Paar von ventrikulären Extrasystolen, Trigeminie. Ausgangsblockierung kann die Rhythmik stören (Bigeminie mit verstecktem Ausgangsblock). Repetitive Entladung eines Reizbildners mit Schutzblockierung führt zur Parasystolie oder zu akzeleriertem idioventrikulärem Rhythmus. Von hier fließender Übergang zu den Kammertachykardien (s. Tab. 11 und 12).

3.3.2.2 Klinik

Ventrikuläre Extrasystolen können unangenehme subjektive Symptome verursachen, bleiben jedoch vielfach gänzlich unbemerkt. Ihre hämodynamische Bedeutung ist gering. Ihre Bedeutung liegt darin, daß sie Vorläufer bedrohlicher Kammerarrhythmien oder des Sekundenherztodes sein können. Es kann außerordentlich schwierig sein, ihre prognostische Bedeutung und damit die Indikation zur Therapie abzuschätzen.
Diagnostische Hinweise: Vorzeitige Kammeraktionen mit verbreitertem, oft bizarr geformtem QRS-Komplex. Differenzierung von Knoten-Extrasystolen mit ventrikulärer Aberranz kann schwierig sein. Normale QRS-Breite kommt auch vor bei Reizursprung im proximalen His-Purkinje-System. Auch hier jedoch sozusagen stets geringfügige Breitenzunahme von QRS gegenüber dem Normalschlag und Deformierung im Sinne eines inkompletten Rechtsschenkelblocks mit überdrehtem Links- oder Rechtstyp oder inkomplettem Linksschenkelblock. Retrograde Erregung der Vorhöfe kommt in etwa 60% der Fälle vor. Interposition zwischen zwei Herzaktionen zeigt „re-entry" (Kammer-Vorhof-Kammer-Echo) an (ca. 60% der Fälle) und wird als „interponierte" Extrasystole bezeichnet. Multiforme Konfiguration deutet auf polytopen Reizursprung. Einfache Kopplung der Extrasystolen mit fixiertem Kopplungsintervall wird als Bigeminie bezeichnet. Liegt zwischen den Extrasystolen der Bigeminie jeweils eine ungerade Zahl von normalen Herzaktionen, so ist der Schluß auf einen versteckten Ausgangsblock berechtigt.
Parasystolie: Das interektopische Intervall ist weitgehend konstant und beträgt stets ein ganzzahliges Vielfaches einer Grundeinheit. Kombinationssystolen (Fusion) sind häufig, ebenso Perioden, in denen die Parasystolie nicht auftritt, wobei sie jedoch später im alten Rhythmus wieder erscheinen kann (Schutzblockierung). *Wichtig:* Zur Definition und genauen Erkennung von ventrikulären Extrasystolen sind lange EKG-Streifen erforderlich! Oft ist Monitorüberwachung oder Langzeit-Magnetbandspeicherung des EKG unentbehrlich!

3.3.2.3 Therapie

Es kann sehr schwer sein, die Behandlungsindikation zu stellen. Die Kriterien der Tabelle 16 dienen als Anhaltspunkt. Das Grundleiden bestimmt das Ausmaß der Gefährdung! Bei Intoxikationen als Ursache genügt gewöhnlich Monitorüberwachung und Entzug des auslösenden Agens. Bei Digitalisintoxikation Kaliumsubstitution (Kalinor®-Brausetbl., Rekawan®-Granulat). Wenn per-

Tabelle 16: Kriterien für Behandlungsbedürftigkeit ventrikulärer Extrasystolen (A: In Anlehnung an die Einteilung von Lown). Behandlungsbedürftigkeit mit der römischen Ziffer zunehmend. Die Kriterien A gelten für das Langzeit-EKG

A Einteilung der Extrasystolie nach Lown (nach Langzeit-EKG-Ergebnissen):
  0. Keine Extrasystolen
  I. Weniger als 30 Extrasystolen/h
  II. Mehr als 30/h, ohne komplexe Erscheinungsformen
  III. Polytope Extrasystolen, Bigeminie
  IV a) Extrasystolie mit Paarbildungen
     b) Ventrikuläre Salven, Kammertachykardie
  V. Extrasystolen mit R-auf-T-Phänomen

B Hochgefährdete Patienten:
  1. Zustand nach Reanimation
  2. Extrasystolen der Klasse IV und V nach Lown
  3. QT-Verlängerung im Ruhe-EKG
  4. Zustand nach Vorderwandinfarkt mit Schenkelblock
  5. Extrasystolie im Angina-pectoris-Anfall
  6. Extrasystolie bei Herzinsuffizienz

orale Applikation nicht möglich ist, auch 40−80 mval KCl in 500 ml 5% Glukose p. inf. in 4 h, auch Diphenylhydantoin (Phenhydan®, Epanutin®) 3×100 mg p.o. oder 250 mg i.v. (sehr langsam!, mindestens 10 min). Bei Ischämie (koronare Herzerkrankung, s. ds. Kap., 4) muß diese zunächst behoben werden. Damit wird oft die Extrasystolie bereits beseitigt. Ist ein Herzwandaneurysma die Ursache, so muß die Aneurysmektomie erwogen werden. Ist Herzinsuffizienz (Kammerdilatation?) Ursache der Extrasystolie, so genügt oft deren Behandlung (s. ds. Kap., 3.3). Bestehen die Extrasystolen im Zusammenhang mit Sinusbradykardie oder bei Knotenrhythmus, so kann Atropin 0,5−1 mg i.v. wirksam sein (z.B. bei akutem Infarkt), alternativ auch 0,5 mg Ipratropiumbromid (Itrop®) i.v. − nach 4−6 h oral 2−3× ½−1½ Filmtbl. (10,0−45,0 mg). Bei Frequenzabhängigkeit der Extrasystolie kann auch eine schrittmacherinduzierte Erhöhung der Kammerfrequenz diese beseitigen („overdrive suppression", s. ds. Kap., 1.1.4.1). Extrasystolen bei primär verlängertem QT-Intervall, sei es im Rahmen einer idiopathischen QT-Verlängerung, bei Hypokaliämie, zentralnervösen Erkrankungen oder bei Antiarrhythmikaüberdosierung oder -überempfindlichkeit, sind besonders gefährlich. Im ersteren Fall Diphenylhydantoin (Epanutin®, Phenhydan®) 3−4×100 mg p.o., auch Mexiletin 3−4×100−200 mg p.o. Im letzteren Falle sofortige Antiarrhythmikapause, keine spezielle Therapie, jedoch Überwachung, u.U. Schrittmacher.

In der großen Mehrzahl der Fälle mit ventrikulären Extrasystolen wird man versuchen, mit β-Rezeptorenblockern zu therapieren, um nur so selten wie möglich mit Antiarrhythmika im eigentlichen Sinne behandeln zu müssen. Die Schwierigkeiten dieser Behandlung und die Häufigkeit von Nebenwirkungen der Antiarrhythmika erfordern hier eine ganz besonders klare Definition der Gefährlichkeit der Extrasystolie im Einzelfall und damit der Behandlungsbedürftigkeit und -dringlichkeit (s. Tab. 16). Für die intravenöse oder Infusionstherapie kommen vorwiegend Lidocain (Xylocain®), Mexiletin (Mexitil®), Propafenon (Rytmonorm®) und Diphenylhydantoin (Phenhydan®, auch als Infusionskonzentrat) in Frage. Die orale Therapie ist schwieriger. In Betracht kommen Propafenon, Mexiletin, Disopyramid, Chinidin, Aprindin sowie der β-Rezeptorenblocker mit antiarrhythmischer Eigenwirkung Sotalol. Bei hartnäckigen, dringlichen Fällen auch Amiodaron (s. Tab. 14 und 15). In der oralen Dauertherapie wird man sich wegen der Medikamentennebenwirkungen meistens mit Teilerfolgen zufriedengeben müssen. In ca. 10% der Fälle wirken Antiarrhythmika selbst arrhythmogen!

3.3.3 Kammertachykardie (auch Kammerflimmern)
(s. auch ds. Kap., 1.1 und 1.1.4.1)
Gefährliche Tachykardie mit ventrikulärem Reizursprung, die jederzeit in Kammerflimmern übergehen kann. Meistens mit erheblichen hämodynamischen Störungen und auf dem Boden schwerer Herzerkrankungen entstanden.

3.3.3.1 Ätiopathogenese
Ursachen wie bei ventrikulärer Extrasystolie (s. o.), häufig durch solche ausgelöst. Kammertachykardien kommen ganz überwiegend bei schwergeschädigtem Herzen vor, werden jedoch auch bei sog. „Herzgesunden" beobachtet, wenngleich selten (ausführliche Diagnostik erforderlich!). Rezidivierende Kammertachykardie muß Verdacht auf ein Herzwandaneurysma erwecken. Als Nebenwirkung von Antiarrhythmika, bei akutem Infarkt, bei QT-Syndrom und bei ZNS-Erkrankungen kommt die Kammertachykardie vom Typ „torsades des pointes" vor. Sie erfordert besondere therapeutische Maßnahmen.
Kammertachykardie beruht gewöhnlich auf intraventrikulärem „re-entry", manchmal unter Einschluß von Teilen des His-Purkinje-Systems. Lediglich bei „akzeleriertem, idioventrikulärem Rhythmus" scheint eine repetitive Entladung eines ektopischen Reizbildners wahrscheinlicher zu sein.

3.3.3.2 Klinik
Der tachykarde Anfall geht mit Hypotension, Unruhe, Schwitzen, kalter zyanotischer Haut und u. U. Schock einher, Kammertachykardie kann in seltenen Fällen aber auch ohne wesentliche Symptome vorkommen.
Diagnostische Hinweise: Die Diagnose ist oft klinisch bereits zu vermuten: Neben den genannten Allgemeinsymptomen hört man multiple Herztöne, sieht Pfropfungswellen im Venenpuls und findet eine stark wechselnde Druckhöhe des arteriellen Pulses. Im EKG tachykarder Rhythmus mit abnormem, verbreitertem, oft bizarrem QRS-Komplex. Salven von 6 oder mehr rasch aufeinanderfolgenden Kammeraktionen werden als „Kammertachykardie" bezeichnet. Vorhofaktionen entweder unabhängig davon und mit nor-

malem P, wenn überhaupt erkennbar, sofern nicht retrograde Leitung (40–60%) mit oder ohne AV-Block vorliegt (s. Tab. 12). Kombinationssystolen (Fusion) oder „ventricular capture" kommen typischerweise vor. Die Differenzierung von supraventrikulären Arrhythmien mit Aberranz (Wolff-Parkinson-White-Syndrom, Knotentachykardie, vorbestehender Schenkelblock) kann sehr schwierig sein und kann intraatriale oder ösophageale EKG-Ableitungen erfordern. Bei „torsades des pointes" sieht man im EKG eine rhythmische, „wellenförmige" Form- und Amplitudenänderung. Die Arrhythmie tritt meist in vielen selbstlimitierten Perioden auf und geht leicht in Kammerflimmern über.

3.3.3.3 Therapie

Kammertachykardie ist ein Notfall! Monitorüberwachung und Reanimationsbereitschaft sind erforderlich. Die Kammertachykardie ist immer behandlungsbedürftig. Unterbrechung der Tachykardie möglichst sofort durch Elektrokardioversion (s. ds. Kap., 3.2.4.3). Weitere Maßnahmen und Rezidivprophylaxe wie bei ventrikulären Extrasystolen mit dringlicher (s. Tab. 16) Behandlungsindikation (s. ds. Kap., 3.3.2.3). Bei Auslösung im Zusammenhang mit Schreck, Angst oder sonstigen Umständen, die mit erhöhter Sympathikusaktivierung einhergehen, sind β-Rezeptorenblocker allein oder in Verbindung mit der üblichen antiarrhythmischen Therapie (s. Tab. 14 und 15) oft eindrucksvoll wirksam und immer indiziert. Bei „torsades des pointes" K^+-Substitution und/oder Erhöhung der Herzfrequenz durch Schrittmacher.

Episodische, rezidivierende Kammertachykardien sollen immer beseitigt werden. Wenige Autoren sind der Ansicht, daß sie bei Herzgesunden belassen werden können.

Die Dauertherapie beginnt mit Sotalol (Dosierung s. Tab. 15); wenn erfolglos, Propafenon oder andere Antiarrhythmika, z.B. Flecainid (s. Tab. 15). Erweist sich die Arrhythmie als hartnäckig, so soll mit dem Einsatz von Amiodaron (s. Tab. 15) nicht lange gezögert werden. Der Erfolg der Therapie (vollständige Unterdrückung der Kammertachykardien) muß mit dem 24-h-Langzeit-Speicher-EKG überprüft werden. Arrhythmogene Wirkungen der Antiarrhythmika beachten!

Ganz besonders dringlich ist naturgemäß die antiarrhythmische Therapie bei rezidivierendem Kammerflattern bzw. -flimmern, einschließlich „torsades des pointes". Die Therapie muß hier unter stationären Bedingungen (Monitorüberwachung) eingeleitet und eingestellt werden. Oft ist eine genaue elektrophysiologische Untersuchung nötig.

Auch bei konsequentem Einsatz der modernen Antiarrhythmika verbleiben einige besonders gefährdete, therapieresistente Fälle, z.B. durch rezidivierende Myokardischämie, bei Ventrikelaneurysmen oder bei QT-Syndrom (Romano-Ward-, Jervell-Lange-Nielsen-Syndrom, s.o.). Bei Aneurysmen muß nach elektrophysiologischer Untersuchung zur Lokalisierung des Ursprungsortes („mapping") eine chirurgische Behandlung erwogen werden (s. ds. Kap., 3.3.3.3). Auch können heute antitachykarde Schrittmachersysteme (bei Kammertachykardie) oder implantierbare Defibrillatoren eingesetzt werden (noch in der Entwicklung, Literatur beachten!).

Operative und Kathetertherapie bei tachykarden Herzrhythmusstörungen
Die Unterbrechung tachykarder Rhythmusstörungen gelingt dann, wenn bei raschem, ektopem Reizbildner dieser entfernt oder zerstört wird und bei Reentry-Tachykardien der Erregungslaufweg durch Zerstörung der Leitungsbahn an einer Stelle unterbrochen wird. Bei supraventrikulären Tachykardien kann der AV-Knoten chirurgisch durchtrennt oder durch einen, über einen von rechts in die Nähe des Hisschen Bündels gebrachten Katheter durch einen Stromstoß koaguliert (Katheterablation) werden.

Aberrierende Leitungsbahnen (Kentsches Bündel) oder reizbildende Strukturen im Ventrikelmyokard oder intraventrikuläre Erregungskreise können mit bestimmter chirurgischer Technik unterbrochen oder exzidiert werden. Reizbildende Foci im Kammermyokard können manchmal auch durch Katheterablation ruhiggestellt werden.

Die Anwendung dieser Verfahren setzt stets eine vorherige, genaue Identifizierung der Art der Arrhythmie, ihres Ursprungsortes und ihres Erregungslaufweges voraus. Dies gelingt heute mittels elektrophysiologischer Untersuchungsmethoden im Herzkatheterlabor. So können zum Beispiel eines oder auch mehrere Kentsche Bündel bei Wolff-Parkinson-White-Syndrom sehr genau lokalisiert und die bevorzugte Leitungsrichtung angegeben werden. Die Lokalisierung intraventrikulärer reizbildender Areale oder für Re-entry-Bahnen benutzter Bezirke gelingt mit dem sogenannten endokardialen „mapping". Dieses Verfahren wird ergänzt durch Stimulationstechniken zur Auslösung der zu behandelnden Arrhythmie.

Sowohl die Methoden der Arrhythmiechirurgie wie die der Katheterablation werden bisher nur in wenigen Zentren ausgeführt. Daher sind diese Verfahren heute brauchbare Alternativen zur Pharmakotherapie geworden und sind oftmals das einzig lebensrettende Verfahren.

a) *Sinustachykardie:* Keine Indikation.
b) *Vorhoftachykardie:* Bei schwerer Beeinträchtigung des Patienten und Therapieresistenz kann am eröffneten Herzen (Herz-Lungen-Maschine) die AV-Knotenregion mit einer sogenannten Kryosonde kurzfristig tiefgekühlt werden. Dabei fällt ein Teil der Leitungsbahnen aus, und die der Re-entry-Tachykardie zugrundeliegende Längsdissoziation als Voraussetzung zur Entstehung der Tachykardie wird aufgehoben. Meist gelingt auch bei hartnäckigen Formen eine befriedigende Kontrolle mittels antitachykardem Herzschrittmacher.
c) *Vorhofflimmern, Vorhofflattern:* Bei schwerer Beeinträchtigung und Therapieresistenz kann der AV-Knoten durch Katheterablation unterbrochen

oder am offenen Herzen (Herz-Lungen-Maschine) scharf oder durch Kryoablation durchtrennt werden. Gleichzeitig muß ein ventrikulärer Herzschrittmacher implantiert werden.

d) *AV-Tachykardie:* Wie bei Vorhoftachykardie.

e) *Präexzitationssyndrome:* Nach elektrophysiologischer Lokalisation des aberrierenden Leitungsgewebes Implantation eines antitachykarden Schrittmachersystems mit Vorhof- und/oder Kammerelektroden. Andernfalls Aufsuchen der fraglichen Region, Überprüfung der richtigen Lokalisation des Kentschen Bündels, dann Kryoablation an der AV-Kammergrenze, u. U. auch chirurgische Durchtrennung am eröffneten Herzen.

f) *Kammertachykardie:* Bei Therapieresistenz mit und ohne vorliegendem Aneurysma der linken und/oder der rechten Herzkammer elektrophysiologische Untersuchung mit Lokalisation des Ursprungsortes und Prüfung der Auslösbarkeit der Arrhythmie. Sodann am offenen Herzen (Herz-Lungen-Maschine) Exzision der Endokardregion und/oder eines etwaigen Herzwandaneurysmas. Auch hier zunächst prüfen, ob Unterbrechung mittels antitachykarden Schrittmachersystems möglich (nur bei Re-entry-Mechanismus).

g) *Rezidivierendes Kammerflattern, Kammerflimmern:* Zunächst Versuch wie bei rezidivierender Kammertachykardie. Wenn eine eindeutige Identifizierung nicht möglich ist und absolute Therapieresistenz besteht, kann der Versuch der Implantation eines internen Defibrillators unternommen werden.

3.4 Bradykarde Rhythmusstörungen
3.4.1 Sinusbradykardie
Langsame Schlagfolge unter 60/min bei normaler Vorhof- und Kammeraktion.

3.4.1.1 Ätiopathogenese
Vorkommen oft bei Vagotonikern, auch bei trainierten Sportlern; an sich harmlos. Sie kann potentiell gefährlich sein, wenn bei Herzerkrankungen Bradykardie im Zusammenhang mit ventrikulären Extrasystolen auftritt (frequenzabhängige, ventrikuläre Extrasystolie, „Bradykardie-Tachykardie-Syndrom") (Myokardinfarkt s. ds. Kap., 1.5). Sinusbradykardie bei Herzinsuffizienz weist meistens auf eine organische Erkrankung des Sinusknotens hin (s. u.). Digitalis kann eine Sinusbradykardie verstärken. Eigenständige Bedeutung gewöhnlich erst bei Frequenzen unter 30/min, oder wenn Adams-Stokes-Anfälle auftreten.

3.4.1.2 Klinik
Diagnostische Hinweise: Vorhof- und Kammerkomplexe normal, Ausnahme: vorbestehender Schenkelblock. Die AV-Überleitungszeit kann bis 0,23 sec verlängert sein, ohne daß AV-Block vorliegt. Je langsamer die Frequenz, desto häufiger sind Knotenersatzschläge und -rhythmen (AV-Dissoziation).

3.4.1.3 Therapie
Sinusbradykardie ist selten therapiebedürftig (bei frequenzabhängigen Extrasystolen s. ds. Kap., 3.3.2.3). Wenn Bradykardie-Tachykardie-Syndrom vorliegt: s. u. Bei sehr langsamen Frequenzen und subjektiven Symptomen kann Behandlung mit Orciprenalin (Depot-Alupent®) 3–6×20 mg p.o., besser Ipratropiumbromid (Itrop®) 3–4×10 mg p.o. versucht werden. Sinusbradykardie kann die Digitalisbehandlung erschweren oder verhindern. In diesen Fällen und bei Adams-Stokes-Anfällen in Zusammenhang mit Sinusbradykardie Indikation zur Schrittmachertherapie (s. ds. Kap., 3.4.5).

3.4.2 Sinusbradyarrhythmie
Synonym: Syndrom des kranken Sinusknotens („sick-sinus-syndrome"). Unregelmäßige, langsame Sinusfrequenz unter 60/min, nicht selten wechselndes PP-Intervall bis zu intermittierendem Sinusstillstand oder sinuaurikulärem Block, seltener Knotenersatzschläge, häufig wechselnde Konfiguration von P sowie nicht selten intermittierende Episoden von Vorhofflimmern oder -flattern oder Extrasystolie.

3.4.2.1 Ätiopathogenese
Ursache meistens im Rahmen einer arteriosklerotischen Herzerkrankung, häufig aber ätiologisch unklar. Auch bei Virusinfektionen bzw. -myokarditis, vor allem bei Kindern und Jugendlichen. Meistens aber bei älteren Leuten (vaskulär bedingt? Abnahme der Sympathikus-Aktivität?). Oft begleitet von sinuatrialem Block. In vielen Fällen besteht gleichzeitig Unfähigkeit des AV-Knotens zur Bildung eines regelrechten Ersatzrhythmus. Auch die AV-Leitung kann latent oder manifest gestört sein.

3.4.2.2 Klinik
Diagnostische Hinweise: Langsame, unregelmäßige Sinusfrequenz, nicht selten mit sinuatrialem Block. P-Wellen im EKG abnorm verbreitert, deformiert und von wechselnder Konfiguration, PQ-Intervall oft wechselnd, manchmal verlängert. QRS-Konfiguration normal, abgesehen von vorbestehendem Schenkelblock oder intraventrikulären Leitungsstörungen. Lange asystolische Pausen können vorkommen. Intermittierend ventrikuläre Extrasystolen, paroxysmales Vorhofflimmern oder -flattern. Anamnestisch eruierte Schwindelzustände und Synkopen müssen mittels Monitor und/oder Langzeit-Speicher-EKG geklärt werden (alternative Diagnose? Schrittmacherindikation?).
Vielfach besteht gleichzeitig Herzinsuffizienz, wodurch Schwierigkeiten mit der Digitalistherapie entstehen. Schwindel, Leistungsschwäche, intermittierendes Herzrasen sowie Herzinsuffizienzsymptome sind häufig. Adam-Stokes-Anfälle kommen vor.

3.4.2.3 Therapie
Medikamentös nur schwer zu beeinflussen, insbesondere wenn Tachyarrhythmien oder Herzinsuffizienz vorliegen: Digitalis verlangsamt die Grundfrequenz und erhöht die Ektopieneigung; Chinidin ohne Digitalis bringt die Gefahr der Deblockierung bei Vorhofflattern mit sich. Orciprenalin (Alupent®) erhöht die

Herzrhythmusstörungen

Frequenz, aber auch die Neigung zur Entstehung von Tachyarrhythmien, Atropin wirkt nicht lange genug und verursacht gastrointestinale Nebenwirkungen. Bei ausgeprägter Bradykardie ohne wesentliche Extrasystolen und ohne supraventrikuläre Tachykardien Therapieversuch mit Ipratropiumbromid (Itrop®) 3×10 mg. Wenn die Bradykardie nicht sehr ausgeprägt ist, aber Tachyarrhythmien vorliegen und Herzinsuffizienz fehlt: Versuch mit Digitalis in niedriger Dosierung, etwa Digoxin (Lanicor®) 0,25 mg p.o., bei vorsichtiger Dosierung auch β-Rezeptorenblocker, z.B. Pindolol (Visken®) 2–3× 2,5 mg p.o. sowie Disopyramid (Diso-Duriles®) 2–3×150–300 mg. Wenn erfolglos und – vor allem – wenn Herzinsuffizienz vorhanden: Schrittmachertherapie (s. ds. Kap., 3.4.5). Unter dem schrittmachergesteuerten Herzrhythmus können Digitalis, β-Blocker und/oder Antiarrhythmika voll dosiert werden.

3.4.3 Sinuatrialer Block
Ausgangsblockierung am Sinusknoten mit entsprechend intermittierend verlangsamter Vorhoffrequenz. Kammerfrequenz oft durch Knotenersatzrhythmus dissoziiert.

3.4.3.1 Ätiopathogenese
Vorkommen bei verschiedenen Herzkrankheiten (Myokarditis, Koronarkrankheit, idiopathisch). Auch bei Digitalisintoxikation. Oft Teil komplizierter Arrhythmien.

3.4.3.2 Klinik
Diagnostische Hinweise: Keine spezifischen klinischen Hinweise. Im EKG intermittierende Sinuspausen, die ein ganzzahliges Vielfaches des einfaches PP-Intervalls betragen oder Wenckebach-Charakteristik zeigen (progressive RR-Verkürzung, dann eine Pause, die kürzer ist als das Doppelte des letzten RR-Intervalls). PQ-Zeit normal oder verlängert. Anamnestisch angegebene Schwindelanfälle oder Synkopen müssen u. U. per Monitorüberwachung oder Langzeit-EKG geklärt werden (Schrittmacherindikation!).

3.4.3.3 Therapie
Bei Digitalisintoxikation genügt praktisch immer Absetzen des Glykosids und Ausgleich allfälliger Hypokaliämie. Sonst wie „Sinusbradyarrhythmie" (s. ds. Kap., 3.4.1). Schrittmacherimplantation kann notwendig werden. Indikationen: Synkopen, Herzinsuffizienz.

3.4.4 AV-Block
Intermittierende oder permanente Leitungsstörungen zwischen Vorhöfen und Kammern werden als AV-Block bezeichnet. Die Einteilung erfolgt nach dem Schweregrad der Leitungsverzögerung.
a) AV-Block 1. Grades (einfache Leitungsverzögerung mit erhaltener 1:1-Zuordnung von Vorhof- und Kammerkomplexen).

b) AV-Block 2. Grades (unvollständige, jedoch höhergradige Blockierung, wobei intermittierend eine Überleitung noch zustande kommt):
  aa) Wenckebachsche Periodik (Mobitz-Typ I) mit progressiver Verlängerung der Überleitungszeit bis zum vollständigen Ausfall im 2:3-, 3:4-, 4:5-Rhythmus usw.
  bb) Partielle Blockierung Mobitz-Typ II: Regelmäßiger Ausfall jeder 2. oder 3. Kammeraktion durch 2:1-, 3:1-, 4:1-(usw.)Blockierung.
c) AV-Block 3. Grades (vollständige Leitungsunterbrechung, unabhängiges Schlagen von Vorhöfen und Kammern, totaler AV-Block).

3.4.4.1 Ätiopathogenese

Funktionelle und organische Ursachen kommen in Frage. Funktionelle Blockierungen sind überwiegend auf den AV-Knoten, also suprabifurkational („N-Region"), lokalisiert und entstehen bei Vagusreizzuständen verschiedenster Genese (Karotissinusmassage, Karotissinussyndrom u.a.), durch Einwirkung vagomimetischer Medikamente (z.B. Digitalisglykoside) sowie bei Hinterwandinfarkt. Organische Blockierungen können supra- wie infrabifurkational gelegen sein, im letzteren Falle können sie auch auf einen bilateralen Schenkelblock oder multifaszikulären Block zurückgehen. Als Ursache kommt für den suprabifurkationalen organischen Block der kongenitale AV-Block in erster Linie in Betracht. Die folgenden Ursachen können beiderlei Lokalisationen aufweisen: Koronarkrankheit, Vorderwandinfarkt mit Septumbeteiligung, degenerative Erkrankungen des Erregungsleitungssystems (M. Lenègre). Septumkalzifizierungen bei verkalkenden Aorten- und Mitralklappenfehlern, ferner AV-Block nach stumpfem Thorax- und Herztrauma sowie als Komplikation bei oder nach Herzoperationen. Bei funktionellem Block steht die einfache Verzögerung oder Wenckebachsche Periodik im Vordergrund, vollständiger Block kommt jedoch auch vor. Der tertiäre Reizbildner ist hoch gelegen, daher relativ rasch (40–60/min) und kann in vielen Fällen bei Sympathikusaktivierung seine Frequenz noch erhöhen. Bei organischen Defekten ist die Leitungsstörung meistens tiefer, d.h. im Hisschen Bündel oder unterhalb dessen Aufzweigung, also infrabifurkational gelegen. Dementsprechend ist der tertiäre Reizbildner weit peripher gelegen und zeigt eine entsprechend langsame Frequenz (20–40/min, s. Tab. 11). Hier ist die Neigung zu asystolischen Pausen (Morgagni-Adams-Stokes-Anfälle) besonders groß.

Bei AV-Block ist der Patient gefährdet durch die Bradykardie, durch Tachyarrhythmien auf dem Boden der Bradykardie oder durch plötzliche Zunahme der Blockierung mit langer präautomatischer Pause bzw. Ausfall des unstabilen, tertiären Reizbildners. Die AV-Blockierung läßt gewöhnlich den Rhythmus des Sinusknotens unbeeinträchtigt. Die Sinusfrequenz kann sogar weiterhin zur Beurteilung einer allfälligen Herzinsuffizienz oder von sonstigen Umständen, die zur Sinustachykardie führen, herangezogen werden. AV-Block braucht nicht permanent vorhanden zu sein; innerhalb kurzer Zeit können Blockierungen verschiedenen Schweregrades miteinander abwechseln. Es kann auch normale Überleitung vorkommen.

Klinische Symptome bei AV-Block sind meistens ausgeprägt bis bedrohlich mit Schwäche, Schwindel, Morgagni-Adams-Stokes-Anfällen, Dyspnoe, Intensivierung einer Herzinsuffizienz, können aber auch sehr diskret sein und z.B. allein in einer geringen Leistungsminderung bestehen.

3.4.4.2 Klinik

Diagnostische Hinweise: AV-Block kann klinisch vermutet werden bei langsamer Pulsfrequenz aus dem intermittierenden Auftreten von Pfropfungswellen im Venenpuls, intermittierend hörbaren Vorhoftönen und wechselnd lautem 1. Herzton (Kanonenschlag).

AV-Block 1. Grades: Klinisch 1. Herzton abgeschwächt, Vorhofton hörbar. Im EKG PQ-Intervall länger als 0,2 sec.

AV-Block 2. Grades: Bradykarder Herzrhythmus. Klinisch konstanter 1. Herzton, oft besonders lauter 3. Herzton (Zusammenfallen von 3. Ton und Vorhofton der blockierten 1. Vorhofaktion). Im EKG regelmäßige 1:1-, 3:1-, 4:1- (usw.) Vorhof-Kammerrhythmik bei Mobitz-Typ-II-Block. Bei Wenckebachscher Periodik progressive PQ-Verlängerung bis zum Ausfall der Überleitung. Dabei progressive RR-Verkürzung, dann eine Pause, die kürzer ist als das Doppelte des letzten RR-Intervalles. Die Pause ist oft durch einen Knotenersatzschlag abgekürzt.

AV-Block 3. Grades: Langsame Pulsfrequenz, wechselnd lauter 1. Herzton, Pfropfungswellen im Venenpuls. Vorhoftöne. Im EKG Vorhof- und Kammerkomplexe vollständig unabhängig voneinander. Vorhöfe rascher als die Kammern. Ventrikulophasisches Phänomen (PP-Intervall mit Einschluß eines QRS-Komplexes kürzer als ohne diesen). QRS bei suprabifurkationalem Block und bei Ersatzschlägen meistens normal konfiguriert. Bei infrabifurkationalem Block ist QRS verbreitert und abnorm geformt, u. U. im Sinne eines bifaszikulären Blockes, je nach Sitz des tertiären Reizbildners.

Faszikulärer Block: Diagnose nur elektrokardiographisch möglich. Als Faszikel werden die 3 Purkinje-Faserstämme unterhalb der Bifurkation des Hisschen Bündels bezeichnet: Rechter Reizleitungsschenkel, linker vorderer Ast (Äste), linker hinterer Ast. Vollständige Blockierung ergibt in der gleichen Reihenfolge Rechtsschenkelblock, linksanteriorer Hemiblock (überdrehter Linkstyp mit Q_I, Q_{aVL}), linksposteriorer Hemiblock (überdrehter Rechtstyp und kein Q_I, kein Q_{aVL}). Bifaszikuläre Blöcke kommen in allen Kombinationen vor. Die Blockierung kann in den einzelnen Faszikeln auch unvollständig sein, d.h. den Gesetzen der Blockierung 1. und 2. Grades, wie oben für den AV-Block geschildert, folgen. *Trifaszikulärer Block* ist nur bei unvollständiger Blockierung in einem der drei Faszikel im Oberflächen-EKG zu erkennen. Vollständiger trifaszikulärer Block entspricht vollständigem infrabifurkationalem Block oder bilateralem Schenkelblock der alten Nomenklatur.

Wichtig: Bei Koinzidenz von AV-Block und Synkopen liegt es nahe, ein Adams-Stokes-Syndrom mit allen prognostischen und therapeutischen Konsequenzen zu diagnostizieren. Der kausale Zusammenhang ist jedoch so lange nicht bewiesen, als die Asystolie nicht beobachtet wurde. Hirnorganische Prozesse, Karotisstenosen oder sonstige zerebrovaskuläre Ursachen und Aortenstenosen sowie andere Ursachen für Synkopen müssen differentialdiagnostisch erwogen und ausgeschlossen werden.

3.4.4.3 Therapie

Zunächst Ursache klären. Im Notfall s. ds. Kap., 1.1.

a) Bei Vagusreizzuständen Patienten hinlegen, Hals freimachen, Beine anheben. Unter Umständen 0,5–1 mg Atropin i. v.

b) Bei Intoxikationen (Alkylphosphate) u. U. höhere Atropindosen bis zu mehreren mg i. v. Bei Digitalisintoxikation s. ds. Kap., 2.3.3.

c) Bei Hinterwandinfarkt s. ds. Kap., 1.5.3.3.

d) Wenn bei funktionellem Block mit Morgagni-Adams-Stokes-Anfällen oder Herzinsuffizienz die auslösende Ursache nicht vollständig beseitigt werden kann: Indikation zur Schrittmacherimplantation. Bestehen Zweifel, ob ein funktioneller oder ein organischer Block vorliegt, so kann ein Atropintest

Klärung bringen: 1 mg Atropin i.v. ergibt bei funktioneller Blockierung Besserung bis zur Normalisierung der AV-Überleitung, bei organischer Blockierung keine Änderung, sogar eher Verschlechterung der Überleitung durch Beschleunigung der Sinusfrequenz.

Bei organischem AV-Block Grad der Gefährdung abschätzen: Wo liegt die Blockierung? Supra-, infrabifurkational? Wie langsam ist die Kammerfrequenz? Ist sie gleichmäßig, bestehen längere Pausen? Bestehen ventrikuläre Extrasystolen? Sind Morgagni-Adams-Stokes-Anfälle vorgekommen oder dafür verdächtige Symptome? Liegt Herzinsuffizienz vor?

Die Behandlung des AV-Blocks beginnt stets unverzüglich. Nur bei längerbestehendem Block ohne Morgagni-Adams-Stokes-Anfälle oder Herzinsuffizienz ist längerfristige Planung, u.U. eine Beobachtungsphase zulässig.

Glykosidtherapie ist auf Dauer nur mit größter Vorsicht, und wenn, dann nur in sehr kleiner Dosierung möglich.

Soforttherapie

a) EKG (Monitor anschließen).
b) Venösen Zugang schaffen. Dabei Venen vermeiden, die für Schrittmachereinführung in Fragen kommen (V. jugul. int., ext. rechts, V. subclavia und Armvenen rechtsseitig).
c) Infusion beginnen mit 500 ml 5% Glukose und 2−10 mg Alupent®.
d) Mittels Regulierung der Tropfgeschwindigkeit Herzfrequenz einstellen. Wenn Extrasystolen gehäuft auftreten, Dosis reduzieren.
e) Wenn stabile Verhältnisse erreicht sind, Verlegung in eine Klinik mit Möglichkeit zur Schrittmacherimplantation. Ein Arzt begleitet den Kranken!
f) Bei Herzinsuffizienz Diurese mit Saluretika. Vasodilatantien, in erster Linie Nitrate (s. ds. Kap., 2.3.2). Auch Strophanthintherapie ist zulässig (Dosierung und Applikation s. ds. Kap., 2.3.3, Tab. 10). Mit großer Vorsicht kann auch Digoxin versucht werden. Wenn erforderlich, besser Sympathomimetika als inotrope Pharmaka (Dobutamin, Dopamin, Orciprenalin).
g) Einlegen eines temporären Schrittmachers: Bei Adams-Stokes-Syndrom unverzüglich (s. ds. Kap., 1.1).

Wichtig: Reizfrequenz des temporären Schrittmachers möglichst niedrig einstellen (50−60/min), da die präautomatische Pause bei evtl. akzidentellem Ausfall des Gerätes um so länger ist, je höher die Schlagfrequenz war. Die präautomatische Pause bereits beim Einlegen des Schrittmachers prüfen, da gelegentlich unter der Schrittmacherreizung die Eigenaktivität des Herzens erlahmt! Unter dem temporären Schrittmacher ist voll dosierte Digitalis- und Antiarrhythmikatherapie möglich. Bei Herzinsuffizienz kann der Patient vor Implantation des permanenten Aggregates unter dem Schutz des temporären Schrittmachers rekompensiert werden. Die temporäre Sonde kann bis zu 2 Wochen belassen werden. Therapie mit permanenten Schrittmachersystemen s. u.

Wenn Schrittmachertherapie nicht möglich ist – selten –, kann eine medikamentöse Dauertherapie versucht werden: Ipratropiumbromid (Itrop®) 3–4 × 10 mg p.o.
Zusätzlich Diurese mit Saluretika und Induktion einer leichten Hypokaliämie. Digitalistherapie ist auf Dauer nur mit größter Vorsicht und in sehr kleiner Dosierung möglich.

3.4.5 Herzschrittmachertherapie

Schrittmachersysteme werden zunehmend häufig eingebaut. Diese Therapieform kann als einer der bedeutendsten Fortschritte der letzten 50 Jahre angesehen werden. Die jährliche Sterberate liegt bei Schrittmacherträgern etwa in Höhe derjenigen der Nicht-Herzkranken in der gleichen Altersgruppe. Unter den Todesursachen sind mit der Herzkrankheit nicht in Zusammenhang stehende, extrakardiale Ursachen mit 40% beteiligt, 35% versterben aus kardialer, 15% aus unbekannter Ursache. Versagen oder Ausfall des Schrittmachersystems sind sehr selten geworden. 5–15% fallen der Frühmortalität zum Zeitpunkt der Notfallversorgung und Schrittmacherimplantation zum Opfer. Die hohe Sicherheit der Schrittmachertherapie nimmt weiterhin zu, so daß die Indikationen erheblich ausgeweitet werden konnten und in gewissen Fällen ein prophylaktischer Einbau vertretbar geworden ist.

3.4.5.1 Indikationen zur Schrittmacherimplantation

(1) Sinusbradyarrhythmie oder sinuatrialer Block mit
   a) rezidivierenden Tachyarrhythmien,
   b) Herzinsuffizienz,
   c) Morgagni-Adams-Stokes-Anfällen oder äquivalenten Symptomen,
   d) Sinusknotenerholungszeit, im Stimulationstest pathologisch verlängert.
   Ferner zur Überbrückung von Operationssituationen als temporärer Schrittmacher.
(2) Karotissinussyndrom mit Morgagni-Adams-Stokes-Anfällen (sehr selten!).
(3) AV-Block mit
   a) Herzfrequenz unter 35/min,
   b) rezidivierenden Tachyarrhythmien oder hartnäckiger Extrasystolie,
   c) Herzinsuffizienz,
   d) Morgagni-Adams-Stokes-Anfällen oder äquivalenten Symptomen,
   e) asystolischen Phasen im Langzeit-EKG über 4 sec,
   f) präautomatischer Pause über 4 sec,
   g) bei sonst nicht schrittmacherbedürftigem AV-Block peri- und peroperativ, ggf. nur als temporärer Schrittmacher.
(4) Rezidivierende supraventrikuläre oder ventrikuläre Tachyarrhythmien auf „re-entry"-Basis, die medikamentös nicht kontrollierbar sind; auch „torsades des pointes" (sog. „antitachykarde Systeme").

3.4.5.2 Elektroden- und Reizgeräte

In 90–95% der Fälle werden endokardiale, transvenös eingeführte, im Trabekelwerk der rechten Kammer verankerte Elektroden verwendet. Epi- oder myokardiale Elektroden in etwa 5%. Transvenös eingeführte, im Vorhof verankerte Elektroden werden zunehmend häufig, derzeit in 5–30% der Fälle angewandt. 2–10% aller Elektroden müssen im Verlauf wegen Dislokation, Reizschwellenanstiegs oder Bruchs erneuert werden. Der Impulsgeber, mit der Batterie vereinigt, wird subkutan oder unter dem M. pectoralis rechts oder links pektoral implantiert. Die Geräte passen sich an die Spontanaktivität des Herzens an durch eine automatische Bedarfsschaltung. Die folgenden Typen sind in Gebrauch:

a) QRS-inhibierte Bedarfs-Schrittmacher: Der Schrittmacher steht still bei Eigenaktivität des Herzens (Abschaltautomatik). Verwendung zur Vorhof- und Kammerstimulation.
b) Bifokale Systeme: Über zwei Elektroden (Vorhof und rechter Ventrikel) werden Vorhof und Kammer sequentiell erregt. Bei Eigenaktivität werden Vorhof- wie Kammersystem automatisch abgeschaltet.
c) Vorhofgesteuerte Aggregate: Diese Geräte nehmen über eine Vorhofelektrode die erhaltene Sinusrhythmik auf und erregen die Kammern nach Art eines AV-Knotens verzögert über eine zweite im Ventrikel verankerte Elektrode.
d) Antitachykarde Systeme: Programmierbare Geräte mit Vorhof- und/oder Kammerreizung und automatischer Arrhythmieerkennungslogik mit gezielter Einzel- oder Sequenzstimulation zur selbständigen Unterbrechung tachykarder Rhythmusstörungen.

Die Auswahl des Gerätes erfolgt nach folgenden Gesichtspunkten:
a) Eigenaktivität des Herzens ist nicht nachweisbar, insbesondere dann, wenn ein bereits vorhandener Schrittmacher durch einen neuen ersetzt werden soll: starr-frequenter Schrittmacher (geringste Störmöglichkeit, geringster Stromverbrauch, dennoch kaum noch Anwendungsbereiche). b) Spontanaktivität des Herzens ist vorhanden: Bedarfs-Schrittmacher. c) Patienten mit erhaltenem Sinusrhythmus: u. U. vorhofgesteuerte Einheit, da ein Gewinn an Förderleistung durch physiologische Frequenzanpassung nutzbar wird. d) Vorhofstimulation bei Sinusbradyarrhythmie. Bei Bradykardie-Tachykardie-Syndrom jedoch lieber Kammer-stimulierende Geräte verwenden, da Vorhofteil durch Vorhofflattern bzw. -flimmern störbar. e) Sequentielle Vorhof- und Kammerstimulation mit inhibierender Demand-Schaltung bei Sinusknotensyndrom und AV-Block („binodale" Erkrankung). Neuerdings können auch Vorhof- und/oder Kammer-stimulierende Systeme die Reizfrequenz variieren („physiologische Schrittmacher", Literatur beachten!). Die heute verfügbaren Geräte mit verbesserter Isolation, Lithium-Batterien und verringertem internem Stromverbrauch arbeiten 6–15 Jahre. Die modernen Geräte sind programmierbar, d. h., über ein externes Steuergerät können die wichtigsten Kenngrößen wie Reizspannung, Impulsdauer, Frequenz, Empfindlichkeit der automatischen Abschaltung u. a. von außen verändert und individuell angepaßt werden. Literatur und weitere Entwicklung verfolgen!

3.4.5.3 Implantation

Der Einbau des permanenten Schrittmachersystems geschieht durch den Kardiologen, u. U. in Zusammenarbeit mit dem Chirurgen. Bei Notfällen wird eine temporäre, transvenöse Sonde eingelegt (s. ds. Kap., 1.1.4.1). Auch bei Herzinsuffizienz zur präoperativen Rekompensation, bei Adams-Stokes-Syndrom aus Sicherheitsgründen.
Vorgehen zur Implantation permanenter Systeme: Vorbereitung des Operationsfeldes

Herzrhythmusstörungen

mit Hautdesinfektion und steriler Abdeckung (Operationssaalbedingungen). Lokalanästhesie. Ununterbrochene EKG-Überwachung (Monitor!). Danach Elektrodenplazierung unter Röntgen-Durchleuchtung, sodann Anschluß und Implantation der Batterie.

Zugang zum Herzen:
a) Transvenöse Elektrode: Einführung von der V. cephalica infraklavikulär, V. jugularis externa oder interna rechts oder links, auch von der V. subclavia direkt (spezielles Punktionsbesteck) aus.
b) Myokardiale Elektrode: Epikardialer Anschluß nach Thorakotomie, evtl. im Rahmen einer Koronar- oder Herzklappenoperation, sonst „kleine" Thorakotomie links parasternal oder epigastrische Mediastinotomie.

3.4.5.4 Überwachung und Betreuung

Elektrode und Reizgerät sowie die zugrundeliegende Herzerkrankung bedürfen der kontinuierlichen Überwachung. Folgendes Zeitschema hat sich bewährt: 1–4 Tage nach Implantation Kontrolle, u. U. Umprogrammierung, Entlassung. Nach 6 Wochen 1. Kontrolluntersuchung. Sodann Kontrolluntersuchung in 6-Monats-Abständen. Bei Verwendung programmierbarer Systeme müssen die Kontrollen mit dem entsprechenden Programmiergerät (Hersteller-spezifisch!), also meistens in dem implantierenden Zentrum erfolgen.

Bei Nachuntersuchungen müssen die folgenden Gesichtspunkte berücksichtigt werden: Besteht Spontanaktivität des Herzens? Ist die Reizung des Herzens konstant? Reizschwelle? Elektrode richtig sitzend? Wie rasch ist die Entladungs- oder Prüffrequenz nach deren Einschalten durch einen auf die Haut über dem Schrittmacher aufgelegten Magneten (wichtigster Indikator des Ladezustandes des Schrittmachers!)? Änderungen um wenige Prozent nach oben oder unten zeigen einen Defekt des Schrittmachers oder Nachlassen der Batterieladung an. Ist die Schrittmacherautomatik intakt? Wechsel zwischen Spontanaktivität und Schrittmacherrhythmus beachten! Bei anhaltender Spontanaktivität des Herzens Schrittmacher durch Auflegen eines Magneten einschalten. Ist die Schaltautomatik bei Vorhof-Schrittmachern intakt? Sind Kabelverlauf und Batterielager reizlos? Wie alt ist der Schrittmacher? Welche Type trägt der Patient?

Häufigste Fehlermöglichkeiten: Elektrodendislokation, Kabelbruch, Infektion am Kabel oder am Batterielager (Abstoßung), falsche Programmierung, Defekte an der Elektronik, Störungen durch Überlagerung von Spontanaktivität und Schrittmachertätigkeit. Miterregung benachbarter Muskulatur (M. pectoralis, Zwerchfell).

3.4.5.5 Abhilfe bei Komplikationen am Schrittmachersystem

Ausfall durch Anstieg der Reizschwelle:
a) Umprogrammierung auf höhere Reizspannung.
b) Neuplazierung der Elektrode.
c) Wenn durch Dislozierung der Elektrode bedingt:
   Penetration (Perikard, oft Zwerchfellmiterregung): Zurückziehen, u. U. neue Elektrode plazieren.
   Dislokation: Neue Elektrode plazieren.

Ausfall durch Elektronikdefekt:
a) Wenn extrathorakal (Schrittmachergehäuse, Kabelkupplung):
   Reparatur des Systems oft möglich. Wenn nicht oder
b) wenn intrathorakal: Neue Elektrode einlegen.

Ausfall durch Elektronikdefekt: Neuen Schrittmacher anschließen.

Hämatom im Schrittmacherlager: Ruhigstellen, abwarten.

Luft im Schrittmacherlager: Wenn keine Infektion, abwarten; harmlos.

Dekubitalläsion über dem Schrittmacher oder dem Kabel:
a) Ohne Infektion: Neues System von der Gegenseite her implantieren. Altes Kabel kappen, Schrittmacher entfernen.
b) Mit Infektion: Wenn extrathorakal: Schrittmacher entfernen, Kabel kappen. Antibiotische Therapie je nach Erreger (s. ds. Kap., 5.4). Unter stationärer Beobachtung nach Sicherheitsintervall von ca. 2–3 Wochen nach Rückgang der Entzündungszeichen unter laufender Therapie Implantation eines neuen Systems von der Gegenseite her.
Wenn intrathorakal infiziert: Eine Beteiligung der intravasalen Elektrode am Infektionsprozeß ist eine schwerwiegende, lebensbedrohende Komplikation! Es muß versucht werden, auch die Elektrode zu entfernen: Elektroden freilegen, langsamer Zug (50–100 g) über Tage unter Monitorkontrolle (Intensivstation!). Wenn Anhaltspunkte für intrakardiale Thrombenbildung (Echokardiogramm!) u. U. Thorakotomie und Kardiotomie mit der Herz-Lungen-Maschine zur Entfernung des infizierten thrombotischen Materials und der Elektrode.
Es müssen alle Anstrengungen zur Identifizierung des Erregers unternommen werden. Antibiotische Therapie wie bei bakterieller Endokarditis (s. ds. Kap., 5.4).

Änderungen der Schrittmacherfrequenz oder Störungen der Demand-Funktion auf Vorhof- oder Kammerebene: Wenn durch Neuprogrammierung nicht zu beheben oder Magnetauflegen wirkungslos: Austausch des Aggregates.

„Wandern" des Schrittmacheraggregates („Absacken"): Wenn störend oder Zug auf das Kabel: Neu implantieren, am besten subfaszial oder submuskulär.

4 Koronare Herzkrankheit

Die atheromatöse Erkrankung der großen, mittleren und kleinen Koronararterien ist die Ursache der koronaren Herzkrankheit. Sie bewirkt regionale Durchblutungsstörungen durch Gefäßeinengung bzw. Störung der Vasoregulation. Sekundär, ischämiebedingt, kommt es zu einer Myokardläsion unterschiedlichen Ausmaßes, die für die Symptomatologie und den Verlauf der Erkrankung entscheidend ist. Eine kausale Verbindung zwischen Gefäßprozeß und Myokarderkrankung wird bei Vorliegen beider meistens angenommen. In manchen Fällen bleibt jedoch eine sichere Beweisführung auch bei Einsatz aller diagnostischen Hilfsmittel unmöglich (z.B. freie Koronararterien bei regionaler Myokardschädigung, Zusammentreffen der Koronarerkrankung mit primär myokardialen Erkrankungen oder mit Herzrhythmusstörungen unterschiedlicher Genese).

4.1 Ätiopathogenese

Ursachen und Entstehungsmechanismen sind nur teilweise geklärt. Eine Reihe von Faktoren, die zur Entstehung beitragen oder die Entwicklung begünstigen oder den Verlauf beschleunigen, sind als „Risikofaktoren" bekannt: Hypertonie, Fettstoffwechselstörungen, Zigarettenrauchen, Diabetes mellitus, Übergewicht, familiäres Vorkommen, Streß. Wahrscheinlich handelt es sich um ein multifaktorielles Geschehen, welches auf grundlegende Pathomechanismen zurückzuführen ist: Störung der Endothelfunktion, atheromatöse Lumeneinengung, Kalzinose der Gefäßwand und Gerinnungsstörungen. Hieraus resultieren atheromatöse Plaques und Stenosen der Arterien, an denen Deckplatteneinrisse mit Einblutungen oder Entleerung der Plaques dynamische Veränderungen der Obstruktion bewirken, Störungen der Vasomotorik mit mangelhafter regulativer Dilatation und/oder Neigung zu spastischer Verengung, thrombotische Gefäßeinengungen und Verschlüsse oder Embolien. Bei Elimination eines oder mehrerer der genannten Risikofaktoren können sich manchmal die Koronargefäßveränderungen in begrenztem Ausmaß zurückbilden (gesichert nur für das Zigarettenrauchen).

4.2 Klinik

Die Koronarerkrankung ist charakterisiert durch ein wenig bekanntes präsymptomatisches und ein darauffolgendes symptomatisches Stadium. Das erstere ist der Diagnostik und der Therapie im allgemeinen nicht zugänglich. Die unten besprochenen therapeutischen Allgemeinmaßnahmen haben jedoch einen gewissen präventiven Wert und werden daher bereits bei Trägern von Risikofaktoren eingesetzt. Im wesentlichen konzentrieren sich die diagnostischen und therapeutischen Bemühungen heute auf das symptomatische Stadium. Dieses tritt in den folgenden Erscheinungsformen auf: a) Angina pectoris, b) Herzinsuffizienz, c) Arrhythmie und Sekundenherztod, d) Myokardinfarkt.

Wird der Verlauf der Koronarkrankheit nicht durch Sekundenherztod oder akutes Herzversagen nach Infarkt rasch beendet, so entwickelt sich ein chronisches Leiden mit ganz unterschiedlichem Verlauf. Hierbei kommen asymptomatische Phasen vor, ebenso wie ein mehr oder weniger rasch progredienter, oft wechselhafter Verlauf. Die Symptomatologie und die Komplikationen sind wiederum durch die Faktoren a–d bestimmt.

Der Tod tritt ein durch Kammerarrhythmie mit Sekundenherztod, Herzinsuffizienz, Myokardinfarkt, arteriosklerotische Komplikationen andernorts (Schlaganfall, Bauchaortenaneurysma) oder sonstige Begleit- oder Zweiterkrankungen.

Diagnostische Hinweise: Die Erkennung der Koronarkrankheit und die Definition der jeweiligen Erscheinungsform beruht meistens und zunächst auf der *Anamnese*. Sie gibt äußerst präzisen Aufschluß über das Ausmaß der Funktionsstörung, insbesondere der Angina pectoris und ihrer verschiedenen Erscheinungsformen. Sie ist auch entscheidend für die Beurteilung des Krankheitsverlaufes während der Betreuung. Jedoch können auch schwere ischämische Zustände symptomlos verlaufen, insbesondere bei Diabetes mellitus. Die Anamnese wird ergänzt durch die klinische Untersuchung. Diese ist unentbehrlich zur Erkennung und Differenzierung der Myokardbeteiligung. Arrhythmien werden anamnestisch vermutet und *elektrokardiographisch* registriert und definiert. Das Standard-EKG genügt oft nicht wegen des sporadischen Auftretens der Arrhythmien. Besteht Verdacht auf ventrikuläre Arrhythmien, so muß die Belastungs-Elektrokardiographie und die Langzeit-Elektrokardiographie (12- bis 24-Stunden-Aufzeichnung) mittels tragbarer Geräte eingesetzt werden (s. ds. Kap., 3.3.2.2). – Manchmal wird eine Koronarkrankheit im EKG, evtl. unter Belastung überhaupt erst entdeckt („stumme Ischämie"). Wichtige Vorsorgeuntersuchung, besonders bei gefährdeten Personen! Die häufige symptomlose Ischämie, v. a. bei dem gefährlichen Krankheitsbild der instabilen Angina pectoris, kann heute nur mit hierfür technisch besonders konstruierten Langzeit-EKG-Geräten erfaßt werden. Indikationen für deren Einsatz sind jedoch noch nicht sicher abschätzbar.

Vorkommen und Ausmaß der Durchblutungs- und Funktionsstörung, zusammen mit einer gewissen prognostischen Aussage, werden aus dem Ruhe- und dem Belastungs-EKG möglich: Ventrikuläre Erregungsausbreitungsstörungen, Ausmaß der ischämischen ST-Senkungen, manchmal auch ST-Hebungen, werden zur Beurteilung herangezogen. Gleichzeitig ist das Belastungs-EKG wichtigster Suchtest in der präsymptomatischen Phase und entscheidende diagnostische Maßnahme bei nicht eindeutigen anamnestischen Angaben. Weiterführende Diagnostik mittels nicht-invasiver, nuklearmedizinischer Verfahren (Technetium-Kammerhöhlen- und Funktionsszintigraphie, Thallium-Myokardszintigraphie) und Herzkatheteruntersuchung mit selektiver *Koronarographie und Ventrikulographie* sind immer dann unerläßlich, wenn eine absolute Sicherung der Diagnose notwendig ist oder wenn koronarchirurgische Maßnahmen in Erwägung gezogen werden (s. u.).

4.3 Therapie

Die Behandlung der Koronarkrankheit hat drei Schwerpunkte:

a) *Allgemeine präventive Maßnahmen,* welche die Gefäßerkrankung verhüten oder bei eingetretener Erkrankung deren Fortschreiten verlangsamen oder aufhalten sollen.

b) *Behandlung der symptomatischen Manifestationsformen.*

c) *Behandlung von Begleiterkrankungen,* insbesondere dann, wenn sie auf den Krankheitsablauf entscheidenden Einfluß nehmen können, ohne damit in kausalem Zusammenhang zu stehen (z. B. Hyperthyreose, Anämie, Emphysem, Magen-Darmerkrankungen u. a.).

Im folgenden sollen allgemeine Behandlungsmaßnahmen besprochen werden. Hinsichtlich Myokardinfarkt, Herzinsuffizienz und Herzrhythmusstörungen s. ds. Kap., 1.5, 2 und 3.

Allgemeinmaßnahmen

a) *Ärztliche Führung*

Betreuung und Führung des chronisch koronarkranken Patienten stellen an Patient und Arzt oft die größten Anforderungen. Psychische Alterationen sind unausweichlich: Einmal wegen der immer wieder auftretenden, meist mit Todesangst verbundenen Symptome, zum anderen, weil Chronizität und Gefährdung durch die Erkrankung allgemein bekannt sind. Ferner erfordern die Allgemeinmaßnahmen oft Änderungen der Lebensgewohnheiten des Kranken. Die damit verbundenen Schwierigkeiten dürfen aber nicht davon abhalten, daß alle Maßnahmen durchgesetzt werden müssen, deren günstiger Einfluß und Morbidität und Mortalität bewiesen ist (Ernährung, Nikotinabstinenz).

b) *Diät*

Überernährung ist einer der wichtigsten pathogenetischen Faktoren. Es kann als bewiesen angesehen werden, daß unter strenger Diät das Fortschreiten der Erkrankung und die Häufigkeit der Komplikationen reduziert werden können. Es ist jedoch unsicher, ob die bei manchen Koronarkranken auffällige Thromboseneigung diätetisch beeinflußt werden kann. Die Ernährung muß kalorisch knapp, jedoch ausreichend sein. Sie soll vor allem arm an tierischen Fetten (gesättigte Fettsäuren), Cholesterin und Kohlenhydraten (Zucker) sein. Für

Einzelheiten s. Kap. 21. Entsprechende Diäten und praktische Rezeptbüchlein sind im Buchhandel erhältlich. Tierische Fette müssen durch solche mit möglichst hohem Gehalt an hoch ungesättigten Fettsäuren (Sonnenblumenöl, Distelöl) ersetzt werden. Höchstens 30% der Nahrungskalorien sollen in Form von Fett zugeführt werden. Cholesterinhaltige Nahrungsmittel werden streng gemieden. Kohlenhydrate werden soweit als irgend möglich, d.h. soweit mit Geschmack und Sättigungswirkung der Diät vereinbar, eingeschränkt. Frisches oder gefrorenes Obst, Gemüse und Fleisch in eigener Zubereitung sind die Basis.

Wichtig: Die Ernährung muß kalorisch ausreichend und so schmackhaft sein, daß der Kranke sie auch einhalten kann! Besteht Hypertonie oder Herzvergrößerung bzw. -insuffizienz, so muß gleichzeitig der Kochsalzgehalt der Ernährung reduziert werden (s. Anhang). Hinsichtlich Diabetes-Diät s. Kap. 21. Zu hohes Körpergewicht *muß* reduziert werden. Besonders wirksam sind neben kalorisch knapper Diät Fastentage, an denen man ausschließlich kalorienarme (Fruchtsäfte!) oder -freie Getränke zu sich nimmt. Am besten einen oder auch zwei feste Tage pro Woche ansetzen! Dabei kann die sonst übliche Beschäftigung beibehalten werden. *Beachte:* Wein und Bier sind oft für eine unbemerkte Kalorien- und Kochsalzzufuhr verantwortlich.

c) *Zivilisationsgifte*
Die Bedeutung des *Zigarettenrauchens* für die Entwicklung der koronaren Herzkrankheit ist bewiesen. Legt der Kranke diese Gewohnheit ab, so werden Morbidität und Mortalität im weiteren Verlauf verbessert. Nikotinabstinenz ist daher von größter Bedeutung. Übergang auf harmlose Formen des Nikotingenusses (Pfeiferauchen!) ist meistens wirkungslos, da der frühere Zigarettenraucher weiter inhaliert. Wenn der Kranke das Rauchen einstellt, nimmt er regelmäßig an Gewicht zu. Dieser unerwünschte Effekt muß zunächst in Kauf genommen und dann durch diätetische Einschränkungen so rasch als möglich ausgeglichen werden. *Wichtig:* Viel mehr Kranke, als man oft vermutet, sind bereit, das Rauchen aufzugeben, wenn es ihnen nur eindringlich genug gesagt und vorgelebt (!) wird.

Genuß von *Tee* scheint ohne wesentliche Bedeutung zu sein. Für Kaffee hingegen ist eine pathogenetische Wirkung vermutet worden. Gegen Kaffeegenuß in kleinen Mengen ist jedoch kein Einwand zu erheben.

d) *Körperliches Training*
Ein ausreichendes Maß an körperlicher Arbeit oder sportlicher Betätigung verschafft jedem allgemeines Wohlbefinden und erleichtert und verbessert den natürlichen Schlaf. Manchmal, jedoch eher selten wird durch körperliche Arbeit auch die Gewichtsabnahme erleichtert. Für den chronisch Koronarkranken bedeutet eine Verbesserung seiner körperlichen Leistungsfähigkeit

vornehmlich eine psychologische Hilfe, vielleicht auch eine Entlastung des Herzens durch Verbesserung der Vasoregulationen. Es gibt Hinweise dafür, daß Morbidität oder Mortalität der Koronarkrankheit durch körperliches Training günstig beeinflußt werden können. Der Einfluß dieses therapeutischen Prinzips darf jedoch nicht überschätzt werden. Man muß vielmehr hoffen, daß die erwiesenermaßen therapeutisch erfolgreiche Regulierung der Ernährung dadurch nicht vernachlässigt wird.

e) *Streß und psychische Faktoren*
Beruflicher Streß und sonstige, andauernde, etwa familiär bedingte seelische Belastungen können im Verlauf der chronischen Koronarkrankheit eine wichtige Rolle als Auslöser von Angina pectoris oder Herzinsuffizienz spielen und sind vielleicht auch für das Auftreten von Herzrhythmusstörungen verantwortlich. Sie kommen als versteckte Ursache für Therapieresistenz in Frage und müssen daher stets gesucht und, wo möglich, beseitigt werden.

4.4 Angina pectoris

Als Angina pectoris wird ein Symptomenkomplex bezeichnet, der hinsichtlich Charakter, Lokalisation und Ausbreitung, Dauer sowie nach den Umständen des Auftretens (Belastung, Erregung) immer wiederkehrende Charakteristika aufweist und der als Konsequenz einer Diskrepanz zwischen Sauerstoffbedarf und -versorgung am Herzmuskel bei der koronaren Herzkrankheit auftritt.
„Stumme Ischämie": Myokardischämie kann auch ohne das Symptom „Angina pectoris" vorkommen, möglicherweise sogar häufiger als mit Symptomen. Die klinische Bedeutung symptomloser Ischämie entspricht wahrscheinlich derjenigen der eigentlichen Angina pectoris. Selbst Infarkte können asymptomatisch oder oligosymptomatisch verlaufen.

4.4.1 Ätiopathogenese

Entstehungsort und -mechanismus des ischämischen Schmerzes sind nicht geklärt. Jedoch kann als gesichert angesehen werden, daß der Schmerz dann entsteht, wenn der Herzmuskel in den Zustand des Sauerstoffmangels gerät. Ischämie führt nicht immer zu „Schmerzen": Entweder ist sie unterschwellig, der Entstehungsmechanismus des Schmerzes (unbekannt!) gestört oder die Schmerztransmission (Neuropathie) oder -rezeption defekt.
Pathomechanismen: Gesteigerter Sauerstoffverbrauch bei erhöhtem sympathischen Antrieb: Arbeit, Erregung, Angst, Schreck, Schmerz, Freude. Ferner bei erhöhter Stoffwechselintensität (Hyperthyreose) und bei erhöhtem Blutdruck (Hypertonie, Kältereiz), erhöhter Pulsfrequenz (postprandial, Tachyarrhythmien), erhöhter myokardialer Wandspannung (Linksherzdilatation), etwa durch vermehrte diastolische Blutfüllung des Herzens bei Lagewechsel, erhöhtem zirkulierenden Blutvolumen oder Herzinsuffizienz (Angina decubitus). Einschränkung der Sauerstoffversorgung bei Anämie, Hypoxie (chronische Bronchitis, O_2-arme und CO-angereicherte Atemluft, etwa in engen Räumen oder im Großstadtverkehr, sowie Rauchen), Hypotonie, Koronarspasmen. Die Dynamik der Blutstörung im erkrankten Herzkranzgefäßsystem und die regionale Blut-

versorgung des Myokards umfassen sehr komplexe und nur unvollständig verstandene Vorgänge. Beziehungen zu besonderen Erscheinungsformen der Angina pectoris (Crescendoverlauf, Status anginosus) können nicht klar definiert werden. Sicher spielen auch Störungen der Blutgerinnung (Thrombosen, Thrombozytenaggregate) und der Fluidität des Blutes eine große Rolle.

Klinisch müssen anfallsauslösende Umstände erkannt und womöglich eliminiert werden: Muskelarbeit (Armarbeit wirkt eher auslösend als Beinarbeit), Aufregung, Arrhythmien, Mahlzeiten, kalter Wind oder sonstige Kältereize, Hypoglykämie, latente Herzinsuffizienz, tagesrhythmische Schwankungen von Blutdruck, Bronchialwiderstand (chronische Bronchitis) sowie Variationen der vegetativen Innervation des Herzens kommen in Frage. Die letzteren bedingen oft eine eigentümliche Regelmäßigkeit im Auftreten der Beschwerden. Es ist wichtig, daß der Zustand der „instabilen" (= crescendo verlaufend, spontan, sich ändernd) Angina pectoris erkannt und als Notfall (wie Myokardinfarkt) behandelt wird, da er besonders gefährlich ist und wirksam behandelt werden kann. „Instabile" Angina pectoris und Infarkt werden meistens durch Plaque-Aufbruch mit Einblutung und thrombotischen Auflagerungen verursacht.

4.4.2 Therapie

Ziel der Behandlung ist es, die ischämischen Anfälle sofort zu kupieren und schließlich ihr Eintreten überhaupt zu verhüten. Jeder Anfall schädigt den Herzmuskel und ist potentiell gefährlich (Gefahr des Sekundenherztodes durch Kammerflimmern)!

4.4.2.1 Anfallskupierung

Anfallsauslösenden Reiz beenden, z.B. Stehenbleiben, Tätigkeit oder Anspannungssituation beenden. Bei natürlichen Anfällen Aufsitzen oder Aufstehen usw. Medikamentös kommen in erster Linie raschwirkende Nitratpräparate in Betracht (s. Tab. 18); wenn nicht verfügbar, auch Wärmeanwendungen, insbesondere warme Unterarmbäder (Hauffesche Armbäder).

4.4.2.2 Anfallsprophylaxe

Am besten geht man nach einem Stufenplan vor:
a) Definition des Typs der Angina pectoris (s. Tab. 17)
b) Elimination der auslösenden Ursache
c) Differentialtherapie je nach Erscheinungsform der Angina pectoris (s. Tab. 17): Nitrate, Kalziumantagonisten, β-Rezeptorenblocker, Diuretika, Koronarchirurgie. Parallel zur speziellen Therapie werden in jedem Falle die o.g. Allgemeinmaßnahmen eingeleitet.

Die immer am Anfang stehende *Suche nach auslösenden Faktoren* berücksichtigt die o.g. Pathomechanismen und ist die Grundlage für die dann folgende Differentialtherapie, die sich an der Erscheinungsform der Angina pectoris orientiert (s. Tab. 17).

Tabelle 17: Erscheinungsformen der Angina pectoris

Erscheinungsformen der Angina pectoris	Auslösemechanismus	Spezielle Therapie
1. sporadische Angina pectoris	Muskelarbeit, Erregung, Kälte, Hypertonie, Anämie, Hyperthyreose u. a.	Nitrate, β-Rezeptorenblocker, Kalziumantagonisten
2. nächtliche Angina pectoris a) Angina decubitus Typ I: Schmerzanfall innerhalb von 2–20 min nach dem Hinlegen Typ II: Schmerzanfall 2–4 h nach dem Einschlafen	latente Linksherzinsuffizienz mit erhöhtem Blutangebot in horizontaler Körperlage. Koronarspasmen beteiligt?	Nitrate, Nifedipin, Diuretika, keine β-Rezeptorenblocker!
b) nächtliche Angina pectoris bei chronischer Emphysembronchitis	zirkadiane Schwankungen des Bronchialwiderstandes; Koronarspasmen beteiligt?	Bronchitistherapie, Nifedipin, Nitrate, keine β-Rezeptorenblocker!
c) kälteabhängige Angina pectoris (wie 1)	z. B. niedrige Raumtemperatur bei geöffnetem Schlafzimmerfenster	Kalziumantagonisten, β-Rezeptorenblocker, bei geschlossenem Fenster schlafen, Zimmer heizen
3. Crescendo-Angina pectoris	progrediente Koronarstenose und Myokardalteration, intrakoronare Thrombusbildung	Sedativa, Nitrate, Kalziumantagonisten, Antikoagulantien, Fibrinolyse, β-Rezeptorenblocker
4. „instabile Angina pectoris" (Typenwechsel, Crescendo-Angina, Angina decubitus, insgesamt als Infarktvorläufer zu bewerten)	progrediente Koronarverengung durch Plaque-Aufbruch, meistens mit Myokardalteration, Koronarspasmen wahrscheinlich, in-situ-Thrombosen	Sedativa, Opiate, Nitrate, Nifedipin, Diuretika, Herzglykoside bei Herzinsuffizienz, β-Rezeptorenblocker. Stationäre Aufnahme, Überwachung, Koronarangiographie: Koronarchirurgie oder Katheterdilatation erwägen!
5. Prinzmetal-Angina pectoris	unbekannt, Koronarspasmen entscheidend beteiligt	Kalziumantagonisten, Nitrate

Sedativa

Sedativa haben einen festen Platz in der Therapie der Angina pectoris. Sie werden selektiv, nicht schematisch verwendet. Dauertherapie ist nur selten und um so weniger nötig, je besser das Verhältnis zwischen Arzt und Patient ist. Am gebräuchlichsten sind Psychopharmaka wie Diazepam (Valium®) 2−3×2−5−10 mg p.o., Oxazepam (Adumbran®) 2−4×10 mg p.o. sowie Diazepin-Derivate, z.B. Tranxilium® 2×5−10 mg. Zahlreiche Kombinationspräparate für die Angina-pectoris-Therapie enthalten Sedativa, meistens Barbiturate (z.B. Adenovasin®, Govil®, Myokardon®), was bei zusätzlicher Verabreichung von Sedativa berücksichtigt werden muß.

Nitrate

Die Nitratverbindungen sind die wichtigsten Substanzen in der Angina-pectoris-Therapie. Über gebräuchliche Präparate informiert die Tabelle 18. Sie zeichnen sich durch sichere Wirkung und Armut an Nebenwirkungen aus, verlieren bei Dauerapplikation jedoch an Wirkung (Dosierungsschema beachten!).

Wirkungsmechanismus: Nitrate erweitern die Venen und Venolen und in höheren Dosen auch die Arteriolen. Sie senken durch Erniedrigung des peripheren Gefäßwiderstandes bei gleichbleibendem oder − meistens − sinkendem Herzschlagvolumen den Druck in der Aortenwurzel. Das Herz wird entlastet durch verminderte diastolische Füllung (Vorbelastung) und erleichterte Entleerung (Nachbelastung). Kammerwandspannung und Arbeitsaufwand je Herzschlag und damit der myokardiale Sauerstoffverbrauch nehmen ab. Gleichzeitig werden, sogar schon bei sehr kleinen, systemisch noch wenig wirksamen Dosen, die Koronargefäße erweitert. Im Gegensatz zu den sog. „Koronardilatatoren" nimmt der Blutstrom im minderversorgten, poststenotischen Koronargefäßgebiet zu oder jedenfalls nicht ab. Ischämiebedingte Störungen im Kontraktionsablauf können so gemindert oder ausgeglichen werden.

Bei sublingualer, bukkaler oder kutaner Applikation wird Glyzeroltrinitrat rasch resorbiert. Die Wirkung tritt innerhalb von 1−2 min ein. Leider ist die Wirkungsdauer nur kurz (ca. 30 min). Langwirkende Präparate werden oral gegeben. Sie wirken 2−4 h. Bevorzugt wird Isosorbiddinitrat (ISDN) oder sein Hauptmetabolit Isosorbid-5-Mononitrat. Sie werden gut resorbiert. Das erstere wird teilweise schon in der ersten Passage in der Leber abgebaut (Firstpass-Effekt!). Jedoch sind auch die Metaboliten z.T. wirksam (5-MN). Hierdurch ergibt sich ein günstigeres Wirkungsmuster. Glyzeroltrinitrat wird auch perkutan resorbiert (Nitroglyzerin-Salbe, Nitrat-„Pflaster": Nitroderm® TTS, Deponit®). Hiermit kann eine gute Wirkung erzielt werden. Toleranzentwicklung kommt jedoch vor. Daher nicht länger als 12 h aufkleben, dann 8, besser 12 h Pause. Nitratähnlich wirkt Molsidomin (Corvaton®). Es wirkt rasch, konstant und stark und führt auch bei hoher Dosierung weniger zu Toleranzentwicklung.

Wichtig: Zur Anfallskupierung immer kurzwirkende Nitrate (Glyzeroltrinitrat, ISDN sublingual) oder Nifedipin sublingual (s.u.) verwenden! Womöglich Medikamente schon vor dem Anfall einnehmen (z.B. vor dem Ersteigen einer Treppe)! Bei längerdauernder Einnahme kann bei allen Nitraten Toleranz und somit eine Wirkungsabschwächung eintreten. Eine mehrstündige Therapiepause kann die volle Wirksamkeit wieder herstellen. Eine Dauertherapie ist jedoch mit den meisten Präparationen bei geeigneten Dosisintervallen möglich. Geeignete Therapieschemata: Isosorbid-5-Mononitrat (Ismo®), 2 × 20 mg/Tag, Corangin® 1−2 × 40−60 mg/Tag, Isoket® retard 1 × 120 mg/Tag, Corvaton® retard 2−3 × 8 mg/Tag oder transdermale Systeme (Nitroderm® TTS) 5−10 mg für 12 h.

Nebenwirkungen: Kopfschmerzen sind häufig. Sie begrenzen manchmal die Dosierung oder können die Anwendung überhaupt verhindern. Ein Versuch zur weiteren Einnahme muß auch bei Kopfschmerz unternommen werden. Nicht selten geht der Kopfschmerz nach wiederholter Einnahme zurück (Toleranzentwicklung an den zerebralen Gefäßen!), ohne daß die Wirkung am Herzen beeinträchtigt würde. Die dem Wirkungsmechanismus inhärente *Blutdrucksenkung* kann in seltenen Fällen zu Synkopen führen („Nitratsynkope"). Wegen der blutdrucksenkenden Wirkung sollten Nitrate beim akuten Myokardinfarkt ohne Stauungsherzinsuffizienz nur mit Vorsicht gegeben werden. *Übelkeit, Brechreiz und Hautrötung* kommen vor. *Exantheme* sind selten. Die letztgenannten Nebenwirkungen können durch Wechsel des Präparates manchmal überwunden werden. *Kontraindikationen:* Orthostatische Regulationsstörungen, Hypotonie, Nitratsynkope.

Kalziumantagonisten

Die Behandlung der Koronarkrankheit mit Kalziumantagonisten stellt einen bedeutenden Fortschritt dar. Sie beruht auf 4 Wirkmechanismen:

(1) einer allgemeinen, überwiegend arteriolären Vasodilatation, einschließlich Koronardilatation. Hierdurch wird eine „Entlastung" des Herzens und eine Verbesserung der Koronardurchblutung mit einer nahezu selektiven Aufhebung von Koronarspasmen bewirkt;
(2) einer negativ inotropen und chronotropen, auch antiarrhythmischen (nicht bei Nifedipin!) Wirkung mit Senkung des myokardialen Sauerstoffverbrauches;
(3) einer myokardprotektiven Wirkung, die vorwiegend in der Reperfusionsphase nach Ischämie zum Tragen kommen soll;
(4) konnte eine retardierende Wirkung auf die arteriosklerotische Gefäßerkrankung wahrscheinlich gemacht werden.

Von den zahlreichen experimentell und klinisch untersuchten Kalziumantagonisten sind vor allem drei Substanzen heute in Gebrauch: Nifedipin, Diltiazem und Verapamil. Ihre Wirkungsspektren sind etwas unterschiedlich, was differentialtherapeutisch berücksichtigt werden muß.

Tabelle 18: Nitrate

	Applikations-art	Einzel-dosis (mg)	Wirkungs-eintritt (min)	Wirkungs-dauer (h)
Glyzeroltrinitrat (Nitrolingual® Kps., Dosier-Spray)	sublingual	0,2–0,8	1–2	0,5
Transdermale therapeutische Systeme, Glyzeroltrinitrat enthaltende, selbsthaftende Pflaster (Nitroderm® TTS, Deponit®, Iso Mack TD® Spray)	kutan	5–10–20	5–20	4–8
Isosorbiddinitrat (Isoket®, Maycor®, Iso Mack® sowie deren Retard-Formen)	sublingual per os	5–10 5–40 60–120	2–5 20 30	2–3 2–3 4–8
Isosorbid-5-Mononitrat (Elantan®, Corangin®, Mono Mack®, Ismo®)	per os	20–60	10–20	8–6
Molsidomin (Corvaton®, Corvaton® retard)	per os per os	1–4 8	2–5 10–30	2–3 4–6

a) *Nifedipin* (Adalat®) 3–4 × 10–20 mg p.o. mit raschem Wirkungseintritt (nach Zerbeißen der Kapsel wie Nitrat, aber ausgetretene Flüssigkeit schlucken!) bei gleichzeitig guter Wirkdauer (4–6 h). Für eine Dauertherapie ist die Retardform (Adalat® SL) 2–4 × 20–40 mg p.o. zu empfehlen. Nifedipin wirkt stark vasodilatierend und wird daher bei Prinzmetal-Angina pectoris und verwandten Formen sowie bei den mit Hypertonie oder Herzinsuffizienz verbundenen Krankheitsbildern bevorzugt. Eine Kombination mit β-Blockern, u.U. auch mit Nitraten ist vorteilhaft. Kopfschmerzen, Herzfrequenzanstieg und Knöchelödeme sind die häufigsten Nebenwirkungen dieser atoxischen Substanz. Ein gefäßprotektiver Effekt kann wahrscheinlich die Progression der Grunderkrankung verlangsamen!

b) *Verapamil* (Isoptin®) 3 × 40–120 mg p.o., der am längsten bekannte Kalziumantagonist, wirkt negativ chronotrop und inotrop und verzögert die AV-Überleitung. Die vasodilatierende Wirkung tritt eher etwas zurück. Verapamil sollte nicht bei Herzinsuffizienz oder bei SA- oder AV-Block gegeben oder gar mit β-Blockern kombiniert werden. Sehr günstig ist die antiarrhythmische Wirkung. Wegen eines ausgeprägten „first-pass-Effektes" und entsprechend niedriger und wechselnder Bioverfügbarkeit soll die Substanz hinreichend dosiert und nicht in Retard-Form gegeben werden. Verapamil ist gut verträglich. Allerdings kommt es öfters zur Obstipation.

c) *Diltiazem* (Dilzem® und Dilzem® retard) 3–4 × 60 bzw. 90 mg p. o. nimmt zwischen den beiden vorgenannten Stoffen im Wirkspektrum eine Mittelstellung ein. Es soll jedoch den stärksten myokard- und vasoprotektiven Effekt besitzen. Die Substanz ist sehr nebenwirkungsarm und soll bei ebenfalls niedriger Bioverfügbarkeit eher hoch dosiert werden. Eine Kombination mit Nitraten ist günstig. Bei Sinusbradykardie oder AV-Block jedoch wie bei Verapamil Vorsicht, auch in der hier möglichen Kombination mit β-Blockern.

β-Rezeptorenblocker

Die wichtigsten, gebräuchlichen β-Sympatholytika sind in Tabelle 19 aufgeführt. Die Blockierung der sympathischen β-Rezeptoren am Herzen senkt die Herzfrequenz bei Ruhe und unter Belastung und reduziert den myokardialen Sauerstoffverbrauch. Die Belastungstoleranz wird erhöht, die Anfallshäufigkeit herabgesetzt. Manchmal wird hierdurch überhaupt erst das Maß an körperlicher Belastung möglich, welches im Rahmen der Allgemeinmaßnahmen erforderlich ist. β-Rezeptorenblocker wirken antiarrhythmisch und erhöhen die Stabilität des Myokards gegen Kammerflimmern auslösende Reize. Dies ist wahrscheinlich der Grund für die Prognoseverbesserung durch diese Stoffe im Langzeitverlauf nach Infarkt.

Zur Anfallskupierung sind diese Substanzen wegen des langsameren Wirkungseintritts nicht geeignet. Sie ergänzen aber die Therapie mit Nitraten und Kalziumantagonisten in sinnvoller Weise. Sie sind besonders wirksam bei hyperkinetischer Kreislaufregulation, bei gleichzeitig bestehender Hypertonie und bei komplizierenden Arrhythmien. Dauerbehandlung mit β-Rezeptorenblockern verbessert die Prognose der chronischen Koronarkrankheit. Die Häufigkeit des Sekundenherztodes nimmt ab.

Tabelle 19: β-Sympatholytika

	Dosis (per os) (mg)
Propranolol (Dociton®)	2–4 × 10–40
Acebutolol (Prent®)	1–2 × 200–400
Atenolol (Tenormin®)	1 × 50–100
Metoprolol (Beloc®, Lopresor®)	2–4 × 50–100
Oxprenolol (Trasicor®)	3 × 20–40
Trasicor® retard	1 × 160
Pindolol (Visken®)	3 × 5–10
Sotalol (Sotalex®)	1–2 × 80–320
Bunitrolol (Stresson®)	3 × 10
Betaxolol (Kerlone®)	1 × 10–20

Nebenwirkungen: Dem Wirkungsmechanismus entsprechend besitzen alle β-Adrenolytika eine negativ-chronotrope Wirkung. Eine Bradykardie ist erwünscht, kann aber, wenn zu stark ausgeprägt oder wenn Sinusbradykardie oder AV-Überleitungsstörungen bereits vorliegen, den Einsatz dieser Pharmaka behindern oder unmöglich machen. Außerdem besteht eine negativ-inotrope Wirkung. Daher Vorsicht bei Herzinsuffizienz. Hier unter Umständen gleichzeitig mit Digitalis behandeln. Häufig sind periphere Durchblutungsstörungen, besonders bei nicht-kardioselektiven Blockern (kalte Hände, kalte Füße, Claudicatio intermittens bei vorbestehender Gefäßerkrankung), jedoch meist aufhebbar durch gleichzeitige Therapie mit Nifedipin (Adalat®). Bei spastischer Bronchitis kann eine u.U. gefährliche Bronchokonstriktion eintreten. Diese Substanzen sind daher bei arterieller Verschlußkrankheit und – mehr noch – bei chronischer asthmoider Emphysembronchitis und verwandten Zuständen kontraindiziert. Eine leicht sedierende Wirkung ist meistens erwünscht, kann aber, ebenso wie die o.g. Nebenwirkungen oder auch Schlafstörungen oder Obstipation, den Wechsel des Präparats oder sogar Aufgabe der Therapie erzwingen. Exantheme und sonstige Hautreaktionen sind selten, müssen bei längerdauernder Anwendung aber beachtet werden. Die Einstellung eines Diabetes mellitus kann unter β-Rezeptorenblockern erschwert werden. Vor allem werden die Symptome einer Hypoglykämie maskiert. Daher nie β-Blocker bei Insulin-bedürftigem Diabetes geben!
Wichtig: Patienten mit Dauertherapie von β-Rezeptorenblockern müssen sorgfältig überwacht werden (Bradykardie, Herzinsuffizienz, spastische Bronchitis). Die Behandlung darf nicht plötzlich abgebrochen werden, da sonst schwer- oder nicht-behandelbare Angina pectoris, Infarkte oder plötzlicher Tod auftreten können („β-Blocker-Entzugssyndrom")!

Koronarchirurgie

Durch Überbrückung stenosierter Gefäßstrecken durch Venenhomotransplantate (Vena saphena magna), Arterienhomotransplantate (Arteria mammaria interna) zwischen Aorta und poststenotischem Koronargefäßsegment oder durch Direkt-Anastomose der Arteria mammaria interna an ein Koronargefäß kann die Blutversorgung entscheidend verbessert werden. Insbesondere der aortokoronare Venenbypass wird in großem Umfang angewendet. Multiple Anastomosen sind möglich. Es wird stets eine möglichst vollständige Revaskularisierung angestrebt. Schmerzanfallsfreiheit kann damit in 60–80 % der Fälle erzielt werden. Mit Ausnahme der besonders erfolgreich zu operierenden Stenose des Hauptstammes der linken Koronararterie und der Drei-Gefäßkrankung ist es jedoch nicht sicher, ob die Überlebenschancen verbessert werden können. Das Fortschreiten der Gefäßerkrankung selber wird nicht beeinflußt. Die Leistungsfähigkeit des Herzmuskels scheint etwas verbessert zu werden. Nur schwere Herzmuskelschädigungen sind Kontraindikationen zum koronarchirurgischen Eingriff. Der Eingriff ist mit relativ geringer Mortalität belastet (unter 1–4%). Öfters wird er im Rahmen kombinierter Eingriffe angewendet, etwa als aortokoronarer Venenbypass mit Aneurysmektomie oder auch im Zusammenhang mit prothetischem Herzklappenersatz.

Frühverschlüsse der Anastomosen sind meist thrombotisch bedingt. Sie können zu Infarkten führen. Auf lange Sicht (Jahre) gesehen, können atheromatöse Wandveränderungen im Rahmen der zugrundeliegenden Gefäßerkrankung zu Stenosen oder Verschlüssen der implantierten Venen führen, meist mit Wiederauftreten ischämischer Zustände. A.-mammaria-interna-Anastomosen bleiben lange frei von atheromatösen Veränderungen! Daher bevorzugte Anastomosetechnik.

Über die *Indikationen* zum Eingriff bestehen kaum noch unterschiedliche Meinungen: a) Stenose des Hauptstammes der linken Kranzarterie (Notfallindikation!). b) Therapieresistente, rezidivierende Angina pectoris. c) Isolierte, hochgradige Koronarstenosen (über 70%) in einem der Hauptstämme bei genügend großem distalen Gefäßsegment mit Angina pectoris oder abgelaufenem Infarkt, sofern eine Ballondilatation (s. u.) nicht möglich ist. d) Wiederholte Myokardinfarkte bei erhaltener Myokardfunktion und anastomosefähiger Koronarstenose. e) Status anginosus und Prä-Infarkt-Angina pectoris. f) Angina-pectoris-Anfälle mit spontan eintretendem Kammerflimmern.

Kontraindikationen: Schwere Myokardschädigung (Ejektionsfraktion < 20%), multiple Koronarstenosen, insbesondere in den peripheren Koronargefäßstrecken. Unkontrollierte Hypertonie. Schwere Begleiterkrankungen. Starkes Übergewicht, Unfähigkeit des Patienten, das Rauchen einzustellen.

Voraussetzung zum Eingriff ist die selektive Koronarographie. Diese sollte bei allen Patienten mit neu aufgetretener Angina pectoris (insbesondere, wenn als Angina decubitus auftretend), bei anhaltender Angina pectoris, nach mehr als einem Herzinfarkt, bei Myokardinfarkt mit weiterbestehenden ischämischen Zuständen und bei rezidivierenden Kammerarrhythmien stets erwogen werden. Bei abgelaufenem Infarkt und rezidivierenden Kammerarrhythmien bzw. chronischer Herzinsuffizienz muß ein Herzwandaneurysma ventrikulographisch ausgeschlossen und, wenn vorhanden, reseziert werden.

Koronardilatation

Bei höhergradigen Einzel- oder auch Tandemstenosen, auch bei zwei oder mehr Stenosen der großen Koronararterien kann eine Ballondilatation (Ballon-tragender Spezialkatheter) im Rahmen einer Koronarographie versucht werden. Dieses Verfahren ist in über 90% der Fälle erfolgreich und in geübten Händen auch sicher. Auch Wiedereröffnung verschlossener Gefäße ist möglich (Rekanalisation). Da Gefäßverletzungen und auch Verschlüsse (Myokardinfarkte!) eintreten können, wird die perkutane Ballondilatation meistens in Operationsbereitschaft ausgeführt. Sie kann auch in Verbindung mit der intrakoronaren Lyse bei akutem Infarkt angewendet werden. Heute wird etwa ⅓ der behandlungsbedürftigen Stenosen durch Katheter-Ballondilatation, ⅔ durch Bypass-Operation behoben. Literatur bezüglich der weiteren Entwicklung dieser Technik beachten!

Indikationen: a) Ein- oder auch Zwei-Gefäßerkrankung mit „erreichbar" gelegener, kurzstreckiger Stenose mit rezidivierender Ischämie im abhängigen Gebiet. b) Instabile Angina pectoris mit dilatationsfähiger Stenose. Voraussetzung ist stets der Nachweis einer Ischämie, sei es bei geringer Belastung oder bereits bei Ruhe. c) Wiederauftretende Ischämie nach Myokardinfarkt mit oder ohne Fibrinolysetherapie.

Zwei-Gefäßerkrankungen, deren Stenosen in ihrer Kollateralversorgung voneinander abhängig sind, oder Drei-Gefäßerkrankungen werden heute noch nicht oder nur unter besonderen Bedingungen als Indikation zur Katheterdilatation angesehen. Der koronarchirurgische Eingriff kann unter bestimmten Bedingungen auch mit der Katheterdilatation kombiniert werden. Literatur beachten!

4.4.3 Therapeutische Strategien bei den verschiedenen Formen der Angina pectoris

Die im folgenden gegebenen Vorschläge für eine Pharmakotherapie setzen die oben genannten diagnostischen und allgemeintherapeutischen Maßnahmen voraus.

4.4.3.1 Belastungsabhängige Angina pectoris ohne oder mit länger zurückliegendem Infarkt und/oder Bypass-Operation

Zur *Anfallskupierung* oder zur *Prophylaxe* des unmittelbar bevorstehenden Anfalls gibt man sowohl Glyzeroltrinitrat sublingual: Nitrolingual® rot Zerbeißkps. 0,6 mg oder Nitrolingual® Spray 1 Hub, als auch Isoket® 5 mg Tbl. zum Lutschen. Auch möglich: 1 Kps. Adalat® 10 mg zerbeißen und schlucken.

Dauertherapie: Wenn Anfälle häufiger als 2−3×/Woche Isosorbiddinitrat in Retard-Form, z.B. Isoket® ret. 120 mg 1×/Tag oder Isosorbid-5-Mononitrat (Coleb-Duriles®) 1−2×/Tag p.o. Dazu oder auch als Ersttherapie Kalziumantagonisten: z.B. Diltiazem (Dilzem®) 3×60 mg p.o. oder Dilzem® ret. 2−3×90 mg p.o. oder Nifedipin (Adalat®) 3−4×10−20 mg p.o. oder Adalat® SL 3−4×20 mg p.o. Besonders günstige Kombination: β-Blocker (z.B. Kerlone® 10−20 mg) mit Nifedipin (Adalat SL® 20 mg).

Antikoagulantientherapie: Bei erst kürzlich zurückliegendem Infarkt (s. ds. Kap., 1.5.1) Dicumarol-Derivate (Marcumar®) nach Quickwert über mindestens 2 Jahre nach dem Ereignis. Nach Koronar-Bypass-Operation: Thrombozytenaggregationshemmer, z.B. Dipyridamol und Acetylsalicylsäure in Kombination (Asasantin®) 2−3×1 Kps. bis zu einem Jahr nach Operation oder 200 mg Acetylsalicylsäure p.o. dauernd.

Bei Hypertonie: Beginn der Therapie mit Kalziumantagonisten, insbesondere Nifedipin (Adalat®). Dosierungen s.o., u.U. bis zu 3×20−40 mg Adalat® ret. p.o. Kommt es hierunter zum Auftreten von Ödemen: Zugabe eines Diuretikums (s. ds. Kap., 2.3.4), etwa Triamteren + Chlorothiazid (Dytide® H), 1×/Tag. Oder Nitratpräparate (s.o.) in Kombination mit einem β-Rezeptorenblocker (s. Tab. 19). Aber auch ACE-Inhibitoren wie Captopril (Lopirin®) 2−3×12,5−25 mg, auch gut kombinierbar mit β-Rezeptorenblockern oder Diuretika.

Bei Hypotonie: Diltiazem (Dilzem®) 2−4×60 mg oder dessen Retardpräparation 2−3×90 mg p.o. Unter Umständen in Kombination mit einem transkutanen Nitratpflaster, z.B. Nitroderm® TTS oder Deponit® 5−10 mg für 12 h.

Angina pectoris, kompliziert durch Bradyarrhythmie: Nitratpräparate oder Nifedipin wie oben angegeben. Diltiazem, Verapamil und β-Rezeptorenblocker vermeiden.

Angina pectoris, kompliziert durch ventrikuläre Arrhythmien: Therapiebeginn mit einem Kalziumantagonisten (Diltiazem, Verapamil), u.U. (Vorsicht!) in Kombination mit einem β-Rezeptorenblocker, z.B. Sotalol (Sotalex®) 2×80−160 mg p.o. Wenn erforderlich, Ergänzung der antianginösen Therapie durch Antiarrhythmika (s. ds. Kap., 3.3).

Angina pectoris bei Herzinsuffizienz: Hochdosierte Nitrattherapie: z.B. Isosorbiddinitrat (Isoket® ret.) 120 mg p.o. + Molsidomin (Corvaton® ret.) 3×8 mg p.o. oder Glyzeroltrinitrat als transdermales System (Nitroderm® TTS, Deponit®) 10−20 mg für 12 h jeweils. Im übrigen Herzinsuffizienztherapie wie oben beschrieben (s. ds. Kap., 2).

4.4.3.2 Wieder auftretende Angina pectoris nach Infarkt
Stets invasive Diagnostik, d.h. Koronarangiographie, erforderlich. Danach Entscheidung über Katheterdilatation oder Koronarchirurgie. Anfallskupierung mit Nifedipin (Adalat®) 10 mg, Kps. zerbeißen, aber auch Glyzeroltrinitrat als Nitrolingual®-„rot"-Kapseln 0,6 mg, zerbeißen, oder auch Nitrolingual® Spray 1−2 Hub. Anfallsprophylaxe mit Nifedipin (Adalat®) 2−4×20 mg p.o. Wenn nicht ausreichend wirksam, zusätzlich β-Rezeptorenblocker (s. Tab. 19).

4.4.3.3 Neu auftretende Angina pectoris nach Bypass-Operation
Stets ist in diesem Falle eine neuerliche invasive Diagnostik (Koronarangiographie) zur Darstellung der Blutströmungs- und Anastomoseverhältnisse unumgänglich. Anfallskupierung und Anfallsprophylaxe wie oben unter 4.4.3.2.

4.4.3.4 Wieder auftretende Angina pectoris nach Katheterdilatation
Auch hier ist rasch eine neuerliche Koronarangiographie indiziert. Wahrscheinlich handelt es sich um einen Re-Verschluß. Dieser muß durch Nachdilatation, seltener durch aortokoronare Bypass-Operation behoben werden. Gelingt dies nicht, so gelten die Richtlinien wie oben unter 4.4.3.1 gegeben.

4.4.3.5 Postprandiale Angina pectoris
Mahlzeiten auf mehrere kleine Portionen verteilen. Große Mahlzeiten vermeiden. Vor dem Essen Isosorbiddinitrat (Iso Mack®, Isoket®) 10–60 mg p.o. oder β-Rezeptorenblocker (s. Tab. 19) zur bisherigen Therapie mit Nitraten und/oder Kalziumantagonisten (s.o.) hinzufügen.

4.4.3.6 Kälteinduzierte Angina pectoris
Nitrate, Kalziumantagonisten wie oben angegeben. Meistens wird eine Dreierkombination von Nitraten, Kalziumantagonisten und β-Rezeptorenblockern erforderlich werden, sofern der Zustand nicht durch Bypass-Operation behoben werden kann.

4.4.3.7 Angina decubitus
Dieses oft mit Herzinsuffizienz verbundene Syndrom ist hochgefährlich und oft Infarktvorläufer. Hinsichtlich der weiteren Differenzierung s. Tabelle 17.
Pharmakotherapie mit Glyzeroltrinitrat sublingual (Nitrolingual® rot) 0,6 mg Zerbeißkps. oder Nitrolingual® Spray 1–2 Hub vor dem Hinlegen bei Angina decubitus Typ I.
Bei Typ II langwirkende Nitrate wie Isosorbiddinitrat (Isoket® ret.) 120 mg oder Isosorbid-5-Mononitrat (Ismo®, Elantan®) 40 mg vor dem Einschlafen. Da oftmals Koronarspasmen beteiligt sind, ist manchmal Nifedipin noch besser wirksam: Adalat® ret. 20 mg 1–2 Tbl. vor dem Einschlafen. Oftmals wirkt eine diuretische Therapie rasch und nachhaltig (s. ds. Kap., 2.3.4). Auch Herzglykoside können wirksam sein (s. ds. Kap., 2.3.3).

4.4.3.8 Instabile Angina pectoris
Unter diesem Begriff werden die erstmals aufgetretene Angina pectoris, schwere Formen und solche zusammengefaßt, bei denen sich Charakter und Schwere des Anfalls innerhalb kürzerer Zeit ändern. Das Syndrom beruht meistens auf einer oder mehreren kritischen Koronarstenosen und ist als Infarktvorläufer gefährlich.
Anfallsdurchbrechung mit Nitraten oder Nifedipin-Zerbeißkps. wie oben unter 4.4.3.1 beschrieben. Weiterbehandlung mit hochdosierter Nitrat- und Kalziumantagonistentherapie wie oben beschrieben. Zusätzlich β-Rezeptorenblocker (s. Tab. 19). Acetylsalicylsäure 200–500 mg/Tag verringert die Inzidenz von Komplikationen wie Infarkt und plötzlichem Tod und wird daher stets gegeben.

Kann das Syndrom nicht in kürzester Frist (1–2 Tage) durchbrochen werden, so ist eine stationäre Aufnahme, am besten auf eine Koronarüberwachungsstation, erforderlich. Hier Antikoagulantientherapie mit Heparin (Liquemin®) 40000 E über 24 h maschinell infundieren (s.a. Kap. 7), zusätzlich zu Acetylsalicylsäure, Nitraten, Kalziumantagonisten und β-Rezeptorenblockern (s.o.). Kann das Syndrom auch unter Einsatz von Sedativa und Opiaten nicht beendet werden, so soll so rasch wie möglich koronarangiographiert und eine Katheterdilatation oder Bypass-Operation ausgeführt werden.

4.4.3.9 Status anginosus
Bei andauerndem ischämischem Schmerz (mehr als 2 Stunden) liegt ein absoluter Notfall vor, der stets sofortiger stationärer Aufnahme bedarf. Die Behandlung erfolgt wie beim akuten Infarkt mit Sauerstoffzufuhr, Sedierung, Opiaten und hochdosierter Nitrat- und/oder Nifedipintherapie und Antikoagulierung mittels Heparin (s. ds. Kap., 1.5). Dosierungen der Nitrate und Kalziumantagonisten wie oben angegeben, s.a. Tabellen 18 und 19.

4.4.3.10 Angina pectoris mit massiver ST-Senkung im spontanen Anfall oder im Belastungs-EKG
Meistens liegt eine Stenose des Hauptstammes der linken Koronararterie vor. Daher besteht ein Notfall höchster Dringlichkeitsstufe. Sofortige stationäre Aufnahme, Koronarangiographie und, wenn die Diagnose bestätigt wird, operative Revaskularisation noch während desselben stationären Aufenthaltes. Begleitende Therapie mit Nitraten, Kalziumantagonisten, β-Rezeptorenblokkern wie oben angegeben (s.a. Tab. 18 und 19).

4.4.3.11 Prinzmetal-Angina pectoris
Von Prinzmetal 1959 erstmals beschriebene Sonderform der Angina pectoris, bei der im ischämischen Anfall eine starke ST-Hebung im EKG registriert wird. Die Anfälle treten spontan, d.h. ohne erkennbaren Anlaß, ein, manchmal mit auffälliger Regelmäßigkeit zu bestimmten Tageszeiten, z.B. frühmorgens. Gefährliche Kammerarrhythmien sind häufig. Dem Syndrom liegen Spasmen einer oder mehrerer der großen epikardialen Koronararterien, meistens bei isolierter, kurzstreckiger Koronarstenose zugrunde.
Für die Behandlung besonders geeignet sind Kalziumantagonisten: Nifedipin (Adalat®) $3-4 \times 10-20$ mg p.o., Diltiazem (Dilzem®) $3 \times 60-120$ mg p.o. Nitrate können mit Kalziumantagonisten zweckmäßig kombiniert werden (Dosierung s.o.). Rezeptorenblocker sollen vermieden werden, da es nach einzelnen Berichten hierunter eher eine Zunahme des Koronararterientonus geben kann.

4.4.3.12 „Angina pectoris ohne Angina pectoris"

Hierunter sind Zustände zu verstehen, bei denen eine Ischämie ohne das charakteristische Symptom der Angina pectoris eintritt („stumme Myokardischämie"). Der Nachweis der Ischämie gelingt in diesen Fällen durch das EKG (am besten mit hierfür geeigneten Langzeit-EKG-Systemen) im spontanen oder provozierten ischämischen Anfall oder durch die Thalliummyokardszintigraphie. Die Behandlung erfolgt nach denselben Richtlinien wie bei symptomatisch manifester Angina pectoris. Bedeutung und therapeutische Konsequenzen sind noch nicht klar definiert (Literatur beachten!). Die Therapiekontrolle erfordert jedoch wiederholte Belastungs- bzw. Langzeit-EKG. Es werden Nitrate, Kalziumantagonisten und β-Rezeptorenblocker eingesetzt.

Bei ausgeprägter ischämischer Belastungsreaktion im EKG muß koronarangiographiert werden. Finden sich hochgradige Stenosen, so wird mittels Katheterdilatation und/oder aortokoronarer Venenbypass-Operation eine Revaskularisation versucht.

4.4.3.13 Angina pectoris und/oder Myokardinfarkt ohne angiographisch nachweisbare Herzkranzgefäßstenose bzw. -erkrankung

Die Ursachen der ischämischen Zustände bzw. des Infarktes bleiben meistens unklar. Handelt es sich um Zustände von Hyperkoagulabilität (Thrombozytose, Polyzythämie), so wird zunächst mit Heparin (s. o.), dann mit Phenprocumon (Marcumar®) nach Quickwert antikoaguliert. Die Antikoagulantientherapie wird fortgesetzt bis zur Behebung der Grunderkrankung.

Ist eine zur Thrombose prädisponierende Erkrankung nicht nachzuweisen, so kann es sich um Koronarspasmen bei angiographisch nicht nachweisbaren Endothelläsionen oder aus sonstigen Ursachen handeln. Somit ist eine probatorische Therapie mit Kalziumantagonisten, z.B. Nifedipin (Adalat®) 3 × 10−20 mg p. o., gerechtfertigt.

Die seltenen Fälle von nachweisbarer Embolie im Rahmen von bakteriellen Endokarditiden oder von Luftembolie bei pulmonalen Erkrankungen sollen, weil selten, hier nicht näher behandelt werden.

5 Herzklappenerkrankungen, Endokarditis

Angeborene und erworbene Herzklappenerkrankungen werden hier gemeinsam abgehandelt. Sub- und supravalvuläre Ausflußbahnstenosen werden eingeschlossen.

5.1 Ätiopathogenese

Störungen der Schlußfähigkeit der Herzklappen mit Insuffizienz (angeborene Fehlbildungen, entzündliche Destruktionen, traumatische Ein- oder Ausrisse) führen zu Volumenbelastung der betroffenen Herzkammer mit Pendelblutbildung in Abhängigkeit von der Schwere der Insuffizienz. Kammerdilatation und Hypertrophie können den Fehler u. U. über lange Jahre kompensieren, sofern Zeit zur Entwicklung der Hypertrophie verbleibt. Akut eintretende Klappeninsuffizienzen führen dementsprechend rascher zu schweren Ausfallserscheinungen. Klappenstenosen (angeboren, chronische Entzündung mit Narbenkontraktion, z.B. rheumatisch) führen zur Aufstauung vor der erkrankten Klappe und drosseln die Blutversorgung im nachgeschalteten Abschnitt und im Gesamtkreislauf. Da Stenosen sich langsam entwickeln, sind Kompensationsmechanismen meistens gut ausgebildet (z.B. Hypertrophie der vorgeschalteten Kammer). Supra- und subvalvuläre Stenosen in der Ausflußbahn des rechten und des linken Herzens rufen ähnliche hämodynamische Konsequenzen und klinische Befunde hervor wie die valvulären Stenosen und können auch gleichzeitig mit diesen vorkommen. Subvalvuläre Stenosen sind meistens muskulär, seltener membranös. Die subvalvuläre muskuläre Stenose der linken, manchmal auch der rechten Herzkammer gehört zum Formenkreis der hypertrophen Kardiomyopathie (s. ds. Kap., 5.3.2.4). Die muskulären Stenosen (infundibuläre Pulmonalstenose sowie subvalvuläre muskuläre Aortenstenose) sind durch eine Dynamik der Stenose charakterisiert, d.h., die Stenosierung nimmt mit der Kammerkontraktion zu. Die Differenzierung ist entscheidend für die Wahl des therapeutischen Vorgehens. Periphere Pulmonalstenosen und Aortenisthmusstenosen sind Gefäßmißbildungen, die ähnlich einer Klappenstenose die vorgeschaltete Kammer durch Druckbelastung beanspruchen. Besonderheiten: Bei Aortenisthmusstenose liegt der Zerebralkreislauf im Hochdruckbereich, so daß zerebrovaskuläre Komplikationen eintreten können.

Funktionsstörungen der Herzklappen werden durch Anpassungsvorgänge oft über lange Zeit ausgeglichen. Das Ausmaß der Klappenfunktionsstörung und die Ausprägung der Anpassungsmechanismen bestimmen den für jeden Klappenfehler typischen Krankheitsverlauf. Dieser kann entscheidend verändert werden durch Sekundärkomplikationen (Herzrhythmusstörungen, Lungenembolie, bakterielle Endokarditis u.a.)

5.2 Klinik

Diagnose, Verlaufsbeurteilung und Behandlungsführung sind bei Herzklappenfehlern meistens anhand der klinischen Diagnose, unterstützt durch EKG, Röntgen und Ultraschallkardiographie, mit großer Genauigkeit möglich. Werden *chirurgische Maßnahmen* erwogen, so sind *Herzkatheteruntersuchung und Angiokardiographie* obligat. Die folgenden Gesichtspunkte müssen berücksichtigt werden:
a) Art und Schwere des Klappenfehlers
b) Art und Ausprägung der Anpassungsmechanismen
c) Funktionszustand des Herzmuskels
d) Art und Aktivitätszustand der Grunderkrankung
e) Sekundärkomplikationen

Im Verlauf muß die therapeutische und prognostische Bewertung unter diesen Gesichtspunkten stets wieder neu angestellt werden.

5.3 Therapie

Die therapeutischen Maßnahmen kann man in 3 Gruppen zusammenfassen:
a) Palliative Maßnahmen, die die Kompensation der Funktionsstörung erhalten oder wiederherstellen sollen.
b) Beseitigung der „mechanischen" Behinderung oder Belastung des Herzens durch chirurgische Korrektur des Klappenfehlers oder Gefäß- bzw. Ausflußbahnobstruktion.

c) Behandlung der Grundkrankheit, die zur Klappenläsion führte (rheumatisches Fieber, bakterielle Endokarditis), bzw. Rezidivprophylaxe sowie Behandlung von Begleiterkrankungen. Ziel der Therapie ist es, zunächst durch Entlastung des Herzens bzw. durch Vermeiden von Belastungen die Funktionstüchtigkeit des Herzmuskels so lange wie möglich zu erhalten. Gelingt dies nicht, so muß die chirurgische Korrektur des Klappenfehlers nach Möglichkeit vor Eintritt irreversibler Herzmuskelschädigung erwogen und bewerkstelligt werden. Bei muskulären Ausflußbahnobstruktionen gelten andere Gesichtspunkte (s. dort).

5.3.1 Allgemeinmaßnahmen

Das an einem Klappenfehler leidende Herz leistet bereits bei Ruhe Mehrarbeit. Zusätzliche Belastungen müssen daher strengstens vermieden werden. *Wichtig:* Patienten mit Herzklappenfehlern, mit angeborenen Herzfehlern oder Kardiomyopathien sind nicht trainierbar! Herzinsuffizienz (s. ds. Kap., 2) und Herzrhythmusstörungen (s. ds. Kap., 3) werden nach den üblichen Richtlinien behandelt. Die Therapie der Grundkrankheiten bzw. die Rezidivprophylaxe bei rheumatischer Herzerkrankung (s. ds. Kap., 5.5.3) und bei bakterieller Endokarditis (s. ds. Kap., 5.4) ist von großer Bedeutung im Bemühen, das Fortschreiten bzw. den Schweregrad des Klappenfehlers hintanzuhalten. *Wichtig:* Bei allen Herzklappenfehlern und angeborenen Herzvitien besteht eine Prädisposition zu komplizierender, sekundärer bakterieller Endokarditis! 25% aller rheumatischen Klappenfehler werden durch eine bakterielle Superinfektion in ihrem Verlauf u. U. entscheidend beeinflußt! Daher ist eine prophylaktische antibiotische Behandlung bei allen infektionsgefährdenden Umständen erforderlich (Zahnbehandlungen, insbesondere -extraktionen, Operationen, pyogene Infektionen). Behandlungsrichtlinien s. Kap. 5.

5.3.2 Spezielle Maßnahmen

Im folgenden sollen solche Maßnahmen besprochen werden, die der besondere Verlauf und die typischen Komplikationen der einzelnen Klappenfehler erfordern. Bei kombinierten Fehlern gelten die für die Einzelkomponenten angeführten Gesichtspunkte.

Vorbemerkungen zu den angeführten *Indikationen zu operativen Eingriffen: Aortenklappenersatz* ist nur noch mit einer Mortalität um bzw. unter 5% belastet. Die Aortenklappenprothesen sind dauerhaft und bieten im Verlauf die geringsten Schwierigkeiten. Dauerantikoagulierung ist allerdings noch immer obligat. Lediglich in schwierigen Fällen kann mit Salizylaten ersatzweise behandelt werden und nur in Notfällen oder nach Implantation von biologischen Hetero- oder Homotransplantaten, ausnahmsweise auch bei Kippflügel-Prothesen vom Typ SJM, darf ganz auf die Antikoagulierung verzichtet werden. Allerdings wird fast immer eine niedrigdosierte Dauertherapie mit Acetylsalicylsäure (200 mg/Tag) möglich sein. Beim Mitralklappenersatz liegt die perioperative Mortalität noch zwischen 5 und 10%, und der Verlauf ist durch eine größere Häufigkeit von Komplikationen belastet (Thromboembolien). Dauerantikoagulierung ist obligat, auch bei Verwendung der üblichen Scheiben- oder Kippflügel-, früher auch Kugelprothesen. Sie ist hier auch bei Verwendung von Bioprothesen unentbehrlich. Ferner ist die Abschätzung der Indikation zum Mitralklappenersatz schwieriger wegen der langsameren Progredienz des natürlichen Verlaufes der konservativ behandelten Mitralklappenerkrankungen. Trikuspidalklappenersatz hat die größte Komplikationshäufigkeit (Thrombosebildung an der Prothese). Alle Klappenprothesenträger sind durch bakterielle Superinfektionen gefährdet und müssen dementsprechend im Risikofall antibiotisch behandelt werden (s. u.). Wegen der genannten Probleme sind plastische Operationen an den Herzklappen der Prothesen-Implantation stets vorzuziehen, jedoch leider nur in bestimmten Fällen praktikabel (Mitralkommissurotomie wird auch um den Preis einer leichten Mitralinsuffizienz einer Mitralprothese vorgezogen!). An der Trikuspidalklappe sind bei relativer Klappeninsuffizienz plastische Maßnahmen öfters möglich (Raffung, Carpentier-Ring).

Wahl der Klappenprothese: Die Entscheidung über Art und Größe der zu implantierenden Prothese wird während des Eingriffs vom operierenden Chirurgen getroffen. Bestehen Blutungs- oder Blutgerinnungsprobleme, so kann von vornherein eine wenig thrombogene Kippflügel-Prothese vom Typ SJM vorgesehen werden. Bioprothesen werden nur noch wenig verwendet, denn sie haben eine begrenzte Haltbarkeit (ca. 5–8 Jahre). Bei jüngeren Patienten muß daher mit einer Zweitoperation gerechnet werden.

5.3.2.1 Mitralstenose

Die langsame Entwicklung der stets rheumatischen Mitralstenose ist charakterisiert durch einen langen präsymptomatischen Verlauf (15–25 Jahre) und eine raschere, wenngleich noch immer langsame Progredienz in der symptomatischen Phase. Im Symptomenbild dominieren Leistungsschwäche und pulmonale Stauung mit Rechtsherzbelastung. Bronchopulmonale Infektionen sind häufig und verlaufen oft schwer. Entsprechender Schutz sowie frühere und konsequente Behandlung sind notwendig. Orthopnoe und Hämoptoe werden als Herzinsuffizienzsymptome behandelt. Makrohämoptoe kann beunruhigend sein, ist aber für sich kaum einmal gefährlich. Differentialdiagnostisch müssen Lungenembolien abgegrenzt werden. Ruhe und Maßnahmen zur Verminderung der pulmonalen Stauung (Hochlagerung, Herzfrequenz senken, Diurese) sind therapeutisch gewöhnlich ausreichend. Sehr viel raschere, u. U. dramatischere Verläufe sieht man in Südosteuropa, Vorderasien und Indien (Knopflochstenosen schon bei Kindern!).

Vorhofflimmern: Das Eintreten von Vorhofflimmern mit absoluter Kammerarrhythmie führt wegen der spontan raschen Kammerfrequenz (160–190 Schläge/min) meist zu akuter Verschlechterung mit bedrohlicher Symptomatik, oft mit Lungenödem. Außerdem ist der Kranke durch embolische Komplikationen gefährdet. Die Behandlung umfaßt 3 Schritte:
a) Senkung der Kammerfrequenz
b) Wiederherstellung von Sinusrhythmus
c) Verhütung embolischer Komplikationen

Zu a): Die Kammerfrequenz wird mit Digitalis regelmäßig und rasch in den erwünschten Bereich unter 100 Schläge/min gesenkt. Je nach den Umständen rasche, intravenöse oder perorale Digitalisierung (s. ds. Kap., 2.3.3). Daran anschließend Erhaltungstherapie mit Digoxin oder Digitoxin (s. ds. Kap., 2.3.3). Gelingt es nicht, die Kammerfrequenz hinreichend zu senken, so muß die Ursache gesucht und, wenn möglich, beseitigt werden (Lungenembolie? schlecht resorbierbares Digitalisglykosid?). U. U. zusätzlich β-Rezeptorenblocker in kleinen Dosen (s. Tab. 19) oder Verapamil (Isoptin®) $3 \times 40-120$ mg p.o.

Zu b): Der Versuch zur medikamentösen und/oder elektrischen Kardioversion (s. ds. Kap., 3.2.4) wird nur unternommen bei neuerlich eingetretenem Vorhofflimmern und bei leichtgradiger Stenose. Außerdem mit 2–3monatiger Wartezeit nach operativer Beseitigung der Stenose. Wurde die Stenose nicht wirksam beseitigt, so ist ein dauerhafter Erfolg der Kardioversion nicht zu erwarten. Es wird von der Umstimmung abgesehen, da der Rhythmuswechsel Gefährdungen mit sich bringen kann.

Zu c): Antikoagulantientherapie (s. Kap. 7) soll stets bei neu eingetretenem Vorhofflimmern unternommen werden (s. ds. Kap., 3.2.4), sofern keine Kontraindikationen bestehen (s. Kap. 7, 3). Dauer der Antikoagulierung 6 Monate. Ist eine Embolie eingetreten, so soll für mindestens 2 Jahre antikoaguliert werden, bei wiederholten Embolien dauernd, mindestens bis zur operativen Beseitigung der Stenose.

Operationsindikationen

a) Isolierte Stenose (höchstens leichtgradige, begleitende Mitralinsuffizienz): Bei noch beweglichen Klappensegeln wird die geschlossene oder offene Mitralkommissurotomie vorgenommen, wenn Leistungseinschränkung, Herzinsuffizienz, Lungenödem oder arterielle Embolien vorliegen oder vorgekommen waren.

b) Prothetischer Klappenersatz: Verkalkte, unbewegliche Klappensegel, begleitende Mitralinsuffizienz erfordern den prothetischen Ersatz der Klappe. Die Indikation wird gestellt, wenn eine schwere Leistungseinschränkung mit Herzinsuffizienz und Symptomen bei Ruhe trotz konservativer Therapie vorliegt bzw. wenn die Pulmonalhypertonie zwei Drittel oder mehr der arteriellen Druckwerte erreicht, der mittlere diastolische Mitralgradient unter diesen Bedingungen 12 mmHg übersteigt, der mittlere Druck im linken Vorhof über 22 mmHg bei Ruhe liegt und/oder eine progrediente Herzvergrößerung eintritt.

c) Als Alternative zur Operation (Kommissurotomie) kann heute auch eine nicht-operative Klappensprengung mittels Ballon-Katheter vorgenommen werden (Ballon-Valvuloplastie). Sie wird bisher nur an wenigen Zentren ausgeführt. Das Verfahren ist noch in der Entwicklung.

5.3.2.2 Mitralinsuffizienz

Meistens erworbener, rheumatischer Klappenfehler, aber auch nach bakterieller Endokarditis oder traumatisch bzw. ätiologisch ungeklärt durch Sehnenfadenabriß. Selten angeboren bei Endokardkissendefekt (Ostium-primum-Vorhofseptumdefekt). Mitralinsuffizienz kommt auch vor durch Funktionsstörung des Klappenhalteapparates (Papillarmuskeldysfunktion, zu lange oder eingerissene Sehnenfäden oder bei Mitralsegelaneurysmen). Bei langsamer Entwicklung des Klappenfehlers entsprechend langes präsymptomatisches Stadium und langsame Progredienz in der symptomatischen Phase. Bei akutem Eintritt dramatischer Verlauf mit schwerster Pulmonalhypertonie und Herzinsuffizienz. Dilatation und Hypertrophie der linken Kammer mit Linksherzinsuffizienz stehen im Vordergrund des Symptomenbildes, sekundäre Pulmonalhypertonie mit Rechtsherzinsuffizienz tritt aber später ein (Ausnahme: „akute" Mitralinsuffizienz). Dementsprechend wird Digitalistherapie (s. ds. Kap., 2.3.3) frühzeitig eingesetzt, zusammen mit allen übrigen Maßnahmen der Herzinsuffizienztherapie (s. ds. Kap., 2.3). Vasodilatantien sind hier besonders gut wirksam (s. ds. Kap., 2.3.2).

Vorhofflimmern: Es gelten die gleichen Gesichtspunkte wie bei Mitralstenose, jedoch ist das Emboliersiko geringer, so daß Antikoagulierung nicht obligat ist.

Operationsindikationen: Rekonstruktive Eingriffe (plastische Rekonstruktion von Sehnenfäden oder ähnliches) sind nur selten möglich. Meistens ist ein prothetischer Klappenersatz unumgänglich. Da bei der chronischen Form ein langer Verlauf zu erwarten ist, ist der Operationszeitpunkt oft schwer zu bestimmen. Lediglich die „akute" Mitralinsuffizienz erfordert frühzeitig den Klappenersatz. Als Indikationen gelten: erhebliche Herzinsuffizienz trotz konsequenter Therapie, progrediente Herzvergrößerung, Pulmonalhypertonie.

5.3.2.3 Aortenstenose

Valvuläre Aortenstenosen sind rheumatisch oder durch angeborene Mißbildung der Klappe (bikuspide Klappe) bedingt. Auch hier langes symptomfreies Intervall. Wenn Synkopen, Angina pectoris, Herzvergrößerung oder Herzinsuffizienz eintreten, wird der Verlauf beschleunigt und kann rasch zu bedrohlichen Komplikationen führen. Im präsymptomatischen Stadium körperliche An-

strengungen vermeiden (Kontraindikation zum ergometrischen Belastungstest!), Infektionsprophylaxe. Bei Herzvergrößerung Digitalis und natriumarme Ernährung (s. ds. Kap., 2.3). Bei Angina pectoris: Nitratpräparate (s. ds. Kap., 4.4.3); jedoch sehr vorsichtig dosieren (Hypotonie, Synkope)! Angina pectoris und Synkopen stellen eine Operationsindikation dar! Kalkembolien: Meistens ist die Arteria ophthalmica betroffen und mit mehr oder weniger ausgeprägtem Gesichtsfeldverlust verbunden. Relative Operationsindikation!
Herzinsuffizienz wird nach den üblichen Richtlinien behandelt. Herzvergrößerung und Lungenstauung sind meistens progredient und werden rasch bedrohlich. Vasodilatantien können jedoch nicht oder nur sehr vorsichtig und niedrig dosiert eingesetzt werden (s. ds. Kap., 2.3.2).
Operationsindikationen: Plastische Operationen sind sozusagen nie möglich. Stets prothetischer Ersatz mit Kippscheiben- (Björk-Shiley, St. Jude Medical o.ä.) oder Bioprothesen: Aortenklappen-Homotransplantate werden nur an wenigen Zentren eingesetzt, Heterotransplantate (Schwein) jedoch eher (Bioprothesen, Typ Hancock, Carpentier, Jonescu-Shiley).
Absolute Indikationen: Herzinsuffizienz, insbesondere Rechtsinsuffizienz. Synkopen. Angina pectoris. Zunehmende Herzgröße. Linksschenkelblock, Linksschädigungszeichen im EKG, hoher enddiastolischer Kammerdruck. Auftreten von Linksschenkelblock, systolischer Druckgradient zwischen linker Kammer und Aorta über 100 mmHg, Klappenöffnungsfläche $< 0,8$ cm^2. *Relative Indikationen:* Sporadische Angina pectoris, Kalkembolien, Druckgradient über 40 mmHg.
Supravalvuläre und subvalvuläre membranöse Aortenstenosen werden wie Klappenstenosen behandelt. Die Operationsindikation wird jedoch früher gestellt, denn prothetischer Klappenersatz ist nicht erforderlich.

5.3.2.4 Idiopathische, hypertrophische, subvalvuläre Aortenstenosen

Die Erkrankung gehört zum Formenkreis der hypertrophen Kardiomyopathien und ist ätiologisch ungeklärt, meistens familiär. Der Verlauf ist wechselhaft, meist lang, und ist charakterisiert durch Angina pectoris, Herzrhythmusstörungen, Synkopen, Herzinsuffizienz. Die septale Hypertrophie kann in unterschiedlicher Höhe am Kammerseptum lokalisiert sein. Eine Ausflußbahnobstruktion ergibt sich nur bei den hoch, d.h. basisnah gelegenen Formen.
Die Therapie ist zunächst symptomatisch, jedoch auch präventiv hinsichtlich einer Progression der Hypertrophie und eines bei dieser Erkrankung häufigen plötzlichen Herztodes. Behandlung je nach Symptomenbild und Manifestationsform: Es werden Kalziumantagonisten wie Verapamil (Isoptin®) 3× 120 mg p.o. und auch β-Rezeptorenblocker verwendet. Die den Kalziumeinstrom hemmenden und negativ-inotropen Wirkungen von Verapamil reduzieren die muskuläre Ausflußbahnobstruktion und verlangsamen die weitere Ent-

wicklung der Hypertrophie. Präparate: Propranolol (Dociton®) 3 × 20−80 mg p.o., Betaxolol (Kerlone®) 1−2 × 10−20 mg p.o., Sotalol (Sotalex®) 2 × 160−320 mg p.o. Relative Kontraindikation bei Herzinsuffizienz. Liegt eine Herzinsuffizienz vor (prognostisch sehr ungünstig!), so wird diese nach den üblichen Richtlinien behandelt. Digitalis soll jedoch nur mit Vorsicht und bei Kammerdilatation angewendet werden, meistens gleichzeitig mit β-Rezeptorenblockern. *Wichtig:* Subvalvuläre muskuläre Aortenstenose ist die einzige Kontraindikation zur Glykosidtherapie! Kalziumantagonisten wie Verapamil (Isoptin®) können hier mit β-Blockern kombiniert werden. Vasodilatantien sind kontraindiziert, da sie die Ausflußbahnobstruktion verstärken können.

Operationsindikationen: Operative Resektion von Teilen der obstruktiven Muskelpartien des Kammerseptums (Myektomie) mit oder ohne prothetischen Mitralklappenersatz haben bisher nur unbefriedigende Ergebnisse gebracht, wenngleich die Häufigkeit des Sekundenherztodes bei operierten Patienten geringer zu sein scheint. Die Indikation zu diesem Eingriff wird nur selten, in Zukunft vielleicht häufiger gestellt. Die Entwicklung einer Herzinsuffizienz bei der hypertrophen Kardiomyopathie mit und ohne Ausflußbahnobstruktion ist so gravierend, daß frühzeitig die Herztransplantation in Erwägung gezogen werden muß.

5.3.2.5 Aortenklappeninsuffizienz

Ursachen: Rheumatisch, durch bakterielle Endokarditis, traumatisch nach stumpfem Thoraxtrauma, Aortendissektion bei Hypertonie, Marfan-Syndrom, Mesaortitis luica, ferner bei Kammerseptumdefekt und bei angeborenen Mißbildungen der Aortenklappe. Der natürliche Verlauf, sowohl im präsymptomatischen als auch im symptomatischen Stadium, ist abhängig vom Schweregrad der Insuffizienz und von der Raschheit, mit der der Klappenfehler eingetreten ist. Akute Aortenklappeninsuffizienz ist höchst bedrohlich und erfordert den sofortigen operativen Eingriff, während bei rheumatischer Aorteninsuffizienz ein jahrzehntelanger symptomfreier Verlauf möglich ist. Tritt jedoch Herzinsuffizienz ein, so ist eine rasche Progredienz zu erwarten (s. auch Aortenstenose, ds. Kap., 5.3.2.3). Dilatation und Hypertrophie der linken Kammer stehen im Vordergrund. Bei Herzvergrößerung und Herzinsuffizienz wird wie üblich mit Vasodilatantien, Digitalis, Natriumrestriktion und Diuretika behandelt. Bei leichter Aorteninsuffizienz im präsymptomatischen Stadium sind die Meinungen über die Indikation zur Digitalisbehandlung geteilt, da die vasokonstriktorische Wirkung der Digitalisglykoside die Insuffizienz und damit die Linksherzbelastung verstärken kann. Vasodilatantien hingegen sind hier besonders wichtig und werden als Medikamente der ersten Wahl eingesetzt (s. ds. Kap., 2.3.2).

Operationsindikationen: Plastische Rekonstruktionen sind praktisch nie möglich. Prothetischer Ersatz durch Scheiben-, Kippflügel- oder Bioprothesen wie

bei Aortenstenose, auch bei denjenigen Formen, die durch Aortenwurzelerkrankung bedingt sind. Hier ist oft gleichzeitig ein Ersatz der Aorta ascendens erforderlich (z. B. Dissektion, Marfan-Syndrom).
Absolute Indikationen: Herzinsuffizienz, zunehmende Herzgröße, zunehmende Linksschädigungszeichen im EKG, Auftreten von Linksschenkelblock, Angina pectoris, vorzeitiger Mitralklappenschluß, linksventrikulärer enddiastolischer Druck über 20 mmHg.
Relative Indikationen: Sporadische Angina pectoris, leichtere enddiastolische Druckerhöhung ohne klinische Symptome. *Wichtig:* Bei gleichzeitigem Vorliegen von Aorteninsuffizienz und Mitralstenose muß die protektive Wirkung der letzteren beachtet werden: Nach Mitralkommissurotomie oder -klappenersatz kann die Aorteninsuffizienz erheblich zunehmen! Oft Doppelklappenersatz notwendig, daher Indikation wie bei Mitralersatz (s. ds. Kap., 5.3.2.1 und 5.3.2.2).

5.3.2.6 Pulmonalstenose

Die *valvuläre* Stenose ist bei isoliertem Vorkommen der Stenose die häufigste Form. Bei Kombination mit Kammerseptumdefekt (Tetralogie von Fallot) liegen überwiegend infundibuläre Stenosen vor (75%), nicht selten auch kombiniert mit valvulärer und/oder supravalvulärer Stenose. Infundibuläre Pulmonalstenose kommt auch als sekundäre Form bei Ventrikelseptumdefekt mit Pulmonalhypertonie, aber auch isoliert vor. Sie kann bei hypertropher, obstruktiver Kardiomyopathie beobachtet werden (Bernheim-Syndrom), hier oft zusammen mit subvalvulärer Aortenstenose.
Die konservative Behandlung orientiert sich am Symptomenbild und am Druckgradienten sowie an der Lokalisation (s. u.). Herzinsuffizienz ist selten. Liegt sie aber vor, so ist das Krankheitsbild schwer und die Prognose schlecht. Bronchopulmonale Infektionen sind nicht selten und werden wie üblich behandelt (Kap. 11). Die operative Beseitigung der valvulären Stenose ist risikoarm, da einfache Klappensprengung bzw. Resektion meistens erfolgreich ist. Die dabei unvermeidliche sekundäre Pulmonalklappeninsuffizienz ist hämodynamisch wenig bedeutsam. Lediglich bei sehr schweren Pulmonalstenosen mit Anstieg des rechtsventrikulären Drucks über den linksventrikulären bzw. aortalen Druck ist das Operationsrisiko hoch. Leichte valvuläre Stenosen sind mit langer Lebenserwartung und voller Leistungsfähigkeit vereinbar. Bei infundibulärer Stenose können β-Rezeptorenblocker (s. Tab. 19) versucht werden. Bei schwerer Stenose Resektion, evtl. im Rahmen einer Totalkorrektur (Tetralogie von Fallot).
Operationsindikationen: Herzinsuffizienz, Synkopen, systolischer Druckgradient über 60 mmHg. Bei infundibulärer Pulmonalstenose gelten die gleichen Indikationen. Liegt gleichzeitig ein Kammerseptumdefekt vor, so ist die operative Totalkorrektur sozusagen stets indiziert (Tetralogie von Fallot).

5.3.2.7 Pulmonalklappeninsuffizienz

Dieser seltene Klappenfehler kommt entweder angeboren oder als Folge von bakterieller Endokarditis (Drogenabhängigkeit) vor. Er ist nur selten therapiebedürftig. Unter Umständen Digitalisierung (s. ds. Kap., 2.3.3). Operative Korrektur ist nicht oder nur in ganz besonderen Fällen indiziert, so etwa bei gleichzeitiger schwerer Trikuspidalinsuffizienz.

5.3.2.8 Trikuspidalstenose

Meistens als Komponente einer rheumatischen Mehrklappenerkrankung, kommt aber auch als isolierter Klappenfehler und dann meistens angeboren vor. Bei starker Ausprägung der angeborenen Stenose auch als Trikuspidalatresie. Im ersteren Fall Mitbehandlung im Rahmen der Grunderkrankung. Selten ist eine Sprengung nötig, noch seltener der prothetische Ersatz der Klappe. Bei Trikuspidalatresie ausschließlich chirurgische Therapie.

5.3.2.9 Trikuspidalinsuffizienz

Meistens relative Trikuspidalinsuffizienz bei primärer oder sekundärer Pulmonalhypertonie. Trikuspidalinsuffizienz durch Klappenzerstörung kommt bei rheumatischen Mehrklappenfehlern vor, aber auch bei bakterieller Endokarditis oder durch Sehnenfadenabriß. Die Behandlung erfolgt im Rahmen der Grundkrankheit. Bei Herzinsuffizienz Therapie nach den üblichen Richtlinien (s. ds. Kap., 2.3). Bei erfolgreicher Therapie bildet sich eine relative Trikuspidalinsuffizienz nicht selten vollständig zurück. Bei sehr starker Rechtsherzvergrößerung, weiterbestehender Pulmonalhypertonie und/oder Trikuspidalklappenzerstörung kann der prothetische Ersatz notwendig werden, der jedoch durch die ausgeprägte Neigung zum thrombotischen Verschluß der Prothese belastet ist. Zunächst wird daher immer eine Raffung (Carpentier-Ring) versucht.

5.3.2.10 Pulmonalisstenose

Angeborene ein- oder doppelseitige, selten multiple Stenosen der Pulmonalarterie. Bei doppelseitigem Vorkommen Pulmonalhypertonie mit Rechtsherzbelastung möglich. Behandlung ist nur in schweren Fällen erforderlich und bleibt meistens palliativ, da operative Maßnahmen nur im Hauptstammbereich der A. pulmonalis möglich sind. Katheter-Ballondilatationen sind bei Kindern erfolgreich vorgenommen worden. Literatur beachten!

5.3.2.11 Aortenisthmusstenose

Angeborene Stenosierung der Aorta thoracica descendes. Meistens membranös, aber auch durch oder mit Hypoplasie der Aorta auf längerer Strecke. Nicht selten liegt eine begleitende Hypoplasie des Arcus aortae vor. Anomaler Ursprung der großen Gefäße vom Aortenbogen, insbesondere der A. subclavia sinistra, kommt nicht selten komplizierend hinzu. Seltener sind präduktale Isthmusstenosen mit Ductus Botalli persistens. Im proximalen Arterienschenkel besteht Hypertonie in Abhängigkeit vom Schweregrad der Stenose und von der Ausprägung der Kollateralen. Dementsprechend Linksherzbelastung. Die Belastung der linken Herzkammer wird besonders verstärkt, wenn gleichzeitig eine Aortenklappendeformität (bikuspide Klappe mit Stenose und/oder Insuffizienz) vorliegt (25% der Fälle). Gefährdung durch zerebrovaskuläre Blutungen.

Operationsindikationen: Hypertonie, Herzinsuffizienz, progrediente Herzvergrößerung. Komplizierte Mißbildungen kommen vor und können die Operationsindikationen belasten. Postoperativ ist eine konsequente antihypertensive Therapie (s. Kap. 15) erforderlich, da trotz erfolgreicher Beseitigung der Stenose die Blutdruckerhöhung meistens jahrelang weiterbesteht (über 40% der Fälle). Bei Assoziation mit Aortenklappenfehler zunächst Isthmusstenose, dann Aortenklappe korrigieren.

5.4 Bakterielle Endokarditis

Ein septisches Krankheitsbild mit Besiedlung einer oder mehrerer Herzklappen mit thrombotischen, bakterienhaltigen Auflagerungen (Endocarditis polyposa ulcerosa) mit progredienter Destruktion der betroffenen Herzklappen. Die Erkrankung ist charakterisiert durch septische Streuungen mit Mikro- und Makroembolien. Das Krankheitsbild ist stets lebensbedrohlich!

5.4.1 Ätiopathogenese

Die bakterielle Besiedlung mit nachfolgender Klappendestruktion betrifft meistens vorgeschädigte (rheumatische Herzklappenerkrankungen) oder kongenital deformierte Herzklappen. Auch geht eine bakterielle Endokarditis gerne auf implantierten Herzklappenprothesen oder an sonstigen Naht- oder Implantationsstellen am Herzen, sehr selten an den großen Gefäßen (Aorta, Ductus arteriosus Botalli) an. Die Nistorte liegen meistens an Stellen hoher mechanischer Belastung (Klappenschließungsrand, deformiertes Narbengewebe, Kammer-Septumdefekt, implantierte Fremdmaterialien und deren Nahtstellen). Bei stark herabgesetzter Resistenz (konsumierende Erkrankungen, Marasmus, schwerste äußere Lebensbedingungen) werden auch nicht vorgeschädigte Klappen oder das murale Endokard betroffen. Der Krankheitsprozeß wird bestimmt durch die Virulenz des Erregers einerseits und durch die Resistenz des Organismus andererseits. Eine besondere Häufigkeit bakterieller Endokarditiden war in den Jahren schlechter Ernährung und extremer Lebensbedingungen im und nach dem Kriege zu beobachten. Heute ist eine neuerliche Zunahme bei älteren, chronisch kranken Patienten und bei Herzoperierten (Herzklappenersatz, korrigierte angeborene Herzfehler) zu beobachten.

Eintrittspforte für die Erreger sind entweder der Oropharynx- oder der Urogenitaltrakt, aber auch sonstige infizierte Hautverletzungen, operative Eingriffe und – in den letzten Jahren zunehmend – endokarditische Infektionen bei Drogenabhängigen durch Selbstinjektionen unter unsterilen Bedingungen (hier vorwiegend Rechtsherzendokarditis).

Erregerspektrum: Auch wenn das Erregerspektrum der bakteriellen Endokarditis sich in den vergangenen Jahren in den westlichen Industrieländern etwas geändert hat (Hospitalismus, Zunahme von Pilzinfektionen) kann zur Zeit etwa die folgende prozentuale Verteilung auf die wichtigsten Erreger angegeben werden: Streptokokken 40−65%, darunter Streptococcus viridans 35%, Streptococcus bovis 10%, Streptococcus faecalis 5−10%, andere 5%; Staphylokokken 25%, davon ganz überwiegend koagulasepositive Stämme, koagulasenegative Staphylokokken um 5%; gramnegative Keime 5%, Pilze 1−3%, Anaerobier 1−3%. Zunehmend häufig werden auch Mischinfektionen beobachtet. Nicht selten können Erreger in der Blutkultur nicht gefunden bzw. identifiziert werden. Ursachen in diesen Fällen sind mitigierte Erreger nach vorausgegangener Antibiotikabehandlung, besonders langsam wachsende Bakterien wie Neisserien, Pilzinfektionen, Mykobakterien, Coxiella burneti, Chlamydien wie auch die grundsätzlich schwierig zu diagnostizierende Rechtsherzendokarditis.

Bei der *Prothesenendokarditis* wird das Erregerspektrum unterschiedlich sein, je nachdem, ob es sich um eine früh-postoperative oder um eine später im Verlauf eintretende Prothesenendokarditis handelt. Bei früher Prothesenendokarditis ist in 50% mit Staphylokokken zu rechnen, in 20% mit gramnegativen Keimen, 10% Streptokokken und 10% Pilze. Bei der späten Endokarditis sind Streptokokken mit 35% die häufigsten Erreger, dicht gefolgt von Staphylokokken mit 30%. Gramnegative Keime werden in 10% und Pilze in 5% gefunden.

In diesem Zusammenhang mag die Häufigkeit der Prothesenendokarditis interessieren: Früh- und spät-postoperativ im Verlauf eintretende Infektionen ereignen sich mit etwa 1% pro Jahr. An der Aortenklappenprothese kann man mit 2,2% pro Jahr und bei Mitralprothesen mit 0,4% pro Jahr rechnen. Die Frühformen entstehen meistens durch intraoperative Kontamination, die Spätform durch transitorische Bakteriämien wie bei sonstiger bakterieller Endokarditis.

Bei der Beurteilung von Blutkulturergebnissen muß berücksichtigt werden, daß die Abnahme- und Kulturtechnik sehr sorgfältig beachtet werden muß. Kontaminationen durch Hautkeime, insbesondere durch koagulasenegative Staphylokokken, können zu falschen Schlüssen führen.

5.4.2 Klinik

Es ist wichtig, daß 2 Verlaufsformen unterschieden werden: die *schleichend verlaufende,* langsam progrediente und die Herzklappen nur im Verlauf von Wochen bis Monate zerstörende Formen (Endocarditis lenta im eigentlichen Sinn) und die *akut verlaufenden,* mit rascher Klappendestruktion und dementsprechend schneller hämodynamischer Verschlechterung einhergehenden Formen.

Jede bakterielle Endokarditis ist charakterisiert durch *septische Embolien* unterschiedlicher Größe: Mikroembolien, erkennbar als Splinter-Hämorrhagien unter den Fingernägeln, auf der Mund- und Rachenschleimhaut, in den Konjunktiven und im Augenhintergrund sowie indirekt erkennbar als Mikrohämaturie infolge Löhleinscher Herdnephritis. Größere septische Embolien betreffen kleinere und mittlere Arterien jedweder Lokalisation und führen zu sog. „mykotischen" Aneurysmen, die zu Infarkten und zu Rupturen führen können (Milzinfarkt, Hirnabszeß, Lungenabszeß bei Rechtsherzendokarditis). Bei längerem Verlauf kommen immunologische Phänomene hinzu, die spezifische Hautläsionen im Rahmen der Embolisierung bedingen wie die Osler- und die Janeway-Läsionen. In diesem Stadium können auch Perikarditiden mit Kryoglobulinen und eine Myokarddepression eintreten.

Das Krankheitsbild ist gefährdet durch lang anhaltende, sonst nicht erklärbare *Temperatursteigerungen* mit stets sehr hoher Blutsenkungsgeschwindigkeit. Die meistens vorbestehende Herzerkrankung zeigt eine Änderung des Auskultationsbefundes mit dem Eintreten der Klappendestruktion. Hierbei handelt es sich stets um die Entwicklung oder die Verstärkung einer Insuffizienz (Aorteninsuffizienz, Mitralinsuffizienz, Trikuspidal-Pulmonalklappeninsuffizienz). Aus dem typischen Temperaturverlauf mit septischen Erscheinungen (Schüttelfrost) und dem sich ändernden Auskultationsbefund zusammen mit Mikroembolien wird die Diagnose gestellt. Es ist von größter Bedeutung, daß der Erreger im Interesse einer gezielten Antibiotikatherapie identifiziert wird. Hierzu werden mindestens 2, bei Schwierigkeiten der Erregeridentifizierung bis zu 8 Blutkulturen in 1–2stündigen Abständen abgenommen.

Von besonders großer Bedeutung für die *Diagnostik* ist heute die Echokardiographie: Mit konventioneller transthorakaler Technik können 70–80% der Vegetationen nachgewiesen, mit der transösophagealen Echokardiographie in etwa 95% der Fälle identifiziert werden. Diese Untersuchung ist sowohl für die Frühdiagnostik und die Verlaufskontrolle wie zur Indikationsstellung zur Akutoperation unentbehrlich. Nach Diagnosestellung und Erregeridentifizierung muß die Eintrittspforte des Erregers gesucht und, wenn möglich, saniert werden (z.B. defektes Gebiß, Alveolarabszeß, chronische Harnwegsinfektionen etc.).

5.4.3 Therapie

Nach Diagnosestellung muß zunächst entschieden werden, ob es sich um einen akut destruierenden oder um einen chronischen, langsam progredienten Verlauf handelt. Im letzteren Falle wird die Erregeridentifizierung abgewartet (u. U. mehrere Tage!). Im ersteren Falle kann die Erregeridentifizierung unter Umständen nicht abgewartet werden. Es muß dann eine Antibiotika-Kombination gewählt werden, die den wahrscheinlich in Betracht kommenden Erreger breitbandig abdeckt.

Es muß ferner entschieden werden, ob eine alleinige antibiotische Therapie erfolgt oder ob eine operative Sanierung (Exzision der infizierten Herzklappe und Implantation einer Herzklappenprothese im floriden entzündlichen Stadium unter Antibiotikaschutz!) vorgenommen werden muß. Kriterien für einen sofortigen operativen Eingriff sind: rasch fortschreitende Klappendestruktion mit nicht beherrschbarer, hämodynamisch bedingter Herzinsuffizienz, Vorliegen von Vegetationen von mehr als 1 cm Größe (Echokardiographie!), insbesondere, wenn diese frei pendeln und/oder wenn rezidivierende größere Embolien vorkommen, schließlich antibiotisch nicht beherrschbare Sepsis mit Abszeßbildungen im Klappenring-Bereich. Ein wesentlicher Fortschritt in der Therapie der bakteriellen Endokarditis ist die heute freizügigere Entscheidung für den operativen Eingriff unter Antibiotikaschutz geworden!

Antibiotische Therapie

Es gelten die Prinzipien der allgemeinen antibiotischen Therapie (s. Kap. 5). Die Dosierung des Antibiotikums muß besonders hoch gewählt werden und muß so lange gegeben werden, bis die in den Vegetationen verborgenen Erreger vollständig beseitigt sind. Bakterizid wirkende Antibiotika werden in einer sicher keimabtötenden Dosis schnell und gezielt verabreicht. Hierzu müssen die folgenden Voraussetzungen gegeben sein: Das Antibiotikum muß Fibrin penetrieren können (Penicillin besser als Cephalosporin!). Es sollen nur bakterizide Antibiotika eingesetzt werden. Die Dosierung muß so hoch sein, daß sie die in vitro bestimmte, minimale Hemmkonzentration des Keimes mehrmals täglich um mindestens das Vierfache übersteigt. Bei den meisten Erregern ist die kombinierte Gabe von 2 sich additiv oder überadditiv verstärkenden Antibiotika zweckmäßig. Die Dauer der Behandlung liegt bei Streptokokken-Erkrankungen bei mindestens 3 Wochen, bei komplizierten Erregern 4–6 Wochen.

Nicht selten kommt es unter der antibiotischen Therapie zu neuerlichem Fieberanstieg. Wenn Mikroembolien und im Antibiotika-Auslaßversuch wieder Keime angezüchtet werden, wird hiernach ein neuer antibiotischer Therapieversuch unternommen. Oft handelt es sich aber um toxische oder allergische Reaktionen auf das Antibiotikum („drug"-Fieber), welches mit Absetzen sofort verschwindet (meistens Penicillin-Toxizität, einhergehend mit Leukopenie; Patienten auch bei hohem Fieber in gutem Allgemeinzustand). Bei Beendigung der antibiotischen Therapie engmaschige Überwachung des Patienten mit häufigen Temperaturmessungen und neuerliche Abnahme von Blutkulturen bei Wiederauftreten von Temperaturen.

Wahl des Antibiotikums:
a) *Bei bekanntem Erreger:* siehe Tabelle 20.
b) *Bei unbekanntem Erreger:*
   Ohne Erregernachweis wird prinzipiell die Behandlung wie bei einer mäßig penicillinsensiblen Streptokokken-Infektion vorgenommen (Tab. 20). Dies gilt insbesondere dann, wenn Zahnmanipulationen oder Urogenital-Eingriffe bei mehrwöchiger oder mehrmonatiger Anamnese vorliegen. Bei akut verlaufenden, rasch destruierenden Formen der Endokarditis muß jedoch an Staphylokokken als Erreger gedacht werden. In diesem Falle zusätzliche Therapie mit Flucloxacillin bzw. Dicloxacillin. Ist die Möglichkeit einer Infektion mit koagulasenegativen Staphylokokken gegeben (länger liegende intravenöse Katheter, Hautinfektionen, vorausgegangene antibiotische Therapie, implantierte Kunststoffmaterialien), so wird Vancomycin mit einem Aminoglykosid wie Gentamycin oder Tobramycin kombiniert.

Klappenersatz bei akuter Endokarditis
Die Indikation ist dann gegeben, wenn bei schwerer Herzinsuffizienz nach 48–60 h kein Ansprechen auf die antibiotische Therapie beobachtet wird oder wenn sich unter antibiotischer Therapie die Herzinsuffizienz verschlechtert. Bei vermehrten Embolien, großen Klappenvegetationen über 1 cm Durchmesser und bei Verdacht auf Abszeßbildung im Klappenringbereich.

Vordiagnostik: In den meisten Fällen genügt eine qualitativ gute echokardiographische Darstellung des Herzens, der Klappe und der angrenzenden großen Gefäße. Bei Verdacht auf koronare Herzerkrankung kann eine selektive Koronarangiographie vorgenommen werden. Bei jeder Herzkatheterisierung ist jedoch strengstens darauf zu achten, daß die erkrankte Herzklappe bzw. -region nicht mit dem Katheter touchiert oder gar passiert wird.

Der Eingriff wird dann unter weiterlaufender antibiotischer Therapie ausgeführt. Die Region der Klappenexzission wird mit Betaisodona® ausgepinselt und dann die Klappenprothese dort implantiert. Nachbehandlung wie bei nicht-operativ behandelter Endokarditis, d.h. voll dosierte antibiotische Therapie 4−6 Wochen über den Eingriff hinaus weiterführen.

Antibiotische Prophylaxe

Ziel der Endokarditis-Prophylaxe ist es, das Angehen von Erregern und deren Vermehrung am Endokard der erkrankten, infektionsgefährdeten Region zu verhindern. Zum Zeitpunkt der erwarteten Bakteriämie (zahnärztlicher Eingriff, Operation oder ähnliches) soll eine hohe antibiotische Serumkonzentration bestehen. Über das praktische Vorgehen informiert Tabelle 20.

Alle gefährdeten Patienten müssen über das Endokarditis-Risiko und die Notwendigkeit einer Prophylaxe aufgeklärt sein und sollen ein entsprechendes Merkblatt bei sich tragen.

5.5 Rheumatische Karditis

5.5.1 Ätiopathogenese

Die rheumatische Herzerkrankung beruht auf einer Streptokokken-Infektion, die einen allergisch-hyperergischen Prozeß in Gang setzt. Am Anfang steht die Tonsillitis, seltener auch eine Scharlacherkrankung. Kommt es zur rheumatischen Herzerkrankung, meistens im Rahmen eines akuten rheumatischen Fiebers (75%), so können Perikard, Myokard und Endokard betroffen sein. Als Folge der Endokarditis entwickelt sich im akuten Stadium zunächst eine Mitral- und/oder Aortenklappeninsuffizienz. Die für die rheumatische Herzerkrankung typischen Mitral- bzw. Aortenstenosen entwickeln sich erst im chronischen Verlauf durch Narbenschrumpfung. Dieser Prozeß wird wahrscheinlich durch wiederholte Streptokokken-Infektionen beschleunigt. Daher ist der Rezidivprophylaxe eine große Bedeutung beizumessen.

5.5.2 Klinik (s. u. und unter den einzelnen Klappenfehlern)

Perikarditis: Diagnostisch sehr bedeutsam, therapeutisch aber weniger wichtig, da große Ergüsse selten sind und Übergang in konstriktive Perikarditis praktisch nicht vorkommt.
Myokarditis: Die akute rheumatische Myokarditis kann lebensbedrohlich sein. Wird sie überstanden, so klingt sie gewöhnlich folgenlos ab. Über die Häufigkeit und die klinische Bedeutung chronischer, u. U. rezidivierender Myokarditis besitzen wir nur unvollständige Kenntnisse. Sie kommt im Verlauf chronischer rheumatischer Klappenfehler jedoch sicher vor und beeinflußt deren natürlichen Verlauf ebenso, wie sie bei der Indikationsstellung zum chirurgischen Eingriff berücksichtigt werden muß (s. dort).

Tabelle 20: Antibiotische Therapie der bakteriellen Endokarditis bei bekanntem Erreger

Antibiotikum	Dosierung	Dauer (Wochen)	Bemerkungen
a) *Penicillinsensible Viridans-Streptokokken und S. bovis (MHK < 0,2 mg/l)*			
Penicillin G	12–20 Mio. E i. v. täglich alle 4–6 h	4	zu empfehlen bei Patienten <65 Jahre, mit eingeschränkter Nierenfunktion (Dosierung anpassen!) oder N.-VIII-Störungen
Penicillin G oder	12–20 Mio. E/Tag i. v. alle 4–6 h	4	Alter > 65 Jahre, Nierenfunktionseinschränkung oder Nervus-acusticus-Störungen sind relative Kontraindikationen für Streptomycin
Procain-Penicillin G	1,2 Mio. E/Tag i. m. alle 6 h		
plus Streptomycin	7,5 mg/kg KG alle 12 h i. m.	2	
Penicillin G oder	wie oben	2	zu empfehlen nur bei kurzer Anamnese (≤ 3 Monate) oder bei unkomplizierter Endokarditis
Procain-Penicillin G		2	
plus Streptomycin		2	
b) *Mäßig penicillinsensible Streptokokken und Enterokokken (MHK > 0,2 mg/l)*			
Penicillin G oder Ampicillin/Mezlocillin	20 MegaE/Tag i. v. 16 g/Tag i. v.	6	bei kurzer Anamnese (≤ 3 Monate) und Aortenklappenendokarditis ist Dauer von 4 Wochen möglich; bei Streptomycin-Resistenz immer Gentamicin
plus Streptomycin	15 mg/kg KG/Tag i. m.	6	
oder Gentamicin	3 × 1 mg/kg KG/Tag i. v.	6	
bei Penicillinallergie:			
Vancomycin	4 × 0,5 g/Tag i. v.		wegen Kreuzallergie bzw. Parallelallergie (10–20%) Ampicillin, Cephalosporine u. a. β-Laktam-Antibiotika nicht möglich

Tabelle 20 (Fortsetzung)

Antibiotikum	Dosierung	Dauer (Wochen)	Bemerkungen
c) *Penicillinresistente Staphylokokken (MHK >1 mg/l)*			
Oxacillin oder Flucloxacillin	4 × 1,5–2 g/Tag i.v.	6	
Vancomycin	4 × 0,5 g/Tag i.v.	6	bei Oxacillin-Resistenz
bei Staphylococcus epidermidis:			
Vancomycin, kombiniert mit	4 × 0,5 g/Tag i.v.	6	
Rifampicin	10 mg/kg KG p.o.	6	
d) *Corynebakterien*			
Penicillin G, kombiniert mit	4 × 5 Mio. E/Tag als Kurzinfusion	6	
Gentamicin	1–2 × 80 mg/Tag als Kurzinfusion	4	

Tabelle 21: Antibiotische Therapie der bakteriellen Endokarditis bei unbekanntem Erreger

Eingriff	Mäßiges Risiko (erste und einzige Dosis 60 min vor dem Eingriff)	Hohes Risiko (mehrere Dosen über 48 h oder zumindest eine Wiederholung innerhalb von 6 h, erste Dosis 60 min vor Eingriff i. v.)
a) *Normalfall (keine Penicillinallergie)*		
Oropharynx, Respirationstrakt	Amoxicillin 3 g p. o. oder Penicillin 2 Mio. E p. o.	Amoxicillin 3 g p. o. 1 h vor Eingriff, dann 750 mg p. o. alle 6 h (7 Dosen) oder Penicillin 2 Mio. E i. v. + 0,5 g Streptomycin i. m. (evtl. 80 mg Gentamicin i. v. oder i. m.)
Intestinal- und Urogenitaltrakt	Amoxicillin 3 g p. o.	Amoxicillin 3 g p. o. 1 h vor Eingriff, dann 750 mg p. o. alle 6 h (7 Dosen) oder Kombination mit 80 mg Gentamicin i. v. oder i. m.
Haut	Flucloxacillin 2 g p. o.	Flucloxacillin 2 g p. o. 1 h vor Eingriff, dann 500 mg alle 6 h (7 Dosen)
b) *Penicillinunverträglichkeit*		
Oropharynx, Respirationstrakt	Clindamycin 600 mg p. o.	Clindamycin 600 mg p. o. 1 h vor Eingriff, dann 300 mg p. o. alle 6 h (7 Dosen) oder Vancomycin 1 g i. v. vor Eingriff
Intestinal- und Urogenitaltrakt	Vancomycin 1 g i. v.	Vancomycin 1 g i. v. 1 h vor Eingriff, dann 1 g i. v. alle 12 h (3 Dosen) oder einmal nach 6 h
Haut	Clindamycin 600 mg p. o.	Vancomycin 1 g i. v. 1 h vor Eingriff, dann 1 g i. v. alle 12 h (3 Dosen) oder einmal nach 6 h

Diagnostische Hinweise: Die Diagnose des akuten rheumatischen Fiebers mit Karditis wird aus der typischen klinischen Gesamtsituation mit Streptokokkennachweis auf den Tonsillen und mit Erhöhung des Antistreptolysintiters gestellt.
Perikarditis: Typische Reibegeräusch, lageabhängige, präkordiale Schmerzen, EKG-Veränderungen. *Myokarditis:* Galopprhythmus, Herzvergrößerung, EKG-Veränderungen. *Endokarditis:* Carey-Coombs-Geräusch (niederfrequentes, diastolisches Intervallgeräusch über der Herzspitze). Mitralinsuffizienzgeräusch, hochfrequentes Sofortdiastolikum bei Aorteninsuffizienz. Im chronischen Stadium oder bei Rezidiven spielt der Nachweis erhöhter Antistreptolysintiter die entscheidende Rolle neben der klinischen Beobachtung von Rezidiven der Polyarthritis.

5.5.3 Therapie
Akutes Stadium: Bei rheumatischem Fieber mit Karditis zunächst hochdosiert Penicillin: Penicillin G 5 Mio. E/Tag per Tropfinfusion. Nach 1–2 Wochen Übergang auf 3×600000 E/Tag p.o. und/oder Depot-Penicillin. Antiphlogistische Therapie mit Acetylsalicylat (Aspirin®, Colfarit®), 3×2 g p.o. Bei Myokarditis mit Herzvergrößerung und Herzinsuffizienz können auch Nebennierenrindensteroide gegeben werden, etwa Prednison (Decortin®, Ultracorten® 50–100 mg p.o.). Es ist nicht bewiesen, daß die Steroidtherapie Vorteile bringt. Sie wird jedoch von der Mehrzahl der Autoren empfohlen. Wichtigste Maßnahmen bei Auftreten von Karditis sind strengste Bettruhe, Einschränkung des Natriumgehaltes in der Diät, Vasodilatantien, Diuretikabehandlung und vorsichtige Digitalisierung (s. ds. Kap., 2.3.3).
Dauertherapie: Nach Abklingen des akuten Stadiums: Unter allen Umständen müssen Streptokokken-Reinfektionen verhütet werden. Daher Dauertherapie mit Penicillin 600000 E/Tag p.o., zusätzlich 1 × monatlich 1,2 Mio. E Benzathin-Penicillin i.m. Ununterbrochene Penicillintherapie wird bei Jugendlichen mindestens bis zum 25. Lebensjahr fortgesetzt. Bei Erwachsenen mindestens 2, besser 5 Jahre nach der 1. Erkrankung bzw. nach jedem Rezidiv. Bei Penicillinunverträglichkeit Erythromycin (s. Kap. 5). Behandlung der entstandenen Herzklappenfehler nach den im Abschnitt Herzklappenerkrankungen besprochenen Richtlinien.

6 Myokarditis, Kardiomyopathie

6.1 Ätiopathogenese
Myokarditis kommt vor als Folge von viralen Infektionen (Coxsackie, Psittakose-Ornithose, Influenza, Zytomegalie-Viren u.a.) sowie Bakterien (Streptokokken-Infektion mit rheumatischer Myokarditis, Diphtherie sowie pyogene, metastatische Staphylokokken-Myokarditis). Kardiomyopathien, d.h. primär myokardiale Erkrankungen, können in kongestive und hypertrophe Formen getrennt werden, wobei Kombina-

tionsformen nicht selten sind. Diese Formen der Herzerkrankungen können ätiologisch meistens nicht geklärt werden. Familiäres Auftreten ist nicht selten. Speicherkrankheiten, Hämochromatose, Sarkoidose kommen vor, sind jedoch oft schwer nachweisbar (Myokardbiopsie!). Autoimmunprozesse können eine Rolle spielen (Dressler-Syndrom, Postkardiotomie-Syndrom).

Der Krankheitsverlauf ist außerordentlich vielfältig. Das Spektrum erstreckt sich vom akuten, fulminant innerhalb von wenigen Tagen zum Tode führenden Verlauf (Myokarditis!) bis zur chronischen, jahrzehntelang bestehenden Herzinsuffizienz. Es ist unklar, wie oft eine oligo- oder asymptomatisch verlaufende Myokarditis zu einer chronischen dilativen sive kongestiven Kardiomyopathie führt. Herzrhythmusstörungen sind häufig, jedoch ebenfalls von sehr unterschiedlicher klinischer Bedeutung: Asymptomatische Vorhof- und Kammerextrasystolen, Leitungsblockierungen kommen ebenso vor wie Sekundenherztod durch Kammerflimmern und vollständiger AV-Block mit oder ohne Adams-Stokes-Anfälle. Die Diagnostik kann große Schwierigkeiten bereiten (Myokardbiopsie). Herzinsuffizienz und komplexe ventrikuläre Arrhythmien stellen starke Risikofaktoren dar.

6.2 Therapie

Die therapeutischen Maßnahmen orientieren sich am klinischen Verlauf und an der jeweiligen Manifestationsform. Wenn möglich, wird die Grundkrankheit behandelt. Herzinsuffizienz bei dilativer Kardiomyopathie wird nach den im Kap. „Herzinsuffizienz" angegebenen Richtlinien behandelt. Leider ist Digitalis oft wenig wirksam, auch Vasodilatantien wirken oft nur in den Frühstadien befriedigend. Am besten wirken ACE-Inhibitoren, z.B. Captopril (Lopirin®) (s. ds. Kap., 2.3.2). Digitalis-toxische Herzrhythmusstörungen sind häufig. Komplexe ventrikuläre Arrhythmien (Lown IVa und IVb) werden konsequent behandelt (s. ds. Kap., 3.3 und Tab. 15). Bei den hypertrophischen Formen der Kardiomyopathie (deren Behandlung s. ds. Kap., 5.3.2.4) sind Dilatantien und Digitalis kontraindiziert (s. ds. Kap., 5.3.2.4). Bettruhe ist bei den kongestiven Formen von überragender Bedeutung. Sie muß u.U. über Monate ausgedehnt werden. Ihr Ziel ist es, die Herzvergrößerung hintanzuhalten oder rückgängig zu machen, während man hofft, daß der therapeutisch nicht beeinflußbare Grundprozeß abklingt. Herzrhythmusstörungen werden wie üblich behandelt (s. ds. Kap., 3). Bei akuter Myokarditis wird immer wieder die Behandlung mit Nebennierenrindensteroiden empfohlen. Leider fehlen sichere Beweise für die Wirksamkeit dieser Maßnahme. In bedrohlichen Fällen (Herzinsuffizienz) wird man jedoch nicht davon absehen wollen. Bakterielle Superinfektionen (bronchopulmonale Infektionen o.ä.) sollen durch prophylaktische antibiotische Behandlung (s. Kap. 5) verhütet werden.

Wegen häufiger embolischer Komplikationen sollen alle Patienten mit dilativer Kardiomyopathie dauerhaft antikoaguliert werden (Marcumar®) unter Quickwert-Kontrolle (s. Kap. 7, ds. Kap. 1.5.3.3c). Die restriktiven Formen der Kardiomyopathien werden wegen ihrer relativen Seltenheit hier nicht behandelt.

7 Perikarditis

Herzbeutelentzündungen kommen vor als Pericarditis sicca, exsudativa oder constrictiva, die prognostisch und therapeutisch ganz verschiedene Bedeutung besitzen.

7.1 Ätiopathogenese

Die Ursachen der Perikarditis sind in Tabelle 22 angegeben. Pericarditis sicca kann jederzeit in eine exsudative Form mit mehr oder weniger großem Perikarderguß, u. U. mit Tamponade übergehen. Manche Formen neigen zur Entwicklung einer konstriktiven Perikarditis (tuberkulöse Perikarditis, virale Perikarditis). Die Konstriktion kann sich innerhalb von Wochen entwickeln, benötigt dazu aber meistens mehrere Jahre oder Jahrzehnte.

7.2 Klinik

Pericarditis sicca kann symptomlos sein. Meist aber bestehen Schmerzen, die typischerweise im Sitzen nachlassen. Der Schmerz kann sehr intensiv und selbst mit Opiaten kaum zu beherrschen sein. Eine Gefährdung für den Kranken besteht nur indirekt bei Entwicklung eines Perikardergusses. Exsudative Perikarditis entwickelt sich mit sehr unterschiedlicher Raschheit. Ob nur eine Herzvergrößerung ohne Funktionsbeeinträchtigung des Herzens eintritt oder ob eine Herzbeuteltamponade sich entwickelt, hängt von der Geschwindigkeit und Menge der Flüssigkeitsansammlung und der Dehnungsfähigkeit des Herzbeutels ab (s. ds. Kap., 1.4). Ohne Tamponade kann die Pericarditis exsudativa symptomlos sein, je nach Grundkrankheit. Herzvergrößerung, Galopprhythmus, Niedervoltage in EKG und elektrischem Alternans sowie Pulsus paradoxus (inspiratorisches Sinken des systolischen Blutdruckes um mehr als 12 mmHg) sind diagnostisch wichtig. Die schleichende Entwicklung der konstriktiven Perikarditis kann sich über Jahrzehnte erstrecken, wobei sie in den Anfangsstadien gewöhnlich symptomlos ist. Später entwickeln sich die Zeichen der Stauungsinsuffizienz mit hohem Venendruck, kleiner Blutdruckamplitude und Galopprhythmus (Perikardton). Die Stauung kann extreme Ausmaße annehmen und zu einer exsudativen Enteropathie mit sekundären Störungen der Immunabwehr (Lymphozytenverlust) führen. Verkalkungen des Perikards sind bei der konstriktiven Perikarditis häufig, aber nicht obligat.

7.3 Therapie

Die therapeutischen Maßnahmen orientieren sich an der Manifestationsform der Perikarditis. Die trockene Perikarditis ist selten therapiebedürftig, muß jedoch stets sorgfältig überwacht werden (stationäre Behandlung). Bei Schmerzen Analgetika wie Codein, Salicylate (Einzelheiten und Dosierung s. Kap. 1). Opiate sind bei der Perikarditis gewöhnlich nicht oder nur wenig wirksam. Im übrigen Behandlung der Grundkrankheit.

Bei Pericarditis exsudativa kann die Perikardpunktion aus diagnostischen Gründen indiziert sein. Im übrigen wird die Indikation zur Perikardpunktion dann gestellt, wenn eine Herzbeuteltamponade vorliegt (Erkennung und praktisches Vorgehen s. ds. Kap., 1.4). Auch sehr große Ergüsse werden punktiert, u. U. wiederholt. Bei hartnäckig rezidivierenden Perikardergüssen operative

Tabelle 22: Ursachen der Perikarditis

1. Viral	Coxsackie, Psittakose-Ornithose-Viren u. a.
2. Bakteriell	Staphylokokken (pyogen, metastatisch)
	Pneumokokken
	Tuberkulose
3. Systemerkrankungen mit immunologischer Komponente	Akutes rheumatisches Fieber
	Primär chronische Polyarthritis
	Sklerodermie
	Lupus erythematodes disseminatus
	Dressler- und Postkardiotomie-Syndrom
4. Sonstige Ursachen	Urämische Perikarditis
	Pericarditis epistenocardica nach Myokardinfarkt
	Idiopathische Perikarditis
	Myxödem
	Chylöse Perikarditis
	M. Hodgkin
	Tumorinvasion
	Strahlenperikarditis (z. B. nach Tumorbestrahlung im Mediastinalbereich)
	Hämoperikard (posttraumatisch, postoperativ nach Herzoperationen, Antikoagulantientherapie, Bluter)

Fensterung mit Ableitung in die Pleura- oder Peritonealhöhle. Im übrigen Behandlung der Grundkrankheit. Lokale, d. h. intraperikardiale Applikation über Verweilkatheter von Antibiotika oder Tuberkulostatika kann notwendig sein. Die gleichen Richtlinien gelten für die Behandlung des Hämoperikards. Bei konstriktiver Perikarditis wird die Herzinsuffizienz nach den üblichen Richtlinien behandelt (s. ds. Kap., 2.3). Bei chronisch bestehender, schwerer Perikardkonstriktion kann eine eiweißverlierende Enteropathie auftreten, die nur nach operativer Beseitigung der Konstriktion zurückgeht. *Indikationen zur operativen Behandlung:* Beeinträchtigung der Herzfunktion mit Venendruckerhöhung und Ödemen, die mit medikamentösen Maßnahmen nicht zu beherrschen sind.

›
11 Erkrankungen der Atemorgane

(H. Steppling und R. Ferlinz)

1	Respiratorische Insuffizienz (RI)	370	3	Akute Tracheobronchitis und Bronchitis	390
1.4	Therapie bei akuter respiratorischer Insuffizienz	371	4	Chronische Bronchitis und Emphysem	390
1.4.1	Sofortmaßnahmen	371	5	Asthma bronchiale	394
1.4.2	Sauerstofftherapie	372	6	Chronisches Cor pulmonale	400
1.4.3	Instrumentelle Eingriffe	375	7	Krankheiten im Lungenkreislauf	402
1.4.4	Respiratortherapie	377	7.1	Vaskuläre pulmonale Hypertonie	402
1.5	Akute respiratorische Insuffizienz des Erwachsenen (ARDS)	379	7.2	Lungenembolie – Lungeninfarkt	403
2	Allgemeine therapeutische Maßnahmen bei Bronchialerkrankungen	381	7.3	Lungenödem	407
			8	Lungenblutung – Bluthusten	408
2.1	Anfeuchtung der Atemluft	381	9	Pneumonien	410
2.2	Aerosoltherapie	381	10	Pleuraerkrankungen	416
2.3	Medikamentöse Therapie	382	10.1	Pleuritis sicca	416
2.3.1	Bronchospasmolyse	382	10.2	Pleuraergüsse	417
2.3.2	Expektoration, Mukolyse und Sekret-Drainage	386	11	Pneumothorax (PnTh)	419
			11.1	Spannungspneumothorax	419
2.3.3	Antibakterielle Therapie	387	11.2	Geschlossener Pneumothorax	420
2.3.4	Schleimhautabschwellung und Entzündungshemmung durch Glukokortikoide	388	12	Mediastinalemphysem	421
			13	Lungenmykosen	422
			14	Lungen-Sarkoidose	426
2.4	Physiotherapie und Rehabilitation	389	15	Fibrosierende Alveolitis (interstitielle Lungenerkrankungen)	427

Bronchialkarzinom s. Kap. 19, 2.4

Abkürzungen: ARDS = Adult Respiratory Distress Syndrome – akute respiratorische Insuffizienz des Erwachsenen, BAL = bronchoalveoläre Lavage, CPC = chronisches Cor pulmonale, IPPB = Intermittent Positive Pressure Breathing – assistierte intermittierende Überdruckbeatmung, PnTh = Pneumothorax, RI = respiratorische Insuffizienz, SAS = Schlafapnoesyndrom

Notfälle[1]:
1. Akute respiratorische Insuffizienz (RI) (s. ds. Kap., 1.4)
2. Verlegung der Atemwege (s. ds. Kap., 1.4.1.1)
3. Status asthmaticus (s. ds. Kap., 5.3)
4. Lungenembolie – Lungeninfarkt (s. ds. Kap., 7.2.3)

---

[1] Weiterführende Maßnahmen im Rahmen der internistischen Notfall- und Intensivtherapie: s. Kap. 2.

5. Lungenödem, nicht kardial bedingt (s. ds. Kap., 7.3)
   Lungenödem, kardiales (s. ds. Kap., 7.3)
6. Lungenbluten – Bluthusten (s. ds. Kap., 8.3)
7. Pneumothorax (PnTh) (s. ds. Kap., 11)
8. Mediastinalemphysem (s. ds. Kap., 12.3)

1 Respiratorische Insuffizienz (RI)

Definition: Funktionseinschränkung des pulmonalen Gasaustausches, charakterisiert entweder durch Hypoxämie (Partialinsuffizienz) oder durch Hypoxämie und Hyperkapnie (Globalinsuffizienz). Eine respiratorische Insuffizienz kann sich im Rahmen von akuten oder chronischen pulmonalen sowie kardialen Erkrankungen entwickeln. Seltener liegt die Ursache in neuromuskulären oder zentralnervösen Störungen. Streng zu trennen von dieser unmittelbar pulmonal bedingten Gasaustauschstörung ist das Syndrom der akuten respiratorischen Insuffizienz des Erwachsenen (ARDS, „Schocklunge"), das bei vorher herz- und lungengesunden, schwerstkranken Patienten auftreten kann (s. ds. Kap., 1.5).
Die Begriffe Dyspnoe und respiratorische Insuffizienz sind nicht identisch. Dyspnoe beschreibt die subjektiv empfundene Atemnot, meist auf dem Boden einer vermehrten Atemarbeit; die Blutgaspartialdrücke können im Normbereich liegen. Die respiratorische Global- oder Partialinsuffizienz ist nicht zwangsläufig mit einer Dyspnoe verbunden.

1.1 Pathophysiologie

Vereinfachend kann man drei wesentliche Störungen der Partialfunktionen unterscheiden, welche isoliert, nebeneinander oder als Übergangsformen vorkommen können:
a) *Generelle alveoläre Hypoventilation (respiratorische Globalinsuffizienz):* Abfall des arteriellen Sauerstoffdruckes (Hypoxämie) mit gleichzeitigem Anstieg des Kohlensäuredrucks (Hyperkapnie) und nachfolgender kompensatorischer Basenretention. In chronischen Fällen findet sich eine Erregbarkeitsänderung des Atemzentrums: Anstelle des primären Atemantriebs durch die Kohlensäure tritt zunehmend die Steuerung über O_2-Mangelrezeptoren. Diese Funktionsstörung ist nahezu pathognomonisch für die schwere, fortgeschrittene chronisch-obstruktive Lungenkrankheit.
b) *Verteilungsstörungen:* Ausgeprägte Verteilungsinhomogenitäten von Ventilation und Perfusion der Lunge führen ebenfalls zu einer respiratorischen Globalinsuffizienz. Ist die Verteilungsstörung nur leicht- bis mittelgradig ausgeprägt, so findet man nur eine Partialinsuffizienz der Atmung. Der arteriovenöse Shunt (extra-alveolär in Form der av-Fistel oder para-alveolär, z.B. bei ausgedehnter Atelektasenbildung) stellt einen Grenzfall der ventilatorischen, die Totraumventilation bei massiver Lungenembolie einen Grenzfall der zirkulatorischen Verteilungsstörung dar. Zu den Verteilungsstörungen gehört auch der kardiale Rechts-Links-Shunt.
c) *Diffusionsstörungen:* Ungenügender Sauerstoffübertritt pro Zeiteinheit durch die alveolo-kapilläre Endstrecke entweder als Folge erhöhter Diffusionswiderstände oder einer Reduzierung der effektiven Kontaktfläche mit Kontaktzeitverkürzung (z.B. Lungenemphysem, pulmonale Hypertonie). Eine analoge Störung für die Kohlensäureabgabe spielt pathophysiologisch keine Rolle. Die Folge reiner Diffusionsstörungen ist somit eine respiratorische Partialinsuffizienz.

Die pulmonale Grunderkrankung beeinträchtigt primär meist die Atemmechanik, wobei sich besonders schwerwiegend, auch für die Hämodynamik des kleinen Kreislaufs, die inhomogene Obstruktion auswirkt.

1.2 Ätiopathogenese

Risikopatienten für die Entwicklung einer RI sind Kranke mit chronischer obstruktiver Bronchitis, obstruktivem Emphysem, Asthma bronchiale, chronischem Cor pulmonale und schweren restriktiven Lungenveränderungen (fibrosierende Alveolitis, Lungenfibrosen). Bei den kardialen Erkrankungen ist die linksventrikuläre Funktion entscheidend (Linksherzinsuffizienz).

Auslösende Ursachen einer respiratorischen Insuffizienz oder ihrer Verschlimmerung bei vorbestehender chronischer pulmonaler Erkrankung sind häufig Infektionen der Atemwege und/oder des Lungenparenchyms.

Weitere Ursachen sind: Linksherzdekompensation, Lungenembolie, postoperative Zustände und exogene Noxen (z. B. Reizgase etc.).

Neben den chronisch verlaufenden pulmonalen und kardialen Erkrankungen können auch hochakute Erkrankungen dieser Organsysteme eine RI zur Folge haben: schwere Pneumonien (Lobärpneumonie), Spontanpneumothorax, insbesondere Spannungspneumothorax, große Pleuraergüsse, ausgedehnte Atelektasen, akute fibrosierende Alveolitis (z. B. exogen allergische Alveolitis), massive Lungenembolie, Myokardinfarkt und andere.

1.3 Klinik

Diagnostische Hinweise: Die Diagnosestellung einer respiratorischen Global- oder Partialinsuffizienz erfolgt durch die Blutgasanalyse (kapilläres Blut aus dem hyperämisierten Ohrläppchen oder, besonders bei Herzinsuffizienz und Schock, arterielle Punktion) und Ermittlung des Säure-Basenstatus. *Normalbereiche:* s. Tabelle 1. *Weitere diagnostische Maßnahmen:* Inspektion des Patienten, Perkussion und Auskultation von Herz und Lungen, wenn möglich Thorax-Röntgenkontrolle.

1.4 Therapie bei akuter respiratorischer Insuffizienz
1.4.1 Sofortmaßnahmen

Unabhängig von der Genese sind bei akut auftretender respiratorischer Insuffizienz folgende *Sofortmaßnahmen* notwendig:

1.4.1.1 Patient nicht ansprechbar, fehlende oder unzureichende Atmung

a) *Atemwege freihalten:* Kurze Inspektion des Mund-Rachenraumes; vorsichtiges Auswischen mit umwickeltem Finger (Blut, Schleim, Erbrochenes, Gebiß, Fremdkörper, Ödem, Blutung?); Absaugen (mit Fußsaugpumpe am Unfallort). Guedel-Tubus einlegen.
Achte auf Reizantwort durch mechanische Alteration!

b) *Kopflagerung:* Zurückbeugen mit geschlossenem Mund, Anheben des Unterkiefers: Mund-zu-Mund/Nase-Beatmung (über Safar-Tubus oder eine Gaze-Kompresse) oder mittels Beatmungsbeutel.
Ambulant: Notfallwagen rufen (Begleitung in die Klinik). Wenn möglich: zwischenzeitlich übergehen auf:

c) *Künstliche Beatmung: manuell* mit selbstansaugendem Beatmungsbeutel (= Ambubeutel) über Gesichtsmaske bei eingelegtem Guedel-Tubus oder *oro- oder nasotracheale Intubation* und Beutelatmung. *Wichtig:* Bei unbekannter Vorerkrankung und anamnestisch bekannter, chronisch-obstruktiver Lungenkrankheit bei vorhandenem O_2-Reservoir (z. B. kleiner Druckgasflasche) Sauerstoff nur in geringer Menge (1−2 l/min) der Beutelluft zumischen. Zusätzlich endobronchiale Absaugung.
Fortführung der begonnenen Beatmung bis zur Klinik.

d) Die *medikamentöse Therapie* richtet sich nach der Ursache der respiratorischen Insuffizienz. Bei *schwerer Bronchospastik:* 1 Amp. Euphyllin® (0,24 g) langsam i.v., danach 1−2 Amp. Euphyllin® in 500 ml Glukose 5% über 12 h als Dauerinfusion. Eine vorangegangene Theophyllin-Dauermedikation muß ggf. berücksichtigt werden (cave: Theophyllinüberdosierung). Zusätzlich, unter Berücksichtigung der kardialen Situation, Bricanyl® ½−1 Amp. s.c. bis zu 4× täglich. Schließlich 250−500 mg Prednisolon-Äquivalent (z.B. Solu-Decortin®-H) i.v. Zur Therapie der respiratorischen Insuffizienz bei kardial bedingtem Lungenödem s. Kap. 10.

e) *Blutentnahme* zur Bestimmung der Gaspartialdrücke (arteriell oder hyperämisiertes Ohrkapillarblut), Säure-Basenstatus (s. Tab. 1), Elektrolyte (wichtig: Kalium), rotes Blutbild, Hämatokrit.

f) *Venöser Zugang:* Braunüle oder Venenkatheter.

g) Ständige Überwachung. O_2-Zufuhr. In Abhängigkeit vom weiteren klinischen Zustandsbild sorgfältige Indikationsstellung für kontrollierte Respirator-Behandlung (s. dazu ds. Kap., 1.4.4, Respiratortherapie: Indikationsstellung).

h) Bei zunehmender Ansprechbarkeit und Besserung der Blutgaspartialdrücke assistierte Beatmung (über Tubus, Maske oder Mundstück).

In allen Fällen: ausreichende Flüssigkeitszufuhr, Sauerstoffapplikation (s. ds. Kap., 1.4.2).

1.4.1.2 Patient ansprechbar, noch ausreichende Spontanatmung

a) Blutgasanalyse und ggf. O_2-Therapie.

b) Inspektion des Mund-Rachenraumes.

c) Medikamentöse Therapie nach ursächlicher Erkrankung. Bei Bronchospastik kann je nach Schwere des Krankheitsbildes zunächst die Gabe eines β-Adrenergikums als Dosier-Aerosol versucht werden: 2−3 Hübe Berotec®, Bricanyl® oder Sultanol®. Ansonsten Therapie wie unter 1.4.1.1 beschrieben.

d) Bei starker Verschleimung oro- oder nasopharyngeale Absaugung mit weichem Katheter.

e) Bei sehr unruhigen und ängstlichen Patienten vorsichtige Sedierung (z.B. 5−10 mg Valium® i.v., kein Morphium oder Derivate).

Tabelle 1: Arterielle Blutgase und Säure-Basen-Parameter. Normalwert- und Grenzbereiche

Sauerstoffdruck (altersabhängig)

20–30jährige	95–85 Torr*
30–60jährige	90–75 Torr
60–70jährige	75–65 Torr

Torr × 0,13 = kPa**

Grenzbereiche

Hypoxämie	60–55 Torr:	therapeutische Maßnahmen notwendig
Partial-	< 50 Torr:	ernste Störung, kurzfristig eingreifen
insuffizienz	< 35 Torr:	akut lebensbedrohlich

Kohlensäuredruck

Keine Altersabhängigkeit	35–45 Torr

Torr × 0,13 = kPa

Hyperkapnie > 45 Torr leichte CO_2-Retention
　　　　　　　> 70 Torr schwere
(CO$_2$-Enzephalopathie möglich)

Eine Hyperkapnie tritt nur bei gleichzeitig vorhandener Hypoxämie auf

Säure-Basen-Parameter

pH-Wert	7,36–7,44
Basenüberschuß	± 2 mval/l
akt. Bikarbonat	22–28 mval/l

$$pH = 6{,}1 + \log \frac{HCO_3^- \text{ (Niere)}}{pCO_{2a} \text{ (Lunge)}}$$

pH ≦ 7,2 ernste Störung, auf die Dauer mit dem Leben nicht vereinbar

---

* Torr = mmHg, ** = kiloPascal, pCO_{2a} = arterieller Kohlensäuredruck

1.4.2 Sauerstofftherapie

Cave: Sauerstoff ist ein hochwirksames Medikament. Seine unkritische Zufuhr kann akut toxisch wirken und langfristig zu irreversiblen Schädigungen der Lunge führen.

1.4.2.1 Behandlungsprinzipien

Primäre Indikation ist die arterielle Hypoxämie, Behandlungsziel eine ausreichende O_2-Aufsättigung des Hämoglobins. – Die Sauerstoffzufuhr wird durch Art und Schwere der Hypoxämie bestimmt. Zuverlässige Indikatoren sind nur die arteriellen Blutgase, daher sollte die O_2-Applikation immer blutgasanalytisch durch Bestimmung von O_2- und CO_2-Partialdruck überwacht werden. Bei gleichzeitig alveolärer Hypoventilation *immer* mit niedrigen, inspiratorischen O_2-Konzentrationen beginnen: 1−2 l/min über Nasensonde, festsitzende Maske oder (bei Notfällen) via Ruben-Beutel. Keine rasche Normalisierung der arteriellen Drücke anstreben, besonders dann nicht, wenn vor dem akuten Ereignis (z. B. durch eine schwere Lungenkrankheit) über längere Zeit eine Hypoxämie mit „individuellem Normwert" bestand. Ausreichend sind zunächst arterielle Werte zwischen 55 und 60 Torr, langsame Steigerung; achten auf Zyanose, Atemfrequenz und Atemtiefe! Blutgaskontrollen: *Kriterium ist das Verhalten des arteriellen Kohlensäuredruckes*. Überschreiten des individuellen Grenzwertes kann (durch Abnahme des hypoxischen Atemreizes!) zu einer Verschlechterung der alveolären Ventilation führen: Hyperkapniesyndrom, s. a. ds. Kap., 1.4.4.

Richtzahlen für die O_2-Zufuhr: Für eine Sauerstoff-Beimischung von 1−2 l O_2/min zur Inspirationsluft ergeben sich ca. 25%, von 3−4 l/min ca. 30−35%, von 5−6 l/min ca. 40% O_2-Konzentration in der Inspirationsluft. 2−4 l O_2/min genügen meist zur Anhebung der Untersättigung auf O_2-Grenzdrücke von 55−60 Torr. Je weniger effektiv die O_2-Zufuhr, um so größer ist im allgemeinen die intrapulmonale Shunt-Blutmenge.

CO-Intoxikation: Kurzfristige Zufuhr von reinem Sauerstoff, wenn möglich auch hyperbare O_2-Applikation. (Eine hyperbare O_2-Anwendung zur Behandlung chronischer Lungenkrankheiten ist nicht indiziert.)

Bei *chronisch-obstruktiven und restriktiven Lungenkrankheiten* kann O_2-Langzeit- (bzw. Dauer-)Therapie notwendig werden: Über Kontrollen der Blutgaswerte Einstellung einer individuellen Dosierung (1 − max. 4 l/min für Ruhe und leichte Belastung); Zufuhr über 15−17 h täglich genügen zur effektiven Senkung des Pulmonalarteriendruckes und zum Rückgang der reaktiven Polyglobulie (Kontrolle von Hb und HK!). Wegen der Gefahr einer CO_2-Anreicherung muß die Einstellung stationär erfolgen.

Vorsichtsmaßnahmen: Rauchverbot, keine offene Flamme oder entflammbare Substanzen in Räumen bzw. in der Nähe von Wandanschlußbuchsen und O_2-Flaschen: Bei raschem Entströmen immer Explosionsgefahr. Kein Öl oder Fett an die Armaturen bringen; getrennte Lagerung von Flaschen verschiedener Gasarten, besonders Lachgas-Sauerstoffflaschen. Ständige Kontrollen der Armaturen und Druckminderer. − Beachte: Druckgasverordnung!

1.4.2.2 Möglichkeiten der Sauerstoffzufuhr

Im Krankenhaus erfolgt die Sauerstofftherapie in der Regel über eine zentrale Sauerstoff-Versorgungsanlage oder mittels O_2-Flaschen. Für die häusliche O_2-Langzeittherapie haben sich Sauerstoffkonzentratoren als besonders geeignet erwiesen.

Wichtig: Sauerstoffzufuhr setzt immer lege artis durchgeführte Anfeuchtung voraus! (s. ds. Kap., 2.1).

a) *Nasenkatheter:* Dünne Einmalsonden (Charr 8 oder 12) vaselinegefettet einlegen bis zum weichen Gaumen oder Katheter, durch kleines Schaumgummikissen im Nasenloch fixieren und 2 cm vorschieben (= zusätzliche Anfeuchtung durch Nasenschleimhaut). – Täglich Katheterwechsel zum anderen Nasenloch.

b) *Masken:* Möglichst Einmalmasken aus flexiblem, durchsichtigem Kunststoff. *Beachte:* Keine konstante inspiratorische O_2-Konzentration möglich. Dies erlauben dagegen nach dem Venturi-Prinzip konstruierte Masken (z. B. Firma Hospal, Nürnberg).

c) *Sauerstoff-Brillen:* Vor allem für die häusliche O_2-Langzeittherapie die Methode der Wahl, auch nachts während des Schlafes.

1.4.3 Instrumentelle Eingriffe

Wichtig: Ihr Einsatz richtet sich nach der jeweiligen aktuellen Situation: Indikationen und Darstellung beschränken sich auf den pulmonalen Bereich.

Allgemeine Zielsetzung:

a) Freimachen und Freihalten der Atemwege, Stenosen-Umgehung.
b) Absaugen und Ausspülen von Sekret und Blut, evtl. bei Blutungen Teilblockade des Bronchialsystems, Verhütung von Aspiration.
c) Verbesserung der alveolären Ventilation durch künstliche Beatmung.
d) Endobronchiale Applikation von Medikamenten.

1.4.3.1 Intubation und Absaugung (s. a. Kap. 2, 1.6.1)

Bei *akut* auftretenden Störungen der äußeren Atmung ist die endotracheale Intubation die Methode der Wahl. Oro- oder nasotracheales Vorgehen in Abhängigkeit von der besonderen Situation. Bei unruhigen oder nur bedingt ansprechbaren Patienten anfangs kurzfristig gesteuerte, intravenöse Sedierung (z. B. 1 Amp. [10 ml] Hypnomidate® i. v.). – Nach ca. 3 Tagen soll für jeden Einzelfall entschieden werden, ob *prolongierte Intubation* oder *Tracheotomie* erforderlich sind.

Vorteile: rascher, effektiver und gefahrloser Zugang. Einfache, jederzeit mögliche technische Durchführung. Verhütung einer Aspiration. – Möglichkeit der effektiven Absaugung und sofortiger Beginn der Respiratortherapie. – Im Vergleich zur Tracheotomie weniger Komplikationen und Spätschäden. – Nachfolgend notwendige Tracheotomie ohne Zeitnot und gefahrlos durchführbar.

Bei sachgemäßer Handhabung können oro- und nasotracheale Tuben der herkömmlichen Fertigung im allgemeinen unbedenklich 2–3 Tage belassen werden (Gummitubus nicht länger als 1 Tag); bei Verwendung eines Tubus mit Niederdruck-Cuff läßt sich die Intubationsdauer im allgemeinen unbedenklich auf 10–14 Tage erhöhen; die Schädigungen der Trachealwand und auch die Folgeerscheinungen sind deutlich geringer. Den Vorteilen der nasotrachealen Intubation – gute Mundpflege und Ernährungsmöglichkeit

– stehen als Nachteile ein begrenztes Tubuslumen, schwieriger Intubations- und Absaugevorgang und mögliche Schädigung der Schleimhaut im Nasenmuschelbereich gegenüber. – Die Indikationsstellung für die prolongierte Intubation und ihre Durchführung bleiben entsprechend eingerichteten Beatmungs- bzw. Intensivpflegestationen vorbehalten.

Wichtig: Ausreichende Anfeuchtung der Atemluft mittels Ultraschall- oder Düsenvernebler und Infusionsbehandlung zur Erzielung einer optimalen Hydratation und bronchialer Sekretproduktion bzw. -verflüssigung! – Wiederholte und sorgfältige Kontrollen der Tubuslage und -durchgängigkeit! – Bei Respiratortherapie erhöhte Komplikationsrate durch traumatisierende Tubusbewegungen.

Einzelheiten s. spez. Literatur, s. ds. Kap., 1.4.4.

1.4.3.2 Therapeutische Bronchoskopie

Indikationen: Postoperative Sekretverhaltung mit Atelektasenbildung, Sekretverhaltung bei schwerem Asthmaanfall und versagender konservativer Therapie, Fremdkörperaspiration, schwere Lungenblutung.

Durchführung: Je nach Schwere des klinischen Bildes Fiberbronchoskopie in Lokalanästhesie unter gleichzeitiger O_2-Therapie oder aber zunächst Intubation und dann Bronchoskopie über den liegenden Endotrachealtubus unter gleichzeitiger volumengesteuerter Respiratortherapie. Bei sehr zähem Bronchialsekret empfiehlt sich die Spülung mit körperwarmer physiologischer Kochsalzlösung in jeweils 20 ml Portionen. Als ultima ratio kann ein Mukolytikum (Fluimucil® 1 Amp. 1:1 mit NaCl 0,9% verdünnt) direkt endobronchial verabreicht werden. Durch den damit verbundenen Schleimhautreiz kann eine vorbestehende Spastik allerdings noch verstärkt werden. Bei Fremdkörperaspiration und Lungenblutung sollte die Bronchoskopie in Narkose durchgeführt werden (starres Bronchoskop!). Es gelingt mitunter eine Lungenblutung durch endoskopische Blockade (Ballonkatheter) des entsprechenden Lappens oder Segmentbronchus zum Stillstand zu bringen. Weitere Möglichkeiten der bronchoskopischen Blutstillung sind Tamponade mit Gazestreifen und Laser-Koagulation. Endotracheale Tumoren, die zu einer hochgradigen Verlegung des Tracheallumens geführt haben, können mittels endotrachealer Laser-Koagulation abgetragen werden. Gleiches gilt für stenosierende Tumoren im Bereich der Hauptbronchien mit drohender Atelektase und Retentionspneumonie.

1.4.3.3 Tracheotomie

Allgemeine Indikationen: Bei sicher voraussehbarer, apparativer Langzeitbeatmung (bewußtlose und atemgelähmte Patienten, neurologische Krankheitsbilder), nach Erschöpfung der Möglichkeiten einer prolongierten Intubation und mechanischen Behinderung im Bereich der oberen Luftwege (ausgedehnte Ödeme, Hämatome, schwere Säure- oder Laugenverätzungen). – Nur selten noch als Notfallmaßnahme erforderlich (z.B. schwere Gesichtsverletzung, Kehlkopfzertrümmerung).

Abgesehen von primären Tracheotomie-Indikationen bleibt initial für die unter 1.4.3, ds. Kap., genannten Zielsetzungen die Intubation die Methode der Wahl. Auch bei sorgfältiger Durchführung und Überwachung der Tracheotomie relativ häufig (zwischen 5 und 25%, je nach Krankengut) *Komplikationen* (bakterielle Infekte, z.T. induziert über unsachgemäße mechanische Manipulationen; Verlegung der Kanüle; Arrosionsblutungen; Mediastinalemphysem u.a.) und *Spätschäden* (Trachealstenosen, Tracheomalazie, tracheoösophageale Fistel u.a.).
Einzelheiten s. entsprechende Literatur und s. ds. Kap., 1.4.4.

1.4.4 Respiratortherapie

Die folgenden Ausführungen beschränken sich auf die Respiratortherapie einer akut oder subakut auftretenden respiratorischen Insuffizienz bei pulmonalen Erkrankungen, im besonderen der chronisch obstruktiven Lungenkrankheit. Im Hinblick auf mögliche Risiken und Komplikationen der Respiratortherapie (erhöhte Infektionsgefahr, zunehmende Atrophie der Atemmuskulatur, Barotrauma) sorgfältige Indikationsstellung! Von Notfällen abgesehen, muß dabei im Einzelfall auch die Frage gestellt werden, ob eine apparative Beatmung überhaupt sinnvoll ist. *Ziel einer jeden Beatmungsbehandlung ist die Wiederherstellung einer objektiv ausreichenden alveolären Ventilation und subjektiv ertragbaren Eigenatmung nach der Respiratorentwöhnung.* Dies setzt voraus, daß *prognostisch* für die einer Atmungsinsuffizienz zugrundeliegende Funktionsstörung oder Erkrankung *während* der Respiratortherapie eine Besserung erwartet werden kann. Gerade diese Aussage ist für die Beatmungstherapie bei primär pulmonal bedingter respiratorischer Insuffizienz nur schwer möglich, da prognostisch verläßliche und allgemein verbindliche Beurteilungskriterien kaum aufzustellen sind. Sicher ist, daß der Schweregrad der präexistenten Lungenkrankheit sowie der Funktionszustand des kardiopulmonalen Systems *vor* Eintritt der akuten respiratorischen Insuffizienz für die Beurteilung ausschlaggebender sind als aktuell bestimmte klinische und funktionelle Parameter.

Indikationsstellung

Eine apparative Therapie ist angezeigt, wenn es mit den unter 1.4.1, ds. Kap., besprochenen Maßnahmen nicht gelingt, eine ausreichende Eigenatmung wiederherzustellen oder aufrechtzuerhalten. – Am häufigsten wird bei chronisch obstruktiven oder restriktiven Erkrankungen das Grundleiden (obstruktives Emphysem, Asthma bronchiale, Lungenfibrose u.a.) durch ein *akutes, potentiell reversibles Ereignis* (z.B. bakterieller oder viraler Infekt der Atemwege, Lungenembolie, Herzinfarkt u.a.) im Sinne einer respiratorischen oder kardiopulmonalen Insuffizienz kompliziert. Weiter bei Status asthmaticus, der in eine respiratorische Globalinsuffizienz übergeht (s. ds. Kap., 5.3.2, Tab. 7), ausgedehnten Pneumonien, Atelektasenbildung, Lungenödem und massiver Lungenembolie sowie prä- und postoperativ bei thorakalen Eingriffen und nach Thoraxverletzungen.

Folgende *Kriterien* können unter Berücksichtigung der eingangs genannten Voraussetzungen die *Indikation zur apparativen Beatmung anzeigen:*

a) Verschlechterung der Spontanatmung mit zunehmender Bewußtseinsstörung und Manifestation von Zeichen einer alveolären Mangelbelüftung mit respiratorischer Azidose und Verschiebung der Blutgaswerte über die in Tabelle 1 angeführten Grenzbereiche.
Wichtig: Diese Grenzbereiche sind im Einzelfall unter Berücksichtigung von Dauer, Art und Verlauf der Grundkrankheit zu modifizieren; im besonderen gilt dies für den arteriellen CO_2-Druck bei schwerer chronisch-obstruktiver Bronchitis mit Lungenemphysem, dessen Grenzbereich erheblich höher (> 70 Torr) liegen kann.
b) Erschöpfung durch persistierende, hochgradige Dyspnoe als Ausdruck gesteigerter Atemarbeit mit ungenügendem Expektorationsvermögen; in fortgeschrittenen Stadien können diese Zeichen fehlen!
c) Zunehmende Tachypnoe mit flacher Atmung oder bedrohlicher Abfall der Eigenatmung.
d) Entwicklung einer akuten Rechtsherzinsuffizienz mit Tachykardien und arrhythmischen Phasen.
e) Ausbildung sekundärer Komplikationen (z.B. Bronchopneumonien, Atelektasen, therapierefraktäres Lungenödem oder Herz-Kreislaufstörungen mit Schocksymptomatik u.a.).
Allgemeine Indikationsstellung: Bei Versagen der bisherigen Maßnahmen und Beatmungsformen (s.o.). Dabei ist die Alternative, ob noch eine druck- oder nur eine volumengesteuerte Beatmungskontrolle möglich ist, nur für den Einzelfall entscheidbar.
– Bevorzugte Indikation für eine volumengesteuerte Beatmungsform sind Krankheitsbilder mit deutlich erniedrigter Compliance, d.h. eingeschränkter Dehnbarkeit von Thoraxskelett und/oder Lungen („Lungenstarre"), z.B. bei akuter respiratorischer Insuffizienz des Erwachsenen (ARDS), Lungenödem, bei schwerem Status asthmaticus mit zähem, diffusem Sekretstau, schweren Pneumonien, bei Lungenfibrosen und ausgedehnten Verschwartungen.

Anwendungsarten der Respiratortherapie

Das Beatmungsverfahren richtet sich nach der zugrundeliegenden Funktionsstörung, dem klinischen Bild und den besonderen ursächlichen Faktoren. Für die Wahl des Respirators sind zusätzlich praktisch-technische Gesichtspunkte ausschlaggebend.
a) Bei chronisch-obstruktiven Lungenkrankheiten ist die *assistierte intermittierende Überdruckbeamtung* (IPPB) die häufigste und im allgemeinen zu bevorzugende Beatmungsform. *Voraussetzungen* sind eine genügende Eigenatmung des Patienten zur initialen, inspiratorischen Triggerung des Gerätes, die Einhaltung einer mittleren Atemfrequenz und eine ausreichende Koordination und Motivation.

Einleitung der Respiratorbeatmung:
(1) Nach ausreichender Sedierung (z.B. 1 Amp. [10 ml] Hypnomidate® i.v.) endotracheale Intubation (transoral oder -nasal), s.a. Kap. 2, 1.6.1.
(2) *Manuelle Beatmung* unter O_2-Zusatz.

(3) *Sekretabsaugung* über den liegenden Tubus; mehrfach wiederholen. Bei sehr zähem Sekret fiberbronchoskopische Absaugung unter Sicht. Endoskopische Lavage mit NaCl 0,9%ig und ggf. Instillation von N-Acetylcystein zur Mukolyse s. ds. Kap., 1.4.3.2.
(4) Nach Besserung des Zustandsbildes *Respiratoranschluß* mit (initial) niedriger Druckeinstellung von 10–15 cmH$_2$O und mittleren Flow-Raten.
(5) *Kontrollen* der Blutgase und des Atemminutenvolumens; Hyperventilation vermeiden, Frequenzüberwachung.
(6) Wenn notwendig, Druck steigern und Flow-Anpassung.
Beachte: Jede IPPB-Therapie erfordert eine sorgfältige individuelle Anpassung und Einstellung, entsprechend dem Verhalten der arteriellen Blutgaswerte. Keine rasche Normalisierung der Blutgase, bei bekannter, bereits vor der akuten Verschlechterung bestehenden Hyperkapnie zunächst „individuellen CO$_2$-Druck" anstreben. Kontrollierte Sauerstoff-Beimischung. Sicherstellung einer ausreichenden Atemluftanfeuchtung.
Notwendige Überwachung und Kontrollen: s. Tabelle 2.

b) Bei *Ineffizienz* der assistierten Überdruckbeamtung (Verschlechterung des Allgemeinzustandes und der respiratorischen Parameter, zunehmende Unruhe mit Tachypnoe, Gegenatmung, evtl. auch Steigerung der Atemarbeit) ist *Umstellung* auf *kontrollierte* (druck- oder volumengesteuerte) *Beatmung* notwendig, d. h., die Eigenatmung des Patienten wird durch Vorgabe der wichtigsten Parameter (Inspirationsdruck, Frequenz, Atemzeitquotient und Atemzugvolumen) vollständig apparativ substituiert.

c) Für den therapeutischen Einsatz von neueren Beatmungsverfahren wie High Frequency Ventilation (HFV) oder extrakorporale CO$_2$-Elimination mit niedrigfrequenter Beatmung bestehen noch keine allgemeingültigen Indikationen.

1.5 Akute respiratorische Insuffizienz des Erwachsenen (ARDS)

1.5.1 Ätiologie

Von den vorgenannten Formen der respiratorischen Insuffizienz ist das Syndrom der akuten respiratorischen Insuffizienz des Erwachsenen streng abzugrenzen, für das sich heute auch im deutschen Schrifttum die englische Bezeichnung ARDS mehr und mehr eingebürgert hat. Es handelt sich um ein polyätiologisch ausgelöstes pulmonales Syndrom, das pathologisch-anatomisch und pathophysiologisch jedoch sehr uniform abläuft. Von ARDS wird definitionsgemäß nur dann gesprochen, wenn der betroffene Patient vorher herz- und lungengesund war. Das ARDS kann Folge zahlreicher schwerer Krankheitsbilder sein:
Verschiedene Schockformen (frühere Bezeichnung Schocklunge!), Sepsis, Zustände nach Polytrauma, Lungenkontusion, Intoxikationen, Aspiration, hämorrhagisch nekrotisierende Pankreatitis, Massentransfusionen, schwere Colitis ulcerosa und andere.

1.5.2 Klinik

Pathologisch-anatomisch findet sich ein nicht-kardiales Lungenödem, dessen Ursache eine Schädigung der Kapillarendothelzellen der Lungen mit Permeabilitätserhöhung ist. Die Pathogenese dieser Schrankenstörung ist bis heute noch nicht völlig geklärt. Patho-

Tabelle 2: Hinweise für Überwachung und Laborwertkontrollen bei Respirator-Patienten

Maßnahmen	Zeit-Intervall
Besondere Maßnahmen	
Ausreichende Sedierung zur Unterdrückung der Eigenatmung und Beseitigung des Tubus-Fremdkörpergefühls	fortlaufend
Anfeuchtung der Inspirationsluft mit Düsen- oder Ultraschallverneblern (s. ds. Kap., 2.1)	fortlaufend
Sekretabsaugungen (auch fiberbronchoskopisch, evtl. mit Lavage) unter aseptischen Kautelen; bakteriologische Kontrollen (auch im Geräteteil)	je nach Befund
Tubus-Kontrollen Entblockung, Manschettendruck und Tubuslage, Überprüfung der Ventilierbarkeit beider Lungen	1- oder 2stündlich
Umlagerung in Verbindung mit physikalischer Behandlung Klopf- und Vibrationsmassage	1- bis 2stündlich
Allgemeine Maßnahmen	
Kreislaufüberwachung: Pulsqualität, Blutdruck, physikalischer Herzbefund, zentraler Venendruck	1stündlich
EKG und Arrhythmie-Trendanalyse	Monitor
Parenterale (Infusionstherapie) oder enterale Ernährung über Magensonde Wasser- und Elektrolytbilanzierung mit Kontrolle der Ausscheidung	6stündlich
Körpertemperatur; Bewußtseinslage, sensorische und sensible Qualitäten	regelmäßig mehrmals täglich
Laborwerte	
Arterielle Blutgase; fortlaufende pO_2-Messung (intravasal oder transkutan)	initial mehrfach kurzfristig, nach Einstellung 2–3mal täglich
Säure-Basenwerte, Elektrolyte, Kreatinin, Hämoglobin, Hämatokrit u. a	in Abhängigkeit von klinischem Bild und der Beatmungsphase
Urinanalyse	

physiologisches Leitsymptom ist eine ausgeprägte Zunahme der pulmonalen Kurzschlußdurchblutung. Die resultierende schwere arterielle Hypoxämie (Partialinsuffizienz der Atmung) ist daher durch O_2-Therapie nicht zu beeinflussen. Der arterielle CO_2-Partialdruck ist eukapnisch oder wegen der Hyperventilation hypokapnisch eingestellt.

1.5.3 Therapie
Erst durch eine frühzeitig eingeleitete volumengesteuerte, kontrollierte Beatmung mit positiv endexspiratorischem Druck (positive endexpiratory pressure, PEEP) gelingt es, über eine Abnahme der Shuntperfusion eine bessere Oxygenierung des arteriellen Blutes zu erreichen. Neben der kontrollierten Respiratortherapie muß als wichtigste ursächliche Behandlungsmaßnahme die Therapie der auslösenden Grunderkrankung treten. Der Wert einer hochdosierten Steroidtherapie bei fortgeschrittenem ARDS ist umstritten. Lediglich in der Frühphase des Krankheitsbildes sollten über 48 h 6stündlich 2,0 g Prednisolon-Äquivalent i. v. verabreicht werden. Zusätzlich strenge Flüssigkeitsbilanzierung.

Die *Prognose* der ARDS ist schlecht. Die Mortalität aller ARDS-Patienten im internistischen Krankengut liegt bei 50 %!

2 Allgemeine therapeutische Maßnahmen bei Bronchialerkrankungen

2.1 Anfeuchtung der Atemluft
Ausreichende Anfeuchtung von zugeführtem Sauerstoff und der Atemluft ist eine unabdingbare Voraussetzung für eine wirksame Therapie. *Flüssigkeitsmangel führt immer zu einer Störung des* (durch die pulmonale Grundkrankheit meist schon vorgeschädigten) *Mukoziliar-Apparates* mit Austrocknung, Stase und Viskositätszunahme des Bronchialschleimes, verminderter Infektabwehr und Förderung der Atelektasenbildung.

2.2 Aerosoltherapie
Die Aerosoltherapie dient heute hauptsächlich der Aufbringung pharmakologisch wirksamer Substanzen auf die Bronchialschleimhaut. Die wichtigsten therapeutischen Ziele sind Spasmolyse, Schleimhautabschwellung und Sekretmobilisation.

Geräte zur Aerosoltherapie (Tab. 3 A und B)
a) *Dosier-Aerosole* (z. B. β-Adrenergika, Ipratropiumbromid, DNCG, Steroide u. a.): *Vorteil:* Abgabe einer genau dosierten Substanzmenge. *Nebenwirkung:* In seltenen Fällen bronchiale Irritation durch Treibgase. *Indikationen:* Asthma bronchiale, chronisch-obstruktive Bronchitis, Anfallsprophylaxe. Dosier-Aerosole gehören in die Notfall-Apotheke (s. a. orale Therapie, ds. Kap., 2.3.1).
b) *Handgeräte* zur Zerstäubung von pulverisierten Medikamenten (Pulver-Inhalator), z. B. $β_2$-Sympathomimetika, ferner Spinhaler für Dinatrium cromoglicicum. *Indikationen:* Anfallsprophylaxe bei Asthma bronchiale und Therapie der chronisch-obstruktiven Bronchitis.

Tabelle 3: Teil A: Richtlinien für Aerosoltherapie nach Wirkgruppen (Auswahl)

	Dosier-Aerosol	Inhalationslösung*
Bronchospasmolytika bei akuter und chronisch-rezidivierender Obstruktion		
Berotec®****	1–2 Hübe bis 6 × tgl.	0,1%, 4–8 Tr. auf 3 ml Trägerlösung**, im Mittel 2–4 × tgl.
Bricanyl®	1–2 Hübe bis 6 × tgl.	1%, 5–10 (max. 20) Tr. auf 3 ml Trägerlösung**, im Mittel 2–4 × tgl.
Sultanol®***	1–2 Hübe bis 6 × tgl.	0,5%, 5–10 Tr. auf 3 ml Trägerlösung**, im Mittel 2–4 × tgl.
Bronchospasmin®	1–2 Hübe bis 6 × tgl.	–
Etoxol®	1–2 Hübe bis 6 × tgl.	
Atrovent®	2–3 Hübe bis 6 × tgl.	0,025%, 8–10 (max. 20) Tr. auf 3 ml Trägerlösung, im Mittel 2–4 × tgl.
Ventilat®	2 Hübe bis 3 × tgl.	–
Berodual®	1–2 Hübe bis 8 × tgl.	4 Tr. auf 3 ml Trägerlösung, 2–4 × tgl.
Intal®	2 Hübe bis 4 × tgl.	–
Aarane®	2 Hübe bis 4 × tgl.	–
Allergospasmin®	2 Hübe bis 4 × tgl.	–
Glukokortikoide		
Sanasthmyl® Viarox®	initial 4 × 3 Hübe tgl.	–
Sanasthmax®	initial 2–3 × 2 Hübe tgl.	–

* mittels Düsenvernebler
** Trägerlösungen: Aqua dest.; 0,9% NaCl; Bepanthen®-Lösung
*** auch als Pulverinhalation mittels Rotahaler
**** auch als Pulverinhalation mittels Inhalator Ingelheim (Berotec®-Inhaletten®, 3 × 1 tgl.)

c) *Düsenvernebler* über Kompressorgeräte oder über Fremddruckanlage.
d) *Ultraschallvernebelung*.

2.3 Medikamentöse Therapie
2.3.1 Bronchospasmolyse
Wichtig: Die nachfolgend besprochenen Substanzgruppen haben für die *antiobstruktive Behandlung umschriebene Indikationen.*

Tabelle 3: Teil B: Richtlinien für Aerosoltherapie nach Wirkgruppen (Auswahl)

	Inhalationslösung mittels Düsenvernebler
Sole (Ems, Reichenhall u.a.) (2–3%)	2–3 ml pro Inhalation 1%, 2–4 ml mehrmals tgl.
Schleimhaut-„pflegende" Inhalate Bepanthen®	2 ml 1–3 × tgl.
*Antibakterielle und fungistatische Inhalate*** Nebacetin® siccum**	Lösen in 8–10 ml Aqua dest., davon 1–2 ml 2–3 × tgl.
Candio-Hermal® Moronal®	50000–100000 E 3 × tgl. (1 Amp. zu 500000 E in 5–10 ml NaCl 0,9% lösen)
Amphotericin B Ancotil®, Daktar®, Pimafucin®*	1–2 ml der Infusionslösung 2 × tgl.

* s. ds. Kap., 13.3
** Allergenpotenz beachten!

a) β_2-*Sympathomimetika* (β_2-Adrenergika) sind die wirksamsten Bronchodilatatoren. Neben ihrem bronchospasmolytischen Effekt besitzen sie eine stimulierende Wirkung auf den Ziliarapparat und eine partiell protektive, antiallergische Wirkung. *Damit sind sie Mittel erster Wahl bei chronischen Bronchialerkrankungen.* Sie sind parenteral, oral und inhalativ anwendbar. Richtdosen (RD) s. Tabelle 4. – *Parenterale* Applikation nur bei schwerer, akuter bronchialer Obstruktion (z. B. Status asthmaticus) in Verbindung mit i. v. Gabe von Theophyllin und Glukokortikosteroiden (s. a. Tab. 5). – *Orale* Verabreichung bei chronisch-rezidivierenden, bronchospastischen Zuständen am besten in Form von Tabletten mit verzögerter Resorption oder Langzeiteffekt (z. B. Spiropent®, Brelomax®, Sultanol® retard), besonders bei nächtlichen Dyspnoe-Anfällen – auch in Verbindung mit Dosier-Aerosolen und/oder Retard-Theophyllin-Präparaten. – Die Anwendung über *Inhalationsgeräte* hat gegenüber dem Taschendosier-Aerosol keine Vorteile, ist umständlich, schlecht dosierbar, kann nur zu Hause erfolgen, erfordert tägliche Sterilisation des Gerätes. Bei Dosier-Aerosolen: *cave* Überdosierung (maximal 12–16 Hübe/Tag)! – Häufigste *Nebenwirkungen:* Feinschlägiger Tremor, Herzklopfen, Kopfschmerzen, Angst- und Unruhezustände. – Bei *Unwirksamkeit* Dosiserhöhung zwecklos! Die Wirkung setzt bei Dosier-Aerosolen sofort ein und hält ca. 3–6 h an.

Tabelle 4: β₂-Sympathikomimetika (Auswahl)

Substanz (Handelspräparat)	oral mg/Tbl./ml	oral RD/Tag	inhalativ Dosier-Aerosol mg/Hub	inhalativ Lösung ED/Inhalation	parenteral i.v./s.c. mg/Amp.
Salbutamol					
Sultanol®		3–4×½–1	0,1□	1,25	
Sultanol® forte	2/4	2(–3)×1		(= 5 Tr.)	–
Sultanol® retard	8				–
Hexoprenalin					
Etoscol®	0,5	2–3×1	0,2	–	–
Terbutalin					
Bricanyl®	2,5	2–3×1–2	0,25	2,5–5	0,5 s.c.
Bricanyl®-Duriles	7,5	2×1			
*Bricanyl® comp.	2,5				
*Bricanyl® comp. Elix.	1,5/5 ml	2–3×10–15 ml		(= 5–10 Tr.)	= 1 ml
Fenoterol***					
Berotec®	2,5	3×1–2	0,2□□	0,2–0,4	–
Berotec® Saft	2,5/5 ml	3×5–10 ml		(= 4–8 Tr. 0,1%)	
**Berotec® Solvens	2,5/5 ml				
Reproterol					
Bronchospasmin®	20	3×½–1	0,5	–	0,09 i.v. = 1 ml
Clenbuterol					
Spiropent®	0,02	2×½–1	–	–	–
Spiropent® mite	0,01	2×1			
Spiropent® Saft	0,005/5 ml	2–3×15 ml			

* + 66,5 mg Guaifenesin; RD = empfohlene Richtdosis
** + 8 mg Bromhexin-HCl
*** als Dosier-Aerosol und Lösung in Kombination mit Ipratropiumbromid (Berodual®)
□ auch als Pulver-Inhalation mittels Rotahaler (Kapseln zu 0,2 und 0,4 mg)
□□ auch als Pulver-Inhalation mittels Inhalator Ingelheim (Berotec® Inhaletten®)

Tabelle 5: Theophyllin-Therapie, Richtdosen

Periphere intravenöse Applikation

Anfangsdosis („Loading dose") bei vorheriger Null-Therapie
0,48 g Theophyllin-Äthylendiamin (Euphyllin®) als Kurzinfusion
über 15 min
(Bei Vorbehandlung mit Theophyllin-Retardpräparat nur
¼–½ der „Loading dose")
Anschließend Dauerinfusion von 0,6–0,9 mg/kg/h Theophyllin

Orale Applikation

Langsame Steigerung der Tagesdosis, bis Enddosis
pro kg Körpergewicht und Tag erreicht ist:

Enddosis bei Erwachsenen:	12 mg/kg/Tag
Enddosis bei Kindern (7–14 Jahre):	20 mg/kg/Tag
Therapievorschläge (Auswahl):	
Euphyllin® Cr 250/350	2–3 × 250–350 mg
Afonilum® retard (forte)	2 × 250–300 mg
Pulmidur®	2–3 × 200 mg

Wichtig: Individuelle Therapieführung nach Theophyllin-Blutspiegelkontrolle
(1. Kontrolle ca. 3 Tage nach Beginn der Erhaltungstherapie).

Kontraindikationen: Thyreotoxikose, subvalvuläre Aortenstenose, Tachykardie und tachykarde Arrhythmie; Vorsicht bei frischem Herzinfarkt.
Wichtig: Grundsätzlich immer individuelle Dosierung! Angabe „alle 3–4 h 1–2 Hübe" nur grober Dosierungshinweis. Ungenügender Erfolg heißt nicht: höher dosieren (besonders nicht bei Dosier-Aerosolen), sondern Überprüfung der Medikation. Sorgfältige klinische Überwachung von Patienten mit Hypertonie, Myokardinsuffizienz, Hyperthyreosen und Angina pectoris.
b) *Theophyllin* und seine Verbindungen wirken bronchospasmolytisch, zentral erregend, atemanaleptisch (kurzzeitig), drucksenkend im kleinen Kreislauf, antiallergisch und positiv inotrop auf die Atemmuskulatur (besonders Zwerchfell). Als *Nebenwirkungen* werden im besonderen gastrointestinale und zentralnervöse Störungen wie Übelkeit, Brechneigung, Unruhe, Hitzegefühl u. a. beobachtet, weiter Tachykardien und Herzrhythmusstörungen.
Wichtig: Theophylline sind immer *langsam i.v.* zu injizieren; besondere Vorsicht bei vorangegangener Überdosierung mit β_2-Sympathomimetika (z. B. in Form der Dosier-Aerosole!), ferner bei Asthma-Patienten mit kardialer Dekompensation und bei Leberinsuffizienz, da verlängerte Elimi-

nationsraten. Raucher zeigen demgegenüber eine erhöhte Theophyllin-Toleranz. Das gleiche gilt für Kinder und Jugendliche.
Dosierungsvorschläge (s. Tab. 5): Infolge der geringen therapeutischen Breite und des raschen Eintretens toxischer Nebenwirkungen ist für die Therapie, insbesondere für die Dauertherapie, eine Dosierung nach Blutspiegelbestimmung anzustreben. Der Blutspiegel soll zwischen 7–20 µg/ml liegen, keinesfalls darüber. Wegen individuell unterschiedlicher Resorption und unterschiedlichem Metabolismus sind andere Dosierungsangaben unsicher. Bei schwerer Bronchospastik (Asthma bronchiale, Exazerbation einer chronisch-obstruktiven Bronchitis) wird die Theophyllintherapie i.v. geführt (s. Tab. 5). In weniger schweren Fällen oder nach Besserung des Krankheitsbildes empfiehlt sich die orale Medikation mit einem Retardpräparat. Bei Unverträglichkeit der oralen Applikation kann die Therapie auf Suppositorien (z.B. Euphyllin®) oder Mikroklysmata (Neobiphyllin-Clys® 5/10/20) umgestellt werden.

Eine Kombination von Theophyllin mit β_2-Sympathomimetika in oraler oder inhalativer Form ist möglich und führt (bei effektivem Wirkspiegel für Theophyllin) zu additiver Verbesserung der broncholytischen Wirkung.

c) *Anticholinergisch* wirksam sind die als Dosier-Aerosol vorliegenden *Ipratropiumbromid* (Atrovent®) und *Oxitropiumbromid* (Ventilat®); langsamerer Wirkungseintritt. Besonders bewährt hat sich für leichte bis mittelschwere Fälle (also für den „Regelfall") die Kombination mit Fenoterol (= Berodual®). – *Dosierung:* $3-5 \times 2-3$ Hübe/Tag. Auch alternierend mit einem adrenergisch wirksamen β_2-Dosier-Aerosol; jeweils 1–2 Hübe im Wechsel alle 4–6 h. – *Indikationen:* Vorwiegend nicht-allergische, bronchospastische Zustände, bronchiale Hyperreagibilität und Patienten mit verminderter Ansprechbarkeit auf β_2-Adrenergika und solche, bei denen die Nebenwirkungen dieser Pharmaka, im besonderen die kardiale Belastung, nicht erwünscht sind. Vor allem bei älteren Patienten mit chronischen Herzkrankheiten sollten neben den β_2-Sympathomimetika an zweiter Stelle vor den Theophyllin-Präparaten Atropinderivate eingesetzt werden.

2.3.2 Expektoration, Mukolyse und Sekret-Drainage

Das beste Expektorans ist der Husten, eine mechanische oder medikamentöse Anregung ist sinnvoll, seine Unterdrückung nur bei quälenden, unproduktiven Anfällen zweckmäßig (z.B. Silomat®, Paracodin®, bei schwerem Reizhusten Dicodid®). Hustenstillung wird oft schon durch ausreichende Anfeuchtung der Atemluft mit Sekretverflüssigung und Bronchospasmolyse (β_2-Mimetika!) erreicht, da der Husten häufig Spasmus-Äquivalent ist. *Wichtig:* Ausreichende Flüssigkeitszufuhr: 2–3 l/Tag. Vorsicht bei kardialer Dekompensation!

Es lassen sich mehrere pharmakodynamische und medikomechanische Wirkprinzipien – ergänzt durch die Bronchospasmolyse – kombinieren:

a) *Sole-Lösungen* bei starker Verschleimung (z.B. Inhalationen mit Emser Sole echt®, Verdünnung 1:10 bis 1:20).
b) *Mukolytika* bewirken Desintegration (Spaltung) der die hohe Viskosität und Zähflüssigkeit des Bronchialschleimes bedingenden Fasersysteme bei Bronchitisformen mit vorwiegend mukösem und mukopurulentem Auswurf: N-Acetylcystein (Mukolytikum „Lappe"®; Fluimucil®). Die Therapie mit N-Acetylcystein wird in der Regel peroral geführt (z.B. 2–3×200 mg Fluimucil®-Granulat/Tag). Von einer Inhalationstherapie muß abgeraten werden, da die Substanz schleimhautreizend ist und eine Bronchospastik die Folge sein kann. Mukolytika sollten generell nicht als Dauertherapie gegeben werden.
c) *Sekretolytika und Expektorantien:* Ozothin® (oral 3×1–3 Drg./Tag, i.v. 1–3 Amp./Tag) oder *Ambroxol* (Mucosolvan®; Saft, Tbl., Inhalationslösung) wirken sekretomotorisch.
Wichtig: Bei Weiterbestehen eines unstillbaren Hustens *immer Diagnosestellung überprüfen!*
d) *Bronchial-Lavage* bei schwerer Sekretverhaltung bronchoskopisch in Beatmungsnarkose, bei intubierten oder tracheotomierten Patienten oder fiberbronchoskopisch in Lokalanästhesie. Einzelheiten s. ds. Kap., 1.4.3.2. – *Indikationen:* Mukoviszidose und schwere Verlaufsformen asthmatischer Krisen mit Sekretstau. – Strenge Indikationsstellung.

Der therapeutische Wert von Mukolytika und Expektorantien ist umstritten. Meist genügen ausreichende Flüssigkeitszufuhr und Sole-Inhalationen. Die Therapie sollte daher nur unter strenger Indikation, den individuellen Bedürfnissen des Patienten angepaßt, erfolgen!

2.3.3 Antibakterielle Therapie

Die häufigste Manifestation bakterieller Infekte der Lunge sind Pneumonien (Bronchopneumonie, Lobärpneumonie) und akute Exazerbationen bei chronisch-obstruktiver Bronchitis.

Bei außerhalb des Krankenhauses stattgefundener Infektion handelt es sich bei den Erregern meist um Haemophilus influenzae oder Streptococcus pneumoniae. Erreger der immer häufiger anzutreffenden atypischen Pneumonien ist meist Mycoplasma pneumoniae. Wegen des kleinen in Frage kommenden Keimspektrums ist bei ambulant erworbener Infektion eine sog. „kalkulierte" antibiotische Therapie ohne vorherige mikrobiologische Keimdifferenzierung erlaubt (s. Kap. 5,2). In Frage kommen Ampicillin, Tetracyclin, Erythromycin, Co-trimoxazol und Cefalosporine.

Bei Therapieversagen (anhaltend hohes Fieber, weiterhin eitriger Auswurf und Verschlechterung des Allgemeinzustandes) muß eine mikrobiologische Keimdifferenzierung mit Antibiogramm erfolgen. Weiterhin serologische Diagnostik auf Mycoplasma pneumoniae, Legionellen und pneumotrope Viren. Ggf.

Tuberkulosediagnostik! *Untersuchungsmaterial:* Sputum, transtracheal aspiriertes Bronchialsekret und fiberbronchoskopisch gezielt abgesaugtes Bronchialsekret. Bis zum Erhalt des Untersuchungsergebnisses muß dann breiter antibiotisch abdeckend behandelt werden. Einzelheiten der antibakteriellen Therapie siehe entsprechende Krankheitsbilder.

2.3.4 Schleimhautabschwellung und Entzündungshemmung durch Glukokortikoide

Glukokortikoide wirken antiallergisch (Hemmung der Antigenpräsentation durch Makrophagen, Beeinflussung von T- und B-Lymphozyten, Verminderung der IgE-Produktion), antientzündlich (Komplementaktivierung wird gehemmt, stabilisierender Effekt auf Lysosomenmembranen der Leukozyten) und bronchialerweiternd (Blockade des Arachidonsäuremetabolismus): Synthese und Freisetzung bronchokonstriktorischer Mediatoren, besonders von Leukotrienen, werden gehemmt; wahrscheinlich auch direkte Wirkung an der glatten Bronchialmuskulatur. Glukokortikoide sind somit bei allen Formen von obstruktiven Ventilationsstörungen wirksam. Der hervorragenden Wirksamkeit stehen aber die bekannten, dosisabhängigen Nebenwirkungen der Steroide entgegen.

Indikationen: Kortikoide sind erst einzusetzen, wenn alle anderen bronchospasmolytischen Möglichkeiten ausgeschöpft sind. Eine Ausnahme stellt das Asthma bronchiale mit ausgeprägtem hyperreaktiven Bronchialsystem dar: Zur Unterdrückung der chronisch-entzündlichen Reaktionen im Bereich der Bronchialwand sind hier Steroide an 1. Stelle (inhalativ oder systemisch) zusammen mit β_2-Adrenergika angezeigt. Es ist stets eine Kombinationstherapie mit anderen Bronchospasmolytika anzustreben.

a) *Bei akuter Exazerbation* mit schwerer Bronchospastik *initial hohe* (100–250 mg Prednisolon oder äquivalente Dosen, evtl. Wiederholung), dann rasch fallende Dosierung, möglichst i.v. über 3–5 Tage mit Broncho- und Sekretolyse. Längerdauernde Applikation macht ein langsames „Ausschleichen" erforderlich (im allgemeinen oral in Abhängigkeit von der klinischen Symptomatik). Später, wenn möglich, auf ein inhalierbares Steroid umwechseln: Dexamethason-21-isonikotinat (Auxiloson®) *oder* Beclometasondipropionat (Viarox®, Sanasthmyl®, Sanasthmax®), 3–4 × 2–3 Hübe/Tag, langsame Reduzierung, wenigstens über 4 Wochen. In etwa einem Drittel der Fälle ist die systemische Applikation *nicht* durch eine inhalative Applikation ersetzbar. Der Vorteil der lokalen Therapie liegt im Fehlen einer systemischen Wirkung und damit im Fehlen von Steroid-Nebenwirkungen.

b) *Langzeit-Medikation:* Wenn erforderlich, Versuch einer zirkadianen Behandlung: 5–7,5–10 (bei schweren Fällen kann eine Steigerung dieser Dosis nötig werden!) mg/Tag Prednisolon oder Prednisolon-Äquivalenz-Dosen. Applikation in den frühen Morgenstunden in einer einmaligen Dosis. Erst bei Nichtansprechen der morgendlichen Therapie auch abendliche oder nächtliche Applikation (⅔ der Gesamtdosis morgens, ⅓ abends). Diese auf 2 Tagesdosen aufgeteilte Verabreichung ist bei schweren nächtlichen Asthmaattacken die Methode der Wahl.

Jede Langzeit-Medikation erfordert die Austestung der *individuell jeweils niedrigsten Dosierung;* s. a. ds. Kap., 5. Nebenwirkungen und Einzelheiten der Therapie: s. Kap. 3.

2.4 Physiotherapie und Rehabilitation

Gezielte atemgymnastische und physikalische Maßnahmen sind schon in der Frühphase der Behandlung der meisten broncho-pulmonalen Erkrankungen notwendig. Sie begleiten und ergänzen die medikamentöse Therapie. Einzelne Verfahren sind wesentliche Behandlungsmaßnahmen pulmonaler Erkrankungen.

a) *Mechanische Sekret-Drainage:* Thoraxerschütterungen durch einfaches Beklopfen (= sog. Perkussionsdrainage), apparative Vibrationsmassage. Dieses Verfahren soll bei Bronchiektasen in Verbindung mit einer lege artis durchgeführten Lagerungsbehandlung angewandt werden.

b) *Spezielle Atemgymnastik:* Verhaltensschulung in Verbindung mit Übungen zur bewußten Wahrnehmung des *Atembewegungsvorganges* und Einübung bestimmter *Selbsthilfetechniken,* welche befundangepaßt, d. h. auf die gestörte Funktion bezogen, variiert werden. Dazu gehören *atemerleichternde Stellungen* (z. B. Kutschersitz, Fersen-Ellenbogensitz, Seitlage im Bett mit erhöhtem Oberkörper u. a.), die dosierbare *Lippenbremse, gähnende Einatmung* und Lippenbremse sowie *Hustentechniken* und Verhaltensschulung bei Reizhusten bzw. unproduktivem Husten; weiter entspannende Techniken zur Minderung der Angst bei asthmatischer Atemnot (Wahrnehmung des Atemrhythmus, Handkontakte, z. B. sog. Packegriffe u. a.). – Beachte: Bei asthmatischen Atemnotzuständen sind Atemselbsthilfetechniken und eine darauf abgestimmte, gezielte, individuell zu variierende, antiobstruktive Medikation und Inhalation sich ergänzende Maßnahmen!

c) *Zusätzliche krankengymnastische Hilfen* zur Herabsetzung erhöhter Gewebewiderstände von Haut und Muskulatur des Oberkörpers, im besonderen der Atem- und Atemhilfsmuskulatur: Klassische Massage, Bindegewebsmassage, Gymnastik, Wärmeapplikation (feuchtheiße Packungen über dem Sternum, heiße Rolle).

d) *Dosierte körperliche Übungsbehandlung* (Terrainkur; Gehen und Laufen in Verbindung mit Atemübungen; Ergotherapie).

e) *Individuelle Klimabehandlung:* Salzhaltige Seeluft bei warmen Temperaturen; Höhenlagen 800–2000 m mit guter Sonneneinstrahlung, trocken-warmes Klima. Der Vorteil dieser Therapie liegt wohl vor allem in der relativ schadstofffreien Luft dieser Klimagebiete.

3 Akute Tracheobronchitis und Bronchitis

3.1 Ätiopathogenese
Zumeist (vorwiegend im Winter) Folge einer Virusinfektion (grippaler Infekt": Parainfluenza-, RS-, Coxsackie-, ECHO- und Adenoviren) der oberen Luftwege mit möglicher anschließender, bakterieller Superinfektion (Haemophilus influenzae, Streptococcus pneumoniae, selten Staphylokokken u.a., s. ds. Kap., 4.1). Unterkühlung, Durchnässung als Wegbereiter („Erkältung"). Selten Folge einer chemischen Irritation. Gute, eigenständige Heilungstendenz bei entsprechendem Verhalten.

3.2 Therapie
3.2.1 Allgemeine Maßnahmen
a) Bei Fieber Bettruhe; sonst Aufenthalt in gut belüfteten Räumen;
b) Rauchen einstellen;
c) freie Nasenatmung durch Nasivin®, Otriven® (als Tropfen), Lubrirhin®-Lösung.

3.2.2 Medikamentöse Therapie
Im allgemeinen *keine* Indikation für antibakterielle Therapie! Nur bei schwerem Verlauf und Verdacht auf bakterielle Superinfektion Therapie mit Ampicillin, Erythromycin oder Tetracyclin; Dämpfung des oft starken Hustenreizes durch allgemeine Maßnahmen (s.o.), dazu *Antitussiva* (vorwiegend zur Nacht und morgens): Codeinphosphat bis $5 \times 0,03$; Tussoretard®-1 Tag-und-Nacht-Kapsel, Silomat® (Clobutinol) 1–3 Drg. oder $2-3 \times 20$ Tr.; nur in schweren Fällen: Dicodid® $2-3 \times$ bis 10 mg/Tag (Tageshöchstdosis 50 mg!), Suchtgefahr! (s.a. ds. Kap., 4.3). Ansonsten rein symptomatische Therapie mit Antipyretika und ggf. Analgetika (Arthralgien!).

4 Chronische Bronchitis und Emphysem

Definition: Die WHO definiert als chronische Bronchitis eine Erkrankung, bei der über einen Zeitraum von 2 Jahren, wenigstens innerhalb von 3 Monaten jährlich, an den meisten Tagen der Woche Husten und Auswurf auftreten. – Emphysem ist eine pathomorphologische Diagnose, gekennzeichnet durch eine irreversible Erweiterung der distal der terminalen Bronchiolen gelegenen Lufträume. – Beide Erkrankungen können sich unabhängig voneinander entwickeln, werden aber häufiger gemeinsam angetroffen. Die Pathogenese ist komplex, nosologisch ist eine Krankheitseinheit nicht definierbar; klinisch bestehen fließende Übergänge zwischen chronischer Bronchitis, Emphysem und Asthma bronchiale.

4.1 Ätiopathogenese und Pathophysiologie

Primär imponieren *Hyper- und Dyskrinie* (= vermehrte Bildung und krankhaft veränderte Zusammensetzung des Bronchialsekretes), hinzu kommen (zeitlich meist sekundär) *bakterielle Infekte*. Bahnung durch exogene Schädigung der mukoziliären Clearance und der endogenen Infektabwehr (z. B. Luftverschmutzung, arbeitsplatzspezifische Schadstoffe, Allergene, im besonderen aber durch chronisches *Inhalationsrauchen*). Weiter spielen Klimaeinflüsse eine Rolle. Rezidivauslösung häufig durch Virusinfekte („Erkältungen"). Langsame Progredienz über Jahre; Dyskrinie, gewebliche Läsionen, Schleimhautödem und ein durch unterschiedliche Faktoren verursachter Bronchospasmus bedingen die zunächst reversible, später häufig irreversible *bronchiale Obstruktion*. Die dadurch erhöhte Atemarbeit erklärt die Dyspnoe des chronischen Bronchitikers, die zunächst nur unter körperlicher Belastung, in fortgeschrittenen Stadien auch in Ruhe auftritt. Meist kommt es in Verbindung damit – gelegentlich aber auch ohne auffällige bronchitische Symptomatik – zur Ausbildung von Emphysemstrukturen mit *Verlust elastischer Elemente* (Ent-Spannung des Lungengerüstes), unterschiedlicher *Rarefizierung* von Gefäßkapillaren und *Atrophie* der Bronchialwände.

Als besondere Verlaufsformen lassen sich ein *„dyspnoisch-pulmonaler (emphysematischer) Typ"* und ein *„zyanotisch-bronchialer (bronchitischer) Typ"* abgrenzen. Sehr viel häufiger sind „Mischtypen". Ausmaß der chronischen Bronchitis und der Lungenüberblähung sind klinisch und funktionell anteilmäßig nur begrenzt festlegbar. In den Endstadien meist Zeichen der Rechtsherzbelastung (s. ds. Kap., 6).

Funktionell bestehen erhöhte inhomogene Atemwegswiderstände. Hinzu kommt häufig eine vermehrte (exspiratorische) Kompressibilität der Atemwege (= dynamische, druckabhängige Obstruktion). Nachfolgend Gasaustauschstörungen: Der funktionelle Endzustand ist die *alveoläre Mangelbelüftung* (Globalinsuffizienz).

4.2 Klinik

Klinisch ist lediglich eine deskriptive Klassifikation einzelner Krankheitsbilder und Verlaufsformen möglich. Diese können durch funktionelle Kriterien ergänzt und präzisiert werden. Damit wird gleichzeitig auch auf die Vorrangigkeit einzelner Behandlungsmaßnahmen hingewiesen.

Leitsymptome und -befunde: Husten („Raucherhusten"), Auswurf (weißlich, zäh, bisweilen eitrig) und Dyspnoe (Belastungs-, Ruhedyspnoe). Zu unterscheiden, da prognostisch bedeutsam, ist die chronische Bronchitis mit und ohne Obstruktion. Dies ist nur mittels wiederholter Lungenfunktionsprüfungen möglich.

Komplikationen der chronisch-obstruktiven Bronchitis: Die akute Exazerbation einer chronischen Bronchitis wird durch eine bakterielle oder virale Superinfektion ausgelöst. Symptome sind zunehmende Mukopurulenz des Sputums, Zunahme der Dyspnoe, Fieber und deutliche Verschlechterung des Allgemeinzustandes. „Eitriges" Sputum kann aber auch durch eine ausgeprägte Sputumeosinophilie hervorgerufen werden. Im Zweifelsfall hilft eine Gram-Färbung des Sputums weiter. Weitere Komplikationen sind deformierende Bronchopathie mit Entwicklung von Bronchiektasen, peribronchiale Fibrosierung des Lungengewebes, Lungenemphysem, zunehmende respiratorische Insuffizienz und Rechtsherzbelastung im Sinne eines chronischen Cor pulmonale.

4.3 Therapie

Wichtig ist die Beseitigung exogener Noxen, besonders das Einstellen des Rauchens.

Je nach Schwere des Krankheitsbildes und Befund der Lungenfunktionsanalyse (nachgewiesene Obstruktion) sollte eine antiobstruktive Kombinationstherapie durchgeführt werden:

β_2-Sympathomimetika in Form von Dosier-Aerosolen sind stets Mittel der 1. Wahl (s. ds. Kap., 2.2 und 2.3.1). Zusätzlich werden Atropinderivate (Atrovent®, Ventilat®) und/oder Theophyllin eingesetzt. Sinnvolle Kombinationspräparate aus β_2-Sympathomimetikum mit Ipratropiumbromid (Berodual®) oder mit DNCG (Aarane®, Allergospasmin®) kommen ebenfalls zum Einsatz. Zur Therapie mit Expektorantien s. ds. Kap., 2.3.2. Physiotherapie s. ds. Kap., 2.4.

Gelingt es trotz Einsatz o. a. Substanzgruppen und Therapieformen nicht, den Zustand des Patienten entscheidend zu verbessern, kommen zusätzlich Glukokortikoide zum Einsatz! Für Steroidtherapie gilt der Leitsatz: So viel wie nötig und so wenig wie möglich! (s. ds. Kap., 2.3.4).

Bei bakteriellen Infekten, die ambulant erworben wurden, Durchführung einer kalkulierten, peroralen antibiotischen Therapie (s. ds. Kap., 2.3.3) über ca. 10−14 Tage (s. Tab. 6).

Tabelle 6: Antibiotische Therapie bei akuter bakterieller Exazerbation einer chronischen Bronchitis

	Freiname	Handelsname (Beispiele)	Durchschnittliche Tagesdosis
Mittel I. Wahl	Amoxicillin	Amoxypen®	3×1 g p.o.
		Augmentan®	$3 \times 0{,}5-1{,}0$ g p.o.
	Erythromycin	Erythrocin®	$2-3 \times 500$ mg p.o.
Mittel II. Wahl	Doxycyclin	Vibramycin®	2×100 mg p.o.
	Co-trimoxazol	Bactrim®	$2 \times 160-180$ mg p.o.

Der Einsatz von Präparaten, die das Immunsystem stimulieren sollen (z. B. Broncho Vaxom®), kann bei rezidivierenden Infekten diskutiert werden; eine sichere Effizienz dieser Präparate ist jedoch nicht bewiesen.

Kardiale Therapie (s. a. bei Cor pulmonale, ds. Kap., 6).

Bei Nichtansprechen der Therapie oder Zunahme des Hustens unbedingt radiologische, ggf. endoskopische Kontrollen (cave: Bronchialkarzinom häufig Ursache des Reizhustens, Raucher sind Risikopatienten). Gelingt es trotz optimaler antiobstruktiver Kombinationstherapie nicht, den paO_2 auf Werte ≥ 60 Torr anzuheben, kann eine O_2-Langzeittherapie diskutiert werden (s. ds. Kap., 1.4.2.1).

4.4 Lungenemphysem bei α_1-Antitrypsinmangel
Definition: Genetisch determinierte Defektdysproteinämie mit frühzeitiger Ausbildung eines panlobulären Lungenemphysems.

Plasmaspiegel < 80 mg/100 ml Serum spricht für schweren angeborenen Mangelzustand (Diagnosestellung durch Bestimmung der totalen Trypsin-Hemmaktivität des Plasmas oder radiale Immundiffusion nach *Mancini*). Heterozygote Merkmalsträger bei ca. 2–4% aller Patienten mit chronisch-obstruktivem Emphysem. Bei Nachweis Phänotyp-Bestimmung und Untersuchung von Angehörigen zweckmäßig.

Therapie: Für Patienten, die einen α_1-Antitrypsin-Plasmaspiegel von < 80 mg/ 100 ml Serum aufweisen, steht nunmehr ein humanes α_1-Antitrypsin-Konzentrat zur Verfügung (Prolastin HS®). Zur Substitutionstherapie ist in der Regel eine wöchentliche Einzeldosis von 60 mg/kg KG als i.v. Kurzinfusion ausreichend. Denken sollte man an einen α_1-Antitrypsinmangel bei deutlich erniedrigter α_1-Bande in der Serum-Elektrophorese und frühzeitiger Emphysembildung *ohne* Asthma bronchiale oder auffällige Bronchitis-Anamnese. In der Perfusionsszintigraphie findet sich bei diesen Patienten in charakteristischer Weise eine Unterlappen-betonte Gefäßrarefizierung. Meist anfällig gegen Zigarettenrauch und industrielle Staubpartikel. – *Wichtig:* Konsequente Infektprophylaxe und absolutes Rauchverbot.

4.5 Schlafapnoesyndrom (SAS)
Beim Schlafapnoesyndrom, einer nächtlichen Atemregulationsstörung, entwickeln sich arterielle Hypoxämien, die lebensbedrohliche Werte mit O_2-Sättigungswerten von unter 50% annehmen können. Die häufigste Apnoe-Form ist die obstruktive Schlafapnoe. Bei der obstruktiven Schlafapnoe sistiert die alveoläre Ventilation, da die extrathorakalen Atemwege durch Verschluß des Oropharynx keinen suffizienten Gasaustausch mehr zulassen. Die sich entwickelnde Hypoxämie induziert eine „Weckreaktion". Diese führt dann zur Wiedereröffnung der oberen Atemwege. Die Ursachen der obstruktiven Schlafapnoe sind komplex: Neben anatomischen Faktoren, wie vergrößerten Tonsillen und Makroglossie, spielen vor allem Tonusregulationsstörungen im Oropharynx eine Rolle. Weitere Formen von Schlafapnoe sind die zentrale Apnoe sowie die nächtliche Hypoxämie bei chronisch-obstruktiven Atemwegserkrankungen.
Die *Hauptkomplikationen* nächtlicher Schlafapnoe sind Entwicklung einer pulmonalarteriellen Hypertonie und bedrohliche Herzrhythmusstörungen. Die *Diagnose* eines Schlafapnoesyndroms sollte in einem pneumologischen Zentrum mit speziellem Schlaflabor gestellt werden.

Therapeutisch kommt in erster Linie eine nächtliche Sauerstofftherapie (Flußrate von 2–4 l/min via Nasensonde) in Betracht. Flankierende Maßnahmen sind: Gewichtsreduktion, Alkoholkarenz und Änderung der Schlafposition. Bei anatomischen Hindernissen im Oropharynx können chirurgische Maßnahmen sinnvoll sein (z.B. Tonsillektomie). Schließlich hat sich bei schwerem obstruktiven Schlafapnoesyndrom die nasale kontinuierliche positive Überdruckbeatmung (nCPAP) bewährt.

5 Asthma bronchiale

Definition: Unter Asthma bronchiale versteht man eine anfallsweise auftretende Atemnotsymptomatik mit generalisierter Bronchialobstruktion. Es handelt sich hierbei nicht um ein Krankheitsbild sui generis, sondern um ein oft polyätiologisch bedingtes pulmonales Syndrom, das durch eine erhöhte Reaktionsbereitschaft des Bronchialsystems gegenüber einer Vielzahl von Reizen gekennzeichnet ist („hyperreagibles Bronchialsystem"). Charakteristisch ist das anfallsweise Auftreten des Beschwerdebildes mit zunächst völliger Beschwerdefreiheit im anfallsfreien Intervall. Mit zunehmender Krankheitsdauer werden die Beschwerden chronisch; die Übergänge zur chronischen Bronchitis sind fließend.

5.1 Ätiopathogenese

a) Exogen-allergisch, durch inhalative Allergene, seltener Nahrungsmittel-, Arzneimittel-, Parasiten- und Insektenallergene sowie Perkutanallergene (hämatogene Auslösung). Nicht zu verwechseln mit exogen-allergischer Alveolitis mit und ohne Obstruktion.
b) Unklare Genese (intrinsic Asthma).
c) Chemisch-toxisch und physikalisch-irritativ.
d) Belastungsinduziert.
e) Analgetika-Intoleranz.
f) Psychische Mitfaktoren.
Beachte: Häufig Mischformen!

5.2 Klinik

Leitsymptome und -befunde: Erscheinungsbild, Verlauf und Pathogenese sind uneinheitlich. – *Keine* ausschließliche Anfallskrankheit. In klassischer Weise aber anfallsweise Atemnot mit erschwertem Exspirium, Hustenattacken (oft anfallsauslösend), Anfälle häufig nachts und in den frühen Morgenstunden. Anfälle dauern von Minuten bis zu vielen Stunden (Anfallsdauer > 24 h = Status asthmaticus!). Primäre Manifestation der Sensibilisierung durch inhalative Allergene: Konjunktivitis, Rhinitis, Tracheitis und Bronchitis – „Asthmaäquivalente" – (oft über Jahre!). – Differentialdiagnostisch Krankheitszustände abgrenzen, bei denen „symptomatisches" Asthma auftritt z. B. das Asthma cardiale (s. Kap. 10), mechanische Stenosierung der Trachea und Bronchien (regionale Bronchialobstruktion!) u. a.

5.3 Therapie
5.3.1 Auslösungsbezogene Therapie

5.3.1.1 Exogen-allergisches Asthma
Die Therapie ist gerichtet gegen das Allergen (Allergenkarenz) und gegen die Antikörperbildung (Hyposensibilisierung, d. h. Immuntherapie). Ziel dieser Therapie ist es, eine pathogene Allergen-Antikörper-Reaktion, die den allergiespezifischen Gewebereiz darstellt, zu verhindern.

Bevor derartige Therapiemaßnahmen zum Einsatz kommen können, ist die subtile Eruierung der auslösenden Allergene von entscheidender Bedeutung. Wichtigste diagnostische Hilfsmittel hierzu sind:
a) genaue Anamneseerhebung, auch Berufsanamnese (Berufsallergene!)
b) Hauttestung
c) Bestimmung des Gesamt-IgE im Serum
d) Nachweis allergospezifischer IgE-Antikörper (RAST, ELISA)
e) im Zweifelsfall unter strenger Indikationsstellung auch inhalative Provokationsproben

Allergenkarenz (Expositionsprophylaxe)

Nach Isolierung des oder der für eine Asthmakrankheit verantwortlichen Allergene sollte soweit möglich eine strenge Expositionsprophylaxe angestrebt werden. Besonders in frühen Krankheitsphasen ist die Expositionsprophylaxe der einfachste und wirksamste therapeutische Weg. Da an eine beschränkte, meist lokal gebundene Allergenverbreitung geknüpft, kommen für die strenge Expositionsprophylaxe nur bestimmte Allergenreservoire in Betracht:
a) *Haus- und Umweltallergene* (Betten- und Matratzeninhaltsstoffe, Haustiere, hausgebundener Schimmel, Kosmetika, Arzneimittel und anderes) durch „Sanierung des privaten Allergenmilieus" (auch Wohnungs- und Ortswechsel), durch Ausschaltung von Nahrungsmittelallergenen, soweit möglich. Gegenüber saisonalen Allergenen wie z.B. Gräser oder Baumpollen ist meist keine absolute Allergenprophylaxe möglich.
b) *Berufsallergene:* Die Sanierung des beruflichen Allergenmilieus bedingt zumeist einen Berufs- oder zumindest Arbeitsplatzwechsel.

Hyposensibilisierung (Immuntherapie)

Behandlungsprinzip: Durch die parenterale Zufuhr eines Allergens in zunächst subklinischen und nach und nach immer größeren Dosen soll eine Toleranz gegenüber dem betreffenden Allergen erzeugt werden. Unter der Hyposensibilisierungstherapie kommt es zur Induktion blockierender IgG-Antikörper, die bei neuerlichem Allergenkontakt mit den Allergenen reagieren, bevor es zur Bindung mit den jeweils pathophysiologisch relevanten IgE-Antikörpern kommt. Dieses Wirkungsprinzip stellt aber wahrscheinlich nur einen Teilaspekt der immunologischen Mechanismen dar, die bei Hyposensibilisierungstherapie ablaufen. Der Gesamtvorgang, der unter gewissen Voraussetzungen zur Immuntoleranz führt, ist aber wahrscheinlich weit komplexer und im einzelnen noch nicht endgültig aufgeklärt.
Indikationen: Ist eine Allergenkarenz bei ubiquitär vorkommenden Allergenen unmöglich oder aus existentiellen Gründen (Berufsallergene!) nicht möglich oder erwünscht, so ergeben sich für eine spezifische Hyposensibilisierung folgende Indikationen:

a) *Umweltallergene:* Baum-, Gräser-, Kräuterpollen, Schimmelpilzsporen und Hausstaubmilbe.
b) Je nach Expositionssituation *Berufsallergene:* Mehl- und Getreidestaub, Tierhaare, Holzstaub und anderes mehr.

Eine Hyposensibilisierungstherapie ist generell nur bei engem Allergenspektrum und einer Krankheitsdauer von weniger als zehn Jahren angezeigt.

Kontraindikationen: Gravidität, aktive Lungentuberkulose, weit fortgeschrittene schwere Asthmakrankheit, Lungenemphysem, Autoimmunerkrankung, konsumierende Erkrankungen und andere.

Man wird im Einzelfall, besonders auch unter Berücksichtigung der Intensität der Beschwerden und dem damit für den Patienten verbundenen Leidensdruck, abwägen müssen, ob eine medikamentöse symptomatische Therapie ausreichend ist oder aber die für Arzt wie Patienten gleichermaßen unbequeme Behandlungsmethode der Hyposensibilisierung als Therapieverfahren der Wahl in Frage kommt. Zudem ist die Behandlung, selbst bei korrekter Durchführung, nicht ohne Gefahrenrisiko. Schließlich dauert die Hyposensibilisierung in der Regel mehrere Jahre.

Impfungen: Gegen virale oder bakterielle Krankheitserreger sollen während einer Hyposensibilisierungsbehandlung keine Impfungen vorgenommen werden. Wird ganzjährig hyposensibilisiert, so empfiehlt es sich, die Behandlung nach einem Impftermin für etwa 2 Wochen zu unterbrechen, um dann erneut, allerdings mit der Hälfte der bisher erreichten tolerierten Allergendosis fortzufahren. Bei Behandlung mit Semi-Depot-Extrakten soll zwischen der letzten Semi-Depot-Allergeninjektion und dem Impftermin ein Intervall von mindestens einer Woche liegen. Die Fortsetzung der Hyposensibilisierung erfolgt dann etwa drei Wochen nach der Impfung mit der Hälfte der zuletzt gegebenen Allergendosis.

Praktische Durchführung: Subkutane Injektion steigender Dosen eines individuell zusammengesetzten, therapeutischen Allergenextraktes an der Außenseite des Oberarmes, handbreit oberhalb des Olekranons, unter Berücksichtigung der individuellen Toleranz von Dosis zu Dosis. *Cave:* Unterbrechung bei interkurrenten Infekten zwingend!

Wichtig: Bei Pollinosis wird vorzugsweise die präsaisonale Behandlung Anfang Dezember oder früher bis Ende April oder bis zum jeweiligen Beginn der Blühperiode durchgeführt. Bei zeitlich unbegrenztem Allergeneinstrom (z.B. Hausstaubmilbe, Pilzsporen und andere) ist die ganzjährige, sog. perenniale Hyposensibilisierung angezeigt. Bei ganzjähriger Behandlung mit Pollenallergenen ist während der Blühsaison eine Dosisreduktion auf $1/10 - 1/2$ der erreichten Erhaltungsdosis empfehlenswert.

Die pharmazeutische Industrie stellt nach Rezeptur individuell angepaßte Allergenlösungen her. Zur Verfügung stehen wäßrige Allergenextrakte, Semi-

Depot-Extrakte und Allergoide. Eine exakte Behandlungsanweisung, die genau befolgt werden muß, liegt jeder Originalpackung bei.

Kommt es nach der Injektion zu verstärkter Lokalreaktion (Rötung, Schwellung, Quaddelbildung) oder Asthmasymptomatik, so soll keine weitere Dosissteigerung vorgenommen, sondern die letzte tolerierte Dosis wiederholt und anschließend erneut die schemagerechte Dosissteigerung fortgesetzt werden.

Da im Extremfall im Rahmen einer Hyposensibilisierungstherapie ein schwerer Asthmaanfall oder auch anaphylaktischer Schock ausgelöst werden kann, sollte die Indikationsstellung und Durchführung einer Hyposensibilisierungstherapie durch einen erfahrenen Pneumologen und Allergologen erfolgen.

Je nach Ausmaß des Beschwerdebildes können zusätzlich zu Allergenkarenz und Immuntherapie Medikamente zur sogenannten „Maßzellprotektion" eingesetzt werden (Intal®, Zaditen®, Tilade®). Bei nachgewiesener bronchialer Obstruktion mit ausgeprägter bronchialer Hyperreagibilität müssen zusätzlich β_2-Adrenergika und Steroide (inhalativ-oral) eingesetzt werden. Falls auch damit kein ausreichender Therapieerfolg erzielt werden kann, kommen zusätzlich Theophyllin und Atropinderivate zur Anwendung.

5.3.1.2 Intrinsic Asthma
Konsequente antibiotische Therapie rezidivierender bronchialer Infekte. Langzeittherapie mit inhalativen oder systemisch wirksamen Glukokortikoiden (Sanasthmyl®, Viarox®, Sanasthmax®, Decortin®). Bei nachgewiesener Obstruktion in jedem Fall β_2-Adrenergika. Gegebenenfalls Kombination mit Theophyllin und/oder Atropinderivaten.

5.3.1.3 Chemisch-physikalisch irritatives Asthma
Umgehende Expositionsprophylaxe! Ansonsten symptomatische, antiobstruktive Kombinationstherapie.

5.3.1.4 Anstrengungsasthma (exercise induced asthma)
„Mastzellprotektion" mit Intal®, β_2-Adrenergika (Berotec®, Sultanol®) oder Kombinationen (Aarane®, Allergospasmin®).

5.3.1.5 Psychogenes Asthma
Bei *psychogener (emotionaler),* zumeist sekundärer Auslösung, besonders bei chronischen Formen: Sedierende Maßnahmen, ggf. kombiniert mit Psychopharmaka, in Verbindung mit Atem- und Entspannungstherapie; stützende psychotherapeutische Verfahren besitzen einen fraglichen Wert und sind nur in einem Teil der Fälle erfolgversprechend.

5.3.2 Medikamentöse (symptomatische) Therapie

Behandlungsziel: Beherrschung einer evtl. vorliegenden akuten respiratorischen Insuffizienz; Minderung der Atemarbeit; Beschwerdenlinderung bei den chronischen Verlaufsformen mit Sekundärfolgen; Behandlung intermittierender, meist infektbedingter Komplikationen.

Wichtig: Therapie unter Berücksichtigung der in den letzten Tagen eingenommenen Medikamente (häufig Abusus, im besonderen Dosier-Aerosole, vorangehende Theophyllintherapie!). Belassen der bisher wirksamen Medikamente. Kein abruptes Absetzen von Glukokortikoiden!

Kontraindikationen: Morphium und Derivate (atemdepressorische Wirkung), Parasympathomimetika (z. B. Pilocarpin®, Doryl®), Cholinesterasehemmer (Prostigmin®, Tensilon®, Mestinon®), β-Rezeptorenblocker (Dociton® etc., auch sog. kardioselektive Blocker sowie β-Rezeptorenblocker enthaltende Augentropfen bei Patienten mit Glaukom).

5.3.2.1 Schwerer Asthmaanfall, Status asthmaticus

Sofortmaßnahmen in Anlehnung an Tabelle 7 unter Berücksichtigung der jeweiligen Funktionseinschränkung und des klinischen Zustandsbildes. Weiterführende Maßnahmen s. ds. Kap., 2.3.

5.3.2.2 Chronisches Asthma bronchiale, Intervalltherapie

a) *Inhalation* von Bronchospasmolytika (s. ds. Kap., 2.3.1). Dosier-Aeorosole (Berotec®, Sultanol®, Bricanyl®, Bronchospasmin®, Etoscol®). – Kombination von $β_2$-Adrenergika (z. B. Berotec®) mit Atropinderivat (als Kombinationspräparat in Berodual®), etwa alle 4 h je 1–2 Hübe. Bei nachgewiesener Hyperreaktivität frühzeitig inhalative Steroide.

b) Euphyllin® 0,24 g oder Neobiphyllin® 0,32 oder Solosin® 1 Amp. (208 mg) langsam *intravenös* 2 (–4) mal täglich. Bei Besserung auf orale Therapie übergehen.

c) Fortführung *oral,* z. B. Euphyllin® retard, Neobiphyllin® retard, Bronchoretard®, Afonium® retard etc.

d) *Intervalltherapie* (auch zur Nacht): Euphyllin®- oder Perphyllon®-Supp., Spiropent®, 1 Tbl., Solosin®-Tropfen 30–40 Tr. u. a.

e) Nachtversorgung: Der *individuelle* Anfallsrhythmus erfordert eine zusätzliche Nachtmedikation, z. B. Spiropent® 1×1 Tbl. oder Brelomax® 1×1 Tbl. – Manchmal vorteilhaft: abendliche (anstelle der einmaligen morgendlichen) Glukokortikoidgabe.

f) Bei primär hochdosierter *Glukokortikoidtherapie* (s. o.: Schwerer Anfall) erst *nach* Wirkungseintritt langsame Reduzierung der Dosis, d. h. bei Tagesdosen über 20 mg Prednisolon jede Woche etwa um 5–10 mg, unterhalb 20 mg um 1–3 mg/Woche, da Unterdosierung klinisch erst nach etwa 4 Tagen sichtbar; *langsame Dosisminderung* notwendig zur Festlegung der *indi-*

Tabelle 7: Therapie des schweren Asthmaanfalls

Therapeutisches Ziel	Initialtherapie
Allgemeines	Frische Luft, Raumwechsel; bei Pollen-Asthma: Fenster zu
1. Bronchospasmolyse	0,24–0,48 g *Euphyllin*® langsam i.v. oder als Kurzinfusion (15–30 min) oder 1–2 Amp. *Solosin*® oder/und 1 Amp. *Bronchospasmin*® langsam i.v. oder ½–1 Amp. *Bricanyl*® s.c. (Frequenzkontrolle!). Im Notfall auch 1 Amp. Solosin® oder 50 Tr. Solosin® oral
2. Rückbildung der entzündlich-allergischen Gefäß-Schleimhaut-Reaktion	250–500 mg *Prednisonäquivalent* i.v. (Solu-Decortin®-H, Urbason®), ggf. nach 1 h wiederholen
3. Sekretolyse	1 Amp. Ozothin® i.v. (10 ml) oder Mucosolvan® i.v. (2 Amp.), reichlich Flüssigkeit; ultima ratio: bronchoskopische Absaugung mit Lavage
4. O_2-Zufuhr	nach Blutgasanalyse: beginnende Hyperkapnie ist Alarmsignal (Beatmungsindikation!)
5. Stützung des Herzens Ergänzende Maßnahmen	Meist nicht erforderlich Atemerleichternde Körperposition Verbale Atemanleitung Manuelle Exspirationshilfe, Lippenbremse

Anmerkung: Der schwere Asthmaanfall ist eine prinzipiell lebensbedrohliche Situation. Führen die angegebenen Maßnahmen nicht zum Erfolg, ist umgehende Krankenhauseinweisung angezeigt. Bei respiratorischer Globalinsuffizienz (Atemstillstand) s. ds. Kap., 1.4!

viduellen Minimaldosis! Dauer- oder Erhaltungsdosis möglichst unter der sog. Cushing-Schwellendosis, bei höherer notwendiger Erhaltungsdosis (> 20 mg) sollte an zwei Wochentagen (z.B. Mittwoch und Sonntag) eine Therapiepause eingelegt werden. Wegen der fehlenden systemischen Wirkung wenn immer möglich Übergang auf Auxiloson®, Sanasthmyl®, Sanasthmax®, Viarox® als Dosier-Aerosole, initial 3–4 mal 2–3 Hübe/Tag, nachfolgende Reduzierung.

5.3.3 Unterstützende Maßnahmen

Krankengymnastik und Physiotherapie sind im Intervall ebenso wichtig wie die medikamentöse Therapie (s. ds. Kap., 2.4).
Klimabehandlung (Hochgebirge, Nordsee mit „Brandungsinhalation") bedeutet vor allem Distanzierung von Allergenen, Ausschaltung industrieller Noxen.

De-Aktualisierung häuslicher und beruflicher Konfliktsituationen durch Ortswechsel.

Psychotherapie: Einzelbehandlung, Gruppen- und Verhaltenstherapie nach psychosomatischer Befunderhebung unter Verwertung psychodiagnostischer Verfahren; kann in manchen Fällen therapieunterstützend wirken, ihr Wert sollte aber nicht überschätzt werden.

Die immer noch geübte *chirurgische Behandlung* (Vagotomie und Sympathikotomie, Glomektomie) führt weder zu einer Beeinflussung der allergenspezifischen Obstruktion noch zu der durch andere Pathomechanismen ausgelösten Obstruktion (Plazebo-Wirkung!) und soll nicht mehr empfohlen werden. Der Therapieeffekt der Durchtrennung des Nervus laryngeus superior (sog. „Bochumer Operation") ist nicht genügend gesichert.

6 Chronisches Cor pulmonale

Definition (WHO 1961): Hypertrophie der rechten Herzkammer als Folge von Krankheiten, die primär und ursprünglich auf die Funktion oder die Struktur der Lunge oder auf beide einwirken und dabei eine Drucksteigerung im kleinen Kreislauf hervorrufen: Cor pulmonale chronicum (CPC).

6.1 Ätiopathogenese

Die für das CPC ursächliche pulmonale Hypertonie entwickelt sich auf dem Boden einer andauernden alveolären Hypoxie (Euler-Liljestrand-Mechanismus) und/oder einer direkten Einschränkung des pulmonalen Gefäßquerschnitts infolge von organischen Gefäßveränderungen. Ursächlich sind somit Erkrankungen der Atemwege und Alveolen (chronische Bronchitis, Emphysem, Lungenfibrosen u.a.), Erkrankungen, die die Thoraxwandmotilität beeinträchtigen (Thorakoplastik, Pleuraschwarten, neuromuskuläre Erkrankungen, zentrale Atemregulationsstörungen u.a.), und Erkrankungen der arteriellen Lungengefäße (Panarteriitis nodosa, rezidivierende Lungenembolien u.a.). Als eigenständige Erkrankung wird die primäre pulmonale Hypertonie abgegrenzt. Die Langzeitprognose des CPC richtet sich nach der Prognose der primären Lungenerkrankung.

6.2 Klinik

Leitsymptome und -befunde: Für eine beginnende Pulmonalis-Druckerhöhung (in Ruhe > 30 mmHg systolisch, Mitteldruck > 20 mmHg), anfänglich nur unter körperlicher Belastung manifest, gibt es keine verläßlichen indirekten Kriterien. Die nachfolgenden klinischen Zeichen sind so meist schon Ausdruck einer stärkergradigen Rechtsherzbelastung oder beginnenden kardialen Dekompensation: Herzklopfen, gelegentlich Schwindelzustände, Kopfschmerzen, thorakale, vorwiegend substernale Oppressionen, bei Auftreten einer Globalinsuffizienz auch neurologische Symptome.

Herztöne: Betonter 2. Herzton mit breitem Pulmonaliston-Anteil und fixierter Spaltung, Pulmonaldehnungston (ejection click), epigastrische Pulsationen. – Halsvenenkontrolle, unblutige Venendruck-Beurteilung durch Bestimmung des Kollapspunktes, Rechtsherzpalpation, positiver hepato-jugulärer Reflux, Lebergröße.

Valsalva-Manöver: Qualität des peripheren Pulses und Frequenz ändern sich bei erhöhtem Pulmonalisdruck kaum. Überhöhte Belastungsfrequenz mit verzögerter Frequenzrückkehr.
Dyspnoe und *zentrale Zyanose* nicht pathognomonisch als Frühzeichen einer Rechtsherzbelastung. Die Zyanose wird zudem durch eine Polyglobulie verstärkt. Bei dekompensiertem CPC klassische Zeichen der Rechtsherzinsuffizienz: Halsvenenstauung, schmerzhafte Hepatomegalie, periphere Ödeme.

6.3 Therapie
Behandlungsprinzipien
a) Behandlung der pulmonalen Grundkrankheit bzw. der respiratorischen Insuffizienz durch Bronchospasmolyse (s. ds. Kap., 2.3.1), Expektoration, Mukolyse und Sekretdrainage (s. ds. Kap., 2.3.2), antibakterielle Therapie (s. ds. Kap., 2.3.3), Schleimhautabschwellung und Entzündungshemmung (s. ds. Kap., 2.3.4); O_2-Zufuhr.
b) Behandlung der pulmonalen Herzerkrankung.
c) Prophylaktische Maßnahmen: Rauchverbot; Infektvorbeugung; Physiotherapie.

Spezielle Therapie
a) Drucksenkung im kleinen Kreislauf ist kurzzeitig möglich durch *Theophyllin*-Derivate und *Nitrokörper*. Bei Einsatz von Theophyllin-Derivaten in Abhängigkeit von der Schwere der kardiorespiratorischen Einschränkung *reduzierte* Dosen und *langsame* Applikation (!), da verzögerte Elimination bei Herzinsuffizienz. Empfohlene Richtdosis für Theophyllin 0,6–0,9 mg/kg/h, z.B. *Euphyllin®, Solosin®* (s. ds. Kap., 2.3.1b). Dauer-Theophyllin-Infusionen nach Möglichkeit mit Überprüfung der Plasma-Spiegel. Weiter Versuch mit hochdosierter Langzeitbehandlung mit Nitrokörpern, z.B. mit Nitro-Mack® retard 3–5×1 Kapsel/Tag *oder* isoket® retard *oder* Iso-Mack® retard 80–160 mg. Bei Rechtsherzdekompensation Nitrokörper als Dauerinfusion über Perfusor (z.B. Trinitrosan®, perlinganit® 2–6 mg/h).
b) Kontinuierliche *Sauerstoffzufuhr* über Nasensonde oder Brille entsprechend den Richtlinien (s. ds. Kap., 1.4.2) ist am ehesten in der Lage, den erhöhten Pulmonalarteriendruck dauerhaft zu senken.
c) *Antikoagulantien:* Indiziert bei primär vaskulärer Entstehung des CPC durch (meist) rezidivierende (Mikro-)Embolien und multiple Thromboembolisierungen im Gefäßgebiet des A. pulmonalis (autochthone Entstehung). Schon der Verdacht rechtfertigt Einleitung einer Langzeitbehandlung mit Cumarinderivaten; Ovulationshemmer absetzen.
Polyglobulie: Relative Indikation für eine Antikoagulantientherapie, Dauertherapie mit Thrombozytenaggregationshemmern (z.B. Colfarit® 1 Tbl./Tag), Aderlaß (bei Hämatokrit > 60%, 200–400 ml alle 3 Tage). Einzelheiten, Kontraindikation und Dosierung s. Kap. 7. – *Wichtig:* Polyglobulie

bedeutet Kompensation der Hypoxie. Aderlässe nur bei zunehmenden Hämatokritwerten (> 60%); kleine Mengen. Unter klinischer Kontrolle ggf. O_2-Dauertherapie einleiten.

d) *Spironolacton* (Aldactone®, Osyrol®) als Langzeit-Medikation, auch in Fällen ohne manifeste Dekompensationszeichen. *Dosierung:* 100–250 mg p. o. Schneller wirksam ist Canrenoate-K (Aldactone® pro inj.; Osyrol® pro inj. bis 800 mg/Tag) unter sorgfältiger Überwachung des Säure-Basenstatus und Serum-Kaliumwertes (s. Kap. 9). – Bei dekompensiertem CPC *Furosemid* (Lasic®) 40–80 mg i. v., Lasix® long 30, Osyrol® 50/100, Lasix®-Tbl. Einzelheiten s. Kap. 4, 5.1.1 und 5.3.1.

e) *Kardiale Therapie:* Bei kompensiertem Cor pulmonale ist eine Digitalisierung *nicht* angezeigt. Bei akuter Dekompensation rasche Digitalisierung mit Digoxin oder Digitoxin (s. Kap. 10, Tab. 10). Die herabgesetzte Glykosidtoleranz (sog. Digitalistoxizität) ist im wesentlichen durch die myokardiale Hypoxie und Azidose und die häufig begleitende (intrazelluläre) Hypokaliämie bedingt. Beeinflussung der Sinustachykardie praktisch nicht möglich (kein brauchbarer Indikator für die Digitalis-Wirksamkeit). Häufig Rhythmusstörungen, insbesondere bei gleichzeitiger Therapie mit Methylxanthinen: Glykosid-Serumspiegel (wegen individueller Glykosidempfindlichkeit nur bedingt verwertbar), bei gleichzeitiger Anwendung von Methylxanthinen auch Theophyllin-Serumspiegel in den untersten Wirkbereich einstellen, iatrogene Ursachen wie Kaliumverlust durch Saluretika, unsachgemäße Respiratortherapie, Einwirkungen durch β_2-Stimulatoren ausschließen. Keine β-blockierenden Substanzen, auch keine „selektiv wirkenden"!

7 Krankheiten im Lungenkreislauf

Von den hierzu gehörenden Krankheitsbildern sind internistisch diejenigen von Wichtigkeit, die – über unterschiedliche Mechanismen (entzündliche, allergische, medikamentös-toxische und hypoxische Störungen mit Vasokonstriktion; morphologische Läsionen; Gefäßobturationen und Anomalien u. a.) – zur pulmonalen Hypertonie führen.

7.1 Vaskuläre pulmonale Hypertonie
Definition: im engeren Sinne Druckerhöhung im kleinen Kreislauf durch ursächlich meist ungeklärte Alterationen im präkapillaren Gefäßgebiet.

7.1.1 Ätiopathogenese
In einzelnen Fällen lassen sich bestimmte Pharmaka eruieren (z. B. Aminorexfumarat, Busulfan, Nitrofurantoin, Methotrexat, Diphenylhydantoin); der Pathomechanismus ist unklar. – Beachte immer sorgfältige Medikamentenanamnese!

7.1.2 Therapie

a) Anhaltende Drucksenkung nicht möglich; Versuch mit Nitroglyzerin und Theophyllin (s. ds. Kap., 6.3.1).
b) Herztherapie mit Glykosiden bei Dekompensation des rechten Ventrikels; bei gegebener Indikation Saluretika und/oder Aldosteron-Antagonisten (s. ds. Kap., 6.3.1, Kap. 4, 5.1, 5.3 und Kap. 10, 2.3).
c) Bei hypoxischen Gasaustauschstörungen Sauerstoffzufuhr (30–40% O_2-Luftgemisch) als Langzeittherapie; gleichzeitig drucksenkend.
d) Bei rezidivierenden Lungenembolien Antikoagulantien-Langzeitbehandlung; Ausschaltung möglicher Streuherde.
e) Immunsuppressive Therapie (Steroide und/oder Cyclophosphamid) möglich bei entzündlich bedingten Gefäßerkrankungen (im besonderen bei pulmonaler Beteiligung sog. Kollagenosen).

7.2 Lungenembolie – Lungeninfarkt

Die Lungenembolie *kann* als Notfall imponieren; häufiger sind leichte, auch schubweise Verlaufsformen („Morbus embolicus"), welche häufig asymptomatisch verlaufen.

7.2.1 Ätiopathogenese

Über 90% aller Lungenembolien (Thromboembolie) stammen aus dem Gefäßbereich der unteren Hohlvene, davon 60–70% aus den Vv. femorales und distal davon. Besonders hohes Embolierisiko, vor allem bei unzulänglicher Antikoagulantienprophylaxe, nach Hüftgelenksoperationen. – Iatrogene Verursachung über intravasal liegende Fremdkörper, z. B. Venenkatheter, Schrittmachersonden. – Bei offenem Foramen ovale Übertritt des Thrombus in das arterielle Gefäßsystem möglich (sog. „paradoxe" arterielle Embolie). Weiter autochthone Entstehung im Pulmonalis-Gefäßgebiet bei chronifizierten Lungenkrankheiten mit sekundären Gefäßwandschädigungen. – Fettembolien: überwiegend traumatisch. – Luftembolien: traumatisch, iatrogen und bei Gefäßoperationen. – Fruchtwasserembolie unter der Geburt.

Als pathogenetische Faktoren gelten Endothelschädigungen, venöse Strömungsverlangsamungen (z. B. bei ausgeprägten Ödemen, Immobilisierung, besonders alter Patienten, Herzinsuffizienz u. a.) und im besonderen erhöhte Gerinnungsneigung durch verschiedene Pathomechanismen (postoperative Phasen, Karzinompatienten) (s. Kap. 18). – Der klinische Verlauf wird im wesentlichen durch humorale und mechanische Faktoren bestimmt. Erst bei Strombahnblockierungen von > 50% kommt es zu einem Druckanstieg im rechten Herzen und entsprechenden hämodynamischen Umstellungen intrakardial und auch reflektorisch im arteriellen Gefäßsystem. Die initiale Sympathikusreizung führt über den Katecholaminausschüttung zu den bekannten Erscheinungen (Tachykardie und Tachypnoe, arrhythmische Zustände, Unruhe, Schwitzen, Blässe u. a.). Durch Freisetzung vasoaktiver biogener Amine aus aggregierten Thrombozyten Beeinflussung der Lungenzirkulation (Shuntbildung, Druckanstieg im kleinen Kreislauf) und des Bronchomotorentonus (Bronchokonstriktion).

7.2.2 Klinik

Leitsymptome und -befunde: Unruhe, Angst, Atemnot, Schweißausbrüche, frequenter oder auch bradykarder Puls, arrhythmische Phasen, vertiefte oder frequente Atmung,

blasse Zyanose: häufig atemsynchrone, stechende Schmerzen (Pleurareizung); initial oft „stille" Lunge (physikalische Zeichen erst nach Ausbildung einer Infarzierung, dann auch Hämoptysen), nachfolgende bronchospastische und feuchte Nebengeräusche. – Venendruckerhöhung (evtl. Leberpulsation), akzentuierter Pulmonalisklappenschlußton, wechselnde Systolika, Zeichen des akuten Cor pulmonale. – Häufig auch Anginapectoris-Symptomatik bei vorbestehender koronarer Herzkrankheit.
Klinische Symptomatik, arterielle Hypoxämie, EKG, UKG, Thorax-Röntgenbild (in 2 Ebenen), wenn möglich Lungen-Szintigramm sind diagnostisch wegweisend. Bei Verdacht auf massive Lungenembolie ist die Pulmonalis-Angiographie, auch in Verbindung mit der Pulmonalis-Druckmessung, vorrangig für das weitere therapeutische Vorgehen.
Differentialdiagnose: Myokardinfarkt, Aortenaneurysma, Spontanpneumothorax, Pneumonie, schwerer Asthmaanfall.

7.2.3 Therapie
7.2.3.1 Behandlung der akuten Phase
Wesentlich abhängig von der Ausdehnung und Lokalisation der Embolisation, den dadurch bedingten hämodynamischen Belastungen und Gasaustauschstörungen, der Kreislaufsituation, vorbestehenden kardiopulmonalen Erkrankungen, dem Alter und Allgemeinzustand. – Wichtigste Therapieprinzipien: Lungenstrombahn-Desobliteration mittels Thrombolyse (Streptokinase oder Urokinase) – Unterstützung der Rekanalisation und Verhinderung des weiteren Wachstums eines Embolus (Heparin). Ergänzende Maßnahmen: O_2-Applikation, Schmerzbekämpfung, Sedierung, kardiale Therapie, Bronchospasmolyse, Rezidivverhütung.

a) *Symptomatische (ambulante) Sofortmaßnahmen*
Sauerstoffapplikation (2–4 l/min über Nasensonde). – *Schmerzbekämpfung* (Dolantin® Spezial; Dilaudid®; Fortral®) und, wenn erforderlich, *Bronchospasmolyse* (s. ds. Kap., 2.3.1), ggf. zusätzlich Glukokortikoide.
In jedem Falle 10000 IE Heparin i. v. zur Rezidivverhütung. *Wichtig:* Keinesfalls i. m. Injektion!

b) *Antikoagulation und Fibrinolysetherapie*
Die Therapie ist abhängig vom Ausmaß der Lungenembolie und den sich hieraus ergebenden hämodynamischen Belastungen und der Störung des pulmonalen Gasaustausches. Wichtig zu berücksichtigen sind weiter vorbestehende kardiopulmonale Erkrankungen, Allgemeinzustand und Alter der Patienten.
Als differentialtherapeutische Entscheidungshilfe hat es sich bewährt, die Lungenembolie in vier Schweregrade einzuteilen (Tab. 8). Bei *Schweregrad I und II* ist in der Regel eine *Antikoagulantientherapie mit Heparin* ausreichend. Heparin wirkt zwar nicht direkt thrombolytisch, verhütet aber ein appositionelles Wachstum der in die Lungenstrombahn verschleppten Thromben sowie die Neuentstehung venöser Thromben und dient damit der Rezidiv-

Tabelle 8: Schweregradeinteilung der akuten Lungenembolie n. Grosser

	Schweregrad I klein	Schweregrad II submassiv	Schweregrad III massiv	Schweregrad IV fulminant
Klinik	nur kurzfristige, leichte Symptomatik	anhaltende leichtergradige Symptomatik	anhaltende schwerergradige Symptomatik	wie III plus Kreislaufschock
System-arterieller Druck (mmHg)	normal	normal bis leicht erniedrigt	erniedrigt	stark erniedrigt
Pulmonal-arterieller Druck (mmHg)	normal	normal bis leicht erhöht	PA-Mitteldruck > 25–30	PA-Mitteldruck > 30
paO$_2$ (mmHg) *wichtig*: Normwerte altersabhängig!	normal	normal	erniedrigt	stark erniedrigt

prophylaxe. Die Heparintherapie beginnt mit einer i. v. Bolusapplikation von 5000–10000 E, gefolgt von einer Dauerinfusion von 400–500 E Heparin/kg KG/24 h über ca. 8 Tage. Unter der Heparintherapie soll die Thrombinzeit etwa auf das Doppelte des Normwertes erhöht sein. *Kontraindikationen* für eine therapeutische Heparinisierung sind: Manifeste hämorrhagische Diathese, frische gastrointestinale oder zerebrale Blutung, maligne arterielle Hypertonie, frische bakterielle Endokarditis und andere.

Bei *Schweregrad III und IV* ist eine umgehende *Desobliteration* der verlegten Lungenstrombahn erforderlich. Dies ist durch *Thrombolyse* (Streptokinase, Urokinase) oder auf *chirurgischem Wege* möglich. Die Dosierung der Thrombolysetherapie richtet sich ebenfalls nach dem Schweregrad der Lungenembolie. Im Stadium III werden initial 250000 E Streptokinase oder Urokinase über 20 min i. v. infundiert. Urokinase kann auch als Bolus gegeben werden. Danach werden über 24 h 100000 E/h Streptokinase oder Urokinase i. v. infundiert. Bei Schweregrad IV (Schocksymptomatik, Reanimation) können bis zu 1,5 Mio. E Streptokinase über 30 min infundiert oder 1,5 Mio. E Urokinase als Bolus i. v. gegeben werden. Anschließend wird wie oben angegeben mit 100000 E/h über 24 h weitertherapiert. Im Anschluß an die Lysetherapie wird in jedem Falle eine Antikoagulation mit Heparin wie oben beschrieben angeschlossen.

Kontraindikationen der Lysetherapie sind: Chirurgischer Eingriff innerhalb der letzten 10 Tage vor Lysetherapie, schlecht eingestellte arterielle Hypertonie, zerebrovaskulärer Insult innerhalb der letzten 2 Monate, akute Blutungen, hämorrhagische Diathese, schwere Leber- und Niereninsuffizienz, Gravidität, frische bakterielle Endokarditis und proliferative diabetische Retinopathie.

Die thrombolytische Therapie mit *Gewebe-Plasmin-Aktivator* (PTA), 100 mg i. v. über 2 h, bei Lungenembolie scheint schneller und effektiver zu wirken und ist möglicherweise mit einem geringeren Blutungsrisiko als die Therapie mit Streptokinase oder Urokinase behaftet. Diese Form der Thrombolyse ist daher als wertvolle Alternative zur Therapie mit Streptokinase oder Urokinase anzusehen. Erst bei Verschlechterung des Zustandes trotz thrombolytischer Therapie oder bei Kontraindikationen zur Thrombolyse muß eine chirurgische Embolektomie erwogen werden.

Neben der Heparin- und Thrombolysetherapie kommen symptomatische Therapiemaßnahmen zum Einsatz:

– Ruhigstellung, Oberkörper leicht hochlagern
– Analgetika (Alkaloide)
– O_2-Therapie, Intubation, Beatmung je nach paO_2
– Schocktherapie (Volumenersatz nach ZVD, Katecholamine)

c) *Embolektomie*

Bei therapieresistenter, schwerster Lungenembolie (kardiogener Schock, respiratorische Insuffizienz) stellt die schnellstmögliche operative Embolektomie die einzige Therapieform dar, das Leben des Patienten zu retten. Mit einem steuerbaren Saugkatheter (nach Greenfield) bei entsprechender Einrichtung heute auch Extraktion der die Lungenstrombahn obliterierenden Embolie – ohne Thoraktomie und Narkose! – möglich. – Beide Verfahren erfordern eine absolute Diagnosesicherung mittels pulmonaler Angiographie, DSA oder UKG!

Beachte: Bei ambulantem Auftreten einer schweren Lungenembolie, auch bei Verdacht, sorgfältige Transportsteuerung in entsprechende Kliniken; in der Klinik rechtzeitig evtl. notwendige Verlegung einplanen.

7.2.3.2 Nachsorge und Prophylaxe

a) Fortführung bzw. Einleitung der Antikoagulation (s. dazu Kap. 7). Hämoptysen sind keine Gegenindikation; Vorsicht jedoch bei schwerer Infarzierung mit rezidivierenden Lungenblutungen über 50 ml/Tag.
b) Postoperativ und auch bei immobilisierten, nicht-operierten Patienten ist die Methode der Wahl die subkutane Gabe von *Low-dose-Heparin* (z.B. 3×5000 E Heparin s.c. unter die Bauchhaut oder 2×12500 IE Calciparin®).
c) Physikalische Maßnahmen sind sachgemäßes Wickeln der Beine. Sobald möglich, Frühmobilisierung unter konsequenter und dosierter Kompressionstherapie mit befundgerechter, krankengymnastischer Übungsbehandlung und Beibehaltung der Antikoagulation.

7.3 Lungenödem

Definition: Meist akut, aber auch subakut oder chronisch verlaufendes Zustandsbild, charakterisiert durch Austritt von Flüssigkeit aus den Lungenkapillaren in das Interstitium = interstitielles Ödem und – bei fortschreitender Schädigung – in die Alveolen = alveoläres Lungenödem.

7.3.1 Ätiopathogenese

Die häufigste Ursache des akuten Lungenödems ist die *Linksherz*insuffizienz (Therapie s. Kap. 10). Weitere, *nicht-kardiogen bedingte* Ursachen und Formen eines akuten Lungenödems sind:

a) „Fluid lung" bei Nierenversagen, Verbrennungen, Dysproteinämien, sog. Crush-Niere als Folge einer Wasserintoxikation (Übertransfusion) und/oder Hyposmolalität (Hypoproteinämie) in Verbindung mit toxisch wirkenden, harnpflichtigen Substanzen;
b) „zentrales" Lungenödem nach Schädeltraumen, Subarachnoidalblutungen, postoperativ, Tumoren, zerebrovaskulären Insulten, Meningitis;
c) chemisches Lungenödem durch meist gewerbliche, inhalative Noxen und toxische, gasförmige Substanzen (z.B. Nitrosegas-Intoxikation); Drogen-Intoxikation (z.B. Heroin!);
d) Lungenödem bei akuter respiratorischer Insuffizienz des Erwachsenen (ARDS);
e) Ertrinken.

7.3.2 Allgemeine therapeutische Maßnahmen

Diese müssen in Abhängigkeit von der jeweiligen Ätiopathogenese modifiziert und ergänzt werden:

a) *Sofortmaßnahmen wie beim kardialen Lungenödem,* da sekundär immer Herz-Kreislaufbeteiligung: Verminderung der venösen Vorbelastung durch halbsitzende Lagerung und unblutigen, evtl. auch blutigen Aderlaß (s. Kap. 10, 1.3.3.2, und ds. Kap., 1.4.2 und 1.4.3).

b) *Sedierung:* Dolantin® spezial (1 Amp.) bzw. Morphin (5−15 mg) oder Fortral® (1 Amp.) oder Valium® i. v.; Vorsicht bei extrakardialen Ödemen. Kein Morphium bei ungeklärter Genese (zentrales Lungenödem! Chronisch-respiratorische Insuffizienz!).

c) *Sauerstoffzufuhr* und *Freihalten der Atemwege:* Absaugen direkt, oro- oder nasotracheal.

d) *Verminderung des Blutvolumens, Eliminierung der intraalveolären und interstitiellen Flüssigkeit:* Lasix® 20−40 mg (1−2 Amp.), wenn notwendig wiederholen, forcierte Diurese.

e) *Bekämpfung toxischer und entzündlicher Schädigungen,* im besonderen durch inhalative Noxen („Membranabdichtung"), durch Glukokortikoide: 250−500 mg Prednisolon, evtl. mehrfach, oder/und Auxiloson® inhalativ (Dosierung abhängig von der speziellen Intoxikation) bis zu 1 Patrone innerhalb weniger Stunden (!).

f) *Bronchospasmolyse.*

g) *Digitalisierung und Elektrolytbilanzierung.*

h) Stark erhöhter Filtrationsdruck (sog. „sprudelndes Ödem"), schwere Dyspnoe, Nichtansprechen der vorgängigen Maßnahmen und medikamentösen Therapie, Hypotonie mit Kollapssymptomatik = *Indikation zur künstlichen Beatmung:*

Intubation − O_2-Überdruckbeatmung über Beatmungsbeutel und Maske, nachfolgend Respiratorbehandlung, kontrolliert oder assistiert in Abhängigkeit vom klinischen Bild. − *Wichtig: Anfeuchtung* der Atemluft trotz anfänglich vermehrter endobronchialer Flüssigkeit, um Sekreteindickung zu verhindern; regelmäßige *Kontrollen von Atemminutenvolumen* zur Vermeidung einer respiratorischen Alkalose.

8 Lungenblutung − Bluthusten

Bluthusten stellt meist keine klinische Notfallsituation dar, ist jedoch *immer* ein alarmierendes Symptom, welches als „diagnostischer Notfall" eine sofortige Klärung erfordert.

8.1 Ätiopathogenese

a) Primär pulmonale Erkrankungen mit Läsionen im Alveolarbereich, Bronchialsystem und der Trachea: Maligne Tumoren, Bronchiektasen, deformierende Bronchitis, akute Tracheobronchitis („grippaler Infekt"), Pneumonie; Tuberkulose und Silikotuberkulose; Gangrän und Lungenabszeß; Mykosen; Zysten- und Wabenlunge.
b) Primär vaskuläre Ursachen: Lungeninfarkt; av-Fistel; Morbus Osler; Goodpasture-Syndrom, Lungenhämosiderose, Panarteriitis nodosa u.a. Immunopathien der Lunge.
c) Extrapulmonale Ursachen: Mitralstenose; Aortenaneurysma-Ruptur; Endometriose u.a.
d) Traumatisch.
e) Iatrogen (z.B. Antikoagulantien-Behandlung, PA-Katheter)

8.2 Klinik

Leitsymptome und -befunde. Vor Bluthusten häufig warmes „Rieseln" oder ein „Brodeln" auf der blutenden Seite – wichtig für Seitenlokalisation! – Blut *kann* hellrot sein, gelegentlich schaumig; blutig tingierter, eitriger Auswurf = Hinweis für pulmonale Ursache.

Differentialdiagnose: Bluterbrechen: Manchmal geronnen, dunkel, „kaffeesatzartig", Mageninhaltsbeimischungen (nicht notwendigerweise bei Ösophagus-Blutung), saure pH-Reaktion (hilfreich ist das Einlegen einer Magensonde!). *Pseudohämoptoe* (aus Nasen-Rachenraum oder Speiseröhre aspiriertes und wieder ausgehustetes Blut) und Blutungen aus dem supraglottischen Bereich: Parodontose, Zahnextraktion, Morbus Osler, Ulzerationen, Epistaxis u.a.

8.3 Therapie
8.3.1 Sofortmaßnahmen bei schwerer Blutung

Eine massive Blutung ist, verglichen mit Bluthusten, sehr selten. Ursächlich meist Ruptur eines Aneurysmas oder einer arteriovenösen Fistel mit Durchbruch in das Bronchialsystem, Arrosion eines Gefäßes (meist Bronchialkreislauf; z.B. silikotuberkulöser Lymphknoten, Kavernengefäß [Tbc], Karzinom). Auch Bronchiektasen können zu massiven Blutungen führen! – Eine *effektive Therapie kommt meist zu spät.*

a) Flache Lagerung, leichte Kopftieflage, wenn bekannt, immer stabile Seitenlage auf die kranke Seite.
b) Beruhigung und medikamentöse Sedierung (intravenös Atosil®, Valium®, Psyquil®) – kein Morphium.
c) Volumenersatz, Schocktherapie.
d) Notfallwagen rufen, Transport mit ärztlicher Begleitung.

Weitere Maßnahmen im Krankenhaus:

e) Notfall-Bronchoskopie (falls möglich starre Bronchoskopie in Narkose): Absaugung – Eruierung der Blutungsquelle, evtl. Tupfertamponade, Ballonkatheter oder Laserkoagulation.
f) Tubus einführen (am besten nach Carlens oder White) und gesunde Seite blockieren.

g) Kreuzblut abnehmen, 2–4 Konserven vorbereiten; gleichzeitig Blutgase, Säure-Basen- und Gerinnungsstatus bestimmen. Zwischenzeitlich Infusion von sog. Plasmaexpander (Macrodex®, Haemaccel® etc.)
h) Sauerstoffzufuhr 2–4 l/min.
Bett-Röntgenkontrolle. – Weiteres Vorgehen mit chirurgischem Konsiliarius absprechen.
i) Bluttransfusion je nach Hb-Wert.

8.3.2 Konservative Behandlung und Folgebehandlung

a) Beruhigung und Ruhigstellung, Sprechverbot, strenge Bettruhe. – Halbsitzende Lagerung.
b) Laborkontrollen: Blutgruppe. Sorgfältige Überprüfung des Gerinnungsstatus (Ausschluß oder Nachweis von Gerinnungsstörungen).
c) Rö-Thorax in 2 Ebenen, ggf. Tomographie. – *Wichtig:* Blutaspiration kontralateral, Atelektasen-Entwicklung durch Koagula = Indikation zur therapeutischen Bronchoskopie!
d) Medikation: Neurovegetative Dämpfung (kein Morphium); bei schweren Hustenanfällen Antitussiva, z.B. Tussoretard®, Tiamon® oder Dicodid® 1 ml s.c. (0,015).

Wichtig: Auch bei nicht bedrohlichem Bluthusten müssen alle o.a. Notfallmaßnahmen vorbereitet und *im Krankenzimmer* griffbereit sein: Auch Bluthusten ist ein fakultativer Notfall. – 10–14tägige stationäre Nachbeobachtung. Wenn nicht geklärt, *immer Bronchoskopie* und Bronchographie (blutende Bronchiektasen).

9 Pneumonien

9.1 Vorbemerkungen

Pneumonien sind entzündliche Erkrankungen des Lungenparenchyms, die durch bakterielle Infektionen, Mycoplasma pneumoniae, verschiedene Virusarten, Rickettsien, Pilze oder durch Protozoen hervorgerufen werden. In dieser Weise werden die Pneumonien nach ihrem jeweiligen Erreger bezeichnet. Daneben bestehen z.T. „übergreifende" Einteilungen, die die Pneumonien nach epidemiologischen, klinischen und radiomorphologischen Aspekten ordnen. Ziel dieser Gruppenbildungen ist es, *vor* der ätiologischen Definition der jeweiligen Pneumonie durch das mikrobiologische Ergebnis, das Krankheitsbild dem Erreger nach einkreisen zu können und so eine „kalkulierte" Chemotherapie führen zu können. Die Einteilung in Lobär- und Bronchopneumonien hat nur beschränkten differentialdiagnostischen Wert. Zunehmende Bedeutung erlangt die Trennung von bakteriellen (typischen) und sog. primär atypischen Pneumonien, die meist durch Viren oder M. pneumoniae hervorgerufen werden.

9.2 Klinik

Bei bakterieller Pneumonie schweres Krankheitsbild, meist hohes Fieber, Husten mit meist eitrigem Auswurf, Erhöhung der BSG und der Leukozyten mit Linksverschiebung. Radiologisch finden sich die Zeichen der Lobär- oder Bronchopneumonie mit positivem Bronchopneumogramm. Häufig pleuritischer Schmerz durch Begleitpleuritis. Je nach Ausdehnung des Befalls klassischer physikalischer Befund: Klopfschallverkürzung, Bronchialatmen, feinblasig klingende Rasselgeräusche. Die nicht bakteriell ausgelösten, sog. primär atypischen Pneumonien verlaufen dagegen meist ohne ausgeprägte Krankheitssymptomatik. Die Beschwerden im Sinne eines „grippalen Infektes" stehen im Vordergrund. Die physikalische Untersuchung der Lungen ergibt meist keine Pathologika, da die entzündlichen Veränderungen mehr das Lungeninterstitium betreffen. Das radiomorphologische Bild der atypischen Pneumonien ist sehr variabel. Gelegentlich besteht eine deutliche Diskrepanz zwischen den leichten klinischen Symptomen und ausgeprägten radiologischen Veränderungen.

Es muß allerdings betont werden, daß auch Virus- und Mykoplasmenpneumonien von vornherein ein schweres Krankheitsbild zeigen können und andererseits bakterielle Pneumonien mitunter milde verlaufen können. In Abhängigkeit von Erreger, Vorerkrankungen, Immunstatus und Alter des Patienten können Pneumonien allgemein sehr variabel verlaufen.

9.3 Therapie

9.3.1 Allgemeine Maßnahmen

a) In *jedem* Fall *Bettruhe*, auch nach Entfieberung für 2–3 Tage. Rekonvaleszenz oft verlängert. Kollapsneigung!

b) *Physiotherapie* (Lagerungswechsel, Beine bewegen, vorsichtige Atemübungen).

c) Regelmäßige, ausreichende Zimmerlüftung, möglichst 60% *Luftfeuchtigkeit*.

d) *Diät:* Leichte, nicht-blähende Kost, reichlich Flüssigkeit (besonders bei Fieber).

e) *Stuhlregulierung* und *Flüssigkeitsbilanzierung* (insbesondere bei hohem Fieber und alten Patienten).

f) *Thrombose- und Thromboembolieprophylaxe:* Mechanisch (elastische Binden oder Strümpfe, pneumatische Kompressionen), medikamentös mit „low dose"-Heparin-Prophylaxe bei vorherzusehender Gefährdung (postthrombotisches Syndrom, ältere Patienten). Sorgfältige, tägliche Überprüfung des peripheren Gefäßsystems (s. a. Kap. 7).

g) *Sauerstoffzufuhr* durch Nasensonde bei Hypoxämie. Blutgaskontrollen! In Abhängigkeit davon u. U. Respiratorbehandlung (s. ds. Kap., 1.4.2 und 1.4.4).

9.3.2 Medikamentöse Therapie

Da unter Praxisbedingungen eine Kenntnis des Erregers meist fehlt, muß sich die Initialtherapie an klinischen Hinweissymptomen orientieren (s. ds. Kap., 9.2, und Tab. 9). Insbesondere bei jüngeren Patienten und in Epidemiezeiten

Tabelle 9: Klinischer Beginn der Pneumoniesymptome (wichtigste Keime)

Abrupt (innerhalb weniger Stunden)	Innerhalb weniger Tage	Allmählich (über einige Wochen)
Str. pneumoniae H. influenzae Staph. aureus Str. haemolyticus (heute sehr selten) Legionella pneumophila	M. pneumoniae Viren Rickettsia burneti Chlamydien	Mycobacterium tuberculosis Cryptococcus neoformans Actinomyces israeli Nocardia (extrem selten) Pneumocystis carinii (bei Immunopathien)

dürfte M. pneumoniae der häufigste Erreger sein. Für die Wahl des Antibiotikums, ohne Kenntnis des Erregers, sind die äußeren Umstände bei Beginn der Pneumonie entscheidend wichtig (Tab. 10).
a) *Antibiotika:* s. Tabelle 11 und 12 sowie Kap. 5.
b) *Herzglykoside:* s. Kap. 10, 2.3.3.
c) *Kreislaufüberwachung und Schockprophylaxe:* s. Kap. 2 und 10.
d) *Sekretolytika* und *Broncholytika:* s. ds. Kap., 2.3.1 und 2.3.2.
e) *Antitussiva:* Nur bei quälendem, unproduktivem Husten (z. B. Codipront®).

9.3.3 Allgemeine Hinweise zur Therapie von Pneumonien im Krankenhaus
Grundsätze: Vor Therapiebeginn *Erregernachweis* einleiten (aus lege artis behandeltem Sputum [Sputum bleibt das Standarduntersuchungsmaterial, mit

Tabelle 10: Pneumonieerreger in Beziehung zu den äußeren, patientenbezogenen Umständen bei Beginn der Lungenentzündung

	Beginn der Pneumonie		
Zu Hause	Im Krankenhaus antibiotische Vorbehandlung		Unter Immunsuppression
	nein	ja	(aktiv oder passiv)
M. pneumoniae Str. pneumoniae H. influenzae	Str. pneumoniae Staph. aureus H. influenzae	E. coli Klebsiella Ps. aeruginosa Enterobacteriaceae Proteus Staph. aureus Anaerobier	Str. pneumoniae Staph. aureus H. influenzae M. pneumoniae Viren Pilze Legionella pneumophila Pneumocystis carinii M. tuberculosis atypische Mykobakterien

Tabelle 11: Initialtherapie der Pneumonie ohne Erregerkenntnis

Form	Wahrscheinlicher Keim	Mittel erster Wahl	Alternative
Außerhalb des Krankenhauses erworben			
1. Akuter Beginn lobär	Str. pneumoniae	Penicillin G oder V	Erythromycin
2. Akuter Beginn älterer Bronchitiker nicht lobär	Str. pneumoniae H. influenzae	Aminopenicilline	Cefalosporine Erythromycin Co-trimoxazol
3. Jüngerer Patient, subakuter Beginn „Schwere Grippe"	M. pneumoniae	Erythromycin	Doxycyclin
4. Pneumonie sekundär bei schwerer Erstkrankheit	Str. pneumoniae H. influenzae Staph. aureus	Aminopenicilline + Flucloxacillin v. a. bei Staph. aureus	Cefalosporine oder Acylureidopenicilline + Flucloxacillin
Im Krankenhaus erworben			
5. Wegen Behandlung aus anderer Ursache oder	wie 4, und Klebsiella pneumoniae E. coli	Cefalosporine + Aminoglykosid	Acylureidopenicilline + Aminoglykosid
6. Unter antibiotischer oder immunsuppressiver Therapie	wie 5, zunehmend auch Ps. aeruginosa, Enterobacter, Proteus	Piperacillin oder Apalcillin + Flucloxacillin + Tobramycin	a) Cefotaxim + Flucloxacillin + Tobramycin b) Imipenem + Tobramycin

Ausnahme bei Verdacht auf Anaerobier], bronchoskopisch gewonnenem Material, Blutkulturen, in seltenen Fällen aus Transtrachealaspiraten, s. ds. Kap., 2.3.3). Die Therapieentscheidung vor bzw. ohne Kenntnis des Erregers wird erleichtert durch anamnestische Kriterien, Röntgenbefund sowie makroskopische und mikroskopische *Sputumbegutachtung:*
a) Blutig-eitriges Sputum spricht für bakterielle Erreger.
b) Muköses, nicht-eitriges Sputum ist ein Hinweis auf nicht-bakterielle Erreger wie Mycoplasma pneumoniae, Viren, Chlamydia psittacosi etc. (s. ds. Kap., 9.2).
c) Stinkendes Sputum weist auf Anaerobier (Bacteroides, Peptostreptokokken) hin. – Die *mikroskopische Sofortbegutachtung* nach Gram- und Ziehl-Neelsen-Färbung läßt eine orientierende Differenzierung zwischen grampositiven und gramnegativen sowie säurefesten Erregern schnell treffen.

Tabelle 12: Gezielte Chemotherapie der wichtigsten Pneumonieerreger

Erreger	Mittel erster Wahl	Alternative
Streptococcus pneumoniae	Penicillin G 1×10^6 E/ 8 h i. v. Penicillin V	Erythromycin 1 g/6 h p. o. oder 0,5 g/6 h i. v.
Haemophilus influenzae	Ampicillin 1−2 g/6 h i. v.	Cefalosporine (z. B. Cefamandol, Cefoxitin) 1−2 g/8 h i. v.
Staphylococcus aureus	Flucloxacillin 1−2 g/6 h i. v.	Vancomycin 7,5 mg/kg/6 h i. v.
Klebsiellen	Cefamandol, Cefotiam, Cefoxitin 1−2 g/8 h i. v.	Gentamicin 1 mg/kg/8 h i. v. Amikazin 5 mg/kg/12 h i. v.
Pseudomonas aeruginosa	Piperacillin 2 g/8 h i. v. Azlocillin 2 g/8 h i. v. Ceftazidim 1−2 g/12 h i. v.	Tobramycin 1 mg/kg/8 h i. v. oder Ciprofloxacin 200−750 mg/12 h i. v.
E. coli, Proteus mirabilis	Ampicillin 2 g/8 h i. v.	Cefalosporine (z. B. Cefotaxim) 1−2 g/8 h i. v.
Serratia	Cefotaxim 2 g/8 h i. v.	Gentamicin, Netilmicin 1 mg/kg/8 h i. v.
Anaerobier	Cefoxitin 2 g/8 h i. v. Clindamycin 600 mg/8 h i. v.	Piperacillin 2 g/8 h i. v. oder Metronidazol 500 mg/8 h i. v.
Legionellen	Erythromycin 1 g/6 h p. o. 0,5 g/6 h i. v.	
Pneumocystis carinii	Co-trimoxazol in hoher Dosis (20 mg/kg/Tag Trimethoprim und 100 mg/kg/Tag Sulfamethoxazol p. o. oder i. v.)	Pentamidin 4 mg/kg/Tag i. m.
Pilze	Flucytosin (150 mg/kg/Tag i. v.) + Ketoconazol (1−2 × 200 mg p. o.)	Miconazol 600−1200 mg/Tag i. v.
Viren (Herpes simplex, Varicella zoster)	Aciclovir 5 mg/kg/8 h i. v.	

Die *Initialtherapie schwerer Erkrankungsformen wird dennoch zunächst ohne Erregerkenntnis erfolgen müssen* (mikrobiologische Untersuchung dauert 2–3 Tage!). Anamnese und klinischer Befund geben dann wichtige Hinweise für die einzuschlagende Behandlung (Tab. 11, s. ds. Kap., 9.2). Die gezielte Therapie der wichtigsten Pneumonieformen bei Kenntnis des Erregers ist in Tabelle 12 zusammengestellt. Weitere Hinweise und Therapieempfehlungen s. Kap. 5.

9.3.4 Therapie seltener Pneumonieformen

a) *Mykotische Pneumonie bzw. Lungenmykose;* selten zu erwarten bei konsumierenden Leiden, zytostatischer oder immunsuppressiver Therapie, Langzeit-Antibiotikatherapie und Lungengerüsterkrankungen sowie bei zirrhotischen Defektzuständen mit Hohlraumbildungen tuberkulöser Genese. – Als Erreger sind in unseren Breiten von Bedeutung: Candida albicans, Aspergillus fumigatus sive niger, Mucor, selten Cryptococcus u. a. – Therapeutisch kommen nach eindeutigem kulturellem (möglichst auch histologischem und serologischem) Nachweis Miconazole (Dactar®) i. v. 600–1200 mg/Tag, Ketoconazol (Nizoral®) p.o. $1-2 \times 200$ mg/Tag, Amphotericin® B per infusionem in einschleichender Dosierung, Ancotil® per os und Inhalationen mit Pimafucin® u. a. in Betracht; sofern möglich, Therapieversuch der Grunderkrankung. Einzelheiten s. ds. Kap., 13.

b) *Aspirationspneumonie* (nach Operationen im HNO-Bereich, bei Bewußtlosen, Alkoholiker! Unfallpatienten, bei Schluckstörung): Nach Möglichkeit bronchoskopische Fremdkörperentfernung, sonst Therapieregime siehe Tabelle 11, bevorzugt mit Cefotaxim $3-4 \times 2$ g i. v. + Tobramycin 3×1 mg/kg. Neben Anaerobiern (Bacteroides, Peptostreptokokken u. a.) sind häufig auch Klebsiella und Pseudomonas zu erwarten (Therapie s. Tab. 12).

c) *Infarktpneumonie:* Stets Pleurabeteiligung, meistens Hämoptysen. Röntgenbefund (typisch: Keilform, atypisch: wie Herdpneumonie) und Anamnese können atypisch sein. Thromboemboliequelle nicht immer erkennbar. Einschmelzungsgefahr. Therapie s. Tabelle 11 unter „Im Krankenhaus erworben" bzw. gezielt bei Kenntnis des Erregers. *Wichtig:* Differentialdiagnose zu Bronchialkarzinom und Lungentuberkulose. Endobronchialer Erregernachweis.

d) *Käsige Pneumonie* durch Mycobacterium tuberculosis ist heute vor allem bei Patienten aus Entwicklungsländern, aber auch bei verwahrlosten Einheimischen und bei Alkoholikern nicht so selten. Sie wird häufig nicht erkannt, da nicht daran gedacht wird. *Wichtig:* Bei jeder „therapie-refraktären" Pneumonie an Tuberkulose denken! Differentialdiagnostisch hilft eine Sputumfärbung nach Ziehl-Neelsen weiter. Bei positivem mikroskopischen Nachweis säurefester Stäbchen sind stets Kulturen anzulegen mit Antibiogramm und dann sofort eine antituberkulöse Therapie einzuleiten (s. Kap. 6).

e) Pneumonie bei Patienten mit *aktiver oder passiver Immunsuppression* (z.B. Transplantationspatienten, AIDS): Eine beidseitige interstitielle Infiltratbildung läßt in erster Linie an eine Pneumocystis-carinii-Infektion denken. Differentialdiagnostisch ist an eine Zytomegalievirus-Pneumonie oder an eine Zoster-Pneumonie zu denken. Darüber hinaus treten bei diesen Patienten gehäuft Mykobakteriosen und Lungentuberkulosen, aber auch bakterielle Pneumonien auf. Therapie s. ds. Kap., Tabelle 12, und Kap. 6.

9.3.5 Komplikationen
Lungenabszeß und -gangrän, Pleuraempyem fordern häufig eine chirurgische Therapie. Immer chirurgischen Konsiliarius hinzuziehen zur Indikationsstellung für Drainagebehandlung oder Resektion. Frühzeitige Erkennung ist entscheidend. Therapie entsprechend Antibiogramm. *Wichtig:* Häufig Anaerobier bzw. Mischinfektion. Bei Verdacht auf Sepsis (septische Temperaturen, Schüttelfrost) sind mehrfache Blutkulturen angezeigt; sie sollten am Beginn des Fieberanstiegs angelegt werden.

10 Pleuraerkrankungen

10.1 Pleuritis sicca
Meist nur lokal begrenzter Prozeß und keine eigene Krankheit. Als Vorstadium einer entzündlichen Pleuritis exsudativa oder als Begleitprozeß zahlreicher, meist pleuranahe gelegener Lungenerkrankungen oder bei Urämie.

10.1.1 Klinik
Leitsymptome und -befunde: Physikalische Zeichen (Pleurareiben, „Lederknarren") bei sorgfältiger Auskultation häufiger als der typische, atemabhängige Pleuraschmerz; Schmerz zeigt immer eine Beteiligung der Pleura parietalis an. Epigastrische Schmerzen weisen auf Reizzustand der seitlichen Anteile des Diaphragmas, Schulter-Nacken-Trapezius-Schmerz auf die gleichseitigen, zentralen Zwerchfellanteile hin (N. phrenicus) – Patient liegt auf der kranken Seite, um diese ruhigzustellen. Nachlassen des Schmerzes spricht meist für Übergang in die exsudative Form. – *Differentialdiagnose:* Interkostalneuralgien, Herpes zoster, Bornholmsche Erkrankung, Tietze-Syndrom, Cyriax-Syndrom, Frakturen (ohne Unfall: Hustenfraktur!).

10.1.2 Therapie
a) Wenn bekannt, *Grundkrankheit behandeln*.
b) *Schmerzstillung* durch Analgetika (s. Kap. 1) oder – in schweren Fällen – 1% paravertebrale Novocain®-Infiltration im zugehörigen Segment.
c) *Antitussiva:* Silomat®, Tussoretard®, Tiamon®, Codipront®, Dicodid® u.a. bei trockenem, schmerzhaftem Husten.

10.2 Pleuraergüsse

Nur entzündlich bedingte Ergüsse sind als *Pleuritis exsudativa* zu bezeichnen. Meist Begleitprozeß einer pulmonalen oder extrapulmonalen Grundkrankheit.

10.2.1 Klinik

Diagnostische Hinweise:
a) *Thoraxnativbild* in 2 Ebenen, Ergußaufnahme.
b) *Diagnostische Ergußpunktion:* Aussehen (bernsteinfarben, blutig, chylös), Bestimmung von spezifischem Gewicht, LDH und Eiweißgehalt (Transsudat: spezifisches Gewicht < 1,015, Eiweißgehalt < 3 g/dl, LDH < 200 E/l. Exsudat: spezifisches Gewicht > 1,016, Eiweißgehalt > 3 g/dl, LDH > 200 E/l) sowie zytologische und mikrobiologische Untersuchung.
c) Gelingt es mit den unter a) und b) angegebenen Maßnahmen nicht, den Pleuraerguß ätiologisch abzuklären, müssen *Pleurabiopsie* (Nadelbiopsie) oder besser *Thorakoendoskopie* mit Biopsie unter Sicht eingesetzt werden.

10.2.2 Therapie

Behandlungsziel: Beseitigung der *Ergußursache* und Verhinderung einer *ausgedehnten Verschwartung,* im besonderen der diaphragmalen Pleuraanteile. Deletäre Folgekrankheit: „Gefesselte Lunge", alveoläre Hypoventilation (respiratorische Globalinsuffizienz), chronisches Cor pulmonale. Bei Verschwartung frühzeitige Indikationsstellung zur Pleurektomie (Frühdekortikation innerhalb der ersten 8 Wochen durchzuführen, später in der Regel ineffektiv).

10.2.2.1 Allgemeine Maßnahmen

a) *Ruhigstellung,* bei Fieber Bettruhe. Sedativa, Antitussiva, Sekretolytika (s. ds. Kap., 2.3.2), ausreichende Luftfeuchtigkeit (ca. 50–60%).
b) *Pleurapunktion* zur Entlastung bei zunehmender Dyspnoe, Tachykardie, Mediastinalverdrängung, Stauungszeichen, im besonderen Einflußstauung, Hypoxämie. *Wichtig:* Bei noch unklarer Diagnose: *Immer umfassende Punktatdiagnostik;* 800 bis max. 1000 ml in einer Sitzung abpunktieren. *Wichtig:* Elektrolytbilanzierung; Einsatz von Saluretika (s. Kap. 4 und 8).
c) *Physikalische Maßnahmen:* Ergußseite immer wieder nach oben lagern, bei beginnender Rückbildung vorsichtige Atemgymnastik = Zwerchfellmobilisierung und *Vorbeugung* gegen frühzeitige Adhäsionen, Atelektasenbildung und Sekretstase durch aktive Ventilation. – Nach Ergußresorption wenigstens 14tägige Weiterführung der Physiotherapie und Atemgymnastik.

10.2.2.2 Therapie bei speziellen Ergußformen

a) *Tuberkulöser Erguß* (Pleuritis exsudativa tuberculosa): Siehe Kap. 6.
b) *Serofibrinöse Ergüsse:* Meta- und parapneumonisch als infektiöse (bakterielle, virale, parasitäre und mykotische) Begleitpleuritiden.

Antibiotische und Chemotherapie nach den bekannten Grundregeln (s. Kap. 5 und ds. Kap., 9.3.3).
Glukokortikoide: Bei schweren Verlaufsformen in rasch fallender Dosierung (s. ds. Kap., 2.3.4, Kap. 3 und 6).
Therapie der Grundkrankheit.
Allgemeinmaßnahmen: (s. o.). Bei größeren Ergüssen mehrfache Punktionen. Eiweißverluste bei proteinreichen Ergüssen ausgleichen.

c) *Eitriger Erguß, Pleuraempyem: Vorbemerkung:* Entstehung durch (1) direkte Keimeinstreuung gleichzeitig oder postpneumonisch als Folge einer entzündlichen Lungenkrankheit (= häufigste Ursache); (2) Pleuraruptur bei Lungenabszeß, Kaverne, infizierter Emphysemblase; (3) über subdiaphragmale Prozesse (subphrenischer Abszeß, Leberabszeß, eitrige Peritonitis, Pankreasprozesse u. a.); (4) durch mediastinale Prozesse; (5) traumatisch (Thoraxwandverletzung).
Antibakterielle Behandlung: s. Kap. 5 und ds. Kap., 9.3.3.
*Lokale Behandlung: Saugdrainage (*nach *Bülau)* in Abhängigkeit von Ausdehnung und zeitlichem Verlauf. – Spülungen mit physiologischer NaCl-Lösung, Polyvidon-Jod-Lösung und ggf. Antibiotikainstillationen nach Antibiogramm. Gelingt es unter dieser Therapie nach 4–6 Wochen nicht, das Empyem zu beseitigen, so muß dieses operativ saniert werden (Entfernung des Empyemsackes).

d) *Kardiale Ergüsse, dekompensierte Leberzirrhose, Niereninsuffizienz:* Kleine Ergußmengen (600–800 ml) ablassen; Grunderkrankung behandeln.

e) *Rheumatische Ergüsse und andere autoimmunologisch bedingte Erkrankungen:* Therapie der Grundkrankheit.

f) *Erguß bei Lungeninfarkt:* Meist hämorrhagisch. Nach Möglichkeit nicht punktieren (wegen gleichzeitiger Antikoagulation). Bei diagnostischer Punktion und gleichzeitiger Antikoagulantientherapie nur dünne Nadel (ca. 1 mm $\emptyset$) verwenden.

g) *Maligne Ergüsse:* Ursachen sind metastasierende, organfremde Tumoren (am häufigsten), Lungentumoren, autochthone Pleuratumoren (Mesotheliom).

Eine *chirurgische Behandlung* ist in seltenen Fällen für Lungen- und Pleuratumoren bei *frühzeitiger Diagnosestellung* möglich. Der Nachweis eines malignen Ergusses schränkt jedoch operative Maßnahmen sehr ein. *Therapiemöglichkeiten:* Versuch einer Pleuraverklebung (sog. Pleurodese) bei rasch nachlaufendem Erguß durch wiederholte Instillationen von sauren Tetracyclinen (z. B. Supramycin® 1 g/Tag) nach vorheriger Entleerung der Pleurahöhle; die Instillation von Zytostatika und radioaktiven Substanzen (s. Kap. 17, 3.1), z. B. kolloidal gelöstes ^{198}Gold oder ^{90}Yttrium, bringt im allgemeinen keinen Erfolg. – Vorsicht bei gekammerten Ergüssen.

11 Pneumothorax (PnTh)

Definition: Luftansammlung im Intrapleuralraum. – Man unterscheidet den *offenen* PnTh mit Verbindung des Pleuraraumes zur atmosphärischen Luft (entweder über die Thoraxwand oder die Pleura visceralis via Atemwege) und den *geschlossenen* PnTh. Die pleurale Läsion verschließt sich hierbei meist spontan. Der statistisch am häufigsten auftretende sog. idiopathische *Spontanpneumothorax* ist im allgemeinen geschlossen. Der symptomatische Spontanpneumothorax entwickelt sich vor allem bei Patienten mit Emphysem, Asthma bronchiale, Lungenzysten, intrapulmonalen Einschmelzungshöhlen, Lungenfibrosen und nach Thoraxwandtrauma.

11.1 Spannungspneumothorax

Definition: Zunehmender Druckanstieg im Pleuraraum durch inspiratorisch wirksamen Ventilmechanismus = akut lebensbedrohlicher *Notfall,* der ein *sofortiges Eingriffen* erforderlich macht.

11.1.1 Klinik

Leitsymptome und -befunde: Subjektiv: Akut auftretender, meist einseitiger, erheblicher thorakaler Schmerz oder Substernalschmerz (bei linksseitigem PnTh nicht von Ischämieschmerz unterscheidbar), zunehmende Dyspnoe, Tachypnoe und Zyanose, Reizhusten, Vernichtungsgefühl. *Objektiv:* Abgeschwächtes Atemgeräusch oder „stille Lunge", Tympanie, verstrichene Interkostalräume. Zeichen der zentralen Venendruckerhöhung, Tachykardie.
Röntgenkontrolle (Aufnahme in Exspirationsstellung!): Mediastinalverdrängung, strukturlose periphere Aufhellung.
Differentialdiagnose (bei langsam progredienter Symptomatik und subtotalem PnTh): Lungenembolie – Herzinfarkt; Pleuritis sicca, Mediastinal- oder Zwerchfellhernie; subphrenischer Abszeß.

11.1.2 Therapie

a) *Sofortiges Einstechen einer großlumigen Injektionskanüle* am Oberrand der Rippe (Interkostalarterien verlaufen am Unterrand!) in 3. oder 4. ICR zwischen MCL und vorderer AL (A. mammaria interna!): Hörbares Entweichen der Luft = diagnostischer und therapeutischer Eingriff. – Bei Transport mit steriler Gaze abdecken.
b) *Sedierung* (z. B. Valium®, Atosil® u.a.; kein Morphium) und bei starkem Hustenreiz Antitussiva.
c) *Puls- und Blutdruckkontrollen;* wenn möglich *EKG* schreiben und mitgeben.
d) *Sauerstoffzufuhr* über Maske oder Nasensonde (2–4 l/min) bei Zyanose oder starker Dyspnoe.

e) Anlegen einer intrapleuralen *Saugdrainage:* Einlegen eines Drainageschlauches (mehrfache, seitliche Perforationen, möglichst großlumig) durch einen Trokar (18−28 Charr) im 3.−4. ICR im Bereich der Medioklavikularlinie. Schlauchverbindungen über Sogregler zum Wasserschloß. Initiale Sog-Einstellung 10−15 cmH$_2$O.
f) Bei stabilen Kreislaufverhältnissen und kompensiertem Gaswechsel: Röntgenaufnahmen bei In- und Exspiration.

11.2 Geschlossener Pneumothorax

Das therapeutische Vorgehen hängt im wesentlichen ab: vom Ausmaß des Lungenkollapses (ohne oder mit Serothorax), einer zugrundeliegenden Lungenkrankheit, der speziellen Symptomatik, dem Alter des Patienten und schon vorangegangenen PnTh-Ereignissen.

Intrapleurale Dauer-Saugdrainage ist indiziert bei:
a) Ausbildung eines Sero- oder Hämato-PnTh, unabhängig vom Kollapsvolumen;
b) schon bestehender respiratorischer Störung mit Gefahr der Ausbildung einer respiratorischen Insuffizienz;
c) einem Lungenkollapsvolumen > 20% (grob bestimmt im dv-Strahlengang);
d) einem PnTh-Rezidiv;
e) ungenügender Entfaltung eines kleinen PnTh nach 3−4tägiger Beobachtung.

Aktives Vorgehen
a) Bettruhe, flach lagern, Hustenstillung und Sedierung; wenn erforderlich, Sauerstoffzufuhr über Nasensonde (1−2 l/min) (Blutgasanalyse!).
b) Anlegen einer Saugdrainage (s. o.).
c) Initiale Sogeinstellung zwischen 10−15 cmH$_2$O.
d) Röntgen-Kontrolle: Bei Zunahme der Symptomatik kurzfristig. Ansonsten nach 2−3 Tagen Sog-Behandlung Röntgen-Thoraxkontrolle. Lunge nicht entfaltet, weitere Sog-Behandlung (Sog auf max. 30 cmH$_2$O erhöhen). Ist die Lunge entfaltet, Abklemmen der Drainage. Röntgen-Kontrolle nach 24 h. Falls Lunge weiter entfaltet, Drainageschlauch entfernen.
e) Nach Abschluß der PnTh-Behandlung ggf. weitergehende Diagnostik (z. B. Lungenemphysem bei α_1-Antitrypsinmangel, Zystenlunge etc.).

Chirurgische Indikationsstellung
a) Nicht erfolgter Fistelverschluß (d. h. Versagen der o. a. Maßnahmen über max. 12 Tage).
b) Großes Luft-Shunt-Volumen (persistierende, broncho-pleurale Fistel).
c) Bestehen oder Ausbildung eines Pyo- und Hämato-PnTh.
d) Kavernen- oder Abszeßperforation.
e) Progredientes Mediastinalemphysem.

f) Vorbestehende, ausgedehnte, chronische Lungenerkrankung.
g) Mehrfacher Spontan-PnTh (3. Spontan-PnTh auf der gleichen Seite).

Primär konservative Behandlung
Vertretbar bei Volumenreduktion < 20%, d.h. unkompliziertem (ersten) Spontanpneumothorax, in Form eines Mantel- oder Teil-Pn-Th (besonders bei jugendlichen Patienten). Allgemeine Maßnahmen wie oben; Vermeiden von Pressen (Stuhlregulierung!). – Röntgen-Kontrollen in 2–3tägigen Abständen. – Bei fehlender Expansion nach spätestens 4 Tagen Anlegen einer Dauer-Saugdrainage.

Therapie der Komplikationen
a) Sterile, exsudative Begleitpleuritis (Winkelerguß): keine besondere Behandlung.
b) Lokales Hautemphysem: keine besonderen Maßnahmen.
c) Gleichzeitiges Mediastinalemphysem: s. dort.
d) Infektion über das Drainage-System oder die pleurale Fistel mit eitriger Ergußbildung (s. ds. Kap., 10.2.2).
e) Hämatothorax: Chirurgische Intervention.

12 Mediastinalemphysem

12.1 Ätiopathogenese
Entstehung durch Einriß gefäßnaher Alveolarbezirke; Luft wandert entlang den Gefäßscheiden ins Mediastinum, von dort Ausbreitung in die großen hilären Gefäßgebiete, Ausbildung eines kleinen „Luftmantels" zwischen den mediastinalen Pleurablättern, Aufsteigen zum Hals, in extremen Fällen auch in das Gesicht („verschwollene Augen"). Auftreten bei bzw. nach schweren Hustenattacken, starkem Pressen, abruptem Anheben schwerer Lasten, als Komplikation eines Spontan-Pneumothorax und traumatisch (Verletzungen im Bereich der Trachea, zentralen Bronchien und des Ösophagus).

12.2 Klinik
Leitsymptome und -befunde: Gelegentlich Atemnot, Retrosternalschmerz (meist inspiratorisch), Zunahme des Halsumfanges, Verstreichung der Supraklavikulargruben, „Knisterhaut" bei der Palpation, pulssynchrones, kratzendes Knistergeräusch präkordial und über dem Sternum, Schluckbeschwerden. – Beweisend ist *Röntgenaufnahme* in 2 Ebenen mit den typischen Zeichen der mediastinalen Luftansammlung. – *Differentialdiagnose:* Wie bei Pneumothorax (s. ds. Kap., 11.1.1).

12.3 Therapie
a) Absolute Bettruhe – wirksame Hustenstillung – Sedativa oder Analgetika. Wenn erforderlich Sauerstoffzufuhr (2–4 l/min) über eine Nasensonde.

b) Puls- und Blutdruckkontrollen; bei ausgeprägtem Befund Messung des zentralen Venendrucks (Katheter einlegen).
c) Chirurgischer Konsiliarus – kollare Mediastinotomie nur selten erforderlich.
Nach Trauma Fiberbronchoskopie zum Ausschluß oder Nachweis einer Verletzung im Bereich der zentralen Atemwege.
Sorgfältige Verlaufsbeobachtung = wichtigste Maßnahme, insbesondere bei alten Patienten mit Herzleiden. Im allgemeinen günstige Prognose, da Luft rasch resorbiert wird.

13 Lungenmykosen

13.1 Vorbemerkungen
Zunahme der Pilzerkrankungen, auch sog. außereuropäischer Formen in Europa (Nato-Manöver, Bundeswehr, Tourismus). *Primäre Mykosen* im allgemeinen *selten,* sekundäre dagegen *häufiger* („sekundäre Mykosen der Atemorgane sind iatrogene Krankheiten"), z.B. nach Langzeittherapie mit Antibiotika, Glukokortikoiden, Zytostatika und Immunsuppressiva, ferner bei Diabetes mellitus, Hypothyreose, Alkoholabusus, AIDS.

13.2 Klinik
Erregernachweis durch direkte mikroskopische Untersuchung von Sekreten, Exkreten, Punktaten oder Gewebeproben und durch Pilzkultur mit Keimzahldiagnostik erforderlich, bronchoskopische Sekretentnahme oder durch transtracheale Aspiration, vorher Mundspülen mit Dequonal®. Der Nachweis von Pilzen im normal expektorierten Auswurf besitzt keinerlei Beweiskraft! Häufig saprophytäres und parasitäres Pilzvorkommen *ohne primären* Krankheitswert. Seroreaktionen und Hauttests als zusätzliche diagnostische Maßnahmen bei den sog. außereuropäischen Formen (s. Tab. 13). Schwach ausgeprägte Hautreaktion und hoher KBR-Titer sind bei entsprechendem klinischen Bild eine Indikation für sofortige antimykotische Therapie. Bei Lungenmykosen durch Candida und Cryptococcus Hauttests und Seroreaktionen wenig befriedigend. Wichtig ist die Titer-Dynamik.

13.3 Therapie
13.3.1 Allgemeine Hinweise
Indikationsstellung nur unter Berücksichtigung der Erregerempfindlichkeit. Möglichst Ausschluß aller die Pilzausbreitung begünstigenden Faktoren (s.o.). Eine Änderung der Therapie der Grundkrankheit erübrigt oft eine fungistatische oder fungizide Therapie. Chirurgische Behandlung nur bei lokalisiertem Organbefund unter Therapie mit Antimykotika (s.u.). Vakzine-Behandlung nur bei tropischen Mykosen versuchen. Bei zusätzlicher allergischer Alveolitis Glukokortikoide und Expositionsprophylaxe.

Tabelle 13: Lungenmykosen

Vorkommen	Erkrankung	Erreger	Therapiehinweise**
Europäische Formen (und ubiquitär)	Sproßpilzmykosen	Candida	lokalisierte Form: 2, 5 als Aerosol; 3, 1 (Aerosol, Instillation, Infusion); 8 p.o.
			generalisierte Form: 1, 4, 6, 3 (Infusion), evtl. Kombination 1 und 4 oder 4 und 8
		Cryptococcus neoformans Trichosporen Torulopsis Rhodotorula	4, 6, 3, 1; evtl. Kombination 1 und 4
	Fadenpilzmykosen	Aspergillus*, Penicillium Mucor, Rhizopus Geotrichum	1, 6, 3, 4, 5, 7, 8 1, 3
	Adiaspiromykosen (Strahlenpilzmykosen)	Emmonia crescens Actinomyces, Nocardia	5 versuchen Penicillin, Breitbandantibiotika, auch Sulfonamide; zumeist: chirurgische Therapie

1 = Amphotericin B; 2 = Nystatin; 3 = Clotrimazol; 4 = 5-Fluorocytosin; 5 = Pimaricin; 6 = Miconazol; 7 = 2-Hydroxystilbamidin; 8 = Ketoconazol
* Bei allergisch-bronchopulmonaler Form zusätzlich Glukokortikoide.
** Die angeführte Reihenfolge der bei den einzelnen Erregern empfohlenen Antimykotika kann aufgrund bisheriger Erfahrungen als Richtschnur für die Auswahl gelten.

Tabelle 13: Lungenmykosen (Fortsetzung)

Vorkommen	Erkrankung	Erreger	Therapiehinweise**
Außereuropäische Formen (örtliche Begrenzung durch klimatische und geologische Faktoren)	Histoplasmosen	Histoplasma capsulatum Histoplasma duboisii	1, 6, 3, 8
	Kokzidioidomykosen	Coccidioides immitis	1, 6, 3, 8 versuchen; chirurgische Therapie
	Blastomykosen (Nordamerika, Afrika)	Blastomyces dermatidis	1, 3, 7
	(Südamerika)	Blastomyces brasiliensis (Paracoccidioides brasiliensis)	1, 6, 8
	Sporotrichose (USA-Südstaaten)	Sporotrichon schenkii	1

1 = Amphotericin B; 2 = Nystatin; 3 = Clotrimazol; 4 = 5-Fluorocytosin; 5 = Pimaricin; 6 = Miconazol; 7 = 2-Hydroxystilbamidin; 8 = Ketoconazol

* Bei allergisch bronchopulmonaler Form zusätzlich Glukokortikoide.
** Die angeführte Reihenfolge der bei den einzelnen Erregern empfohlenen Antimykotika kann aufgrund bisheriger Erfahrungen als Richtschnur für die Auswahl gelten.

13.3.2 Antimykotische Substanzen
Klinische Anwendung unter Benutzung von Tabelle 13 (s. a. Kap. 23, 4.4.2):
a) *Amphotericin B:* Standardsubstanz zur systemischen Behandlung von Organmykosen trotz Toxizität mit breitem Spektrum und fungistatischer Wirkung (erst bei höherer Dosierung fungizide Wirkung): Grundsätzlich nur stationär mit wöchentlicher Kontrolle von Blutbild, Leber- und Nierenfunktion. Häufig Unverträglichkeitserscheinungen wie Schüttelfrost, Phlebitiden an den Infusionsstellen (Zusatz von Liquemin® zur Infusionsflüssigkeit), Übelkeit, Durchfälle; bei ca. 25% aplastische Anämien und irreversible Nierenschäden. *Cave:* Hypokaliämie. *Dosierung:* Individuelle, langsame Steigerung von 0,25 mg/kg auf 1 mg/kg/Tag (oder 2 mg/kg alle 2 oder 3 Tage, um Nebenwirkungen zu vermindern). – Infusion: Substanzlösung (= 50 mg) in 10 ml Aqua bidest., hiervon z. B. 10 mg/500 ml 5%iger Glukose (keine physiologische NaCl). 20 mg oft schon unverträglich, höhere Dosierung möglich (max. 75 mg!). Langsame Einlaufgeschwindigkeit (5–8 h). Serumhalbwertszeit etwa 24 h; möglichst Blutspiegelbestimmung zur optimalen Dosisfindung. Behandlungsdauer 3–6 Wochen. Durch die vorherige und anschließende Infusion von Mannit soll die Nephrotoxizität gemindert sein. – *Aerosol-Behandlung:* 1 Ampulle „zur Infusion" (= 50 mg) in 10 ml Aqua bidest., $2 \times 1-2$ ml (= 5–10 mg)/Tag inhalieren (Aerosol-Applikation s. ds. Kap., 2.2).
b) *Nystatin* (Candio-Hermal®, Moronal®): Nur lokal wirksam; kaum Nebenwirkungen; bei Lungenmykosen als Aerosol anwenden. 500000 E (Reinsubstanz) in 5(−10) ml physiologischer Kochsalzlösung, davon $3 \times 1(-2)$ ml/Tag inhalieren, bei Reizerscheinungen Inhalat verdünnen, entsprechend länger inhalieren.
c) *5-Fluorocytosin* (Ancotil®, Ancobon®): 1% als Aerosol; oral 100 bis max. 200 mg/kg KG/Tag auf 4 Einzeldosen *genau* alle 6 h verteilt. – Gute Verträglichkeit. Resistenzentwicklung beachten, Blutbildkontrollen (Leukopenie, Thrombozytopenie, aplastische Anämie). Leberfunktion überprüfen. – Reduktion der Tagesdosis bei eingeschränkter Nierenfunktion. – Kombination mit Amphotericin B in besonderen Fällen; synergistische Wirkung mit der Möglichkeit der Dosisminderung von Amphotericin B (z. B. 20 mg Amphotericin-B-Infusion und 150 mg 5-Fluorocytosin/kg KG/Tag).
d) *Clotrimazol* (Canesten®) mit breitem Spektrum: 1% als Aerosol (Suspension in Aqua dest.) 2×100 mg/Tag oder 60–100 mg/kg KG per os (Kapseln à 500 mg). Bei oraler Applikation Nebenwirkungen beachten, unterschiedliche enterale Resorption! Leberfunktion!
e) *Miconazol* i. v. (Daktar® i. v.) mit breitem Spektrum: Als Infusion mindestens 600 mg/Tag (− 1200 mg und mehr) − 600 mg als Einzelgabe – innerhalb 30–60 min; als Aerosol $2-4 \times 20$ ml unverdünnt/Tag. – Bronchialinstillation $4-8 \times 5$ ml/Tag verdünntes Miconazol (20 ml in 60 ml 0,9% NaCl-Lösung). – Vorteile gegenüber Clotrimazol scheinen in der besseren Verträglichkeit bei mindestens gleicher Wirksamkeit zu liegen.

f) *Pimarizin* (Pimafucin®) mit breitem Spektrum: Suspension 2,5% als Aerosol (2,5 mg pro Inhalation, 3× täglich) und für Instillation (bei Candidiasis und Aspergillose) endobronchial oder transthorakal bei Vorliegen von Abszessen oder Kavernenbildung.

g) *2-Hydroxystilbamidin:* i. v. Applikation, bis 225 mg/Tag innerhalb 30−90 min (Gesamtdosis bis zu 16 g).

h) *Ketoconazol* (Nizoral®). Besonders geeignet zur Therapie außereuropäischer Mykosen. 200−400 mg/Tag. Unter Langzeittherapie regelmäßige Kontrolle der Leberenzyme (Hepatitis-Gefahr!).

14 Lungen-Sarkoidose

14.1 Ätiopathogenese

Granulomatöse Systemerkrankung unbekannter Ursache. Sie wird zu den fibrosierenden Alveolitiden gezählt. Im Bereich der Lunge findet sich zunächst eine Lymphozyten-Alveolitis. Im weiteren Verlauf entwickeln sich Granulome in der Bronchialschleimhaut und im Lungenparenchym. Neben Lungen, hilären und mediastinalen Lymphknoten können Leber, Milz, periphere Lymphknoten, Haut, Augen, exkretorische Drüsen, ZNS, Herz und Knochen befallen sein.

14.2 Klinik

Vom Verlauf her unterscheidet man eine akute Form (Löfgren-Syndrom: biliäre Lymphadenopathie, Erythema nodosum, Gelenkschwellungen und -schmerzen sowie Fieber) von primär chronischen, symptomarmen Verlaufsformen (häufig radiologischer Zufallsbefund!).

Diagnostische Hinweise:
a) *Röntgen-Thorax:* Biliäre Lymphadenopathie und/oder retikulo-noduläre Infiltratbildungen in beiden Lungen. Eventuell Zeichen einer Lungenfibrose.
b) *Serum-Angiotensin-Converting-Enzyme* (SACE) häufig erhöht, Ca^+ im 24-h-Urin gelegentlich erhöht, Bestimmung des Neopterin-Spiegels im Urin oder Serum.
c) Zur Sicherung der Diagnose *Bronchoskopie* mit bronchoalveolärer Lavage (BAL) und mehrfacher transbronchialer Lungenbiopsie (Nachweis einer Lymphozyten-Alveolitis in der BAL; Nachweis nicht verkäsender epitheloidzelliger Granulome in Bronchialschleimhaut und Lungenparenchym). Ggf. Mediastinoskopie oder Laparoskopie.

14.3 Therapie

Keine sichere kausale Therapiemöglichkeit! *Akute* Verlaufsformen bilden sich meist spontan zurück und erfordern deshalb oft *keine* medikamentöse Behandlung. Bei erheblichen subjektiven Beschwerden, schweren Lungenfunktionsstörungen, Komplikationen durch weitere Organmanifestationen (Herzrhythmusstörungen, Iridozyklitis, neurologische Symptome, Nierenbeteiligung, Hyperkalzämie u. a.), bei Progreß der Veränderungen (radiologisch oder funktionell) und bei zusätzlich ansteigendem SACE (Serum-Angiotensin-Conver-

ting-Enzyme) und/oder Neopterin-Spiegel *Indikation* für Glukokortikoide: initial 50–60 mg/Tag Prednisolon in fallender Dosierung (entsprechend der Rückbildung der klinischen Symptomatik); Einstellung der individuell niedrigsten Erhaltungsdosis (5–15 mg/Tag); Langzeitbehandlung über 6–12 Monate und länger. Bei *Rezidiven* unter Therapie nur geringe Dosiserhöhung um 5–10 mg. – Beurteilung der Therapiewirkung röntgenologisch und durch bronchoalveoläre Lavage, wenn vorhanden, anhand der Augenprozesse (Iridozyklitis-Test) sowie funktionell (Diffusionskapazität) möglich.
Wichtig: Glukokortikoid-Nebenwirkungen s. Kap. 3.
Da die Erkrankung in der Regel symptomarm verläuft und sehr häufig Spontanremissionen zeigt, ist in der Mehrzahl der Fälle keine Therapie erforderlich. In seltenen Fällen findet sich trotz korrekt durchgeführter Steroidtherapie ein Progreß der Erkrankung mit drohendem Übergang in eine Lungenfibrose. In solchen Fällen kann ein Therapieversuch mit Cyclosporin A (Sandimmun®) zur T-Lymphozytensuppression in der Lunge durchgeführt werden. Alternativ kann eine immunsuppressive Therapie mit Steroiden und Azathioprin (Imurek®) versucht werden.

15 Fibrosierende Alveolitis (interstitielle Lungenerkrankungen)

15.1 Ätiopathogenese
Zahlreiche, größtenteils noch unbekannte Faktoren können zu einer diffusen interstitiellen Lungenerkrankung oder fibrosierenden Alveolitis führen. Ödem und Entzündung in Alveolen (Alveolitis!) und im Interstitium mit entzündlicher, zellulärer Infiltration und Desquamation von Alveolardeckzellen führen zu Fibrosierung im Bereich des Lungeninterstitiums bis hin zu narbigen Endzuständen mit sekundärer Wabenlunge. Es handelt sich um eine besondere Form der mesenchymalen Reaktion mit initialer Exsudation und nachfolgender Proliferation von Fibroblasten (Kollagenbildung!), die in das gleichförmige Narbenstadium, die Fibrose, übergeht. Entsprechend werden heute zahlreiche, ätiologisch zumeist ungeklärte interstitielle Lungenerkrankungen unterschieden, z. B. im Rahmen von Systemerkrankungen oder von Angiitiden oder als idiopathische fibrosierende Alveolitis. Ferner die Lungenerkrankungen durch physikalische Einflüsse, durch anorganische und organische Stäube (tierischen oder pflanzlichen Ursprungs – Typ Vogelhalterlunge, Farmerlunge), schließlich Schädigungen durch toxische Stoffe und Arzneimittel, z. B. Nitrofurantoin u. v. a. (s. Tab. 14).

15.2 Klinik
Leitsymptome und -befunde: Initial zumeist uncharakteristische Beschwerden: *obligat:* Belastungsatemnot, trockener Reizhusten, später konstante Ruhedyspnoe; *fakultativ:* Gewichtsverlust, Anorexie, Schwäche, subfebrile Temperaturen, retrosternale Enge, Thoraxschmerzen, Frösteln u. a. – Oft erhebliche Diskrepanz zwischen Röntgenbefund und Grad der Lungenfunktionsstörung. Auskultatorisch: Sklerosiphonie (Knisterrasseln), Quietschen und Knarren als Ausdruck der Fibrosierung des Lungeninterstitiums.

Tabelle 14: Interstitielle Lungenerkrankungen und deren Ätiologie

Krankheitsbezeichnung	Ätiologie
Idiopathische fibrosierende Alveolitis	Unbekannt, möglicherweise überschießende Immunreaktion, getriggert durch virale Infekte
Exogen allergische Alveolitis	Allergische Reaktionen (Immunkomplexreaktion, Typ-III-Allergie) nach Inhalation von organischen Stäuben: Farmerlunge, Vogelhalterlunge, Befeuchterlunge u. a. m.
Fibrosierende Alveolitis bei Kollagenosen und Autoaggressionskrankheiten (LED, CP, Sklerodermie, Panarteriitis, Dermatomyositis etc.)	Unbekannt
Medikamentös induzierte fibrosierende Alveolitis	Acetylsalicylsäure, Azathioprin, Bleomycin, Busulfan, Cyclophosphamid, Hexamethonium, Mephalan, Methotrexat, Methysergid, Niridazol, Nitrofurantoin, Sulfasalazin, Sulfonamide
Paraquat-Lunge	Paraquat-Intoxikation
Fibrosierende Alveolitis nach Inhalation toxischer Gase	Reizgase
Strahlenpneumonie	Thorakale Bestrahlung, ab 60 Gy obligat
Silikose	Inhalation siliziumhaltiger Stäube
Asbestose	Asbestexposition
Siderosilikose	Inhalation von Eisenoxiden *und* Silikaten
Berylliose	Inhalation von Beryllium
Hartmetall-Lunge	Inhalation von Hartmetallstäuben (Wolfram, Vanadium, Titan)
Sarkoidose	Unbekannt, Immunregulationsstörung der Lunge auf einen unbekannten antigenen Reiz hin
Goodpasture-Syndrom	Antialveoläre Basalmembranantikörper
Idiopathische Lungenhämosiderose	Unbekannt
Wegener-Granulomatose u. a.	Unbekannt

Initial: Vitalkapazität, Atemwiderstand, FEV 1,0 und pO_2 in Ruhe oft *normal!* Diffusionskapazität für CO erniedrigt; pO_2 fällt unter Belastung ab. – *Verlauf:* Zumeist chronisch progredient – spontane Remissionen bis zur Heilung sind selten. Ein initial normales Rö-Thorax-Bild schließt eine fibrosierende Alveolitis im Frühstadium nicht aus.

15.3 Therapie
Für die erfolgreiche Behandlung ist die *frühzeitige* Erkennung der Krankheit von entscheidender Bedeutung (s. Tab. 14). Durch immer wieder erhobene

Anamnesen ursächliche Faktoren zu erkennen suchen! Beispiel: exogen allergische Alveolitis. Wenn frühzeitig erkannt, führt strikte Expositionsprophylaxe (z. B. Tauben, Wellensittiche, schimmeliges Heu) zu einer Remission, in Frühphasen zu einer völligen Restitutio ad integrum. Für das *medikamentöse,* therapeutische Vorgehen sind histologische Befunde (bioptische Diagnosestellung) hinweisend, doch ist *ein* einziger histologischer Befund selten repräsentativ für das Stadium der Krankheit.

Verbindliche Richtlinien für die Therapie können aufgrund der vielfältigen Ätiologien der interstitiellen Lungenerkrankungen z. Z. *nicht* gegeben werden. Wenn immer möglich, konsequente Therapie der auslösenden Grunderkrankung! Ein spezifisches Therapeutikum gibt es nicht.

Zum Einsatz kommen in üblicher Dosierung Glukokortikoide, Immunsuppressiva und Zytostatika, die verschiedentlich kombiniert werden (antiexsudative und antiproliferative Wirkung, Hemmung der Proliferation von Fibroblasten, Beeinflussung der Kollagenfaserreifung und -vernetzung). Die Angaben in der Literatur sind uneinheitlich; Glukokortikoid-Monotherapie ist oftmals ausreichend; falls damit kein Regreß eingeleitet werden kann, Kombination von Prednisolon und Azathioprin bzw. Prednisolon und Cyclophosphamid. Bei fortgeschrittener Fibrose kann durch die Therapie nicht selten ein Stillstand des Progresses erreicht werden, jedoch keine Rückbildung. Einzelheiten der Therapie der interstitiellen Lungenerkrankungen s. Tabelle 15.

Tabelle 15: Therapie der interstitiellen Lungenerkrankungen (Dosis/Tag)

1) Ausschalten bekannter exogener Noxen (organische und anorganische Stäube, toxische Gase, Medikamente etc.)
2) *Frühformen:* 40–60 mg Prednisolon-Äquivalent über 4–6 Wochen, danach *langsame* Reduktion der Tagesdosis
3) *Fortgeschrittene Stadien:* Wie unter 2), zusätzlich: $2-3 \times 50$ mg Azathioprin *oder* 150–200 mg Cyclophosphamid

Im Einzelfall ist eine individuelle Therapieführung erforderlich. Einleitung der Therapie immer unter stationärer Kontrolle. Die Nebenwirkungen einer immunsuppressiven Langzeittherapie sind zu beachten (regelmäßige Blutbildkontrollen!).

Für alle interstitiellen Lungenerkrankungen ist infolge des geminderten Gasaustauschs in der Lunge eine entsprechende, zumeist dauernde körperliche Schonung notwendig! Symptomatische Atemtherapie und Thoraxmassage (Interkostal- und Atemhilfsmuskulatur) als entspannende Maßnahme. Im übrigen: Behandlung der respiratorischen Insuffizienz und einer evtl. chronischen Bronchitis, s. ds. Kap., 1, 2 und 4 (häufig O_2-Langzeittherapie angezeigt!).

12 Erkrankungen des Magen-Darmtraktes

(K. Ewe, H. J. Weis und T. R. Weihrauch)

1	Akute obere gastrointestinale Blutung	430	5.5.1 Verdauungsstörungen nach Vagotomie	457
2	Erkrankungen der Speiseröhre	434	5.5.2 Dumping-Syndrom	457
2.1	Gastroösophageale Refluxkrankheit	434	5.5.3 Postoperative Mangelsyndrome	458
2.2	Achalasie und verwandte Motilitätsstörungen	440	5.5.4 Ulcus pepticum jejuni	458
2.3	Infektionen des Ösophagus	442	6 Malabsorptions- und Maldigestionssyndrome	458
2.4	Schädigung der Speiseröhre durch Medikamente	444	7 Diarrhö	461
2.5	Mallory-Weiss-Syndrom, Boerhaave-Syndrom	444	7.1 Akute Diarrhö	461
3	Gastritis	445	7.2 Antiobiotika-assoziierte Kolitis, pseudomembranöse Kolitis	463
4	Funktionelle Störungen des Magen-Darmtraktes	446	7.3 Chronische Diarrhö	464
5	Ulcus pepticum („Ulkuskrankheit")	448	8 Ileus	465
			9 Morbus Crohn	468
5.4	Therapie	449	10 Colitis ulcerosa	471
5.5	Verdauungsstörungen nach Magenoperationen	457	11 Divertikulose, Divertikulitis	474
			12 Akute Darmblutung (Hämatochezie)	476
			13 Chronische Obstipation	477

Abkürzungen: AAK = Antibiotika-assoziierte Kolitis, ANV = aktues Nierenversagen, DÖS = diffuser Ösophagusspasmus, GI = Gastrointestinaltrakt, HÄS = Hydroxyäthylstärke, Hb = Hämoglobin, Hkt = Hämatokrit, KKE = Kolon-Kontrasteinlauf, MDP = Magen-Darmpassage, UÖS = unterer Ösophagussphinkter, ZVD = zentraler Venendruck.

Notfälle:

1. Akute obere gastrointestinale Blutung (s. ds. Kap., 1)
2. Ulkusperforation (s. ds. Kap., 5.4.3.2)
3. Ileus (s. ds. Kap., 8 und Tab. 7)
4. Toxisches Megakolon (s. ds. Kap., 10.3 und Tab. 9)
5. Akutes Abdomen (s. Kap. 2,9)

1 Akute obere gastrointestinale Blutung

Blutungen aus Ösophagus, Magen oder Duodenum (85% aller Magen-Darmblutungen).

1.1 Ätiopathogenese

Häufigste Blutungsquellen: Ulcus duodeni, Ulcus ventriculi, Ösophagusvarizen, erosive Gastritis (evtl. durch Medikamente, Alkoholexzesse oder Streß induziert). *Seltenere* Blutungsursachen: Anastomosenulkus, erosive Ösophagitis; Magenkarzinom, akuter Schleimhautriß im Kardiabereich nach heftigem Erbrechen (Mallory-Weiss-Syndrom). *Begünstigende Faktoren:* hämorrhagische Diathese, Antikoagulantientherapie, ulzerogene Medikamente (Salizylate, andere nicht-steroidale Antiphlogistika).

1.2 Klinik

Schwallartiges oder fraktioniertes Erbrechen: Hämatemesis (rotes Blut, Blutkoageln oder „Kaffeesatz") und/oder rektale Entleerung als Teerstuhl (Meläna) bzw. bei massiver Hämorrhagie auch als Abgang von rotem Blut (Hämatoschezie). Bei Unklarheit, ob es sich um Blut handelt: Hb-Nachweis (Hämoccult®). *Folgeerscheinungen des Blutverlustes:* Blässe, Schwäche, Schwindel, Schwitzen, Durst, Kollapsneigung, Schock.

1.3 Therapie

Bei akuter, gastrointestinaler Blutung müssen die ersten therapeutischen Maßnahmen sofort eingeleitet werden, bevor die Überführung des Patienten in das Krankenhaus erfolgt.

1.3.1 Sofortmaßnahmen in der Praxis

Zielsetzung: Verhütung von Kreislaufkomplikationen; rasche Krankenhauseinweisung. *Wichtig:* Jeder Kranke mit akuter, schwerer GI-Blutung bedarf der Behandlung und Diagnostik (Blutungsquelle!), möglichst unter Intensivpflegebedingungen im Krankenhaus.

a) *Kreislaufkontrolle:* Messung von Blutdruck und Pulsfrequenz. Bei schwerer Blutung und drohendem hypovolämischen Schock (Blutdruck < 100 systolisch, Pulsfrequenz > 100/min, blasse, feuchtkalte Haut, schlechte Venenfüllung) i.v. Tropfinfusion von 500 ml einer Elektrolytlösung, bevorzugt eines Plasmaexpanders (z.B. Haemaccel®). Keine salzfreien Lösungen wie Glukose, Lävulose (s. auch Kap. 2, 3.3).

b) *Adäquate Lagerung:* Keine Schockgefahr: Oberkörper leicht erhöht wegen Gefahr der Aspiration. Drohender oder manifester Schock: Flach- und Seitenlagerung, evtl. Anheben der Beine.

Klinikeinweisung: Telefonische Anmeldung, Krankenhauseinweisung, möglichst auf Intensivstation. Angabe des geschätzten Blutbedarfs, chirurgisches Konsil. *Wichtig:* Ärztliche Begleitung auf dem Transport unerläßlich bei drohendem oder manifestem Schock, fortdauerndem Blutverlust oder längerer Anfahrt.

1.3.2 Sofortmaßnahmen im Krankenhaus

Zielsetzung: Schnelle Normalisierung des Kreislaufs, Lokalisierung der Blutungsquelle, rasche Blutstillung.

1.3.2.1 Bei frischen Blutungen

a) *Notfalldiagnostik* zur Erkennung der Blutungsquelle

Anamnestische Hilfen: Ulkus- oder Leberanamnese, Art der vorangegangenen Beschwerden (Sodbrennen, Nüchternschmerz, starkes Erbrechen), Medikamenteneinnahme (Antikoagulantien, Kortikosteroide, Antirheumatika u.a.), Streß (Unfall, Schädel-Hirntraumen, schwere, akute Erkrankungen), Alkoholabusus.

Klinische Hinweise: Ikterus, Spider naevi, Aszites, Hepatomegalie, Druckschmerz im Epigastrium. *Wichtig:* Auch wenn Ösophagusvarizen vorhanden sind, erfolgt die Blutung in ca. 50% der Fälle nicht aus den Varizen, sondern aus Ulzera, Erosionen, Mallory-Weiss-Syndrom.

Notendoskopie: Durchführung einer Ösophagogastroduodenoskopie, sobald es die Kreislaufsituation gestattet. Die Endoskopie ist diagnostisch zuverlässiger (Erkennung der Blutungsquelle in ca. 90%) als die Röntgenuntersuchung (Trefferquote nur ca. 70%).

Therapeutische Konsequenzen der Notendoskopie: Bei Nachweis einer Varizenblutung: Vorgehen entsprechend Kap. 13, 1.5.2.3. *Bei Nachweis einer Blutungsquelle im Magen:* Chirurgisches Konsil, Klärung der Operationsindikation, s. ds. Kap., 1.3.3. Sickerblutungen stehen in der Regel spontan im Gegensatz zu spritzenden arteriellen Blutungen. Weiterbehandlung entsprechend ds. Kap., 1.3.2.2. Endoskopische Blutstillung oft erfolgreich (zirkuläre Um- und Unterspritzung des Ulkus mit Suprarenin 1:1000 [1 ml in 10 ml NaCl-Lösung] bis zu 10 ml oder Koagulation mit Laser, Elektrokoagulation [„Bicap"] oder Elektrohydrothermosonde), auch ein 2. Versuch bei Rezidivblutung ist vertretbar. Bei erneuter Blutung Operation.

b) Bei *hypovolämischem Schock* Intensivtherapie entsprechend den Richtlinien in Kap. 2, 3.3.

c) *Intensivüberwachung bei schwerer Blutung* (Zentralvenenkatheter, Kontrolle und Dokumentation des ZDV, arterieller Blutdruck, Pulsfrequenz, Atmung, EKG, Diurese, Ionogramm, Harnstoff oder Kreatinin, Säure-Basen- und Gerinnungsstatus, Kontrolle von Hb und Hkt, klinischer Zustand).

d) *Blutgruppenbestimmung* und 3−6 Blutkonserven kreuzen.

e) *Initiale Volumensubstitution:* Bei wenig verändertem ZVD mit Plasmaexpander (z.B. Haemaccel®), bei starker Blutung mit Hb unter 10 g% Transfusionen (Indikation s. Tab. 1). Der Hkt sollte um 30−35% gehalten werden, bei Herz- und Lungenkranken um 35−40%, weil diese Blutverluste schlechter tolerieren.

Wichtig: Abfall des Hämatokriten oft erst 8−10 h nach Blutungsbeginn. 500 ml Blut erhöhen den Hämatokrit um 3−4%.

f) *Säurehemmung:* Wirksame, aber sehr teure konservative Therapie der Ulkusblutung durch Somatostatin oder Sekretin (Therapie bei Erosionen und peptischem Ulkus). Keine sichere Beeinflussung der akuten Blutung durch H_2-Rezeptorenblocker, trotzdem Beginn der Ulkustherapie während

Tabelle 1: Hinweise für Fortbestehen oder Wiederauftreten der Blutung

Klinische Hinweise
1. Aspiration *bluthaltiger Spülflüssigkeit* durch den Magenschlauch.
2. Merklicher *Abfall des Blutdruckes* und/oder *Wiederanstieg der Pulsfrequenz* beim Aufsetzen des Kranken.
3. Symptome der *Hypovolämie:* Blässe, feuchte und kalte Extremitäten, Schwitzen, Schwindel, Herzklopfen, Tachykardie, Dyspnoe, Ohnmachtsneigung, Durst.
4. Absinken des *systolischen Blutdruckes* eines vorher normotensiven Patienten auf < 100 mmHg oder eines bekannten Hypertonikers auf 120–130 mmHg, Abfall des ZVD.
5. *Abnahme der Diurese* auf < 40 ml/h (= hypovolämische Oligurie mit Gefahr der Entstehung eines ANV).

Laborbefunde
1. *Abfall des Hämatokriten,* beginnt in der Regel erst 8–10 h nach Blutungsbeginn mit fortschreitender Hämodilution.
2. *Abnahme des Blutvolumens* (Messung mit Hilfe des Volumetrons). Besonders aufschlußreich bei Patienten mit eingeschränkter Herzreserve und erhöhtem ZVD.
3. *Abfall des Hämoglobins* unter 10 g%.

der Blutung. Somatostatin (Somatofalk®, Stilamin®): 1 Amp. (250 µg) als Bolus langsam i.v., dann Dauerinfusion von 250 µg/h bzw. 3–3,5 µg/kg/h über 12–48 h. Blutzuckerkontrollen erforderlich, besonders bei Diabetikern.
Sekretin (Sekretolin®): 1 Amp. (75 E) als Bolus langsam i.v., dann Dauerinfusion von 0,5 E/kg/h i.v. über 12–48 h.
Ranitidin (Sostril®, Zantic®): 1 Amp. (50 mg) als Bolus i.v., dann Dauerinfusion von 8 Amp./24 h oder
Cimetidin (Tagamet®): 1 Amp. (200 mg) als Bolus i.v., dann Dauerinfusion von 12 Amp./24 h, oder
Famotidin (Pepdul®) 1 Amp. (20 mg) als Bolus i.v., dann Dauerinfusion von 4 Amp./24 h.
Vorsicht bei ANV: Reduktion der Dosis der H_2-Blocker um 50%.
g) *Parenterale Ernährung* s. Kap. 1, 5.4 (bis zur Aufnahme der oralen Ernährung).
h) *Magenspülung* zur ersten Blutstillung (ca. 60% erfolgreich) und Entfernung von Blutkoageln als Vorbereitung zur Lokalisationsdiagnostik der Blutungsquelle.
Praktische Durchführung: Einführen eines weichen Magenschlauches großen Kalibers (Plastikschlauch Ch 12–14, Gummischlauch Ch 16) bis knapp unter die Kardia (45–50 cm von der Zahnreihe), Lagekontrolle: Auskultation über dem Magen nach Luftinsufflation (100-ml-Spritze). Spülen mit Wasser, bis der Rücklauf klar ist (mitunter mehrere Liter notwendig), Notendoskopie anschließen. Danach über nasogastrale Sonde weiterhin Mageninhalt absaugen, zunächst in 10–15minütigen Abständen zur Kon-

trolle (Stillstand oder Fortdauer der Blutung) über 12 h. Eiswasser hat gegenüber ungekühltem Wasser keinen Vorteil hinsichtlich der Blutstillung.
i) *Maßnahmen zur Verhütung eines ANV* (s. Kap. 14), Ausgleich von Störungen der Hämostase (s. Kap. 18).
j) *Maßnahmen bei anhaltender Blutung:* Wenn blutiges Erbrechen oder Aspiration blutiger Spülflüssigkeit auf ein Fortbestehen oder erneutes Einsetzen der Blutung hinweisen oder andere blutungsverdächtige Symptome auftreten (s. Tab. 1): Transfusionen, Maßnahmen zur Verhütung eines ANV, s. Kap. 14, Ausgleich von Störungen der Hämostase, s. Kap. 18, erneute Endoskopie, chirurgisches Konsil, Klärung der Operationsindikation (s. u.).

1.3.2.2 Therapie nach Blutungsstillstand

Nach Normalisierung des Kreislaufs und Verschwinden von Brechreiz und Übelkeit und nach Ausschluß einer Operationsindikation Übergang auf orale Ernährung. Beginn ca. 24 Stunden nach Beendigung der Blutung mit passierter Kost. Bei Ulkus, Ösophagitis oder erosiver Gastritis H_2-Rezeptorenblocker (s. ds. Kap., 5.4.2b). Bei oder nach Ösophagusvarizenblutung sofortige Darm-„Sterilisierung" und Laxantiengabe zur Einschränkung der Resorption von Substanzen, die die hepatische Enzephalopathie begünstigen (s. Kap. 13, 1.5.3.3.2).

1.3.3 Operationsindikationen bei oberer Gastrointestinalblutung

a) *Sofortige Operation* (Magenresektion, Ulkusübernähung + selektive, proximale Vagotomie, Varizenumstechung): anhaltender Schock trotz reichlicher Volumensubstitution (ca. 2 l Blut, Plasma oder Dextranlösung), anhaltende, starke Blutung trotz Transfusionen (2−3 l/24 h). Im Alter ist längeres Zuwarten gefährlich, da größere Blutverluste schlecht toleriert werden. Bei endoskopisch nachgewiesener arterieller, „spritzender" Blutung ist eine sofortige Operation indiziert.
b) *Frühzeitige Operation* (innerhalb 2−3 Tagen): Rezidivblutung (außer Varizenblutung), blutendes, chronisches Magenulkus bei Patienten über 60 Jahre, bei Notwendigkeit weiterer Transfusionen von 1 l Blut/24 h oder mehr, seltene Blutgruppen.

2 Erkrankungen der Speiseröhre

2.1 Gastroösophageale Refluxkrankheit

Das Zurückströmen von Magen- oder Duodenalinhalt in die Speiseröhre ohne Erbrechen wird erst pathologisch, wenn die Menge des Refluates, die Dauer der Refluxepisoden und die chemische Zusammensetzung des Refluxmaterials, z. B. Gallensäuren nach Magenresektion als sekundärer Reflux, quantitativ das normale physiologische Maß überschreiten.

2.1.1 Ätiopathogenese

Die Ursache der *primären "idiopathischen"* Refluxkrankheit ist nicht bekannt, die wichtigsten Faktoren scheinen jedoch vor allem eine Störung der Verschlußfunktion des unteren Ösophagussphinkters und der Selbstreinigungsfunktion der Speiseröhre (sog. Ösophagusclearance) durch primäre und sekundäre Peristaltik zu sein. Ursachen der *sekundären Refluxkrankheit* sind Störungen der Ösophagusmotilität wie Tonusminderung des unteren Ösophagusspinkters (UÖS) und gestörte Peristaltik bei Sklerodermie und anderen Kollagenosen, Ausschaltung des UÖS durch Operationen, totale Gastrektomie sowie mechanische Hindernisse, wie z. B. eine Magenausgangsstenose.

Eine axiale Hiatushernie ist nicht gleichzusetzen mit gastroösophagealem Reflux, da die Funktion des unteren Ösophagusspinkters auch bei Vorliegen einer Hiatushernie meist normal ist. Es handelt sich also in der Regel um eine harmlose Abnormalität, deren Häufigkeit mit steigendem Alter zunimmt. Bei ca. 50% der 60jährigen ist eine axiale Hiatushernie nachweisbar, wobei nur etwa 20% dieser Patienten Refluxbeschwerden und davon weniger als 2% eine Refluxösophagitis haben. 80% der Refluxpatienten sind übergewichtig. Die Erkrankung verläuft in etwa 40% der Fälle schubweise, sonst kontinuierlich.

2.1.2 Klinik

Leitsymptome und -befunde: Retrosternales Brennen und/oder Schmerz, epigastrischer Schmerz, seltener pharyngeales Brennen und Dysphagie. Refluxbeschwerden treten am häufigsten beim Bücken, im Liegen und postprandial auf und können durch psychischen Streß, Süßigkeiten, Rauchen oder Alkoholgenuß verstärkt werden. *Diagnostische Hinweise:* Bei sorgfältig erhobener Anamnese kann die Diagnose einer Refluxkrankheit bereits in mehr als 50% der Fälle aufgrund der Symptomatik gestellt werden. Bei anhaltenden, vieldeutigen oder heftigen Beschwerden erfolgt die Abklärung der Ösophagusmorphologie (Stadieneinteilung der Refluxösophagitis und Malignomausschluß) durch Endoskopie und Biopsie, ggf. durch Röntgenuntersuchung, diejenige der Funktionsstörungen in speziellen Fällen durch Manometrie, Langzeit-pH-Metrie, Säureperfusionstest nach Bernstein und Szintigraphie.

Ein Barium-Breischluck bei Durchleuchtung mag Hinweise auf Ösophagusmotilitätsstörungen und Reflux geben, erlaubt aber nicht die Diagnose der Ösophagitis und den sicheren Ausschluß eines Karzinoms. *Differentialdiagnostische Probleme* bestehen bei vorwiegend epigastrischen (DD: Ulkus) oder retrosternalen Schmerzen (DD: Angina pectoris). Dysphagie, Odynophagie (Schmerzen beim Schlucken) und Regurgitation weisen direkt auf eine Störung der Speiseröhrenfunktion hin.

2.1.3 Therapie

Hauptziele der konservativen Therapie sind: a) die Neutralisation, Reduktion bzw. Adsorption aggressiver Bestandteile des Refluates und b) die Verbesserung der Ösophagusmotilität (Steigerung des UÖS-Tonus, Verbesserung der Ösophagusclearance). Dies kann *medikamentös* erreicht werden (Antazida, H_2-Rezeptorenantagonisten und motilitätswirksame Substanzen) oder durch *allgemeine Therapiemaßnahmen* (Tab. 2). In Tabelle 3 ist die Anwendung der genannten Therapieprinzipien mit Bezug auf den Grad der gastroösophagealen Refluxkrankheit dargestellt.

Wichtig: Ausreichend lange Therapie in Abhängigkeit vom Stadium der Ösophagitis – beim Nachweis von Epitheldefekten mindestens 12 Wochen.

Tabelle 2: Refluxmindernde Allgemeinmaßnahmen

1. *Meiden motilitätsschwächender Pharmaka*

    Anticholinergika
    Nitrate?
    Kalziumantagonisten?
    β_2-Adrenergika (Broncholytika)?

    und Nahrungs-/Genußmittel

    Fettreiche Kost
    Alkohol
    Rauchen
    Späte Abendmahlzeiten (Stimulation der Säuresekretion)
    Mahlzeiten kurz vor dem Hinlegen
    Voluminöse Mahlzeiten

2. *Mechanische Refluxminderung*

    Bettkopfende 10–15 cm hochstellen (evtl. Keilkissen)
    Gewichtsreduktion
    Stuhlregulierung (Bauchpresse!)
    Meiden enger Kleidung (intraabdominelle Druckerhöhung)

3. *Psychische Faktoren* (Bedeutung?)

    Streß meiden (?)

4. *Stimulation des unteren Ösophagussphinkters* (UÖS)

    Eiweißreiche Kost
    Häufige kleine Mahlzeiten (?)

? = nicht gesichert

2.1.3.1 Allgemeinmaßnahmen

Das Hochstellen des Bettkopfendes um mindestens 10–15 cm oder ein entsprechend hoher Schaumstoffkeil stellen die einzige Allgemeinmaßnahme dar, deren Wirksamkeit in kontrollierten Studien belegt ist. Die übrigen Maßnahmen der Tabelle 1 werden nur aufgrund allgemeiner Überlegungen empfohlen, so Gewichtsreduktion (80% der Refluxpatienten sind deutlich übergewichtig), Meiden von fettreicher Kost, Nikotin und Alkohol (Senkung des unteren Ösophagussphinkertonus), dafür einweißreiche Kost (Anstieg des UÖS-Tonus), Meiden einer Spätmahlzeit (Stimulation der Säuresekretion) sowie Meiden motilitätsschwächender Medikamente: Auf die chronische Einnahme von Anticholinergika (Beeinträchtigung der Sphinkterfunktion) kann meist verzichtet werden, da sie hauptsächlich für funktionelle Störung des Gastrointestinaltraktes verordnet werden. Dagegen ist bei Nitraten oder Kalzium-

Erkrankungen der Speiseröhre

Tabelle 3: Therapeutischer Stufenplan (s. a. Text)

Ösophagitis-Stadium	Basistherapie			Spezielle Therapie		Operation
	Allgemeine Maßnahmen	Antazida	Motilitätswirksame Substanzen		H₂-Rezeptorantagonist	
0	+	+	−/+		−/+	−
I	+	+	+		−/+	−
II	+	+	+	und	+	−
III	+	+	+	und	+	−/+
IV	+	+	−/+	und	+	+ bei Versagen

+ indiziert;   − nicht indiziert;   −/+ Ermessensfrage
Stadium 0: normale Schleimhaut
Stadium I: einzelne, nicht konfluierende Schleimhautveränderungen mit Erythem oder Exsudat oder Erosionen
Stadium II: konfluierende, jedoch nicht den gesamten Umfang des Ösophagus einnehmende Schleimhautveränderungen
Stadium III: zirkulär angeordnete Schleimhautläsionen
Stadium IV: chronische Schleimhautveränderungen (Ulkus, Striktur, Brachyösophagus = Barrett-Syndrom)

antagonisten wegen koronarer Herzkrankheit und bei β-Adrenergika wegen Asthma bronchiale vor dem evtl. Absetzen eine gründliche Abwägung von Nutzen und Risiko erforderlich. Dies um so mehr, als eine ungünstige Wirkung der Dauertherapie mit diesen Substanzen auf die Ösophagusmotilität unbewiesen ist.

2.1.3.2 Medikamentöse Therapie
(s. a. Tab. 3)

a) *Medikamente zur Säureneutralisation bzw. -suppression*
H_2-Rezeptorantagonisten
Die Wirksamkeit der H_2-Rezeptorantagonisten Cimetidin und Ranitidin ist im Vergleich zu den übrigen Medikamenten am besten belegt. Sie wirken gut auf die Reflux-Symptomatik, ihre Wirkung auf die Entzündung ist jedoch nur bei einem Teil der Patienten nachweisbar. Die Besserung hängt vom anfänglichen Schweregrad der Ösophagitis ab (30% bei schwerer, 80–90% bei leichter Entzündung). Die Dauer der Therapie hängt vom endoskopischen Befund ab.
Cimetidin (Tagamet®): Dosierung: 3–4 × 400 mg/Tag für 6, evtl. bis 12 Wochen. Wichtig ist, daß die objektive Wirkung bei der Refluxösophagitis nicht so prompt wie beim peptischen Ulkus erzielt wird. Bei leichteren Formen der Ösophagitis 2 × 400 mg/Tag. Dosierung bei *Barrett-Ulkus:* 2 × 800 mg/Tag für 6–8, evtl. bis 12 Wochen; evtl. Erhaltungstherapie 400 mg abends für 12 Monate (Tab. 3).
Ranitidin (Zantic®, Sostril®): Dosierung: 2 × 150 mg/Tag für 6–8, evtl. bis 12 Wochen. Bei leichteren Formen der Ösophagitis ist die Gabe von 300 mg abends ebenso wirksam.
Rezidivprophylaxe: Die Ergebnisse sind bisher enttäuschend. Daher sollte derzeit statt einer Langzeitprophylaxe mit einer niedrigeren Dosis die Behandlung des jeweiligen Rezidives mit der vollen therapeutischen Dosis wie angegeben durchgeführt werden.

H^+-K^+-ATPase-Hemmer
Omeprazol (Antra®): Außerordentlich potenter Säuresekretionshemmer mit bisher nicht erzielbar hohen Heilungsraten; auch in Fällen wirksam, in denen die Therapie mit H_2-Rezeptorantagonisten erfolglos bleibt.
Dosierung: 1 × 20–40 mg/Tag morgens für 4–8 Wochen.

Antazida
Refluxbeschwerden und Refluxösophagitis gelten allgemein als Hauptdomäne der Antazida. Dennoch war in kontrollierten Vergleichsstudien die Wirkung

Erkrankungen der Speiseröhre Kap. 12, 2.1.3.2

von Antazida und/oder Antazidum-Alginat (Gaviscon®) nicht immer überzeugend, wahrscheinlich wegen des relativ schnellen Abfließens aus dem Magen.
Dosierung: Aluminiumhydroxidhaltige Antazida, z.B. Maalox® 70, Gelusil® Liquid, Riopan®, Talcid® Beutel oder Tbl., 4−6 × täglich, 1 h, evtl. zusätzlich 3 h nach den Mahlzeiten sowie eine Dosis vor dem Zubettgehen.
Diese aluminiumhydroxydhaltigen Antazida sind auch bei niedriger oder fehlender Magensäure (alkalische Refluxösophagitis nach Magenresektion) zur Adsorption der Gallensalze indiziert.

b) *Motilitätswirksame Substanzen*
Diese Medikamente können zur Therapie von Refluxbeschwerden und bei leichterer Refluxkrankheit Grad 0−II empfohlen werden (Tab. 3). Ihre alleinige Wirksamkeit bei der Therapie der Refluxösophagitis gilt jedoch als noch nicht ausreichend gesichert.
Dosierung: Metoclopramid (Paspertin®), Bromoprid (Cascapride®, Viabene®) sowie Domperidon (Motilium®) 4 × 10 mg/Tag p.o. und Bethanechol (Myocholine Glenwood®) 4 × 10−30 mg/Tag p.o. Höhere Dosierungen sind insbesondere bei Domperidon − wegen der praktisch fehlenden Nebenwirkungen − möglich.

c) *Weitere Substanzen*
Pirenzepin (Gastrozepin®): Mit Pirenzepin wurde in einzelnen Fällen in Kombination mit Cimetidin eine Verstärkung der Cimetidin-Wirkung auf die Symptomatik bei Refluxpatienten gesehen.
Dosierung: Cimetidin s.o. + Pirenzepin 2 × 25 mg p.o.
Filmbildner: Antazidum-Alginat (Gaviscon®) (s. oben). Die Kombination Antazidum-Alginat besitzt die Besonderheit, auf dem Magensaft zu schwimmen. Die Pufferkapazität ist allerdings gering, so daß seine Wirkung wohl eher physikalisch-mechanisch ist: Der viskose Schaum, der auf dem Mageninhalt schwimmt, soll durch eine „Pfropfenfunktion" gastroösophagealen Reflux erschweren oder − wenn es zu Reflux kommt − statt Magensaft refluieren und somit die Ösophagusschleimhaut vor Säure und Pepsin schützen.
Dosierung: 2 Tbl. ½−1 h nach den Mahlzeiten und vor dem Zubettgehen.
Sucralfat (Ulcogant®): Dieses basische Aluminium-Saccharosesulfat geht mit dem Protein einer Läsion eine Verbindung ein, die einen wirksamen Schutz gegenüber aggressiven Substanzen wie Salzsäure und Pepsin darstellt. Erste positive Erfahrungen bei Refluxösophagitis liegen vor.
Dosierung: 4 × 1 g für 6−8 Wochen.
Lokalanästhetika (Xylocain®-Viskös 2% oder Tepilta®): Mit diesen z.T. mit Antazida kombinierten Präparaten soll vor allem die Schmerzempfindung der Ösophagusschleimhaut vermindert werden.

2.1.3.3 Operation

Die axiale Hiatushernie per se stellt auch bei Refluxösophagitis keine Operationsindikation dar. Entsprechend Tabelle 3 ist eine Antirefluxoperation im Stadium III und IV der Refluxösophagitis nach Versagen einer mindestens über 6 Monate konsequent durchgeführten konservativen Therapie, bei starkem Leidensdruck evtl. auch im Stadium II, indiziert. Bei alkalischer (galliger) Refluxösophagitis Umwandlung von BI in BII mit Braunscher Enteroanastomose oder Roux-Y-Anastomose.

2.1.3.4 Bougierung

Bei peptischer Striktur (Ösophagitis Grad IV) kann die Dilatation der Speiseröhrenenge mit Bougies oder auf endoskopischem Wege durchgeführt werden. Mit Beginn der Behandlung gleichzeitige hochdosierte Gabe von Cimetidin oder Ranitidin (s. ds. Kap., 2.1.3.2), damit der nach Erweiterung der Stenose wieder stärkere Reflux nicht zu einem Wiederaufflammen der Ösophagitis proximal der Stenose führt.

2.1.4 Prophylaxe

Bei 30–40% der Patienten, bei denen die Ösophagitis komplett abgeheilt ist, tritt innerhalb der nächsten 6 Monate ein Rezidiv auf. Über den Wert prophylaktischer medikamentöser Maßnahmen bei gastroösophagealem Reflux und Refluxösophagitis liegen keine ausreichenden Daten vor. Zur Rezidivprophylaxe mit H_2-Rezeptorantagonisten s. ds. Kap., 2.1.3.2. Bei sekundärem gastroösophagealen Reflux, z. B. im Rahmen einer schweren Ösophagusfunktionsstörung durch eine Sklerodermie oder eine operative Entfernung des unteren Ösophagussphinkters, kann durch Erhöhen des Bettkopfendes nächtlicher Reflux quantitativ reduziert und damit die Wahrscheinlichkeit einer Refluxösophagitis vermindert werden.

2.2 Achalasie und verwandte Motilitätsstörungen
2.2.1 Definition

Achalasie: Primäre Motilitätsstörung der Speiseröhre unklarer Ätiologie, die durch die inkomplette bzw. ganz fehlende reflektorische Öffnung des unteren Speiseröhrensphinkters beim Schlucken und durch das Fehlen einer geordneten Peristaltik gekennzeichnet ist. Hierdurch Behinderung des Speisentransportes mit zunehmender Retention des verschluckten Materials und Dilatation der Speiseröhre. *Diffuser Ösophagusspasmus* (DÖS): Funktion des unteren Ösophagussphinkters meist normal, Kontraktionsamplituden können peristaltisch, aber häufig repetitiv oder simultan (nicht peristaltisch) sein. Ihre Amplitude ist erhöht, die Dauer verlängert. *Hyperkontraktiler Ösophagus* (engl. „nutcracker esophagus"): Funktion des unteren Ösophagussphinkters ebenfalls normal, Kontraktionsamplituden peristaltisch, jedoch von stark erhöhter Amplitude (> 200 mmHg), Dauer verlängert. *Hypertensiver unterer Ösophagussphinkter:* Erhöhter Tonus (> 40 mmHg), normale Relaxation; Peristaltik normal.

2.2.2 Ätiopathogenese

Die Ätiologie der Achalasie und der anderen primären Motilitätsstörungen ist nicht bekannt. Bei Achalasie findet sich u. a. eine signifikante Verminderung der Ganglienzellenzahl des Auerbachschen Plexus. Psychische Probleme können die Symptomatik verstärken, haben jedoch keine kausale Bedeutung. Bei einem diffusen Ösophagusspasmus (DÖS) ist pathologisch-anatomisch bei den meisten Patienten eine signifikante Hypertrophie der glatten Ösophagusmuskulatur, besonders in den unteren zwei Dritteln, zu beobachten.

2.2.3 Klinik

Leitsymptome und *-befunde: Achalasie:* Dysphagie, bei festen Speisen ausgeprägter als bei flüssiger Nahrung, Regurgitation, im Verlauf der Erkrankung Gewichtsverlust, retrosternale krampfartige Schmerzen, speziell bei der hypermotilen Form der Achalasie. Komplikationen: Nächtliche Aspiration mit chronischer Bronchitis bzw. Bronchopneumonien, selten Blutung, Tracheakompression, Singultus oder Arrhythmien. *DÖS:* Dysphagie gleichermaßen für Flüssigkeiten wie feste Speisen, retrosternale Schmerzen, die einer Angina pectoris ähneln und differentialdiagnostische Probleme bereiten können. Im Gegensatz zur Achalasie selten Gewichtsabnahme. *Diagnostische Hinweise:* Anamnese, Ösophagus-Breischluck, Endoskopie (Tumorausschluß) und – soweit verfügbar – Ösophagusmanometrie zur exakten Klassifikation der Funktionsstörungen. Differentialdiagnostischer Ausschluß mediastinaler Prozesse sowie einer koronaren Herzerkrankung.

2.2.4 Therapie

Die Behandlung der ösophagealen Funktionsstörungen ist palliativ, da keine Maßnahme die gestörte Motilität auf Dauer normalisieren kann. Das Ziel der Behandlung bei Achalasie besteht in der Reduktion des Sphinkterwiderstandes primär durch mechanische oder durch pharmakologische Maßnahmen. Bei den übrigen Syndromen zielt die Therapie auf die Beseitigung von Dysphagie und Schmerz durch Herabsetzung der starken Kontraktionen. In diesen Fällen wird dies primär medikamentös, in zweiter Linie mechanisch (Dilatation oder Myotomie) versucht.

2.2.4.1 Achalasie

a) *Dilatationsbehandlung:* Durch die Dilatation des Sphinktersegmentes mittels pneumatischer Dilatatoren kann in entsprechend eingerichteten und erfahrenen Zentren die Symptomatik der Achalasie in ca. 70–93% gut bis sehr gut gebessert werden. Nach Plazierung des Ballons in die Cardia unter Röntgenkontrolle wird der Ballon auf 150 mmHg aufgeblasen und in 3minütigen Abständen um 50 mmHg gesteigert bis 300 mmHg. Perforationen kommen in etwa 2–4% vor, die Mortalität liegt bei 0,2%. Durch die Dilatationsbehandlung wird eine signifikante Druckreduktion im unteren Ösophagussphinkter mit konsekutiver Passageverbesserung erreicht. Die nach Operationen (s. u.) beobachtete, gefürchtete Refluxösophagitis mit möglicher Entwicklung einer peptischen Striktur wurde bisher nach pneumatischer Dilatation nicht beobachtet.

b) *Myotomie nach Heller:* Die Indikation zur Operation sollte nur dann gestellt werden, wenn die Dehnungsbehandlung durch Elongation mit Abknickung des Ösophagus technisch unmöglich ist oder wenn wiederholte Dehnungen nicht zu einer anhaltenden Beschwerdefreiheit geführt haben. Der therapeutische Erfolg des Eingriffes ist in 80−85% der Fälle sehr gut. Die Komplikationsrate liegt bei 3−4%. Die Mortalität wird mit bis zu 1,4% angegeben. Das Risiko der Myotomie liegt damit etwas höher als das der Dilatation. Eine weitere Komplikation der Operation ist die z.T. schwere Refluxösophagitis, die sich bei 20−30% der Patienten entwickeln kann. Die Frage, ob deshalb routinemäßig gleichzeitig eine Antirefluxoperation durchgeführt werden soll, wird gegenwärtig noch kontrovers beurteilt und unterschiedlich gehandhabt.

c) *Medikamentöse Therapie:* Die medikamentöse Senkung des Sphinkterwiderstandes ist in Einzelfällen erfolgreich, muß jedoch generell noch als unbefriedigend angesehen werden. Erprobt wurden die Kalziumantagonisten Nifedipin (Adalat®), Verapamil (Isoptin®), Diltiazem (Dilzem®) und langwirkende Nitrate (z.B. Isosorbiddinitrat, Isoket®); die umfangreichsten Erfahrungen liegen mit Nifedipin vor. Dosierung: Nifedipin als Kapsel $3-4 \times 10-20$ mg/Tag ½ h vor den Mahlzeiten. Isosorbiddinitrat: $3-4 \times 5-10$ mg/Tag, ebenfalls vor den Mahlzeiten.

2.2.4.2 Diffuser Ösophagusspasmus und andere Motilitätsstörungen

a) *Medikamentöse Therapie:* „Kleine Psychotherapie", d.h. Beruhigung des Patienten, Gabe von kleinen Dosen von Sedativa, z.B. Valium®. Die günstige Wirkung einer niedrig dosierten Antidepressivatherapie konnte erstmals mit Trazodon-HCl (Thombran®) nachgewiesen werden. Dosierung: Einschleichend bis zu 3×50 mg/Tag p.o. Behandlung heftiger Schmerzanfälle mit Spasmolytika (z.B. Buscopan®), Kalziumantagonisten (Adalat®). Unter Nifedipin $3 \times 10-30$ mg/Tag wurde eine Verminderung der Anzahl nicht-peristaltischer Kontraktionen und eine Reduktion der Amplituden dieser Kontraktionen um ca. 40% mit deutlicher Verbesserung von Dysphagie und Schmerz beobachtet.

b) *Operative Maßnahmen:* Bei hartnäckigen gravierenden Beschwerden, die sich durch keine der genannten Maßnahmen bessern lassen, kann in Ausnahmefällen eine lange, extrasphinktere Myotomie indiziert sein.

2.3 Infektionen des Ösophagus

Definition: Entzündliche Veränderungen der Speiseröhre, ausgelöst durch Candida oder Herpes-simplex-Virus (HSV).

2.3.1 Ätiopathogenese und Klinik

Die häufigsten prädisponierenden Faktoren dieser Infektionen sind Störungen der Abwehrlage durch Immunsuppressiva, Breitbandantibiotika, Tumorerkrankungen, Diabetes mellitus, AIDS oder Zytostatikatherapie, können sich jedoch in seltenen Fällen auch ohne diese Faktoren entwickeln. Häufig werden diese Infektionen erst zufällig bei der Autopsie oder während einer aus anderen Gründen durchgeführten Endoskopie entdeckt, wenn nicht Dysphagie oder Odynophagie (Schmerzen beim Schlucken) auf einen Ösophagusbefall hinweisen. Sicherung der Diagnose durch Endoskopie, Biopsie und Kultur (häufig Mischinfektion von Candida und Herpes simplex).

2.3.2 Therapie

Die Vorgehensweise richtet sich nach dem klinischen und immunologischen Status des Patienten. Präparate und Dosierungen siehe Tabelle 4.

Tabelle 4: Behandlung der Candida-Ösophagitis (nach Walsh et al., Postgrad. Med. 84 [1988] 193–204)

Antimykotikum	Dosierung	Hinweise
Amphotericin B (Ampho-Moronal®)	0,5–0,6 mg/kg/Tag i. v.	Therapie für granulocytopenische oder immunsupprimierte Patienten und disseminierte Candidiasis
	0,1–0,3 mg/kg/Tag i. v.	Dosierung bei lokalisierter Ösophagitis
Nystatin (Candio-Hermal®), Suspension	2–5 ml alle 4–6 h p.o.	
Ketoconazol (Nizoral®)	2 × 200–400 mg/Tag p.o.	Therapie für ambulante Patienten (z. B. AIDS-Patienten, Diabetiker, Patienten ohne Granulocytopenie)
Flucytosin (Ancotil®)	12,5–37,5 mg/kg alle 6 h p.o.	Monotherapie kann zum Auftreten resistenter Stämme führen; Kombinationen mit Amphotericin B bei disseminierter Candidiasis bei granulocytopenischen Patienten
Dauertherapie bei Patienten mit AIDS		
Nystatin (Moronal®, Biofanal®), Suspension	500 000–1,5 Mio. E (5–15 ml) alle 6 h p.o.	
Clotrimazol (Lutschtablette, in der BRD nicht im Handel)	5 × 10 mg/Tag	
Ketoconazol (Nizoral®)	2 × 100–200 mg p.o.	

Eine kausale Therapie der *Herpes-Virus-Ösophagitis* ist bis jetzt nicht etabliert. Bei Patienten unter immunsuppressiver Therapie führt die Dosisreduktion meist zur Abheilung der Ösophagitis; bei Tumorpatienten nächsten Therapiezyklus verschieben bis zur Abheilung. Der Wert virustatischer Medikamente (z. B. Vidarabin, Aciclovir) für die HSV-Ösophagitis ist noch nicht belegt. Ein Therapieversuch erscheint jedoch bei denjenigen Patienten gerechtfertigt, bei denen keine Besserung nach Reduktion der immunsuppressiven Therapie eintritt oder die eine solche Reduktion nicht tolerieren.

Dosierung: Vidarabin (Vidarabinphosphat 500 Thilo®) 2,5–10 mg/kg/Tag i. v. über 5 Tage; Aciclovir (Zovirax®) 5–7,5 mg/kg alle 8 h i. v. für mindestens 5 Tage (s. auch Kap. 23, 2). Symptomatisch kann zur Linderung der Schmerzen beim Schlucken Xylocain®-Viskös bzw. Tepilta® gegeben werden.

2.3.3 Prophylaxe

Die prophylaktische Gabe von Nystatin vor Beginn eines Zytostatikastoßes hat sich in den meisten onkologischen Zentren etabliert.

2.4 Schädigung der Speiseröhre durch Medikamente

Iatrogenes Leiden. Eine Reihe von Medikamenten (Emeproniumbromid, Doxycyclin, KCl-retard, Eisensulfat u. a.) kann, wenn mit zu wenig Wasser eingenommen, Schleimhautläsionen bis hin zu akuten Ulzerationen mit der Gefahr von Perforation und Striktur am Ösophagus erzeugen. Beobachtet werden Schleimhautläsionen besonders bei bettlägerigen und alten Patienten, kommen jedoch auch bei jüngeren Patienten vor, wenn die genannten Medikamente ohne Flüssigkeit eingenommen werden.

2.4.1 Therapie

Medikamentös induzierte Ösophagusulzera heilen ohne spezielle Therapie rasch innerhalb von 1–3 Wochen ab. Der Wert zusätzlicher Maßnahmen, wie Gabe von Antazida oder H_2-Rezeptorantagonisten, ist nicht belegt.

2.4.2 Prophylaxe

Zur Verhütung von Ösophagusläsionen Tabletten oder Kapseln, speziell der genannten Substanzklassen, in aufrechter Position (für mindestens 90 Sekunden) mit mindestens 100 ml Wasser einnehmen lassen. Bei bettlägerigen Patienten sollte darüber hinaus nach Möglichkeit auf flüssige Darreichungsformen, soweit möglich, ausgewichen werden. Bei Ösophagusstenosen und Motilitätsstörungen der Speiseröhre potentiell schleimhautschädigende Medikamente vermeiden!

2.5 Mallory-Weiss-Syndrom, Boerhaave-Syndrom

Definition: Als Mallory-Weiss-Syndrom wird ein durch Erbrechen hervorgerufener Schleimhautriß am gastroösophagealen Übergang bezeichnet. Unter Boerhaave-Syndrom wird eine komplette Ruptur des Ösophagus verstanden, die ebenfalls nach Erbre-

chen, aber auch nach starken intraabdominalen Druckerhöhungen, wie schwerem Heben, auftreten kann.
Therapie: Die meisten Mallory-Weiss-Läsionen heilen unter konservativer Therapie ab (Antazida, H_2-Rezeptorantagonisten, s. Ulkustherapie). Die Ösophagusruptur muß sofort operativ versorgt werden. Läßt der Zustand des Patienten einen operativen Eingriff nicht zu, so kann konservativ mit Absaugen des Mageninhaltes, Breitbandantibiotika-Prophylaxe und ggf. Drainage des Mediastinums therapiert werden.

2.6 Ösophaguskarzinom
s. Kap. 17, 2.4.1

3 Gastritis

3.1 Akute Gastritis (s. a. ds. Kap., 4)
Definition: Polyätiologische, mit Hyperämie, Zellinfiltration und Erosionen einhergehende, passagere Entzündung der Magenschleimhaut.

3.1.1 Ätiopathogenese
Streß (schwere Traumen, Operationen, Sepsis), Infektionskrankheiten (Streptokokken, Viren, Salmonellen), Alkoholexzesse, Medikamente, verdorbene Nahrungsmittel, Nahrungsmittelallergie. Häufige Ursache einer erosiven Gastritis: Einnahme salizylsäurehaltiger Medikamente und anderer nicht-steroidaler Antiphlogistika.

3.1.2 Klinik
Druckgefühl, Schmerzen im mittleren Oberbauch, Nausea, evtl. Erbrechen.

3.1.3 Therapie
a) *Diät und Flüssigkeitszufuhr:* Bei schweren Formen Nahrungskarenz 24 bis 48 h, ausreichende Flüssigkeitszufuhr (Tee; elektrolythaltige Wasser [z. B. Vichy etc.]), Noxen meiden (Kaffee, Alkohol, Nikotin). Bei Rückgang der Beschwerden vom 2. Tag an leicht verdauliche Kohlenhydrate (Haferschleim, Haferflocken, Grieß- oder Reisbrei, Toast). Bei guter Verträglichkeit Zulage leicht verdaulichen Eiweißes (Milch, Quark, gekochtes Kalbfleisch, Fisch, weichgekochtes Ei), langsamer Übergang auf normale Kost.
b) *Spezielle Maßnahmen:* Bei schwerer Dehydratation infolge Erbrechens parenterale Flüssigkeitszufuhr (s. Kap. 8). Behandlungsversuch mit motilitätsbeeinflussenden, antiemetisch wirkenden Medikamenten wie Paspertin®, Motilium® $3 \times 1-2$ Tbl./Tag und einem Antazidum (s. ds. Kap., 5.4.2.1a).

3.2 Chronische Gastritis

Häufige, mit dem Lebensalter zunehmende, chronische Magenschleimhautentzündung. Histologisch läßt sich eine Oberflächengastritis (lymphozytäre und plasmazelluläre Infiltration) von einer chronisch-atrophischen Form (Drüsenschwund mit Entdifferenzierung der spezifischen Zellen) abgrenzen. Die seltene atrophische Gastritis Typ A vom Perniziosatyp im Korpus gilt als fakultative Präkanzerose.

3.2.1 Ätiopathogenese

Unbekannt. Bei manchen Patienten wurden Antikörper gegen Magenschleimhaut im Serum nachgewiesen. In einem kleinen Teil der Fälle scheint Campylobacter pylori eine ätiologische Rolle zu spielen.

3.2.2 Klinik

Wichtig: Gastritis ist eine histologische Diagnose, sie ist klinisch und röntgenologisch nicht zu stellen. Histologisch nachgewiesene Gastritiden verlaufen ebensooft beschwerdefrei, wie Beschwerden vom „Gastritistyp" (s. ds. Kap., 4.2) auch ohne Gastritis bestehen können.

3.2.3 Therapie

Entsprechend ds. Kap., 4.3. Sub- bzw. Anazidität bedarf nicht der Therapie. Eine ausreichende Säuresubstitution ist praktisch nicht erreichbar, die Verdauung wird durch das Pankreas ausreichend gewährleistet. Der alleinige Nachweis bei chronischer Gastritis von Campylobacter pylori allein rechtfertigt nach heutigem Wissensstand noch keine Wismuttherapie.

4 Funktionelle Störungen des Magen-Darmtraktes

Formen: Ösophagusspasmen, Reizmagen, Gastropathia nervosa, „non-ulcer dyspepsia", Gallenwegsdyskinesien, Reizdarm, Colica mucosa, Reizkolon, irritables Kolon.

Definition: Die funktionelle Störung des Magen-Darmtraktes ist eine motorische Störung ohne makroskopische oder histologische Veränderung der beteiligten Organe.

Funktioneller, polyätiologischer und polysymptomatischer Beschwerdenkomplex.

4.1 Ätiopathogenese

Der Einfluß psychischer Erlebnisse auf Motorik und Durchblutung des Gastrointestinaltraktes, auf Säuresekretion des Magens und Schleimsekretion im Kolon ist wissenschaftlich erwiesen. Motilitätsstörungen können sowohl mit Hyper- als auch mit Hypoperistaltik und entsprechenden Tonusänderungen einhergehen. Meist lassen sich psychosomatische Ursachen nachweisen in Form von beruflicher oder sozialer Belastung, seelischen Konfliktsituationen, Streß, Neurose oder larvierter Depression. Häufig bestehen gleichzeitig auch allgemeine Zeichen vegetativer Labilität mit funktionellen Störungen anderer Organsysteme, z. B. im Herz-Kreislaufsystem. Die funktionellen Störungen des Magen-Darmtraktes werden oft durch schlechte Lebensgewohnheiten begünstigt: Ablenkung beim Essen (Zeitunglesen, Fernsehen), sehr hastiges Essen einer ballastarmen Kost, ohne richtig zu kauen, unregelmäßiges Essen mit starken Schwankungen des Zeitpunktes der Nahrungsaufnahme und der Nahrungsmenge und/oder extremer Nahrungszusammensetzung (zu reichlich, zu fett), Genußmittelabusus (Nikotin, Alkohol, Kaffee), zu geringe Trinkmenge und zu wenig körperliche Betätigung.

4.2 Klinik

Globusgefühl im Hals, Schluckstörungen, Sodbrennen, Völlegefühl, Meteorismus, Rumoren im Leib, Druck oder Schmerzen im Oberbauch bis zum Erbrechen, Koliken, spastische Obstipation (Schafskotstuhl) oder Durchfall. Schmerzen oder Mißempfindung wechseln oft in Lokalisation (rechter Oberbauch – „Gallenblasenregion", linker Unterbauch) und Intensität. Sie werden oft durch Nahrungsaufnahme ausgelöst bzw. verstärkt und können sich nach der Defäkation bessern. Oft Schleimfetzen oder -beimengungen beim Stuhl.
Diagnostische Hinweise: Anamnestisch bestehen die Beschwerden seit Jahren, meist nur tagsüber. Sie wecken den Patienten nicht aus dem Schlaf. Sie verschwinden häufig im Urlaub. Manchmal läßt sich ein kontrahiertes Colon sigmoideum tasten oder eine Hyperperistaltik auskultieren. Keine Gewichtsabnahme.
Wichtig: Die funktionelle Störung im Magen-Darmtrakt ist eine Ausschlußdiagnose: Ultraschall, Endoskopie oder Röntgen des Magen-Darmtraktes sollten zumindest einmal, besonders bei Älteren, durchgeführt werden.
Differentialdiagnostisch sind organische Erkrankungen, ganz besonders Tumoren des Magen-Darmtraktes, auch Nahrungsmittelallergien, Medikamenten-Nebenwirkungen, sowie Laxantienabusus (Kräutertee!) und letztlich auch Erkrankungen anderer Organsysteme auszuschließen. Die Begrenzung der Diagnostik wird vom individuellen Fall her und von der Erfahrung des Untersuchers bestimmt.

4.3 Therapie

Behandlungsziele sind:
a) Aufklärung über psychosomatische Zusammenhänge
b) Hilfen zur Streßverarbeitung
c) Behandlung der Magen-Darmstörung

4.3.1 Aufklärung über psychosomatische Zusammenhänge

Nach der negativen klinischen Durchuntersuchung muß dem Patienten eingehend das Fehlen einer organischen Erkrankung erläutert und vor allem die Angst vor Krebs genommen (Kanzerophobie!) und der psychosomatische Zusammenhang aufgezeigt werden. Die Beschwerden sind für den Patienten real, sie sollten nicht bagatellisiert, sondern vom Arzt als therapiebedürftig angenommen werden. Gesprächstherapie im Sinne einer kleinen Psychotherapie mit Erläuterung des Stellenwertes funktioneller Beschwerden ist die wichtigste therapeutische Maßnahme. Bei ausgeprägten seelischen Störungen psychiatrisches Konsil, Psychotherapie.

4.3.2 Hilfen für Streßverarbeitung

Regelmäßigkeit im Tagesablauf (ausreichender Schlaf), täglich körperliche Bewegung mit ausreichender Belastung (Jogging, Gymnastik, Schwimmen etc.) für mindestens 20 Minuten; Wechselduschen mit Bürstenmassagen; autogenes Training; Meditation; Hobbypflege (Musizieren, Malen etc.). Urlaubszeiten einhalten, aber Patienten nicht krankschreiben.

4.3.3 Behandlung der Magen-Darmstörung

Korrektur von Ernährungsfehlern: Umerziehen zu bewußtem Essen mit sorgfältigem Kauen einer ballaststoffreichen Kost (Vollkornbrot, Salate, Obst); auf individuelle Unverträglichkeiten achten lassen.

Medikamentöse Behandlung: Bei spastischen Beschwerden Mebeverin (Duspatal® 3–4 Tbl./Tag, Vagantin® 2–3 Tbl./Tag, Buscopan® 3×1–2 Drg./Tag oder Tranquilizer kombiniert Librax® 2–3 Tbl./Tag. Bei Reizmagen mit Verdacht auf Hypomotilität (Völlegefühl, Übelkeit) und Refluxbeschwerden Metoclopramid (Paspertin®, Gastrosil®) oder Domperidon (Motilium®) 1 Kps. oder 20 Tr. vor den Mahlzeiten.

Das neue Prokinetikum Cisaprid (Propulsin®) wirkt bei vielen funktionellen motilitätsbedingten Störungen des Magen-Darmtraktes. Dosierung: 3× 1–2 Tbl./Tag.

5 Ulcus pepticum („Ulkuskrankheit")

5.1 Ätiopathogenese

Ätiologisch ungeklärte Resistenzminderung der Schleimhaut gegen Salzsäure und Pepsin. „Ohne Säure kein peptisches Ulkus." Die Sekretion von Gastrin und Salzsäure kann (Ulcus duodeni), muß jedoch nicht (Ulcus ventriculi) vermehrt sein. Seit kurzem wird eine Infektion der Antrumschleimhaut mit Campylobacter pylori bei der Pathogenese therapieresistenter und rezidivierender Ulzera diskutiert. *Begünstigende Faktoren:* Psychische Belastungen, Medikamente, Krankheitsstreß (Schock, Sepsis, Verbrennungen), Leberzirrhose, protokavaler Shunt, chronische Lungenkrankheiten, primärer Hyperparathyreoidismus, gastrinsezernierende Inselzelltumoren des Pankreas (Zollinger-Ellison-Syndrom), Polycythaemia vera. Der Ulkusschmerz scheint durch Säureeinwirkung und Störungen der Motilität zu entstehen.

5.2 Klinik

Das Ulcus ventriculi ist seltener (♂:♀ = 1:1) als das Ulcus duodeni (♂:♀ = 2:1).
Leitsymptome und -befunde: Brennende, bohrende, nagende, gelegentlich krampfartige Schmerzen im Epigastrium, evtl. durch Nahrungsaufnahme gebessert (Säureneutralisation). *Wichtig:* Bis zu 30% der Ulzera machen keine subjektiven Beschwerden. Oft keine Korrelation der Beschwerden zu Größe und Abheilungsstadium des Ulkus.

5.3 Differentialdiagnostische Probleme

Vor Beginn einer Ulkustherapie muß beim Ulcus ventriculi ein Magenkarzinom ausgeschlossen werden. Gastroskopische und histologische (Entnahme von ca. 10 Gewebsproben aus Ulkusrand und -grund) Klärung der Natur der Läsion (Ulkus, Karzinom). Eine negative Histologie schließt ein Karzinom jedoch *nicht* sicher aus. Ein nach 4–6 Wochen nicht abgeheiltes oder deutlich kleiner gewordenes Magengeschwür ist karzinomverdächtig.

Das seltene Zollinger-Ellison-Syndrom, z.B. bei häufig rezidivierenden Ulzera, wird durch Bestimmung des Serum-Gastrinspiegels oder quantitative Magensekretionsanalyse diagnostiziert.

5.4 Therapie

Zielsetzung: Beseitigung der Schmerzen, Ausheilung des Geschwürs, Vermeiden von Komplikationen und Verhinderung eines Rezidivs.

Behandlungsprinzipien: *Säurehemmung* (H_2-Rezeptorenblocker, magenspezifische Anticholinergika), *Säurebindung* (Antazida), *Schleimhautschutz* (Sucralfat, Prostaglandine), Substanzen, die die *Motilität beeinflussen* (Metroclopramid, Domperidon) und solche, die den Campylobacter pylori bekämpfen (Wismut, Antibiotika). Bei jeder Ulkustherapie ist zu berücksichtigen, daß es sich beim Ulkus in der Regel um eine gutartige Erkrankung mit großer spontaner Heilungstendenz handelt. Es können daher prinzipiell alle genannten therapeutischen Prinzipien bei der Ulkusbehandlung verwendet werden. Wichtige Faktoren neben ihrer Wirksamkeit sind: Sie sollten frei von Nebenwirkungen, preiswert und gut einzunehmen sein. Die z.Z. verbreitetsten Ulkustherapeutika sind die H_2-Rezeptorenblocker. Für sie wurde auch die Wirksamkeit beim Ulcus pepticum jejuni und bei der Rezidivprophylaxe belegt.

5.4.1 Allgemeine Maßnahmen

a) *Allgemeines:* Das unkomplizierte peptische Ulkus heilt mit und ohne Therapie in der Regel aus. Aus diesem Grund und aus sozio-ökonomischen Gründen ist eine stationäre Behandlung nur bei ambulant therapieresistenten Ulzera oder Komplikationen gerechtfertigt. Aufgaben des Zigarettenrauchens ist eine der wenigen Maßnahmen, die eine statistisch gesicherte Verkürzung der Heildauer und eine Senkung der Rezidivhäufigkeit bewirken.

b) *Sedierung:* Bei emotionellen Spannungszuständen sinnvoll (z.B. Valium® 3×2–5 mg, Lexotanil® $2 \times ½$ Tbl.).

c) *Diät:* Im Gegensatz zu früheren Ansichten gibt es keine die Beschwerden verhindernde und die Abheilung beschleunigende, spezifische *„Ulkusdiät"*. Wegen der Erwartungshaltung der Patienten und des möglichen Plazebo-Effektes empfiehlt es sich jedoch, eine Diät anzuraten: Gemischte, vollwertige, leichtverdauliche Kost unter Vermeidung von Säurelockern (Alkohol,

Bohnenkaffee, starker Tee). Stark gebratene, sehr saure, heiße oder kalte Speisen oder Getränke werden im allgemeinen schlecht vertragen. Die früher empfohlenen „häufigen, kleinen Mahlzeiten" bringen keinen Vorteil gegenüber 3–4 Mahlzeiten/Tag. Zur Vermeidung nächtlicher Hypersekretion keine Spätmahlzeit. Vermieden werden soll alles, was „nicht vertragen wird".

5.4.2 Pharmakotherapie und -prophylaxe

5.4.2.1 Pharmaka

a) *Antazida*

Grundlagen der Antazidatherapie: Antazida stellen ein wichtiges Prinzip in der symptomatischen Behandlung des peptischen Ulkus dar. Sie sollen das pH des Mageninhaltes oberhalb des für Pepsinaktivierung günstigen Bereiches (< pH 4, Optimum bei pH 1,7) halten. Antazida entfalten ihren günstigsten Effekt, wenn die Pufferwirkung der Mahlzeit abklingt (ca. 1–2 h nach der Mahlzeit) und sollten zu diesem Zeitpunkt (= zwischen den Mahlzeiten) gegeben werden. Die häufig geübte Verabreichung von Antazida „vor", „zum" oder (unmittelbar) „nach" dem Essen ist widersinnig, ineffektiv und unrentabel. Ihre Wirkungsdauer hängt von der Pufferkapazität und von der Entleerungsgeschwindigkeit des Magens ab und beträgt beim nüchternen Magen 10–30 Minuten, bei restlich gefülltem Magen mehrere Stunden.

Wahl des Präparates: Über die wichtigsten Verbindungen und Handelspräparate informiert Tabelle 5. Die für die Neutralisation von 50 mval HCl benötigte Antazidamenge ist in der rechten Spalte wiedergegeben. Sie entspricht nicht immer der vom Hersteller empfohlenen Dosis. Am besten eignen sich Kombinationspräparate in Gelform.

Komplikationen und Nebenwirkungen der Antazidatherapie: Natriumkarbonathaltige Mischpulver verursachen eine reaktive Hypersekretion von Salzsäure und bei Dauermedikation durch Resorption eine Alkalose. Calcium carbonicum ruft in neutralisierenden Dosen Verstopfung und bei Langzeitgabe Hyperkalzämie und Hyperkalzurie (Steinbildung, Nephrokalzinose) hervor. Magnesiumhaltige Antazida führen in höherer Dosierung (z.B. 20–30 ml pro dosi) zur Diarrhö. Kalzium-, in geringem Maße auch magnesiumhaltige Antazida führen überdies nach Abklingen der Pufferwirkung zu einer reaktiven Hyperazidität und sollten daher als Monosubstanz vermieden werden. Besser geeignet sind die durch Adsorption säurebindenden Silikate oder Hydroxide von Aluminium oder Magnesium. *Aluminiumhydroxid*-enthaltende Antazida binden oral verabreichte Antibiotika und hemmen hierdurch ihre Resorption (Senkung der Blutspiegel auf Werte unter 50%). Ferner bindet sich Nahrungseiweiß an Aluminiumhydroxid, so daß auch diese Komponente als Monosubstanz nicht günstig ist. Durch Resorption der in den Antazida enthaltenen

Tabelle 5: Antazida

Substanz	Präparat	Einzeldosis (vom Hersteller empfohlen)	Neutralisation (ml) von 50 mval HCl bei pH 3,5 (g Antazidum)
Aluminiumverbindungen			
Al-Hydroxid	Aludrox®	1–2 Tbl., 15 ml	33
Al-Dihydroxid	Kompensan®	1–2 Tbl., 10 ml, 1 Btl.	71
Al-Phosphat	Phosphalugel®	1 Btl., 15 ml	410
Kombinationspräparate			
Al-Mg-Trisilikat	Gelusil®	1–2 Tbl., 10 ml, 1 Btl.	43
Mg-Al-Hydroxid	Maaloxan®	2–4 Tbl., 10–15 ml, 1–2 Btl.	18
Komplexiertes Al-Mg-Hydrat	Riopan®	1–2 Tbl., 1–2 Btl.	27
Komplexiertes Al-Silikat	Talcid®	1–2 Tbl., 10 ml	18
Al-Mg-Hydroxid, Ca-Carbonat	Locid®	1 Btl.	12
Al-Mg-Hydroxid, Ca-Carbonat	Trigastril®	1–2 Tbl., 1 Btl.	16

Metallionen, Ca, Mg, Al, kann es besonders bei eingeschränkter Nierenfunktion zu Intoxikationen kommen.

Dosierung: Das Therapieschema, für das eine Beschleunigung der Ulkusheilung nachgewiesen wurde, besteht in der ausreichend hochdosierten Gabe (20−30 ml) eines potenten Antazidums (wegen der unterschiedlichen Pufferkapazität der einzelnen Präparate generelle Angabe nicht sinnvoll) 1 und 3 h nach dem Essen und vor dem Schlafengehen über 4 Wochen. Geschmacksprobleme und Nebenwirkungen erschweren oft die hochdosierte Antazidatherapie auch nach eingetretener Beschwerdefreiheit. Neuere Untersuchungen machen allerdings eine Beschleunigung der Ulkusheilung auch unter einer niedrigeren Dosierung (100−150 mval/Tag) wahrscheinlich. Einzelheiten über die verschiedenen Antazida s. Tabelle 5.

b) *H_2-Rezeptorenblocker*

H_2-Rezeptorenblocker hemmen die Histamin-, Gastrin- und Vagus-stimulierte Magensäure- und Pepsinsekretion. Sie stellen derzeit die wirksamsten und verbreitetsten, wenn auch nicht preiswertesten Medikamente der Ulkustherapie dar.

Cimetidin (Tagamet®) 3 × 200 mg/Tag, zusätzlich abends 400 mg, oder Tagamet® 400 2 × 1 Tbl./Tag. Nebenwirkungen sind selten (Verwirrtheitszustände unter erhöhtem Blutspiegel bei Niereninsuffizienz). Mögliche Interaktionen mit anderen Medikamenten (Antikoagulantien, Antikonvulsiva, Anxiolytika, β-Rezeptorenblocker, Theophyllin, Lidocain, Procainamid).

Ranitidin (Sostril®, Zantic®), 150 mg, oder Famotidin (Pepdul® mite, Ganor®), 20 mg, 2 × 1 Tbl./Tag über 4−6 Wochen. Bei Kreatininwerten über 3 mg% halbe Dosis. Wenig Nebenwirkungen. Nach neuen Untersuchungen reicht eine hohe Einzeldosis am Abend für die Beschleunigung der Ulkusheilung aus (Tagamet® 800 mg; Sostril®, Zantic® 300 mg; Pepdul®, Ganor® 40 mg).

c) *Omeprazol* (Antra®)

Maximale Hemmung der Säureproduktion durch Blockierung der H^+-K^+/ATPase in der Belegzelle über 24 h. Dosierung: 1−2 Tbl. morgens. Besondere Indikationen: Zollinger-Ellison-Syndrom, schlecht heilende Ulzera, schwere Refluxösophagitis.

d) *Pirenzepin* (Gastrozepin®)

„Magenspezifisches" Anticholinergikum. Dosierung: 2 × 50 mg/Tag. Nebenwirkungen im Sinne eines Atropin-Effektes möglich. Bei schlecht heilendem Ulkus und Zollinger-Ellison-Syndrom Kombination mit H_2-Rezeptorenblockern.

e) *Misoprostol (Prostaglandin-E-Analog; Cytotec®)*
Zytoprotektion und Hemmung der Säuresekretion. Dosierung: 2×400 µg/kg/Tag für 4–8 Wochen. Hohe Nebenwirkungsrate (Durchfall 10–20%, Übelkeit, Kopfschmerzen). Keine Langzeiterfahrung. Bei Frauen im gebärfähigem Alter kontraindiziert: Abortgefahr!

f) *Sucralfat* (Ulcogant®)
Das sulfatierte Aluminium-Disaccharid soll über dem Ulkus eine festhaftende Schutzschicht bilden; der Proteinkomplex haftet 3–6 h. Dosierung: 4×1 g, Einnahme je 2 h nach den Mahlzeiten und vor dem Schlafengehen. Nebenwirkungen: Obstipation (5–10%).

g) *Parasympathikolytika und Sedativa*
Sie beschleunigen die Ulkusheilung nicht. Sie können bei spastischen Schmerzen als adjuvante Therapie eingesetzt werden.
Synthetische Parasympathikolytika: Buscopan® $4-6 \times 1$ Drg. o. Supp./Tag, Metanthelin (Vagantin®, $4-6 \times 1$ Drg./Tag) oder Propanthelin (Corrigast® $3-6 \times 1$ Drg./Tag). Bei gesteigerter psychisch-nervöser Erregbarkeit wirkt häufig die Kombination eines Parasympathikolytikums mit einem Sedativum günstig (Librax® 4×1 Drg./Tag). *Kontraindikationen der Parasympatholytika:* Pylorusstenose, Prostatahypertrophie, organische Herzerkrankungen, Glaukom, Refluxösophagitis, Achalasie.

h) *Wismut*
Seit der möglichen Bedeutung der Campylobacter-pylori-Infektion für chronische Gastritis und Ulkus hat die Wismuttherapie wieder Bedeutung erlangt. Bei positivem Befund (Histologie, Kultur, Urease positiv), besonders bei schlecht heilenden oder häufig rezidivierenden Ulzera Therapie mit einem Wismut-Präparat (Wismutzitrat [Telen®], -nitrat [Ulkovis®], -salizylat [Jatrox®], -gallat [Bismofalk®] $3 \times 1-2$ Tbl./Tag 30 min vor dem Essen über 4 Wochen, nicht länger als 5 Wochen), evtl. in Kombination mit einem Antibiotikum. Schwarzfärbung des Stuhls!

5.4.2.2 Rezidivprophylaxe

Mit H_2-Rezeptorenblockern ist es erstmals gelungen, eine Rezidivprophylaxe des Ulcus duodeni über längere Zeiträume (4–5 Jahre) zu erreichen (abends 400 mg Cimetidin oder 150 mg Ranitidin).
Nach Absetzen rezidivieren die Ulzera allerdings in gleicher Häufigkeit wie ohne Therapie. Auch H_2-Blocker heilen somit die Ulkuskrankheit nicht. Bei starker Rezidivneigung Infektion mit Campylobacter pylori ausschließen. Wenn positiv, Therapie wie unter 5.4.2.1h.

5.4.2.3 Prophylaxe des Streßulkus
Die Häufigkeit von Streßulzera nach schweren Traumen (Schädelverletzungen, Verbrennungen, große chirurgische Eingriffe), bei Sepsis und künstlicher Beatmung über 24 h etc. kann durch eine prophylaktische Behandlung signifikant gesenkt werden:
a) *Sucralfat:* Ulcogant® Granulat oder Suspension 4−6 × 1 g oder Duracralfat® Granulat oral bzw. über Magensonde. Reduziert nicht die Magensäure; dadurch weniger nosokomiale Pneumonien bei Beatmungspatienten!
b) *H_2-Rezeptorenblocker:* Wegen parenteraler Applikationsmöglichkeit oft bevorzugt; pH-Wert des Magenaspirates muß > 4 bleiben! Ranitidin (Sostril®, Zantic®) 1 Amp. 50 mg als Bolus i.v., dann 6−8 Amp./Tag als Dauerinfusion. Famotidin (Pepdul®) 1 Amp. 20 mg als Bolus i.v., dann 4−6 Amp./Tag als Dauerinfusion. Bei Niereninsuffizienz Dosis reduzieren!
c) *Antazida:* Stündliche Gabe von 30 ml eines potenten Antazidums, z.B. Maaloxan® Suspension oder 10 ml Maalox® 70 oral oder über Magensonde, damit pH-Wert > 4 bleibt. Problematisch dabei ist die Geschmackstoleranz des Antazidums, Diarrhö oder Obstipation.
d) Dauergabe von *Elementardiät* über nasogastrale Sonde (pH-Wert des Magenaspirates > 3,5 halten!) verringert ebenfalls Streßulkusblutungsgefahr.

Vorsicht: H_2-Rezeptorenblocker und Antazida erhöhen die Pneumonierate bei Patienten mit künstlicher Beatmung.
Prostaglandine zeigten wenig Wirkung; Somatostatin und Sekretin sind zu teuer für die Streßulkusprophylaxe.

5.4.2.4 Therapieresistentes Ulcus pepticum
Definition: Ein Ulcus pepticum, das trotz Therapie über 3 Monate nicht abgeheilt ist.
Überprüfen: Compliance (Tabletten in richtiger Dosierung regelmäßig eingenommen?), Rauchen, Einnahme ulzerogener Medikamente (NSAID), Endoskopie mit mindestens 10 Biopsien des Ulkus zum Ausschluß eines Malignoms (Ulkus am gleichen Ort? Größe?), Ausschluß eines Gastrinoms u.a. (s. ds. Kap., 5.1).
Therapie: Omeprazol (Antra®) 40 mg oral morgens über 6 Wochen oder Kombination von Ranitidin (Zantic®) 300 mg 1 Tbl. abends mit Ulcogant® 4 × 1 g/Tag. Wenn auch unter dieser Therapie keine Heilung bzw. Verkleinerung über ⅓ des Ulkusdurchmessers erreicht wird, muß operiert werden.

5.4.3 Therapie der Ulkuskomplikationen
Etwa 25% aller Ulkus-Patienten erleiden im Laufe ihrer Erkrankung eine Komplikation, am häufigsten eine Blutung.

5.4.3.1 Ulkusblutung
Hämatemesis (Bluterbrechen) ist immer ein Notfall! Praktisches Vorgehen s. ds. Kap., 1.3.1, und Kap. 2.

5.4.3.2 Penetration und Perforation
a) *Penetration eines Duodenalulkus in das Pankreas*
Diagnostische Hinweise: Oft charakteristischer Wechsel von periodischen Beschwerden zu Dauerschmerz, der in den Rücken ausstrahlt. Häufig Erhöhung der Serum- und Urinamylase, Ausbildung einer Pankreatitis jedoch selten. Das Ulcus penetrans stellt in der Regel eine Operationsindikation dar.

b) *Perforation in die Bauchhöhle*
Diagnostische Hinweise: Fast stets unter dem Bild des akuten Abdomens. Gedeckte Perforationen oft mit verschleierter Symptomatologie, offene Perforation stets mit Peritonitis und ihren dramatischen Begleiterscheinungen (s. Kap. 2, 9). *Wichtig:* In der Abdomenübersichtsaufnahme nach 3minütigem Stehen *Luftsichel unter dem Zwerchfell.* Bei den ersten verdächtigen Hinweisen chirurgisches Konsil.
Therapie: Sofortoperation mit Revision, Vagotomie und Übernähung der Perforationsstelle.

5.4.3.3 Magenausgangsstenose
Akute, *funktionelle* (reversible) Stenose bei frischer Ulkusbildung im Pylorusbereich mit Tonussteigerung, entzündlicher Schwellung und Ödembildung, begünstigt durch narbige Residuen alter Ulzera. Chronische, *organische* Stenose durch narbige Schrumpfung nach wiederholten, juxtapylorischen oder duodenalen Geschwüren.

5.4.3.3.1 Klinik
Leitsymptome und -befunde: Erbrechen von Nahrungsresten des Vortages, bei chronischem Erbrechen Entwicklung einer hypochlorämischen, hypokaliämischen Alkalose. *Wichtig:* Galle im Erbrochenen schließt eine Pylorusstenose praktisch aus. *Differentialdiagnose:* Neigung zu chronischem Erbrechen bei nervösen Störungen (Migräne, Anorexia nervosa), Nahrungsretention nach Vagotomie, ferner Magenkarzinom. *Diagnostik:* Nach Absaugen des Mageninhaltes Gastroskopie mit Biopsie oder MDP. *Wichtig:* Bei Pylorusobstruktion mit Anazidität liegt fast stets (95%) ein Magenkarzinom vor.

5.4.3.3.2 Therapie
Bei akuter Pylorusstenose konservativer Behandlungsversuch. Medikamentöse Therapie: H_2-Blocker i. v. (Tagamet® 2 g oder Sostril®, Zantic® 400 mg/Tag) (s. ds. Kap., 5.4.2.1b), ferner kontinuierliches Absaugen des Mageninhaltes über 48 bis 72 Stunden unter bilanzierter, parenteraler Substitution. Prokinetikum: Metoclopramid (Paspertin®) $2-3 \times 1$ Amp. (10 mg)/Tag i. v. Bei Ansprechen

Übergang auf orale Verabreichung der H_2-Blocker und Umstellung auf Flüssigkost (z. B. Sonana®, Biosorb Drink®).
Bei guter Verträglichkeit Verabreichung von Brei oder pürierten Speisen nach weiteren 24−36 Stunden. Bei Vorliegen einer irreversiblen Stenose ist ein operatives Vorgehen unvermeidlich.

5.4.3.4 Therapierefraktäre Schmerzen und häufige Rezidive

Die meisten Ulkuskranken werden innerhalb von 1−2 Wochen nach Therapiebeginn beschwerdefrei. Therapierefraktäre Schmerzen sind eine Indikation zur stationären Aufnahme bzw. Überprüfung der Diagnose: Ausschluß einer Penetration oder Perforation des Ulkus, einer funktionellen Pylorusstenose, eines Magenkarzinoms, eines Zollinger-Ellison-Syndroms oder einer G-Zellhyperplasie des Antrums (Gastrinom), einer anderen Erkrankung (z. B. Cholelithiasis, Pankreatitis) sowie des Fortwirkens säurelockender oder ulzerogener Noxen (Medikamente, Alkohol, Nikotin, Überprüfung der Compliance).

Therapie: Lassen sich die Beschwerden durch eine intensive konservative Therapie wie Kombination von H_2-Rezeptorenblockern und Pirenzepin oder Antazida nicht beseitigen, so ist ein chirurgisches Vorgehen zu erwägen. Die Entscheidung, wann man Patienten mit häufigen Ulkusrezidiven, heftigen Beschwerden und Beeinträchtigung des allgemeinen Wohlbefindens zur Operation raten soll, ist schwierig, da die Operation die „Ulkuspersönlichkeit" nicht verändert und nicht selten postoperativ andere Beschwerdeäquivalente auftreten. Die neuen, weniger eingreifenden, „physiologischeren" Operationsmethoden (selektive proximale Vagotomie), bei denen nur die die Belegzellen innervierenden Fasern durchtrennt werden und die Motilität nicht beeinträchtigt wird, erleichtern diesen Entschluß etwas.

5.4.4 Operationsindikationen bei Ulkuskomplikationen

a) *Ulkusblutung:* s. ds. Kap., 1.3.1.
b) *Ulkusperforation:* s. ds. Kap., 5.4.3.2.
c) *Ulkusrezidiv:* Als Richtlinie für eine Operationsindikation gilt nach Ausschluß einer Campylobacter-pylori-Infektion: 2 Ulkusschübe pro Jahr in zwei aufeinanderfolgenden Jahren.
d) *Therapierefraktäre Schmerzen.*
   Argumente für eine Operation: frühere Blutung, Perforation oder Penetration, wiederholte Ulkusbildung im Pyloruskanal oder postbulbär, Arbeitsunfähigkeit infolge hartnäckiger, starker Beschwerden. *Argumente gegen* eine Operation: hohes Operationsrisiko, erhebliche Untergewichtigkeit.
e) *Verdacht auf maligne Entartung* (Ulcus callosum, therapieresistentes Magengeschwür).

5.5 Verdauungsstörungen nach Magenoperationen

5.5.1 Verdauungsstörungen nach Vagotomie

Bei 30–50% der Patienten bestehen in den ersten postoperativen Wochen Störungen der Motilität mit Druck- und Völlegefühl, Erbrechen und Diarrhö, die sich meistens spontan bessern.
Therapie: Sorgfältiges Kauen, langsames Essen, häufige kleine Mahlzeiten. Medikamente: Metoclopramid (Paspertin®), Domperidon (Motilium®) 10–20 Tr. vor dem Essen.

5.5.2 Dumping-Syndrom

5.5.2.1 Postalimentäres Frühsyndrom

Polysymptomatischer, durch Verlust der Reservoirfunktion des operierten Magens (meist Billroth II, selten oder nur vorübergehend bei Billroth I) verursachter, postprandialer Beschwerdekomplex.

Die Pathogenese des Syndroms ist nicht völlig geklärt, wesentliche Auslösungsursachen sind: a) *mechanisch:* Überdehnung des Jejunums durch Sturzentleerung des Magens – Zerrung der Mesenterialwurzel – reflektorische Kreislaufreaktion. b) *osmotisch:* hypertone (zuckerreiche) Nahrung im Jejunum – Einstrom von Wasser aus der Blutbahn in das Darmlumen – hypovolämische Kreislaufveränderungen. Die Freisetzung vasoaktiver Polypeptide (Serotonin, Bradykinin) scheint an der Entstehung der Kreislaufveränderungen ursächlich beteiligt zu sein.
Die klinische Symptomatik ist in ihrer Kombination gastrointestinaler und zirkulatorischer Symptome typisch: innerhalb von 30 Minuten nach der Nahrungsaufnahme Auftreten von Nausea, Rumoren im Leib, Druck im Oberbauch, Koliken, Blässe, Schwindel, Herzklopfen, Hypotonie bis zur Kollapsneigung in individuell verschiedener Kombination.

5.5.2.2 Postalimentäres Spätsyndrom

Bei Magenresezierten kann durch den schnellen Eintritt und die beschleunigte Resorption größerer Mengen von Kohlenhydraten im Dünndarm die Insulinsekretion überschießend stimuliert werden, so daß 2–3 h nach dem Essen eine reaktive Hypoglykämie auftreten kann.

Prophylaxe und Therapie
Zielsetzung: Herabsetzung der Osmolarität des Intestinalinhaltes durch Einschränkung der Kohlenhydratzufuhr (besonders Mono- und Disaccharide). Verkleinerung des Volumens des Intestinalinhaltes durch Beschränkung der Flüssigkeitszufuhr. Eventuell neue Behandlungsmöglichkeiten durch in der Diabetestherapie angewandte Prinzipien der verzögerten Kohlenhydratresorption durch Guar (Glucotard®).

Praktische Durchführung:
a) *Diät:* Häufige, kleine, feste, eiweiß- und fettreiche, kohlenhydratarme und „trockene" Mahlzeiten. Postprandial 40–60 min horizontale Lagerung. Eine schlackenreiche Kost wirkt oft günstig.

b) *Pharmakotherapie:* Bei starken gastrointestinalen Beschwerden (gesteigerte Peristaltik, Diarrhöneigung) Versuch mit kleinen Dosen Kalziumkarbonat (2−3 g) zu den Mahlzeiten oder 1 Kps. Imodium® oder 1 Drg. Librax® 30−60 min vor der Nahrungsaufnahme. Stehen Kreislaufsymptome im Vordergrund, ist ein Versuch mit β-Rezeptorenblockern (z. B. 10−20 mg Dociton®, Visken®) oder mit dem Histamin-Serotoninantagonisten Cyproheptadin (Periactinol®, 4 mg), jeweils ca. 30 min vor der Nahrungsaufnahme zu empfehlen.

c) *Operative Korrektur:* Die Beschwerden beim Dumping-Syndrom verlieren sich in den meisten Fällen einige Monate postoperativ spontan wieder. Bei Beschwerden über 1 Jahr hinaus muß die chirurgische Herstellung günstiger anatomischer Verhältnisse erwogen werden (z. B. Verkleinerung der Anastomosenöffnung, Umwandlung in Billroth I oder Roux-Y-Anastomose).

Voraussetzungen und Empfehlung vor Überweisung zur operativen Korrektur:

a) Dumping-Syndrom mit ausgeprägter Symptomatik mehr als 6 Monate nach der Operation.
b) Stationäre Überprüfung der Symptome unter strenger Diät und Medikamentenkontrolle.
c) Psychiatrisches Konsil.

5.5.3 Postoperative Mangelsyndrome

Die Symptomatik und Therapie der durch Resorptionseinschränkung hervorgerufenen Unterernährungs- und Mangelzustände (besonders von Eisen, Kalzium, Vitamin B_{12} und Folsäure) s. ds. Kap., 6.

5.5.4 Ulcus pepticum jejuni

Nach resezierenden Magenoperationen mit und ohne Vagotomie tritt in 0,7−4% innerhalb 5 Jahren ein Ulcus pepticum jejuni auf. Wegen der schlechten Heilungstendenz wurde bisher meist eine operative Therapie (Nachresektion, Vagotomie) durchgeführt. Wegen der guten Behandlungsergebnisse mit H_2-Blockern oder Omeprazol (s. ds. Kap., 5.4.2.1 b und c) kann diese Therapie jetzt empfohlen werden, ebenso wie die Rezidivprophylaxe (s. ds. Kap., 5.4.2.2).

6 Malabsorptions- und Maldigestionssyndrome

Selektive bis globale, lokale oder generalisierte Einschränkung der Aufnahme von Nahrungsstoffen durch den Darm infolge Störungen der Resorption *(Malabsorption)* oder Verdauung *(Maldigestion)*.

6.1 Ätiopathogenese
Es gibt sehr heterogene Entstehungsursachen intestinaler Resorptionsstörungen:

a) *Malabsorption*
Schleimhauterkrankungen: Laktasemangel (Milchintoleranz), einheimische Sprue und Zöliakie, Amyloidose, Sklerodermie, Strahlenenteritis, intestinale Lymphangiektasie, M. Whipple; infolge *Verringerung der Resorptionsfläche:* ausgedehnte Dünndarmresektion, Ausschaltungsoperationen, enterale oder enterokolische Fisteln, Mesenterialarterienstenose; infolge *parasitärer Erkrankungen:* Lambliasis, Dibothriocephalus latus, Hakenwürmer oder bei *endokrinen Tumoren* mit chronischen Durchfällen: Zollinger-Ellison-Syndrom, Verner-Morrison-Syndrom oder bei angeborenen enteralen *Enzymdefekten*.

b) *Maldigestion*
Pankreasinsuffizienz: Chronische Pankreatitis, Pankreaskarzinom, Pankreaszysten, Pankreasresektion oder *Störungen des Gallensäurestoffwechsels:* intra- oder extrahepatische Cholestase bzw. Gallensäurendekonjugation aufgrund bakterieller Fehlbesiedelung des Dünndarms („blinde Schlinge", Fistelbildung, Strikturen) mit Fettstühlen und Gallensäurenverlustsyndrom bei Erkrankungen (M. Crohn) oder Resektion des terminalen Ileums mit chologenen Diarrhöen.

6.2 Klinik
Leitsymptome und -befunde: Gewichtsabnahme u. U. bis zur extremen Abmagerung. Bei beiden Formen: massige, breiige, pastenartige Fettstühle, Stuhlgewicht meist über 400 g/Tag, Stuhlfettausscheidung über 6 g/Tag. *Spezifische Mangelerscheinungen:* Eisen (Eisenmangelanämie), Kalzium (kalzipenische Osteopathie, Osteomalazie oder Osteoporose s. Kap. 8, 4), Kalium (s. Kap. 8, 3), fettlösliche Vitamine (A, D, E, K) sowie Vitamin B_{12} (perniziöse Anämie s. Kap. 16). In ausgeprägten Fällen *Eiweißmangelödeme*. Diese Mangelerscheinungen können auch dissoziiert auftreten.
Diagnostische Hinweise: Stuhlgewicht, quantitative Stuhlfettbestimmung. *Resorptionstests:* D-Xylose-Belastung. HG_2-Atemtest, Vitamin-B_{12}-Resorptionstest (Schilling-Test), Laktose-Toleranztest.
Pankreasdiagnostik: Ultraschall, Computertomogramm, ERCP, Angiographie, Pankreolauryltest. Chymotrypsin im Stuhl, Sekretin-Pankreozymintest.
Radiologische Befunde: Malabsorptionsmuster mit Dilatation der Dünndarmschlingen, vermehrtem Flüssigkeitsgehalt sowie Segmentation und fleckiger Verteilung („Schneeflockengestöber") des Kontrastmittels. Ferner Faltenödem bei Schleimhauterkrankungen, Nachweis von blinden Schlingen oder Fisteln (M. Crohn), veränderte, anatomische Verhältnisse als Operationsfolgen.
Dünndarmsaugbiopsie: Sicherung der Diagnose „idiopathische Steatorrhö" (einheimische Sprue), M. Whipple, intestinale Lymphangiektasie.

6.3 Therapie
6.3.1 Symptomatische Therapie
Bei der Mehrzahl der Malabsorptions- und Maldigestionssyndrome ist eine kausale Behandlung nicht möglich oder nicht ausreichend. Die symptomatische Therapie besteht in diätetischen Maßnahmen, Gabe von Verdauungsfermenten und Substitution von Elektrolyten und Vitaminen bei Mangelerscheinungen (Einzelheiten s. Tab. 6).

Tabelle 6: Symptomatische Therapie der Malabsorptions- und Maldigestionssyndrome

a) *Diät*
   Allgemeine Richtlinien: Häufige, kleine Mahlzeiten leicht aufschließbarer Nahrungsmittel. Als Zulagen Fertigprodukte angereicherter, hochwertiger Nahrungsbestandteile, z.B. Biosorbin MCT® (Dose zu 400 g = 2000 kcal) oder Portagen® (Dose zu 450 g = 2000 kcal). Proten plus (200 ml mit 20 g Eiweiß = 200 kcal).
   Fett: Fettarm, ca. 80 g/Tag in Form mittelkettiger Triglyzeride (z.B. Ceres-Margarine bzw. -Öl).
   Eiweiß: Eiweißreich, 100 g/Tag oder mehr, vorwiegend als tierisches Eiweiß.

b) *Substitution von Verdauungsfermenten:* Fermentsubstitution zu den Mahlzeiten (z.B. fermento duodenal, Kreon®, Panzytrat® 20000). Bei pankreatogener Maldigestion müssen die vom Hersteller angegebenen Dosen um das 2−4fache erhöht werden.

c) *Substitution von Vitaminen, Elektrolyten und Eisen*
   Vitamine: oral Vitamin C (z.B. Cebion® 1−2 × 50 mg/Tag)
   parenteral: 1 Injektion alle 2−4 Wochen
   fettlösliche Vitamine (Adek-Falk), *Vitamin-B-Komplex* (z.B. BVK „Roche"® oder Polybion® 1 Amp. alle 1−2 Wochen).
   Vitamin B_{12} (z.B. Aqua-Cytobion® oder Depogamma® 1000, 1 × monatlich).
   Folsäure (z.B. Folsana® oder Cytofol® 15 mg).
   Elektrolyte: Kalzium oral (z.B. Calcium-Sandoz® forte oder fortissimum 1−3 Brausetabletten/Tag).
   Kalium: Kaliumreiche Nahrungsmittel, Kaliumchlorid (z.B. Kalinor Brausetabletten 1 × 1/Tag).
   Eisen: z.B. Eryfer® oder Kendural® C 1−3 Kapseln bzw. Depot-Tabletten täglich, Lösferron 1−2 Brausetabletten/Tag.

6.3.2 Kausale Therapie

Einheimische Sprue (idiopathische Steatorrhö): Da sie durch Unverträglichkeit von Gluten, einem Eiweiß des Weizenkeims, verursacht wird, ist Verabreichung einer glutenfreien Diät Grundlage der Behandlung. Wegen des Glutengehaltes sind verboten: Weizen-, Roggen-, Gersten- und Hafermehl und aus ihnen zubereitete Nahrungsmittel (Grieß, Nudeln, Haferflocken, Paniermehl, Puddingpräparate). Kostvorschriften und Bezugsquellen glutenfreier Nahrungsmittel zu beziehen über: Deutsche Zöliakie-Gesellschaft e.V., Ganzenstr. 13, 7000 Stuttgart 80. Der Fettgehalt der Diät soll anfänglich (2−3 Wochen) nur ca. 20−30 g/Tag ausmachen, dann innerhalb von 4−6 Wochen auf 60−80 g/Tag gesteigert werden. Bei Fortbestehen einer Reststeatorrhö (über 10 g/Tag) trotz konsequenter Diät sollte ein Teil der Fette als *mittelkettige Triglyzeride* (z.B. Ceres-Margarine bzw. -Öle) gegeben werden. Da gleichzeitig meist ein Laktasemangel besteht, sollte eine Milchunverträglichkeit durch schrittweises Zulegen nach geringen Anfangsmengen getestet werden. Bei gleichzeitiger Maldigestion (fehlende Freisetzung pankreasstimulierender Hormone aus der Schleimhaut) kann eine Verabreichung von Verdauungsfermenten (s. Tab. 6) versucht werden. Bei ungenügendem Erfolg der

diätetischen Behandlung Versuch mit zusätzlichen Gaben von Glukokortikoiden in niedrigen Dosen (z. B. 10–15 mg Prednisolon/Tag).
M. Crohn (Enteritis regionalis): Glukokortikoide (s. ds. Kap., 9).
M. Whipple: Tetracyclinpräparate (z. B. Vibramycin® 100 mg/Tag) über Monate bis 1 Jahr.
Maldigestion durch Gallensäuredekonjugation infolge Bakterienüberwucherung beim Syndrom der „blinden Schlinge": Tetracycline (z. B. Vibramycin® 100 mg/Tag) über 1–2 Wochen, danach therapiefreies Intervall bis zum Wiedereinsetzen der Symptome. Eventuell operative Korrektur von Gallenabflußhindernissen, Fisteln, blinden Schlingen.

7 Diarrhö

7.1 Akute Diarrhö (< 2 Wochen)
7.1.1 Ätiopathogenese
Häufigste Ursachen: Akute Gastroenteritiden (bakterielle Nahrungsmittelvergiftung) durch Bakterien im Darm (z. B. Salmonellen, Shigellen, E. coli, Proteus, Pyocyaneus, Yersinia enterocolitica, Campylobacter, Chlamydien; Inkubationszeit mehrere Stunden bis Tage) *oder* durch in der Nahrung gebildete Toxine, die mit dem Essen aufgenommen werden (z. B. Toxine von Staphylokokken und Clostridien): Inkubationszeit wenige Stunden. Daneben zahlreiche andere bakterielle (Typhus, Paratyphus, Cholera), virale (Rotaviren), Antibiotika-induzierte Diarrhö (Clostridium difficile), parasitäre (Amöben, Lamblien, Askariden), allergische (Nahrungsmittelunverträglichkeit) und medikamentöse Ursachen (Laxantien, Zytostatika, Antibiotika, Digitalisüberdosierung).

7.1.2 Klinik
Symptomatik: Sie wird durch Art und Schwere der Noxe bestimmt. Am häufigsten sind leichte Verlaufsformen der akuten Gastroenteritis mit Nausea, Erbrechen, Temperaturen < 38,5 °C und breiigen bis wäßrigen Diarrhöen von kurzer (2–3tägiger) Dauer. Bei schwerer Beeinträchtigung des Allgemeinbefindens, Temperaturen > 38,5 °C und/oder blutigem Stuhl bzw. Dehydratationszeichen mit Kollapsneigung ist die sofortige differentialdiagnostische Abklärung als Grundlage für eine kausale Therapie durchzuführen.
Richtlinien für das praktische Vorgehen s. Tabelle 7. Bei akuten Diarrhöen ergibt die Diagnostik in > 80% keine eindeutige Ursache und ist bei unkomplizierten Verläufen auch entbehrlich.

7.1.3 Therapie
7.1.3.1 Symptomatische Therapie der unkomplizierten akuten Diarrhö
Zielsetzung: Aufrechterhaltung eines normalen Elektrolyt- und Wasserhaushalts, Besserung der Diarrhö.
a) *Antidiarrhoika:* Bei stärker ausgeprägten Diarrhöen können die modernen Opioide eingesetzt werden, die keine zentralen Nebenwirkungen mehr haben (s. Tab. 7). Vorteil des schnellen Wirkungseintrittes. Kontraindika-

Tabelle 7: Praktisches Vorgehen bei akuter Diarrhö

Ambulante Behandlung ohne eingehende Diagnostik, wenn Fieber < 38,5°C, keine Zeichen der Dehydratation, kein Blut im Stuhl. Wenn unter symptomatischer Behandlung kein Rückgang der Krankheitssymptome innerhalb 1 Woche eintritt, dann fachärztliche Untersuchung, evtl. *Klinikeinweisung.* Diese auch bei
a) Auftreten einer Durchfallserkrankung innerhalb von 48 Stunden nach Rückkehr aus subtropischen, tropischen oder verseuchten Gebieten (Ausschluß einer Cholera) oder
b) bei Fieber > 38,5°C, Zeichen der Dehydratation und/oder blutigen Durchfällen.

Diagnostisches Vorgehen
a) *Stuhlbeschaffenheit:* Erbsbreistuhl bei Salmonellose, Reiswasserstuhl bei Cholera, blutig-eitriger Stuhl bei Ruhr und Colitis ulcerosa, schaumiger Stuhl bei Gärungsdyspepsie.
b) *Bakteriologische Diagnostik:* Pathogene Keime im Stuhl, evtl. auch im Blut (Typhusverdacht).
c) *Serodiagnostik:* Agglutination (Widalsche Reaktion auf Salmonellose), KBR auf Yersiniose.
d) *Rektoskopie:* Entnahme einer Biopsie (Amöbennachweis) und einer Stuhlprobe für Kultur und Direktpräparat (Amöben, Shigellen).

Therapie
a) *Antidiarrhoika:* Imodium® 1 Kps. nach jedem wäßrigen Stuhlgang, bis zu 6 Kps./Tag.
b) *Rehydratation:* ½ Teel. NaCl, ¼ Teel. KCl, ¼ Teel. NaHCO$_3$, 2 Eßl. Glukose in 1 l Wasser
oder Elotrans® IV, 1 Btl. auf 200 ml Wasser
oder 1 Teel. NaCl, 4 Eßl. Rohrzucker in 1 l Wasser oder kaliumhaltigem Fruchtsaft
oder Coca Cola oder Limonade (Zucker und Flüssigkeit) und Salzstangen (Kohlenhydrate und NaCl)
c) *Diät:* Wenig Restriktionen, ausreichend Flüssigkeit.
d) *Unterstützende Maßnahmen:* Adsorbentien, Spasmolytika.

---

tionen (mögliche Verschlechterung): Blutige Diarrhö, schwere, toxische Verlaufsformen.
b) *Orale Rehydratation:* Kohlenhydrate fördern die Resorption von Na und Wasser und verringern so den Elektrolyt- und Flüssigkeitsverlust und die Diarrhö (s. Tab. 7). Bei akutem Brechdurchfall und Dehydratation parenterale Ernährungstherapie entsprechend Kap. 1, 5.
c) *Diät:* Da die Resorptionsfunktion des Dünndarms bei der infektiösen Diarrhö meist intakt ist, sollte die Nahrungsaufnahme dem Krankheitszustand angepaßt und nur wenige Restriktionen auferlegt werden (bei Übelkeit, Erbrechen, Bauchkrämpfen, Appetitlosigkeit), keine strengen Restriktionen bei normalem Appetit. In jedem Fall jedoch: Ausreichend trinken (s. ds. Kap., 7.1.3.1a).
d) *Unterstützende Maßnahmen:* Adsorbentien (Kohle-Compretten® 4×3, Kaoprompt-H® 4−8 Eßlöffel, Entero-Teknosal® 4−8 Eßlöffel/Tag).

Spasmolytika bei stärkeren abdominellen Beschwerden (Buscopan®, Spasmo-Cibalgin® 3 × 1−2 Drg./Tag).
Darmantiseptika oder orale Bakteriensubstitution (z. B. Bactisubtil®, Omniflora®) sind wegen fehlender therapeutischer Wirkung nicht indiziert, das gleiche gilt auch für Antibiotika bei leichten Verlaufsformen, da sie die Ausscheidung pathogener Keime, z. B. von Salmonellen, verlängern.

7.1.3.2 Therapie der schwer verlaufenden akuten Diarrhö
Kinder, alte Menschen und resistenzgeminderte Personen sind durch eine infektiöse Diarrhö besonders gefährdet. Bei schweren Durchfällen, die mit Fieber über 38,5 °C, Exsikkose und blutigen Diarrhöen einhergehen, muß die Diagnose der Ursache und des Erregers angestrebt und eine entsprechende Antibiotikatherapie eingesetzt werden (s. Kap. 23, 1). Elektrolyt- und Wassersubstitution muß, falls erforderlich, parenteral erfolgen und eine stationäre Einweisung vorgenommen werden.
a) *Diagnostische Maßnahmen:* Bestimmung des Hämatokriten, der Serumelektrolyte, des Säure-Basenhaushaltes. Messen der Urinausscheidung (Dehydratation, Exsikkose). Bakteriologische Diagnostik im Serum (Blutkulturen) und frisch entnommenen Stuhl. Serodiagnostik. Rektoskopie mit Biopsie.
b) *Parenterale Substitution:* Eine geeignete Lösung ist Ringer-Laktat-Lösung, der 10−20 mmol/l Kalium zugesetzt wurde. Diese Lösung ist entsprechend dem geschätzten Verlust unter Kontrolle des Hämatokriten und der Serumelektrolyte und des Säure-Basenhaushaltes zu infundieren. Die Infusionsmenge richtet sich nach den enteralen Verlusten und der oral verabreichten Flüssigkeitsmenge. Bis zum Eintreffen des bakteriologischen Befundes und Antibiogramms: Trimethoprim-Sulfamethoxazol (Bactrim®) 2 oder 3 Amp., morgens und abends als Kurzinfusion i. v., und Paromomycin (Humatin®) 3 Kps./Tag oder Ofloxacin (Tarivid®) 2 × 1 Tbl./Tag.

7.2 Antibiotika-assoziierte Kolitis, pseudomembranöse Kolitis
Eine Sonderform der infektiösen Diarrhö ist die Antibiotika-assoziierte Kolitis (AAK). Hiervon abzugrenzen ist die Antibiotika-assoziierte Diarrhö, die eine harmlose, meist leicht verlaufende Begleiterscheinung ist. Die Genese ist nicht restlos geklärt, sie verschwindet nach Absetzen der Antibiotika spontan und bedarf keiner besonderen Therapie. Evtl. Gabe von Saccharomyces (Perenterol®) 3 × 2 Kps./Tag.

7.2.1 Klinik
Die AAK kann während oder nach der Therapie fast aller Antibiotika auftreten, besonders häufig aber nach Lincomycin und Clindamycin. Prädisponiert sind Patienten mit schlechtem Allgemeinzustand, konsumierenden Erklärungen, bei gleichzeitiger Zytostatika- oder immunsuppressiver Therapie.

Leitsymptome und -befunde: Wäßrige, gelegentlich blutige Durchfälle, abdominelle Krämpfe, Tenesmen und Fieber. Dehydratation, Elektrolytverlust, Leukozytose, BSG-Erhöhung, intestinaler Eiweißverlust. Diese Symptome treten in der Regel 2−28 Tage nach Beginn der Antibiotikatherapie und bis 3 Wochen nach dem Absetzen ein.
Komplikationen: Toxisches Megakolon, Perforation, Sepsis. Die Letalität ohne adäquate Therapie ist hoch.
Diagnose: Rektoskopie, Koloskopie: weißlich-gelbliche Plaques. Toxin-, Erregernachweis (Clostridium difficile, Latex-Test aus dem Stuhl).

7.2.2 Therapie

Wegen der Schwere des Krankheitsbildes ist eine Behandlung in einer Intensivstation empfehlenswert.

a) *Infusions- bzw. Transfusionsbehandlung:* Eine Infusionslösung, die sich für die Behandlung der schweren Elektrolyt- und Wasserverluste eignet, ist eine Ringer-Laktat-Lösung, der 10−20 mmol/l Kalium zugesetzt wurde. Es kann eine Substitution von Blut oder Plasma notwendig werden (blutige Diarrhö, exsudative Enteropathie).

b) *Absetzen der vorher verabreichten Antibiotika,* wenn es das Grundleiden nur irgendwie gestattet.

c) *Vancomycin® (Mittel der Wahl):* 4 × 250 mg/Tag oral (in Deutschland nur als Injektionsflasche mit 500 mg erhältlich).

Die Behandlungserfolge mit Bacitracin, Tetracyclinen oder Metronidazol sind nicht so sicher.

Diese Behandlung muß so lange fortgesetzt werden, bis der Stuhl erregerfrei ist, meist nach 1−2 Wochen, oder falls Nachweismöglichkeit nicht vorhanden, bis zur klinischen Besserung. Rezidive sind möglich und müssen wiederum nach dem angegebenen Schema und dann langsam ausschleichend behandelt werden (jeweils 1 Woche 4 × 250 mg, 4 × 125 mg, 2 × 125 mg, 1 × 125 mg/Tag, dann jeden 2. Tag 1 × 125 mg oral).

7.3 Chronische Diarrhö (> 2 Wochen)

Die chronische Diarrhö ist keine Krankheit, sondern ein Symptom, dem die verschiedenartigsten Störungen oder Erkrankungen zugrunde liegen können.

7.3.1 Ätiopathogenese

Die wichtigsten Ursachen sind: funktionelle Störungen („Nervosität", irritables Kolon), organische Dickdarmerkrankungen (Karzinome, Divertikulitis, Colitis ulcerosa, M. Crohn), Dünndarmstörungen (Malabsorptionssyndrome, bakterielle Fehlbesiedelung, M. Crohn), Postgastrektomie-Syndrome. Medikamentöse Ursachen (Laxantien, Antibiotika, Zytostatika, Digitalis), Maldigestionssyndrome (besonders bei Pankreaserkrankungen), hepatobiliäre Erkrankungen, Nahrungsmittelallergien (Milch, Fisch, Obst), endokrin-metabolische Störungen (Hyperthyreose, M. Addison, Karzinoid-Syndrom, Diabetes mellitus), Infektionen (Amöben, Lamblien).

7.3.2 Klinik

Leitsymptome und -befunde: abhängig von Art, Schwere und Verlauf der Grunderkrankung. *Diagnostische Hinweise:* Grundlage für eine gezielte Therapie ist die Erkennung der Grundstörung: Stuhl auf pathogene Keime und Parasiten (Würmer, Lamblien), okkultes Blut. Rektoskopie mit Biopsie (Amyloidose, Colitis ulcerosa), Koloskopie mit Ileoskopie (M. Crohn) oder KKE, Gastroskopie mit Dünndarmbiopsie (Sprue, M. Whipple), MDP mit Dünndarmdarstellung, Sonographie, ERCP. *Stuhlbeschaffenheit:* breiig-wäßrig mit Blut und/oder Eiterbeimengung bei Colitis ulcerosa, Rektumkarzinom; Schleimauflagerung bei irritablem Kolon („Colica mucosa"); Fettstühle bei Malabsorptions- und Maldigestionssyndromen; schaumig-flüssig-sauer bei intestinaler Gärungsdyspepsie (Kohlenhydratmalabsorption); faulig-stinkend-alkalisch bei intestinaler Fäulnisdyspepsie.

7.3.3 Therapie

Symptomatische Therapie
a) *Allgemeinmaßnahmen, Diät, Flüssigkeits- und Elektrolytzufuhr* sowie *Adsorbentien:* s. ds. Kap., 7.1.3.
b) *Antidiarrhoika:* Imodium® (3×1–2 Kps./Tag), Kaoprompt-H® (4–8 Eßl./Tag).
c) *Parasympathikolytika:* Buscopan® (3×2 Tbl./Tag), bei nervösen, innerlich gespannten Patienten in Kombination mit einem Psychopharmakon, z. B. Librax® (3×1–2 Tbl./Tag). *Kontraindikationen der Parasympathikolytika* s. ds. Kap., 5.4.2.1f.

Kausale Therapie
Sie richtet sich gegen das Grundleiden der Diarrhö.

8 Ileus

Je nach Ursache und Lokalisation lassen sich ein *mechanischer* von einem *paralytischen* und ein *Dünndarm-* von einem *Dickdarmileus* unterscheiden.

8.1 Ätiopathogenese

Mechanischer Ileus: Obstruktion (Tumor, entzündliche Stenose, Gallensteine, Fremdkörper, Hämatom), Kompression (Tumor, Zyste), Strangulation, Brucheinklemmung (> 50% der Fälle), Invagination, Volvulus.
Paralytischer Ileus: bakteriell, tryptisch oder toxisch bedingte *Peritonitis*, reflektorisch nach Trauma oder postoperativ, Gallen- und Nierenkoliken, akuter Pankreatitis, toxisches Megakolon, ferner metabolisch (Hypokaliämie, Coma diabeticum), Mesenterialarterien- oder -venenthrombose.

8.2 Klinik

Die Leitsymptome sind in Tabelle 8 zusammengestellt. *Wichtig:* Gefahren bei längerem Bestehen des Ileus: *Hypovolämie* mit Tachykardie, Blutdruckabfall, Kollapsneigung und

Tabelle 8: Leitsymptome des Ileus

Schmerz
  Mechanischer Ileus: krampfartig, meist lokalisiert.
  Paralytischer Ileus: keine oder nur leichte, diffuse Schmerzen, solange keine Peritonitis besteht. Bei Peritonitis ausgeprägter, regionaler oder diffuser, abdomineller Spontanschmerz, Abwehrspannung.

Ileus mit Peritonitis: Patient meidet jede Bewegung; Abwehrspannung, starker Druckschmerz.

Darmgeräusche
  Mechanischer Ileus: Hyperperistaltik mit lauten, oft klingenden Spritzgeräuschen, evtl. begleitet von sichtbaren Darmsteifungen (Hinweis auf Verschlußlokalisation).
  Paralytischer Ileus: keine Peristaltik; „Totenstille".

Meteorismus
  Meist Frühsymptom bei Dickdarm- und paralytischem Ileus, bei hohem Dünndarmileus meist fehlend.

Stuhl- und Windabgang
  Bei Dünndarmileus anfänglich vorhanden, bei Kolonileus fehlend. Bei blutigem Stuhl Verdacht auf ulzerative Kolitis, Divertikulitis, ischämische Kolitis, Mesenterialinfarkt, Karzinom.

Erbrechen
  Je nach Dauer bzw. Höhe oder Ausdehnung des Verschlusses in der Reihenfolge: Mageninhalt, Galle, fäkulentes Erbrechen. Allgemein gilt: je höher der Verschluß, desto früher und stärker das Erbrechen. Bei paralytischem Ileus meist erst nach 24 Stunden, bei Dickdarmileus später.

Palpationsbefund
  Mechanischer Ileus: Abdomen anfänglich weich, nicht druckschmerzhaft, später zunehmende Abwehrspannung (peritoneale Reizung).
  Paralytischer Ileus: weiches, geblähtes, nicht-druckempfindliches Abdomen, solange sich keine Peritonitis entwickelt.

stillgelegten Darm sowie *gramnegative Sepsis* (Gefahr des Schocks und/oder der Verbrauchskoagulopathie) infolge Durchwanderungsperitonitis mit Darmkeimen.
Notfalldiagnostik entsprechend den Richtlininen bei akutem Abdomen (s. Kap. 2, 9.2).

8.3 Therapie
Zielsetzung: Entblähung des Darmes, Normalisierung des Wasser- und Elektrolythaushaltes, Beseitigung einer Darmobstruktion oder -atonie. *Wichtig: Ileusverdacht ist stets eine Indikation zu sofortiger Krankenhauseinweisung.*

8.3.1 Allgemeinmaßnahmen

a) Völlige *Nahrungskarenz*.
b) Beobachtung und Behandlung *unter Intensivpflegebedingungen*.
c) *Ausgleich von Störungen des Wasser- und Elektrolythaushaltes* unter Berücksichtigung der durch Absaugen entstehenden Elektrolyt- und Wasserverluste bei der Bilanzierung (s. Kap. 8).
d) *Darmentlastung* durch Duodenalsonde: Zunächst Absaugen von Luft und Flüssigkeit aus dem Magen. Weiterführung der Sonde in den Dünndarm in Rechtsseitenlage. Durch ständige Absaugung Entspannung der geblähten Darmschlingen.
e) *Antibiotikaschutz:* Präoperativ, aber auch bei konservativem Therapieversuch zur Behandlung bestehender Infekte. Mittel der Wahl: Kombination von Breitbandantibiotika mit Wirkung auf gramnegative Keime, z. B. Azlocillin (Securopen®) 3×5 g i.v. oder Cefotaxim (Claforan®) 3×2 g i.v. und Gentamicin (Refobacin®, 2×80 mg/Tag i.m. oder i.v.).

8.3.2 Spezielle Therapie des mechanischen Ileus

a) *Frühzeitige exploratorische Laparotomie* zur Beseitigung des Passagehindernisses, wenn kontinuierliches Absaugen das klinische Bild nicht bessert und/oder Temperatur und Leukozytenzahl ansteigen bzw. peritonitische Symptome auftreten. Vor der Operation sollten Störungen des Wasser- und Elektrolythaushaltes weitgehend ausgeglichen werden.
b) *Abwartende Haltung* unter ständigem Kontakt mit den Chirurgen, wenn die Obstruktionszeichen postoperativ aufgetreten sind oder eine inkomplette Obstruktion sich unter konservativer Therapie (s. ds. Kap., 8.3.1) ständig bessert.

Wichtig: Bei mechanischem Ileus sind Prostigmin, Parasympathikolytika, Morphinderivate kontraindiziert.

8.3.3 Spezielle Therapie des paralytischen Ileus

Indikation zum *chirurgischen* Eingreifen bei Peritonitis, (noch operablem) Mesenterialarterienverschluß, sonst stets *konservative* Behandlung nach folgenden Richtlinien:

a) *Allgemeinmaßnahmen:* s. ds. Kap., 8.3.1.
b) *Anregung der Darmperistaltik* durch Neostigmin (Prostigmin®) oder Distigminbromid (Ubretid®) 0,5 mg i.m. oder 0,5−1 mg als langsame i.v. Infusion in 250 ml 0,9%igem NaCl oder Pyridostigmin (Mestinon® 1−2 mg i.m.).
c) Bei *schwerem Kaliummangel* bewirkt intensive Substitution (Dosierungsrichtlinien s. Kap. 8, 3.4.1) meist schnelle Rückbildung der Ileussymptome.
d) *Beim Versagen der konservativen Therapie:* Entlastung durch Ileostomie oder Zökostomie, operatives Einlegen einer Sonde.

9 Morbus Crohn

Synonyma: Regionale Enterokolitis, Ileitis terminalis; granulomatöse Kolitis.
Definition: Unspezifische, granulomatöse, segmentär angeordnete, chronisch-remittierende Darmentzündung unbekannter Genese mit Neigung zur Fistelbildung.

9.1 Klinik

Beginn und häufige Lokalisation (ca. ¾ der Fälle) zum terminalen Ileum („Ileitis terminalis" und Coecum, seltener im Ileum oder Kolon allein (je ca. ¼ der Fälle). Beginn der Erkrankung meist vor dem 30. Lebensjahr, manchmal akut unter dem Bild einer Appendizitis.

a) *Leitsymptome und -befunde:* Durchfälle (3–5 oder mehr breiige Stühle meist ohne Blut und Eiter), Druckempfindlichkeit der erkrankten Darmabschnitte, oft kolikartige Schmerzen im rechten und mittleren Unterbauch (klassische Fehldiagnose: „chronische Appendizitis"), Konglomerattumor, Neigung zu analer und enteraler Fistelbildung. *Extraintestinale Krankheitsmanifestationen:* Erythema nodosum, Polyarthritis-Spondylitis ankylopoetica, Pyoderma gangraenosum, Iridozyklitis, Chorioiditis, pirmär sklerosierende Cholangitis, Hepatitis. *Allgemeinerscheinungen:* Schwäche, Anorexie, Gewichtsverlust, subfebrile Temperaturen, hypochrome Anämie, BSG-Erhöhung, Leuko- und Thrombozytose, Dysproteinämie vom Entzündungstyp ($\downarrow$ Albumin, $\uparrow$ α_2- und β-Globuline), erniedrigtes Serumeisen.

b) *Diagnostische Hinweise:* Unklare, auch oligosymptomatische Erkrankungen mit chronischer Diarrhö oder Analfisteln sind verdächtig auf M. Crohn. *Radiologische Veränderungen:* Zerstörung des Schleimhautreliefs, pflastersteinartige Füllungsdefekte, longitudinale Ulzera, stellenweise bandförmige Stenosen- (besonders terminales Ileum) und/oder Fistelbildung (entero-enteral, entero-kolisch, enterovesikal, entero-vaginal, entero-kutan). Wechsel von erkrankten und nichtbefallenen Darmabschnitten („skip lesions"). *Endoskopie:* Aphthenähnliche Schleimhautläsionen bis zu tiefen, longitudinal verlaufenden Ulzera in relativ normaler Umgebung, Pflastersteinrelief. Oft Analfissuren, perianale und perirektale Fisteln und/oder Abszesse.

c) *Differentialdiagnose:* Differentialdiagnostisch muß der M. Crohn, der auch isoliert das Kolon befallen kann, von der *Colitis ulcerosa* unterschieden werden, s. b) diagnostische Hinweise. Der M. Crohn muß ferner von der *Infektion mit Yersinia enterocolitica* abgegrenzt werden, die dem M. Crohn in der Lokalisation, dem röntgenologischen, endoskopischen und selbst dem histologischen Bild ähnelt, aber durch Stuhlkultur oder eine erhöhte KBR erkannt werden kann. Unter der Behandlung mit Tetracyclinen (Vibramycin 100 mg/Tag) oder auch spontan heilt die Yersiniose nach 1–3 Monaten ab.

9.2 Therapie

Zielsetzung: Rückbildung der entzündlichen Veränderungen, Erhaltung, u. U. chirurgische Wiederherstellung normaler Passageverhältnisse. Eine spezifische Therapie der Enterocolitis regionalis gibt es bislang nicht. Die Erkrankung kann wegen ihrer Chronizität, ihrer Tendenz zu Stenosierung und Fistelbildung sowie ihrer Rezidivneigung nach Operationen schwierige therapeutische Probleme aufwerfen.

9.2.1 Allgemeine Maßnahmen

Zwar essen Patienten mit M. Crohn signifikant mehr raffinierte Kohlenhydrate als Normalpersonen, eine kausale Beziehung zum Krankheitsverlauf ist jedoch nicht erwiesen. Dieses gilt auch für gehärtete Fette (Margarine) und schlackenreiche Kost. Wichtig ist die Verhütung bzw. der Ausgleich von Mangelzuständen (Unterernährung, Eiweiß-, Vitamin-, Eisenmangel). Die Patienten ernähren sich aus Furcht vor postprandialen Schmerzen und Durchfällen oft nicht ausreichend. Die Diät entspricht den Richtlinien, die in Tabelle 6 für das Malabsorptionssyndrom gegeben sind.

Im akuten Stadium bessert eine *schlackenfreie Diät* („Astronautenkost", Formuladiäten, s. Kap. 1, 5.3.1.2) oder totale parenterale Ernährung über 1−2 Wochen häufig die Symptome und eignet sich daher, die akute Phase mit zu überwinden. Eine Heilwirkung („Ruhigstellung") bei chronischem Verlauf ist nicht erwiesen. Als Substitution bei Unterernährung und Mangelerscheinungen ist sie jedoch geeignet (s. Tab. 6).

Zu vermeiden: Grobe und blähende Speisen, besonders bei Stenosen; individuelle Unverträglichkeiten (z. B. Milch) beachten.

9.2.2 Pharmakotherapie

a) *Glukokortikoide:* Wichtigste Maßnahme im akuten Schub ist die Glukokortikoidtherapie (z. B. Decortin®, Ultracorten®, Ultralan®, Urbason® oder Decortilen®, s. Kap. 3 und ds. Kap., Tab. 9).

b) *Salazopyrin* (Azulfidine®). Wirkung nicht so sicher wie bei Colitis ulcerosa. Bei Kolonbefall: 3×2 Tbl./Tag. Bei Unverträglichkeit oder alternativ 5-Aminosalicylsäure (Salofalk®) oder Olsalazin (Dipentum®). Bei schweren Verlaufsformen in Kombination mit Glukokortikoiden.

c) *Immunsuppressiva:* Ihre Wirkung ist nicht so sicher wie die der Kortikosteroide, ihr Wirkungseintritt ist verzögert (Wochen bis Monate). Sie können bei Therapieresistenz oder Nebenwirkungen von Steroiden als Mittel der 2. Wahl eingesetzt werden. Azathioprin (Imurek®, 2−3 mg/kg/Tag) am besten in der Kombination mit Prednison (10−20 mg). Bezüglich Nebenwirkungen s. Kap. 20, 2.1.3.3.

d) *Antibiotika:* Antibiotika haben keinen Platz in der Behandlung des unkomplizierten M. Crohn. Lediglich bei Überwucherung mit pathogenen Keimen, z. B. Clostridium difficile, und bei Fisteln wurde bei therapieresistenten Fällen, s. a) und b), ein günstiger Effekt mit Metronidazol (Clont®) 25 mg/kg/Tag beschrieben.

9.3 Komplikationen und ihre Behandlung

a) *Schwere, fulminante Verlaufsform* mit septischen Temperaturen, häufigen Durchfällen und schwerer Beeinträchtigung des Allgemeinbefindens. *Therapie* wie bei akuter, fulminanter, ulzeröser Kolitis (s. ds. Kap., 10.3).

Tabelle 9: Dosierungsschema (Tagesdosis) bei aktivem M. Crohn

	Prednisolon
Aktivitätsindex[1] > 150	
1. Woche	60 mg
2. Woche	40 mg
3. Woche	30 mg
4. Woche	25 mg
5. Woche	20 mg
6. Woche	15 mg
Bei ausbleibender Besserung in der jeweiligen Dosisstufe verharren bis zum Ansprechen.	
Aktivitätsindex < 150:	
7.–12. Woche	10 mg
Bei anhaltender Remission:	
über Monate bis zu ½ Jahr	5/10 mg, 0/10 mg alternierend
Bei Kolonbefall Kombination mit Salazosulfapyridin 3 g/Tag während der gesamten Behandlungsperiode.	

[1] „Der Aktivitätsindex berücksichtigt subjektive Beschwerden (Zahl der dünnen Stühle, Bauchschmerzen, Allgemeinbefinden) und klinische Befunde (Crohn-assoziierte Symptome, Resistenz im Abdomen, Hkt, Gewicht) und wertet sie durch Multiplikation mit unterschiedlichen Faktoren. Eine Punktzahl > 150 bezeichnet einen aktiven M. Crohn, eine Punktzahl > 350 einen sehr schweren Schub, der in der Regel zur stationären Behandlung zwingt." (Gastroenterology 70 [1976] 439; Formulare zu erhalten von Pharmacia, Düsseldorf)

b) *Bildung von Stenosen, Fisteln, Perforation, Abszessen* stellt früher oder später eine *Operationsindikation* dar, wenn die konservative Behandlung versagt. Auch bei Resektion im Gesunden beträgt die Rezidivquote 50% und mehr. Der Erfolg einer medikamentösen postoperativen Prophylaxe mit 3 g Salazosulfapyridin (Azulfidine®) über 2 Jahre wurde kürzlich erwiesen.

c) *Malabsorptions- oder Maldigestionssyndrome:* Ernährung sowie Substitution von Fermenten, Vitaminen, Elektrolyten und Eisen entsprechend Tabelle 6.

d) *Exsudative Enteropathie:* Eiweißreiche (100 g/Tag), salzarme (s. Kap. 8) Kost, mittelkettige Triglyzeride (s. ds. Kap., 6.3), Bekämpfung des Eiweißmangelödems durch *Saluretika* und *Antikaliuretika* entsprechend der im Kap. 4 gegebenen Richtlinien.

e) *Chologene Diarrhö:* Bei Erkrankungen oder Resektion des terminalen Ileums gelangen vermehrt Gallensäuren in das Kolon und verursachen eine Diarrhö. Diese kann durch Bindung der Gallensäuren an Cholestyramin (Quantalan®) oft schlagartig gebessert werden: Quantalan® individuell ½−1−2−3 Beutel/ Tag, morgens beginnend. Bei ausgedehnten Resektionen von ≧ 1 m ist diese Therapie wegen zu starker Gallensäureverluste kontraindiziert.

10 Colitis ulcerosa

Unspezifische, entzündliche, ulzerative Erkrankung des Kolons unklarer Genese.

10.1 Klinik

Beginn und häufigste Lokalisation (ca. 80%) im Rektum und Sigmoid, von dort Tendenz zum Aufsteigen nach oben. Seltener ist der gesamte Dickdarm befallen. Je nach Lokalisation lassen sich eine *isolierte, hämorrhagische Proktitis,* eine Rektosigmoiditis, eine linksseitige und eine diffuse Kolitis unterscheiden und vom Verlauf her chronischrezidivierende und milde und fulminante Formen. Bei ausgedehntem Kolonbefall und einer Verlaufsdauer über Jahrzehnte ist die Karzinomgefahr erhöht.

Leitsymptome und -befunde je nach Schwere der Erkrankung: Bei isolierter, *hämorrhagischer Proktitis* oft normal geformte Stühle mit Schleim- und Blutauflagerung oder nur Abgang von Schleim und Blut, bei wenig beeinträchtigtem Allgemeinbefinden. Bei *ausgedehnter, chronischer Kolitis* blutig-eitrige Durchfälle, Neigung zu Meteorismus und Tenesmen. Reduktion des Allgemeinzustandes durch Anorexie, Gewichtsverlust, Fieber. Bei *fulminant toxischer Verlaufsform* (toxisches Megakolon) schwerstes Krankheitsbild mit septischen Temperaturen, wäßrig-blutig-eitrigen Durchfällen, Druckschmerzhaftigkeit und Überblähung des Kolons (meist des Transversums), Dehydratation, Hypotonie, Hypoproteinämie, Hypokaliämie, Leukozytose, erhöhte BSG.

Extraintestinale Manifestationen: Kutane (Erythema nodosum, Pyoderma gangraenosum), polyarthritische, hepatische (unspezifische Hepatitis, sklerosierende Cholangitis), ophthalmologische (Iridozyklitis, Uveitis), kardiale (Myokarditis) Beteiligung.

Diagnostische Hinweise: Rektoskopisch: Rötung, vermehrte Verletzlichkeit der Schleimhaut, Ödem, aufgehobene Gefäßzeichnung, granulierte Oberfläche, Erosionen. Die Ausdehnung der Krankheit kann am sichersten koloskopisch festgestellt werden. Im KKE sägezahnähnliche, angenagte Dickdarmkonturen, „Kragenknopfabszesse", Haustrenverlust bei Befall der Muskularis, starrer, verengter Darm bei chronischem Verlauf („Gartenschlauchphänomen"), Pseudopolypen.

10.2 Therapie

Sie richtet sich nach der Ausdehnung und Aktivität des Krankheitsprozesses und der Schwere der durch ihn hervorgerufenen Begleiterscheinungen. Salazopyrin (Azulfidine®, Colopleon®) ist das Mittel der Wahl; mit 5-Aminosalicylsäure (Salofalk®, Claversal®) und Olsalazin (Dipentum®) lassen sich ähnlich günstige Wirkungen erzielen; bei schweren Verläufen Glukokortikoide.

10.2.1 Hämorrhagische („ulzerative") Proktitis, Rektosigmoiditis

Im Schub lokale Anwendung als Rektalinstillationen 1 Klysma abends: *Glukokortikoide* (Betnesol®, Phoscortril®). Geringere Nebenwirkungen als bei oraler Therapie bei besserem Therapieerfolg. Nach Ansprechen langsames Ausschleichen über Wochen: alle 2 Tage 1 Klysma. Salazopyrin; 5-Aminosalicylsäure (Azulfidine®; Salofalk®-Klysmen). Nach Ansprechen: Rezidivprophylaxe ½–1 Jahr. Bei Einschränkung der Kolitis auf das Rektum ist die lokale Behandlung mit Salofalk®-Suppositorien die Therapie der Wahl. Dosierung: $3 \times 1(-2)$ Supp./Tag. Dauer und Dosierung der Behandlung richten sich nach dem therapeutischen Erfolg. Bei nicht ausreichendem Ansprechen: Colifoam®, ein instillierbarer, kortisonhaltiger Schaum, 1–2 Instillationen/Tag von 5 ml.

10.2.2 Ulzerative Kolitis

Allgemeine Maßnahmen

a) *Hospitalisierung:* Über 60% aller Patienten mit Colitis ulcerosa sind und bleiben ambulante Patienten. Bei schweren Verlaufsformen ist eine Hospitalisierung des Patienten zur Einleitung der Therapie zweckmäßig. Die Dauer richtet sich nach der Schwere der Erkrankung (Durchfälle, Fieber, Anämie).

b) *Diät:* Diätetische Maßnahmen haben keinen Einfluß auf den Verlauf der Kolitis. Es sind die individuellen Unverträglichkeiten zu berücksichtigen. Im übrigen normale, gemischte, kalorienreiche (2500–3000 Kalorien) und eiweißreiche (125–150 g/Tag) Kost.

c) *Ausgleich von Mangelzuständen:* Kalium- und Eisensubstitution entsprechend Tabelle 6. Bei ausgeprägten Anämien Transfusion.

d) *Stuhlregulierung:* Bei quälenden Diarrhöen, die ungenügend auf Azulfidine® und Steroidtherapie ansprechen oder in der Initialphase der Behandlung Versuch mit Imodium® $3 \times 1-2$ Tbl./Tag. *Wichtig:* Vorsicht mit Imodium®, Tinctura opii und Anticholinergika bei floriden Formen: begünstigt Entwicklung eines toxischen Megakolons. Gelegentlich besteht trotz blutigschleimiger Abgänge oder distalem Kolonbefall eine hartnäckige Obstipation. Behandlung mit Quell- und Faserstoffen nach dem empfohlenen Obstipationsschema (s. Tab. 11).

Pharmakotherapie und adjuvante Psychotherapie

a) *Salazopyrin* (Azulfidine®): Basistherapie. In der akuten Phase 4×2 Tbl. à 0,5 g/Tag (niedrig beginnen, z. B. 2×2 Tbl., alle Tage um 2 Tbl. steigern, dadurch bessere Verträglichkeit). Eine Besserung des klinischen Zustandes (Abnahme von Zahl und Blut-Schleimgehalt der Stühle, Temperaturrückgang) tritt oft schon nach einigen Tagen ein, Besserung des rektoskopischen Befundes ist nach 1–2 Wochen zu erwarten. Danach Reduktion auf eine Erhaltungsdosis von $2-3 \times 2$ Tbl./Tag. *Nebenwirkungen:* Nausea, Erbrechen, Schwindelneigung und/oder allergische Hautreaktionen treten in ca. 15% der

Fälle auf; ferner reversible männliche Infertilität. Sie treten bei der Behandlung mit 5-Aminosalicylsäure (Salofalk®, Claversal®) und Olsalazin (Dipentum®), bei der die Sulfonamidkomponente fehlt, nicht auf, so daß diese Mittel als Alternative zum Azulfidine® empfohlen werden können. Klinische Erfahrungen über die Wirksamkeit sind im Vergleich zu Salazopyrin allerdings noch gering.

b) *Glukokortikoide: Indikation:* schwerer, progressiver, auf Salazopyrin nicht oder ungenügend reagierender Krankheitsprozeß im akuten Schub und/oder extraintestinale Manifestationen (Iridozyklitis, Arthritis, Pyoderma gangraenosum). *Initialdosis:* Dosisäquivalent von 40−60 mg Prednison (Decortin®, Decortilen®, Ultralan®, Ultracorten®, Urbason®) als morgendliche Einzeldosis oder über den Tag verteilt (s. Tab. 9). Bei Ansprechen auf die Behandlung gradueller Abbau der Kortikoidtherapie um 10 mg wöchentlich über 1−2 Monate. *Nebenwirkungen und Kontraindikationen* der Glukokortikoidtherapie: Kap. 3.

c) *Psychotherapie:* Besonders wichtig ist bei dieser chronischen Erkrankung die verständnisvolle, geduldige und anteilnehmende Führung durch den behandelnden Arzt im Rahmen eines engen Vertrauensverhältnisses. Übersteigt daher die psychische Störung das beherrschende Maß, kann eine Betreuung durch einen Psychotherapeuten empfohlen werden.

d) *Immunsuppressiva:* Sie sind den Glukokortikoiden und Salazopyrin unterlegen und können bei deren Unverträglichkeit oder Nebenwirkungen als Mittel der 2. Wahl versucht werden (z.B. Imurek®). Dosierung: 2 mg/kg KG oder 100 mg täglich.

e) *Antibiotika:* bei unkomplizierter Colitis ulcerosa kontraindiziert. Antibiotika bei fulminanter Kolitis und toxischem Megakolon s. Tabelle 10.

f) *Parasympathikolytika:* beseitigen die durch Tenesmen entstandenen Beschwerden gelegentlich, jedoch nicht immer. *Wichtig:* Hohe Dosen können das Auftreten einer Darmatonie oder eines Megakolons begünstigen.

g) *Rezidivprophylaxe:* Nach eingetretener Remission verhindert oder vermindert die prophylaktische Gabe von Salazopyrin (Azulfidine®) 2−3 g/Tag, 5-Aminosalicylsäure (Salofalk®, Claversal®) 1−1,5 g/Tag oder Olsalazin (Dipentum®) 1 g/Tag im Gegensatz zu Glukokortikoiden das Auftreten des Rezidivs. Dauer der Prophylaxe: 1−2 Jahre, bei oder nach erneuten Rezidiven evtl. lebenslang.

10.3 Fulminante Kolitis, toxisches Megakolon

Die Kolitis kann eine schwere, bisweilen lebensbedrohliche Verlaufsform annehmen. Charakteristika derartiger Schübe sind schwere Durchfälle von mehr als 6−9/Tag, Fieber über 39°C, Tachykardie sowie Anämie, Leukozytose und deutlich erhöhte BSG. Die schwerste und gefährlichste Form der Colitis ulcerosa ist das toxische Megakolon, die toxische Kolondilatation (nur etwa 2% aller Kolitis-Patienten). Sie entwickelt sich meist aus schweren, fulminan-

ten Krankheitsverläufen. Röntgenologisch imponiert eine segmentale oder totale Kolondilatation von 6−10 cm Durchmesser, klinisch Abnahme oder Fehlen der Darmgeräusche mit Übergang zum paralytischen Ileus.
Therapie: Die fulminante Kolitis und das toxische Megakolon sind Notfälle. Behandlung entsprechend Tabelle 10.

Tabelle 10: Therapie der fulminanten Kolitis und des toxischen Megakolons

1. *Intensivüberwachung* entsprechend Kap. 2 mit Bilanzierung der gastrointestinalen Wasser- und Elektrolytverluste.
2. *Nahrungskarenz, Absaugen* von Luft und Sekret durch nasogastrale Sonde.
3. *Infusionstherapie* der Dehydratation (s. Kap. 8, 2), Ausgleich des Kaliummangels (s. Kap. 8, 3.4.1) und anderer Störungen des Elektrolyt- und Säure-Basenhaushaltes.
   Wichtig: Oft sind erhebliche Mengen an Flüssigkeit (> 5 l/Tag) und Kalium (120 mmol) erforderlich.
   Anschließend parenterale Ernährung unter Berücksichtigung der gastrointestinalen Verluste (s. Kap. 8, 1.2).
4. Bei Bedarf *Bluttransfusionen.*
5. Sofortige parenterale Gabe von *Glukokortikoiden* (z.B. Solu-Decortin®-H, Hostacortin®-H solubile, Ultracorten®-H „wasserlöslich", 50−100 mg/Tag i.v. in 2 Einzelgaben).
6. Sofortige parenterale Gabe von *Antibiotika,* bevorzugt Cefoxitin (Mefoxitin®), 3×2 g i.v. plus Azlocillin (Securopen®), 3×5 g i.v. bzw. Gentamicin (Refobacin®), initial 6 mg/kg/Tag, dann 3 mg/kg/Tag i.v.
7. *Keine* Parasympathikolytika (Verstärkung der Darmatonie). Sedativa oder Narkotika, wenn unumgänglich, nur in kleinen Dosen.
8. Enge Zusammenarbeit mit dem *Chirurgen.* Wenn nach 3tägiger konservativer Therapie keine deutliche klinische Besserung, Operation (Proktokolektomie) erforderlich. Die Letalität des toxischen Kolons steigt mit der Verlaufsdauer.

11 Divertikulose, Divertikulitis

Bei der Diverticulosis coli prolabiert die Schleimhaut durch die Muskelschicht an den Durchtrittsstellen der Gefäße. Ihre Bildung wird durch Darmwandschwäche und Erhöhung des intraluminalen Druckes (Obstipation) bei ballastarmer Kost begünstigt. Selten vor dem 35. Lebensjahr, im Alter an Häufigkeit zunehmend (im 7. Lebensjahrzehnt ca. 50%). Meist multipel auftretend, bevorzugte Lokalisation im Sigmoid. Aus unbekannten Gründen kommt es in ca. 10% der Fälle zur Entzündung (Divertikulitis).

11.1 Klinik

Die Divertikulose ist meist ein Zufallsbefund und macht in der Regel erst dann Beschwerden, wenn Komplikationen auftreten.
Divertikulitis: Symptome einer „linksseitigen Appendizitis", die zu einer (in der Regel) gedeckten Perforation führen kann.

Divertikulose, Divertikulitis

Chronische Divertikulitis: Druck, krampfartige Schmerzen im linken Unterbauch. Dort u. U. tastbarer, druckempfindlicher Tumor. Sekundärkomplikationen: Blutung, Stenose.
Differentialdiagnose: Leistenhernie, Sigmakarzinom, Parametritis, gedrehte Ovarialzyste, Ureterstein links, Mesenterialinfarkt, Volvulus.
Diagnose durch Palpationsbefund, Abdomenleeraufnahme, Oberbauchsonogramm (gestaute Niere, Ovarialzyste), KKE, evtl. Koloskopie, letztere jedoch möglichst nicht bei akuter Divertikulitis (Perforationsgefahr!)

11.2 Therapie
11.2.1 Divertikulose
Die Divertikulose per se erfordert keine Behandlung. Als günstig gilt die Stuhlregulierung durch ballastreiche Kost, da der Druck auf die Darmwand bei steigender Füllung des Darmes herabgesetzt wird (s. Punkt 6 und 7 des Behandlungsschemas Tab. 11). Präparate mit Quellstoffen aus Psyllium (Muco-Falk®) oder Schale der Plantago ovata (Metamucil®) je 2–3 Teelöffel und viel Flüssigkeit (2 l/Tag) können alternativ eingesetzt werden.

11.2.2 Akute Divertikulitis
Behandlungsziele: Verhütung eines akuten Abdomens und Rückbildung der Entzündung.
a) Stationäre Aufnahme, Wasser- und Elektrolytbilanzierung.
b) Nahrungskarenz, Absaugen von Luft und Mageninhalt durch nasogastrale Sonde.
c) Parenterale Ernährung (s. Kap. 1, 5.4).
d) Intravenöse Antibiotikatherapie: Mezlocillin (Baypen®), Piperacillin (Pipril®) 3×4 g/Tag i. v. oder Cefotiam (Spizef®) 2×2 g/Tag i. v., kombiniert mit Metronidazol (Clont®) 3×500 mg/Tag i. v. (Anaerobier).
e) Parenterale Spasmolytikagabe (z. B. Buscopan®) nach Bedarf mehrmals täglich 1 Ampulle.
f) *Keine Laxantien:* Einläufe, wenn unvermeidbar, nur mit großer Vorsicht (Perforationsgefahr!).
g) Enge Zusammenarbeit mit dem Chirurgen. Bei akutem Abdomen (Abszeß, Perforation) Operation.

11.2.3 Chronisch-rezidivierende Divertikulitis
Rezidive werden behandelt wie die akute Divertikulitis. Die sich wiederholenden Schübe und gedeckte Perforationen führen zu Darmwandveränderungen, entzündlichen Infiltrationen, multiplen Abszessen, Vernarbungen und Stenosen, es ist ein Konglomerattumor im linken Unterbauch tastbar. Die Tendenz geht heute zu einer frühen Operation, bevor sich diese Veränderungen ausgebildet haben. Die konservative Therapie entspricht derjenigen der Divertikulose (s. ds. Kap., 11.2.1) und des irritablen Kolons (s. ds. Kap., 13).

11.3 Komplikationen

Blutung, Abszeß, Perforation, Peritonitis, Fistelbildung evtl. in die Blase („Luftschiffer"), Stenose.
Mit Ausnahme der Divertikelblutung, die zu 90% innerhalb 3 Tagen spontan steht, stellen alle Komplikationen eine Operationsindikation dar.

12 Akute Darmblutung (Hämatochezie)

Abgang von hellrotem, geronnenem Blut (Hämatochezie), aber auch von Teerstuhl bei längerer Verweildauer des Blutes im Kolon und Zersetzung durch Bakterien je nach Blutungslokalisation, Menge und Passagegeschwindigkeit (Meläna). Sie ist seltener als die obere gastrointestinale Blutung (Verhältnis 1:10).

12.1 Ätiopathogenese

Die wichtigsten Blutungsquellen sind Hämorrhoiden, angeborene oder erworbene Gerinnungsstörungen, Angiodysplasie, Kolondivertikel, Kolontumoren, faktitive Verletzungen (durch Einläufe, Thermometer), Colitis ulcerosa, M. Crohn, Dünndarmtumoren, Hämangiome, Meckelsche Divertikel. Zustand nach endoskopischer Polypektomie. Wichtig: Bei massiver Blutung aus dem oberen Magen-Darmtrakt kann ebenfalls rotes Blut per anum abgehen.

12.2 Diagnostisches Vorgehen

a) Digitale Untersuchung, b) Rektoskopie, Proktoskopie, c) Ösophagogastroduodenoskopie, d) Koloskopie, e) Angiographie (nur aussichtsreich, wenn > 2 ml Blut/min ins Darmlumen gelangen), f) Radiomarkiertes Technetium i.v. und Untersuchung mit Gammakamera.

12.3 Therapie

12.3.1 Sofortmaßnahmen in der Praxis bei schwerer Darmblutung

a) Bei Kollaps- und Schockgefahr venöser Zugang und i.v. Infusionen von Hydroxyäthylstärke (HÄS) oder isotoner Vollelektrolytlösung (z.B. Sterofundin®, Tutofusin® o.ä.), s. auch ds. Kap., 1.3.
b) Telefonische Anmeldung im Einweisungskrankenhaus (Blutbank, chirurgisches Konsil).
c) Transport ins Krankenhaus. Bei Schockgefahr oder schwerer, rezidivierender Blutung Transport unter Begleitung des Arztes.

12.3.2 Sofortmaßnahmen im Krankenhaus

a) Venöser Zugang, Labor: Hb, Hkt, Leuko-, Thrombozyten, Elektrolyte, Kreatinin, Gerinnungsstatus.
b) 3–5 Blutkonserven kreuzen.

c) Infusions- und/oder Transfusionstherapie entsprechend klinischem Befund (s. Tab. 1).
d) Sedierung.
e) Digitale Untersuchung, Rektoskopie. Wenn negativer Befund:
f) Ösophagogastroduodenoskopie; selektive Angiographie oder rasche Vorbereitung zur Koloskopie.
g) Chirurgisches Konsil.

12.3.3 Kausale Therapie
Je nach Art des Grundleidens konservatives oder chirurgisches Vorgehen.

13 Chronische Obstipation

13.1 Ätiopathogenese
Eine chronische Obstipation liegt vor, wenn die Stuhlentleerung nur alle 3 Tage oder seltener und nur unter starkem Pressen erfolgt. Allerdings spielen die subjektive Komponente und der Leidensdruck desjenigen, der sich für obstipiert hält, eine große Rolle („Pseudoobstipation"). Die Obstipation hat meistens funktionelle, seltener organische Ursachen. Sie ist häufig Bestandteil des irritablen Kolonsyndroms (s. ds. Kap., 4).
a) *Funktionelle Ursachen* (habituelle Obstipation): *Lebensgewohnheiten* (reizlose, schlackenarme Kost, langjährige Unregelmäßigkeit oder Unterdrücken des Stuhlganges, z.B. durch Hast im Berufsleben, vorwiegend sitzende Tätigkeit), *psycho-vegetative Störungen* (Beeinflussung der Motilität des Kolons bei Angst, Schmerzen, Depression, Spastik bei Streß, Ärger, Aggression), *Abnahme des Darmtonus* im Alter. *Iatrogene Obstipation:* obstipierend wirkende Opiate, Sedativa, einige Antazida (Aluminiumhydroxid, Kalziumkarbonat, s.a. ds. Kap., 5), Parasympathikolytika, orale Röntgenkontrastmittel (Bariumsulfat). Bei manchen Patienten, meist Frauen, ist die reflektorische Erschlaffung des anorektalen Kontinenzorgans beim Pressen gestört („Anismus"). Die seltene schwere Obstipation mit stark verlangsamten Kolontransit kann durch eine Abdomenleeraufnahme am 7. Tag nach 6tägiger Einnahme von 10 radioopaken (Hinton-)Markern diagnostiziert werden: Die Mehrzahl der Marker hat sich im Gegensatz zum Normalen nicht im Rektosigmoid angesammelt, sondern ist über das gesamte Kolon verteilt.
b) *Organische Ursachen:* Längenanomalien mit überschüssiger Schlingenbildung („Doppelflinten", Dolichokolon), Megakolon mit aganglionärem Segment (M. Hirschsprung), Stenosen (entzündliche, maligne oder durch Kompression bedingte), endokrine Störungen (Hypothyreose, Hyperparathyreoidismus), *Stoffwechselstörungen* (Hypokaliämie, Porphyrie), neurologische Erkrankungen.

13.2 Klinik
Oft verläuft die Obstipation ohne Beschwerden; erst das Bewußtsein realer oder eingebildeter „zu seltener oder zu geringer Stuhlentleerung" bzw. die Angst, sich innerlich zu vergiften (Horror autotoxicus), wird zum krankmachenden Faktor. Beschwerden wie allgemeines Unwohlsein, Völlegefühl, Appetitlosigkeit, Leibdruck und/oder -schmerz, Blähungen sind mechanischen, nicht toxischen Ursprungs.

Beachte: Bei erstmaligem Auftreten einer chronischen Obstipation im Erwachsenenalter ohne faßbare Ursache keine Behandlung ohne vorherigen Karzinomausschluß.

13.3 Therapie

Ansatzpunkte für eine kausale Behandlung ergeben sich bei den organischen Ursachen und einem Teil der funktionellen Form aus ihrer Ätiologie und Pathogenese (s. ds. Kap., 4.1).

13.3.1 Basistherapie

a) Bei *unkomplizierter* chronischer Obstipation hat sich das in Tabelle 11 angegebene *Therapieschema* bewährt, das dem Patienten erläutert werden soll und das er mindestens 2 Wochen konsequent einhalten soll. Danach Rücksprache. Der Circulus vitiosus, der durch die Laxantien in Gang gesetzt wird (Laxanzien-Entleerung – Obstipation – Laxantien), muß unterbrochen werden.
b) Bei *Kaliummangel* (Serumkalium < 3,5 mval/l) kaliumreiche Nahrungsmittel, Kaliumchloridpräparate s. Kap. 8, 5.1.3.
c) Bei *spastischer* Obstipation mit ungenügender Wirkung der Basistherapie zusätzlich Versuch mit *Parasympathikolytika* oder *Spasmolytika*.
d) Bei *rektaler* Verstopfung (Dyschezie) mit ungenügender Wirkung der Basistherapie zusätzlicher Versuch mit Glyzerin-Supp. (Glycilax®) oder kleinen Einläufen (1 × Klysma Pfrimmer®) oder Suppositorien, die CO_2 im Rektum freisetzen (Lecicarbon®). Beim „Anismus" Versuch mit Biofeedback.

Tabelle 11: Basistherapie der unkomplizierten chronischen Obstipation

---

1. Morgens vor dem Aufstehen *Bauchmassage* entlang dem Dickdarmverlauf.
2. Auf nüchternen Magen 1 Glas *Fruchtsaft* mit zwei Teelöffel *Milchzucker*.
3. Zum Frühstück: Vollkornbrot, Bohnenkaffee und 2 Eßlöffel *Leinsamen* (ganz oder geschrotet – Linusit), am Abend vorher eingeweicht, oder *Weizenkleie*.
4. *Versuch einer Darmentleerung* auch bei fehlendem Stuhldrang (mindestens 5 min) täglich nach dem Frühstück (ohne aber zu stark zu pressen).
5. *Körperliche Bewegung* besonders bei Patienten mit sitzender Tätigkeit (morgendliche Gymnastik; Weg zum Arbeitsplatz ganz oder teilweise zu Fuß).
6. *Übrige Mahlzeiten* schlackenreich (Gemüse, Obst, Salate, Vollkornbrot), ferner Joghurt und Quark. Ausreichend trinken (z. B. 6–12 Gläser Flüssigkeit/Tag).
7. Je nach Erfolg zum Frühstück, evtl. zusätzlich auch zur Abendmahlzeit 2 Eßlöffel *Leinsamen* oder *Weizenkleie* mit reichlich Flüssigkeit und mit je einem Teelöffel *Milchzucker*.

Wenn nach 2 weiteren Tagen keine ausreichende Stuhlentleerung:
8. Lokale Entleerungshilfe durch kleinen *Einlauf*, z. B. 1 × Klysma Pfrimmer®, und weitere, konsequente Befolgung von 1–7.
9. Weitere ärztliche Ermunterung und Führung des Patienten.

Wichtig: Keine Anthrachinonpräparate oder diphenolische Laxantien.

13.3.2 Laxantientherapie

Indikationen

a) Bettlägerige, besonders ältere Patienten mit Obstipation.
b) Patienten, die Pressen vermeiden sollen (nach Myokardinfarkt, apoplektischem Insult, großen Hernien).
c) Patienten mit schmerzhaften Analläsionen (z.B. Analfissur, perianale Thrombose).
d) Entleerung vor KKE und Koloskopie.
e) Nach Gabe obstipierender Substanzen, z.B. von Röntgenkontrastmitteln (Bariumbrei).
f) Schwere Formen mit verlangsamten Transit.

Kontraindikationen

a) *Unkomplizierte,* chronische Obstipation.
b) Mechanischer Ileus.
c) Verdacht auf perforierende oder abszedierende Prozesse im Abdomen.
d) Colitis ulcerosa mit gleichzeitiger Stuhlverstopfung.
e) Erhebliche, abdominelle Beschwerden unklarer Ursache.

Therapie

a) Quell- und Ballaststoffe reichen auch bei den o.g. Indikationen häufig aus. Leinsamen (Linusit®), Weizenkleie 2–3 × 1–2 Eßlöffel/Tag, oder andere Quell- und Ballaststoffe (Mukofalk®, Metamucil®) 2 × 1 Teelöffel eingeweicht; gleichzeitig viel Flüssigkeit (2 l/Tag) trinken lassen.
b) Laktulose (Bifiteral®, Laevilac®) 30–60 ml/Tag.
c) Bisacodyl (Dulcolax®, Godalax® Drg. oder Supp.).
d) Pflanzliche Abführmittel
Aloe, Senna, Frangula (z.B. Liquidepur® ½–1 Teelöffel, Pursennid® 2–4 Drg. Agiolax®, 1 Teelöffel bzw. 1 Beutel vor dem Frühstück in Flüssigkeit).
e) Das neue Prokinetikum Cisaprid (Propulsin®) wirkt auch auf das Kolon und kann bei sonst schwer beeinflußbaren Formen (z.B. langsamer Transit) versucht werden. Dosierung: 3 × 1–2 Tbl./Tag.

13 Erkrankungen der Leber, des Pankreas und der Gallenwege

1	Erkrankungen der Leber	480	1.6	Alkoholische Leberschäden 516
1.1	Akute Virushepatitis	480	1.7	Toxische Leberschäden . . . 517
1.1.3	Therapie	482	1.8	Hyperbilirubinämie 518
1.1.4	Nachbehandlung	484	1.9	Leberfunktionseinschrän-
1.1.5	Infektionsprophylaxe	484		kungen bei Stoffwechsel-
1.2	Akutes Leberversagen	489		erkrankungen 518
1.3	Chronische Hepatitis	490	1.10	Lebertumoren 519
1.3.2	Chronisch-persistierende		1.11	Arzneimitteltherapie bei
	Hepatitis	491		Lebererkrankungen 520
1.3.3	Chronisch-aktive Hepatitis	494	2	Erkrankungen des
1.4	Leberzirrhose	496		Pankreas 524
1.4.4.1	Primäre biliäre Zirrhose	500	2.1	Akute Pankreatitis 524
1.4.4.2	Hämochromatose	502	2.2	Chronische Pankreatitis . . 530
1.4.4.3	Morbus Wilson	503	3	Erkrankungen der Gallen-
1.5	Komplikationen bei Leber-			blase und Gallenwege . . . 532
	zirrhose	504	3.1	Cholelithiasis 532
1.5.1	Aszites	504	3.1.3.1	Gallenkolik 533
1.5.2	Portale Hypertension –		3.1.3.2	Cholezystektomie 534
	Ösophagusvarizenblutung	507	3.1.3.3	Medikamentöse Gallen-
1.5.3	Hepatische Enzephalopathie	510		steinauflösung 534
1.5.4	Gerinnungsstörungen	514	3.1.3.5	Choledocholithiasis 535
1.5.5	Nierenfunktionsstörungen,		3.1.3.6	Cholelithotripsie 536
	sogenanntes hepatorenales		3.2	Cholezystitis 537
	Syndrom	515	3.3	Cholangitis 538

1 Erkrankungen der Leber
(K.-H. Meyer zum Büschenfelde und T. Poralla)

Notfälle:
1. Akutes Leberversagen (s. ds. Kap., 1.2)
2. Hepatische Enzephalopathie (s. ds. Kap., 1.5.3)
3. Ösophagusvarizenblutung (s. ds. Kap., 1.5.2)

1.1 Akute Virushepatitis
Definition: Akute, diffuse Entzündung der Leber, induziert durch Viren.

1.1.1 Ätiopathogenese
Hepatitis-Viren im engeren Sinne sind das Hepatitis-A-, Hepatitis-B- und Hepatitis-D-Virus sowie die Erreger der Nicht-A-nicht-B(NANB)-Hepatitiden. Zu den Hepatitis-Viren im weiteren Sinne gehören Erreger, bei denen die Hepatitis nicht regelmäßig

auftritt oder klinisch nicht im Vordergrund steht. Derartige Krankheitsbilder sind insbesondere Zytomegalie, Herpes-Infektionen, infektiöse Mononukleose, Mumps, Coxsackie-Infektionen und Gelbfieber.

a) *Hepatitis-A-Virus:* RNA-Virus, Übertragung überwiegend fäkooral, Inkubationszeit 30−50 Tage, keine Virusdauerträger, keine chronischen Verläufe, Auftreten sporadisch und epidemisch. Virus hinterläßt eine lebenslange Immunität.

b) *Hepatitis-B-Virus:* DNA-Virus, das in Blut, Körpersekreten und Lebergewebe nachweisbar ist. Inkubationszeit 60−150 Tage, chronische Verläufe in 5−10%. Prävalenz innerhalb verschiedener Bevölkerungsgruppen stark schwankend, ca. 150−250 Mio. Virusträger in der Welt, vorwiegend parenterale Übertragung durch Blut und Blutprodukte sowie Körpersekrete, z.B. bei Sexualkontakt, vertikale Transmission von infizierten Müttern auf Neugeborene. Hepatitis-B-Virus ist nicht direkt zytopathogen, die Krankheit entsteht durch Immunreaktionen gegen das Virus und virusinfizierte Zellen.

c) *Hepatitis-D-Virus:* Defektes RNA-Virus, das die Hülle des Hepatitis-B-Virus (HBsAg) benutzt. Erkrankung daher nur bei gleichzeitiger (simultan) oder vorbestehender Hepatitis-B-Virusinfektion (Superinfektion) möglich. In Deutschland im wesentlichen auf Personen aus dem Mittelmeergebiet, Drogenabhängige und Hämophile beschränkt.

d) *Nicht-A-nicht-B-Hepatitis:* Häufigste Form der Posttransfusionshepatitis, Inkubationszeit zwischen 2 und 10 Wochen. Übertragungsmodus ähnlich dem der Hepatitis B. Chronische Verläufe häufig, ca. 30−50% der Fälle. Derzeit noch serologische Ausschlußdiagnose. Kürzlich wurde allerdings ein als Hepatitis-C-Virus (HCV) bezeichnetes RNS-Virus identifiziert, das mit Hilfe eines serologischen Testsystems auf der Grundlage des Nachweises von Antikörpern gegen ein Virus-codiertes Protein als Erreger von etwa 80% der Posttransfusionshepatitiden gelten kann. Die Einführung dieses Testsystems auch in Europa dürfte in Kürze zu erwarten sein. Für die verbleibenden Fälle von Transfusions-assoziierten und einen großen Teil der sporadisch auftretenden Nicht-A-nicht-B-(nicht-C-)Hepatitiden ist ein serologischer Test dagegen noch nicht in Sicht. Erreger möglicherweise direkt zytopathogen, aber auch Hinweise auf Immunpathogenese. Hiervon abzugrenzen ist eine durch ein anderes Virus (Hepatitis-E-Virus, HEV) hervorgerufene Form, die in Ostafrika, Indien und angrenzenden Staaten endemisch auftritt und wie die Hepatitis A übertragen wird. Gefürchtet ist dabei die hohe Rate fulminanter Verläufe bei Schwangeren.

1.1.2 Klinik

Leitsymptome und -befunde: Klinisch lassen sich Hepatitis A, B, D und NANB nicht unterscheiden. Prodromalstadium mit unspezifischen Symptomen wie subfebrilen Temperaturen, grippalen Symptomen, Juckreiz, Appetitlosigkeit, Übelkeit, Druckschmerz im rechten Oberbauch. Arthralgien (5−20%), seltener flüchtige Exantheme. Im Manifestationsstadium: Ikterus, dunkel verfärbter Urin und heller Stuhl, Leber vergrößert und druckempfindlich, Milz kann vergrößert sein, Krankheitsdauer 4−8 Wochen.
Laborbefunde: Bilirubin (überwiegend direktes) gering bis stark erhöht, Transaminasen in der Regel stark erhöht bis 3000 U/l, GPT stärker erhöht als GOT, DeRitis-Quotient > 1, alkalische Phosphatase und γ-GT nur initial und bei cholestatischen Verläufen erhöht. Serumeisen erhöht, Gerinnungsfaktoren bei unkomplizierten Verläufen nicht verändert, bei schweren Verläufen Abfall von Faktor VII und V und später des Quickwertes auf kritische Spiegel < 20%. *Blutbild:* Relative Lymphozytose mit atypischen Zellen.
Besondere Verlaufsformen: Anikterische Hepatitis: Akute Hepatitis nicht selten anikterisch, vor allem Hepatitis B und NANB. *Cholestatische Hepatitis:* Schwer verlaufende

Hepatitis mit starker Hyperbilirubinämie und Anstieg der Cholestaseenzyme. Differentialdiagnose gegenüber intrahepatischer Cholestase aus anderer Ursache kann schwierig sein. *Protrahiert verlaufende Hepatitis:* Transaminasen über einen Zeitraum von mehr als 3 Monaten erhöht. Fließende Übergänge zur chronisch-persistierenden und chronisch-aktiven Hepatitis. *Subakute Hepatitis:* Schwere, progrediente Verlaufsform, bei der innerhalb von Wochen Aszites, Leberversagen und letaler Ausgang drohen.
Fulminante Hepatitis: Seltene Verlaufsform (bei Hepatitis A in etwa 0,2%, bei Hepatitis B in etwa 1%, bei der endemischen Form der NANB-Hepatitis [Hepatitis E] unter Schwangeren dagegen in etwa 20% zu erwarten). Wenige Tage bis zu 3 Wochen nach Krankheitsbeginn Zeichen des Leberzerfalls und Leberkoma. Mortalität etwa 80%.
Extrahepatische Manifestationen: Serumkrankheitsähnliche Bilder im Prodromalstadium mit Arthralgien oder Arthritis bzw. makulösen und urtikariellen Exanthemen. Im Kindesalter membranöse Glomerulonephritis bei Hepatitis-B-Infektionen. 30–50% der Fälle von Panarteriitis nodosa sind Hepatitis-B-Virus-induziert (Immunkomplexkrankheit). Seltene Organmanifestationen: Myokarditis, Meningitis, Pankreatitis, Thrombopenie und aplastische Anämie.
Spezialdiagnostik: Serologischer Nachweis von Virusantigenen bzw. korrespondierenden Antikörpern ist mit Hilfe von Enzym- oder Radioimmunoassays (ELISA bzw. RIA) möglich. *Hepatitis A:* frische Infektion durch Anti-HAV-IgM (Antikörper gegen Hepatitis-A-Virus der Klasse IgM) charakterisiert, Anti-HAV-IgG kann lebenslang persistieren. *Hepatitis B:* Akute Krankheitsphase charakterisiert durch HBsAg, HBeAg und Anti-HBc i.S., Abnahme von HBsAg i.S. und Serokonversion von HBeAg nach Anti-HBe typisch für unkomplizierten Verlauf mit Ausheilung der Erkrankung. Persistenz von HBsAg und HBeAg länger als 13 Wochen Hinweis auf Entwicklung chronischer Verläufe. Immunhistologisch im Lebergewebe HBsAG im Zytoplasma, HBeAg und HBcAg im Leberzellkern nachweisbar. Bei atypischen Verlaufsformen kann die Bestimmung von Hepatitis-B-Virus-DNS im Serum (derzeit empfindlichster Test zum Nachweis einer aktuellen Virusvermehrung) sowie von Anti-HBc-IgM (eindeutig positiv bei akuter Hepatitis B) weiterhelfen. Anti-HBc und Anti-HBc-IgM können bei einem kleinen Teil der Patienten (u.a. auch solchen mit fulminanter Hepatitis B) die einzigen serologischen Marker darstellen. *Hepatitis D:* Neben den Zeichen der Hepatitis-B-Virusinfektion (HBsAg) Anti-D im Serum nachweisbar. Weiterführende serologische Diagnostik in unklaren Fällen (akute oder chronische Infektion?) durch Anti-D-IgM in Spezialabortorien bzw. Biopsie. Verdächtig auf D-Infektion sind insbesondere rasch progrediente Verläufe. *NANB-Hepatitis:* Derzeit noch Ausschlußdiagnose (s. ds. Kap., 1.1.1d), neben Hepatitis A und B Ausschluß von Hepatitis-Viren im weiteren Sinne (s.o.)

1.1.3 Therapie
1.1.3.1 Allgemeine Maßnahmen

a) *Bettruhe:* Solange die Patienten sich subjektiv beeinträchtigt fühlen, ist Bettruhe angezeigt, die jedoch keinen nachgewiesenen Einfluß auf den Krankheitsverlauf hat. Patienten dürfen zum Waschen und zu den Mahlzeiten aufstehen.

b) *Diät:* Die Diät der Hepatitiskranken soll ansprechend, leicht verdaulich und ausgewogen sein. Spezielle Diätvorschriften, wie besonders eiweißreiche oder fettarme Diät, sind nicht erforderlich (Ausnahme: fulminante Hepatitis, s. ds. Kap., 1.2.3).

c) *Isolierung von Patienten mit Hepatitis:* Es ist üblich, Patienten mit akuter Hepatitis zu isolieren. Neuere Erkenntnisse über die Infektiosität der Hepatitiden rechtfertigen jedoch ein großzügigeres Verhalten. So besteht die höchste Infektiosität der Hepatitis A im Prodromalstadium, die Virusausscheidung im Stuhl verschwindet bereits einige Tage nach Krankheitsausbruch. Bis dahin sollte auf separate Toiletten und Händedesinfektion sehr genau geachtet werden. Die Virämie bei Patienten mit Hepatitis B ist ebenfalls vor Krankheitsausbruch am stärksten und hält möglicherweise bis zur Serokonversion von HBeAg nach Anti-HBe, spätestens jedoch bis zur Elimination von HBsAg an. Lückenhaft ist das Wissen über die Infektiosität der NANB-Hepatitis. Ein hoher Prozentsatz gesunder Virusträger muß angenommen werden. Für Familienangehörige (ausgenommen Sexualpartner) oder Mitpatienten im Krankenhaus besteht angesichts des parenteralen Übertragungsmodus kein wesentlich erhöhtes Infektionsrisiko. Das Pflegepersonal dagegen ist einem erhöhten Infektionsrisiko ausgesetzt. Vorsicht ist bei Blutentnahmen, Handhabung von Stuhl oder Urin geboten. Ein größeres Infektionsrisiko als die akute B-Hepatitis bzw. die akute NANB-Hepatitis stellen die chronischen Träger dieser Viren dar.

1.1.3.2 Pharmakotherapie

Auf Infusionen mit Lävulose-Lösungen und Medikamente wie Vitamine der B-Gruppe, essentielle Phospholipide, Orotsäure, Cholin, Silymarin u. a., die als sog. Leberschutztherapie empfohlen werden, sollte wegen ihrer nicht erwiesenen Wirksamkeit verzichtet werden. Mit der Gabe von möglicherweise hepatotoxischen Medikamenten sollte man sehr zurückhaltend sein (s. Tab. 1); auch sollte Alkohol gemieden werden.

Tabelle 1: Auswahl von Medikamenten, die besonders häufig zu Leberschädigung führen

Alpha-Methyldopa	Phenobarbital
Ajmalin	Phenothiazine
Azathioprin	Phenylbutazon
Chlorambuzil	Probenecid
Chlorpromazin	Propylthiouracil
Diphenylhydantoin	Rifampicin
Erythromycin	Sulfonamide
Halothan	Sulfonylharnstoffe
Isoniazid	Synthetische Androgene
6-Mercaptopurin	Synthetische Gestagene
Methotrexat	Synthetische Östrogene
Monoaminooxidasehemmer	Tetracycline
Novobiozin	Thiamazol
Paraaminosalicylsäure (PAS)	Trimethoprim
Paracetamol	Trizyklische Antidepressiva

Kortikosteroide: Kortikosteroide sind bei der akuten Hepatitis nicht indiziert, da nach Gabe von Steroiden möglicherweise gehäuft chronische Verläufe auftreten. Auch bei der Behandlung der fulminanten Hepatitis sind Steroide ohne Wert. Lediglich bei schweren, protrahiert verlaufenden, cholestatischen Hepatitisformen mit Bilirubinerhöhung über 30 mg% kann eine kurzfristige hochdosierte Steroidtherapie erwogen werden.
Therapeutische Möglichkeiten bei fulminanter Hepatitis: (s. ds. Kap., 1.2.3).

1.1.4 Nachbehandlung
Die akute *Hepatitis A* geht nicht in chronische Verläufe über, Nachuntersuchungen mit Kontrolle der Leberwerte sind lediglich bis zur Normalisierung der biochemischen Parameter angezeigt. Die akute *Hepatitis B* darf als ausgeheilt angesehen werden, wenn innerhalb von 3 Monaten HBeAg und HBsAg aus dem Serum eliminiert sind und die Leberfunktionstests im Normbereich liegen. Ein chronischer Verlauf muß angenommen werden, wenn HBsAg mehr als 13 Wochen im Serum persistiert; nur bei wenigen Patienten kommt es noch danach im Laufe von 12 Monaten zur Viruselimination. HBsAg-Träger sollten unabhängig davon, ob sie HBeAg- oder Anti-HBe-positiv sind, je nach Aktivität des Krankheitsbildes in 4-, 8- bzw. 12-Wochen-Intervallen klinisch und biochemisch untersucht und über Jahre im Verlauf überwacht werden. Eine Leberbiopsie ist bei einer Persistenz des HBsAg länger als 13 Wochen sowie bei atypischen Verlaufsformen indiziert. Bei Patienten mit Hepatitis D und NANB-Hepatitiden gelten ähnliche Richtlinien wie bei der B-Hepatitis. Chronische Verläufe sind häufiger, die Nachuntersuchungsintervalle sind je nach der Schwere des Verlaufes im Einzelfalle festzulegen. Patienten, die eine akute Hepatitis komplikationslos überstanden haben, können – je nach körperlichem Wohlbefinden – in der Regel nach 3 Monaten ihre berufliche Tätigkeit wieder aufnehmen. In Einzelfällen wird aber eine verzögerte Rekonvaleszenz mit Restbeschwerden wie Druck- und Völlegefühl im Oberbauch, Orthostase, Schwindel, Schweißneigung, schneller Ermüdbarkeit und Antriebsmangel beobachtet. In der Regel ist es ausreichend, den Patienten aufzuklären und entsprechend zu beruhigen. In Einzelfällen kann das Beschwerdebild die Wiederaufnahme der Arbeit verzögern. Alkohol sollte für mindestens 6 Monate gemieden werden.

1.1.5 Infektionsprophylaxe
1.1.5.1 Allgemeine hygienische Maßnahmen
Handschuhe: Bei direktem Kontakt mit Stuhl, Blut und kontaminierten Gegenständen (z. B. Injektion, Blutentnahme). *Hände desinfizieren:* Vor und nach direktem Kontakt mit Patienten, bei direktem oder indirektem Kontakt mit Blut, Stuhl oder kontaminiertem Material. *Schutzkleidung:* Wenn Kontakt mit Blut oder Stuhl möglich. *Nadeln und Spritzen:* Nur Einmal-Material,

ordnungsgemäße Entsorgung (Kennzeichnung von infektiösem Müll). *Urin und Stuhl:* Hygienische Maßnahmen vor allem bei Hepatitis A von Bedeutung, besondere Sorgfalt bei Erkrankungen im Kindesalter. *Desinfektion von medizinischen Geräten:* insbesondere Thermometer, Endoskope, Beatmungssysteme u. ä. *Gebrauchsgegenstände:* Entsorgung der Bettwäsche als infektiös, Benutzen von Einmal-Geschirr wünschenswert, aber nicht notwendig. *Laborproben:* Vermeiden von Außenkontaminationen, sicherer Transport, Kennzeichen als „Hepatitis".

1.1.5.2 Immunprophylaxe der Virus-A-Hepatitis

a) *Passive Immunprophylaxe:* Die Indikationen für die passive Immunprophylaxe bei Virus-A-Hepatitis sind in Tabelle 2 zusammengefaßt. Die intramuskuläre Gabe von Immunserumglobulin (z. B. Beriglobin®) post- oder präexpositionell kann eine apparente Viurs-A-Hepatitis in 80–90% der Fälle verhindern. Virologische Studien weisen allerdings darauf hin, daß ein Teil der Kontaktpersonen von Patienten mit akuter Virus-A-Hepatitis, die diese Immunserumglobuline erhielten, eine klinisch stumme Virus-A-Hepatitis durchmacht und persistierend Anti-HAV-positiv wird. Die postexpositionelle Immunprophylaxe ist besonders effektiv, wenn zwischen Infektion und Gabe von Immunserumglobulin eine möglichst kurze Zeit liegt. Nebenwirkungen (Druckschmerz an der Injektionsstelle und/oder eine kurzzeitige Temperaturerhöhung) sind selten, die Übertragung anderer Infektionserreger (AIDS) ist nicht zu befürchten.

b) *Aktive Immunprophylaxe:* Eine aktive Immunisierung befindet sich in Erprobung; eine klinische Anwendung ist zur Zeit noch nicht möglich.

1.1.5.3 Immunprophylaxe der Virus-B-Hepatitis

a) *Passive Immunprophylaxe:* Eine passive Immunisierung mit Hepatitis-B-Hyperimmungammaglobulin (z. B. Hepatitis-B-Immunglobulin Behringwerke), das einen hohen Anti-HBs-Titer aufweist, kommt nur für Personen in Frage, die über Hautverletzungen oder Schleimhäute Kontakt mit HBsAg-positivem Material hatten (z. B. Nadelstichverletzungen mit HBsAg-positivem Blut). Sie sollte möglichst unmittelbar, spätestens jedoch innerhalb von 24–48 h nach der Exposition erfolgen. Die empfohlene Dosis beträgt 0,06 ml/kg. Wie beim Immunserumglobulin stellt eine Schwangerschaft keine Kontraindikation für die Anwendung dar. Die versehentliche Gabe von Hyperimmungammaglobulin an HBsAg-Träger war in den bisher berichteten Fällen unschädlich. Personen, die im Serum Anti-HBs-Antikörper aufweisen, brauchen selbstverständlich nicht geimpft zu werden.

Die passive Immunisierung sollte grundsätzlich mit der aktiven Impfung kombiniert werden. Abgesehen von der sehr frühen Gabe nach Kontakt mit HBsAg-positivem Material kann Hepatitis-B-Hyperimmungammaglobulin

Tabelle 2: Indikation zur passiven Immunprophylaxe der Hepatitis A mit Immunserumglobulin

Gebrauch empfohlen	Art der Exposition	Umstand der Exposition	Dosis (ml/kg)	Häufigkeit der Verabreichung
ja	postexpositionell	Kontaktpersonen von Patienten mit Hepatitis A (Haushalt, Heime für geistig Behinderte, Gefängnisinsassen)	0,02	einmalig
	präexpositionell	Arbeit mit Primaten Reisende in tropische oder unterentwickelte Länder	0,05	alle 4–6 Monate
		Aufenthalt unter 3 Monate	0,02	einmalig
		Aufenthalt über 3 Monate	0,05	alle 4–6 Monate
nein	postexpositionell	Kontaktpersonen von Patienten mit Hepatitis A (Schule, Krankenhaus, Arbeitsplatz) Ausnahme: Epidemie		

eine Hepatitis-B-Virus-Infektion nämlich nicht verhindern. Es wird häufig nur der Verlauf gemildert und die Inkubationszeit verlängert. Die mögliche Entwicklung einer fulminanten Hepatitis oder eines HBsAg-Trägerstatus wird durch Hepatitis-B-Hyperimmungammaglobulin nicht beeinflußt. Insgesamt muß daher die alleinige Gabe von Hyperimmungammaglobulin nach HBV-Exposition als unzureichend beurteilt werden.

b) *Aktive Immunprophylaxe:* Zur aktiven Immunisierung eignet sich die Hüllsubstanz des Hepatitis-B-Virus (HBsAg). Seit einigen Jahren sind Hepatitis-B-Vakzinen (H-B-Vax® und Hevac B®) zugelassen, die aus dem Serum von HBsAg-Trägern hergestellt werden. Durch mehrere Reinigungs- und Inaktivierungsschritte kann eine mögliche Restinfektiosität der Präparate als weitestgehend ausgeschlossen gelten. Die Inokulation einer NANB-Hepatitis oder einer anderen Viruserkrankung (AIDS) durch den Impfstoff konnte bisher in keinem Fall nachgewiesen werden und muß als extrem unwahrscheinlich angesehen werden. Im übrigen bestehen bei gentechnologisch hergestellten Vakzinen (Gen H-B-Vax®, Engerix®-B) derartige Bedenken prinzipiell nicht, auch eine Sensibilisierung gegenüber Hefebestandteilen (die Vakzinen werden von modifizierten Hefezellen produziert) spielt offenbar keine Rolle. Die Effektivität der verschieden hergestellten Impfstoffe unterscheidet sich praktisch nicht. Gravierende Nebenwirkungen sind nicht beobachtet worden. Bei etwa 10% der Geimpften kam es zu kurzfristigen Schmerzen im Bereich der Injektionsstelle, die übrigens im Bereich des M. deltoideus liegen sollte. Einige Patienten entwickelten, vor allem nach der ersten Injektion, Allgemeinsymptome mit Fieber, Müdigkeit und Abgeschlagenheit. Die Impfschemata umfassen 3−4 Impfungen (vgl. Beipackzettel) mit Wiederholungsimpfungen 1 und 6 bzw. 1, 2 und 12 Monate nach der Erstimpfung.

Bei gesunden Impflingen ist nach der letzten Impfung mit dem Auftreten von Anti-HBs in etwa 95% zu rechnen. Bei Patienten mit terminaler Niereninsuffizienz oder unter medikamentöser Immunsuppression kann der Anteil der Non-Responder 30−40% betragen. Bei diesen Patienten kann durch eine zusätzliche Impfung 12 bzw. 5 Monate nach Erstimpfung je nach Impfschema oder durch eine Verdopplung der Dosis die Responderrate um bis zu 20% gesteigert werden. Vor Immunisierung ist die Bestimmung von HBsAg und Anti-HBs empfehlenswert. Wenn einer dieser Tests positiv ist, wird eine Impfung überflüssig. Der Impferfolg kann durch die Bestimmung von Anti-HBs 4 Wochen nach der letzten Impfung überwacht werden. Konzentrationen von Anti-HBs unter 10 U/l wirken gegen Hepatitis B (und D) nicht protektiv. Es sollte in solchen Fällen sofort wiedergeimpft werden. Bei Anti-HBs bis 100 U/l sollte nach spätestens 6 Monaten, bei 100−1000 U/l nach 1 Jahr, bei 1000−10000 U/l nach 2½ Jahren und bei Anti-HBs von mehr als 10000 U/l nach 5 Jahren kontrolliert und ggf. eine Auffrischimpfung verabreicht werden.

Die Personen, bei denen eine aktive Immunisierung zu empfehlen ist, sind in Tabelle 3 zusammengefaßt.

Tabelle 3: Personen, für die eine aktive Hepatitis-B-Impfung zu empfehlen ist

1. Medizinisches und zahnmedizinisches Personal (auch Reinigungspersonal, das Kontakt mit potentiell Hepatitis-B-kontaminiertem Abfall hat)
2. Dialysepatienten sowie Patienten mit häufiger oder massiver Übertragung von Blut oder Blutbestandteilen (z. B. Hämophilie oder vor großen chirurgischen Eingriffen)
3. Patienten und Personal von psychiatrischen Anstalten und vergleichbaren Institutionen
4. Familienmitglieder und Sexualpartner von HBsAg-positiven Personen
5. Personen mit häufigem Wechsel der Sexualpartner, Drogenabhängige, länger einsitzende Strafgefangene, Tumorpatienten mit geschwächter Immunabwehr
6. Reisende in Hepatitis-B-Endemiegebiete, bei denen ein enger Kontakt zur einheimischen Bevölkerung zu erwarten ist.

c) *Aktiv/passive Immunprophylaxe:* Die aktiv/passive Immunisierung verfolgt das Konzept, den zweifelhaften Sofortschutz von Hepatitis-B-Hyperimmungammaglobulin mit dem Langzeitschutz der Hepatitis-B-Vakzine zu verbinden. Personen, bei denen eine aktiv/passive Immunisierung indiziert ist, sind in Tabelle 4 zusammengestellt.

Tabelle 4: Personen, bei denen eine aktiv/passive Immunisierung gegen das Hepatitis-B-Virus indiziert ist

1. Personen, die über Hautverletzung (z. B. Nadelstich) oder Schleimhaut (z. B. Sexualkontakt) Kontakt mit HBsAg-positivem Material hatten
2. Neugeborene von HBsAg-positiven Müttern (unabhängig vom HBe-Status der Mutter ist sofort nach der Geburt aktiv und passiv zu impfen!)
3. Patienten mit terminaler Niereninsuffizienz, wenn vor Aufnahme in eine Dialyseabteilung die aktive Impfung nicht mehr zum Abschluß gebracht werden kann

1.1.5.4 Prophylaxe der Nicht-A-nicht-B-Hepatitis

a) *Passive Immunprophylaxe:* Eine passive Immunprophylaxe der NANB-Hepatitiden ist nur mit Immunserumglobulin denkbar.

Zuverlässige Daten über die Wirksamkeit von Immunserumglobulin bei der postexpositionellen Prophylaxe gibt es nicht. Derzeitige Empfehlungen halten jedoch die Gabe von 3−5 ml Immunserumglobulin bei Kontakt mit Blut von Patienten mit akuter oder chronischer NANB-Hepatitis über Hautverletzungen für vertretbar. Die Gabe von Immunserumglobulin sollte unmittelbar nach Exposition erfolgen.

b) *Aktive Immunprophylaxe:* Eine aktive Immunprophylaxe ist bisher nicht möglich.

1.2 Akutes Leberversagen

Definition: Innerhalb von Tagen bis zu wenigen Wochen auftretende, schwerste Beeinträchtigung der Leberfunktion ohne vorbestehende Lebererkrankung (endogenes oder Leberzerfallskoma im Gegensatz zum exogenen oder Leberausfallskoma als stärkster Ausprägung der hepatischen Enzephalopathie bei chronischen Lebererkrankungen mit portosystemischen Shuntbildungen; s. ds. Kap., 1.5.3).

1.2.1 Ätiopathogenese

Zusammenbruch der hepatischen Entgiftungsfunktion und Syntheseleistung mit entsprechenden Folgen ähnlich den Verhältnissen bei fortgeschrittener chronischer Leberinsuffizienz. Ätiologisch finden sich folgende Erkrankungen in abnehmender Häufigkeit: fulminante Virushepatitis (besonders B, wobei Anti-HBc bzw. Anti-HBc-IgM übrigens als einziger serologischer Marker dieser Erkrankung nachweisbar sein kann, D und Nicht-A-nicht-B) in 40–50%, (s. ds. Kap., 1.1.1), Medikamente (Paracetamol, Halothan und andere) in 10–20%, direkte Hepatotoxine (Knollenblätterpilzvergiftung, Tetrachlorkohlenstoff u.a.) in 5–35%, akute Fettleber (Schwangerschaft, Alkohol, Reye-Syndrom u.a.) in 10%, andere Ursachen etwa in 10% der Fälle.

1.2.2 Klinik

Klinisch stehen die Zeichen der hepatischen Enzephalopathie im Vordergrund (s. ds. Kap., 1.5.3). Komplizierend können hinzutreten komplexe Gerinnungsstörungen, Elektrolytstörungen (Hypokaliämie, Hyponatriämie trotz erhöhten Gesamtkörper-Natriums), Nierenfunktionseinschränkung (prärenal durch Hypovolämie oder renal durch akute tubuläre Nekrose oder hepatorenales Syndrom), Hypotonie, respiratorische Insuffizienz, schwere gastrointestinale Blutungen und Hirnödem.

1.2.3 Therapie

Die Therapie basiert auf einer besonders sorgfältigen internistischen Intensivbehandlung. Dabei ist auf ausreichende Kalorienzufuhr (Glukoseinfusionen über zentralvenösen Venenkatheter, keine Fruktose, Sorbit oder Xylit, keine Fettemulsionen) zu achten. Die Neigung zu Hypo- oder Hyperglykämien verlangt engmaschige Kontrollen des Blutzuckers und entsprechende Korrekturen durch Glukose oder Insulin. Kalium ist nach Bedarf zu substituieren, eine Hyponatriämie soll dagegen durch Flüssigkeitsrestriktion behandelt werden. Bei arterieller Hypotonie steht die Volumengabe (Kolloide, am besten in Form von Frischplasma) unter entsprechender Kontrolle im Vordergrund, Katecholamine kommen erst in zweiter Linie in Frage. Für die Gabe verzweigtkettiger Aminosäuren ergibt sich angesichts der generellen Hyperaminoazidämie beim akuten Leberversagen keine Indikation. Eine Darmsterilisation sollte allerdings wie unter 1.5.3.3.2 beschrieben erfolgen. Im Falle eines Hirnödems sind

Steroide offenbar unwirksam, die ggf. wiederholte Gabe von Mannit (je 100 ml 20 %ig) dagegen hilfreich. Bei Abfall des Quickwerts unter 20 % sollte Frischplasma, bei Thrombopenie unter 50000/µl Thrombozytenkonzentrat gegeben werden. Auch bei Nachweis einer Verbrauchskoagulopathie ist der Wert einer Heparintherapie zweifelhaft, in Frage kommt lediglich eine niedrige Dosierung von 250–500 E/h unter gleichzeitiger Substitution von Antithrombin III. Zur Prophylaxe gastrointestinaler Blutungen sollten H_2-Blocker (z.B. Cimetidin, Tagamet®) gegeben werden. Bei respiratorischer Insuffizienz ist eine frühzeitige Intubation und Beatmung, beim Nierenversagen in erster Linie die Hämodialyse indiziert.

Eine Vielzahl zusätzlicher Therapiemaßnahmen im Sinne der sog. Leberassistenz hat bislang keine eindeutig belegten Erfolge erzielen können. In Frage kommt in erster Linie wahrscheinlich die Plasmaseparation mit anschließender Gabe von Frischplasma. Insbesondere bei jungen Patienten sollte rechtzeitig eine Lebertransplantation erwogen werden, bevor irreversible Komplikationen, z.B. infolge eines Hirnödems, auftreten.

Über diese, bei allen Formen des akuten Leberversagens anzuwendenden Therapiemaßnahmen hinaus stehen spezielle Behandlungsmöglichkeiten lediglich bei der Paracetamol- und der Knollenblätterpilzvergiftung zur Verfügung.

Bei *Paracetamolvergiftung* (Einnahme von mindestens 10 g, bei vorgeschädigter Leber [Alkoholiker!] auch weniger) sollte neben den üblichen Maßnahmen zur Giftelimination möglichst rasch N-Acetylcystein (z.B. Fluimucil®) gegeben werden. Beim Erwachsenen zunächst 150 mg/kg i. v. injizieren, dann 50 mg/kg über 4 h und nochmals 100 mg/kg über weitere 16 h infundieren, entsprechend 300 mg/kg in 20 h. Mehr als 15 h nach Ingestion ist diese Therapie allerdings nicht mehr aussichtsreich. Ihr Wirkmechanismus liegt in der Bindung reaktiver Paracetamol-Metaboliten.

Nach *Knollenblätterpilzingestion* sollte Silbinin (Legalon®) und Penicillin G über 3 Tage gegeben werden, da beide die Giftaufnahme durch die Leber hemmen (Silibinin 20 mg/kg/Tag, verteilt auf 4 Infusionen von mindestens 3stündiger Dauer, Penicillin G 1 Mio. E/kg/Tag).

Die *Prognose* des akuten Leberversagens ist unter der genannten konservativen Therapie schlecht, insgesamt überleben nur etwa 20 % der Patienten, deutlich bessere Aussichten haben allerdings junge Menschen mit niedrigen Komastadien (s. ds. Kap., 1.5.3), für Patienten jenseits des 45. Lebensjahres und komatöse Patienten gilt das Gegenteil. Eine entscheidende Verbesserung der Prognose ist nur von einer Lebertransplantation zu erwarten.

1.3 Chronische Hepatitis

Definition: Die chronische Hepatitis ist eine Erkrankung unterschiedlicher Ätiologie und Pathogenese. Die histologischen Veränderungen zusammen mit charakteristischen laborchemischen und serologischen Befunden über einen

Zeitraum von mindestens 6 Monaten sind für die Diagnose entscheidend. Aufgrund histologischer und klinischer Befunde können zwei Formen der chronischen Hepatitis unterschieden werden:
a) chronisch-persistierende Hepatitis (CPH) mit einer prinzipiell guten Prognose,
b) chronisch-aktive Hepatitis (CAH), die eine ungewisse Prognose hat.

Das histologische Korrelat der chronisch-aktiven Hepatitis ist die chronisch-aggressive Hepatitis. Häufig werden diese Begriffe auch synonym verwendet.

1.3.1 Ätiopathogenese

Die chronische Hepatitis ist ätiologisch heterogen. Es werden unterschieden:
a) die virusinduzierte chronische Hepatitis als Folge einer Hepatitis-B, -D- oder -NANB-Infektion;
b) die autoimmune Hepatitis (früher „lupoide Hepatitis"), die überwiegend Frauen befällt;
c) zum weiteren Kreis der Erkrankungen, die unter dem Bild einer chronischen Hepatitis verlaufen können, gehören: primäre biliäre Zirrhose, Morbus Wilson, α_1-Antitrypsinmangel, medikamenteninduzierte Hepatitis (z.B. durch Isoniazid, Alphamethyldopa, Oxyphenisatin);
d) kryptogene chronische Hepatitis. Hierbei ist die Ätiologie nicht erkennbar. Sicher ist ein Teil dieser Fälle virus- oder medikamenteninduziert.

Durch zahlreiche Untersuchungen ist die Bedeutung von humoralen und zellulären Immunreaktionen für die chronische Hepatitis nachgewiesen worden. Dies trifft sowohl für die virusinduzierten chronischen Hepatitiden als auch für die autoimmune Hepatitis zu, wobei die immunpathogenetischen Mechanismen wahrscheinlich unterschiedlich sind. *Differentialdiagnose* mit Hilfe serologischer Befunde: Tabellen 5 und 6. Bei der autoimmunen CAH brauchen nicht alle dort genannten Autoantikörper gemeinsam auftreten, vielmehr sind Untergruppen durch den Nachweis lediglich eines einzelnen Antikörpers (z.B. LKM) charakterisiert.

1.3.2 Chronisch-persistierende Hepatitis (CPH)
1.3.2.1 Klinik

Die Beschwerden sind uncharakteristisch. Es werden verminderte Leistungsfähigkeit, uncharakteristische Oberbauchbeschwerden, Müdigkeit und Inappetenz angegeben. Ein Ikterus besteht in der Regel nicht. Die Leber ist gering oder mäßig vergrößert, die Milz meist nicht palpabel. Die Transaminasen sind selten auf mehr als das Doppelte der Norm erhöht. Alkalische Phosphatase und γ-GT sind meist normal. Autoimmunmarker fehlen. Bei Hepatitis-B-Virus-induzierten Formen sind HBsAg und Anti-HBc vorhanden. Ein großer Teil der chronisch-persistierenden Hepatitiden ist wahrscheinlich aus einer NANB-Hepatitis hervorgegangen. Die Diagnose wird durch Laparoskopie mit Leberpunktion oder perkutane Leberpunktion gesichert, wobei zwei Leberbiopsien in mindestens 1jährigem Abstand zur Sicherung der Diagnose notwendig sind.

1.3.2.2 Therapie

Die Prognose der CPH ist gut. Es kann auf jegliche Form einer Therapie verzichtet werden. Alkohol sollte allerdings höchstens in sehr geringer Menge genossen werden.

Tabelle 5: Differentialdiagnose chronischer Hepatitiden

Parameter	autoimmune CAH	HBV-induzierte CAH	NANB-Virus-induzierte CAH	drogeninduzierte CAH	primäre biliäre Zirrhose (PBC)
HBV-Marker	–	+	–	–	–
AMA	–/(+)[1]	–	–	(+)	+[2]
ANA	+	–	–	(+)	–
SMA	+	(+)	(+)	(+)	–
LMA	+	–	–	–	–
LKM	+	–	–	(+)	–
SLA	+	–	–	–	–
IgG im Serum	↑↑↑	(↑)	(↑)	(↑)	(↑)[3]
HLA-B8	>65%	<20%	?	?	20%

HBV = Hepatitis-B-Virus; NANB = Nicht-A-nicht-B-Hepatitis; AMA = antimitochondriale Antikörper; ANA = antinukleäre Antikörper; SMA = Antikörper gegen glatte Muskulatur; LMA = Lebermembran-Autoantikörper; LKM = Antikörper gegen mikrosomales (M) Antigen in Leber (L) und Niere (kidney, K); SLA = Antikörper gegen lösliches (soluble, S) Leber(L)antigen (A)
[1] bei cholestatischen Verlaufsformen bzw. Mischformen autoimmune CAH/PBC
[2] gegen PBC-spezifische mitochondriale Antigene
[3] IgM erhöht

Tabelle 6: Interpretation von Untersuchungsbefunden bei chronischer Hepatitis B

Serum	Lebergewebe		Lebererkrankung		Diagnose
	HBcAg	HBV-DNS	aktiv	inaktiv	
HBsAg$^+$, HBeAg$^+$, HBV-DNS$^+$	+++	episomal	+++	–	CAH, CPH, Zirrhose
HBsAg$^+$, HBeAg$^-$, Anti-HBe$^+$, HBV-DNS$^+$	+++	episomal	+++	–	CAH, CPH, Zirrhose
HBsAg$^+$, Anti-HBe$^+$, HBV-DNS$^+$	++	episomal und integriert	++	–	CPH, CAH, Zirrhose, primäres Leberzellkarzinom
HBsAg$^+$, Anti-HBe$^+$, HBV-DNS$^-$	–	integriert	–	+++	gesunder Träger, inaktive chronische Hepatitis, Zirrhose oder primäres Leberzellkarzinom
HBsAg$^-$, Anti-HBe$^+$, HBV-DNS$^+$	+	überwiegend integriert	+/–	+/–	CPH, (CAH), Zirrhose
HBsAg$^-$, Anti-HBe$^+$, HBV-DNS$^-$	–	?	–	++	abhängig vom Zeitpunkt der Elimination (normale Leber – inaktive Zirrhose)

1.3.3 Chronisch-aktive Hepatitis (CAH)
1.3.3.1 Klinik

Das klinische Bild der chronisch-aktiven Hepatitis kann sehr unterschiedlich sein. So können Beschwerden fehlen, in uncharakteristischer Form oder als schweres Krankheitsbild parallel zum entzündlichen Schub in Erscheinung treten. Zu den Beschwerden gehören verminderte Leistungsfähigkeit, Druck im rechten Oberbauch, Appetitlosigkeit, Arthralgien, dunkel verfärbter Urin und entfärbter Stuhl. Die Leber ist häufig konsistenzvermehrt und vergrößert tastbar. Bei den virusinduzierten CAH ist die Milz seltener, bei den autoimmunen Formen in der Regel palpabel. Hautzeichen wie bei Leberzirrhose treten nicht selten auf. Laborchemisch sind die Transaminasen GOT und GPT dauerhaft erhöht. In der Elektrophorese sind bei den virusinduzierten CAH die Gammaglobuline mäßig, bei den autoimmunen Formen in der Regel stark erhöht. Für die Therapie sind die serologischen Unterscheidungsmerkmale der verschiedenen Verlaufsformen besonders wichtig. Sie sind in den Tabellen 5 und 6 zusammengefaßt.

1.3.3.2 Therapie
Allgemeine Maßnahmen

Lediglich bei ausgeprägter entzündlicher Aktivität der CAH ist körperliche Schonung angezeigt. Im übrigen können sich die Patienten im Rahmen ihrer Leistungsfähigkeit körperlich belasten. Eine spezielle Diät ist nicht erforderlich. Die Kost sollte gemischt und eher eiweißreich sein. Alkohol soll grundsätzlich gemieden werden.

Medikamentöse Therapie
a) *Autoimmune CAH*

Durch kontrollierte Studien konnte nachgewiesen werden, daß Prednison allein oder in Kombination mit Azathioprin die Mortalität bei dieser Form der chronisch-aktiven Hepatitis deutlich verringert und in über 70% der Fälle zur Remission führt. In der Regel muß der Kombination beider Medikamente gegenüber der Monotherapie mit Prednison der Vorzug gegeben werden, da die Prednisondosis hierdurch reduziert und die Nebenwirkungsrate von 50—60% auf ca. 10% gesenkt werden kann.

Dosierung: Prednison (z.B. Decortin®), beginnend mit 50 mg/Tag, Reduktion um 5 mg alle 5 Tage bis zu einer Erhaltungsdosis von 10—15 mg/Tag. Azathioprin (Imurek®): 1,5—2 mg/kg Körpergewicht.

Um eine Remission zu erreichen, muß Prednison allein oder in Kombination mit Azathioprin mindestens 2—3 Jahre verabreicht werden. Nach Normalisierung der Laborparameter und des histologischen Bildes kann die Therapie langsam im Laufe von einem Jahr reduziert und schließlich abgesetzt werden. Anschließend sind Kontrollen in 4—6wöchigen Abständen notwendig, da die Hälfte der Patienten ein Rezidiv erleidet, das die Wiederaufnahme der Therapie erforderlich macht und zu einer Dauertherapie – wie bei anderen Autoimmunopathien – Anlaß gibt.

Nebenwirkungen und *Kontraindikationen* von Prednison: s. Kap. 3, 2.2.3. Unter Azathioprin kann es in seltenen Fällen zu Leuko- und Thrombozytopenien sowie zu allergischen Reaktionen kommen. Über das gehäufte Auftreten von Non-Hodgkin-Lymphomen sowie mesenchymalen Tumoren gibt es keine verläßlichen Zahlen. Diese vieldiskutierten möglichen Folgereaktionen haben wir bisher nicht beobachtet. Eine Azathioprintherapie verbietet sich bei Thrombozytopenien und Leukopenien.

b) *Chronisch-aktive Hepatitis B*
Die immunsuppressive Behandlung dieser Patienten hat in den meisten Fällen keinen günstigen Einfluß auf den Krankheitsverlauf. Dies belegen mehrere kontrollierte Studien, die z.T. sogar eine Verschlechterung unter der Therapie dokumentieren. Da durch Immunsuppression die Viruselimination verhindert, die Virusreplikation begünstigt und die Entstehung eines primären Leberzellkarzinoms eventuell gefördert wird, sollten in der Regel HBsAg-positive chronisch-aktive Hepatitiden nicht mit Prednison und/oder Azathioprin behandelt werden. Eine Ausnahme bildet möglicherweise eine kleine Gruppe von Patienten mit CAH-B, bei denen es in kurzen Abständen wiederholt zu schweren nekrotischen Schüben kommt und das Krankheitsbild oft innerhalb von Monaten bis wenigen Jahren in eine Leberzirrhose übergeht. Ob bei diesen Patienten durch eine immunsuppressive Therapie, die wie o.a. dosiert werden kann, jedoch auf 6–12 Monate begrenzt werden sollte, – abgesehen von einer subjektiven Besserung und einem Rückgang der Hepatosplenomegalie und der Entzündungszeichen – die Prognose verbessert wird, bedarf allerdings der Klärung. Nach dem Absetzen der Medikation ist häufig der Übergang in eine weniger progrediente Form der Erkrankung beobachtet worden. Auch sind Serokonversionen von HBeAg nach Anti-HBe aufgetreten. Allerdings besteht beim plötzlichen Absetzen dieser Therapie die Gefahr eines erneuten entzündlichen Schubs, der in Einzelfällen, besonders bei bereits vorliegender Zirrhose, zum Leberversagen führen kann.

Ermutigend sind Ergebnisse klinischer Studien, die nach Gabe von α-Interferon bei bis zu 50% der Patienten mit CAH-B eine Serokonversion von HBeAg nach Anti-HBe sowie bei etwa 10% eine Elimination auch von HBsAg zeigen. Bei diesen Patienten kam es parallel zur serologischen Befundbesserung auch zu einer Normalisierung bzw. Besserung der biochemischen und, soweit bisher untersucht, auch der histologischen Veränderungen. Zunächst sollten geeignete Patienten (histologisch nachgewiesene CAH, aktive Virusreplikation [s. Tab. 6]) allerdings weiterhin nur innerhalb kontrollierter Studien behandelt werden, um optimale Behandlungsschemata und den möglichen Effekt einer zusätzlichen Gabe antiviraler Substanzen (insbesondere Nukleotidanaloga, die als Monotherapie nicht ausreichend wirksam sind) möglichst bald abschätzen zu können.

c) *HBsAg-negative, Autoantikörper-negative CAH*

Für diese wohl überwiegend durch NANB-Viren induzierte chronisch-aktive Hepatitis gibt es bisher keine allgemein anerkannte Behandlung. Abhängig von der entzündlichen Aktivität und vom Verlauf der Erkrankung wird man in erster Linie einen Therapieversuch mit α-Interferon empfehlen können, dessen Effektivität sich derzeit allerdings nur an den biochemischen Aktivitätsparametern ablesen läßt.

Ungesicherte oder nicht bewährte Maßnahmen bei virusinduzierter CAH: Weder die Anwendung von Immunstimulantien (Laevamisol, Transferfaktor) noch der Einsatz antiviraler Substanzen (Adenosin-Arabinosid u. a.) haben den Verlauf einer virusinduzierten CAH wesentlich beeinflussen können. Auf eine sog. Leberschutztherapie (s. ds. Kap., 1.1.3.2) sollte verzichtet werden.

1.4 Leberzirrhose

Definition: Chronische Lebererkrankung mit Zerstörung der Läppchenstruktur und knotigem Umbau des Leberparenchyms. Gelegentlich manifestiert sich die Zirrhose klinisch erst durch Komplikationen wie Ösophagusvarizenblutung, Aszites, Ödeme und Enzephalopathie.

1.4.1 Ätiopathogenese

Eine Einteilung der Leberzirrhosen nach ätiologischen Kriterien findet sich in Tabelle 7. Der pathogenetische Ablauf kann vereinfachend zusammengefaßt werden: Durch die Leberzellalteration (viral, toxisch, autoimmun etc.) kommt es einerseits zur Entzündung mit nachfolgender Bildung aktiver Septen oder über eine Nekrosebildung zum Auftreten passiver Septen, die zur Fibrose führen. Nekrosebildung und Fibrose können zur nodulären Regeneration führen, die gemeinsam mit der Fibrose im zirrhotischen Umbau endet. Die weiteren möglichen Folgen sind die Ausbildung von Shunts, ischämischen Veränderungen, weiteren Nekrosen sowie eines Hepatoms.

Chronischer Alkoholismus und Virushepatitiden sind in Deutschland die Ursache von drei Viertel aller Leberzirrhosen. Eine Autoimmungenese kann in ca. 10% der Fälle angenommen werden (autoimmune CAH, primäre biliäre Zirrhose). Seltene Ursachen sind Hämochromatose, Morbus Wilson, Gallenwegserkrankungen (sekundäre biliäre Zirrhose), Medikamente und Toxine, Budd-Chiari-Syndrom, konstriktive Perikarditis, Rechtsherzinsuffizienz und angeborene Stoffwechselstörungen. Bei 10–15% bleibt die Ursache unklar (kryptogene Zirrhosen).

1.4.2 Klinik

Die klinische Manifestation der Leberzirrhose ist unterschiedlich. Der Krankheitsprozeß, der zur Zirrhose führt, dauert in der Regel viele Jahre, zum Teil 1–2 Jahrzehnte. Nicht selten wird die Zirrhose als Zufallsbefund entdeckt oder erst durch Komplikationen wie Ösophagusvarizenblutung, Ikterus, Aszites, Ödeme und Enzephalopathie klinisch manifest. Das Vollbild der Erkrankung ist durch charakteristische Hautzeichen, z.B. Gefäßsternchen, Palmarerythem, Weißfleckung, Lackzunge, hormonelle Störungen (Gynäkomastie, Abnahme der Libido und Potenz beim Mann, Menstruationsstörungen bei der Frau) gekennzeichnet.

Tabelle 7: Ursachen und Stadien akuter und chronischer Lebererkrankungen

Ursache	Stadien der Entzündung		
	akut	chronisch	Zirrhose
Hepatitis-Virus B, D, Nicht-A-nicht-B	↑ Hepatitis	↑ persistierend CPH	↑ ?
		aggressiv CAH	posthepatitisch-makronodulär
Autoimmun? Unbekannt	↑ ?	↑ aggressiv (typische CAH)	↑ makronodulär
Drogen	↑ Hepatitis	↑ chronische Hepatitis	↑ makronodulär
Kryptogen	↑ Hepatitis?	↑ CPH/CAH	↑ makronodulär
Alkohol	↑ Hepatitis	↑ Fibrose, Hepatitis, Steatose	↑ mikronodulär
Autoimmun? Unbekannt	↑ Cholangitis (nicht-eitrig)	↑ Cholangitis (nicht-eitrig)	↑ primär biliär
Chronische Gallenwegsobstruktion	↑ Cholestase	↑ Cholestase	↑ sekundär biliär
Eisen	↑ ?	↑ Eisen + Fibrose	↑ Hämochromatose
Kupfer	↑ ?	↑ Kupfer + Fibrose	↑ Morbus Wilson

Die Leber ist derb, stark vergrößert oder volumenreduziert, mikro- oder makronodulär umgebaut tastbar; die Milz ist häufig tastbar vergrößert. Daneben können Zeichen der portalen Hypertension sichtbar sein. Die Leberfunktionsproben sind, je nach dem Grad der Entzündung, leicht bis hoch pathologisch. Aufgrund von Funktionszustand und klinischer Symptomatik lassen sich kompensierte, klinisch und biochemisch gering aktive Zirrhosen von dekompensierten Zirrhosen mit deutlich entzündlicher Aktivität, funktionellen Störungen, portaler Hypertension, Aszites und Enzephalopathie unterscheiden.
Für eine kausale Therapie und Prävention ist eine Differenzierung nach ätiologischen, pathogenetischen, funktionellen und morphologischen Gesichtspunkten notwendig. Die Diagnose einer Leberzirrhose wird gestellt durch Anamnese, klinischen Untersuchungsbefund, laborchemische und serologische Befunde und gesichert durch die Histologie.
Bei jeder Leberzirrhose vor dem 40. Lebensjahr müssen eine Hämochromatose und ein Morbus Wilson ausgeschlossen werden.

1.4.3 Therapie

Der bindegewebige Umbau der Leber ist irreversibel. Eine Reihe von Medikamenten ist zwar bei bereits bestehender Leberzirrhose eingesetzt worden, um deren Prognose zu verbessern, darunter z.B. Colchicin, der Nutzen derartiger Therapieverfahren ist jedoch nicht gesichert. Die Behandlung richtet sich somit vorrangig gegen das Fortschreiten der Erkrankung und die Vermeidung von Komplikationen. Der *Prävention* kommt entscheidende Bedeutung zu. Sie besteht in Alkoholkarenz, Virushepatitisprophylaxe, in einer konsequenten immunsuppressiven Therapie bei autoimmuner chronischaktiver Hepatitis, in der Vermeidung von hepatotoxischen Medikamenten, einer frühzeitigen und konsequenten Behandlung einer Hämochromatose und eines Morbus Wilson oder einer rechtzeitigen Sanierung von Galleabflußstörungen.

1.4.3.1 Allgemeine Maßnahmen

a) Neben der konsequenten *Ausschaltung von Noxen* (Alkohol, potentiell lebertoxische Medikamente: s. ds. Kap., Tab. 1) ist darauf zu achten, daß körperliche Überanstrengungen vermieden werden. In fortgeschrittenen Fällen sollten am Tage zusätzliche Ruheperioden eingeschaltet werden. Bettruhe und stationäre Behandlung sind nur im akuten Schub bis zum Abklingen der Entzündungserscheinungen und zur Beherrschung möglicher Komplikationen angezeigt.

b) *Diät:* Wegen des häufig reduzierten Allgemeinzustandes sollte in jedem Falle versucht werden, den Ernährungszustand durch eine ausreichende Kalorienzufuhr zu verbessern, wobei der Eiweißanteil der Nahrung lediglich bei portokavalen Enzephalopathien beschränkt werden sollte (s. ds. Kap., 1.5.3). Flüssigkeits- und Kochsalzrestriktionen sind bei dekompensierten Leberzirrhosen mit manifestem Aszites indiziert. Grundsätzlich soll die Kost aber vielseitig zusammengesetzt und leicht verdaulich sein. Individuelle Speisenunverträglichkeiten sind zu berücksichtigen.

1.4.3.2 Pharmakotherapie

a) *Substitutionstherapie:* Die Resorption fettlöslicher Vitamine (A, D, E und K) kann gestört sein. Bei oraler Substitution ist deshalb eine höhere Dosierung erforderlich (z. B. Vitamin A = Arovit®, Vogan® 50000 E/Tag, Vitamin D = Vigantol® 5−10 mg/Tag, Vitamin E = Evion® 100 mg/Tag, Vitamin K_1 = Konakion® 10−20 mg/Tag, Kombinationspräparate A + E = Rovigon® 2 Drg./Tag). Bei manifesten Mangelzuständen empfiehlt sich die parenterale Gabe, z. B. Adek-Falk 1 Amp. alle 2 Wochen. Bei Erniedrigung des Prothrombinspiegels unter 50% Versuch einer anfänglich parenteralen Verabreichung von Vitamin K, z. B. Konakion® 3×10 mg/Tag i. v. Nichtansprechen weist auf fortgeschrittene Leberstörung hin. Bei hämorrhagischer Diathese Therapie s. Kap. 18, 1.4. Bei megalozytärer Anämie Vitamin B_{12}, z. B. Vitamin-B_{12}-ratiopharm® 1 mg i. m. 1×/Monat bis mehrmals/Woche, Folsäure, z. B. Folsan®, Cytofol® 3×5 mg/Tag, sowie Vitamin B_6, z. B. Benadon®, Hexobion® 3×40 mg/Tag, bei Eisenmangel orale Substitution, z. B. Kendural®, Eryfer® 250−500 mgFe^{++}/Tag.

b) *Sedativa und Hypnotika:* Falls notwendig, können eingesetzt werden Diazepam (Valium®) und seine Abkömmlinge und bei alkoholtoxischen Lebererkrankungen Clomethiazol (Distraneurin®). Eine Verstärkung der Wirkung durch verminderte Clearance und herabgesetzte hepatische Extraktionsrate sind zu beachten (s. ds. Kap., 1.11).

c) *Glukokortikoide:* Patienten mit inkomplett kompensierter Leberzirrhose auf dem Boden einer autoimmunen chronisch-aktiven Hepatitis (siehe ds. Kap., 1.3.3) sollten mit Prednison (z. B. Decortin®) behandelt werden. Eine Kombination mit Azathioprin (Imurek®) ist zu empfehlen, wenn keine Leukopenie oder Thrombozytopenie vorliegt. Alle übrigen Formen einer Leberzirrhose sollten nicht mit Glukokortikoiden behandelt werden.

d) *„Leberschutztherapie":* Die Wirksamkeit der zahlreichen sog. Leberschutzpräparate ist nicht erwiesen (s. a. ds. Kap., 1.1.3.2).

e) Weitere symptomatische Therapiemaßnahmen: Diese kommen insbesondere bei deutlicher Cholestase in Betracht. Sie werden daher bei der primären biliären Zirrhose als klassischem Beispiel eines solchen Verlaufs erwähnt (s. ds. Kap., 1.4.4.1.2).

1.4.3.3 Lebertransplantation

Die Verbesserung der Operationstechnik sowie neue Möglichkeiten der Unterdrückung von Abstoßungsreaktionen, insbesondere seit Einführung des Cyclosporin A (Sandimmun®), haben Anlaß gegeben, bei ausgewählten Patienten mit Leberzirrhose eine Lebertransplantation vorzunehmen. Das Problem liegt dabei im Augenblick insbesondere in der Auswahl geeigneter Patienten sowie in der Festlegung des günstigen Zeitpunktes, darüber hinaus natürlich in der Zahl verfügbarer Spender.

1.4.4 Besondere Formen der Leberzirrhose
1.4.4.1 Primäre biliäre Zirrhose (PBC)
Die PBC ist eine eigenständige Erkrankung mit charakteristischer Morphologie und Immunserologie. Sie ist das Endstadium einer chronischen nichteitrigen, destruierenden Cholangitis, die histologisch vier Stadien durchläuft. Die Ätiologie ist unklar. Überwiegend werden Frauen jenseits des 40. Lebensjahres betroffen.

1.4.4.1.1 Klinik
Allgemeinsymptome wie uncharakteristische Oberbauchbeschwerden und dyspeptische Beschwerden werden im Laufe von Jahren durch Juckreiz, Zeichen der intrahepatischen Cholestase, Xanthom- und Xanthelasmenbildung ergänzt. Nicht selten treten ein Sicca-Syndrom und klinische Zeichen einer rheumatoiden Arthritis oder Sklerodermie hinzu. Diagnostisch beweisend sind bestimmte, PBC-spezifische antimitochondriale Antikörper.

1.4.4.1.2 Therapie
a) *Antiinflammatorische Therapie*
Eine kausale Therapie ist nicht bekannt. Eine medikamentöse Therapie mit D-Penicillamin (Trolovol®, Metalcaptase®), Glukokortikoiden allein oder in Kombination mit Azathioprin (Imurek®), Cyclosporin A, Colchizin und Chlorambucil ist versucht worden. Die Wirksamkeit dieser Medikamente ist nach wie vor unsicher, sie führen jedoch zu teilweise erheblichen Nebenwirkungen. Patienten mit PBC sollten deshalb zur Zeit ausschließlich im Rahmen kontrollierter Studien behandelt werden. Hiervon auszunehmen sind lediglich Mischformen zwischen autoimmuner CAH und PBC, die sich durch den Nachweis von Autoantikörpern gegen Mitochondrien und weitere Antigene wie bei autoimmuner CAH (s. Tab. 5) sowie eine entsprechende Histologie auszeichnen. Diese sollten immunsupressiv behandelt werden (s. ds. Kap., 1.3.3).

b) *Symptomatische Therapie*
Die symptomatische Therapie besteht in der Behandlung des Juckreizes mit dem Ionenaustauschharz Cholestyramin (Cuemid®, Quantalan® 4–6 g/Tag). Besonders wichtig ist die morgendliche Dosis, weil sich nachts die Gallensäuren in der Gallenblase angesammelt haben. Die Wirkung tritt erst nach ca. 10 Tagen ein. Die Dosis kann erhöht werden, wenn der Patient es in Verbindung mit geschmacksverbessernden Getränken und Speisen verträgt und keine Nebenwirkungen auftreten. Es muß bedacht werden, daß Cholestyramin Medikamente wie Thiazide, Tetracyclin, Phenobarbital, Digitalisglykoside, oral verabreichte Schilddrüsenhormone und Cumarinderivate bindet. Cholestyramin soll daher grundsätzlich nicht gleichzeitig mit anderen Medikamenten, sondern nach einem mindestens 1stündigen Intervall verabreicht werden. Allgemeine gastrointestinale Störungen wie Übelkeit, Erbrechen, Völlegefühl,

Bauchschmerzen und Obstipation sind seltenere Nebenwirkungen. Zu beachten ist, daß durch Cholestyramin eine bestehende Steatorrhö verstärkt wird.
Der Juckreiz kann weiterhin durch orale Gabe von Antihistaminika mit sedierendem Effekt günstig beeinflußt werden. Neben Präparaten wie Promethazin (Atosil®), 2–3×25 mg/Tag, hat sich vor allem Clemastin (Tavegil® 2×1 Tbl./Tag) bewährt. Unangenehme Nebenwirkungen können Mundtrockenheit, eingeschränktes Reaktionsvermögen und Schwindelzustände sein. Es kann auch versucht werden, mit lokaler Anwendung von Antihistaminika in Salben- oder Gelform den Juckreiz zu mildern. Bei starkem Juckreiz bringt die Injektion von Procain (Novocamid®), 100 mg/min langsam i.v. verabreicht, vorübergehende Besserung.
Schließlich muß erwähnt werden, daß UV-Bestrahlung einen Rückgang des Pruritus erreichen kann. Eine experimentelle Möglichkeit bei therapieresistentem Pruritus stellen Plasmapheresen und Plasmaperfusion dar.
Die durch den Mangel an Gallensäuren hervorgerufene Steatorrhö, die durch Cholestyramin noch verstärkt werden kann, sollte durch Reduktion der üblichen Nahrungsfette auf etwa 40 g/Tag und Gabe von Fetten, die mittelkettige Fettsäuren enthalten (Ceres-Margarine bzw. -Öl), behandelt werden. Fettlösliche Vitamine müssen parenteral substituiert werden.

c) *Prophylaxe der Komplikationen*

Zur Prophylaxe und Therapie der hepatischen Osteodystrophie haben sich parenterale Gaben von Vitamin D_3 in Kombination mit oraler Kalziumzufuhr bewährt. Hiermit läßt sich vor allem die Osteomalazie, weniger die hepatische Osteoporose beeinflussen. Kalzium wird in der Regel in Form von Kalziumglukonat (Calcium-Sandoz® forte 3×1 Brausetbl./Tag) verabfolgt.
Vitamin D_3 sollte vorbeugend – je nach Ausmaß der Cholestase – alle 2–3 Wochen 100000 IE zusammen mit anderen fettlöslichen Vitaminen, z.B. in Form von Adek-Falk, verabreicht werden. Alternativen sind die 3monatlichen Gaben von 1 Amp. D_3-Vicotrat® forte i.m. (600000 IE Cholecalciferol) oder orale Gaben von hydroxylierten Vitamin-D_3-Metaboliten (z.B. Rocaltrol® 1–2 Kps. oder Delakmin® 2000 E/Tag oral).
Die Gabe von Vitamin D_3 und Kalzium bedarf der regelmäßigen Kontrolle des Serumkalziums und der Kalziumausscheidung. Auf Einschränkungen der Nierenfunktion ist zu achten.

d) *Lebertransplantation*

Für ausgewählte Fälle (rasche Progredienz mit Bilirubinanstieg über 10 mg/dl, jedoch noch ohne Aszites) hat die orthotope Lebertransplantation in den letzten Jahren mit 5-Jahres-Überlebensraten bis zu 70% neue Perspektiven eröffnet. Sie sollte bei derartigen Patienten daher rechtzeitig erwogen werden.

1.4.4.2 Hämochromatose
1.4.4.2.1 Ätiologie

Die primäre, idiopathische Hämochromatose ist eine autosomal vererbte Stoffwechselerkrankung. Aus noch nicht klarer Ursache kommt es zur Ablagerung von Eisen in verschiedenen Organen, vor allem in Leber, Bauchspeicheldrüse, Herz, Hoden, Nebenniere, Hypophyse und Haut. Die Eisenablagerung führt in der Leber zu einer Fibrosierung und schließlich zur Zirrhose, zu einem Diabetes mellitus, zur Herzinsuffizienz und zu hormonellen Störungen. Sekundäre, erworbene Hämosiderosen bei Eisenverwertungsstörungen sowie nach häufigen Bluttransfusionen sind abzugrenzen.

1.4.4.2.2 Klinik

Klinisch stehen grau-braunes Hautkolorit, Hepatomegalie bzw. mikronoduläre Form einer Leberzirrhose, Diabetes mellitus und schließlich Kardiomyopathien im Vordergrund. Die Diagnose läßt sich sichern durch einen erhöhten Serum-Eisenspiegel über 170 µg/dl, eine erhöhte Transferrinsättigung über 60% sowie ein erhöhtes Serum-Ferritin. Die größte Aussagekraft besitzt eine Leberbiopsie, bei der sich Eisen in den Hepatozyten, weniger im RES nachweisen läßt. Das Lebereisen ist deutlich erhöht (über 6 mg/g).

1.4.4.2.3 Therapie

a) *Aderlaßtherapie:* Dies ist die wichtigste Therapieform bei der primären Hämochromatose. Durch wöchentliche Aderlässe von ca. 500 ml Blut können ca. 250 mg Eisen entfernt werden. Bei einer durchschnittlichen Größe des Eisendepots von 20−40 g sind wöchentliche Aderlässe über 2−3 Jahre notwendig, um das Eisendepot zu mobilisieren. Nach Erreichen eines Serum-Ferritins von 10 µg/l müssen Aderlässe nur noch in etwa 3monatigen Abständen erfolgen, dabei sollte das Serumeisen unter 150 µg/dl gehalten werden.

b) *Medikamentöse Therapie*: Bei der Hämochromatose hat sich der Eisenentzug durch Deferoxamin (Desferal®), einen Chelatbildner, allein als zu wenig wirksam erwiesen, so daß diese Maßnahme nur noch als Mittel der Wahl bei sekundären Hämosiderosen angesehen wird. Bei der Hämochromatose kommt sie nur für Patienten mit zusätzlichen Problemen wie Anämie oder schwerer Kardiomyopathie in Betracht. Die zusätzliche Gabe von Ascorbinsäure (Vitamin C) hat sich als nützlich erwiesen, da die Chelatbildung hierdurch erhöht werden kann. *Nebenwirkungen:* lokale Reaktionen, Blutdruckabfall und Exantheme, unter Dauertherapie auch Linsentrübungen. Während der Schwangerschaft sollte eine Deferoxamin-Behandlung nicht durchgeführt werden.

c) *Diätetische Eisenrestriktionen* sind − soweit möglich − zu beachten. Diese Empfehlung hat jedoch erst nach Mobilisierung der Eisendepots durch Aderlässe prophylaktische Bedeutung.

1.4.4.3 Morbus Wilson

Definition: Der Morbus Wilson ist eine autosomal-rezessiv vererbte Kupferspeicherkrankheit, bei der die normale Ausscheidung des Kupfers über die Galle gestört ist.

1.4.4.3.1 Ätiopathogenese

Als Ursache wird zur Zeit ein hepatozelluläres, kupferassoziiertes lysosomales Protein mit abnormer Kupferbindung angenommen. Gebundenes Kupfer wird aus geschädigten Hepatozyten freigesetzt und lagert sich später vor allem im Gehirn und im Bereich der Augen sowie der Nieren, aber wahrscheinlich auch in vielen anderen Geweben ab. Das in den Hepatozyten abgelagerte Kupfer zerstört im Laufe von Jahren die Zellen. Kontinuierlicher Zelluntergang, Entwicklung einer Fibrose, verbunden mit Gallengangsproliferationen, sowie Regeneration von Lebergewebe führen zum Umbau und zur Leberzirrhose.

1.4.4.3.2 Klinik

Vor dem 5. Lebensjahr keine Symptome. Dann zunächst erhöhte Serumtransaminasen, später Bild der chronisch-aktiven Hepatitis bis zur Leberzirrhose mit Hepatosplenomegalie, Spider naevi, Ikterus und Aszites, Anämie durch hämolytische Krisen. Bester Hinweis Kayser-Fleischerscher Kornealring (1–2 mm breiter, braunschwarzer Ring am äußersten Rand der Kornea, bedeutet auch Ablagerung von Kupfer im ZNS), kann jedoch im Frühstadium und nach Therapie fehlen. Neurologische Zeichen (nur bei Kupferablagerung im ZNS): Tremor, Ataxie, Dysarthrie, Wesensveränderung.
Wichtig: Bei jeder chronischen Hepatitis vor dem 30. Lebensjahr muß ein Morbus Wilson ausgeschlossen werden. In seltenen Fällen kann sich ein M. Wilson auch als fulminante Hepatitis manifestieren.
Differentialdiagnose: Chronisch-aktive Hepatitis, primär biliäre Zirrhose, α_1-Antitrypsinmangel.
Labor: Transaminasen, Bilirubin und γ-Globuline meist erhöht, oft Anämie. Coeruloplasmin unter 20 mg/100 ml und Kupfer unter 70 µg/100 ml im Serum sind sehr verdächtig. Hohe Kupferausscheidung im Urin (über 100 µg/24 h; Norm unter 50 µg/24 h). Hohe Kupferkonzentration in der Leber (über 250 µg/g, Norm unter 50 µg/g) ist beweisend. Nach Gabe von 500 mg D-Penicillamin (z.B. Metalcaptase®) scheidet eine Normalperson im Urin weniger als 300 µg Kupfer in 6 h, ein Patient mit Morbus Wilson über 700 µg aus. In Zweifelsfällen Diagnosesicherung durch Radiokupfertest.

1.4.4.3.3 Therapie

D-Penicillamin (z.B. Metalcaptase®) ist das Mittel der Wahl. Tägliche Gabe von 3 × 500 mg über Jahre führt zum Verschwinden des Kayser-Fleischerschen Kornealringes sowie zum Rückgang der hepatischen und zerebralen Symptome. Unterstützend wirkt die Beschränkung der oralen Kupferzufuhr durch Benutzung von Kochgefäßen aus Glas und Verwendung von entmineralisiertem Wasser, wenn das Leitungswasser am Wohnort des Patienten Kupferwerte über 80 µg/l enthält. Jährliche Kontrollen der Kupferausscheidung im 24-h-Urin. Sinkt diese unter 1000 µg/24 h, kann die D-Penicillamin-Dosis auf 1000 mg reduziert werden. Die Therapie muß jedoch lebenslänglich fortgeführt werden. *Seltene Nebenwirkungen:* Nausea, Leukopenie, Thrombozytopenie, Purpura und LE-Phänomen.

Bei Unverträglichkeit von Penicillamin kann Zink (Dosierung etwa 100 mg Zink täglich in Form von Zinksulfat oder Zinkaspartat in 4 geteilten Einzeldosen jeweils 1 h vor den Mahlzeiten) verabreicht werden. Bei einer allerdings noch kleinen Zahl von Patienten wurde darunter eine eindrucksvolle Besserung sowohl des klinischen Bildes als auch der pathologischen Laborparameter beobachtet. In der Schwangerschaft kann wegen der potentiellen Teratogenität von Penicillamin eine Zinkbehandlung als Therapie der Wahl angesehen werden.

1.5 Komplikationen bei Leberzirrhose

1.5.1 Aszites
Definition: Vermehrte Flüssigkeitsansammlung in der freien Bauchhöhle.

1.5.1.1 Ätiopathogenese
Die Bildung von Aszites kommt durch das Zusammenwirken mehrerer Faktoren zustande:

a) In fortgeschrittenen Stadien der Leberzirrhose ist die hepatische Proteinsynthese, insbesondere die Albuminsynthese, vermindert. Die dadurch entstehende Hypalbuminämie bedingt eine Senkung des kolloidosmotischen Druckes und führt so zu einer vermehrten Extravasation von Elektrolyten und Wasser.

b) Infolge des zirrhotischen Umbaus der Leber entsteht ein Druckanstieg in den Sinusoiden mit einer nachfolgend gesteigerten Produktion von Leberlymphe, die teilweise in die freie Bauchhöhle gelangt.

c) Kommt es durch die o.g. Veränderungen zu einer Abnahme des effektiven intravasalen Volumens, tritt eine Nierenfunktionseinschränkung und eine Aktivierung des Renin-Aldosteron-Systems auf, die zu einer Verminderung der renalen Natrium- und Flüssigkeitsausscheidung führt. Begünstigend wirkt sich dabei der verlangsamte hepatische Metabolismus des Aldosterons bei Leberzirrhose aus. Bei massiver Aszitesbildung kann durch den verstärkten hydrostatischen Druck auf die Nierenvenen die Nierenfunktion zusätzlich beeinträchtigt werden.

d) Die Bedeutung von Prostaglandinen, natriuretischem Hormon, ADH, des Kallikreinsystems sowie weiterer Faktoren wie etwa Endotoxin läßt sich noch nicht abschließend beurteilen. Im Fall maligner Erkrankungen kommen Obstruktion oder Arrosion von Lymph- und Blutgefäßen hinzu, die den teilweise chylösen oder hämorrhagischen Charakter des Aszites sowie das schlechte oder fehlende Ansprechen auf die unten genannte Therapie erklären.

Die Leberzirrhose ist die weitaus häufigste Ursache einer Aszitesbildung. Differentialdiagnostisch ist in erster Linie jedoch an intraabdominelle Malignome, entzündliche Ursachen, insbesondere eine Peritonealtuberkulose und die Pankreatitis, alle Formen der Rechtsherzinsuffizienz, das Budd-Chiari-Syndrom und eine Pfortaderthrombose zu denken. Bei geringsten Zweifeln an der Ursache einer Aszitesbildung ist neben den üblichen diagnostischen Maßnahmen daher eine diagnostische Aszitespunktion mit laborchemischer (Eiweiß, Amalyse, pH), zytologischer und mikrobiologischer Untersuchung des Punktats unerläßlich.

1.5.1.2 Klinik

Klinisch faßbar wird eine Aszitesbildung erst oberhalb einer Menge von etwa 1000 ml. In der Regel ist neben einem deutlichen Meteorismus zunächst eine Flankendämpfung, die bei Halbseitenlagerung deutlicher hervortritt, nachweisbar. Die Sonographie weist auch kleinere Aszitesmengen zuverlässig nach.

1.5.1.3 Therapie

1.5.1.3.1 Allgemeine Maßnahmen

a) *Bettruhe* begünstigt durch hydrostatische Druckänderung und Zunahme der Nierendurchblutung die Ausschwemmung von Aszites und Ödemen.
b) *Kochsalzrestriktion:* Durch Meiden salzreicher Nahrungsmittel und Verzicht auf Salzen bei der Zubereitung und dem Verzehr der Speisen läßt sich eine Verminderung bei Kochsalzzufuhr auf etwa 3 g bzw. 50 mM/Tag in durchaus zumutbarer Weise erreichen. Darüber hinausgehende Kochsalzrestriktionen erfordern spezielle Diätvorschriften, die in der Regel allenfalls vorübergehend in der Klinik befolgt werden dürften. Bei stärkerer Kochsalzrestriktion sollte eine Kaliumsubstitution von etwa 100 mM/Tag vorgenommen werden. Auf die Kochsalzrestriktion sollte auch bei diuretischer Therapie nicht verzichtet werden, da sie die notwendige Medikamentendosis senkt und Komplikationen zu vermeiden hilft.
c) *Flüssigkeitsrestriktion:* Die Flüssigkeitszufuhr sollte auf 1000 ml/Tag beschränkt werden; dabei hat sich zumindest anfänglich eine schriftliche Aufzeichnung der aufgenommenen Volumina bewährt. Die Flüssigkeitsrestriktion ist von entscheidender Bedeutung beim Vorliegen einer Hyponatriämie (Natrium i. S. unter 130 mM/l).

1.5.1.3.2 Spezielle Maßnahmen

Sind die allgemeinen Maßnahmen nicht ausreichend wirksam, sind zusätzlich anzuwenden:
a) *Diuretika:* In erster Linie empfiehlt sich die Gabe von Aldosteronantagonisten (Spironolacton, Aldactone®, 100–400 mg/Tag, Wirkungseintritt nach 2–3 Tagen). Auf das mögliche Auftreten einer Hyperkaliämie ist zu achten. Wenn nötig, ist zusätzlich ein Schleifendiuretikum zu verabreichen, bevorzugt Furosemid (z. B. Lasix®, 40–120 [–240] mg/Tag) oder Xipamid (Aquaphor®, 10–40 mg/Tag).
Wichtig: Da der Rückstrom von Aszites maximal 700–900 ml/Tag erreicht, soll unter der diuretischen Therapie der tägliche Gewichtsverlust 500–750 g nicht überschreiten, lediglich beim gleichzeitigen Vorliegen ausgeprägter peripherer Ödeme können täglich bis zu 1000 ml ausgeschwemmt werden. Bei stärker ausgeprägtem Aszites ist wegen der dann eingeschränkten Resorptionsfähigkeit die Therapie intravenös einzuleiten. Eine zu stark

forcierte diuretische Behandlung kann zu einer Verschlechterung der Nierenfunktion, einer Hyponatriämie, Hypochlorämie, Alkalose, einem Ammoniakanstieg, Zeichen der hepatischen Enzephalopathie und schließlich zum Leberkoma führen. Engmaschige klinische und laborchemische (Elektrolyte) Kontrollen sind daher während der Ausschwemmung erforderlich, beim Auftreten der genannten Erscheinungen ist die diuretische Therapie zu unterbrechen bzw. deren Dosierung stark zu reduzieren. Alle Diuretika sollten zunächst niedrig dosiert werden, falls nötig, ist die Dosis langsam zu steigern (s. a. Kap. 4).

b) *Albuminsubstitution:* Bei einer deutlichen Hypalbuminämie und fehlendem bzw. unzureichendem Ansprechen auf die diuretische Therapie kann der Versuch unternommen werden, durch Infusion von salzarmem Humanalbumin (50 ml 20% täglich) das intravasale Volumen anzuheben und damit günstigere Voraussetzungen für das Wirksamwerden der diuretischen Therapie zu schaffen. Vorsicht ist bei gleichzeitiger Herzinsuffizienz geboten; die Auslösung einer Ösophagusvarizenblutung durch Anstieg des intravasalen Druckes ist möglich. Der Erfolg der Albuminsubstitution ist häufig nur vorübergehend.

c) *Aszitespunktion:* Wird durch ein prall gespanntes Abdomen bei massiver Aszitesbildung das Zwerchfell nach oben gedrückt und die Atmung erheblich behindert, sollte eine therapeutische Aszitespunktion vorgenommen werden. Hierzu wird nach sorgfältiger Desinfektion und Lokalanästhesie im linken Unterbauch spiegelbildlich zum McBurneyschen Punkt eingegangen und bis zu 2 l Aszites abgelassen. Es empfiehlt sich, vor dem Einstich die Haut tangential zu verschieben, damit nach der Punktion kein durch alle Wandschichten gerade verlaufender Punktionskanal zurückbleibt, der zu einem weiteren Nachlaufen von Aszites führen kann. Therapeutische Aszitespunktionen als Alternative zur diuretischen Therapie können bei Patienten mit massivem Aszites, die auf die o. g. Maßnahmen unzureichend ansprechen, vorgenommen werden. Sofern der durch die Punktionen entstehende Albuminverlust durch entsprechende Substitution (bis etwa 60 g/Tag) ausgeglichen wird, können unter engmaschiger Kontrolle insbesondere von Elektrolyten, Säure-Basenhaushalt und Nierenfunktion täglich bis zu 4 l Aszites abpunktiert werden. Da die bei der diuretischen Therapie drohenden Gefahren hier noch unmittelbarer auftreten können, sollte diese Behandlung Kliniken vorbehalten bleiben, die mit derartigen Verfahren besondere Erfahrung besitzen. Die Indikation zu einer diagnostischen Punktion, die in gleicher Weise durchzuführen ist, bleibt davon natürlich unberührt. Wichtig ist diese auch, um eine spontane bakterielle Peritonitis, die klinisch bei bestehendem Aszites durchaus symptomarm verlaufen kann, möglichst frühzeitig zu erkennen (vermehrte Leukozytenzahl, verminderter pH-Wert und Keimnachweis im Aszites) und unverzüglich antibiotisch behandeln zu können.

d) *Peritoneo-venöser Shunt:* Etwa 10% der Patienten mit hochgradiger Aszitesbildung bei Leberzirrhose sprechen auf die o.g. Therapieformen nicht ausreichend an. In diesen Fällen kann die Anlage eines peritoneo-venösen Shunts (Denver-Shunt) zu einem Rückgang oder zum Verschwinden des Aszites und häufig auch zu einer Verbesserung der Nierenfunktion führen. Allerdings muß dabei mit Komplikationen, insbesondere dem Auftreten einer Verbrauchskoagulopathie, eines Lungenödems oder einer Ösophagusvarizenblutung infolge der Erhöhung des intravasalen Volumens, gerechnet werden. Bei noch guter Syntheseleistung der Leber sind jedoch erfolgreiche Shuntbehandlungen über mehrere Jahre möglich.

1.5.2 Portale Hypertension – Ösophagusvarizenblutung
Definition: Erhöhung des Druckes im Pfortadersystem (normal etwa 5 mmHg, klinisch relevant ab etwa 12 mmHg) – Blutung aus varikös erweiterten, submukösen Venen des Ösophagus.

1.5.2.1 Ätiopathogenese
Die Leberzirrhose ist in Mitteleuropa weitaus am häufigsten die Ursache einer portalen Hypertension, weltweit ist die Schistosomiasis am bedeutsamsten. Weitere Ursachen stellen Lebermetastasen, das Budd-Chiari-Syndrom sowie die Pfortaderthrombose, etwa infolge einer oralen Kontrazeption, dar.
Infolge des zirrhotischen Umbaus der Leber kommt es zu einer intrahepatischen Widerstandserhöhung für den Blutfluß innerhalb der Leber mit Anstieg des Druckes im Portalvenensystem.

1.5.2.2 Klinik
Neben den klinischen Zeichen der Leberzirrhose als solcher macht sich die portale Hypertension häufig erst durch das Auftreten einer Hämatemesis bemerkbar. Typische Veränderungen stellen im übrigen eine Splenomegalie mit deutlich vermehrter Konsistenz der Milz, eine Venenerweiterung im Bereich der Bauchwand (Caput medusae) und ein venöses Strömungsgeräusch im Bereich des Nabels (Cruveilhier-Baumgarten-Syndrom) dar. Die Splenomegalie kann eine Anämie, Leuko- oder Thrombopenie im Sinne eines Hypersplenie-Syndroms induzieren. Beim Nachweis von Ösophagusvarizen ist die endoskopische der radiologischen Untersuchung eindeutig überlegen. Hämorrhoiden sind wegen ihrer allgemeinen Häufigkeit diagnostisch unbedeutend, können jedoch gelegentlich bei Leberzirrhose zu starken Blutungen führen. Die endoskopische Gummibandligatur stellt dann eine einfache Behandlungsmethode dar. Die Ösophagusvarizenblutung manifestiert sich mit Hämatemesis und (gelegentlich auch nur) Meläna, bei starker Blutung kann auch rektal noch rotes Blut abgehen.

1.5.2.3 Therapie
1.5.2.3.1 Allgemeine Maßnahmen
Die allgemeinen Sofortmaßnahmen entsprechen grundsätzlich den in Kap. 12, 1.3.1 für die oberen gastrointestinalen Blutungen gegebenen Empfehlungen. Die Blutungsquelle sollte endoskopisch nachgewiesen werden, da auch bei

histologisch gesicherter Leberzirrhose eine obere gastrointestinale Blutung in bis zu 50 % der Fälle nicht aus Ösophagusvarizen, sondern aus Magen- oder Duodenalulzera bzw. Magenschleimhauterosionen stammt. Zur Schockbekämpfung sollte bei Leberzirrhose, sobald verfügbar, wegen der bestehenden oder drohenden Gerinnungsstörung Frischblut verwendet werden, auf Einzelheiten der Korrektur der Gerinnungsstörungen wird weiter unten noch eingegangen. Der Elektrolyt- und Säure-Basenhaushalt muß engmaschig kontrolliert und, wenn nötig, korrigiert werden. Zur Prophylaxe der hepatischen Enzephalopathie sollen z.B. 3×2 g Neomycin (Bykomycin®), 25 ml 20 % Magnesiumsulfat und hohe Einläufe verabreicht werden.

1.5.2.3.2 Spezielle Maßnahmen bei gesicherter Ösophagusvarizenblutung
a) *Varizenkompression durch Sengstaken-Blakemore-Sonde*
Hierbei handelt es sich um eine dreiläufige Doppelballonsonde, die etwa 55 cm tief eingeführt wird. Nach Lagekontrolle (Aspiration von Mageninhalt) wird der Magenballon mit 150 ml Luft aufgeblasen und die Sonde bis zur Kardia (federnder Widerstand) zurückgezogen und mit Heftpflaster fixiert. Dann wird der Ösophagusballon mit Hilfe eines Blutdruckmanometers bis auf 30−40 mmHg aufgeblasen und der zuführende Schlauch abgeklemmt. Anschließend Magenspülung, bis die Spülflüssigkeit klar ist.
Die Anwendung der Sengstaken-Blakemore-Sonde ist eine nicht ungefährliche Maßnahme. Komplikationen sind insbesondere Aspirationen, Ersticken beim Hochrutschen der Sonde und Drucknekrosen der Ösophaguswand. Es empfiehlt sich daher, neben der unverzichtbaren Daueruberwachung der Patienten entweder andauernd oder mindestens alle 30 min Mund- und Rachensekret abzusaugen, alle 60 min eine Magenspülung und alle 120 min eine Druckkontrolle des Ösophagusballons vorzunehmen. Alle 6 h muß eine kurze (mindestens 5 min) Druckentlastung des Ösophagusballons zur Vermeidung von Druckulzera erfolgen. Die Sonde darf nicht länger als 24 h (allerhöchstens 48 h) belassen werden, vor dem Entfernen sollte der Patient etwas Speiseöl trinken.
Alternativ wird bei Blutungen aus Magenfundusvarizen die birnenförmige Linton-Nachlas-Sonde verwendet. Diese wird nach Vorschieben in den Magen mit 300−600 ml Luft aufgefüllt und nach dem Zurückziehen bis zur Kardia unter einem Zug von etwa 250 p fixiert.

b) *Senkung des Pfortaderdruckes durch Medikamente*
Eine medikamentöse Senkung des Drucks im Pfortadersystem sowie das Sistieren einer Varizenblutung, die trotz liegender Kompressionssonde nicht steht, kann, allerdings nur bei einem Teil der Patienten, von Vasopressinanaloga, Nitroglycerin oder Somatostatin erwartet werden. Eingesetzt werden kann in derartigen Fällen Triglyzyl-Lysin-Vasopressin (Glycylpressin®, 1−2 mg i.v.,

ggf. alle 4 h zu wiederholen), dessen Effekt bis zu 6 (bis 12) h anhält. Nebenwirkungen sind Hypertonie, Kontraktion der Koronarien und der Hautgefäße, abdominelle Krämpfe und Durchfälle. Die Anwendung ist daher bei Patienten mit koronarer Herzerkrankung und schwerer Hypertonie gefährlich.
Weiterhin kann Glyceryltrinitrat (z. B. Trinitrosan®, 3–5 mg/h über Perfusor) auch in Kombination mit Vasopressinanaloga eingesetzt werden, da es den Ösophagusvarizendruck nachgewiesenermaßen senkt. Bei Unwirksamkeit dieser Substanzen kann Somatostatin (250 mg als Bolus i.v., anschließend 250 mg/h über Perfusor) versucht werden.

c) *Endoskopische Varizenverödung*
Durch Injektionen von z. B. 1%igem Polidocanol (Aethoxysklerol®, jeweils etwa 2–10 ml para- bzw. intravasal) kann bei entsprechender Erfahrung des Endoskopeurs ein Blutungsstillstand bei etwa 75–93% der Patienten erreicht werden. Komplikationen bestehen vor allem in einer Aspiration von Blut, Ösophagusperforation, Mediastinitis sowie Ulkus- und Strikturbildung im Ösophagus. Da diese Komplikationen insbesondere bei Notfallsklerosierungen auftreten können, sollte versucht werden, mit den o. g. Maßnahmen zunächst einen Blutungsstop zu erreichen und dann erst (bei stabilen Kreislaufverhältnissen) eine Sklerosierung vorzunehmen.
Bei Erfolglosigkeit der bisher genannten Maßnahmen:

d) *Operative Therapie*
Bei konservativ und endoskopisch nicht stillbarer Blutung kann eine Notfall-Shuntoperation bzw. eine Ösophagussperroperation (Dissektionsligatur) erwogen werden. Notfall-Shuntoperationen sind jedoch mit einem außerordentlich hohen Operationsrisiko (Letalität 50–70%, im wesentlichen abhängig von der Restleberfunktion der Betroffenen) verbunden.

1.5.2.3.3 Rezidivprophylaxe der Ösophagusvarizenblutung

Zur Rezidivprophylaxe nach einer Ösophagusvarizenblutung können endoskopische, medikamentöse und chirurgische Maßnahmen eingesetzt werden:

a) *Endoskopische Varizensklerosierung*
Die endoskopische Varizensklerosierung (Technik s. o.) im Intervall nach einer Ösophagusvarizenblutung führt zu einer deutlichen Senkung der Rezidivblutungsraten. Ein lebensverlängernder Effekt dieser Therapie konnte allerdings nicht gesichert werden. Nach Verödung sämtlicher Varizen, in der Regel nach mehreren Sitzungen in etwa 14tägigen Abständen, bedürfen die Patienten jedoch weiterhin regelmäßiger endoskopischer Kontrollen (in etwa halbjährigen Intervallen) und eventueller Nachsklerosierung. Eine prophylaktische Sklerosierung bei Patienten mit Ösophagusvarizen, die noch nicht geblutet haben, kann dagegen aufgrund der derzeit vorliegenden Daten zum Ver-

hältnis von Risiko zum Nutzen einer derartigen Therapie nicht empfohlen werden.

b) *Behandlung mit β-Blockern*
Durch die Gabe von Propranolol (Dociton®) in einer Dosierung, die zu einer Herzfrequenzsenkung von 25% führt, konnten bei Patienten mit alkoholischer Leberzirrhose und guter Leberfunktion eine signifikante Abnahme der Rezidivblutungsfrequenz sowie ein Anstieg der Überlebensrate nachgewiesen werden. Andere, ebenfalls sehr sorgfältig durchgeführte Studien unter Einschluß von Patienten mit unterschiedlicher Leberfunktion und verschiedener Ätiologie der Leberzirrhosen ließen dagegen keinen günstigen Effekt einer in gleicher Weise angewandten Therapie mit β-Blockern erkennen. Die generelle Anwendung von β-Blockern kann daher derzeit für diese Indikation nicht empfohlen werden, zumal neben den allgemeinen Nebenwirkungen einer solchen Therapie die Leberdurchblutung abfällt und damit die Leberfunktion verschlechtert werden könnte und die klinischen Zeichen einer Blutung wie Tachykardie und Schwitzen unter einer Behandlung mit β-Blockern fehlen können. In Betracht gezogen werden sollte sie allerdings für Patienten, die geblutet haben, eine gute Leberfunktion besitzen, eine Sklerosierung jedoch ablehnen.

c) *Shuntoperation*
Durch eine Shuntoperation lassen sich eine sichere Drucksenkung im Pfortaderbereich und eine Prophylaxe von Rezidivblutungen erreichen. Bei entsprechender Auswahl der Patienten (Alter möglichst unter 50 Jahren, Serumbilirubin unter 2,5 mg/dl, Serumalbumin über 3 g/dl, TPZ über 50%, fehlender Aszites und fehlende Zeichen einer hepatischen Enzephalopathie, präoperative Sicherung erhöhter portaler Durckwerte) beträgt das Operationsrisiko 6–15%. Allerdings ist bei 20–40% der Operierten mit dem Auftreten einer hepatischen Enzephalopathie zu rechnen. Außerdem ist nicht gesichert, daß die mittlere Überlebenszeit nach einer Shuntoperation ansteigt.
Der alleinige Nachweis von Ösophagusvarizen ohne vorausgegangene Blutung stellt keine Indikation für prophylaktische Maßnahmen medikamentöser, endoskopischer oder operativer Art dar.

1.5.3 Hepatische Enzephalopathie
Definition: Komplexes Syndrom zerebraler Funktionsstörungen infolge einer Leberinsuffizienz.

1.5.3.1 Ätiopathogenese
Die Pathogenese der hepatischen Enzephalopathie ist multifaktoriell. Durch die gestörte Entgiftungsfunktion der Leber gelangen endogene und exogene toxische Substanzen, überwiegend aus dem Darm, in die systemische Zirkulation, beim Vorliegen portosyste-

mischer Anastomosen vorwiegend auf diesem Wege. Von besonderer Bedeutung sind dabei:
a) Ammoniak, das durch eine verminderte Aktivität des Harnstoffzyklus ansteigt, führt am Gehirn zu einer Störung der Membranfunktionen und des Energiestoffwechsels.
b) Verschiebungen im Aminosäurespiegel, insbesondere der Anstieg aromatischer Aminosäuren und der Abfall verzweigtkettiger aliphatischer Aminosäuren bei der Leberinsuffizienz, führen zu einer verstärkten Aufnahme von Phenylalanin und Tyrosin in das ZNS. Dadurch entstehen intrazerebral Oktopamin und Phenyläthanolamin, die als falsche Neurotransmitter wirken und die Enzyme des dopaminergen Systems hemmen.
c) Weitere bei der Leberinsuffizienz vermehrt anfallende Substanzen wie Phenolderivate, Merkaptane und kurzkettige Fettsäuren, γ-amino-Buttersäure und bakterielle Toxine führen ebenfalls zu Störungen der zerebralen Membran- bzw. Transmitterfunktionen und des Energiestoffwechsels.
d) Zusätzlich können die zerebralen Funktionen durch die infolge der Lebererkrankung auftretenden Störungen des Elektrolyt- und Säure-Basenhaushaltes sowie der Nierenfunktion beeinträchtigt werden. Insbesondere wird durch eine Alkalose die Ammoniaktoxizität verstärkt.

Die wichtigste Ursache der hepatischen Enzephalopathie ist die Leberzirrhose jeglicher Genese. Häufigste auslösende Faktoren sind: Forcierte diuretische Therapie oder Aszitespunktionen mit nachfolgender Hypovolämie und evtl. Alkalose, gastrointestinale Blutungen, die zu einem vermehrten bakteriellen Eiweißabbau im Darm mit Anstieg des Ammoniaks und weiterer Toxine führen, Alkoholintoxikationen, eiweißreiche Mahlzeiten sowie eine Obstipation, die zu einer vermehrten enteralen Ammoniakresorption führt, Transfusionen älterer Blutkonserven mit erhöhtem Ammoniakgehalt, Analgetika und Sedativa, die infolge der Leberinsuffizienz langsamer metabolisiert werden und denen gegenüber ohnehin eine verminderte Toleranz des Gehirns besteht, Infektionen und Schockzustände aller Art, (auch kleinere) operative Eingriffe.

1.5.3.2 Klinik

Der Beginn der klinischen Symptome kann schleichend oder besonders beim Vorliegen der o.g. auslösenden Faktoren auch akut sein. Anhand der klinischen Erscheinungen lassen sich 4 Stadien unterscheiden:

Stadium I (Prodromalstadium): Verlangsamung, Neigung zu Depressionen, Merkstörungen, verwaschene Sprache, Schlafstörungen.

Stadium II (drohendes Koma): Zunehmende Schläfrigkeit, völlige Interessenlosigkeit, Apathie, deutliche Störungen der Koordination (Schriftproben) und des EEG, meist erheblicher Flapping-Tremor.

Stadium III (Stupor): Unzusammenhängende Sprache, Patient schläft fast dauernd, ist jedoch erweckbar, Foetor hepaticus.

Stadium IV (tiefes Koma): Patient reagiert nicht mehr oder nur noch ganz kurz auf Schmerzreize, Kornealreflex erloschen, tiefe Atmung, ausgesprochener Foetor hepaticus.

1.5.3.3 Therapie
1.5.3.3.1 Allgmeine Maßnahmen

Unverzichtbar sind die intensive Überwachung der vitalen Funktionen, insbesondere des Elektrolyt- und Säure-Basenhaushaltes, der Ein- und Ausfuhr, eine ausreichende Kalorienzufuhr sowie die Erkennung und Behandlung etwa bestehender auslösender Faktoren (s.o.!). So muß z.B. eine Hypovolämie ausgeglichen werden (Humanalbumininfusionen oder Frischbluttransfusionen).

1.5.3.3.2 Spezielle Maßnahmen
Die Intensität der speziellen Maßnahmen hängt vom Ausmaß der hepatischen Enzephalopathie ab. Bei mehr als nur geringfügigen Störungen soll die Therapie initial unbedingt stationär erfolgen.

a) *Ausreichende Kalorienzufuhr und Reduktion der Eiweißzufuhr*
Im Präkoma und Koma erfolgt bei oraler Nahrungskarenz eine kalorisch ausreichende Ernährung durch Glukoseinfusionen über einen zentralen Venenkatheter (z.B. 1500 ml 40%ige Glukoselösung entsprechend 2400 kcal). Zusätzlich müssen in Abhängigkeit von den entsprechenden Serumkonzentrationen Elektrolyte (etwa 150 mmol Natrium und 70 mmol Kalium/Tag bei normalen Serumkonzentrationen) zugeführt werden. Fruktose-, Sorbit- oder Xylitinfusionen sind zu vermeiden, da diese Zucker in der Leber metabolisiert werden müssen und durch ihre Gabe eine Laktatazidose provoziert werden kann (s. auch Kap. 1, 5).
Initial sollte eine Reduktion der oralen Eiweißzufuhr auf 0,5 g/kg/Tag erfolgen, die nach Besserung der Symptomatik schrittweise unter Kontrolle des klinischen Befundes und des Serumammoniaks auf etwa 1 g/kg/Tag gesteigert werden kann. Eine eiweißfreie Ernährung sollte lediglich nach gastrointestinalen Blutungen für allenfalls wenige Tage vorgenommen werden. Pflanzliches Eiweiß und Milcheiweiß sollten gegenüber Fleisch, Fisch und Wurst bevorzugt werden. Auch faserreiche Nahrung wirkt günstig.

b) *Darmentleerung*
Eine Darmentleerung durch hohe Einläufe und Laxantien wirkt insbesondere bei akut aufgetretener hepatischer Enzephalopathie durch Entfernung des bakterien-, eiweiß- und toxinhaltigen Stuhls günstig. Auf eine sachgerechte Durchführung der Einläufe ist zu achten (Flüssigkeitsmenge 1−2 l, zunächst Linksseitenlage, dann Rechtsseitenlage, dann Hochlagerung), eine Ansäuerung der Einlaufflüssigkeit mit 0,25−1%iger Essigsäure vermindert zusätzlich den Ammoniakanfall, zu diesem Zweck können auch Laktose oder Laktulose zugesetzt werden. Grundsätzlich ist darauf zu achten, daß die Patienten in der Folge mindestens 1 × täglich den Darm entleeren, ggf. kann dies durch Laktulose (Bifiteral®) 20−50 ml/Tag oder salinische Laxantien erreicht werden.

c) *Reduktion der Darmflora*
Durch eine Reduktion der bakteriellen Darmflora lassen sich die enterale Ammoniakproduktion und der Anfall weiterer Toxine verringern. Hierzu eignen sich:

Laktulose (Bifiteral®): Dieses synthetische Disaccharid aus Galaktose und Fruktose wird praktisch nicht resorbiert und von den Darmbakterien zu organischen Säuren hydrolysiert. Dadurch kommt es zu einer Begünstigung des Wachstums weniger proteolytisch wirksamer Bakterien mit Verringerung der Ammoniakproduktion. Die Dosis beträgt im Koma initial 100 ml per Magensonde, anschließend wie auch bei weniger schweren Formen der hepatischen Enzephalopathie 3 × 10 bis 3 × 50 ml/Tag. Die richtige Dosis kann am Stuhl-pH (etwa 5,5) und an der Anzahl der täglichen Darmentleerungen (2−3) abgelesen werden. Nebenwirkungen bestehen in Übelkeit, Diarrhöen und abdominellen Krämpfen. Für die Langzeittherapie ist wegen der geringeren Toxizität Laktulose den schwer resorbierbaren Antibiotika vorzuziehen. Bei schwerer hepatischer Enzephalopathie sollten beide Medikamente kombiniert werden, da eine additive Wirkung nachgewiesen werden konnte.

Schwer resorbierbare Antibiotika wie Neomycin (Bykomycin® initial 6 g, dann 2−4 g/Tag oral bzw. per Magensonde, als Langzeittherapie möglichst nicht über 2 g/Tag) oder Paromomycin (Humatin®, initial 3 g, danach 1−3 g/Tag): Komplikationen bestehen in der gelegentlichen Auslösung von Diarrhöen sowie in der Oto- und Nephrotoxizität aufgrund der, wenn auch geringen (3%) Resorption. Dies ist besonders bei gleichzeitiger Niereninsuffizienz zu beachten. Bei Anwendung dieser Medikamente ist Vitamin K parenteral zu substituieren.

d) *Weitere Maßnahmen*

Parenteral zu verabreichende Aminosäurengemische mit hohen Konzentrationen an verzweigtkettigen aliphatischen Aminosäuren und geringen oder fehlenden Anteilen an aromatischen Aminosäuren (Comaminohek®, Aminosteril hepa®, Tagesdosis etwa 40 g Aminosäuren) können bei einem Teil der Patienten mit schwerer Enzephalopathie günstige Wirkungen entfalten. Sie sollten zur Anwendung kommen, wenn die vorgenannten Maßnahmen keinen ausreichenden Erfolg hatten. Auf die gleichzeitige Zufuhr essentieller Aminosäuren sowie die Einhaltung der angegebenen Gesamtproteinzufuhr (maximal 1 g/kg) ist unbedingt zu achten.

Beim akuten Leberversagen sind derartige Aminosäuren übrigens wegen der allgemeinen Hyperaminoazidämie nicht indiziert. Oral einzunehmende Präparationen (z.B. Falkamin Pellets®) vermögen eine hepatische Enzephalopathie nach derzeitigem Kenntnisstand nur gering zu bessern, können allerdings den häufig anzutreffenden Muskelschwund von Patienten mit Leberzirrhose günstig beeinflussen. Ihr Preis rechtfertigt ihren Einsatz jedoch nur nach konsequenter Anwendung der genannten Standardtherapieformen. Zur Prophylaxe von Streßulzera bzw. einer erosiven Gastritis im Präkoma und Coma hepaticum ist Cimetidin (Tagamet®, 1000 mg/Tag) wirksam. Sedativa sollten so sparsam wie möglich und nur in kleinen Einzeldosen verabreicht werden (s. ds.

Kap., 1.11). Andere Medikamente wie Bromocriptin und Levodopa können nicht empfohlen werden. Der Wert von Benzodiazepin-Antagonisten (z.B. Flumazenil) bei der Enzephalopathie scheint beschränkt zu sein. Kortikoide sind nicht indiziert. Auf die Möglichkeit der Lebertransplantation in ausgewählten Fällen wurde bereits hingewiesen (s. ds. Kap., 1.4.3.3).

1.5.4 Gerinnungsstörungen
Definition: Störungen der Blutgerinnung im Gefolge von Leberfunktionsstörungen.

1.5.4.1 Ätiopathogenese
Die Pathogenese der hepatischen Gerinnungsstörungen ist außerordentlich komplex. Neben einer verminderten Synthese der in der Leber gebildeten Gerinnungsfaktoren II, V, VII, IX, X, XI, XII, XIII und des Fibrinogens infolge schwerer Leberparenchymschädigungen führt eine Abnahme der Gallensäureproduktion zur verminderten Vitamin-K-Resorption. Weiterhin eliminiert die gesunde Leber rasch aktivierte Gerinnungsfaktoren, diese Funktion ist bei Leberinsuffizienz und portosystemischen Anastomosen beeinträchtigt. Bei portaler Hypertension kann es zusätzlich zu einer vermehrten Sequestration von Thrombozyten in der Milz mit nachfolgender Thrombopenie kommen. Außerdem ist bei Lebererkrankungen die Produktion des wichtigsten physiologischen Inhibitors einer abnormen intravasalen Gerinnungsaktivierung, des Antithrombin III, vermindert.

Klinisch bedeutsame Gerinnungsstörungen treten bei der unkomplizierten akuten Hepatitis ebenso wie bei der überwiegenden Mehrzahl der chronischen Lebererkrankungen nur sehr selten auf. Sie können dagegen bei Leberzirrhose mit fortgeschrittener portaler Hypertension, nach Auftreten einer Blutung, bei Sepsis oder Schockzuständen sowie beim akuten Leberversagen zu schwer lösbaren Problemen führen.

1.5.4.2 Klinik
Je nach Schweregrad der Gerinnungsstörung zeigen sich Neigung zu Hämatomen bei Bagatelltraumata, Petechien, Suffusionen, Hämaturie und Konjunktivalblutungen. Differentialdiagnostische Hinweise sind Kap. 18 zu entnehmen.

1.5.4.3 Therapie
1.5.4.3.1 Allgemeine Maßnahmen
Eine genaue Analyse des Gerinnungsstatus ist unerläßlich. Schockzustände und Infektionen müssen entsprechend therapiert werden. Ebenso sollten parallel zur Korrektur des Gerinnungssystems lokale Maßnahmen ergriffen werden, um bestehende Blutungen zum Stehen zu bringen.

1.5.4.3.2 Spezielle Maßnahmen
Abhängig von der Gerinnungsanalyse sollten folgende Maßnahmen ergriffen werden:
a) *Bei Vitamin-K-Mangel:* Vitamin K (Konakion®, 10−20 mg/Tag initial langsam i.v., dann bedarfsabhängig).

b) Bei manifester Blutung ohne Anzeichen einer Verbrauchskoagulopathie: *Transfusion von Frischblut,* ersatzweise von Frischplasma und ggf. Erythrozytenkonzentrat, wobei allerdings weniger Thrombozyten verabreicht werden. Sofern dies wegen der damit verbundenen Volumenbelastung nicht möglich ist, ersatzweise Prothrombinkomplexkonzentrate (Porthrombinkonzentrat Behringwerke). Dosierung s. Kap. 18. Diese Therapie ist jedoch weniger günstig, da aktivierte Gerinnungsfaktoren übertragen werden können, so daß eine disseminierte intravasale Gerinnung ausgelöst werden kann. Thrombozytenkonzentrate können eine vorübergehende Wirkung entfalten.

c) Bei Verbrauchskoagulopathie (Thrombozytenabfall, Erniedrigung von Fibrinogen, Antithrombin III, Nachweis von Fibrinspaltprodukten): *Antithrombin III* (z. B. Kybernin® HS 1000). Die Antithrombin-III-Konzentration sollte auf mindestens 70% des Normalwertes angehoben werden. Bei Fibrinogen unter 100 mg/dl bzw. Quickwert unter 30% sollte gleichzeitig Frischplasma (oder Prothrombinkomplexkonzentrat) zugeführt werden, ggf. zusätzlich zum Antithrombin III Heparin in kleinsten Dosen (etwa 3000 E/24 h).

Die alleinige Gabe von Heparin hat sich weder beim akuten Leberversagen noch bei der Leberzirrhose bewährt; da das Medikament normalerweise zum großen Teil in der Leber abgebaut wird, ist vielmehr mit einer unerwarteten Kumulation und mit einem entsprechend hohen Blutungsrisiko zu rechnen.

1.5.5 Nierenfunktionsstörungen, sogenanntes hepatorenales Syndrom

Definition: Nierenfunktionsstörung bei Patienten mit Leberinsuffizienz infolge primärer Nierenerkrankung (selten), akuter Tubulusnekrose (selten bei chronischen Lebererkrankungen, häufiger bei akutem Leberversagen) oder im Gefolge von Störungen des Salz- und Wasserhaushalts bzw. der Nierendurchblutung bei normaler tubulärer Funktion (am häufigsten, hepatorenales Syndrom im engeren Sinn).

1.5.5.1 Ätiopathogenese

Meistens kommt es bei normaler Nierenhistologie zu einer funktionellen Einschränkung der Nierenfunktion infolge einer Verminderung bzw. Umverteilung des zirkulierenden Blutvolumens aufgrund der Lebererkrankung. Intrarenal besteht unter dem zusätzlichen Einfluß des Renin-Aldosteron-Systems eine Durchblutungsumverteilung zuungunsten der Rinde. Häufig sind eine forcierte diuretische Therapie, Aszitespunktionen oder Hypovolämien bei Diarrhö oder Blutungen auslösende Faktoren. Ursächlich können schwere akute oder chronische Leberfunktionsstörungen jeder Art vorliegen.

1.5.5.2 Klinik

Gewöhnlich werden die Symptome der Niereninsuffizienz von denen der schweren Lebererkrankung überdeckt, in fortgeschrittenen Stadien der Niereninsuffizienz treten

Übelkeit, Erbrechen, Durstgefühl und zentralnervöse Symptome, die denen der hepatischen Enzephalopathie ähneln können, deutlicher hervor.

1.5.5.3 Therapie
Die Prognose des sogenannten hepatorenalen Syndroms (mit Ausnahme der Fälle mit primärer Nierenerkrankung) ist abhängig von den Therapiemöglichkeiten der zugrundeliegenden Lebererkrankung. So ist über eine Normalisierung einer schwer eingeschränkten Nierenfunktion nach erfolgreicher Lebertransplantation berichtet worden.

Wichtig ist es, eine Überdosierung von Diuretika zu vermeiden, Elektrolytentgleisungen auszugleichen, Infektionen unverzüglich zu behandeln und nephrotoxische Medikamente nicht anzuwenden. Ausreichende Kreislauf- und Volumenverhältnisse müssen gewahrt sein. Eine Dialysebehandlung verlängert die Überlebenszeit nicht, kann jedoch eine gastrointestinale Blutung auslösen. Die Anlage eines peritoneo-venösen Shunts kann zu überzeugenden Verbesserungen der Nierenfunktion führen, birgt jedoch das Risiko nicht unerheblicher Komplikationen (s. ds. Kap., 1.5.1.3.2 d) in sich.

1.6 Alkoholische Leberschäden
Definition: Durch Alkohol bedingte Leberschädigung in Form der alkoholtoxischen Fettleber, der Alkoholhepatitis und der alkoholtoxischen Zirrhose.

1.6.1 Ätiopathogenese
Die Leber stellt das wichtigste Organ für den Alkoholabbau dar. Bei der Metabolisierung des Alkohols entsteht unter dem Einfluß der Alkoholdehydrogenase Azetaldehyd, der eine Reihe toxischer Effekte entfaltet. Weiterhin kommt es zu einer Verschiebung des NAD/NADH-Quotienten mit nachfolgender Hemmung der Fettsäureoxidation. Abhängig vom Ausmaß des Alkoholkonsums entwickelt sich hierdurch eine Fettleber. Die Alkoholhepatitis in ihrer akuten und subakuten Form tritt ebenso wie die Leberzirrhose, in die erstere häufig übergeht, bei chronischen Alkoholikern auf. Neben der Menge des getrunkenen Alkohols und der Dauer des Alkoholmißbrauchs scheinen in gewissem Umfang genetische Faktoren sowie immunologische Reaktionen auf deren Entstehung Einfluß zu haben. Ursache alkoholischer Leberschäden ist der Alkohol, zusätzliche Schädigungen durch weitere Inhaltsstoffe alkoholischer Getränke sind nicht auszuschließen.

1.6.2 Klinik
Die alkoholische Fettleber verursacht häufig keine oder nur unspezifische Symptome wie Druckgefühl im rechten Oberbauch und Inappetenz. Die Alkoholhepatitis in ihrer akuten Verlaufsform ist gekennzeichnet durch Oberbauchschmerzen, Fieber, Übelkeit, Erbrechen, Ikterus, Hepatomegalie und gelegentlich Enzephalopathie, die subakute Verlaufsform zeigt weniger deutliche bzw. unspezifische Symptome. Symptomatik der alkoholischen Leberzirrhose: s. ds. Kap., 1.4.2.

1.6.3 Therapie

Wichtigste und unersetzliche Maßnahme bei allen Formen der alkoholischen Leberschädigung ist die Alkoholabstinenz. Bei der Fettleber ist keine weitere Therapie erforderlich. Hier sind die Veränderungen reversibel, Alkoholkonsum in geringen Mengen (am besten bis zu 20 g täglich) kann daher nach etwa 3monatiger Karenz gestattet werden, führt bei vielen Patienten jedoch wieder zu steigendem Konsum und letztlich zu Abhängigkeit mit irreversiblen Organschäden.

Bei den anderen Formen der alkoholischen Leberschädigung ist neben strikter und dauerhafter Alkoholkarenz häufig eine symptomatische Therapie erforderlich, wie sie für die Virushepatitiden (s. ds. Kap., 1.1.3) bzw. die Leberzirrhose (s. ds. Kap., 1.4.3 und 1.4.4.1.2) beschrieben ist. Von einer Vielzahl von Medikamenten (z.B. Thyreostatika, Androgene, Vitamine, Orotsäure, Cholin), die bei alkoholischen Leberschädigungen angewendet worden sind, konnte ein günstiger Effekt in größeren kontrollierten Studien nicht nachgewiesen werden. Bei schwer verlaufender Alkoholhepatitis kann ein Behandlungsversuch mit Steroiden über kurze Zeit unternommen werden. Bei gleichzeitiger alkoholischer Kardiomyopathie oder Wernicke-Enzephalopathie ist die hochdosierte Gabe von Vitamin B_1 (Betabion®) initial 300 (-1000) mg/Tag, anschließend 100 mg/Tag indiziert.

1.7 Toxische Leberschäden

Definition: Obligate und fakultative Hepatotoxine werden unterschieden. Bei den obligaten Hepatotoxinen tritt die Leberzellschädigung dosisabhängig und regelhaft bei exponierten Menschen auf, gewöhnlich in kurzem zeitlichen Abstand. Die Leberschädigung durch fakultative Hepatotoxine ist dagegen nicht dosisabhängig und variabel in ihrer Intensität, Häufigkeit und ihrem zeitlichen Ablauf.

1.7.1 Ätiopathogenese

Die zentrale Rolle der Leber im Stoffwechsel macht es verständlich, daß exogene Toxine und Medikamente ebenso wie deren Metaboliten leberschädigende Wirkungen entfalten können (direkte Toxizität). Auch durch Hypersensibilitätsreaktionen kann, insbesondere bei wiederholter Gabe des entsprechenden Stoffes (z.B. Halothan), eine schwere Reaktion ausgelöst werden (indirekte Toxizität). Ätiologisch kommt eine Vielzahl von Gewerbegiften in Frage wie: Vinylchlorid, Nitroverbindungen, Amine, aromatische Kohlenwasserstoffe wie Benzol, halogenierte Kohlenwasserstoffe wie Tetrachlorkohlenstoff und Trichloräthylen, Blei, Mangan, Kupfer, Phosphor u.a. Dabei handelt es sich um obligate Hepatotoxine. Daneben ist von mehr als 2000 Medikamenten der verschiedensten Substanzgruppen ein hepatotoxischer Effekt nachgewiesen worden.

1.7.2 Klinik

Die klinische Symptomatik kann einer Hepatitis, einer intrahepatischen Cholestase oder einer Mischform zwischen diesen beiden entsprechen, die in eine chronische Hepatitis

und eine Leberzirrhose übergehen können. Besonders bei den fakultativen Hepatotoxinen können Eosinophilie, Exantheme, Fieber und Arthralgien auftreten.
Besonders häufige und schwerwiegende medikamenteninduzierte Leberschädigungen finden sich nach Einnahme der in Tabelle 1 genannten Medikamente (s. ds. Kap., 1.1.3.2).

1.7.3 Therapie

Die Therapie besteht im Meiden der entsprechenden Noxe. Bei schweren cholestatischen Reaktionen sowie bei ausgeprägten Reaktionen auf indirekte Hepatotoxine kann eine kurzfristige Steroidtherapie (z.B. 30–50 mg/Tag Prednison [Decortin®] mit schrittweiser Reduktion über etwa 10 Tage) günstig wirken. In einzelnen Fällen kann auch nach Absetzen der auslösenden Medikamente der hepatitische Prozeß in Form einer chronisch-aktiven Hepatitis fortschreiten. Neben dem nicht mehr erhältlichen Laxans Oxiphenisatin sind derartige Reaktionen u.a. nach Chlorpromazin, Alpha-Methyldopa, Sulfonamiden, Methotrexat und Isoniazid beschrieben worden. Im übrigen entspricht die gegebenenfalls notwendige symptomatische Therapie derjenigen bei den entsprechenden Erkrankungen viraler Genese.

1.8 Hyperbilirubinämie

Definition: Das klinische Symptom des Ikterus ist bei einer Bilirubinerhöhung auf mindestens 2 mg/dl erkennbar.

Ätiopathogenese und Therapie: Eine Hyperbilirubinämie kann im Rahmen fast aller bisher genannten Lebererkrankungen auftreten und dabei teilweise ein besonders hervorstechendes Symptom darstellen. Weiterhin kommt sie bei hämolytischer Anämie (s. Kap. 17) vor. Darüber hinaus sind jedoch noch einige Krankheitsbilder zu erwähnen, bei denen die Hyperbilirubinämie ganz im Vordergrund steht:
a) *Morbus Gilbert* (Synonyma: Morbus Meulengracht, Icterus intermittens juvenilis): Es handelt sich um eine harmlose, autosomal-dominant vererbte Stoffwechselanomalie bei etwa 3–7% der Bevölkerung, bei der die Bilirubinaufnahme in die Leberzelle und die Glukuronidierung gestört sind. Das Bilirubin steigt in der Regel nicht über 4 mg/dl an, eine Therapie ist nicht erforderlich.
b) *Crigler-Najjar-Syndrom:* Diese sehr seltene Erkrankung infolge eines Glukuronyltransferasemangels verläuft entweder in der frühen Kindheit tödlich (Typ I) oder manifestiert sich bei guter Prognose innerhalb des 1. Lebensjahres (Typ II). Über eine Enzyminduktion kann Phenobarbital (Luminal®) einen deutlichen Abfall des Bilirubins induzieren.
c) *Dubin-Johnson-Sydrom:* Es handelt sich um eine seltene, autosomal-rezessiv vererbte Störung der Bilirubinexkretion. Eine spezifische Therapie ist nicht erforderlich.
d) *Rotor-Syndrom:* Diese Erkrankung ähnelt weitgehend der letztgenannten, eine Therapie ist ebenfalls nicht erforderlich.

1.9 Leberfunktionseinschränkungen bei Stoffwechselerkrankungen

Die Leber kann durch eine Reihe primär extrahepatischer Stoffwechselerkrankungen betroffen werden:

Am häufigsten gilt dies für den Diabetes mellitus (s. Kap. 21) und die Adipositas, die zu einer Fettleber führen können. Die Therapie richtet sich gegen das Grundleiden.
Weiterhin wird die Leber regelmäßig von Glykogenspeicherkrankheiten (mit Ausnahme des Typs V) betroffen. Bei diesen Erbleiden können lediglich symptomatische Maßnahmen angewendet werden.

1.10 Lebertumoren

Zu unterscheiden von den primären Lebertumoren sind Lebermetastasen bei extrahepatischen Primärtumoren. Deren Therapie entspricht der Therapie des Grundleidens (s. Kap. 17). Ausnahmsweise kann die Resektion solitärer Lebermetastasen indiziert sein, insbesondere bei kolorektalen Primärtumoren. Von den primären Lebertumoren sind von besonders praktischer Bedeutung unter den gutartigen Tumoren das Leberzelladenom, das Hämangiom und die fokal-noduläre Hyperplasie, unter den malignen vor allem das primäre Leberzellkarzinom.

1.10.1 Leberzelladenome

Diese gutartigen Tumoren werden in den letzten Jahren häufiger beobachtet, es besteht eine eindeutige Beziehung zur Einnahme oraler Kontrazeptiva. Therapeutisch ist beim Fehlen von Symptomen bei kleineren Adenomen ein Absetzen der Kontrazeptiva vertretbar, da sich danach eine Rückbildung der Tumoren einstellen kann. Größere Adenome sollten dagegen operativ entfernt werden, da sie rupturieren und dabei lebensbedrohliche Blutungen hervorrufen können. Selten ist eine maligne Entartung anzutreffen. Orale Kontrazeptiva bleiben bei diesen Patienten auch postoperativ kontraindiziert.

1.10.2 Hämangiome

Kleinere Hämangiome sollten in der Regel belassen werden, da das Risiko der Blutung oder der malignen Entartung gering ist. Bei größeren Hämangiomen kann die technisch nicht immer einfache Resektion erwogen werden.

1.10.3 Fokal-noduläre Hyperplasie

Meistens handelt es sich bei diesen kleinen, subkapsulär gelegenen Knoten um einen Zufallsbefund. Eine Beziehung zur Einnahme oraler Kontrazeptiva ist vielfach vermutet, bisher aber nicht eindeutig belegt worden. In der Regel ist eine weitere Beobachtung ausreichend.

1.10.4 Primäres Leberzellkarzinom

Das primäre Leberzellkarzinom entsteht ganz überwiegend auf dem Boden einer Zirrhose, es tritt bei 4–10% der Patienten mit Leberzirrhose auf. Das Hepatitis-B-Virus wird als ein ursächliches Agens betrachtet, in Ländern mit hoher Hepatitis-B-Durchseuchung zeigen über 90% der Hepatom-Kranken Virus-B-Marker im Serum. Die Integration von Hepatitis-B-Virus-DNS in die Chromosomen der Tumorzellen konnte ebenfalls nachgewiesen werden. Allerdings kann sich auch auf dem Boden von Leberzirrhosen

anderer Genese (z. B. Alkohol) ein primäres Leberzellkarzinom entwickeln. Etwa 90% der Kranken zeigen eine starke Erhöhung des α-Fetoprotein-Spiegels im Serum.
Klinisch können die unspezifischen Symptome des Tumors von den Symptomen der gleichzeitig bestehenden Zirrhose nur schwer abgegrenzt werden. Dadurch erklärt sich auch, daß die Diagnose vielfach erst in einem fortgeschrittenen Stadium gestellt wird. Aufgrund frühzeitiger hämatogener und lymphogener Metastasierung ist die Prognose schlecht mit einer mittleren Überlebensrate von 6 Monaten nach Diagnosestellung.

Therapie: Ist der Tumor bei seiner Erkennung noch auf einen Leberlappen begrenzt, bietet lediglich die Lappenresektion eine Chance, länger zu überleben (5-Jahres-Überlebensrate 10–30%). Bei Befall beider Leberlappen, jedoch fehlender Metastasierung kann eine Lebertransplantation erwogen werden; allerdings sind die Ergebnisse häufig doch enttäuschend, da meistens zum Operationszeitpunkt bereits nicht-erkennbare extrahepatische Mikrometastasen vorliegen. Zytostatische Therapie s. Kap. 17.

1.11 Arzneimitteltherapie bei Lebererkrankungen
1.11.1 Vorbemerkungen

Der Leber kommt bei der Elimination einer großen Anzahl von Arzneimitteln entscheidende Bedeutung zu. Ihre Hauptaufgabe besteht in der Umwandlung fettlöslicher Pharmaka in wasserlösliche Metaboliten, die über die Niere ausgeschieden werden können. Einige Substanzen (z. B. Isoniazid) werden auch biliär sezerniert. Eine normale Arzneimittelclearance ist dabei in erster Linie abhängig von der funktionellen Integrität der Hepatozyten, die bei diffusen Leberparenchymerkrankungen jedweder Ätiologie gestört wird, und von der Durchblutung der Leber, die insbesondere bei portaler Hypertension absinkt. Andererseits sind Charakteristika von Medikamenten, insbesondere das Ausmaß ihrer hepatischen Extraktion, also des Anteils, der bei einmaliger Leberpassage aus dem Blut entfernt wird, sowie ihre Eiweißbindung, von erheblicher Bedeutung. Im Gegensatz zu Nierenerkrankungen, bei denen sich Dosierungsrichtlinien in Abhängigkeit vom Serumkreatinin für nahezu alle gebräuchlichen Medikamente seit langem bewährt haben, kann daher bei Lebererkrankungen ein einfaches und verläßliches Dosierungsschema für Medikamente nicht angegeben werden. Auch sog. Leberfunktionstests, die die Clearance einer Testsubstanz wie Aminopyrin messen, lassen keinen direkten Schluß auf die Elimination anderer Medikamente zu.

1.11.2 Einteilung der Medikamente

Entscheidendes Kriterium für die richtige Dosis eines Medikaments bei einem leberkranken Patienten bleibt der klinische Erfolg unter sorgfältiger Beobachtung etwaiger Nebenwirkungen bzw. Toxizitätserscheinungen.

Vereinfacht können Medikamente hinsichtlich ihres Risikos bei Leberkrankheiten in 3 Gruppen eingeteilt werden:

a) *Medikamente mit hohem Risiko einer Überdosierung:* In diese Gruppe fallen Medikamente mit einer hohen hepatischen Extraktion (über 60% bei einmaliger Passage). Ihre Clearance ist damit in erster Linie vom hepatischen Blutfluß abhängig. Nach oraler Aufnahme unterliegen diese Medikamente einer ausgeprägten „first pass"-Elimination, d. h., nur ein geringer Teil der enteral resorbierten und über die Portalgefäße zur Leber transportierten Medikamente erreicht normalerweise die systemi-

Erkrankungen der Leber

sche Zirkulation und damit den Wirkort. Zum Ausgleich dieses Phänomens übersteigt bei derartigen Medikamenten die für die orale Zufuhr empfohlene Menge die parenterale Dosis deutlich. Bei Leberparenchymerkrankungen und portosystemischen Shunts ist daher sowohl mit einer erheblich höheren Konzentration nach einmaliger oraler Applikation als auch mit einer stark verlangsamten Elimination dieser Medikamente zu rechnen. Sofern Pharmaka aus dieser Gruppe bei Patienten mit fortgeschrittenen Lebererkrankungen unverzichtbar sind, sollte die Initialdosis bei oraler oder rektaler Gabe auf etwa ½ bis ¼, bei Medikamenten mit geringer therapeutischer Breite ggf. bis auf $\frac{1}{10}$ der üblichen Dosis verringert werden. Bei einmaliger Gabe ist die parenterale der oralen Applikation vorzuziehen. Die in der Regel deutlich erniedrigte Erhaltungsdosis muß bei jeder Art der Applikation individuell unter sorgfältiger klinischer Beobachtung festgelegt werden.

b) *Medikamente mit mittlerem Risiko einer Überdosierung:* In dieser Gruppe finden sich Medikamente mit einer niedrigen hepatischen Extraktion von unter 30%. Ihre Clearance ist in erster Linie von der metabolischen Kapazität der Leber abhängig. Nach einmaliger Gabe ist nicht mit einer erhöhten Plasmakonzentration dieser Substanzen zu rechnen. Die üblicherweise empfohlenen Dosierungen brauchen daher hier für eine einmalige Gabe bzw. bei der Initialdosis nicht reduziert zu werden. Allerdings ist die Elimination dieser Medikamente verzögert, so daß bei wiederholter Gabe eine reduzierte Erhaltungsdosis erforderlich ist. Einen ungefähren Anhaltspunkt für das Ausmaß dieser Reduktion können das Serumalbumin und der Quickwert liefern.

c) *Medikamente mit niedrigem Risiko einer Überdosierung:* Neben Medikamenten, die unverändert renal ausgeschieden werden, steigt für einige Substanzen bei einer Abnahme der Plasmaeiweißbindung die Elimination, wodurch die verminderte metabolische Kapazität der Leber ggf. wettgemacht werden kann. Medikamente dieser Gruppe können bei Leberkranken in der üblichen Dosis angewandt werden, wobei allerdings im Einzelfall eine sorgfältige Beobachtung des Effekts ebenfalls unerläßlich ist.

Tabelle 8 gibt einen Überblick über die Risiken einer Reihe häufig gebrauchter Medikamente bei Patienten mit Lebererkrankungen. Die Zusammenstellung kann aber nur ungefähre Anhaltspunkte liefern. Folgende Faktoren dürfen nämlich nicht übersehen werden:

Individuell können erhebliche Abweichungen von den erwarteten Reaktionen auf eine bestimmte Medikamentendosis eintreten. Mögliche Ursachen sind genetisch determinierte Unterschiede in der Geschwindigkeit des Metabolismus, eine Verminderung der Resorption bei portaler Hypertension sowie eine mögliche Enzyminduktion etwa durch chronischen Äthylismus oder Rauchen bzw. eine Enzymhemmung, z.B. durch akute Alkoholintoxikation. Von großer Bedeutung ist weiterhin das Alter der Patienten (mit zunehmendem Alter steigt das Risiko einer Überdosierung erheblich an). Darüber hinaus kann bei fortgeschrittenen Lebererkrankungen die Empfindlichkeit der Rezeptoren für bestimmte Pharmaka gesteigert sein, so z.B. für Benzodiazepine und Opiate im Gehirn. Schließlich kann die Eiweißbindung von Medikamenten durch eine Verminderung der Eiweißsynthese der Leber oder eine Verdrängung der Medikamente durch Bilirubin oder Gallensäuren bei Cholestase abnehmen, so daß trotz einer Plasmakonzentration eines Medikaments, die üblicherweise im

Tabelle 8: Risiko bei der Anwendung von Medikamenten bei Patienten mit Lebererkrankungen

Art der Medikamente	Hohes Risiko: Bei parenteraler Gabe Initialdosis unverändert, Reduktion der Erhaltungsdosis, bei oraler (rektaler) Gabe Reduktion von Initial- und Erhaltungsdosis auf ½–¼, ggf. noch weniger der üblichen Dosis	Mittleres Risiko: Bei parenteraler und oraler Gabe unveränderte Initialdosis, Reduktion der Erhaltungsdosis (Anhaltspunkte dafür: Serumalbumin und Quickwert)	Niedriges Risiko: Bei parenteraler und oraler Gabe übliche Dosierung unter sorgfältiger Kontrolle
Analgetika/ Antirheumatika	Pentazocin (Fortral®) Pethidin (Dolantin®) Fentanyl (Fentanyl®-Janssen)	Paracetamol (Ben-u-ron®) Metamizol (Novalgin®)	Naproxen (Proxen®) Phenylbutazon (Butazolidin®) Colchicin (Colchicum-Dispert®)
Sedativa/ Psychopharmaka	Clomethiazol (Distraneurin®) Imipramin (Tofranil®) Nortriptylin (Nortrilen®) Desimipramin (Pertofran®)	Hexobarbital (Evipan®) Pentobarbital (Nembutal®) Phenobarbital (Luminal®) Diazepam (Valium®) Chlordiazepoxid (Librium®)	Oxazepam (Adumbran®) Lorazepam (Tavor®) Chlorpromazin (Megaphen®)
Kardiaka/ Antihypertensiva	Glyzeroltrinitrat (z.B. Nitrolingual®) Verapamil (Isoptin®) Lorcainid (Remivox®) Propranolol (Dociton®) Labetalol (Trandate®) Alprenolol (Aptin®) Metoprolol (Beloc®) Oxyprenolol (Trasicor®) Prazosin (Minipress®)	Beta-methyldigoxin (Lanitop®) Digitoxin (Digimerck®) Procainamid (Novocamid®) Chinidin (Chinidin-Duriles®)	Beta-acetyldigoxin (Novodigal®) Digoxin (Lanicor®) Furosemid (Lasix®) Spironolacton (Aldactone®)

Tabelle 8 (Fortsetzung)

Art der Medikamente	Hohes Risiko: Bei parenteraler Gabe Initialdosis unverändert, Reduktion der Erhaltungsdosis, bei oraler (rektaler) Gabe Reduktion von Initial- und Erhaltungsdosis auf ½–¼, ggf. noch weniger der üblichen Dosis	Mittleres Risiko: Bei parenteraler und oraler Gabe unveränderte Initialdosis, Reduktion der Erhaltungsdosis (Anhaltspunkte dafür: Serumalbumin und Quickwert)	Niedriges Risiko: Bei parenteraler und oraler Gabe übliche Dosierung unter sorgfältiger Kontrolle
Antibiotika		Rifampicin (Rimactan®) Clindamycin (Sobelin®) Cefoperazon (Cefobis®) Chloramphenicol (Paraxin®)	Ampicillin (Binotal®) Carbenicillin (Microcillin®) PAS (Pas-Heyl®) Isoniazid (Neoteben®)
Andere	Ergotamin-tartrat (Gynergen®) Ritodrin (Pre-par®) Pyridostigmin (Mestinon®) Domperidon (Motilium®)	Theophyllin (Euphyllin®) Phenytoin (Zentropil®) Heparin	Prednison (Decortin®) Prednisolon (Decortin®-H) Valproinsäure (Ergenyl®) Tolbutamid (Rastinon®) Cimetidin (Tagamet®)

therapeutischen Bereich liegt, bei Lebererkrankungen wegen eines erhöhten Anteils ungebundener Substanz bereits eine Überdosierung vorliegt.

Insgesamt bedarf die Anwendung von Arzneimitteln bei Patienten mit Lebererkrankungen daher einer besonders strengen Indikationsstellung. Darüber hinaus ist eine besonders sorgfältige Überwachung dieser Patienten, insbesondere bei der Verabreichung von Medikamten mit geringer therapeutischer Breite, unbedingt erforderlich.

2 Erkrankungen des Pankreas
(H. J. Weis und K. Ewe)

2.1 Akute Pankreatitis

Akute, lokale oder generalisierte, primär von den Azinuszellen ausgehende, enzymatische Autodigestion des Pankreas mit Ödembildung und Neigung zu nekrotischem Gewebsuntergang (ödematöse und hämorrhagisch nekrotisierende Pankreatitis). Die akute Pankreatitis kann ein einmaliges Ereignis sein oder rezidivieren.

2.1.1 Ätiopathogenese

Verschiedene Faktoren, deren Bedeutung und Zusammenspiel noch nicht geklärt sind, können ursächlich beteiligt sein. Die wichtigsten sind: Druckerhöhung in den Pankreasgängen mit Aktivierung der Enzyme (z.B. Gallensteine), Alkoholabusus, Infektionen (Mumps, Hepatitis, Scharlach, Typhus), stumpfes Bauchtrauma, postoperativ nach Abdominalchirurgie, nach ERCP, Medikamente (Azathioprin, 6-Mercaptopurin, Chlorothiazid, Östrogene, Furosemid, Sulfonamide, Tetracyclin) und Stoffwechselstörungen (Hyperlipämie, Hyperparathyreoidismus, nach Nieren- und Herztransplantationen), in etwa 5% idiopathisch. Die *häufigsten Krankheitsursachen* sind chronischer Alkoholismus (ca. 40%) und Gallenwegserkrankungen (ca. 40%), die *häufigsten Auslösungsursachen* Gallenkoliken, Alkoholexzesse und voluminöse, fettreiche Mahlzeiten. Durch die Entzündung werden große Mengen (2–6 l) extrazellulärer Flüssigkeit in die retroperitoneale Pankreasregion, das Mesenterium und den Darm sequestriert. Die Freisetzung vasoaktiver Substanzen, besonders bei der nekrotisierenden Pankreatitis, führt zu einer hyperdynamischen Kreislaufsituation (Puls > 90/min, Gefäßwiderstand sinkt).

2.1.2 Klinik

Leitsymptome und -befunde: Starker, meist abrupt einsetzender Oberbauchschmerz, stumpf oder bohrend, aber stetig, oft mit gürtelförmiger Ausstrahlung in den Rücken. Häufig Nausea und Erbrechen, Meteorismus (Subileus), Schmerzen bei tiefer Palpation im mittleren Oberbauch, aber anfangs keine Abwehrspannung, kein Loslaßschmerz. Verminderte Darmgeräusche, Fieber bis 38°C rektal. *Labor:* Starker Anstieg der Serumamylase nach einer Latenzzeit von 2–4 h und der Serumlipase nach 12–14 h. Gleichzeitig oft Anstieg des Blutzuckers, der Transaminasen, des Bilirubins und/oder der alkalischen Phosphatase (Beteiligung des Gallenwegssystems). Zusätzlich Kreatinin, Harnstoff, Elektrolyte, Fibrinogen und Spaltprodukte, Blutbild, Elektrophorese und bei

Fieber > 39°C Blutkulturen. Prognostisch ungünstig sind Hyperglykämie (> 200 mg/dl), Leukozytose > 16000, SGOT > 100 U/l, Hypokalzämie (< 2,0 mmol/l) und Verlaufsindizes (innerhalb 48 h) wie Absinken von Hämatokrit > 10%, Basendefizit > 4 mval und arterieller pO_2 < 60 mmHg. Mehr als 3 dieser Befunde sowie blutiger Aszites und Methämoglobin im Serum (> 5 mg%) sprechen für eine nekrotisierende Pankreatitis (Letalität > 20%) im Gegensatz zur ödematösen (Letalität um 1%).

Diagnostische Hinweise: Hohe Serumamylase und -lipase (spezifischer!). Unspezifische Anstiege der Amylase finden sich u. a. bei eingeklemmten Choledochussteinen, Magen-Darmperforationen, Niereninsuffizienz, Makroamylasämie. Oberbauchsonogramm: Nur zu 80% aussagefähig wegen Lufttüberlagerung; häufig verdicktes Pankreas mit unscharfer Begrenzung, evtl. Pseudozyste. Achten auf erweiterten Gallengang! Computertomogramm mit und ohne Kontrastmittel (i. v.): Durch Lufttüberlagerung nicht beeinflußt. Pankreasschwellung, peripankreatisches Exsudat und Nekrosen gut nachweisbar.

Komplikationen bei schwerem Verlauf:

a) *Hyperglykämie:* Durch vermehrte Glukagonsekretion, meist nur vorübergehende Stoffwechselstörung. Bei nekrotisierender Pankreatitis mit Zerstörung der Inselzellen kann ein Diabetes mellitus resultieren. Werte > 200 mg/dl deuten auf eine schlechte Prognose!

b) *Hypokalzämie:* Senkung des Serum-Kalziumspiegels durch Bindung von Kalzium an Fettnekrosen und Entwicklung einer Hypalbuminämie. Unter 2,0 mmol/l prognostisch ungünstig.

c) *Pankreaspseudozyste:* Abgekapselte, manchmal gekammerte Ansammlung von Flüssigkeit mit hohem Gehalt an Pankreasenzymen. Klinisch weisen anhaltende Oberbauchschmerzen und hohe Serum-Amylasespiegel nach einer Woche konsequenter Therapie darauf hin. Selten wird die Zyste rupturieren (akutes Abdomen), vereitern (Abszeß!) oder bluten. Deswegen sollten Zysten über 5 cm nach 4 Monaten spätestens operativ beseitigt werden. Während akute Zysten, festgestellt durch Ultraschall oder Computertomogramm, in 50% wieder innerhalb von 4 Monaten verschwinden, bilden chronische Zysten eine dicke Wand und zeigen keine spontane Remission.

d) *Pankreasabszeß:* Meist 1–4 Wochen nach akuter Pankreatitis. Bei nekrotisierender Pankreatitis finden sich in 40% Bakterien des Gastrointestinaltraktes im nekrotischen Gewebe. Seltener Sekundärinfektion einer Pseudozyste. Klinisch weisen hohes Fieber mit Schüttelfrost, zunehmende Bauchschmerzen und Leukozytose über 15000 darauf hin. Bei Verdacht ist eine Feinnadelpunktion unter sonographischer oder computertomographischer Steuerung (nicht durch Darm!) gerechtfertigt. *Therapie:* Operation mit postoperativer Drainage, Antibiotika wie Piperacillin (Pipril®) oder Ceftazidim (Fortum®) $3 \times 1-2$ g/Tag jeweils kombiniert mit Metronidazol (Clont®) $2-3 \times 500$ mg/Tag i. v. geben. Eventuell Spülung der Abszeßhöhle mit 100 ml Taurolidin (Taurolin® 2%).

e) *Kreislaufschock:* Offenbar nicht nur Volumenmangel durch Sequestration von Flüssigkeit, sondern auch durch vasoaktive Substanzen (Bradykinin, Kallidin).

f) *Gestörte Nierenfunktion:* Von geringer Einschränkung bis zu akutem Nierenversagen durch Volumenmangel, Sauerstoffsenkung und verminderte tubuläre Resorption niedrigmolekularer Serumproteine. Vasodilatatoren bringen keine Verbesserung.

g) *Aszites und Pleuraerguß:* Sequestrierte Flüssigkeit durch Aktivierung der Pankreasenzyme und Leckage aus einer Pankreaszyste oder des Pankreasganges. Hoher Amylasegehalt im Aszites bzw. Pleuraerguß ist charakteristisch, meist hoher Eiweißgehalt (> 3 g/dl). Blutiger Aszites beweist Hämorrhagie (Andauung von Gefäßen durch Elastase). DD: Mesenterialgefäßverschluß, rupturierte Tubargravidität.

h) *Akute respiratorische Insuffizienz* (ARDS): Tachypnoe mit pO_2 < 60 mmHg durch Schädigung der Kapillarendothelzellen der Alveolen mit Permeabilitätsstörung. Therapie s. Kap. 10, 1.5.3.

i) *Blutung bei schwerer Pankreatitis:* Bluterbrechen, Teerstuhl, Abfall von Hb und Hkt. Mögliche Ursachen: Erosionen im Magen und Duodenum, Ulcus ventriculi oder duodeni, Mallory-Weiss-Läsion, Blutung aus dem Pankreasgang, Blutung in eine Pseudozyste oder in die Bauchhöhle. *Diagnostik:* (1) Ultraschall des Abdomens, evtl. mit Punktion, (2) Notfallgastroskopie, (3) selektive Mesenterialangiographie. Dabei gleichzeitig Versuch, das Gefäß zu verschließen; wenn unmöglich, dann Operation.
j) *Verbrauchskoagulopathie* (disseminierte intravaskuläre Gerinnungsstörung): Bildung von pulmonalen intravaskulären Mikrothromben mit Verbrauch von Gerinnungsfaktoren s. Kap. 17, 3.

2.1.3 Therapie
2.1.3.1 Akute Phase
Bei sonographischem Verdacht auf Choledocholithiasis ist eine endoskopisch retrograde Cholangiographie mit Papillotomie und Steinextraktion akut indiziert!

a) *Intensivüberwachung* (Grundregeln s. Kap. 2, 1.2). Thorax- und Abdomenleeraufnahme, Nulldiät, zentraler Venenkatheter.
b) *Schmerzbekämpfung:* Bei mäßigen Schmerzen Pentazocin (Fortral®, 20 mg i.v., 30 mg s.c. oder i.m. 3−4stündlich). Bei schweren Schmerzzuständen hat sich Procain® (2 g/24 h i.v.) bewährt als Basis und bei Bedarf zusätzlich Pethidin (Dolantin®, 50 mg i.v. oder 50−100 mg s.c. oder i.m. 3−4stündlich). *Wichtig:* Opiate sind kontraindiziert, da sie zu Druckerhöhung im Gallen- und Pankreasgangsystem durch Sphinkterspasmus führen! Spontaner Schmerzrückgang (i.a. nach 48 h) weist auf Rückbildung des akuten Entzündungsprozesses hin. Fortbestehen der Schmerzen ist verdächtig auf Entstehung von Pseudozysten.
c) *Volumensubstitution:* Bei leichter Erkrankung (keine prognostisch ungünstigen Symptome, s. ds. Kap., 2.1.2) sollten mindestens 3 l Flüssigkeit/Tag (1,5 l 0,9 %ige NaCl-Lösung parallel mit 1,5 l 5 %ige Glukoselösung unter Zugabe von insgesamt 60 mval KCl/Tag) intravenös verabreicht werden. Dabei müssen alle 6−8 h ärztliche Kontrollen stattfinden (klinisches Bild, RR, ZVD, Urinmenge, Temperatur etc.). Bei schwerer Erkrankung, d.h. drei oder mehr prognostisch ungünstigen Symptome (s. ds. Kap., 2.1.2), besteht stets eine Hypovolämie als Folge von Flüssigkeitsverlusten in Bauchhöhle und Retroperitonealraum, die größenordnungsmäßig denen bei schweren Verbrennungen entsprechen. *Wichtig:* Sofortige und ausreichende Volumensubstitution zur Verhütung eines Kreislaufschocks und/oder akuten Nierenversagens. *Richtlinien:* Initial 500−1000 ml Plasmaersatzmittel (Macrodex® 6 %, Plasmafusin® oder Haemaccel®) plus 1000 ml isotone Elektrolyt-Zuckerlösungen (s. Kap. 8, 4.1). Über den Rest des Tages 3000 ml Zucker-Elektrolytlösungen + 50 g Humanalbumin als Ersatz des infolge erhöhter Kapillardurchlässigkeit verlorenen Plasmaeiweißes, Korrektur von Kalium-, Kalzium-, Natrium- oder Chloridverlusten durch entsprechende Zusätze. Errechnung des Korrekturbedarfes aus dem

Magensaftverlust (s. Kap. 8, 3.2.1), der Urinausscheidung und dem Ionogramm unter Berücksichtigung des ZVD, des Hämatokriten und der Diurese.

Bei *hypovolämischem Schock:* Erhöhung der oben angegebenen Infusionsmengen (⅓ Plasmaersatzmittel, ⅔ Elektrolyt-Zuckerlösung). Nur wenn der Schock durch Volumensubstitution und Dopamin nicht behoben wird, sollte Prednison versucht werden (s. Kap. 2, 3.4.1.3).

Akutes Nierenversagen s. Kap. 14, 1.2.

Respiratorische Insuffizienz: Wenn unter Spontanatmung und geringer O_2-Gabe (Nasensonde) der arterielle pO_2-Wert < 60 mmHg sinkt, ist rasch eine kontrollierte volumengesteuerte Beatmung mit positiv-endexspiratorischem Druck (PEEP) einzuleiten.

Folgende Maßnahmen werden meist durchgeführt, doch ihre klinische Wirksamkeit ist nicht sicher erwiesen:

d) *Ausschaltung der Pankreasstimulation:* Wichtigstes therapeutisches Prinzip, das auf verschiedenen Wegen erreicht wird:
   (1) *Absolute Nahrungskarenz* bis zur Besserung des klinischen Bildes: Speisebrei im Duodenum ist der stärkste physiologische Stimulus für die Pankreozyminsekretion.
   (2) *Nasogastrale Absaugung* nur bei schwerer Pankreatitis (Kriterien s. ds. Kap., 2.1.2) (Dauersog, günstigster Druck minus 30−60 cmH₂O) mit paralytischem Ileus, bei geringem Absaugvolumen radiologische Kontrolle der Sondenlage. Beendigung des Absaugens nach Verschwinden des Subileus.
   (3) Hemmung der Magensäuresekretion durch H_2-Blocker (Zantic®: 6 Amp./Tag oder Pepdul® 3 Amp./Tag als Dauerinfusion über 5 Tage). In kontrollierten Studien haben Somatostatin, Atropin, Glukagon, Kalzitonin, Protease-Inhibitoren (Trasylol®) und Enzym-Inhibitoren (Epsilon-Aminokapronsäure) bis heute keine signifikante Wirkung auf die Heilungsrate der Pankreatitis gezeigt.

e) *Antibiotische Infektionsprophylaxe:* Sie sollte nicht generell durchgeführt werden. Nur beim Auftreten von Temperaturen über 38°C rektal erscheint die Gabe eines Antibiotikums, z.B. Ampicillin (Binotal®, $3 \times 1-2$ g/Tag) oder Mezlozillin (Baypen®, $3 \times 2-4$ g/Tag) oder Ceftazidim (Fortum®, $3 \times 1-2$ g/Tag) gerechtfertigt. Bei nekrotisierender Pankreatitis besteht in 40% der Fälle eine bakterielle Kontamination. Bei schweren Infektionen zusätzlich Metronidazol (Clont®, $2-3 \times 500$ mg/Tag i.v.) geben. Keine Tetracycline!

f) *Parenterale Erhaltungstherapie und Ernährung* (s. Kap. 1, 5): Nach initialer Volumensubstitution entsprechend c) parenterale Erhaltungstherapie bzw. Ersatz von Verlusten. Ermittlung des Korrekturbedarfs an Kalium, Kalzium, Magnesium, Natrium oder Chlorid aus den Magensaftverlusten

(s. Kap. 8, 3.2), der renalen Elektrolytausscheidung und dem Ionogramm. Zum Ausgleich der durch Kalkseifenablagerung im Pankreas und in den umgebenden Geweben entstehenden Hypokalzämie zusätzliche Gabe von Kalziumglukonat (100 ml 10% über 10 min i.v.) so oft, wie es zur Beseitigung einer gesteigerten, neuromuskulären Erregbarkeit oder Tetanie notwendig ist. Oft sind erhebliche Gesamtmengen erforderlich. Abfall des Serumkalziums unter 2,0 mmol/l ist ein prognostisch schlechtes Zeichen. Bei der Infusionstherapie sollten nur Zucker (300–400 g/Tag), Elektrolyte und Aminosäuren (50–100 g/Tag) verabreicht werden, z.B. Nutriflex® 32 G-E (2 l/Tag), keine Fettinfusionen. Bei Normalgewicht genügen 1500–2000 Kalorien/Tag.

g) *Insulin:* Nur bei anhaltender Hyperglykämie über 250 mg/dl indiziert. Patienten mit akuter Pankreatitis sind oft sehr insulinempfindlich; kleine, am Blutzuckerverhalten orientierte Dosen von Normalinsulin (5–15 Einheiten in 6stündigen Intervallen s.c.) sind daher der Gabe von Depot-Insulin vorzuziehen.

h) *Prüfung des Therapieerfolges:* Alle 6–12 h Überprüfung klinischer Befunde (Abdomenschmerz, Peristaltik, Lungenauskultation, RR, ZVD, Temperatur, Urinmenge), Laborwerte (Amylase, Blutzucker, Kreatinin, Elektrolyte, Leukozyten, Hämoglobin, Hämatokrit, pO_2) und täglich Oberbauchsonogramm. Wenn ohne Besserung über 2 Tage, ist ein CT erforderlich. Bei hämorrhagisch nekrotisierender Pankreatitis (Pankreasnekrose > 30%, Schock, Leukozytose, Hb-Abfall, blutiger Aszites) kann als ultima ratio eine Peritoneal-Lavage (nur bei Aszites sinnvoll) oder eine Operation versucht werden.

i) *Operationsindikationen:* Die akute Pankreatitis per se ist keine Indikation zur Operation. Die Operation kann erforderlich sein, wenn sich trotz Ausschöpfens aller konservativen Möglichkeiten der Zustand des Patienten innerhalb von 2–3 Tagen verschlechtert. Für eine Operation sprechen große extra- und intrapankreatische Nekrosen, Verdacht auf Pankreasabszeß, pankreatogener Aszites (hoher Amylasegehalt!) und Sepsis (oft bakterielle Kontamination der Nekrosen). Akute Pankreasresektionen und reine Nekrotektomien sind mit einer hohen Letalität verbunden (30–50%), evtl. Besserung durch Nekrotektomie mit Bursa-Lavage (Letalität < 10%). Vor einer Operation ist möglichst ein Computertomogramm des Pankreas durchzuführen.

Pankreaspseudozysten bilden sich in 50% spontan innerhalb von 4 Monaten zurück (Sonographie-Kontrollen). Bei einem Durchmesser über 10 cm und klinischen Beschwerden kann die Zyste unter sonographischer Kontrolle und sterilen Kautelen mit der Feinnadel abpunktiert werden. Eine operative Drainage (Y-Anastomose mit Jejunalschlinge) sollte erst nach Konsolidierung der Zystenwand durchgeführt werden.

2.1.3.2 Therapie in der Wiederherstellungsphase

a) *Parenterale Erhaltungstherapie und Ernährung:* Fortsetzung der bilanzierten Wasser- und Elektrolytsubstitution. Vom 2. Tag an können neben Kohlenhydratlösungen zusätzlich Aminosäurelösungen (Gesamtkaloriengehalt 1800–2000 kcal) gegeben werden, z.B. Nutriflex® 32 G-E oder Aminomix® (2 l/Tag), keine Fettemulsionen (Einzelheiten s. Kap. 1, 5.4). Bei totaler parenteraler Ernährung (3 l Flüssigkeit/Tag) sollten Vitamine ergänzt werden, z.B. 1 Amp. Multibionta®/Tag mit der Infusion. Bei Alkoholikern fehlt häufig Vitamin B_1, daher zusätzlich Betabion® 1 Amp./Tag i.m. Je nach Entwicklung des klinischen Bildes kann nach 1 Woche von der parenteralen auf die orale Ernährung übergegangen werden.

b) *Orale Ernährung:* Bei Schmerzfreiheit kann am 5. Tag probatorisch Tee und Zwieback verabreicht werden. Treten keine Beschwerden auf, wird die orale Nahrungszufuhr weiter langsam aufgebaut unter Reduktion der Infusionen (gut gesalzener Hafer- oder Reisschleim, Zwieback- oder Toastzulage ohne Milch- und Fettzusatz, Tee). *8. und 9. Tag:* Zusätzlich Kartoffelbrei mit etwas Milch, Nudeln, Magerquark, Joghurt, Infusionen beenden. *10.–14. Tag:* Weitere leicht verdauliche Eiweißzulage (mageres gekochtes Hühner- oder Kalbfleisch, magerer Schinken), ferner Kartoffel- oder Reisbrei mit Milchzusatz, passiertes Gemüse, schwach gesüßter Tee. In den folgenden 4–8 Wochen weiterer Diätaufbau unter Vermeidung von schwer verdaulichen Speisen (Gebratenes, Kohlgemüse, scharfe Gewürze, hoher Fettgehalt). Alkohol ist in jeder Form zu meiden, bei der ödematösen Pankreatitis mindestens für 6 Monate, bei der nekrotisierenden lebenslang.

c) *Sekretionshemmung:* Bei Schmerzfreiheit ab dem 5. Tag H_2-Blocker oral (Zantic® 300 oder Pepdul®, 1× abends) für weitere 2 Wochen.

d) Pankreasfermente mit der oralen Nahrungsaufnahme, verabreicht zur schnelleren Schmerzfreiheit, sollen nur einen hohen Protease-Anteil haben, z.B. Pankreon® 700 3×3 Drg./Tag oder Pankreon®-Granulat 3×3 Teelöffel/Tag. Nach spätestens 8 Wochen nur noch bei Maldigestion indiziert (s. ds. Kap., 2.2.3).

Wichtig: Wiederaufflackern der akuten Symptomatik macht ein sofortiges Wiedereinsetzen der parenteralen Ernährung erforderlich. Falls kein Sonogramm angefertigt werden kann, sollte die Röntgenuntersuchung der Gallenblase erst 8 Wochen nach der Pankreatitis durchgeführt werden, bevor die Indikation zur Cholezystektomie gestellt wird. Ein Sekretin-Pankreozymin-Test sollte nicht in der akuten Erkrankungsphase, sondern erst 2 Monate später durchgeführt werden.

Ausnahme: Bei dringendem Verdacht auf präpapillären Gallenstein ist die endoskopische Papillotomie mit Steinextraktion baldmöglichst durchzuführen.

2.2 Chronische Pankreatitis

Die chronische Pankreatitis mit nachgewiesenen Organveränderungen kann in akuten Schüben („chronisch-rezidivierend") oder kontinuierlich und progredient verlaufen („primär-chronisch").

2.2.1 Ätiopathogenese

Hauptursachen sind chronischer Alkoholismus (*kalizifierende* Form, besonders bei jüngeren Männern) und Cholelithiasis; selten Hyperparathyreoidismus und Hyperlipämie. Maldigestion erst nach Ausfall von mehr als 80% des Pankreas.

2.2.2 Klinik

Leitsymptome und -befunde: Rezidivierender, selten ständiger heftiger Oberbauchschmerz von einigen Stunden bis mehreren Tagen Dauer und Ausstrahlung in den Rücken und/oder Hyperästhesie im Bereich von D 7–9 links. Etwa 10% der Patienten haben keine Schmerzen. Völlegefühl, Nausea, Erbrechen, Meteorismus. Jede Nahrungsaufnahme verschlimmert meist die Beschwerden. Dadurch Gewichtsverlust sowie durch Anorexie bei Äthylismus und evtl. Maldigestion. Diese nur in fortgeschrittenen Fällen bis zur schweren Verdauungsinsuffizienz mit voluminösen, faulig riechenden Stühlen, schließlich pankreatogene Kachexie.

Diagnostische Hinweise: Selten palpabler Tumor im Oberbauch (Differentialdiagnose Pankreaskopfkarzinom) mit Verlegung des Gallen- und Pankreasganges, Verschlußikterus und Courvoisier-Zeichen. Im Schub erhöhte Serumlipase, -amylase und Urinamylase, oft Leukozytose. Ständig erhöhte Serumamylase weist auf Pankreaszyste hin (Differentialdiagnose Niereninsuffizienz, Makroamylasämie). Röntgenzielaufnahmen des Pankreas in 30% Kalzifikationen. Sonographisch vergrößertes Pankreas oft mit erweitertem Gang, unregelmäßigem Reflexmuster, Zysten. Herabgesetzte Glukosetoleranz bzw. manifester Diabetes mellitus. Chymotrypsin im Stuhl vermindert (vorher orale Pankreasenzympräparate mindestens 4 Tage lang absetzen!), Pankreolauryl®-Test (Lipase-Aktivität) und PFT-Roche®-Test (Chymotrypsin-Aktivität) pathologisch. Der Sekretin-Pankreozymin-Test ist sehr teuer, kompliziert und zeitaufwendig. Er bringt nur in speziellen Fällen wichtige Mehrinformationen, z.B. dissoziierte Enzymstörung, Steatorrhö in fortgeschrittenen Stadien (Stuhlfett über 7 g/Tag, Stuhlgewicht über 200 g/Tag). Immer durchzuführen sind Oberbauchsonogramm und endoskopische retrograde Cholangiopankreatikographie (ERCP). Bei Tumorverdacht zusätzlich Computertomographie, Ca-19-9-Test im Serum und sonographisch gelenkte Feinnadelpunktion. Keine diagnostische Bedeutung mehr haben MDP, hypotone Duodenographie und Pankreasszintigraphie.

2.2.3 Therapie

In der akuten Exazerbation entspricht die Behandlung der einer akuten Pankreatitis (s. ds. Kap., 2.1.3). Da eine spezifische kurative Therapie fehlt, gelten als symptomatische Therapieziele: Beseitigung von Noxen und lokalen Komplikationen, Schmerzlinderung und Substitution der Pankreasinsuffizienz. Für die Behandlung der chronischen Verlaufsform gelten folgende Richtlinien:

a) *Absolute* und lebenslange *Alkoholkarenz:* Prävention von Schmerzen und eines akuten Schubes.

b) Vermeidung potentiell pankreastoxischer Medikamente (s. ds. Kap., 2.1.1).
c) *Diät:* Grundsätzlich reichlicher Kohlenhydrat-, hoher Eiweißgehalt, Fett soviel wie verträglich ohne Steatorrhö. Keine schwer verdaulichen Speisen. Bei Maldigestion zusätzliche Gabe mittelkettiger Triglyzeride, die ohne Pankreaslipase vollständig resorbiert werden: Ceres-Diät-Speiseöl und -margarine 50–100 g/Tag. Margarine Union, Postfach 1020, 2000 Hamburg 50, oder Wander Pharma, Nürnberg. Die Firmen stellen spezielle Kochrezepte zur Verfügung (da MKT nicht hitzestabil, erst nach Erhitzen der Speisen zugeben!).
d) *Fermentsubstitution:* Nur bei Maldigestion hochdosierte Gaben von Pankreasfermentpräparaten. Richtlinie: Als Tagesdosis 100000–200000 FIP-Einheiten Lipase/Tag. Präparate sollten magensaftresistent verkapselt sein, da Lipase säurelabil ist. Keine gallensäurehaltigen Enzympräparate verwenden. Nach Whipplescher Operation oder Billroth II nur Granulat, aber keine Tabletten geben. Panzytrat® 20000 (3×2–3 Kps./Tag), Pankreatan® forte N (3×1–2 Tbl./Tag), Kreon® Granulat 3×2 Beutel/Tag). Bei schwerer Malabsorption kann die Fermentwirkung durch Hemmung der Magensäuresekretion in manchen Fällen deutlich verbessert werden: Cimetidin (Tagamet®) 1 Tbl. (200 mg) 15 min vor jeder Mahlzeit. Bei Meteorismus zusätzlich Lefax®, Paractol® 3×1–2 Tbl./Tag oder Paractol® liquid 3×1–2 Teelöffel/Tag. Fermentsubstitution beseitigt nicht immer vollständig die Steatorrhö. Klinisches Ziel ist Gewichtskonstanz oder Zunahme.
e) *Vitamin- und Kalziumsubstitution:* Kann bei Maldigestion erforderlich werden. Richtlinien s. Kap. 12, Tabelle 5.
f) *Schmerzbekämpfung:* Alkoholabstinenz! Fermentsubstitution kann auch bei Fehlen einer Maldigestion zur Schmerzlinderung führen. Bei Auftreten von Schmerzen trotz konsequenter Diätbehandlung Spasmoanalgetika (z.B. Spasmo-Cibalgin® S Drg. oder Supp., Optipyrin® S, Tramal®-Tropfen, DHC 60 Mundipharma®, 2×1 Drg./Tag). Gute Erfolge wurden nach Blokkade des Ganglion coeliacum gesehen (Anästhesist, „Schmerzklinik"). Eine Sympathektomie ist unwirksam. Zurückhalten mit Opiaten, da Patienten oft süchtig werden (Polytoxikomanie). Da bei chronischer Pankreatitis ein erhöhter Basaltonus des Pankreassphinkters nachgewiesen wurde, kann eine Sphinkterotomie, evtl. mit Entfernung von Pankreasgangsteinen, zur Schmerzbehandlung versucht werden, bevor eine Operation empfohlen wird (s. ds. Kap., 2.2.3h). Über eine Zeit von 4–8 Jahren wird das Pankreas durch die fortschreitende Entzündung weiter zerstört, wobei die Schmerzen in 85% der Fälle ebenfalls verschwinden.
g) *Diabetes mellitus:* Fast immer insulinbedürftig. Schwer zu steuern, da auch Glukagon fehlt. Häufig Hypoglykämien, weil Patienten wegen Schmerzen ungleichmäßig Nahrung aufnehmen. Daher keine Kalorieneinschränkung bei den durch Malabsorption schon unterernährten Patienten! Meist ge-

nügen etwa 40 E eines kurzwirkenden Kombinationsinsulins, aufgeteilt in 2 Tagesdosen (s. Kap. 21, Tab. 5).

h) *Operationsindikationen:* Bei Fortbestehen rezidivierender Schmerzzustände ist eine sorgfältige Abklärung ihrer Ursache im Gallen-Pankreasbereich erforderlich durch Sonographie, ERCP und CT. Indikationen zum chirurgischen Eingreifen sind: Cholelithiasis, Kopfpankreatitis mit biliärer Stauung, Pseudozysten sowie schwer beherrschbare, chronische Schmerzzustände (Gefahr des Narkotikamißbrauchs!). Je nach Lage kommen in Frage: Papillotomie, Pankreatikojejunostomie oder Whipplesche Operation (Duodenopankreatektomie mit Splenektomie und partieller Gastrektomie). In ca. 70% der Fälle führt die Operation zur Schmerzfreiheit (Letalität 3−20%). Die Langzeitergebnisse nach Unterbindung bzw. intraoperativer Blockade des Pankreasganges mit Ethibloc®, wodurch der exokrine Drüsenanteil des Pankreas atrophiert, während die Inselzellen erhalten bleiben, haben enttäuscht, so daß diese Verfahren verlassen wurden.

3 Erkrankungen der Gallenblase und Gallenwege
(H. J. Weis und K. Ewe)

3.1 Cholelithiasis
3.1.1 Ätiopathogenese
Selten vor dem 20. Lebensjahr, danach ansteigende Frequenz mit zunehmendem Alter (im 8. Lebensjahrzehnt 30%). Frauen erkranken zweimal häufiger als Männer an Gallensteinen. Man unterscheidet hauptsächlich Cholesterolgallensteine (20%), Pigmentsteine (= Kalzium-Bilirubinat 5%) und Mischformen der beiden Steinarten. In Europa bestehen 80% aller Steine zu über 90% aus Cholesterol.
Pigmentsteine entstehen, wenn vermehrt unkonjugiertes Bilirubin in die Galle gelangt, z.B. bakterielle Dekonjugation, hämolytische Anämien, Herzklappenersatz.
Cholesterolgallensteine entstehen nur in Cholesterol-übersättigter Galle. Als Ursachen der Cholesterolübersättigung sind bekannt erhöhte Cholesterolsynthese, verminderte Gallensäuresynthese der Leber und fettreiche Ernährung. Zusätzlich fehlt ein Antinukleationsfaktor in der Galle.

3.1.2 Klinik
Etwa 50% aller Gallensteinträger sind beschwerdefrei.
a) *Spezifische Symptome:*
1. *Gallenkoliken:* Durch Einklemmung eines Gallensteins im Ductus cysticus oder choledochus treten krampfartige Schmerzen im rechten Oberbauch auf, die entlang dem rechten Rippenbogen ausstrahlen in Rücken und Schulterblatt. Häufig Übelkeit, Erbrechen und leichter Temperaturanstieg bis 38,5°C rektal (Therapie s. ds. Kap., 3.1.3.1). Differentialdiagnosen: Ulcus duodeni, Herzinfarkt, Nierenkolik, Lungenembolie.
2. *Ikterus:* Bei totalem Verschluß des Ductus cysticus steigt das Serumbilirubin vorübergehend auf 1−3 mg% an; bei Verschluß des Ductus choledochus dagegen tritt nach 4−6 h ein deutlicher Ikterus auf, meist verbunden mit Juckreiz.

b) *Unspezifische Beschwerden:* Druck im rechten Oberbauch, Völlegefühl, Meteorismus, Obstipation und Fettunverträglichkeit.

Diagnostische Hinweise: Umschriebener Druckschmerz in der Gallenblasenregion, eventuell leichte Abwehrspannung der Bauchdecken bei Koliken. Häufig Klopfschmerz über der Gallenblase und dem rechten unteren Rippenbogen. Positives Murphysches Zeichen. Bei totalem Verschluß des Ductus choledochus durch einen Gallenstein wird erst nach 4–6 h das direkte Bilirubin im Serum über 2 mg% betragen. Dabei können die Serum-Transaminasen kurzfristig auf das 5–8fache ansteigen. Eventuell erhöhte Serumamylase durch Begleitpankreatitis. Sicherung der Diagnose durch Ultraschall und Röntgen.

1. Oberbauchsonogramm: Gallenblasensteine mit $\geq$ 4 mm Durchmesser können in über 90% sofort diagnostiziert werden. Daher auch bei unspezifischen Beschwerden frühzeitig sonographieren. 2. Abdomenleeraufnahme: Nur 10% aller Gallensteine können darauf erkannt werden. 3. Orales Cholezystogramm, wenn kein Ikterus und keine Cholezystektomie vorliegen. 4. Intravenöses Cholezyst-Cholangiogramm, wenn sich die Gallenblase nach oraler Kontrastmittelgabe nicht darstellt oder das Serumbilirubin über 2 mg% beträgt.

Bei Serum-Bilirubinwerten über 5 mg% bestehen folgende Möglichkeiten: a) Kontrastmittelinfusion, b) Cholezintigraphie, c) endoskopisch retrograde Gallengangsdarstellung (ERC), d) perkutane transhepatische Cholangiographie, e) Punktion der Gallenblase unter laparoskopischer Sicht.

Komplikationen: Begleitpankreatitis, Gallenblasenhydrops, akute und chronische Cholezystitis, Gallenblasenempyem und Perforation; totaler Verschluß des Ductus choledochus über mehr als 4 Wochen kann zu Cholangitis, biliärer Zirrhose und Leberversagen führen.

3.1.3 Therapie

Bei subjektiven Beschwerden sollten prinzipiell die Gallensteine entfernt werden, da sie in 35% innerhalb von 10 Jahren zu Komplikationen führen. Bei völlig beschwerdefreien Patienten mit zufällig entdeckten Gallensteinen ist Abwarten bis zur Symptomatik gerechtfertigt. Bei diesen eventuell Versuch der medikamentösen Auflösung (s. ds. Kap., 3.1.3.3).

3.1.3.1 Gallenkolik

a) *Schmerzbekämpfung:* Bei leichten Koliken Gabe von 1–2 Kps. Glyceroltrinitrat (Nitrolingual®, Gallolingual®). Der Patient sollte dabei liegen wegen Hypotonie-Gefahr! Bei schweren Koliken Gabe von Pethidin (Dolantin®, 50–100 mg) oder Fortral®, 1 Amp. langsam i.v., gefolgt von einem Spasmolytikum, Buscopan®, 1 Amp., oder Diazepam 10 mg (Valium MM®, Diazepam®-Lipuro), 1 Amp. i.v. Nach 4–6 h Gabe von Spasmo-Cibalgin® comp. S (Supp.).

Wichtig: Morphium und seine Derivate dürfen wegen Erhöhung des Sphinktertonus nicht gegeben werden!

b) Für 24 h sollte der Patient nur Tee und Zwieback einnehmen.

c) Bei Fortbestehen der Kolik, Auftreten eines Ikterus oder Fieber (über 38,5 °C rektal) Klinikeinweisung wegen dringenden Verdachts auf akute Cholezystitis (s. ds. Kap., 3.2).

d) *Indikationen zur Sofortoperation:* Fortbestehen der Kolik und Auftreten eines Ikterus trotz intensiver spasmolytischer Therapie (Steineinklemmung!), Zunahme der allgemeinen und lokalen Entzündungszeichen (Fieber, Leukozytose, Abwehrspannung) mit Gefahr der Empyembildung, Perforation und lokaler Peritonitis. Bei hohem Operationsrisiko eventuell zuerst Cholezystostomie mit Drainage, später Cholezystektomie und Gallenwegsrevision.

3.1.3.2 Cholezystektomie

Die chirurgische Entfernung der Gallenblase und Gallensteine sollte bei symptomatischen Patienten möglichst frühzeitig durchgeführt werden. Je nach Alter des Patienten und Komplikationen beträgt die Operationsletalität 0,5–3%. Bei etwa 5% kann ein Gallensteinrezidiv auftreten. *Postcholezystektomie-Syndrom:* Etwa 25% der Patienten klagen auch nach Cholezystektomie über Oberbauchbeschwerden. In rund 50% der Fälle finden sich Ursachen wie Ulcus pepticum, chronische Pankreatitis, Colon irritabile etc. In diesen Fällen waren die präoperativen Beschwerden meist nicht auf Gallensteine zurückzuführen! Um auch Narbenneurinome, Rezidivsteine, Papillensklerose etc. auszuschließen, ist eine intensive Diagnostik mit Durchführung von Gastroskopie, ERCP, Koloskopie und evtl. Computertomographie, neurologisch-psychiatrischen, orthopädischen und gynäkologischen Untersuchungen erforderlich.

3.1.3.3 Medikamentöse Gallensteinauflösung

Bis heute nur möglich für Cholesterolsteine in der Gallenblase.

Voraussetzungen: Röntgenologisch nicht schattengebende Gallensteine unter 1,5 cm Durchmesser. Kontraktionsfähige Gallenblase.
Kontraindikationen: Kalzifizierte Gallensteine, Steine über 2 cm Durchmesser, im intravenösen Cholezystogramm nicht darstellbare Gallenblase, chronische Hepatitis, Leberzirrhose, Malabsorption.

Maßnahmen vor Therapiebeginn
a) Aufklärung des Patienten über Therapiedauer (12–18 Monate), Erfolgsrate (60%), Röntgen der Gallenblase und Nebenwirkungen (keine).
b) Röntgengallenleeraufnahme zum Ausschluß von Steinverkalkungen.
c) Intravenöses Cholezystogramm mit Reizmahlzeit: Kleine Steine ($\leq$ 4 mm $\varnothing$) mit unregelmäßiger Oberfläche, die im Stehen sedimentieren, sind meist Pigmentsteine (ungeeignet).
d) Labor: Leukozyten, Retikulozyten (Hämolyse!), SGPT, Elektrophorese.
Die sorgfältige Selektion geeigneter Patienten ist entscheidend für den Therapieerfolg!

Durchführung der Cholelitholyse
a) *Diät:* Fettarme Kost (unter 60 g/Tag), wodurch gleichzeitig die tägliche orale Cholesterolaufnahme unter 250 mg gesenkt wird. Übergewichtige Patienten sollen eine Reduktionskost von 1000 Kalorien/Tag einhalten bis zur Normalisierung ihres Körpergewichtes.
b) *Ursodesoxycholsäure* (UDC: Ursofalk®, Cholit-Ursan®, Ursochol 150®): 8–12 mg/kg KG/Tag, 2 Kps. nach dem Abendessen einnehmen, den Rest über den Tag verteilt. Nebenwirkung: in 5% Gallensteinverkalkung.
Chenodesoxycholsäure (CDC: Chenofalk®, Cholit-Chenosan®): Dosierung 13–15 mg/kg KG/Tag. Wegen Nebenwirkungen (in 30% Diarrhö oder Transaminasenanstieg bei voller Dosierung) heute nur noch in Kombination mit UDC.
Kombinationstherapie: 6–8 mg UDC/kg KG/Tag plus 6–8 mg CDC/kg KG/Tag. Die Hälfte jeder Substanz morgens und abends. Keine Nebenwirkungen.
c) *Kontrollen:* SGPT alle 3 Monate, Sonogramm bzw. Cholezystogramm alle 6 Monate. Die Behandlungsdauer beträgt 6–18 Monate je nach Steingröße. Wenn sich nach 12 Monaten Therapie die Steine nicht über ein Drittel verkleinert haben, ist die Fortsetzung der Behandlung nicht sinnvoll.
Nach Choleltholyse weiterhin fettarme Kost und normales Gewicht einhalten. Ein Glas Milch bzw. Kakao vor dem Schlafengehen hat in Pilotstudien Rezidive vermieden, die sonst in 50% der Fälle auftreten. Sonogramm alle 6 Monate für 3 Jahre. Wird ein Rezidiv erneut medikamentös behandelt (Dosierung wie oben, Auflösung in 90% in 6–9 Monaten), so muß anschließend eine Dauertherapie mit Chenodesoxycholsäure (Chenofalk®) 500 mg/Tag (2 Kps. abends) oder UDC 300 mg/Tag (Ursochol® 150, 2 Tbl./Tag) durchgeführt werden. Die Erfolgsrate der medikamentösen Steinauflösung beträgt derzeit 60%.

3.1.3.4 Choleltholyse mit MTBE (Methyl-Tert-Butyl-Äther)
Ein Katheter wird perkutan-transhepatisch in die Gallenblase gelegt. Kontinuierliche Spülung mit MTBE über 8–24 h führt zur Auflösung von Cholesterolgallensteinen in über 80%. Rasches Verfahren mit geringen Komplikationen, nur in wenigen Zentren durchgeführt (z.B. Zentrum für Innere Medizin, Universitätsklinik Frankfurt a. M.).

3.1.3.5 Choledocholithiasis
Bei Patienten in operablem Zustand mit Cholezysto- und Choledocholithiasis ist die Operation die Therapie der Wahl. Die Choleltholyse hat bei Choledocholithiasis nur geringen Erfolg (15%). Bei cholezystektomierten Patienten sowie bei Patienten mit Cholezystolithiasis in inoperablem Zustand steht die endoskopische Papillotomie mit Steinextraktion therapeutisch an erster Stelle.

Diese Eingriffe von etwa 30 Minuten Dauer werden ohne Narkose durchgeführt und auch von alten Patienten gut toleriert (Letalität unter 2%). Bei großen Gallengangssteinen (> 1 cm) ist manchmal eine Steinzertrümmerung durch ein Lithotriptor-Drahtkörbchen endoskopisch nicht möglich. Bei Patienten mit hohem Operationsrisiko kann evtl. durch eine Stoßwellentherapie (s. ds. Kap., 3.1.3.6) eine Zerkleinerung des Steines mit anschließender endoskopischer Entfernung erreicht werden. Eine Steinverkalkung spielt hierbei meist keine Rolle.

Bei Patienten mit liegendem T-Drain direkt nach Cholezystektomie und noch bestehender Choledocholithiasis gibt es folgende Möglichkeiten:

a) Steinextraktion über T-Drain,
b) endoskopische Papillotomie oder Papillendilatation und Steinextraktion (ohne oder mit Lithotripsie) und
c) Relaparotomie.

3.1.3.6 Cholelithotripsie

Zerkleinerung von Gallensteinen durch extrakorporal erzeugte Stoßwellen, die unter Röntgen- oder Ultraschallkontrolle auf die Gallensteine in Gallenblase oder Gallengängen gerichtet werden. Die Geräte stehen meist nur in Universitätskliniken zur Verfügung.

Voraussetzungen:
a) Gallensteinbeschwerden, z. B. Koliken
b) röntgenologisch nicht schattengebende Cholesterolgallensteine, da anschließend die Steintrümmer durch Litholyse beseitigt werden müssen (s. ds. Kap., 3.1.3.3)
c) Steingröße 4–30 mm Durchmesser
d) kontraktionsfähige Gallenblase bei Cholezystolithiasis

Kontraindikationen bei Cholezystolithiasis: Kalzifierte Gallensteine, Steine über 3 cm Durchmesser, im i. v. Cholezystogramm nicht darstellbare Gallenblase, kontraktionslose Gallenblase auf Reizmahlzeit, asymptomatische Gallensteinträger, chronische Hepatitis, Malabsorption.

Durchführung:
a) i. v. Cholezystcholangiographie, EKG, Röntgen-Thorax.
b) Laborwerte: Kreatinin, SGPT, γ-GT, Amylase, Lipase, Blutbild mit Retikulozyten, Blutgerinnung.
c) Verabreichung von 1600–2000 Stoßwellen in 30–60 Minuten ohne Narkose und ohne Schmerzmedikation. Dadurch werden die Steine zu 2–6 mm großen Bruchstücken zertrümmert.
d) Cholelitholyse: Gabe von UDC + CDC (je 6–8 mg/kg KG/Tag), wie beschrieben unter Kombinationstherapie (s. ds. Kap., 3.1.3.3), zur Auflösung der Bruchstücke über 3–12 Monate.

Komplikationen: Lokal am Eintrittsort der Stoßwellen kleine Hämatome (14%), Hämaturie (3%). Beim Abgang größerer Bruchstücke (über 3 mm)

Erkrankungen der Gallenblase und Gallenwege

durch Gallengänge kann es zu Koliken (etwa 30%) und Pankreatitis (etwa 2%) kommen.
Erfolgsrate: Bei richtiger Indikationsstellung und Nachbehandlung sind 50% der Patienten nach 3 Monaten und 80% nach 12 Monaten steinfrei.

3.2 Cholezystitis
3.2.1 Ätiopathogenese
Akute oder chronische Entzündung der Gallenblase, bei der in über 90% gleichzeitig ein Gallensteinleiden vorliegt. Manchmal kommt es auch bei schweren Erkrankungen mit Septikämie zur Ausscheidung der Erreger über die Gallenwege (z.B. Salmonellen bei Typhus abdominalis). Häufigste Erreger sind E. coli, Klebsiellen und Enterokokken.

3.2.2 Klinik
Schmerzen im rechten Oberbauch, Fieber, Übelkeit, Erbrechen, Appetitlosigkeit, Ikterus.
Komplikationen: Empyem, Perforation, Sepsis mit sogenanntem gramnegativen Schock, s. Kap. 23, 1.1.4.
Diagnostische Hinweise: Häufig frühere Gallenkoliken, druckempfindliche Gallenblasenregion mit Abwehrspannung, manchmal Gallenblasenhydrops tastbar. Labor: Erhöht sind BSG, Leukozyten, Serumbilirubin und γ-GT. Weiterhin sollten durchgeführt werden: Serum-Transaminasen, Amylase, alkalische Phosphate, Hb, Hkt, Urinstatus, EKG, Röntgen-Thorax, Abdomenübersicht, Oberbauchsonogramm.
Differentialdiagnosen: Akute Hepatitis infectiosa, Pankreatitis, Ulcus pepticum, Herzinfarkt, Appendizitis, subdiaphragmatischer Abszeß, Pyelonephritis, Pneumonie rechts.

3.2.3 Therapie
Prinzip: Die Cholezystektomie ist die Therapie der Wahl. Bis dahin Ruhigstellung des entzündeten Organs, häufige Kontrollen zur frühzeitigen Erkennung einer eventuellen Komplikation und antibiotische Bekämpfung der Entzündung.
a) Jede akute Cholezystitis muß in die Klinik eingewiesen werden.
b) In der Klinik Nulldiät und parenterale Ernährung über zentralen Venenkatheter (z.B. 2 l Nutriflex® G-32, 500 ml Sterofundin®, 500 ml Glucose 5%, weitere Flüssigkeit nach ZVD); sofort chirurgisches Konsil. Bei kurzer Anamnese (1–2 Tage) ist die Frühoperation innerhalb 48 h am besten durchzuführen und zeigt die niedrigste Letalität. Bei längerer Anamnese und erhöhtem Risiko durch Begleiterkrankungen bringt die Cholezystektomie nach 2–6 Wochen Vorbehandlung die besseren Ergebnisse.
c) Überwachung von Blutdruck, Puls, zentralem Venendruck und Urinausscheidung über 48 h. Bei hohem Fieber Blutkulturen (aerob und anaerob) abnehmen vor Antibiotikagabe.
d) Antipyretikum Paracetamol (Ben-u-ron® Supp.), Treupel® N Supp., Aspisol® i.v. und Spasmolytikum (Buscopan® i.v. oder Spasmo-Cibalgin® comp. S Supp.).

e) *Antibiotika:* Mezlocillin (Baypen® 4×2,0 g/Tag) oder Piperacillin (Pipril® 3×4 g/Tag i.v.). Bei Penicillinallergie sollte ein Cefalosporin gegeben werden: Spizef® 3×1−2 g/Tag i.v., Rocephin® 1×2−4 g/Tag i.v. Diesen Präparaten fehlt jedoch die Wirkung auf Streptococcus faecalis und Bacteroides. Zur Bekämpfung der Anaerobier empfiehlt sich die gleichzeitige Gabe von Metronidazol (Metronidazol Braun, Clont® 3×500 mg/Tag i.v.). Bei Gallenblasenempyem und Sepsis können auch Imipenem (Zienam® 2−3 g/Tag) oder Ciprofloxacin (Ciprobay® 2×0,2 g/Tag) als Kurzinfusionen eingesetzt werden. Keine Tetracycline!

f) Bei starken Schmerzen Fortral® 1 Amp. oder Dolantin 50−100 mg i.m. oder langsam i.v. Nicht zuviel Schmerzmittel, um eine Perforation nicht zu verschleiern.

g) Befundkontrolle alle 4−6 h. Wenn nach 48 h unter dieser Therapie keine Besserung eingetreten ist, dann rasche Operation unter Antibiotikaschutz.

Bessert sich das klinische Bild unter dieser konservativen Behandlung, dann soll die Cholezystektomie etwa 2−6 Wochen später, nach Therapie der Begleiterkrankungen, durchgeführt werden.

3.3 Cholangitis

Definition: Bakterielle, durch Abflußhindernisse begünstigte Entzündung der Gallenwege.

3.3.1 Ätiopathogenese

Primär meist inkomplette Abflußbehinderung der Gallenwege durch Konkremente, Tumoren, Narbenstrikturen, Papillenstenose oder Askaris im Gallengang. Sekundäre Keimeinwanderung und -ausscheidung in die gestauten Gallenwege, Aerobier (meist E. coli, Enterokokken u.a.) oder seltener Anaerobier (Clostridien, Bacteroides). Streptococcus viridans (= Cholangitis lenta) führt zu chronischer Entzündung der Gallenwege mit schubweiser Exazerbation.

3.3.2 Klinik

Episoden mit Fieber, eventuell Schüttelfrost (Sepsis!), Schmerzen im rechten Oberbauch, Ikterus. Häufig im Anschluß an eine Gallenkolik. Eventuell acholischer Stuhl und dunkler Urin.

Diagnostische Hinweise: Bei Palpation vergrößerte, schmerzhafte Leber, selten tastbare Gallenblase. Erhöht sind Leukozyten, γ-GT, alkalische Phosphatase, Serumbilirubin. Selten Aerocholie auf Abdomenübersicht. Im Sonogramm oft erweiterte Gallenwege. Rasche Durchführung einer ERCP (s. ds. Kap., 3.3.3g).

Komplikationen: Leberabszesse, Sepsis mit gramnegativem Schock und akutem Nierenversagen.

3.3.3 Therapie

Die schwere akute Cholangitis mit septischem Bild ist ein Notfall (s. a. Kap. 23, 1.1).

a) Sofortige Klinikeinweisung.
b) Überwachung unter Intensivpflegebedingungen (s. Kap. 2). Chirurgisches Konsil!
c) Sorgfältige *Kreislaufkontrolle* (Blutdruck, ZVD, Hämatokrit). Bei Bedarf Volumensubstitution (500 ml Macrodex® 6% oder Plasmafusin®).
d) *Antibiotika:* Nach Blutentnahme für Blutkulturen (aerob und anaerob) und Antibiogramm sofort Gabe von Mezlocillin (Baypen® 3×4 g/Tag i.v.) oder Piperacillin (Pipril® 3×4 g/Tag i.v.) zusammen mit Metronidazol (Clont® 3×500 mg/Tag i.v.). Bei Penicillinallergie kann ein Cefalosporin (Claforan® 3×2 g/Tag i.v., Rocephin® 1×2−4 g/Tag i.v.) zusammen mit Metronidazol gegeben werden, um die Anaerobier zu bekämpfen. Zienam® und Tarivid® erreichen in der Galle keine MHK.
Wichtig: Tetracyclin-Präparate sind kontraindiziert.
e) Bei *Auftreten einer Oligurie* trotz Volumensubstitution Maßnahmen zur Verhütung eines drohenden akuten Nierenversagens (s. Kap. 14, 1).
f) *Ernährung:* Anfangs Nulldiät, parenterale Flüssigkeitszufuhr in Form von äquilibrierten Elektrolyt-Zuckerlösungen (s. Kap. 1, 5). Nach Besserung leichte Kost.
g) *Endoskopische retrograde Cholangiopankreatikographie* (ERCP) sobald als möglich unter Antibiotikaschutz und Kenntnis der Gerinnungsparameter. In rund 90% der Fälle wird die Ursache der Abflußstörung geklärt und oft sofort auch beseitigt, z.B. Papillotomie und Steinextraktion. Antibiose allein führt nicht zum dauerhaften Erfolg, nur die gleichzeitige Beseitigung der Abflußstörung.
h) Die *Operation* bei erfolgloser ERCP hat eine hohe Letalität (25−50%).
i) *Bei weniger schweren Krankheitsbildern* muß sich nach Abklingen der Infektion die radiologische Diagnostik zur Lokalisation des Abflußhindernisses (s. ds. Kap., 3.3.1) und chirurgische Revision der Gallenwege anschließen. Verzögerungen der Operation bringen die Gefahr erneuter Infektionsschübe und Komplikationen mit sich.

14 Erkrankungen der Nieren und Harnwege

(H. Köhler)

1	Akutes Nierenversagen (ANV) .	540	6.2	Panarteriitis nodosa 593
2	Chronische Niereninsuffizienz (CNI)	551	6.3	Purpura Schoenlein-Henoch . 593
3	Pharmakotherapie bei Niereninsuffizienz	561	6.4	Wegenersche Granulomatose . 594
			6.5	Sklerodermie 594
			7	Harnwegsinfekt (HI) 595
4	Dialyse – extrakorporale Verfahren	571	8	Interstitielle Nephritis 602
			8.1	Akute nicht-bakterielle interstitielle Nephritis (AIN i.e.S.) 602
5	Glomerulonephritis (GN)	573		
5.1	Akute Glomerulonephritis (akute GN)	575		
5.2	Rasch progrediente Glomerulonephritis (RPGN) . .	578	8.2	Chronische nicht-bakterielle interstitielle Nephritis 603
			9	Medikamentöse Nierenschäden 604
5.3	Chronische Glomerulonephritis (chronische GN)	581		
			10	Nephrolithiasis 605
5.4	Asymptomatische Proteinurie und/oder Hämaturie	583	11	Nieren- und Hochdruckkrankheiten in der Schwangerschaft 610
5.5	Nephrotisches Syndrom (NS) . .	585		
6	Systemerkrankungen mit Glomerulonephritis	591	12	Spezielle therapeutische Probleme 613
			12.1	Diabetische Nephropathie . . 613
6.1	Lupus erythematodes disseminatus (LED)	591	12.2	Polyzystische Nierendegeneration (Erwachsener-Typ) . . . 614

Abkürzungen: AIN = akute interstitielle Nephritis, ANV = akutes Nierenversagen, AST = Antistreptolysintiter, CNI = chronische Niereninsuffizienz, EZF = Extrazellulärflüssigkeit, GFR = Glomerulusfiltrationsrate, GN = Glomerulonephritis, HI = Harnwegsinfekt, HD = Hämodialyse, LED = Lupus erythematodes disseminatus, NI = Niereninsuffizienz, NS = nephrotisches Syndrom, PD = Peritonealdialyse, PN = Pyelonephritis, RPGN = rasch progrediente Glomerulonephritis, SKr = Serumkreatinin

1 Akutes Nierenversagen (ANV)

Definition: ANV = akute „renale" Insuffizienz ohne vorbestehende Nierenschädigung, die zur Oligoanurie (in 10% primär zur Polyurie) mit Retention der harnpflichtigen Substanzen und in weiteren Stadien zur Polyurie und weitergehenden Normalisierung der Nierenfunktion führt. Als Ursache kommen vor allem *zirkulatorisch-ischämische* Faktoren (80%) und *Nephrotoxine* (20%) in Frage.
Nicht zum ANV i.e.S. gerechnet werden die akute prärenale und postrenale Niereninsuffizienz, auch nicht die akute „renale" Niereninsuffizienz auf dem Boden entzündlicher Nierenerkrankungen, wie z.B. Glomerulonephritis, akute interstitielle Nephritis, Vaskulitis u.a. (Differentialdiagnose s. Tab. 1).

Tabelle 1: Differentialdiagnose der akuten prärenalen, renalen und postrenalen Niereninsuffizienz (das ANV i. e. S. entspricht 2a und b)

1. *Akute „prärenale" Niereninsuffizienz* (= prärenale Zirkulationsstörung mit renaler Hypoperfusion)
   Nach Beseitigung der prärenalen Zirkulationsstörung normalisieren sich Nierendurchblutung und -funktion rasch (unmittelbare Reversibilität).
   Ursachen: Hypovolämie (Dehydratation, Blut-, Plasmaverluste), kardiale Insuffizienz (z. B. Herzinfarkt mit Schock), terminale Leberinsuffizienz.

2. *Akute „renale" Niereninsuffizienz* (akute renale Schädigung)
   Keine Normalisierung durch Beseitigung einer prärenalen Zirkulationsstörung oder einer postrenalen Obstruktion.
   Ursachen:
   a) Schockniere (Hypovolämie, Sepsis, kardiogen), Crush-Hämolyse-Hitze-Niere, intravasale Gerinnung.
   b) Nephrotoxine (s. ds. Kap., 9).
   c) Akute Glomerulonephritis, akute interstitielle Nephritis, Vaskulitis (Panarteriitis nodosa, LED, Sklerodermie, M. Wegener, medikamentös-allergisch), Hyperurikämie, Hyperkalzämie, bilateraler Nierenarterienverschluß, bilaterale Nierenvenenthrombose.

3. *Akute „postrenale" Niereninsuffizienz* (= Obstruktion der Harnwege)
   Nach Beseitigung der Obstruktion setzt die Diurese ein.
   Ursachen: Obstruktion beider Ureteren oder eines Ureters bei kontralateraler funktionsloser Niere (Urolithiasis, Papillennekrose, Tumoren, operative Ligatur, retroperitoneale Fibrose), Obstruktion der Urethra.

1.1 Ätiopathogenese

Die häufigste Ursache des ANV ist eine zirkulatorisch-ischämische Störung (Schockniere). Durch die Vasokonstriktion (erhöhter Sympathikotonus, Katecholamine, Angiotensin II) im Rahmen der Zentralisation nimmt die Nierendurchblutung auf ca. ⅓ ab. Gleichzeitig kommt es zur Umverteilung des Blutflusses mit kortikaler Ischämie, wobei 20% des insgesamt reduzierten Blutflusses die Nierenrinde und ca. 80% das äußere Mark perfundieren. Dadurch kommt es zur druckpassiven Herabsetzung des Glomerulusfiltrates und gleichzeitig zur fokalen tubulären Hypoxie. Neben dieser ischämischen Schädigung des Tubulus ist eine direkte tubuläre Läsion durch Nephrotoxine möglich (s. ds. Kap., 9). Die bisher gängigste Hypothese erklärt die Aufrechterhaltung der Oligoanurie über eine Hemmung der tubulären Natriumabsorption (infolge Hypoxie im proximalen Tubulus) mit Anstieg der frühdistalen tubulären Natriumkonzentration, Aktivierung des Renin-Angiotensin-Systems, lokaler Angiotensin-II-Wirkung mit Vas-afferens-Spasmus und damit weiterer Abnahme der GFR und Zunahme der Niereninsuffizienz. Eine Reihe neuerer Befunde weist jedoch erneut darauf hin, daß die *tubuläre Obstruktion* durch tubuläre Zylinder – auch für die Pathogenese des zirkulatorisch-ischämischen ANV – eine entscheidende Bedeutung hat. Bei leichter Schädigung bleiben vorwiegend die oberflächlichen Nephrone funktionsfähig. Sie sind mit ihrer kurzen Henleschen Schleife weniger empfindlich und weisen ein geringeres Konzentrationsvermögen auf. Durch ihre erhöhte osmotische Belastung entsteht dann das Bild des primär norm- oder polyurischen ANV.

1.2 Klinik

Leitsymptom ist die Oligoanurie, die anhand des Harnzeitvolumens definiert ist: Oligurie < 500 ml/Tag oder < 20 ml/h, Anurie < 100 ml/Tag. Totale Anurie = 0 ml („kein Tropfen"). Für das ANV charakteristisch ist der Ablauf in 4 Stadien:

I. *Schädigungsphase:* Je nach Schädigungsereignis (Schock, Nephrotoxine) dauert sie Stunden bis Tage.

II. *Oligoanurisches Stadium* (Dauer 2 Tage bis 9 Monate, im Mittel 10 Tage). Die Folgen sind:
 a) *Natrium- und Wasserretention,* die zur Ausbildung generalisierter Ödeme führt. Die „fluid lung", ein vorwiegend interstitielles Lungenödem, tritt nach 5–8 l Überwässerung auf und läßt sich zuerst röntgenologisch nachweisen. Hirnödem (Unruhe, gesteigerte neuromuskuläre Erregbarkeit, Bewußtseinsstörung), Herz-Kreislaufüberlastung, Hochdruck.
 b) *Hyperkaliämie,* besonders bei erhöhtem Kaliumanfall: exogen (Diät, Transfusionen) und endogen (Azidose, Hyperkatabolismus, Trauma, Hämolyse). Gefahr von Herzrhythmusstörungen und Herzstillstand (EKG!). Serum-Kaliumanstieg: 0,3–0,5 mval/Tag, beim hyperkatabolen ANV bis 3 mval/Tag!
 c) *Retention harnpflichtiger Substanzen:* Anstieg von Kreatinin (1–3 mg%/Tag, Harnstoff (20–50 mg%/Tag, bei Hyperkatabolismus durch Eiweißmangel, Fieber, Steroide bis 200 mg%/Tag), Harnsäure und von „Urämietoxinen". *Klinisch* treten nach 1–5 Tagen die Symptome der *Urämie* auf: Übelkeit, Erbrechen, gastrointestinale Blutungen, gesteigerte neuromuskuläre Erregbarkeit und Bewußtseinsstörungen.

III. *Polyurisches Stadium* (Dauer ca. 3 Wochen): Stufenweise Zunahme der Diurese auf ca. 5 l und mehr. In der „frühpolyurischen Phase" fällt das Serumkalium bereits ab, Serumkreatinin und Serumharnstoff können initial aber noch weiter ansteigen.

IV. *Stadium der Restitution* (Dauer Monate bis ca. 2 Jahre). Nicht immer kommt es zur vollständigen Restitutio ad integrum, Defektheilung ist möglich.

Wichtig: Unter dem oft dramatischen Eindruck des auslösenden Ereignisses (Schock, Trauma, Vergiftung) wird häufig der Beginn eines ANV übersehen. Ebenso aber auch bei einem täuschend undramatischen Verlauf, wobei die periphere Vasokonstriktion das Vollbild eines Schocks verhindert, aber gleichzeitig eine ischämische Nierenschädigung hervorruft.

Diagnose und Differentialdiagnose: Entscheidend für das therapeutische Vorgehen (s. ds. Kap., 1.3) ist die diagnostische Klärung der Niereninsuffizienz (prärenale, renale oder postrenale Niereninsuffizienz, s. Tab. 1). Die Übergänge zwischen *prärenaler Niereninsuffizienz* („Niere im Schock"), die sich durch Beseitigung des Schockzustandes rasch beheben läßt, und *akuter „renaler" Niereninsuffizienz* („Schockniere"), die dann unabhängig vom auslösenden Ereignis abläuft, sind fließend und werden u. a. durch die Dauer eines Schockzustandes bestimmt. Für das Vorliegen einer akuten *„renalen"* Niereninsuffizienz spricht: Urin/Plasmaosmolarität < 1,1, Urinnatrium > 40 mval/l, Serumkalzium > 7 mval/l, Serumharnsäure < 15 mg%, Abfall von Thrombozyten und Gerinnungsfaktoren (I, V, VIII) sowie der Nachweis von Erythrozyten, Erythrozytenzylindern und tubulären Epithelien im Sediment (Tab. 2). Von der akuten renalen Niereninsuffizienz ist das Terminalstadium der chronischen Niereninsuffizienz abzugrenzen (Anamnese, Schrumpfnieren, Hochdruck und seine Folgen, Anämie, Hypokalzämie). Eine *postrenale Niereninsuffizienz* ist immer auszuschließen (Sonographie!): Sie geht oft mit kompletter Anurie einher (DD: Glomerulonephritis, Vaskulitis, Nierenarterienverschluß, totale Nierenrindennekrose).

Wichtig: Die *Nierenrindennekrose* tritt oft in der Schwangerschaft und bei Sepsis auf. Die auslösenden Begleitumstände entsprechen denen bei ANV. Lokale, intravasale Gerin-

Akutes Nierenversagen (ANV)　　　　　　　　　　　　　　　　　　　　Kap. 14, 1.2

Tabelle 2: Differentialdiagnostik der oligurischen Niereninsuffizienz.
Das hepatorenale Syndrom, bei dem definitionsgemäß keine extrarenale Zirkulationsstörung vorliegt, unterscheidet sich von der prärenalen Niereninsuffizienz in diesen Parametern nicht.

	Prärenale Niereninsuffizienz, hepatorenales Syndrom	Akutes oligurisches Nierenversagen
U-Na (mval/l)	< 10	> 40
U osm (mosm/kg)	> 500	< 350
U/P osm	> 1,3	< 1,1
U/P Harnstoff-N	> 8	< 3
U/P Kreatinin	> 40	< 20
Fraktionelle Na-Exkretion (%)	< 1	> 1
Urinsediment	normal (evtl. hyaline und feingranulierte Zylinder)	grobgranulierte und tubuläre Zylinder

nungsvorgänge führen nicht nur zur Nekrose von Tubuli, sondern auch von Glomeruli und Gefäßbindegewebe, so daß keine Wiederherstellung mehr möglich ist (komplette Anurie, später röntgenologisch kortikale Nierenverkalkung). Lediglich bei partieller Nierenrindennekrose ist eine teilweise Restitution möglich.

Diagnostisches Vorgehen:
a) *Urinproduktion:* Blasenkatheter zum Ausschluß eines subvesikalen Hindernisses und zur Feststellung des Harnzeitvolumens (während der ersten Stunden). Wenn die Oligoanurie (< 20 ml/h) nachgewiesen ist, sollte der Blasenkatheter entfernt werden, da er überflüssig und infektionsbegünstigend ist. Totale Anurie („kein Tropfen") oder Wechsel zwischen Anurie und Polyurie sprechen für eine postrenale Obstruktion.
b) *Klinische Untersuchung:* Blutdruck, Venendruck, Pulsfrequenz, Atmung, Temperatur, Hautturgor, Ödeme, Reflexe, Krampfneigung, Bewußtseinslage, Augenhintergrund.
c) *Laboratoriumsuntersuchungen:* Im Blut: Kreatinin, Harnstoff, Harnsäure, Phosphat, Kalium, Natrium, Kalzium, Blutbild, Säure-Basenstatus, Gesamteiweiß, Osmolarität; ggf. Thrombozyten, Gerinnungsfaktoren. Im Urin: Osmolarität, Natriumkonzentration, Sediment. Zusatzuntersuchungen: Myoglobin und Hämoglobin im Serum und im Urin.
d) *Sonographie:* Aufstau des Nierenhohlraumsystems bei postrenaler Obstruktion, vergrößerte Nieren beim ANV.
e) *Abdomenleeraufnahme mit Nierentomographie:* Nierengröße, Verkalkungen, Konkremente.
f) *Röntgen-Thorax:* Überwässerung: „fluid lung".
Fakultative diagnostische Maßnahmen (g–i):
g) *Retrograde Pyelographie:* Infektionsgefahr! Nur noch selten als diagnostische Maßnahme erforderlich, da die Sonographie meist ausreichende Information liefert. Bei postrenaler supravesikaler Obstruktion (z.B. Uratschlammniere) kann die Ureterensondierung allerdings die entscheidende therapeutische Maßnahme darstellen.
h) *Abdominelle Aortographie:* Bei Verdacht auf Verschluß der Nierenarterien.

i) *Nierenbiopsie:* Bei persistierender Oligoanurie und Verdacht auf Glomerulonephritis, bei akuter interstitieller Nephritis, Vaskulitis oder primär maligner Nephrosklerose kann die Nierenbiopsie prognostisch und therapeutisch weiterhelfen. Sie ist in der Regel erst einige Tage nach dem akuten Ereignis nach Ausschöpfung der übrigen diagnostischen Maßnahmen sinnvoll.

1.3 Therapie
Behandlungsziel ist:
a) Beseitigung der auslösenden Ursache (Schock, Nephrotoxine); besonders wichtig ist aber der Ausschluß einer postrenalen Niereninsuffizienz;
b) Bilanzierung des Wasser- und Elektrolythaushaltes;
c) Verhinderung der Urämie und ihrer Komplikationen durch adäquate Diät und Dialyse;
d) Behebung von Komplikationen (z. B. Anämie, Hyperkaliämie, Katabolie, Infektionen u. a.).

1.3.1 Prophylaxe des ANV
Die prompte und wirksame *Beseitigung potentieller Schockursachen* (Hypovolämie, Sepsis, kardiale Insuffizienz) verhindert die häufigste Form des ANV, die Schockniere. Potentiell *nephrotoxische Substanzen* sollten nur unter Abwägung von Nutzen und Risiken, in adäquater Dosis und unter Kontrolle der Nierenfunktion eingesetzt werden. Besonders gefährlich ist die gleichzeitige Einwirkung von mehreren nephrotoxischen Substanzen. Außderm kann eine wirksame Prophylaxe des ANV durch eine *Erhöhung des Urinflusses* (> 100 ml/h) und/oder eine *Alkalisierung* in folgenden Fällen erreicht werden:
a) *Methotrexat-Therapie:* Natriumbikarbonat-Infusion, Beginn 12 h vor Methotrexat-Gabe. Ziel: Urin-pH 7,0−7,5, Urinfluß > 100 ml/h.
b) *Cis-Platin-Therapie:* Wirksam ist die Erhöhung des Urinflusses > 100 ml/h durch Flüssigkeitszufuhr, evtl. Mannitol- oder Furosemid-Gabe. Beginn 12 h vor Cis-Platin-Applikation. Keine pH-Abhängigkeit.
c) *Myoglobinurie* und *Hämoglobinurie:* Alkalisierung und Steigerung des Urinflusses.
d) *Akute Hyperurikosurie:* Alkalisieren (Urin-pH 7,0−7,5), Urinfluß > 100 ml/min, Allopurinol p. o.

1.3.2 Allgemeine Maßnahmen
Die Flüssigkeitsbilanzierung, die korrekte Ernährung sowie die frühzeitige, intensive Dialyse sind für die Behandlung und Prognose des ANV entscheidend. Voraussetzung ist ein zentraler Gefäßzugang. Demgegenüber ist die spezielle Pharmakotherapie von untergeordneter Bedeutung.

a) *Flüssigkeitsbilanzierung*
Der Nettowasserverlust beträgt ca. 500 ml/Tag: Flüssigkeitsverlust durch Perspiratio sensibilis und insensibilis (700 ml) und Fäzes (100 ml) abzüglich des endogen produzierten Oxidationswassers (300 ml). *Die Flüssigkeitszufuhr bei Oligoanurie ergibt sich demnach aus maximal 500 ml/Tag und dem Ersatz von zusätzlichen Verlusten* (durch Fieber, Schwitzen, Hyperventilation, Erbrechen, Durchfall, Fisteln).
Hyperkatabole Stoffwechsellage und Gewebsuntergang erhöhen den endogenen Wasseranfall. Um die Entstehung einer schleichenden Überwässerung zu vermeiden, ist eine Gewichtsabnahme von ca. 300 g/Tag (0,05 kg/kg KG/Tag) je nach Hyperkatabolismus anzustreben. Wichtig ist die tägliche Gewichtskontrolle!

b) *Ernährung*
Keine zusätzliche *Kaliumzufuhr* (Hyperkaliämie!). *Natriumzufuhr* auf Ersatz extrarenaler Verluste beschränken (Überwässerung, Hypertonie!). Ausreichende *Kalorienzufuhr* > 35 kcal/kg/Tag (Katabolie, Infektneigung, Wundheilungsstörung). Das *Eiweißangebot* 0,5–0,6 g/kg/Tag bzw. ca. 40 g/70 kg/Tag stellt einen Kompromiß dar zwischen erforderlichem Angebot zur Verhinderung von Hyperkatabolismus und Infekten einerseits und erhöhtem Anfall von toxischen Abbauprodukten des Eiweißmetabolismus andererseits. Die strengen Ernährungsvorschriften älterer Empfehlungen haben mit Einführung der Dialyse in die Therapie des ANV an Bedeutung verloren. Bei früher und häufiger Dialyse kann und soll das Eiweißangebot erhöht werden, zumal bei einer konventionellen Hämodialysebehandlung ca. 5–10 g Aminosäuren über die Dialysemembran verlorengehen. Zur Vermeidung eines Hyperkatabolismus ist eine hochkalorische *parenterale Ernährung* erforderlich. Auch bei Übelkeit, Brechreiz, Schluckstörung oder Bewußtseinsstörung ist die parenterale Zufuhr unumgänglich: *Kohlenhydrat-Lösungen* 10–70%, deren Konzentration sich nach der Wasserbilanz richtet. Gleichzeitige Infusion von *essentiellen Aminosäuren* 0,4 g/kg/Tag.

c) *Prophylaktische Dialysebehandlung*
Frühzeitige und häufige Dialyse mit dem Ziel eines *Harnstoff-N < 100 mg/dl*. Anfänglich und bei Hyperkatabolie sind tägliche Dialysen erforderlich, in anderen Fällen genügt eine dreimalige Dialysebehandlung/Woche. Die Dialysebehandlung erleichtert Diät- und Flüssigkeitszufuhr und korrigiert Störungen des Elektrolyt- und Säure-Basenhaushaltes.

1.3.3 Pharmakotherapie des ANV
Vorbemerkungen: Der Übergang von der prärenalen Niereninsuffizienz ins akute „renale" Nierenversagen (ANV) ist fließend, wenn die ursächliche Störung (z.B. Hypo-

volämie) persistiert. Setzt nach Flüssigkeitszufuhr und/oder Diuretikagabe die Diurese ein, so ist nicht mit letzter Sicherheit zu entscheiden, ob hier „nur" eine prärenale Niereninsuffizienz oder aber ein „beginnendes ANV" beeinflußt wurde. In einigen Fällen bleibt die alleinige Flüssigkeitszufuhr ohne Effekt. Erst nach Gabe von Mannitol oder Furosemid setzt hier die Diurese ein. Das hat zu der nicht bewiesenen Vorstellung geführt, das beginnende ANV könne durch Diuretikagabe vermieden bzw. behandelt werden. Bisher hat sich jedoch weder für Diuretika noch für andere Substanzen zeigen lassen, daß sie ein manifestes ANV wieder rückgängig machen können. Obendrein darf eine Polyurie nicht darüber hinwegtäuschen, daß die Einschränkung der GFR und die Urämie unverändert weiterbestehen können. Dennoch hat eine *Diuresesteigerung,* auch wenn das ANV persistiert, eine Reihe von theoretischen und praktischen Vorteilen: Verdünnung von toxischen Substanzen im Tubulus, Verminderung der tubulären Obstruktion, vermehrte Kaliumexkretion, Erleichterung der Flüssigkeitsbilanzierung. In einigen Fällen läßt sich außerdem die Dialysefrequenz senken. Ein Einfluß auf die Mortalität des ANV durch iatrogene Steigerung der Diurese ist allerdings nicht nachgewiesen. Zur Diuresesteigerung kommen NaCl, Mannitol oder Furosemid in Frage. Der Nachteil einer NaCl- oder Mannitolzufuhr liegt in der Gefahr der Überwässerung, wenn die Oligoanurie bestehenbleibt. Bei ausgeglichener Flüssigkeitsbilanz empfiehlt sich deshalb Furosemid.

a) *Initiale Furosemid-Gabe*
Furosemid (Lasix®) 250 mg/h i.v. Bei fehlendem Erfolg 1000 mg/4 h (Infusionsgeschwindigkeit < 4 mg/min, ca. 1 g/4 h), da bei rascherer Zufuhr eine Innenohrschädigung auftreten kann. *Kontraindikationen:* Hypovolämie und Exsikkose (Furosemid kann die prärenal bedingte Hypoperfusion verstärken und hierdurch ein ANV auslösen oder verschlimmern!), postrenale Obstruktion. Unter Abwägung von Nutzen und Risiken ist der *initiale Gebrauch* von Furosemid (über 1−2 Tage) durchaus hilfreich, nicht jedoch eine längere hochdosierte Furosemid-Applikation. Mit Beginn der Dialysebehandlung wird die Diuretika-Applikation überflüssig. Eine durch Furosemid erhöhte Tubulotoxizität gegenüber nephrotoxischen Antibiotika dürfte vorwiegend über einen Natriumentzug entstehen und in der Phase der Oligoanurie ohne Bedeutung sein. Außerdem sprechen neuere experimentelle Untersuchungen eher für eine protektive Wirkung von Furosemid auf die Tubuluszelle. Danach soll durch Furosemid die basolaterale Na/K-ATPase gehemmt werden, der Natriumeinstrom und damit sekundär der ATP-Verbrauch auf ein Minimum reduziert werden.

b) *Weitere Substanzen*
Dopamin kann eine Schocksymptomatik beheben und unabhängig hiervon über spezifische Rezeptoren die Nierendurchblutung und die GFR verbessern. Die kombinierte Gabe von niedrigdosiertem Dopamin (1−3 µg/kg/min) und von hochdosiertem Furosemid (30−50 mg/h) führt zur Zunahme der Diurese. Dopamin scheint hierbei über eine verbesserte Nierendurchblutung die Konzentration von Furosemid an seinem tubulären Wirkort zu erhöhen. Diese

Behandlung sollte innerhalb von 24 h nach Auftreten der Oligoanurie einsetzen. Ob diese Medikamentenkombination auch einen günstigen Einfluß auf die Prognose des ANV hat, ist nicht gesichert (Graziani et al., Nephron 37 [1984] 39–42).
Keinen Effekt auf das ANV haben: ACE-Hemmer, Prostaglandine, β-Rezeptorenblocker, α-Rezeptorenblocker, Isoproterenol, Adrenalin, Thyroxin u. a.

1.3.4 Allgemeine Pharmakotherapie bei eingeschränkter Nierenfunktion
Die Dosierung von Medikamenten ist der jeweiligen Nierenfunktion anzupassen. Zu berücksichtigen ist, daß beim ANV die Nierenfunktion rasch wechselt (z. B. bei Einsetzen der Oligoanurie oder Polyurie) und daß die einzelnen Substanzen in Abhängigkeit von Molekulargewicht und Proteinbindung eine unterschiedliche Dialysierbarkeit aufweisen. Außerdem können Pharmakokinetik und Pharmakodynamik der einzelnen Substanzen durch die Urämie selbst verändert werden (siehe ds. Kap., 3).

1.3.5 Therapie der Komplikationen
Die Mehrzahl der aufgeführten Komplikationen läßt sich durch *frühzeitige und häufige Dialyse* vermeiden. Die genannten konservativen Maßnahmen sind in erster Linie als Überbrückung bis zum Dialysebeginn und in einigen Fällen als unterstützende Maßnahmen zu verstehen:

a) *Überwässerung*
Symptome sind Hyponatriämie, Flüssigkeitslunge, Herzinsuffizienz, Hypertonie, Steigerung der neuromuskulären Erregbarkeit. In einigen Fällen ist eine Diuresesteigerung durch Furosemid möglich. Osmotische Diarrhö mit Sorbit 50–200 g (Karion® F) als Übergangsmaßnahme. Meist liegt eine dringliche Dialyseindikation vor. Bei Herzinsuffizienz wird die Digitalisierung erst dann eingeleitet, wenn die Symptomatik trotz Flüssigkeitsentzugs bestehenbleibt. Digitalisnebenwirkungen sind durch die veränderte Medikamentenelimination und durch dialysebedingte Elektrolytschwankungen erhöht.

b) *Hyperkaliämie*
Die *schwere Hyperkaliämie* erfordert Sofortmaßnahmen (Serumkalium > 7,5 mval/l, bei rascher Entwicklung und kardialer Vorschädigung schon bei niedrigeren Kaliumwerten):
(1) Unmittelbare Hemmung des depolarisierenden Kaliumeffektes an der Zellmembran: *10–30 ml Kalziumglukonat* 10 % über 2 min i. v. unter EKG-Monitorkontrolle. Die Wirkung tritt nach 1–3 min ein. Bei persistierenden EKG-Veränderungen erneute Kalziuminjektion nach ca. 5 min. Cave: Keine Kalziuminjektion bei digitalisierten Patienten. Da sich durch diese Maßnahme die Serum-Kaliumkonzentration nicht vermindert, wird

(2) eine extra-intrazelluläre Umverteilung von Kalium angestrebt: *200 ml Glukose 20% + 20 E Altinsulin* in 20 min i.v. transportieren Kalium nach intrazellulär. Alternativ oder additiv mit vergleichbarem Effekt können *200 ml Natriumbikarbonat 8,4%* in 20 min infundiert werden. Wirkungseintritt dieser Maßnahmen in 15–30 min, Wirkungsdauer ca. 2 h.

(3) Anschließend sollte die Kaliumelimination eingeleitet werden: *Kationenaustauscherharze* binden Kalium und führen zur intestinalen Kaliumausscheidung. 3 × 20 g Sorbisterit® in Kalziumphase p.o. oder 3 × 50 g Sorbisterit® in 200 ml Glukose 5% als Klysma, das 30–60 min gehalten werden muß. Resonium® A tauscht Kalium gegen Natrium aus und ist bei Hypertonie und Hypervolämie ungünstiger. Zu beachten ist, daß die Wirkung der Kationenaustauscher erst nach ca. 8 h einsetzt. Bei intakter Nierenfunktion ist eine vermehrte renale Kaliumelimination durch *Diuretika* möglich (Furosemid i.v.). Läßt sich mit diesen Maßnahmen die Hyperkaliämie nicht beherrschen, werden extrakorporale Verfahren (*Hämodialyse* gegen kaliumarmes oder -freies Dialysat) erforderlich. Bei *mäßiggradiger Hyperkaliämie* genügt meist die Gabe von Kationenaustauscherharzen (Sorbisterit® in Kalzium- oder Natriumphase, Resonium® A). Bei peroraler Gabe ist auf die Einnahme während der Mahlzeiten zu achten.

In der *Prophylaxe der Hyperkaliämie* sind die Beseitigung der auslösenden Ursachen, u.a. auch von Medikamenten, wie kaliumsparende Diuretika, Konversionsenzymhemmer und nicht-steroidale Antiphlogistika, sowie die diätetische Kaliumrestriktion von entscheidender Bedeutung.

c) *Metabolische Azidose*

Erst bei klinischer Symptomatik und bei Abfall des Serum-Bikarbonats auf < 15–12 mval/l, pH < 7,25 ist eine Behandlung erforderlich. Kalzium-Natriumzitrat (Acetolyt®) 5–15 g/Tag p.o. Natriumbikarbonat-Gabe ist möglich, aber wegen der Volumenexpansion problematischer.

d) *Hypokalzämie und Hypermagnesiämie*

Die Hypokalzämie führt selten zu einer therapiebedürftigen Symptomatik, da der Anteil des freien Kalziums durch die Azidose erhöht ist. Bei Ausgleich der Azidose tritt gelegentlich eine Tetanie auf, die durch 10–20 ml Kalziumglukonat 10% zu beseitigen ist.

Magnesiumhaltige Antazida und Abführmittel sind wegen einer evtl. Hypermagnesiämie zu vermeiden.

e) *Infektionen*

Allgemeine Infektionsprophylaxe! Blasenkatheter entfernen, sobald die Oligoanurie gesichert ist. Strenge Asepsis bei Venen- und Blasenkathetern. Antibiotische Therapie bei nachgewiesenen Infekten in einer der Nierenfunktion angepaßten Dosierung. Keine prophylaktische Antibiotikagabe!

f) *Anämie*
Sie entwickelt sich innerhalb weniger Tage, wobei sich der Hämatokrit in der Regel bei 20–25% stabilisiert. Extrarenale Ursachen (Blutverlust, Hämolyse) müssen ausgeschlossen oder behandelt werden. Transfusionen sind erst bei klinischer Symptomatik (Schwäche, Schwindel, Bewußtseinsstörungen, Stenokardien) indiziert. Bei ANV sollten Bluttransfusionen allerdings eher als bei der chronischen Niereninsuffizienz erfolgen, da dem Organismus keine Zeit zur Anpassung an die Anämie bleibt.

g) *Blutungen*
Intestinale Blutungen (erosive Gastritis, gastroduodenale Ulzera) sind besonders häufige Komplikationen des ANV. Die Blutung wird begünstigt durch die urämische Hämostasestörung (im wesentlichen Thrombozytenfunktionsstörung), in bestimmten Fällen zusätzlich durch die medikamentöse Behandlung (Penicilline, Cefalosporine, Heparin). Vorgehen: Endoskopische Lokalisierung der Blutung, Dialyse zur Beseitigung der Urämie als Ursache der Gerinnungsstörung. Bei massiver, umschriebener Blutung notfallmäßige chirurgische Versorgung.

1.3.6 Therapie des polyurischen Stadiums

Vorbemerkungen: Ursache der Polyurie ist eine allmähliche Zunahme der GFR bei noch eingeschränkter tubulärer Konzentrationsleistung sowie eine Osmodiurese durch die während der Oligoanurie retinierten osmotischen Substanzen. Bei Beginn der Polyurie findet sich häufig eine tägliche Verdoppelung der Urinvolumina bis auf im Mittel 4–6 l/Tag. Die massive Diurese von plasmaisotonem Urin kann zu erheblichen Verlusten von Natrium, Kalium und Chlorid führen. Die harnpflichtigen Substanzen können zu Beginn des polyurischen Stadiums noch ansteigen, besonders bei Katabolie. Die Dialysebehandlung sollte so lange fortgesetzt werden, wie die Harnstoff-N-Werte 100 mg/dl übersteigen. Im Rahmen der Polyurie kommt es zu einer raschen Änderung der Nierenfunktion. Um eine Unterdosierung von Medikamenten zu vermeiden, ist die Dosierung der verbesserten Nierenleistung anzupassen.

a) *Überwachung:* Körpergewicht, Urinvolumen, Serumnatrium und -kalium (täglich). Außerdem harnpflichtige Substanzen, Serumkalzium, Hämatokrit. Eine tägliche Messung der Natrium- und Kaliumausscheidung im Urin ist meist nicht erforderlich.

b) *Dialysebehandlung:* Fortsetzen der Dialyse, bis Harnstoff-N-Werte spontan aufgrund der Niereneigenleistung unter 100 mg/dl bleiben.

c) *Diät, Flüssigkeits- und Elektrolytzufuhr: Kalorisch ausreichende Ernährung* (40−50 kcal/kg/Tag). Die Einschränkung der *Eiweißzufuhr* darf parallel zum Verschwinden der Azotämie stufenweise gelockert und schließlich aufgehoben werden. Die täglichen Verluste von *Wasser* und *Natrium* (u. U. > 300 mval/Tag) müssen quantitativ ersetzt werden. In der Regel genügen hierzu ein reichliches Flüssigkeitsangebot und eine kräftige gesalzene Normalkost. Eine negative Flüssigkeits- und Natriumbilanz läßt sich aus dem Verhalten des Körpergewichts und des Serumnatriums unschwer ablesen. Konstanz bzw. tägliche Reduktion des Körpergewichts um 200−500 g bei steigender Kreatinin-Clearance bzw. sinkendem Serumkreatinin spricht für eine angemessene Flüssigkeitszufuhr. Nimmt die Harnmenge 5−6 Tage nach Diuresebeginn weiterhin zu, so sollte die Flüssigkeitszufuhr für 6 Stunden eingestellt und während dieser Zeit das Harnzeitvolumen gemessen werden. Fällt es signifikant ab, so ist zuviel Flüssigkeit gegeben worden. Die Hyperkaliämie bildet sich in der polyurischen Phase meist schneller zurück als die Azotämie. Bei Harnvolumina über 1500 ml/Tag ist in der Regel eine diätetische Kaliumrestriktion nicht mehr nötig. Im Unterschied zum oligoanurischen Stadium besteht bei Polyurie die *Gefahr der Hypokaliämie*. Zum Ausgleich der Verluste genügt oft eine kaliumreiche Vollkost (s. Tab. im Anhang), nur bei Serumkalium < 3,5 mval/l wird eine medikamentöse Substitution erforderlich (s. Kap. 8, 3.4.1).

Mit fortschreitender Normalisierung der Nierenfunktion (Normalisierung des Serumkreatinins und der Kreatinin-Clearance, Anstieg der Konzentrationsleistung bei kurzfristiger probatorischer Flüssigkeitsrestriktion) können Flüssigkeitszufuhr und Elektrolytsubstitution schrittweise bis zur Norm abgebaut werden.

1.3.7 Häufige Fehler bei Diagnostik und Therapie des ANV

a) Verspätetes Erkennen des ANV infolge Vernachlässigung der Nierenfunktionsdiagnostik (Harnzeitvolumen, harnpflichtige Substanzen i. S.) bei ausschließlicher Konzentration auf das oft dramatische auslösende Ereignis.
b) Fehlerhafte Durchführung der Diuretikatherapie. Ihre Anwendung bei Hypovolämie bzw. Exsikkose *vor Volumensubstitution* kann den Volumendefekt als auslösende prärenale Ursache verstärken und damit das ANV verschlimmern.
c) Ungenügende Asepsis bei der Sondierung der Harnwege.
d) Überwässerung bzw. Herz-Kreislaufüberlastung („fluid lung", Lungenödem) als Folge wiederholter Versuche, die initiale Oligurie durch forcierte Flüssigkeitszufuhr („Wasserstoß") oder hohe Mannitol-Dosen zu durchbrechen.
e) Elektrolytstoffwechselstörungen durch fehlerhafte und/oder ungenügend kontrollierte Intensivbehandlung.
f) *Zu späte Verlegung des Patienten zur Dialysetherapie.*
g) Verlegung des Patienten bei lebensbedrohlicher Hyperkaliämie (Tod auf dem Transport!).
h) Überdosierung von Digitalis oder anderen Medikamenten bei Nichtberücksichtigung der Eliminationsrate.

2 Chronische Niereninsuffizienz (CNI)

Definition: Fortschreitender, irreversibler Ausfall funktionstüchtiger Nephrone (auf dem Boden unterschiedlicher Nierenerkrankungen) mit entsprechender Einschränkung der Nierenfunktion, die bis zur terminalen Niereninsuffizienz (= Urämie) gehen kann. Stadieneinteilung I–IV, s. ds. Kap., 2.2.

2.1 Ätiopathogenese

Die wichtigsten Ursachen der terminalen Niereninsuffizienz, des Endstadiums der CNI, sind: Glomerulonephritis ca. 40%, Pyelonephritis ca. 10%, Analgetika-Nephropathie, Zystennieren, vaskuläre Nephropathie, diabetische Glomerulosklerose, hereditäre chronische Nephropathie, angeborene Hypoplasie, traumatischer oder operativer Verlust der Nieren u.a. Diese einzelnen Grundkrankheiten können unterschiedlich schnell zur terminalen Niereninsuffizienz (TNI) führen. Mit fortschreitender Niereninsuffizienz treten die Symptome der Grundkrankheit zunehmend in den Hintergrund und die uniforme, urämische Symptomatik beherrscht das klinische Bild. Die urämischen Symptome erklären sich a) durch den Ausfall der *exkretorischen Nierenfunktion:* Abnahme von GFR (Anstieg der harnpflichtigen Substanzen) und von tubulären Leistungen (Retention von Wasser, Natrium, Kalium, sauren Valenzen, Phosphat) und b) durch eine Störung der *inkretorischen Nierenfunktion:* Verminderte Bildung von Erythropoetin und aktivem Vitamin D, Aktivierung des Renin-Angiotensin-Systems.

2.2 Klinik

Leitsymptome und -befunde: Die CNI wird in 4 Stadien eingeteilt (s. Tab. 3). Im *Stadium der vollen Kompensation I* (z.B. bei funktionell intakter Einzelniere) besteht im allge-

Tabelle 3: Stadien der chronischen Niereninsuffizienz (CNI). Die Einteilung richtet sich nach Glomerulusfiltrat, Retentionswerten, klinischen Zeichen der Niereninsuffizienz und therapeutischer Konsequenz. Die S-Kreatininwerte (SKr) sind nur als Anhaltspunkte zu verstehen, da große individuelle Unterschiede (Muskelmasse) vorkommen.

Stadium	GFR (ml/min)	Retentionswerte (SKr) (mg/dl)	Klinische Zeichen	Maßnahmen
I Volle Kompensation	< 90	< 1,5	∅	(∅)
II Kompensierte Retention	< 60	> 1,5	∅/(+)	konservativ
III Dekompensierte Retention	< 10	> 5	„Präurämie"	konservativ
IV Terminale Niereninsuffizienz	< 5	> 10	Urämie	Dialyse, Transplantation

meinen keine Symptomatik und auch keine Behandlungsbedürftigkeit. Im *Stadium der kompensierten Retention II* finden sich oft bereits eine Zwangspolyurie (Mehrausscheidung harnpflichtiger Substanzen pro Nephron unter den Bedingungen einer osmotischen Diurese) sowie Durstgefühl und Polydipsie. Klinisch relevante Zeichen der CNI (z.B. Osteopathie, Azidose, Anämie) treten erst im *Stadium der dekompensierten Retention III* auf. Der Übergang ins dialysepflichtige *Stadium der terminalen Niereninsuffizienz IV* ist gekennzeichnet durch rasche Abnahme des Urinvolumens, Überwässerung, Hyperkaliämie und Azidose. Insgesamt nimmt mit progredienter Nierenfunktionseinschränkung die urämische Symptomatik zu und damit auch die Notwendigkeit einer Behandlung. Liegt das Vollbild der terminalen Niereninsuffizienz (Urämie) vor, so ist im Prinzip die Funktion aller Organe gestört: Zentralnervensystem (Kopfschmerz, Übererregbarkeit des neuromuskulären Systems, Wesensveränderung, Somnolenz, Koma), peripheres Nervensystem (Polyneuropathie), Gastrointestinaltrakt (Übelkeit, Erbrechen, Durchfälle, Blutungen), Blut (Anämie, hämorrhagische Diathese, Leukozytose), Herz-Kreislaufsystem (Hochdruck, Herzinsuffizienz, Perikarditis), Lunge („fluid lung"), Haut (blaß, trocken, schuppig, Juckreiz), Knochen (Osteomalazie und Ostitis fibrosa).

Diagnostische Hinweise: Einige Nierenerkrankungen verlaufen symptomarm mit jahre- und jahrzehntelanger Latenz, ohne erkannt zu werden. Der Übergang ins Stadium der terminalen Niereninsuffizienz erfolgt meist rasch (sog. pseudoakuter Beginn eines chronischen Nierenleidens), so daß eine Abgrenzung gegenüber der akuten Niereninsuffizienz erforderlich ist. Für eine CNI (und gegen eine akute Niereninsuffizienz) sprechen u.a. Anamnese (Polyurie), Hypokalzämie, ausgeprägte Anämie sowie röntgenologisch bzw. sonographisch kleine Nieren. Allerdings können bei CNI auch große Nieren vorkommen: Amyloidniere, Plasmozytomniere, maligne Nephrosklerose, diabetische Glomerulosklerose.

Diagnostische Maßnahmen: Eiweiß- und Zellausscheidung im Urin, bakteriologische Untersuchung. Harnpflichtige Substanzen, Elektrolyte, Blutbild u.a. Augenhintergrund, Sonographie, Nierenleer-Tomographie, ggf. Computertomogramm. Das *i.v. Urogramm* mit Schichtaufnahmen liefert auch bei fortgeschrittener Niereninsuffizienz (SKr > 5 mg/dl) noch brauchbare Information, kann dann aber oft durch die anderen o.g. bildgebenden Verfahren ersetzt werden. Die potentiell nephrotoxischen Kontrastmittel bewirken eine Osmodiurese und können deshalb zur Dehydratation führen (Gefahr der weiteren Nierenfunktionseinschränkung). Deshalb darf keine Flüssigkeitskarenz vor der Urographie erfolgen! Prinzipiell ist das Risiko einer kontrastmittelinduzierten Nierenschädigung erhöht bei hohem tubulären Kontrastmittelangebot, Nierenfunktionseinschränkung, Dehydratation, Plasmozytom, Diabetes mellitus, Proteinurie. Wenn der Verdacht auf eine diffuse glomeruläre Nierenerkrankung besteht, kann eine Nierenbiopsie erforderlich sein.

2.3 Therapie

Behandlungsziel ist:

a) *den weiteren Untergang von Nierengewebe zu verhindern* (konsequente Hochdruckbehandlung, Vermeidung von nephrotoxischen Substanzen, Therapie interkurrenter Infekte, Behandlung von Elektrolytstörungen und Herzinsuffizienz, Prophylaxe eines sekundären Hyperparathyreoidismus, s. a. ds. Kap., 2.3.2),

b) *Besserung der urämischen Symptome,*

c) *rechtzeitiges Abbrechen der konservativen Therapie* und Einleiten einer Dialysebehandlung bzw. Transplantation.

2.3.1 Allgemeine Maßnahmen

a) *Lebensweise:* Angemessene körperliche Aktivität, um Krankheitsbewußtsein und Eiweißkatabolismus einzuschränken und möglichst günstige Voraussetzungen für eine Rehabilitation durch chronische Hämodialyse oder Transplantation zu erhalten.

b) *Überwachung:* Blutdruckkontrolle, tägliche Gewichtskontrolle! Bei Übergang von der „Zwangspolyurie" in die „Pseudonormalurie" zusätzlich Bestimmung des Urinvolumens. In Abhängigkeit vom Grad der Niereninsuffizienz regelmäßige (im Abstand von 2 Wochen bis 2 Monaten) Kontrollen von Serumkreatinin, Harnstoff, Harnsäure, Phosphat, Kalium, Natrium, Kalzium und Blutbild. Zur Bestimmung der GFR < 10 ml/min eignet sich die kombinierte Kreatinin-Harnstoff-Clearance; für praktische Belange genügt die Bestimmung des Serumkreatinins.
Wichtig: Schonung der Unterarmvenen, die zu einem späteren Zeitpunkt zur Anlage einer Ciminofistel dringend erforderlich sind!

c) *Flüssigkeitszufuhr:* Bei der CNI ist die Konzentrationsfähigkeit frühzeitig, die Verdünnungsfähigkeit später gestört. Aufgrund der verringerten Anpassungsfähigkeit an unterschiedliche Volumenbelastungen entwickelt sich bei vermindertem Flüssigkeitsangebot rasch eine Exsikkose, bei erhöhtem Flüssigkeitsangebot eine Überwässerung. Die Retention von osmotischem Gut führt über eine Mehrbelastung der noch intakten Nephrone zur osmotischen Diurese. Das Durstgefühl ist in der Regel ungestört und sorgt für einen ausreichenden Ersatz der durch die osmotisch bedingte „Zwangspolyurie" verlorenen Flüssigkeit. Eine Flüssigkeitszufuhr von 2–3 l/Tag ist sinnvoll, da über einen höheren Urinfluß mit geringerer tubulärer Kontaktzeit eine Mehrausscheidung von Harnstoff möglich ist. Das Maximum der Harnstoffausscheidung liegt bei einer Diurese von ca. 2,5 l/Tag. Darüber hinausgehende Flüssigkeitszufuhr ist nutzlos und gefährlich. Die tägliche Gewichtskontrolle ist zur Flüssigkeitskontrolle unumgänglich! Prinzipiell gilt die Regel: *Flüssigkeitszufuhr = 500 ml + Urinvolumen vom Vortag.*

d) *Natriumzufuhr:* Der Natriumbedarf der einzelnen Patienten variiert in Abhängigkeit von der Größe der renalen Natriumverluste zwischen 10 bis ca. 300 mval/Tag. Die Natriumbilanzierung muß deshalb individuell erstellt werden. Eine generelle Kochsalzbeschränkung darf nicht erfolgen! Sie führt häufig zur Natriumverarmung, Schrumpfung der EZF, Einschränkung der GFR und zum Anstieg der harnpflichtigen Substanzen. Herzinsuffizienz mit Lungenstauung und/oder Ödembildung sowie Hypertonie sind eine Indikation zur NaCl-Restriktion (< 6 g NaCl/Tag), die Urämie per se nicht. Bei Neigung zur Exsikkose, Hypertonie, Hypovolämie sind NaCl-Zulagen erforderlich. Die tägliche NaCl-Zufuhr wird um 2 g erhöht und dabei Körpergewicht, Blutdruck und eine evtl. Ödementwicklung überwacht.

e) *Kaliumzufuhr:* Die Kaliumausscheidung erfolgt vorwiegend über die Nieren, so daß bei NI in erster Linie mit einer Hyperkaliämie zu rechnen ist. Bei Urinvolumina > 1000 ml tritt eine Hyperkaliämie nur selten auf, so daß eine diätetische Kaliumrestriktion oft erst bei dialysepflichtiger NI eingeleitet werden muß. Bei Serum-Kalium > 6 mval/l sind diätetische (kaliumreiche Nahrungsmittel meiden, Gemüse und Kartoffeln zweimal abkochen) und ggf. medikamentöse Maßnahmen (Sorbisterit® in Kalziumphase zu den Mahlzeiten) erforderlich. In einigen Fällen, vorwiegend bei interstitiellen Nierenerkrankungen, können Zwangspolyurie, kaliumarme Ernährung und Diuretika-Gabe zur therapiebedürftigen Hypokaliämie führen.

f) *Eiweißzufuhr:* Eine reduzierte Eiweißzufuhr hat zum Ziel, das urämische Syndrom zu bessern und möglicherweise die weitere Progredienz des Nierenleidens zu verhindern.

Besserung des Urämiesyndroms: Durch eine reduzierte Eiweißzufuhr läßt sich eine Senkung des Harnstoff-N im Serum, eine Besserung der gastrointestinalen Symptomatik und der Azidose erreichen. Eine Beeinflussung weiterer Urämiesymptome ist nicht gesichert. Anzustreben ist ein Eiweißminimum, das für den Bau- und Betriebsstoffwechsel ausreicht. Wir empfehlen bei *Harnstoff-N > 75 mg/dl und/oder gastrointestinalen Beschwerden eine mäßig eiweißreduzierte Diät* (0,5–0,6 g biologisch hochwertiges Eiweiß/kg, d.h. ca. 40 g/70 kg/Tag). Damit wird einerseits eine negative Eiweißbilanz vermieden und andererseits der Anfall von toxischen Eiweißmetaboliten auf ein tolerables Maß reduziert. Die zusätzliche Gabe von essentiellen Aminosäuren oder Ketosäuren ist bei dieser etwas großzügigeren Eiweißzufuhr nicht erforderlich. Eine geringere Eiweißzufuhr bei höhergradiger Niereninsuffizienz, wie sie teilweise noch empfohlen wird (z.B. ca. 20 g Eiweiß/Tag), führt zum Abbau des körpereigenen Eiweißes, wird von den Patienten als sehr belastend empfunden und ist unter ambulanten Bedingungen nur selten realisierbar. Eine Normalisierung der Stickstoffbilanz kann auch durch die zusätzliche Gabe von essentiellen Aminosäuren (ca. 10 g/Tag) zu einer nicht selektiven, streng eiweißarmen Kost (20–25 g Eiweiß/Tag), sog. „Schwedendiät", erreicht werden. Wenn es unter der o.g., im Vergleich zu früheren Vorschlägen liberaleren Eiweißzufuhr (0,5–0,6 g Eiweiß/kg/Tag) zum progredienten Harnstoffanstieg kommt, so ist in den meisten Fällen eine Dialysebehandlung indiziert. Bei Dialysepatienten, die wie üblich dreimal pro Woche behandelt werden, ist meist keine Eiweißbeschränkung erforderlich. Pro Hämodialyse gehen 5–10 g Aminosäuren ins Dialysat verloren. Bei nur zweimaliger Dialyse/Woche beträgt die Eiweißzufuhr ca. 1 g/kg/Tag.

Experimentelle Befunde sprechen dafür, daß durch Eiweißreduktion die weitere Progredienz einer chronischen Niereninsuffizienz verzögert wird (Brenner, Kidney Int. 23 [1983] 647–655). Eine hohe Eiweißbelastung führt bei Niereninsuffizienz zur glomerulären Hyperperfusion der noch intakten Glomeruli, deren Mesangium überlastet wird, wodurch die Entwicklung einer fokalen Sklerose mit Proteinurie und Niereninsuffizienz induziert wird. Auf dem Boden dieser Befunde wäre schon bei funktioneller Einnierigkeit, d.h. bei SKr > 1,5 mg/dl, eine Eiweißreduktion auf ca. 0,7 g/kg/Tag sinnvoll. Eine diesbezügliche generelle Empfehlung wäre zum jetzigen Zeitpunkt verfrüht, da die erforderlichen klinischen Studien noch ausstehen.

g) *Kalorien- und Vitaminzufuhr:* Wichtig ist eine ausreichende Kalorienzufuhr > 35 kcal/kg/Tag, um den Abbau körpereigener Substanz zu vermeiden. Eine routinemäßige Substitution von Vitaminkomplexen ist bei dieser Ernährung nicht erforderlich. Bei der Gabe von Multi-Vitaminpräparaten ist Vorsicht geboten, da Vitamin A bei Niereninsuffizienz kumuliert und Intoxikationserscheinungen verursachen kann, die das Bild einer Urämie, u. a. einer unzureichenden Dialysebehandlung vortäuschen können. Vitaminpräparate sollten kein Vitamin A oder andere fettlösliche Vitamine enthalten. Bei Vitaminmangelzuständen sind Konzentrate wasserlöslicher Vitamine einzusetzen (z.B. Dreisavit®).

h) *Pharmakotherapie bei Niereninsuffizienz:* Medikamente und/oder ihre Metaboliten werden von den Nieren wie harnpflichtige Substanzen behandelt. Besonders solche Medikamente, die normalerweise vorwiegend renal ausgeschieden werden, weisen bei NI eine gestörte Elimination auf. Medikamente mit normalerweise vorwiegend extrarenaler Elimination werden durch eine Nierenfunktionseinschränkung weniger beeinflußt. Allerdings kann es bei terminaler NI (Urämie) für diese Substanzen ebenfalls zu einer Störung der Elimination kommen, weil die urämische Intoxikation eine Vielzahl von Stoffwechselvorgängen und damit auch die extrarenalen Eliminationsmechanismen verändern kann (s. ds. Kap., 3).

2.3.2 Prophylaxe und Therapie von Komplikationen bzw. Spätfolgen der CNI

Wichtig: Bei Einschränkung der GFR (< 30 ml/min) kann eine Reihe z.T. reversibler Störungen die Nierenfunktion weiter verschlechtern. Hierzu gehören besonders: Hypovolämie (infolge ungenügender Salz-Wasserzufuhr oder infolge von Verlusten durch Erbrechen, Diarrhö oder Blutung), Infektionen, Herzinsuffizienz, maligne Hypertonie und Harnwegsobstruktion. Diese Störungen sollten möglichst rasch beseitigt werden.

2.3.2.1 Überwässerung

Aufgrund der eingeschränkten Adaptationsfähigkeit entwickelt sich bei überproportionalem Flüssigkeitsangebot rasch eine Überwässerung. Klinische Zeichen der Überwässerung sind Hyponatriämie, Flüssigkeitslunge, Herzinsuffizienz und Hypertonie. In Abhängigkeit von der Nierenfunktion empfehlen sich steigende *Furosemid*-Dosen, 40—1000 mg/Tag (s. Tab. 7). Bei fortgeschrittener NI mit ausgeprägter Überwässerung liegt meist Dialysepflichtigkeit vor. Bei Serumkreatinin > 2 mg/dl sollten kaliumsparende Diuretika (unzureichend wirksam, Hyperkaliämie!) und Thiazid-Diuretika (unzureichend wirksam) nicht mehr eingesetzt werden.

2.3.2.2 Herzinsuffizienz

Wenn nach Beseitigung der Überwässerung noch Zeichen der Herzinsuffizienz bestehen, ist eine *Digitalisierung* angezeigt. Als nächster Schritt ist der Einsatz von *Vasodilatantien* zu erwägen. Bei instabiler, wechselnder Nierenfunktion ist Digitoxin aufgrund seiner vorwiegend extrarenalen Elimination vorzuziehen (0,1 mg/Tag an 4—5 Tagen/Woche). Bei stabiler Nierenfunktion (u. a. bei chronischer Dialysebehandlung) kann Digoxin oder Digitoxin gegeben werden. Bei Digoxin ist in Abhängigkeit von der Nierenfunktion eine Dosisreduktion erforderlich, die bei terminaler NI ca. ¼ der Normdosis beträgt. Bei fortgeschrittener NI ist die Empfindlichkeit gegenüber Digitalis durch Hyperkaliämie, Hypermagnesiämie, Hypokalzämie und Azidose herabgesetzt. Durch die Dialysebehandlung kommt es zum raschen Ausgleich dieser Störungen und damit zur Zunahme der Digitalisempfindlichkeit mit gehäuftem Auftreten von Rhythmusstörungen. Bei Dialysepatienten und Patienten mit Schwankungen im Elektrolythaushalt ist die Indikation zur Digitalisierung besonders streng zu stellen (s. ds. Kap., 3.3).

2.3.2.3 Hypertonie

Die Hypertonie entsteht bei fortgeschrittener NI vorwiegend durch Natrium- und Wasserretention. Therapeutisch ist eine Blutdrucknormalisierung anzustreben, um eine kardiale Entlastung zu erreichen und einen weiteren Nierenparenchymuntergang zu verhindern. Drastische Blutdrucksenkungen sind zu vermeiden. Eine mögliche Nierenfunktionsverschlechterung bildet sich in der Regel nach Tagen bis Wochen zurück. Bei maligner Hypertonie korreliert die Prognose eng zur Drucksenkung, die hier von besonderer Wichtigkeit ist. *Die antihypertensive Therapie* wird dadurch vereinfacht, daß die erforderliche Dosis unabhängig von der Nierenfunktion durch Blutdruckmessung zu ermitteln ist. Es gelten die üblichen Regeln der Hochdruckbehandlung. Bei Serumkreatinin > 2 mg/dl keine kaliumsparenden Diuretika oder Thiazide. Dosisreduktion ist *nicht* erforderlich für: Dihydralazin, Prazosin, Minoxidil, Diazoxid, Reserpin, Guanethidin, Alprenolol, Oxprenolol, Propranolol, Pindolol, Labetalol, Nitrendipin, Nifedipin, Diltiazem, Verapamil. Eine Dosisreduktion entsprechend Wirkung und Nebenwirkungen erfolgt bei: Clonidin, α-Methyldopa, Atenolol, Nadolol, Sotalol und Captopril (s. ds. Kap., 3).

2.3.2.4 Renale Osteopathie, Störungen des Kalzium-Phosphatstoffwechsels

Bei einer GFR < 30 ml/min finden sich in der Regel verminderte 1,25-$(OH)_2$-Vitamin-D-Spiegel und ein erhöhtes Serumphosphat. Eine gesteigerte Parathormonsekretion tritt schon früher im Rahmen der NI auf. Die Abnahme der intestinalen Kalziumresorption infolge ungenügender Bildung des biologisch aktiven Vitamin-D-Metaboliten (1,25-Dihydroxycholecalciferol) führt zur *Hypokalzämie*, die wesentliche Ursache des sekundären *Hyperparathyreoidismus* ist. Ein weiterer Stimulus der Parathormonsekretion ist die *Hyperphosphatämie*, die sich aufgrund der GFR-Reduktion entwickelt. Alternativ zum 1,25-$(OH)_2$-Vitamin D bilden Nieren und auch extrarenale Enzymsysteme 24,25-$(OH)_2$-Vitamin D, das möglicherweise zur vollen Vitamin-D-Wirkung beiträgt. Außerdem findet sich bei NI ein vermindertes 25-(OH)-Vitamin D. Folgen des gestörten Kalzium-Phosphatstoffwechsels sind:
a) *Die Ostitis fibrosa* (vermehrter Skelettumbau mit erhöhter osteoklastärer Resorption) entsteht im wesentlichen aufgrund der Parathormonwirkung am Skelett.
b) Die *Osteomalazie* (fehlende Mineralisation des Osteoids) ist in ihrer Genese unzureichend geklärt. Es besteht keine Korrelation zu 1,25-$(OH)_2$-Vitamin-D-Spiegeln. Diskutiert wird eine pathogenetische Bedeutung von 24,25-$(OH)_2$-Vitamin D. Abzugrenzen ist die Sonderform der *aluminiuminduzierten Osteopathie*, die durch toxische Aluminiumablagerungen in der Mineralisationsfront des Osteoids entsteht.
c) Die *Osteopenie* (Reduktion der kortikalen und spongiösen Knochenmasse) findet sich selten bei dialysierten Patienten und ist in der Genese ungeklärt.
d) Die *Osteosklerose* (Vermehrung der periostalen und spongiösen Knochenmasse) entsteht in der prädialytischen Phase der CNI, wohl durch Hyperparathyreoidismus, Hyperphosphatämie und Osteoidakkumulation.

Prophylaxe und Therapie

Therapeutischer Ansatz ist die Normalisierung von Kalzium und Phosphat im Serum, um dem Hyperparathyreoidismus sowie Veränderungen des Knochenstoffwechsels und extraossären Verkalkungen entgegenzuwirken:
a) *Diätetische Phosphatrestriktion:* Durch reduzierte Zufuhr von Fleisch- und Milchprodukten kann die Phosphatzufuhr von 1−2 g/Tag auf 0,5−1 g/Tag gesenkt werden. Die diätetische Phosphatrestriktion ist die Voraussetzung für die weiteren medikamentösen Maßnahmen.
b) *Hemmung der intestinalen Phosphatresorption:* durch Aluminiumhydroxid und/oder Kalziumkarbonat-Gabe zu den Mahlzeiten. Kalziumkarbonat (6−10 g/Tag) ist weniger wirksam als Aluminiumhydroxid (Phosphonorm®, Aludrox®, Anti-Phosphat), stellt aber wegen der Aluminiumtoxizität das Mittel der ersten Wahl dar und hat den Vorzug, das Serumkalzium anzuheben. Oft ist zur initialen Behandlung die kombinierte Gabe von Kalziumkarbonat und Aluminiumhydroxid erforderlich, nach Normalisierung des Serumphosphats kann Aluminiumhydroxid stark reduziert und in einigen Fällen ganz abgesetzt werden. Es sollte die minimal erforderliche Aluminiumhydroxid-Dosis eingesetzt werden, um eine aluminiuminduzierte Enzephalopathie, Osteopathie und Anämie zu vermeiden. Bei CNI (meist ab GFR < 30 ml/min erforderlich) sollte das Serumphosphat in den Normbe-

reich, bei Dialysepatienten in den oberen Normbereich (prädialytisch ca. 4,5 mg/dl) gesenkt werden.

c) *Normalisierung des Serumkalziums* (nach Senkung des Serumphosphats): Wenn die orale Kalziumkarbonat-Gabe unzureichend ist, zusätzlich Kalziumzufuhr 1 g (25 mmol)/Tag (z. B. 1 Tbl. Calcium-Sandoz® fortissimum). Bei Dialysepatienten empfiehlt sich eine Dialysatkonzentration von 3,5 mval Kalzium/l, wodurch eine Konstanz des Gesamtkörperkalziums erreicht wird. Liegt das Kalzium-Phosphat-Produkt im Serum > 70 mg/dl, besteht Gefahr der metastatischen Verkalkungen (Kalziumkontrollen!).

d) *Vitamin D:* Zur Prophylaxe der renalen Osteopathie sollte Vitamin D im prädialytischen Stadium nicht routinemäßig eingesetzt werden, da bei Überdosierung eine Nephrokalzinose zur irreversiblen Nierenfunktionsverschlechterung beitragen kann. Bei unzureichender Wirkung der diätetischen Phosphatrestriktion, der kombinierten Kalziumkarbonat- und Aluminiumhydroxid-Gabe sowie bei manifester Osteopathie ist auch im prädialytischen Stadium die Vitamin-D-Therapie angezeigt. Regelmäßige Kontrollen von Serumkalzium, Urinkalzium und Nierenmorphologie mit Hilfe des Ultraschalls sind erforderlich. Auch bei Hämodialysepatienten setzen wir Vitamin D in erster Linie therapeutisch (regelmäßige Kalziumkontrollen!) und bei unzureichender Normalisierung des Kalzium-Phosphatstoffwechsels durch o. g. Maßnahmen ein. Allerdings erscheint die prophylaktische Vitamin-D-Applikation durchaus gerechtfertigt, zumal Vitamin D eine Parathormon-Suppression bewirkt und mit zunehmender Dialysedauer die Häufigkeit der renalen Osteopathie zunimmt. Substanzen: Vitamin D_3 oder Vitamin-D-Analoga. Nachteil von Vitamin D_3 ist die bei Anurie bis auf 6 Monate verlängerte Halbwertszeit. *Prophylaxe:* Vitamin D_3 0,25 mg (10000 E)/Tag, 5,6-Trans-25-(OH)-Vitamin D (Delakmin®) 2000 E/Tag oder 1,25-$(OH)_2$-Vitamin D 0,25–0,5 µg/Tag (Rocaltrol®). *Therapie:* Vitamin D_3 0,5–1 mg/Tag, 5,6-Trans-25-(OH)-Vitamin D 2000–15000 E/Tag, 1,25-$(OH)_2$-Vitamin D 0,5–2 µg/Tag.

e) *Parathyreoidektomie:* Wenn eine symptomatische Osteopathie mit überwiegender Ostitis fibrosa vorliegt, Vitamin D keine Besserung bewirkt oder aufgrund einer Hyperkalzämie nicht eingesetzt werden kann, ist die Parathyreoidektomie indiziert. Eine Reihe von Vorteilen bietet die totale Parathyreoidektomie mit Autotransplantation von Parathyreoideagewebe in den Unterarm.

f) Desferrioxamin (Desferal®) wird bei aluminiuminduzierter Osteopathie eingesetzt.

2.3.2.5 Renale Anämie

Sie ist normochrom und normozytär. Ihre wesentlichen Ursachen sind Erythropoetinmangel, Erythroblastenhemmung durch Kumulation von „Urämietoxinen", verkürzte Erythrozytenüberlebenszeit und Eisenmangel (besonders bei Hämodialysepatienten). Die Schwere der Anämie entspricht i.a. dem Grad der Niereninsuffizienz. Eine Therapie ist meist nicht erforderlich. Hämatokritwerte um 20% werden in der Regel gut toleriert.

a) *Bluttransfusionen* sollten *nur bei dringlicher klinischer Indikation* gegeben werden (Atemnot, Stenokardien, Tachykardie, Schwindelgefühl), weil dadurch die bereits eingeschränkte Blutbildung zusätzlich gehemmt wird. Außerdem entsteht eine Gefährdung durch mögliche Erregerübertragung, Transfusionsreaktionen und Hämosiderose.

b) *Ausgleich von Mangelzuständen:* Meist ist die Eisenzufuhr indiziert, da ein erhöhter intestinaler Verlust besteht. Eisentherapie (100 mg/Tag ferro sanol® duodenal oder Kendural® C) führt bei Eisenmangel (Ferritinbestimmung) zur Besserung der Anämie. Bei makrozytärer Anämie (selten) sollte Folsäure ersetzt werden, die über die Dialyse verlorengehen kann.

c) *Desferrioxamin* (Desferal®) kann bei Patienten mit Aluminiumüberlastung, aber auch ohne daß Zeichen der Aluminiumtoxizität vorliegen, die Anämie bessern: 1 × wöchentlich 1 g Desferrioxamin i.v. nach Dialyseende bei gleichzeitigem Einsatz eines „high flux"-Dialysators.

d) Das gentechnologisch hergestellte *Erythropoetin* (EPO) führt zu einer Normalisierung der renalen Anämie. Der Einsatz ist gerechtfertigt bei transfusionsbedürftiger Anämie (Hb < 8,5 g%) und/oder bei Auftreten von Symptomen. Die Dosis beträgt 25–100 µg/kg i.v. oder s.c. 3mal wöchentlich. Der Hämatokrit sollte < 1%/Woche ansteigen. Zielhämatokrit ca. 30%. Die Erhaltungsdosis liegt niedriger und kann gelegentlich 1mal pro Woche gegeben werden. Ein zu rascher Hämatokritanstieg beinhaltet die Gefahr der Hyperviskosität mit hypertensiver Enzephalopathie sowie einer erhöhten Thromboseneigung.

e) Demgegenüber haben *Anabolika* an Bedeutung verloren. Testosteronester (Testoviron®) 250 mg/Woche i.m., Nandrolondecanoat (Deca-Durabolin®) 100 mg/Woche i.m., Mesterolon (Proviron®) 150 mg/Tag p.o. Sie stimulieren die Erythropoetinproduktion und werden über einige Wochen bis Monate gegeben. Nebenwirkungen sind Prostatahypertrophie, Virilisierung, Hypertriglyzeridämie, Flüssigkeitsretention. Die Testosteronester sind besonders wirksam, sollten aber wegen ihrer ausgeprägten Virilisierung nur bei Männern eingesetzt werden. Nur wenig virilisierend ist Nandrolondecanoat (Deca-Durabolin®).

f) Wichtig ist außerdem die Beseitigung von Faktoren, die zusätzlich eine Anämie begünstigen (z.B. Beseitigung eines Hyperparathyreoidismus).

2.3.2.6 Renale Azidose

Bei CNI kommt es erst im Spätstadium mit erheblicher Reduktion der GFR zur Azidose. Oft wird diese durch eine akute endogene (vermehrter Katabolismus) oder exogene (z. B. Acetylsalicylsäure, Methionin) Säurebelastung und/oder zusätzlichen Alkaliverlust (Durchfälle) ausgelöst. Alkalisierende Therapiemaßnahmen sind in der Regel nicht erforderlich. Erst bei Abfall des Serum-Bikarbonats auf < 15−12 mval/l, pH < 7,25 und bei klinischer Symptomatik empfiehlt sich eine Behandlung mit z. B. Kalzium-Natrium-Zitrat (Acetolyt®) 5−15 g/Tag p. o. Liegt eine klinisch behandlungsbedürftige renale Azidose vor, so muß meist mit der Dialyse begonnen werden. Nicht zu empfehlen sind Natriumlaktat (Gefahr der Laktatazidose bei gleichzeitig eingeschränkter Leberfunktion) und Tris-Puffer (Risiko der Hyperkaliämie, Hypoglykämie, Atemdepression).

2.3.2.7 Hyperurikämie

Sie beginnt i. a. bei einer GFR < 40 ml/min. Gichtattacken sind, außer bei Patienten mit primärer Gicht, selten. Bei chronischer, nicht dialysepflichtiger NI empfehlen wir bei Serumharnsäure > 10 mg/dl Allopurinol, um eine weitere Nierenfunktionsverschlechterung (Nephrokalzinose, Nephrolithiasis) zu vermeiden. Bei Dialysepatienten sollte Allopurinol nur mit Zurückhaltung eingesetzt werden, zumal die Nierenfunktion dann eine untergeordnete Rolle spielt. Die Allopurinol-Gabe sollte auf die symptomatische Gicht und sehr hohe, diätetisch nicht zu beeinflussende Harnsäurewerte begrenzt werden.

2.3.2.8 Urämische Perikarditis und Polyneuropathie

Sie sind Ausdruck einer zu spät einsetzenden und manchmal auch unzureichenden Dialysebehandlung. Therapeutisch ist eine Intensivierung der Dialyse erforderlich. Die Therapie der Perikarditis besteht in häufiger, evtl. täglicher Dialyse mit niedriger Heparindosis und maximaler Ultrafiltration; außerdem hochkalorische, eiweißreiche Ernährung. Bei rasch zunehmendem Perikarderguß mit hämodynamischen Auswirkungen (ZVD-Anstieg, Blutdruckabfall) ist ein Perikardverweilkatheter erforderlich.

2.3.2.9 Dialysebeginn

Die chronische Dialysebehandlung sollte vor Eintreten von urämischen Komplikationen begonnen werden. Hinweise sind Abnahme der Urinproduktion, Gewichtszunahme, Auftreten von urämischen Symptomen wie Übelkeit, Brechreiz, Müdigkeit und Juckreiz sowie Anstieg der harnpflichtigen Substanzen (SKr > 10−12 mg/dl, Harnstoff-N > 120 mg/dl). Absolute Indikationen sind therapieresistente Überwässerung und Hypertonie, schwere Azidose, urämische Perikarditis und Polyneuropathie und das nur noch selten auftretende urämische Koma. Die Vorbereitung auf die chronische Dialysebehandlung und/oder Transplantation sollte allerdings schon frühzeitiger beginnen. Die Anlage einer Brescia-Cimino-Fistel empfiehlt sich in Abhängigkeit von der Progredienz der Nierenerkrankung bei SKr-Werten von 8 ± 2 mg/dl.

3 Pharmakotherapie bei Niereninsuffizienz

3.1 Vorbemerkungen

Medikamente und/oder ihre Metaboliten werden von den Nieren wie harnpflichtige Substanzen behandelt. Besonders solche Medikamente, die normalerweise vorwiegend renal ausgeschieden werden, weisen bei Niereninsuffizienz eine gestörte Elimination auf. Medikamente mit normalerweise vorwiegend extrarenaler Elimination werden durch eine Nierenfunktionseinschränkung weniger beeinflußt. Allerdings kann es bei terminaler Niereninsuffizienz (Urämie) für diese Substanzen ebenfalls zu einer Störung der Elimination kommen, weil die urämische Intoxikation eine Vielzahl von Stoffwechselvorgängen und damit auch die extrarenalen Eliminationsmechanismen verändern kann.

Bei jeder medikamentösen Behandlung von Patienten mit eingeschränkter Nierenfunktion muß überprüft werden, ob eine Dosisanpassung erforderlich ist. Ist die Pharmakokinetik einer Substanz bei Niereninsuffizienz nicht bekannt, so gilt: a) bis zu einer GFR > 60 ml/min (SKr < 1,5 mg/dl) können alle Medikamente näherungsweise normal dosiert werden, b) bis zu einer GFR > 30 ml/min (SKr < 2,5 mg/dl) spielt die Kumulation von Medikamenten und ihrer Metaboliten meist eine untergeordnete Rolle (cave bei Substanzen mit geringer therapeutischer Breite und bei Langzeitapplikation!), c) Wirkung und Nebenwirkungen einer medikamentösen Behandlung sollten bei Niereninsuffizienz besonders überwacht werden. Substanzgruppen, deren Effekt sich leicht überprüfen läßt, sind bei Niereninsuffizienz vergleichsweise einfacher zu dosieren (bei Antidiabetika Blutzucker, bei Gichtmitteln Harnsäure, bei Antihypertensiva Blutdruck).

Prinzipiell ist unabhängig von Eliminationshalbwertszeit bzw. Grad der Niereninsuffizienz die normale Initialdosis erforderlich, um ausreichende Wirkspiegel zu erzielen. Bei verlängerter Eliminationshalbwertszeit muß die Erhaltungsdosis reduziert oder das Dosisintervall entsprechend verlängert werden. Im folgenden kann nur auf die wichtigsten Richtlinien der Pharmakotherapie bei Niereninsuffizienz eingegangen werden. Detaillierte Angaben finden sich u. a. bei Höffler, D.: Dosierungsprobleme bei eingeschränkter Nierenleistung. In: Urämie, Aesopus Verlag, 1977. Benett, W. M.: Drug therapy in renal failure. Ann. intern. Med. 93 (1980) 286−325.

3.2 Antibakteriell, antimykotisch und antituberkulotisch wirksame Substanzen

Siehe Tabellen 4, 5a und 5b, außerdem Kap. 5, 2.7, Tabellen 7a und 7b.

Tabelle 4: Antituberkulöse Mittel

a) Rifampicin (Rifa®, Rifoldin®, Rimactan®): Bei mäßiggradiger Niereninsuffizienz normale Dosierung (450−600 mg/Tag). Bei Urämie Dosisreduktion (300 mg/Tag). Bei Dialysepatienten (450−600 mg/Tag), da Elimination durch Dialyse.
b) Isoniazid (Neoteben®, Tebesium®, INH Burgthal®): Normale Dosierung bei Niereninsuffizienz (5−7 mg/kg/Tag). Bei Urämie maximal 300 mg/Tag.
c) Ethambutol (Myambutol®): Dosisreduktion entsprechend Nierenfunktion

GFR (ml/min)	S-Kreatinin (mg/dl)	mg/kg/Tag
50−80	< 1,5	25 (normal)
25−50	1,5−2,5	15−25
10−25	2,5−5	7,5−15
< 10	> 5	5

Tabelle 5a: Vereinfachte Empfehlungen zur antibakteriellen Chemotherapie bei Niereninsuffizienz (detaillierte Empfehlungen s. Kap. 5, 2.7)

1. SKr <1,5 mg/dl: alle Medikamente in Normaldosierung.
2. SKr >1,5 mg/dl: Nitrofurantoin (Furadantin®), Nalidixinsäure (Nogram®), Colistin (Colistin®) und Kurzzeitsulfonamide nicht mehr anwenden.
3. Chloramphenicol (Leukomycin®, Paraxin®), Doxycyclin (Vibramycin®), Erythromycin (Erythrocin®), Clindamycin (Sobelin®) und Sulfamethoxydiazin (Durenat®) unabhängig von der Nierenfunktion in Normdosierung, bei fortgeschrittener Insuffizienz nicht länger als 10–15 Tage.
4. Penicillin G und Ampicillin bei jeder Nierenfunktion bis 6 g/Tag.
5. Sollen Maximaldosen der Penicilline oder sollen Staphylokokkenpenicilline, Aminoglykoside oder Cefalosporine gegeben werden, müssen detaillierte Dosisempfehlungen berücksichtigt werden (s. Kap. 5, 2.7, Tab. 7a und 7b).

3.3 Digitalis

Richtlinien zur Digitalisbehandlung bei Niereninsuffizienz (Vorgehen s. Tab. 6):
a) Strophanthin und andere rasch renal ausgeschiedene Glykoside vermeiden!
b) Bei instabiler Nierenfunktion (z. B. ANV): Digitoxin (aufgrund seiner vorwiegend extrarenalen Elimination) einsetzen.
c) Bei stabiler Nierenfunktion (z. B. langjährige Dialysebehandlung): Digitoxin (extrarenale Elimination) *oder* Digoxin (renale und extrarenale Elimination).
d) Wichtig: Bei fortgeschrittener Niereninsuffizienz ist die Empfindlichkeit gegenüber Digitalis durch Hyperkaliämie, Hypermagnesiämie, Hypokalzämie und Azidose herabgesetzt. Durch die Dialysebehandlung kommt es zum raschen Ausgleich dieser Störungen und damit zur Zunahme der Digitalisempfindlichkeit und dem gehäuften Auftreten von Rhythmusstörungen. Bei Dialysepatienten und Patienten mit Schwankungen im Elektrolythaushalt ist die Indikation zur Digitalisierung besonders streng zu stellen.

3.4 Antihypertensiva

Die antihypertensive Therapie bei Niereninsuffizienz wird dadurch vereinfacht, daß sich die erforderliche Dosis einfach durch Blutdruckmessung ermitteln läßt. Das praktische Vorgehen wird durch die folgenden Vorschläge erleichtert:
a) Bei GFR < 60 ml/min (SKr > 1,5 mg/dl) keine Kombinationspräparate, die Kalium oder kaliumsparende Diuretika (Amilorid, Triamteren, Spironolacton) enthalten (Hyperkaliämie!).
b) Keine Dosisreduktion: Dihydralazin (Nepresol®), Prazosin (Minipress®), Minoxidil (Lonolox®), Diazoxid (Hypertonalum®), Reserpin (Serpasil®), Guanethidin (Ismelin®), Alprenolol (Aptin®), Oxprenolol (Trasicor®), Propranolol (Dociton®), Pindolol (Visken®), Labetalol (Trandate®), Nitrendipin (Bayotensin®), Nifedipin (Adalat®), Diltiazem (Dilzem®), Verapamil (Isoptin®).
c) Dosisreduktion entsprechend Wirkung und Nebenwirkungen: Clonidin (Catapresan®), α-Methyldopa (Presinol®), Atenolol (Tenormin®), Nadolol (Solgol®), Sotalol (Sotalex®), Captopril (Lopirin®), Enalapril (Xanef®)

Tabelle 5b: Dosierung antibakterieller Chemotherapeutika bei Niereninsuffizienz

SKr (mg/dl)	< 2,0	2,0–3,5	3,5–6,0	> 6,0	
Sulfamethoxydiazin (Durenat®)	n	50 %	75 %?	kontraindiziert	nicht > 2 Wochen
Sulfadimethoxin (Madribon®)	n	50 %	kontraindiziert		nicht > 2 Wochen
Sulfamethoxypyridazin (Lederkyn®)	n	50 %	kontraindiziert		nicht > 2 Wochen
Trimethoprim + Sulfamethoxazol (Bactrim®)	n	50 %	kontraindiziert		
Nitrofurantoin (Furadantin®, Ituran®)	n	kontraindiziert			ab SKr > 1,5 abnehmende Wirksamkeit bei zunehmender Neurotoxizität!
Nalidixinsäure (Nogram®)	n	kontraindiziert			
Amphotericin B	n	n	n	50 %	
Griseofulvin (Fulcin®, Likuden®)	n	n	50 %	kontraindiziert	

n = normale Dosierung   % = Prozentsatz, um den die durchschnittliche Tagesdosis verringert werden muß

Tabelle 6: Vorgehen bei der Digitalisbehandlung von niereninsuffizienten Patienten

1. *Aufsättigung* wie bei normaler Nierenfunktion.
2. Als *Erhaltungsdosis* Digitoxin 0,1 mg/Tag an 4–5 Tagen der Woche unabhängig von der Nierenfunktion; einfache und sichere Therapieform!
3. Bei Verwendung von Digoxin als Dosisreduktion:

SKr (mg/dl)	% der Erhaltungsdosis
< 1,2	100%
1,2–1,5	75%
1,5–3,0	50%
3,0–8,0	33%
> 8,0	25%

4. EKG-Kontrolle am 1. und 3. Tag, dann je nach Wirkung und Verträglichkeit in 3–6tägigen Intervallen bis zur endgültigen Einstellung (nach ca. 6 Wochen)

Tabelle 7: Empfehlungen zur Diuretikatherapie bei Niereninsuffizienz

1. Ab SKr > 2 mg/dl „kaliumsparende" Diuretika vermeiden.
2. Ab SKr > 2 mg/dl Thiaziddiuretika nicht mehr ausreichend wirksam.
3. Bei SKr 2–5 mg/dl einschleichende Diuretikatherapie mit steigenden Furosemiddosen (40 – 80 – 120 – 240 mg/Tag p. o.).
4. Ab SKr > 5 mg/dl bzw. bei Dialysepatienten:
    a) Feststellen der mittleren Restdiurese (Mittel von 8–10 Tagen).
    b) Versuch mit 250–500 mg Furosemid/Tag (über 8–10 Tage) unter Diuresekontrolle.
    c) Bei mangelhaftem Ansprechen Erhöhung auf 2 × 500 mg/Tag.
    d) Wenn keine Diuresesteigerung über 250 ml/Tag erreichbar, Abbruch des Versuches.

3.5 Antiarrhythmika

a) Überwachung und Dosierung anhand klinischer Kriterien (Puls, Blutdruck, EKG!).
b) Keine Dosisreduktion: Ajmalin (Neo-Gilurytmal®), Verapamil (Isoptin®), Phenytoin (Phenhydan®, Zentropil®). Bei Phenytoin ist möglicherweise eine Dosiserhöhung nötig (bei NI verminderte Proteinbindung und deshalb erhöhte Abbaurate der freien Substanz).
c) Dosisreduktion: Lidocain (Xylocain®), Chinidin (Optochinidin® retard) und Procainamid (Novocamid®).

3.6 Diuretika
Siehe Tabelle 7.

3.7 Kolloidale Plasmaersatzmittel
Kolloidale Plasmaersatzmittel werden bei fortgeschrittener Niereninsuffizienz verzögert ausgeschieden. Ihre Dosierung erfolgt in erster Linie anhand ihrer Wirkung (Volumeneffekt, Hämostase). Die hochdosierte und wiederholte Applikation wird im wesentlichen durch Volumenüberlastung und Blutungsneigung limitiert:
a) Bis SKr < 2,5 mg/dl (GFR > 30 ml/min): Dextran 40 (Rheomacrodex®), Hydroxyäthylstärke 450/0,7 (Plasmasteril®) und isozyanatvernetzte Gelatine (Haemaccel®) in unveränderter Dosierung.
b) Bei weiterer Nierenfunktionseinschränkung bis zur terminalen Niereninsuffizienz (TNI) steigen die Halbwertszeiten an: Dextran 40 von normalerweise 10 h auf 3 Tage bei TNI, Hydroxyäthylstärke 450/0,7 von 1,5 Tage auf 3,7 Tage, Gelatine von 8 h auf 16 h.
c) Bei terminaler Niereninsuffizienz darf für Dextran 40 (nach einer Initialdosis von 100 g) eine Erhaltungsdosis von 50 g (= 500 ml 10% Dextran 40) pro Woche nicht überschritten werden, da sonst Blutungskomplikationen auftreten können. Gelatine kann aufgrund der kurzen Halbwertszeit und geringen Beeinflussung der Hämostase vergleichsweise hoch dosiert werden.

3.8 Antidiabetika
Richtlinien zur antidiabetischen Therapie bei Niereninsuffizienz:
a) Die urämiebedingte Glukosetoleranzstörung ist nicht therapiebedürftig.
b) Bei rasch progredienter Niereninsuffizienz häufige Blutzuckerkontrollen, da der Insulinbedarf abnimmt: Verlängerte Halbwertszeit von endogenem und exogenem Insulin, das größtenteils in der Niere metabolisiert wird (Dosisreduktion!).
c) Keine Dosisreduktion erforderlich: Tolbutamid (Rastinon®, Artosin®), Gliquidon (Glurenorm®).
d) Keine Biguanide (Laktatazidose)!

3.9 Hypnotika, Psychopharmaka, Opiate
a) Annähernd normale Dosierung: Diazepam (Valium®), Phenobarbital (Luminal®), Methaqualon (Revonal®), Amitriptylin (Laroxyl®, Saroten®), Nortriptylin (Nortrilen®), Imipramin (Tofranil®), Morphin, Codein, Pentazocin (Fortral®), Propoxyphen, Pethidin (Dolantin®), Tilidin (Valoron®), Buprenorphin (Temgesic®).
b) Dosisreduktion erforderlich: Phenothiazine, Haloperidol (extrapyramidale Symptome), Methadon (Polamidon®).

3.10 Immunsuppressiva
a) Keine Dosisreduktion: Actinomycin, Busulfan, Vincristin, Vinblastin.
b) Normale bis geringgradig erniedrigte Dosis: Azathioprin, Cyclophosphamid, Cytarabin, Fluorouracil.
c) Dosisreduktion erforderlich: Amethopterin (ca. 50% bei SKr > 5 mg/dl).

3.11 Antiphlogistika, Analgetika

Antipyrin und Derivate (Novalgin®, Pyramidon®), Indometacin (Amuno®), Phenacetin, Paracetamol und Phenylbutazon (Butazolidin®) werden wie bei normaler Nierenfunktion dosiert (Analgetikaniere!). Acetylsalicylsäure wird wegen seiner antithrombotischen Eigenschaften zur Prophylaxe der Shunt-Thrombose eingesetzt und dort in reduzierter Dosis gegeben.

Diese Dosierungsvorschläge, die auf pharmakokinetischen Untersuchungen beruhen, können lediglich als Hilfen in der Therapieplanung gelten. Die praktische Behandlung muß sich im wesentlichen an klinischen Kriterien orientieren.

Tabelle 8: Giftindex-Liste nach G. Seyffart, 3. Ergänzung (1983)
Differentialindikationen zur Entfernung exogener Gift durch:
- forcierte Diurese (FD)
- Peritonealdialyse (PD)
- Hämodialyse (HD)
- Hämoperfusion über Aktivkohle (HP_A)
- Hämoperfusion über neutrale Austauschharze (HP_R)
- Plasmafiltration (PS)

Substanz	FD	PD	HD	HP_A	HP_R	PS
Acebutolol	+		+			
Acetessigsäure	+	++	+++			
Aceton	+	(+)	(+++)			
Adriamycin	–		(+)	(++)	(++)	
Äthylalkohol	+	++	++++	++		
Äthylenglykol	+	++	+++			
Allobarbital	+					
Aluminium	+	(+)	(+)			++
Amikacin	+	+	+++			
Aminophenazon	(+)		+			
Amitriptylin	(+)	(+)	(+)	+	++	
Ammoniak	+	++	+++	–	(+)	
Amobarbital	+	(++)	(++)	(+)		
Amoxillin	+	+	+++			
Amphotericin B	(+)n	(+)	(+)			
Amphetamin	+	+	+	++		
Ampicillin	+	(+)	++	+		
Anilin	+	+	++			
Aprobarbital	+	–	++			
Arsen	(+)n	++	+++			
Ascorbinsäure	+		++			
Atropin	+	–	(+)			
Azathioprin	(+)		++			
Bacitracin	(+)n	+	+			
Barbital	++	++	+++	++		
Barbiturate	++	++	+++	++++	++++	++++
Benzydamin	+					
Benzylalkohol	+	+	++			

Tabelle 8 (Fortsetzung)

Substanz	FD	PD	HD	HP$_A$	HP$_R$	PS
Blei	+	+	+			
Borsäure	++	++	++++	+		
Bromide	+	++	++++	−	+++	
Bromisoval	+	+	+++	+++	++++	
Butabarbital	+	++	+++	+++		
Carbamazepin	+	(+)	(+)	++		
Carbromal	+	+	+++	+++	++++	
Carbenicillin	+		++			
Cefalexin	(+)n	+	+++			
Cefaloridin	(+)n	+	+++			
Cefalotin	+	+	++			
Cefapirin	+	+	+++			
Cefazolin	(+)n	(+)	++			
Chinidin	+	+	+	+		++
Chinin	(+)n	+	+	++		++
Chloralhydrat	+	+	++			
Chloramphenicol	+(n)	(+)	+	++		++
Chlorat	(+)n	++	++			++
Chlordiazepoxid	+		(+)	(+)		
Chloroquin	+	+	+	++	++	
Chlorpromazin	+	(+)	(+)	++		
Chlorpropamid	+					
Chlortetracyclin	+(n)	+	+			
Chrom	+	(+)	+			++
Clindamycin	(+)	+	+			
Clobazam	+	(+)	(+)			
Clofibrat	+	(+)	(+)			
Cloxacillin	+	+	+			
Colchicin	+	(+)	(+)			
Colistin	(+)n	(+)	+			
Cyclobarbital	+	+	+++			
Cyclophosphamid	+		++			
Cycloserin	+		++			
Desipramin	+	(+)	(+)	++		
Diacetylmorphin	+		++			
Diäthylpentenamid	+	+	++	+++	++++	
Diazepam	+	(+)	(+)	+++		
Diazoxid	+	(+)	+			
Dibenzepin	+		+	++		
Dichloräthan	+	+	++			
Dicloxacillin	+	(+)	(+)			
Digitoxin	+	−	(+)	+	++	++
Digoxin	+	(+)	(+)	(++)	(++)	(++)
Dinitro-o-kresol	+		++			
Diphenhydramin	+		++	+++		
Diquat	+	+	+++	++++		
Doxepin	+		++			

Tabelle 8 (Fortsetzung)

Substanz	FD	PD	HD	HP$_A$	HP$_R$	PS
Doxycyclin	+	(+)	+			
E 605	+		++	+++		
Eisen	(+)n		++			
Ergotamin	+	+	(+)			
Erythromycin	+(n)	+	(+)?			
Essigsäure	+	+++	++++			
Ethambutol	+	++	+++			
Ethchlorvynol	+	+	++	+++	++++	
Ethinamat	+		++			
Eukalyptusöl	+		+++			
Fenfluramin	+		+			
Fluor	+	++	+++			
Fluorouracil	+	+	++			
Gallamin	+	++	+++			
Gentamicin	+(n)	+	++			
Gliquidon	(+)		−			
Glutethimid	+	+	++	+++	++++	
Hexachlorcyclohexan	+		(+)			
Hexobarbital	+	++	+++	+++		
Hydralazin	+					
Imipramin	+	+	++	+++		
Isoniazid	++	++	+++	+		
Isopropylalkohol	+	++	+++			
Kalium	++	+++	++++	−	+++	
Kampfer	+		++	+		
Kanamycin	(+)n	+	+++	+		
Knollenblätterpilz						
Amanitin	+	(+)	(++)	(++)		(++)
Phalloidin	+	(+)	(++)	(++)		(++)
Kohlenmonoxid	−	−	−			
Kresol	+	−	(+)			
Kupfer	+	+++	++++			
Lincomycin	+	+	++			
Lithium	++	++	+++	−		
LSD	+			+		
Magnesium	++	++	++++			
Malathion	+	(+)	(++)	+		
Mannit	+	+	+++			
Maprotilin	+		+	+	+	+
Meprobamat	+	++	+++	+++	+++	+++
Methacyclin	+	(+)	+			
Methadon	+		++			
Methanol	+	+++	++++	(+)		
Methaqualon	+	++	+++	++++	++++	
Methicillin	+	+	+			
Methotrexat	++	(+)	(++)	(+++)	(+++)	
Methoxyfluran	+		++			

Tabelle 8 (Fortsetzung)

Substanz	FD	PD	HD	HP$_A$	HP$_R$	PS
α-Methyldopa	+	++	+++			
Methylprednisolon	+	+	+			
Methyprylon	+	+	+++	++++		
Minoxidil	+					
Nafcillin	+	(+)	+			
Nalidixinsäure	+					
Natriumchlorid	+	++++	++++	−	+++	+++
Natriumnitrit	+		++	−	+++	
Neomycin	(+)n	+	+++			
Nitrazepam	+	(+)	(+)	++		
Nitrofurantoin	+	−	++			
Nortriptylin	(+)	−	(+)	(+)		
Orphenadrin	+	+	+			
Oxacillin	+	(+)	+			
Oxalsäure	+	(+)	+++	++		
Oxazepam	+	(+)	(+)	++		
Oxychlordan	+	(+)	(+)	++		
Oxytetracyclin	+	+	++			
Paracetamol	++	+	++	+++		
Paraldehyd	(+)	++	+++	(+)	(+)	(+)
Paraquat	+	+	++	+++		+++
Pargylin		+				
Penicillin G	+(n)	+	++	+		
Pentachlorphenol	(+)n?					
Pentobarbital	+	+	+++	+++	++++	++++
Peruvosid	++	+	+			
Phenacetin	+	+	++	+++		
Phenazon	+					
Phenelzin	+					
Phenformin	(+)n	(+)	++	++	(+)	
Phenobarbital	+	++	+++	+++	++++	++++
Phenylbutazon	+	(+)	(+)	++		++
Phenytoin	++	+	++	++		++
Polymyxin B	(+)n	+	++			
Practolol	+					
Primidon	+	+	++			
Procainamid	+	++	++	++++		
Promazin	+	(+)	(+)	++		
Promethazin	+	(+)	(+)			
Propafenon	+					
Propoxyphen	+	+	+++	+		
Propranolol	(+)	(+)	+			++
Protriptylin	(+)	−	(+)	(+)		
Pyrithyldion	+					
Quecksilber	+	+	++	+++		
Reserpin	(+)		(+)			
Rifampicin B	+(n)	+	+			

Tabelle 8 (Fortsetzung)

Substanz	FD	PD	HD	HP$_A$	HP$_R$	PS
Röntgenkontrastmittel	+	++	+++			
Rubidium	+		+			
Salicylsäure	+	++	++++	+++		+++
Schlangengift	−n	−	−	−		
Secobarbital	+	+	+++	+++		+++
Sisomicin	+(n)	+	++			
Streptomycin	+(n)	+	++			
Strontium	+		+++			
Strophanthin	+	(+)	+			
Strychnin	+			++		
Sulfonamide	(+)n	+	+++			
TCDD	(+)n					
Tetanustoxin	−	−	−	(+)?		(+)?
Tetraäthylen	(+)n					
Tetrachlormethan	(+)	(++)	(+++)	+++		
Tetracyclin	+(n)	(+)	+			
Thallium	+	++	++++	+++	++	
Theophyllin	+	(+)	+	+++	+++	
Thiopental	(+)		(++)	++		
Thioridazin	+	(+)	(+)	++		
Thiozyanat	+		++++			
Tilidin	+					
Tobramycin	+		++			
Toluol	+		+++			
Tranylcypromin	?		++			
Trichloräthylen	+		++	+++		
Trifluorperazin	+	(+)	(+)	++		
Tritium	+	+++	++++			
Vancomycin	+(n)	(+)	+			
Zink	(+)		++			
Zinn	+	(+)	(+)			

Zeichenerklärung:

−	=	Elimination nicht möglich
+	=	schlechte Elimination
++	=	mäßige Elimination
+++	=	gute Elimination
++++	=	sehr gute Elimination
(+)	=	Elimination möglich, toxikologisch uninteressant
(++)	=	Elimination möglich, toxikologisch uninteressant
(+++)	=	Elimination möglich, toxikologisch uninteressant
n	=	nephrotoxisch
n?	=	fraglich nephrotoxisch
(n)	=	bedingt, potentiell nephrotoxisch
(+)n	=	Eliminationsweg vermeiden, Substanz nephrotoxisch
+(n)	=	Eliminationsweg möglich, jedoch Substanz potentiell nephrotoxisch
?	=	Eliminationsweg bisher nicht untersucht

4 Dialyse – extrakorporale Verfahren

4.1 Vorbemerkungen

Im letzten Jahrzehnt wurden eine Reihe extrakorporaler Eliminationsverfahren neu entwickelt und andere, schon bestehende Verfahren wurden weiterentwickelt. Extrakorporale Eliminationsverfahren werden vorwiegend eingesetzt, um kleine Stoffmengen aus einem vergleichsweise großen Flüssigkeitsvolumen zu entfernen. Dies geschieht durch den Einsatz von künstlichen Membranen mit unterschiedlicher Permeabilität (Hämodialyse, Hämofiltration, Plasmaseparation) unter Verwendung der natürlichen Peritonealmembran (Peritonealdialyse) oder aber von Absorbenzien (Hämoperfusion, Plasmaperfusion). In bestimmten Fällen ist aber nicht die Elimination eines gelösten Stoffes, sondern die des Lösungsmittels das wesentliche therapeutische Ziel. Dies ist beispielsweise der Fall, wenn mit Hilfe der Ultrafiltration ein Überwässerungszustand beseitigt werden soll. Im folgenden werden die einzelnen Verfahren kurz charakterisiert. Auf spezielle technische Fragen sowie auf die Problematik der intermittierenden Dauerdialysebehandlung kann hier nicht eingegangen werden.

a) *Hämodialyse (HD):* Stoff- und Flüssigkeitsaustausch über eine semipermeable Membran, die Blut und Dialysat voneinander trennt. Die gelösten Substanzen werden durch Diffusion, die Flüssigkeit wird durch Ultrafiltration entfernt.

b) *Bikarbonatdialyse (BD):* Im Unterschied zur konventionellen Azetatdialyse (AD) wird Bikarbonat als Dialysatpuffer eingesetzt.

c) *Ultrafiltration (UF):* Flüssigkeitsentzug über einen Druckgradienten oder über einen osmotischen Gradienten.

d) *Sequentielle Ultrafiltration und Dialyse:* Ultrafiltration und Dialyse erfolgen nacheinander und nicht wie bei herkömmlicher Hämodialyse simultan.

e) *Hämofiltration (HF):* Ultrafiltration mit weitgehender Substitution.

f) *Kontinuierliche arteriovenöse Hämofiltration (CAVH):* Kontinuierliche Hämofiltration, wobei der Blutfluß durch die arteriovenöse Druckdifferenz unterhalten wird.

g) *Membranplasmaseparation (MPS):* Filtration von Proteinen und höhermolekularen Substanzen durch Membrane mit sehr hoher Permeabilität.

h) *Peritonealdialyse (PD):* Das Peritoneum dient als „physiologische Dialysemembran". Der Stoffaustausch erfolgt durch Diffusion und Konvektion, der Flüssigkeitsentzug über einen osmotischen Gradienten.

i) *Hämoperfusion (HP):* Die Stoffelimination erfolgt durch Adsorption an granulierte Adsorbenzien, die mit Blut perfundiert werden.

j) *Plasmaperfusion (PP):* Die Stoffelimination erfolgt durch Adsorption an granulierte Adsorbentien, die mit Plasma perfundiert werden.

4.2 Indikationen von Dialyse und Hämofiltration

a) *Akute Vergiftungen:* Medikamente mit ausreichender Blutkonzentration können durch extrakorporale Verfahren entfernt werden. Tabelle 8 gibt eine Übersicht.

b) *Akutes Nierenversagen (ANV):* Geeignet sind Hämodialyse, Bikarbonatdialyse, Hämofiltration, kontinuierliche arteriovenöse Hämofiltration. Bisher gibt es keine Daten, die die Überlegenheit eines dieser Verfahren in bezug auf Morbidität und Mortalität bei akutem Nierenversagen belegen. Die Differentialindikation im Einsatz der einzelnen Verfahren wird durch ihre Verfügbarkeit in der Praxis begrenzt. Zur Behandlung des unkomplizierten ANV ist die Hämodialyse mit kontrollierter Ultrafiltration das Verfahren der Wahl. Dabei wirkt sich Bikarbonat statt Azetat im Dialysat günstig auf Azidose und Kreislaufstabilität aus. Das Verfahren wird üblicherweise durch Punktion einer größeren Vene (V. jugularis, V. subclavia) in „single-needle"-Technik durchgeführt. Nachteilig ist die intermittierende Anwendung, die bei hyperkatabolem ANV zu beträchtlichen Volumenschwankungen führen kann. Der wesentliche Vorzug der kontinuierlichen arteriovenösen Hämofiltration (ANV) liegt im kontinuierlichen Volumenentzug über 24 h, der eine intermittierende Volumenbelastung verhindert. Nachteilig ist die insgesamt geringe Effektivität, so daß dieses Verfahren bei ausgeprägter Hypokaliämie, Hyperkatabolismus und bei Vergiftungen keine ausreichende Behandlungsform darstellt. Eine modifizierte prolongierte Hämofiltration kann die Vorteile beider Verfahren miteinander verbinden. Durch die Hämofiltration im single-needle-Verfahren über ca. 10 h täglich werden Volumenschwankungen weitgehend vermieden. Dabei sind eine suffiziente parenterale Ernährung, eine wirksame Medikamentenapplikation am Ende der Hämofiltration, eine hohe Effizienz in der Entfernung von Wasser, Elektrolyten, von nieder- und mittelmolekularen Urämietoxinen und eine hohe Kreislaufstabilität gewährleistet.

c) *Hyperkaliämie,* die mit konservativen Maßnahmen nicht beherrschbar ist (s. Kap. 8, 3.2.2). Geeignet ist hier vor allem die Hämodialyse.

d) *Überwässerung* mit Herz-/Kreislaufüberlastung: Geeignet sind die verschiedenen Formen der Hämofiltration sowie die Dialyse.

e) *Metabolische Azidose* kann eine Dialyseindikation darstellen, insbesondere, wenn ein gleichzeitig bestehender Volumenüberschuß die Verabreichung von Natriumbikarbonat verbietet. Kombinierte Säure-Basen- und/oder Wasser- und Elektrolythaushaltstörungen sind bei Niereninsuffizienz nicht selten. Die Dialyse stellt ein wirksames Mittel zur Beseitigung dieser komplexen Störungen dar.

4.3 Indikationen der Plasmaseparation

Die Plasmaseparation ist ein inzwischen sehr weit verbreitetes, jedoch unspezifisches Verfahren des Plasmaaustausches. Welcher Wirkungsmechanismus von Bedeutung ist, ist vom Grundleiden abhängig und im einzelnen weitgehend unbekannt. Möglich ist eine Entfernung von Antikörpern, zirkulierenden Immunkomplexen und von Mediatoren des Immun- und Entzündungsgeschehens. In einigen Fällen ist es offensichtlich weniger die Entfernung einer schädigenden Substanz, sondern vielmehr die Zufuhr einer nützlichen, dem Plasma fehlenden Substanz. Die Indikation zur Plasmaseparation sollte kritisch gestellt werden, da sie ein invasives, mit Komplikationen behaftetes Verfahren darstellt und die Kosten nicht unerheblich sind. Die folgenden Indikationen der Plasmaseparation können z.Zt. als weitgehend gesichert gelten, wenn auch bei einigen der Krankheitsbilder kontrollierte Studien schwer oder überhaupt nicht durchführbar sind, weil sie sehr selten sind und vital bedrohlich verlaufen. Zu beachten ist, daß bei immunologisch induzierten Erkrankungen die Plasmaseparation nur als zusätzliche, potentiell rasch wirksame Maßnahme und nicht als alleinige Therapie anzusehen ist. Sie kann eine Langzeit-Basismedikation nicht ersetzen. Indikationen:

a) *Goodpasture-Syndrom,* besonders bei schwerem Verlauf und bei Lungenblutungen.

b) *Myasthenia gravis,* besonders bei schweren und krisenhaften Verläufen. Die Entfernung des gegen den Azetylcholin-Rezeptor der Muskelendplatte gerichteten Autoantikörpers hat häufig einen prompten Effekt.

c) *Guillain-Barré-Syndrom.* Bei kurzem Krankheitsverlauf (< 1 Woche) und Respiratorpflichtigkeit scheint die Plasmaseparation am wirkungsvollsten. Demgegenüber stehen zwei negative Studien.

d) *Hypervolämie* bei Frischplasmatherapie. Beim hämolytisch-urämischen Syndrom ist die Frischplasmagabe allein wirksam. Die entstehende Hypervolämie läßt sich mit Hilfe der Plasmaseparation gut beherrschen.

e) *Hyperviskositätssyndrom:* Die IgM-Paraproteinämie mit Hyperviskosität läßt sich aufgrund des hohen intravasalen Anteils von IgM besonders gut beeinflussen.

5 Glomerulonephritis (GN)

Bei ca. 40% der Patienten, die dialysiert oder transplantiert werden, hat sich die terminale Niereninsuffizienz (TNI) auf dem Boden einer Glomerulonephritis (GN) entwickelt. Zwischen Ätiologie (Tab. 9), (Immun-)Pathogenese (Tab. 10), Pathomorphologie (Tab. 11) und Klinik besteht keine feste Beziehung: z.B. kann bei der Poststreptokokken-GN eine exsudativ-proliferative GN, eine mesangial-proliferative GN oder eine intra-/extrakapillär-proliferative GN vorliegen. In Tabelle 12 sind praktisch wichtige „Vorzugsbeziehungen" zwischen Morphologie und Klinik dargestellt. Trotz einer Vielzahl von bekannten ätiologischen Faktoren (s. Tab. 12) bleibt die Ursache oft „idiopathisch", d.h. ungeklärt. Eine brauchbare Einteilung nach der Ätiologie ist deshalb z.Z. nicht möglich. Ebensowenig brauchbar für Klinik und Praxis ist eine Untertei-

Tabelle 9: Ätiologie der Glomerulonephritiden/Glomerulopathien
(ausgewählte Beispiele)

1. GN mit bekanntem Antigen (ohne Systemerkrankung)
   - Streptokokken, Staphylokokken, Pneumokokken, Treponema pallidum, Plasmodium falciparum, Toxoplasmose, Hepatitis B
   - Penicillamin, Gold- und Quecksilberpräparate
   - Vakzine
   - maligne Tumoren

2. GN ohne bekannte Ursache (ohne Systemerkrankung)
   - „minimal change"-GN (sog. Lipoidnephrose)
   - übrige Formen der idiopathischen GN (s. Tab. 11)

3. GN bei Systemerkrankungen
   - Lupus erythematodes disseminatus, Panarteriitis nodosa, Sklerodermie-Niere, Purpura Schoenlein-Henoch, Wegenersche Granulomatose, Goodpasture-Syndrom

4. Glomerulopathie bei Stoffwechselerkrankungen
   - Diabetes mellitus, Amyloidose

5. Heredofamiliäre Glomerulopathien (z.B. Alport-Syndrom)

Tabelle 10: Pathogenese der Glomerulonephritiden

1. Immunkomplexe (IC)
1.1. zirkulierende IC
1.2. „in situ"-Bildung

2. Autoantikörper
2.1. Basalmembran-Antikörper
2.2. „C3-Nephritisfaktor"

3. Zelluläre Immunität?

4. Nicht immunologisch

Tabelle 11: Pathologisch-anatomische Nomenklatur der Glomerulonephritis

W. Thoenes 1972–1974	WHO 1982
Diffuse GN	
exsudativ-proliferative GN	endocapillary proliferative GN
mesangial-proliferative GN	mesangial proliferative GN
intra-/extrakapillär-proliferative GN	crescentic GN
membranoproliferative GN	mesangio-capillary (membranoproliferative) GN
(peri-)membranöse GN	membranous GN
Minimalveränderungen	minor glomerular abnormalities
Minimalglomerulonephritis	(incl. minimal change NS)
Fokal-segmental akzentuierte GN	
fokal-segmental-proliferative GN	focal GN
fokal-segmental-sklerosierende GP/GN	focal segmental glomerulosclerosis

Tabelle 12: „Vorzugsbeziehung" zwischen klinischem Verlauf der Glomerulonephritis und der Histologie

Klinik	Histologie
akute GN	exsudativ-proliferative GN
rasch progrediente GN	intra-extrakapillär-proliferative GN
chronische GN	sklerosierende Veränderungen
asymptomatische Proteinurie und/oder Hämaturie	Minimalglomerulonephritis mesangial-proliferative GN
nephrotisches Syndrom	Minimalveränderungen fokal-segmental sklerosierende GN membranöse GN

lung nach pathogenetischen Gesichtspunkten (Tab. 10). Die Morphologie (Tab. 11) kann wichtige prognostische Hinweise liefern, besonders wenn sie durch Einbeziehung des Lebensalters ergänzt wird. Primär entscheidend für Diagnostik und Therapie ist jedoch das klinische Bild. Hierbei lassen sich die folgenden Syndrome bzw. Krankheitsbilder abgrenzen: akute GN, rasch progrediente GN, chronische GN, asymptomatische Proteinurie und/oder Hämaturie, nephrotisches Syndrom (Tab. 12).
Eine histologische Klärung mit Hilfe der *Nierenbiopsie* sollte erfolgen, wenn das Ergebnis eine *therapeutische Konsequenz* erwarten läßt. Dies gilt für folgende Fälle: nephrotisches Syndrom, rasche Verschlechterung der Nierenfunktion unklarer Genese (z. B. rasch progrediente Glomerulonephritis), akute Niereninsuffizienz unklarer Genese, ungeklärte Systemerkrankung (z. B. SLE), Transplantatabstoßungsreaktion. Eine *prognostische Aussage* kann ebenfalls so wichtig sein (z. B. Berufswahl), daß eine Nierenbiopsie sinnvoll ist. Außerdem kann die Nierenbiopsie einen diagnostischen Schlußstrich ziehen und einen Patienten vor einer Vielzahl weiterer belastender Untersuchungen (z. B. wiederholte Zystoskopien) bewahren.

5.1 Akute Glomerulonephritis (akute GN)

Definition: Plötzlich einsetzende, glomeruläre Nierenerkrankung mit dem Bild des akuten nephritischen Syndroms, d. h. mit unterschiedlich ausgeprägter Hämaturie, Proteinurie, Nierenfunktionseinschränkung, Salz-Wasserretention, Blutdruckerhöhung und auch Oligurie, wobei eine Tendenz zur Spontanheilung besteht. Die GN kann im Anschluß an eine Reihe von Infektionen auftreten, bevorzugt jedoch nach Streptokokkeninfektion. Im einzelnen kommen die folgenden Erreger in Frage: Bakterien (β-hämolysierende Streptokokken, Pneumokokken, Klebsiellen, Staphylokokken, Meningokokken u. a.), Viren (Varizellen, Mumps, Masern, infektiöse Mononukleose, Hepatitis B, Zytomegalie u. a.), Protozoen (Malaria, Toxoplasmose, Trichinose) und Pilze (Histoplasmose). Histologisch findet sich meist das Bild der exsudativ-proliferativen GN (Tab. 11). Die klassische Poststreptokokken-GN zeigt klinisch den eindrucksvollsten Verlauf.

5.1.1 Akute Poststreptokokken-GN

5.1.1.1 Ätiopathogenese

Die akute Poststreptokokken-GN wird heute in der Klinik selten gesehen (frühzeitige antibiotische Behandlung von Racheninfektionen, häufig oligosymptomatischer Verlauf). Insbesondere folgende Infektionen mit nephritogenen β-hämolytischen A-Streptokokken (Typ 1, 4, 12 oder 49) gehen der akuten GN voraus: Angina tonsillaris, seltener Sinusitis, Pharyngitis, Otitis media, Scharlach, Erysipel oder andere Hautinfekte. Pathogenetisch handelt es sich um eine Immunkomplexnephritis. Die Streptokokken wirken als Antigen und induzieren eine Antikörperbildung. Die Antigen-Antikörperkomplexe gelangen dann auf dem Blutwege in den Glomerulus und wirken dort über die klassische Aktivierung der Komplementkaskade (erniedrigter Komplementtiter) entzündungserregend.

5.1.1.2 Klinik

Leitsymptome und -befunde: 1–4wöchige Latenz zwischen Infekt und Auftreten der akuten GN. Zu Beginn allgemeines Krankheitsgefühl, evtl. Kopf- und/oder Lendenschmerzen. Folgende Symptome und Befunde können in verschiedenen Kombinationen und mit unterschiedlicher Schwere auftreten: Proteinurie (selten > 3 g/Tag), Mikro-, Makrohämaturie (Akanthozyturie), mäßiggradige Leukozyturie, Zylindrurie; Abfall der GFR (selten < 50%), initiale Oligurie (wenn länger als 1 Woche, Nierenbiopsie, um rasch progredienten Verlauf zu erfassen), NaCl-H_2O-Retention mit Suppression des Renin-Angiotensin-Aldosteron-Systems: Neigung zur Hyperkaliämie und hyperchlorämischen Azidose, auch ohne daß wesentliche Oligurie vorliegt. Ödeme (besonders Lidödem), Hypertonie (selten > 150–170/110–115 mmHg), Linksherzinsuffizienz mit Lungenstauung und Belastungsdyspnoe. Erhöhter AST in ca. 50% (Maximum 3–4 Wochen nach Infekt) mit erhöhter Anti-Streptokokken-DNAse-B-Titer, besonders nach Hautinfektionen. BKS-Erhöhung, Hypoproteinämie, Retention harnpflichtiger Substanzen mäßig ausgeprägt. *Diagnostische Hinweise:* Oligo- bzw. monosymptomatische Formen sind häufig. Differentialdiagnostisch sind Glomerulonephritiden mit rasch progredientem Verlauf, die akute diffuse interstitielle Nephritis und auch das akute Nierenversagen abzugrenzen. Hierzu ist in vielen Fällen, besonders bei nephrotischem und oligurischem Verlauf, die Nierenbiopsie erforderlich. Der AST ist nur beim Streptokokkeninfekt und hier nicht immer signifikant erhöht. Stets erniedrigter Komplementtiter (CH_{50} und C 3), der sich nach 3–6 Wochen normalisiert.

5.1.1.3 Therapie und Prophylaxe

Die Nierenveränderungen bzw. die Ausheilung lassen sich durch medikamentöse Maßnahmen nicht nachweislich beeinflussen. Auch die Elimination des Streptokokken-Antigens hat keinen gesicherten Einfluß auf den weiteren Krankheitsverlauf. Diät und Medikamente werden deshalb zur Behandlung von Komplikationen und zur Prophylaxe eingesetzt.

Allgemeine Maßnahmen

Im akuten Stadium *Bettruhe*, besonders wenn Ödeme, Hochdruck, Oligurie und Azotämie vorhanden sind. Darüber hinaus hat eine strenge, prolongiert durchgeführte Bettruhe keinen Einfluß auf die Langzeitprognose der akuten Poststreptokokken-GN (McCrory et al., 1959). Schulbesuch und körperlich leichte Berufstätigkeit sind dann möglich. Vermeidung von Durchnässung, Abkühlung und körperlicher Erschöpfung (Leistungssport und Schwerarbeit).

Diät und Flüssigkeitszufuhr

Diätetische Maßnahmen haben die Vermeidung von Komplikationen zum Ziel. Allerdings ist das früher vorgeschlagene Dursten und Hungern wegen der Gefahr der Exsikkose und Zunahme des endogenen Eiweißanfalls gefährlich. *Kochsalzrestriktion* 1–2 g/Tag bei schwerer Hypertonie, ausgeprägten Ödemen und Oligurie. Die Kochsalzrestriktion genügt oft zur Ausschwemmung der Ödeme. Bei Besserung schrittweise Erhöhung der Kochsalzzufuhr unter Kontrolle von Blutdruck, Ödemen und Diurese. Eine *Eiweißrestriktion* (< 0,5 g/kg/Tag) ist nur bei Oligurie und Azotämie (Serum-Harnstoff-N > 75 mg/dl) notwendig. Lockerung der Restriktion parallel zur Besserung der Nierenfunktion. Die *Kaliumzufuhr* (Obst, Fruchtsäfte u.a. kaliumreiche Nahrungsmittel) ist bei Hyperkaliämie einzuschränken. Bei Azotämie *kalorienreiche Ernährung,* überwiegend durch Kohlenhydrate und Fette, sonst leichtverdauliche Normalkost.

Flüssigkeitsrestriktion nur bei Oligurie. Tägliche Flüssigkeitszufuhr = 500 ml + Summe der Ausscheidung vom Vortag (Urin, Sonde, Erbrechen).

Pharmakotherapie

a) Eine *Penicillinbehandlung* sollte möglichst frühzeitig eingeleitet werden, um eine Infektion der Umgebung mit nephritogenen Streptokokken zu verhindern. Nicht gesichert ist, ob sich der Verlauf der Glomerulonephritis durch eine frühzeitige antibiotische Behandlung beeinflussen läßt. Die *Penicillintherapie erfolgt während des Infektes, in der Regel über 10 Tage.* Der Nutzen einer Langzeitbehandlung mit Antibiotika ist nicht erwiesen! *Dosierung:* Depot-Penicillin G 800000–1000000 E/Tag i.m. oder Phenoxymethylpenicillin (z.B. Beromycin®, Immunocillin®, Isocillin®) 1–1,2 Mio. E/Tag p.o. Bei Penicillinallergie erfolgt die Behandlung mit einem anderen Strepto-

kokken-wirksamen Antibiotikum (z. B. Cefalosporine, Erythromycin, s. Kap. 5).
b) Neben der Kochsalzrestriktion *Diuretikagabe* (s. Kap. 4), wenn Ödeme und eine Hypertonie vorliegen. Keine kaliumsparenden Diuretika, die bei eingeschränkter GFR nur schwach wirksam sind und die Entwicklung einer Hyperkaliämie begünstigen! Geeignet sind die stark wirksamen Schleifendiuretika (Furosemid, Etacrynsäure). Dosierung unter Berücksichtigung der Nierenfunktion (s. Tab. 7).
c) *Antihypertensive Behandlung* (s. ds. Kap., 3.4).
d) Eine *Digitalisierung* ist nur bei Herzinsuffizienz indiziert.
e) *Steroide* und *zytotoxische Substanzen* sind bei der Poststreptokokken-GN mit und ohne nephrotischem Syndrom wirkungslos. Bei der rasch progredienten Verlaufsform der akuten Poststreptokokken-GN werden sie gelegentlich eingesetzt (s. ds. Kap., 5.5).

Herdsanierung

Die *Tonsillektomie* (oder auch die Beseitigung einer chronischen Sinusitis oder Otitis) wird zur Vermeidung von Infektrezidiven durchgeführt. Allerdings hat diese Maßnahme keinen darüber hinausgehenden Einfluß auf den Verlauf der GN. Die Herdbeseitigung sollte nur bei eindeutiger Indikation (nachgewiesene Eiterherde in Tonsillen oder Nebenhöhlen) 4–6 Wochen nach Abklingen der akuten Symptome und unter Penicillinschutz (1–3 Mio. E/Tag, ab einem Tag vor Operation über ca. 8 Tage) durchgeführt werden.

5.1.1.4 Prognose

Im Erwachsenenalter ist die Prognose der seltenen, epidemisch auftretenden Poststreptokokken-GN wie im Kindesalter gut (Heilung > 80%). Bei der häufigeren sporadischen Poststreptokokken-GN ist die Prognose dagegen ungünstiger: 50% heilen aus (innerhalb von 2 Jahren), 10% verlaufen rasch progredient und können innerhalb von Wochen bis Monaten in eine terminale Niereninsuffizienz übergehen, 40% zeigen eine unvollständige Remission (histologisch meist mesangial-/endokapillär-proliferative GN) mit Wiederauftreten von Proteinurie, Hypertonie und Nierenfunktionseinschränkung innerhalb von 10 Jahren (Baldwin et al., 1973). Die Ursache der Progression ist nicht klar. Prognostisch ungünstig (chronischer Verlauf) ist das Auftreten eines nephrotischen Syndromes zu Beginn der Poststreptokokken-GN, mit dem in 20% der Fälle zu rechnen ist.

5.1.2 Andere postinfektiöse Nierenerkrankungen

Im Anschluß an eine Reihe von nicht durch Streptokokken hervorgerufenen Infektionen kann es zur akuten GN mit meist milder klinischer Symptomatik kommen (s. ds. Kap., 5.1). In den meisten Fällen heilt die Nierenerkrankung spontan aus und hat keine Tendenz zur Progression. Die allgemeinen und symptomatischen Maßnahmen entsprechen denen bei akuter Poststreptokokken-GN. Bei viraler Genese der akuten GN wird keine Antibiotikatherapie durchgeführt. *Differentialdiagnostisch* ist eine akute interstitielle Nephritis abzugrenzen, die ebenfalls im Rahmen einer Vielzahl dieser Infektionen auftreten kann (s. ds. Kap., 8).

5.2 Rasch progrediente Glomerulonephritis (RPGN)

Definition: Rasch fortschreitende, teils schleichend beginnende, oft oligoanurische glomeruläre Nierenerkrankung, die meist innerhalb von Wochen bis Monaten zur terminalen Niereninsuffizienz führt (GFR-Abfall > 50% innerhalb von 3 Monaten). Histologisch findet sich vorwiegend eine intra-/extrakapillär-proliferative GN (s. Tab. 11 und 12).

5.2.1 Ätiopathogenese

Die Ätiologie ist vielgestaltig. Als Auslöser kommen in Frage: Bakterien, Medikamente (D-Penicillamin) und monoklonale Gammopathien. Virale Infekte, Kohlenwasserstoffe und Zigarettenrauchen dürften eher permissive Faktoren darstellen. Darüber hinaus ist die Reaktionsbereitschaft des Organismus entscheidend für die Entwicklung einer rasch progredienten Glomerulonephritis. So findet sich ein gehäuftes Auftreten bei HLA-DR2 und -B7. Immunpathogenetisch lassen sich drei Formen unterscheiden, die Anti-GBM-RPGN, die Immunkomplex-RPGN und die RPGN ohne Immundepots (Tab. 13).

Tabelle 13: Immunpathogenetische Klassifikation der RPGN

1. *Basalmembran-Antikörper* mit Lungenblutung (Goodpasture-Syndrom) ohne Lungenblutung als Komplikation einer membranösen GN	20%
2. *Immunkomplexe* postinfektiös – Post-Streptokokken – nach Weichteilabszeß u. a. Vaskulitis – SLE – Purpura Schoenlein-Henoch – Kryoglobulinämie primäre GN – IgA-GN – membranoproliferative GN – idiopathisch	40%
3. *Ohne Immunablagerungen* Vaskulitis – Panarteriitis nodosa – Hypersensitivitäts-Vaskulitis – Wegenersche Granulomatose idiopathisch	40%

5.2.2 Klinik
5.2.2.1 Anti-GBM-RPGN (u. a. Goodpasture-Syndrom)

Leitsymptome und -befunde: Die Anti-GBM-RPGN geht in 70% mit Lungenblutungen einher und findet sich vorwiegend bei jungen Männern. Die auf die Niere beschränkte Form tritt überwiegend bei Frauen im 50.–60. Lebensjahr auf. Das *Goodpasture-Syndrom* ist gekennzeichnet durch die Trias Lungenblutungen, RPGN und GBM-Antikörper. Beginn meist mit Bluthusten (blutig tingiertes Sputum bis zur massiven Hämoptoe), Atemnot, Müdigkeit, Abgeschlagenheit. Zur Nierensymptomatik mit Hämaturie, Proteinurie und evtl. Ödemen, Übelkeit, Erbrechen kommt es meist später. Die Erkrankung kann aber auch mit den Zeichen der Niereninsuffizienz beginnen. Außerdem besteht meist eine ausgeprägte Anämie, die sich durch Hämoptoe und Niereninsuffizienz nicht ausreichend erklären läßt. Röntgenologisch finden sich feine, milchglasartige Eintrübungen bis zu grobfleckigen, unscharf begrenzten, teilweise konfluierenden Herden. Die Veränderungen können vollkommen verschwinden und dann überraschend schnell wieder auftreten. Die GN ist, von seltenen Ausnahmen abgesehen, rasch progredient und führt dann innerhalb eines Jahres zur terminalen Niereninsuffizienz. *Diagnostische Hinweise:* Die Diagnose des Goodpasture-Syndroms wird durch das Vorhandensein der Trias Lungenblutungen, Glomerulonephritis und antiglomeruläre Basalmembran-Antikörper gestellt. Die antiglomerulären Basalmembran-Antikörper lassen sich anhand der linearen Immunfluoreszenz im Nierenbiopsiematerial und/oder in der Zirkulation (ELISA) nachweisen. Diagnostisch bedeutsam ist außerdem die Bestimmung von ANCA, ANA, Anti-DNA und Kryoglobulinen. *Differentialdiagnostisch* kommen eine Reihe weiterer Erkrankungen in Betracht, die ebenfalls mit Hämoptoe und Nierenbeteiligung einhergehen, wobei aber die antiglomerulären Basalmembran-Antikörper fehlen (s. Tab. 13): Lupus erythematodes disseminatus, Panarteriitis nodosa, Wegenersche Granulomatose, Schoenlein-Henoch-Purpura, essentielle Kryoglobulinämie, Nierenvenenthrombose mit Lungenembolie, Herzinsuffizienz bei Urämie. Lediglich bei der idiopathischen Lungenhämosiderose bestehen ebenfalls Lungenblutungen, antiglomeruläre Basalmembran-Antikörper und auch glomeruläre Veränderungen, die allerdings nur geringgradig sind und zu keiner wesentlichen renalen Symptomatik bzw. Niereninsuffizienz führen.

5.2.2.2 Immunkomplex-bedingte RPGN

Leitsymptome und -befunde: Häufige Ursachen sind hier die postinfektiösen Glomerulonephritiden mit vergleichsweiser günstiger Prognose (Spontanheilung 50%, partielle Heilung 18%). Die Klinik der einzelnen immunkomplexbedingten RPGN-Formen (z. B. SLE, Purpura Schoenlein-Henoch) ist naturgemäß heterogen (s. Tab. 13), der renale Verlauf kann jedoch sehr gleichartig sein. Differentialdiagnose der RPGN s. ds. Kap., 5.2.2.3.

5.2.2.3 RPGN ohne Immundepots

Leitsymptome und -befunde: Die häufigste Form ist hier die idiopathische RPGN, die eine enge Verwandtschaft zu den vaskulitischen Formen wie Wegenersche Granulomatose und Panarteriitis nodosa zeigt. Hierfür spricht u. a., daß die ursprünglich als für M. Wegener typischen ANCAs auch bei der idiopathischen RPGN und der mikroskopischen Form der Panarteriitis nodosa vorkommen können. Die renale Symptomatik entspricht der von anderen Formen der RPGN. Beginn häufig im Anschluß an respiratorische oder grippale Infekte. Allgemeines Krankheitsgefühl, evtl. Lendenschmerzen, Hämaturie, Proteinurie, Hochdruck, Augenhintergrundveränderungen, rascher Anstieg der harnpflichtigen Substanzen, Zeichen der Überwässerung (Gewichtszunahme,

Ödeme, Flüssigkeitslunge) und der Urämie. Der Beginn ist dem bei akuter GN vergleichbar, in vielen Fällen eher schleichend. Bei RPGN findet sich wesentlich häufiger eine Oligoanurie. *Differentialdiagnose:* Folgende Erkrankungen können klinisch unter dem Bild einer RPGN verlaufen: akute Glomerulonephritis, akute diffuse interstitielle Nephritis, primäre und sekundäre maligne Nephrosklerose, hämolytisch-urämisches Syndrom, Sklerodermie-Niere, akute Nierenvenenthrombose. In den meisten Fällen ist zur Klärung eine Nierenbiopsie angezeigt. Ein ausgedehnter glomerulärer Befall und eine persistierende Oligoanurie weisen auf eine ungünstige Prognose hin.

5.2.3 Therapie
5.2.3.1 Therapie der Anti-GBM-RPGN (u. a. Goodpasture-Syndrom)

Die Prognose ist ohne Behandlung sehr ernst, wenn auch in den letzten Jahren leichte Verläufe beschrieben wurden. Da es sich um eine Autoantikörper-vermittelte Erkrankung handelt, ist der Versuch naheliegend, diese Autoantikörper mit Hilfe der *Plasmaseparation* zu entfernen. 22 unkontrollierte Studien haben im Mittel eine Besserung der Lungenblutung in 90% gezeigt und eine Verbesserung der Nierenfunktion in 40%, wobei die hochdosierte Steroidbehandlung die Nierenfunktion ebenfalls in ca. 30% verbessert. Insgesamt ist der Wert der Plasmaseparation durch keine kontrollierte Untersuchung gesichert, aufgrund der bestehenden großen Erfahrung jedoch sehr wahrscheinlich. Die bilaterale Nephrektomie ist nicht indiziert, da sie eher zur Zunahme der zirkulierenden Antikörper mit Verschlechterung der Lungensymptomatik führt. Bei Vorliegen einer Oligurie, bei Kreatinin-Werten > 6,5 mg/dl und bei bereits erforderlicher Dialysebehandlung ist die Plasmaseparation nicht mehr erfolgreich. Es empfiehlt sich folgendes therapeutisches Vorgehen:

a) Cyclosphosphamid 2–3 mg/kg/Tag p. o. über mindestens 8 Wochen, in Abhängigkeit von der Krankheitsaktivität über mehrere Monate.
b) Prednison 1 mg/kg/Tag p. o. über ca. 1 Monat und dann Dosisreduktion in Abhängigkeit von der Krankheitsaktivität.
c) Plasmaseparation, die über mindestens 2 Wochen intensiv durchgeführt werden sollte.

Zu bedenken ist, daß die Autoantikörper im Mittel nach 11 Monaten auch ohne Behandlung verschwinden. Auch aus diesem Grund ist die Immunsuppression zu limitieren. Da ein Therapieerfolg bei fortgeschrittener Niereninsuffizienz (Serumkreatinin > 6,5 mg/dl und bereits bestehender Dialysebehandlung) begrenzt ist, sollten hier beim Einsatz einer Immunsuppression deren Risiken besondere Berücksichtigung finden.

5.2.3.2 Therapie der Immunkomplex-induzierten RPGN

Bei der postinfektiösen RPGN ist die entscheidende therapeutische Maßnahme die *Elimination des Infektionsherdes* (z.B. Entfernen eines infizierten ventrikulojugulären Shunts, Spaltung eines Abszesses, antibiotische Behandlung einer Endokarditis). In einigen Fällen, wenn sich ein solcher Herd nicht nachweisen läßt, wird man sich zur Immunsuppression entschließen. Die Therapie der Lupus-induzierten RPGN erfolgt durch Cyclophosphamid und Steroide (s. ds. Kap., 5.2.3.3). Die Immunsuppression bei RPGN auf dem Boden einer Purpura Schoenlein-Henoch ist zwar nicht gesichert, kann jedoch gerechtfertigt sein.

5.2.3.3 Therapie der RPGN ohne Immundepots
Die Behandlung der RPGN ohne Immundepots erfolgt in erster Linie durch eine *Steroidstoßtherapie*. Die ursprünglich schlechte Prognose hat sich hierdurch deutlich verbessern lassen. Es findet sich eine Zunahme der GFR auf über 30% in ca. 75% der Patienten. Der Wert einer zusätzlichen Plasmaseparation im Vergleich zur alleinigen Immunsuppression war in zwei prospektiven Untersuchungen nicht nachzuweisen. Aufgrund dieses nicht gesicherten Effektes der Plasmaseparation, der einfachen Handhabung der Steroidstoßbehandlung und unter Berücksichtigung der Kosten/Nutzen-Relation erscheint uns der Einsatz der Plasmaseparation nicht gerechtfertigt. Bei systemischen Veränderungen, d.h. bei vaskulitischen Zeichen, empfiehlt sich der zusätzliche Einsatz von Cyclophosphamid, zumal davon auszugehen ist, daß einige Vaskulitiden mit einer renalen Manifestation beginnen.

a) Methylprednisolon-Stoßtherapie: 250–1000 mg i.v. über 3 Tage und anschließend

b) Prednison 1 mg/kg/Tag p.o. in absteigender Dosis über einige Monate.

c) Bei Zeichen der Vaskulitis zusätzlich Cyclophosphamid 2–3 mg/kg/Tag p.o.

5.3 Chronische Glomerulonephritis (chronische GN)
Definition: Über Jahre oder Jahrzehnte persistierende oder rezidivierende GN, die bis zur terminalen Niereninsuffizienz (Urämie) fortschreiten oder aber zum Stillstand kommen kann. Es handelt sich also um die mögliche Folge aller primären und sekundären Glomerulonephritiden.

5.3.1 Ätiopathogenese
Nur bei einigen GN-Formen ist das Antigen bekannt (s. Tab. 9). In einigen Fällen kommt es nach Antigen-Elimination (z.B. Penicillamin, Gold- oder Quecksilber-haltige Medikamente) zum Sistieren der Erkrankung, in anderen Fällen dagegen nicht (Streptokokken, Plasmodium falciparum). Die Mehrzahl der Fälle scheint idiopathisch. Wenn bereits eine Nierenfunktionseinschränkung vorliegt, spielen zusätzliche, nicht-immunologische Faktoren für die weitere Progredienz der Nierenerkrankung eine Rolle. System- und Stoffwechselerkrankungen können ebenfalls mit einer GN einhergehen.

5.3.2 Klinik
Diagnostisch und therapeutisch bedeutsam ist die Unterscheidung zwischen *GN mit nephrotischem Syndrom* und *GN ohne nephrotisches Syndrom* (oligosymptomatische GN). Die oligosymptomatische GN geht mit einer rezidivierenden oder persistierenden Mikrohämaturie (auch Makrohämaturie) und/oder einfachen Proteinurie (< 2 g/Tag)

einher. Aufgrund der geringgradigen Symptome werden diese Glomerulonephritiden oft rein zufällig oder erst bei fortgeschrittener Niereninsuffizienz festgestellt. Oft über viele Jahre oder Jahrzehnte Latenz, unterhalb einer GFR von 10 ml/min dann rasche Progredienz (sog. „pseudo-akuter Beginn" eines chronischen Nierenleidens).

Entgegen der früheren Anschauung handelt es sich bei der *IgA-Nephritis* keineswegs nur um eine „benigne" Hämaturie. Verschiedene Verlaufsformen sind möglich: persistierende Mikrohämaturie, intermittierende Makrohämaturie mit Verschlechterung der Nierenfunktion, rasch progrediente Glomerulonephritis, nephrotisches Syndrom, maligne Hypertonie. In ca. 25% der Fälle ist mit einer terminalen Niereninsuffizienz innerhalb von 5–20 Jahren zu rechnen. Eine sichere therapeutische Beeinflussung ist nicht bekannt.

Die *arterielle Hypertonie* ist bei beiden Verlaufsformen (chronische GN mit oder ohne NS) häufig und nimmt bei fortgeschrittener Niereninsuffizienz zu. Sie kann im Vordergrund der klinischen Symptomatik stehen („vaskulär-hypertone Verlaufsform"). Kommt es im Rahmen der GN zur progredienten Niereninsuffizienz, so bestimmt mit zunehmender Nierenfunktionseinschränkung der Grad der Niereninsuffizienz das klinische Bild (Anämie, Hypertonie, Osteopathie, Flüssigkeitsretention u.a., s. ds. Kap., 2). *Diagnostische Hinweise* und *Differentialdiagnose:* Differentialdiagnostisch sind benigne und maligne Nephrosklerose, Pyelonephritis, Analgetika-Niere und Glomerulonephritis bei Systemerkrankungen abzugrenzen. Bei fortgeschrittener Niereninsuffizienz wird die Diagnose durch hypertensive Gefäßveränderungen und interkurrente Pyelonephritiden erschwert.

5.3.3 Therapie

Behandlungsziel ist:

a) *Beeinflussung des entzündlichen Nierenprozesses:* Elimination des Antigens (Bakterien, Viren, Medikamente, Tumoren), Hemmung der Antikörperbildung und Entzündung (Steroide und Immunsuppressiva).

b) *Verhindern einer zusätzlichen Nierenschädigung durch:* Hochdruck, interkurrente Infekte, nephrotoxische Substanzen, Herzinsuffizienz, Salzverlust, Hyperparathyreoidismus,

c) *Prophylaxe und Therapie der Symptome der GN* (z.B. nephrotisches Syndrom, urämische Symptomatik).

Für alle Glomerulonephritiden gelten in unterschiedlicher Abstufung die unter b) und c) aufgeführten therapeutischen Bestrebungen. Die Beeinflussung des entzündlichen Nierenprozesses ist nur bei einigen GN möglich. Deshalb sollen die allgemeinen und symptomatischen Maßnahmen, die für alle GN-Formen gleichermaßen gelten, den „spezifischen" Behandlungsmöglichkeiten vorangestellt werden.

5.3.3.1 Allgemeine Maßnahmen

Diätetische Maßnahmen: Sie richten sich nach dem Grad der Niereninsuffizienz, dem Auftreten von Hochdruck und Ödemen.

a) Wichtig ist eine *ausreichende NaCl- und Flüssigkeitszufuhr,* da generelle NaCl-Restriktion und Dursten eine rasche Verschlechterung der Nierenfunktion zur Folge haben können. NaCl-Restriktion nur bei Hochdruck und Ödemen!

b) *Eiweißrestriktion* (0,5–0,6 g biologisch hochwertiges [⅔ tierisches] Eiweiß/kg/Tag) bei Serum-Harnstoff-N > 75 mg/dl und/oder gastrointestinalen Beschwerden. Neuere, vor allem tierexperimentelle Untersuchungen sprechen für den prophylaktischen Wert einer frühzeitigen (funktionelle Einnierigkeit, SKr > 1,5 mg/dl) Eiweißrestriktion (ca. 0,7 g Eiweiß/kg/Tag).

Danach scheint eine hohe Eiweißzufuhr bei vorbestehender Nierenfunktionseinschränkung zur glomerulären Hyperperfusion mit Überladung des Mesangiums durch Proteine zu führen. Dies bedeutet einen Proliferationsreiz auf die Mesangiumzellen, wodurch die Entwicklung einer fokalen Sklerose und damit eine weitere Verschlechterung der Nierenfunktion mit Zunahme der Proteinurie begünstigt wird (Brenner, Kidney Intern. 23 [1983] 647–655). Für eine entsprechende generelle Empfehlung bedarf diese interessante Hypothese weiterer Bestätigung.

5.3.3.2 Vermeidung einer zusätzlichen Schädigung des Nierenparenchyms

a) *Konsequente Hochdruckbehandlung* (besonders wichtig! s. ds. Kap., 2.3, und Kap. 15).
b) *Vermeiden von nephrotoxischen Substanzen* (Phenacetin, Paracetamol oder zu hoch dosierte Aminoglykoside): s. ds. Kap., 9.
c) *Behandlung interkurrenter Infekte.*
d) *Therapie einer Herzinsuffizienz:* Sie entspricht den allgemeinen Richtlinien (Diuretika, Digitalis, s. Kap. 10) unter Berücksichtigung der Nierenfunktion (s. ds. Kap., 3.5).
e) *Behebung von Elektrolytstörungen, insbesondere eines Natriummangels,* der oft rasch zur Hypovolämie und Verschlechterung der Nierenfunktion führt (keine generelle Kochsalzrestriktion!).
f) *Prophylaxe des sekundären Hyperparathyreoidismus* (Nephrokalzinose, Nephrolithiasis) mit phosphatbindenden Substanzen (z. B. Kalziumkarbonat, Aluminiumhydroxid), Kalzium-Substitution sowie evtl. Gabe von Vitamin D bzw. Vitamin-D-Analoga (s. ds. Kap., 2.3).

5.3.3.3 Pharmakotherapie

Bei *idiopathischer chronischer GN* läßt sich der Nierenprozeß nur in wenigen Fällen beeinflussen: Bei Minimalveränderungen (s. ds. Kap., 5.5.3.3); therapeutische Ansätze gibt es außerdem bei membranöser GN und membrano-proliferativer GN (s. ds. Kap., 5.5). Im Unterschied hierzu können Nierenveränderungen und Prognose von Glomerulonephritiden bei Systemerkrankungen z. T. weitgehend gebessert werden.

5.4 Asymptomatische Proteinurie und/oder Hämaturie

Definition: Milde Proteinurie (< 2 g/Tag) und/oder Hämaturie, wobei Symptome wie Hypertonie oder Ödeme fehlen.

5.4.1 Ätiopathogenese

Häufige Ursache der asymptomatischen *glomerulären Hämaturie* sind mesangial-proliferative Veränderungen und hier meist die sog. IgA-Nephritis. Außerdem: hereditäre Nephropathie (Alport-Syndrom), postinfektiöse GN, fokal-segmental sklerosierende GN, Systemkrankheiten wie Purpura Schoenlein-Henoch. Die Belastungs-Hämaturie ist in der Regel nicht-glomerulärer Genese. Die milde *glomeruläre Proteinurie* kann Zeichen einer beginnenden Glomerulonephritis sein oder aber auch Ausdruck eines Restzustandes nach abgeheilter GN. Häufige Ursachen sind fokale Sklerose, Nephrosklerose, diabetische Glomerulosklerose.

5.4.2 Klinik

Leitsymptome und -befunde: Eine Hämaturie kann auf dem Boden zahlreicher Ursachen entstehen, die von unterschiedlicher prognostischer Bedeutung sind (Tab. 14). Für eine glomeruläre Genese der Hämaturie spricht das Vorliegen von dysmorphen Erythrozyten (Akanthozyten, d.h. Erythrozyten mit Ausstülpungen > 5%), außerdem eine Zylindrurie sowie eine begleitende Proteinurie. Grenzwerte der pathologischen Zellausscheidung im Urin sind: im *Urinsediment* (semiquantitativ) $\geq$ 5 Erythrozyten/GF, $\geq$ 10 Leukozyten/GF, im *Kammerurin* $\geq$ 8 Erythrozyten/µl, $\geq$ 10 Leukozyten/µl und im *Addis-Count* $\geq$ 3 Mio. Erythrozyten/Tag, $\geq$ 5 Mio. Leukozyten/Tag. Differentialdiagnostisch sind Hyperkalziurie und Hyperurikosurie auszuschließen, die ebenfalls eine Hämaturie verursachen können.

Bei der Proteinurie ist zwischen Überlaufproteinurie (z.B. freie L-Ketten, Myoglobinurie), glomerulärer, tubulärer und sekretorischer Proteinurie zu unterscheiden. Zum Screening ist der Stäbchentest geeignet, der eine Reaktivität gegenüber Albumin (aber

Tabelle 14: Häufige Ursachen einer Hämaturie

1. Renale Ursachen

1.1 glomerulär
Glomerulonephritis primär oder sekundär, andere glomeruläre Läsionen (z.B. hereditär, stoffwechselbedingt)

1.2 nicht-glomerulär
akute interstitielle Nephritis, chronische interstitielle Nephritis (u.a. Analgetikaniere), zystische Nierenerkrankungen, Tumoren, Gefäßmißbildungen, Ischämie (arterieller und venöser Verschluß), Trauma, Hyperkalziurie und Hyperurikosurie

2. Postrenale Ursachen

mechanisch (Steine und Stenosen der Harnwege), entzündlich (Urethritis, Zystitis, Prostatitis, Epididymitis), Tumoren (Prostata, Uroepithel), Prostatahypertrophie, Fremdkörper, Fehlbildungen, Endometriose, Belastungshämaturie

3. Weitere Ursachen

Gerinnungsstörung (oft zusätzlicher Faktor)
Pigmenturie: Hämoglobinurie, Myoglobinurie, Porphyrie, Nahrungsmittel (Rote Bete, Rhabarber), Medikamente
vaginal
artifizielle Blutbeimengung

keine gegenüber freien L-Ketten) hat und Konzentrationen von ca. 20 mg Albumin/dl nachweist. In die ergänzende quantitative Eiweißausscheidung mit der Biuretreaktion gehen auch die freien L-Ketten ein. Die asymptomatische Proteinurie und/oder Hämaturie ist naturgemäß häufig ein Zufallsbefund. Die Diagnostik sollte intensiv, aber möglichst wenig invasiv sein: Urinsediment, Addis-Count, Erythrozytenmorphologie (Akanthozyturie), Proteinurie, Urinzytologie, Kalium- und Harnsäureexkretion, GFR, Sonographie. Weiterführende Untersuchungen sind: gynäkologische Untersuchung, i. v. Urographie mit Leeraufnahme, Zystoskopie, Urethroskopie, Computertomographie, Angiographie und ggf. Nierenbiopsie. Entscheidend ist es, prognostisch ungünstige Erkrankungen, insb. Tumorleiden auszuschließen.

5.4.3 Therapie
Eine kausale Therapie der glomerulär bedingten asymptomatischen Proteinurie und/oder Hämaturie ist nicht möglich. Verlaufsbeobachtungen sind angezeigt, um bei Zunahme von Erythrozyturie, Proteinurie und bei GFR-Einschränkung bzw. bei Auftreten von Hochdruck und Ödemen die Diagnostik zu intensivieren, um ggf. ein therapierbares Nierenleiden frühzeitig zu erfassen.

5.5 Nephrotisches Syndrom (NS)
Definition: Große Proteinurie (meist > 3,5 g/Tag/1,7 m^2) und Lipidurie aufgrund einer erhöhten glomerulären Permeabilität mit der Neigung zu Hypo-Dysproteinämie, Ödemen und Hyperlipidämie.

5.5.1 Ätiopathogenese
Die große Proteinurie (> 3,5 g/Tag/1,7 m^2) kommt in erster Linie durch Albumine zustande, da deren Molekulargewicht niedrig und die Serumkonzentration hoch ist. Die sich entwickelnde *Hypoproteinämie* hat eine globale Steigerung der hepatischen Eiweißsynthese zur Folge, wobei sich für die einzelnen Proteine aufgrund ihrer unterschiedlichen glomerulären Permeabilität ein neues Gleichgewicht, d. h. eine *Dysproteinämie* einstellt: Albumin ↓↓, α_1-↓, α_2- und β-Globuline ↑, γ-Globuline ↓. Die *Hyperlipidämie* (Hypertriglyzeridämie und Hypercholesterinämie) entsteht durch den renalen Verlust von Lipoproteinlipase und eine gesteigerte Lipoproteinsynthese. Das *Ödem* ist nach der gängigen Vorstellung Folge des renalen Eiweißverlustes mit Abfall des kolloidosmotischen Druckes und Aktivierung des Renin-Angiotensin-Aldosteron-Systems. Nach neueren Untersuchungen (Dorhout Mees, Contr. Nephrol. 43 [1984] 64) scheint dagegen eine primär verminderte glomeruläre Permeabilität von niedermolekularen Substanzen, Wasser und Elektrolyten für die Ödempathogenese eine große Rolle zu spielen. Zusätzlich kommt es zu Veränderungen der tubulären Natriumresorption, die aufgrund des erniedrigten peritubulären onkotischen Druckes im proximalen Tubulus vermindert ist, in der Henleschen Schleife im wesentlichen unverändert abläuft und dann im distalen Tubulus vermehrt erfolgt.
Im Prinzip kann jede Glomerulonephritis mit einem nephrotischen Syndrom einhergehen, außer wenn die Glomeruli durch den Krankheitsprozeß zu schnell zerstört werden. In Tabelle 15 sind die häufigsten Ursachen des nephrotischen Syndroms zusammengestellt.

Tabelle 15: Ursachen des nephrotischen Syndroms

A. Idiopathisches nephrotisches Syndrom
(bei idiopathischer Glomerulonephritis):
- membranöse GN (25–30%)
- „minimal change"-GN (23–30%)
- fokal-sklerosierende GN (15–20%)
- bei anderen GN seltener

B. Nephrotisches Syndrom bekannter Ätiologie
Sekundäre Glomerulonephritiden:
- Bakterien: Poststreptokokken-GN, „Shunt"-Nephritis, Endokarditis
- Viren: Hepatitis B, HIV, EBV
- Protozoen: Malaria, Toxoplasmose
- Würmer: Schistosomiasis, Filariasis

Medikamentös-toxisch: Quecksilberverbindungen, Goldverbindungen, Penicillamin, Probenecid, Captopril, nicht-steroidale Antiphlogistika, Heroin

Allergene: Pollen, Bienenstich

Neoplasmen:
- solide Tumoren (Karzinome oder Sarkome): Lunge, Kolon, Magen, Mamma
- Leukämien und Lymphome: M. Hodgkin, Myelom

Vaskulitiden und Systemkrankheiten: SLE, Panarteriitis nodosa, M. Schoenlein-Henoch, Kryoglobulinämie, Amyloidose

Verschiedene Erkrankungen: Diabetes mellitus, Alport-Syndrom, familiäres Mittelmeerfieber, Gestose, chronische Transplantatabstoßung, schwere Herzinsuffizienz, Refluxnephropathie, Nephrosklerose

5.5.2 Klinik

Leitsymptome und -befunde: Die klassischen Symptome des NS sind Proteinurie, Hypoproteinämie, Dysproteinämie, Ödeme, Hyperlipidämie und Lipidurie (im Urin Fettkugeln in Zylindern und Epithelzellen, Fettkörnchenzellen sowie Cholesterinkristalle als „Malteserkreuze"). Von klinischer Bedeutung sind weiterhin eine gesteigerte *Thromboseneigung* (Verlust von gerinnungshemmenden Proteinen, wie Antithrombin III, und eine gesteigerte Thrombozytenaggregation), eine erhöhte *Infektneigung* (Verlust von γ-Globulinen) und eine *veränderte Pharmakokinetik* von Substanzen mit hoher Eiweißbindung. Außerdem findet sich ein Abnahme von Eisen, Kupfer und Gesamtthyroxin im Serum, da das entsprechende Transportprotein verlorengeht. Das NS entwickelt sich meist schleichend. Ausmaß und Persistenz hängen von der Art der zugrundeliegenden Nierenerkrankung ab. Das NS auf dem Boden von Minimalveränderungen ist durch spontane Remissionen und Rezidive gekennzeichnet. Das medikamenteninduzierte NS persistiert in der Regel und verschwindet nach Aussetzen der Noxe innerhalb eines wechselnden Zeitraumes. Da eine Vielzahl von Nierenerkrankungen dem NS zugrunde liegen können, die in unterschiedlichem Maße einer Therapie zugänglich sind, stellt das *NS die wichtigste Indikation für die perkutane Nierenbiopsie* dar. Das nephrotische Ödem ist *differentialdiagnostisch* gegenüber den Ödemen anderer Pathogenese abzugrenzen: renales Ödem anderer Genese (nephritisch, bei fortgeschrittener Niereninsuffizienz), kardiales Ödem, hepatisches Ödem, exsudative Enteropathie (betrifft alle Eiweißfraktionen), medikamenteninduziertes Ödem (Laxantien, nicht-steroidale Antiphlogistika, Kalziumantagonisten), Lymphödem, Myxödem, Lipödem.

5.5.3 Therapie des nephrotischen Syndroms
5.5.3.1 Allgemeine Maßnahmen

a) *Ausschalten der Noxe:* Das medikamenteninduzierte NS ist nach Absetzen der Medikamente reversibel, in seltenen Fällen allerdings erst nach 6−12 Monaten (Penicillamin). Auch die Behandlung des Grundleidens (LED, Tumor oder chronische Entzündung mit sekundärer Amyloidose) kann die Proteinurie beseitigen.

b) *Kochsalzrestriktion* (< 6 g NaCl/Tag): Die NaCl-Zufuhr muß deutlich unter der Ausscheidung liegen. Bei schwerem Ödem ist die Bestimmung der Natriumexkretion im Urin und eine darauf abgestimmte Zufuhr erforderlich.

c) *Eiweißzufuhr:* Der Wert einer eiweißreichen Kost (> 1,5 g Eiweiß/kg/Tag ist nicht gesichert, da exogen zugeführtes Eiweiß einen proteinurischen Effekt hat. Im Gegensatz hierzu scheint eine mäßiggradige Eiweißrestriktion von 0,7 g Eiweiß/kg/Tag zu einem Rückgang der Proteinurie und zu einem Anstieg der Serum-Protein-Konzentration zu führen (Kaysen et al., Kidney Intern. 29 [1986] 572). Eine *intravenöse* Albuminzufuhr sollte nur in Ausnahmefällen und kurzfristig erfolgen, da > 90% der zugeführten Proteine innerhalb von 1−2 Tagen renal wieder ausgeschieden werden. Bei Niereninsuffizienz Eiweißrestriktion (s. ds. Kap., 2).

5.5.3.2 Allgemeine Pharmakotherapie des NS unabhängig vom Grundleiden

a) *Ödembehandlung:* Bei NS liegt oft eine *Diuretika-Resistenz* vor, die in erster Linie durch eine Dissoziation zwischen dem Wirkort der stark wirksamen Schleifendiuretika und der bei NS weiter distal erfolgenden Natriumresorption zustande kommt. Hinzu kommt (bei ca. 50%) eine mäßiggradige Einschränkung der GFR. Es empfiehlt sich die Gabe eines Schleifendiuretikums in steigender Dosis: *Furosemid* 40−80−120−250 mg. Bei unzureichender Wirkung zusätzliche Gabe einer weiter distal am Tubulus angreifenden Substanz: Bei Hyperkaliämie vorzugsweise ein Thiazid, bei Hypokaliämie ein kaliumsparendes Diuretikum. Die *Kombination von Furosemid, Thiazid und kaliumsparendem Diuretikum* ist oft besonders wirkungsvoll: Lasix® und Moduretik® oder Dytide® H. Diuretikagabe nur unter strenger Kontrolle des Volumenstatus! Eine Hypovolämie, die aufgrund der Kompensationsmechanismen sicher seltener vorliegt, als angenommen wird, kann durch Diuretika verstärkt werden mit der Folge einer akuten Niereninsuffizienz.

Bei Hypovolämie, hochgradiger Hypoproteinämie mit Oligurie intravenöse Zufuhr von Kolloiden: 100−250 ml 20% *Humanalbumin*. Der Einsatz von Humanalbumin hat folgende Nachteile: kurze Wirksamkeit, Rückgang der Natriumexkretion aufgrund einer erhöhten proximal-tubulären Resorption (Zunahme des peritubulären onkotischen Druckes) bei Vorliegen einer Volumenexpansion, hohe Kosten.

b) *Hyperlipoproteinämie:* Sie sollte nur bei sehr schweren, diätetisch nicht zu beeinflussenden Formen medikamentös behandelt werden. Eine Zunahme von kardiovaskulären Komplikationen bei NS ist nicht gesichert. Entscheidend hierfür dürften Ausmaß und Dauer des Bestehens einer Hyperlipoproteinämie sein.

c) *Erhöhte Thromboseneigung* (Fibrinogenerhöhung, Antithrombin-III-Verlust, gesteigerte Thrombozytenaggregation, Hypovolämie, evtl. Steroidmedikation): Sie kann eine antithrombotische Behandlung erfordern (Heparin 2–3 × 5000 E s.c. oder Marcumar). Sie empfiehlt sich bei klinischen Zeichen der Hyperkoagulabilität und bei Serumalbumin < 2 g/dl. Es liegen keine gesicherten Daten über die beste Form der Thromboseprophylaxe vor. Die Wirksamkeit von Heparin ist aufgrund des renalen Antithrombin-III-Verlustes vermindert, die Kinetik von Marcumar aufgrund seiner hohen Eiweißbindung mit renalem Verlust verändert. Acetylsalicylsäure erscheint in bestimmten Fällen mit gesteigerter Thrombozytenaggregation wirksam zu sein. *Wichtig:* Eine bedrohliche Komplikation des nephrotischen Syndroms ist die *Nierenvenenthrombose:* Typisch sind Flankenschmerz, Hämaturie, Niereninsuffizienz! Weitere mögliche Zeichen sind Hämoptoe, Lungenembolie, asymmetrische Beinschwellung, Beinvenenthrombose. Vorgehen: Bei älterer Thrombose und fortgeschrittener Niereninsuffizienz symptomatische Maßnahmen (u.a. Dialyse). Keine Antikoagulantien- und fibrinolytische Behandlung, da hohes Blutungsrisiko; bei frischer Thrombosierung und normaler bzw. gering eingeschränkter Nierenfunktion wird ein Therapieversuch mit Streptokinase und anschließender Heparinisierung empfohlen (hohes Blutungsrisiko!)

d) *Verminderte Infektabwehr:* Sie macht eine frühzeitige antibiotische Behandlung von Infektionen erforderlich.

5.5.3.3 Spezielle Pharmakotherapie des NS bei Minimalveränderungen (Minimal-changes-GN) und fokaler Sklerose

Vor Beginn einer differenten Pharmakotherapie sollte eine Nierenhistologie vorliegen. Die Wirkung von Steroiden und Cyclophosphamid auf Proteinurie und Überlebensrate ist in erster Linie für die Minimalveränderungen (Minimal-changes-GN, „Lipoidnephrose") gesichert, wenn man von den Systemerkrankungen mit GN absieht. Die *„Minimalveränderungen"* sind charakterisiert durch ein nephrotisches Syndrom, spontane Remissionen und Rezidive, gute Ansprechbarkeit auf Steroide und Zytostatika sowie durch eine günstige Prognose. Keine Entwicklung zur Niereninsuffizienz. Die Letalität beträgt 5% innerhalb von 10 Jahren durch Komplikationen des NS (Infektanfälligkeit, Hypovolämie, Thrombembolien) und der Therapie (Steroide, Cyclophosphamid). Insgesamt „gutartiges Ödemleiden", bei dem nicht in allen Fällen die Indikation zur medikamentösen Behandlung gegeben ist. Nach Steroidbehandlung Rückgang des NS meist innerhalb von 4 Wochen, gelegentlich erst nach 8 Wochen. Es besteht eine enge Beziehung zwischen minimal-changes-GN (MCGN) und fokal-segmental-sklerosierender GN bzw. fokaler Sklerose (FS). Es ist weiterhin strittig, ob es sich um den gleichen pathophysiologischen Prozeß oder um unterschiedliche Entitäten handelt. Die fokale Sklerose beginnt in der marknahen Rinde und kann somit im Frühstadium der Nierenbiopsie entgehen. Im Unterschied zur MCGN geht die FS mit einer Verschlechterung der Nierenfunktion einher. Mit einer terminalen Niereninsuffizienz ist bei Steroidresistenz in 55% zu rechnen, bei Steroidempfindlichkeit in 8%. Steroide führen zu einer kompletten Remission des nephrotischen Syndroms bei MCGN in 75%, bei FS in 16%, zur partiellen Remission bei MCGN in 7%, bei FS in 20%. Steroidresistenz besteht bei MCGN in 18%, bei FS in 64%. Diese Daten sind relativ zu bewerten, da sie von der Höhe und Dauer der Steroiddosis abhängen. Es gibt Hinweise, daß eine initial höher dosierte und längeranhaltende Steroidgabe die Remissionsrate erhöht und die Rezidivhäufigkeit senkt.

a) *Kortikosteroide:* Höhe und Dauer der Steroidgabe sind bisher nicht standardisiert. Die folgenden Therapieschemata sind als Empfehlung zu verstehen:
Schema I: 1.–4. Woche: 1,5 mg Prednisolon/kg/Tag. 5.–8. Woche bzw. nach Eintreten der Remission schon früher: 1 mg Prednisolon/kg/Tag jeden 2. Tag. Diese Dosis sollte nach Einsetzen der Remission noch über 4 Wochen beibehalten werden. Anschließend schrittweise Reduktion und Absetzen innerhalb von 4 Wochen. Bei Rezidiv (Zunahme von Proteinurie, Ödemen) während Dosisreduktion erneuter Beginn des o. g. Steroidzyklus.
Schema II: 1 mg Prednisolon/kg/Tag über 4–8 Wochen. Dann Reduktion auf minimal effektive Dosis. Gesamte Behandlungsdauer 2–3 Monate. Bei häufigen Rezidiven (> 2jährlich) und bei Steroidabhängigkeit treten oft die Nebenwirkungen der Steroidbehandlung in den Vordergrund. Dann ist zu entscheiden, ob Steroide ganz abzusetzen sind oder eine zusätzliche Zytostatikabehandlung eingeleitet wird. Bei geringgradiger Proteinurie empfiehlt sich versuchsweises Aussetzen der Steroide und symptomatische Behandlung (Kochsalzrestriktion, Diuretika), wobei mögliche Komplikationen des NS in Betracht gezogen werden müssen.
Schema III: Bei geringen Steroidnebenwirkungen ist eine länger anhaltende Therapie in Erwägung zu ziehen, um die Remissionsrate niedriger zu halten: Prednison 2 mg/kg jeden 2. Tag über 3 Monate, dann schrittweise Reduktion über die folgenden 9 Monate (Meurier).

b) Bei Steroidresistenz führt die *zusätzliche Cyclophosphamid-Gabe* zu einer kompletten Remission bei MCGN in über 80% (FS 25%), zur partiellen Remission in 8% (FS 13%) und zum fehlenden Ansprechen in ca. 10% (FS 62%). Die Remission hält im Mittel über 3 Jahre an. Cyclophosphamid ist in Kombination mit Kortikosteroiden, die wie bei alleiniger Steroidgabe dosiert werden, wirksamer: 2–3 mg/kg/Tag Cyclophosphamid (Endoxan®) über 8 Wochen. Anpassung der Dosis an Leukozytenwerte (> 4000 Leukozyten/μl). Teils irreversible Gonadenschäden nach 1 Monat, meist allerdings erst nach 5 Monaten. Strenge Indikationsstellung bei einem „gutartigen Ödemleiden": ausgeprägtes NS mit häufigen Rezidiven, Steroidabhängigkeit oder Steroidresistenz.

5.5.3.4 Spezielle Pharmakotherapie bei den übrigen Glomerulonephritisformen

a) *Idiopathische membranöse GN*

Die Ätiologie der membranösen GN ist heterogen. Dementsprechend ist auch die Prognose sehr unterschiedlich. Ca. ⅓ der Patienten mit idiopathischer GN behalten eine stabile Nierenfunktion, ca. ⅓ schreiten fort bis zur terminalen Niereninsuffizienz. Bislang gibt es kein sicheres prognostisches Kriterium, um zwischen den Patienten mit guter Prognose und denen mit progredientem Nierenleiden zu differenzieren. Patienten mit nephrotischem Syndrom scheinen eher mit einer Nierenfunktionseinschränkung belastet zu sein, jedoch ist dies kein sicheres Unterscheidungsmerkmal. Da ca. ⅓ der Patienten eine recht gute Prognose haben, ist es gerechtfertigt, den Spontanverlauf der membranösen GN abzuwarten. Allerdings ist zu berücksichtigen, daß eine Therapie weniger Aussicht auf Erfolg bietet, wenn sie erst im Stadium der Niereninsuffizienz (S-Kr > 1,5 mg/dl) beginnt. Die Beobachtungszeit muß deshalb eng sein, damit die Therapie frühzeitig bei Anstieg des S-Kr einsetzen kann.

Die alleinige Steroidtherapie hat sich nicht als wirksam erwiesen (Cattran et al., N. Engl. J. Med. 320 [1989] 210), so daß bei Therapieindikation eine Kombination mit zytotoxischen Substanzen angebracht ist. Die größte Erfahrung besteht mit *Chlorambucil*. Es gibt eine Reihe von Hinweisen, daß auch *Cyclophosphamid* wirksam ist. Die alternierende Methylprednisolon- und Chlorambucil-Gabe (Ponticelli et al., N. Engl. J. Med. 320 [1989] 8) über einen Zeitraum von 6 Monaten hatte einen günstigen Einfluß bei Ausgangswerten mit einer Proteinurie > 3,5 g/Tag und einem S-Kr < 1,8 mg/dl. Ein Anstieg des S-Kr > 50% des Ausgangswertes fand sich in der Behandlungsgruppe nur in 10%, in der Kontrollgruppe dagegen in 49% der Patienten bei einer mittleren Nachbeobachtungszeit von 5 Jahren.

Alternierendes Steroid-Chlorambucil-Schema über 6 Monate:

1. Monat: Methylprednisolon (Urbason®) an 3 aufeinanderfolgenden Tagen jeweils 1 g Methylprednisolon i.v. in 20–30 min. Dann 27 Tage 0,4 mg Methylprednisolon/kg/Tag p.o. (oder 0,5 mg Prednisolon/kg/Tag). Danach Aussetzen der Steroidmedikation.

2. Monat: 0,2 mg/kg/Tag Chlorambucil (Leukeran®) über 30 Tage. Danach Aussetzen der Medikation. Dosisreduktion bei Leukozyten < 5000/µl.

3. Monat: Alleinige Steroidgabe wie Monat 1.

4. Monat: Alleinige Chlorambucil-Gabe wie Monat 2.

5. Monat: Alleinige Steroidgabe wie Monat 1.

6. Monat: Alleinige Chlorambucil-Gabe wie Monat 2.

Nicht-kontrollierte Studien sprechen für die Wirksamkeit einer *kombinierten Cyclophosphamid-Steroidtherapie:* Cyclophosphamid 2–3 mg/kg/Tag und Prednison 1 mg/kg/Tag.

b) *Membrano-proliferative GN*

Die kombinierte Acetylsalicylsäure-Dipyridamol-Gabe führt in einer neueren Untersuchung bei membrano-proliferativer GN Typ I zu einer Normalisierung der vorher verkürzten Plättchenüberlebenszeit und zu einer günstigen Beeinflussung der Nierenfunktion, wobei Proteinurie und Hämaturie unbeeinflußt bleiben (Donadio et al., N. Engl. J. Med. 310 [1984] 1421–1426). Mögliche Wirkungsmechanismen sind eine Abnahme der Thrombozyten-Gefäßwandinteraktion und eine Hemmung der renalen und thrombozytären Prostaglandinsynthese. Dosierung: 3×1 Kapsel/Tag Asasantin® (Acetylsalicylsäure 330 mg + Dipyridamol 75 mg). Für eine generelle Therapieempfehlung sind weitere Untersuchungen erforderlich.

c) *Übrige idiopathische Glomerulonephritiden*

Für die übrigen idiopathischen GN-Formen (z.B. exsudativ-proliferative GN, mesangial-proliferative GN, s. Tab. 11) kann keine gesicherte Pharmakotherapie empfohlen werden.

6 Systemerkrankungen mit Glomerulonephritis

6.1 Lupus erythematodes disseminatus (LED)

6.1.1 Klinik

Die „Lupus-Nephritis" stellt eine häufige und prognostisch wichtige Manifestation des LED dar. In 70% der Patienten mit LED findet sich ein pathologischer Urinbefund und/oder eine Niereninsuffizienz, in 90% lichtmikroskopische und in ca. 100% elektronen- und immunfluoreszenzmikroskopische Veränderungen. Häufig stehen extrarenale Manifestationen im Vordergrund (Pleuritis, Perikarditis, hämolytische Anämie, thrombopenische Purpura, Vaskulitis des ZNS) und bestimmen dann auch das therapeutische Vorgehen. An der Niere findet sich eine Vielzahl von histologischen Veränderungen, die mit einer unterschiedlichen Prognose einhergehen und deshalb eine unterschiedlich intensive Therapie erfordern.

6.1.2 Therapie

Die *Steroide* stellen das wichtigste Medikament zur Behandlung der renalen und extrarenalen Manifestation des LED dar. Liegt eine renale Beteiligung vor, ist die Höhe der Steroiddosis und damit das Risiko von Nebenwirkungen an die Art und Prognose der Nierenveränderung bzw. deren Beeinflußbarkeit anzupassen. Nur die diffuse proliferative Lupus-Nephritis wird durch eine hochdosierte Steroidtherapie in ihrer Prognose günstig beeinflußt. Die Indikation zur *Nierenbiopsie* ist dann gegeben, wenn der Einsatz der hochdosierten Steroidbehandlung in Erwägung gezogen werden muß (Neuauftreten oder Zunahme einer Proteinurie, Zunahme der Hämaturie, Verschlechterung der Nierenfunktion!).

a) *Diffuse proliferative GN:* meist NS und progrediente NI. Schwerer Hochdruck und initiale NI verschlechtern die Prognose, die durch eine aggressive Immunsuppression günstig beeinflußt werden kann. Eine *hochdosierte Prednisontherapie* 1 mg/kg/Tag allein kann die Prognose verbessern. Darüber hinaus hat eine kontrollierte Untersuchung gezeigt, daß sich im Vergleich hierzu die Kombination einer *intravenösen Cyclophosphamid-Stoßtherapie* mit niedriger dosierter, 0,5 mg/kg/Tag, Prednisonbehandlung signifikant günstiger auf die renale Prognose bzw. den Erhalt der Nierenfunktion auswirkt (Austin et al., N. Engl. J. Med. 314 [1986] 614). Der Vorzug der intravenösen Cyclophosphamid-Stoßtherapie gegenüber der oralen Dauertherapie liegt in der guten Verträglichkeit, die sich in weniger hämorrhagischen Zystitiden, Malignomen und Infektionen ausdrückt. Der Wert von Azathioprin dürfte vor allem in der Erhaltungstherapie (als Cyclophosphamid-Ersatz) und in der Steroideinsparung liegen. Empfohlenes Vorgehen:

(1) Cyclophosphamid-Stoßtherapie $0,5-1 \text{ g/m}^2$ i.v. unter Hydrierung (3 l/Tag) und Mesna (Uromitexan®) 200 mg i.v. oder p.o. nach $0-4-8-12$ h. Bis zu 6 Zyklen in 4wöchigem Abstand, anschließend in 3monatigem Abstand über $1-3$ Jahre. (Die niedrigere Cyclophosphamid-Dosis empfiehlt sich bei ca. Kreatinin $> 2,5$ mg/dl.)

(2) Zusätzlich 0,5 mg Prednison/kg/Tag p.o. In Abhängigkeit von der Krankheitsaktivität später Dosisreduktion auf < 20 mg/Tag als Erhaltungstherapie.

Bei rasch progredientem Verlauf: intravenöse Cyclophosphamid-Stoßtherapie und initiale Methylprednisolon-Stoßbehandlung (s. ds. Kap., 5.2.3). Ein Effekt der Plasmaseparation hat sich weder für die milden noch für die schweren Lupusnephritiden nachweisen lassen (Hebert et al., Kidney Intern. 31 [1987] 201).

b) *Membranöse GN:* meist NS (in ⅔ Steroidresistenz). Günstige Prognose, langsame Progredienz. Geringes Ansprechen auf Steroide und Immunsuppressiva. Steroiddosis meist durch extrarenale Manifestation bestimmt.

c) *Fokal-segmental-proliferative GN:* meist oligosymptomatisch. NS in 20%. Prognose günstig, NI selten. Verlaufskontrollen wichtig, da in 10% Übergang in diffuse proliferative GN.

d) *Fortgeschrittene Niereninsuffizienz:* Liegt histologisch eine *glomeruläre Sklerose* vor, sind Steroide und Immunsuppressiva nicht indiziert, da keine Beeinflussung des Nierenleidens mehr zu erwarten ist. Im Stadium der *Präurämie* sollten Steroide und Immunsuppressiva abgesetzt werden, da ihr Wert nur noch gering ist, die Nebenwirkungen zunehmen und die Aktivität des LED mit zunehmender NI abnimmt, z.T. erlischt.

6.2 Panarteriitis nodosa
6.2.1 Klinik

Bei 75% der Patienten mit Panarteriitis nodosa findet sich eine Nierenbeteiligung. Niereninsuffizienz und/oder Hypertonie zu Beginn der Erkrankung liegen in 25% vor. Es lassen sich zwei Formen unterscheiden: a) *Makro-Form* (klassische Panarteriitis nodosa der Niere): Entzündung und fibrinoide Nekrosen der mittelgroßen und kleinen Nierenarterien. *Klinisch* Proteinurie, Mikro-/Makrohämaturie, meist Hochdruck. Schubweiser Verlauf mit zunehmender Niereninsuffizienz, evtl. Flankenschmerz, Rindeninfarkte. b) *Mikro-Form:* Intra-/extrakapillär-proliferative GN, z.T. herdförmige fibrinoide Nekrosen der Arteriolen. *Klinisch* meist ausgeprägte Hämaturie und Proteinurie („aktives Urinsediment"). Selten Hochdruck. Rasch progredienter Verlauf und evtl. Lungenbeteiligung (Differentialdiagnose siehe Goodpasture-Syndrom). *Diagnostische Hinweise:* Biopsie von Niere und Muskulatur. Renovasographie (Gefäßabbrüche, Infarkte, arterielle Mikroaneurysmen).

6.2.2 Therapie

5-Jahres-Überlebenszeit ohne Behandlung 13%, mit Steroiden 48%. Zusätzliche Zytostatikagabe soll die Letalität weiter senken. Unter kombinierter Behandlung mit Steroiden und Zytostatika 26-Monate-Überlebenszeit von 93%, komplette Remission in 20%. Allerdings liegen bisher keine kontrollierten Untersuchungen vor. Für beide Formen (Makro- und Mikro-Form) kann folgendes Vorgehen empfohlen werden:

a) Rascher Therapiebeginn mit hochdosierter Steroidgabe (1,5 mg Prednisolon/kg KG) und zusätzlich 2 mg Cyclophosphamid/kg KG (Leukozytenkontrolle!). Langsamer Abbau der Steroiddosis, wenn die systemischen Veränderungen zum Stillstand gekommen sind. Abbau der Cyclophosphamid-Dosis auf 1 mg/kg Erhaltungsdosis. Bei progredienter Niereninsuffizienz Absetzen von Cyclophosphamid.

b) Konsequente antihypertensive Medikation (prognostisch wichtig).

6.3 Purpura Schoenlein-Henoch
6.3.1 Klinik

Neben Veränderungen der Haut (95%), der Gelenke, des Gastrointestinaltraktes (Durchfall, Koliken, Invaginationsileus) sind die Nieren in über 30% beteiligt. In seltenen Fällen kommt es zum Lungenbefall mit Hämoptoe (Differentialdiagnose s. ds. Kap., 5.2.4) und rezidivierenden Pleuritiden. Die histologischen Veränderungen an den Nieren variieren von fokal-segmental-betonten, proliferativen Glomerulonephritiden über die diffuse membrano-proliferative GN bis zur seltenen, rasch progredient verlaufenden intra-/extrakapillär-proliferativen GN. Dementsprechend unterscheiden sich Symptome, Verlauf und Prognose: z.T. lediglich Mikrohämaturie, z.T. nephrotisches Syndrom, Hypertonie und Oligoanurie. Insgesamt ist die Prognose günstig (10-Jahres-Überlebenszeit über 90%). In über 50% ist die Nierenerkrankung innerhalb von 2 Jahren ausgeheilt, in weniger als 8% findet sich eine fortgeschrittene Niereninsuffizienz.

6.3.2 Therapie

Steroide, Zytostatika und Heparin führen zu keiner Besserung der renalen Symptomatik. Allerdings lassen sich extrarenale Symptome (Gelenke, Gastrointestinaltrakt) durch die Steroidmedikation günstig beeinflussen.

6.4 Wegenersche Granulomatose
6.4.1 Klinik

Nekrotisierende granulomatöse Angiitis der oberen Luftwege (Sinusitis, Otitis, Pseudotumor der Orbita und Rundherde der Lunge). In 80% Nierenbeteiligung: fokal-segmental-proliferative GN, aber auch intra-/extrakapillär, evtl. nekrotisierende Veränderungen, selten periglomeruläre Ephiteloidzell-Granulome. Generalisierte Angiitis in allen Organen möglich. Diagnostisch hilfreich sind die antineutrophilen zytoplasmatischen Antikörper (ANCA), die im aktiven Stadium in ca. 50% positiv sind.

6.4.2 Therapie

Ohne Behandlung 1-Jahres-Überlebenszeit < 20%. Wesentliche Verbesserung der Prognose durch Cyclophosphamid (Remissionsrate 93% in über 4jährigem Beobachtungszeitraum, Fauci et al., 1983).
Vorgehen: Cyclophosphamid 2 mg/kg/Tag bis zur Remission und dann ein weiteres Jahr. Danach schrittweise Reduktion um 25 mg Cyclophosphamid/ 2−3 Monate. In Abhängigkeit von der Aktivität des Grundleidens niedrig dosierte Cyclophosphamid-Gabe (z.B. 25 mg jeden 2. Tag, evtl. vollständiges Absetzen). Leukozytenkontrolle > 3000/mm^3! (Komplette Remission: keine Aktivitätszeichen, d.h. normale BKS, stabile Nierenfunktion ohne aktives Urinsediment. Proteinurie kann als Zeichen der vorangegangenen glomerulären Schädigung persistieren. Partielle Remission: keine Progredienz, sondern Rückgang der Aktivitätszeichen.)
Zusätzlich *Prednisolon* 1 mg/kg/Tag für 2−4 Wochen. Dann schrittweise Dosisreduktion innerhalb von 1−2 Monaten auf 60 mg jeden zweiten Tag. Danach weitere Dosisreduktion innerhalb von 6−12 Monaten auf 20 mg jeden 2. Tag bzw. vollständiges Absetzen. Ziel: alleinige Weiterbehandlung mit Cyclophosphamid in niedriger Dosierung. Nach 2−4 Jahren evtl. Erhaltungstherapie mit Azathioprin.
Bei *rasch progredientem Verlauf* empfiehlt sich die Kombination einer intravenösen Cyclophosphamid- und Methylprednisolon-Stoßtherapie. Anschließend Weiterbehandlung entsprechend obigem Schema.

6.5 Sklerodermie
6.5.1 Klinik

Eine Nierenbeteiligung findet sich meist erst im fortgeschrittenen Stadium, z.T. *akut* verlaufend mit maligner Hypertonie und Niereninsuffizienz (histologisch auch der malignen Hypertonie ähnlich), z.T. in Form eines *chronischen* Verlaufes, anfänglich oligosymptomatisch, evtl. mit Hypertonie und allmählicher Progredienz (unspezifische, vielfältige glomeruläre Veränderungen). Bei Nierenbeteiligung schlechte Prognose (mittlere Überlebenszeit <1 Jahr).

6.5.2 Therapie

Die Behandlung beschränkt sich auf symptomatische Maßnahmen (*Hochdrucktherapie! Niereninsuffizienz*). Eine wirksame kausale Therapie ist nicht bekannt. Der Nutzen einer Kombinationsbehandlung mit Antikoagulantien, Antithrombotika, Steroiden und Cyclophosphamid ist nicht nachgewiesen.

6.6 Goodpasture-Syndrom
Siehe ds. Kap., 5.2.

7 Harnwegsinfekt (HI)

7.1 Vorbemerkungen
Der Begriff HI umfaßt eine Reihe unterschiedlicher Krankheitsbilder mit sehr verschiedener prognostischer Bedeutung:
a) *Akute Pyelonephritis (PN)* = bakterielle Entzündung von Niere und Nierenbecken.
b) *Chronische Pyelonephritis* = deformierende Entzündung von Niere und Nierenbecken unterschiedlicher Genese, ohne daß Bakterien odere andere Erreger eine Rolle spielen müssen.
c) *Akute Zystitis* = HI (Dysurie und Pollakisurie) mit Leukozyturie und signifikanter Bakteriurie (> 100000 Keime/ml), zusätzlich oft Hämaturie.
d) *Urethralsyndrom* = HI (Dysurie und Pollakisurie) ohne signifikante Bakteriurie (in 46% dennoch Bakterien im Blasenpunktat), aber meist mit Leukozyturie (diagnostische Bedeutung der Leukozyturie bei der akuten Dysurie von Frauen!).
e) *Asymptomatische Bakteriurie* = Bakteriurie ohne klinische Zeichen eines HI.

Im Unterschied zu früheren Auffassungen scheinen die asymptomatische Bakteriurie und auch symptomatische Harnwegsinfekte beim Erwachsenen zu keiner Nierenschädigung zu führen, wenn keine prädisponierenden Faktoren vorhanden sind (z.B. Obstruktionen, Harnwegsmißbildungen). Die pathogenetische Bedeutung einer Bakteriurie muß in Zusammenhang mit dem Lebensalter und dem Vorliegen von prädisponierenden Faktoren gesehen werden. Insgesamt gibt es *drei Lebensphasen*, die mit *erhöhtem Risiko* eines symptomatischen *Harnwegsinfektes* bzw. einer *Pyelonephritis* einhergehen: Das Säuglings-Kleinkindesalter (Harnwegsmißbildungen, Schmierinfektion), das Erwachsenenalter der Frau (Schwangerschaft, sexuelle Aktivität), das Senium (Prostatahypertrophie, Diabetes mellitus, Hochdruckkrankheit).

7.2 Ätiopathogenese

Die Erreger von Harnwegsinfektionen kommen in aller Regel aus der *Darmflora*. Der häufigste Erreger ist E. coli (> 70%). Bei Knaben findet sich häufig Proteus, bei sexuell aktiven Frauen auch Staphylococcus albus. Der Invasion in die Blase geht eine Besiedlung des *Introitus vaginae* (Stamey und Sexton, 1975) bzw. beim Mann der Prostata voraus. Die Invasion in die *Blase* wird begünstigt durch instrumentelle Eingriffe bzw. Katheterismus, Mißbildungen (z.B. vesikoureteraler Reflux!), neurogene Störungen, Abflußhindernisse und durch den Geschlechtsverkehr. Nicht jede Blasenbesiedlung führt zum symptomatischen Harnwegsinfekt. Voraussetzung hierfür ist das Haften der Bakterien am Uro-Ephitel. Das Verhältnis von Haften und Wachstumsgeschwindigkeit der Bakterien einerseits und von Mukosa-Abwehrmechanismen und Harnfluß anderererseits bestimmt, ob aus der Bakterieninvasion eine Infektion wird. Auch die Besiedlung und Infektion von *Nierenbecken* und *Nierenmark* kommt in erster Linie durch *Keim-Aszension* im Ureterlumen zustande. Demgegenüber ist die lymphogene Aszension eher unwahrscheinlich. Neben der intraureteralen Aszension kann es (seltener) zur *hämatogenen* Infektion der Nieren kommen. Eine *chronische* Infektion von Nierenbecken und -mark (chronische PN) entwickelt sich wohl nur bei gleichzeitigem Vorliegen von prädisponierenden Faktoren. Zu narbigen Veränderungen kommt es besonders im Kleinkindesalter (erhöhte Empfindlichkeit der wachsenden Niere).

Das *Urethralsyndrom* hat verschiedene Ursachen: In 46% finden sich im Blasenpunktat und Katheterurin Bakterien trotz insignifikanter Bakteriurie im Mittelstrahlurin (100–100000 Keime/ml), in 20% eine Urethritis mit Chlamydia trachomatis. Seltener sind Urethritiden durch Neisseria gonorrhoeae, Trichomonas vaginalis, Candida albicans und Herpes simplex.

7.3 Klinik

Oft besteht nur die Symptomatik der *akuten Zystitis* (sog. unterer Harnwegsinfekt) mit Pollakisurie und Brennen beim Wasserlassen. Bei der *akuten Pyelonephritis* (sog. oberer Harnwegsinfekt) finden sich im typischen Fall Dysurie, Pollakisurie, Fieber, Flankenschmerz, druck- und klopfempfindliches Nierenlager, Leukozyturie, Bakteriurie, BKS-Beschleunigung, Leukozytose. Die Symptomatik der *chronischen Pyelonephritis* ist eher uncharakteristisch, z. T. schleichend, aber auch akut exazerbierend wie bei akuter PN. Intermittierend oder persistierend Leukozyturie, Bakteriurie und Leukozytenzylinder. Meist nur geringe Proteinurie. Nierenfunktionseinschränkung beginnend mit Abnahme der Konzentrationsfähigkeit. Evtl. arterielle Hypertonie.

Diagnostische Hinweise: Das Vorgehen sollte von der möglichen therapeutischen Konsequenz abhängig gemacht werden. Bei *Kindern* mit Harnwegsinfekt, d. h. mit gesichertem Keimnachweis, ist eine rasche urologische Diagnostik (i. v. Urogramm, Miktionszystourethrogramm und Urethrozystoskopie) durchzuführen, um anatomische Veränderungen, wie z. B. einen vesikoureteralen Reflux, zu erfassen und ggf. operativ zu beseitigen. Beim *Mädchen* kann vor Einsetzen dieser intensiven Diagnostik eine zweite Harnwegsinfekt-Episode abgewartet werden, da die Möglichkeit einer Schmierinfektion gegeben ist. Bei der *erwachsenen Frau* kann der erste Harnwegsinfekt ohne großen diagnostischen Aufwand, d. h. ohne i. v. Urogramm, rein symptomatisch behandelt werden. Bei weiteren Harnwegsinfekten muß nach prädisponierenden Faktoren gesucht werden. Bei asymptomatischer Bakteriurie und Harnwegsinfekten während der Schwangerschaft sollte nach dem Wochenbett ein i. v. Urogramm angefertigt werden. In *höherem Lebensalter* müssen in erster Linie Tumoren, Steinleiden, beim Mann eine Prostatahypertrophie und bei der Frau eine Inkontinenz ausgeschlossen werden.

Diagnostische Maßnahmen:

a) *Keimnachweis:* Reinigung des äußeren Genitales mit Leitungswasser (Desinfektionsmittel können das mikrobiologische Ergebnis verfälschen). Das Routineverfahren zum Keimnachweis stellt der *Mittelstrahlurin* mit quantitativer Urinkultur und Antibiogramm dar. Die quantitative Urinkultur (z. B. mit Hilfe von Eintauchnährböden wie Uricult®) sollte vom frisch gelassenen Urin, d. h. innerhalb von 20 min, angelegt werden. Je länger der Urin bei Zimmertemperatur steht, desto höher wird das Risiko einer falsch hohen Keimzahl (die E.-coli-Generationszeit liegt bei 20 min). Bewertung: < 10000 Keime/ml = unverdächtig, < 100000/ml = kontrollbedürftig, > 100000/ml = signifikante Bakteriurie. Allerdings kann auch bei insignifikanter Bakteriurie ein Harnwegsinfekt vorliegen, insbesondere wenn der Patient antibiotisch behandelt wird oder eine massive Diurese besteht. Ein sehr wichtiger Hinweis auf das Vorliegen eines HI ist der Nachweis eines Bakterienorganismus in *Reinkultur* (oder fast in Reinkultur) mit *begleitender Leukozyturie*. Bei nicht eindeutiger klinischer Symptomatik und wenn nicht die Notwendigkeit zur sofortigen Behandlung besteht, sollte vor Therapiebeginn der Mittelstrahlurin mit Antibiogramm wiederholt werden. Bei Mischinfektionen und in unklaren Fällen empfiehlt sich die *Blasenpunktion,* eine einfache, schmerz- und risikoarme Methode. *Technik* der suprapubischen Blasenpunktion: Reichlich Flüssigkeitszufuhr am Vorabend, so daß am nächsten Morgen die Blase prall gefüllt ist (Perkussion). Nach antiseptischer Hautvorbereitung (ohne Applikation eines Lokalanästhetikums) erfolgt die Punktion der Blase 1−2 QF oberhalb der Symphyse in der Linea alba. Der Vorzug der Blasenpunktion liegt in den zuverlässigen Ergebnissen, die ohne Infektionsrisiko zu gewinnen sind. Der Blasenpunktionsurin ist im Normalfall keimfrei.

Eine *Katheterisierung* ist bis auf Ausnahmefälle zu vermeiden; nach Blasenkatheterisierung findet sich in 1−3% der Fälle eine bleibende Bakteriurie mit oft resistenten Keimen.

b) Quantitative Bestimmung der *Zellausscheidung* (Addis-Count): Normalwerte sind < 5 Mio. Leukozyten/24 h und < 3 Mio. Erythrozyten/24 h. Übliche Sammelperiode von 10 Stunden. Kürzere Sammelperioden (3 h) ergeben exaktere Werte (geringere Zytolyse). Charakteristisch für den Harnwegsinfekt ist die Leukozyturie (> 5 Mio./24 h). Verfälschung der Ergebnisse im alkalischen Milieu (Zersetzung der Zellen) und bei Fluor vaginalis. Brauchbare Ergebnisse liefert auch der sog. *„Kammerurin",* wobei der Morgenurin (ohne Sammelperiode) auf seine Zellzahl untersucht wird. Normwerte: < 10000 Leukozyten/ml und < 8000 Erythrozyten/ml. Bei der mikroskopischen *Sedimentsbeurteilung* (40er-Objektiv) finden sich über 15 Leukozyten/Gesichtsfeld, wenn ein behandlungsbedürftiger HI vorliegt.

c) *i. v. Urogramm:* Das i. v. Urogramm sollte nicht routinemäßig durchgeführt werden, sondern nur bei klarer diagnostischer und therapeutischer Zielsetzung. Röntgenologische Zeichen einer *chronischen PN* sind Verminderung der Nierengröße, Seitendifferenz (> 2 cm), Narbenbildung (bei vesikoureteralem Reflux vorwiegend im oberen und unteren Nierenpol), Deformierung des Nierenhohlraumsystems (Verplumpung und Ausweitung der Kelche), Verschmälerung des Nierenparenchymsaumes, verminderte Kontrastmittelanreicherung im Nierenhohlraumsystem.

Differentialdiagnose: Chronische Glomerulonephritis: Eine große Proteinurie (> 3,5 g/Tag), Erythrozyturie und Erythrozytenzylinder im Sediment sprechen für Glomerulonephritis, Leukozyturie und Leukozytenzylinder für Pyelonephritis. *Analgetikanephropathie* (s. ds. Kap., 8.2): Charakteristisch ist die Kopfschmerzanamnese mit entsprechendem Analgetikaverbrauch (> 3 kg insgesamt), die abakterielle („sterile") Leukozyturie sowie Papillennekrosen. Intermittierend Bakteriurie (Superinfektion) und Hämaturie (Pappillennekrosen). *Diabetische Nephropathie* und *Sichelzellanämie* gehen ebenfalls häufig mit Papillennekrosen einher. *Nierentuberkulose:* Meist Hämaturie und ausgeprägte Leukozyturie (Kultur, Tierversuch). *Niereninfarkt:* Flankenschmerz, Fieber und Hämaturie (Narbenentwicklung ist röntgenologisch erst später sichtbar).

7.4 Therapie

Die *Beseitigung prädisponierender Faktoren* (wie z.B. funktioneller oder anatomischer Obstruktionen) stellt die entscheidende kausale Maßnahme dar. Diese prädisponierenden Faktoren begünstigen die Bakterienbesiedlung und die Entwicklung einer progredienten Niereninsuffizienz. Das Ziel der *antibakteriellen Chemotherapie* ist, die klinischen Symptome zu beseitigen und darüber hinaus die Risiken einer Urosepsis und eines weiteren Parenchymverlustes zu vermindern.

7.4.1 Allgemeine Maßnahmen

a) *Lokale Wärmeapplikation* und *Spasmolytika* (Buscopan®, Baralgin®).
b) Ausreichende *Diurese* (> 1,5 l/Tag): Sie wirkt einer Keimbesiedlung des Urogenitaltraktes entgegen.
c) *Antihypertensive Behandlung* (s. Kap. 15): Sie ist für den weiteren Krankheitsverlauf bei rezidivierenden Harnwegsinfekten wichtig, da ein Hochdruck einerseits Folge der chronischen Pyelonephritis sein kann, andererseits deren Entwicklung begünstigt.

7.4.2 Antibakterielle Chemotherapie

(Handelsnamen der einzelnen Substanzen s. a. Kap. 5)
Intensität und Dauer der antibakteriellen Chemotherapie orientieren sich an Schwere der Infektion, Empfindlichkeit der Erreger, Möglichkeit, die Bakteriurie zu beseitigen, Vorliegen von Risikofaktoren (anatomische oder funktionelle Obstruktion, Katheterismus, Steinleiden).

a) *Unkomplizierter Harnwegsinfekt (HI)*
Die Kriterien des *unkomplizierten HI* (oberflächliche Schleimhautinfektion) sind eine Symptomdauer < 48 h, nur wenige vorausgegangene HI, das Fehlen einer anatomischen oder funktionellen Obstruktion, von Katheter oder Steinleiden. Zur Behandlung des unkomplizierten HI der Frau bietet die *Kurzzeit-Chemotherapie* mit Überprüfung ihrer Wirksamkeit (Urinkultur nach 1 Woche) eine Reihe von Vorteilen (Kunin 1981, Bailey 1983): Die Kurzzeit-Chemotherapie ist einfach, wirksam (> 80% bei sensiblen Erregern), nebenwirkungsarm, preisgünstig, erzeugt weniger Resistenzen, gewährleistet gute Patienten-Compliance und hat darüber hinaus einen gewissen diagnostischen Wert. Fehlendes Ansprechen kann als Hinweis auf das Vorliegen eines komplizierten HI gewertet werden, der intensiverer Diagnostik und Therapie bedarf. Im einzelnen werden folgende Verfahren unter Kurzzeit-Chemotherapie verstanden:
Einmalbehandlung (single dose treatment): Einmalige Verabreichung einer Standard-Tagesdosis (z. B. 4 Tbl. Co-trimoxazol à 480 mg (Bactrim®) oder 2 Tbl. à 960 mg (Bactrim forte®) oder 3 g Amoxicillin (Amoxypen®, Clamoxyl®).
Eintagesbehandlung (single day treatment): Standard-Tagesdosis (z. B. Co-trimoxazol 2×2 Tbl. à 480 mg oder 2×1 Tbl. à 960 mg oder 3×1 g Amoxicillin).
Dreitagesbehandlung: Standard-Tagesdosis über einen Zeitraum von 3 Tagen.
Voraussetzungen für eine Kurzzeit-Chemotherapie:
(1) Vorliegen eines *unkomplizierten HI*.
(2) Überprüfung der Wirksamkeit nach 1 Woche anhand einer *Urinkultur,* um ggf. weitere Diagnostik und Therapie einzuleiten.

b) *HI mit wahrscheinlicher Parenchymbeteiligung*

Bei möglicher oder wahrscheinlicher *Parenchymbeteiligung* (Rückenschmerzen, Fieber, Symptomdauer > 48 h) und häufiger vorangegangenen HI sollte die Behandlungsdauer 7–10 Tage betragen. Bei Rezidiven mit *Erregerpersistenz* kann eine längere Behandlungsdauer (4–12 Wochen) erforderlich werden (siehe komplizierter HI). Beginn der Therapie mit Ampicillin-Derivaten (Amoxicillin), die rasch im proximalen Darm resorbiert werden und dadurch zu einer geringeren Resistenzentwicklung der Kolonflora führen (3×1 g Clamoxyl® bzw. 3×1 g Amoxypen® p.o.) oder Trimethoprim (TMP) 80 mg/Sulfamethoxazol (SMZ) 400 mg = „Co-trimoxazol 480 mg" (2×2 Tbl. Bactrim®/Tag) oder Nitrofurantoin ($2-3 \times 1$ Kps. Furadantin® retard 100 mg). Bei fehlender Besserung Korrektur der Therapie entsprechend dem Ergebnis der Resistenzbestimmung.

Bei 50% der Harnwegsinfekte kommt es innerhalb eines Jahres zu einer weiteren Infektion (s. ds. Kap., 7.4.2 c und d). Dabei handelt es sich meist (> 80%) um eine Reinfektion, die nach einem längeren Intervall auftritt, seltener um ein Rezidiv mit demselben Organismus („relapse"), das durch sein frühzeitiges Auftreten charakterisiert ist. Ein Rezidiv mit demselben Organismus bedeutet ein Versagen der Behandlung und kann folgende Ursachen haben: (1) falsches Medikament, (2) zu kurze Behandlungsdauer, (3) mangelhafte Medikamenteneinnahme, (4) zu niedrige Konzentration des Medikamentes am Wirkort, (5) Auftreten von resistenten Keimen, (6) Vorliegen von Nierensteinen.

c) *Rezidivierende Harnwegsinfekte in engen zeitlichen Abständen („relapses")*

Bei rezidivierenden HI in engen zeitlichen Abständen sollte eine Langzeitbehandlung über ca. 6 Monate eingeleitet werden. Danach versuchsweise Aussetzen der antibakteriellen Chemotherapie. Die Häufigkeit von Rezidiven im Anschluß an die Langzeitbehandlung läßt sich durch dieses Vorgehen nicht sicher beeinflussen. Da die symptomatische Behandlung am möglichen Grundleiden nichts ändert und über längere Zeiträume erfolgt, sollten primär solche Substanzen eingesetzt werden, die wenig Nebenwirkungen haben und in der Kolonflora keine Resistenzentwicklung hervorrufen. Die Medikation sollte abends erfolgen, um die Bakterienvermehrung in den nächtlichen miktionsfreien Intervallen zu hemmen.

Co-trimoxazol (½ Tbl. Bactrim®) abends p.o. senkt die Häufigkeit von rezidivierenden HI auf ca. 2,5%. Co-trimoxazol und Nitrofurantoin dürften in der Praxis etwa gleichwertig sein. Für Langzeitbehandlung ist außerdem geeignet:
Methenamin-Mandelat (Mandelamine®): 1–2 g als abendliche Dosis *oder* 3–6(–9) g/Tag p.o. auf 4 Portionen verteilt (1 Drg. Mandelamine® à 0,5 g). Als wesentliche Wirkkomponente wird die Mandelsäure angesehen. Sie hemmt in erster Linie die mitochondriale Sauerstoffaufnahme der Bakterien. Mandelsäure ist eine schwache organi-

sche Säure (pK = 3,3), die im sauren Milieu vorwiegend undissoziiert vorliegt und nur in undissoziierter Form die Bakterienmembran penetrieren kann. Bei alkalischem Urin ist die Substanz unwirksam. Das gleiche gilt für Methenamin, das ebenfalls nur im sauren Milieu das bakterizide Formaldehyd freisetzt. Bei Urin-pH > 6 (Kontrollen des Urin-pH) sollte deshalb die Dosis gesteigert oder der Urin angesäuert werden (Ascorbinsäure oder L-Methionin 3×1–2 Tbl. à 0,5 g/Tag). Anzustreben sind Urin-pH-Werte um 5, ohne daß sich eine systemische Azidose einstellt. Die Dosissteigerung (6–9 g Mandelamine®/Tag) allein bewirkt meist eine ausreichende Harnansäuerung. Bei höheren Dosen können durch vermehrte Freisetzung von Formaldehyd Reizzustände von Blase und Magen auftreten. Die Substanz sollte deshalb nach den Mahlzeiten und auf 4 Portionen verteilt eingenommen werden. Die Behandlung wird mit 3 g Mandelamine® tgl. begonnen und dann im Abstand von 3–5 Tagen um je 1 g/Tag erhöht, bis der Urin keimfrei ist. Häufig läßt sich nach einigen Wochen die Dosis reduzieren. Bei gastrointestinalen oder Blasenbeschwerden sollte die Dosis reduziert und der Harn durch L-Methionin bzw. Ascorbinsäure sowie durch fleischreiche Ernährung angesäuert werden. Bei Patienten mit Niereninsuffizienz besteht die Gefahr einer systemischen Azidose. Die Dosis muß dann entsprechend reduziert werden (ca. 2 g/Tag), außerdem sind Kontrollen des Blut-pH erforderlich.

Nitrofurantoin 50 mg (Furadantin®) abends p.o. senkt die Häufigkeit von HI auf < 10%. Nitrofurantoin wird vorwiegend im proximalen Dünndarm resorbiert, ohne in der Kolonflora Resistenzen zu erzeugen. Voraussetzung ist eine normale Nierenfunktion. Nitrofurantoin sollte als ein Reservechemotherapeutikum eingesetzt werden, da es toxikologisch nicht unbedenklich ist: Akutes allergisches interstitielles Lungenödem, chronische Lungenfibrose, akute medikamenteninduzierte Hepatitis, chronisch aktive Hepatitis, Thrombopenie, Anämie, Polyneuropathie, mutagene Wirkung im Experiment. Diese Zurückhaltung gilt besonders für eine Langzeitapplikation.

Treten die HI häufig im Anschluß an den Geschlechtsverkehr auf, so wird folgendes Vorgehen empfohlen: Postkoitale Blasenentleerung, da der Urinfluß einer Keimbesiedlung entgegenwirkt, und die prophylaktische, einmalige Gabe von Co-trimoxazol 240 mg (½ Tbl. Bactrim®) oder Nitrofurantoin 50 mg (Furadantin®).

d) *Wiederholte symptomatische Harnwegsinfekte in großen zeitlichen Abständen*
Im Gegensatz zum sonstigen Vorgehen ist es gerechtfertigt, dem Patienten einen begrenzten Antibiotikavorrat zu verschreiben und ihn anzuweisen, bei Auftreten der ersten Symptome Mittelstrahlurin zum Keimnachweis zu gewinnen und dann die antibiotische Behandlung selbst einzuleiten. Eine Behandlungsdauer von 1–3 Tagen genügt *(Kurzzeit-Chemotherapie).*

e) *Komplizierter Harnwegsinfekt*
Bei kompliziertem HI oder Rezidiven mit Erregerpersistenz ist meist eine längerdauernde antibiotische Behandlung erforderlich (ca. 4–12 Wochen). *Harnwegsinfekte bei Männern* sind meist kompliziert. Sie gehen häufig von der

Prostata aus. Die antibiotische Behandlung sollte primär 4−6 Wochen betragen, bei Rezidiven 12 Wochen.
Bei drohender *Uro-Sepsis* (Katheterismus, Abflußhindernis) ist aufgrund der vitalen Bedrohung eine sofortige hochdosierte Antibiotika-Kombination zu applizieren: Kombination eines Aminoglykosides (Gentamicin, Tobramycin, Amikazin) und eines Breitbandpenicillins (Ticarcillin, Mezlocillin, Azlocillin, Piperacillin), s. Kap. 5 und Kap. 23, 1. Nach Vorliegen der Resistenzbestimmung ist für bestimmte Infektionen die kombinierte Gabe eines Cefalosporins und Breitbandpenicillins ebenfalls sinnvoll (z.B. Azlocillin und Cefalosporine bei Pseudomonas-Infektionen). Die Kombination von Aminoglykosiden und Cefalosporinen sollte möglichst nicht erfolgen, da es sich um zwei potentiell tubulotoxische Substanzgruppen handelt, die bei gleichzeitiger Applikation gehäuft zum akuten Nierenversagen führen.

f) *Asymptomatische Bakteriurie*
Die Behandlung der Bakteriurie „um jeden Preis" führt zu Resistenzen in der Kolonflora mit der Folge von therapieresistenten Harnwegsinfekten (z.B. keine antibiotische Therapie der asymptomatischen Bakteriurie bei Dauerkatheterismus). Die asymptomatische Bakteriurie *sollte* behandelt werden:
(1) In der *frühen Kindheit* (Empfindlichkeit der wachsenden Niere).
(2) In der *Schwangerschaft* (Häufigkeit ca. 2%): *Kurzzeit-Chemotherapie*. Die unbehandelte Bakteriurie führt hier in 30% zur akuten PN und gehäuft zur Anämie. Allerdings ist nicht bekannt, ob diese Schwangerschaftspyelonephritis zur Niereninsuffizienz führt. In der Schwangerschaft sollten nur Antibiotika Verwendung finden, die atoxisch sind und bei denen in der Spätschwangerschaft auch ausreichende Fruchtwasserspiegel erzielt werden (Ampicillin, Cefalosporine, s. Kap. 5).

g) *Urethralsyndrom*
Beim akuten Urethralsyndrom (Dysurie mit Leukozyturie ohne signifikante Bakteriurie!) liegt dennoch in 46% eine Infektion mit Bakterien und in 20% mit Chlamydia trachomatis vor. Nach Ausschluß einer Vaginitis stellt die *Kurzzeit-Chemotherapie* (wie beim unkomplizierten HI) ein pragmatisches Vorgehen dar. Wenn die Beschwerden persistieren, empfiehlt sich die Blasenpunktion. Bei sterilem Blasenpunktat und fehlendem Hinweis auf Neisseria gonorrhoeae, Trichomonas vaginalis oder Candida albicans dürfte am ehesten eine Infektion mit Chlamydia trachomatis vorliegen. Die Behandlung der Chlamydien-Urethritis erfolgt mit Doxycyclin (Vibramycin®) 2×100 mg/Tag über einen Zeitraum von 10 Tagen.

8 Interstitielle Nephritis

Der Begriff „interstitielle Nephritis" faßt die bakteriellen und nicht-bakteriellen Formen zusammen. Die bakterielle interstitielle Nephritis (Pyelonephritis) wird in ds. Kap., 7, besprochen.

8.1 Akute nicht-bakterielle interstitielle Nephritis (AIN i. e. S.)
8.1.1 Ätiopathogenese

a) Die *parainfektiöse* akute interstitielle Nephritis (AIN) entsteht im Gefolge von Infektionen mit verschiedenen Erregern, wie Streptokokken, Diphtheriebakterien, Leptospiren, Brucellen, Rickettsien und Viren. Typisch ist die parainfektiöse AIN, die bei Scharlach als Frühreaktion innerhalb der ersten Tage vorkommt. Im Unterschied hierzu tritt die akute Glomerulonephritis als postinfektiöse Zweiterkrankung ca. 2–3 Wochen nach Krankheitsbeginn auf.
b) Bei der *medikamenteninduzierten* AIN dürfte es sich in den meisten Fällen um eine Überempfindlichkeitsreaktion handeln. Für die allergische Genese sprechen Begleitphänomene wie Exanthem und Eosinophilie. Nach Methicillin-induzierter AIN fanden sich längs der tubulären Basalmembran Ablagerungen von IgG und C 3 sowie ein Abbauprodukt von Methicillin. Für einen toxischen Mechanismus spricht, daß diese Veränderungen besonders bei hochdosierter, längerer Applikation der betreffenden Medikamente auftreten. Eine Vielzahl von Medikamenten kommt als Auslöser einer AIN in Frage (s. ds. Kap., 9).

8.1.2 Klinik

Leitsymptome und *-befunde:* Die Symptome der AIN reichen von der mäßiggradigen Erythrozyturie, Proteinurie und evtl. Leukozyturie, die möglicherweise nur zufällig entdeckt werden, bis zum Vollbild des dialysepflichtigen akuten Nierenversagens. In typischen Fällen finden sich allergische Begleitphänomene wie Exanthem, Eosinophilie des peripheren Blutbildes sowie ein Komplementabfall. Weitere Symptome sind Fieber, Krankheitsgefühl, Hämaturie, Proteinurie und, je nach Schweregrad der Nierenschädigung, eine Retention harnpflichtiger Substanzen. Der Blutdruck ist meist normal, kann jedoch bei Oligoanurie mit entsprechender Salz-Wasserretention erhöht sein. Die Nieren sind meist druck- und klopfschmerzhaft, wohl infolge der Kapselspannung. Röntgenologisch stellen sich die Nieren normal groß bis vergrößert und mit glatter Oberfläche dar. Histologisch findet sich ein interstitielles Ödem mit diffusen peritubulären Rundzellinfiltrationen von Lymphozyten, Plasmazellen und Eosinophilen. Die tubuläre Basalmembran ist verdickt und kann unterbrochen sein, wobei die distalen Tubuli die deutlichsten Veränderungen aufweisen. *Differentialdiagnose: Akute Glomerulonephritis:* Zweiterkrankung, 2–3 Wochen nach einem Streptokokkeninfekt, im typischen Fall Ödeme, Hypertonie und Hämaturie. Im Unterschied hierzu entsteht die AIN parainfektiös, d. h. wenige Tage nach Infektionsbeginn. Die histologische Abgrenzung ist eindeutig. *Akute Pyelonephritis:* Bakteriurie, Leukozyturie, Fieber und klopfschmerzhaftes Nierenlager. Eine akute renale Insuffizienz entsteht nur bei schweren septischen Verläufen. *Akutes Nierenversagen:* Bei der AIN fehlt der stadienhafte Ablauf mit Oligoanurie und darauffolgender Polyurie. Eine Normurie/Polyurie ist bei AIN besonders häufig. Den klinischen Kriterien kommt in der Beurteilung ein großer Stellenwert zu. In unklaren Fällen sollte eine rasche bioptische Sicherung der Diagnose angestrebt werden. Nicht immer läßt sich unterscheiden, ob die AIN durch eine bestimmte Erkrankung (z. B. Streptokokken-Angina) oder durch die entsprechende Pharmakotherapie (z.B. Penicillin) entstanden ist. Im ersten Fall wäre die Penicillinbehandlung konsequent weiterzuführen, im zweiten Fall das sofortige Absetzen des Antibiotikums angezeigt.

8.1.3 Therapie
a) Bei *parainfektiöser* AIN konsequente Fortführung der antimikrobiellen Chemotherapie des infektiösen Grundleidens. Kommt das Antibiotikum als Auslöser der AIN in Betracht, so sollte ein Antibiotikum eingesetzt werden, das keine gekreuzte Allergie erwarten läßt.
b) Bei *medikamenteninduzierter* AIN genügt meist das Weglassen der Noxe. Bei fehlender Besserung und bei schweren Verläufen sollten zusätzlich Steroide gegeben werden (60 mg Prednisolon/Tag p.o. in absteigender Dosis), wenn auch der Wert dieser Maßnahme nicht gesichert ist.
c) Die symptomatischen Maßnahmen von der Diät bis zur Dialysebehandlung richten sich nach dem Grad der Niereninsuffizienz (s. ds. Kap., 2).

Die Prognose der AIN ist günstig. Trotz massiver Zellinfiltrationen ist die Parenchymschädigung gering. Meist kommt es zur Normalisierung der Nierenfunktion, nur selten bleibt die Niereninsuffizienz irreversibel. Voraussetzung ist allerdings, daß eine Phase der Oligoanurie mit Hilfe der Dialyse überbrückt wird.

8.2 Chronische nicht-bakterielle interstitielle Nephritis
Ursachen der chronischen nicht-bakteriellen interstitiellen Nephritis sind Analgetikaabusus, vesikoureteraler Reflux und andere Harntransportstörungen, metabolische Störungen (Hypokaliämie, Hyperurikämie, Hyperoxalurie, Hyperkalzämie), Blei, Lithium, Balkan-Nephropathie und andere seltene Ursachen (Zytostatika, immunologische Ursachen). Aufgrund ihrer großen praktischen Bedeutung wird an dieser Stelle auf die *Analgetikanephropathie* eingegangen.

8.2.1 Ätiopathogenese der Analgetikanephropathie
Die langjährige Einnahme von Mischanalgetika (> 1 g/Tag über 3 Jahre oder > 3 kg unabhängig vom Zeitraum) kann zur chronischen interstitiellen Nephritis führen. Die Schädigung erfolgt über einen direkten medikamententoxischen Effekt auf Tubuli und Gefäße sowie über eine Hemmung der Prostaglandinsynthese mit Abnahme der Markdurchblutung. Eine Dehydratation erhöht die tubuläre Analgetikakonzentration und die Toxizität. Nephrotoxische Analgetika sind: *Phenacetin,* dessen hochreaktiver Hauptmetabolit *Paracetamol, Acetylsalicylsäure* und *Salicylamid.*

8.2.2 Klinik der Analgetikanephropathie
Charakteristisch sind *Kopfschmerzanamnese* (> 50% Migräne seit früher Jugend) mit entsprechendem *Analgetikaverbrauch* (> 3 kg Mischanalgetika). Abakterielle, *„sterile" Leukozyturie,* sonographisch oder radiologisch *Papillennekrosen.* Komplikationen sind

Superinfektionen (klinisch PN) und Abgang von Papillennekrosen (Hämaturie, Koliken). Neigung zur Polytoxikomanie. Chronisch schleichender Verlauf bis zur terminalen Niereninsuffizienz. Wird der Analgetikakonsum eingestellt, ist die Prognose günstig, sofern keine fortgeschrittene Niereninsuffizienz vorliegt (GFR ca. 30 ml/min).

8.2.3 Therapie der Analgetikanephropathie
a) Striktes Aussetzen der Noxe.
b) Behandlung interkurrenter Harnwegsinfekte.
c) (Kopf-)Schmerzbekämpfung (Patientenführung).
d) Die übrigen Maßnahmen richten sich nach dem Grad der Niereninsuffizienz.

9 Medikamentöse Nierenschäden

Die klinische Bedeutung von medikamentösen Nierenschäden liegt in deren Häufigkeit und in den z. T. fatalen Folgen. Die Symptome reichen von der leichten, passageren und nur zufällig entdeckten Nierenfunktionsverschlechterung über das reversible, akute Nierenversagen bis hin zur chronischen, dialysepflichtigen Niereninsuffizienz. Die einzelnen Medikamente führen zu bevorzugten *morphologischen* Läsionen, die sich in glomeruläre, tubuläre, interstitielle und vaskuläre Schäden unterteilen lassen. Überschneidungen sind möglich (z. B. bei Gold, das ein nephritisches Syndrom, aber auch ein akutes Nierenversagen oder eine Angiitis hervorrufen kann). Unabhängig von der morphologischen Lokalisation der Schädigung ist von der *Pathogenese* her zu unterscheiden zwischen einem rein toxischen Schaden (z. B. Aminoglykosid-induziertes ANV) oder einer Überempfindlichkeitsreaktion (Penicillin-induzierte AIN). Auch hier kann eine Substanz über beide Pathomechanismen ihre Schädigung entfalten (z. B. tubulo-toxisches ANV bzw. AIN durch Cefalosporine). Klinisch brauchbar ist eine Unterscheidung der medikamentösen Nierenschäden aufgrund ihrer *klinischen Symptomatik:*

a) *Akutes Nierenversagen:* Folgende Substanzen können ein akutes Nierenversagen auslösen: Aminoglykoside, Amphotericin B, Cefalosporine, Polymyxin E, Röntgenkontrastmittel, nicht-steroidale Antiphlogistika, Dextrane, EDTA-, Glykolverbindungen, Methoxyfluran, Oxalsäure, Phenylbutazon, Pilzgifte, Tetrachlorkohlenstoff, Arsen, Blei, Cadmium, Chrom, Eisen, Gold, Kupfer, Platin, Quecksilber, Silber, Thallium, Uran, Uranylnitrat, Wismut, *Klinik:* s. ds. Kap., 1.
b) *Nephritisches Syndrom:* Medikamente, die eine *akute interstitielle Nephritis* auslösen können, sind bei den Antibiotika/Chemotherapeutika häufig Penicillin G, Methicillin, Ampicillin, Rifampicin, Sulfonamide und selten Oxacillin, Amoxycillin, Azlocillin, Carbenicillin, Nafcillin, Cefalotin, Cefalexin, Minocyclin, Co-trimoxazol, Piromidsäure. Bei anderen Medikamenten häufig Phenindion, selten Thiazide, Furosemid, Allopurinol, Azathioprin, Phenazon, Phenylbutazon, Phenytoin, Phenobarbital, Fonoprofen, Naproxen, Glafenin, Cimetidin, Clofibrat, Paraaminosalicylsäure, Gold- und Wismutsalze. Eine *renale Angiitis* kann ausgelöst werden durch Allopurinol, Amphetamin, Arsen, Gold, Jodverbindungen, Penicillin G, Phenytoin, Propylthiouracil, Sulfonamide, Thiazide und Wismut. *Klinik:* s. ds. Kap., 8.1.2.
c) *Nephrotisches Syndrom:* Medikamente, die ein nephrotisches Syndrom auslösen können, sind Quecksilberverbindungen, Gold, Wismut, Thallium, Penicillamin, Heroinassoziiert, Captopril, Paramethadion, Trimethadion, Mephenytoin, Phenindion, Tolbutamid, Perchlorat, Trichloräthylen und Probenecid. *Klinik:* s. ds. Kap., 5.3.2.

d) *Chronische NI: Analgetika. Klinik:* s. ds. Kap., 8.2.2.
e) *Störung des Konzentrierungsmechanismus:* Substanzen, die zur *Flüssigkeitsretention* führen können, sind Nikotin, Narkotika (Opiate), Clofibrat, Carbamazepin und Vincristin (durch eine ADH-Freisetzung). Cyclophosphamid (durch eine ADH-Imitation). Orale Antidiabetika (Chlorpropamid, Tolbutamid), Biguanide, Analgetika (wie Acetylsalicylsäure, Indometacin, Paracetamol) (durch zelluläre ADH-Potenzierung), Diuretika (Hydrochlorothiazid, Furosemid) (ADH-unabhängig) und Thioridazin (dursterzeugend). Bei chronischer Applikation können auch Diuretika, ADH-unabhängig, zur Hyponatriämie, zur Abnahme der GFR mit vermehrter Reabsorption des Restfiltrats und damit zur Flüssigkeitsretention führen. Außerdem dürfte eine Hypertrophie des juxtaglomerulären Apparates von Bedeutung sein.

Substanzen, die eine *Polyurie* bewirken, sind Alkohol, Phenytoin, Noradrenalin, Levallorphan (durch eine verminderte ADH-Freisetzung). Lithium, Demeclocyclin, Fluoride (Methoxyfluran), Colchicin, Amphotericin B, Gentamicin (durch ADH-abhängige Störung des Konzentrierungsmechanismus) sowie Lithium, Sulfonylharnstoffe (durch ADH-unabhängige Störung des Konzentrierungsmechanismus).

10 Nephrolithiasis

5% der Erwachsenen haben während ihres Lebens eine oder mehrere Nierensteinepisoden. Die Rezidivhäufigkeit beträgt 20–50%. Nach der Zusammensetzung werden unterschieden:
a) kalziumhaltige Steine (70–80%); davon >⅔ Kalziumoxalat, ⅓ Kalziumphosphat,
b) Infektsteine = Struvitsteine (7–20%),
c) Harnsäuresteine (5–15%),
d) Cystin- und Xanthinsteine (< 2%).

10.1 Ätiopathogenese

Nierensteine entstehen durch Ausfällung von Salzen aus übersättigter Lösung, wenn ein kritisches Löslichkeitsprodukt (sog. Formationsprodukt) überschritten wird. Liegt das Ionenprodukt etwas niedriger als das Formationsprodukt, so ist die Salzlösung zwar schon übersättigt, aber es fehlt die zur Spontanausfällung erforderliche Aktivierungsenergie (metastabiler Bereich). Präexistente Kristalle wachsen in diesem metastabilen Bereich allerdings weiter, wenn die „inhibitorische Aktivität" unzureichend ist. Steinrezidive bei vorbestehenden „Steinkeimen" können deshalb leichter entstehen als neue Steine. Ein wichtiger Mechanismus der Steingenese ist das Verkleben *(Aggregatbildung)* einzelner Kristalle, die normalerweise beim Gesunden im Urin ausgeschieden werden.
Das Risiko der Steinbildung nimmt zu:
a) *mit steigendem „Aktivierungsprodukt"* (= Sättigungsgrad der lithogenen Ionen). Das Akivitätsprodukt steigt an bei vermindertem Urinfluß (Dursten) und bei vermehrter Ausscheidung von Kalzium, Oxalat, Phosphat und Urat.
b) *Mit Abnahme der „inhibitorischen Aktivität",* wobei alle Vorgänge eingeschlossen sind, die eine Nukleation und Aggregation der Ionen verhindern. Inhibitoren sind Zink, Zitrat, Magnesium, Pyrophosphat, saure Mukopolysaccharide.
c) Bei Vorhandensein weiterer *prädisponierender Faktoren: Urinstase* begünstigt bakterielle Infektionen. *Fremdkörper* dienen als Steinnukleus, an dem im „metastabilen Bereich" der übersättigten Lösung das Steinwachstum einsetzt. *Urin-pH:* Saurer Urin begünstigt die Entstehung von Uratsteinen, alkalischer Urin von Phosphatsteinen.

10.2 Klinik

Leitsymptome und -befunde: Die Symptomatik ist vielgestaltig, je nach Größe, Form und Lokalisation des Nierensteines. Der *Nierenstein* kann beim Durchtritt durch den Kelchhals (erste physiologische Enge) zur Nierenkolik führen, ebenso bei Einklemmung oder Passage des Nierenbeckenausganges (zweite physiologische Enge). Als *Harnleiterstein* passiert er die Gefäßkreuzung und das Ureterostium (dritte und vierte physiologische Enge). Der *Blasenstein* wird normalerweise bei der Miktion entleert, kann aber durch appositionelles Wachstum Hühnereigröße erreichen. Der große Blasenstein verursacht außer der Pollakisurie wenig Beschwerden. Ebenso symptomarm ist der *Nierenbeckenausguß-* oder *Korallenstein,* der zusammen mit bakteriellen Infekten zum schleichenden Parenchymverlust führt.

Die *Nierenkolik* ist das führende, aber insgesamt doch seltene Symptom; besonders bei kleinen, beweglichen Steinen. Bei Lokalisation im Ureter meist krampfartige Schmerzen längs des Ureterverlaufes, bei Nierenbeckensteinen eher ein dumpfer Druck im Nierenlager. Die meisten Nierensteine sind jedoch asymptomatisch und werden zufällig entdeckt. Die Nierenkolik kann mit Übelkeit, Erbrechen, Meteorismus, fluktuierender Diurese, *Oligoanurie* und passagerem Ileus einhergehen. Beim aseptischen Stein besteht fast immer mikroskopische *Erythrozyturie,* seltener makroskopische Hämaturie, beim infizierten Stein *Leukozyturie.* Im Sediment evtl. Kristalle des steinbildenden Kristalloids. Bei bakterieller Infektion Symptome des akuten Harnwegsinfektes (Dysurie, Pollakisurie, Fieber).

Diagnostische Hinweise:
a) *Urinuntersuchung:* pH, Sediment, Kammerurin, Mittelstrahlurin mit Keimzahl- und Resistenzbestimmung.
b) Sonographie: Sie stellt eine wertvolle nicht-invasive Methode dar.
c) *Röntgenuntersuchung:* (Abdomenübersichtsaufnahme mit Tomographie, i.v. Urogramm). *Wichtig:* I.v. Urographie erst nach Abklingen der Nierenkolik oder nach deren spasmo-analgetischer Behandlung durchführen! Das rasch anflutende Kontrastmittel führt zum weiteren Anstieg des Binnendruckes (Gefahr der Ruptur des Nierenhohlraumsystems). Die *retrograde Pyelographie* ist wegen der Infektionsgefahr möglichst zu vermeiden. Die *Computertomographie* ist besonders hilfreich zum Nachweis von Harnsäurekonkrementen.
d) *Chemische Steinanalyse:* Mit Beginn der Kolik Wasserlassen durch Gaze.
e) Beim „*metabolisch aktiven*", d.h. behandlungsbedürftigen Nierensteinleiden (= Bildung von Steinen oder Grieß innerhalb der letzten 12 Monate bei bekannter Steinanamnese oder bei Wachstum eines vorhandenen Steines) werden im spezialisierten Labor zusätzlich die u.g. Parameter bestimmt, wenn kein Grundleiden (Gicht, Zystinurie) bekannt ist: (1) *Im frisch gelassenen Morgenurin und im nüchternen Zustand:* Kalzium/Kreatinin-Quotient, pH-Wert (mit pH-Meter), qualitativer Zystinnachweis. (2) *Im 24-h-Urin:* Kalzium- und Harnsäureausscheidung, Kreatinin-Clearance. Bei Normokalziurie (Kalziumausscheidung nimmt mit Rückgang der GFR ab!): Kalziumausscheidung im 24-h-Urin nach Belastung mit 1 g Kalzium. Renale Phosphatbearbeitung (Phosphat-Clearance, tubuläre Phosphatreabsorption). (3) *Im Serum:* ionisiertes Kalzium, Gesamt-Eiweiß, Phosphat, Harnsäure, Kreatinin, Parathormon.

10.3 Therapie

Nicht jeder Nierenstein erfordert eine medikamentöse oder operative Therapie bzw. eine Behandlung mit der Schlinge. 70% der Steine gehen spontan ab. Für die Beurteilung ist das Verhältnis von „Geburtswegen" (ableitende Harnwege) und „Geburtsobjekt" (Stein) wichtig. Eine *operative Behandlung* ist im allgemeinen dann indiziert, wenn nach Größe, Form und Lage des Konkrementes ein spontaner Abgang unwahrscheinlich ist, die Schlingenextraktion nicht in Frage kommt oder durch Stauung und Infektion die Gefahr einer Nierenschädigung besteht. Die *berührungsfreie Nierensteinzertrümmerung* durch *Stoßwellen* (extrakorporale Stoßwellenlithotripsie) ist ein neueres, nichtinvasives Verfahren, das in zahlreichen Fällen eine Operation wirkungsvoll ersetzt. Die *Schlingenbehandlung* wird in der Regel dann eingesetzt, wenn im Prinzip eine operative Indikation besteht (s. o.) und der Stein „schlingengerecht" ist (bis Bohnengröße, unterhalb der Ureter-Iliakalgefäßkreuzung lokalisiert).

Vorgehen:

a) Bei abgangsfähigem Konkrement (ca. 80%): Reichliche Flüssigkeitszufuhr (z. B. Wasserstöße), Urinausscheidung > 1,5 l/Tag.

b) Körperliche Bewegung, die den Steinabgang begünstigt (Treppensteigen, Radfahren, Seilhüpfen, Schwimmen u. a.).

c) Bei Fieber: Urinkultur und hochdosierte antibiotische Behandlung (Gefahr der *Urosepsis!*, die foudroyant verläuft und häufig mit Verbrauchskoagulopathie einhergeht).

d) Bei *Nierenkolik:* Intravenöse Gabe von Spasmolytika und Analgetika (z. B. 1 Amp. Buscopan® i. v., 1 Amp. Baralgin® i. v., ggf. Pentazocin (Fortral®). Daueranästhesie über Epiduralkatheter bei persistierenden Koliken. Möglichst keine Morphinderivate (Begünstigung eines paralytischen Ileus). Lokale Wärmeapplikation.

10.4 Prophylaxe
10.4.1 Allgemeine Richtlinien

a) *Erhöhte Flüssigkeitszufuhr* (natrium-, kalzium- und oxalsäurearme Flüssigkeit!): Urinausscheidung > 1,5 l/Tag, spezifisches Gewicht < 1015! Vor Schlafengehen ca. 0,5 l trinken, um Ionenkonzentration während der Nacht niedrig zu halten. Bei übermäßigem Schwitzen (z. B. Sauna) möglichst rascher Flüssigkeitsersatz.

b) *Vermeidung übermäßiger Zufuhr von Natrium* (Expansion des EZV und Hemmung der Thiazidwirkung), *Kalzium* (Milchprodukte) und *Oxalsäure* (Schokolade, Spinat, Rharbarber und schwarzer Tee).

c) *Normalisierung des Körpergewichtes,* insbesondere Reduzierung der eiweißreichen Ernährung.

d) Eine *medikamentöse Prophylaxe* (je nach Steintyp, s. folgendes Kap.) sollte nach vorheriger Diagnostik beim „metabolisch aktiven" Nierensteinleiden, d. h. bei Bildung von Steinen oder Grieß in den letzten 12 Monaten bei bekannter Steinamnanese oder bei Wachstum eines vorhandenen Steines durchgeführt werden.

10.4.2 Kalziumhaltige Steine

Vorbemerkung: Die Urinkalziumausscheidung ist ein „kontinuierlicher Risikofaktor". *Hyperkalziurie = Urinkalzium* > 300 mg ($\triangleq$ 7,5 mmol)/Tag bei Männern und 250 mg ($\triangleq$ 6,25 mmol)/Tag bei Frauen. 25% der gesunden Männer liegen im hyperkalziurischen Bereich. Ursachen der Hyperkalziurie: 90% „idiopathisch" (renale Hyperkalziurie und intestinale = absorptive Hyperkalziurie), in 8% primärer Hyperparathyreoidismus! (Knochen-resorptive Hyperkalziurie), selten distale tubuläre Azidose und Hyperoxalurie.

a) *Thiazide*

Thiazide führen zur vermehrten tubulären Kalziumrückresorption und damit zur Senkung der Urin-Kalziumausscheidung, ein Effekt, der z.T. über eine Kontraktion der Extrazellulärflüssigkeit zustande kommt und deshalb durch Natriumbelastung wieder aufgehoben wird. Mit der Thiazid-Behandlung sollte deshalb eine natriumarme Diät eingeleitet werden (keine natriumhaltigen Mineralwasser!).

Dosierung: Einschleichende Thiazid-Gabe, da anfänglich evtl. eine Orthostasereaktion auftritt. Initialdosis (Maximaldosis): 25 mg (100–200 mg) Hydrochlorothiazid (Esidrix®) oder 25 mg (200 mg) Chlorthalidon (Hygroton®) oder 2,5 mg (10–20 mg) Butizid (Saltucin®)/Tag p. o. Die Initialdosis wird wöchentlich gesteigert, bis etwa die Hälfte der angegebenen Maximaldosis erreicht ist. Die Dosierung richtet sich nach der Urin-Kalziumausscheidung/Tag, die < 150 mg/Tag liegen sollte und um 50% zurückgehen sollte. Durch eine höhere Dosierung wird die therapeutische Sicherheit erhöht, da die normalerweise wechselnde Natriumzufuhr den hypokalziurischen Effekt der Thiazide limitieren kann. Unter der Thiazid-Behandlung kann das Serumkalzium bei Gesunden und Steinträgern um ca. 1,0 mval/l ansteigen. Nach 1 Monat und später in 3monatigen Abständen Kontrolle von: Kalzium und Harnsäure im Urin; Kalium, Kalzium, Harnsäure und Glukose im Serum. Indikationen der Thiazid-Behandlung: Absorptive Hyperkalziurie, kalziumhaltige Rezidivsteine bei Normokalziurie, nicht-operierte Reststeine (Wachstumshemmung). Kontraindikationen: „Resorptive" Hyperkalziurie (z.B. primärer Hyperparathyreoidismus, Metastasen), da sich hier rasch eine bedrohliche Hyperkalzämie entwickeln kann.

b) *Allopurinol*

Die Allopurinol-Gabe bei Kalziumoxalat-Steinträgern senkt die Steinrezidivrate. Die verminderte Harnsäureausscheidung verbessert die Löslichkeit für Kalziumoxalat-Ionen und erhöht die inhibitorische Aktivität der sauren Mukopolysaccharide. Zum jetzigen Zeitpunkt kann die generelle Allopurinol-Gabe bei Kalziumoxalat-Steinen noch nicht empfohlen werden. Zunächst sollten die Möglichkeiten einer *purinarmen Diät* ausgeschöpft werden. Allopurinol sollte zusätzlich dann eingesetzt werden, wenn die Thiazide *unzureichend* wirken oder wenn eine *ausgeprägte Hyperurikosurie* vorliegt.

c) *Natrium-Zellulose-Phosphat*
Natrium-Zellulose-Phosphat (3–5 g/Tag) ist ein Ionenaustauscher mit hoher Kalzium- und Magnesiumaffinität, der intestinal praktisch nicht resorbiert wird. Magnesiumsubstitution erforderlich, schwierige Einnahme. Einsatz bei Thiazid-Unverträglichkeit in Betracht ziehen.

d) *Orthophosphat*
Phosphat vermindert die intestinale Absorption und die renale Ausscheidung von Kalzium und erhöht die renale Phosphat- und Pyrophosphatausscheidung (Zunahme der inhibitorischen Aktivität). Dosierung: 1–2 g auf 3 Einzelgaben verteilt (3×2–3 Drg. Reducto® zu den Mahlzeiten). Die Erhöhung der renalen Phosphatexkretion erhöht die Gefahr von Phosphatsteinen. Voraussetzungen für die Orthophosphattherapie sind deshalb Steinfreiheit, ungehinderter Abfluß und absolute Infektfreiheit. Die Orthophosphattherapie stellt eine Alternative zur Thiazid-Behandlung dar und ist ebenfalls in der Lage, die Steinrezidivrate zu senken.

10.4.3 Infektsteine
Vorbemerkung: Bakterien als Nukleus produzieren Urease, die Ammoniak aus Harnstoff abspaltet. Kristallbildung durch Erhöhung des Aktivitätsproduktes von Magnesium – Ammonium – Phosphat sowie durch Zunahme des Urin-pH mit Bildung von schwerlöslichen sekundären und tertiären Phosphaten.

Vorgehen:
a) *Chirurgische Beseitigung prädisponierender Faktoren.*
b) *Antibiotische Behandlung des Harnwegsinfektes (meist Proteus).*
c) *Harnansäuerung* auf pH < 6,0. Ziel: Bakterienwachstum zu hemmen und Anteil an besser löslichem primären Phosphat ($H_2PO_4^-$) zu erhöhen: Methenamin-Mandelat (Mandelamine®) 3–9 g/Tag (s. ds. Kap., 7.4.2), Ammoniumchlorid (Mixtura solvens® 3×2–3 Compretten/Tag), L-Methionin 3×1–2 Tbl. à 0,5 g/Tag.

10.4.4 Harnsäuresteine
Vorbemerkungen: Hyperurikosurie = Harnsäureausscheidung > 800 mg (4,8 mmol) beim Mann und > 750 mg (4,5 mmol) bei der Frau. Bei 30% aller Harnsteinpatienten liegt eine Hyperurikosurie vor. *Behandlungsziel:* (1) Harnsäureausscheidung < 400 mg/Tag. (2) Urin-pH 6,2–6,8 (gute Löslichkeit der Harnsäure, deren pK-Wert 5,75 beträgt). Bei vorhandenen Steinen Maßnahmen a bis c, bei reiner Prophylaxe a, ggf. b.

Vorgehen:
a) *Purinarme Kost:* Vermeiden von kernhaltigen Innereien wie Leber, Milz, Hirn sowie von Fisch, Fleisch und Geflügel.
b) *Allopurinol:* Harnsäureausscheidung im Urin sollte < 400 mg/Tag liegen.
c) *Alkalisierung des Urins* auf pH 6,2−6,8 (bei pH > 7 Gefahr der Phosphatsteinbildung!): Kalium-Natrium-Zitrat (Uralyt-U®) nach Urin-pH. Steinauflösung möglich.

10.4.5 Cystinsteine

Vorbemerkung: Normale Cystinausscheidung im Urin < 80 mg/Tag. Bei Cystinurie 300−1000 mg/Tag. Semiquantitative Bestimmung mit Cystinognost-Test, Fa. Heyl, Berlin; Urocystin-Test, Fa. Fresenius, Bad Homburg v.d.H. Im Sediment sechseckige Cystinkristalle, Steinanalyse. Bei weitgehendem Verdacht auf Cystinurie: quantitative Bestimmung erforderlich.

Vorgehen:
a) Alkalisierung des Urins auf pH > 7,4 (Kalium-Natrium-Zitrat [Uralyt-U®]). Dabei erhöhtes Risiko der Phosphatsteinbildung, deshalb
b) *massive Flüssigkeitszufuhr:* Urinvolumina ca. 4 l/Tag. Nächtliches Trinken erforderlich.
c) *D-Penicillamin* 1−2 g/Tag (Metalcaptase®, Trolovol®). Zur Prophylaxe evtl. 300 mg ausreichend. Die Löslichkeit von Cystin wird durch die Bildung eines Disulfids erhöht. Nebenwirkungen: Fieber, Exanthem, Thrombozytopenie, Leukopenie, perimembranöse GN.

11 Nieren- und Hochdruckkrankheiten in der Schwangerschaft

11.1 Vorbemerkungen

In der Schwangerschaft können Nieren- und Hochdruckkrankheiten neu auftreten, fortbestehen oder sich verschlimmern, dadurch eine Eklampsie verursachen und für Mutter und Kind ein Risiko darstellen. Unter *Präklampsie* wird ein *Symptomenkomplex* von *Hypertonie* (> 140/90 mmHg) und *Proteinurie* (> 0,3 g/Tag) verstanden. Die Ödembildung ist prognostisch von untergeordneter Bedeutung. Zum Symptom *Eklampsie* gehören zusätzlich *Krampfanfälle*. Im Unterschied hierzu kennzeichnet der Begriff „*Gestose*" ein der Schwangerschaft eigenes Krankheitsbild. Das prognostisch und therapeutisch entscheidende Symptom ist die Hypertonie. Deshalb setzt sich zunehmend die u.g. Klassifikation des American College of Obstetricians and Gynecologists durch:
a) *Idiopathische Gestose:* Schwangerschaftsbedingte Hypertonie mit Proteinurie. Auftreten meist nach 20. Schwangerschaftswoche.
b) *Pfropfgestose:* Zunahme von Hypertonie und Proteinurie bei vorbestehender Nieren- und Hochdruckkrankheit. Auftreten meist vor 20. Schwangerschaftswoche.
c) *Chronische, schwangerschaftsunabhängige Hypertonie* essentieller oder sekundärer Genese.

d) *Passagere Schwangerschaftshypertonie:* Schwangerschaftsbedingte Hypertonie ohne Proteinurie. Entsteht im 3. Trimenon oder im Wochenbett und normalisiert sich innerhalb von 10 Tagen nach Entbindung. Bei späteren Schwangerschaften in 80% erneut Hypertonie.

Es ist zu unterscheiden zwischen dem Risiko für die Mutter, für das Kind und für den weiteren Verlauf des Nieren- und Hochdruckleidens: Das Symptom Präeklampsie kann bei a)−c) auftreten und bedeutet aufgrund der Eklampsiegefahr ein unmittelbares Risiko für die Mutter, vor allem durch eine mögliche Hirnblutung. Das kindliche Risiko ist bei der Pfropfgestose am höchsten (Totgeburt und perinatale Mortalität > 20%), bei der idiopathischen Gestose und chronischen, schwangerschaftsunabhängigen Hypertonie ebenfalls erhöht (ca. 10%), bei der passageren Schwangerschaftshypertonie aber unverändert. Ein Serumkreatinin > 2 mg/dl bedeutet eine deutlich verminderte Chance einer normalen Geburt. Nierenerkrankung und Hochdruck verschlechtern sich zwar in 25% vorübergehend während der Schwangerschaft, eine bleibende Verschlimmerung ist aber nicht zu erwarten. Eine Ausnahme bildet die Lupus-Nephritis, bei der in ca. 50% eine Progredienz eintritt. Auch bei Amyloidose auf dem Boden eines familiären Mittelmeerfiebers ist mit einer Verschlechterung des Nierenleidens durch die Schwangerschaft zu rechnen.

11.2 Ätiopathogenese

Ätiologie unzureichend bekannt. Plazentare Minderdurchblutung aufgrund utero-plazentaren Mißverhältnisses (deshalb gehäuft bei Erstgebärenden mit kleinem Uterus und bei Mehrlingsschwangerschaften) führt zu einem generellen *Gefäßspasmus* mit Abnahme des Plasmavolumens und mit Hämokonzentration.

11.3 Klinik

Leitsymptome und -befunde: a) Die *Hypertonie* ist prognostisch am bedeutsamsten. *Definition der Schwangerschaftshypertonie:* RR ≥ 140/90 mmHg oder Zunahme um mindestens 30 mmHg systolisch oder 15 mmHg diastolisch (milde Schwangerschaftshypertonie ≥ 140/90, mittelschwere Schwangerschaftshypertonie ≥ 155/100, schwere Schwangerschaftshypertonie ≥ 170/110 mmHg). Beachte: Der diastolische Blutdruck entspricht hier Phase IV nach Korotkow (= leiser werdende Töne). Charakteristisch ist Umkehr der zirkadianen Rhythmik mit nächtlichen RR-Spitzen! b) *Proteinurie* > 0,3 g/Tag erhöht das fetale Risiko, wenn sie zusätzlich zur Hypertonie auftritt. c) *Ödeme* sind prognostisch von untergeordneter Bedeutung, da in der Schwangerschaft physiologischerweise unter hormonellem Einfluß die interstitielle Wasserbindungsfähigkeit zunimmt. *Diagnostische Hinweise:* Zur Früherkennung sind folgende Kontrollen erforderlich: Blutdruck, Proteinurie, Gewicht, Harnsäure im Serum! (Laktat hemmt tubuläre Harnsäuresekretion), Augenhintergrund, Hb, Hämatokrit, gynäkologische Kontrolluntersuchung.

11.4 Therapie der Schwangerschaftshypertonie
11.4.1 Allgemeine Maßnahmen

a) *Bettruhe:* verbessert die Uterusdurchblutung (wichtig!). Einige Stunden/Tag in linker Seitenlage, um Kompression der V. cava durch Uterus zu vermeiden. Im Einzelfall erscheint die Bettruhe sehr hilfreich, wenn ihr Wert auch durch keine kontrollierte Studie gesichert ist (Mathews et al., Pred. J. Obstet. Gynecol. 89 [1982] 228).

b) *Kochsalzarme Ernährung:* ist weiterhin umstritten, dürfte von untergeordneter Bedeutung sein.
c) *Sedierung:* Diazepam (Valium®) 30−50 mg/Tag.

11.4.2 Pharmakotherapie

Vorbemerkung: Das Ziel der Behandlung der Schwangerschaftshypertonie ist, Hochdruckkomplikationen bei der Mutter zu verhindern und die fetale Reifung sicherzustellen. Aus mütterlicher Sicht gilt als absolute Indikation zur Hochdrucktherapie ein Blutdruck $\geq$ 170/110 mmHg bzw. arterielle Mitteldrücke > 130 mmHg, da oberhalb dieser Werte mit zerebralen Blutungen durch ein Versagen der Autoregulation der Hirndurchblutung zu rechnen ist. Da es sich um junge Frauen mit meist gesundem Gefäßsystem handelt, dürfte es aus mütterlicher Sicht ausreichend sein, die Therapie erst bei Blutdruckwerten $\geq$ 170/110 mmHg zu beginnen. Im Vergleich hierzu ist die Indikation zur antihyertensiven Therapie bei milder und mittelschwerer Hypertonie umstritten. Zu bedenken ist hierbei jedoch, daß das Hochdruckrisiko nicht abrupt, sondern kontinuierlich zunimmt und daß der Nachweis der Wirksamkeit einer Therapie bei milden Hypertonieformen naturgemäß schwieriger sein muß. Neuere Untersuchungen ergeben Hinweise darauf, daß ein Therapiebeginn bereits bei milder Hypertonie ($\geq$ 140/90 mmHg) die Hochdruckkomplikationen bei der Mutter verhindern und die Prognose des Feten verbessern kann bzw. zumindest nicht nachteilig ist. Zur medikamentösen Behandlung sind vor allem α-Methyldopa und β_1-selektive Rezeptorenblocker geeignet:

a) Mit *α-Methyldopa* (Presinol® 3 × 1−2 Tbl./Tag) liegt die größte Erfahrung vor. Ein Therapiebeginn zwischen der 16. und 20. Schwangerschaftswoche sollte vermieden werden, da in diesen Fällen eine Verminderung der Kopfumfänge der Neugeborenen beobachtet wurde. Diesem Befund kommt offensichtlich keine Bedeutung zu, wie sich anhand einer Nachuntersuchung dieser Kinder nach 7 Jahren zeigte. α-Methyldopa gelangt in niedriger Konzentration in die Muttermilch und kann während der Stillperiode weiter eingenommen werden.

b) *β_1-selektive Rezeptorenblocker* (Atenolol, Metoprolol, Acebutolol) haben sich in prospektiven Untersuchungen bewährt. β_1-selektive Rezeptorenblocker sollten bevorzugt werden, da die Uterusmuskulatur überwiegend mit β_2-Rezeptoren besetzt ist und β_1-Blocker eine evtl. notwendige β_2-adrenerge Tokolyse nicht beeinträchtigen. Atenolol, Metoprolol und Acebutolol werden über die Muttermilch ausgeschieden, so daß bei den Säuglingen von behandelten Müttern auf die Zeichen einer β-Rezeptorenblockade geachtet werden sollte. Insgesamt wird die Einnahme von Atenolol und Metoprolol als mit dem Stillen vereinbar beurteilt.

c) *Weitere Antihypertensiva:* Der primäre Einsatz von *Diuretika* ist nicht zu empfehlen. Als Ausnahme hiervon gilt die Gabe von Schleifendiuretika bei vitalbedrohlicher Linksherzinsuffizienz der Mutter. Diuretika vermindern bei Gestose das Plasmavolumen und die uteroplazentare Durchblutung. Auch während der Stillperiode sind Diuretika nicht geeignet. Thiazide unterdrücken die Laktation, für Furosemid, Amilorid und Triamteren existieren keine entsprechenden Untersuchungen. *Clonidin* erwies sich bei milder Schwangerschaftshypertonie in einer prospektiven Doppelblindstudie dem α-Methyldopa als gleichwertig. Dennoch sind die Erfahrungen mit dieser Substanz vergleichsweise gering. Nicht eingesetzt werden sollte *Reserpin*, das bei der Mutter Depressionen auslösen und beim Feten eine Schleimhautschwellung mit Behinderung der Nasenatmung bewirken kann. *Captopril* verursacht in Tierversuchen hohe fetale Mortalitätsraten, so daß von seinem Einsatz in der Schwangerschaft abgeraten wird. In der Stillperiode scheint Captopril allerdings keine nachteiligen Nebeneffekte zu haben. Die klinischen Erfahrungen mit *Nifedipin* sind noch zu gering, als daß sein Einsatz während der Schwangerschaft empfohlen werden kann. Für die Stillperiode liegen keine Daten vor.

11.5 Therapie der Eklampsie

Behandlungziel: Beseitigung der Krampfbereitschaft und rasche Blutdrucksenkung, ohne die plazentare Durchblutung zu gefährden.
a) *Dihydralazin* (Nepresol®) i.v.: Beginn mit niedriger Dosis, 5−25 mg.
b) $β_1$-*Rezeptorenblocker* oder α-*Methyldopa* als antiadrenerges Prinzip, wenn auf Dihydralazin eine Reflextachykardie auftritt.
c) *Diazepam* (Valium®): 10−30 mg i.v.
d) *Magnesiumsulfat:* 3−4 g (30−40 ml 10%-Lösung) langsam innerhalb von 5 min i.v. Dann ca. 1 g/h als Dauertropf. Serum-Magnesiumspiegel sollte 3−4 mmol/l betragen. Tagesmaximaldosis 20 g.
e) *Geburtseinleitung:* 4−6 h nach letztem eklamptischen Anfall.

12 Spezielle therapeutische Probleme

12.1 Diabetische Nephropathie
12.1.1 Vorbemerkungen

Unter diabetischer Nephropathie i.e.S. wird die *diabetische Glomerulosklerose (M. Kimmelstiel-Wilson)* verstanden. Arterio-Arteriolosklerose sowie interstitielle Veränderungen sind jedoch ebenfalls Bestandteil der diabetischen Nephropathie. Die *diabetische Glomerulosklerose* ist Folge der diabetischen Stoffwechselstörung und führt zu einer besonders tiefgreifenden Störung der Nierenfunktion. Anfänglich vergrößerte Nieren, Zunahme von GFR und Nierendurchblutung (erhöhte STH-Produktion?). Nach ca. 15 Jahren klinische Manifestation der diabetischen Glomerulosklerose mit großer Proteinurie bzw. nephrotischem Syndrom, nach weiteren 5 Jahren terminale Niereninsuffizienz.

12.1.2 Therapie

a) Optimale *Blutzuckereinstellung* ist die entscheidende prophylaktische Maßnahme (HbA_{1c}). Mit zunehmender Niereninsuffizienz geht der Insulinbedarf zurück, bei terminaler Niereninsuffizienz auf ca. 50%.

b) Die konsequente *Hochdruckbehandlung* ist besonders wichtig, da die Höhe des diastolischen Blutdrucks mit der Abnahme der GFR korreliert. Bei insulinpflichtigem instabilem Diabetes mellitus möglichst keine β-Rezeptorenblockade, da die sympathoadrenerge Gegenregulation bei Hypoglykämie (Blutzuckeranhebung, alarmierende vegetative Symptomatik) gebremst wird.

c) Prophylaktische *Photokoagulation* der diabetischen Retinopathie! Bei Dialysepatienten ist das Blutungsrisiko aufgrund der intermittierenden Heparinisierung und der Volumen- bzw. Blutdruckschwankungen erhöht.

d) *Frühzeitige Dialyse* oder *Transplantation,* da bei vorbestehender diabetischer Angiopathie urämische Komplikationen (z.B. Volumenschwankungen) gravierender verlaufen.

12.2 Polyzystische Nierendegeneration (Erwachsener-Typ)

12.2.1 Vorbemerkungen

Autosomal-dominant vererbliche Erkrankung. Immer beidseits, meist asymmetrisch. Wachsende Zysten führen zum fortschreitenden Nierenparenchymverlust. Proteinurie < 2 g/Tag, intermittierende oder persistierende Hämaturie, bei interkurrentem Infekt Leukozyturie und Bakteriurie. Zysten in anderen Organen, besonders häufig Leberzysten (30%). Intrakranielle Aneurysmen in 10%. Polyglobulie bei 50% der Patienten.

12.2.2 Therapie

a) *Prophylaxe* und *rasche Behandlung von Harnwegsinfekten* (kein Katheterismus!). Bei infizierten Zystennieren Gefahr der Urosepsis. Evtl. Nephrektomie erforderlich.

b) *Spasmoanalgetische Behandlung* von Schmerzen (Kapseldehnung, Zystenruptur, Druck auf Nachbarorgane, Zug am Nierenstiel, Konkrement- bzw. Blutkoagelabgang. Ausschluß einer Obstruktion!

c) Hämaturie kann *Transfusion* oder Nephrektomie erfordern.

d) Angiographie bei neurologischer Symptomatik. Operation von intrazerebralen Aneurysmen.

e) Konsequente *antihypertensive Behandlung*.

f) Keine chirurgischen Maßnahmen zur Nierendekompression (wie z.B. Inzision, Nierendekapsulation, Injektion sklerosierender Substanzen etc.), da nachteilige Beeinflussung der Nierenfunktion. Operationsindikation bei septischer Niere, massiver Blutung und Raumforderung.

g) Übrige Maßnahmen entsprechend dem Grad der Niereninsuffizienz.

15 Arterielle Hyper- und Hypotonie

(A. Distler)

1	Hochdruckkrankheit	615	1.6	Operativ heilbare Hochdruckformen ... 640
1.1	Definition	615	1.6.1	Hypertonie bei endokrinen Störungen ... 640
1.2	Ätiopathogenese	616	1.6.1.1	Phäochromozytom ... 640
1.3	Klinik	616	1.6.1.2	Primärer Aldosteronismus . 641
1.4	Therapie	617	1.6.2	Hypertonie bei Aortenisthmusstenose ... 642
1.5	Spezielle therapeutische Probleme	636	1.6.3	Hypertonie bei Nierenarterienstenose ... 642
1.5.1	Hypertensive Notfälle	636	1.6.4	Hypertonie bei einseitiger Schrumpfniere ... 643
1.5.1.3	Präeklampsie und Eklampsie	638	2	Hypotonie ... 643
1.5.2	Maligne Hypertonie	638	2.1	Definition ... 643
1.5.3	Hochdrucktherapie bei Niereninsuffizienz	639	2.2	Ätiopathogenese ... 643
1.5.4	Hochdrucktherapie und Narkose	639	2.3	Klinik ... 643
1.5.5	Hypertonie und Schwangerschaft	639	2.4	Therapie ... 644

Notfälle:
1. Hypertensive Notfälle (s. ds. Kap., 1.5.1)
2. Präeklampsie und Eklampsie (s. ds. Kap., 1.5.1.3)
3. Phäochromozytom (s. ds. Kap., 1.6.1.1)

1 Hochdruckkrankheit

1.1 Definition
Unter Hochdruckkrankheit im engeren Sinn wird unabhängig von der Ätiologie, eine *chronische Erhöhung des diastolischen Blutdrucks* verstanden, wobei in der Mehrzahl der Fälle auch der systolische Blutdruck erhöht ist.
Nicht unter diese Definition fallen:

Transitorische Blutdrucksteigerungen: Sie halten nur einige Minuten bis maximal einige Monate an (z. B. Blutdrucksteigerungen durch Emotionen; bestimmte Erkrankungen des Zentralnervensystems wie Enzephalitis, Hirntumoren, Hirndrucksteigerungen, Poliomyelitis, akute Vergiftungen durch Thallium, Blei, CO; genuine Gestose, akute intermittierende Porphyrie u. a.). Die transitorischen Blutdrucksteigerungen bilden sich entweder spontan bzw. nach Ausschaltung der Noxe zurück oder heilen mit der Grundkrankheit aus.

Erhöhung nur des systolischen Blutdrucks: Häufigste Ursache ist eine Rigiditätszunahme der großen Arterien im Alter infolge Arteriosklerose („Altershochdruck", „Elastizitätshochdruck", „arteriosklerotischer Hochdruck"). Seltene Ursachen nur systolischer Blutdrucksteigerungen sind Erhöhungen des Herzzeitvolumens bei Hyperthyreose, arteriovenösen Fisteln, Fieber, totalem AV-Block und Aorteninsuffizienz.

Normalwerte des Blutdrucks

Der systolische wie der diastolische Blutdruck stellt einen kontinuierlichen Risikofaktor für kardiovaskuläre Komplikationen dar. Die Abgrenzung „hypertoner" von „normotonen" Blutdruckwerten ist demnach willkürlich. Die WHO definiert als Hypertonie willkürlich einen systolischen Blutdruck von 160 mmHg oder darüber und/oder einen diastolischen Blutdruck von 95 mmHg oder darüber. Als normal sind nach der WHO-Definition Blutdruckwerte beim Erwachsenen bis zu 140 mmHg systolisch und bis zu 90 mmHg diastolisch anzusehen. Blutdruckwerte zwischen dem normalen und hypertonen Bereich werden als Grenzwert-Hypertonie („borderline hypertension") bezeichnet. Die Diagnose „Hypertonie" sollte nach den WHO-Empfehlungen nur gestellt werden, wenn erhöhte Blutdruckwerte bei mindestens drei Messungen bei mindestens zwei verschiedenen Gelegenheiten gefunden werden. Die „Deutsche Liga zur Bekämpfung des hohen Blutdruckes" gibt (1981) als obere Normgrenzen des Blutdrucks bei Erwachsenen folgende Werte an:

Systolischer Blutdruck: 140 mmHg bis zum 40. Lebensjahr
150 mmHg vom 40.–60. Lebensjahr
160 mmHg ab 60. Lebensjahr
Diastolischer Blutdruck: 90 mmHg für alle Lebensalter

1.2 Ätiopathogenese

Häufigste Ursache der chronischen Blutdrucksteigerung ist die *primäre* (essentielle) Hypertonie, deren Ätiologie nicht bekannt ist. Differentialdiagnostisch abzugrenzen sind *sekundäre Hochdruckformen* mit ganz oder teilweise bekannter Ätiologie (Hochdruck bei renal-parenchymatösen sowie bei Nierengefäßerkrankungen, verschiedene Formen der endokrin bedingten Hypertonie [vgl. Kap. 22], Hochdruck bei Aortenisthmusstenose).

1.3 Klinik

Leitsymptome und -befunde: Patienten mit Hypertonie haben überwiegend keine Beschwerden und weisen keine auf die Hypertonie hinweisenden Symptome auf. Ausnahme bilden *Hochdruckkrise und Hochdruckenzephalopathie* (s. ds. Kap., 1.5.1.1) und das *Phäochromozytom* (s. ds. Kap., 1.6.1.1). *Diagnostische und differentialdiagnostische Hinweise:* Zur *Routinediagnostik* bei mehrfach festgestellter Blutdruckerhöhung gehören: Sorgfältige Erhebung der Vorgeschichte einschließlich Familienanamnese, körperliche Untersuchung, Untersuchung des Urins auf Protein und Erythrozyten, Bestimmung von Kreatinin und Kalium im Serum sowie die Durchführung eines Elektrokardiogramms (Hinweise auf linksventrikuläre Hypertrophie?) und einer Nieren-Sonographie. Folgende *Hochdruckursachen* können aufgrund dieses Basis-Diagnostikprogramms zumindest bereits vermutet werden: *Cushing-Syndrom* (Vollmondgesicht, „Büffelhökker", Striae rubrae); *Aortenisthmusstenose* (Blutdruckdifferenz zwischen Armen und Beinen, typischer Auskultationsbefund über dem Herzen); *Nierenarterienstenose* (in 50% der Fälle läßt sich ein Gefäßgeräusch im Epigastrium oder im Bereich der Nierenhili auskultieren; einseitig kleine Niere im Sonogramm); *Zystennieren* (typischer Palpa-

tions- und Sonogrammbefund); *renal-parenchymatöse Erkrankungen* wie z.B. chronische Glomerulonephritis (Proteinurie, Erythrozyturie, Erhöhung des Serumkreatinins); *primärer Aldosteronismus* (Leitsymptom Hypokaliämie).
Sofern die diastolischen Blutdruckwerte bei mehrfachen Untersuchungen mehr als 105 mmHg betragen, sollte zum Ausschluß bzw. Nachweis einer Nierenarterienstenose eine *Röntgendarstellung der Nierenarterien* (digitale venöse Subtraktionsangiographie oder Renovasographie) erfolgen. Außerdem sollte eine *Fundoskopie* insbesondere mit der Frage nach dem Vorliegen von Exsudaten bzw. Blutungen und einem Papillenödem (Zeichen der akzelerierten Hypertonie) durchgeführt werden.

1.3.1 Sicherstellung der Diagnose „Hypertonie"
Außer bei Fällen mit sehr hohen Blutdruckwerten muß durch wiederholte Blutdruckmessungen an verschiedenen Tagen, eventuell durch Messungen über mehrere Monate, festgestellt werden, ob nur eine vorübergehende oder eine chronische Blutdrucksteigerung vorliegt.

1.3.2 Abklärung der Ursache und des Schweregrades
Jede nicht offensichtlich situationsbedingte Blutdrucksteigerung bedarf der Abklärung. Ziele eines diagnostischen Basisprogramms sind:
a) Erkennung sekundärer Hochdruckformen, vor allem solcher, die einer spezifischen Therapie (z.B. Angioplastie bei Nierenarterienstenose, operative Entfernung eines Phäochromozytoms) zugänglich sind.
b) Festlegung des Schweregrades und Erkennung von Folgeerscheinungen des Hochdrucks sowie Erkennung weiterer kardiovaskulärer Risikofaktoren.
Eine generell akzeptierte Stadieneinteilung der Hypertonie existiert nicht. Breitere Anerkennung haben die von der WHO 1962 erstellten und 1978 überarbeiteten Kriterien erfahren (Tab. 1).

1.3.3 Gefahren der Hypertonie
Jede chronische Blutdrucksteigerung begünstigt die Entwicklung der Arteriosklerose mit ihren Folgeerscheinungen besonders im Bereich des Herzens, des Gehirns und der Nieren. Hauptrisiko der unbehandelten Hochdruckerkrankung ist eine erhöhte Morbidität und Mortalität infolge Linksherzinsuffizienz, koronarer Herzerkrankung und hämorrhagisch wie thrombotisch bedingter Apoplexien. Eine weitere potentielle Folgeerscheinung eines unzureichend behandelten Hochdrucks ist das Auftreten einer akzelerierten Verlaufsform bzw. der Übergang in eine maligne Hypertonie mit Entwicklung einer Niereninsuffizienz.

1.4 Therapie
1.4.1 Einfluß der antihypertensiven Therapie auf Mortalität und Morbidität
Die hypertoniebedingte Mortalität und Morbidität wird durch eine konsequent durchgeführte antihypertensive Therapie deutlich gesenkt. Die Abnahme der Mortalität und Morbidität ist im wesentlichen auf das seltenere Auftreten einer Apoplexie, einer Herzinsuffizienz und einer Akzeleration der Hypertonie zurückzuführen. Eine Verminderung koronarer Komplikationen durch antihypertensive Behandlung hat sich bisher dagegen nicht überzeugend nachweisen lassen. Eine medikamentöse Langzeittherapie ist auch dann sinnvoll, wenn bereits eine Apoplexie oder eine passagere zerebrale Ischämie vorangegangen sind.

Tabelle 1: Stadieneinteilung der Hypertonie nach WHO-Kriterien (1978)

Stadium I:	Keine objektiven Anzeichen von hypertensiven Organveränderungen
Stadium II:	Mindestens eines der folgenden Zeichen einer Organbeteiligung ist nachweisbar: – Linksherzhypertrophie bei der physikalischen Untersuchung, der Röntgen-Thorax-Untersuchung, Elektrokardiographie, Echokardiographie etc. – Generalisierte und herdförmige Verengung der Netzhautarterien – Proteinurie und/oder leichte Erhöhung des Plasmakreatininspiegels
Stadium III:	Nachweis hypertensiver Organschäden – Herz: Linksherzinsuffizienz – Gehirn: Großhirn-, Kleinhirn- oder Hirnstammblutung; hypertensive Enzephalopathie – Augenhintergrund: Netzhautblutungen und Exsudate mit oder ohne Papillenödem. Diese Veränderungen sind als pathognomonisch für die maligne (akzelerierte) Phase der Hypertonie anzusehen Andere Veränderungen, die häufig im Stadium III nachweisbar sind, jedoch nicht unbedingt eine direkte Folge der Hypertonie darstellen: – Herz: Angina pectoris; Herzinfarkt – Gehirn: Arterienthrombose – Gefäße: Dissezierendes Aneurysma, arterielle Verschlußkrankheit – Niere: Niereninsuffizienz

1.4.2 Indikationen und Ziele der antihypertensiven Langzeittherapie

Jede schwere oder mittelschwere Hypertonie ist behandlungsbedürftig. *Ziel der Behandlung* ist es, den Blutdruck auf Normalwerte einzustellen (s. ds. Kap., 1.1) bzw. diesen soweit wie verträglich anzunähern: Da gegenwärtig noch Unsicherheit darüber besteht, inwieweit eine medikamentöse antihypertensive Therapie bei *leichter* Hypertonie (diastolische Blutdruckwerte zwischen 90 und 104 mmHg; „mild hypertension" des anglo-amerikanischen Sprachraumes) eine Verminderung hypertensiver Komplikationen bewirkt, soll nach einer neueren Empfehlung der WHO die einmalige Feststellung eines diastolischen Wertes zwischen 90 und 104 mmHg noch nicht Anlaß zur sofortigen Einleitung einer medikamentösen Therapie geben. Erst wenn bei wiederholten Blutdruckmessungen innerhalb von 4 Wochen Blutdruckwerte von 100 mmHg oder darüber festgestellt werden, soll mit einer medikamentösen Behandlung begonnen werden (anzumerken ist, daß in solchen Fällen auch eine diagnostische Abklärung des Hochdrucks erfolgen sollte). Liegen die Blutdruckwerte in den folgenden Monaten zwischen 95 und 100 mmHg, so sollte eine medikamentöse Behandlung lediglich erwogen werden, wobei für eine medikamentöse Behandlung zusätzliche Faktoren wie hoher systolischer Blutdruck, Zeichen einer linksventrikulären Hypertrophie, oder eine familiäre Häufung von Schlaganfällen bzw. koronarer Herzkrankheit sprechen. Als Ziel wird eine Senkung des diastolischen Blutdrucks unter 90 mmHg angestrebt.

1.4.3 Allgemeine therapeutische Maßnahmen

Lebensweise: Berufliche Überforderung, z.B. durch Schichtarbeit, sollte vermieden werden. Bei fortgeschrittener oder schwer einstellbarer Hypertonie kann zeitlich begrenzter oder ständiger Wechsel der Tätigkeit oder des Berufs erforderlich werden. Ausgleichssport (z.B. Waldlauf, Gymnastik, Schwimmen) ist zu empfehlen, von Leistungssport abzuraten.

Ernährung: Ziel: Einstellung bzw. Erhaltung des Normalgewichts, gegebenenfalls Kalorienreduktion (s. Reduktionsdiät bei Adipositas, Kap. 21, 1.4.1). Die tägliche *Kochsalzzufuhr* soll 6 g nicht überschreiten (möglichst kein Kochsalz bei der Zubereitung der Speisen verwenden, kein Salz bei Tisch, keine salzreichen Speisen). Die früher empfohlene *strenge* Kochsalzrestriktion erübrigt sich, da heute Saluretika zur Natriumelimination zur Verfügung stehen. Kaffee, Tee und Alkohol sind in kleinen Mengen erlaubt. Nikotin stellt einen zusätzlichen Risikofaktor dar; das Rauchen sollte daher in allen Fällen untersagt werden.

1.4.4 Pharmakotherapie

Unter den zahlreichen bekannten, antihypertensiv wirksamen Verbindungen besitzen für die Langzeittherapie des Hochdrucks nur die in Tabelle 2 aufgeführten Substanzgruppen praktische Bedeutung.

Die wichtigsten Angriffspunkte der heute in der Hochdruckbehandlung verwendeten Pharmaka sind der Natriumhaushalt (Beeinflussung durch Saluretika), das Zentralnervensystem mit den Kreislaufzentren (Beeinflussung durch Reserpin, Clonidin, Guanfacin und α-Methyldopa), die peripheren Sympathikusstrukturen (Beeinflussung durch Reserpin und α-Methyldopa), die glatte Gefäßmuskulatur, besonders der Arteriolen (Beeinflussung durch Saluretika, Kalziumantagonisten, Dihydralazin und Minoxidil), die adrenergen Rezeptoren des Herzens (Beeinflussung durch β-Rezeptorenblocker) und der Gefäße (Beeinflussung durch α-Rezeptorenblocker [Indoramin, Prazosin und Labetalol]) sowie das Renin-Angiotensin-System (Hemmung der Angiotensin-II-Bildung durch Conversionsenzymhemmer). Die Anwendung dieser Pharmaka kommt bei praktisch allen chronischen Hochdruckformen, vor allem bei der essentiellen und der renalen Hypertonie, in Betracht. Über die Therapie weiterer sekundärer Hochdruckformen s. ds. Kap., 1.6.

a) *Saluretika* (Einzelheiten s. Kap. 4)
Saluretika gehören zur Standardtherapie der Hypertonie, da sie die Wirkung anderer Antihypertensiva verstärken und somit deren Anwendung in niedri-

Tabelle 2: Für die Langzeittherapie der Hypertonie geeignete Substanzen

Substanzen und Präparate	Handelsdosis	Tagesdosis (Dauertherapie)	Einzeldosen (pro Tag)
a) *Saluretika*	s. Tabelle 3		
b) *β-Rezeptorenblocker*			
nicht kardioselektiv			
Oxprenolol (Trasicor®,	Tbl. 40 und 80 mg	80–320 mg	2–3
Trasicor® retard)	Drg. 160 mg		1–2
Pindolol (Visken®)	Tbl. 5 und 15 mg	10–30 mg	2–3 (Visken® 15, 1–2)
Propranolol (Dociton®,	Tbl. 40 und 80 mg	80–320 mg	2–3
dociton® Retard)	Kps. 160 mg		1–2
Labetalol** (Trandate®)	Tbl. 100 und 200 mg	200–800 mg	2–3
relativ kardioselektiv			
Acebutolol (Prent®)	Tbl. 200 mg	400–1200 mg	2–3
Atenolol (Tenormin®)	Tbl. 50 und 100 mg	50–100 mg	1
Metoprolol (Beloc®, Lopresor®,	Tbl. 100 mg	50–200 mg	1–2
Beloc® mite, Lopresor® mite)	Tbl. 50 mg		
c) *Rauwolfia-Alkaloide**	s. Tabelle 4		
d) *Dihydralazin** (Nepresol®)	Tbl. 25 mg	25–150 mg	2–3
e) $α_1$-*Rezeptorenblocker*			
Indoramin (Wydora®)	Tbl. 25 und 50 mg	50–200 mg	2
Prazosin (Minipress®)	Tbl. 1,2 und 5 mg	1,0–15 mg	2–3

Tabelle 2 (Fortsetzung)

Substanzen und Präparate	Handelsdosis	Tagesdosis (Dauertherapie)	Einzeldosen (pro Tag)
f) *Kalziumantagonisten*			
Diltiazem (Dilzem® retard)	Tbl. 90 mg	180–360 mg	2
Nifedipin (Adalat® retard)	Tbl. 20 mg	40–80 mg	2
Nitrendipin (Bayotensin®)	Tbl. 20 mg	10–20 mg	1–2
Verapamil (Isoptin® RR)	Tbl. 240 mg	240–480 mg	1–2
g) *Zentrale α₂-Stimulatoren*			
α-Methyldopa* (Aldometil®, Presinol®, Sembrina®)	Tbl. 250 mg Drg. 250 mg	0,5–2,0 g	3–4
Clonidin* (Catapresan®, Catapresan® Depot Perlongetten®)	Tbl. 0,075; 0,15 und 0,3 mg Kps. 0,25 mg	0,075–0,9 mg 0,25–0,5 mg	2–3 1–2
Guanfacin (Estulic®)	Tbl. 1 und 2 mg	1–3 mg	1–2
h) *Conversionsenzymhemmer*			
Captopril (Lopirin®, Tensobon®)	Tbl. 25 und 50 mg	50–150 mg	2–3
Enalapril (Pres®, Xanef®)	Tbl. 5, 10 und 20 mg	10–20 mg	1–2
i) *Minoxidil* (Lonolox®)	Tbl. 2,5 und 10 mg	5–30 mg	1–2

* mit Saluretika s. Tabelle 4.
** besitzt zusätzlich eine α-Rezeptoren-blockierende Wirkung.

ger Dosierung erlauben. Sie kommen auch für die Monotherapie bei leichterer Hypertonie in Betracht. *Sulfonamiddiuretika* (Tab. 3) stellen die in der Langzeittherapie der Hypertonie am häufigsten verwendete Substanzgruppe dar. Besonders geeignet sind Präparate mit mittellanger Wirkungsdauer (z.B. Hydrochlorothiazid, Butizid), da diese nur einmal pro Tag verabfolgt werden müssen. Zwischen den einzelnen Präparaten bestehen bei Anwendung äquinatriuretischer Dosen keine sicheren Unterschiede in der blutdrucksenkenden Wirkung oder in der Häufigkeit der Nebenwirkungen (Nebenwirkungen s. Kap. 4). *Saluretika sollten in der Hypertoniebehandlung möglichst niedrig dosiert werden, um die metabolischen Nebenwirkungen gering zu halten.* Bei Absinken des Serum-Kaliumspiegels unter Langzeitgabe von Sulfonamiddiuretika ist es zweckmäßig, gleichzeitig antikaliuretisch wirkende Substanzen (s. folgender Abschnitt) bzw. handelsfertige Kombinationen beider Prinzipien (z.B. diucomb®, Dytide H®, Moduretik®) zu verordnen. *Dosierung* s. Tabelle 3. *Antikaliuretische Diuretika* (Einzelheiten s. Kap. 4): Zu dieser Gruppe gehören der Aldosteronantagonist Spironolacton sowie Triamteren und Amilorid. *Wichtig:* Bei eingeschränkter Nierenfunktion und/oder hoher Dosierung können antikaliuretische Diuretika schwere Hyperkaliämien hervorrufen. Bezüglich weiterer Nebenwirkungen sowie Kontraindikationen s. Kap. 4. Handelspräparate und Dosierungsrichtlinien s. Tabelle 3.

b) *β-Rezeptorenblocker*
Pharmakologische Eigenschaften: Man unterscheidet zwischen sogenannten kardioselektiven β-Rezeptorenblockern (z.B. Metoprolol [Beloc®, Lopresor®], Atenolol [Tenormin®]), die im wesentlichen nur die vorwiegend im Herzen lokalisierten $β_1$-Rezeptoren blockieren, und nicht-kardioselektiven Blockern (z.B. Propranolol [Dociton®], Oxprenolol [Trasicor®], Pindolol [Visken®]), die auch die β-Rezeptoren anderer Organe, speziell der Bronchial- und Gefäßmuskulatur ($β_2$-Rezeptoren), blockieren. Keiner der β-Rezeptorenblocker wirkt *absolut* kardioselektiv, bei höheren Konzentrationen erfolgt auch eine Blockade der $β_2$-Rezeptoren. Einige β-Rezeptorenblocker haben zusätzlich eine sympathikomimetische Eigenwirkung (z.B. Oxprenolol [Trasicor®] und Pindolol [Visken®]). β-Blocker mit sympathikomimetischer Eigenwirkung führen in Ruhe meist nicht zu einer so starken Senkung der Herzfrequenz wie β-Blocker ohne diese Eigenschaft, sie können im Einzelfall jedoch ebenfalls eine starke Bradykardie bewirken. Manche β-Rezeptorenblocker besitzen eine membranstabilisierende („kokainartige", „chinidinartige") Wirkung, die jedoch unter den bei üblicher Dosierung erreichten Plasmakonzentrationen wahrscheinlich nicht in Erscheinung tritt. Bei entsprechender Dosierung ist der blutdrucksenkende Effekt der verschiedenen β-Rezeptorenblocker etwa gleich stark. Die verschiedentlich aufgestellte Behauptung, daß β-Rezeptorenblocker im Rahmen der Hochdrucktherapie „kardioprotektiv" wirken, d.h. zu einer

Tabelle 3: Saluretika zur Langzeittherapie der Hypertonie

Substanzen und Präparate	Handelsdosis	Tagesdosis (Dauertherapie)	Einzeldosen pro Tag
Saluretika*			
Butizid (Saltucin®)	Tbl. 5 mg	5–10 mg	1–2
Clopamid (Brinaldix®)	Tbl. 20 mg	10–20 mg	1–2
Hydrochlorothiazid (Esidrix®)	Tbl. 25 mg	25–50 mg	1–2
Chlortalidon (Hygroton®)	Tbl. 25 + 50 mg	25–50 mg	tgl. oder jeden 2.–3. Tag
Indapamid (Natrilix®)	Drg. 2,5 mg	2,5 mg	1
Antikaliuretika			
Spironolacton (Aldactone®, Osyrol®)	Drg. 50 mg	50 mg	1–2
Triamteren (Jatropur®)	Kps. 50 mg	50–100 mg	1–2
Kombinationspräparate			
Spironolacton + Butizid (Aldactone 50-Saltucin®)	Drg. 50 + 5 mg	1–2 Drg.	
Triamteren + Hydrochlorothiazid (Dytide H®)	Tbl. 50 + 25 mg	1–2 Tbl.	
Triamteren + Bemetizid (diucomb®)	Drg. 50 + 25 mg	1–2 Drg.	
Amilorid + Hydrochlorothiazid (Moduretik®)	Tbl. 5 + 50 mg	1 Tbl.	

* Kombinationspräparate von Antihypertensiva mit Saluretika s. Tabelle 4.

Verminderung der Inzidenz von Herzinfarkten bzw. plötzlichem Herztod führen, ist bisher nicht bewiesen. – Die Plasma-Halbwertszeit von β-Rezeptorenblockern, deren Elimination vorwiegend durch Metabolismus in der Leber erfolgt (z. B. Propranolol), ist kürzer (2–6 h nach oraler Gabe) als diejenige von β-Rezeptorenblockern, deren Elimination vorwiegend renal erfolgt (z. B. Atenolol). Den durch die unterschiedliche Eliminationsgeschwindigkeit bedingten Unterschieden in der Wirkungsdauer muß durch entsprechende Dosierungsintervalle Rechnung getragen werden (s. Tab. 2).

Der Mechanismus der antihypertensiven Wirkung der β-Rezeptorenblocker ist bisher nicht sicher geklärt. Diskutiert wurden u. a. eine allmähliche Abnahme des peripheren Gesamtwiderstandes als Anpassung an eine initiale Abnahme des Herzzeitvolumens, ein reninsenkender Effekt und ein zentraler Angriffspunkt. Die volle Wirkung tritt innerhalb weniger Tage ein. β-Rezeptorenblocker sind zur Langzeitbehandlung der Hypertonie insbesondere bei Patienten in jüngerem und mittlerem Lebensalter (bis etwa zum 60. Lebensjahr) zu empfehlen.

Handelspräparate und Dosierung: s. Tabelle 2.

Nebenwirkungen und Kontraindikationen: Gelegentlich können Müdigkeit, Schlafstörungen, Alpträume, Halluzinationen oder depressive Zustandsbilder auftreten. Weitere potentielle Nebenwirkungen von β-Rezeptorenblockern sind Kältegefühl in den Extremitäten, Auftreten eines Raynaud-Phänomens und Claudicatio intermittens. Diese Symptome werden häufiger unter den nichtkardioselektiven als unter den selektiven β-Blockern beobachtet. Bei Patienten mit Neigung zu Spontanhypoglykämien sowie bei Diabetikern unter Therapie mit Insulin oder oralen Antidiabetika kann die Hypoglykämieneigung verstärkt werden. Außerdem kann die Tachykardie als Warnsymptom der Hypoglykämie verschleiert werden. Bei zu Hypoglykämie neigenden Patienten dürfen daher β-Rezeptorenblocker nicht verordnet werden. β-Rezeptorenblocker können zu einem Anstieg der Triglyzeride, der „very low density"-Lipoproteine und des VLDL-Cholesterins sowie zu einem Abfall der „high density"-Lipoproteine im Plasma führen. *Kontraindiziert* ist die Anwendung von β-Rezeptorenblockern bei manifester Herzinsuffizienz, Asthma bronchiale (auch die sog. kardioselektiven β-Rezeptorenblocker können bei entsprechender Disposition zur Bronchokonstriktion führen!), „sick sinus"-Syndrom, AV-Block 2. oder 3. Grades und Bradykardie (< 50/min) bei älteren Patienten.

Eine Sonderstellung unter den β-Rezeptorenblockern nimmt *Labetalol* (Trandate®) ein, da diese Substanz zusätzlich eine α-Rezeptoren-blockierende Wirkung besitzt.

c) *Rauwolfia-Alkaloide*

Pharmakologische Eigenschaften: Reserpin bewirkt eine Verarmung bzw. Entleerung der Speicherstrukturen im Zentralnervensystem von Noradrenalin,

Dopamin und Serotonin. In den Granula der peripheren Sympathikusfasern kommt es ebenfalls zu einer Noradrenalinverarmung. Peripherer Widerstand und Herzfrequenz nehmen ab, das Herzzeitvolumen bleibt unverändert. Die Neigung zu orthostatischer Hypotension ist unter Reserpinbehandlung gering. – Reserpin sollte nur noch in Kombination mit Diuretika verordnet werden, um die Dosis und damit die Nebenwirkungsrate gering halten zu können.

Handelspräparate und Dosierung: s. Tabelle 4.

Nebenwirkungen: Reserpin führt häufig zu einer unerwünscht starken Sedation (herabgesetzte Verkehrssicherheit!). In manchen Fällen kann sich ein depressives Zustandsbild oder ein Parkinsonismus entwickeln, auch können Alpträume auftreten. Weitere Nebenwirkungen bestehen in einer Schwellung der Nasenschleimhaut, in einer konjunktivalen Injektion und in einer Steigerung der Magensäuresekretion, die zur Entwicklung von Ulzera führen kann. Das Gewicht kann, teils als Folge einer Appetitsteigerung, teils als Folge einer Wasserretention, zunehmen. Gelegentlich treten Nausea, eine extensive Salivation oder Diarrhöen auf.

d) *Hydralazin und Dihydralazin*

Pharmakologische Eigenschaften: Hydralazin und Dihydralazin wirken relaxierend auf die glatte Gefäßmuskulatur, vorwiegend im Bereich der Arteriolen. Die hämodynamischen Wirkungen sind durch eine Abnahme des peripheren Gefäßwiderstandes und eine Zunahme des Schlagvolumens sowie der Herzfrequenz gekennzeichnet. Stärkergradige orthostatische Blutdruckabfälle werden unter Hydralazin und Dihydralazin praktisch nie beobachtet.

Handelspräparate und Dosierung: s. Tabelle 2.

Nebenwirkungen: Es können Tachykardien, Palpitationen oder stenokardische Beschwerden, u. U. verbunden mit Zeichen der koronaren Minderdurchblutung im EKG, auftreten. Hydralazin und Dihydralazin sollen daher bei Koronarkranken nicht verordnet werden. Die Nebenwirkungen auf das Herz gehen meist im Laufe einer längerfristigen Behandlung zurück, durch gleichzeitige Anwendung von β-Rezeptorenblockern lassen sie sich weitgehend vermeiden. Weitere Nebenwirkungen: Kopfschmerzen, Appetitmangel, Nausea, Diarrhö, Parästhesien, nasale Kongestion, psychotische Symptome. In seltenen Fällen kann es zu Temperatursteigerungen und zu einer Urtikaria kommen. Weitere seltene Nebenwirkungen sind das Auftreten einer Anämie, einer Panzytopenie oder eines positiven LE-Zellphänomens im Blut. Relativ häufig lassen sich antinukleäre Antikörper im Blut nachweisen. Hohe Dosen von Hydralazin (mehr als 200 mg/Tag) können zum Bild einer rheumatoiden Arthritis oder zu einem Zustandsbild führen, welches vom Lupus erythematodes disseminatus nicht zu unterscheiden ist.

e) *α₁-Rezeptorenblocker (Indoramin und Prazosin)*
Pharmakologische Eigenschaften: Indoramin und Prazosin blockieren kompetitiv die postsynaptischen α_1-Rezeptoren. Der periphere Gesamtwiderstand nimmt ab, Herzzeitvolumen und Herzfrequenz bleiben weitgehend unbeeinflußt. Außerdem kommt es zu einer Venendilatation.
Handelspräparate und Dosierung: s. Tabelle 2.
Nebenwirkungen: Die häufigste Nebenwirkung, insbesondere von Prazosin, ist eine orthostatische Hypotension, die zu Bewußtseinsverlust führen kann. Diese Nebenwirkung kann weitgehend durch einschleichende Dosierung (Prazosin initial 0,5 mg am Abend, anschließend 3 × 0,5 mg/Tag über 3 Tage, erst danach allmähliche Dosissteigerung) vermieden werden. Weitere Nebenwirkungen von Prazosin: Kopfschmerzen, Übelkeit, Herzklopfen. Weitere Nebenwirkungen von Indoramin: Sedation, Mundtrockenheit, verstopfte Nase, Flüssigkeitsretention.

f) *Kalziumantagonisten*
Pharmakologische Eigenschaften: Kalziumantagonisten hemmen den langsamen transmembranösen Kalziumeinstrom am Myokard und in der Gefäßmuskulatur. Es tritt eine Vasodilatation mit Abnahme des peripheren Widerstandes auf, das Herzzeitvolumen bleibt im wesentlichen unverändert. Nifedipin und Nitrendipin können zu einer Herzfrequenzsteigerung führen.
Handelspräparate und Dosierung: s. Tabelle 2.
Nebenwirkungen: Verapamil: Verlängerung der AV-Überleitungszeit (deshalb kontraindiziert bei AV-Block 2. oder 3. Grades), Obstipation, Flush. Diltiazem: Übelkeit, Müdigkeit, Kopfschmerzen, Wassereinlagerung in den Beinen. Nifedipin und Nitrendipin: Flush, Palpitationen, Schwindelzustände, Beinödeme.

g) *Zentrale α₂-Stimulatoren*
α-*Methyldopa*
Pharmakologische Eigenschaften: α-Methyldopa wird in den Granula der sympathischen Nervenfasern in α-Methylnoradrenalin umgewandelt, welches den natürlichen Neurotransmitter Noradrenalin teilweise ersetzt. In den sympathischen Nervenendigungen wird α-Methylnoradrenalin, dessen adrenerge Wirksamkeit schwächer ist als die des Noradrenalins, als „falscher Transmitter" freigesetzt. Die antihypertensive Wirkung von α-Methyldopa beruht im wesentlichen auf einem zentralen α_2-Rezeptoren stimulierenden Effekt von α-Methylnoradrenalin mit hieraus resultierender Verminderung des peripheren Sympathikotonus. α-Methyldopa bewirkt eine Verminderung des peripheren Gefäßwiderstandes. Einige Autoren sehen jedoch eine Verminderung des Herzzeitvolumens als entscheidend für die blutdrucksenkende Wirkung von α-Methyldopa an. – Die Wirkung auf den Blutdruck ist im Stehen stärker ausgeprägt als im Liegen.

Handelspräparate und Dosierung: s. Tabelle 2.
Nebenwirkungen: Sedation (Verkehrsgefährdung!), die meist nach einigen Tagen bis Wochen nachläßt. Libido und Potenz können beeinträchtigt werden, und es kann zu Ejakulationsstörungen kommen. Außerdem können Orthostasereaktionen auftreten. Gelegentlich werden Fieberzustände, gastrointestinale Unverträglichkeitserscheinungen (Obstipation oder Diarrhö) oder eine intrahepatische Cholestase beobachtet. Bei etwa 20% der mit α-Methyldopa behandelten Patienten wird der direkte Coombs-Test positiv. Der Coombs-Test kann noch einige Monate nach Absetzen der Substanz positiv sein. Weiterhin können der LE-Faktor und der Rheumafaktor im Blut nachweisbar werden. Sehr selten entwickelt sich eine hämolytische Anämie, Granulozytopenie oder Thrombozytopenie. Die hämatologischen Symptome verschwinden nach Absetzen der Substanz. Bei längerer Verabreichung kann sich infolge Wasserretention ein zunehmender Wirkungsverlust einstellen, der durch Gabe von Saluretika beseitigt werden kann.

Clonidin
Pharmakologische Eigenschaften: Die blutdrucksenkende Wirkung beruht auf einem zentralen α_2-Rezeptoren-stimulierenden Effekt. Infolge der hieraus resultierenden Verminderung des Sympathikotonus nehmen Herzfrequenz und Schlagvolumen ab; möglicherweise trägt auch eine Dilatation der venösen Kapazitätsgefäße zu der Verminderung des Schlagvolumens bei. Bei längerer Verabreichung von Clonidin zeigt sich auch eine Abnahme des peripheren Gesamtwiderstandes; das Herzzeitvolumen kann wieder seinen Ausgangswert erreichen. Bei intravenöser Gabe von Clonidin kann es initial zu einer kurzfristigen Blutdrucksteigerung infolge Stimulation der α_2-Rezeptoren der glatten Gefäßmuskulatur kommen. Durch langsame Injektion des mit Kochsalzlösung verdünnten Wirkstoffs kann diese vermieden werden. Bei oraler Gabe wird dieser Blutdruckanstieg nicht beobachtet.
Handelspräparate und Dosierung: s. Tabelle 2.
Nebenwirkungen: An erster Stelle der Nebenwirkungen stehen die Sedation sowie die Mundtrockenheit, die auf eine verminderte Speichelsekretion zurückzuführen ist. Gelegentlich kann es zu Parotisschmerzen kommen. Weitere Nebenwirkungen von Clonidin sind: Gesichtsblässe, Frösteln, Impotentia coeundi. *Wichtig:* Nach raschem Absetzen von höheren Clonidin-Dosen kann es zu krisenartigen Blutdruckanstiegen kommen. Die Clonidin-Dosis darf daher nur schrittweise im Verlauf von mehreren Tagen reduziert werden.

Guanfacin
Pharmakologische Eigenschaften: Die pharmakologischen Eigenschaften von Guanfacin entsprechen im wesentlichen denjenigen von Clonidin (s.o.), es besitzt jedoch eine längere Halbwertszeit.

Handelspräparate und Dosierung: s. Tabelle 2.
Nebenwirkungen: Diese entsprechen etwa denjenigen von Clonidin (s. o.), sind jedoch im allgemeinen geringer ausgeprägt.

h) *Hemmstoffe des Angiotensin-„converting enzyme" (ACE-Hemmer)*
Pharmakologische Eigenschaften: Captopril und Enalapril stellen kompetitive Antagonisten des Angiotensin-„converting enzyme" dar. Dieses Enzym ist identisch mit dem Bradykinin-inaktivierenden Enzym Kininase II. Unter der Einnahme von Captopril und Enalapril nehmen die Plasmakonzentrationen von Angiotensin II und Aldosteron ab. Ob gleichzeitig die Bradykinin-Konzentrationen im Plasma ansteigen, ist bisher nicht eindeutig gesichert. Die antihypertensive Wirkung von Captopril und Enalapril wird überwiegend auf die verminderte Bildung von Angiotensin II zurückgeführt, doch werden auch andere Mechanismen, so eine Erhöhung lokaler Gewebskonzentrationen von Bradykinin und eine Abschwächung der Wirkung von Angiotensin auf das sympathische Nervensystem diskutiert. Es besteht nur eine lockere Beziehung zwischen Höhe des Plasma-Reninspiegels und Ausmaß des blutdrucksenkenden Effekts der Hemmstoffe des „converting enzyme". Bei hohem Plasma-Reninspiegel ist jedoch mit einem starken Blutdruckabfall zu rechnen. Captopril und Enalapril führen zu einer Senkung des peripheren Gesamtwiderstandes, das Herzzeitvolumen bleibt konstant oder steigt an.
Handelspräparate und Dosierung: s. Tabelle 2. – Bei eingeschränkter Nierenfunktion ist eine Dosisreduktion notwendig (s. Packungsbeilage).
Nebenwirkungen: Unter Gabe von Captopril und Enalapril kann es zum Auftreten eines Exanthems, eines chronischen Reizhustens, einer Agranulozytose, einer Proteinurie, zu einem reversiblen Verlust des Geschmacksempfindens (Ageusie) sowie zu Fieberzuständen kommen. Weitere potentielle Nebenwirkungen: Starker Blutdruckabfall nach Diuretikavorbehandlung, Nierenfunktionsverschlechterung bei doppelseitiger Nierenarterienstenose bzw. bei Arterienstenose einer Einzelniere.

i) *Minoxidil*
Pharmakologische Eigenschaften: Minoxidil ist eine stark vasodilatatorisch wirksame Substanz; der periphere Widerstand wird gesenkt, Schlagvolumen und Herzfrequenz steigen reflektorisch an.
Handelspräparate und Dosierung: s. Tabelle 2.
Nebenwirkungen: (reflektorische) Tachykardie, welche meist die gleichzeitige Gabe von β-Rezeptorenblockern notwendig macht. Natrium- und Flüssigkeitsretention; Minoxidil muß deshalb in Kombination mit Diuretika gegeben werden. Nicht selten sind hohe Dosen von Furosemid oder anderen, stark wirksamen Diuretika zur Erzielung einer ausreichenden Natrium- und Flüssigkeitselimination erforderlich. Bei längerfristiger Gabe entwickelt sich im Bereich des

Gesichts, des Stamms und der Extremitäten eine Hypertrichose, welche die Anwendbarkeit dieser Substanz bei Frauen erheblich einschränkt. Elektrokardiographisch kann eine Abflachung oder Inversion positiver T-Wellen bzw. eine verstärkte Inversion vorher negativer T-Wellen besonders in I, aVL und V_3-V_6 auftreten. Die EKG-Veränderungen zeigen im Verlauf von einigen Monaten eine rückläufige Tendenz. Vereinzelt wurde das Auftreten einer serösen Perikarditis unter der Einnahme von Minoxidil beobachtet.

1.4.5 Praktisches Vorgehen

Außer bei Kranken mit schwerer bzw. maligner Hypertonie (s. ds. Kap., 1.5.2) oder bei hypertensiven Notfallsituationen (s. ds. Kap., 1.5.1) ist die *ambulante* Blutdruckeinstellung der *stationären* Einleitung der Therapie vorzuziehen, da das *Ziel der Behandlung* sein muß, den erhöhten Blutdruck *unter Alltagsbedingungen* auf die durchschnittliche Altersnorm (s. ds. Kap., 1.1) einzustellen. Hierbei sind besonders folgende Gesichtspunkte zu beachten:

a) *Geschwindigkeit der Blutdrucksenkung:* Rasche Blutdrucksenkungen werden subjektiv oft schlecht vertragen und können gefährliche Komplikationen (zerebrale Ischämie, schwere Orthostasereaktionen) hervorrufen. Durch einschleichende Dosierung und langsame Dosissteigerung muß der Blutdruck *allmählich,* je nach Lage des Falles innerhalb von Wochen oder Monaten, auf normotensive Werte gesenkt werden.

b) *Blutdrucksenkung bei Niereninsuffizienz und Gefäßkomplikationen:* Unter der Blutdrucksenkung kann sich eine vorher bestehende Niereninsuffizienz verschlimmern. Meist kommt es jedoch nach initialer Verschlechterung unter anhaltender Blutdrucksenkung langfristig wieder zu einer Besserung der Nierenfunktion. Es gibt keinen Grenzwert harnpflichtiger Substanzen im Blut, der eine Kontraindikation für die antihypertensive Therapie darstellen würde. *Wichtig:* Bei eingeschränkter Nierenfunktion (Serumkreatinin > 1,5 mg%) dürfen kaliumsparende Diuretika entweder nicht mehr oder nur unter häufigen Kontrollen des Serum-Kaliumspiegels verordnet werden, da sonst eine bedrohliche Hyperkaliämie entstehen kann. Thiazidderivate sind bei stärkergradig eingeschränkter Nierenfunktion nicht mehr sicher antihypertensiv wirksam. Als Saluretika sind daher vorzugsweise Furosemid oder Bumetanid einzusetzen. – Bei eingeschränkter Nierenfunktion können folgende Substanzen kumulieren: Clonidin, α-Methyldopa, Dihydralazin, Captopril und Enalapril sowie die β-Rezeptorenblocker Atenolol und Sotalol. Keinen Einfluß auf die Elimination hat die Niereninsuffizienz im Falle von Reserpin, Propranolol, Pindolol, Kalziumantagonisten, Guanfacin und Prazosin. Generell sollte eine antihypertensive Therapie bei niereninsuffizienten Hypertonikern mit kleinen Dosen begonnen und eine Dosissteigerung von der beobachteten antihypertensiven Wirkung abhängig gemacht werden. – Bei Kranken mit fortgeschrittener Arteriosklerose der

Hirngefäße kann Minderung des Perfusionsdrucks Schwindel, Unruhe- und Verwirrtheitszustände hervorrufen. Hier muß die Toleranzgruppe der Blutdrucksenkung durch vorsichtige Dosissteigerung „titriert" werden.

c) *Vermeidung von Orthostasereaktionen:* Tritt unter der antihypertensiven Therapie (besonders unter α-Methyldopa und Prazosin) ein stärkergradiger orthostatischer Blutdruckabfall auf, so muß, falls ein Wechsel der Medikation nicht in Betracht kommt, der Blutdruck auf *Normotension im Stehen* eingestellt werden.

d) *Wechsel der Therapie:* Hochdrucktherapie ist *Dauertherapie. Abruptes Absetzen der Medikamente* (besonders von höheren Clonidin-Dosen) kann gefährliche Blutdruckanstiege auslösen. Ein *Wechsel der Medikation* sollte nur bei ungenügender Wirkung oder bei Auftreten störender Nebenwirkungen schrittweise erfolgen. Bei manchen Patienten ist es im Laufe der Behandlung möglich, die Dosis der antihypertensiven Medikamente zu reduzieren; in Einzelfällen kann nach jahrelanger antihypertensiver Therapie die Medikation sogar ganz abgesetzt werden.

1.4.5.1 Wahl der Medikamente (Abb. 1)

Im Einzelfall läßt sich nie voraussagen, auf welche Pharmaka der Patient am günstigsten anspricht.

Monotherapie: Der Versuch, die Therapie mit einer einzigen Substanz durchzuführen, ist nur bei Patienten mit *leichter* bis *mittelschwerer* Hypertonie (etwa bis zu diastolischen Blutdruckwerten von 105 mmHg) sinnvoll. Für die *Monotherapie* besonders geeignet sind *β-Rezeptorenblocker, Kalziumantagonisten, ACE-Hemmer* (s. Tab. 2) oder *Saluretika* (s. Tab. 3). β-Rezeptorenblocker werden bevorzugt bei Patienten in jüngerem bis mittlerem Lebensalter (etwa bis zum 60. Lebensjahr), Saluretika und Kalziumantagonisten in erster Linie beim älteren Patienten eingesetzt.

Kombinationstherapie: Eine Kombinationstherapie (Abb. 1 und Tab. 4) ist in jenen Fällen indiziert, bei denen mit einer einzigen Substanz in einem Dosisbereich, der noch nicht zu unerwünschten Nebenwirkungen führt, keine Blutdrucknormalisierung zu erreichen ist. Durch gleichzeitige Verabreichung niedriger Dosen mehrerer Pharmaka mit verschiedenartigem Angriffspunkt wird eine Addition der antihypertensiven Wirkung ohne Addition der Nebenwirkungen, die ja bei den verschiedenen Stoffklassen unterschiedlich sind, erreicht. Für die Kombinationstherapie besonders geeignet sind *Saluretika,* die mit jedem anderen Antihypertensivum kombiniert werden können. Neben dem eigenen blutdrucksenkenden Effekt der Saluretika ist für die Kombinationstherapie bedeutungsvoll, daß sie eine Resistenzentwicklung verhindern können, die nicht selten nach längerer Gabe anderer Pharmaka (z. B. Reserpin oder α-Methyldopa) auftritt und die zumindest teilweise auf eine Natrium- und Wasserretention zurückzuführen ist. Die Kalziumantagonisten Nifedipin und

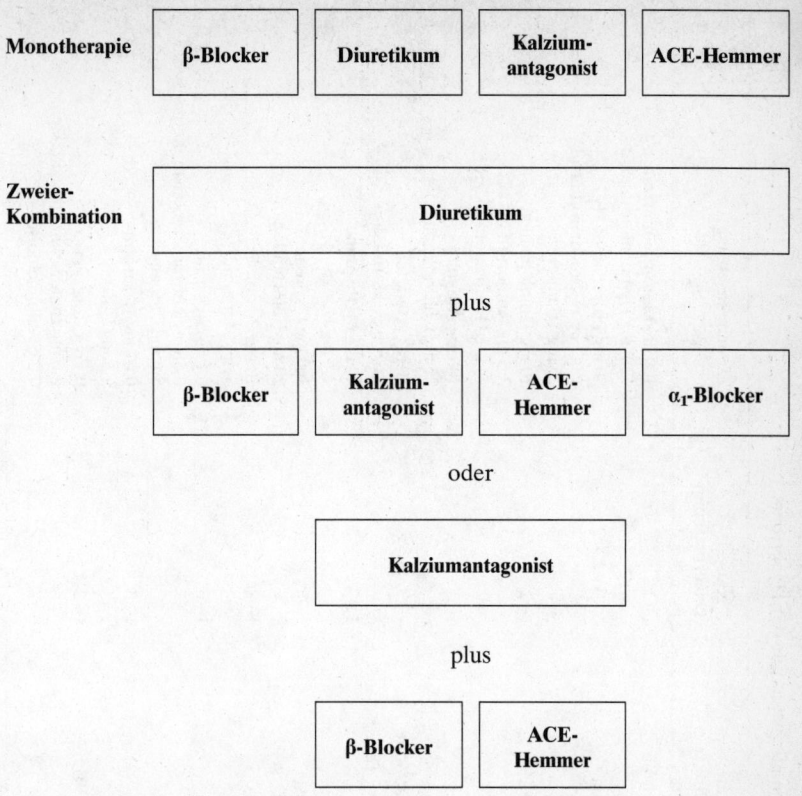

Abb. 1. Empfehlungen der „Deutschen Liga zur Bekämpfung des hohen Blutdruckes" zur Stufentherapie der Hypertonie (1988)

Nitrendipin können auch ohne zusätzliche Gabe eines Diuretikums mit einem β-Rezeptorenblocker kombiniert werden. Bei Bradykardie und/oder AV-Überleitungsstörungen und/oder vorgeschädigtem linken Ventrikel ist die kombinierte Gabe der Kalziumantagonisten Diltiazem und Verapamil mit einem β-Rezeptorenblocker nicht empfehlenswert.

Wirkt keine der in Abbildung 1 angegebenen Kombinationen ausreichend, so kommt die Kombination des Vasodilatators *Minoxidil* zusammen mit einem stark wirksamen Saluretikum (z.B. Furosemid) und einem β-Rezeptorenblocker in Betracht.

Begleiterkrankungen oder zusätzliche Komplikationen können eine Modifikation des Stufenplans nahelegen:

Koronare Herzkrankheit: β-Blocker, Kalziumantagonisten.

Tabelle 4: Handelsfertige Kombinationen für die Kombinationstherapie der Hypertonie

Indikation	Substanzgruppen	Kombinationspräparate (Auswahl)	Tagesdosis (Dauertherapie)	Zusammensetzung
Leichte bis mittelschwere Hypertonie	β-Rezeptorenblocker + Saluretikum	Beloc® comp (Tbl.)	1–2	100 mg Metoprololtartrat 12,5 mg Hydrochlorothiazid
		Dociteren® (Tbl.)	2×1–2×2	80 mg Propranolol-HCl 12,5 mg Hydrochlorothiazid 25 mg Triamteren
		Moducrin® (Tbl.)	1–2	10 mg Timololmaleat 2,5 mg Amilorid-HCl 25 mg Hydrochlorothiazid
		Teneretic® (Tbl.)	1	100 mg Atenolol 25 mg Chlortalidon
		Teneretic® mite (Tbl.)	1–2	50 mg Atenolol 12,5 mg Chlortalidon
		Torrat® (Tbl.)	1×1–2×2	20 mg Methypranol 2,5 mg Butizid
		Trasitensin® retard (Drg.)	1–2	160 mg Oxprenolol-HCl 20 mg Chlortalidon
		Viskaldix® (Tbl.)	1–2	10 mg Pindolol 5 mg Clopamid
	Rauwolfiaalkaloide + Saluretikum	Briserin® (Drg.)	1–3	0,1 mg Reserpin 0,58 mg Dihydroergocristinmethansulfat 5,0 mg Clopamid
		Modenol® (Drg.)	1–3	0,07 mg Reserpin 2,5 mg Butizid
		Repicin® (Drg.)	1–2	0,1 mg Reserpin 2,0 mg Bendroflumethiazid 0,2 g Kaliumchlorid

Tabelle 4 (Fortsetzung)

Indikation	Substanzgruppen	Kombinationspräparate (Auswahl)	Tagesdosis (Dauertherapie)	Zusammensetzung
	oder	Resaltex® (Tbl.)	1–2	0,125 mg Reserpin 25,0 mg Hydrochlorothiazid 50 mg Triamteren
	Reserpin *+ Dihydralazin* *+ Saluretikum*	Adelphan-Esidrix®	1–3	0,1 mg Reserpin 10,0 mg Dihydralazin 10,0 mg Hydrochlorothiazid
		Elfanex®	1–3	0,1 mg Reserpin 10,0 mg Dihydralazin 10,0 mg Hydrochlorothiazid 0,3 g Kaliumchlorid
Mittelschwere bis schwere Hypertonie	β-Rezeptorenblocker + Saluretikum + Hydralazin	Trepress® (Drg.)	1–4	80 mg Oxprenolol-HCl 25 mg Hydralazin-HCl 10 mg Chlortalidon
	oder Prazosin + Saluretikum	Polypress® (Drg.)	1–4	0,5 mg Prazosin 0,25 mg Polythiazid
	oder α-Methyldopa + Saluretikum	Sali-Presinol® (Tbl.)	2×1–3×2	250,0 mg α-Methyldopa 10,0 mg Mefrusid
		Sembrina-Saltucin® (Drg.)	2×1–3×2	250,0 mg α-Methyldopa 1,0 mg Butizid
	oder Clonidin + Saluretikum	Combipresan® 150 Perlongetten	1×1	0,150 mg Clonidin 15,0 mg Chlortalidon
	oder Captopril + Saluretikum	Capozide® 25 (50)	2×1 (25) – 2×1 (50)	25 (50) mg Captopril 25 mg Hydrochlorothiazid
	oder Enalapril + Saluretikum	Pres® plus Renacor®	1×1	10 mg Enalapril 25 mg Hydrochlorothiazid

Herzinsuffizienz: bevorzugt Diuretika, evtl. kombiniert mit postsynaptischen α_1-Blockern oder Captopril
Diabetes mellitus: Zurückhaltung mit Diuretika und β-Blockern
Gicht: Zurückhaltung mit Diuretika
Obstruktive Ventilationsstörungen: Kalziumantagonisten, ACE-Hemmer und postsynaptische α_1-Blocker bevorzugen. β-Blocker kontraindiziert.
Niereninsuffizienz: bei Serumkreatinin > 2,0 mg/dl Gabe von stark wirksamen Saluretika; kaliumsparende Diuretika kontraindiziert; Dosis von Atenolol, Nadolol und Sotalol sowie von Captopril und Enalapril reduzieren
jüngere Hypertoniker: bevorzugt β-Blocker
ältere Hypertoniker (> 65 Jahre): bevorzugt Diuretika oder Kalziumantagonisten

1.4.6 Digitalisbehandlung

Sofern eine Herzinsuffizienz besteht, die mit Diuretika allein nicht ausreichend behandelbar ist, ist eine Digitalisbehandlung indiziert. *Wichtig:* Viele Patienten unter Saluretikatherapie neigen zu einer Hypokaliämie, welche zur Digitalisüberempfindlichkeit führen kann. Eine sorgfältige Überwachung des Serum-Kaliumspiegels und notfalls die Einleitung einer Substitutionsbehandlung (z. B. durch Gabe von Kalinor®, Rekawan® oder Kalium-Duriles®) oder (besser) die zusätzliche Gabe kaliumsparender Substanzen (s. ds. Kap., 1.4.4a und Tab. 3) ist daher angezeigt.

1.4.7 Therapieüberwachung
Blutdruckmessung

Zu den notwendigen Überwachungsmaßnahmen in der Hochdrucktherapie gehören regelmäßige Blutdruckmessungen sowie die Erfassung subjektiver und objektiver Nebenwirkungen der Therapie. Die Messung des Blutdrucks kann im Sitzen oder Liegen erfolgen. Bei Anwendung von Medikamenten, die zu orthostatischem Blutdruckabfall führen können (z. B. α-Methyldopa, Prazosin) muß der Blutdruck zusätzlich im Stehen gemessen werden. In der Anfangsphase der Therapie sind bis zum Erreichen normaler Blutdruckwerte häufigere Kontrollen im Abstand von etwa 1–2 Wochen notwendig. Nach guter Blutdruckeinstellung genügen häufig Kontrolluntersuchungen in vierteljährigen Abständen. Bei therapeutisch schwer einstellbarer Hypertonie können jedoch zur Therapieanpassung wesentlich häufigere Kontrollen, u. U. in einwöchigen Abständen, notwendig werden. Sehr bewährt hat sich die *zusätzliche Blutdruckmessung durch den Patienten* mit Hilfe hierfür geeigneter Apparate. Der Patient wird nach entsprechender Anleitung durch den Arzt angehalten, seinen Blutdruck anfänglich täglich mehrmals (z. B. morgens und abends) zu messen, die Blutdruckwerte zu protokollieren und die Protokolle in die Sprechstunde mitzubringen. Bei guter Einstellung genügen u. U. monatliche Selbstmessungen. Besonders wichtig ist die Selbstkontrolle bei schwerer Hypertonie, da durch die Kenntnis der unter Alltagsbedingungen gemessenen Blutdruckwerte die Gefahr einer Unter- bzw. Überdosierung der Medikamente am leichtesten vermieden wird.

Medikation
Bei jeder Wiedervorstellung des Patienten muß sorgfältig nach *Nebenwirkungen der Arzneimittel* gefragt werden. Insbesondere bei Medikamenten, die zu einer Sedation führen können, ist die Möglichkeit einer *Beeinträchtigung der Verkehrstüchtigkeit* oder einer *Gefährdung am Arbeitsplatz* gegeben. Unerwünscht starke Sedationserscheinungen müssen daher Anlaß zu einem Wechsel der Therapie geben.
Mindestens 50% der Hochdruck-Patienten nehmen ihre Medikamente unregelmäßig oder überhaupt nicht mehr ein. Es ist daher wichtig, die Patienten über die möglichen Komplikationen einer ungenügend behandelten Hypertonie aufzuklären und sie zur dauerhaften Mitarbeit zu motivieren.
Es hat sich gezeigt, daß folgende Maßnahmen geeignet sind, die Kooperationsbereitschaft von Hypertonie-Patienten zu erhöhen:
a) zusätzliche Blutdruckmessung durch den Patienten,
b) einfaches Therapieschema mit möglichst nur zwei- oder einmaliger Medikamenteneinnahme pro Tag,
c) feste Vereinbarung eines Wiedervorstellungstermins zur Kontrolluntersuchung.

Laboruntersuchungen
Eine Behandlung mit Saluretika vom Sulfonamid-Typ bzw. mit saluretikahaltigen Kombinationspräparaten kann zu einem Absinken des Serum-Kaliumspiegels sowie zu einem Anstieg des Blutzuckers, der Serum-Harnsäure und der Serumlipide führen. Bei Stoffwechselgesunden und insbesondere bei jüngeren Hypertonikern genügen jährliche Kontrollen dieser Parameter. Bei gleichzeitiger Digitalisierung sollte der Serum-Kaliumspiegel 1–2 Wochen nach Therapiebeginn und danach in vierteljährigen Abständen kontrolliert werden. Bei Auftreten einer stärkergradigen Hypokaliämie können jedoch häufigere Kontrollen bzw. Korrekturmaßnahmen (Kaliumsubstitution; Gabe von kaliumsparenden Diuretika) notwendig werden. Bei latentem Diabetes mellitus, Vorliegen von Lipidstoffwechselstörungen oder Neigung zur Hyperurikämie sind Kontrollen des Blutzuckers, von Cholesterin und Triglyzeriden im Serum bzw. der Serum-Harnsäure in dreimonatigen Abständen zu empfehlen. Bei eingeschränkter Nierenfunktion sind regelmäßige Kontrollen der Nierenfunktion, z. B. durch Bestimmung des Serumkreatinins, besonders zu Beginn der Therapie angezeigt. In grö-

ßeren Zeitabständen, die durch Verlauf und Schwere der Erkrankung bestimmt werden, sollten der Augenhintergrund kontrolliert sowie eine Röntgen-Thorax-Aufnahme und ein Elektrokardiogramm angefertigt werden.

1.5 Spezielle therapeutische Probleme
1.5.1 Hypertensive Notfälle
1.5.1.1 Definition

Ein hypertensiver Notfall, der eine rasche Blutdrucksenkung erforderlich macht, liegt nur dann vor, wenn stark erhöhte Blutdruckwerte mit Folgeerscheinungen wie *Hochdruckenzephalopathie* (Symptome: Kopfschmerzen, Sehstörungen, Schwindelerscheinungen, Bewußtseinsstörungen, neurologische Ausfallserscheinungen), *Lungenödem, Angina pectoris* oder *dissezierendes Aortenaneurysma* vorliegen. Der hypertensive Notfall wird nicht allein durch die Höhe der Blutdruckwerte bestimmt, da auch bereits eine mäßiggradige Blutdruckerhöhung etwa bei Aortenaneurysma oder einem Lungenödem eine hypertensive Notfallsituation bedeuten kann.

1.5.1.2 Therapie

Bei hypertensiven Notfallsituationen muß der Blutdruck schnell, d.h. innerhalb von einer ¼–½ h, gesenkt werden. Da eine zu starke Blutdrucksenkung Komplikationen wie Hirn- oder Myokardinfarkt nach sich ziehen kann, sollte der Blutdruck im allgemeinen nicht stärker als auf etwa 110 mmHg diastolisch gesenkt werden. Bei Vorliegen eines Lungenödems oder eines Aortenaneurysmas ist jedoch häufig eine stärkere Blutdrucksenkung notwendig. Der Zielblutdruckwert muß deshalb individuell festgelegt werden. Bei Schlaganfall mit reaktivem Blutdruckanstieg darf keine rasche oder starke Blutdrucksenkung durchgeführt werden.

a) *Behandlung durch den Hausarzt:* Wegen der Notwendigkeit einer kontinuierlichen Überwachung des Blutdrucks ist *Klinikeinweisung* erforderlich. Der Hausarzt sollte die Behandlung jedoch schon einleiten. Hierfür kommen folgende Pharmaka in Betracht:

Nifedipin (Adalat®): Kapsel (5 mg) zerbeißen und schlucken. Wirkungseintritt innerhalb weniger min. Wiederholung möglich. Bei nicht ausreichendem Effekt:

Clonidin (Catapresan®): 0,15 mg langsam i.v., bei nicht ausreichender Wirkung nach 30 min 0,3 mg i.v.; Wirkungseintritt nach 10 min. Nebenwirkung: Sedation (evtl. erwünscht, bei somnolenten Patienten jedoch störend) *und/oder*

Dihydralazin (Nepresol®): ¼ Amp. (= 6,25 mg) langsam i.v. Wirkungseintritt nach 5–10 min, Wirkungsdauer 4–6 h. Bei ungenügender Wirkung nach etwa 20 min eine weitere ¼–½ Amp. (6,25–12,5 mg) i.v. Bei Auftreten einer stärkergradigen Tachykardie oder von Stenokardien *zusätzliche Gabe eines β-Rezeptorenblockers* (z.B. Dociton®, Initialdosis 1 mg i.v., Maximaldosis 10 mg; Visken®, Initialdosis 0,4 mg i.v., Maximaldosis 2 mg). Die parenterale Gabe von Dihydralazin ist bei Patienten mit Angina pectoris kontraindiziert. Kontraindikationen der β-Rezeptorenblocker s. ds. Kap., 1.4.4b.

Bei nicht ausreichendem Effekt:
Diazoxid (Hypertonalum®): 150 mg i.v. Bei fehlender Wirkung nach 15 min 300 mg i.v. Wirkungseintritt sofort. Dauer der Blutdrucksenkung 4−5 (bis 12) h. Maximale Tagesdosis 900−1500 mg. Der blutzuckererhöhenden Nebenwirkung von Diazoxid kommt bei kurzer Behandlungsdauer keine praktische Bedeutung zu. Bei Auftreten stärkergradiger Tachykardien Gabe von β-Rezeptorenblockern (s.o. sowie ds. Kap., 1.4.4b).

Sofern keine Kontraindikation vorliegt (z.B. Dehydratation, Hyponatriämie), empfiehlt sich bei der Behandlung hypertensiver Notfälle stets *zusätzlich* die Gabe von 20 mg Furosemid (Lasix®) i.v.; bei Niereninsuffizienz und Überwässerung sind ggf. höhere Dosierungen von Furosemid notwendig.

b) *Behandlung in der Klinik:* Die unter a) aufgeführten Maßnahmen werden in gleicher Weise auch in der Klinik angewendet. Bleibt der Therapieerfolg unbefriedigend und ist ein *Phäochromozytom* nicht sicher ausgeschlossen, so empfiehlt sich ein Versuch mit *Phentolamin (Regitin®),* initial 5 mg, ggf. weitere 5 mg nach 5 min. Die (nicht absolut spezifische!) Wirkung zeigt sich sofort oder gar nicht. Im positiven Fall sowie bei bereits nachgewiesenem Phäochromozytom wird die Therapie mit α-adrenergen Blockern fortgesetzt (s. ds. Kap., 1.6.1.1).

Nur in den verbleibenden *therapieresistenten* Fällen ist die Gabe von *Nitroprussid-Natrium (Nipruss®* [Amp. mit 60 mg]) angezeigt.

Nitroprussid-Natrium ist die am stärksten wirksame blutdrucksenkende Substanz. Der Wirkungseintritt bei intravenöser Verabreichung ist prompt und dosisabhängig, die Wirkungsdauer jedoch auf wenige min beschränkt, so daß es nur per infusionem angewendet werden kann. Die Lösung muß über einen *zentralen* Venenkatheter mittels Infusionspumpe infundiert werden. Anfangsdosis 20 µg/min. Blutdruckmessungen anfänglich jede min erforderlich, nach 5 min kann die Dosis schrittweise bis zum Erreichen des gewünschten Blutdruckniveaus gesteigert werden; dann Blutdruckkontrollen alle 10 min. Als *Nebenwirkungen* werden Tachykardie, Tachypnoe, verschiedenartige subjektive Mißempfindungen und gelegentlich Erbrechen beobachtet. Bei Anwendung über 48−72 h hinaus müssen die Serumkonzentrationen von Thiozyanat überprüft werden, insbesondere bei Niereninsuffizienz. Die unkontrollierte längerdauernde Gabe hoher Dosen kann eine Thiozyanat- oder Zyanid-Intoxikation hervorrufen.

Zusätzliche Maßnahmen
Lagerung: Durch Hochlagerung des Oberkörpers und Tieflagerung der Beine (Herzbett) kann die orthostatische Nebenwirkung antihypertensiver Pharmaka therapeutisch genutzt werden.
Sedierung: Bei Angstzuständen oder Agitiertheit Diazepam (Valium®) 5–10 mg langsam i. v.
Diurese: Bei Hochdruckenzephalopathie oder Herzinsuffizienz forcierte Diurese durch i. v. Gabe schnellwirkender Saluretika (Furosemid) [Lasix®] oder Etacrynsäure [Hydromedin®]). *Wichtig:* Hypertensive Notfälle können mit *Hyponatriämie* und *Hypovolämie* einhergehen. In solchen Fällen besteht initial die Notwendigkeit zu (parenteraler oder oraler) Kochsalz- und Volumensubstitution, Diuretika sind zu vermeiden.
Digitalisierung: Bei Herzinsuffizienz Digitalisierung mit schnellwirkenden Präparaten (Strophanthin oder Digoxin i. v.).
Sobald der Blutdruck ausreichend kontrolliert ist und der Zustand des Patienten es erlaubt, geht man von der parenteralen Behandlung zu einer oralen Dauertherapie über.

1.5.1.2 Phäochromozytom (s. ds. Kap., 1.6.1.1)
1.5.1.3 Präeklampsie und Eklampsie
Auf die generelle Behandlung der Präeklampsie und Eklampsie kann hier nicht näher eingegangen werden. Für die Behandlung der *krisenartigen Blutdruckanstiege* bei Präeklampsie und Eklampsie hat sich besonders die i. v. Gabe von Dihydralazin (Nepresol®; Initialdosis 6,25 mg = ¼ Amp., langsam i. v.) bewährt. Die Weiterbehandlung erfolgt in schrittweise zu steigernden Dosen von 4–8–12 mg/h oder mehr mittels Infusionspumpe bis zum Erreichen eines diastolischen Wertes zwischen 80–90 mmHg, kombiniert mit antikonvulsiven Maßnahmen, wie Gabe von Magnesiumsulfat und eine medikamentöse Sedierung. Bei tachykarden Reaktionen unter der Verabfolgung von Dihydralazin oder bei unzureichender blutdrucksenkender Wirksamkeit ist eine Kombination mit kleinen Dosen eines relativ β_1-selektiven Rezeptorenblockers sinnvoll. Alternative: i. v. Gabe von Diazoxid (Hypertonalum®; Einzeldosis 30 mg!) (Lindheimer et al., Contr. Nephrol., Vol. 23 [1980] 125–149).

1.5.2 Maligne Hypertonie
Die medikamentöse Behandlung der malignen Hypertonie erfolgt nach den Prinzipien der Kombinationstherapie (s. ds. Kap., 1.4.5.1). Da die Behandlung mit stark wirksamen Pharmaka in hoher Dosierung erhebliche Nebenwirkungen zur Folge haben kann, sollte die Einstellung in der Klinik erfolgen. In therapieresistenten Fällen, bei denen auch mit einer hochdosierten Kombinationstherapie keine Blutdrucksenkung zu erzielen ist, kann der vorüber-

gehende Einsatz von Diazoxid oder Natriumnitroprussid notwendig werden (s. ds. Kap., 1.5.1.1).

1.5.3 Hochdrucktherapie bei Niereninsuffizienz (s. ds. Kap., 1.4.5b)

1.5.4 Hochdrucktherapie und Narkose

Neuere Untersuchungen haben gezeigt, daß es günstiger ist, die antihypertensive Langzeittherapie bis zum Tag des operativen Eingriffs und darüber hinaus fortzusetzen, als die Medikation vor der Operation abzusetzen. *Wichtig:* Unter dem Einfluß von mit dem sympathischen Nervensystem interferierenden Substanzen (Reserpin, β-Rezeptorenblocker, α-Methyldopa, Clonidin) muß während der Narkose mit einem relativen Überwiegen des Parasympathikotonus und der Gefahr einer *extremen Bradykardie* gerechnet werden. In solchen Fällen ist *Atropin,* ggf. in hoher Dosierung, oder *Orciprenalin* (Alupent®) als Antidot zu verabfolgen. Bei diuretikainduzierter Hypokaliämie, Hyponatriämie bzw. Hypovolämie wird eine entsprechende Elektrolyt- bzw. Flüssigkeitssubstitution notwendig. Muß wegen eines *intraoperativen Blutdruckabfalls Noradrenalin* verabreicht werden, so ist zu beachten, daß insbesondere Reserpin, α-Methyldopa und Clonidin dessen Wirkung erheblich verstärken, Indoramin, Prazosin und Labetalol die Wirkung abschwächen können. Als mittlere Dosierung ist 0,01−0,02 mg Noradrenalin/min zu empfehlen. *Postoperativ* ist in Abhängigkeit von den Blutdruckwerten zu entscheiden, ob und in welcher Dosierung die antihypertensive Medikation fortgesetzt werden soll.

1.5.5 Hypertonie und Schwangerschaft

Erhöhte Blutdruckwerte im 2. und 3. Trimenon der Schwangerschaft bedingen eine erhöhte Inzidenz von Wachstumsstörungen des Feten sowie eine erhöhte perinatale Mortalität. Bei Vorliegen einer leichten essentiellen Hypertonie ohne Nierenbeteiligung braucht von einer Schwangerschaft nicht abgeraten zu werden, da die Komplikationsrate bei entsprechender antihypertensiver Therapie gering ist. Bei schwerer bzw. maligner Hypertonie sowie bei renal bedingter Hypertonie treten häufig Pfropfgestosen mit Gefährdung der Mutter, der Gefahr der Fruchtschädigung und der Totgeburt auf. In solchen Fällen ist daher ein Konzeptionsschutz dringend anzuraten. Ist eine Schwangerschaft bereits eingetreten, so ist die Indikation zur Interruptio im 1. Trimenon gegeben. In Fällen, bei denen eine Schwangerschaftsunterbrechung nicht in Betracht kommt oder die Gravidität schon zu weit fortgeschritten ist, müssen Patientinnen während der gesamten Schwangerschaft in mindestens 14tägigen Abständen kontrolliert werden, um die Entstehung einer Pfropfgestose rechtzeitig zu erfassen. Für die medikamentöse Therapie der Hypertonie in der Schwangerschaft kommen in erster Linie α-Methyldopa und *Dihydralazin* in Betracht. Günstige Erfahrungen liegen auch mit den β-Rezeptorenblockern *Metroprolol* und *Oxprenolol* (s. Tab. 2) vor.

1.6 Operativ heilbare Hochdruckformen
1.6.1 Hypertonie bei endokrinen Störungen
1.6.1.1 Phäochromozytom
1.6.1.1.1 Ätiopathogenese

Phäochromozytome sind Tumoren, die sich von chromaffinen Zellen des Nebennierenmarks oder des Sympathikusgrenzstranges ableiten und durch vermehrte Katecholaminausschüttung zur Hypertonie führen. Etwa 80% der Phäochromozytome sind im Bereich der Nebennieren lokalisiert. *Extraadrenale* Phäochromozytome finden sich am häufigsten paravertebral entlang dem lumbalen Grenzstrang des Sympathikus. Weniger als 5% der Tumoren sind maligne.

1.6.1.1.2 Klinik

Leitsymptome und -befunde: Charakteristisch sind stark schwankende Blutdruckwerte, es können normotensive Intervalle von längerer Dauer auftreten. Bei etwa 50% der Patienten liegt jedoch eine Dauerhypertonie vor. *Krisenartige* Blutdruckanstiege können sowohl aus einem normotensiven Intervall heraus wie auch bei Dauerhypertonie auftreten. Charakteristische Beschwerden bzw. Symptome: Schweißneigung, anfallsweise Blässe des Gesichts, Akrozyanose, Herzjagen, Herzklopfen, Kopfschmerzen, Schwindelgefühl, Übelkeit, abdominelle Schmerzzustände.
Diagnostische Hinweise: Als typisch, wenn auch keineswegs pathognomonisch gilt ein deutlicher Blutdruckabfall nach i.v. Gabe von Phentolamin (s.u.). Sicherung der Diagnose durch Nachweis einer erhöhten Ausscheidung von Noradrenalin bzw. Adrenalin und/oder deren Metaboliten (besonders nach einer Krise) oder durch Nachweis erhöhter Plasmakatecholaminkonzentrationen.
Lokalisationsdiagnostik: a) röntgenologisch (Computertomographie), b) Szintigraphie mit ^{131}I-Benzylguanidin, c) Bestimmung der Katecholamine in etagenweise aus der Vena cava entnommenem Blut.

1.6.1.1.3 Therapie

a) *Operation:* Die operative Entfernung des Tumors ist die Behandlung der Wahl. Eine medikamentöse Behandlung kommt nur zur Operationsvorbereitung sowie bei inoperablem bzw. nicht lokalisierbarem Phäochromozytom in Betracht.
b) *Medikamentöse Therapie: Indikationen:* Zur Operationsvorbereitung; zur Dauertherapie, sofern eine baldige Operation nicht möglich ist (z.B. bei Herzinsuffizienz, schlechtem Allgemeinzustand); bei malignem Phäochromozytom; bei kleinen, nicht lokalisierten Tumoren oder bei Tumoren, die wegen ihrer atypischen Lokalisation nicht angegangen werden können. Zur Behandlung der Hypertonie bei Phäochromozytom werden α-Rezeptorenblocker, zur Behandlung von Tachykardien oder Arrhythmien β-Rezeptorenblocker angewandt.

α-Rezeptoren blockierende Substanzen:
a) *Phentolamin* (Regitin®): Phentolamin eignet sich zur Bekämpfung *krisenhafter* Blutdrucksteigerungen (Anwendung beim liegenden Patienten unter ständiger Puls- und Blutdruckkontrolle). Zunächst Verabreichung von

2,5−5 mg i. v. Wirkungseintritt innerhalb von 30 sec. Ist innerhalb von 5 min kein deutlicher Blutdruckabfall eingetreten, werden weitere 5 mg i. v. verabreicht. Der blutdrucksenkende Effekt hält nur 5−10 min an (daher für die Langzeittherapie ungeeignet), im Bedarfsfall Phentolamin als Dauerinfusion, wobei die Dosis dem Blutdruckverhalten angepaßt werden muß. Gesamtdosis etwa 40−80 mg. *Nebenwirkungen:* Tachykardien, Arrhythmien.
b) *Phenoxybenzamin* (Dibenzyran®): Mittel der Wahl für die längerfristige Behandlung. Bei oraler Anwendung beginnt die Wirkung nach 1−2 h und hält etwa 3−4 Tage an. Anfangsdosis 10−20 mg/Tag p. o., allmähliche Dosissteigerung bis zur Einstellung des gewünschten Blutdruckniveaus, maximale Dosis etwa 200 mg/Tag. Nach i. v. Verabreichung tritt die maximale Wirkung nach 1 h ein. Dosis 1 mg/kg KG, zweckmäßigerweise als Infusion in 250−500 ml 0,9%iger Kochsalzlösung oder 5%iger Glukoselösung. Infusionsdauer nicht unter 1 h. Diese Applikationsform kommt insbesondere zur präoperativen Behandlung in Betracht.

β*-Rezeptoren blockierende Substanzen:*
Die Tachykardie bei Phäochromozytom wird durch die α-Rezeptorenblockade häufig sogar verstärkt; bei Tachykardie daher zusätzliche Therapie mit β-Rezeptorenblockern notwendig (allerdings erst nach Einleitung der α-adrenolytischen Therapie, da sonst bei Phäochromozytom nach β-Blockade mit einem Blutdruckanstieg zu rechnen ist).
Präparate und Dosierung: s. ds. Kap., 1.4.4b und 1.5.1.1.2a.

1.6.1.2 Primärer Aldosteronismus (Conn-Syndrom)
1.6.1.2.1 Ätiopathogenese
Dem Krankheitsbild liegt eine abnorm gesteigerte Bildung von Aldosteron zugrunde. Ursache des Aldosteronismus ist in den meisten Fällen ein solitäres Nebennierenrindenadenom, in seltenen Fällen kann die Symptomatik durch eine bilaterale Nebennierenrindenhyperplasie (den sog. *pseudoprimären Aldosteronismus*) verursacht werden.

1.6.1.2.2 Klinik
Leitsymptome und -befunde: Mäßiggradige bis schwere Hypertonie, Hypokaliämie, gesteigerte Aldosteronsekretion, Erniedrigung und geringe bis fehlende Stimulierbarkeit der Plasma-Reninaktivität.
Lokalisationsdiagnostik durch Computertomographie, Nebennierenphlebographie, seitengetrennte Aldosteronbestimmung im Nebennierenvenenblut, Szintigraphie mit 6β-^{131}I-iodomethyl-19-norcholest-5(10)-en-3β-ol.

1.6.1.2.3 Therapie
a) *Operation:* Die Therapie der Wahl bei solitärem Adenom ist die Entfernung der befallenen Nebenniere. Bei Vorliegen einer bilateralen Nebennierenrin-

denhyperplasie mit Aldosteronismus ist der medikamentösen Therapie der Vorzug zu geben; eine subtotale oder totale Adrenalektomie sollte nur bei medikamentös nicht einstellbarer Hypertonie erwogen werden.

b) *Medikamentöse Therapie:* Zur Dauertherapie, sofern eine baldige Operation nicht möglich ist (z.B. bei Herzinsuffizienz, schlechtem Allgemeinzustand) oder vom Patienten verweigert wird. Spezielle Indikation der medikamentösen Therapie bei sog. pseudoprimärem Aldosteronismus s.o.

Spironolacton (Aldactone®; Osyrol®): initial 200–400 mg/Tag p.o. Eine befriedigende Blutdrucksenkung ist erst nach 3–4 Wochen zu erwarten. In manchen Fällen Dosissteigerung bis zu 800 mg/Tag erforderlich. Dosis für Dauertherapie individuell stark unterschiedlich, gelegentlich genügen Dosen von 50 mg/Tag. – Falls Spironolacton subjektiv nicht vertragen wird (Nebenwirkungen s. Kap. 4), kommt ein Behandlungsversuch mit Amilorid (Arumil®) 2 × 10–20 mg/Tag in Betracht. – Durch Spironolacton bzw. Amilorid läßt sich in jedem Falle der Kaliummangel beseitigen. Sofern die blutdrucksenkende Wirkung ungenügend ist, kommt die zusätzliche Verordnung anderer Antihypertensiva in Betracht (s. ds. Kap., 1.4.5.1).

1.6.2 Hypertonie bei Aortenisthmusstenose

Die Aortenisthmusstenose sollte nach Möglichkeit noch im Kindesalter operativ beseitigt werden. Der Blutdruck wird durch die Korrektur der Stenose nicht in allen Fällen vollständig normalisiert, so daß eine zusätzliche medikamentöse Behandlung notwendig werden kann.

1.6.3 Hypertonie bei Nierenarterienstenose

Die Methode der Wahl stellt die transluminale Dilatation einer Nierenarterienstenose mit Hilfe eines doppellumigen Dilatationskatheters (perkutane transluminale Angioplastie nach Grüntzig) dar, deren Anwendung auch beim älteren Patienten in Betracht kommt.

Ein revaskularisierender Eingriff kommt heute nur noch bei Patienten unter 40 Jahren in Betracht, bei denen eine Angioplastie aus technischen Gründen nicht durchführbar ist. Mit höherem Lebensalter steigt die Operationsmortalität deutlich an, und die Heilungschancen durch die Operation nehmen ab. – Die primäre Nephrektomie sollte nur bei Vorliegen einer stark geschrumpften, nicht mehr funktionstüchtigen Niere ins Auge gefaßt werden.

Die Indikation zur perkutanen transluminalen Angioplastie bzw. zur Operation darf jeweils nur nach sorgfältiger *Spezialdiagnostik,* auf die hier nicht näher eingegangen werden kann, gestellt werden. Falls eine Dilatationsbehandlung oder Operation nicht in Betracht kommt, bleibt die Alternative einer konservativen medikamentösen Therapie der Hypertonie.

1.6.4 Hypertonie bei einseitiger Schrumpfniere
Die Indikation zur Entfernung einer einseitigen Schrumpfniere ist, unabhängig von der Genese, gegeben, wenn die Niere keine Ausscheidungsfunktion mehr zeigt und der Hochdruck durch eine medikamentöse Therapie schwer beeinflußbar ist. Die Nephrektomie ist kontraindiziert, wenn noch eine Restfunktion der einseitig kleinen Niere besteht und gleichzeitig eine Einschränkung der Globalfunktion beider Nieren, die auf eine Miterkrankung der anderen Niere hinweist, vorliegt.

1.7 Therapie der Hochdruckkomplikationen
Herzinfarkt s. Kap. 10, 1.5; Herzinsuffizienz s. Kap. 10, 2; Lungenödem s. Kap. 10, 1.3; Apoplexie s. Kap. 2,5; Niereninsuffizienz s. Kap. 14, 2.

2 Hypotonie

2.1 Definition
Die Grenzziehung zwischen Normo- und Hypotonie ist willkürlich; im allgemeinen wird von einer Hypotonie bei systolischen Blutdruckwerten unter 100−105 mmHg gesprochen.

2.2 Ätiopathogenese
Unter klinisch-praktischen Gesichtspunkten lassen sich die Hypotonien in akute bzw. vorübergehende sowie in chronische Formen einteilen. Unter den *chronischen* Hypotonien ist die *primäre* (konstitutionelle) Form, welche vorwiegend bei leptosomen jüngeren Frauen auftritt, die bei weitem häufigste. Sekundären Hypotonieformen können die in Tabelle 5 aufgeführten Ursachen zugrunde liegen.

2.3 Klinik
Leitsymptome und -befunde: Benommenheitsgefühl, Konzentrationsschwäche, Schweißneigung, Müdigkeit und Minderung der körperlichen und geistigen Leistungsfähigkeit. Die Beschwerden treten vorwiegend im Stehen bzw. Sitzen auf. Im Stehen Abfall des systolischen Blutdrucks, Verkleinerung der Blutdruckamplitude und Anstieg der Pulsfrequenz. Sehr selten sind Hypotonien infolge einer gestörten Sympathikusfunktion („asympathikotone Hypotonie"). Bei diesen Formen der Hypotonie sinkt im Stehen der systolische *und* diastolische Blutdruck ab, ohne daß die Pulsfrequenz ansteigt. Man unterscheidet die sogenannte *idiopathische orthostatische Hypotonie* mit niedrigen Plasma-Noradrenalinwerten im Liegen, bei welcher ein Defekt im Bereich des peripheren sympathischen Nervensystems vermutet wird, und die sogenannte *multiple Systematrophie*, die im Rahmen verschiedener neurologischer Erkrankungen auftritt und bei welcher eine zentralnervöse Störung der Blutdruckregulation zu vermuten ist. Beiden Formen der Hypotonie ist gemeinsam, daß es im Stehen nur zu einem subnormalen Anstieg der Plasma-Noradrenalinkonzentration kommt. − Das schwerwiegendste Symptom einer Hypotonie stellt die Synkope (definiert als kurzfristiger Bewußtseinsverlust infolge verminderter zerebraler Durchblutung) dar.

Diagnostische Hinweise: Die primäre (konstitutionelle) Hypotonie läßt sich nur per exclusionem, d. h. durch Ausschluß sekundärer Hypotonieformen, diagnostizieren.

2.4 Therapie

Eine Behandlung der Hypotonie ist nur dann erforderlich, wenn diese zu stärkeren Beschwerden führt. *Ziel* der Behandlung ist eine normale Adaptation des Kreislaufs an Lagewechsel des Körpers, insbesondere an längeres Stehen.

2.4.1 Therapie bei akuten oder vorübergehenden Hypotonien (Tab. 5)

a) *Vasovagale Synkope:* Eine Therapie erübrigt sich meist, da die wichtigste Maßnahme, nämlich Übergang in Horizontallage mit Kopftieflagerung, während der Synkope spontan erfolgt. Zusätzlich Hochlagerung der Beine.

b) *Hustensynkope:* Beseitigung der Ursache des Hustens, notfalls Gabe von hustenstillenden Mitteln.

c) *Karotissinussyndrom:* Der Patient muß darauf hingewiesen werden, anfallsauslösende Situationen (plötzliche Kopfdrehungen, Beugen und Strecken des Kopfes, Tragen von engen Hemdkrägen) zu vermeiden. Medikamentös

Tabelle 5: Einteilung und Ursachen der Hypotonien

A. *Akute* oder *vorübergehende* Hypotonien
  a) vasovagale Synkope
  b) Hustensynkope
  c) Karotissinussyndrom
  d) Hypotonie bei Infektionen, Intoxikationen, Zustand nach längerem Krankenlager

Sonstige Ursachen
Herzrhythmusstörungen s. Kap. 10, 3
Myokardinfarkt s. Kap. 10, 1.5
Lungenembolie s. Kap. 11, 7.2
Stoffwechselstörungen (Coma diabeticum, Coma hepaticum) s. Kap. 21

B. *Chronische* Hypotonieformen
  a) *primäre* (konstitutionelle) Hypotonie
  b) *sekundäre* Hypotonieformen

endokrin:	Nebennierenrindeninsuffizienz, Hypophysenvorderlappeninsuffizienz, Hypothyreose
kardiovaskulär:	Aortenstenose, Mitralstenose, Aortenbogensyndrom, Myokardiopathien
hypovolämisch:	chronische Dehydratation, Anämie, Hypalbuminämie (nephrotisches Syndrom, Malabsorption, Kachexie), Bartter-Syndrom
neurogen:	idiopathische orthostatische Hypotonie, multiple Systematrophie
medikamentös:	Antihypertensiva, Sympathikolytika, Neuroleptika, Tranquilizer, Sedativa

kann ein Behandlungsversuch mit Atropin unternommen werden. Bei gehäuften Synkopen muß ein Demand-Herzschrittmacher implantiert werden.

d) *Hypotonie bei Infektionen, Intoxikationen, Zustand nach längerem Krankenlager:* Falls erforderlich, kommen zusätzlich zu der spezifischen Behandlung des Grundleidens die bei der Therapie der *chronischen* primären Hypotonie genannten Maßnahmen (s. u.) in Betracht.

2.4.2 Therapie der chronischen Hypotonieformen
2.4.2.1 Behandlung der primären Hypotonie

An erster Stelle stehen Aufklärung und Beratung des Patienten, an zweiter Stelle physikalische Maßnahmen und an *letzter* Stelle die medikamentöse Behandlung.

a) *Aufklärung und Beratung:* Aufklärung über die Harmlosigkeit des Beschwerdebildes und die Tatsache einer oft sogar überdurchschnittlichen Lebenserwartung. Ratschläge für den Patienten: Kein plötzlicher Übergang vom Liegen zum Stehen, dazwischen einige Zeit Sitzen. Bei längerem Stehen häufig durch Wippen auf den Fußspitzen die Wadenmuskulatur betätigen. Starke Sonnenbestrahlung oder Hitzeeinwirkung meiden. Bei den Prodromi eines orthostatischen Kollapses sofort hinsetzen und Beine hochlagern, notfalls Kopf tieflagern.

b) *Physikalische Maßnahmen:* Regelmäßige körperliche Bewegung, Gymnastik und Sport (Waldlauf, Schwimmen), Wechselduschen, Bürstenmassagen sowie Kneippsche Anwendungen und klimatische Reize (Hochgebirge, See) werden zum Training des Herz-Kreislaufsystems empfohlen.

c) *Pharmakotherapie: Sympathomimetika.* Ihre Wirkung ist in der Regel kurzdauernd, die Resorption ist bei oraler Gabe schwankend. Etilefrin (Effortil®), 3–5 × 5 mg/Tag p.o., Effortil® Depot Perlongetten®, 1–2/Tag p.o., Norfenefrin-HCl (Novadral®), Novadral retard®, 2–3 × 15 mg/Tag p.o., in schweren Fällen Novadral retard® Forte, 2–3 × 45 mg/Tag p.o. Octopamin-HCl (Norphen® retard), 1–3 × 150 mg/Tag p.o. – Sympathomimetika können zu Tachykardie führen und sollten deshalb nur bei normaler Herzfrequenz verordnet werden.

Dihydroergotamin (Dihydergot®, Tonopres®): tonisierende Wirkung auf die Kapazitätsgefäße; seine periphere α-sympathikolytische Wirkung tritt nur bei sehr hohen Dosen in Erscheinung. Es bewirkt im allgemeinen keine Tachykardie. Dosierung: Dihydergot®, 3 × 1–2 mg/Tag p.o., Dihydergot® retard, Tonopres® forte, 2–3 × 2,5 mg/Tag p.o.

Mineralokortikoide: Sie bewirken eine Zunahme des Plasmavolumens sowie eine initiale Erhöhung des Schlag- und Herzzeitvolumens, sekundär steigt der periphere Gesamtwiderstand an. Zur oralen Anwendung geeignet ist Fludrocortison (Astonin®-H, Fludrocortison Heyden), 1–4 × 0,1 mg/Tag

p. o. Die Wirkung der Mineralokortikoide wird durch erhöhte Kochsalzzufuhr (15−20 g pro Tag) verstärkt. Das Körpergewicht nimmt bei Mineralokortikoidapplikation um durchschnittlich 0,5−3 kg zu. Der Serum-Kaliumspiegel kann absinken und sollte deshalb gelegentlich kontrolliert werden.
Kontraindiziert sind Mineralokortikoide bei bestehender Ödemneigung (Herzinsuffizienz, Leberzirrhose, nephrotisches Syndrom, Schwangerschaftsödeme).

2.4.2.2 Behandlung der sekundären Hypotonieformen

Im Vordergrund steht, sofern möglich, die Behandlung des Grundleidens. Zusätzlich kommen die bei der primären Hypotonie besprochenen therapeutischen Maßnahmen in Betracht. Bei Patienten mit ausgeprägter orthostatischer Hypotonie und Varizen bzw. mit postthrombotischem Syndrom hat sich das Tragen von festelastischen Strumpfhosen bzw. Bandagierung der unteren Extremitäten bewährt. Bei den verschiedenen Formen der *asympathikotonen Hypotonie* ist eine spezifische Therapie meist nicht möglich. Die Behandlung der Hypotonie stellt oft große Probleme dar. Am ehesten erfolgversprechend sind Mineralokortikoide (Astonin®-H, Fludrocortison Squibb) in einer Dosierung bis 0,5 mg/Tag p. o. in Kombination mit hoher Kochsalzzufuhr und Tragen von festelastischen Strumpfhosen. Bei schwersten Formen kann das Tragen eines Druckanzugs („Raumfahreranzug") notwendig werden, um das Sitzen und Gehen zu ermöglichen.

# 16 Erkrankungen des blutbildenden und lymphatischen Systems

(R. Mertelsmann)

1	Anämien 647	4.7	Knochenmarktransplantation . 674
1.2	Normochrome Anämien . . . 649	5	Maligne Lymphome 676
1.3	Hypochrome Anämien 649	5.1	Morbus Hodgkin (Lymphogranulomatose) 676
1.3.1	Eisenmangelanämien 649		
1.3.2	Hypochrome Anämien ohne Eisenmangel 651	5.2	Maligne Nicht-Hodgkin-Lymphome (NHL) 680
1.4	Hyperchrome Anämien 652	5.3	Chronisch-lymphatische Leukämie (CLL) 684
1.5	Hämolytische Anämien 655		
1.6	Aplastische Anämien 660	5.4	Paraproteinämien 686
1.7	Myelodysplastisches Syndrom . 662	5.4.1	Multiples Myelom (MM) = Plasmozytom 686
2	Granulozytopenien 663		
3	Thrombozytopenien 665	5.4.2	Makroglobulinämie (M. Waldenström) 688
4	Akute Leukämie (AL) 668		
4.3	Therapie der akuten Lymphoblastenleukämie (ALL) 671	5.4.3	Therapie 688
		6	Myeloproliferative Erkrankungen 689
4.4	Therapie der akuten Nicht-Lymphoblastenleukämie (ANLL, AML) 672		
		6.1	Chronisch-myeloische Leukämie (CML) 689
4.5	Basistherapie bei akuten Leukämien 673	6.2	Polyzythämie 691
		6.3	Myelofibrose 693
4.6	Prophylaxe und Behandlung der Meningosis leucaemica . . 674	6.4	Essentielle Thrombozythämie . 694

Abkürzungen: AIHA = autoimmunhämolytische Anämie, AL = akute Leukämie, ALL = akute Lymphoblastenleukämie, ANLL = akute Nicht-Lymphoblastenleukämie, CLL = chronisch-lymphatische Leukämie, CML = chronisch-myeloische Leukämie, CMML = chronisch-myelomonozytäre Leukämie, CSF = colony stimulating factor, EPO = Erythropoetin, G-6-PDH = Glukose-6-Phosphatdehydrogenase, GvHR = Graft-versus-Host-Reaktion, IF = Intrinsic Factor, ITP = immunthrombozytopenische Purpura, MCH = mean cell hemoglobin – mittlerer Hämoglobingehalt/Erythrozyt, MCV = mean cell volume – mittleres Zellvolumen, MHÄ = mikroangiopathische hämolytische Anämie, MM = multiples Myelom, NHL = Nicht-Hodgkin-Lymphome, PNH = paroxysmale nächtliche Hämoglobinurie, RES = retikuloendotheliales System

1 Anämien

1.1 Vorbemerkungen

Eine Anämie ist stets Ausdruck einer akuten oder chronischen Störung des Organismus und sollte primär nie als isolierte hämatologische Erkrankung betrachtet werden (Tab. 1). Ihre wirksame Behandlung setzt eine sichere

Tabelle 1: Die wichtigsten Ursachen von Anämien

1	*Verminderte Produktion von Erythrozyten*
1.1	Hämoglobinsynthesestörung: Hypochrome, mikrozytäre Anämien (MCV < 76 µl, MCH < 28 pg)
1.1.1	Eisenmangel (diätetisch, chronische Blutung)
1.1.2	Sideroblastische Anämie
1.1.3	Thalassämien
1.1.4	Bleiintoxikation
1.1.5	Myelodysplastisches Syndrom (MDS)
1.2	DNS-Synthesestörung: hyperchrome, makrozytäre Anämien (MCV > 96 µl, MCH > 32 pg)
1.2.1	Vitamin-B_{12}-Mangel (perniziöse Anämie)
1.2.2	Folsäuremangel
1.2.3	Zytostatika-induziert
1.2.4	Myelodysplastisches Syndrom (MDS)
1.3	Normochrome, normozytäre Anämien (MCV 76−96 µl, MCH 28−32 pg)
1.3.1	Primäres Knochenmarkversagen
1.3.1.1	Aplastische Anämie (selten: „pure red cell aplasia")
1.3.1.2	Myelophthisische Anämie (durch Verdrängung des normalen Knochenmarks bei Leukämien, Lymphomen, Metastasen solider Tumoren)
1.3.1.3	Myelodysplastisches Syndrom (MDS)
1.3.2	Sekundäre Anämien
1.3.2.1	Bei chronischen Erkrankungen (z.B. rheumatoide Arthritis, Tumorerkrankungen)
1.3.2.2	Bei Urämie
1.3.2.3	Bei endokrinen Erkrankungen
2	*Erhöhte Zerstörung von Erythrozyten (= Hämolyse)*
2.1	Korpuskuläre Störungen
2.1.1	Hereditäre Membrandefekte, z.B. Sphärozytose, Elliptozytose
2.1.2	Hereditäre Enzymdefekte, z.B. G-6-PDH, Pyruvatkinase, Porphyrie
2.1.3	Hereditäre Hämoglobinopathien, z.B. Sichelzellenanämie (HbS), HbC, instabile Hämoglobine
2.1.4	Hereditäre Globinsynthesestörungen, z.B. Thalassämien (s.a. 1.1.3)
2.1.5	Erworbene korpuskuläre Störungen, z.B. paroxysmale nächtliche Hämoglobinurie, auch bei Fe-Mangel etc.
2.2	Extrakorpuskuläre Störungen
2.2.1	Immunologisch, z.B. autoimmunhämolytische Anämie, isoimmunhämolytische Anämie (Transfusionszwischenfälle, fetale Erythroblastose)
2.2.2	Arzneimittelbedingte Hämolysen
2.2.3	Nicht immunologisch bedingte hämolytische Anämien *Chemische Noxen:* z.B. Schwermetalle, Schlangengifte, Saponine *Physikalische Noxen:* Verbrennungen, hypotone Lösungen, ionisierende Strahlung; mechanische Fragmentation der Erythrozyten bei Herzklappenprothesen, Gefäßplastiken, Marschhämoglobinurie *Mikrobiell-parasitäre Noxen:* z.B. hämolysierende Streptokokken, Malariaparasiten *Andere:* bei der mikroangiopathischen hämolytischen Anämie, Hypersplenie-Syndrom, Zieve-Syndrom
3	*Akute Blutung:* normochrom, normozytär

Diagnose voraus, die sich auf zuverlässige Laboratoriumsuntersuchungen stützen muß.

Die klinische Einteilung erfolgt durch Messung und rechnerische Ermittlung der peripheren Blutdaten. Die Betrachtung des Blutausstriches und die morphologische Beurteilung der roten Blutkörperchen hinsichtlich Größe, Form, Anfärbbarkeit, Lagerung und eventueller Einschlüsse kann die weitere Diagnostik oftmals entscheidend beeinflussen und Hinweise auf Art und Ursache einer Anämie liefern (Tab. 2).

1.2 Normochrome Anämien

Die normochromen Anämien sind dadurch gekennzeichnet, daß Erythrozytenzahl und Hämoglobin in gleichem Umfang reduziert sind, so daß MCH und MCV normal bleiben. Dies ist der Fall bei den akuten *Blutungsanämien,* den *hämolytischen Anämien* (s. ds. Kap., 1.5), den *aplastischen Anämien* (s. ds. Kap., 1.6) und den Anämien bei myelodysplastischem Syndrom (s. ds. Kap., 1.7). Die bei chronischen Erkrankungen beobachteten Anämien sind multifaktoriell und am besten durch Therapie der Grundkrankheit zu beeinflussen. Die Urämie-Anämie kann neuerdings durch eine Therapie mit rekombinantem Erythropoetin effektiv behandelt werden. Inwieweit Erythropoetin auch andere chronische Anämien positiv zu beeinflussen vermag, wird derzeit in klinischen Studien geprüft.

Die *Klinik* und *Therapie* der akuten Blutungsanämie ist in den Kapiteln 2, 3.4.1 und 12, 1 beschrieben. Im weiteren Verlauf nach erfolgreicher Therapie der Blutung ist evtl. auf eine ausreichende Eisensubstitution zu achten (s. ds. Kap., 1.3.1).

1.3 Hypochrome Anämien
1.3.1 Eisenmangelanämien

Der Eisenhaushalt des Körpers ist wegen der geringen Speicherkapazität (nur 20% des gesamten Körpereisens von 4−5 g) und dem ständigen physiologi-

Tabelle 2: Diagnostische Hinweise aus der Morphologie der Erythrozyten

Morphologische Befunde	Hinweise auf
Kugelzellen (= Sphärozyten)	hereditäre Sphärozytose
ovale Erythrozyten	hereditäre Elliptozytose
Aniso-Poikilozytose, Hypochromasie und Targetzellen	β-Thalassämie (minor-Form)
Hypochromasie und Anulozyten	schweren Eisenmangel
Makro- und Megalozyten	Mangel an Vitamin B_{12} oder Folsäure
basophile Tüpfelung	Hb-Synthesestörung, z. B. Bleiintoxikation
Plasmodieneinschlüsse	Malaria
Eierschalenform	hämolytisch-urämisches Syndrom
Geldrollenbildung	Plasmozytom oder M. Waldenström

schen Verlust in einem labilen Gleichgewicht. Jeder vermehrte Verlust führt innerhalb weniger Monate zu einem Eisenmangel, der durch die Nahrungsaufnahme nur bedingt kompensiert werden kann.

1.3.1.1 Ätiopathogenese

a) *Blutverluste:* Starke Menstruationsblutungen, chronische gastrointestinale Blutungen (oft als okkulte oder inapparente Blutungen lange Zeit nicht erkannt), hereditäre Teleangiektasien, Hämorrhoiden, nach Operationen; Blutspender; Patienten auf Intensivpflegestationen. Blutverluste sind nicht nur die häufigste Ursache, sondern führen auch am schnellsten zu einem Eisenmangel: *Mit 2 ml Blut wird 1 mg Eisen verloren!*
b) *Erhöhter Eisenbedarf* in der Schwangerschaft: Eine normal ausgetragene Schwangerschaft bedeutet einen Verlust von 500 mg Eisen (250 mg Eisen für die Ausstattung des Feten, 90 mg Eisen in der Plazenta und Nabelschnur, 160 mg Eisen infolge Blutungen bei der Geburt); in der Wachstumsperiode; bei gesteigerter Blutneubildung.
c) *Ungenügende Eisenzufuhr* durch einseitige Eßgewohnheiten wie Abmagerungskuren oder fleischfreie Ernährung.
d) *Verminderte Eisenresorption:* Im Rahmen eines „Malabsorptionssyndroms" (s. Kap. 12, 6) oder nach verstümmelnden Darmoperationen; durch fehlerhafte Eisenverwertung bei Tumorkranken und bei schweren Infekten (s. ds. Kap., 1.3.2). Eine isolierte Resorptionsstörung für Eisen gibt es jedoch nicht.

1.3.1.2 Klinik

Für eine Beurteilung des Körpereisens ist neben der Bestimmung des Serum-Eisenspiegels stets auch die des Serumferritins erforderlich, gegebenenfalls auch der zytomorphologische Eisennachweis und die Messung der Eisenabsorption nach Gabe von radioaktivem Eisen (^{59}Fe) unter Verwendung eines Ganzkörperzählers.
Die klinische Symptomatik des Eisenmangels zeigt sich mit trophischen Störungen der Haut (rauhe und rissige Haut, Rhagaden am Mundwinkel), der Hautanhangsgebilde (brüchige Nägel, Hohlnägel, glanzloses, sprödes Haar mit Aufsplitterung der Haarspitzen) und der Schleimhäute (Glossitis, sideropenische Dysphagie = Plummer-Vinson-Syndrom). Weitere, häufig fehlgedeutete Zeichen des Eisenmangels sind Konzentrationsschwäche, Neigung zu Kopfschmerzen, rasche Ermüdbarkeit und sogenannte vegetative Dystonie.

1.3.1.3 Therapie

Zielsetzung: Ausschalten der Ursache und Substitution des Eisenverlustes bis zur Auffüllung der Eisendepots.
Nach Sicherung des Eisenmangels hat die Substitutionstherapie unverzüglich zu beginnen. Die Suche nach der Grundstörung und deren Kausaltherapie sollte folgen. Transfusionen sind in der Regel überflüssig, da eine rasche Besserung durch die Eisentherapie zu erwarten ist. Für die orale Eisentherapie stehen viele Präparate (z. B. Eryfev® Lösferron®) zur Verfügung; es müssen dabei folgende Forderungen erfüllt sein:
a) Einzeldosis: 50–100 mg, tägliche Zufuhr 100–200 mg Elementareisen.
b) Rasche Löslichkeit im Magen- oder Duodenalsaft.
c) Vorliegen in zweiwertiger Form (Ferro-Verbindungen).

d) Keine Mischpräparate (z. B. mit Folsäure).
e) Einnahme nüchtern mit Wasser oder Fruchtsaft. Fast alle festen Speisen vermindern die Resorption.

Die Wirkung der oralen Eisenzufuhr zeigt sich in einem Anstieg der Retikulozytenzahlen einige Tage nach Beginn der Therapie. Der tägliche Hämoglobinanstieg beträgt ungefähr 0,1–0,2 g%. Die orale Eisentherapie soll nach Normalisierung des roten Blutbildes fortgesetzt werden, um auch die Eisendepots aufzufüllen (Kontrolle von Hb, MCH, Serumeisen und Serumferritin). Das Serumferritin spiegelt den Gesamteisenhaushalt des Körpers wider, so daß die Eisensubstitutionstherapie bis zur Normalisierung des Ferritins fortgesetzt werden sollte.

Spricht ein anämischer Patient mit gesichertem Eisenmangel auf die Therapie *nicht* an, so können folgende Gründe vorliegen:
a) das Eisenpräparat wurde nicht oder falsch eingenommen (häufig gastrointestinale Nebenwirkungen durch Fe-Präparate, evtl. Präparat wechseln),
b) es bestehen weiter Blutverluste,
c) der Patient kann kein Eisen resorbieren (sehr selten).

Die Indikation zur *parenteralen* Eisenzufuhr stellt sich extrem selten (Sprue, ausgedehnte Darmresektionen, fehlende Kooperation des Patienten). Aufgrund der Nebenwirkungen (s. u.) sollte dies stets die Ausnahme sein. Bei der parenteralen Zufuhr (i. v. oder i. m.) wird dreiwertiges Eisen gegeben.

Nebenwirkungen: Wegen des relativ niedrigen Eisenbindungsvermögens des Plasmas können bei der intravenösen Eisentherapie *akute Vergiftungssymptome* (Kopfschmerzen, Hitzegefühl, Übelkeit, Erbrechen, Herzschmerzen, Kollaps) auftreten.

1.3.2 Hypochrome Anämien ohne Eisenmangel
1.3.2.1 Ätiopathogenese
Während in der überwiegenden Zahl der Fälle die hypochrome Anämie durch Eisenmangel bedingt ist, gibt es seltene Fälle, bei denen das in ausreichender Menge vorhandene Eisen *nicht verwertet werden kann,* die sogenannten *sideroachrestischen Anämien.* Es besteht eine verminderte Hämoglobinsynthese bei Eisenüberladung des Organismus. Das nicht verwertete Eisen wird im RES und den parenchymatösen Organen eingelagert. Bei einem Teil dieser Erkrankungen sind im Knochenmark typische Ringsideroblasten (> 5%) nachweisbar, so daß man hier von *sideroblastischer Anämie* spricht (s. ds. Kap., 1.7).

1.3.2.2 Klinik
Die heterogene Gruppe der sideroachrestischen Anämien setzt sich zusammen aus angeborenen Formen (Anaemia hypochromica sideroblastica hereditaria, Thalassämie) und aus erworbenen Formen (Anaemia refractoria sideroblastica, Bleianämie, Pyridoxinmangelanämie und Vitamin-B_6-sensible Form sowie toxische sideroachrestische Anämien, durch endogene und exogene Gifte, insbesondere Alkohol sowie Medikamente).

Leitsymptome und -befunde: Totale oder partielle Hypochromie der Erythrozyten, relative Retikulozytopenie, erhöhtes Serumeisen, stark erhöhtes Serumferritin, gesteigerte, z. T. ineffektive Erythropoese im Knochenmark, > 5 % Ringsideroblasten, verminderter ^{59}Fe-Einbau in die Erythrozyten, normale oder nur geringfügig verkürzte Erythrozytenüberlebenszeit, Siderophilie mit Eisenablagerung in verschiedenen Organen, vor allem Leber, Pankreas, Haut und Schleimhäuten. Alle Formen sind refraktär gegen Eisentherapie.

Die häufigste Form der sideroachrestischen Anämien ist die *β-Thalassämie,* die in den Ländern des Mittelmeerraumes, vereinzelt aber auch bei uns vorkommt.

Die *Thalassaemia minor* stellt die heterozygote Form der Thalassämie dar (homozygote Form ist die Thalassaemia major = Cooley-Anämie, die meist schon im Kindesalter zum Tode führt). Durch eine genetisch bedingte, quantitative Unterproduktion einer Untereinheit des Globinmoleküls (in der Mehrzahl der β-Kette = β-Thalassämie) ist die Globinsynthese vermindert. Die Erythrozyten sind weniger stabil, und es tritt eine unterschiedlich ausgeprägte Hämolyse auf.

Für die Praxis ist ihre Erkennung und Abgrenzung gegen Eisenmangelanämien wichtig (Familienanamnese, Blässe der Patienten, leichte, aber ständig hypochrome Anämie mit normalen oder sogar erhöhten Erythrozytenzahlen – 4,5–6,0 Mio. – und niedrigen Hämoglobinwerten – um 9 g% – , bei normalen bis erhöhten Serumeisen- und Serum-Ferritinwerten, häufig bestehen eine Splenomegalie und ein Subikterus).

1.3.2.3 Therapie

Eine kausale Therapie der angeborenen Form ist nicht bekannt. Bei Thalassaemia major wird z. Z. versucht, bei geeignetem Spender durch allogene Knochenmarktransplantation (s. ds. Kap., 4.7) den genetischen Defekt im Globin-Gen auszugleichen. Die Transfusion besonders präparierter Konserven von „jungen Erythrozyten" oder eine nach Pneumokokken-Schutzimpfung durchgeführte Splenektomie können die Transfusionshäufigkeit reduzieren. Soweit exogene Ursachen eruiert werden können, sind diese zu beseitigen. Zur Elimination des zuviel gespeicherten Eisens kann ein Behandlungsversuch mit Desferal® unternommen werden. Bei allen Formen der sideroachrestischen Anämien ist die Eisentherapie kontraindiziert, Ausnahme bei zusätzlichem Eisenmangel (keine Medikation mit Eisenpräparaten ohne vorherige Bestimmung des Serumeisens!). Einige Formen zeigen unter hochdosierter Therapie mit Pyridoxin (Vitamin B_6) 300 mg/Tag p. o. eine Besserung. Wegen fehlender Nebenwirkung sollte diese Therapie über einen Zeitraum von 3 Monaten probatorisch erfolgen. Während der Schwangerschaft oder bei Operationen kann die Transfusion von Erythrozytenkonzentrat erforderlich werden, wenn die Hämoglobinwerte unter 10g% abfallen.

1.4 Hyperchrome Anämien
1.4.1 Ätiopathogenese

Den hyperchromen = makrozytären Anämien liegt in über 90% der Fälle ein Mangel an Vitamin B_{12} oder Folsäure zugrunde. Beide Substanzen sind als Coenzyme bei der Nukleinsäuresynthese notwendig. Ein Mangel bedingt Störungen (Verlangsamung) der DNS-Synthese und führt im Knochenmark zu pathologischen Kernteilungen mit ausbleibender oder erschwerter Reifungsteilung.

Anämien   Kap. 16, 1.4.2

a) *Vitamin B_{12}* kann nur durch Bakterien synthetisiert werden. Pflanzen, Früchte und Gemüse enthalten dieses Vitamin nicht. Fleisch und Milchprodukte sind reich an Vitamin B_{12}, den höchsten Gehalt haben Leber und Niere. Vitamin B_{12} wird durch Kochen nicht zerstört. Der tägliche Bedarf beträgt zwischen 1−3µg. Die Körperreserven betragen 2−3 mg und reichen für ungefähr 3−5 Jahre beim Ausbleiben der Zufuhr. Der normale Gehalt des Serums an Vitamin B_{12} beträgt 200−1000 pg/ml; Werte unter 150 pg/ml sind beweisend für einen Vitamin-B_{12}-Mangel. Vitamin B_{12} kann nur mit Hilfe des im Fundus und Korpus des Magens gebildeten Intrinsic-Faktors resorbiert werden. Die Resorption findet im unteren Ileum statt.
Hauptursachen der Vitamin-B_{12}-Mangelzustände:
Verminderte Zufuhr: Bei fleischfreier, streng vegetarischer Diät.
Verminderte Resorption: Infolge unzureichender Produktion an Intrinsic-Faktor (IF) bei atrophischer Gastritis (Perniziosa = Biermersche Erkrankung), bei angeborenem IF-Mangel, Gastrektomie, Zerstörung der Magenschleimhaut; Anti-IF-Antikörper im Magensaft; infolge von Darmerkrankungen: Malabsorptionssyndromen, Ileitis, Sprue, Dünndarmresektion; bei Therapie mit Paraaminosalicylsäure; infolge kompetitiven Verbrauchs durch Parasiten: Fischbandwurm, pathologische Besiedlung des Dünndarms mit Bakterien, z.B. bei Divertikeln oder in Blindsäcken (Blind-loop-Syndrom).
Vermehrter Verbrauch in der Schwangerschaft.
b) *Folsäure* kommt in allen grünen Blattpflanzen vor, besonders reichlich in Salatarten; etwa 10% wird aus den Nahrungsmitteln resorbiert. Dieses Vitamin ist hitzelabil; durch Kochen wird es bis zu 90% zerstört. Der tägliche Bedarf beträgt 100−200 µg, in der Schwangerschaft 300 µg, bei hämolytischen Anämien 400 µg und mehr. Bei folsäurefreier Ernährung reicht die Körperreserve etwa 3 Monate, bis es zu megaloblastären Veränderungen im Knochenmark kommt. Die Folsäurekonzentration im Serum beträgt 3−20 ng/ml. Werte unter 2 ng/ml sind verdächtig auf einen Folsäuremangel.
Hauptursache der Folsäuremangelzustände:
Verminderte Zufuhr infolge einseitiger Diät, insbesondere bei Frühgeborenen und Kindern, bei chronischem Alkoholismus.
Verminderte Resorption bei Steatorrhö, Sprue, nach ausgedehnter Darmresektion; bei Therapie mit Antiepileptika (Diphenylhydantoin), Triamteren sowie bei vermehrtem intraluminalen Verbrauch durch Bakterien (Blind-loop-Syndrom) usw.
Vermehrter Bedarf in der Schwangerschaft, bei hyperaktiver Hämopoese und bei Patienten in chronischer Dialyse.
c) Eine *Megaloblastose* kann ferner bedingt sein durch *Medikamente,* die hemmend eingreifen in die Purinsynthese (Mercaptopurin, Thioguanin), in die Pyrimidinsynthese (6-Azauridin), in die Thymidilatsynthese (Fluorouracil) oder in die Desoxyribonukleotidsynthese (Cytarabin, Hydroxyurea).

1.4.2 Klinik

Der Mangel an Vitamin B_{12} oder Folsäure führt zu einer Markhyperplasie mit Megalozytose der Erythropoese (Megaloblasten) und der Granulozytopoese („Riesenmyelozyten", „Riesen-Stabkernige") und im peripheren Blut zu einer progredienten, schweren Anämie mit Makro- und Megalozyten und Anstieg des MCV und MCH, einer Granulozytopenie mit Hypersegmentierung der Granulozyten, einer Thrombozytopenie sowie einer LDH-Erhöhung. Charakteristisch ist die prompte Rückbildung dieser Erscheinungen und das Auftreten einer Retikulozytenkrise schon nach Zufuhr kleinster Mengen von Vitamin B_{12} oder Folsäure. Neben dem hämopoetischen Zellsystem kommt es auch

zu Defekten an den oralen, gastrointestinalen und vaginalen Epithelien. Bei Vitamin-B_{12}-Mangel werden auch Störungen am Nervensystem beobachtet (funikuläre Myelose mit verminderter oder aufgehobener Tiefensensibilität).
Diagnostische Hinweise und Differentialdiagnose:
a) Knochenmarkpunktion (muß vor dem Schiling-Test vorgenommen werden!).
b) Bestimmung der Vitamin-B_{12}- und Folsäurekonzentration im Serum.
c) Untersuchung der Vitamin-B_{12}-Resorption ohne und mit Zugabe von Intrinsic-Faktor (Schilling-Test). Wird der Schilling-Test durch Zugabe von Intrinsic-Faktor normalisiert, handelt es sich entweder um eine atrophische Gastritis (Gastroskopie erforderlich) oder um eine subtotale oder totale Gastrektomie. Erfolgt keine Normalisierung des Schilling-Tests bei gleichzeitiger Gabe von Intrinsic-Faktor, besteht eine distal vom Magen gelegene Resorptionsstörung. Die Bedeutung des Schilling-Tests besteht auch darin, daß mit seiner Hilfe eine Resorptionsstörung nach bereits eingeleiteter Vitamin-B_{12}-Substitution und in der Phase der kompletten hämatologischen Remission diagnostiziert werden kann.

1.4.3 Therapie
1.4.3.1 Vitamin-B_{12}-Mangel
Die Behandlung beginnt mit einer täglichen intramuskulären Injektion von 500–1000 µg Cyanocobalamin oder Hydroxycobalamin über 5–7 Tage, gefolgt von wöchentlichen Injektionen über einen Zeitraum von 10 Wochen und einer lebenslangen Therapie mit 1000 µg i. m. alle 2–3 Monate, sofern die Ursache der Avitaminose nicht beseitigt werden kann.

Bereits am 5.–7. Tag bessert sich das subjektive Befinden der Patienten, und es kommt zur Retikulozytenkrise. Da es im Verlauf der starken Regeneration zu einem erhöhten Folsäure- und Eisenbedarf kommt, ist die gleichzeitige Substitution (per os) für die Dauer von 2–3 Monaten angezeigt.

Patienten mit neurologischer Symptomatik (funikuläre Myelose) bedürfen keiner höher dosierten B_{12}-Therapie; die Symptome verschwinden jedoch oft erst nach Monaten und zum Teil nur unvollständig.

Bei bestehender Anazidität im Rahmen einer atrophischen Gastritis ist wegen der leicht erhöhten Inzidenz von Magenkarzinomen in 1–3jährigen Abständen eine Gastroskopie zu empfehlen.

1.4.3.2 Folsäuremangel
Die *Initialbehandlung* mit Folsäure erfolgt oral mit 15 mg/Tag oder bei schweren Durchfällen parenteral mit 5 mg/Tag und wird so lange fortgesetzt, bis die Folsäurekonzentration im Serum normalisiert ist.

Als *Erhaltungsdosis* genügen 1–5 mg/Tag. Die relative Häufigkeit eines Folsäuremangels während der Schwangerschaft und der fast immer bestehende latente Eisenmangel rechtfertigen ausnahmsweise die Therapie mit einem *Eisen-Folsäure-Kombinationspräparat,* z. B. Ferro-Folgamma®, Ferro-Folsan®, Kendural®-Fol-500, Plastulen®, während der letzten 3 Monate der Schwangerschaft.

Eine Therapie mit Folsäure kann ebenfalls bei chronischen hämolytischen Anämien sowie bei der Thalassämie und Sichelzellenanämie (erhöhter Bedarf) in einer Dosierung von 1–2 mg/Tag indiziert sein.

1.5 Hämolytische Anämien
1.5.1 Ätiopathogenese

Mit dem Begriff „Hämolyse" bezeichnet man einen Vorgang, der durch eine vermehrte Destruktion von Erythrozyten charakterisiert ist. Die gesteigerte Destruktion der zirkulierenden roten Blutkörperchen wird an der Verkürzung ihrer Lebensdauer gemessen, die normalerweise etwa 120 Tage beträgt. Der Nachweis einer Verkürzung der Erythrozytenlebensdauer – mit der Methode der ^{51}Cr-Markierung meßbar – bedeutet immer eine erhöhte Hämolyse. Wenn im weiteren Verlauf von Hämolyse die Rede ist, so wird darunter die „periphere Hämolyse", d.h. der vermehrte Abbau von zirkulierenden Erythrozyten, verstanden, im Gegensatz zur sogenannten intramedullären Hämolyse. Letztere bezeichnet man besser als „ineffektive Erythropoese"; sie ist durch den Untergang von erythrozytären Vorstufen am Ort der Bildung charakterisiert. Sie kommt in einem geringen Umfange auch beim Gesunden vor; der Anteil von Bilirubin aus dem erythropoetischen Gewebe überschreitet normalerweise 10–15% des Bilirubinumsatzes nicht. Als Folge des vermehrten Hämoglobinabbaus bei Hämolyse kommt es im Serum zu einem Anstieg des indirekten Bilirubins und des Eisens und zu einem Absinken der Haptoglobinkonzentration. Ist das Haptoglobin im Serum völlig aufgebraucht, so wird das „freie" Hämoglobin über die Nieren ausgeschieden; es kommt zu einer Hämoglobinurie, die meist nur bei schwersten hämolytischen Zuständen bei plötzlich einsetzenden Hämolysen (PNH, Marschhämoglobinurie, Bluttransfusionszwischenfällen) beobachtet wird. Zeichen der Aktivierung der Erythropoese ist der Anstieg der Retikulozytenzahl. Das Knochenmark kann die Produktion an Erythrozyten auf das Mehrfache steigern und die Verluste durch die Hämolyse soweit kompensieren, daß eine Anämie nicht manifest wird (kompensierte Hämolyse). Besteht die Hämolyse über längere Zeit, kann der vermehrte Abbau der Erythrozyten zu einer Milzvergrößerung, zur Bildung von Gallenwegskonkrementen und zu Organsiderosen führen. Die Splenomegalie ist dadurch zu erklären, daß die Milz ihre normale Funktion, fehlgebildete oder geschädigte rote Blutkörperchen aus dem Blut zu entfernen, in erhöhtem Umfange erfüllen muß. Bei Hämolysen von kurzer Dauer kann die Splenomegalie fehlen.

Diagnostische Hinweise: Das diagnostische Vorgehen hat die Fragen zu klären: Besteht eine Hämolyse? Was ist ggf. die Ursache der Hämolyse?

1.5.2 Allgemeine Zeichen der Hämolyse

a) Als Folge des vermehrten Erythrozytenabbaus:
   Verkürzte Erythrozytenlebenszeit, vermehrtes indirektes Bilirubin im Serum, erhöhter Serum-Eisenspiegel, erniedrigtes Haptoglobin, LDH-Erhöhung.
b) Als Folge der erhöhten Erythrozytenneubildung:
   Knochenmarkhyperplasie mit reaktiver und absoluter Steigerung der Erythropoese, Retikulozytenvermehrung.
c) Milzvergrößerung.

Untersuchungen zur *Klärung einer Hämolyse:* Coombs-Test, osmotische Resistenz, intraerythrozytäre Enzyme, Hämoglobinelektrophorese, Säurehämolyse (Ham-Test), Donath-Landsteiner-Test für Kälte- und Wärmehämolysine, Tests für Kälteautohämagglutinine, Tests für atypische antierythrozytäre Antikörper.

1.5.3 Klinik

Leitsymptome und -befunde: Eine Hämolyse ist in vielen Fällen aus folgender Konstellation leicht zu erkennen: Anämie, erhöhtes indirektes Bilirubin, erhöhte LDH, vermehrte Retikulozytenzahlen und vermindertes Haptoglobin, meist ist auch eine Milzvergrößerung festzustellen. Im Individualfall können einzelne dieser Befunde fehlen oder täuschen. Deshalb sollte eine Hämolyse im Zweifelsfalle durch die sicherste Bestimmungsmethode, die Bestimmung der Erythrozytenlebenszeit, gesichert oder ausgeschlossen werden.

1.5.4 Therapie
1.5.4.1 Korpuskuläre Defekte

a) *Hereditäre Sphärozytose:* Therapie der Wahl ist die *Splenektomie,* die, wenn möglich, nicht vor dem 7.–10. Lebensjahr vorgenommen werden soll (erhöhte Gefahr einer fulminanten Sepsis bei splenektomierten Kindern – langjährige Antibiotikaprophylaxe, Pneumokokkenvakzine). Die Entfernung der Milz bewirkt eine klinische Heilung (bei Persistenz der Formanomalie der Erythrozyten), verhindert Komplikationen wie aplastische Krisen und Cholelithiasis und ermöglicht eine völlig normale Entwicklung und Lebensführung des Betroffenen. Tritt nach der Splenektomie kein Erfolg ein, so ist an der Richtigkeit der Diagnose zu zweifeln. Machen sich Jahre nach der Splenektomie wieder Zeichen der Hämolyse bemerkbar, so ist auf Nebenmilzen zu achten, die szintigraphisch nachgewiesen werden können und einen erneuten chirurgischen Eingriff notwendig machen. Bei der wesentlich selteneren *hereditären Elliptozytose* ist die Splenektomie indiziert, wenn Zeichen der Hämolyse bestehen.

b) *Hereditäre Enzymdefekte:* In der Regel autosomal-rezessiv oder geschlechtsgebunden vererbt. Zur Hämolyse führen ausschließlich Enzymdefekte im Energiestoffwechsel (Glukoseabbau). Bei einigen seltenen Formen mit Splenomegalie (z.B. Pyruvatkinasemangel) kann die Splenektomie das Symptom des Hypersplenismus bessern, eine kausale Therapie ist nicht möglich. Der infolge seiner Häufigkeit wichtigste Defekt ist der Mangel an Glukose-6-Phosphatdehydrogenase (G-6-PD) der Erythrozyten. Die Hämolyse wird häufig erst durch die Einnahme bestimmter Medikamente provoziert. Therapeutisch kommt daher der Erkennung und Vermeidung der die Hämolyse induzierenden Substanzen die größte Bedeutung zu, wie zum Beispiel: Antimalariamittel (Primaquin®, Atebrin®, Resochin®), Sulfonamide, Nitrofurane (Furadantin®), Antipyretika und Analgetika (Acetanilid®, Acetylsalicylsäure, Phenacetin), Sulfone, Naphthalene (Mottenkugeln), Methylenblau, Chinin, ungekochte Favabohnen („Favismus"), Erbsen und viele andere mehr. Hämolytische Krisen können auch durch virale oder bakterielle Infektionen sowie eine diabetische Azidose ausgelöst werden.

c) *Thalassämie:* s. ds. Kap., 1.3.2.3.

Andere *Hämoglobinopathien* spielen bei uns praktisch keine Rolle, stellen aber weltweit durch die Millionen betroffener Erbmalträger ein großes Problem dar. *Sichelzellenanämie:* Therapie der Infarzierungskrise: Wärme, O_2, Analgetika, reichliche parenterale Flüssigkeitszufuhr.

d) *Erythropoetische Porphyrie:* Sehr seltenes Krankheitsbild ohne kausale Therapie, durch β-Karotin können die dermatologischen Probleme vermindert werden.

e) *Paroxysmale nächtliche Hämoglobinurie* (PNH): Sie beruht auf einer erworbenen Stammzellmutation; es kommt dabei zu einer Proliferationshemmung und einer durch Komplement-Aktivierung verursachten Hämolyse, die gelegentlich auch Kortikosteroide (15–40 mg jeden 2. Tag) vermindert werden kann. Wegen der notwendigen Langzeittherapie besteht die Gefahr eines Cushing-Syndroms. Wenn Transfusionen erforderlich sind, dürfen nur *gewaschene Erythrozytenkonzentrate* gegeben werden. Infolge der Hämoglobinurie und der damit verbundenen Eisenverluste kann im Verlauf der Erkrankung ein behandlungsbedürftiger Eisenmangel entstehen. Erst nach Substitution der Anämie durch Transfusion können die Eisendepots durch Eisengabe (oral) aufgefüllt werden. Die Hauptkomplikation und Todesursache der PNH sind Thrombosen, insbesondere die Thrombose der Vena hepatica („Budd-Chiari-Syndrom"). Bei geeignetem Spender sollte die *Knochenmarktransplantation* als kurative Therapie unter Abwägung des Risikos erfolgen.

1.5.4.2 Extrakorporale – erworbene – Störungen
Autoimmunhämolytische Anämien (AIHA) durch Wärmeantikörper

Das gemeinsame Merkmal dieser Gruppe, der Nachweis von inkompletten Wärmeautoantikörpern mit dem direkten Coombs-Test, darf nicht darüber hinwegtäuschen, daß es sich um heterogene Erkrankungen handelt, die unter der Bezeichnung „Coombs-positive hämolytische Anämien" zusammengefaßt werden.

Nicht selten ist die Hämolyse der erste faßbare Hinweis auf eine bis dahin nicht erkannte Grunderkrankung. Coombs-positive hämolytische Anämien werden gehäuft gefunden als Begleiterkrankung bei malignen Lymphomen (besonders CLL), Sarkomen und Karzinomen, beim Lupus erythematodes und anderen Kollagenosen; postinfektiös nach Virusinfektionen, z.B. nach Hepatitis und infektiöser Mononukleose; medikamentös ausgelöst, am häufigsten durch α-Methyldopa bei längerer Einnahme, wobei jedoch nur ca. 10–20% der Patienten einen positiven Coombs-Test entwickeln und von diesen wiederum nur ca. 10% auch eine Hämolyse aufweisen. Bei ca. 30–40% der Patienten findet sich keine Grunderkrankung oder auslösende Ursache. Der Prozentsatz der idiopathischen Formen ist aber, wie größere Übersichten zeigen, um so kleiner, je gründlicher und differenzierter die Diagnostik geführt wurde. Die Erkennung einer Coombs-positiven hämolytischen Anämie stellt somit keine abgeschlossene Diagnose dar, kann aber krankheitsdominierend werden, so daß die Hämolyse und die Anämie unmittelbar das Schicksal des Patienten bestimmen.

Die *Therapie der symptomatischen Formen* der AIHA richtet sich nach der Art der Grunderkrankung, unterstützt durch antihämolytische Maßnahmen. Bei den *idiopathischen* Formen werden diese Maßnahmen primär und nach einem Stufenplan in folgender Reihenfolge eingesetzt: Kortikosteroidtherapie, Splenektomie, Anwendung von Immunsuppressvia.

Kortikosteroide sind das Mittel der Wahl auf der ersten Stufe der Behandlung. Bei Fällen mit schwerer Hämolyse und Hb-Werten unter 6 g%: Einleitung der Therapie mit intravenös applizierbaren Prednisolonpräparaten 100−250 mg in den ersten 24−48 h; zusätzlich 1−2 mg/kg Prednisolon oral. Die orale Dosis wird bis zur Stabilisierung der Hämoglobinwerte, jedoch im allgemeinen nicht länger als 10−14 Tage beibehalten. Sobald die Hb-Werte ansteigen und die Retikulozytenzahlen sinken, wird die Dosis reduziert (30−45 mg) und auf eine Erhaltungsdosis (12−15 mg) übergegangen (2−3 Monate). In ca. 70% der Fälle kann mit diesem Vorgehen ein Erfolg erzielt werden, am eindrucksvollsten bei den akuten Krankheitsbildern. Auch nach Rückbildung der Hämolysezeichen und Normalisierung des roten Blutbildes kann der Coombs-Test noch für Wochen und Monate positiv bleiben.

Erythrozytentransfusionen sind nur bei schweren Formen erforderlich. Ernsthafte Probleme können sich ergeben bei der Blutgruppenbestimmung des Empfängers und bei der Kreuzprobe mit dem Spenderblut. Diagnostik und Substitutionstherapie bei Patienten mit AIHA sind ohnehin nur mit Hilfe einer leistungsfähigen Transfusionszentrale möglich. Die Erfolge der Transfusion sind infolge der schnellen Zerstörung auch der transfundierten Erythrozyten oft nur kurzfristig. Bei unüberwindlichen Schwierigkeiten in der Blutgruppenserologie und hohem Transfusionsbedarf trotz hochdosierter Prednisolontherapie muß rechtzeitig an die Milzexstirpation gedacht werden, die gelegentlich aus vitaler Indikation erforderlich ist. Die Entfernung der Milz, die bei der AIHA im allgemeinen nicht stark vergrößert ist, erfolgt vielmehr mit dem Ziel, autoantikörperbildendes Gewebe und ein Sequestrationsorgan auszuschalten. Sie ist auch bei jenen Fällen indiziert, bei denen Kortikosteroide in einer Dosierung von täglich mehr als 10 mg und länger als 6 Monate gegeben werden mußten. Die Erfahrungen der letzten Jahre zeigen, daß die Kombination von Splenektomie und Kortikosteroidtherapie effektiver ist als jede Maßnahme für sich allein − sowohl für den unmittelbaren Erfolg − als auch für das Dauerergebnis.

Wird der hämolytische Prozeß auch nach der Milzexstirpation nicht unter Kontrolle gebracht, empfiehlt sich als dritte Stufe die Anwendung von *Immunsuppressiva,* z.B. Azathioprin (Imurek®) 80 mg/m^2/Tag, in Kombination mit Prednisolon (15−30 mg täglich) über mehrere Monate oder der Einsatz von Cyclophosphamid (100 mg/m^2/Tag). Die Prognose bei den AIHA ist abhängig von der Grunderkrankung, den interkurrenten Komplikationen (hohes Thromboserisiko), der Ansprechbarkeit auf die Therapie und der Intensität der ärztlichen Aufsicht. Die AIHA muß stets als sehr ernste und potentiell tödliche Erkrankung betrachtet werden.

Autoimmunhämolytische Anämien durch Kälteantikörper

Im Gegensatz zu den Wärmeantikörpern handelt es sich um IgM-Antikörper mit dem Wirkungsoptimum unter 30°C. Das klinische Bild (Akrozyanose) und die Hämolyse kommen durch eine Interaktion zwischen den Antikörpern, Erythrozyten und Komplement in den peripheren Partien des Körpers, insbesondere den Akren, zustande, wenn die Temperatur unter 30°C absinkt. Das Krankheitsbild der chronischen Kälteagglutininkrankheit betrifft ältere Erwachsene und kann symptomatisch bei lymphoproliferativen Erkrankungen oder idiopathisch auftreten, häufig manifestiert sich das maligne Lymphom erst Jahre später. Die akute Verlaufsform, mit meist spontaner Heilungstendenz, beobachtet man bei Infekten mit Viren oder Mykoplasmen. Als Regel kann gelten, daß es nur bei höherem Kälteagglutinintiter (über 1:1000) zur Hämolyse kommt. Die Behandlung besteht im Vermeiden von Kälteexposition, insbesondere der Akren und Extremitäten. Falls Transfusionsbedarf besteht, sind gewaschene Komplement-freie und auf Körpertemperatur aufgewärmte Erythrozytenkonzentrate zu verwenden. Kortikoide sind in der Regel unwirksam und sollten versuchsweise nur bei niedrigem Kälteagglutinintiter eingesetzt werden. Gleiches gilt auch für den Einsatz der Immunsuppressiva und Zytostatika (Imurek® 50–150 mg/Tag, Endoxan® 50–100 mg/Tag).

Bei sehr starker Hämolyse kann durch den Einsatz einer Plasmapherese der Antikörperspiegel kurzfristig gesenkt und ein passagerer therapeutischer Effekt erzielt werden.

Nicht immunologisch bedingte hämolytische Anämien

Die mikroangiopathische hämolytische Anämie (MHÄ) ist meist mit Urämie verbunden. Die Fragmentation der Erythrozyten ist durch die Fibrinfäden der intravasalen Gerinnung, die durch verschiedene Noxen hervorgerufen wird, bedingt. Am bekanntesten sind das hämolytisch urämische Syndrom und die Mitomycin-C-bedingte MHÄ, aber auch die thrombotisch-thrombozytopenische Purpura (Moschcowitz-Syndrom) gehört in diese Krankheitsgruppe. Die kausale Therapie ist die Unterbrechung der intravasalen Gerinnung mit Heparin in relativ hoher Dosierung (35000–50000 E/Tag) sowie Substitution verbrauchter Gerinnungsfaktoren. An defekten Herzklappen, insbesondere auch bei Kunstklappen, tritt häufig eine mechanische Hämolyse auf.

Hyperspleniesyndrom

Unabhängig von der Ursache einer Splenomegalie kann eine vermehrte Sequestration von Erythro-, Leuko- oder Thrombozyten in der Milz stattfinden. Bei entsprechender Knochenmarkreserve kann das periphere Blutbild noch normal sein (okkulter Hypersplenismus). Die Diagnose kann durch ein zellreiches Knochenmark, Nachweis der verkürzten Erythrozytenüberlebenszeit mit erhöhtem Milz/Leberquotienten und Splenomegalie vermutet werden. Die Splenektomie ist die Therapie der Wahl, häufig ist jedoch das Risiko des Eingriffs mit den sekundären Folgen hoch, so daß der Eingriff sorgfältig bedacht werden muß, insbesondere bei portaler Hypertension.

1.6 Aplastische Anämien
1.6.1 Vorbemerkungen
Die Bezeichnung „aplastische Anämie" umfaßt eine pathologisch uneinheitliche Gruppe von Blutkrankheiten, die durch periphere Zytopenie und Knochenmarkhypoplasie charakterisiert ist. Strenggenommen dürfte die Bezeichnung aplastische Anämie nur auf jene – seltenen – Fälle angewandt werden, bei denen eine isolierte Hypoplasie oder Aplasie der Erythropoese besteht (pure red cell anemia). Im üblichen medizinischen Sprachgebrauch wird darunter im allgemeinen jedoch das sog. *aplastische Syndrom* (weitere Synonyma: Panmyelopathie, Panmyelophthise) verstanden, bei dem – früher oder später – alle drei Zellsysteme des Knochenmarks (Erythropoese, Granulozytopoese und Thrombozytopoese) betroffen sind. Die einzelnen Zellsysteme können, besonders bei den chronischen Verlaufsformen, unterschiedlich stark befallen sein.

1.6.2 Ätiopathogenese
Ätiologie und Pathogenese des aplastischen Syndroms sind uneinheitlich. Ursächlich kommen in Frage:
a) *Medikamente und Chemikalien:* Chloramphenicol kann dosisabhängig zu einer vorübergehenden Hypo- bis Aplasie des Knochenmarks führen, aber auch dosisunabhängig eine irreversible Knochenmarkaplasie auslösen (Inzidenz 1:15000 bis 1:40000). Im ersten Fall beruht die Wirkung auf der Hemmung der mitochondrialen Proteinsynthese. Neben den Zytostatika mit ihrer bekannten, dosisabhängigen, myelotoxischen Wirkung können Arzneimittel wie Phenylbutazon (Butazolidin®), Goldverbindungen, Quinacrin (Atebrin®) und viele andere Chemikalien wie Benzol oder DDT Knochenmarkaplasien bewirken, gelegentlich nach jahrelanger Latenz.
b) *Ionisierende Strahlen:* Das hämopoetische und lymphatische Gewebe ist sehr strahlenempfindlich, und zwar in der Reihenfolge: Granulozyto-, Thrombo- und Erythropoese.
Die therapeutische Bestrahlung mit fraktionierten Dosen bei einer Gesamtherddosis von 40 Gy führt häufig zu einer irreversiblen Schädigung des blutbildenden Knochenmarks im Bestrahlungsfeld.
c) *Virale und bakterielle Infektionen:* z.B. Virushepatitis (meist Non-A-Non-B-Hepatitis), Miliartuberkulose.
d) *Thymome.*
e) *Hereditäre, genetische (?) Faktoren:* Hereditäre, familiäre Knochenmarkhypoplasie mit oder ohne Fehlbildungen von Knochen und inneren Organen (Fanconi-Anämie). Konstitutionelle, chronische „pure red cell anemia" (Joseph-Diamond-Blackfan-Anämie).
f) *Idiopathische Form* ohne jede erkennbare Kausalität.

g) *Vorphase einer akuten Leukämie* (myelodysplastisches Syndrom).
h) *Graft versus host reaction:* Nach transfusionsbedingter Übertragung histoinkompatibler Lymphozyten bei Patienten mit schwerer zellulärer Immundefizienz (z.B. M. Hodgkin im fortgeschrittenen Stadium).

Bei einigen Patienten konnte die Pathogenese immunologisch geklärt werden. Eine Vermehrung zirkulierender aktivierter Suppressor-T-Lymphozyten mit definierten Oberflächenantigenen (Tac+) ist für die Myelosuppression verantwortlich. Hieraus ergibt sich bei diesen Patienten ein gezielter Einsatz von Anti-T-Lymphozytenserum (s. u.).

1.6.3 Klinik

Beim aplastischen Syndrom findet sich keine extramedulläre Hämopoese; Leber, Milz und Lymphknoten sind nicht vergrößert. Die Anämie ist normochrom, die Retikulozytenzahl stark vermindert. Das Serumeisen und die Eisenbindungskapazität sind erhöht. Bei der Ferrokinetik findet sich eine verzögerte Clearance und eine herabgesetzte Utilisation des ^{59}Fe. Die Knochenmarkaspiration zeigt bei der reinen aplastischen Anämie („pure red cell aplasia") eine normale Granulozyto- und Thrombopoese, beim aplastischen Syndrom eine Reduzierung aller myelopoetischen Zellen mit vermehrten Lymphozyten, Retikulumzellen, Plasmazellen und Mastzellen (Gewebsbasophile). Oft erbringt die Punktion kein verwertbares Material (Punctio sicca). In allen Fällen soll eine Knochenmarkbiopsie (Jamshidi-Punktion) und histologische Untersuchung durchgeführt werden.

1.6.4 Therapie

Eine kausale Therapie des aplastischen Syndroms ist nur bei den sekundären Formen durch Vermeidung der medikamentösen, chemischen oder sonstigen Noxen und bei immunologisch bedingten Formen durch Reduktion der Suppressor-T-Lymphozyten (Anti-Thymozyten-Globulin, Cyclosporin A, Prednison) möglich. In Zweifelsfällen sollten alle Medikamente abgesetzt oder durch andere chemische Substanzen ersetzt werden. Eine spontane Heilung ist nur in einem geringen Prozentsatz zu erwarten.

Wegen der geringen therapeutischen Erfolge einer medikamentösen Therapie muß bei jüngeren Patienten immer die Möglichkeit einer *Knochenmarktransplantation* in Betracht gezogen werden. Dies gilt besonders für die schweren Formen (Tab. 3).

Tabelle 3: Kriterien der schweren aplastischen Anämie (Int. aplastic anemia study group)

Peripherie:	Neutrophile: < 500/µl Thrombozyten: < 20000/µl Retikulozyten: < 1‰*
Knochenmark:	sehr zellarm bis mittel zellarm: unter 30% hämopoetische Zellen

* korrigiert: Retikulozyten × (aktueller HK/Soll-HK)

Da der Erfolg der KM-Transplantation umgekehrt proportional zur Zahl der vorangegangenen Transfusionen ist, muß die Entscheidung zu dieser Maßnahme sehr früh erfolgen. Die Verlegung in eine Spezialeinheit ist unbedingt erforderlich, um die Entscheidung zwischen Knochenmarktransplantation und Therapie mit Antilymphozytenserum in Kombination mit Prednison und evtl. Cyclosporin A zu erleichtern. Diese Alternative gilt insbesondere, wenn kein kompatibler Knochenmarkspender in der Familie gefunden wird.

Bei protrahierten Verlaufsformen und bei älteren Patienten ist der Einsatz von *anabolen Steroiden* zu erwägen. Supportive Maßnahmen (prophylaktische Darmsterilisation, selektive Dekontamination, Unterbringung in einer gnotobiotischen Einheit, Transfusion von Blutkomponenten) können die lebensbedrohlichen Komplikationen in der Phase der Knochenmarkregeneration mindern.

Die Therapie mit *anabolen Steroiden* sollte mit Oxymetholon (Plenastril®) in einer Dosierung von 2–5 mg/kg KG beginnen, bis ein Erfolg sichtbar ist (meist nach mehreren Monaten). Bei Versagen der Therapie oder bei Zeichen einer Cholostase kann die Therapie auf Metonolon (Primobolan®) umgesetzt werden. Die virilisierende Wirkung (Stimmveränderung bei Frauen) ist zu beachten.

Die *Splenektomie* kann indiziert sein, wenn eine Milzvergrößerung mit einem Hyperspleniesyndrom besteht.

Die *Thymektomie* kann zu einer vollständigen Remission führen, wenn – in sehr seltenen Fällen – eine Thymushyperplasie, ein Thymom oder Thymussarkom Ursache einer aplastischen Anämie bzw. eines aplastischen Syndroms sind.

1.7 Myelodysplastisches Syndrom

Unter dem Begriff „dysmyelopoetisches oder myelodysplastisches Syndrom" werden Krankheitsbilder zusammengefaßt mit peripherer Zytopenie ohne aplastisches Knochenmark bei fehlender anderer Primärerkrankung (Hämolyse, chronischer Infekt, Malignome). Zytogenetische Untersuchungen zeigen häufig Chromosomenanomalien, wie sie auch bei den akuten Leukämien beobachtet werden.

Es bestehen Überlappungen mit anderen Krankheitsbildern (myeloproliferative Erkrankungen, akute Leukämien, PNH).

Nach der Definition der French-American-British Cooperative Group wird unterschieden in

a) refraktäre Anämie (RA) mit weniger als 5% Blasten im Knochenmark,

b) RA mit Ringsideroblasten (> 15%), ebenfalls weniger als 5% Blasten im Knochenmark,

c) RA mit Blastenpopulation (5–20% Blasten = RAEB),

d) chronische myelomonozytäre Leukämie (CMML) mit 5−20% Blasten im Knochenmark und periphere Monozytose (> 1000/µl),
e) RAEB in Transformation (20−30% Blasten im Knochenmark).
Diese Erkrankungen wurden früher auch als Präleukämie, subakute myelomonozytäre Leukämie oder als „smoldering leukemia" beschrieben.

1.7.1 Ätiopathogenese
Die Ätiologie ist unbekannt; die Krankheit betrifft besonders ältere Patienten.

1.7.2 Klinik
Der Krankheitsbeginn ist schleichend und die Anämie oft erstes Syndrom. Bei 40−50% der Patienten kommt es zu einem Umschlag in eine akute Leukämie innerhalb der ersten 4 Jahre, aber auch deutlich verzögerte Verlaufsformen sind beobachtet worden.

1.7.3 Therapie
Eine kausale Therapie ist nicht bekannt, hochdosierte Vitamingabe (B_{12} und B_6) sowie Kortikosteroide und anabole Steroide sind in der Regel unwirksam. Eine zytostatische Therapie ist wegen der partiellen Knochenmarkinsuffizienz problematisch, jedoch bei jüngeren Patienten mit erhöhtem Blastenanteil aufgrund der ungünstigen Prognose einer RAEB zu erwägen. Bei Patienten unter 50 Jahren sollte unverzüglich Kontakt mit einem Knochenmarkstransplantationszentrum aufgenommen werden. Wichtig ist die supportive Therapie mit Transfusionen zum Erhalt der Lebensqualität. Bei zunehmenden Panzytopenie-bedingten Komplikationen (Infektionen, Blutungen), die supportiv schwer zu therapieren sind, kann die Therapie mit niedrig dosiertem Cytosinarabinosid (Alexan®) erwogen werden.

2 Granulozytopenien

2.1 Ätiopathogenese
Hochgradige Granulozytopenien (= Neutropenien) treten bei leukämischer und anderer neoplastischer Infiltration des Knochenmarks auf sowie unter Bedingungen, die in der Tabelle 4 zusammengefaßt sind. Letztere stellen die Granulozytopenien im engeren Sinne dar, weil hierbei die Erythropoese und die Thrombozytopoese meist nicht tangiert sind. Prototyp einer isolierten Hemmung der Granulozytopoese ist die arzneimittelallergische Granulozytopenie auf der Grundlage einer Medikamenten-Hapten-Antikörper-Reaktion vom Typ der Pyramidonagranulozytose. Sie tritt auf, wenn ein Patient Antikörper gegen ein sensibilisierendes Arzneimittel gebildet hat und erneut dieses Medikament einnimmt. Die Zahl der zirkulierenden Granulozyten fällt innerhalb von Stunden auf sehr niedrige Werte, gelegentlich auf Null ab, während das Knochenmark das Bild einer ausgesprochenen Reifungshemmung der Granulozytopoese mit Vorherrschen der Promyelozyten (sogenanntes Promyelozytenmark) zeigt.

Tabelle 4: Einteilung der granulozytopenischen Störungen

1. *Verminderte Granulozytopoese*
   a) medikamentös oder radiominetisch induzierte Knochenmarkschädigung, z. B. durch Zytostatika; ionisierende Strahlung
   b) medikamentös ausgelöste Idiosynkrasie mit unbekanntem Reaktionsmechanismus
   c) Mangel an Vitamin B_{12} oder Folsäure, medikamentös induzierte Reifungsdefekte z. B. durch Cytarabin, Diphenylhydantoin, Chloramphenicol, Alkohol
   d) zyklische Granulozytopenie
   e) kongenitale Neutropenie (Kostmann-Syndrom)

2. *Verminderte Überlebenszeit der ausgereiften Granulozyten*
   infolge vermehrten Verbrauchs oder Abbaus in der Peripherie, z. B. bei Sepsis, Hypersplenismus oder durch Antikörper und arzneimittelallergische Granulozytopenien vom Typ der Pyramidongranulozytose

3. *Pseudoneutropenie* infolge einer zeitweiligen Verlagerung des Pools der zirkulierenden Granulozyten in ein anderes Kompartiment, Hungerzustände, bei der schwarzen Bevölkerung häufig genetisch bedingte Verschiebung in den marginalen Pool (Gefäßwand)

2.2 Klinik

Das klinische Bild wird von der Intensität und der Dauer der Granulozytopenie geprägt. Fieber, Nekrosen und Geschwürsbildungen, zunächst im Bereich der Mundhöhle und des Rachens („Angina agranulocytotica"), später auch im Bereich des Darmtraktes, am Anus und an der Vulva, sowie Abszeßbildungen an der Haut sind Ausdruck von Infekten, die häufig von Keimen mit geringer Pathogenität ausgehen.

2.3 Therapie

Die erste und wichtigste Maßnahme ist das Weglassen des auslösenden Medikamentes, im Zweifelsfalle aller Medikamente. Bei fieberhaften Zuständen ist eine Antibiotikatherapie einzuleiten, wobei als Erreger am wahrscheinlichsten die drei wichtigsten gramnegativen Bakterien (E. coli, Pseudomonas und Proteus) in Frage kommen. Bei Granulozytenzahlen unter 500/µl und Fieber über 38 °C ist eine Isolierung des Patienten zu empfehlen (Mundschutz, Schutzkittel und Händedesinfektion in der Regel ausreichend). Die antibiotische Therapie, bestehend aus einem Pseudomonas-wirksamen Breitspektrum-Antibiotikum in Kombination mit einem Aminoglykosid, muß umgehend nach Entnahme von Blutkulturen etc. eingeleitet werden, da eine Sepsis bei Patienten mit sehr niedrigen Granulozytenzahlen rasch zum Tode führen kann. Bei Antibiotikaresistentem Fieber muß bei rezidivierenden Septikämien auch immer an eine Pilzsepsis gedacht werden.

Eine Therapie mit hämatopoetischen Wachstumsfaktoren (bisher nur in klinischen Studien) in einem mit diesen Substanzen erfahrenen Zentrum muß versucht werden und führt bei der akuten Form gelegentlich zu deutlicher

Besserung. In Zukunft dürfte der Einsatz von Hämatopoese-stimulierenden Faktoren (colony stimulating factors, CSFs) zunehmende Bedeutung gewinnen. Diese gentechnisch hergestellten Substanzen haben in ersten klinischen Studien sehr erfolgversprechende Ergebnisse gezeigt.

Die Splenektomie kommt in den wenigen Fällen in Betracht, bei denen eine Milzvergrößerung besteht, die jedoch nicht zum typischen Krankheitsbild gehört. Bei Granulozytopenien im Rahmen eines Hyperspleniesyndroms hat die Milzexstirpation eine gesicherte Indikation.

3 Thrombozytopenien

3.1 Vorbemerkungen

Die normale Zahl der Thrombozyten im peripheren Blut liegt zwischen 150000 bis 400000/µl und zeigt nur geringe physiologische Schwankungen. Die Lebenszeit der Thrombozyten beträgt 9–11 Tage. Aus dem linearen Verlauf der Lebenszeitkurve radioaktiv markierter Thrombozyten kann gefolgert werden, daß der Zellabbau, wie bei den Erythrozyten, in Abhängigkeit vom Zellalter erfolgt. Für klinische Zwecke wird die Lebenszeit der Thrombozyten mit Hilfe der ^{51}Cr-(^{111}In-)Methode bestimmt. Sie gestattet auch, mit geeigneten Messungen den Ort der Sequestration der markierten Thrombozyten zu ermitteln.

3.2 Ätiopathogenese

Thrombozytäre Hämostasestörungen können bedingt sein durch eine qualitative Störung der Thrombozytenfunktion (Thrombozytopathien s. Kap. 18), eine Verminderung der Thrombozytenzahl (Thrombozytopenien) und eine pathologische Vermehrung der Zahl der Thrombozyten im Blut (Thrombozythämien). Für die Systematik und die Untersuchungsmethoden bei hämorrhagischen Diathesen sei auf das Kap. 18 verwiesen.

Thrombozytopenien sind die häufigste Ursache erworbener hämorrhagischer Diathesen. Liegt keine zusätzliche Blutgerinnungsstörung vor, so treten spontane Blutungen meist erst bei Thrombozytenzahlen unter 20000/µl auf. Gelegentlich bleiben aber auch thrombozytopenische Zustände mit Werten zwischen 5000–10000/µl überraschend lange ohne nennenswerte spontane Blutungen.

In Tabelle 5 sind die Ursachen der thrombozytopenischen Störungen zusammengefaßt. Die klinisch häufigste Form ist die *immunthrombozytopenische Purpura (ITP)*.

Die meisten Purpuraformen dieser Gruppen sind auf Antikörper zurückzuführen, die gegen die Thrombozyten des Patienten gerichtet sind. Der Nachweis von IgG-Antikörpern auf den Thrombozyten ist technisch schwierig, sollte jedoch, falls für die Differentialdiagnose erforderlich, in einem Speziallabor durchgeführt werden.

3.3 Klinik

Die ITP tritt unter zwei klinischen Formen auf:
a) Die *akute thrombozytopenische Purpura* (= postinfektiöse Thrombozytopenie) wird charakterisiert durch die Trias: (1) plötzliches Auftreten einer thrombozytopenischen Purpura, (2) unmittelbar oder kurz nach einer Virusinfektion und (3) hohe spontane Rückbildungstendenz innerhalb von 4–6 Wochen.

Tabelle 5: Einteilung der thrombozytopenischen Störungen (unter Ausschluß der kongenitalen und frühkindlichen Formen; etwas verändert nach W. J. Williams)

1. Thrombozytopenie bedingt durch *verminderte Thrombozytenproduktion*
   a) aplastisches Syndrom
   b) Knochenmarkinfiltration (Leukämie, Karzinome, Myelofibrose)
   c) Einwirkung von ionisierender Strahlung oder Zytostatika
   d) Medikamente mit spezifischer Wirkung auf die Thrombozytenproduktion (Chlorothiazide, Östrogene, Alkohol)
   e) zyklische Thrombozytopenie
   f) Mangel an Vitamin B_{12} oder Folsäure
   g) Virusinfekte (z. B. Masern)
   h) paroxysmale nächtliche Hämoglobinurie

2. Thrombozytopenie vorwiegend bedingt durch *erhöhte Thrombozytendestruktion*
   a) Verbrauchskoagulopathie
   b) thrombotisch-thrombozytopenische Purpura (Moschcowitz-Syndrom)
   c) hämolytisch-urämisches Syndrom (Gasser-Syndrom)
   d) immunologisch: arzneimittelallergische Thrombozytopenie (Pyrazolone, Phenacetin, Chinin, Chinidin, Phenylbutazon, Sulfonamide, Cimetidin)
   e) immunologisch: posttransfusionelle Purpura
   f) immunologisch: immunthrombozytopenische Purpura (ITP)
      akute Form, z. B. postinfektiös bei zahlreichen Virusinfektionen; chronische Form (Werlhof-Syndrom)
   g) systemischer Lupus erythematodes
   h) erhöhte Thrombozytensequestration in der Milz beim Hypersplenismus
   i) erhöhte Thrombozytenverluste bei massiven Blutungen oder extrakorporaler Perfusion
   j) Heparin-induzierte Thrombopenie

b) Die *chronische thrombozytopenische Purpura* (= Werlhof-Syndrom) zeigt nur ausnahmsweise eine spontane Remission. Sie ist im thrombozytären Zellsystem das Analogon der erworbenen autoimmunhämolytischen Anämie.
Klinische Leitsymptome: Meist schleichender Beginn mit petechialen Blutungen, insbesondere an den unteren Extremitäten und an der Mundschleimhaut, „blaue Flecken" am ganzen Körper nach geringen Traumata; bei Frauen können verstärkte und verlängerte Periodenblutungen das erste Zeichen einer chronischen ITP sein. Im allgemeinen ist die Milz klinisch nicht tastbar, sono-/szintigraphisch erweist sich die Milz jedoch meist als etwas vergrößert. Hämatologische Befunde: hochgradige Thrombozytopenie bei stark verkürzter Überlebenszeit der Thrombozyten. Im Knochenmark ist die Zahl der Megakaryozyten normal oder vermehrt, wobei junge Megakaryozyten auffallen. Der Rumpel-Leede-Stauungsversuch bzw. der Saugglokkenversuch fallen positiv aus als Ausdruck der erhöhten Kapillardurchlässigkeit. Die Leukozyten- und Erythrozytenzahlen sind meist normal. Beim Bestehen einer Anämie entspricht diese dem Grad der Blutung. Der Coombs-Test ist negativ.
Das gleichzeitige Bestehen einer Coombs-positiven autoimmunhämolytischen Anämie und einer thrombozytopenischen Purpura wird als *Evans-Syndrom* bezeichnet. Es handelt sich um eine seltene Autoimmunerkrankung mit ungünstiger Prognose.

3.4 Therapie

Das therapeutische Vorgehen wird sich in erster Linie an der Grunderkrankung orientieren, die zur Thrombozytopenie geführt hat. Die Medikamentenanamnese ist mit besonderer Sorgfalt zu erheben. Im Einzelfall gibt es keine „harmlosen Substanzen"! Soweit möglich, sind alle *Medikamente ab- oder umzusetzen.*

Akute ITP

Bei der akuten ITP wird die Entscheidung über den Einsatz von Kortikosteroiden in erster Linie von der Blutungstendenz, in zweiter Linie von der Thrombozytenzahl abhängig gemacht. Prednisolon (1–2 mg/kg/Tag) kann für die Dauer von 2 Wochen in Frage kommen. Die hohe spontane Remission bei der akuten ITP ist zu beachten. Tritt innerhalb von 4–6 Monaten keine Normalisierung ein, so handelt es sich um eine „chronische" Form, die nur noch eine geringe spontane Remissionstendenz hat.

Chronische ITP

Bei der chronischen ITP werden die therapeutischen Maßnahmen in folgender Reihenfolge eingesetzt:

a) *Kortikosteroide* nach dem Grundsatz: ausreichend lang und ausreichend hoch. Prednisolon 10 Tage 1 mg/kg/Tag, bei ausbleibendem Thrombozytenanstieg 10 Tage 2 mg/kg/Tag und anschließend 10 Tage 1 mg/kg/Tag. Ist nach 30 Tagen keine entscheidende klinische und hämatologische Besserung erreicht oder nur mit hohen Dosen von Kortikosteroiden aufrechtzuerhalten, ist die

b) *Splenektomie* angezeigt. Mit der Entfernung der Milz werden der Hauptort der Sequestration sowie antikörperbildendes Gewebe beseitigt. Häufig steigt die Thrombozytenzahl schon wenige Stunden nach der Milzexstirpation an. In ca. 75 % der splenektomierten Fälle kommt es zu einer klinischen Besserung bzw. einer Normalisierung.

c) Die *immunsuppressive Therapie* wird ähnlich wie bei der AIHA mit Azathioprin (Imurek®), 100–150 mg/Tag, in Kombination mit Prednisolon (15–30 mg/Tag) durchgeführt und muß oft über viele Monate fortgesetzt werden.

d) Erfolge können auch mit Vinblastin (Velbe®) beladenen Thrombozyten oder mit hochdosierten Immunglobulinen oder mit Cyclosporin A (0,3 g/kg über 3–5 Tage) erzielt werden.

e) Als Ursache für die nach Jahren auftretenden Rezidive kommen Nebenmilzen oder splenisierte Lymphknoten in Frage. Der Verdacht kann durch das Fehlen von Jolly-Körpern in den Erythrozyten erhärtet werden, der Nachweis erfolgt szintigraphisch; eine zweite Splenektomie kann erforderlich werden.

4 Akute Leukämie (AL)

4.1 Vorbemerkungen

Die Behandlung der akuten Leukämien in hämatologischen Zentren brachte wesentliche Verbesserungen in der Häufigkeit, Dauer und Qualität der Remissionen, eine Verlängerung der mittleren Überlebenszeit und steigende Zahlen „geheilter" Patienten (Langzeitremissionen > 20%). Diese Erfolge sind das Ergebnis einer zunehmend differenzierteren Chemotherapie und der konsequenten Anwendung von supportiven Maßnahmen. Wegen der besonders schnellen Progredienz der Erkrankung sind die therapeutischen Maßnahmen – angepaßt an den Typ der AL – nach anerkannten Therapieprogrammen unverzüglich einzuleiten.

Jede neu diagnostizierte oder vermutete AL ist daher wie ein *Notfall* zu bewerten und ohne Zeitverlust in ein entsprechend ausgestattetes Zentrum einzuweisen.

Die *Diagnose* der AL wird aus den in üblicher Technik gefärbten Blut- oder Knochenmarkausstrichen gestellt. Die *Typisierung* erfolgt nach morphologischen Befunden, zytochemischen Reaktionen (Peroxidase, PAS, Esterase sowie Sudanschwarz für FAB-Klassifikation), immunologischen (Oberflächenmarker und Markerenzymen), zytogenetischen (z. B. Philadelphia-Chromosom) und molekulargenetischen Kriterien (T-Zell-Rezeptor-Gen- oder Immunoglobulin-Gen-Rearrangement). Eine Gegenüberstellung der klassischen und modernen Einteilung der akuten Leukämien ist in Tabelle 6 wiedergegeben. Die Unterteilung innerhalb der ALL und ANLL dient zur Zeit weniger der Therapieplanung als der Prognose.

4.2 Therapieplanung

Die Therapierichtlinien dienen nur der Information der mitbehandelnden Ärzte. Keine Therapie ohne Rücksprache mit dem nächsten hämatologischen Zentrum!

Ziel der Therapie ist es, die leukämische Blastenpopulation im Knochenmark und in den anderen Organen zu zerstören und eine Repopularisierung des Knochenmarks durch die normale Hämopoese zu erreichen. Damit geht eine Normalisierung des Knochenmarks und des peripheren Blutbildes einher (= komplette Remission). Dieses Ziel kann nur durch eine intensive kombinierte (aggressive) zytostatische Therapie erreicht werden, wobei der Patient obligat eine Phase der temporären Knochenmarkaplasie durchläuft, in der er vital gefährdet ist. Bei der Therapie der AL ist somit ein kalkuliertes Risiko einzugehen.

Die Behandlung selbst gliedert sich, je nach Protokoll, in verschiedene Phasen mit festgesetzten therapeutischen Maßnahmen.

a) *Induktionstherapie:* Rasche, möglichst vollständige Reduktion der leukämischen Blastenpopulation;

Tabelle 6: Klassifikation der akuten Leukämien.

Klassischer Typ	Zytochemische Reaktion	Positive Blasten		FAB = französisch-amerikanisch-britische Klassifikation (Bennett, J. M. et al.: Ann. Int. Med. 103 [1985] 626)
Akute Lymphoblastenleukämie	PAS-Typ	≤ 5 % 6–65 % > 65 %	L1** L2** L3***	B-ALL T-ALL 0-ALL (ohne Marker) c-ALL (cALL-Antigen +)
Akute Myeloblastenleukämie	POX-1-Typ POX-2-Typ POX-3-Typ	> 65 %	M1 M2	(ohne Ausreifung) (mit partieller Ausreifung)
Akute Promyelozytenleukämie	POX		M3a M3m	(stark granulierte Promyelozyten) (mikrogranulierte Promyelozyten)
Akute Myelomonozytenleukämie	POX/ EST-Typ	> 20 % > 20 %	M4	
Akute Monozytenleukämie	EST-Typ	„überwiegend" < 20 %	M5a M5b	(ohne monozytäre Differenzierung) (mit partieller monozytärer Differenzierung)
Akute Erythroleukämie	POX		M6	(> 50 % Zellen der Erythropoese, > 30 % Blasten, > 10 % dysplastische Vorstufen der Erythropoese)
Akute Megakaryoblastenleukämie			M7	

* 5 % der Leukämien sind zytochemisch nicht zu differenzieren (früher: AUL = akute undifferenzierte Leukämie). Durch die Bestimmung der Oberflächenmarker lassen sie sich häufig der ALL zuordnen. Falls sie nicht der ALL zuzuordnen sind, werden sie auch M0 genannt.
** Die Unterscheidung basiert auf der Zellgröße, Kern-Plasmarelation, Zahl und Größe der Nucleoli und der zytoplastischen Basophilie.
*** Der Typ L3 entspricht meist einer B-Zell-ALL mit Burkitt-ähnlichen Blasten. Hauptmerkmal sind die intraplastischen Vakuolen.

b) *Konsolidierungstherapie:* Weitere Reduktion der mit den üblichen diagnostischen Maßnahmen (Differentialblutbild, Knochenmarkpunktion) nicht mehr nachweisbaren, jedoch noch sicher vorhandenen leukämischen Blasten;
c) *Erhaltungstherapie:* Fortführung einer „milderen" Chemotherapie zur Verhinderung der raschen Proliferation der leukämischen Blasten.
d) *Reinduktionstherapie:* Zyklische Reduktion der proliferierenden Blasten (unterhalb deren Nachweisgrenze) mit einer hochdosierten kombinierten Chemotherapie.

Tabelle 7: Gebräuchliche Kombinationen zur Induktionstherapie der akuten Lymphoblastenleukämie (Übersicht bei Hölzer et al.: Sem. Hemat. 24 [1987] 27)

Phase I			
Vincristin	i.v.	2 mg	Tag 1, 8, 15, 22
Daunorubicin	i.v.	45 mg/m^2	Tag 1, 8, 15, 22
Prednison	p.o.	60 mg/m^2	Tag 1–28
L-Asparaginase	i.v.	5000 E/m^2	Tag 15–28
Phase II			
Cyclophosphamid	i.v.	650 mg/m^2	Tag 1, 15, 29
Cytarabin	i.v.	75 mg/m^2	Tag 3–6, 9–12, 16–19, 23–26
Mercaptopurin	p.o.	60 mg/m^2	Tag 1–28
Methotrexat	i.th.!	15 mg	Tag 3, 9, 16, 23

Die Induktionstherapie wird unabhängig von der peripheren Zellzahl (d.h. auch bei bestehender Leuko- und Thrombozytopenie) durchgeführt. Eine Limitierung der Therapie ist nur in einer Knochenmarkaplasie zu sehen, die durch eine Punktion nachgewiesen wird. In der kritischen Phase dieser Aplasie ist die supportive Basistherapie (s. ds. Kap., 4.5) mit Schutz vor lebensbedrohlichen Infekten und Blutungen für den Patienten unentbehrlich.

Die Voraussetzung für ein rezidivfreies Überleben oder auch für eine Heilung bei den akuten Leukämien ist in jedem Fall das Erreichen einer kompletten Remission, d.h. die Normalisierung aller Leukämie-bedingten Parameter (z.B. im Knochenmark, Blut, ZNS; Organomegalie, Allgemeinsymptome).

Nebenwirkungen der Zytostatika auf andere Organsysteme müssen beachtet werden, besonders die Neurotoxizität des Vincristin (Polyneuropathie, Darmatonie) und die Kardiotoxizität der Anthrazykline (z.B. Adriamycin, Daunorubicin), die auch in niedriger Dosierung auftreten und zu einer Dosisreduktion zwingen können. Aufgrund der Seltenheit dieser akut lebensbedrohenden Erkrankung und der Toxizität der Therapie sollten akute Leukämien nur in spezialisierten Zentren aufgenommen werden. In der Regel sollten in einem solchen Zentrum mindestens 20 Patienten mit akuter Leukämie im Jahr behandelt werden, um die nötige Erfahrung bei Ärzten und Pflegepersonal zu gewährleisten.

4.3 Therapie der akuten Lymphoblastenleukämie (ALL)

Die häufigste Form der ALL ist die cALL (50%), während die B-ALL sehr selten ist (2%); in der FAB-Klassifikation ist bei Kindern mit 85% der Typ L1 dominierend, bei Erwachsenen jedoch der Typ L2. Der L3-Typ (Burkitt-Typ) ist selten, geht meist mit ZNS- und abdomineller Manifestation einher und wird gehäuft bei HIV-infizierten Patienten beobachtet. Chromosomenanomalien sind bei allen Typen häufig; bei Erwachsenen wird bei ca. 20% der Patienten das Philadelphia-Chromosom (Ph1) beobachtet, das mit einer deutlich ungünstigeren Prognose einhergeht. Eine hohe Ausgangszellzahl und der 0-ALL-Typ bedingen ebenfalls eine schlechtere Prognose im Gegensatz zur cALL (s. Tab. 8).

Tabelle 8: Prognostische Kriterien bei der Erwachsenen-ALL

low risk-Patienten	Alter < 35 Jahre Leukozyten < 30000/µl immunologischer Subtyp: cALL, T-ALL CR bereits nach Phase I der Induktion
high risk-Patienten	Alter > 35 Jahre oder Leukozyten > 30000/µl* oder immunologischer Subtyp: 0-ALL, oder CR erst nach Phase II der Induktion

* Ausnahme: ♀, T-ALL (= low risk)

In Anlehnung an die guten Ergebnisse bei der Therapie der ALL im Kindesalter mit kompletten Remissionen von ca. 95% und einer hohen Heilungsquote (ca. 60%) wird auch bei der ALL des Erwachsenen ein analoges Therapieprogramm eingesetzt. Bei hohen Ausgangszellzahlen (> 20000/µl) wird vor der eigentlichen intensiven Chemotherapie eine Zweierkombination (Vincristin 1,5 mg/m^2, max. 2 mg, und Prednison 30 mg/m^2) gegeben, um eine allzu schnelle Zellzerstörung mit hohem Anfluten von Harnsäure zu vermeiden (Tumor-Lyse-Syndrom, besonders bei L3).

Die Knochenmarktransplantation wird bei der ALL primär nicht durchgeführt, lediglich bei prognostisch ungünstigen Formen (high risk, z. B. Ph1+) sollte bei kompatiblem Spender die allogene Transplantation in der 1. Remission durchgeführt werden. In der 2. Remission sollte die allogene Knochenmarktransplantation bei kompatiblem Spender in jedem Fall durchgeführt werden. Die autologe Transplantation nach Entnahme und Kryopräservierung des Markes ist in der 1. Remission möglich. Die autologe Transplantation durch eine effektive in-vitro-Therapie des entnommenen Knochenmarks wirksamer zu machen wird z.Z. im Rahmen klinischer Studien untersucht (s. ds. Kap., 4.7).

Das häufige Auftreten einer Meningosis leucaemica (s. ds. Kap., 4.6) zwingt zu einer prophylaktischen Behandlung des ZNS bei den Patienten, die eine Vollremission erreicht haben.

Nach Erreichen einer Remission sollte die Behandlung in Form der Erhaltungstherapie über mindestens 2 Jahre fortgesetzt werden: entweder mit Methotrexat 15−30 mg/m^2 1× wöchentlich i.v./i.m. und/oder mit Mercaptopurin 50−75 mg/m^2/Tag p.o. Nach 2−3 Monaten erfolgt je nach Risiko die Re-Induktionstherapie. Regelmäßige Blut- und Knochenmarkuntersuchungen zur frühen Erfassung eines eventuellen Rezidivs sind wichtig.

4.4 Therapie der akuten Nicht-Lymphoblastenleukämie (ANLL, AML)

Die Behandlung aller anderen Typen der akuten Leukämien, d.h. der myeloischen und der monozytären Formen, wird nach einem einheitlichen Therapiekonzept durchgeführt. Das Medikament der ersten Wahl ist Cytarabin; es wird mit anderen Zytostatika kombiniert (s. Tab. 9).

Tabelle 9: Gebräuchliche Kombination (TAD) zur Induktions- und Konsolidierungstherapie der akuten nicht-lymphoblastischen Leukämie (Überblick bei Champlin et al.: Blood 69 [1987] 1551)

Cytarabin	p. inf. (24 h)	100 mg/m^2	Tag 1−2
Cytarabin	i.v. (30 min)	2 × 100 mg/m^2	Tag 3−8
Thioguanin	p.o.	2 × 100 mg/m^2	Tag 3−9
Daunorubicin*	i.v.	60 mg/m^2	Tag 3−5

* Reduktion bei Alter > 60 auf 30 mg/m^2

Hierbei ist die Phase der Knochenmarkaplasie häufig länger, mit verzögerter Regenerationstendenz der normalen Hämopoese, so daß diese Therapie bei älteren Patienten (über 70 Jahre) besonders risikoreich ist.

Statt der sehr aggressiven Therapie kann im höheren Alter auch eine niedrig dosierte Cytarabintherapie, besonders bei vermindertem Zellgehalt im Knochenmark, zu Remissionen führen: Cytarabin 10 mg/m^2 s.c. alle 12 h für 14 Tage. Patienten unter 50 Jahren, die nach der Induktionstherapie eine Vollremission erreicht haben, sollen bei geeignetem Spender einer allogenen, evtl. auch autologen Knochenmarktransplantation zugeführt werden (s. ds. Kap., 4.7).

Die Therapie des Rezidives ist deutlich ungünstiger. Primär wird bei langem freiem Intervall die Induktionstherapie wiederholt, bei Versagen kann die hochdosierte Cytarabintherapie eingesetzt werden (1−3 g/m^2 alle 12 h, Tag 1−6), meist in Kombination mit einem Anthracyclin, Mitoxantron oder Vepesid. Wegen der erhöhten Knochenmarktoxizität und der Vorschädigung sind ausreichende supportive Möglichkeiten eine absolute Voraussetzung für diese Sekundärtherapien.

Die Gefahr einer Meningosis leucaemica ist bei der ANLL deutlich geringer als bei der ALL. Eine generelle prophylaktische Therapie ist daher nicht indiziert.

4.5 Basistherapie bei akuten Leukämien

Etwa 70% der Patienten mit akuter Leukämie sterben im Verlaufe ihrer Erkrankung an Infekten und an thrombozytopenischen Blutungen, die als Folge der Grunderkrankung und der intensiven Therapie auftreten. Durch unterstützende therapeutische Maßnahmen, die jedoch eine effektive medizinisch-technische Infrastruktur voraussetzen, können die Häufigkeit und Schwere der Komplikationen gemindert, die Qualität der Remission verbessert und die durchschnittliche Überlebenszeit verlängert werden.

Prophylaxe und Behandlung von Infekten
a) Durch prophylaktische *selektive Darmdekontamination* mit einer oralen Dreierkombination: Co-trimoxazol 3×2 Tbl./Tag (oder Paromomycinsulfat 4×1 g/Tag), Colistinsulfat (2 Mio. E/Tag in 4 ED) und Amphotericin B (3×10 mg) oder mit einem Gyrasehemmer (z. B. Tarivid®). Die zweite Kombination war in 2 neueren, randomisierten Studien der ersten überlegen.
b) Durch einfache *Isolierung* (Einzelzimmer mit Schleuse, Mundschutz und Händedesinfektion für das Personal).
c) Bei jedem Verdacht auf einen Infekt sollten routinemäßig Rachenabstrich, Sputum, Urin und Stuhl untersucht werden, bei Fieber Blutkulturen. Danach wird sofort eine parenterale Therapie mit Antibiotika mit breitem Wirkungsspektrum eingesetzt, die besonders die Problemkeime (Pseudomonas, E. coli, Klebsiellen und Proteus) erfassen. Weitere Einzelheiten s. Kap. 5, 3.

Bei systemischen Pilzinfektionen ist eine antimykotische Therapie notwendig: 5-Fluorocytosin: $100-200$ mg/kg/Tag, Amphotericin B: $0,25-1$ mg/kg/Tag (Dosierungsrichtlinien s. Kap. 23, 4.4.2.2).

Bei Hypogammaglobulinämie und Verdacht auf Virusinfektion kann die Gabe von γ-Globulinen ($5-10$ g über $2-3$ Tage) indiziert sein oder der Einsatz von Virustatika (Aciclovir 3×250 mg/m^2 für $5-7$ Tage).

Behandlung der thrombozytopenischen Blutungen
Sie erfolgt durch Substitution mit Thrombozytenkonzentraten, wenn möglich über Zellseparation von *einem* HLA-identischen Spender. Bei Thrombozytenzahlen unter 20000/μl sollte in jedem Fall substituiert werden. Plasmatische Gerinnungsstörungen (Verbrauchskoagulopathien) sind – insbesondere bei der Promyelozytenleukämie (FAB-M 3), die zur Entwicklung von pathologischen Fibrinolysen neigt – nicht selten Ursache einer hämorrhagischen Diathese. Zur *Behandlung der Anämie* werden Erythrozytenkonzentrate verwendet. Als Indikation zur Transfusion gilt ein Absinken der Hämoglobinwerte unter

8 g%. Die *Prophylaxe und Behandlung der Hyperurikämie* zur Vermeidung einer akuten Harnsäurenephropathie erfolgt schon zu Beginn der zytostatischen Therapie mit Allopurinol (300 mg/Tag) und reichlicher Flüssigkeitszufuhr. Bei Medikation mit Mercaptopurin oder Azathioprin muß die Dosis von Allopurinol auf ein Drittel reduziert werden.

4.6 Prophylaxe und Behandlung der Meningosis leucaemica

Der Liquorraum ist für die meisten Zytostatika nicht erreichbar, so daß trotz erfolgreicher systemischer Therapie leukämische Blasten im Bereich der Hirnhäute überleben und Ausgangspunkt für ein Rezidiv sein können. Eine Meningosis leucaemica kann somit auch bei kompletter Remission im Knochenmark bestehen. Sie kommt seltener bei der ANLL (ca. 10%), jedoch gehäuft bei der ALL (ohne ZNS-Prophylaxe ca. 75%) vor. Aus diesem Grund wird bei der ALL im Rahmen der Standardtherapie bereits während der Induktionstherapie eine Prophylaxe der Meningosis leucaemica durchgeführt. Sie besteht aus der intrathekalen Gabe von Methotrexat über mehrere Jahre mit oder ohne Radiotherapie der zerebralen Meningen mit 24 Gy. Bei manifester Meningosis werden die gesamten Meningen (ZNS und Rückenmark) bis zu einer Dosis von 30 Gy bestrahlt, bei gleichzeitiger intrathekaler Gabe von Methotrexat ($2\times$ wöchentlich 15 mg) bis zur Normalisierung von Zellzahl und Eiweiß im Liquor. Zur besseren Applikation kann hierfür ein Omaya-Ventil implantiert werden. Die intrathekale Medikation ist bei Berechnung der systemischen Therapie zu berücksichtigen! Bei Resistenz gegen Methotrexat kann als Therapie auch Cytarabin verwendet werden.

4.7 Knochenmarktransplantation

Die Knochenmarktransplantation hat durch Verbesserung der Konditionierung, der supportiven Maßnahmen, der besseren Beherrschung der Graft-versus-Host-Reaktion (GvHR) und Erhöhung der Bettenkapazität eine wesentliche Erweiterung des Indikationsspektrums erfahren (s. Tab. 10).

Voraussetzungen für die Durchführung sind:
a) Alter unter 50 Jahren (in höherem Alter schlechtere Ergebnisse)
b) Spender mit möglichst identischem HLA-Muster und negativer Reaktion in der gemischten Lymphozytenkultur (MLC):
   Geschwister (Chance der Kompatibilität 30%),
   Eltern (Chance der Kompatibilität 12%),
   experimentell auch Semiverwandte oder Nichtverwandte (bei völliger HLA-Identität und negativer MLC), allerdings mit deutlich schlechteren Ergebnissen.

Zur *Vorbereitung* der Transplantation bei der Leukämie wird eine intensive Konditionierung des Patienten, z.B. mit Cyclophosphamid (60 mg/kg, 2–4

Tabelle 10: Indikationen zur Knochenmarktransplantation

Schwere aplastische Anämie
Akute nicht-lymphoblastische Leukämie in der 1. Remission
Akute lymphoblastische Leukämie
　bei Risikopatienten (Tab. 8) in der 1. Remission
　bei den anderen Patienten im oder nach dem 1. Rezidiv
Myeloproliferative Erkrankungen
　Chronisch-myeloische Leukämie
　Osteomyelofibrose
Paroxysmale nächtliche Hämoglobinurie (bei schweren Verläufen)/
Kongenitale Defektimmunopathien
Nicht-maligne Erbkrankheiten (experimentelle Therapie!)
　Osteopetrosis, Wiskott-Aldrich-Syndrom, M. Hurler,
　Fanconi-Anämie, Thalassämie

Tage) sowie eine Ganzkörper-Strahlentherapie (6 × 2 Gy) durchgeführt. Letztere entfällt meist bei den nicht-malignen Erkrankungen. Die Konditionierung hat folgende Ziele:
a) Vernichtung aller leukämischen Blasten,
b) Zerstörung des Empfänger-Immunsystems (zur Vermeidung der Transplantatabstoßung).

Das Knochenmark des Spenders wird in Vollnarkose durch Vielfachpunktionen aus dem Becken gewonnen und dem Empfänger intravenös verabreicht. Die Stammzellen beginnen in der Knochenmarkmatrix, der Milz und Leber zu proliferieren und bilden dort neue Blutbildungsherde.

Das Hauptproblem bei der Knochenmarktransplantation ist die Beherrschung der möglichen Komplikationen. Um lebensgefährdende Infekte zu vermeiden, wird der Patient meist für mehrere Wochen in einer gnotobiotischen Einheit untergebracht. Zur Prophylaxe der GvHR wird meist eine Cyclosporin-A-Therapie oder eine Methotrexattherapie durchgeführt. Alternativ wird zunehmend auch das Spendermark mit Hilfe monoklonaler Antikörper von immunkompetenten T-Lymphozyten befreit, die für das Auftreten einer GvHR verantwortlich sind. Derzeit sind bei ausgewählten Kollektiven 3 und 5 Jahre rezidivfreies Überleben von 50% bei der ANLL erreichbar, bei der CML sogar von 80%.

Auch bei einer technisch gelungenen Knochenmarktransplantation ist ein Leukämierezidiv möglich, entweder aus den Resten des Patientenknochenmarks oder – in seltenen Fällen – aus den Spenderzellen.

Eine autologe Knochenmarktransplantation mit Mark, das in der ersten kompletten Remission entnommen, in vitro mit Antikörpern und/oder Zytostatika behandelt und dann kryopräserviert wurde, sollte bei allen jüngeren Patienten ohne kompatiblen Spender in der ersten oder zweiten kompletten Remission

erwogen werden, da die bisher vorliegenden Ergebnisse dieser Therapie vielversprechend sind.
Die von der *Deutschen Arbeitsgemeinschaft für Knochenmarktransplantation* gesammelten Ergebnisse der vergangenen zwei Jahre zeigen, daß inzwischen in der Bundesrepublik der Anschluß an den internationalen Standard erreicht ist. Knochenmarktransplantationen werden derzeit in folgenden Zentren durchgeführt:
Essen: Westdeutsches Tumorzentrum, Hufelandstraße 55, 4300 Essen, Prof. Dr. U. Schaefer, Tel. 0201/79911;
Freiburg: Abteilung Innere Medizin I, Hämatologie – Onkologie, Hugstetterstraße 55, 7800 Freiburg, Tel. 0761/2703406;
Hannover: Abteilung für Hämatologie und Onkologie, Medizinische Hochschule, Karl-Wiechert-Allee 9, 3200 Hannover 61, Prof. Dr. H. Poliwoda, Tel. 0511/532-3021;
Heidelberg: Medizinische Universitäts- und Poliklinik, Hospitalstraße 3, 6900 Heidelberg, Prof. Dr. W. Hunstein, Tel. 06221/565609;
Kiel: Medizinische Klinik II der Universität, Metzstraße 53–57, 2300 Kiel 1, Prof. Dr. H. Löffler, Tel. 0431/5113209;
Mainz: Abteilung für Hämatologie, III. Medizinische Klinik, Langenbeckstraße 1, 6500 Mainz, Tel. 06131/172581;
München: Klinikum Großhadern, Medizinische Klinik III, Marchioninistraße 15, 8000 München 70, Prof. Dr. W. Wilmanns, Tel. 089/7095-2550/2356;
Tübingen: Medizinische Klinik, Abteilung Innere Medizin II, Otfried-Müller-Straße, 7400 Tübingen 1, Prof. Dr. H. D. Waller, Tel. 07071/294478;
Ulm: Universität Ulm, Medizinische Klinik, Abteilung Innere Medizin III, Steinhövelstraße 9, 7900 Ulm, Prof. Dr. H. Heimpel, Tel. 0731/1792320.

5 Maligne Lymphome

Finden sich bei einem Erwachsenen isolierte oder generalisierte Lymphknotenschwellungen, so gelten folgende Grundsätze:
a) Vergrößerte Lymphknoten, die sich nicht innerhalb von 3–4 Wochen zurückbilden oder deren Genese nicht geklärt ist (Blutbild, Knochenmarkaspiration, HIV-Test, Lues-, Toxoplasmose-Serologie, Paul-Bunnell-Test, EBV-Serologie usw.), *müssen* der Probeexzision zugeführt werden.
b) Ist das histologische Ergebnis nicht eindeutig, werden *weitere Biopsien* vorgenommen werden bis zur Klärung der Diagnose.

5.1 Morbus Hodgkin (Lymphogranulomatose)
5.1.1 Vorbemerkungen
Auf 100000 Einwohner kommen 2–3 Neuerkrankungen pro Jahr. Ätiologie und Pathogenese sind unbekannt. – Die Prognose des Morbus Hodgkin (M. H.) war früher infaust.

Heute können sogar Patienten in fortgeschrittenen Stadien mit Heilung rechnen. Die 10-Jahresrate für rezidivfreies Überleben, was einer Heilung gleichzusetzen ist, beträgt unter Einschluß aller Stadien 60–70%. Die Prognose eines Patienten mit M. Hodgkin wird im wesentlichen durch das Ausbreitungsstadium bestimmt.

5.1.2 Histologische Klassifizierung

Sie erfolgt auf der Basis der von Lukes und Mitarbeitern vorgeschlagenen Klassifizierung, die in vereinfachter Form auf der Konferenz von Rye 1965 international angenommen wurde (s. Tab. 11).

Tabelle 11: M. Hodgkin – Histologische Klassifizierung und Verteilung

Histologischer Subtyp		USA		BRD	
		NCI	Stanford	BMFT-Studie	Mainz
Lymphozytenreich	(lp)	16%	7%	8%	17%
Nodulär sklerosierend	(nc)	35%	72%	46%	32%
Gemischtzellig	(mc)	33%	20%	36%	39%
Lymphozytenarm	(ld)	16%	2%	5%	12%

5.1.3 Stadieneinteilung

Es wird unterschieden zwischen der *klinischen Stadieneinteilung* und der *pathologisch-anatomischen Stadieneinteilung* (s. Tab. 12). Die klinische Stadieneinteilung umfaßt: Anamnese, Untersuchung, Lymphknotenbiopsie, Knochenmarkbiopsie, Laboruntersuchungen, Röntgenuntersuchungen (Thorax, Skelett, Computertomographie, Lymphographie und Sonographie des Abdomens). Fakultativ: Szintigraphische Untersuchungen (Ganzkörper-Gallium-Szintigramm, Leber-, Milz-, Knochen- und Knochenmarkszintigramm) und Laparoskopie. Trotz dieser intensiven Diagnostik wird gegebenenfalls ein Teil der Tumorherde nicht erfaßt, d.h., die klinische Stadieneinteilung ist falsch und die auf ihr basierende Therapie vielleicht unzureichend. Daher werden bei der pathologisch-anatomischen Stadieneinteilung zusätzlich die Ergebnisse der explorativen *Laparotomie mit Splenektomie* berücksichtigt (siehe Tab. 12 und 13). Die Notwendigkeit der explorativen Laparotomie ist nur gegeben, wenn das Ergebnis zu einer Änderung des Therapieplans führen würde. Sie ist eventuell sinnvoll für die klinischen Stadien IB, IIB und IIIA, da in diesen Fällen sehr oft (30–40%) der Nachweis zusätzlicher Herde zu einer Änderung des Therapieplanes führt (Chemotherapie statt bzw. vor Radiotherapie); sie ist unnötig für das Stadium IA mit rechtsseitigem hochzervikalem oder axillärem Befall, da hier nur selten intraabdominelle Herde, die zur Änderung der Therapie führen, festgestellt werden. Sie ist als diagnostische Maßnahme nicht indiziert bei sicherem Stadium IIIB und IV, da hier die Feststellung zusätzlicher Herde keine therapeutischen Konsequenzen hat. Bei starker Milzvergrößerung und sekundärem Hyperspleniesyndrom kann auch in diesen Stadien die Splenektomie Vorteile bringen. Anders als bei Kindern hat die Splenektomie beim Erwachsenen keine so relevanten Folgen für die Infektabwehr, die prophylaktische Pneumokokkenvakzinierung wird trotzdem empfohlen. Die mehrfach behauptete größere hämatologische Toleranz nach Splenektomie gegenüber Chemo- und Radiotherapie ist nicht erwiesen. Bei männlichen Patienten mit Kinderwunsch sollte ein Spermiogramm und ggf. die Kryopräservation durchgeführt werden, da das Risiko einer Sterilität nach Chemotherapie sehr hoch ist.

Tabelle 12: Stadieneinteilung des Morbus Hodgkin

Stadium I:	Befall einer einzigen Lymphknotenregion (I), evtl. mit Übergriff auf benachbartes Gewebe per continuitatem (I_E) oder einzelner Herd in extralymphatischem Organ (E = Extension bzw. extralymphatisch)
Stadium II:	Befall von zwei oder mehr Lymphknotenstationen auf der gleichen Stelle des Zwerchfells (II) oder lokalisierter Befall eines extralymphatischen Organs plus einer oder mehrerer Lymphknotenstationen auf der gleichen Seite des Zwerchfells (II_E). Die Anzahl der befallenen Lymphknotenstationen wird durch eine arabische Zahl angegeben (z. B. II_3)
Stadium III:	Befall von Lymphknotenstationen beiderseits des Zwerchfells (III), evtl. mit lokalisiertem Befall extralymphatischer Organe per continuitatem (III_E). Befall von Milz wird speziell angegeben (III_S oder III_{SE})
Stadium IV:	Nicht lokalisierter hämatogener Befall eines oder mehrerer extralymphatischer Organe oder Gewebe mit oder ohne Befall lymphatischen Gewebes

Alle Stadien werden in A oder B unterteilt. Stadium B bedeutet Vorhandensein eines oder mehrerer der folgenden drei Symptome: 1. Gewichtsverlust von mehr als 10% des KG innerhalb von 6 Monaten, 2. Temperaturen über 38,0°C, 3. Nachtschweiß

Tabelle 13: Schematisierte Übersicht über die Behandlung des M. Hodgkin

Klinisches/ pathologisches Stadium	Lokalisation	Therapie
I A und II A	supradiaphragmal	Strahlentherapie: oberes Mantelfeld
	infradiaphragmal	Strahlentherapie: umgekehrtes „Y"
II A und II B mit großem Mediastinaltumor		Chemotherapie: COPP/ABVD × 3 Strahlentherapie
II B, II S, II E und I B (selten)	supradiaphragmal	Chemotherapie: COPP/ABVD × 3 Strahlentherapie: oberes Mantelfeld
	infradiaphragmal	Chemotherapie: COPP/ABVD × 3 Strahlentherapie: umgekehrtes „Y"
III A_1*	supra- und infra-diaphragmal	Chemotherapie: COPP/ABVD × 3**
III A_2* und III S	supra- und infra-diaphragmal	Chemotherapie: COPP/ABVD × 3**
III B, IV A und IV B	alle Lokalisationen	Chemotherapie: COPP/ABVD × 3**

* III A_1 = LK-Befall oberhalb des Truncus coeliacus
  III A_2 = LK-Befall unterhalb des Truncus coeliacus (paraaortal, parailiakal)
** evtl. Strahlentherapie der Hauptlokalisationen

Technik der explorativen Laparotomie:
a) Inspektion der Bauchhöhle,
b) obligate Splenektomie,
c) Keilexzision aus der Leber,
d) multiple Nadelbiopsien aus beiden Leberlappen,
e) multiple Lymphknotenbiopsien paraaortal, iliakal und mesenterial, Markierung verdächtiger Lymphknotenstationen mit röntgendichten Plastikclips für spätere Strahlentherapie,
f) bei prämenopausalen Frauen die Oophoropexie, bevorzugt an die laterale Beckenwand, um bei einer Strahlentherapie die Kastration zu vermeiden.

5.1.4 Therapie

Die Tabelle 13 gibt generelle Richtlinien an; wegen der kurativen Intention der Therapie (in allen Stadien) sollte grundsätzlich eine Vorstellung in einer hämatologischen Spezialeinheit erfolgen!

Die Radiotherapie wird in Großfeldtechnik entweder als obere Mantelfeldbestrahlung und/oder als untere „umgekehrte Y"-Bestrahlung angewendet.

In der zytostatischen Therapie wird derzeit überwiegend alternierend das COPP- und ABVD-Schema angewendet (Tab. 14), die Remissionsrate liegt dabei (alle Stadien) über 90%. Die Überlegenheit des alternierenden COPP/ABVD über das klassische „de-Vita-Schema" (MOPP, COPP) ist jedoch bisher in randomisierten Studien nicht bewiesen worden.

Tabelle 14: Chemotherapie des Morbus Hodgkin

1. *COPP*			
Cyclophosphamid	i.v.	650 mg/m^2	Tag 1 + 8
Oncovin (Vincristin)	i.v.	1,4 mg/m^2*	Tag 1 + 8
Procarbacin	p.o.	100 mg/m^2	Tag 1 – 14
Prednison	p.o.	40 mg/m^2	Tag 1 – 14
2. *ABVD*			
Adriamycin	i.v.	25 mg/m^2**	Tag 1 + 14
Bleomycin	i.v.	10 mg/m^2***	Tag 1 + 14
Vinblastin	i.v.	6 mg/m^2	Tag 1 + 14
Dacarbacin	i.v.	150 mg/m^2	Tag 1 – 5, 14 – 18
		oder 375 mg/m^2	Tag 1 + 14

Wiederholung am Tag 29
* maximale Einzeldosis: 2 mg
** maximale Gesamtdosis: 500 mg/m^2
*** maximale Gesamtdosis: 300 mg/m^2

Alternativ zu dem bisherigen standardisierten Vorgehen wird derzeit überprüft, ob durch eine vorgezogene Chemotherapie vor der Strahlentherapie eine Verminderung der Strahlendosis (auch durch Verkleinerung des Bestrahlungsfeldes) oder eine Reduktion der Chemotherapie möglich ist. Eine Erhaltungstherapie wird nicht durchgeführt.

Bei COPP/ABVD-Versagern oder bei Frührezidiven können das IMEP-Schema oder andere experimentelle Therapien angewendet werden, bei Spätrezidiven zunächst die ursprüngliche Therapie, sofern nicht eine lokale Strahlentherapie indiziert ist. Bei jüngeren Patienten sollte bei Therapieversagen oder Rezidiv eine autologe Knochenmarktransplantation erwogen werden.

5.2 Maligne Nicht-Hodgkin-Lymphome (NHL)
5.2.1 Klassifizierung

Durch immunologische Untersuchungsverfahren ist es in Zusammenhang mit den histologischen Kriterien möglich, eine Klassifizierung zu erlangen, die der Entwicklungsreihe der lymphatischen Zellen entspricht und für den Kliniker hinsichtlich Therapie und Prognose Aussagen erlaubt. Die alte Nomenklatur ist im deutschsprachigen Raum durch die *Kiel-Klassifikation von 1974* ersetzt worden, die sich nach den o. a. Kriterien richtet. Sie unterscheidet primär zwei Hauptgruppen nach dem *Malignitätsgrad* und weitere Untergruppen je nach dem Differenzierungsgrad und dem Herkunftsort der Lymphomzellen (s. Tab. 15).

Im anglo-amerikanischen Bereich werden die Klassifikationen nach Rappoport oder Lukes und Collins angewendet, die sich mehr nach morphologischen Kriterien richten. Ein direkter Vergleich der Nomenklaturen ist nicht möglich, es wurde jedoch eine „working formulation" entwickelt, die es gestattet, Ergebnisse von Therapiestudien näherungsweise zu vergleichen. Die „Übersetzbarkeit" der verschiedenen Entitäten in den drei Klassifikationen beträgt dabei zwischen 75 und 89%.

Tabelle 15: Kiel-Klassifikation der Nicht-Hodgkin-Lymphome

1. *Niedriger Malignitätsgrad*	*Sonderformen*
lymphozytisch (lc)	chronisch-lymphatische Leukämie, Haarzell-Leukämie, Szésary-Syndrom, Mycosis fungoides, T-Zonen-Lymphom
immunozytisch (ic)	lymphoplasmozytisch lymphoplasmozytoid polymorphzellig
zentrozytisch (cc)	kleinzellig großzellig (anaplastisch)
zentroblastisch/zentrozytisch (cb/cc)	follikulär diffus
2. *Hoher Malignitätsgrad*	
lymphoblastisch (lb)	akute lymphoblastische Leukämie, „Burkitt-Typ"
immunoblastisch (ib)	
zentroblastisch (cb)	
unklassifizierbar	

5.2.2 Stadieneinteilung

Die Stadieneinteilung, wie sie für die Hodgkin-Lymphome entwickelt worden ist, gilt analog auch für die NHL, mit Ausnahme der CLL (s. ds. Kap., 5.3), der Haarzell-Leukämie und des Multiplen Myeloms (s. ds. Kap., 5.4.1).

Im Gegensatz zum M. Hodgkin haben die NHL schon primär eine frühe Tendenz zum disseminierten Lymphknotenbefall und zu einem häufigen extranodalen Organbefall. Beim Staging ist daher besonders zu achten auf den Befall:
a) des Knochenmarks;
b) der Milz, der mesenterialen Lymphknoten und des Waldeyerschen Rachenringes;
c) der Leber;
d) des Gastrointestinaltraktes
   (Befall des Magens, Dünndarms und Dickdarms wie 4:2:1);
e) des zentralen Nervensystems (bei Knochenmarkbefall).

Die explorative Laparotomie mit Splenektomie ist bei den NHL nur selten indiziert, da bereits durch die nicht-operativen Untersuchungsverfahren eine zutreffende Stadieneinteilung möglich ist. Nur 20–30% aller Patienten verbleiben nach dem klinischen Staging im Stadium I und II. Bei ihnen kann die explorative Laparotomie erforderlich sein, falls der Therapieplan vom Ergebnis abhängig ist. Die therapeutische Splenektomie, z.B. bei einem Hyperspleniesyndrom, kann in allen Stadien indiziert sein.

Im Rahmen einer HIV-Erkrankung (s. Kap. 23, 2.5) kommt es u.a. auch gehäuft zu malignen Lymphomen, wobei fast ausschließlich B-Zell-Lymphome vorkommen, insbesondere das Burkitt-Lymphom. Die Therapie unterscheidet sich nicht von den NHL ohne HIV-Erkrankung, die Prognose ist schlechter, bedingt durch die gehäuften opportunistischen Infekte.

5.2.3 Therapie

Die Therapie richtet sich grundsätzlich nach dem klinischen Stadium und dem histologischen Typ. Aus diesen Gründen ist sie vielfältig, kompliziert und kann weit weniger als beim M. Hodgkin standardisiert werden. Die primäre Therapieplanung sollte in einer hämatologischen Spezialeinheit durchgeführt werden. Die weitere Behandlung erfolgt in enger Zusammenarbeit zwischen den Spezialeinheiten, den anderen Krankenhäusern und den niedergelassenen Ärzten.

Die Therapierichtlinien (Tab. 16) lehnen sich an die Empfehlung der Kieler Lymphomgruppe unter der Leitung von G. Brittinger an. Die Tabelle kann die Therapie der Non-Hodgkin-Lymphome nur sehr vereinfacht wiedergeben. Oft muß im Einzelfall durch die besondere Lokalisation, die vitale Bedrohung (obere Einflußstauung) oder die Begleiterkrankungen eine Abweichung von der Standardtherapie vorgenommen werden. Bei den NHL vom niedrigen Malignitätsgrad ist zu beachten, daß bei 15–20% der Patienten im Verlauf ein Wechsel zu den hochmalignen Lymphomen stattfindet, so daß weitere Lymphknoten- oder Organbiopsien bei einer Akzeleration der Erkrankung erfolgen müssen.

NHL vom niedrigen Malignitätsgrad im Stadium III und IV sind nicht kurativ zu therapieren. Der Krankheitsverlauf ist oft sehr langsam mit Phasen der spontanen Regression. Es ist daher oft möglich, nach der Diagnose abzuwar-

Tabelle 16: Therapierichtlinien der NHL (vereinfacht)

Niedriger Malignitätsgrad	
Stadium I + II (alle) supra- oder infradiaphragmal	kurative Strahlentherapie mit Großfeldern (extended field oder Mantelfeld)
Stadium III (cb/cc)	palliative Chemotherapie, evtl. auch abwarten bis zum Progreß
Stadium III (lc/ic/cc) und IV (alle)	palliative Strahlentherapie störender Lymphknotenpakete
Hoher Malignitätsgrad	
Stadium I + II (lb)	Chemotherapie +/− Strahlentherapie
Stadium III + IV	Chemotherapie (6−12 Zyklen) evtl. zusätzlich Bestrahlung der ehemaligen Hauptlokalisationen

ten. Es können mehrere Jahre vergehen, bis ein Progreß der Erkrankung eine Therapie nötig werden läßt, dies trifft besonders für das lc-Lymphom (s. CLL) sowie für das ic- und cb/cc-Lymphom, weniger jedoch für das cc-Lymphom zu. Das anaplastische cc-Lymphom verhält sich wie ein hochmalignes Lymphom. Während für die NHL vom niedrigen Malignitätsgrad primär die 1. Gruppe der Therapien (s. Tab. 17) geeignet ist (Therapieziel: Palliation), kommen bei den NHL vom hohen Malignitätsgrad nur die Schemata der 2. Gruppe zur Anwendung (Therapieziel: Heilung).
Bei den Therapieversagern kann bei den NHL vom niedrigen Malignitätsgrad eine intensivere Therapie unter Einsatz von Adriamycin angewendet werden, wegen der latenten Knochenmarkinsuffizienz ist jedoch Vorsicht geboten. Die intensivere Therapie ist immer dann notwendig, wenn eine Akzeleration der Erkrankung mit Umschlag in ein Lymphom von hohem Malignitätsgrad eingetreten ist.
Die Therapie der Wahl bei der Haarzell-Leukämie − eine Subentität des lc-Lymphoms − ist Interferon. Während die zytostatische Therapie hier völlig versagt, kann durch den Einsatz von rekombiniertem α-Interferon eine langfristige komplette Remission erzielt werden. In besonderen Situationen sollte nach wie vor eine Splenektomie erwogen werden, evtl. nach Gabe von hämatopoetischen Wachstumsfaktoren (nur in Studien bisher). Bei Versagen kommt der Adenosin-Desaminase-Hemmer Deoxycoformycin zum Einsatz. Zur Zeit laufen in der Bundesrepublik Deutschland mehrere Studien, so daß nach Sicherung der Diagnose eine Überweisung an ein Zentrum erfolgen sollte.
Das lb-Lymphom vom Burkitt-Typ wird ebenfalls abweichend behandelt. Es treten hier häufig abdominelle Lymphome auf. Aufgrund der Seltenheit dieser Erkrankung und des sehr häufig rasch progredienten Verlaufes (u. a. erhöhte

Tabelle 17: Chemotherapie der Nicht-Hodgkin-Lymphome

1. *Palliative Kombinationen*
   CblP
Chlorambucil	p.o.	5–10 mg/m^2	täglich
Prednison	p.o.	20–40 mg/m^2	täglich

   CP (Wdh. Tag 21–28)
Cyclophosphamid	i.v.	1000 mg/m^2	Tag 1
Prednison	p.o.	100 mg/m^2	Tag 1–5

   COP (Wdh. Tag 21–28)
Cyclophosphamid	p.o./i.v.	400 mg/m^2	Tag 1–5
	oder p.o.	100 mg/m^2	Tag 1–14
Oncovin	i.v.	1,4 mg/m^2*	Tag 1
Prednison	p.o.	100 mg/m^2	Tag 1–5
	oder p.o.	60 mg/m^2	Tag 1–7

2. *Intensive Kombinationen* (bei kurativer Absicht indiziert, nur bei NHL von hohem Malignitätsgrad)

   CHOP (+ Bleo) (Wdh. Tag 21–28)
Cyclophosphamid	i.v.	750 mg/m^2	Tag 1
Adriamycin (H)	i.v.	50 mg/m^2**	Tag 1
Oncovin	i.v.	1,4 mg/m^2*	Tag 1
Prednison	p.o.	100 mg/m^2	Tag 1–5
(+ Bleomycin	i.v.	15 mg/m^2***	Tag 1–5)

   COP-BLAM (BMFT-Studie, Brittinger 1986) (mindestens 2–3 Zyklen, bei gutem Ansprechen 5×, Wdh. Tag 22)
Cyclophosphamid	i.v.	400 mg/m^2	Tag 1
Oncovin	i.v.	1 mg/m^2*	Tag 1
Adriamycin	i.v.	40 mg/m^2	Tag 1
Procarbazin	p.o.	100 mg/m^2	Tag 1–10
Prednison	p.o.	40 mg/m^2	Tag 1–10
Bleomycin	i.v.	15 mg	Tag 14

   MACOP-B
Methotrexat	i.v.	400 mg/m^2	Woche 2, 6, 10
Tetrahydrofolsäure	p.o.	30 mg	12 × alle 3 h, 24 h nach jeder Methotrexat-Gabe
Adriamycin	i.v.	50 mg/m^2	Woche 1, 3, 5, 7, 9, 11
Cyclophosphamid	i.v.	350 mg/m^2	Woche 1, 3, 5, 7, 9, 11
Vincristin	i.v.	1,4 mg/m^2*	Woche 2, 4, 6, 8, 10, 12
Bleomycin	i.v.	10 mg/m^2	Woche 4, 8, 12
Prednison	p.o.	75 mg	täglich
Co-trimoxazol	p.o.	2 × 800 mg	täglich

   IFO/VP/MTX (Wdh. Tag 29)
Ifosfamid	i.v.	1000 mg/m^2	Tag 1–5
Etoposid	inf.	100 mg/m^2	Tag 1–3
Methotrexat	i.v.	30 mg/m^2	Tag 1 + 10

Oncovin = Vincristin
  * maximale Einzeldosis: 2 mg
 ** maximale Gesamtdosis: 500 mg/m^2
*** maximale Gesamtdosis: 300 mg/m^2
  + in Deutschland nicht im Handel, alternativ Cyclophosphamid 650 mg/m^2

LDH, Hyperurikämie) sollte bei Verdacht die sofortige Überweisung in eine Spezialeinheit veranlaßt werden.

Prinzipiell kann davon ausgegangen werden, daß die NHL vom niedrigen Malignitätsgrad zwar nur eine langsame Progredienz aufweisen, aber chemotherapeutisch nicht geheilt werden können. Das Therapieziel ist deshalb *Palliation,* d.h., eine Therapie ist nur bei vorhandenen oder erwarteten Symptomen indiziert. Hieraus ergibt sich auch, daß die Nebenwirkungen der Therapie immer gegen die Schwere der Symptome abgewogen werden müssen. Wegen der latenten myeloischen Insuffizienz beim Knochenmarkbefall sollte mit einer aggressiven Polychemotherapie große Zurückhaltung geübt werden. Unter einer milden, wiederholten Chemotherapie – dem Befinden des Patienten und der Progredienz der Erkrankung angepaßt – kann eine Lebensverlängerung bei guter Lebensqualität erreicht werden.

Bei den NHL von hohem Malignitätsgrad liegt eine schnelle Zellproliferation vor; das Ansprechen auf die zytostatische Therapie ist primär gut, so daß mit einer intensiven Chemotherapie Vollremissionen und Heilungen bei über 50 % der Patienten erreicht werden können. Das Therapieziel bei den NHL von hohem Malignitätsgrad ist deshalb in der Regel *kurativ,* so daß intensive Therapien gerechtfertigt und für eine mögliche Heilung essentiell sind. Von den für die intensiven, in kurativer Absicht gegebenen Kombinationen (Übersicht bei Klimo et al.: Ann. Int. Med. 102 [1985] 596) zeichnet sich das MACOP-B-Schema insbesondere durch seine Kürze (3 Monate) bei ähnlich guten Gesamtergebnissen wie bei längeren Therapieprotokollen aus. Die Kombinationstherapien der 3. und 4. Generation für NHL von hohem Malignitätsgrad sind relativ toxisch und sollten nur in Kooperation mit einer Spezialeinheit durchgeführt werden.

5.3 Chronisch-lymphatische Leukämie (CLL)

5.3.1 Vorbemerkungen

Die CLL gehört nach der neuen Klassifikation zu den malignen Nicht-Hodgkin-Lymphomen vom niedrigen Malignitätsgrad (s. ds. Kap., 5.2). Es handelt sich um die leukämische Verlaufsform eines lymphozytischen Lymphomes mit diffuser Knochenmarkbeteiligung. Wegen der besonderen Manifestationsform, der eigenen klinischen Stadieneinteilung (s. Tab. 18) und nicht zuletzt auch aus historischen Gründen wird die CLL aus der Gruppe der malignen Lymphome herausgenommen und gesondert abgehandelt. Abzugrenzen von der klassischen CLL sind andere leukämische Verlaufsformen maligner Lymphome des niedrigen Malignitätsgrades (Sicherung durch Lymphknotenexzision). Eine Unterteilung in eine B-Zell- und T-Zell-CLL (sehr selten) kann durch die Bestimmung der Oberflächenmarker der peripheren Lymphozyten erfolgen.

5.3.2 Klinik

Das klinisch-hämatologische Erscheinungsbild der CLL ist sehr variabel (s. Tab. 18): Formen mit hoher Zellausschwemmung, mit voluminösen Lymphknotenpaketen, mit dominierender Splenomegalie. Hypogammaglobulinämie, autoimmunhämolytischen

Tabelle 18: Klinisches Stadium und Überlebenszeit von Patienten mit chronischer lymphatischer Leukämie nach Rai et al., Blood 46 (1975) 219

Stadium 0:	Blutlymphozytose (über 15000/µl) und Knochenmarklymphozytose (40% und mehr) mittlere Überlebenszeit: über 150 Monate
Stadium I:	Lymphozytose und Lymphome mittlere Überlebenszeit: 101 Monate
Stadium II:	Lymphozytose, Splenomegalie und/oder Hepatomegalie und/oder Lymphome mittlere Überlebenszeit: 71 Monate
Stadium III:	Lymphozytose und Anämie und/oder Lymphome und/oder Splenomegalie und/oder Hepatomegalie mittlere Überlebenszeit: 19 Monate
Stadium IV:	Lymphozytose und Thrombozytopenie und/oder Lymphome und/oder Hepatomegalie und/oder Splenomegalie mittlere Überlebenszeit: 19 Monate

Anämien (in ca. 10% der Fälle) und sekundärer Hypersplenismus komplizieren häufig den Verlauf der Erkrankung und können krankheitsbeherrschend werden. Infolge starker Durchsetzung des Knochenmarks mit lymphatischen Zellen besteht eine latente myeloische Insuffizienz, die eine erhöhte Infektbereitschaft bedingt.

5.3.3 Therapie

Grundsatz: Zytostatika *so spät wie möglich, so schonend wie möglich einsetzen.* In manchen Fällen ist die Progredienz der CLL so langsam, daß längere Zeit keine Therapie erforderlich ist. Vor Therapiebeginn sollte in den Stadien 0–II der Spontanverlauf über einen Zeitraum von 3 Monaten beobachtet werden. Wenn eine Behandlung nötig ist, soll zunächst eine schonende Therapie mit Prednison (0,5–1 mg/kg/Tag) allein oder in Kombination mit Chlorambucil (0,05–0,1 mg/kg/Tag) begonnen und so lange wie möglich intermittierend beibehalten werden. Bei Therapieresistenz kann auch eine Behandlung mit COP (s. Tab. 17) versucht werden. Wegen der latenten myeloischen Insuffizienz muß diese Therapie behutsam erfolgen und engmaschig kontrolliert werden.

Bei großen bzw. störenden Lymphknotenpaketen ist die lokale, ggf. polylokuläre Strahlentherapie (bis ca. 20 Gy) zu erwägen.

Bei den Patienten im Stadium III und IV mit Splenomegalie besteht häufig ein *Hypersplenismus,* der infolge der Knochenmarkinfiltration durch die Grunderkrankung nur schwer als solcher zu erkennen ist. Mit Hilfe von nuklearmedizinischen Funktionsuntersuchungen kann der Hypersplenismus objektiviert und quantitativ erfaßt werden. Durch die Milzexstirpation kann die Anämie und/

oder die Thrombozytopenie behoben werden. Weitere Indikationen zur Splenektomie sind nicht beherrschbare immunhämolytische Anämien und die exzessive Milzvergrößerung mit eventuellen Infarzierungen und/oder gastrointestinalen Verdrängungserscheinungen.

Als supportive Maßnahme ist bei Infekten und einer starken Verminderung der Immunglobuline auch als prophylaktische Maßnahme der therapeutische Einsatz von hochdosierten Immunglobulinen (5–20 g/Tag über 3 Tage) sinnvoll.

Bei einem kleinen Teil der Patienten kann die CLL nach unterschiedlich langem Zeitintervall in ein hochmalignes NHL (Richter-Syndrom) übergehen. Histologisch findet man vor allem in den abdominellen Lymphknoten unreife Zellen, die wahrscheinlich Immunoblasten entsprechen. Die Prognose ist ungünstig, eine Therapie mit einem Protokoll für hochmalignes NHL sollte erwogen werden. Dadurch kann häufig eine Remission des „high grade"-NHL erzielt werden bei Persistenz des „low grade"-NHL.

5.4 Paraproteinämien

Die unter dem Begriff der „Paraproteinämie" zusammengefaßten Erkrankungen sind Sonderformen eines Immunozytoms (s. ds. Kap., 5.2) mit Freisetzung eines monoklonalen Immunglobulins oder Teilen des Moleküls (Paraprotein). Wegen der besonderen klinischen Symptomatik und der unterschiedlichen Therapie werden diese Erkrankungen gesondert abgehandelt.

Anhand der im Plasma und Urin nachweisbaren intakten monoklonalen Immunglobuline oder Teile des Moleküls unterscheidet man folgende Erkrankungen:
a) Multiples Myelom (IgG, IgA und selten IgE und IgD)
b) Makroglobulinämie „M. Waldenström" (IgM)
c) Bence-Jones-Plasmozytom (isolierte Ausscheidung von Leichtketten)
d) Schwere-Ketten-Krankheit

Von diesen eindeutig malignen Krankheiten abzugrenzen ist die sogenannte *benigne Gammopathie,* die längerfristig durch folgende „gutartigen" Befunde charakterisiert ist:
a) konstanter, über längere Zeit (2 Jahre) nicht zunehmender M-Gradient im Serum (Konzentration unter 1 g/dl)
b) fehlendes Antikörpermangelsyndrom (alle drei Immunglobuline nicht unter 50% des mittleren Normwertes)
c) keine signifikante polymorphzellige Plasmazellinfiltration des Knochenmarks
d) keine röntgenologischen Skelettveränderungen
e) unauffälliger, durch die Gammopathie nicht beeinflußter klinischer Befund
f) Ausschluß einer Begleit-Paraproteinämie bei anderen lymphoproliferativen Erkrankungen

5.4.1 Multiples Myelom (MM) = Plasmozytom
5.4.1.1 Klinik

Der klinische Verlauf eines MM ist schleichend, so daß Patienten oft erst in einem fortgeschrittenen Stadium zur Diagnostik gelangen. Hinweise auf das Vorliegen eines MM ist eine maximal beschleunigte BSG, ein schmalbasiger *M-Gradient* in der Serumelektrophorese und uncharakteristische Knochenschmerzen. Die Diagnose eines Plas-

mozytoms kann nur gestellt werden, wenn mindestens zwei der nachfolgenden Kriterien erfüllt sind:
1. Nachweis von mehr als 15% polymorpher Plasmazellen im Knochenmarkausstrich,
2. Nachweis eines monoklonalen Paraproteins in der Serum- oder Urin-Immunelektrophorese
3. Nachweis von osteolytischen Knochenherden oder fortgeschrittener strähniger Osteoporose.

Davon unabhängig kann auch ein *isoliertes* Plasmozytom mit und ohne Paraproteinausscheidung als Weichteil- oder Knochentumor durch histologische Untersuchung nachgewiesen werden (ca. 4%).

5.4.1.2 Therapie

Die Therapie richtet sich nach dem Krankheitsstadium (Einteilung nach Durie und Salmon: Cancer 36 [1975] 842). Auch hier ist das Therapieziel die Palliation.

Tabelle 19: Stadieneinteilung des multiplen Myeloms

Stadium I:	Alle nachfolgenden Kriterien müssen erfüllt sein: Hämoglobin über 10 g/dl Serumkalzium normal keine röntgenologischen Veränderungen am Skelettsystem oder nur ein osteolytischer Herd IgG unter 5 g/dl oder IgA unter 3 g/dl oder Bence-Jones-Protein im Urin unter 4 g/24 h
Stadium II:	Weder I noch III
Stadium III:	Eines oder mehrere der nachfolgenden Kriterien: Hämoglobin unter 8,5 g/dl Serumkalzium über 12 mg/dl fortgeschrittene Osteolysen (> 3) IgG über 7 g/dl; IgA über 5 g/dl Bence-Jones-Proteinausscheidung über 12 g/24 h
Zusatzkriterien: (alle Stadien)	A – normale Nierenfunktion B – gestörte Nierenfunktion (Kreatinin > 2 mg/dl)

Im Stadium I wird nicht behandelt, sondern der spontane, oft wenig progrediente Verlauf abgewartet. Im Stadium II und III wird als Standardtherapie eine intermittierende Melphalan-/Prednisontherapie gegeben (Melphalan 0,25 mg/kg Tag 1–4 und Prednison 2 mg/kg Tag 1–4 p.o.). Bisher konnte nicht sicher belegt werden, daß eine intensivere Kombinationstherapie dieser Therapie überlegen ist. Alternativ kann eine Cyclophosphamid-Stoßtherapie (250 mg/m^2 Tag 1–4) oder Dauertherapie (100 mg/m^2) gegeben werden. Die Therapie wird zunächst für 6 Monate bis zum Erreichen einer Remission konzipiert. Dann sollte die Therapie unterbrochen werden, da eine weitere Verbesserung durch Fortführung der Therapie statistisch nicht zu erwarten ist.

Eine engmaschige Nachbeobachtung zum Erkennen der erneuten Progression ist wichtig. Bei Therapieresistenz oder bei schlechter Prognose (fortgeschrittenes Stadium III) kann auch eine Polychemotherapie eingesetzt werden (VAD-Schema, Tab. 20).

Tabelle 20: Aggressives Schema zur Behandlung des fortgeschrittenen multiplen Myeloms

VAD			
Vincristin	0,4 mg	inf. (24 h)	Tag 1–4
Adriamycin	9 mg/m^2	inf. (24 h)	Tag 1–4
Dexamethason	40 mg	p.o.	Tag 1–4, 9–12, 17–20
Wiederholung nach 4 Wochen			

Bei sehr hohen Eiweißkonzentrationen im Serum wird durch eine *Plasmapherese* eine rasche Reduktion der Blutviskosität erreicht. Eine *Hyperkalzämie* wird durch Infusionstherapie, Steroide, Kalzitonin, Clodronsäure (Ostac®) und ggf. Mithramycin (12,5–25 µg/kg per inf.) behandelt (s. Kap. 8, 4.4.2).
Bei frakturgefährdeten Osteolysen ist eine palliative Strahlentherapie indiziert. Bei diffuser Osteoporose und Osteolysen kann ein Stützkorsett erforderlich sein zur Linderung der Schmerzen und zum Erhalt der Mobilität der Patienten. Regelmäßige Laborkontrollen (Hämogramm, Serumkalzium, Gesamteiweiß, Immunglobuline, harnpflichtige Substanzen und Bence-Jones-Proteinurie) sind für die Überwachung unerläßlich. Röntgenkontrollen des Skelettsystems, weniger geeignet Knochenmarkpunktionen können das Fortschreiten der Erkrankung erkennen lassen.

5.4.2 Makroglobulinämie (M. Waldenström)

Die Makroglobulinämie ist durch eine Proliferation von lymphoiden Zellen im Knochenmark mit massiver Produktion von monoklonalem IgM (Makroglobulin) charakterisiert. Histologisch entspricht es einem Immunozytom. Klinisch stehen Anämie, Hepatosplenomegalie, Blutungen sowie Phänomene, die mit der erhöhten Blutviskosität zusammenhängen, im Vordergrund. Symptome und Manifestationen der Makroglobulinämie sind: kryoglobulinbedingte Raynaud-Symptomatik, insbesondere bei Kälteexposition; Augenhintergrundveränderungen (Fundus paraproteinaemicus) mit Hämorrhagien, Exsudationen und Sehstörungen; zerebrale Durchblutungsstörungen mit mannigfaltigen, neurologischen Ausfallerscheinungen bis zum „Coma paraproteinaemicum"; plasmatische und thrombozytäre Gerinnungsstörungen als unmittelbare Auswirkung der Interaktion zwischen dem IgM und den Gerinnungsfaktoren.

5.4.3 Therapie

a) Die *Plasmapherese* ist als Notfallmaßnahme bei Serum-Eiweißkonzentrationen über 12 g/dl und klinischer Symptomatik dringend indiziert. Wenngleich

sie nur einen temporären Effekt hat, kann sie, rechtzeitig und ausreichend angewandt, die mit der Hyperviskosität zusammenhängenden Symptome mildern oder deren Komplikationen verhindern. Es muß ungefähr die Hälfte des Plasmavolumens (ca. 1,5 l) ausgetauscht werden.
b) Die *Chemotherapie* erfolgt in Form einer Kombination von Prednisolon und Zytostatika, z.B. Chlorambucil 0,15 mg/kg/Tag, für die Dauer von 2−4 Wochen, sodann 0,05−0,10 mg/kg/Tag, zusätzlich Prednisolon (0,5−1,0 mg/kg/Tag); oder Procarbacin (Natulan®) 100 mg/m^2/Tag über mehrere Wochen, zusätzlich Prednisolon. Die angegebenen Dosierungen gelten für die Einleitung der Therapie und sind in Abhängigkeit von der Leuko- und Thrombozytenzahl ggf. zu reduzieren.

6 Myeloproliferative Erkrankungen

Unter der Bezeichnung *myeloproliferative Erkrankungen* faßt man nach einer Einteilung von Dameshek (1951) die chronische myeloische Leukämie (s. ds. Kap., 6.1), die Polyzythämie (s. ds. Kap., 6.2), die Myelofibrose (s. ds. Kap., 6.3) und die essentielle Thrombozythämie (s. ds. Kap., 6.4) zusammen. Dieses Konzept hat sich für die Klinik als nützlich erwiesen, da (1) die Störungen meist das gesamte blutbildende Knochenmark betreffen, (2) in einer frühen Phase der Erkrankung die Abgrenzung von Grenzfällen schwierig sein kann, z.B. der polyzythämische oder thrombozythämische Beginn einer chronischen myeloischen Leukämie, und (3) häufig Übergänge von einer Form in die andere beobachtet werden.

6.1 Chronisch-myeloische Leukämie (CML)
6.1.1 Vorbemerkungen
Die CML ist eine myeloproliferative Erkrankung, die durch eine neoplastische Transformation einer pluripotenten Knochenmarkstammzelle entsteht. Sie manifestiert sich klinisch in einer Überproduktion von Zellen der granulopoetischen Reihe und häufig auch der Thrombozyten mit Auftreten einer *pathologischen Linksverschiebung* (permanentes Auftreten von Vorstufen − Metamyelozyten bis Blasten) im Differentialblutbild und einem Milztumor.
Differentialdiagnostisch sind die Myelofibrose, die karzinogene Myelose (Einbruch von Metastasen in die Knochenmarkräume) und die leukämoide Reaktion (z.B. Miliartuberkulose) abzugrenzen. Die Sicherung der Diagnose erfolgt durch die Knochenmarkhistologie (Jamshidi-Punktion), die Bestimmung der alkalischen Leukozytenphosphatase (ALPA, erniedrigt), dem Vitamin-B$_{12}$-Spiegel im Serum (erhöht) und endgültig durch den Nachweis des Ph1(Philadelphia)-Chromosoms.

6.1.2 Therapie
Das Ziel der Therapie der CML ist, die Beschwerdefreiheit beim Patienten herzustellen. Eine Heilung der Erkrankung ist nur durch die allogene Knochenmarktransplantation möglich. Während eine effektive Palliation durch relativ einfache Therapie (s.u.) in der Regel möglich ist, wird die mittlere

Überlebenszeit von 3−4 Jahren weder durch Busulfan noch durch Hydroxyurea beeinflußt.

Das Mittel der Wahl zur Behandlung sind entweder Hydroxyurea (Litalir®) oder Busulfan (Myleran®). Die Behandlung mit Busulfan beginnt in hoher Dosierung (0,1−0,2 mg/kg/Tag) und wird in Abhängigkeit von der peripheren Leukozytenzahl reduziert (Faustregel: Abfall der Leukozyten um 50% − Reduktion der Busulfandosis um 50%!). Bei einer Leukozytenzahl von 20000/µl sollte die Therapie wegen der prolongierten Wirkung des Busulfans reduziert werden (0,5−2 mg/Tag) bis zur Normalisierung der Parameter des peripheren Blutbildes. Während der Busulfantherapie ist auf eine reichliche Flüssigkeitszufuhr sowie Gabe von Allopurinol zu achten.

Die Dauer der Initialtherapie wird auch durch die Größe der Milz bestimmt. Eine weitgehende Rückbildung der Splenomegalie ist anzustreben, eine regelmäßige objektive Größenbestimmung der Milz erforderlich. Die *lokale Radiotherapie der Milz* ist bei persistierender starker Splenomegalie möglich (Gesamtdosis 2−10 Gy in ED von 0,25−0,5 Gy; cave: irreversible Zytopenie durch Depletion der zirkulierenden Stammzellen). Engmaschige Kontrollen der Leukozyten- und Thrombozytenzahl sind erforderlich!

In der Phase der Remission kann eine Therapiepause eingelegt oder eine intermittierende, niedrig dosierte Busulfantherapie durchgeführt werden (2 Monate Therapie alternierend mit 2−4 Monate langem behandlungsfreien Intervall). Aufgrund geringer Toxizität (Lungenfibrose nach Busulfan) wird in vielen Zentren in der chronischen Phase Hydroxyurea als Langzeittherapie bevorzugt (Tagesdosis 0,5−2 g p.o.). Neuerdings wird auch α-Interferon bei der Behandlung der CML in klinischen Studien eingesetzt. Hierbei kommt es bei ca. 30% der Patienten zu einer Verminderung der Ph+-Metaphasen in der zytogenetischen Untersuchung des Knochenmarks und somit wahrscheinlich zu einer Repopulation durch normale Stammzellen, die bei Litalir®- oder Myleran®-Therapie in konventioneller Dosierung nicht beobachtet wird. Ob hierdurch eine verbesserte Überlebensrate erzielt wird, ist noch nicht geklärt.

Etwa zwei Drittel der Patienten kommen nach einiger Zeit (Monate bis Jahre) in eine *akzelerierte Phase* mit zunehmender Leukozytose mit Vermehrung der unreifen Vorstufen, Basophilie, Eosinophilie, Anämie und progressiver, therapieresistenter Splenomegalie.

Therapie der Wahl in dieser Phase ist Hydroxyurea (wegen der raschen Wirksamkeit). Dosis: 4−6 g/Tag, solange die Thrombozyten nicht stark sinken, ggf. in Kombination mit Purinethol oder Thioguanin. Auch bei einer erhöhten Blastenzahl kann diese Therapie fortgeführt werden, bis die Krankheit in ihre dritte Phase übertritt mit einem Anteil von über 30% Blasten in der Peripherie.

Dieser *Blastenschub* hat in der Regel eine infauste Prognose. Die Fortsetzung der Therapie mit Hydroxyurea oder Busulfan ist häufig wirkungslos. Die Wahl der Therapie in dieser Phase ist abhängig von dem Ergebnis der morphologischen, zytochemischen und immunologischen Charakterisierung der Blasten. Bei etwa 30% der Patienten haben die Blasten eine lymphoblastische Morphologie, der Nachweis der terminalen Desoxynukleotidyl-Transferase (TdT) ist positiv, und auf der Zelloberfläche läßt sich das cALL-Antigen nachweisen. In diesen Fällen hat eine lymphoblastische Konversion einer CML stattgefunden. Die Therapie der Wahl ist Vincristin in Kombination mit Prednison (ViP). Bei jüngeren Patienten kann versucht werden, eine längere Remission durch eine intensivere Therapie wie bei der ALL (s. Tab. 7) zu erzielen. Bei den anderen Fällen kann eine Therapie analog der ANLL versucht werden. Eine Rückführung in die chronische Phase gelingt selten, eher bei der lymphoblastischen Konversion als bei der anderen Form.

Die *Splenektomie in der frühen Phase* der Erkrankung kann die Prognose insgesamt nicht verbessern. Die Splenektomie in der *späten Phase* wird nicht mehr durchgeführt.

Aufgrund der hohen Heilungschance durch eine Knochenmarktransplantation (bis 80% im selektierten Krankengut) sollte bei jüngeren Patienten (< 55 Jahren) immer nach einem Knochenmarkspender in der Verwandtschaft gefahndet werden. In einigen Zentren wird z.Z. die Transplantation von HLA-kompatiblen Fremdspendern erprobt.

6.2 Polyzythämie
6.2.1 Vorbemerkungen
Unter physiologischen Bedingungen unterliegt die Regeneration der Erythrozyten einer strengen Regulation, die sich nach der Erythropoetinkonzentration richtet. Die Blutvolumenbestimmung (Isotopenverdünnungsmethode) ergibt dabei folgende Normwerte:

Erythrozytenmasse: 28–32 ml/kg
Plasmavolumen: 34–38 ml/kg
Gesamtblutvolumen: 62–70 ml/kg

6.2.2 Ätiopathogenese und Klinik
Eine echte Vermehrung der Erythrozytenmasse wird als *absolute Polyzythämie* bezeichnet. Von *scheinbarer (relativer) Polyzythämie* spricht man bei einem erhöhten venösen Hämatokrit, aber normaler Erythrozytenmasse. Letztere kann von den echten Polyzythämien durch die Bestimmung der Erythrozytenmasse klar abgegrenzt werden. Sie ist keine hämatologische Erkrankung.

Bei den echten Polyzythämien unterscheidet man (1) die primäre und (2) die sekundäre Polyzythämie (Tab. 21).

Die *primäre Polyzythämie* ist eine seltene Erkrankung (ca. 5 Neuerkrankungen auf eine Million der Bevölkerung) mit unbekannter Ursache, die eine Hyperplasie aller drei Knochenmarkzellreihen, insbesondere aber der Erythropoese, aufweist (Panmyelose). Nach den Empfehlungen der U.S. National Polycythemia Vera Study Group werden zur Diagnose folgende Parameter herangezogen:

Tabelle 21: Einteilung und Ursachen der Polyzythämien

I. Primäre Polyzythämie (Polycythaemia rubra vera)

II. Sekundäre Polyzythämie

a) Angemessene, meist hypoxämisch bedingte Formen:
Adaptiv bei Höhenaufenthalt
chronische pulmonale Erkrankungen
kardialer Rechts-Links-Shunt
alveoläre Hypoventilation
Methämoglobinämie
Hb-M-Hämoglobinopathie
abnorme Hämoglobine mit hoher O_2-Affinität

b) Unangemessene, nicht-hypoxämisch bedingte Formen:
Nierenzysten und Hydronephrosen
Hypernephrome
Myome und Fibrome des Uterus
Hepatome
Kleinhirnhämangiome
endokrine Störungen (z. B. M. Cushing, s. Kap. 22, 3.3)

III. Relative Polyzythämie

Dehydratation (Hämokonzentration)
Streß-Polyzythämie

Kategorie A

A_1 Erhöhte Erythrozytenmasse (gemessen mit radioaktiv markierten Erythrozyten)
Männer: $\geq$ 36 ml/kg
Frauen: $\geq$ 32 ml/kg
A_2 Normale O_2-Sättigung des arteriellen Blutes $\geq$ 92%
A_3 Splenomegalie

Kategorie B

B_1 Thrombozytose: Thrombozyten $\geq$ 400000/µl
B_2 Leukozytose: Leukozyten $\geq$ 12000/µl
B_3 Erhöhter Index der alkalischen Leukozytenphosphatase (bei Fehlen von Fieber und Infekten)
B_4 Erhöhte Vitamin B_{12}-Konzentration im Serum oder erhöhte, latente Vitamin-B_{12}-Bindungskapazität: Vitamin B_{12} > 1000 pg/ml; $LB_{12}BK$ > 2200 pg/ml

Eine primäre Polyzythämie ist anzunehmen, wenn (1) alle drei Parameter der Kategorie A erfüllt sind oder (2) wenn bei erhöhter Erythrozytenmasse und normaler O_2-Sättigung des arteriellen Blutes zwei Parameter der Kategorie B vorliegen.
Wenn die o. g. Kriterien nicht erfüllt sind, liegt in aller Regel eine sekundäre Polyzythämie vor, die in die hypoxämischen und nicht-hypoxämischen Formen unterteilt wird (s. Tab. 21). Eine Bestimmung des Serum-Erythropoetins kann bei der Differentialdiagnose helfen (niedrig bei primärer Polyzythämie).

6.2.3 Therapie
Behandlungsziel ist:
a) Schnelle Reduzierung des Blutvolumens und der Blutviskosität auf normale Werte (Aderlässe).
b) Hemmung der Zellproliferation im Knochenmark mit myelosuppressiven Medikamenten (Radiophosphor oder Zytostatika),
c) Aufrechterhaltung eines normalen Blutbildes (Erkennung des Rezidivs).

Die Wahl der Therapie richtet sich nach dem Alter der Patienten:
a) Alter < 40 Jahre: Primär ausschließlich Aderlässe, nur bei extremer Proliferation der Erythropoese kann eine Chemotherapie (s. u.) angewendet werden.
b) Alter 40–60 Jahre: Aderlässe, evtl. zusätzlich Chemotherapie mit Hydroxyurea (anfänglich 30 mg/kg, dann Reduktion auf 10 mg/kg/Tag). Häufige Kontrollen des peripheren Blutbildes zur Vermeidung einer Leuko- oder Thrombozytopenie. Gegebenenfalls kann auch Radiophosphor (^{32}P) eingesetzt werden.
c) Alter > 60 Jahre: Kombination von Aderlaß und Radiophosphor. Dosis: 2,5–3 mCi/m^2 i.v. langsam über 20 min. Die erste Kontrolle ist nach 6 Wochen notwendig; die weiteren Kontrollen richten sich nach dem Erfolg.

Anzustreben ist eine Normalisierung des Hämatokriten und eine Thrombozytenzahl von < 650000/μl. Die Therapie mit Radiophosphor ist einfacher und leichter zu kontrollieren, das Risiko einer sekundären Leukämie (für Radiophosphor und Busulfan gleich groß!) muß wegen der langen Latenzzeit nur bei jüngeren Patienten berücksichtigt werden. Bei fehlender Patienten-Compliance ist die ^{32}P-Therapie vorzuziehen.

Die Überlebenszeit der Patienten ist direkt proportional zur Senkung des HK auf ca. 42%, so daß zur Erreichung dieses Zieles auch therapeutische Kompromisse in Kauf genommen werden müssen.

6.3 Myelofibrose
6.3.1 Ätiopathogenese und Klinik

Die Myelofibrose ist eine Erkrankung aus dem Formenkreis der myeloproliferativen Störungen mit unbekannter Ursache, schleichendem Beginn und chronischem Verlauf. Auch hier liegt der pathogenetische Defekt in der hämatopoetischen Stammzelle (klonale Erkrankung), während die Fibrose als reaktiv anzusehen ist. Sie ist durch Anämie, pathologische Linksverschiebung des weißen Blutbildes, unterschiedlich ausgeprägte Fibrose des Knochenmarks und myeloische Metaplasie in Milz und Leber charakterisiert. Im Szintigramm der stark vergrößerten Milz finden sich diffuse oder lokalisierte Speicherdefekte, letztere als Ausdruck von Milzinfarkten. Die Röntgenuntersuchung des Skelettsystems zeigt eine herdförmige, seltener eine diffuse Sklerosierung. Bei der Knochenmarkaspiration ist kein brauchbares Material zu gewinnen (Punctio sicca); daher Jamshidi-Punktion empfehlenswert. Mit Hilfe der Knochenmarkszintigraphie kann das Fortschreiten der Fibrosierung im Knochenmark verfolgt und eine Typisierung des Stadiums der Myelofibrose vorgenommen werden.

Differentialdiagnostisch kommt die Abgrenzung gegenüber der chronisch-myeloischen Leukämie (s. ds. Kap., 6.1) in Frage. Bei der Myelofibrose ist gegenüber der chronisch-myeloischen Leukämie die Leukozytenzahl niedriger, im Ausstrich herrschen ausgereifte Formen vor, häufig auch Normoblasten, der Index der alkalischen Leukozytenphosphatase ist normal oder erhöht, das Philadelphia-Chromosom fehlt. Bei der Milzfunktionsprüfung mit Hilfe von radioaktiv markierten, wärmealterierten Erythrozyten findet sich eine stark verkürzte Clearance der wärmealterierten Erythrozyten aus dem Blut und eine erhöhte Sequestration in der Milz, Befunde, die eine klare Abgrenzung gegenüber der unbehandelten chronisch-myeloischen Leukämie gestatten.

6.3.2 Therapie

Die *Therapie* beschränkt sich im allgemeinen auf konservative und palliative Maßnahmen. Die Splenektomie kommt in Betracht bei starken Beschwerden durch den Milztumor, bei Milzinfarkten, bei hohem Bluttransfusionsbedarf und ausgeprägtem Hypersplenismus. Postoperativ besteht die Gefahr einer Dekompressionsblutung und einer hämorrhagischen Thrombozythämie. Eine schnelle Vergrößerung der Leber kann nach erfolgreicher Milzentfernung auftreten. Durch Gabe von Hydroxyurea, schon früh nach der Operation, soll der myeloischen Metaplasie in der Leber entgegengewirkt werden.

6.4 Essentielle Thrombozythämie
6.4.1 Klinik

Die essentielle Thrombozythämie ist ein seltenes Krankheitsbild, das hämatologisch durch eine Hyperplasie des Knochenmarks, besonders des megakaryozytären Systems, eine stark erhöhte Thrombozytenzahl im peripheren Blut sowie durch thromboembolische und hämorrhagische Episoden charakterisiert ist. Überschreitet die Thrombozytenzahl 1000000/µl, kann es spontan zu profusen und lebensbedrohlichen Blutungen kommen, weshalb das Krankheitsbild auch die Bezeichnung *hämorrhagische Thrombozythämie* trägt. Die Lebenszeit der Thrombozyten ist normal. Die Milz, anfangs meist vergrößert, kann im Laufe der Erkrankung infolge von intrasplenischen Thrombosen und Infarkten atrophieren.

Differentialdiagnostisch kommen Thrombozytosen bei Malignomen, bei Infekten, bei Fe-Mangel und nach Splenektomie in Betracht. Thrombozytosen werden vermehrt bei Patienten mit Nieren-, Bronchial- sowie Magen-Darmkarzinomen (mit und ohne Metastasen) gefunden. Auch beim Morbus Hodgkin findet man relativ oft erhöhte Thrombozytenzahlen. Für die gesamte Gruppe gilt jedoch, daß die Thrombozytenzahl nur selten 800000/µl überschreitet.

Nach Splenektomie, insbesondere bei der immun-thrombozytopenischen Purpura (ITP) oder nach Exstirpation einer großen Milz mit erhöhtem Sequestrationsvermögen, z.B. bei Myelofibrose oder Hypersplenismus, kann sich in wenigen Tagen eine Thrombozytose entwickeln mit allen Komplikationsmöglichkeiten der essentiellen Thrombozythämie.

6.4.2 Therapie

Ziel der Therapie ist es, die Zahl der Thrombozyten so schnell wie möglich auf Werte unter 1000000/µl zu senken. Die Therapie erfolgt mit ^{32}P und/oder myelosuppressiven Medikamenten, z.B. mit Hydroxyurea (Litalir®). Die

Dosis muß der jeweiligen Thrombozyten- und Granulozytenzahl angemessen werden (tägliche Zählung erforderlich). Bei erhöhter Aggregationsneigung der Thrombozyten ist zusätzlich ein Aggregationshemmer (Acetylsalicylsäure 250 mg jeden 2. Tag) einzusetzen. Wegen der Gefahr von gastrointestinalen Blutungen ist die Therapie streng zu kontrollieren. In neueren Untersuchungen wird auch α-Interferon mit Erfolg bei der essentiellen Thrombozythämie eingesetzt.

17 Zytostatische Therapie solider Tumoren

(J. Preiß)

1	Allgemeine Grundlagen ...	696	2.4.1 Ösophaguskarzinom	740
1.1	Zytostatika – Wirkung, Nebenwirkung	698	2.4.2 Magenkarzinom	740
1.2	Adjuvante Chemotherapie ..	709	2.4.3 Kolorektale Karzinome	741
1.3	Supportive Therapie	710	2.4.4 Tumoren des Pankreas	743
1.4	Tumorklassifikation	710	2.4.5 Primäre Lebertumoren	744
1.5	Erfolgsbeurteilung	712	2.4.6 Gallenblasenkarzinom ...	744
1.6	Tumormarker	712	2.4.7 Karzinoid	745
1.7	Immuntherapie und Biomodulatoren	713	2.5 Karzinome im Kopf- und Halsbereich	746
2	Chemotherapie solider Tumoren	715	2.5.1 Mund-, Rachen-, Nasennebenhöhlen- und Larynxkarzinome	746
2.1	Mammakarzinom	715	2.5.2 Schilddrüsenkarzinom	748
2.2	Urogenitalkarzinome	722	2.6 Malignes Melanom	748
2.2.1	Zervix-, Vagina- und Vulvakarzinome	722	2.7 Sarkome	750
2.2.2	Korpuskarzinom	722	3 Therapie wichtiger Komplikationen	751
2.2.3	Ovarialkarzinom	723	3.1 Maligne Ergüsse	751
2.2.4	Throphoblastische Tumoren .	727	3.2 Hyperkalzämie	752
2.2.5	Hodenkarzinom	728	3.3 Obere Einflußstauung ...	752
2.2.6	Prostatakarzinom	731	3.4 Querschnittssyndrom	753
2.2.7	Nierenkarzinom	733	3.5 Hirnmetastasen	753
2.2.8	Blasenkarzinom	733	4 Organisation der Krebsbekämpfung	753
2.3	Bronchialkarzinom	734		
2.4	Gastrointestinale Tumoren ..	739		

1 Allgemeine Grundlagen

Die Behandlung der malignen Neoplasien richtet sich nach der Organspezifität, der Ausdehnung der Erkrankung und dem Allgemeinzustand des Patienten. Die Früherkennung ist der wichtigste Faktor einer kurativen Therapie. Die Krebsvorsorgeuntersuchung sollte daher allen Patienten immer wieder angeraten werden. Bei lokalisierten Tumoren steht die chirurgische Intervention und die lokale Strahlentherapie an erster Stelle, während bei metastatischen Prozessen und bei ausgedehnten Rezidiven eine systemische zytostatische Therapie indiziert ist. Heilungen sind in diesem Zustand selten, ein palliativer Effekt (Minderung von Beschwerden ± Lebensverlängerung) häufig möglich.

Eine adjuvante Chemotherapie (s. ds. Kap., 1.2) kann bei den Tumoren, die frühzeitig zu einer okkulten Fernmetastasierung neigen, indiziert sein. Bei

Allgemeine Grundlagen   Kap. 17, 1

einigen Tumoren ist präoperativ eine zytoreduktive Chemotherapie („neoadjuvante Chemotherapie") sinnvoll.
Eine regionale Chemotherapie (z. B. bei isolierten Lebermetastasen) über das zuführende arterielle Gefäß sollte wegen der höheren Selektivität in Erwägung gezogen werden, ist jedoch aus technischen Gründen meist nur in größeren Zentren durchführbar.
Eine zytostatische Monotherapie ist nur in Ausnahmefällen indiziert, da die Remissionsraten geringer und die spezifischen unerwünschten Nebenwirkungen entsprechend der notwendigen Dosis höher liegen. Durch die Kombination mehrerer Zytostatika mit unterschiedlichem Ansatzpunkt im Verlauf des Zellzyklus (s.u.) werden die Remissionsraten verbessert. Durch die alternierende Gabe mehrerer Kombinationen kann zumindest hypothetisch einer sekundären Resistenz entgegengewirkt werden.
Die Berechnung der Solldosis im Rahmen der zytostatischen Therapie geschieht nach der Körperoberfläche in m^2. Ein Nomogramm zur Errechnung von Körperoberfläche aus Größe und Gewicht ist im Tabellenanhang (s. Kap. 24, Tab. 1) aufgeführt.

Tabelle 1: Aufteilung der Zytostatika nach Stoffgruppen

1. *Alkylantien* (zyklusspezifisch)		
Nitrogenmustard	Nitrosoharnstoffderivate	Busulfan
Oxazaphosphorine	– Carmustin	Chlorambucil
– Cyclophosphamid	– Lomustin	Melphalan
– Ifosfamid	– Nimustin	Thiotepa
– Trofosfamid	– Streptozotozin	Treosulfan
2. *Antimetabolite* (phasenspezifisch)		
Pyrimidinanaloga	Purinanaloga	Methotrexat
– Cytarabin	– Mercaptopurin	
– Fluorouracil	– Thioguanin	
– Tegafur		
3. *Antibiotika* (in der Regel zyklusspezifisch)		
Anthrazykline	Aclacinomycin	Mithramycin
– Adriamycin	Bleomycin	Mitomycin C
– Daunorubicin	Dactinomycin	Mitoxantron
– Epirubicin		
4. *Pflanzenalkaloide* (phasenspezifisch)		
Podophyllinderivate	Vincaalkaloide	
– Etoposid	– Vinblastin	
– Tenoposid	– Vincristin (Oncovin)	
	– Vindesin	
5. *Sonstige* (unterschiedlicher Angriffspunkt)		
Cisplatin	Dacarbacin	Hexamethylmelamin
Carboplatin	L-Asparaginase	Hydroxyurea
		Natulan

1.1 Zytostatika – Wirkung, Nebenwirkung
1.1.1 Zellzyklus

Zytostatika (Tab. 1) wirken hemmend auf das Tumorwachstum, indem sie in eine oder mehrere Phasen des Zellzyklus eingreifen. Alle Zellen – normale wie neoplastische – durchlaufen mit unterschiedlicher Geschwindigkeit die vier Phasen des Zellzyklus:
G1-Phase (G = gap = Pause): Postmitotische Phase des Zellwachstums. Synthese von RNS, Struktur- und Funktionsproteinen. Dauer im Gegensatz zu den anderen Phasen sehr unterschiedlich, von Stunden bis zu vielen Tagen. Während dieser Zeit besitzt die Zelle einen doppelten Chromosomensatz (2c).
S-Phase: DNS-Synthese-Phase von meist nur einigen Stunden Dauer mit identischer Replikation der Chromosomen. Es resultieren tetraploide Zellen (4c).
G2-Phase: (Prämitotische Ruhephase von meist nur 1–2 Stunden Dauer, die der Enzyminduktion für die nachfolgende Mitosephase dient.
M-Phase: Mitosephase von ca. 1 Stunde Dauer, in der die Auftrennung der erbgleichen Chromosomenpaare auf zwei Tochterzellen erfolgt. Unmittelbar anschließend treten diese Tochterzellen wieder in den neuen Zellteilungszyklus ein.
Darüber hinaus wird noch eine weitere Phase definiert:
G0-Phase: Zellen in dieser Phase sind ruhende Zellen, die weder einen Differenzierungsprozeß noch einen Teilungszyklus durchlaufen. Solche Zellen eines vorübergehend nicht proliferierenden Q-Pools (Q = quiescent = ruhend) können jederzeit durch Stimulation wieder in das P-Kompartiment (P = proliferierend) des Zellzyklus eintreten.
Die G0-Zellen sind durch Zytostatika kaum angreifbar, da keine DNS-Synthese abläuft.

1.1.2 Wirkung der Zytostatika im Zellzyklus

Je nach Angriffspunkt im Zellzyklus unterscheidet man daher:
a) *phasenspezifische* Zytostatika, die selektiv das Durchlaufen der G1-, S-, G2- oder M-Phase zu blockieren vermögen,
b) *zyklusspezifische* Zytostatika, die in allen Phasen des Zellzyklus eingreifen, und
c) *zyklusunspezifische* Zytostatika, die darüber hinaus noch auf Zellen der G0-Phase einwirken.

Die Zytostatika haben dabei unterschiedliche spezifische Wirkungen, die letztendlich die Zellreplikation verhindern und/oder zum Zelltod führen. Neben den ganz spezifischen Wirkungen einiger Zytostatika (s. ds. Kap., 1.1.3) unterscheiden wir 4 Hauptgruppen:

Typ 1: Alkylantien: Kovalente Bindung (Alkylierung) an die Nukleinsäuren der DNS (besonders Guanin), Vernetzung der DNS-Stränge, Einzelstrangbrüche. Hemmung der DNS-Replikation und der DNS-abhängigen RNS-Synthese.

Typ 2A: Antimetabolite: Chemisch veränderte Substanzen physiologischer Stoffwechselmetabolite, die eine kompetitive Hemmung eines Syntheseschrittes im Aufbau der Nukleinsäure bewirken. Hemmung der DNS-Synthese.

Typ 2B: Einbau „falscher" Basen in die DNS oder RNS, Hemmung der Replikation.

Typ 3: Antibiotika: Einlagerung in die DNS-Doppelhelix, Bindung an die DNS, Einzel- und Doppelstrangbrüche, Hemmung von DNS-Repairenzymen.

Typ 4: Mitose-Hemmstoffe: Hemmende Wirkung auf die kontraktilen Proteine der Metaphasenspindel.

1.1.3 Zytostatika

In der nachfolgenden tabellarischen Auflistung sind die wesentlichen Daten der Zytostatika (Freiname, Handelsname des Erstanbieters und internationale

Allgemeine Grundlagen   Kap. 17, 1.1.3

Abkürzung in Klammern) alphabetisch aufgeführt. Ihre Kenntnis ist Voraussetzung für jede therapeutische Anwendung.

Adriamycin (Adriblastin) ADM, Adr
Handelsform: Trockensubstanz 10, 50 mg
Applikationsart: streng i.v., i.a., topisch (Harnblase)
Wirkung (Phase): Typ 3 (zyklusspezifisch, S-Phase)
Elimination: Metabolisierung; biliär, renal
Halbwertszeit: triphasisch: 11 min, 3 h, 25−28 h
Dosis/Zyklus: 40−75 mg/m^2
Dosisbegrenzung: 550 mg/m^2
Dosisreduktion: Bilirubin > 2 mg: 50%; > 3 mg: 25%
schwere kardiale Vorschädigung
Toxizität: Knochenmark, Herzmuskel, ANE-Syndrom, Alopezie, Nekrose bei Paravasat!
Interaktion: Verstärkung der Toxizität unter Strahlentherapie

Bleomycin (Bleomycinum Mack) Bleo
Handelsform: Trockensubstanz 15 mg (= 15 IU)
Applikationsart: i.v., i.a., i.m., s.c., topisch
Wirkung (Phase): Typ 3 (zyklusspezifisch, G2/M-Phase)
Elimination: Inaktivierung (fehlt in Lunge und Haut!)
Halbwertszeit: biphasisch: 24 min, 2−4 h
Dosis/Zyklus: 15−60 mg
Dosisbegrenzung: 300 mg/m^2
Dosisreduktion: Kreatininclearance < 25 ml/min: 50−75%
Toxizität: Lunge, Haut, Hyperpyrexie (Vortestung!); Recallphänomen bei Radiatio
Interaktion: Verstärkung der pulmonaren Toxizität durch CTX

Busulfan (Myleran) Bus
Handelsform: Tabletten 0,5, 2 mg
Applikationsart: p.o.
Wirkung (Phase): Typ 1 (zyklusspezifisch, S/G2-Phase)
Elimination: Metabolisierung; renal
Halbwertszeit: 2,6 h
Dosis/Zyklus: 2−8 mg/Tag
Dosisreduktion: Knochenmarkschädigung
Toxizität: Knochenmark, Lunge, Hyperpigmentierung

Carmustin (Carmubris, Nitrumon) BCNU
Handelsform: Trockensubstanz (lichtgeschützt) 100 mg
Applikationsart: streng i.v. unter Lichtschutz
Wirkung (Phase): Typ 1 (zyklusspezifisch, G2-Phase)
Elimination: Metabolisierung; renal
Halbwertszeit: 5 min
Dosis/Zyklus: 30−200 mg/m^2
Dosisbegrenzung: über 1000 mg/m^2 Gefahr der Lungenfibrose
Toxizität: Knochenmark (verzögert); ANE-Syndrom, lokaler Schmerz; selten: Lunge, Leber Niere

Chlorambucil (Leukeran) Clb
Handelsform: Tabletten 2, 5 mg
Applikationsart: p. o.
Wirkung (Phase): Typ 1 (zyklusspezifisch, S/G2-Phase)
Elimination: Metabolisierung; renal
Halbwertszeit: 1,5 h
Dosis/Zyklus: 1–3 mg/m^2/Tag
Toxizität: Knochenmark

Cisplatin (Platinex), P, DDP
Handelsform: Trockensubstanz und Lösung (lichtgeschützt) 10, 25, 50, 100 mg
Applikationsart: i. v., i. a., topisch (intraperitoneal)
prä- und posttherapeutische Hydratation
Wirkung (Phase): ähnlich Typ 1 (zyklusspezifisch, G1/S-Phase)
Elimination: renal
Halbwertszeit: biphasisch: 25–49 min, 58–73 h
Dosis/Zyklus: 50–120 (180) mg/m^2
Dosisbegrenzung: ca. 500 mg/m^2, Gefahr der Kumulation
Dosisreduktion: Kreatininclearance < 80 ml/min
Toxizität: ANE-Syndrom, Knochenmark, Niere, periphere Nerven, Ototoxizität

Cyclophosphamid (Endoxan), CTX
Handelsform: Trockensubstanz 100, 200, 500, 1000 mg,
Tabletten 50 mg
Applikationsart: i. v., p. o.
Wirkung (Phase): Aktivierung in der Leber: Typ 1 (zyklusspezifisch, S-Phase)
Elimination: Metabolisierung; renal
Halbwertszeit: 6–12 h
Dosis/Zyklus: 500–1000 mg/m^2
Dosisreduktion: Nierenfunktionsstörung
Toxizität: Knochenmark, ANE-Syndrom, Alopezie, Gonaden mit Hypo-/Azoospermie, selten: Herz, Lunge
Zystitisprophylaxe mit MESNA (> 400 mg/m^2)
20% vom CTX zum Zeitpunkt 0, 3, 8 h

Cytarabin (Alexan), AraC
Handelsform: Trockensubstanz, Ampullen 40, 100, 500, 1000, 2000 mg
Applikationsart: i. v., i. th.
Wirkung (Phase): Typ 2B (phasenspezifisch, S-Phase)
Elimination: Metabolisierung
Halbwertszeit: biphasisch: 10–15 min, 2–3 h
Dosis/Zyklus: 200 mg/m^2/Tag × 7 (9)
Hochdosistherapie: bis 2 × 3000 mg/m^2/Tag
Dosisreduktion: Leberfunktionsstörung
Toxizität: Knochenmark, ANE-Syndrom, Mukositis

Dacarbacin (DTIC-Dome), DTIC, DIC
Handelsform: Trockensubstanz (lichtgeschützt) 100, 200 mg
Applikationsart: i. v. unter Lichtschutz (lokaler Schmerz)
Wirkung (Phase): ähnlich Typ 1 (zyklusspezifisch, G1/S-Phase)

Allgemeine Grundlagen Kap. 17, 1.1.3

Elimination:	geringe Metabolisierung; renal
Halbwertszeit:	biphasisch: 19 min, 5 h
Dosis/Zyklus:	350–800 mg/m^2
Dosisreduktion:	Niereninsuffizienz
Toxizität:	Knochenmark, ANE-Syndrom, Fieber, Alopezie, Haut; selten: Leber (Budd-Chiari-Syndrom)
Interaktion:	potenziert die Kardiotoxizität der Anthrazykline

Dactinomycin	(Lyovac Cosmegen), DACT, ActD
Handelsform:	Trockensubstanz 0,5 mg
Applikationsart:	streng i. v.
Wirkung (Phase):	Typ 3 (zyklusspezifisch, S-Phase)
Elimination:	geringe Metabolisierung; renal und biliär
Halbwertszeit:	biphasisch
Dosis/Zyklus:	2–4 mg/m^2
Dosisreduktion:	Leber- und Nierenfunktionseinschränkung (?)
Toxizität:	Knochenmark, ANE-Syndrom (!), Stomatitis, Ulzera, Nekrosen bei Paravasat!
Interaktion:	verstärkt die Strahlentoxizität: Haut, GI-Trakt

Daunorubicin	(Daunoblastin), DNR (s. Adriamycin)
Handelsform:	Trockensubstanz 20 mg
Dosis/Zyklus:	40–60 mg/m^2/Tag
Dosisbegrenzung:	550 mg/m^2
Toxizität:	Knochenmark, Herzmuskel, Alopezie Nekrosen bei Paravasat!

4-Epirubicin	(Farmorubicin), 4-Epi-ADM (s. Adriamycin)
Handelsform:	Trockensubstanz 10, 20, 50 mg
Elimination:	Glukuronisierung; biliär, renal
Dosis/Zyklus:	40–100 mg/m^2
Dosisbegrenzung:	850 mg/m^2
Toxizität:	Knochenmark, Herzmuskel, Alopezie, Nekrosen bei Paravasat!

Estramustin	(Estracyt)
Handelsform:	Ampullen 150, 300 mg, Kapseln 140 mg
Applikationsart:	i. v., p. o.
Wirkung (Phase):	Östradiol/N-Lost-Verbindung, Anreicherung im Prostatakarzinom, Typ 1 (zyklusspezifisch, M/G1-Phase) Östrogenwirkung: Hypophysenblockade
Elimination:	Metabolisierung
Dosis/Zyklus:	p. o. 420–840 mg/Tag kontinuierlich
Dosisreduktion:	Leberparenchymschaden, Thromboserisiko
Toxizität:	Knochenmark, ANE-Syndrom, Leber, Thrombosen, Gynäkomastie (Radiatio der Mamillen!)

Etoposid	(Vepesid), VP 16
Handelsform:	Ampullen 100 mg, Kapseln 100 mg
Applikationsart:	i. v., i. a., p. o.
Wirkung (Phase):	DNS-Brüche (?) (phasenspezifisch, G2-Phase)
Elimination:	Metabolisierung; renal (30%)

Halbwertszeit:	biphasisch: 2,8 h, 15 h
Dosis/Zyklus:	i.v.: 400−600 mg/m^2;
	Resorption p.o.: 30−100%
Toxizität:	Knochenmark, Alopezie;
	seltener: Neuropathie, Mukositis
Interaktion:	Neurotoxizität verstärkt bei Vorbehandlung mit Vincaalkaloiden

5-Fluorouracil

	(Fluorouracil Roche), 5FU
Handelsform:	Ampullen 250, 500 mg, Trinkampullen 250 mg, Kapseln 250 mg
Applikationsart:	i.v., i.a., p.o., topisch (Peritonealhöhle)
Wirkung (Phase):	Typ 2A (phasenspezifisch, S-Phase)
Elimination:	Katabolisierung; renal (30%)
Halbwertszeit:	10−30 min
Dosis/Zyklus:	600−1000 mg/m^2/Tag
Dosisreduktion:	Leber- oder Nierenfunktionsstörung
Toxizität:	ANE-Syndrom, Knochenmark, Alopezie, Mukositis, Diarrhö, Photodermatitis;
	selten: Herz, ZNS
Interaktion:	Modulation der Wirkung durch Folinsäure, Methotrexat und Allopurinol

Ifosfamid

	(Holoxan), IFO (s. Cyclophosphamid)
Handelsform:	Trockensubstanz 200, 500, 1000, 2000 mg
Applikationsart:	i.v., Kurzinfusion
Halbwertszeit:	ca. 6 h
Dosis/Zyklus:	1500−2500 mg/m^2/Tag × 3 (5)
Dosisreduktion:	Nieren- und Leberfunktionsstörungen
Toxizität:	ANE-Syndrom, Knochenmark, Alopezie, ZNS
	Zystitisprophylaxe mit MESNA (s. CTX)

Melphalan

	(Alkeran), LPam, MPL
Handelsform:	Trockensubstanz 100 mg, Tabletten 2,5 mg
Applikationsart:	i.v., p.o., i.a. (regionale Perfusion)
Wirkung (Phase):	Typ 1 (zyklusspezifisch, S/G2-Phase)
Elimination:	Metabolisierung; renal
Halbwertszeit:	biphasisch: 8 min, 2 h
Dosis/Zyklus:	p.o.: 8−12 mg/kg/Tag × 4; i.v.: 18 mg/m^2
Dosisreduktion:	Nierenfunktionseinschränkung
Toxizität:	Knochenmark, ANE-Syndrom, Alopezie, Sekundärmalignome

6-Mercaptopurin

	(Puri-Nethol), 6MP
Handelsform:	Tabletten 50 mg
Applikationsart:	p.o.
Wirkung (Phase):	Typ 2A (phasenspezifisch, S-Phase)
Elimination:	Metabolisierung; renal
Halbwertszeit:	20−90 min
Dosis/Zyklus:	100 mg/m^2/Tag
Dosisreduktion:	Leberfunktionsstörungen
Toxizität:	Knochenmark, Cholostase; selten: Mukositis, Diarrhö
Interaktion:	Toxizitätssteigerung unter Allopurinol: Reduktion auf 30%!

Allgemeine Grundlagen　　　　　　　　　　　　　　　　　　　　Kap. 17, 1.1.3

Methotrexat　　　　　　(Methotrexat Lederle), MTX
Handelsform:　　　　　　Lösung 5, 25, 50, 100, 500, 1000, 5000 mg, Tabletten 2, 5 mg
Applikationsart:　　　　　i. v., i. m., i. th., p. o.
Wirkung (Phase):　　　　Folsäureantagonist, Typ 2A (phasenspezifisch, S-Phase)
Elimination:　　　　　　　Metabolisierung; renal
Halbwertszeit:　　　　　　2–4 h
Dosis/Zyklus:　　　　　　$40-60$ mg/m^2, Hochdosistherapie bis 12 g/m^2
Dosisreduktion:　　　　　Nierenfunktionsstörung
Toxizität:　　　　　　　　Knochenmark, Mukositis, Leber, Niere
　　　　　　　　　　　　　HD-Therapie: Urinausscheidung über 200 ml/h, pH 7,4,
　　　　　　　　　　　　　Rescue nach 24 h mit Calciumfolinat
Interaktion:　　　　　　　Verstärkung der Nephrotoxizität durch Cisplatin,
　　　　　　　　　　　　　verminderte Ausscheidung durch ASS, Benemid
　　　　　　　　　　　　　ZNS: Leukenzephalie bei Bestrahlung des ZNS
　　　　　　　　　　　　　(auch bei späterer Strahlentherapie)

Mitomycin C　　　　　　(Mitomycin C medac) MMC, MTC
Handelsform:　　　　　　Trockensubstanz 2, 10 mg
Applikationsart:　　　　　streng i. v., i. a., topisch (Harnblase)
Wirkung (Phase):　　　　Typ 3 (zyklusspezifisch, G1/S-Phase)
Elimination:　　　　　　　Metabolisierung, renal
Halbwertszeit:　　　　　　biphasisch: 2–7 min, 30–45 min
Dosis/Zyklus:　　　　　　10–20 mg/m^2
Dosisreduktion:　　　　　Nierenfunktionsstörung
Toxizität:　　　　　　　　Knochenmark (verzögert), ANE-Syndrom, Alopezie, Nekrosen
　　　　　　　　　　　　　bei Paravasat!
　　　　　　　　　　　　　selten: Mikroangiopathie, hämolytische Anämie

Mitoxantron　　　　　　(Novantron), MIT
Handelsform:　　　　　　Stechampullen 10, 20, 25, 30 mg
Applikationsart:　　　　　i. v., Kurzinfusion; i. a., topisch
Wirkung (Phase):　　　　Typ 3 (zyklusspezifisch, S/G2-Phase)
Elimination:　　　　　　　Metabolisierung in der Leber, biliär
Halbwertszeit:　　　　　　terminal 215 h
Dosis/Zyklus:　　　　　　12–14 mg/m^2
Dosisbegrenzung:　　　　180 mg/m^2 (kardiale Überwachung)
Dosisreduktion:　　　　　Leberfunktionsstörung
Toxizität:　　　　　　　　Knochenmark, Herz (Kumulation mit Anthrazyklinen)

Prednimustin　　　　　　(Sterecyt) Ste (s. Chlorambucil)
Handelsform:　　　　　　Tabletten 20, 100 mg
Applikationsart:　　　　　p. o.
Wirkung (Phase):　　　　Chlorambucil/Prednison-Verbindung, Typ 1
　　　　　　　　　　　　　Spaltung im GI-Trakt
Elimination:　　　　　　　Metabolisierung; renal
Halbwertszeit:　　　　　　ca. 3–6 h
Dosis/Zyklus:　　　　　　160 mg/m^2/Tag $\times$ 5; oder 40 mg/m^2 kontinuierlich
Toxizität:　　　　　　　　Knochenmark, GI-Trakt

Procarbazin (Natulan), PRO, PCB
Handelsform: Kapseln 50 mg
Applikationsart: p.o.
Wirkung (Phase): Hemmung von DNS-/RNS-/Proteinsynthese, ähnlich Typ 1 (zyklusspezifisch, S-Phase)
Elimination: Metabolisierung; renal
Halbwertszeit: 7 min (nach i.v. Applikation)
Dosis/Zyklus: 100 mg/m^2/Tag × 14−28 Tage
Dosisreduktion: bei antidepressiver Therapie (Phenothiazine, Barbiturate)
Toxizität: Knochenmark, ZNS, Sekundärmalignome
Interaktion: Tyramin-haltige Speisen (Milch u. ä.) Sympathikomimetika (MAO-Hemmer)

6-Thioguanin (T.-Wellcome), 6-TG
Handelsform: Tabletten 40 mg
Applikationsart: p.o.
Wirkung (Phase): Typ 2A (phasenspezifisch, S-Phase)
Elimination: Katabolisierung; renal
Halbwertszeit: 1,5 h
Dosis/Zyklus: 200−400 mg/m^2/Tag × 7
Dosisreduktion: Leber- und Nierenfunktionsstörung
Toxizität: Knochenmark

Vinblastin (Velbe), VBL
Handelsform: Trockensubstanz 10 mg
Wirkung (Phase): Typ 4 (phasenspezifisch, M-Phase)
Applikationsart: streng i.v.
Elimination: geringe Metabolisierung biliär, renal
Halbwertszeit: triphasisch: 4,5 min, 53 min, 20 h
Dosis/Zyklus: 6−12 mg/m^2
Dosisbegrenzung: Neurotoxizität
Toxizität: Knochenmark, Konstipation, Neuropathie

Vincristin (V.-Liquid Lilly), VCR (s. Vinblastin)
Handelsform: Fertigspritze 2 mg, Lösung 1 und 2 mg
Halbwertszeit: triphasisch: 1 min, 7 min, 3 h
Dosis/Zyklus: 2 mg
Dosisbegrenzung: 20 mg
Dosisreduktion: Konstipation, Neuropathie
Toxizität: peripheres Nervensystem
Interaktion: Verstärkung der Neurotoxizität durch DDP und VP 16, Gefahr des Subileus/paralytischen Ileus bei Gabe von Opiaten

Vindesin (Eldesine), VDS (s. Vinblastin)
Handelsform: Trockensubstanz 5 mg
Halbwertszeit: triphasisch: 3,2 min, 99 min, 20 h
Dosis/Zyklus: 3 mg/m^2
Dosisreduktion: manifeste Neuropathie
Toxizität: Knochenmark, peripheres Nervensystem

Allgemeine Grundlagen Kap. 17, 1.1.4

1.1.4 Nebenwirkungen, Risiken, Kontraindikationen

Die zytostatische Therapie ist immer mit Nebenwirkungen behaftet, die direkt oder indirekt die Lebensqualität der Patienten mindern. Die Zielsetzung ist daher in das Therapiekonzept unbedingt einzubeziehen und bestimmt den Grad der tolerablen Toxizität.

Bei einer kurativen Therapie ist eine höhere akute Toxizität zu akzeptieren, eine Spättoxizität zu vermeiden. Das Ziel der Heilung hat erste Priorität. Die palliative Therapie hat das Ziel, die Lebensqualität zu verbessern, Tumorsymptome zu vermindern oder zu vermeiden, wenn möglich auch das Leben – ohne Leiden – zu verlängern. Die Bewertung einer Tumorverkleinerung (Remission) ohne Berücksichtigung der therapiebedingten Nebenwirkungen ist unzureichend. Für den Patienten zählt die therapiefreie Zeit (wach, schmerzfrei, ohne Beschwerden, mobil, zu Hause); diesen Faktoren hat sich jede Therapie unterzuordnen.

Das Spektrum der Nebenwirkungen der Zytostatika ist sehr weit. Bestimmte Nebenwirkungen (wie Knochenmarkdepression) treten bei fast allen Substanzen auf, andere werden nur bei wenigen beobachtet (Lungenfibrosen, Gerinnungsstörungen z. B.). Genaue Kenntnis der Nebenwirkungen und der Risikofaktoren ist Voraussetzung jeder Therapie (s. ds. Kap., 1.1.3).

a) Knochenmarktoxizität

Häufigste und gefährlichste Nebenwirkung! Alle Zytostatika haben eine Knochenmarkdepression zur Folge, nur Vincristin, Bleomycin und L-Asparaginase hemmen das Knochenmark kaum. Während eine Anämie sich nur langsam ausbildet und durch Transfusionen leicht korrigierbar ist, entwickeln sich Leukopenie und Thrombopenie rasch und können ein Problem sein, da Granulozyten- und Thrombozytentransfusionen an eine leistungsfähige Blutbank gebunden sind. Mit *erhöhter Infektionsgefahr* muß bei *Granulozyten*werten von weniger als 1500/µl, mit *Blutungen* bei Thrombozytenwerten unter 20000/µl gerechnet werden. Für die Mehrzahl der Zytostatika gilt, daß bei einer intermittierenden Stoßtherapie die niedrigsten Leukozyten- und Thrombozytenwerte (Nadir) nach 10–16 Tagen erreicht werden und eine Normalisierung des Blutbildes nach 3–4 Wochen eintritt. Wichtig ist die Kenntnis der *verzögerten Knochenmarkdepression* bei Melphalan, Mitomycin C, Dacarbacin, CCNU und BCNU (stärkster Abfall nach 4 Wochen, Erholung nach 6 Wochen). Blutbildkontrollen sollten bei allen Patienten zu dem Zeitpunkt durchgeführt werden, an dem die niedrigsten Werte zu erwarten sind (liegen sie zu tief: Dosisreduktion bei der nächsten Behandlung). Sie sind *obligat* unmittelbar vor jeder erneuten Zytostatikagabe; ist das Blutbild noch nicht normalisiert, muß die Dosis reduziert oder die Therapie ausgesetzt werden. Das Schema zur Anpassung der Zytostatikadosierung an die hämatologischen Werte in Tabelle 2 vermittelt nur *Anhaltspunkte*. Bei jungen Patienten mit normaler Knochenmarksreserve können höhere Dosen gegeben werden als bei alten Patienten, deren ohnehin geringere Knochenmarksreserve zusätzlich durch vorangegangene Bestrahlung oder ausgedehnte Skelettmetastasierung vermindert ist.

b) Mukositis

Diese Komplikation tritt auf nach Methotrexat, Adriamycin, Daunorubicin, Bleomycin, Fluorouracil, Cytarabin, Hydroxyurea. In der Folge kommt es zu verminderter Flüssig-

Tabelle 2: Richtlinien zur Anpassung der Zytostatikadosierungen

Leukozyten/µl	Thrombozyten/µl	Dosis
über 5000	über 100000	100%
4000–5000	75000–100000	75%
3000–4000	50000– 75000	50%
unter 3000	unter 50000	0%

keits- und Nahrungsaufnahme, oft zur Soorinfektion. Besonders gefährdet sind Patienten mit vorangegangener oder gleichzeitiger Strahlentherapie im Bereich der Mundhöhle, des Rachens und des Ösophagus. Zytostatische Therapie erst nach vollständiger Abheilung wieder aufnehmen. Behandlung der Soorstomatitis s. Kap. 23, 4.4.

c) *Diarrhö*

Gelegentlich nach Flourouracil und Methotrexat, selten nach Cytarabin und Bleomycin. Zwingt zur Therapieunterbrechung. Symptomatische Behandlung s. Kap. 12, 7.1.3.

d) *Anorexie, Nausea, Erbrechen (ANE-Syndrom)*

Von seiten der Patienten gefürchtetste Nebenwirkung, die in Einzelfällen zur Verweigerung der Therapie führt. Diese Nebenwirkungen bedürfen einer intensiven prophylaktischen Therapie, damit nicht Reflexe gebahnt werden, die später nicht mehr zu durchbrechen sind (antizipatorisches Erbrechen). Einzelheiten der antiemetischen Therapie s. Kap. 1, 3.2.2.3.

e) *Neurotoxizität*

Vincristin ist stark neurotoxisch. Am häufigsten ist das periphere Nervensystem betroffen: Wochen bis Monate nach Therapiebeginn treten - meist in dieser Reihenfolge - Ausfall der Sehnenreflexe (zunächst an der unteren Extremität), Sensibilitätsstörungen und motorische Schwäche auf. Bei starken Sensibilitätsstörungen und motorischen Ausfällen ist Absetzen des Vincristin erforderlich. Die Symptome bilden sich oft erst nach Monaten und gelegentlich nur unvollständig zurück. Autonomes Nervensystem: Meist langsam zunehmende Obstipation (prophylaktisch Laxantien!), selten paralytischer Ileus, der auch plötzlich bereits bei Therapiebeginn eintreten kann (Therapie mit Takus®), kolikartige Schmerzen, Miktionsstörungen, Impotenz; Hirnnerven (selten): Doppelbilder, Fazialisparese, Schluckstörungen usw.

Procarbazin kann zu Veränderungen der Bewußtseinslage führen, bei hohen Dosen evtl. Agitiertheit oder Depression. Vorsicht bei gleichzeitiger Gabe von Sedativa, insbesondere von Phenothiazinderivaten; Alkoholverbot! Gelegentlich Reflexabschwächung, Parästhesien und Myalgien.

Fluorouracil: Bei hohen täglichen Dosen Kleinhirnsymptomatik möglich (Ataxie, Schwindel, verwaschene Sprache).

L-Asparaginase: Als Zeichen akuter Toxizität Lethargie, Somnolenz oder – selten – Stupor und Koma; als Zeichen chronischer Toxizität in Einzelfällen organisches Hirnsyndrom.

Cisplatin kann zur Innenohrschwerhörigkeit führen (prätherapeutisches Audiogramm), periphere Neuropathien und Krämpfe sind selten.

Methotrexat ist nur bei intrathekaler Anwendung neurotoxisch, dann häufig Meningismus, der nach 12−72 Stunden abklingt, selten passagere Lähmungen und Krampfanfälle. Schwere Hirnveränderungen in der Regel nur bei intraventrikulärer Gabe und gestörter Liquorzirkulation. Seltene Spätveränderungen nach intrathekaler Applikation: progressive, multifokale Leukenzephalopathie; sie tritt wahrscheinlich nur bei vorangegangener Bestrahlung des Zentralnervensystems auf.

f) *Hämorrhagische Zystitis*

Ausschließlich bei hochdosierter Cyclophosphamid- oder Ifosfamidtherapie. Sie kann durch die prophylaktische Gabe von MESNA (Uromitexan®) wirksam verhindert werden. Dosierung: 20% der Dosis von Cyclophosphamid/Ifosfamid 3 × tgl. 0, 3 und 8 Stunden nach der Zytostatikaapplikation. Gleichzeitig Zufuhr größerer Flüssigkeitsmengen (2−3 l/Tag oral oder i. v.), häufige Blasenentleerung.

g) *Hautveränderungen*

Häufig nach Bleomycin, selten nach Fluorouracil (Photodermatitis) als Ausnahme nach Cyclophosphamid, Methotrexat und Adriamycin. Die Haut ist vor allem an den Extremitäten verdickt, trocken, rissig und meist schmerzhaft. Zwingt zum Abbruch der Therapie (Hand-Fuß-Syndrom).
Nach Dactinomycin und − seltener − nach Adriamycin kann es im Bereich früher bestrahlter Bezirke zu schwersten, nekrotisierenden Hautveränderungen kommen.

h) *Haarverlust*

Haarverlust bis zur Alopezie tritt bei allen gebräuchlichen zytostatisch wirksamen Antibiotika (Ausnahme: Bleomycin, Mitoxantron) 3−4 Wochen nach Therapiebeginn auf, ferner bei Cyclophosphamid, Ifosfamid, Cisplatin, Etoposid und Vincristin. Geringerer Haarverlust wird bei einigen anderen Substanzen beobachtet. Durch kurzfristige Hypothermie der Kopfhaut (Kältehaube) kann die Alopezie verringert oder sogar vermieden werden. Zu beachten ist, daß die Haare naß sind und die Haube eine ausreichende Kühlung bietet. Auch ohne Unterbrechung der Therapie kommt es nach einigen Monaten zu einem Nachwachsen der Haare.

i) *Fieber*

Fieber ist gelegentlich nach Gabe von Bleomycin, Dacarbacin, BCNU, Vincristin und L-Asparaginase beobachtet. Todesfälle durch Hyperpyrexie nach Bleomycin sind beschrieben (Testdosis von 1 mg vor Therapiebeginn; bei Fieberreaktion nach Testdosis Behandlung mit halber Dosis beginnen, später oft Dosissteigerung möglich).

j) *Lungenfibrose, Pneumonitis*

Bleomycin führt, vor allem bei hoher Dosierung innerhalb eines kurzen Zeitraumes, in einem Teil der Fälle (bis zu 10%) über eine Pneumonitis zur Lungenfibrose. Bleomycin ist kontraindiziert bei Pneumonie, deutlich eingeschränkter Lungenfunktion und gleichzeitiger Bestrahlung im Thoraxbereich. Gesamtdosis von 300 mg/m^2 nicht überschreiten! Vor jeder erneuten Bleomycingabe Auskultation der Lungen (erstes Zeichen: feinblasige Rasselgeräusche), regelmäßige Röntgen- und Lungenfunktionskontrolle. − Lungenfibrosen nach Busulfan und BCNU sind selten, nach Cyclophosphamid, Chlorambucil und Melphalan wurden sie vereinzelt beobachtet. − Die Pneumonitis unter Methotrexat und Vincristin ist sehr selten.

k) *Kardiotoxizität*

Adriamycin, Epirubicin, Daunorubicin und auch Mitoxantron sind potentiell kardiotoxisch. Bei älteren Patienten mit vorgeschädigtem Herzen ist eine strenge Indikationsstellung geboten, da hier bereits bei niedriger Dosierung unbeherrschbare Nebenwirkungen auftreten können. Eine Strahlenbelastung des Mediastinums und damit des Herzens, auch wenn sie längere Zeit zurückliegt, ist ein schwer kalkulierbares Risiko. Die sicherste Überwachung kann durch die Bestimmung der Kontraktilität mit Hilfe des Ultraschall-Kardiogramms oder Sequenzszintigraphie der Ventrikel erfolgen, das EKG ist zur Erkennung der Kardiomyopathie unzureichend.

Grenzdosis mit erhöhtem Risiko einer Kardiotoxizität:

Adriamycin	550 mg/m^2
Daunorubicin:	550 mg/m^2
Epirubicin:	850 mg/m^2
Mitoxantron:	180 mg/m^2

Die Schädigung durch die verschiedenen Zytostatika summieren sich, so daß bei Umstellung auf eine andere Therapie die Dosis der ersten mitzuberücksichtigen ist. Ein Überschreiten der Höchstdosis ist nur bei strenger Überwachung gestattet.

Von dieser prognostisch ungünstigen Kardiomyopathie sind die in der Regel harmlosen Arrhythmien und EKG-Veränderungen zu unterscheiden, die kurzfristig unter/nach Applikation – unabhängig von der erreichten Gesamtdosis – auftreten können.

Cyclophosphamid wirkt nur bei extremen Dosierungen kardiotoxisch, kann aber wohl die Kardiotoxizität von Adriamycin und Daunorubicin verstärken.

EKG-Veränderungen und pektanginöse Beschwerden werden ausnahmsweise unter Fluorouracil gesehen.

l) *Nephrotoxizität*

Methotrexat ist im sauren Milieu nur schwer löslich, bei höherer Dosierung muß der Urin alkalisiert werden, da das MTX sonst in den Tubuli auskristallisieren kann (Uralyt-U® p.o. oder Natriumbikarbonat-Infusion).

Gefährlichste Nebenwirkung von Cisplatin ist eine u.U. irreversible Nierenschädigung. Kreatininclearance vor und regelmäßig unter der Therapie! Gleichzeitige Gabe von anderen potentiell nephrotoxischen Substanzen (Gentamicin, Cephalotin etc.) vermeiden. – Selten sind Nierenschädigungen nach BCNU, CCNU, Asparaginase und Hydroxyurea. Eine Zwangsdiurese durch Zufuhr großer Flüssigkeitsmengen (2–3 l) ist obligat notwendig und sollte bereits vor der Therapie begonnen werden.

m) *Hepatotoxizität*

Alle Anthracycline, Vincaalkaloide, Podophyllin- und Harnstoffderivate sowie Methotrexat können bei vorgeschädigter Leber (*nicht* obligat bei einer Leberzirrhose) toxisch wirken, da sie in der Leber metabolisiert werden.

n) *Allergische Reaktionen*

Potentiell können alle Medikamente allergische Reaktionen auslösen: sie machen einen Wechsel des Zytostatikums notwendig.

o) *Kanzerogenität*
Alle Zytostatika, insbesondere die alkylierenden Substanzen, sind kanzerogen; es wird im Zuge der größeren Therapieerfolge leider auch zunehmend über Zweitneoplasien bei zuvor zytostatisch behandelten Patienten berichtet (besonders Melphalan).

p) *Gonaden, Teratogenität*
Die Mehrzahl der Zytostatika führt bei längerer Anwendung zur Amenorrhö bzw. Oligo- und Aspermie. Diese Störungen sind nicht in allen Fällen reversibel. *Alle Zytostatika sind teratogen,* auch wenn über die Geburt normaler Kinder nach Zytostatikatherapie im ersten Trimenon berichtet wurde.

1.2 Adjuvante Chemotherapie

In der Regel ist eine zytostatische Therapie nur indiziert, wenn ein Tumor mit lokalen Maßnahmen (Chirurgie und/oder Bestrahlung) nicht beherrschbar ist, d. h. bei sehr großen Primärtumoren, ausgedehnten Lokalrezidiven oder Fernmetastasen. In diesen Fällen ist die Chemotherapie jedoch oft deshalb wenig effektiv, weil die Empfindlichkeit des Tumors mit wachsender Tumormasse abnimmt. Hierfür ist die schlechtere Blutversorgung der zentralen Tumorareale und der mit Fortschreiten des Tumors wachsende Anteil von Zellen in der G0-Phase, die auf Zytostatika kaum ansprechen, verantwortlich.

Bei einigen Karzinomen besteht zum Zeitpunkt der Diagnose auch bei kleinem Primärtumor ein statistisch hohes Risiko einer hämatogenen Tumorzellaussaat. Es handelt sich somit nicht mehr um eine lokalisierte, sondern um eine systemische Erkrankung. Die lokale Therapie kann daher nicht mehr kurativ sein. Die adjuvante Chemotherapie ist der Versuch, durch eine zytostatische Therapie prä-, peri- oder unmittelbar postoperativ vermutete, aber noch nicht nachweisbare *Mikro*metastasen zu vernichten, also nicht erst den Zeitpunkt der klinischen Manifestation abzuwarten.

Dem Nutzen einer adjuvanten Chemotherapie stehen erhebliche Gefahren gegenüber:
a) Unter den zytostatisch behandelten Patienten befinden sich auch solche, die bereits geheilt sind und somit überflüssigerweise allen Risiken einer zytostatischen Behandlung ausgesetzt werden.
b) Die adjuvante Chemotherapie ist potentiell gefährlich, da sie die immunologische Abwehr des Organismus gegen Mikrometastasen schwächen kann.
c) Es können trotz adjuvanter Chemotherapie manifeste Fernmetastasen auftreten.

Für eine adjuvante Chemotherapie kommen nur Tumoren in Betracht, bei denen die Gefahr einer Fernmetastasierung trotz radikaler Entfernung des Primärtumors sehr hoch ist und die ferner erfahrungsgemäß gegenüber Zytostatika empfindlich sind. Gesichert ist der Nutzen einer adjuvanten Chemotherapie erst bei wenigen Tumoren: Lymphome, Mammakarzinom (nur bestimmte Untergruppen), kleinzelliges Bronchialkarzinom, bestimmte Hodentumoren, einige Sarkome (besonders Osteosarkom, Ewing-Sarkom), Wilms-Tumor, Neuroblastom. Nur in prospektiven, randomisierten Studien kann der Stellenwert der adjuvanten Chemotherapie bei anderen Tumoren geprüft werden, *vor einer kritiklosen Anwendung der adjuvanten Chemotherapie muß gewarnt werden.*

1.3 Supportive Therapie

a) *Allgemeinmaßnahmen:* Schmerzbehandlung (s. Kap. 1, 2). Sicherstellung ausreichender Kalorien- und Flüssigkeitszufuhr (s. Kap. 1, 5), sorgfältige Pflege, evtl. auch eine antidepressive Therapie.

b) *Pathologische Frakturen:* Behandlung in Zusammenarbeit mit dem Orthopäden; Vermeidung drohender pathologischer Frakturen durch Radiotherapie oder prophylaktische Osteosynthese oft möglich.

c) *Anämie:* s. Kap. 16, 4.5.

d) *Infektion:* s. Kap. 16, 4.5.

e) *Thrombopenische Blutung:* s. Kap. 16, 4.5.

f) *Hyperemesis:* Die starke emetische Wirkung vieler Zytostatika (besonders Cisplatin) bedarf einer intensiven Therapie, da die Patienten häufig bis zur Grenze ihrer Belastbarkeit behandelt werden müssen. Einzelheiten der Therapie der Emesis s. Kap. 1, 3.2.2.3.

g) *Alopezie:* Die Anthracyclin-induzierte Alopezie kann durch die Applikation einer „Kältekappe" bei einer Dosierung unter 50 mg/m^2 vermieden werden. Dauer der Applikation bei feuchten Haaren: 5 min vor und 30 min nach der ADM-Gabe. Bei den anderen Zytostatika kann wegen der unterschiedlichen Pharmakokinetik die lokale Hypothermie der Kopfhaut die Alopezie wenig oder gar nicht verhindern.

1.4 Tumorklassifikation

Für eine Erfolgsbeurteilung der Therapie ist eine exakte Dokumentation und standardisierte Stadieneinteilung unbedingte Voraussetzung. Für die Vergleichbarkeit von Therapieergebnissen wurde ein internationales System der Tumorklassifikation geschaffen, das *TNM-System,* das die alte ungenaue Stadieneinteilung weitgehend abgelöst hat. Ausnahme sind die malignen Hämoblastosen und Hirntumoren; bei den gynäkologischen Tumoren (FIGO-Klassifikation), den Dickdarmkarzinomen (Dukes-Stadium) und den kleinzelligen Bronchialkarzinomen (limited/extensive disease) werden beide Klassifikationen nebeneinander benutzt, da für die Therapieentscheidung häufig größere Entitäten benötigt oder andere Kriterien mit herangezogen werden.

Das TNM-System beruht
    auf der Tumorgröße: T 1–3 (4)
    dem Befall von Lymphknoten: N 0–3
    und dem Nachweis von Metastasen: M 0/1

Allgemeine Grundlagen Kap. 17, 1.4

Die Unterteilungen sind für jede Tumoridentität definiert (s. TNM-Atlas, Illustrierter Leitfaden zur TNM/pTNM-Klassifikation maligner Tumoren, Springer, Heidelberg 1985).

T1–3: in der Regel auf das Organ begrenzt
T4: Überschreitung der Organgrenze
N0: kein Lymphknotenbefall
N1/2: in der Regel regionaler LK-Befall
N3: Befall entfernterer LK
M1: Fernmetastasen, die befallenen Organe werden durch Affix gekennzeichnet (z. B. HEP für Hepar)

Mit der Bezeichnung C (certainty factor) wird die Sicherheit der Einteilung bezeichnet.
C1: klinische Untersuchung ⎫ klinisches Stadium
C2: spezielle apparative Untersuchung ⎭
C3: chirurgische Exploration ⎫ pathologisches Stadium
C4: vollständige pathologische Aufarbeitung ⎭
C5: Autopsie

Das Präfix vor dem TNM-System bedeutet:
p: pathologisches Stadium
r: Rezidiv
y: Zustand nach Therapie

Die histologische Klassifikation der Malignität erfolgt nach dem Grading:
G1: gut differenziert, wenig Mitosen
G2: mäßig differenziert
G3: schlecht differenziert, viele Mitosen
G4: anaplastisch

Die Vollständigkeit der operativen Entfernung eines Tumors wird durch die R-Klassifikation bestimmt:
R0: kein Residualtumor
R1: nur histologisch nachweisbarer Residualtumor (Resektionsrand)
R2: makroskopisch nachweisbarer Residualtumor bzw. nicht resektable Metastasen
Rx: keine Angaben

Weiterhin sind Schlüsselzahlen der ICD (International Classification of Disease) für die Tumorlokalisation und die histologische Diagnose definiert.

1.5 Erfolgsbeurteilung

Komplette Remission (KR): Vollständige Rückbildung sämtlicher Tumorherde. Eine objektive KR ist in der Regel begleitet von einer vollständigen Rückbildung aller subjektiven Symptome, Dauer mindestens 4 Wochen.

Teilremission (TR): Rückbildung der Tumorherde um mehr als 50%, kein Auftreten neuer Herde. Eine TR ist meist mit einer erheblichen Verbesserung der subjektiven Symptome verbunden.

Stationäres Verhalten, no change (NC): Rückbildung um weniger als 50% bzw. kein Tumorwachstum. Kann mit subjektiver Besserung einhergehen. NC ist als Teilerfolg zu werten, wenn vor Therapiebeginn Tumorwachstum dokumentiert wurde.

Progression (P): Vergrößerung bekannter Tumorherde um mehr als 25% oder Auftreten neuer Tumorherde.

Eine exakte Erfolgsbeurteilung ist oft schwierig bei malignen Ergüssen, subjektiven Beschwerden oder pathologischen Laborparametern. Problematisch ist ferner die Bestimmung des Erfolges oder Mißerfolges bei osteoplastischen und osteolytischen Knochenmetastasen, da auch bei weitgehender Vernichtung der Tumorzellen der radiologische Befund sich nicht oder nur langsam ändert. Bei Knochenmetastasen kann jedoch das Verschwinden von Knochenschmerzen bei gleichzeitiger Normalisierung einer zuvor erhöhten alkalischen Phosphatase oder eine Sklerosierung von Osteolysen als Parameter des Erfolges benutzt werden. Gleiches gilt für den Abfall des Serumspiegels der „Tumormarker" (CEA, AFP, β-HCG, den Carbohydratantigenen u. a.).

Die möglichst exakte Dokumentation des Erfolges bzw. Mißerfolges ist die Basis weiterer therapeutischer Entscheidungen:

bei KR: Fortsetzung der begonnenen Therapie bis P bzw. bis zum Erreichen der Maximaldosen (bei Adriamycin, Daunorubicin, Bleomycin);

bei TR: wie bei KR;

bei NC: wie bei KR, wenn keine Zunahme der subjektiven Beschwerden, sonst Umsetzen auf andere Zytostatika;

bei P: Abbruch der Therapie, Umsetzen auf andere Zytostatika.

1.6 Tumormarker

Zur Primärdiagnostik und besonders in der Nachsorge maligner Erkrankungen ist der Nachweis von Tumormarker im Serum ein wichtiges Hilfsmittel. Es ist dabei zu unterscheiden zwischen Hormonen und Serumenzymen, die Hinweise auf Befall eines bestimmten Organes geben, und den „Tumormarkern" im engeren Sinne. Die Indikationen und Regeln zu ihrer Bestimmung sind nachfolgend aufgeführt:

Indikationen

a) Abschätzung der Tumormasse und als prognostisches Kriterium: sehr vage, weil nur eine statistische Korrelation besteht.

b) Als Parameter für die radikale Entfernung: Abfall auf Normalwerte.
c) Als Parameter für eine Chemo- oder Radiotherapie: primärer Anstieg aufgrund von Tumorzellschädigung und dadurch bedingter Freisetzung der Tumormarker, anschließender Abfall in Relation zur Tumorrückbildung.
d) Zur Nachsorge nach erfolgreicher Therapie: Wiederanstieg gibt Hinweis auf ein Rezidiv (auch an Zweittumoren denken!).

Regeln
a) Die Bestimmungen von Tumormarkern als Screeningmaßnahme ist sinnlos.
b) Die gezielte Indikation und die Auswahl der Marker erspart hohe Kosten.
c) ein positiver Marker reicht als Verlaufsparameter.
d) Spezifität und Sensitivität der Marker sind zu beachten.

Einteilung
Eine ausführliche Beschreibung aller Tumormarker würde den Rahmen dieses Kapitels sprengen, die diagnostisch wichtigen Marker sind in den Organ-Kapiteln aufgeführt und werden hier nur tabellarisch aufgelistet:
a) *Enzyme oder Isoenzyme* (geringe Spezifität und Sensitivität): γ-GT, LDH, alkalische Phosphatase, saure Phosphatase, NSE (Neuron-spezifische Enolase – kleinzelliges BC)
b) *Hormone* (hohe Spezifität und Sensitivität) auch bei paraneoplastischen Syndromen: HCG (Human-Choriogonadotropin), Thyreoglobulin, Kalzitonin, Parathormon
c) *Tumorantigene* (Tumorstoffwechselprodukte oder Tumor-assoziiert mit unterschiedlicher Spezifität sowie hoher Sensitivität):
onkofetale Antigene: CEA, AFP
Carbohydratantigene: Ca 12−5 (Ovar), Ca 15−3 (Mamma), Ca 19−9 (Magen, Pankreas), Ca 50 (GIT)
Proliferationsantigen: TPA
Tumor-assoziierte Antigene: Ferritin, Paraprotein, PSA (Prostata), SCC (Plattenepithelkarzinom)

1.7 Immuntherapie und Biomodulatoren
Die „Immuntherapie" mit den Zytokinen und monoklonalen Antikörpern allein oder in Verbindung mit einer zytostatischen Therapie hat in den vergangenen Jahren erste erfolgreiche Schritte getan. Bei den soliden Tumoren ist der Einsatz beschränkt auf therapieresistente Tumoren, da die zytostatische Therapie – noch – bessere Erfolge erzielen kann.

a) *Interferone*
Zugelassene Indikationen sind derzeit nur Tumoren mit gesicherter Virusgenese: Nasopharynx-Karzinom und Kaposi-Sarkom. Remissionen werden aber

auch beim Melanom, besonders bei intratumoraler Gabe, und beim Nierenzellkarzinom gesehen. Weitere experimentelle Ansätze sind in der Remissionserhaltung und Zelldifferenzierung gegeben sowie besonders in der Therapie der malignen Hämoblastosen (s. Kap. 16, 4).

b) *Interleukine*
Noch eine experimentelle Therapie ist die Gabe von Interleukin 2 mit oder ohne Gabe von LAC-Zellen. Diese Zellen sind eine besondere Untergruppe von peripheren Lymphozyten, die durch in-vitro-Inkubation mit Interleukin zu „Killerzellen" aktiviert werden und in der Lage sind, nach Retransfusion Tumorzellen zu vernichten. Hier sind besonders beim Nierenzellkarzinom und beim malignen Melanom Remissionsraten bis 30% erzielt worden. Es handelt sich aber um eine experimentelle Therapie, die mit großen Nebenwirkungen (Fieber, Blutdruckabfall, Ödeme) verbunden ist und nur in großen onkologischen Fachabteilungen durchgeführt werden kann. Es besteht eine sehr strenge Indikationsstellung – nicht zuletzt wegen der hohen Kosten dieser Therapie.

c) *Colony stimulating factors*
Ein weiterer Fortschritt in der Therapie zeichnet sich durch den Einsatz von Faktoren (GM-CSF, G-CSF, IL 3) ab, die das Knochenmark nach einer Zytostatika-bedingten Schädigung zu stimulieren vermögen und entweder die Phase der Knochenmarkdepression verkürzen oder eine aggressivere Therapie ohne Gefahr der anhaltenden Agranulozytose ermöglichen. Indikationen zu dieser Therapie werden zur Zeit beim Hodenkarzinom sowie bei Hämoblastosen (s. Kap. 16, 4) erarbeitet.

d) *Monoklonale Antikörper*
Monoklonale Antikörper, gerichtet gegen spezifische Merkmale (Antigene) auf der Zelloberfläche von Tumorzellen, sind in der Labordiagnostik von Tumormarkern seit langem im Einsatz. Sie können aber auch mit verschiedenen weiteren Substanzen gekoppelt werden und diese als Schlepper direkt an die Tumorzelle bringen. Der Einsatz zeichnet sich bisher nur im diagnostischen Bereich ab. Gebunden an radioaktive Isotope (^{99m}Tc, ^{111}In oder ^{131}J), gelingt die Suche nach okkulten Metastasen. Die Sensitivität ist derzeit aber den konventionellen Methoden noch nicht überlegen, die Spezifität ist jedoch deutlich höher. Im therapeutischen Bereich sind erste präklinische Versuche mit einem Ovarialkarzinom-Antikörper OVB3, gekoppelt an ein Pseudomonas-Exotoxin, durchgeführt. Eine Übertragung dieser Ergebnisse in die Klinik ist aber für lange Zeit noch nicht möglich.

2 Chemotherapie solider Tumoren

Nachfolgend wird eine Übersicht über die Chemotherapie der wichtigsten malignen Erkrankungen gegeben; ausgenommen sind Tumoren des zentralen und peripheren Nervensystems, Tumoren des Kindesalters sowie der Leukämien und malignen Lymphome (s. Kap. 16).

2.1 Mammakarzinom
2.1.1 Vorbemerkungen

Das Mammakarzinom ist der häufigste Krebs der Frau. Auf 100000 Frauen kommen jährlich 80–100 Neuerkrankungen. Von 100 Patientinnen erliegen mehr als 50 innerhalb von 10 Jahren ihrem Leiden; von den Patientinnen, deren Achsellymphknoten zum Zeitpunkt der Operation befallen sind, sterben 75% innerhalb von 10 Jahren, aber auch für die Gruppe ohne Befall der Achsellymphknoten und negativem Hormonrezeptorstatus (s.u.) ist die Prognose sehr schlecht. Die adjuvante Chemotherapie hat die Erwartungen nur zum Teil erfüllen können. Eine eindeutige Verbesserung ist nur durch die Früherkennung zu erwarten (d.h. Tumordurchmesser unter 1 cm!). Für die Therapie entscheidend ist die Festlegung von Untergruppen anhand von Tumorgröße, Lymphknotenbefall, Hormonrezeptorstatus, Menopausenstand und evtl. Tumorgrading; weitere Risikofaktoren (c-neu-Onkogen, EGF-Rezeptor, S-Phasen-Anteil) werden derzeit untersucht. Als Verlaufsparameter eignen sich die Tumormarker CEA und etwas spezifischer Ca 15–3.

Die Einteilung der Tumorstadien geschieht nach dem TNM-System (s. ds. Kap., 1.4).

2.1.2 Operative Therapie

Das operative Vorgehen ist weitgehend standardisiert; superradikale Operationsverfahren sind obsolet. Die modifiziert radikale Mastektomie mit Axilladissektion ist das häufigste Resektionsverfahren. Bei Tumoren unter 2 cm (evtl. auch bis 3 cm) kann mit der Brust-erhaltenden Tumorresektion (mit anschließender Strahlentherapie – s.u.) ein kosmetisch besseres Ergebnis bei gleicher Heilungschance erreicht werden. Diese Aussage gilt sicher für Patientinnen mit negativen axillären Lymphknoten, wird aber auch bei positivem Lymphknotenbefall diskutiert. Nach Ablatio mammae ist ein kosmetischer Wiederaufbau der Brust auch nach lokaler Strahlentherapie möglich.

Die Bestimmung der Hormonrezeptoren gehört zum Standardverfahren, die biochemischen Untersuchungen können wahrscheinlich bald durch einfachere enzymhistochemische Untersuchungen ersetzt werden.

2.1.3 Adjuvante Therapie
2.1.3.1 Adjuvante Strahlentherapie

a) *Nach Ablatio mammae:* Als generelle Routinemaßnahme abzulehnen. Durch die lokale Strahlentherapie wird weder die mittlere Überlebenszeit verlängert noch die Heilungsrate verbessert. Die Strahlentherapie ist jedoch

in der Lage, die Häufigkeit von Lokalrezidiven wirkungsvoll zu vermindern. Die Indikation zur lokalen Strahlentherapie ergibt sich nur aus dem potentiellen Risiko des Lokalrezidives:
> bei Infiltration von Muskel oder Faszie der Brustwand
> bei Lymphangiosis carcinomatosa der Axilla
> bei unterlassener oder inkompletter Axilladissektion

Sie ist umstritten
> bei negativem axillärem Lymphknotenbefund und medialem Tumorsitz (Lymphabfluß substernal)
> bei adjuvanter Chemotherapie (Übertherapie)

b) *Nach Brust-erhaltender Operation:* Hier ist die postoperative Strahlentherapie grundsätzlich durchzuführen, da keine Sicherheit der kompletten Resektion (Primärtumor und/oder multifokale Karzinome) gegeben ist. Bei positivem axillärem Lymphknotenbefund ist bei entsprechender Indikation (s. Tab. 3) eine adjuvante Chemotherapie zusätzlich sinnvoll (kombiniertes Verfahren).

Tabelle 3: Indikation zur adjuvanten Therapie des Mammakarzinoms (modifiziert nach dem *Consensus development conference statement* des National Institute of Health, Maryland/USA vom September 1985)

| Tumorstadium | | Rezeptorstatus | Chemotherapie | | Hormontherapie |
T	N	(ER/PR)	(prämenopausal)	(postmenopausal)	(postmenopausal)
2-4	0	+	-	-	+
		-	+ +	-	-
	1-3*	+	+ + +	-	+ + +
		-	+ + +	+ +	-
1-4	4-9*	+	+ +	-	+ + +
		-	+ +	+	-
	10*	+	+	-	+ + +
		-	+	-	-

* Anzahl der positiven Lymphknoten

+ + + gesicherte Therapieempfehlung
 + + wahrscheinlich sinnvoll
  + noch in Studien zu überprüfen

2.1.3.2 Adjuvante Chemotherapie

Der Nutzen einer kombinierten adjuvanten Chemotherapie des Mammakarzinoms kann in bestimmten Untergruppen als gesichert angesehen werden. Gegenüber nicht nachbehandelten Patientinnen kann durch die adjuvante

Chemotherapie die Frühmortalität (< 5 Jahre) deutlich gesenkt werden. In der Tabelle 3 sind die anerkannten Indikationen zur adjuvanten Chemotherapie aufgeführt. Der Gewinn durch die adjuvante Chemotherapie bei mehr als 4 befallenen axillären Lymphknoten wird von einigen Autoren bestritten. Umgekehrt bedeutet ein negativer Hormonrezeptorstatus auch bei T2-N0-Stadien eine schlechte Prognose, so daß auch in diesem Stadium die adjuvante Chemotherapie empfohlen werden kann.

Die adjuvante Chemotherapie schließt sich sofort an die Phase der Wundheilung an. Dosiskompromisse zur Vermeidung von Nebenwirkungen sollten vermieden werden. Es ist besser, die Therapie abzubrechen, als die Pausen über 4 Wochen zu verlängern oder die Dosis stärker zu reduzieren.

Standardschemata ist das CMF-Schema, wobei die orale Gabe des Cyclophosphamid pharmakologisch von Vorteil ist, jedoch häufig an der geringen Compliance der Patienten scheitert, so daß die intravenöse Gabe die sicherere Applikationsform ist. Bei Befall der LK ≥ 4 wird das EC-Schema bevorzugt.

Die potentielle Spättoxizität des Epirubicins ist immer zu beachten (Herzvorschädigung oder geplante Mediastinalbestrahlung!). Die *Indikation* zur Durchführung einer adjuvanten Chemotherapie sollte von einem erfahrenen Onkologen gestellt werden.

Schemata zur adjuvanten Chemotherapie (6 Zyklen)

C	Cyclophosphamid	600 mg/m^2	i.v.	Tag 1+8
		oder 100 mg/m^2	p.o.	Tag 1–14
M	Methotrexat	40 mg/m^2	i.v.	Tag 1+8
F	Fluorouracil	600 mg/m^2	i.v.	Tag 1+8
	Wiederholung			Tag 29
E	Epirubicin	40 mg/m^2	i.v.	Tag 1
C	Cyclophosphamid	200 mg/m^2	p.o.	Tag 3–6
		oder 600 mg/m^2	i.v.	Tag 1
	Wiederholung			Tag 22–29

2.1.3.3 Adjuvante Hormontherapie

Indikation s. Tabelle 3, die Standardtherapie bei postmenopausalen Patientinnen ist Tamoxifen: Dosis 30 mg/Tag; Dauer: mindestens 2 Jahre, evtl. deutlich länger (die Untersuchungen laufen noch).

Bei prämenopausalen Patientinnen ist eine adjuvante ablative Hormontherapie (Ovariektomie) nicht indiziert. Bei Hoch-Risikopatientinnen kann eine medikamentöse Hypophysenblockade (Releasing-Hormon-Superagonisten: Suprefact®, Zoladex®) diskutiert werden.

2.1.4 Therapie des metastasierten Mammakarzinoms
2.1.4.1 Hormontherapie

Eine angemessene Therapie des *metastasierten* Mammakarzinoms kann nur in Kenntnis des Hormonrezeptorstatus im Tumorgewebe erfolgen.
Die Hormontherapie ist indiziert, wenn
a) ein positiver Rezeptorstatus vorliegt,
b) die Patientin in die „low risk"-Gruppe (s. Tab. 4) einzuordnen ist.
Keine *alleinige* Hormontherapie ist durchzuführen bei
a) negativem oder unbekanntem Rezeptorstatus,
b) bei Patientinnen der „high risk"-Gruppe (s. Tab. 4),
c) bei Tumorprogression nach Ausschöpfen der Hormontherapie,
d) bei überwiegend viszeraler Metastasierung.
Die Remissionsrate auf die Hormontherapie ist proportional der Höhe des Östrogenrezeptorspiegels im Tumorgewebe:
    < 3 fmol/mg Zytosolprotein: 6% Remissionen
11−100 fmol/mg Zytosolprotein: 46% Remissionen
  > 100 fmol/mg Zytosolprotein: 81% Remissionen

Bei Patientinnen der „high risk"-Gruppe und positivem Rezeptorstatus ist eine kombinierte Hormon-/Chemotherapie wahrscheinlich von Vorteil. Der Wirkungseintritt der Hormontherapie geschieht in den ersten 6−8 Wochen, so daß eine Entscheidung über Ende oder Fortführung der Therapie erst nach diesem Zeitraum erfolgen sollte.

Tabelle 4: Einteilung der Mammakarzinome nach Risikogruppen

I. Günstige Prognose „low risk"-Fälle

   a) von seiten des Primärtumors
      - geringe Proliferationstendenz, histologisch gut differenziert
      - postive Hormonrezeptoren

   b) im Krankheitsverlauf
      - Auftreten von Metastasen später als 2 Jahre nach der Primärtherapie
      - geringe oder fehlende klinische Symptomatik
      - keine statische oder vitale Gefährdung

II. Ungünstige Prognose „high risk"-Fälle

   a) von seiten des Primärtumors
      - hohe Proliferationsrate
      - histologisch undifferenziert
      - negative Hormonrezeptoren
      - inflammatorisches Mammakarzinom

   b) im Krankheitsverlauf
      - frühzeitiges Auftreten von Metastasen (< 2 Jahre)
      - rasches Wachstum der Metastasen
      - Multiorganbefall (≥ 3)
      - Metastasen trotz oder während der adjuvanten Therapie
      - deutliche klinische Symptomatik
      - statische und vitale Gefährdung

Hormontherapie bei Patientinnen vor der Menopause oder nicht mehr als 2 Jahre postmenopausal

An erster Stelle steht die ablative Therapie durch Östrogenentzug. Bei einem Drittel der Patientinnen kommt es innerhalb von 8–10 Wochen zu einer kompletten oder Teilremission. Die Remissionsdauer beträgt im Mittel 9–18 Monate. Die Ovariektomie ist der *Radiomenolyse* überlegen (schneller Wirkungseintritt und Vermeidung einer inkompletten Kastration). Ausfallserscheinungen nach Ovariektomie dürfen hormonell nicht substituiert werden, bevor der Mißerfolg des Eingriffs feststeht (frühestens nach 8 Wochen!) – Die prophylaktische Ovariektomie im Anschluß an die Ablatio mammae, die z.T. noch geübt wird, bringt keinen Nutzen. Vor einer operativen Ovariektomie (irreversibel) kann die chemische Ovariektomie durch Hypophysenblockade (LHRH-Analoga: Zoladex, Suprefact®) erfolgen. Bei gutem Therapieerfolg kann dann sekundär die Ovariektomie erwogen werden (u.a. Kosteneinsparung).

Nach der Ovariektomie gilt eine Patientin als postmenopausal, die weitere Therapie nach erreichter Remission wird entsprechend durchgeführt (s.u.). Bei fehlendem Ansprechen der Metastasen auf die ablative Hormontherapie erfolgt das Umsetzen auf die Chemotherapie.

Hormontherapie bei postmenopausalen Patientinnen

1. *Tamoxifen* (Nolvadex, Tamofen, Kessar, Tamoxasta, Tamoxifen medac etc.)
   Handelsform: Tbl. 10, 20, 30, 40 mg
   Dosierung: 30 mg p.o./Tag
   Wirkung: kompetitive Bindung und Blockierung des intrazellulären Hormonrezeptors
   Nebenwirkung: passagere Thrombozytopenie, Endometriumproliferation
   selten: Hitzewallungen

2. *Aminoglutethimid* (Orimeten)
   Handelsform: Tbl. 250 mg
   Dosierung: 500 mg p.o./Tag ± Cortisonsubstitution; einschleichende Dosierung über 6 Tage erforderlich
   Wirkung: chemische „Adrenalektomie" durch Hemmung der Kortikoidsynthese und der Östrogensynthese in den Tumorzellen (Aromatasehemmung)
   Nebenwirkung: allergisches Exanthem (meist vorübergehend, kann aber bei Urtikaria zum Absetzen zwingen)
   Hypotonie (Mineralokortikoidmangel), selten Addison-Krise
   Wesensveränderungen

3. *Hochdosierte Gestagene*
   Megestrolazetat (Megestat)
   Handelsform: Tbl. 160 mg
   Dosierung: 160 mg p.o./Tag

Medroxyprogesteronazetat (Farlutal, Clinovir)
Handelsform: Amp. 500, 1000 mg, Tbl. 100, 200, 250, 500 mg, Orallösung
Dosierung: 1000 mg p. o./Tag mit rascher Aufsättigung durch hohe Anfangsdosis (1500 mg p. o. für 14 Tage)
Wirkung: chemische „Hypophysektomie" mit Blockierung der Ausschüttzung der Releasing-Hormone und Blockierung des Progesteronrezeptors in den Tumorzellen
Nebenwirkung: Gewichtszunahme, Wassereinlagerung, Thromboseneigung, Embolie, Entgleisung von Diabetes mellitus, Hypertonie, Herzinsuffizienz

4. *Androgene*
   z. B. *Testolacton* (Fludestrin)
   Handelsform: Amp. 100 mg, Tbl. 50 mg
   Dosierung: 150–200 mg p. o./Tag oder 3 × 100 mg i. m./Woche
   Wirkung: Proliferationshemmung, Wirkung nur bei positiven Testosteronrezeptoren in den Tumorzellen (Rezeptorbestimmung)
   Nebenwirkung: Virilisierung, Wassereinlagerung, Herzinsuffizienz

Die Beurteilung, ob eine Hormontherapie wirkt, kann frühestens nach 6 Wochen erfolgen. Bei vitaler Bedrohung müssen andere therapeutische Maßnahmen (lokale Strahlentherapie, systemische Chemotherapie) eingesetzt werden. Generell sprechen viszerale Metastasen schlechter auf die Hormontherapie an, ein Versuch sollte jedoch durchgeführt werden, wenn der Tumorprogreß es erlaubt. In der Reihenfolge Antiöstrogen – Aromatasehemmer – Gestagen wird die Hormontherapie nacheinander gegeben, wobei die einzelnen Medikationen bei Tumorresponse zeitlich unbegrenzt bis zum Progreß verordnet werden. Eine Unterbrechung nach Erreichen der kompletten Remission ist nicht vorgesehen. Es sind derzeit eine Reihe neuer Substanzen sowohl der Klasse der Antiöstrogene als auch der Aromatasehemmer mit besserem Wirkungsspektrum in der klinischen Erprobung. In der Gestagentherapie mit MPA konnte nachgewiesen werden, daß ein therapeutischer Serumspiegel von 100 ng/ml erreicht werden muß. Die erforderliche orale Medikation kann beim MPA zwischen 500 und 1500 mg und beim MGA zwischen 160 und 320 mg liegen. Zur Vermeidung unnötiger Therapiekosten ist daher ein Monitoring des Serumspiegels durchzuführen. Die erste Remission dauert 9–18 Monate, die folgenden sind meist um den Faktor 0,5 kürzer. Auf ein Hyperkalzämiesyndrom ist zu achten.

2.1.4.2 Chemotherapie

Das Mammakarzinom gehört zu den durch Zytostatika gut zu beeinflussenden Tumoren; die enttäuschenden Ergebnisse früherer Zeit wurden durch den Übergang von der Monotherapie zur kombinierten Chemotherapie und durch die Einführung neuer Substanzen erheblich verbessert. Die Remissionsquoten liegen bei 50–80%, Vollremissionen sind keine Seltenheit (4–27%), die Remissionsdauer beträgt im Mittel 13 Monate. Über die notwendige Dauer der Chemotherapie nach Erreichen einer Remission fehlen derzeit genauere Kenntnisse, es besteht jedoch die überwie-

gende Meinung, daß nach 6–12 Monaten die Therapie unterbrochen werden sollte bis zum Auftreten eines erneuten Rezidivs. Die Aggressivität der Chemotherapie richtet sich nach der Eingruppierung der Patientin in die zwei Risikogruppen.
Patientinnen der „low risk"-Gruppe und solche jenseits des 60. Lebensjahres können mit weniger aggressiven Schemata behandelt werden, die mit geringerer subjektiver Toxizität einhergehen und daher die Lebensqualität weniger beeinflussen (CMF oder NoSte). Patientinnen der „high risk"-Gruppe, mit inflammatorischem Karzinom, foudroyantem Verlauf oder Metastasierung in mehreren Organen, erhalten primär eine aggressivere Therapie (CMFP oder FEC).
Die Folgebehandlung bei Rezidiv oder besonders bei Versagen der Primärtherapie ist sehr problematisch. Eine Standardtherapie als „second line" ist nicht etabliert. Bei einer vorangegangenen CMF-Therapie kann Epirubicin oder Mitoxantron häufig noch mit Erfolg eingesetzt werden. Die erzielten Remissionen sind jedoch deutlich schlechter und kürzer. Folgende Zytostatika werden weiterhin in unterschiedlichen Kombinationen eingesetzt: Mitomycin C, BCNU/CCNU, Etoposid, Vindesin, Melphalan, Prednimustin und auch Cisplatin. In der Regel ist den Frauen zu dieser Zeit keine aggressive Therapie mehr zumutbar, die Festlegung der Therapie muß individuell erfolgen und sollte nur von einem erfahrenen Onkologen geplant werden. Der Anschluß an ein Therapieprogramm eines Tumorzentrums oder onkologischen Schwerpunktkrankenhauses ist sinnvoll.

Schemata zur Behandlung des metastasierten Mammakarzinoms

CMF	Cyclophosphamid	600 mg/m^2	i.v.	Tag 1 (+8)
		oder 100 mg/m^2	p.o.	Tag 1–14
	Methotrexat	40 mg/m^2	i.v.	Tag 1 (+8)
	Fluorouracil	600 mg/m^2	i.v.	Tag 1 (+8)
	Wiederholung			Tag 22 (29)
CMFP	Cyclophosphamid	80 mg/m^2	p.o.	täglich
	Methotrexat	40 mg/m^2	i.v.	1×/Woche
	Fluorouracil	400 mg/m^2	i.v.	1×/Woche
	Prednison	40 mg/m^2	p.o.	täglich*
	Kontinuierlich für 3 Monate, dann 2 Wochen Therapie, 2 Wochen Pause			
FEC	Fluorouracil	500 mg/mg^2	i.v.	Tag 1
	Epirubicin	50 mg/mg^2	i.v.	Tag 1
	Cyclophosphamid	500 mg/mg^2	i.v.	Tag 1
	Wiederholung			Tag 22
NS	Mitoxantron	12 mg/mg^2	Inf.	Tag 1
	Prednimustin	120 mg/mg^2	p.o.	Tag 1–5
	Wiederholung			Tag 29

* Dosisreduktion um 10 mg/m^2 alle 2 Wochen bis 10 mg/m^2 Dauertherapie

Patientinnen in schlechtem Allgemeinzustand oder in weit fortgeschrittenem Alter können als palliative Maßnahme von einer niedrig dosierten Epirubicin Dauertherapie (10–20 mg/m² wöchentlich i. v.) profitieren.

Es ist zu beachten, daß die zytostatische Therapie einer Patientin mit metastasiertem Mammakarzinom immer nur palliativ ist und die Lebenserwartung im Mittel bei 2 Jahren liegt! Es ist daher immer abzuwägen, ob eine aggressive Therapie mit hohen Nebenwirkungen für die Patientin wirklich von Nutzen ist.

2.2 Urogenitalkarzinome
2.2.1 Zervix-, Vagina- und Vulvakarzinome

Karzinome der Zervix, Vagina und Vulva werden primär operativ und/oder radiotherapeutisch behandelt. Nach Ausschöpfen der radioonkologischen Möglichkeiten ist eine zytostatische Therapie im vorbestrahlten Gebiet nur sehr beschränkt wirksam. Bei Fernmetastasen (selten) ist jedoch ein palliativer Effekt möglich, die toxischen Nebenwirkungen sind jedoch zu beachten und limitieren die Indikation.

Eine Änderung der therapeutischen Konzepte bei fortgeschrittenen Tumoren mit primärer „debulking" Chemotherapie und anschließender Operation und/oder Strahlentherapie sollte in Einzelfällen erwogen werden.

Eingesetzt werden Schemata, die auch bei anderen Plattenepithelkarzinomen wirksam sind. Von geringerer subjektiver Toxizität ist eine Carboplatin-Monotherapie.

Schemata zur Behandlung von Karzinomen der Zervix, Vagina, Vulva

Carboplat	340–400 mg/m²	Inf.	Tag 1
(Alter > 65)	300–320 mg/m²	Inf.	Tag 1
Carboplat	300 mg/m²	Inf.	Tag 1
Ifosfamid	5000 mg/m²	Inf. (24 h)	Tag 1
Cisplatin	80 mg/m²	Inf.*	Tag 2
Vindesin	2 mg/m²	i. v.	Tag 1–3

* prä- und posttherapeutische Hydratation!

2.2.2 Korpuskarzinom

Bei radiotherapeutisch nicht kontrollierbarem Rezidiv oder Fernmetastasen eines Korpuskarzinoms ist eine Hormontherapie möglich. Bei einem Drittel der Patientinnen kommt es zu objektiver Tumorregression, die Jahre anhalten kann. Eine Vorhersage der Tumorresponse auf Gestagene ist möglich, wenn primär positive Hormonrezeptoren im Tumorgewebe nachgewiesen worden sind. Eingangs ist die hohe Dosierung erforderlich, nach Eintritt der Remission kann die Dosis reduziert werden. Remissionen treten gelegentlich noch nach 3–6 Monaten auf, Therapie nicht vorzeitig abbrechen! An Nebenwirkungen sind zu beachten: Übelkeit, Wasserretention, thromboembolische Komplikationen. Behandlung z.B. mit Megestrolazetat (Megestat® 80–160 mg/Tag) oder mit Medroxyprogesteronazetat (Clinovir® oder Farlutal® 300–1000 mg/Tag). Die Höhe der Dosis ist vom Tumorgrading abhängig, bei G3-Tumoren ist primär eine Dosis von 1000 mg MPA/Tag p.o. anzusetzen. Nach sekundärem Versagen der Gestagentherapie kann ein weiterer Therapieversuch mit Tamoxifen durchgeführt werden (30 mg/Tag).

Bei jüngeren Patientinnen ist ein Versuch einer Kombination von Gestagen- und Chemotherapie möglich.

Schemata zur Behandlung des Korpuskarzinoms

Cyclophosphamid	100 mg/m^2	p.o.	Tag 1–14
Fluorouracil	500 mg/m^2	i.v.	Tag 1+8
Cisplatin	60 mg/m^2	i.v.	Tag 1
oder:			
Fluorouracil	500 mg/m^2	i.v.	Tag 1
Adriamycin	50 mg/m^2	i.v.	Tag 1
Cyclophosphamid	500 mg/m^2	i.v.	Tag 1
Wiederholung			Tag 22–29

2.2.3 Ovarialkarzinom
2.2.3.1 Vorbemerkungen
Die 5-Jahres-Überlebenszeit des Ovarialkarzinoms (alle Stadien) hat sich in den letzten 20 Jahren bei verbesserter Operationstechnik, verbesserter Bestrahlungstechnik und zunehmendem Einsatz der Chemotherapie deutlich verändert, sie liegt je nach Differenzierung zwischen 20 und 60%. Die ersten Symptome (Schmerz- oder Druckgefühl, Resistenz im Unterbauch, Zunahme des Leibesumfanges) sind in den meisten Fällen Zeichen fortgeschrittenen Tumorwachstums. Zur Verlaufsbeobachtung eignet sich der Tumormarker Ca 12–5, weniger spezifisch auch CEA.

2.2.3.2 Histologische Klassifikation
Die Klassifizierung der Ovarialtumoren geht von der Histogenese aus. Die Mehrzahl aller Tumoren geht vom Müllerschen Keimepithel aus; sie werden unterteilt in seröse, muzinöse, endometroide, mesonephrische und unklassifizierbare Tumoren. Die malignen Tumoren des Müllerschen Keimepithels machen etwa 85% aller malignen Ovarialtumoren aus. Nur 15% der Malignome nehmen ihren Ausgang vom Ovarialstroma oder vom Dottersack (maligne Granulosazelltumoren, Arrhenoblastome, Sarkome, Dysgerminome usw.); Klinik und Therapie dieser Tumoren weisen in vielen Punkten Unterschiede gegenüber den vom Keimepithel ausgehenden Karzinomen auf, eine Besprechung in diesem Rahmen ist nicht möglich.

2.2.3.3 Stadieneinteilung

Von größter prognostischer Bedeutung ist das Stadium des Tumors zum Zeitpunkt der Diagnose. Die Stadieneinteilung wird nach den Richtlinien der FIGO (International Federation of Gynecology and Obstetrics) von 1964 oder – seltener – nach der TNM-Klassifizierung von 1966 vorgenommen. Die Stadieneinteilung nach den FIGO-Richtlinien ist in Tabelle 5 wiedergegeben.

Tabelle 5: Stadieneinteilung der Ovarialkarzinome (FIGO)

Stadium I:		beschränkt auf die Ovarien
	IA	beschränkt auf ein Ovar, kein Aszites
	IB	beschränkt auf beide Ovarien, kein Aszites
	IC	beschränkt auf ein oder beide Ovarien; Kapseldurchbruch und/oder Aszites mit Tumorzellen
Stadium II:		Befall eines oder beider Ovarien und Ausdehnung in das kleine Becken
	IIA	Ausdehnung oder Metastasen auf oder in den Uterus und/oder Tuben
	IIB	Ausdehnung auf andere Organe des kleinen Beckens
	IIC	wie IIB, zusätzlich Aszites mit Tumorzellen
Stadium III:		Befall eines oder beider Ovarien mit intraperitonealer Metastasierung außerhalb des kleinen Beckens oder Befall retroperitonealer Lymphknoten
	IIIA	kein Resttumor nach Operation
	IIIB	Resttumor nach Operation <2 cm
	IIIC	Resttumor nach Operation >2 cm
Stadium IV:		Befall eines oder beider Ovarien mit Fernmetastasen außerhalb der Peritonealhöhle (Pleuraerguß wird nur als IV gewertet, wenn Tumorzellen nachweisbar Leber: oberflächliche Kapselmetastasen gelten nicht, intrahepatische Herde immer als IV)

2.2.3.4 Therapierichtlinien

Operative Therapie

Ziel ist die radikale Entfernung aller Tumoranteile je nach Stadium, wenn möglich sollten keine Tumorknoten > 2 cm verbleiben. Das intraoperative Staging auf mögliche Tumorzellaussaat muß vorliegen: verbliebene Restknoten, Douglas-Lavage, Zwerchfellabstrich!

Strahlentherapie

Eingeschränkte Indikation zugunsten der adjuvanten Chemotherapie, nur bei definitiv lokalisierten Stadien:
a) Beckenfeld
b) Abdominalbad
c) intraperitoneale Instillation (s. u.)

Chemotherapie
Hohe Remissionsraten mit negativer Histologie beim „second look"; aber häufige Rezidive!
a) systemische Chemotherapie
b) intraperitoneale Instillation (s. u.)

Hormontherapie
Bisher keine überzeugenden Resultate, als palliative Maßnahme nach Ausschöpfen der Chemotherapie aber versuchsweise möglich.

2.2.3.5 Chemotherapie
Systemische Chemotherapie
Ab Tumorstadium IC (FIGO) wird sowohl bei radikal operierten Patientinnen (makroskopisch ohne Resttumor) als auch bei nicht resezierbaren Resttumormassen < 2 cm eine aggressive zytostatische „adjuvante" Chemotherapie durchgeführt. Die Frage der Reduktion der Zyklen bei radikal operierten Frauen wird derzeit überprüft.

Diese Therapie erfolgt mit kurativer Zielsetzung. Indikation und Durchführung gehört in die Hand eines erfahrenen Onkologen. Bewährt hat sich die Kombination von Cisplatin und Cyclophosphamid, auch wenn dabei höhere Toxizitäten in Kauf genommen werden müssen.

Die Second-look-Laparotomie nach der Therapie (4–6 Zyklen) sollte, wenn es klinisch vertretbar ist, durchgeführt werden. Als therapeutische Konsequenz kann eine operative Resektion und/oder Strahlentherapie von Resttumoren möglich werden.

Bei Resttumoren nach Operation, die eine Größe von 2 cm überschreiten, ist eine Chemotherapie mit kurativer Zielsetzung nicht mehr gegeben. Bei jüngeren Patientinnen kann eine „debulking" Chemotherapie mit 2–4 Zyklen durchgeführt werden mit anschließendem Second look und Versuch der sekundären Resektion der Resttumoren. Wenn dies primär (ältere Patientin, schlechter Allgemeinzustand) oder sekundär (Therapieversager) nicht möglich ist, darf eine sehr toxische Therapie nicht durchgeführt werden, und es kommen die Schemata der palliativen Therapie zum Einsatz (Carboplatin). Bei Rezidiven nach der Primärtherapie stehen u. a. noch Etoposid, Mitoxantron, Adriamycin/Epirubicin und Treosulfan zur Verfügung.

Schema zur adjuvanten Therapie des Ovarialkarzinoms

Cyclophosphamid	1000 mg/m^2	i. v.	Tag 1
Cisplatin	80 mg/m^2	i. v.	Tag 1
Wiederholung			Tag 22

Schemata zur palliativen Therapie des Ovarialkarzinoms

Carboplat	350 mg/m²	Inf.	Tag 1
Cyclophosphamid	600 mg/m²	i.v.	Tag 1
Etoposid-Monotherapie	150 mg/m²	Inf.	Tag 1–3
Fortführung bei Response	200 mg/m²	p.o.	Tag 1–3
Wiederholung			Tag 29
Treosulfan	1000–1250 mg	p.o.	Tag 1–7
Wiederholung			Tag 43
Epirubicin	20–30 mg/m²	i.v.	1 × wöchentlich

Intraperitoneale Chemotherapie

Beim Ovarialkarzinom ist eine häufige primäre oder sekundäre Komplikation der exzessive maligne Aszites, der ganz im Vordergrund der Beschwerden steht. Da eine Punktion der Abdominalhöhle für die Entlastung notwendig ist und der Tumor häufig auf diesen Bereich beschränkt ist, bietet sich hier die lokale topische Therapie durch Instillation eines Zytostatikums oder einer radioaktiven Substanz an. Das therapeutische Ziel, das Nachlaufen des Aszites zu verhindern oder zu vermindern, wird bei sorgfältiger Indikation und Durchführung der Therapie in einem hohen Prozentsatz erreicht. Folgende Voraussetzungen müssen erfüllt sein:

a) vollständiges Ablassen des Aszites
b) Spülung der Peritonealhöhle mit körperwarmer Kochsalzlösung (ca. 2 l), um Eiweiß zu entfernen (Eiweißbindung der Zytostatika)
c) Nachweis der guten Verteilung im Abdominalraum (Szintigraphie, CT, Sonographie)

Die Zytostatika werden in einem großen Volumen appliziert, damit eine gute Verteilung gewährleistet ist. Um unnötige systemische Toxizität durch Resorption zu vermeiden, wird der künstliche Aszites nach einem Intervall (s.u.) wieder abgelassen.

Bei der internen Strahlentherapie durch nicht-resorbierbare Kolloidpartikel verbleibt das radioaktive Yttrium im Abdominalraum (HWZ 2, 3 Tage), die Strahlenbelastung der Umgebung ist zu vernachlässigen (β-Strahler).

Intraperitoneale Therapie des malignen Aszites

1. Cisplatin	100–150 mg/m² in 2 l NaCl für 2 h
2. Mitoxantron	20–30 mg/m² in 2 l NaCl für 24 h
3. ^{90}Yttriumkolloid	50–70 mCi in 50 ml NaCl

2.2.4 Trophoblastische Tumoren (Blasenmole, invasive Blasenmole, Chorionkarzinom)

2.2.4.1 Vorbemerkungen

Als trophoblastische Tumoren werden die vom Trophoblastgewebe der Plazenta ausgehenden, endokrin aktiven Tumoren bezeichnet. Eine *Blasenmole* entwickelt sich in einem Fall von 1000 Schwangerschaften, sie führt in der Regel zum Absterben des Embryos. Aus der Blasenmole entwickelt sich in 2−5% die *invasive Blasenmole* mit Infiltration des Myometriums, welche in etwa einem Drittel der Fälle in das *Chorionkarzinom*, einen extrem malignen, rasch hämatogen metastasierenden Tumor, übergeht. Das Chorionkarzinom kann sich jedoch auch ohne die Vorstufen Blasenmole und invasive Blasenmole im Rahmen einer normalen Schwangerschaft entwickeln; in Einzelfällen ist kein Zusammenhang mit einer Schwangerschaft nachweisbar, in diesen Fällen nimmt der Tumor seinen Ausgang wahrscheinlich vom Ovar (vergleichbar dem Chorionkarzinom des Hodens beim Mann). Von größter Bedeutung für Diagnose und Therapiekontrolle ist die endokrine Aktivität aller trophoblastischen Tumoren. Die in Urin und Serum nachweisbare Menge an *Choriongonadotropin* (HCG) geht der Masse des Tumors parallel. Regelmäßige Serumspiegel-Bestimmungen dieses „Tumormarkers" sind daher unbedingt erforderlich.

2.2.4.2 Therapie

Blasenmole: Entfernung der Blasenmole durch Uterusexstirpation bei älteren Patientinnen ohne weiteren Kinderwunsch, durch Saugkürettage bei jüngeren Frauen mit Kinderwunsch. Anschließend HCG-Kontrolle bis zur Normalisierung des Spiegels alle 2 Wochen, danach einmal monatlich über 1 Jahr. Regelmäßige gynäkologische Untersuchung und Thoraxkontrolle. Keine Schwangerschaft für mindestens 1 Jahr. Normalisiert sich der HCG-Titer nicht oder steigt er wieder an, so muß das Vorliegen einer invasiven Blasenmole oder eines Chorionkarzinoms angenommen und entsprechend behandelt werden. Eine adjuvante Chemotherapie nach Ausräumung einer nicht-invasiven Blasenmole ist nicht indiziert.

Invasive Blasenmole und Chorionkarzinom: Therapie der Wahl ist die Chemotherapie. Mit ihr läßt sich in einem hohen Prozentsatz der Fälle (80%) langfristige KR und wahrscheinlich Heilung in der Mehrzahl der Fälle erreichen. Bei chirurgischem Vorgehen sind die Ergebnisse erheblich schlechter, die Radiotherapie spielt nur eine ergänzende Rolle in Einzelfällen.

Die Chemotherapie wird sofort nach Diagnosestellung eingeleitet und fortgeführt bis zum Verschwinden aller Tumormassen und zur Normalisierung des HCG-Titers; danach folgen 2−3 Konsolidierungszyklen; anschließend engmaschige Kontrolle des HCG-Titers, des gynäkologischen Befundes und des Thorax über 1 Jahr, später alle 6 Monate.

Schema zur Behandlung trophoblastischer Tumoren

Methotrexat	12 mg/m^2	i. v.	Tag 1−5
Dactinomycin	0,3 mg/m^2	i. v.	Tag 1−5
Wiederholung			Tag 22

Als wirksamste Kombination ist die von Methotrexat und Dactinomycin anzusehen (Schema). Bei Patientinnen mit schlechter Prognose (ZNS- oder Lebermetastasen, hoher Serum-HCG-Spiegel: > 100000 IU/l, vorangegangene erfolglose Therapie oder Chorionkarzinom nach kompletter Schwangerschaft) sollte primär mit einem aggressiven Schema (s. Spezialliteratur) begonnen werden, da auch dann noch Heilungen erreicht werden; wegen der Aggressivität sollte diese Therapie nur in einer onkologischen Abteilung durchgeführt werden.

2.2.5 Hodenkarzinom
2.2.5.1 Vorbemerkungen

Die Tumoren des Hodens sind fast ausnahmslos maligne. Sie treten gehäuft im Kindesalter, zwischen 18 und 35 Jahren sowie nach dem 50. Lebensjahr auf. Der Leistenhoden und insbesondere der abdominelle Hoden beinhalten ein wesentlich erhöhtes Risiko einer malignen Entartung, so daß hier entsprechende operative Maßnahmen unbedingt frühzeitig erfolgen müssen. Der klinische Verdacht bzw. eine unklare Hodenvergrößerung sollte sofort zu einer Klärung der Diagnose durch eine hohe inguinale Hodenfreilegung führen. Verzögerungen seitens des Patienten oder des Arztes bringen den Patienten um eine hohe Heilungschance. Nach Sicherung der Diagnose muß obligat ein komplettes klinisches Staging erfolgen (Röntgen-Thorax, evtl. mit Schichtuntersuchung, Lymphangiographie, Sonographie und CT des Abdomens sowie die Palette der Tumormarker: HCG, AFP, LDH und evtl. CEA; s. ds. Kap., 1.6). Die Prognose der Erkrankung ist abhängig von dem histologischen Typ, dem Stadium der Erkrankung und der Erfahrung der behandelnden Ärzte. Wegen des hohen kurativen Anspruchs der Therapie sollten die weiteren diagnostischen und therapeutischen Maßnahmen ausschließlich in Abteilungen durchgeführt werden, die über die notwendige Erfahrung verfügen.

2.2.5.2 Histologische Klassifizierung

Fast alle Hodentumoren nehmen ihren Ausgang von den Keimzellen. Nach der Klassifizierung von Dixon und Moore handelt es sich in 40% um Seminome. In 55% liegen Teratome, embryonale Karzinome oder Chorionkarzinome vor; häufig sind sie mit Seminomanteilen vergesellschaftet. Tumoren des Stromas sind selten (weniger als 5%); auf sie wird im folgenden nicht eingegangen.

Die günstigste Prognose hat das Seminom, da es relativ langsam infiltrierend wächst, relativ spät lymphogen und hämatogen metastasiert und sehr strahlensensibel ist. Erheblich schlechter ist die Prognose aller anderen Typen, insbesondere der Tumoren, die choreale Anteile enthalten, da die Metastasierung rascher erfolgt und die Strahlenempfindlichkeit geringer ist.

Im Kindesalter kommen Seminome fast nie vor, im Alter jenseits von 50 Jahren überwiegen die spermatozytischen Seminome; dazwischen kann das gesamte Spektrum der histologischen Unterformen auftreten.

2.2.5.3 Stadieneinteilung

Die TNM-Klassifikation der Hodenkarzinome ist für die Indikation zur Chemotherapie unzureichend, da sie den postoperativen Zustand nicht definiert. Es werden daher neben dieser Klassifikation weitere klinische Stadieneinteilungen benutzt, die untereinander nur partiell übereinstimmen. Die stadiengerechte Therapie wird in der Bundesrepublik am häufigsten anhand der LUGANO-Einteilung durchgeführt (Tab. 6).

Tabelle 6: Stadieneinteilung der Hodentumoren (LUGANO, 1979)

Stadium		Kriterium
I		*auf den Hoden beschränkt, keine Metastasen*
II		*Lymphknotenmetastasen unterhalb des Zwerchfells*
	A	alle Lymphknotenmetastasen < 2 cm
	B	mindestens 1 Lymphknotenmetastase > 2 cm
	C	Lymphknotenmetastasen > 5 cm – makroskopisch total entfernt oder Invasion der Retroperitonealvenen
	D	Lymphknotenmetastasen inoperabel oder inkomplett reseziert oder fixierte Leisten-Lymphknotenmetastasen
III–0		Tumormarker erhöht, keine Metastasen sichtbar
III		*hämatogene Metastasen und/oder Lymphknotenmetastasen oberhalb des Zwerchfells*
	A	Lymphknotenmetastasen supraklavikulär oder mediastinal
	B	nur Lungenmetastasen „minimal": bis 5 Herde in jeder Lunge bis 2 cm und retroperitoneale Lymphknoten bis Stadium IIB; „massiv": mehr als 5 Herde in jeder Lunge bis 2 cm oder 1 Herd > 2 cm oder Pleuraerguß
	C	hämatogene Metastasen außerhalb der Lungen

2.2.5.4 Therapie

Nach Abschluß des klinischen Stagings ist das weitere therapeutische Vorgehen vom histologischen Typ abhängig. Es wird dabei zwischen den Seminomen und den nicht-seminomatösen Hodentumoren unterschieden, da das Seminom als einziger maligner Hodentumor besonders strahlensensibel ist.

Seminom

Reine Seminome sind in aller Regel HCG- und AFP-negativ. Vereinzelt kann beim spermatozytischen Seminom des Erwachsenen eine mittelgradige HCG-Erhöhung (bis 500 U/l) auftreten. Ein pathologischer AFP-Titer oder eine starke Erhöhung des HCG sind beweisend für einen Mischtumor und bedingen eine Änderung der Therapie!

Die grundlegende Behandlung des Seminoms ist die Strahlentherapie. Mit einer Dosis von 20–30 Gy kann eine Tumorvernichtung erreicht werden. Aufgrund dieser Strahlensensibilität kann im Stadium I und II die retroperitoneale Lymphadenektomie unterbleiben. Die retroperitonealen Lymphknotenstationen bis Th11 – d.h. bis zum Beginn des Ductus thoracicus – unter Einschluß des ipsilateralen Nierenstiels erhalten eine Herddosis von 30 Gy, bei großen Lymphknotenpaketen eventuell bis 40 Gy. Die prophylaktische Radiatio des Mediastinums ist heute verlassen worden, da eine Strahlentherapie bei Rezidiv in diesem Bereich gleich gute Ergebnisse erbringt. Die Heilungsrate beträgt im Stadium I 95–100% und im Stadium II 75–95%.

Patienten mit sehr großen Tumormassen (Stadium II C+D) oder im Stadium III werden initial zytostatisch behandelt. Erst nach Tumorverkleinerung kann eine operative Tumorreduktion oder Strahlentherapie erfolgen. Die Chemotherapie entspricht der Therapie der nicht-seminomatösen Tumoren (s. u.).

Nicht-seminomatöse Hodentumoren

Nach Diagnosestellung ist die Überweisung an ein Krankenhaus oder Zentrum, das mit der Technik der retroperitonealen Lymphadenektomie und den speziellen Problemen der aggressiven Chemotherapie vertraut ist, erforderlich. Die unten beschriebene Therapie dient zum besseren Verständnis für mitbehandelnde Ärzte und sollte niemanden dazu veranlassen, diese Therapie selbständig durchzuführen. Bei entsprechender Erfahrung kann ein großer Teil der oft jungen Patienten auch in fortgeschrittenen Stadien noch geheilt werden. Die aufgeführte Stadien-adaptierte Therapie gilt daher auch nur für die Zentren, in denen die Therapie und Nachsorge sicher gewährleistet ist. Vor der Therapie sollte die Möglichkeit der Spermakonservierung besprochen werden. Der Beginn der Therapie darf durch die Spermagewinnung jedoch nicht verzögert werden, da sonst die kurative Potenz der Therapie reduziert wird!

Stadium I	eingeschränkte (Ejakulations-erhaltende) Lymphadenektomie oder aber abwartende Haltung mit engmaschiger Nachsorge
Stadium II A	Lymphadenektomie – keine weitere Therapie
II B/C	Lymphadenektomie – adjuvante Chemotherapie (PEB × 2; s. u.) oder engmaschige Überwachung
II C/III A/B	Risikogruppen-adaptierte Chemotherapie (z.B. PEB×3–4 oder aggressivere Therapien) eventuell mit anschließender Lymphadenektomie oder Resektion von Restmetastasen
Stadium III–0	Chemotherapie (PEB × 2–4)

Das Ziel der *Chemotherapie* ist die komplette Remission. Hierfür müssen im Rahmen der hochaggressiven Therapie auch lebensbedrohliche Komplikationen in Kauf genommen werden, die jedoch unter entsprechenden supportiven Maßnahmen beherrscht werden können. Teilremissionen erbringen keine Lebensverlängerung. Die Standardtherapie ist in dem nachfolgenden Schema aufgeführt. Aufgrund verminderter Toxizität wurde Velbe durch Etoposid ersetzt.

Schema zur Behandlung der Hodenkarzinome (PEB-Schema)

P	Cisplatin	20 mg/m^2	i. v.	Tag 1–5
E	Etoposid	100 mg/m^2	Inf.	Tag 1–5
B	Bleomycin	30 mg!	i. v.	Tag 1, 8, 15
	Wiederholung			Tag 22

Wiederholung nach 3 Wochen

Bei high risk-Patienten wird eine noch aggressivere Therapie mit Dosiserhöhung von Cisplatin und Etoposid sowie Hinzunahme von Ifosfamid durchgeführt. Carboplatin ist auch als Monotherapie beim Seminom (bulky disease) sehr wirksam, kann aber generell das Cisplatin nicht ersetzen.

Insgesamt sind derzeit Dauerheilungen im Stadium I von nahezu 100%, im Stadium II (mit kleiner Tumormasse) von 70–80% und im Stadium III (mit großer Tumormasse) von 20–25% zu erreichen. Der Therapieerfolg bei der letztgenannten Gruppe kann wahrscheinlich durch eine noch aggressivere Therapie auch auf 50–60% angehoben werden.

Wenn bei bekannter Lungenmetastasierung einzelne kleinere Lungenrundherde trotz Chemotherapie in ihrer Größe unverändert persistieren, kann bei einer günstigen Operationssituation eine Exstirpation vorgenommen werden. In den meisten Fällen zeigte sich hierbei reifes Teratomgewebe oder nur noch eine fibröse Narbe und kein Tumorgewebe.

2.2.6 Prostatakarzinom
2.2.6.1 Vorbemerkungen

Das Prostatakarzinom macht etwa 10% aller Tumorerkrankungen des Mannes aus und steht nach den Karzinomen der Lunge, des Magens und des Darmes an 4. Stelle. In vielen Fällen besteht es jahrelang, beschränkt auf die Prostata, und verursacht keinerlei Symptome. Rasches Wachstum des Tumors mit klinischen Manifestationen erfolgt in der Mehrzahl der Fälle erst in der Periode zurückgehender Androgenproduktion. Paradoxerweise führt beim fortgeschrittenen Prostatakarzinom jedoch nicht Androgenzufuhr, sondern weiterer Androgenentzug durch Orchiektomie oder antiandrogene Maßnahmen zu einer Remission.

Trotz seiner für eine frühe Diagnose günstigen Lokalisation sind die Heilungsziffern für das Prostatakarzinom außerordentlich enttäuschend: 5–10% der Fälle werden definitiv geheilt. In den nicht-kurablen Fällen werden zwar sehr oft dramatische subjektive und objektive Besserungen unter Hormontherapie gesehen, die Verlängerung der Überlebenszeit ist aber wohl gering und wird von einigen Autoren sogar verneint.

2.2.6.2 Stadieneinteilung und Histologie

Die Prostatakarzinome sind fast ausnahmslos Adenokarzinome. Die Differenzierung der Karzinome ist jedoch sehr unterschiedlich, und das vom Pathologen vorgenommene „Grading", d.h. die Bestimmung des Differenzierungsgrades, hat prognostische Bedeutung. Undifferenzierte Tumoren sind mit einer schlechteren Prognose verbunden. Ein anfangs hochdifferenziertes Prostatakarzinom kann im Laufe der Zeit entdifferenzieren. Neben der TNM-Klassifizierung existiert die Stadieneinteilung nach Flocks, die für die klinischen Belange in der Regel ausreichend ist:

Stadium A (T1 N0 M0): Isolierter, kleiner, auf die Prostata beschränkter Knoten, klinisch nicht diagnostizierbar. Dieses Stadium wird nur zufällig diagnostiziert, wenn aus anderen Gründen (meist Prostatahypertrophie) die Prostata oder ein Teil derselben reseziert wird. Lymphknoten, Skelett und saure Phosphatase normal, Prostata-spezifisches Antigen (PSA) in der Regel noch normal.

Stadium B (T2 N0 M0): Bei der Untersuchung palpabler Knoten, auf die Prostata beschränkt, kein Kapseldurchbruch, Sicherung der Diagnose durch Nadelbiopsie. Lymphknoten, Skelett und saure Phosphatase normal, PSA in > 50% erhöht.

Stadium C (T3–4 N0–4 M0): Der Tumor überschreitet die Kapsel und infiltriert die Umgebung (Samenblasen, Harnröhre, Blasenboden, Rektum, Lymphknoten). Skelett und saure Phosphatase normal, PSA regelmäßig erhöht; Befall der ersten Lymphknotenstation (im kleinen Becken) möglich, aber lymphographisch nicht erfaßbar. Durch Lymphographie ist erst ein Befall der zweiten Lymphknotenstation (iliakal und paraaortal) erfaßbar.

Stadium D (Tx Nx M1): Fernmetastasen, Skelett fast immer befallen, saure Phosphatase in der Mehrzahl der Fälle (nicht immer!) erhöht, PSA massiv erhöht.

2.2.6.3 Therapie

Vorgehen entsprechend der Stadieneinteilung

Stadium A (T1 N0 M0): Ein durch Zufall diagnostiziertes, kleines und in toto entferntes Prostatakarzinom bedarf keiner weiteren Behandlung; evtl. Nachresektion nach 6 Wochen. Der Nutzen einer radikalen Prostatektomie oder adjuvanter hormoneller Maßnahmen ist nicht gesichert. Häufige Nachkontrollen (Skelett, saure Phosphatase sowie insbesondere das PSA) erforderlich.

Stadium B (T2 N0 M0): Radikale Prostatektomie mit pelviner Lymphonodektomie oder kurative Strahlentherapie (entweder als ^{125}J-Implantat und/oder perkutane Strahlentherapie). Keine adjuvanten hormonellen Maßnahmen. Häufige Nachkontrollen erforderlich.

Stadium C (T3–4 N0–4 M0): Das therapeutische Vorgehen ist abhängig vom Alter des Patienten und vom Differenzierungsgrad des Tumors. Die chirurgische Radikaloperation ist weitgehend verlassen. Bei negativen Lymphknoten (T3–4 N0) und niedrigem Grading (G1–2) kann der Versuch einer kurativen Strahlentherapie unternommen werden. Bei positivem Lymphknotenbefall und G1–2 wird zunächst der totale Androgenentzug (Hoden + Nebennierenrinde) durchgeführt. Die psychisch belastende subkapsuläre Orchiektomie kann durch eine medikamentöse Hypophysenblockade mit einem Depot-LH-RH-Agonisten (Zoladex®) ersetzt werden. Zusätzlich können die geringen Androgene der Nebenniere durch das Antiandrogen Flutamid (Fugerel® 4×250 mg/Tag) unwirksam gemacht werden. Bei schlechter Prognose (G3) Androgenentzug s. o. und primärer Einsatz von Estramustinphosphat (Estracyt®) als gekoppelte Hormon-/Zytostatikatherapie: 450 mg/m^2 i. v. $\times$ 10 Tage, dann orale Erhaltungstherapie: 2×2 Kapseln (= 560 mg) täglich.

Stadium D (Tx Nx M1): Patienten ohne Beschwerden und G1–2: Androgenentzug (s.o.); Patienten mit subjektiven Beschwerden: Androgenentzug und Östrogenzufuhr (Honvan®-Stoßtherapie 1,2 g/Tag für 10 Tage als Infusion, dann weiter p.o. 60–240 mg/Tag). Wegen der Gefahr der Gynäkomastie sollte vor der Therapie eine prophylaktische Mamillenbestrahlung mit 12 Gy durchgeführt werden. Patienten mit schlechter Prognose (G3): Primärer Einsatz von Estramustinphosphat (s.o.) in Verbindung mit Orchiektomie. Lokale Pro-

bleme mit schmerzhaften oder osteolytischen Knochenmetastasen lassen sich durch die palliative Strahlentherapie lösen.
Bei Versagen der Estramustintherapie kann, wenn Allgemeinzustand und Alter des Patienten es erlauben, auf eine „reine" zytostatische Therapie übergegangen werden.
Nach Ausschöpfung aller genannten Möglichkeiten bleibt bei *ausgedehnter, schmerzhafter Skelettmetastasierung,* die mit konventioneller *Palliativbestrahlung* nicht beherrschbar ist, der Versuch einer Schmerzbehandlung mit *radioaktivem Phosphor oder Yttriumzitrat.*

Chemotherapie
Als Einzelsubstanzen haben Fluorouracil, Cyclophosphamid, Cisplatin, Adriamycin, Methotrexat und Mitomycin C eine Ansprechrate zwischen 15 und 30%, in Kombination zwischen 30 und 60%. Generell kann derzeit noch keine optimale Kombination empfohlen werden (z.B. Epirubicin 20 mg, 1× wöchentlich).

2.2.7 Nierenkarzinom
Das Adenokarzinom (Hypernephrom) ist der häufigste Nierentumor. Die 5-Jahres-Überlebenszeit beträgt (alle Stadien) etwa 45% bei Vorbestrahlung mit nachfolgender Operation.
Liegen Fernmetastasen vor, so sind die therapeutischen Möglichkeiten außerordentlich gering. In Einzelfällen ist eine *Metastasenresektion* bzw. *Bestrahlung* indiziert. Eine zytostatische Therapie ist mit einer geringen Wirksamkeit und hohen Nebenwirkungen belastet. Die Gestagentherapie – ohne Nachweis von Hormonrezeptoren – ist ebenfalls nicht wirksam. Eine Kombination von Tamoxifen (Nolvadex® u.a.) 80 mg/Tag und Vinblastin (Velbe) 6 mg/m² 1× wöchentlich hat in mehreren Studien eine Ansprechrate von 15–25% gezeigt.
Sowohl mit Interferon als auch mit Interleukin (± aktivierte Killerzellen = LAC-Zellen) werden in einzelnen Zentren Therapiestudien durchgeführt, die passagere Erfolge (Remission bis 30%) zeigen, ein Durchbruch in der Behandlung ist jedoch noch nicht erfolgt. Jede Behandlung muß individuell und der Wachstumsgeschwindigkeit der Metastasen angepaßt erfolgen.

2.2.8 Blasenkarzinom
Das Harnblasenkarzinom ist eine Erkrankung des höheren Lebensalters. Prädisposition für das männliche Geschlecht (Raucher!). Es entsteht häufig multifokal und neigt zu lokalen Rezidiven. Histologisch entspricht es in 90% einem Transitionalzellkarzinom; Plattenepithel- und Adenokarzinome sind selten.
Eine schmerzlose Hämaturie ist in der Mehrzahl der Fälle das erste Symptom.
Die Therapie der 1. Wahl ist die Resektion, je nach Ausdehnung transurethral

oder transabdominell bis zur Zystektomie mit Blasenersatz. Bei inoperablen Patienten (Alter), bei denen der Tumor die tieferen Schichten noch nicht infiltriert hat, kann eine intravesikale Instillation mit Adriamycin (50 mg), Mitomycin C (40 mg) oder Thiotepa (60 mg) durchgeführt werden. Diese Therapie, eine Domäne des Urologen, ist relativ nebenwirkungsarm, aber sehr kostenintensiv und noch nicht endgültig definiert! Es gibt Hinweise, daß eine Immuntherapie (z. B. BCG intravesikal ± kutan) bessere Ergebnisse erbringen kann.

Inoperable Blasenkarzinome werden der Strahlentherapie zugeführt, wobei durch die Gabe von Cisplatin als Radiosensitizer das Ergebnis der Strahlentherapie verbessert werden kann (z.B. 20 mg/m^2, Tag 1–5 in der 1. und 5 Woche der Strahlentherapie). Bei Fernmetastasen kann durch aggressive Chemotherapie eine langfristige Remission erreicht werden. Empfohlen werden kann eine Cisplatin-Monotherapie (geringere Toxizität, geringere Remissionsrate, aber gleiche Lebenserwartung) in einer Dosierung von 50–100 mg/m^2 alle 3 Wochen oder eine kombinierte Chemotherapie (M-VEC), die bei jüngeren Patienten unbedingt als Therapie der 1. Wahl herangezogen werden sollte.

Schemata zur Behandlung des metastasierten Blasenkarzinoms

Methotrexat	30 mg/m^2	i.v.	Tag 1, 15, 22
Vinblastin	3 mg/m^2	i.v.	Tag 2, 15, 22
Epirubicin	30 mg/m^2	i.v.	Tag 2
Cisplatin	70 mg/m^2	Inf.	Tag 2
Alternative mit geringerer Toxizität:			
Methotrexat	30–40 mg/m^2	i.v.	Tag 1, 8, 15, 22
Vinblastin	3–4 mg/m^2	i.v.	Tag 1, 8, 15, 22
Wiederholung			Tag 29

2.3 Bronchialkarzinom
2.3.1 Vorbemerkungen

Das Bronchialkarzinom ist in den westlichen Ländern in den letzten Jahrzehnten zum häufigsten Karzinom des Mannes geworden. Es wurde eine Zunahme der Inzidenz um das Fünffache bei Männern und um das Doppelte bei Frauen in den letzten 30 Jahren beobachtet. Hauptursache des Bronchialkarzinoms ist das Rauchen; über 90% der Patienten mit Bronchialkarzinom sind oder waren über einen längeren Zeitraum Raucher. Demgegenüber treten andere Ursachen wie Luftverschmutzung, Asbest, radioaktive Substanzen weit zurück. Gegenüber der rapiden Zunahme des Bronchialkarzinoms sind die Fortschritte bei seiner Bekämpfung deprimierend. Obwohl das Bronchialkarzinom eine der wenigen malignen Neoplasien ist, deren Ursachen bekannt und eliminierbar sind, haben alle Aufklärungskampagnen gegen das Rauchen nur geringe Erfolge gehabt.

Von 100 Patienten mit Bronchialkarzinom haben 50 zum Zeitpunkt der Diagnose bereits Fernmetastasen und kommen für eine kurative Resektion oder Bestrahlung nicht mehr in Betracht. Bei weiteren 25 % finden sich bei der Mediastinoskopie bzw. Bronchoskopie im Mediastinalbereich Metastasen, die eine radikale Operation unmöglich machen. Von 100 Patienten werden somit nur 25 operiert, von den Operierten überlebt ein Viertel 5 Jahre, d. h., nur 6 % aller Patienten sind durch Operation heilbar. Bei den Patienten, die wegen eines zu ausgedehnten Primärtumors mit regionären Metastasen nicht operabel sind, bei denen jedoch keine Fernmetastasen vorliegen, kann der Versuch einer kurativen Radiotherapie gemacht werden, eine Heilung wird jedoch nur bei 3 % dieser Patienten erreicht.

2.3.2 Histologische Klassifizierung

Nach der international akzeptierten Einteilung der World Health Organization unterscheidet man vier Haupttypen des Bronchialkarzinoms, die zusammen 96 % aller malignen Neoplasien des Bronchialsystems ausmachen (Tab. 7).

Tabelle 7: WHO-Klassifizierung des Bronchialkarzinoms und Häufigkeit in Prozent (nach Selawry und Hansen)

Kleinzelliges Karzinom	20 %
Nicht-kleinzellige Karzinome	75 %
Plattenepithelkarzinom	40 %
Adenokarzinom	15 %
Großzelliges Karzinom	20 %
Sonstige	5 %

Die Prognose der einzelnen histologischen Typen ist unterschiedlich. Dies beruht auf ihrer unterschiedlichen Lokalisation und ihrer unterschiedlich ausgeprägten Tendenz zur frühen Metastasierung. So sind das Plattenepithelkarzinom und das kleinzellige Karzinom oft zentral gelegen, was die Resektion erschwert und – vor allem beim kleinzelligen Karzinom mit seiner extremen Metastasierungsneigung – zu raschem Befall mediastinaler Strukturen führt. Das Adenokarzinom und das großzellige Karzinom finden sich häufiger peripher gelegen, was für eine chirurgische Intervention vorteilhaft ist. Dennoch verhindert auch bei dieser Lokalisation meist die rasche Metastasierung einen kurativen Eingriff. Die extrem ungünstigen Ergebnisse der Operation des kleinzelligen Karzinoms haben dazu geführt, daß an den meisten Zentren dieser Typ nicht mehr operiert wird; in über 95 % liegt eine, klinisch oft zunächst nicht faßbare, hämatogene Metastasierung vor.

Auch die *Strahlenempfindlichkeit* der histologischen Typen ist unterschiedlich. Am empfindlichsten ist das kleinzellige Bronchialkarzinom. Die Erfolge einer lokalen Bestrahlung werden aber in der Regel überschattet durch die ausgedehnte hämatogene Metastasierung.

Ebenfalls unterschiedlich ist die Empfindlichkeit der histologischen Typen gegenüber *Zytostatika*. Das aggressivste Karzinom – das kleinzellige – reagiert am empfindlichsten. Alle anderen Typen sind schlechter zu beeinflussen. Bis heute liegen jedoch noch keine zuverlässigen Daten darüber vor, welches Zytostatikum bzw. welche Kombination von Zytostatika bei den einzelnen histologischen Typen optimal ist.

2.3.3 Stadieneinteilung

Die in Tabelle 8 wiedergegebene Klassifizierung des Bronchialkarzinoms (American Joint Committee) berücksichtigt die Sonderstellung des kleinzelligen Bronchialkarzinoms mit seiner intensiven frühen Metastasierung: Jedes kleinzellige Bronchialkarzinom – unabhängig davon, ob sich regionäre oder Fernmetastasen nachweisen lassen – gilt als inoperabel; die Erfahrung hat gezeigt, daß praktisch immer Mikrometastasen vorliegen.

Tabelle 8: Stadieneinteilung des Bronchialkarzinoms (American Joint Committee)

Stadium I:	A	Tumordurchmesser kleiner als 3 cm, keine Lymphknoten- oder Fernmetastasen
	B	Tumordurchmesser kleiner als 3 cm, ipsilaterale hiläre Lymphknotenmetastasen
	C	Tumordurchmesser größer als 3 cm, keine Lymphknoten- oder Fernmetastasen
Stadium II:		Tumordurchmesser größer als 3 cm, ipsilaterale hiläre Lymphknotenmetastasen
Stadium III:	A	jeder Tumor mit Atelektase oder Retentionspneumonie der gesamten Lunge und/oder malignem Erguß und/oder Invasion des Mediastinums und/oder weniger als 2 cm distal der Carina gelegen; mit oder ohne Befall hilärer, mediastinaler oder supraklavikulärer Lymphknoten
	B	jeder Tumor mit Lymphangiosis carcinomatosa zu mediastinalen Lymphknoten ziehend
	C	jeder Tumor mit Fernmetastasen
	D	jedes (!) kleinzellige Bronchialkarzinom

2.3.4 Therapie
2.3.4.1 Nicht-kleinzelliges Bronchialkarzinom

Alle Tumoren, bei denen bronchoskopisch/mediastinoskopisch ein *Stadium I oder II* festgestellt wurde, sollten radikal reseziert werden, sofern der Allgemeinzustand der oft älteren Patienten und die Funktion der verbleibenden Lunge den Eingriff gestatten. Nur das kleinzellige Karzinom wird nicht operiert (s.o.). Eine prä- oder postoperative *Bestrahlung* verbessert die Ergebnisse *nicht*.
Der Nutzen einer *adjuvanten Chemotherapie* ist bis heute nicht gesichert.

Stadium IIIA und B: Das optimale Vorgehen bei diesen noch lokalisierten, aber inoperablen Tumoren ist umstritten. Die aggressivere Therapie besteht in *Bestrahlung* des Tumors unter Einschluß des Mediastinums und der supraklavikulären Lymphknoten. Die Wirkung der Strahlentherapie kann durch die Gabe von Cisplatin als Radiosensitizer verstärkt werden. Dosierung: 20 mg/$m^2 \times 5$ in der 1. und 5. Woche der Strahlentherapie. Vor der Strahlentherapie kann bei jüngeren Patienten und gutem Allgemeinzustand eine adjuvante "debulking" Chemotherapie erfolgen (Schemata s. u.). Eine kleine Gruppe von Patienten kann so geheilt werden. Die Entscheidung für eine weniger aggressive Therapie berücksichtigt die Tatsache, daß die Heilungsquote außerordentlich niedrig, die Belastung des Patienten jedoch hoch ist; eine Therapie erfolgt dabei nur bei Komplikationen (Atelektase, Einflußstauung) oder starken Beschwerden (Schmerz, Hämoptysen, unkontrollierbarer Husten); die Behandlung erfolgt mit einer *lokalen Strahlen- oder kombinierten Chemotherapie.*

Stadium III C und D: Kombinierte *Chemotherapie,* wenn es der Allgemeinzustand des Patienten gestattet. *Bestrahlung* beim Plattenepithel- und großzelligen Karzinom nur bei Komplikationen (Atelektase, Einflußstauung) oder starken, unter Chemotherapie nicht zurückgehenden Beschwerden (Schmerz, Hämoptysen, unkontrollierbarer Husten, frakturgefährdete Osteolysen). Das Adenokarzinom ist sehr strahlenresistent.

Chemotherapie des nicht-kleinzelligen Bronchialkarzinoms
Die Chemotherapie des inoperablen, nicht-kleinzelligen Bronchialkarzinoms ist unverändert problematisch. Die Remissionsraten schwanken auch bei gleichen Schemata zwischen 20 und 40%, selten über 50%. Der Allgemeinzustand ist vor Therapiebeginn meist schon deutlich reduziert und wird durch die Therapie weiter verschlechtert. Die Langzeitergebnisse sind schlecht, die mittlere Überlebenszeit schwankt zwischen 30 und 60 Wochen und wird durch die Therapie nicht verlängert. Ein Lokalrezidiv nach Vorbestrahlung spricht nicht auf eine Chemotherapie an (unter 5% partielle Remission). Bei jüngeren Patienten ist jedoch ein therapeutischer Nihilismus nicht indiziert. Hier kann aufgrund des guten Ausgangsbefundes eine aggressive Therapie durchgeführt werden mit der Hoffnung auf eine Verlängerung der Überlebenszeit.

Gesicherte Kenntnisse über die optimale Kombination liegen nicht vor, als wichtigstes Zytostatikum sollte Cisplatin in der Primärtherapie nicht fehlen. Eingesetzt werden die Schemata 1 + 2, wobei mit höherer Cisplatin-Dosierung bessere Ergebnisse erzielt werden.

Eine Verbesserung der enttäuschenden Ergebnisse ist möglicherweise durch ein multimodales Therapiekonzept zu erzielen mit der Reihenfolge: aggressive Chemotherapie – Operation – Nachbestrahlung. Der Vorteil der vorgezogenen Chemotherapie liegt in der ungestörten Blutzirkulation des Tumors und der guten Objektivierbarkeit der Therapieergebnisse mit rascher Entscheidung zum nachfolgenden Schritt bei Versagen der Chemotherapie.

Eine prophylaktische ZNS-Bestrahlung wird nicht durchgeführt, da die meisten Patienten vor der Manifestation der ZNS-Metastasen versterben. Bei Langzeitremissionen besonders beim Adenokarzinom sollte die neurologische Symptomatik gut überwacht werden.

2.3.4.2 Kleinzelliges Bronchialkarzinom

Das kleinzellige Bronchialkarzinom gilt als systemische Erkrankung, da eine hämatogene Metastasierung sehr früh eintritt. Die Wachstumsgeschwindigkeit ist sehr hoch mit entsprechend hohem Ansprechen auf eine zytostatische Therapie. Die Therapie der Wahl ist daher im Gegensatz zu den nicht-kleinzelligen Bronchialkarzinomen der sofortige Einsatz der aggressiven Chemotherapie.

Die „optimale" Zytostatikakombination ist nicht bekannt, die Therapie mit dem ACO-II-Schema galt lange als Standardtherapie, ist aber heute ersetzt worden durch bessere Kombinationen mit weniger Toxizität oder höheren Remissionsraten! Im Stadium „limited disease" (Tab. 9), Alter unter 60 Jahren und guter Allgemeinzustand (ECOG-Scale $\leq$ 1) sollte der Versuch der kurativen Therapie begonnen werden unter Inkaufnahme höherer Toxizität (Schema 3), bei „extensive disease" oder anderen schlechten Prognosekriterien ist eine kurative Potenz der Therapie nicht gegeben, so daß von einer sehr aggressiven Therapie Abstand genommen werden sollte. Es kommen in absteigender Toxizität die Schemata 1, 4, 5 und 6 zum Einsatz. Bei Therapieversagern oder Rezidiv kommen Schemata mit anderen Zytostatika zum Einsatz, wobei die Prognose hier sehr ungünstig ist.

Unter der Therapie ist eine mittlere Lebenserwartung von 8–12 Monaten zu erwarten, Langzeit-Überlebende liegen zwischen 10 und 15%. Bei guter Therapieresponse (PR und CR) wird eine konsolidierende Strahlentherapie des Primärtumorgebietes (oder operative Entfernung) empfohlen, bei CR (bronchoskopisch gesichert!) auch eine prophylaktische Strahlentherapie des ZNS. Die Therapie mit spezifischen monoklonalen Antikörpern ist noch im Stadium des präklinischen Experimentes.

Tabelle 9: Stadieneinteilung des kleinzelligen Bronchialkarzinoms (nach Seeber et al.)

Kategorie A: „limited disease"	Begrenzung auf *einen* Hemithorax unter Einschluß der ipsilateralen supraklavikulären Lymphknotenstationen und/oder Atelektase und/oder Rekurrensparese und/oder Pleuraerguß (*ohne* Nachweis maligner Zellen)
Kategorie B: „extensive disease"	*Beide* Thoraxhälften befallen und/oder Pleuraerguß (*mit* Nachweis maligner Zellen) und/oder Vena-cava-superior-Syndrom und/oder extrathorakale Metastasen

Chemotherapie solider Tumoren Kap. 17, 2.4

Schemata zur Behandlung der Bronchialkarzinome

1. Cisplatin	50 mg/m²	Inf.	Tag 1+7
Etoposid	170 mg/m²	Inf.	Tag 3, 4, 5
2. Mitomycin C	10 mg/m²	i. v.	Tag 1
Vindesin	3 mg/m²	i. v.	Tag 1
Ifosfamid	1500 mg/m²	i. v.	Tag 1–5
3. Adriamycin	25 mg/m²	i. v.	Tag 1+2
Ifosfamid	2000 mg/m²	i. v.	Tag 1–5
Vincristin	2 mg	i. v.	Tag 1
alternierend mit			
Carboplatin	300 mg/m²	Inf.	Tag 1
Etoposid	120 mg/m²	Inf.	Tag 1–3
oder			
Cisplatin	90 mg/m²	Inf.	Tag 1
Etoposid	150 mg/m²	Inf.	Tag 1–3
4. Adriamycin/Epirubicin	45 mg/m²	i. v.	Tag 1
Cyclophosphamid	1000 mg/m²	i. v.	Tag 1
Etoposid	120 mg/m²	Inf.	Tag 1–3
5. Etoposid	150 mg/m²	p. o.	Tag 1–7
Vincristin	2 mg	i. v.	Tag 1
6. Epirubicin	10–20 mg/m²	i. v.	1 × wöchentlich
1–5 Wiederholung			Tag 29

2.4 Gastrointestinale Tumoren

Die Tumoren des oberen Gastrointestinaltraktes haben eine außerordentlich schlechte Prognose, da sie im allgemeinen erst in weit fortgeschrittenem, häufig inoperablem Zustand diagnostiziert werden. Die 5-Jahres-Überlebenszeit beträgt für das Magenkarzinom (alle Stadien) 5%, für das Karzinom des exokrinen Pankreas nur 3%. Die Prognose der kolorektalen Karzinome ist deutlich besser. Die 5-Jahres-Überlebenszeit beträgt 45%. In vielen Fällen ist eine Radikaloperation nicht mehr möglich. Ein weiteres Problem ist die geringe Strahlensensibilität. Schließlich sind diese Tumoren nur schwer durch Zytostatika zu beeinflussen. Die unbefriedigenden Ergebnisse der einzelnen Behandlungsmethoden haben in letzter Zeit dazu geführt, die vorhandenen Therapiemöglichkeiten zu kombinieren.

Die Indikation für eine zytostatische Behandlung ist wegen der geringen Ansprechrate streng zu stellen. Eine Behandlung kommt in Frage bei jungen Patienten, bei kleiner Tumormasse und bei gutem Allgemeinzustand (siehe Aktivitätsindex nach Karnofsky); sie sollte in der Regel bei höherem Alter, ausgedehnter Metastasierung oder ausgedehnten Lokalrezidiven und schon deutlich beeinträchtigtem Allgemeinzustand unterbleiben. Die Kontrolle des Therapieerfolges ist oft schwierig, da die intraabdominell liegenden Herde meist nicht exakt meßbar und Aszites nur schwer quantifizierbar sind. In den Fällen, in denen es sich um Tumormarker-produzierende Neoplasien handelt (60–90% aller gastrointestinalen Tumoren), kann der *CEA-, TPA- oder Ca 19-9-Titer* ein Verlaufsparameter sein (s. ds. Kap., 1.6).

2.4.1 Ösophaguskarzinom

Das Ösophaguskarzinom wird primär einer operativen Therapie zugeführt, wobei eine prä- und/oder postoperative Strahlentherapie einen zusätzlichen Gewinn bringen kann. Die Chemotherapie spielt bisher nur eine untergeordnete Rolle. Durch Einführung einer „neoadjuvanten präoperativen Chemotherapie" zur Verkleinerung des Primärtumors, durch Gabe von Cisplatin als Radiosensitizer oder aber auch als palliative Therapie beim metastasierten Karzinom wird sie zunehmend an Bedeutung gewinnen. Erstes Ziel jeder Therapie muß die ungestörte Nahrungspassage sein, eventuell der endoskopische oder chirurgische Einsatz eines Celestintubus.

Schema zur Behandlung des Ösophaguskarzinoms

Cisplatin	80–100 mg/m^2	i.v.	Tag 1
Bleomycin	10 mg/m^2	i.v.	Tag 3 (Bolus)
und	10 mg/m^2	Inf.	Tag 3–5 (24 h)
Vindesin	3 mg/m^2	i.v.	Tag 1, 8, 15, 22
Wiederholung			Tag 29

2.4.2 Magenkarzinom
2.4.2.1 Vorbemerkungen

Das Magenkarzinom wird in der Regel erst im fortgeschrittenen Stadium diagnostiziert. Die Inzidenz nimmt in allen westlichen Ländern derzeit ab, eine generelle Vorsorgeuntersuchung ist technisch und finanziell nicht möglich.
Die 5-Jahres-Überlebenszeit (alle Stadien) beträgt ca. 5%, bei lokalisierter (operabler) Erkrankung ca. 25%. Die ausgedehnte Operation (totale Gastrektomie mit Entfernung aller lokalen Lymphknotenstationen) ist die Therapie der Wahl. Eine postoperative adjuvante Chemotherapie (s.u.) kann nicht empfohlen werden, hat in fast allen Studien keine Verbesserung der Überlebensrate erbringen können.
Eine lokale Strahlentherapie kann als palliative Maßnahme die Symptome verringern, die Heilungsquote jedoch nicht verbessern.

2.4.2.2 Chemotherapie

Die Chemotherapie hat im experimentellen Bereich Erfolge erzielen können, die sich jedoch noch nicht auf die Standardtherapie übertragen lassen. Bei primär lokal inoperablen Tumoren (ohne Peritonealkarzinose) konnte durch eine neoadjuvante Chemotherapie nach dem EAP-Schema eine Operabilität bis hin zur pathohistologischen kompletten Remission erzielt werden. Die hohe Toxizität beschränkt die Therapie auf jüngere Patienten mit gutem Allgemeinzustand. Diese Therapie setzt jedoch eine enge und vertrauensvolle Zusammenarbeit zwischen Chirurg und Onkologen voraus.

Für die palliative Therapie hat sich das EAP-Schema wegen der hohen Toxizität nicht bewährt. Hier kann das etablierte Schema 1 (FAM) mit der Modifikation Folinsäure/5FU oder das Schema 2 (ELF) eingesetzt werden. Indiziert ist generell eine Therapie nur beim symptomatischen Patienten mit geringer Tumormasse, da nur hier eine Aussicht auf Erfolg besteht.

Schemata zur Behandlung des metastasierten Magenkarzinoms

Folinsäure	300 mg/m^2	i.v.	Tag 1–3
Fluorouracil*	600 mg/m^2	Inf. (2 h)	Tag 1–3
Adriamycin/Epirubicin	30 mg/m^2	i.v.	Tag 1
Mitomycin C	10 mg/m^2**	i.v.	Tag 1
* 60 min nach Folinsäure			
** jeden 2. Zyklus			
Folinsäure	300 mg/m^2	Inf. (10 min)	Tag 1–3
Etoposid	120 mg/m^2	Inf. (50 min)	Tag 1–3
Fluorouracil	500 mg/m^2	Inf. (10 min)	Tag 1–3
Wiederholung			Tag 29

2.4.3 Kolorektale Karzinome
2.4.3.1 Vorbemerkungen

Im Gegensatz zu den Magenkarzinomen nimmt die Zahl der neuentdeckten kolorektalen Karzinome zu. 25% der Patienten haben zum Zeitpunkt der Diagnosestellung bereits Lebermetastasen. Die Früherkennung konnte durch die geringe Teilnahme an der Krebsvorsorgeuntersuchung noch nicht wirksam werden. Die Therapie der Wahl ist die radikale chirurgische Exstirpation. Beim Rektumkarzinom können durch eine prä- und postoperative Bestrahlung die Langzeitergebnisse verbessert werden. Eine adjuvante Chemotherapie ist nicht indiziert.

Wegen der Möglichkeit einer kurativen Nachresektion beim lokalen Rezidiv muß eine postoperative Nachsorge engmaschig durchgeführt werden (Endoskopie, Röntgen und CEA-Bestimmung). Schon bei Rezidivverdacht muß eine intensive Diagnostik, evtl. unter Einschluß einer second look-Operation, erfolgen.

2.4.3.2 Chemotherapie
Systemische Therapie

Eine sinnvolle systemische Behandlung metastasierter kolorektaler Karzinome ist durch die Modulation der Fluorouracil-Therapie möglich geworden. Die Monotherapie mit 5-Fluorouracil ist mit 10–15% Remissionsrate ohne Verlängerung der Überlebenszeit (auch der Responder) nicht sinnvoll. Durch die vorherige Gabe von Folinsäure (= Kalziumfolinat = Formyl-Tetrahydrofolsäure) wird die Wirkung des 5-FU etwa um den Faktor 2 potenziert, so daß sich hier ein Therapieansatz bietet.

Grundsätzlich besteht aber eine Indikation zur Therapie nur bei symptomatischen Patienten mit gesicherter Tumorprogression und geringer Tumormasse, da sonst Remissionsrate, Nebenwirkungen und Kosten den Einsatz der Therapie nicht rechtfertigen. Auch wenn noch keine Übereinstimmung über die optimale Dosierung und das Timing der Therapie festgelegt werden konnte, kann mit den unten aufgeführten Schemata der Progreß (PR + NC) bei etwa ⅔ der Patienten aufgehalten werden. Die Remissionsrate ist im Schema 1 etwas höher, die Therapietage sind aber im Schema 2 geringer, die Gesamtdosis pro Zyklus ist gleich. Zu beachten ist bei dieser Therapie die Gefahr der starken Mukositis, eine Hämatotoxizität ist nur selten beobachtet worden.

Eine kombinierte Chemotherapie mit systemischer Gabe von Mitomycin C oder Nitrosoharnstoffderivate (BCNU/CCNU/ACNU) hat keinen Sinn, da keine Verbesserung der Ergebnisse zu erwarten ist.

Schemata zur Behandlung kolorektaler Karzinome

Folinsäure	200 mg/m^2	Inf. (10 min)	Tag 1–5
Fluorouracil	400 mg/m^2	Inf. (2 h)	Tag 1–5
oder			
Folinsäure	300 mg/m^2	Kurzinf.	Tag 1–3
Fluorouracil*	600 mg/m^2	i. v.	Tag 1–3
Wiederholung			Tag 22–29

* Intervall Folinsäure – Fluorouracil 50 min
Steigerung der Fluorouracil-Dosis um 10% pro Zyklus bei fehlender Toxizität

Regionale Therapie isolierter Lebermetastasen
Bei Inoperabilität von Lebermetastasen bietet sich bei isoliertem Befall dieses Organes eine zytostatische Therapie an, die direkt in das Gefäß, das die Metastasen versorgt, appliziert wird. Aufgrund der anatomischen Verhältnisse der Leber ist die regionale Therapie hier besonders günstig. Während das Leberparenchym zu ca. 70% von der V. portae versorgt wird, haben Metastasen in der Regel eine überwiegend arterielle Blutversorgung. Durch Extraktion und Metabolisierung kann innerhalb der primären Passage durch die Leber ein großer Teil der Zytostatika eliminiert werden, und die systemische Toxizität, die in der Regel Dosis-begrenzend ist, kann gesenkt oder aber die Dosis erhöht werden.

Durch technische Neuerungen ist diese Therapie inzwischen vereinfacht worden. Der dauerhafte Zugang zur A. hepatica kann durch Implantation eines Silikonkatheters mit subkutan verlagertem Anspritzteil (= Port) erreicht werden. (Die Belastung durch die Laparotomie muß in die Therapieentscheidung einbezogen werden.) Einmal implantiert, ist die weitere Therapie über den

Port ambulant durchzuführen und für den Patienten wenig belastend. *Wegen der Komplikationen bei der Implantation und Durchführung gehören die Indikation dieser Therapie und die Applikation immer in die Hand des erfahrenen Spezialisten.*

Die Ansprechraten der regionalen Therapie sind in der Leber deutlich höher (50–70%), die Rate der extrahepatischen Metastasen im weiteren Verlauf jedoch steigend. Der Beweis der Verlängerung der Gesamtüberlebenszeit steht noch aus.

Die kontinuierliche Therapie ist inzwischen von der Kurzinfusion verdrängt, da sie einfacher zu handhaben ist und eine verminderte kumulative Toxizität zeigt.

Regionale Chemotherapie der Lebermetastasen

über den Katheter in der A. hepatica:			
Folinsäure	170–200 mg/m^2	Kurzinf. (15 min)	Tag 1–5
Fluorouracil	450–600 mg/m^2	Kurzinf. (120 min)	Tag 1–5
Wiederholung			Tag 22–29

2.4.4 Tumoren des Pankreas
2.4.4.1 Karzinome des exokrinen Pankreas

Die Karzinome sind selten, werden erst im fortgeschrittenen Stadium erkannt und sind häufig inoperabel. Die Prognose ist sehr schlecht. Eine lokale Strahlentherapie kann die Symptome verbessern, evtl. in Verbindung mit einer palliativen Chemotherapie. Etablierte Schemata mit höheren Remissionsraten sind nicht bekannt, bei Einzelbeobachtung hat Ifosfamid in hoher Dosierung ($5 \times 1{,}5–2$ g/m^2) oder das FAM-Schema, s. ds. Kap., 2.4.2.2, Remissionen bewirkt. Grundsätzlich ist jedoch die Indikation zur zytostatischen Therapie sehr zurückhaltend zu stellen.

2.4.4.2 Maligne Tumoren des endokrinen Pankreas

Tumoren des Inselzellapparates sind selten. Etwa 20% der Inselzelltumoren sind endokrin aktiv; sie können Insulin, Gastrin, Glukagon, Pankreas-Polypeptid (PP) u.a. zu produzieren. Die insulinproduzierenden Tumoren stehen der Häufigkeit nach an erster, die gastrinproduzierenden Tumoren (Zollinger-Ellison-Syndrom) an zweiter Stelle. Der kleinere Teil dieser Tumoren ist maligne.

Die Chemotherapie kann entweder als Monotherapie mit Fluorouracil (600 mg/m^2 wöchentlich i.v.) erfolgen, höhere Remissionsraten lassen sich nach vorläufigen Berichten mit einer Kombination von Streptozotozin (500 mg/m^2 Tag 1–5) und Fluorouracil (500 mg/m^2 Tag 1–5) erzielen (55–80%). Streptozotozin (Zanosar®, Upjohn/USA) muß importiert werden.

2.4.5 Primäre Lebertumoren

Primäre maligne Lebertumoren sind in den westlichen Industrieländern selten. Man unterscheidet zwischen hepatozellulärem und cholangiozellulärem Karzinom sowie einigen seltenen Sarkomen. Der Zusammenhang zwischen der malignen Entartung und dem Hepatitis-B-Virus ist gesichert. In Ländern mit hoher Durchseuchung der Bevölkerung mit dem Hepatitis-B-Virus (z.B. Südostasien) ist dieser Tumor sehr häufig und kann dort sogar an erster Stelle der malignen Erkrankungen stehen. Fernmetastasen sind selten. Wegen der multizentrischen Lokalisation und der intrahepatischen Metastasierung ist die Möglichkeit der kurativen Resektion eher die Ausnahme. Die systemische Chemotherapie ist nahezu unwirksam. Mit der regionalen Chemotherapie (s. ds. Kap., 2.4.3.2) oder einer Chemoembolisation kann eine Lebensverlängerung um wenige Monate erreicht werden.

Schemata zur regionalen Monotherapie von Lebertumoren

Regionale Kurzinfusion (30−120 min) über die A. hepatica:		
1. 5-Fluorouracil	600−1000 mg/m^2	Tag 1−5
2. Adriamycin oder Epirubicin	60−75 mg/m^2	Tag 1
oder	30 mg/m^2	Tag 1−3
3. Etoposid	120 mg/m^2	Tag 1−5
Wiederholung		Tag 22

Bei Leberfunktionseinschränkung Dosisbeschränkungen beachten

Bei der Mehrzahl der Patienten findet sich eine Erhöhung des *AFP-Titers;* regelmäßige Kontrollen sind für die Verlaufsbeurteilung unerläßlich.

2.4.6 Gallenblasenkarzinom

Karzinome der Gallenblase und der extrahepatischen Gallenwege sind selten (weniger als 4% aller Malignome). Bei der Mehrzahl der Gallenblasenkarzinome ist ein Zusammenhang mit langjährigem Gallensteinleiden anzunehmen. Nur die Prognose des zufällig entdeckten Karzinoms im Rahmen einer Cholezystektomie aufgrund eines Steinleidens ist günstig. Beim fortgeschrittenen Karzinom sind auch superradikale Operationsverfahren mit einer hohen Mortalität und Morbidität verbunden, ohne die Langzeitprognose zu verbessern. In der Mehrzahl der Fälle sind nur Palliativoperationen (Wiederherstellung des Gallenflusses) möglich, evtl. eine palliative PTCD zur externen oder internen Gallenwegsdrainage.

Bei inoperablen Tumoren mit starken Schmerzen und/oder Ikterus kann ein Versuch mit *Bestrahlung* gemacht werden, trotz der relativ hohen Strahlenresistenz dieser Karzinome.

Bei jüngeren Patienten kann ein Versuch einer zytostatischen Therapie analog der Therapie des Magenkarzinoms unternommen werden (s. ds. Kap., 2.4.2).

2.4.7 Karzinoid
2.4.7.1 Vorbemerkungen
Häufigste Lokalisation des Karzinoids ist der Appendix, es folgen mit absteigender Häufigkeit Ileum, Rektum, Duodenum und Magen. Außerhalb des Gastrointestinaltraktes tritt es im Bronchialsystem auf. Das Leiden verläuft oft protrahiert über viele Jahre. Eine Besonderheit dieses Tumors ist das *Karzinoidsyndrom* mit Flush, Hypermotilität des Darmes mit starken Schmerzen und Diarrhö, Asthmaanfällen; in fortgeschrittenen Stadien findet sich häufig eine Endokardfibrose des rechten Herzens mit Insuffizienz der Trikuspidalis und/oder Stenose der Pulmonalis sowie eine Tendenz zu schweren hypotensiven Episoden. Das Karzinoidsyndrom tritt nicht in allen Fällen auf, es ist auch häufig inkomplett, d.h., der Patient zeigt nur einzelne der genannten Symptome. Ob eine Lebermetastasierung Voraussetzung für die Entwicklung des Karzinoidsyndroms ist, bleibt bis heute umstritten; auch die Annahme, daß das Karzinoidsyndrom durch das vom Tumor produzierte 5-Hydroxytryptamin (Serotonin) hervorgerufen wird, wurde inzwischen widerlegt. Da Tumormasse und 5-Hydroxytryptamin-Spiegel parallel verlaufen, kann das Abbauprodukt 5-Hydroxyindolessigsäure (5-HIES) im Urin bestimmt werden und für die Verlaufsbeobachtung nützlich sein (Normalwert: 2–12 mg/24 h; Grenzbereich 12–25 mg/24 h; bei Werten über 25 mg/24 h liegt sicher ein Karzinoid vor, bei den meisten Patienten finden sich Werte zwischen 100 und 1000 mg/24 h). Neben dem Serotonin scheinen Kinine, Histamin und evtl. Prostaglandine bei der Entstehung des Syndroms eine Rolle zu spielen.

2.4.7.2 Therapie
Chemotherapie
Für die Chemotherapie des inoperablen Karzinoids kommen folgende Kombinationen in Betracht:

Schemata zur Behandlung des Karzinoids

1. Cyclophosphamid	1000 mg/m^2	i.v.	Tag 1
Fluorouracil	600 mg/m^2	i.v.	Tag 1, 8, 15
2. Streptozotozin	500 mg/m^2	i.v.	Tag 1–5
Fluorouracil	500 mg/m^2	i.v.	Tag 1–5
Wiederholung			Tag 43

Mit der ersten Kombination werden Remissionen von etwa 20–30% erzielt. Bessere Ergebnisse sind mit Streptozotozin möglich; die Substanz muß importiert werden (Zanosar®, Upjohn/USA).
Vorsicht bei hoher 5-HIES-Ausscheidung: Reduktion der Dosis beim 1. Zyklus auf 50%, um eine Karzinoidkrise zu vermeiden.
Bei einer symptomatischen multizentrischen Lebermetastasierung kann mit einer Embolisierung der A. hepatica eine lang anhaltende Besserung der Beschwerden erreicht werden. – Überweisung an ein Tumorzentrum.

Symptomatische Therapie des Karzinoidsyndroms
Zur Kontrolle des Karzinoidsyndroms steht eine Reihe von Substanzen zur Verfügung, die keine Wirkung auf das Tumorwachstum haben, aber erhebliche subjektive Besserung bewirken. So läßt sich das Auftreten des Flush durch Methysergid (Deseril®-retard), Cyproheptadin (Nuran®), Phenoxybenzamin (Dibenzyran®), α-Methyldopa (Presinol®) und Chlorpromazin (Megaphen®) verhindern; die Bronchokonstriktion durch Prednison (z.B. Decortin®) und Theophyllin (Euphyllin®); hypotensive Episoden, wie sie vor allem unter der Operation auftreten können, können oft nur durch Angiotensin (Hypertensin®) und hochdosierte Prednisongaben kontrolliert werden. Die Dosierung dieser Substanzen ist individuell entsprechend der Schwere der Symptome und dem Ansprechen des Patienten zu wählen.

Eine weitere Verbesserung in der Therapie des Karzinoidsyndroms stellt das Somatostatin® dar.

2.5 Karzinome im Kopf- und Halsbereich
2.5.1 Mund-, Rachen-, Nasennebenhöhlen- und Larynxkarzinome
2.5.1.1 Primärtherapie (neoadjuvante Chemotherapie)

Während die Tumoren im Stadium T1 und T2 eine uneingeschränkte Domäne des Operateurs sind, hat sich bei ausgedehnten Tumoren im Stadium T3 und T4, insbesondere bei Lymphknotenmetastasen und Infiltration in das Nachbargewebe, ein grundlegender Wandel vollzogen. In diesen Tumorstadien ist die Therapie von Beginn an multimodal zu planen. Durch eine aggressive zytostatische Therapie unter Einschluß von Cisplatin können bei den Plattenepithelkarzinomen besonders des Oropharynx, Epipharynx und der Nasennebenhöhlen hohe Remissionsquoten (CR + PR über 80%) erzielt werden. Die Remissionsdauer ist kurz, so daß die Chemotherapie allein keinen langfristigen Gewinn erbringt.

Das Ziel der „neoadjuvanten" Chemotherapie ist die präoperative Tumorverkleinerung bis hin zur pathohistologischen kompletten Remission und anschließender Resektion und/oder Strahlentherapie. Die Erfolge der ersten prospektiven Studien haben dieses Therapiekonzept bestätigt.

Aufgrund der Aggressivität und der kurativen Zielsetzung dieser Therapie sowie des durch die Nebenwirkungen besonders gefährdeten Patientenkollektives (häufiger Nikotin- und Alkoholabusus) ist diese Chemotherapie grundsätzlich nur in onkologischen Zentren durchzuführen, in enger Zusammenarbeit zwischen dem Operateur, Strahlentherapeuten und Onkologen.

In der klinischen Erprobung sind derzeit mehrerer Schemata mit hohen Remissionsraten und tolerablen Nebenwirkungen. Das nachfolgende Schema ist hier nur als Beispiel angeführt.

Schema zur neoadjuvanten Chemotherapie der Kopf-Halskarzinome

Cisplatin oder	100 mg/m²	Inf.	Tag 1
Carboplat*	300 mg/m²	i. v.	Tag 1
Fluorouracil	1000 mg/m²	Inf. (24 h)	Tag 1–5
Wiederholung			Tag 22

* gleiche Remissionsrate, aber geringere Toxizität
1–3 Zyklen mit anschließender Operation und/oder Strahlentherapie

Bei primär sicher inoperablen Tumoren kann auch eine Strahlentherapie mit Cisplatin oder Carboplatin als Radiosensitizer (Cisplatin: 20 mg/m² Tag 1–5, Carboplat 70 mg/m² Tag 1–5 in der 1. und 4. Woche der Strahlentherapie) eingesetzt werden: bessere Ergebnisse, aber höhere Toxizität als eine alleinige Strahlentherapie. Noch günstiger ist die Kombination einer aggressiven Chemotherapie mit akzelerierter Strahlentherapie; hierbei kann ein sehr hoher Prozentsatz kompletter, anhaltender Remissionen erzielt werden (Hartenstein, 1988). Die höhere Toxizität ist durch den Erfolg gerechtfertigt und kann durch supportive Maßnahmen (Sondenernährung, Schmerztherapie) vermindert werden.

Kombinierte Therapie fortgeschrittener HNO-Tumoren

1. Chemotherapie:

Cisplatin	60 mg/m²	i. v.	Tag 1
Folinsäure*	50 mg/m²	i. v.	Tag 1
Folinsäure	100 mg/m²	kont. Inf. (24 h)	Tag 1–4
Fluorouracil	350 mg/m²	i. v.	Tag 1
Fluorouracil	350 mg/m²	kont. Inf. (24 h)	Tag 1–4

2. Akzelerierte Strahlentherapie: Dosis pro Zyklus 23,4 Gy
   Tag 2–4 und 7–10: jeweils 2 Einzeldosen täglich à 1,8 Gy (gesamt: 13 ED)

Wiederholung an Tag 22, insgesamt 3 Zyklen

* Folinsäure = Kalziumfolinat, Leucovorin®, Rescuvolin®

2.5.1.2 Rezidivtherapie

Bei Fernmetastasen kann die gleiche Therapie wie in der Primärtherapie angewendet werden; die Ergebnisse sind etwas schlechter, die Remissionsdauer in der Regel kurz.

Beim lokalen Rezidiv nach vorangegangener Operation und Strahlentherapie ist eine effektive Chemotherapie kaum noch möglich, da die lokale Perfusion durch die vorangegangene Therapie derart verschlechtert ist, daß die Zytostatika das Tumorgewewbe nur unzureichend erreichen. Die Indikation zur aggressiven Chemotherapie ist hier sehr zurückhaltend zu stellen. Hier kommen eher die nachfolgenden Schemata in Betracht.

Schemata zur Rezidivtherapie der Karzinome im Kopf-Halsbereich

1. Methotrexat	25–50 mg/m²	i.m.	1 × wöchentlich
2. Vindesin	5 mg	i.v.	Tag 1
Bleomycin	15 mg	i.v./i.m.	Tag 1
Methotrexat	30 mg/m²	i.v.	Tag 1
3. Cisplatin	50 mg/m²	i.v.	Tag 4
Bleomycin	10 mg	i.m.	Tag 1, 8, 15
Methotrexat	50 mg/m²	i.v./i.m.	Tag 1, 15
Wiederholung			Tag 22–29

2.5.2 Schilddrüsenkarzinom (s. a. Kap. 22, 1.8)

Beim operativ und radiotherapeutisch nicht mehr beherrschbaren Schilddrüsenkarzinom kommen in Frage:

a) *Radiojodtherapie:* Die Therapie mit ^{131}Jod kommt bei jodspeichernden, differenzierten Tumoren (papilläre und follikuläre Karzinome) in Betracht. Remissionen werden in etwa 60% erreicht.

b) *Chemotherapie:* Die Mehrzahl der Schilddrüsenkarzinome ist nicht jodspeichernd. Einzige Zytostatika mit nachgewiesener Wirkung sind Adriamycin und Epirubicin, die Remissionsrate beträgt 30–40%. Dosierung: 50–75 mg/m² i.v. alle 3 Wochen bis zur Tumorresistenz oder zum Erreichen der maximalen Gesamtdosis von 550 bzw. 850 mg/m².

2.6 Malignes Melanom
2.6.1 Vorbemerkungen

Das maligne Melanom ist selten, die Inzidenz steigt derzeit jedoch an. Ätiologisch wird vermutet, daß ein häufiger Sonnenbrand das Risiko zum malignen Melanom erhöht. Im Vergleich zum benignen Nävus sind folgende Zeichen suspekt: bunte Farben (besonders rote, weiße und blaue Anteile), unregelmäßige Begrenzung und unregelmäßige Oberfläche. Aufgrund der Ausbreitung innerhalb der Kutis wurde eine Klassifikation vorgenommen. Die vier Haupttypen sind:

SSM = 70%   (superficial spreading melanoma)
LMM = 15%   (lentigo maligna melanoma)
NM   = 12%   (nodular melanoma)
ALM = 5%   (acral lentiginous melanoma/subungual melanoma)

Aufgrund der Prognose unterscheidet man die horizontale Ausbreitungsphase (SSM, LMM, ALM), die über Jahre andauern kann und praktisch nie mit Fernmetastasen einhergeht (Heilung durch Resektion!), und die später einsetzende vertikale Ausbreitungsphase, die bei zunehmender Invasionstiefe stärker zur Fernmetastasierung neigt. Die vertikale Infiltration liegt beim NM immer vor, es ist somit auch die malignste Form des Melanoms.

2.6.2 Stadieneinteilung

Auch beim malignen Melanom wird zunehmend die TNM-Klassifikation angewendet. Das T-Stadium richtet sich nach der Infiltrationstiefe (Clark-level) in der Kutis und der Tumordicke (Breslow-Index) und das N-Stadium nach dem Befall regionärer oder juxtaregionärer Lymphknoten (s. TNM-Atlas, Illustrierter Leitfaden zur TNM/pTNM-Klassifikation maligner Tumoren, Springer, 1985).

2.6.3 Therapie

Die Therapie des malignen Melanoms ist primär immer die chirurgische Resektion weit im Gesunden (Sicherheitsabstand zur Seite *und* Tiefe) mit plastischer Deckung (keine Hautraffung). Bei einem Tumorstadium pT3/pT4 ist auch bei negativem Palpationsbefund eine Ausräumung der nächsten Lymphknotenstation obligat durchzuführen.

Systemische Chemotherapie
Das maligne Melanom ist relativ wenig sensibel gegenüber Zytostatika. Remissionen unter einer Behandlung mit Cyclophosphamid, Methotrexat und Fluorouracil sind die Ausnahme. Bessere Ergebnisse lassen sich mit Dacarbacin erzielen, die Remissionsraten liegen allerdings auch mit dieser Substanz nicht über 25%. Die Kombination mehrerer Zytostatika ist der Monotherapie mit Dacarbacin nicht sicher überlegen. Dosierung des Dacarbacin: 200–300 mg/m^2 Tag 1–5 i.v. oder 850 mg/m^2 Tag 1 i.v.; Wiederholung alle 3–4 Wochen. Die Kombination von Dacarbacin mit Cisplatin und Vindesin soll bessere Ergebnisse erbringen, eine Bestätigung dieser Berichte steht noch aus. Bei Therapieversagen unter Dacarbacin kann ein weiterer Versuch nach dem Schema 3 der Sarkome (s. ds. Kap., 2.7.2) unternommen werden. Bei kutaner Metastasierung ist eine lokale Interferoninjektion möglich. Die systemische Gabe ist noch umstritten.

Regionale Chemotherapie
Als Alternative zur Amputation bei Extremitätenmelanomen kann eine isolierte hypertherme Perfusion (d.h. totale Trennung der Durchblutung vom Körperkreislauf) mit Zytostatika eingesetzt werden. Zur Potenzierung der Zytostatikawirkung (in der Regel Melphalan oder DTIC, evtl. kombiniert mit Vindesin und Cisplatin) wird eine Hyperthermie bis 42°C durchgeführt. Wegen des großen technischen Aufwandes ist diese Therapie jedoch nur an wenigen Zentren möglich. Die Ergebnisse sind deutlich besser als die der systemischen Therapie, wahrscheinlich sind bei einem kleinen Teil der Patienten auch Heilungen möglich.

Immuntherapie
Immuntherapie in verschiedenen Modifizierungen – sowohl als adjuvante Therapie nach Operation (BCG-Impfung) als auch in fortgeschrittenen Fällen

(Interferontherapie) – hat erste positive Ergebnisse gebracht, vor allem bei Tumoransiedlungen in Haut und Lymphknoten. Eine weitere Verbesserung stellt die Interleukin-Therapie (± LAC-Zellen), auch in Verbindung mit Zytostatika und Interferon, dar. Diese Therapie ist jedoch an Studien gebunden (Rücksprache mit den Tumorzentren oder onkologischen Fachabteilungen).

Radiotherapie
Als palliative Maßnahme kann eine Strahlentherapie durchgeführt werden. Hierbei ist zu beachten, daß die Remissionsrate mit der Höhe der Einzelfraktion korreliert. In der Regel sollte die Einzeldosis bis zu 800 rad betragen.

2.7 Sarkome
2.7.1 Vorbemerkungen
Die Sarkome umfassen eine außerordentlich große, pathologisch-anatomisch und klinisch sehr heterogene Gruppe von Tumoren (mehr als fünfzig). Die wichtigsten sind – nach Häufigkeit geordnet – das osteogene Sarkom, das Chondrosarkom, das Fibrosarkom, das Liposarkom, das Leiomyosarkom, das Rhabdomyosarkom, das Synovaliom und das Angiosarkom. Ein Teil der Sarkome ist so undifferenziert, daß eine Zuordnung nach der Histogenese nicht möglich ist. Relativ häufig sind Mischtumoren.

Eine allgemein akzeptierte Stadieneinteilung für die Sarkome existiert nicht. Die Behandlung des Primärtumors – Operation, evtl. in Verbindung mit Bestrahlung – ist bei der sehr wechselnden Lokalisation und unterschiedlichen Malignität der Sarkome nicht zu standardisieren, sondern muß sich dem Einzelfall anpassen.

Schemata zur Behandlung der Weichteilsarkome

1. Cyclophosphamid	500 mg/m^2	i.v.	Tag 1
Vincristin	2 mg	i.v.	Tag 1+5
Adriamycin	50 mg/m^2	i.v.	Tag 1
Dacarbacin	200 mg/m^2	i.v.	Tag 1–5
2. Adriamycin	60 mg/m^2	i.v.	Tag 1
Dacarbacin	250 mg/m^2	i.v.	Tag 1–5
3. Ifosfamid	1600 mg/m^2	i.v.	Tag 1–5
Cisplatin	20 mg/m^2	i.v.	Tag 1–5
Wiederholung			Tag 22

2.7.2 Therapie
Durch den Einsatz der aggressiven Chemotherapie können bei metastasierten Sarkomen je nach Histologie anhaltende Remissionen in einem hohen Prozentsatz (bis 60%) erreicht werden.

Schema 1 oder 2 (die Wirksamkeit des Cyclophosphamid und des Vincristin ist umstritten) sollten zunächst angewendet werden, erst bei Resistenz sollte auf das mit höherer Toxizität verbundene Schema 3 umgestellt werden. Bei Erreichen der Höchstdosis von Adriamycin (550 mg/m^2) kann bei bestehender

Wirksamkeit des Schemas das Adriamycin durch Dactinomycin ersetzt werden (0,3–1,0 mg/m^2).
Eine adjuvante Chemotherapie bedarf der sehr gezielten Indikation und sollte nur durch einen erfahrenen Onkologen durchgeführt werden.
Beim *osteogenen Sarkom* wird eine extrem hoch dosierte Methotrexat-Therapie (8–12 g/m^2) in Kombination mit weiteren Zytostatika (Ifosfamid, Dactinomycin, Bleomycin, Adriamycin und Cisplatin) durchgeführt. Diese Chemotherapie wird auch bei operablen Tumoren an den Extremitäten prä- und postoperativ eingesetzt als adjuvante Chemotherapie. Die Durchführung ist grundsätzlich den erfahrenen Onkologen vorbehalten und im Rahmen einer kooperativen Studie durchzuführen (COSS 86, Studienleiter: Prof. Dr. K. Winkler, Univ. Kinderklinik, UKE, Martinistr. 52, 2000 Hamburg 20). Durch diese Therapie konnten die Langzeitheilungen von 25% auf 80% angehoben werden!

2.7.3 Kaposi-Sarkom

Das Kaposi-Sarkom ist eine der Tumormanifestationen bei „erworbenem Immunmangel-Syndrom" (AIDS), einer Erkrankung, die durch Infektion mit dem HIV-I-Virus hervorgerufen wird (s. Kap. 23, 2.5).
Bis 1981 trat das Kaposi-Syndrom sehr selten bei älteren Patienten und Afrikanern auf, ohne Zusammenhang mit AIDS. Der Verlauf war benigne, mit seltenen Fernmetastasen. Im Verlauf von AIDS ist dieser Tumor extrem maligne mit sehr früher Generalisierung. Die pigmentierten Hautknoten – häufig entlang von Venen, so daß sie fälschlicherweise für eine Thrombophlebitis gehalten werden – treten bei AIDS im Gegensatz zu den sporadischen Kaposi-Sarkomen vorwiegend an der oberen Körperhälfte, Hals und Nakken auf. Histologisch gehen sie von den Endothelzellen aus.
Lymphknoten sind in 33% der Fälle bereits bei Diagnose befallen, viszerale Metastasen treten im weiteren Verlauf auf und bedingen die schlechte Prognose mit 20% Überlebenden nach 2 Jahren.

Die *Therapie* wird analog der bei Sarkomen mit lokaler Exzision, evtl. Nachbestrahlung und systemischer Chemotherapie (Adriamycin-Bleomycin/Vinblastin; Etoposid) bei disseminierter Erkrankung durchgeführt. Die Remissionsrate unter Chemotherapie liegt unter 20%. Wegen der Gefahr von opportunistischen Infekten ist das Risiko einer therapiebedingten Knochenmarkdepression sehr hoch.

3 Therapie wichtiger Komplikationen

Eine Anzahl von schweren, z.T. lebensbedrohlichen Komplikationen, die bei zahlreichen Tumoren auftreten können, wird im folgenden besprochen.

3.1 Maligne Ergüsse (Pleura, Peritonealhöhle)

Pleuraergüsse treten am häufigsten auf beim Mammakarzinom, Bronchialkarzinom, Ovarialkarzinom und bei Lymphomen. Er kann durch eine Pleurakarzinose bedingt sein, die sich regelmäßig durch den Nachweis maligner Zellverbände im Punktat sichern läßt (= maligner Pleuraerguß). Ein Tumorzell-freier Erguß kann als Reizerguß durch Thoraxwandmetastasen oder durch Resorptionsstörungen bei Lymphabflußstörungen bedingt sein. Eine lokale Therapie (siehe b + c) in die Pleurahöhle ist nur beim malignen Erguß sinnvoll, eine Verklebung des Pleuraspaltes (siehe d + e) hilft in beiden Fällen. Wiederholte *Entlastungspunktionen* können erforderlich sein, der Erfolg ist jedoch zeitlich begrenzt, der Eiweißverlust erheblich. Folgende weitere Maßnahmen kommen in Betracht:

a) Die *systemische Chemotherapie,* die in der Mehrzahl der Fälle ohnehin indiziert ist, führt vielfach zu dauerhafter Rückbildung des Ergusses.
b) Die *lokale Chemotherapie,* d. h. Instillation von Zytostatika in die Pleurahöhle, ist unzuverlässig. Die instillierten Substanzen wirken häufig nicht direkt zytostatisch, sondern führen über eine chemisch induzierte Pleuritis zur Verklebung der Pleurablätter. Die Substanzen werden großenteils resorbiert, so daß eine gleichzeitige systemische Chemotherapie in voller Dosierung unmöglich ist. Wegen der geringen subjektiven Toxizität hat sich Mitoxantron besonders bewährt. Methodik: Vollständige Drainage des Pleuraraumes, Dauersog mit 25–30 cmH$_2$O über 24 h. Sonographische Kontrolle der Vollständigkeit der Punktion. Instillation von Mitoxantron (30 mg) mit 50 ml 0,9 % NaCl. Ablassen nach 48 Stunden mit Dauersog, evtl. Wiederholung der Mitoxantron-Therapie bei erneutem Erguß > 250 ml (nach E. Musch, 1988).
c) Instillation von *radioaktivem ^{90}Yttriumkolloid.*
d) *Pleurodese.*
e) Instillation von Fibrinklebern (noch experimentell).

Aszites tritt vor allem bei Ovarialkarzinomen, Lebermetastasen verschiedener Primärtumoren und bei Tumoren des Gastrointestinaltraktes auf. Mit Ausnahme des Ovarialkarzinoms sind lokale Maßnahmen in der Regel erfolglos. Beim Ovarialkarzinom kann durch Instillation von Cisplatin oder Mitoxantron ein dauerhafter Erfolg erzielt werden. Methodik der Instillation s. ds. Kap., 2.2.3.5.

Bei therapieresistentem Aszites kann auch die Indikation zu einem LeVeen-Shunt gegeben sein, es kommt dabei aber häufig zu einem Verstopfen des Katheters durch Tumorzellen aus dem Aszites und/oder zu einer Einschwemmung der Tumorzellen in die Lunge.

Die Instillation von ^{90}Yttriumkolloid ist nur bei einer ganz feinknotigen Peritonealkarzinose wirksam, da die Eindringtiefe der Strahlen auf wenige Millimeter beschränkt ist.

3.2 Hyperkalzämie

Sie tritt bei Tumoren mit ausgedehnter Skelettmetastasierung (meist Mamma-, Bronchial- oder Nierenkarzinom), bei Tumoren mit ektoper Parathormonbildung (Bronchialkarzinom, hepatozelluläres Karzinom) oder im Zusammenhang mit einer Hormontherapie auf. Im letztgenannten Fall ist sofortiges Absetzen des Hormons erforderlich. Im übrigen erfolgt die Behandlung nach den in Kap. 8, 4.4.2, gegebenen Richtlinien.

3.3 Obere Einflußstauung

Die obere Einflußstauung (Vena-cava-superior-Syndrom) ist eine typische Komplikation des Bronchialkarzinoms, seltener tritt sie bei Lymphomen und anderen Tumoren auf.
Therapie:
a) *Bestrahlung:* Auch bei relativ resistenten Tumoren kann eine Teilrückbildung mit erheblicher klinischer Besserung erreicht werden.
b) Gleichzeitig Beginn einer *Kortikosteroidtherapie (4–6 mg Dexamethason [Decadron®, Fortecortin®]* alle 6 h i. v. oder i. m.) zur Kontrolle des begleitenden Ödems, welches sich zu Beginn der Bestrahlung kurzfristig verstärken kann.
c) Systemische *Chemotherapie* gleichzeitig oder nach Abschluß der Bestrahlung.

3.4 Querschnittssyndrom

Relativ häufige Komplikation aller Tumoren mit Tendenz zu ausgedehnter Skelettmetastasierung (Bronchialkarzinom, Mammakarzinom, Hypernephrom). Wichtigster Grundsatz: kein Zeitverlust bei Diagnostik und Therapie! Lähmungen, die länger als 12−24 h bestehen, sind kaum noch beeinflußbar. Nach Sicherung der Diagnose (Röntgen-Schichtaufnahmen, Myelographie, evtl. CT):
a) *Laminektomie*
b) *Kortikoide (4−6 mg Dexamethason* alle 4−6 h i.v. oder i.m.)
c) *Lokale Strahlentherapie*
d) *Systemische Chemotherapie* nach Abschluß der Wundheilung und/oder der Strahlentherapie

3.5 Hirnmetastasen

Häufige Komplikation vor allem des Bronchial- und Mammakarzinoms. Hirnmetastasen manifestieren sich häufig unter einer sonst erfolgreichen Chemotherapie, da praktisch alle Zytostatika mit Ausnahme der Harnstoffderivate BCNU, ACNU und CCNU nicht oder nur ungenügend die Blut-Hirnschranke passieren.

Therapie:
a) *Kortikoide, Mannit-Infusion (Osmofundin®)* zur Behandlung des begleitenden Hirnödems.
b) *Bestrahlung* des Zentralnervensystems. Auch bei erfahrungsgemäß wenig sensiblen Tumoren (z.B. malignes Melanom) sollte ein Versuch gemacht werden, da die Nebenwirkungen einer ZNS-Bestrahlung bei Dosen bis 60 Gy gering sind.
c) *Chirurgische Intervention* sollte nur in Einzelfällen erwogen werden (Solitärmetastase eines strahlenresistenten Tumors).

4 Organisation der Krebsbekämpfung

Innerhalb der letzten 10 Jahre wurde in der Bundesrepublik Deutschland der Versuch unternommen, eine flächendeckende onkologische Versorgung aufzubauen. Hierzu gehören von der Basis beginnend:
Regionale onkologische Arbeitskreise mit
onkologischen Schwerpunktpraxen und
onkologischen Schwerpunktkrankenhäusern.
Regionale Tumorzentren, zumeist in den großen Städten und
überregionale Tumorzentren, die in der Regel in Universitätskliniken etabliert sind.
Vorrang in den Arbeitskreisen und Tumorzentren hat die intensive Fortbildung, die gezielte Fachinformation, die interdisziplinäre Zusammenarbeit und die Dokumentation. Das Ziel ist die kompetente Versorgung aller Tumorpatienten, möglichst ambulant und wohnortnah.
Die Anschriften und Telefonnummern der o.a. Institutionen können aus Platzgründen nicht aufgeführt werden. Über die Bezirks- und Landesärztekammern sowie die Kassenärztliche Vereinigung können die lokalen Verbindungen zu den Arbeitskreisen und regionalen Tumorzentren hergestellt werden.

18 Hämorrhagische Diathesen

(W. Ohler)

1	Hämorrhagische Diathesen . . .	754	
1.1	Ätiopathogenese	754	
1.2	Pathophysiologie	754	
1.3	Klinik	755	
1.4	Therapie	760	
2	Hyperfibrinolytische Syndrome .	765	
3	Verbrauchskoagulopathie	766	

Notfälle:
1. Akute Blutungen vaskulärer, plasmatischer und thrombozytärer Genese. Besonders beachtenswerte Blutungssituationen: Ösophagusvarizenblutungen (s. Kap. 13, 1.5.2).
2. Magen- und Darmblutungen (s. Kap. 12, 1).
3. Akute Blutungen des Respirationstraktes (s. Kap. 11, 8).

1 Hämorrhagische Diathesen

1.1 Ätiopathogenese

Hämorrhagische Diathesen sind angeborene oder im Verlauf einer Grundkrankheit auftretende Hämostasestörungen, die zu Spontanblutungen führen oder zu Hämorrhagien, die in keinem Verhältnis zu dem sie auslösenden Trauma stehen. Sie werden durch folgende Störungen der Hämostase hervorgerufen:
a) substanzieller Mangel eines Gerinnungsfaktors
b) Fehlbildung und damit Funktionsstörung eines Gerinnungsfaktors
c) Überschuß eines Inhibitors der Blutgerinnung
d) pathologische Steigerung der Fibrinolyse
e) Verminderung der Thrombozyten
f) Funktionsstörung der Thrombozyten
g) Umsatzstörung (höherer Verbrauch an Gerinnungsfaktoren und Thrombozyten, als nachgebildet werden)
h) Störung der Gefäßpermeabilität

1.2 Pathophysiologie

Die Hämostase (Blutstillung) wird durch das Zusammenwirken der drei Teilkomponenten Blutgefäßsystem, Thrombozyten und plasmatisches Blutgerinnungssystem gewährleistet. Das plasmatische Gerinnungssystem gliedert sich in ein „inneres System", dessen Einzelfaktoren im Blut vorhanden sind, und in ein „äußeres System", dessen Komponenten teilweise aus dem Gewebe stammen. Für die Funktionsfähigkeit des „inneren Systems" sind außerdem Phospholipide der Thrombozyten erforderlich. Die Aktivierung des plasmatischen Gerinnungssystems erfolgt durch die Umwandlung des Faktors XII (Kontaktfaktor) in seine aktive Form XIIa an Fremdoberflächen. Er löst eine kaskadenförmig ablaufende enzymatische Reaktion aus, die zur Umwandlung des Fibrinogens in

Fibrin führt. Inhibitoren beschränken den Gerinnungsprozeß auf den lokal notwendigen Verschluß eines Endotheldefektes. Der Abbau eines gebildeten Blutgerinnsels im Rahmen der Reparationsprozesse erfolgt durch die Fibrinolyse. Diese wird durch blutständige und gewebsständige Aktivatoren zur Wirkung gebracht, die Plasminogen in das aktive Enzym Plasmin umwandeln. Auch die Fibrinolyse wird durch Inhibitoren auf die lokal notwendige Lyse eines Fibrinthrombus begrenzt. Blutgerinnung und Fibrinolyse bewirken demnach den Wundverschluß und die Wiederherstellung einer intakten Strombahn.

Entsprechend der Einzelkomponenten des Hämostasesystems unterscheidet man *plasmatische, thrombozytäre* und *gefäßbedingte* Hämostasestörungen, die jeweils *angeboren (hereditär)* oder *erworben im Rahmen einer anderen Erkrankung* auftreten können. Besondere pathophysiologische Mechanismen verursachen eine Verbrauchskoagulopathie oder eine Hyperfibrinolyse (s. ds. Kap., 2 und 3).

1.3 Klinik

Leitsymptome und -befunde: Die Blutungsbereitschaft bei hämorrhagischen Diathesen zeigt sich in Spontanblutungen und Verletzungsblutungen ungewöhnlicher Stärke. Eine Spontanblutung droht in der Regel bei Verminderung eines Gerinnungsfaktors oder der Thrombozyten auf Werte unter 10% der Norm. Ohne traumatische Provokation bleiben hämorrhagische Diathesen klinisch oft symptomlos. Alle Blutungserscheinungen der Haut, der Schleimhäute und der inneren Organe können durch eine Hämostasestörung hervorgerufen werden, wenn es auch einige charakteristische Symptome bei bestimmten Hämostasestörungen gibt.

Diagnostische Hinweise: Oft gelingt es, bereits mit einfachen Methoden eine Klassifizierung einer Hämostasestörung zu erreichen (s. Tab. 1), wodurch eine gezielte Basistherapie ermöglicht wird. Letztlich ist jedoch für die optimale Therapie eine exakte Diagnose erforderlich, die technisch sehr aufwendig sein kann. Daher sollte die genaue Diagnose im beschwerdefreien Intervall gestellt werden. Nur so schützt man den Patienten im Notfall vor zeitraubenden diagnostischen Maßnahmen und ermöglicht eine schnelle, optimale Behandlung. Das Eintragen der Diagnose in Notfallausweise und/oder Impfpässe erleichtert in Notfällen das therapeutische Handeln.

In seltenen Fällen treten natürliche oder erworbene Hemmkörper (z.B. Hemmkörperhämophilie, Faktor-VIII-Hemmkörper bei LE) als Ursache einer hämorrhagischen Diathese auf, die sich klinisch nicht von Aktivatordefiziten unterscheidet. Hier versagt die übliche Substitutionstherapie. Diagnostisch helfen in derartigen Fällen spezielle Hemmkörperuntersuchungen weiter.

1.3.1 Plasmatisch bedingte Hämostasestörungen

Flächenhafte Hautblutungen sind neben lokalen, traumatisch bedingten Blutungen ein relativ typisches Zeichen einer plasmatischen Hämostasestörung. Besonders kennzeichnende Blutungsereignisse sind spontane Gelenkblutungen bei Hämophilie A und B, Wundheilungsstörungen und Keloidbildungen bei Faktor-XIII-Mangel. Die übrigen plasmatischen Gerinnungsstörungen sind durch keine typische klinische Symptomatik ausgewiesen. Tabelle 2 gibt eine Übersicht über die Systematik der plasmatischen Hämostasestörungen (Koagulopathien).

1.3.2 v.-Willebrand-Jürgens-Syndrom

Die häufigste angeborene Hämostasestörung ist das v.-Willebrand-Jürgens-Syndrom. Dabei handelt es sich um eine Fehlbildung des Faktor-VIII-Moleküls, die zu einer Störung der Thrombozytenadhäsion führt. Das Syndrom ist labortechnisch durch eine

Kap. 18, 1.3.2 — Hämorrhagische Diathesen

Tabelle 1: Tabellarische Auflistung einfacher Laboruntersuchungen und ihrer Ergebnisse bei hämorrhagischen Diathesen. Die aufgeführten Tests müssen ggf. noch durch Sonderuntersuchungen (z. B. Faktoreneinzelbestimmung) ergänzt werden. Verbrauchskoagulopathie und Hyperfibrinolyse kommen oft gleichzeitig vor. Dementsprechend treten unterschiedliche Kombinationen der Laborergebnisse auf

Test	Hypo-(A-)Fibrinogenämie	Hämophilie A und B	Faktor-II-, -VII-, -X-Mangel (z. B. durch Leberschaden, Vitamin-K-Mangel, Antikoagulantientherapie)	Heparineffekt	Verbrauchskoagulopathie +	Hyperfibrinolyse +	Thrombozytopenie	Thrombozytopathie	Vaskuläre hämorrhagische Diathesen
AT-III-Spiegel	N	N	N	N	N→↓	N	N	N	N
Fibrinogenspiegel	→↓	N	N	N	N(↓)→↓	↓	N	N	N
Thrombinkoagulase- oder Reptilasezeit	N	N	N	N	N↑←↑	↑	N	N	N
Clotlyse	N	N	N	N	N↑←↑	↑	N	N	N
Retraktion	N	N	N	N	N(↓)(↓)→↓	↓	N	N	N
Thrombinzeit	↑	N	N	N	↑←↑	↑	N	N	N
PTT (Partielle Thromboplastinzeit)	↑	↑	↑	↑	↑→↑←↑	N	N	N	N
Thromboplastinzeit	↑ N ↑	N	N	N	N(↑)←↑	N	N	N	N
Thrombozytenzahl	N	N	N	N	N→↓	N→↓	↓	N	N
Gerinnungszeit	↑ ↑ ↑	(↑)	(↑)	→↑	←↑	N	N	N	N
Blutungszeit	(↑)	N	N	N	N↑←↑	↑	↑	↑	↑

N = normal; ↑ = verlängert oder erhöht; ↓ = verkürzt oder erniedrigt

Tabelle 2: Übersicht über die erworbenen und hereditären Koagulopathien

Gerinnungsfaktor	Hereditäre Blutgerinnungsstörung durch qualitativen oder quantitativen Faktorenmangel	Erworbene Blutgerinnungsstörung durch qualitativen oder quantitativen Faktorenmangel	Biologische Halbwertszeit in Stunden	Hämostaseologische Mindestaktivität in % der Norm
Faktor I: Fibrinogen	Kongenitale Hypo-(A-) Fibrinogenämie Kongenitale Dysfibrinogenämie	Erworbene Hypo-(A-)Fibrinogenämie durch a) Bildungsstörung (z. B. Leberschaden) b) Hyperfibrinolysen (z. B. Prostatakarzinom; therapeutische Fibrinolyse) c) Verbrauchserhöhung (Verbrauchskoagulopathie)	96–120	20–30 (= 80–100 mg%)
Faktor II: Prothrombin	Kongenitale Hypoprothrombinämie	Erworbene Hypoprothrombinämie durch Bildungsstörungen bei Leberschäden Vitamin-K-Mangel Antikoagulantien	41–72	20
Faktor V: Proaccelerin	Parahämophilie	Erworbener Faktor-V-Mangel bei schweren Leberschäden Hyperfibrinolyse	12–15	10–15
Faktor VII: Prokonvertin	Kongenitaler Faktor-VII-Mangel	Erworbener Faktor-VII-Mangel bei Leberschäden Vitamin-K-Mangel Antikoagulantien	2–5	5–10

Tabelle 2 (Fortsetzung)

Gerinnungsfaktor	Hereditäre Blutgerinnungsstörung durch qualitativen oder quantitativen Faktorenmangel	Erworbene	Biologische Halbwertszeit in Stunden	Hämostaseologische Mindestaktivität in % der Norm
Faktor VIII: Antihämophiles Globulin A	Hämophilie A v.-Willebrand-Jürgens-Syndrom	Erworbener Faktor-VIII-Mangel bei schweren Leberschäden Hyperfibrinolyse	8–12	25–30
Faktor IX: Plasma Thromboplastin Component	Hämophilie B	Erworbener Faktor-IX-Mangel bei Leberschäden Vitamin-K-Mangel Antikoagulantien	18–30	20–25
Faktor X: Stuart-Prower-Faktor	Stuart-Prower-Defekt	Erworbener Faktor-X-Mangel bei Leberschäden Vitamin-K-Mangel Antikoagulantien	20–42	10–20
Faktor XI: Plasma Thromboplastin Antecedent	Kongenitaler PTA-Mangel	Erworbener Faktor-XI-Mangel bei Leberschäden	10–20	15–20
Faktor XII: Hageman-Faktor	Kongenitaler Hageman-Faktor-Mangel	Erworbener Faktor-XII-Mangel nicht bewiesen	8–12	(10–20)
Faktor XIII: Fibrinstabilisierender Faktor (FSF)	Kongenitaler FSF-Mangel	Erworbener FSF-Mangel bei Verbrauchskoagulopathien	100–120	2–3

Verminderung der Faktor-VIII-Aktivität (VIII C), des Faktor-VIII-assoziierten Antigens (VIII Ag) und des Ristocetin-Cofaktors (VIII RCo) und eine Verlängerung der Blutungszeit bei gestörter Thrombozytenaggregation charakterisiert. Die verschiedenen Formen des v.-Willebrand-Jürgens-Syndroms sind durch die unterschiedlichen Defekte des Faktor-VIII-Molekülkomplexes zu unterscheiden. Klinisch tritt sehr häufig Nasenbluten auf. Meistens sind die Patienten unter normalen Lebensbedingungen symptomfrei. Nur bei operativen Eingriffen, auch leichterer Art (Zahnextraktion), und Verletzungen kommt es zu starken Blutungen und Nachblutungen.

1.3.3 Vitamin-K-Mangel und -Verwertungsstörungen

Ein Vitamin-K-Mangel kann sich bei gestillten Neugeborenen oder bei Resorptionsstörungen (Malabsorptionssyndrom, Sprue) einstellen. Dabei kommt es zu einer hämorrhagischen Diathese infolge eines Defizits der Gerinnungsfaktoren II, VII, IX und X. Eine reversible Vitamin-K-Verwertungsstörung durch Synthesehemmung tritt bei der Behandlung mit Vitamin-K-Antagonisten (s. Kap. 7, 5.3a) und mit bestimmten Cefalosporinen (s. Kap. 5, 3.2) auf. Schließlich führen schwere Leberschäden zur irreversiblen Vitamin-K-Verwertungsstörung durch Ausfall der Syntheseleistung der Leber (s. Kap. 13, 1.5.4).

1.3.4 Thrombozytär bedingte Hämostasestörungen

Thrombozytär bedingte Hämostasestörungen können ebenfalls hereditär oder erworben sein. Petechiale Hautblutungen sind oft neben Nasenbluten das klinische Leitsymptom. Neben der numerischen Verminderung der Plättchen (Thrombozytopenien) (s. Kap. 16, 3) gibt es funktionelle Störungen (Thrombozytopathien). Eine Thromboseneigung und hämorrhagische Zeichen treten bei Thrombozythämie auf (vgl. Kap. 16, 6.4).

1.3.5 Vaskuläre Hämostasestörungen

Vaskuläre Hämostasestörungen können sich erheblich in ihrem klinischen Bild unterscheiden. Klinisch kann man den M. Osler an den typischen Teleangiektasien im Gesicht erkennen, die allerdings erst mit zunehmendem Lebensalter ausgeprägt auftreten. Petechiale Hautblutungen sind bei verschiedenen vaskulären Störungen kennzeichnend. Sie sind oft mit verschiedenen anderen Hauterscheinungen (z.B. Pigmentierungen, Hautatrophien) kombiniert und stellen dann typische dermatologische Erkrankungen dar. In Tabelle 3 ist eine Übersicht über die Systematik der vaskulären Hämostasestörungen aufgeführt.

Tabelle 3: Typische vaskulär bedingte Hämostasestörungen

Kongenitale vaskuläre Hämostasestörungen
  Hereditäre Teleangiektasie (Morbus Osler)
  v.-Hippel-Lindausche Krankheit
  Ehlers-Danlos-Syndrom

Erworbene vaskuläre Hämostasestörungen
  Purpura Schoenlein-Henoch
  Vaskuläre allergische Purpura
  Thrombotische Mikroangiopathie
  C-Avitaminose
  Purpura senilis

1.4 Therapie
1.4.1 Zielsetzung

Die Therapie hämorrhagischer Diathesen dient in der Regel der Beherrschung einer Verletzungsblutung, der Stillung einer spontanen Blutung, einer operativ induzierten, ungewöhnlich starken Blutung oder der Prophylaxe dieser Erscheinungen. Nur in seltenen Fällen ist im blutungsfreien Intervall eine Therapie erforderlich und sinnvoll. Bei manifesten Blutungen richtet sich die Behandlung nach der Lokalisation und Stärke der Hämorrhagie. Bei schweren hämorrhagischen Diathesen (z.B. Hämophilie A und B) ist eine prophylaktische Substitutionstherapie sehr wirkungsvoll und verhindert schwere Spontanblutungen. Diese Prophylaxe wird von den Patienten meist in Form der „Selbstbehandlung" ausgeführt. Bei der Auswahl des therapeutischen Vorgehens muß die Nutzen-/Gefahrenrelation wegen möglicher unerwünschter Therapiefolgen (Hepatitis-Risiko, Hemmkörperinduktion, Hypervolämie, ökonomische Aspekte) beachtet werden. Erworbene hämorrhagische Diathesen (s. Tab. 2) erfordern die Behandlung der Grundkrankheit. Bei Verbrauchskoagulopathien gelten besondere Therapieregeln (s. ds. Kap., 3).

1.4.2 Therapeutisches Vorgehen

Ein gezieltes therapeutisches Vorgehen muß folgende Maßnahmen umfassen:

a) *Allgemeine Maßnahmen:* Behandlung der Hypovolämie (hämorrhagischer Schock!) unter Einschluß der Erhaltung eines großvolumigen venösen Zugangs (s. Kap. 2, 1.2); ggf. Bluttransfusion (wenn möglich Frischblut) oder Frischplasma-Gabe. Intramuskuläre Injektionen sind absolut kontraindiziert.

b) *Lokale Maßnahmen:* Druckverbände; Tamponaden (z.B. Bellocq-Tamponade; chirurgische Blutstillung; Anwendung besonderer lokaler Maßnahmen, z.B. Alveolentamponade, „Bluterschienen" bei Zahnextraktionen; Fibrinkleber [Beriplast®, Tissucol®]; Ausnutzung spezieller hämostyptischer Effekte: Uterustonika, Ovulationshemmer).

c) *Spezielle Therapie:* Sie erfolgt in Abhängigkeit von der Diagnose. Bei erworbenen Hämostasestörungen ist die Behandlung der sie auslösenden oder unterhaltenden Grundkrankheit erforderlich. Bei einem Blutgerinnungsfaktorenmangel ist eine konsequente Substitutionsbehandlung notwendig. Dabei gilt der Grundsatz der hohen, hämostatisch effektiven Anfangsdosierung und einer ausreichenden Erhaltungsdosis bis zur Abheilung des Gewebsdefektes. Als Dosierungshilfe bei der Substitutionstherapie kann folgende Faustregel empfohlen werden:

Erhöhung der Konzentration eines Gerinnungsfaktors im Blut um 1% im Mittel wird durch die Infusion von 1 E/kg Körpergewicht erreicht. Dabei entspricht 1 E eines Gerinnungsfaktors seiner Gerinnungsaktivität in 1 ml Plasma.

Beispiel: Faktor-VIII-Konzentration im Patientenblut: 10%
Angestrebte Konzentrationserhöhung: 20%
Körpergewicht des Patienten: 70 kg
Berechnung: $20 \times 70 = 1400$ E Faktor-VIII-Konzentrat als Initialsubstitutionsdosis

Die Substitutionstherapie muß unbedingt durch geeignete Laboruntersuchungen überprüft werden. Hierzu sollte am besten die Aktivität des substituierten Faktors oder notfalls eine Globalmethode mit entsprechender Sensitivität für den Gerinnungsdefekt bestimmt werden:
Bei Fibrinogenmangel: Fibrinogenbestimmung
Bei Defizit der Faktoren II, V, VII, X: PTZ (Quickwert)
Bei Defizit der Faktoren VIII, IX, X, XI, XII: PTT

d) *Faktor-VIII-Stimulation:* Desmopressin-Diacetat (Minirin®) bewirkt nach i.v. Gabe einen Anstieg des Faktors VIII und eine leichte Fibrinolyse im Blut. Der Effekt kann bei zweimaliger Applikation im Abstand von 12 Stunden über 3–4 Tage aufrechterhalten werden. Dazu wird Minirin® in einer Dosis von 0,4 µg/kg Körpergewicht in 50–80 ml 0,9%iger Kochsalzlösung über 30 Minuten i.v. infundiert. Der Erfolg der Faktor-VIII-Stimulation muß durch Faktor-VIII-Bestimmung kontrolliert werden. Außerdem ist die Gabe eines Antifibrinolytikums (z.B. $3 \times 1-2$ Tbl./Tag Ugurol®) erforderlich. Mit dieser Therapie können bei milder Hämophilie und v.-Willebrand-Jürgens-Syndrom leichtere Blutungen gestillt oder einfache Operationen (Zahnextraktionen) ausgeführt werden. Beim Versagen der Stimulation muß eine sachgerechte Substitutionstherapie angewandt werden (s.o.). Mögliche Nebenwirkungen: Gelegentlich Flush-Erscheinungen, Kopfschmerzen, geringer Anstieg der Pulsfrequenz. Kontraindikationen zur Minirin®-Therapie: Herzfehler, arterielle Hypertonie, chronische Nierenkrankheiten.

e) *Therapie mit Vitamin K:* Ein Vitamin-K-Mangel oder eine reversible Vitamin-K-Verwertungsstörung wird mit einer einmaligen Dosis von 5–20 mg Konakion® per os oder i.v. (Vorsicht, Schockreaktion möglich) behandelt. Die Dosis kann nach Bedarf ein- oder mehrmals wiederholt werden. Ihre Wirkung tritt mit 1–2tägiger Verzögerung ein. Bei irreversiblen Verwertungsstörungen oder sofort notwendiger Normalisierung der Faktor-II-, -VII-, -IX- und -X-Konzentration im Blut ist nur die Substitutionsbehandlung mit FFP oder auch PPSB-Plasma wirksam (s. auch Kap. 7, 5.3 e).

f) *Prophylaxe:* Patienten mit einer Hämostasestörung sollten sich keinem vermeidbaren Verletzungsrisiko (z.B. gefährlichen Sportarten oder Berufen mit hohem Verletzungsrisiko) aussetzen. Bei schweren Hämostasestörungen (schwere Hämophilie A und B) ist eine prophylaktische Substitutionsbehandlung notwendig, die je nach dem Faktorendefizit durch mehrfache Gerinnungsfaktorenkonzentrat-Gabe pro Woche den fehlenden Faktor auf ein vertretbares Maß anhebt. Diese prophylaktische Therapie wird heute meist in Form der Selbstbehandlung ausgeführt. Die Patienten werden hierzu in verschiedenen Hämophiliezentren geschult.

Bei vorgesehenen *operativen Maßnahmen* ist ebenfalls in Abhängigkeit vom Umfang und Blutungsrisiko des operativen Eingriffs eine Substitutionsbehandlung auszuführen. Über die dabei erforderlichen Mindestaktivitäten des fehlenden Gerinnungsfaktors orientiert Tabelle 2. Die dort angegebenen Mindestwerte müssen bei schweren operativen Eingriffen entsprechend überschritten werden. Nach Applikation einer ausreichend hohen Initialdosis (s. ds. Kap., 1.4.2c) ist in der postoperativen Phase eine konsequente Erhaltungstherapie mit Gerinnungsfaktorenkonzentrat bis zur blutungssicheren Wundheilung erforderlich. Die Effektivität der Substitutionsbehandlung ist täglich bis zur nachblutungssicheren Wundheilung zu überprüfen.

1.4.3 Therapie der plasmatisch bedingten Hämostasestörung

Alle plasmatischen Hämostasestörungen können mit Frischblut, Frischplasma oder Fresh-frozen-Plasma substituiert werden. Nur ist das erforderliche Substitutionsvolumen hierbei sehr groß, so daß das Risiko einer Hypervolämie entsteht, wenn ausreichend hohe Faktorenkonzentrationen erreicht werden sollen. Deshalb beschränkt sich die Anwendung von Blut und Plasma auf Notfallsituationen, wenn keine Faktorenkonzentrate zur Verfügung stehen. Im einzelnen sollten daher die verschiedenen plasmatischen Hämostasestörungen wie folgt substituiert werden (Auswahl der angegebenen Spezialitäten beispielhaft):

Hypo(A)fibrinogenämie
Substitutionspräparat: Fibrinogen
Handelsname/Hersteller: Haemocomplettan®, Behringwerke
Human-Fibrinogen, Kabi
Konzentration/Aktivität: 1 g Fibrinogen

Faktor-II- und -X-Mangel
Substitutionspräparat: PPSB-Plasma
Handelsname/Hersteller: Medactin PPSB®, medac
PPSB-Konzentrat hepatitissicher, Biotest
Konzentration/Aktivität: Faktor II: 250/500 E
Faktor VII: 250/500 E
Faktor IX: 250/500 E
Faktor X: 250/500 E

Faktor-V-Mangel
Substitutionspräparat: Frischplasma
Handelsname/Hersteller: Blutbanken
Konzentration/Aktivität: Faktor V und VIII: mindestens 1 E/ml

Faktor-VII-Mangel
Substitutionspräparat: Faktor-VII-Konzentrat
Handelsname/Hersteller: Faktor VII S-TIM 4 200/500® Immuno
Konzentration/Aktivität: Faktor VII: 200/500 E, 60/150 E Heparin

Hämophilie A (Faktor-VIII-Mangel)
Substitutionspräparat: Faktor VIII-Konzentrat
Handelsname/Hersteller: Haemate HS®, Behringwerke
Faktor VIII S-TIM 3 H Konzentrat®, Immuno
(In besonderen Fällen gibt es blutgruppengleiche Faktor-VIII-Konzentrate)
Konzentration/Aktivität: Faktor VIII: 250/500/1000 E
Anmerkung: Ggf. bei leichten Fällen Minirin®-Therapie erwägen.

Hemmkörperhämophilie A
Substitutionspräparat: Fraktion FEIBA
(*F*actor *E*ight *I*nhibitor *B*ypassing *A*ctivity)
Handelsname/Hersteller: Feiba S-TIM 4, 250, 500, 1000® Immuno
Autoplex®, Travenol
Konzentration/Aktivität: 250, 500, 1000 FEIBA-Einheiten
Anmerkung: Kontraindiziert bei Verdacht oder Nachweis einer Verbrauchskoagulopathie. Entsprechende Laborkontrollen erforderlich. Thrombozytenzahl sollte über $100000/mm^3$ sein. Weitere Hinweise des Herstellers beachten!

Hämophilie B (Faktor-IX-Mangel)
Substitutionspräparat: Faktor-IX-Konzentrat
Handelsname/Hersteller: Faktor IX S-TIM 4, 200, 500, 1000®
Beriplex HS®, Behringwerke
Konzentration/Aktivität: Faktor IX: 200/500/1000 E bzw. bei Beriplex HS®:
Faktor IX: 20 E/ml
Faktor II: 18 E/ml
Faktor VII/X: 16 E/ml
Beide Präparate enthalten geringe Mengen an Heparin.

Faktor-X-Mangel   s. unter Faktor-II-Mangel

Faktor-XIII-Mangel
Substitutionspräparat: Faktor-XIII-Konzentrat
Handelsname/Hersteller: Fibrogammin HS® 250, 1250, Behringwerke
Konzentration/Aktivität: Faktor XIII: 250 E oder 1250 E

1.4.3.1 Therapie des v.-Willebrand-Jürgens-Syndroms

Bei stärkeren Blutungen und größeren operativen Eingriffen Substitutionsbehandlung wie bei Hämophilie A. Bei den Substitutionspräparaten ist darauf zu achten, daß sie die Deklaration „mit Willebrand-Jürgens-Faktor" aufweisen oder ausdrücklich zur Therapie des v.-Willebrand-Jürgens-Syndroms zugelassen sind. Leichtere Blutungen oder kleinere operative Eingriffe können mit der Faktor-VIII-Stimulation (Minirin®, s. ds. Kap., 1.4.2d) behandelt werden.

1.4.3.2 Nebenwirkungen

Bei wiederholter und hochdosierter Anwendung von Faktorenkonzentraten kann es zur Antikörperbildung gegen den jeweils substituierten Faktor kommen *(Hemmkörperhämophilie)*. Dadurch wird die Substitutionsbehandlung wirkungslos. In diesen Fällen kann Fraktion FEIBA blutstillend wirken. Die mögliche Desensibilisierungsbehandlung sollte Hämophiliezentren vorbehalten bleiben.

Selten entwickeln sich unter einer hochdosierten Therapie mit Faktor-VIII- oder -IX-Konzentraten Isoagglutinine, die zur Hämolyse führen. Unter diesen Bedingungen ist die Substitutionstherapie mit blutgruppengleichen Faktor-VIII- oder -IX-Präparaten durchzuführen.

Ferner besteht grundsätzlich die Gefahr der Übertragung von Virusinfektionen. Daher sollte bei den einzelnen Substitutionspräparaten auf Hepatitis- und HIV-Sicherheit geachtet werden. Die Aspiration von Blut in die Faktorenkonzentrate muß wegen der Gefahr der Gerinnselbildung vermieden werden. Zusätze von Medikamenten in Faktorenkonzentraten sind nicht zulässig.

1.4.3.3 Erfolgskontrolle

Jede Substitutionsbehandlung ist durch die Bestimmung der Konzentration des substituierten Faktors im Empfängerblut auf ihre Wirksamkeit zu überprüfen. Falls Einzelfaktorenbestimmungen nicht ausgeführt werden können, müssen mindestens adäquate Globalmethoden (s. ds. Kap., 1.4.2c) angewandt werden.

1.4.4 Therapie der thrombozytären Hämostasestörungen
s. Kap. 16, 3 und 6.4

1.4.5 Therapie der vaskulären Hämostasestörungen

Die unterschiedliche Genese der vaskulären Hämostasestörungen ermöglicht keine allgemeingültigen Therapiemaßnahmen. Soweit es sich bei Vasopathien um Folgeerscheinungen anderer Erkrankungen handelt, sind diese primär zu behandeln. Im einzelnen können folgende Empfehlungen gegeben werden:

a) *M. Osler:* Lokale Blutstillung (Tamponaden). Frischbluttransfusionen bei größerem Blutverlust. Massive Auftransfusion kann aber die Blutung wieder induzieren. Behandlung der oft entstehenden Eisenmangelanämie. Ätzbehandlung der Nasenschleimhaut ist erfolglos.

b) *Purpura Schoenlein-Henoch:* Da Infektallergien und Arzneimittelallergien zu den häufigsten Ursachen zählen, ist eine gezielte antibiotische Therapie (Risiko: Herxheimersche Reaktion), Beseitigung eines Streuherdes oder Absetzen von unverträglichen Arzneimitteln zu empfehlen. Symptomatisch kann Prednison wirksam sein. Organkomplikationen spezifisch behandeln (z. B. Nephritis) (vgl. Kap. 14, 6.3). Bei Faktor-XIII-Mangel adäquate Substitution.
c) *Vaskuläre allergische Purpura:* In dieser Gruppe werden verschiedene Purpuraformen (u. a. auch Purpura pigmentosa progressiva) zusammengefaßt. Bei Arzneimittel-, Kontakt- oder Nahrungsmittelallergie ist die Noxe zu meiden. Medikamentös kann Prednison/Prednisolon in absteigender Dosis angewandt werden.
d) *Thrombotische Mikroangiopathie* (M. Moschcowitz): Die im Gefolge von mikroangiopathischen Gefäßveränderungen auftretende Thrombozytopenie und Hämolyse mit Organausfällen (z. B. akutes Nierenversagen) kann am effektivsten mit Plasmapherese und zusätzlicher Frischplasma-Gabe beeinflußt werden. Außerdem können Thrombozytenaggregationshemmer angewandt werden. Die früher angewandte Heparintherapie hat sich nicht bewährt.
e) *Skorbut:* Vitamin C, 0,2–1,0 g/Tag.
f) *Purpura senilis:* Vitamin E (200–400 mg parenteral) über Wochen, danach peroral, soll wirksam sein.

2 Hyperfibrinolytische Syndrome

2.1 Ätiopathogenese

Die Fibrinolyse ist die physiologische Ergänzung des Blutgerinnungsvorgangs. Sie bewirkt den Abbau eines fibrinhaltigen Gerinnsels und trägt damit wesentlich zur Rekanalisation eines thrombotischen Gefäßverschlusses und zum Abraum von Fibrinablagerungen im Gewebe bei. Der Fibrinolysevorgang wird durch das Enzym Plasmin hervorgerufen, das Fibrin in Fibrinopolypeptide zerlegt. Plasmin entsteht aus seiner Vorstufe Plasminogen unter der Einwirkung verschiedener im Blut oder Gewebe auftretender Aktivatoren (z. B. Urokinase, Gewebsplasminogenaktivator). Diese wiederum entwickeln sich aus Proaktivatoren (vgl. auch Kap. 7, 6). Unter pathologischen Bedingungen kann es zu einer unphysiologisch starken Fibrinolyse (Hyperfibrinolyse) kommen, wodurch nicht nur Fibrin, sondern auch Fibrinogen, Faktor V und VIII lysiert werden. Erfolgt die Zerstörung dieser Faktoren in kurzer Zeit, so übersteigt der Abbau der Gerinnungsfaktoren ihre Nachbildung. Daraus entwickelt sich ein Gerinnungsfaktorenmangel, der zu einer hämorrhagischen Diathese führt.
Hyperfibrinolytische Syndrome sind seltene Erscheinungen. Häufiger sind jedoch „reaktive Hyperfibrinolysen" als Folge einer zu intensiven Fibrinolyse bei Verbrauchskoagulopathie (s. ds. Kap., 3).

2.2 Klinik

Leitsymptome und -befunde: Hyperfibrinolytische Syndrome sind klinisch durch flächenhafte Hautblutungen, Verletzungsblutungen und typischerweise durch Nachblutungen aus Punktionsstellen (Gefäßpunktion, Sternalpunktion) gekennzeichnet. Diese Symptome können auch bei einer entgleisten Thrombolysetherapie beobachtet werden (s. Kap. 7, 6). Hyperfibrinolysen kommen vor bei Prostataoperationen, Prostatakarzinom, Pankreaskarzinom, intrauterinem Fruchttod, Fruchtwasserembolie, Abruptio placentae.
Diagnostische Hinweise: Bei einer Hyperfibrinolyse sind die Thrombinzeit, Reptilasezeit, Quickwert und PTT verlängert, der Fibrinogenspiegel ist erniedrigt und die Thrombozytenzahl normal. Der Clotlyse-Test ist positiv, im Plasma lassen sich Fibrinspaltprodukte nachweisen. Differentialdiagnostisch kann die Hyperfibrinolyse gegenüber der reaktiven Hyperfibrinolyse bei Verbrauchskoagulopathie durch eine normale Thrombozytenzahl abgegrenzt werden. Diese Differentialdiagnose ist häufig jedoch schwierig wegen der fließenden Übergänge zwischen beiden Hämostasestörungen.

2.3 Therapie

Primär wichtig ist die Behandlung der Grundkrankheit, welche die Hyperfibrinolyse induziert. Außerdem ist bei ausgeprägter Hyperfibrinolyse die Gabe von Antifibrinolytika (s. Kap. 7, 2.2) unter fortlaufender Laborkontrolle zu erwägen. Die Dosierung der Antifibrinolytika ist vorsichtig zu handhaben. Schließlich kann die Substitution von Fibrinogen und/oder Gerinnungsfaktorenkonzentraten erforderlich werden.

3 Verbrauchskoagulopathie

3.1 Ätiopathogenese

Verbrauchskoagulopathien können bei zahlreichen, in ihrer Ätiologie unterschiedlichen Erkrankungen vorkommen. Sie entwickeln sich aus einer gesteigerten Gerinnungsbereitschaft, die zu einer intravasalen Fibrinausfällung in verschiedenen Abschnitten der Endstrombahn führt. Folgende Erkrankungen können zu einer Verbrauchskoagulopathie Anlaß geben:

Schwere bakterielle Infekte
Sepsis (gramnegativ)
  Meningokokken
  Malaria
  Cholera
  Rickettsiosen
  Viruserkrankungen

Hämatologische Erkrankungen
  Promyelozytenleukämie
  Multiples Myelom
  Hämolytisch-urämisches Syndrom
  Hämangiome (Kasabach-Merritt-Syndrom)

Vergiftungen
  Chemische Gifte
  Schlangengifte

Mikrozirkulationsstörungen
  Fettembolien
  Hitzschlag
  Tranfusionszwischenfälle

Akute Nekrosen und Malignome
  Akute Pankreatitis
  Große Malignomnekrosen
  Akute Lebernekrose
  Ausgedehnte Weichteilverletzungen

Verbrauchskoagulopathie Kap. 18, 3.3

Schockzustände
Hämorrhagischer Schock
Endotoxinschock
Anaphylaktischer Schock
Verbrennungsschock
Elektroschock

Gynäkologisch-geburtshilfliche Erkrankungen
Eklampsie, HELLP-Syndrom
Vorzeitige Plazentalösung
Intrauteriner Fruchttod
Fruchtwasserembolie
Septischer Abort

3.2 Pathophysiologie

Die Verbrauchskoagulopathie wird durch das Auftreten von gerinnungsaktiven Substanzen, Gewebstrümmer, Aktivierung der Blutgerinnung im Bereich von Stasen in der Endstrombahn und/oder gleichzeitiger mangelnder Inaktivierung dieser Substanzen durch Inhibitoren ausgelöst. Außerdem versagt bei der Entstehung einer Verbrauchskoagulopathie das RHS bei seiner Aufgabe, Eiweißabbauprodukte aus dem Blut abzufangen, zu speichern und abzubauen (Clearance-Funktion des RHS). Die dadurch induzierte, disseminierte intravaskuläre Koagulation (DIC) führt zur Mikrothrombenbildung in der Endstrombahn verschiedener Organe (Niere, Lunge, Leber) mit entsprechenden Organfunktionsstörungen. Verläuft dieser Prozeß schnell, dann ist der Verbrauch an Gerinnungsfaktoren und Thrombozyten größer als ihre Produktion. Es entsteht ein Hämostasedefekt und damit eine Blutungsneigung. Dieser Vorgang wird noch durch die sich einstellende „reaktive Fibrinolyse" kompliziert, die den Abbau des intravasal entstandenen Fibrinniederschlags zum Ziel hat. Oft wird aus der im Mikrothrombosebereich sinnvollen Lyse ein generalisierter Prozeß, der zu einer weiteren Schädigung der Hämostase führt: Verminderung der Faktoren V, VIII und Fibrinogen, Fibrinogenpolymerisationsstörung (Antithrombin-VI-Effekt). Es folgt daraus ein Circulus vitiosus, der einen völligen Zusammenbruch des Hämostasesystems mit einer schweren hämorrhagischen Diathese zur Folge hat. Das Vollbild der Verbrauchskoagulopathie läuft daher in drei Stadien ab:

Stadium I Hyperkoagulabilität: Absinken der Thrombozytenzahl und des AT-III-Spiegels bei Verkürzung der PTT.

Stadium II Dekompensation der Hämostase: Weitere Abnahme der Thrombozyten, des AT-III-Spiegels, der Gerinnungsfaktoren, insbesondere des Fibrinogens, hohe Fibrinmonomerkonzentration im Blut. PTT und Quickwert sind verlängert.

Stadium III Zusammenbruch der Gerinnung und Entwicklung einer reaktiven Fibrinolyse: Hochgradige Thrombozytopenie, starker Mangel an Fibrinogen und anderen Faktoren, hohe Fibrinogenspaltproduktkonzentration und Hyperfibrinolysezeichen (Labor: PTT, Quickwert, Thrombinzeit, Reptilasezeit, AT-III-Wert, Clotlyse-Test pathologisch).

3.3 Klinik

Leitsymptome und -befunde: Primär entwickeln sich bei einer Verbrauchskoagulopathie die Zeichen einer Mikrothrombosierung in der Endstrombahn mit unterschiedlichen Organfunktionsstörungen (Niere, Lunge, Leber) (Stadium I). Diese Phase bildet sich oft ohne spezielle Therapie zurück, so daß man zunächst nicht an die Entwicklung einer Verbrauchskoagulopathie denkt. Dies bedeutet aber nicht, daß auf die mögliche Behandlung (s. u.) verzichtet werden soll. Im II. und III. Stadium kommt es unter Akzentuierung der Organfunktionsausfälle zu Blutungen an der Haut, den Schleimhäuten oder in inneren Organen. Diese Symptome verstärken sich bei weiterer Entwicklung der Verbrauchskoagulopathie in einem dramatischen Ausmaß, so daß die Erkrankung trotz Therapie oft tödlich endet.

Diagnostische Hinweise: Bei Vorliegen einer zur Verbrauchskoagulopathie disponierenden Erkrankung sollten frühzeitig Laboruntersuchungen vorgenommen werden, die das Krankheitsbild erkennen lassen (Thrombozytenzahl, AT-III-Bestimmung, PTT, Thrombinzeit, Reptilasezeit, Fibrinogenspiegel). Die Bedeutung der Laborergebnisse ist unter der Beschreibung der Stadieneinteilung geschildert. Im Einzelfall kann die Diagnose einer Verbrauchskoagulopathie schwierig sein. Deshalb sind häufige Laborkontrollen durchzuführen, um den Ablauf der Erkrankung frühzeitig zu erfassen.

3.4 Therapie
3.4.1 Zielsetzung
Die Prophylaxe und Therapie der Verbrauchskoagulopathie zielt auf die Vermeidung einer intravaskulären Gerinnung und im weiteren Verlauf auf die Substitution der verbrauchten Gerinnungsfaktoren ab.

3.4.2 Allgemeine Maßnahmen
Konsequente Behandlung einer Erkrankung, die potentiell eine Verbrauchskoagulopathie induzieren kann (z. B. Schockbehandlung, antibiotische Therapie, vorzeitige Entbindung). Vermeidung zusätzlicher iatrogener Blutungsrisiken (z. B. i.m. Injektionen, Verletzungen der Schleimhäute bei Sondierungen und Intubation). Bei lokalisierbaren Blutungen mechanische Blutstillung.

3.4.3 Spezielle Maßnahmen
In Abhängigkeit vom Stadium der Verbrauchskoagulopathie ist folgendes therapeutisches Vorgehen zu empfehlen:
Prophylaxe: Low-dose-Heparinbehandlung: $2-3 \times 500$ E Heparin/Tag s.c. oder $300-500$ E Heparin/h i.v. als Dauerinfusion. Kein niedermolekulares Heparin oder Heparin-DHE benutzen!
Stadium I: $500-1000$ E Heparin/h i.v. als Dauerinfusion. Falls der AT-III-Spiegel unter 70% liegt, AT-III-Substitution (Kybernin®), um das Defizit auszugleichen.
Stadium II: Unter Verzicht auf Heparingabe muß der abgesunkene AT-III-Spiegel substituiert werden. Ferner kann jetzt eine Gerinnungsfaktorensubstitution notwendig werden: Fibrinogen, wenn Konzentration im Blut unter 100 mg% abgesunken ist. PPSB-Plasma, falls Quickwert unter 30%. Faktor-XIII-Konzentrat (Fibrogammin®), wenn Faktor XIII unter 50%. Bluttransfusion bei Anämie. Entwickelt sich die Gerinnungsstörung zum Stadium I zurück, wird die Therapie diesem Stadium entsprechend fortgeführt.
Stadium III: Therapie wie im Stadium II, wobei in der Regel höhere Substitutionsdosen erforderlich sind. Eine antifibrinolytische Therapie ist kontraindiziert.
Die Therapie muß unbedingt durch häufige Laborkontrollen überwacht werden!

19 Erkrankungen des peripheren Gefäßsystems

(J. Wollenweber)

1	Erkrankungen der Arterien	769	2.1.3	Akute tiefe Phlebothrombose/Thrombophlebitis 782
1.1	Akuter Verschluß einer Extremitätenarterie	769	2.1.4	Phlegmasia coerulea dolens 784
1.2	Chronische arterielle Verschlußkrankheiten	771	2.1.5	Thrombose der V. subclavia oder V. axillaris (Paget-v.-Schroetter-Syndrom) 784
1.3	Raynaud-Syndrom und funktionelle Durchblutungsstörungen	779	2.2	Postthrombotisches Syndrom 785
1.4	Angiitis – Vaskulitis	780	2.3	Varizen und variköser Symptomenkomplex 787
2	Erkrankungen der Venen	781	3	Erkrankungen der Lymphbahnen 788
2.1	Akute Phlebothrombose und Thrombophlebitis	781	3.1	Lymphangitis 788
2.1.2	Akute oberflächliche Phlebothrombose/Thrombophlebitis	782	3.2	Lymphödem 788

Notfälle:
1. Akuter Arterienverschluß (s. ds. Kap., 1.1)
2. Akute tiefe Phlebothrombose/Thrombophlebitis, Phlegmasia coerulea dolens (s. ds. Kap., 2.1.3 und 2.1.4)

1 Erkrankungen der Arterien

1.1 Akuter Verschluß einer Extremitätenarterie

1.1.1 Ätiopathogenese

Ursachen sind eine Embolie oder eine lokale Thrombose. Arterielle Embolien stammen aus dem Herzen (z. B. Vorhofflimmern, Herzinfarkt mjit wandständigem Thrombus, floride Endokarditis) oder dem Gefäßsystem (Aneurysmen, atherosklerotische Plaques, Trauma). Arterielle Thrombosen pfropfen sich degenerativen, entzündlichen oder traumatischen Wandveränderungen auf. Seltenere Thromboseursachen sind Hyperkoagulabilität, Dysproteinämien oder maligne Tumoren.

1.1.2 Klinik

Leitsymptome und -befunde: Die Symptomatik wird durch die Lokalisation des Verschlusses und die Leistungsfähigkeit des präformierten Kollateralkreislaufes bestimmt. Nur in etwa der Hälfte der Fälle (bei Embolie häufiger, bei Thrombose seltener) tritt ein akutes Ischämiesyndrom auf mit starkem Schmerz, Abkühlung, anfänglicher Blässe, späterer Zyanose und Sensibilitätsstörung. Eine ischämische Muskelschwellung, z. B. im Bereich der Tibialis-anterior-Loge, kann die Durchblutung zusätzlich drosseln (Tibialisanterior-Syndrom).

Sicherung der Diagnose: Pulsverlauf distal des Verschlusses, pathologisches Oszillogramm, herabgesetzte systolische Blutdruckwerte (Messung mit der Doppler-Ultraschallsonde). Differentialdiagnostisch müssen ein Arterienspasmus (z. B. Ergotamin-Präparate, posttraumatisch) und gelegentlich eine akute Phlebothrombose (s. ds. Kap., 2.1.3) abgegrenzt werden.

1.1.3 Therapie
1.1.3.1 Sofortmaßnahmen außerhalb der Klinik
a) Sofortige Einweisung in ein geeignetes Krankenhaus.
b) Schmerzbekämpfung oral oder intravenös, z. B. Pethidin (Dolantin®) 75–100 mg i. v. oder Pentazocin (Fortral®) 15–30 mg i. v.
c) Schockbekämpfung, soweit erforderlich, s. Kap. 2, 3.3.
d) Tieflagerung der Extremität zur Verbesserung des Perfusionsdruckes.
e) Wattepackung, um eine zu starke Auskühlung zu vermeiden und gute Polsterung zur Dekubitusprophylaxe zu gewährleisten.
f) Heparin (z. B. Liquemin®) 10000 E i. v., falls mit einer längeren Transportzeit (mehr als 60 min) ins Krankenhaus zu rechnen ist. Heparindosis und Injektionszeit auf dem Einweisungsschein vermerken.

Wichtig: Verzögerungen vermeiden, keine Wärmeapplikation, keine Hochlagerung der betroffenen Extremität, *keine intramuskulären oder intraarteriellen Injektionen* (Blutungsgefahr bei evtl. nachfolgender Thrombolysetherapie).

1.1.3.2 Therapie im Krankenhaus
Die Entscheidung, ob eine operative, eine lokale thrombolytische über einen intraarteriellen Katheter oder eine konservative Therapie durchgeführt werden soll, sollte innerhalb von 3 Stunden getroffen werden. Sie richtet sich nach der Verschlußlokalisation, dem Grad der Ischämie, dem Erfolg der konservativen Bemühungen in den ersten 3 Stunden und den örtlichen Gegebenheiten. Vor einer operativen oder einer thrombolytischen Therapie ist in der Regel eine Angiographie, häufig ausreichend als i. v. DSA, indiziert.

a) *Chirurgische Therapie:* Die Embolektomie (Ballonkatheter nach Fogarty, Ringstripper nach Vollmar) hat innerhalb der ersten 12 Stunden die größten Erfolgschancen und kann in Lokalanästhesie ohne großes Risiko auch bei Schwerkranken durchgeführt werden. Sie kann auch noch Tage nach dem akuten Ereignis erfolgreich sein. Akute *thrombotische* Arterienverschlüsse sollten möglichst in chirurgische Abteilungen mit Erfahrungen in der Gefäßchirurgie eingewiesen werden, da häufig zur endgültigen Wiederherstellung einer freien Strombahn Thrombendarteriektomie oder Bypass-Operation notwendig sind.

b) *Lokale intraarterielle Thrombolyse:* Bei bestehenden Erfahrungen in interventioneller Angiologie und Radiologie ist die transluminale lokale intraarterielle Thrombolyse, evtl. in Form der Aspirations-Thrombembolektomie, Alternative zur chirurgischen Thrombektomie. Generell kann bei akuten proximalen Verschlüssen (Verschlüsse der Aortenbifurkation, der Beckengefäße und der Femoralisgabel) die chirurgische Behandlung als Methode der ersten Wahl angesehen werden, bei distalen Verschlußprozessen (distale Armarterien, Beinarterien distal der Femoralisgabel) ist der die Gefäßwand weniger traumatisierenden intraarteriellen Lyse der Vorzug zu geben. Ein Versagen der einen Methode schließt die Anwendung der anderen nicht aus. Die lokale Thrombolyse kann in Kombination mit einer Katheter-Angioplastie durchgeführt werden (s. ds. Kap., 1.2.3.3).

c) *Systemische Thrombolyse:* Die Indikation zu einer systemischen Thrombolyse (Streptokinase, Urokinase) wird nur noch in Ausnahmefällen gestellt. Die Nachteile sind: Nebenwirkungen, verzögerter Wirkungseintritt und das häufige Vorliegen von Kontraindikationen (s. Kap. 7, 6).

d) *Konservative Behandlung:* Falls Operation oder medikamentöse Thrombolyse nicht in Betracht kommen, antithrombotische Behandlung mit Heparin und Cumarin (s. Kap. 7, 5.1 und 5.2). Unterbringung in gut temperierten Räumen (20–24°C), Vermeidung von Druckstellen und Überwärmung. Tieflagerung der Extremität, ggf. Behandlung von Herzinsuffizienz, Arrhythmien. Die Gabe von vasodilatierenden Medikamenten ist allenfalls bei sehr peripheren Verschlüssen sinnvoll, da die Hypoxie einen maximalen gefäßerweiternden Effekt garantiert und systemisch gegebene vasodilatierende Pharmaka durch Vasodilatation in gesunden Gefäßbereichen die Durchblutung in den ischämischen Bezirken verschlechtern können (Steal-Effekte).

e) *Nachbehandlung:* Nach einer Embolektomie ist die Ausschaltung der Emboliequelle anzustreben. Bei Vorhofflimmern ggf. Versuch der pharmakologischen oder elektrischen Kardioversion (s. Kap. 10, 3.2.4.3). Eine Langzeitbehandlung mit Antikoagulantien ist indiziert bei rezidivierender Embolie oder Thrombose (s. ds. Kap., 1.2.3.5).

1.2 Chronische arterielle Verschlußkrankheiten
1.2.1 Ätiopathogenese

Häufigste Ursache ist die obliterierende Arteriosklerose (ca. 90%), besonders nach dem 40. Lebensjahr. Seltenere, vor allem jüngere Menschen betreffende Ursachen sind die Thrombendangiitis obliterans (Morbus Winiwarter-Buerger) und andere Angiitiden. Als die wichtigsten Risikofaktoren der obliterierenden Arteriosklerose gelten: Rauchen, insbesondere Zigarettenrauchen, Diabetes mellitus, arterielle Hypertonie und Fettstoffwechselstörungen. Die Ursache der verschiedenen entzündlichen Gefäßerkrankungen ist im einzelnen meist nicht bekannt.

1.2.2 Klinik

Für klinische Bedürfnisse hat sich eine Einteilung nach Verschlußlokalisation und Kompensationsgrad bewährt (Tab. 1). Art und Lokalisation der Beschwerden lassen Rückschlüsse auf den Sitz des Durchblutungshindernisses zu. Man unterscheidet in Anlehnung an Fontaine vier Stadien der Kompensation: Stadium I: Vollständige Kompensation, keine Symptome. Stadium II: Unzureichende Blutversorgung bei Belastung: Clau-

Tabelle 1: Lokalisation und klinisches Bild chronischer arterieller Verschlußprozesse

Verschluß-Typ nach Ratschow	Lokalisation	Beschwerden	Befunde und Diagnostik	Differentialdiagnose
Karotis	A. carotis interna A. carotis communis	Transitorische oder permanente neurologische Ausfälle, z. B. homolaterale Sehstörungen, kontralaterale Hemiparesen	Bei Stenose: evtl. Bulbusgeräusche, Stenosegeräusche am Kieferwinkel, Ophthalmodynamometrie, -graphie, Doppler-Sonographie, Duplex-Sonographie, Angiographie	Nicht-vaskuläre neurologische Erkrankungen
Schultergürtel (Aortenbogenäste)	A. subclavia A. vertebralis/basilaris A. axillaris/brachialis	Evtl. Hirnstammsymptome, z. B. Diplopie, Dysarthrie, Dysphagie, selten Armbeschwerden Aortenbogen-Syndrom	Pulsverlust(-abschwächung) Stenosegeräusche Blutdruckseitendifferenzen Oszillographie der Arme Angiographie	Nicht-vaskuläre neurologische Erkrankungen
Becken	distale Aorta A. iliaca	Claudicatio der Gesäß-, Oberschenkel-, Wadenmuskulatur, evtl. Potenzstörungen (Leriche-Syndrom)	Pulsabschwächung der A. femoralis, Stenosegeräusche Lagerungsprobe Oszillographie Doppler-Ultraschall-Druckmessungen in Beinarterien Angiographie	Ischialgie Lumbago Coxarthrose Polyneuropathie

Tabelle 1 (Fortsetzung)

Verschluß-Typ nach Ratschow	Lokalisation	Beschwerden	Befunde und Diagnostik	Differential-diagnose
Oberschenkel	A. femoralis A. poplitea	Claudicatio der Wadenmuskulatur	Entsprechend wie bei Becken-Verschluß-Typ	Gonarthrose Wadenkrampf (Crampi) Claudicatio nervosa
Peripher	Unterschenkel-, Unterarm-, Digitalarterien	Beine: nur bei Verschluß von mehr als 1 Arterie evtl. Fuß-Claudicatio Arme: selten Symptome	Evtl. Raynaud-Phänomen Akrale Oszillographie Angiographie	Neuritis Polyneuropathie Karpal-/Tarsal-tunnelsyndrom Statische Fuß-beschwerden
Mischtyp	s. o.	s. o.	s. o.	s. o.

dicatio intermittens. Stadium IIa: Schmerzfreie Gehstrecke in der Ebene mehr als 200 m. Stadium IIb: Schmerzfreie Gehstrecke weniger als 200 m. Stadium III: Durchblutung bereits in Ruhe unzureichend, Ruheschmerzen in Horizontallage. Stadium IV: Nekrosen, Ulzera.
Aus Vorgeschichte, Beschwerdebild, klinischen Befunden und einfachen Funktionsproben kann in den meisten Fällen die für die Therapie notwendige differenzierte Diagnose gestellt werden (s. Tab. 1). Eine *Arteriographie* ist nur dann nötig, wenn eine lumeneröffnende oder -erweiternde Behandlung (Gefäßoperation, Thrombolyse, Kathetermethode) wünschenswert und unter Berücksichtigung des Alters und des Allgemeinzustandes des Patienten möglich und sinnvoll ist.
Besonderheiten ergeben sich für Klinik, Diagnostik (direkte Doppler-Sonographie!) und Therapie von Verschlußprozessen der extrakraniellen hirnversorgenden Gefäße, auf die an dieser Stelle nicht näher eingegangen wird (s. auch Kap. 2, 5).

1.2.3 Therapie

Bei Kranken mit chronischer arterieller Verschlußkrankheit stellen sich drei Fragen: a) Ob das Strombahnhindernis beseitigt werden *soll* (angiologische Indikation), b) ob es beseitigt werden *darf* (allgemeine Operabilität) und c) ob es ganz oder teilweise beseitigt werden *kann* (angiographische Indikation), d. h., ob der zu erwartende Gewinn die mit der Behandlung verbundenen Risiken aufwiegt. Im klinischen Stadium IIa hat die Trainingsbehandlung Priorität vor lumeneröffnenden Verfahren und medikamentöser Behandlung mit vasoaktiven Substanzen. Bei erfolgloser Trainingstherapie, Stadium IIb und immer in den Stadien III und IV ist die Einsatzmöglichkeit lumeneröffnender Maßnahmen zu prüfen. Die Beseitigung eines Strombahnhindernisses ist mit drei verschiedenen Verfahren, die auch kombiniert eingesetzt werden können, möglich: a) operative Rekonstruktion, b) thrombolytische Behandlung und c) lumenerweiternde Katheterbehandlung.

1.2.3.1 Operative Behandlung

Voraussetzungen für eine *Thrombendarteriektomie* oder *Bypass-Operation* sind bei Bejahung der allgemeinen Operabilität eine schlechte Kompensation des Gefäßverschlusses (Stadium III, Stadium IV, evtl. Stadium IIb) und Verschlüsse an großen Arterien mit offenem Zustrom und offenem Abstrom zu bzw. von dem verschlossenen Gefäßsegment. Besonders geeignet sind hochgradige Stenosen oder Verschlüsse der distalen Aorta und Beckenarterien sowie hochgradige Stenosen (> 70%) der extrakraniellen Abschnitte der Arteria carotis. Bei Strombahnhindernissen in mehreren Etagen kann die Ausschaltung eines Hindernisses die periphere Blutversorgung wesentlich bessern und das Amputationsrisiko vermindern. Bei ausgedehnter Ischämie, fortschreitenden Nekrosen und gefäßchirurgisch nicht angehbaren Situationen sollte man mit der Amputation nicht zu lange warten. Eine *Sympathektomie* ist bei Verschlußprozessen vom peripheren Typ und Hinweisen für einen hohen Sympathikotonus zu erwägen, evtl. auch in Kombination mit einer Strombahnwiederherstellung proximal.

1.2.3.2 Perkutane transluminale Angioplastie (PTA)
Hauptindikationen im Bereich des peripheren Gefäßsystems sind Stenosen im Bereich der Beckenarterien und Stenosen sowie Verschlüsse im Bereich des femoropoplitealen Abschnittes. In 10–20% der Fälle ist die Behandlung primär nicht erfolgreich, Frührezidive treten in ca. 10% auf. Bei den primär erfolgreich behandelten Fällen liegt nach einer Beobachtungszeit von 5 Jahren die anhaltende Besserungsrate bei Obstruktionen im Beckenbereich bei 80–85%, im femoropoplitealen Abschnitt bei 55–70%. Eine Langzeitbehandlung mit Antikoagulantien oder Plättchenaggregations-hemmenden Mitteln im Anschluß an die Angioplastie wird empfohlen. Durch die Kombination mit der intraarteriellen lokalen Thrombolyse können auch längerstreckige Verschlußprozesse erfolgreich rekanalisiert werden. Die Komplikationsraten sind gering, eine Hospitalisierung ist nur für wenige Tage nötig. Optimale Ergebnisse setzen ein eingespieltes Team von internistischen Angiologen, Radiologen und Gefäßchirurgen voraus. Neben der „konventionellen" PTA sind weitere Verfahren (Rotations- und Laserangioplastie, Katheteratherektomie, Stents) entwickelt worden; ihre speziellen Indikationen müssen noch erarbeitet werden.

1.2.3.3 Lokale intraarterielle Thrombolyse (Katheterlyse)
Bei der lokalen Infiltrationsthrombolyse (*Hess* 1980) wird versucht, mit niedrigen Dosen Streptokinase oder Urokinase auszukommen, so daß keine wesentliche Störung des Gerinnungssystems bewirkt wird (nach Möglichkeit < 100000 E Streptokinase). Bei kompletten Gefäßverschlüssen sind die Erfolgsaussichten abhängig vom Alter des Thrombus und der Länge des Verschlußsegmentes. *Hess* berichtet bei über 500 Fällen von einer primären Rekanalisationsrate von 70%, die bei Verschlüssen von mehr als 25 cm Länge oder einem Alter von mehr als 6 Monaten auf unter 50% absinkt. Frührezidivverschlüsse treten in ca. 10–20% der Fälle ein, wesentliche Komplikationen in ca. 3%, die Letalität liegt unter 1%. Mit speziellen Kathetern kann auch eine perkutane transluminale Aspirations-Thrombembolektomie durchgeführt werden. Die Kombination mit einer Ballonkatheter-Angioplastie in gleicher Sitzung ist möglich. Nachbehandlung mit Antikoagulantien oder Plättchenaggregationshemmern.

1.2.3.4 Systemische Thrombolyse
Die intravenöse systemische Thrombolyse, auch in Form der Kurzinfusion ultrahoher Dosen (z. B. 1,5 Mio. E Streptokinase/h über 6 h), ist seit der Einführung der intraarteriellen lokalen Thrombolyse in den Hintergrund getreten. Eine Indikation besteht noch bei kompletten Verschlüssen im Aorta-Iliaka-Bereich, die wenige Monate alt sind. Bezüglich der Kontraindikationen und Komplikationsmöglichkeiten s. Kap. 7, 6.

1.2.3.5 Konservative Maßnahmen

Konservative Maßnahmen streben eine Verbesserung der Durchblutungssituation bei fortbestehendem Verschlußprozeß an. Die Ansatzpunkte und Ziele der konservativen Behandlung sind nach Schoop: *Steigerung der Ruhedurchblutung, Erhöhung der Durchblutungsreserven, bessere Verteilung und Ausnutzung des durchströmenden Blutes, Erlernen einer günstigeren Gehtechnik, Stabilisierung des Herz-Kreislaufsystems.*

Eine Steigerung der Ruhedurchblutung läßt sich am besten erreichen, wenn ein peripherer Verschlußprozeß vorliegt und gleichzeitig ein erhöhter nervaler Gefäßtonus vorhanden ist. Die Durchblutungsreserve läßt sich verbessern, wenn es gelingt, die Kollateralen zu erweitern. Der auslösende Reiz für eine organische Kollateralerweiterung ist die Steigerung der Blutstromgeschwindigkeit. Dies ist am einfachsten möglich durch Muskelarbeit. Allerdings nehmen die Möglichkeiten einer Kollateralerweiterung mit zunehmendem Alter ab und sind nach dem 60. Lebensjahr nur noch ausnahmsweise gegeben. Grundsätzlich kann man versuchen, zum einen die Fließbedingungen, zum anderen die Fließeigenschaften des Blutes oder beides zu bessern.

Im einzelnen sind folgende Maßnahmen möglich:

a) *Physikalische Therapie und Ergotherapie:* Aktives *Gefäßtraining* ist die wichtigste, einfachste und billigste Behandlung der arteriellen Verschlußkrankheit. Muskelarbeit bewirkt über den erhöhten lokalen Stoffwechsel eine lokale Gefäßdilatation mit Herabsetzung des peripheren Widerstandes und einer Steigerung der kollateralen Blutstromgeschwindigkeit. Auch bei gleichbleibender Durchblutung wird durch Training der Muskulatur der Wirkungsgrad der Muskeldurchblutung erhöht; Teilfaktoren sind eine Optimierung der Blutverteilung, eine Steigerung der Aktivität oxidativer Enzyme im Muskel und eine Ökonomisierung des Einsatzes der einzelnen Muskelgruppen. Bei Verschlüssen der oberen Extremitäten Faustschlußübungen, Liegestütze u. ä.; bei Verschlüssen oberhalb des Leistenbandes Belastung der Oberschenkelmuskulatur durch rasches Gehen, Kniebeugen und Treppensteigen, Fahrradfahren; bei Verschlüssen unterhalb des Leistenbandes Gehübungen, Zehenstandübungen und Fußrollen. Alle Maßnahmen sollten mehrmals täglich in langsam steigender Dosierung bis unterhalb der Schmerzgrenze durchgeführt werden. In den Stadien III/IV darf kein kräftiges Muskeltraining durchgeführt werden, da dadurch die Hautdurchblutung u. U. abnehmen kann. In den Stadien III und IV führt *Tieflagerung der Extremität* zu einer hydrostatischen Drucksteigerung in den Gefäßen und damit zur Erhöhung des Perfusionsdruckes. Maßnahmen einer *indirekten Erwärmung* mit heißen Getränken, Lichtbogen über dem Rumpf, heißen Armbändern o. ä. sind indiziert bei allen Arten von arterieller Minderdurchblutung, bei denen der nervale Hautgefäßtonus eine Rolle spielt. Bei unzureichender Ruhedurchblutung kann die akrale Hauptdurchblutung durch indirekte Erwärmung u. U. allerdings abnehmen (Steal-Effekt).

b) *Vasoaktive Substanzen:* Substanzen, die teils rheologische, teils metabolische und andere Wirkungen haben, werden als vasoaktive Substanzen bezeichnet. Von vier Substanzen liegen als statistisch valide bezeichnete Studien mit dem Nachweis einer Gehstreckenverbesserung im Stadium II der arteriellen Verschlußkrankheit vor. Es handelt sich um Pentoxifyllin (Trental® u. a.), Naftidrofuryl (Dusodril® u. a.), Buflomedil (Bufedil® u. a.) und Bencyclan (Fludilat®). Die Indikation zum Einsatz dieser Substanzen stellt sich im Stadium II der AVK bei einer vom Patienten nicht mehr tolerierten Gehstreckeneinschränkung, insbesondere wenn keine Möglichkeit zur dauerhaften aktiven Übungsbehandlung oder zu rekanalisierenden Eingriffen besteht, außerdem im Stadium III/IV.

Zu den vasoaktiven Substanzen gehören auch Prostaglandinderivate, z. B. Prostaglandin E1 (Prostavasin®). Obwohl ein Großteil des Prostaglandin E1 bei der Lungenpassage enzymatisch inaktiviert wird, sprechen die Befunde dafür, daß Prostaglandin E1 nicht nur bei intraarterieller Applikation, sondern auch bei intravenöser Infusion günstige Wirkungen, insbesondere bei Patienten mit schwerer arterieller Verschlußkrankheit, hat. Der genaue Stellenwert der Prostaglandinderivate im Rahmen des konservativen Therapiespektrums bleibt noch festzulegen.

In Einzelfällen, insbesondere im Stadium III/IV, ist die Kombination der verschiedenen aufgezeigten medikamentösen Behandlungsmaßnahmen sinnvoll angezeigt.

c) *Vasodilatantien:* Sie sollen durch Minderung des peripheren Widerstandes günstigere Fließbedingungen ermöglichen. So häufig sie empfohlen und angewendet werden, so wenig gesichert ist ihr angestrebter Effekt, die Versorgung distal eines Strombahnhindernisses zu verbessern. Die Gefahr aller systematisch applizierten (i. v., oral) gefäßerweiternden Substanzen ist, daß sie durch eine Mehrdurchblutung proximal des Strombahnhindernisses eine Minderdurchblutung distal des Strombahnhindernisses bewirken. Dieser Effekt ist in den Stadien I und II der Arterienverschlußkrankheit meist harmlos, in den Stadien III und IV kann sich dies nachteilig auswirken, besonders bei proximalen Verschlußprozessen, z. B. in der Beckenetage. Bedenklich sind Substanzen, die den zentralen Blutdruck stärker senken. Sinnvoll ist eine regionale Vasodilatation mit dem Ziel einer Steigerung der kutanen Ruhedurchblutung in den Stadien IIb, III und evtl. IV durch intraarterielle Infusion von Adeninnukleotiden (Laevadosin®), die eine kurze Halbwertszeit haben und den Arteriolentonus herabsetzen. Dosierung z. B. 10 ml Laevadosin® ad 50 ml 0,9% NaCl, 1−2 ml/min intraarteriell. Auch Prostaglandine haben eine vasodilatatorische Potenz (s. ds. Kap., 1.2.3.5b).

Bei peripheren und akralen Verschlußprozessen, die mit einem hohen Sympathikotonus einhergehen (klinisch z. B. Raynaud-Phänomen), haben sich der Einsatz von Kalziumantagonisten (Nifedipin) und häufig auch die lokale Anwendung von Nitroglyzerinsalbe bewährt (s. ds. Kap., 1.3.3).

d) *Rheologische Maßnahmen:* Möglichkeiten, die Fließeigenschaften des Blutes zu verbessern, sind erstens, die Blutviskosität herabzusetzen, und zweitens, die Verformbarkeit und Aggregationsneigung der Erythrozyten günstig zu beeinflussen. Die Blutviskosität kann gesenkt werden sowohl durch Verringerung des Fibrinogenspiegels wie auch durch Senkung des Hämatokriten. Der Fibrinogenspiegel kann durch Fibrinolytika (Streptokinase, Urokinase) wie durch Schlangengifte (Arwin®, Defibrase®) gesenkt werden. Der Hämatokritwert kann durch hypervolämische oder isovolämische Hämodilution mit Dextranen oder mittelmolekularer Hydroxyäthylstärke herabgesetzt werden. Ziel ist, den Hämatokritwert auf 30−35% zu senken. Eine therapeutische Defibrinierung mit Schlangengiftproteasen (Arwin®, Defibrase®) wird bei einer sonst nicht beeinflußbaren Durchblutungsstörung im Stadium III oder beginnenden Stadium IV vorgenommen. Zur praktischen Durchführung s. Kap. 7, 1.

e) Die *Anhebung des peripheren arteriellen Perfusionsdruckes* durch *medikamentöse Blutdrucksteigerung* ist zu erwägen in den Stadien III und IV, wenn die systolischen Druckwerte in der Peripherie unter 50 mmHg liegen (Doppler-Ultraschallmethode) und die üblichen Maßnahmen erfolglos waren. Man gibt z. B. 9-Fluorhydrocortison (Astonin®-H) in einer Dosierung von initial 2 Tbl. morgens, 1 Tbl. mittags, dann allmählich Dosisreduktion, entsprechend dem Blutdruckverhalten.

Kontraindikationen: Hypertonie, manifeste Herzinsuffizienz, schwere KHK, ischämische Ödeme.

f) *Antikoagulantien* vom Typ des Marcumar® oder Thrombozytenaggregationshemmer (Acetylsalicylsäure, Dipyridamol) sind indiziert nach operativer Behandlung im femoropoplitealen Bereich, nach thrombolytischer Therapie und Katheterrekanalisation sowie bei Risikopatienten mit Hinweisen für progrediente Verschlußprozesse. Zur praktischen Durchführung s. Kap. 7, 5.2. Reverschlüsse nach Bypass-Operationen werden besser durch Antikoagulantien, Reverschlüsse nach Thrombendarteriektomie besser durch Thrombozytenfunktionshemmer verhütet. Nach erfolgreicher Thrombolyse sollte eine Langzeitbehandlung mit Antikoagulantien, nach erfolgreicher Katheterrekanalisation sollten Antikoagulantien oder Thrombozytenfunktionshemmer als Langzeittherapie gegeben werden.

g) *Vermeidung lokaler Noxen:* In vielen Fällen von Gangrän sind vorausgegangene mechanische, toxische, infektiöse oder thermische Schädigungen der befallenen Extremität nachweisbar. Zu ihrer Vermeidung dienen die in der Tabelle 2 zusammengestellten Empfehlungen an den Patienten.

Tabelle 2: Empfehlungen für Patienten mit chronischen arteriellen Durchblutungsstörungen

Vermeidung thermischer, mechanischer, toxischer und infektiöser Noxen

1. Vermeidung von Kälte- und Nässeexposition
2. a) zweckmäßiges, warmes, weites Schuhwerk (u. U. orthopädisch)
   b) keine einschnürenden Strumpfbänder, keine engen Schuhe
   c) nicht mit überkreuzten Beinen sitzen
3. a) Vorsicht bei Schneiden von Fußnägeln (auswachsen lassen und nur gerade abschneiden), Hühneraugenentfernung verboten
   b) jede Wunde an der erkrankten Extremität gehört sofort in fachmännische Behandlung.
   c) sorgfältige und regelmäßige Reinigung der Füße mit Seife und Warmwasser
   d) Schweißfüße systematisch pudern
   e) konsequente Behandlung von Fußmykosen

Die Lokalbehandlung ischämischer Gewebsdefekte erfolgt nach allgemeinen chirurgischen Regeln.

1.2.3.6 Therapie durch Prophylaxe

Um das Fortschreiten des häufigsten Grundleidens, der obliterierenden Arteriosklerose, aufzuhalten, muß versucht werden, die pathogenetischen Faktoren zu beeinflussen. Dies erfordert ein Rauchverbot, sorgfältige Einstellung eines Diabetes mellitus, Normalisierung eines erhöhten Blutdruckes, Senkung erhöhter Blutfett-Spiegel, Gewichtsreduktion bei Adipositas. Zu den prophylaktischen Maßnahmen gehört auch die Dauerbehandlung mit Antikoagulantien und Plättchenaggregations-hemmenden Mitteln.

1.3 Raynaud-Syndrom und funktionelle Durchblutungsstörungen
1.3.1 Ätiopathogenese

Definition: Funktionelle arterielle Durchblutungsstörungen beruhen auf einer überschießenden Konstriktion des arteriellen Schenkels und häufig einer gleichzeitigen Dilatation des venösen Schenkels der Endstrombahngefäße. Mit dem Ausdruck Raynaud-Phänomen oder Raynaud-Syndrom wird eine anfallsartig, oft symmetrisch auftretende Ischämie mit Weißwerden (Digitus mortuus) und/oder Zyanose einzelner Finger oder Zehen gekennzeichnet. Beim *primären Raynaud-Syndrom,* von dem überwiegend junge Frauen betroffen sind (Morbus Raynaud i. e. S.), sind auch nach mehrjähriger Verlaufsbeobachtung keine organischen Veränderungen an den Gefäßen nachweisbar. Im höheren Alter handelt es sich meist um ein *sekundäres Raynaud-Syndrom,* das im Gefolge einer anderen Grundkrankheit (Sklerodermie, Lupus erythematodes, rheumatoide Arthritis, Kälteagglutininerkrankung, Kryoglobulinämie, Schwermetallvergiftung, Ergotismus, Trauma, arterielle Verschlußkrankheit u. a.) auftritt.

1.3.2 Klinik

Leitsymptome und -befunde: Kälteeinwirkung und psychische Erregung sind häufig Auslösefaktoren. Im Intervall kann ein Raynaud-Phänomen z. B. durch Eintauchen der Hände in kaltes Wasser ausgelöst und der Befund mittels akraler Oszillographie dokumentiert werden. Differentialdiagnostisch sind am häufigsten zu erwägen eine beginnende Sklerodermie oder andere Kollagenosen, eine Thrombangiitis obliterans, embolische Digitalartienverschlüsse und eine Akrozyanose, bei der keine Digitalarterienverschlüsse nachweisbar sind und bei der die blasse ischämische Phase fehlt.

1.3.3 Therapie

Im akuten Anfall genügt rasche direkte und indirekte Erwärmung (warmer Raum, Hände unter warmes Wasser, Trinken warmer Flüssigkeiten). Die *Anfallsprophylaxe* besteht im Schutz vor Nässe und Kälteeinwirkung (gefütterte Handschuhe, Fäustlinge, warme Kleidung). Die Erfolge einer *Pharmakotherapie* sind umstritten. Beim primären Raynaud-Syndrom kann ein Versuch mit Reserpin oral 1,0 mg/Tag gemacht werden. Mehrfach ist über langdauernde Erfolge nach mehrmaliger intraarterieller Injektion von 0,5–1 mg Reserpin (Serpasil®) in die Arteria brachialis berichtet worden. In Einzelfällen Versuch mit α_1-Rezeptorenblockern wie Phenoxybenzamin (Dibenzyran®) und Tolazolin (Priscol®). Je stärker die vasospastische Komponente ist, desto besser sind die Erfolge einer Behandlung mit Kalziumantagonisten (z. B. Nifedipin, 2×10 bis 2×20 mg) und Nitropräparaten (Dosis wie bei koronarer Herzkrankheit), auch in Form von Nitroglyzerinsalbe auf die Hände. Kontraindiziert sind β-Rezeptorenblocker, unter deren Gabe ein Raynaud-Phänomen auftreten oder sich verschlimmern kann. In schweren Fällen ist bei primärem Raynaud-Syndrom eine *Sympathektomie* in Betracht zu ziehen. Bei sekundärem Raynaud-Phänomen im Gefolge einer Sklerodermie ist damit nur gelegentlich eine Besserung zu erreichen, im übrigen Behandlung der Grundkrankheit soweit möglich.

1.4 Angiitis – Vaskulitis

Gefäßerkrankungen mit im Vordergrund stehender entzündlicher Gefäßwandveränderung sind eine heterogene Gruppe. Bezüglich der *Periarteriitis nodosa* s. Kap. 20, 2.3. Viele der Vaskulitiden spielen sich bevorzugt im Bereich der kleinen Gefäße der Haut ab. Eine chronisch-entzündliche Erkrankung großer Arterien, die histologisch durch Riesenzellen und Granulome gekennzeichnet ist, ist die *Arteriitis temporalis* oder *Arteriitis cranialis* oder *senile Riesenzellenarteriitis der Aorta* und ihrer großen Äste. Die Ätiopathogenese ist unbekannt.

1.4.1 Klinik

An einer Arteriitis temporalis erkranken Männer häufiger als Frauen, praktisch nur nach dem 55. Lebensjahr. Leitsymptome sind ein allgemeines Krankheitsgefühl, Polymyalgia rheumatica, Schläfenkopfschmerzen und inkonstant lokale Entzündungszeichen an den Temporalarterien. Die Blutsenkung ist im akuten Stadium immer stark beschleunigt, häufig > 100 mm in der ersten Stunde. Unbehandelt treten bei mehr als 50% Augensymptome auf durch eine Ischämie des Nervus opticus oder der Retina. Die Gefahr einer Erblindung liegt bei 10−20%.

1.4.2 Therapie

Nach klinischer oder histologischer Sicherung der Diagnose, insbesondere bei Vorhandensein von Augensymptomen müssen hochdosierte Steroide gegeben werden; Programme wie bei Arteriitis nodosa (s. Kap. 20, 2.3). Die Krankheit verläuft gewöhnlich einige Monate bis zu 3 Jahren. Die Höhe einer evtl. notwendigen Dauertherapie mit Steroiden richtet sich am einfachsten nach dem Grad der Senkungsbeschleunigung.

2 Erkrankungen der Venen

2.1 Akute Phlebothrombose und Thrombophlebitis

Defition: Der Begriff Phlebothrombose beschreibt den Vorgang der intravitalen Blutgerinnung in einer Vene. Primäre Entzündungen der Venenaufwand (Phlebitis) sind selten. Bei der Mehrzahl der oberflächlichen und tiefen Venenentzündungen sieht man im frischen Stadium keine entzündlichen Zellreaktionen. Erst während der Organisation eines Thrombus treten manchmal Zellinfiltrate auf = Thrombophlebitis. Da die meisten primär entzündlichen Venenwandveränderungen mit thrombotischen Prozessen einhergehen, kann auch in diesen Fällen von Thrombophlebitis gesprochen werden. Morphologisch bestehen keine Unterschiede zwischen tiefen und oberflächlichen Phlebothrombosen, für die Klinik ist die Entscheidung zwischen oberflächlicher und tiefer Phlebothrombose/Thrombophlebitis jedoch von großer Bedeutung (Tab. 3).

Tabelle 3: Differentialdiagnose und Therapie der oberflächlichen und tiefen Phlebothrombose/Thrombophlebitis

	oberflächlich	tief
Lokalisation	subkutan, präfaszial	subfaszial
Erste klinische Zeichen	schmerzhaft-geröteter Venenstrang	tiefer Schmerz evtl. Ödem, Zyanose
Emboliegefahr	keine	variabel, z.T. erheblich
Therapie	lokal	systemisch
Kompression	ja	ja
Bettruhe	nein	Beckenvenenthrombose: ja Beinvenenthrombose: nein
Prognose	sehr gut	variabel

2.1.1 Ätiopathogenese

An der Thrombogenese sind 3 Hauptfaktoren (Virchowsche Trias) in unterschiedlichem Ausmaß beteiligt: a) Schädigungen der Gefäßwand (mechanisch, thermisch, toxisch, entzündlich, allergisch, hyperergisch), b) Verlangsamung der Blutströmungsgeschwindigkeit (z. B. Herzinsuffizienz, Bettlägerigkeit, Tonusschwäche des Venensystems, Varizen) und c) erhöhte Gerinnungsneigung des Blutes. Begünstigende Bedingungen sind hohes Lebensalter, Operationen, Übergewicht und wahrscheinlich Wettereinflüsse. Lokalisierende Faktoren sind Venenklappen, Biegungen, Engen und Erweiterungen (Varizen) des Venensystems. Auslösende Ursachen sind häufige Operationen, Gravidität oder Wochenbett, lange Auto-, Eisenbahn-, Flugzeugreisen. Oberflächliche oder tiefe Phlebothrombosen können die erste Manifestation eines viszeralen Malignoms sein (Pankreas, Lunge, Ovar, Magen, Kolon).

2.1.2 Akute oberflächliche Phlebothrombose/Thrombophlebitis
2.1.2.1 Klinik

Leitsymptome und -befunde: s. Tabelle 3. Schmerzhafter, druckempfindlicher, derber Venenstrang, über dem die Haut warm und gerötet ist. Häufigste Lokalisation Ober- und Unterschenkelbereich, im Bereich der Arme am häufigsten durch Injektionen/Infusionen. Höhere Temperaturen oder eine wesentliche Umfangsvermehrung der Extremität werden nicht beobachtet. Oberflächliche Venenentzündungen befallen häufig vorbestehende Varizen = Varikophlebitis.
Differentialdiagnose: Erysipel, Lymphangitis, Dermatosen.

2.1.2.2 Therapie

Da praktisch keine Emboliegefahr besteht, kein postthrombotisches Syndrom zu befürchten ist und die Prognose gut ist (s. Tab. 3), soll die Behandlung ambulant erfolgen, Bettruhe ist kontraindiziert (Kunstfehler!). Immobilisierung würde die Gefahr einer zusätzlichen tiefen Phlebothrombose erhöhen (s. ds. Kap., 2.1.1). Die wichtigste therapeutische Maßnahme ist das Anlegen eines straffen, elastischen Kompressionsverbandes. Besonders bei einer ausgeprägten Varikophlebitis kann Erleichterung geschafft werden durch Stichinzision und manuelles Ausmelken des thrombotischen Materials.

Bei starken und schmerzhaften entzündlichen Reaktionen in den ersten Tagen analgetisch und antiphlogistisch wirkende Medikamente, z. B. Indometacin, Acetylsalicylsäure (Amuno®, Colfarit®). Die häufig angewendeten Heparin- und Heparinoid-haltigen Salben können zur lokalen Schmerzlinderung beitragen, ihre perkutane Resorption ist gering.

2.1.3 Akute tiefe Phlebothrombose/Thrombophlebitis
2.1.3.1 Klinik

Leitsymptome und -befunde: s. Tabelle 3. Die Symptomatik ist variabel, je nach dem Ausmaß der entzündlichen Begleitreaktionen. Besonders bei bettlägerigen Patienten oft kaum Symptome. Verdächtig sind ansteigende Pulsfrequenz, subfebrile Temperaturen, unklare Beinbeschwerden. Bei ambulanten Patienten häufig Schweregefühl, Spannungsschmerzen bei Bewegung und Anschwellung der Extremität. Palpatorisch ist die Konsistenz vermehrt, evtl. umschriebener Druckschmerz. Ödem, livide Hautverfärbung im

Stehen und vermehrt gefüllte Venen sind die verläßlichsten Hinweiszeichen auf eine venöse Abflußbehinderung.
Sicherung der Diagnose: Die Hälfte aller tiefen Venenentzündungen wird in ihrem akuten Stadium nicht erkannt. Die üblichen klinischen Tests ergeben in einem hohen Prozentsatz falsch-positive und falsch-negative Befunde. Die frühzeitige Diagnose von Unterschenkel- und Oberschenkelvenenthrombosen läßt sich durch den Radiojod-Fibrinogentest, die Diagnostik von Oberschenkel- und Beckenvenenthrombose durch Untersuchungen mit der Doppler-Ultraschallsonde wesentlich verbessern. Eine Phlebographie ist indiziert bei jedem dringenden Verdacht auf frische, tiefe Venenthrombosen sowohl aus therapeutischer (Thrombolyse) wie auch aus prophylaktischer (Antikoagulation, Kompressionsbehandlung) Indikation.
Differentialdiagnose: Akuter arterieller Verschluß, Erysipel/Lymphangitis, Muskelriß, rezidivierende Crampi, rupturierte Baker-Zyste des Kniegelenks, Wurzelreizsyndrome und andere neurologische/orthopädische Erkrankungen.

2.1.3.2 Therapie

Ziel der Behandlung ist es, eine Lungenembolie zu verhindern, der Entstehung neuer Thromben entgegenzuwirken und die Auswirkungen der venösen Abflußbehinderung (Ödem etc.) so gering wie möglich zu halten. Im akuten Stadium (innerhalb einer Woche nach Beginn der ersten Symptome) müssen die Möglichkeiten und Chancen einer thrombolytischen Therapie geprüft werden. Hieraus ergibt sich bei klarer Diagnose die Indikation zur sofortigen Klinikeinweisung, bei Thromboseverdacht die Indikation zur Phlebographie.

a) *Kompressionsverband:* Wichtigste akute Behandlungsmaßnahme. Durch einen sachgerecht angelegten Kompressionsverband wird das Lumen der Venen eingeengt, der Thrombus kann festgehalten und einer Embolisierung kann entgegenwirkt werden.

b) *Bettruhe* ist bei klinisch oder phlebographisch nachgewiesener Beschränkung der Thrombose auf Unterschenkelvenen nicht notwendig, sofern eine gute Kompressionsbehandlung gewährleistet ist. Bei akuter Beckenvenenthrombose ist Ruhigstellung und Bettruhe unter antithrombotischer Behandlung nur für 7–10 Tage notwendig, da etwa eine Woche nach Beginn einer wirksamen Antikoagulation nicht mehr mit dem neuen Auftreten von Thromben zu rechnen ist und die vorhandenen Thromben entweder lysiert oder wandständig organisiert sind. Hochlagerung der Extremität zur Nacht bzw. bei indizierter Bettruhe wirkt der Schwellneigung entgegen.

c) Eine *Antikoagulantientherapie* ist bei allen tiefen Phlebothrombosen indiziert, falls keine Kontraindikationen bestehen und weder eine Operation noch eine Streptokinase-/Urokinasebehandlung in Frage kommen. Beginn der Antikoagulation mit Heparin, anschließend Übergang auf Kumarin-Präparate (praktisches Vorgehen s. Kap. 7, 5).

d) Die *thrombolytische Therapie* hat bei frischen, bis zu 5 Tage alten Thromben gute Erfolgschancen, nach einer Woche sind die Chancen weniger gut, gelegentlich gelingt eine partielle Lyse auch noch bis zu 6 Wochen nach den ersten Thrombosesymptomen (praktisches Vorgehen s. Kap. 7, 6). Die Gefahr einer Lungenembolie ist nicht größer als bei konservativer Behandlung.

e) Eine *Thrombektomie* kommt vorwiegend bei frischen Verschlüssen der Becken- und Oberschenkelvenen in Betracht, besonders wenn diese mit akuten schweren Stauungszuständen einhergehen (Phlegmasia coerulea dolens, s. u.).

2.1.4 Phlegmasia coerulea dolens
2.1.4.1 Klinik

Lebensbedrohliche Thrombosierung größerer Venengebiete, vor allem der Vena iliaca und Vena femoralis und ihrer Äste mit rasch zunehmender Schwellung, blauroter Verfärbung, starken Schmerzen und Pulsverlust der Extremität. Die Arterien können spastisch kontrahiert oder sekundär komprimiert werden. Es besteht die Gefahr eines Volumenmangelkollapses mit Schock.

2.1.4.2 Therapie

Sofortige Einweisung in eine geeignete chirurgische Abteilung (vor längerem Transport 10000 E Heparin i.v.), Schockbekämpfung, sofortige Thrombektomie, evtl. Thrombolyse.

2.1.5 Thrombose der V. subclavia oder V. axillaris
(Paget-v.-Schroetter-Syndrom)
2.1.5.1 Ätiopathogenese

Die akute Thrombose der V. axillaris bzw. der V. subclavia entsteht vorwiegend bei jüngeren Männern, häufig nach stärkeren (auch sportlichen) Belastungen der Arme. Oft bestehen diskrete Hinweise für ein neurovaskuläres Kompressionssyndrom, meist durch Einengung des Gefäßnervenbündels im Raum zwischen Schlüsselbein und 1. Rippe (kostoklavikuläres Schultergürtelkompressionssyndrom, thoracic outlet syndrom = TOS).

2.1.5.2 Klinik

Im akuten Stadium Anschwellung des Armes und gestaute Hand- und Armvenen. Im chronischen Stadium venöser Umgehungskreislauf in der Schulterregion.

2.1.5.3 Therapie

In den ersten Tagen nach akutem Beginn bestehen gute Aussichten für eine erfolgreiche thrombolytische Therapie (s. Kap. 7, 6). Sonst Vorgehen wie bei akuter tiefer Phlebothrombose (s. ds. Kap., 2.1.3.2).

2.1.6 Thromboseprophylaxe

Sie umfaßt physikalische und medikamentöse Maßnahmen. Die physikalischen Methoden bezwecken, eine Stase zu verhindern und den Fluß in den tiefen

Venen zu beschleunigen. Dazu gehören Vermeidung von längerer Immobilisierung, z. B. in Auto, Eisenbahn, Flugzeug oder vor dem Fernsehapparat, und frühzeitige Mobilisierung postoperativ, post partum und bei sonstigem längerem Krankenlager. Das prophylaktische Wickeln mit elastischen Binden sollte wegen der Probleme, einen solchen Verband sachgerecht anzulegen, ersetzt werden durch das Anlegen sog. Antithrombose-Kompressionsstrümpfe. Zusätzlich krankengymnastische Übungen. Eine wirksame Prophylaxe ist möglich durch apparative Methoden, die eine intermittierende Kompression der Beine bewirken (Jobst-Gerät, Hydroven-Gerät).

Die medikamentöse Prophylaxe thromboembolischer Erkrankungen im Rahmen schwerer Allgemeinerkrankungen und größerer operativer Eingriffe kann erfolgen durch Heparin, Antikoagulation mit Kumarin-Derivaten und den Einsatz von Dextranen. Bei der peri- und postoperativen Thromboseprophylaxe hat sich die niedrigdosierte Heparintherapie durchgesetzt, bevorzugt in der Kombination mit Dihydroergotamin (DHE). Zweimal täglich Heparin 5000 E in der Kombination mit 0,5 mg DHE gilt als wirksamer im Vergleich zu 2 oder 3×5000 E Heparin allein. Vereinzelt sind vasospastische Komplikationen bei der Anwendung der Kombination Heparin + DHE beschrieben worden. Das Risiko besteht vor allem bei polytraumatisierten Patienten, bei Querschnittsgelähmten und Patienten mit Sepsis. Eine besondere Vorsicht scheint auch geboten bei Patienten mit ausgedehnten Gefäßleiden. Durch die neuere Entwicklung niedermolekularer Heparine ist es wahrscheinlich möglich, im Regelfall mit einer einmaligen Gabe eines niedermolekularen Heparin pro 24 Stunden auszukommen, sei es in Kombination mit (Embolex® NM) oder ohne (Fragmin®) DHE.

Eine wirksame Thromboembolieprophylaxe mit Plättchenaggregationshemmern ist nicht möglich.

Die Prophylaxe rezidivierender tiefer Phlebothrombosen erfolgt mit Kumarin-Derivaten. Die Dauer der Behandlung ist Ermessenssache. Bei einfacher Phlebothrombose wird eine Dauer von 3–6 Monaten empfohlen, bei ausgedehnter Phlebothrombose und evtl. begleitender Lungenembolie Dauer 6–12 Monate, bei rezidivierenden Phlebothrombosen und rezidivierenden Lungenembolien ggf. Dauerbehandlung über Jahre.

2.2 Postthrombotisches Syndrom
2.2.1 Ätiopathogenese

Folgezustand nach nicht oder erfolglos behandelter bzw. unvollständig rekanalisierter tiefer Arm- oder Becken-Beinvenenthrombose. Es handelt sich um Veränderungen der Haut und der Subkutis, die meist durch eine kombinierte Abflußbehinderung der Venen- und Lymphbahnen bedingt sind. Das klinische Bild der chronisch-venösen Insuffizienz kann außer durch ein postthrombotisches Syndrom auch durch einen varikösen Symptomenkomplex mit insuffizienten Venae communicantes oder andere venöse Abflußbehinderungen (z. B. Tumorkompression, AV-Fistel) bedingt sein.

2.2.2 Klinik

Leitsymptome und -befunde: Ödeme, braune Hautpigmentierungen, Neigung zu Ekzembildung, Stauungsdermatose, Corona phlebectatica und Ulcus cruris.

Sicherung der Diagnose: Klinische Funktionsproben (Perthes, Trendelenburg, Linton), Steh-Geh-Venendruckmessungen, Untersuchungen des venösen Strömungsverhaltens mit der Doppler-Ultraschallsonde und Phlebographie. Letztere ist indiziert bei unklarer Diagnose oder zur Klärung der Indikation operativer Maßnahmen.

2.2.3 Therapie

a) *Allgemeine Maßnahmen:* Beine so oft wie möglich hochlagern. Liegen und Laufen ist besser als Sitzen oder Stehen. Wer langes Sitzen oder Stehen nicht vermeiden kann, soll mit den Füßen spielen und öfter Zehenstandübungen machen. Hochlagerung der Beine während der Nachtruhe. Förderung des venösen Rückstroms durch Bewegungsübungen und Hydrotherapie. Keine lokale Wärmeanwendung (keine heißen Bäder, keine Sonnenbäder).

b) *Kompressionsbehandlung:* Entstauung durch straff sitzenden Kompressionsverband unter Einbeziehung der Knöchelregion, ggf. Polsterung mit Schaumstoffmaterial, nach Entstauung Anpassen eines Kompressionsstrumpfes. Einfache Stützstrümpfe haben meist keine genügende Kompressionskraft. Bei stärkerer Schwellneigung sind pneumatische Kompressionsmanschetten (Jobst-Gerät, Hydroven-Gerät) hilfreich und empfehlenswert.

c) *Pharmakotherapie:* Rutin-Derivate (z.B. Venoruton® retard oder intens, 2×1) und Roßkastanienextrakte (z.B. Venostasin® retard, 2×1) wirken nach experimentellen Untersuchungen an der Kapillarmembran abdichtend und unterstützen durch ihre ödemhemmenden Eigenschaften die Kompressionsbehandlung. Sie können ebensowenig wie Diuretika die Kompressionsbehandlung ersetzen. Stark wirkende Saluretika (z.B. Lasix®, Hydromedin®) können durch Wasserentzug die Thrombosebereitschaft erhöhen und sind weniger empfehlenswert; günstiger sind im Einzelfall Kombinationspräparate wie Dytide®-H oder dehydro sanol tri®, Dosierung nach Schweregrad des Ödems, z.B. 1 Tbl. jeden 2. Tag, s.a. ds. Kap., 2.1.6.

d) *Chirurgische Therapie:* Behandlungsmöglichkeiten sind die Ausschaltung großer klappeninsuffizienter Varizen, die Ligatur insuffizienter Venae perforantes und die operative Schaffung venöser Ersatzwege (selten). Voraussetzung ist eine vorherige phlebographische Klärung, ob ektatische Venen ggf. wesentliche Kollateralbahnen darstellen. In Zweifelsfällen ist eine Steh-Geh-Venendruckuntersuchung vor und nach Anlegen von elastischen Binden indiziert.

e) *Behandlung des Ulcus cruris:* Am wichtigsten ist die Entstauung der Ulkusregion mit Kompressionsverbänden unter Verwendung entsprechend zugeschnittener Schaumgummiplatten. Die Lokalbehandlung hat die Reinigung des Ulkusgrundes zum Ziel und gelingt meist ausreichend durch physiologische Kochsalzlösung. Bei großen Ulzera evtl. Hauttransplantationen und ggf. Ausschaltung insuffizienter Venae perforantes. Cave: allergisierende Lokaltherapeutika. Bei Verdacht auf Kontaktdermatitis Epikutantests durch Dermatologen.

2.3 Varizen und variköser Symptomenkomplex
2.3.1 Ätiopathogenese

Varizen sind erweiterte, meist auch geschlängelte Venen. Die starke Nachgiebigkeit der Venenwand ist die Folge eines komplexen Zusammenwirkens von konstitutioneller Bindegewebsschwäche, hormonalen Einflüssen (Pubertät, Schwangerschaft), Druckbelastung des Venensystems (langes Stehen, Sitzen) und Behinderung des venösen Rückstromes. Sekundäre Varizen entstehen bei venöser Abflußbehinderung durch zusätzliche Druckbelastung der Venenwände. Sie können als erweiterte Kollateralvenen wichtige Umgehungswege darstellen. Beim postthrombotischen Syndrom können primäre und sekundäre Varizen nebeneinander bestehen. Bei primärer Varikosis mit erheblicher Venenklappeninsuffizienz und insuffizienten Venae perforantes kann sich ein variköser Symptomenkomplex entwickeln, der in seinem Erscheinungsbild dem postthrombotischen Syndrom gleicht (Überbegriff chronisch-venöse Insuffizienz).

2.3.2 Klinik

Die Abgrenzung primäre/sekundäre Varikosis gelingt meist durch klinische Funktionsuntersuchungen (Perthes, Trendelenburg, Linton) und Doppler-Ultraschalluntersuchungen der großen Venenstämme. In Zweifelsfällen ist insbesondere vor operativen Eingriffen eine Phlebographie indiziert. Besenreiservarizen und retikuläre Varizen haben nur kosmetische Bedeutung.

2.3.3 Therapie

a) *Allgemeine Maßnahmen:* Postthrombotisches Syndrom s. ds. Kap., 2.2. Bei Massagen und lokalen hydrotherapeutischen Anwendungen muß die erhöhte Verletzbarkeit der Haut berücksichtigt werden.

b) *Kompressionsverbände und Kompressionsstrümpfe:* Wirksamste Maßnahme bei Beschwerden zur Entstauung und Prophylaxe eines Ulcus cruris varicosum.

c) *Pharmakotherapie:* Postthrombotisches Syndrom s. ds. Kap., 2.2. Es ist nicht erwiesen, daß die empfohlenen Venenmittel eine Steigerung des Venenwandtonus bewirken können. Die psychische Wirkung der Venenmittel ist oft erheblich.

d) *Sklerotherapie:* Zur Verödung aus therapeutischer, prophylaktischer oder kosmetischer Indikation eignen sich besonders retikuläre Varizen und Seitenastvarizen. Mehrfache Verödungsbehandlungen sind möglich.

e) Die *operative Varizenentfernung* ist indiziert bei Stammvarikosis der V. saphena magna mit Mündungsklappeninsuffizienz, ggf. auch bei Stammvarikosis der V. saphena parva, und bei ausgeprägter Klappeninsuffizienz der Venae perforantes/communicantes.

3 Erkrankungen der Lymphbahnen

3.1 Lymphangitis
3.1.1 Ätiopathogenese
In der Regel Streptokokkeninfektion der Haut und Subkutis, die zum klinischen Bild einer Lymphangitis und/oder eines Erysipels führt. Eintrittspforte für die Infektion ist häufig eine Fußmykose (Tinea pedum).

3.1.2 Klinik
Bild der akuten generalisierten Entzündung, häufig Beginn mit Schüttelfrost, Fieber über 39°C. Prädisponierend sind bereits bestehende Stauungszustände.
Differentialdiagnostisch ist eine oberflächliche Phlebitis und Periphlebitis abzugrenzen. Eine Phlebitis geht selten mit höheren Temperaturen, so gut wie nie mit Schüttelfrost einher, sie folgt im allgemeinen dem Venenverlauf.

3.1.3 Therapie
Sofortige Gabe von Antibiotika, Penicillin in der Regel ausreichend, z.B. 1 Mega IE i.m. sofort (Megacillin®), dann für 5–10 Tage oral 0,8–1,2 Mega IE/Tag (z.B. Baycillin®, Isocillin® o.ä.). Häufige Komplikation ist ein postentzündliches Lymphödem. Bei rezidivierendem Erysipel, insbesondere bei schon bestehendem Lymphödem ist eine Dauerprophylaxe mit Penicillin-Langzeitpräparaten, z.B. Tardocillin 1200®, eine Injektion alle 3–4 Wochen, indiziert. Prophylaktische Sanierung einer Tinea pedum, sorgfältige Fußpflege.

3.2 Lymphödem
3.2.1 Ätiopathogenese
Primäre Entwicklungsstörungen (Hypoplasie, Lymphangiektasie) oder sekundär im Gefolge einer Entzündung (Lymphangitis), einer obliterierenden Lymphangiopathie, durch Tumorbefall der Lymphknoten oder iatrogen durch Operation, Bestrahlung oder infolge einer Reaktion auf lymphographische Kontrastmittel.

3.2.2 Klinik
Blasses, meist einseitiges oder seitendifferentes, derbes, in späteren Stadien schwer eindrückbares Ödem, das den Fußrücken und die Zehen (Stemmersches Zeichen) mit einbezieht. Fehlen von Zeichen einer chronisch-venösen Insuffizienz, s. ds. Kap., 2.2.

3.2.3 Therapie
Eine kausale Therapie ist meist nicht möglich. Bei rezidivierenden Erysipel Penicillinprophylaxe, Vermeidung von Hautinfektionen, insbesondere Pilzbefall. Konsequente Kompressionsbehandlung mit elastischen Binden, Kompressionsstrümpfen und Lymphdrainage durch geschulte Physiotherapeuten. Die Anwendung maschineller Kompressionsgeräte ist umstritten. In ausgeprägten Fällen operative Entfernung des subkutanen Gewebes in Spezialkliniken.

20 Erkrankungen des rheumatischen Formenkreises und Gelenkerkrankungen anderer Genese

(E.-M. Lemmel)

1	Vorbemerkungen 789	2.2	Lupus erythematodes disseminatus (LED) 805
2	Erkrankungen des rheumatischen Formenkreises im engeren Sinn 790	2.3	Arteriitis nodosa 807
		2.4	Polymyalgia rheumatica 808
2.1	Rheumatoide Arthritis (RA) 790	2.5	Sklerodermie 808
		2.6	Polymyositis – Dermatomyositis 809
2.1.3	Therapie 791	2.7	Sjögren-Syndrom 810
2.1.3.2	Allgemein unterstützende Maßnahmen 794	3	Infektiöse Arthritis 811
		4	Begleitarthritis 812
2.1.3.3	Pharmakotherapie 795	4.1	Akutes rheumatisches Fieber .. 812
2.1.3.4	Chirurgische Maßnahmen .. 801	4.2	Begleitarthritis bei Infektgeschehen 814
2.1.4	Sonderformen der rheumatoiden Arthritis 802		
		4.3	Sonstige Begleitarthritiden ... 815
2.1.4.1	Juvenile rheumatoide Arthritis (Morbus Still) ... 802	5	Reiter-Syndrom 815
		6	Amyloidose 816
2.1.4.2	Felty-Syndrom 804	7	Arthrosis deformans 817
2.1.4.3	Spondylarthritis ankylopoetica (Morbus Bechterew-Marie-Strümpell) 804	8	Arthritis psoriatica 819
		9	Arthritis urica 819
		10	Osteoporose 819

1 Vorbemerkungen

Die in diesem Kapitel zusammengefaßten klinischen Bilder stellen im Hinblick auf die Ätiologie und Pathogenese eine heterogene Sammlung von Erkrankungen dar. Ein diese Krankheitsbilder verbindendes (aber keineswegs obligates) klinisches Symptom ist der Gelenkschmerz, der in vielen Fällen jedoch lediglich als *ein* Symptom einer generalisierten Erkrankung angesehen werden muß. Ursache und Wirkung sind dagegen vielfältig und rechtfertigen keine einheitlich verbindlichen therapeutischen Maßnahmen.

Die Therapie dieser Krankheitsgruppe wird sich insgesamt einzustellen haben einerseits auf die Beseitigung einer angenommenen oder nachgewiesenen auslösenden Ursache, andererseits auf die Unterbrechung der induzierten immunologischen oder entzündlichen Reaktionskette (einschließlich der hiermit einhergehenden Schmerzsymptomatik) und schließlich auf die Behandlung von Funktionseinschränkungen als den Endsymptomen der entzündlichen Reaktionskette.

2 Erkrankungen des rheumatischen Formenkreises im engeren Sinn

Definition: Krankheitsbilder unbekannter Ätiologie, deren Gemeinsamkeit in entzündlichen und/oder degenerativen Veränderungen im Bereich des Bindegewebes liegt. Es handelt sich insgesamt um generalisierte Systemerkrankungen, deren Verlauf und klinisches Bild jeweils in Abhängigkeit von den vorwiegend befallenen Organsystemen wechselhaft ist. Der Verlauf ist zumeist chronisch-progredient, wobei akute Schübe mit Zeiten klinischen Stillstandes spontan wechseln können. Immunpathologische Prozesse werden insbesondere für die Genese dieser Erkrankungen diskutiert.

2.1 Rheumatoide Arthritis (RA)
(Synonym: Chronische Polyarthritis [CP])

2.1.1 Ätiopathogenese

Systemerkrankung unbekannter Ursache mit chronischem Verlauf, wobei der Aktivitätszustand spontan wechseln kann. Frauen werden häufiger befallen als Männer. Die vorherrschende, jedoch nicht ausschließliche klinische Manifestation besteht in entzündlichen Veränderungen meist mehrerer kleiner und großer Gelenke in häufig symmetrischem Befall. Eine primäre Affektion der Hüftgelenke ist selten. Es wird angenommen, daß ein immunpathologischer Mechanismus die Krankheit auslöst oder ihren Verlauf unterhält. Pathogenetisch wirksame humorale immunologische Reaktionsträger konnten jedoch bisher nicht nachgewiesen werden. Der bei dieser Erkrankung meist auftretende „Rheumafaktor" muß eher als Sekundärphänomen betrachtet werden. Eine gewebeschädigende Wirkung kommt ihm nur in seltenen Fällen zu, bei denen er zudem in exzessiver Titerhöhe vorliegt (Hyperviskositätssyndrom, Vaskulitis, Neuritis). Dagegen wird das Vorliegen einer Erkrankung mit zellulär-immunologischer Komponente diskutiert, die nach neueren Hinweisen auf einer genetisch prädisponierten Regulationsstörung des Immunsystems beruhen könnte.

2.1.2 Klinik

Das vorherrschende klinische *Leitsymptom* ist der Gelenkschmerz, der zumeist symmetrisch in mehreren kleinen und großen Gelenken auftritt und je nach Akuität als chronischer Ruhe-, Belastungs- und/oder Bewegungsschmerz empfunden wird. Die Arthritis wird vorwiegend durch eine chronisch-proliferative Entzündung der Synovialis verursacht, die je nach Dauer und Intensität neben dem Schmerzempfinden klinische Entzündungszeichen am Gelenk verursacht (Rötung, Wärme, Schwellung als Bindegewebsvermehrung oder Zeichen einer Ergußbildung). Hinsichtlich klinischer Symptomatik sowie Ursache (und Korrektur) der entzündungsbedingten Gelenkschäden ist jedoch zu berücksichtigen, daß *alle* intraartikulären (Synovialis, Knorpel, Knochen, Bänder, Kapseln), aber auch gelenknahen extraartikulären Komponenten (Sehnen, Sehnenscheiden, Bursen, Muskeln) von den entzündlichen Veränderungen betroffen sein können (z.B. Ruptur des periartikulären Bandapparates als Entzündungsfolge führt zu typischen Fehlstellungen im Gelenk trotz intakter Gelenkflächen). Daneben dürfen gelenkferne Manifestationen der Krankheit (insbesondere Myalgien und Muskelatrophien) nicht übersehen werden. Bei chronischen Gelenkaffektionen überwiegt häufig die Weichteilschwellung, Rötung und Erwärmung können fehlen. Häufig Atrophie der umliegenden Muskelpartien (Inaktivität bei Schonhaltung). Im Spätstadium irreversible Destruktion des Gelenkbettes (Knorpel- und Knochenschäden) und daraus resultierende Fehlstellung und Bewegungseinschränkung (typisch: Ulnardeviation in den Fingergrundgelenken), Subluxation, Hyperextension in den proximalen Interphalangealgelenken, diese häufig als Folge periartikulärer Veränderungen (s. o.). Häufig Rheumaknötchen über den exponierten Strecksteiten der Gelenke, insbesondere entlang der Ulna im Ellenbogenbereich, auch in viszeraler Verteilung (Lunge, Auge, Herz). *Differentialdiagnostisch* sind sie von den Tophi der Gicht und von den derben Knochenappositionen, z.B. an den distalen Interphalangealgelenken (Heberden-Arthrose), zu unterscheiden. Die viszeralen Rheumaknoten (insbesondere Lungen!) ergeben erhebliche differentialdiagnostische Probleme gegenüber einem (auch neben gesicherter RA bestehenden) zusätzlichen Tuberkulom oder Malignom (evtl. Probebiopsie erforderlich!). – *Allgemeinsymptome* bestehen in leichter Ermüdbarkeit, Neigung zu erhöhter Temperatur und Gewichtsverlust. Die Dauer der häufig beschriebenen „morgendlichen Steifigkeit" (besser: „Steifheitsgefühl nach längerer Ruhigstellung") wird als Maßstab für die Intensität des Krankheitsprozesses gewertet.

Diagnostische Hinweise (Differentialdiagnose s. Tab. 1): Neben Anamnese und klinischer Symptomatik weitere diagnostische Hinweise durch Labor- und Röntgenuntersuchungen. *Labor:* Unspezifische Entzündungszeichen, die je nach Stadium, Akuität und Gelenkbefall unterschiedlich stark ausgeprägt sind: Beschleunigung der BSG, gelegentlich Leukozytose, positives CRP, Erniedrigung des Fe- und Erhöhung des Cu-Spiegels im Serum, normochrome oder hypochrome Anämie. Serum-Eiweiß insgesamt unauffällig, je nach Stadium und Entzündungszeichen Erhöhung der α_2-Fraktion, evtl. auch der γ-Globuline. Typisch, aber nicht krankheitsspezifisch ist der Nachweis von „Rheumafaktoren" (= Antikörper gegen körpereigene Immunglobuline, wobei im konventionellen Test die Antikörper der Klasse IgM nachgewiesen werden). Für die Beurteilung des Einzelfalles steht die Titerhöhe in Relation zu der Intensität des Krankheitsverlaufes. *Röntgenologisch* können schon vor den eigentlichen irreversiblen Gelenkdestruktionen (Verschmälerung des Gelenkspaltes als Zeichen der Knorpelreduktion, gelenknahe Usuren und Zystenbildungen usw.) frühzeitig typische Veränderungen (gelenknahe Osteoporosen) nachgewiesen werden.

2.1.3 Therapie
2.1.3.1 Vorbemerkungen

Obgleich eine kausale Therapie mit Aussicht auf volle Heilung nicht zur Verfügung steht, kann durch sorgfältig überwachte und individuell eingestellte Behandlung der Krankheitsverlauf in vielen Fällen günstig beeinflußt, den meisten Patienten zumindest das subjektive Beschwerdebild gemildert werden. Bei der Wahl des therapeutischen Vorgehens ist zu berücksichtigen, daß in den meisten Fällen eine Dauerbehandlung erforderlich sein wird. Diese muß dem spontan wechselnden Krankheitsverlauf durch Wechsel der Medikation und/oder Änderung der Dosierung ständig erneut angepaßt werden. Eine optimale konservative antirheumatische Therapie besteht darüber hinaus in einer sinnvollen Kombination von chemotherapeutischen und physikalischen Maßnahmen (Muskelatrophie, Bewegungseinschränkung!). Obgleich folglich ein verbindliches Therapieschema zur Behandlung der RA nicht gegeben werden kann, bietet die Zusammenstellung der Tabelle 2 einen gewissen Anhalt für ein dem jeweiligen *Krankheitsstadium* angepaßtes therapeutisches Vorgehen. Eine

Kap. 20, 2.1.3.1　　　　　　　　　　Erkrankungen des rheumatischen Formenkreises

Tabelle 1: Differentialdiagnose der häufigsten Erkrankungen mit Arthritis

	Alter	Geschl.	akut chron.	Gelenkbefall groß	Gelenkbefall klein	mono. poly.	Destrukt.	Fieber	BSG	Leuk.	Serol.
Rheumatoide Arthritis	↗	♀ > ♂	chr.	+	+	p	++	(↑)	↑	(↑)	RF
Lupus erythematodes	↗	♀ > ♂	chr.	(+)	+	m (p)	(+)	~	↑	(↓)	ANF (C↓) Anti-DNS
Infektiöse Arthritis	↗	♀ = ♂	a	+		(m)	+	↑	↑	↑	Keim-nachweis
Rheumatisches Fieber	↗	♀ = ♂	a	+		m (p)	(+)	↑	↑	↑	AST
Begleitarthritis	↗	♀ = ♂	a (chr.)	+		p	∅	(↑)	(↑)	(↑)	∅
Reiter-Syndrom	↗	♀ < ♂	a	+		m (p)	∅	↑	↑	↑	∅
Arthrose	↗	♀ = ♂	chr.	+	+	p	+	∅	n	n	∅
Gicht	↗	♀ < ♂	a	+	+	m	+	(↑)	(↑)	(↑)	Harnsäure

Tabelle 2: Krankheitsstadien der rheumatoiden Arthritis (RA) und deren Behandlung (Einteilung der Stadien in Anlehnung an die Kriterien der American Rheumatism Association)

Stadium		Klinisches Bild	Therapeutisches Vorgehen
0	<u>1</u>	Arthralgien, keine klinischen oder serologischen Entzündungszeichen	z. B. Salizylate
I	<u>1</u>	Arthralgien	a) Antirheumatika 1. Wahl
	<u>2</u>	Entzündungszeichen in einem oder mehreren Gelenken	b) evtl. Antirheumatika 2. Wahl
	<u>3</u>	röntgenologisch *keine* Gelenkveränderungen	c) zusätzlich physikalische Therapie
	(4)	gelegentlich beginnende, gelenknahe Osteoporose	d) evtl. Frühsynovektomie
II	<u>1</u>	Polyarthritis	a) Antirheumatika 1. Wahl
	<u>2</u>	röntgenologisch: Osteoporose mit beginnenden Skelettdestruktionen, beginnende Knorpelschäden	b) bei Therapieresistenz ggf. zusammen mit Antirheumatika 2. Wahl
	<u>3</u>	keine Deformierung, allerdings beginnende Einschränkung der Beweglichkeit	c) zusätzliche Physiotherapie d) zusätzlich evtl. Synovektomie
	(4)	Atrophie benachbarter Muskelpartien	e) zur Überbrückung akuter Schübe notfalls Kortikosteroide
	(5)	extraartikuläre Bindegewebsschäden (Knötchen, Tendovaginitis)	
III	<u>1</u>	Polyarthritis	a) Antirheumatika 1. Wahl
	<u>2</u>	röntgenologisch: Nachweis von Knorpel- und Knochenschäden, Osteoporose	b) Antirheumatika 2. Wahl c) ggf. a + b
	<u>3</u>	Gelenkdeformierung (Subluxation, Ulnardeviation, Hyperextension) ohne Ankylose	d) ggf. Kortikosteroide e) ggf. Zytostatika f) Physiotherapie
	(4)	ausgeprägte Muskelatrophie	g) Synovektomie
	(5)	wie bei II	h) ggf. operative Stellungskorrektur
IV	<u>1</u>	fibröse oder knöcherne Ankylose	a) Antirheumatika 1. Wahl
	(2)	zusätzliche Kriterien nach Stadium III in anderen Gelenken	b) Physiotherapie c) operative Stellungskorrektur d) ggf. Endoprothese
„maligner Verlauf" bei II bzw. III	<u>1</u>	hochaktive Polyarthritis	a) Immunsuppressiva und Kortikosteroide
	<u>2</u>	exzessive serologische Veränderungen (insbesondere hohe Titer von RF und ANF)	b) D-Penicillamin c) unterstützend Antirheumatika 1. Wahl
	<u>3</u>	zusätzlich entspr. II bzw. III	

<u> </u> = obligatorische Zeichen
() = mögliche zusätzliche Zeichen

weitere wichtige Richtlinie für das therapeutische Vorgehen wird durch die individuelle klinische und serologische *Entzündungsaktivität* vorgegeben; so aggressiv wie notwendig, aber so schonend wie möglich, d. h. dem klinischen Verlauf stets „maßgeschneidert" angepaßt. Die im folgenden besprochenen verfügbaren Pharmaka sind in unterschiedlichen Wirkgruppen zusammengefaßt, die in der Reihenfolge steigender Nebenwirkungsgefahr aufgeführt werden. Auf die vielfach gebräuchliche Gegenüberstellung von „Basistherapie" und „symptomatische Therapie" wird bewußt verzichtet, da keines der genannten Pharmaka sichere kausale oder ausschließlich symptomatische Wirkungen aufweist. Bei der therapeutischen Einstellung sollte eine *Monotherapie* angestrebt werden.

Therapeutische Ziele sind: Unterdrückung der entzündlichen Reaktion (einschließlich Schmerz), Erhaltung der Gelenkfunktion bzw. die Verhinderung von Deformierung, orthopädisch-chirurgische Korrektur von Gelenkschäden, sofern hierdurch die Verbesserung der Gelenkfunktion oder der Statik gewährleistet sind, und psychische Stabilisierung der durch chronische Schmerzen und/oder Bewegungseinschränkung alterierten Patienten.

2.1.3.2 Allgemein unterstützende Maßnahmen

a) *Ruhigstellung:* Im akuten Schub Ruhigstellung des betroffenen Gelenkes und Entlastung (ggf. Bettruhe). Bei geringer Aktivität des Entzündungsprozesses oder auch bei monoartikulärem Befall erscheint eine generelle Ruhigstellung jedoch eher kontraindiziert, da hierdurch die krankheitsbedingte Gelenkversteifung und eine Abnahme der Muskelkraft gefördert werden können. Einlegen von Ruhepausen während des Tagesablaufs.

b) *Physikotherapie:* Die selektive Ruhigstellung von Einzelgelenken während eines akuten Entzündungsstadiums steht in keinem Widerspruch zu der Notwendigkeit, durch Bewegungsübungen einer Versteifung oder Fehlstellung in den befallenen Gelenken und einer muskulären Atrophie entgegenzuwirken. Gezielte aktive oder passive Bewegungsübungen sollten zum täglichen Behandlungsprogramm gehören. Sie sollten innerhalb der Grenzen durchgeführt werden, die durch Schmerz oder Ermüdbarkeit gesetzt sind. Je nach Akuität des Krankheitsprozesses kann die zusätzliche lokale Anwendung von feucht-kühlen Umschlägen oder Eispackungen auf das aktiv befallene Gelenk einerseits oder Wärme mit z. B. Fangopackungen (z. B. auf der gelenkfernen Muskelverspannung) andererseits durch Muskelentspannung und leicht analgetische Wirkung den therapeutischen Effekt der kontrollierten Bewegungsübungen unterstützen. Bei weitgehender Inaktivität des Krankheitsprozesses können krankengymnastische Übungen im warmen Bad durch die Gewichtsentlastung der Gelenke in ihrer therapeutischen Wirkung gesteigert werden. In diesem Sinn ist auch der Wert einer *Balneotherapie* in Form von Badekuren eher in den am Kurort gegebe-

nen umfassenden physiotherapeutischen Möglichkeiten als in dem Gehalt des jeweiligen Wassers an entsprechenden „Wirkstoffen" zu sehen.
c) *Psychologische Betreuung:* Der chronische Krankheitsverlauf mit Schmerz und Aktivitätsverlust stellt eine starke psychische Belastung dar. Eine entsprechend unterstützende Betreuung, die u. U. die unmittelbare Umgebung des Patienten einschließen muß, sollte Teil der Langzeitbehandlung sein. Gegebenenfalls können periodisch Sedativa (z.B. Valium®, Lexotanil® o.ä.) oder Antidepressiva (z.B. Tofranil® o.ä., s. Kap. 1) zur Anwendung kommen. – In einer fachgerechten Beschäftigungstherapie kann auch der durch Gelenkdeformation schwerbehinderte, nicht-operable Patient lernen, sich ohne Fremdhilfe selbst zu versorgen – ein für die psychische Stabilisierung des Patienten nicht zu unterschätzender Faktor.
d) Auf die Bedeutung der Ergotherapie, von Maßnahmen zum Gelenkschutz, der Hilfsmittelversorgung, der Anpassung von Lagerungs- und Übungsschienen oder auch der Schuhversorgung sei im Hinblick auf funktionelle und auch auf psychologische Aspekte nur hingewiesen.

2.1.3.3 Pharmakotherapie (s. auch ds. Kap., 2.1.3 sowie Tab. 2)
Schematische Unterteilung:
a) Antirheumatika „erster Wahl"
 (synonym: „nicht-steroidale Antirheumatika")
b) Antirheumatika „zweiter Wahl"
c) Kortikosteroide
d) Immunsuppressiva
e) Immunmodulatoren

Antirheumatika „erster Wahl" (nicht-steroidale Antirheumatika – NSAR)
Es handelt sich insgesamt um Pharmaka mit raschem Wirkungseintritt und relativ schnellem Abbau (Stunden bis maximal Tage), die alle zumindest eine antiphlogistische und eine analgetische Wirkung besitzen. Bevorzugt wird eine Beeinflussung des Arachidonsäure-Metabolismus erreicht, im wesentlichen über Hemmung der Cyclooxygenase (Prostaglandin-Synthese) und/oder der Lipoxygenase (Leukotrien-Synthese). Grundsätzlich ist eine Monotherapie mit den hier aufgeführten Pharmaka indiziert. Die nachfolgende Unterteilung in unterschiedliche biochemische Substanzgruppen darf in ihrer praktischen Bedeutung nicht überschätzt werden, da schon geringe Veränderung der Muttersubstanz zu ausgeprägter Veränderung von Wirksamkeit und Verträglichkeit führen kann. Diese sind ihrerseits wieder von Patient zu Patient unvorhersehbar unterschiedlich.
Nebenwirkungen: Das Nebenwirkungsspektrum der NSAR ist ähnlich, auch wenn Unterschiedlichkeiten in der Inzidenz (insbesondere auch der Lokalisation) zu beobachten sind. Sie unterscheiden sich für die Einzelsubstanzen nach unerwünschten Wirkungen (gekoppelt insbesondere an die Hemmwirkung der Prostaglandinsynthese mit bevorzugter Lokalisation an Magen-Darmtrakt, Niere mit Wasserretention, ZNS, Uterustonus) und eigentlichen Nebenwirkungen (Zielorgane insbesondere blutbildendes System, Haut, allergische Reaktionen).

Interaktionen: Wegen der hohen Eiweißbildung Interaktion möglich mit anderen Pharmaka mit ebenfalls hoher Eiweißbindung (z.B. Marcumar®, bestimmte Kardiaka, Antihypertonika, Antidiabetika u.a.). Risiko insbesondere in der Einstellungsphase oder bei inkonstanter Dosierung (Schwankung des Plasmaspiegels).
Wichtig: In der antirheumatischen Langzeittherapie sind daher neben klinischer Überwachung auch laborchemische Kontrollen erforderlich (Leber, Niere, Blutbild). (Weitere Einzelheiten s. Kap. 1, 2.2.2.1, bezüglich Interaktionen mit anderen Arzneimitteln Tab. 9 im Tabellenanhang.)

a) *Salizylate* (z.B. Aspirin®, Colfarit®, Delgesic®, Benortan®, Fluniget®) gehören zu den ältesten Analgetika/Antirheumatika und weisen gleichzeitig die geringste Gefährdung durch Nebenwirkungen auf. Jedem anderen medikamentösen Vorgehen sollte daher insbesondere in den Stadien geringer Entzündungsaktivität ein genügend langer (2–4 Wochen) Versuch einer Monotherapie mit Salizylaten in ausreichender *Dosierung* (3–4 g über den Tag verteilt mit den Mahlzeiten) vorausgehen. Salizylate sind aufgrund ihres antiphlogistischen wie auch ihres analgetischen Effektes häufig in der Lage, die Symptome der Gelenkentzündung vollständig zu unterdrücken. *Nebenwirkungen:* s.o. Die individuell unterschiedliche obere Toleranzgrenze gegenüber Salizylaten wird durch Ohrenklingen angezeigt, das nach Reduktion der Dosis rasch reversibel ist.

b) *Pyrazolidine:* Phenylbutazon (z.B. Butazolidin®, Ranoroc®, Tomanol®) oder Oxyphenbutazon (Tanderil®) sind die klassischen Substanzen dieser Stoffgruppe. Sie haben analgetische, antiphlogistische und leicht urikosurische Eigenschaften. Durchschnittliche *Dosierung:* 200–600 mg über den Tag verteilt mit den Mahlzeiten. Diese Substanzen sind neuerdings einer sehr engen Indikationsstellung vorbehalten: Morbus Bechterew bei hoher klinischer und serologischer Entzündungsaktivität; evtl. RA bei hoher klinischer Aktivität und bei Versagen anderer NSAR. Eine zeitlich begrenzte Behandlungsdauer (etwa 10 Tage) sollte beachtet werden. *Nebenwirkungen:* s.o. Hier insbesondere: Regelmäßige Blutbildkontrollen sind erforderlich. Tendenz zur Salz-Wasserretention; urikosurische Wirkung beachten. *Wichtig:* Interaktion mit verschiedenen Arzneimitteln (s. Tab. 9, Tabellenanhang), besonders mit Cumarinderivaten. Bei entsprechend behandelten Patienten muß die Prothrombinzeit häufig kontrolliert, die Cumarindosis angepaßt werden (s. Kap. 7, 5.3). – Zu dieser Substanzgruppe gehören auch die vorwiegend in den letzten Jahren eingeführten Präparate Eumotol®, Prolixan®, Solurol® u.a., die z.T. den strengen Indikationsstellungen der Muttersubstanz nicht unterliegen.

c) *Arylessigsäure-Derivate* (z.B. Amuno®, Imbaral®, Rantudil®, Rengasil®, Tolectin®, Voltaren®): Die klassische Substanz dieser Stoffgruppe ist das Indometacin (Amuno®), das eine entzündungshemmende und ausgeprägte analgetische Komponente besitzt. Seine Wirksamkeit erscheint bei den degenerativen Gelenkerkrankungen und der Gicht besser als bei der RA. *Dosierung:* 50–200 mg über den Tag verteilt mit den Mahlzeiten. *Nebenwirkungen:* s.o. Bei gastrointestinalen Störungen oder Ulkusneigung erweisen sich Suppositorien gelegentlich als besser verträglich. – Die übrigen o.g. Weiterentwicklungen innerhalb dieser Stoffgruppe unterscheiden sich untereinander hinsichtlich Verträglichkeit und Wirksamkeit; eine gute antiphlogistisch/analgetische Wirkung ist für alle benannten Präparate nachgewiesen.

d) *Arylpropionsäure-Derivate* (z.B. Alrheumun®, Brufen®, Feprona®, Froben®, Opturem®, Orudis®, Proxen®, Naprosyn® u.a.): Die klassische Substanz dieser Stoffgruppen ist das Brufen®, das wegen guter Verträglichkeit und Wirksamkeit insbesondere im angelsächsischen Bereich eine breite Anwendung findet. Dosierung bei Einzelsubstanzen unterschiedlich (s. jeweilige Herstellerempfehlung). – Die o.g. Präparate sind vorwiegend erst in den vergangenen Jahren auf dem deutschen Markt eingeführt worden, sie scheinen insgesamt eine gute Verträglichkeit aufzuweisen. Nebenwirkungen und Interaktionen: s.o.

e) *Anthranilsäure-Derivate* (z.B. Actol®, Arlef®, Parkemed®, Ponalar®, Tolectin®): Auch diese Präparate sind erst in den letzten Jahren auf dem deutschen Markt eingeführt worden. Analgetische und antiphlogistische Wirksamkeit waren die Voraussetzungen für ihre Einführung. Ihre Wirksamkeit und Verträglichkeit in der Langzeitbehandlung rheumatischer Erkrankungen wird sich im einzelnen noch erweisen müssen. Allgemeine Vorsichtsmaßnahmen bei Langzeittherapie: Blutbildkontrollen, Magenverträglichkeitsprüfung.

f) *Oxicame* (Felden®, Tilcotil®): Es handelt sich um eine neuartige Substanzgruppe, die sich von den übrigen NSAR sowohl in der Serum-Halbwertszeit (länger als 40 Stunden) wie auch in ihrer Wirkungsweise hinsichtlich ihres Angriffsortes im Entzündungsprozeß zu unterscheiden scheint. Aufgrund der Halbwertszeit gewöhnlich nur einmalige Gabe täglich erforderlich. Eine Gefahr der Kumulation von toxischen Serumspiegeln bei Funktionseinschränkung der Ausscheidungsorgane scheint nach neueren Beobachtungen nicht zu bestehen. Neigung zu Salz-Wasserretention.

g) *„Weitere Antirheumatika":* Abgesehen von weiteren Einzelpräparaten der o.g. Substanzgruppen befindet sich mit Lederfen® ein weiteres Präparat auf dem deutschen Markt, das sich biochemisch den aufgeführten Stoffklassen nicht zuordnen läßt. Auch hierfür ist die analgetisch/antiphlogistische Wirksamkeit nachgewiesen, seine Stellung in der Langzeitbehandlung muß sich noch erweisen.

Ein neuartiges Therapiekonzept stellt Peroxinorm® dar, das bei lokaler Applikation in den entzündlichen Bereich (auch i.a.) die bei der Entzündungsreaktion freigesetzten und für ihren biologischen Ablauf bedeutsamen O_2-Radikale neutralisiert.

Ein ähnliches Wirkprinzip (verminderte Bildung von O_2-Radikalen) gilt für Vitamin E (z. B. Spondyvit®). Ob zur wirksamen antirheumatischen Therapie ausreichend Wirkstoffkonzentration durch orale Applikation an das Zielgewebe gebracht werden kann, bleibt weiteren Untersuchungen vorbehalten.

h) *Topische Antirheumatika:* Eine Reihe o. a. NSAR steht in topischer Applikationsform zur Verfügung (z. B. Diclofenac, Ibuprofen, Indometacin, Salizylate u. a.), aber auch z. B. Etofenamat. Ihnen wird über direkte Penetration ein lokaler Therapieeffekt zugeschrieben. Häufig beeinflussen die Trägersubstanzen als Vehikel die Penetration durch die Haut oder über Verursachung zusätzlicher Reizfaktoren (alkoholische Lösung, Hyperämie) den postulierten Effekt der NSAR.

Antirheumatika „zweiter Wahl"

Substanzen mit langsamem Wirkungseintritt (Wochen bis Monate) und langsamem Abbau eines in der Therapie erzielten Depots nach Beendigung der Therapie. Der eigentliche Wirkungsmodus bei der Behandlung der RA ist weitgehend unbekannt. Eine direkte analgetische oder antiphlogistische Sofortwirkung besteht nicht, eine Beeinflussung der Bindegewebsproliferation und eine direkte Beeinflussung der immunologischen Reaktionsabläufe werden diskutiert. Gegenüber den Antirheumatika „erster Wahl" muß ihnen somit bei der Behandlung des akuten Schmerz- und Entzündungssyndroms eine sekundäre Bedeutung zukommen, während insbesondere bei der Langzeitbetreuung ihnen häufig ein ausschlaggebender therapeutischer Effekt zuzusprechen ist.

a) *Goldsalze* (z. B. Aureotan®, Auro-Detoxin®, Tauredon®): In der Behandlung der RA kommt den Goldsalzen nach wie vor eine große Bedeutung zu. Insbesondere bei Gabe im Frühstadium des Krankheitsprozesses sind volle Remissionen zu beobachten. Ihre Wirkungsweise ist ungeklärt, jedoch führt ihre kumulative Ablagerung im Gewebe zu einer Reduktion entzündlicher Veränderungen. Da es unter ihrer Anwendung relativ häufig zum Auftreten toxischer Nebenwirkungen kommt, sollten Goldsalze nur gegeben werden, wenn die oben aufgeführten therapeutischen Möglichkeiten zu keiner Besserung des klinischen Bildes führten oder nicht vertragen werden. Eine Bedingung für die Durchführung einer Goldtherapie ist die Möglichkeit zu strenger klinischer und laborchemischer Überwachung der Patienten!
Dosierung: Diese richtet sich nach dem unterschiedlichen Goldgehalt der verfügbaren Substanzen, sie sollte in Anlehnung an die Angaben der Beipackzettel erfolgen. Grundsätzlich: langsam einschleichend (am Beispiel Aureotan®), beginnend mit 10 mg i. m., in einwöchigen Abständen steigernd, maximal 100 mg einmal wöchentlich. Eventuelle Unverträglichkeitsreaktionen treten meist bereits nach den ersten Injektionen auf; ein therapeutischer Effekt ist frühestens nach einer Gesamtdosis von 400–800 mg zu erwarten. Gesamtdosis einer Goldkur: etwa 1–2 g metallisches Gold.

Anschließende Erhaltungsdosis von ca. 50 mg Gold einmal monatlich. *Nebenwirkungen:* Toxisch-allergische Effekte der Goldtherapie sind insbesondere an Haut (Dermatitis, in milden Fällen lediglich als Juckreiz), Schleimhäuten (Stomatitis) und Nieren (Nephritis mit Albuminurie, Erythrozyturie) zu beobachten. Diese Erscheinungen verschwinden meist spontan im Verlauf von einigen Wochen nach Absetzen der Therapie. Seltenere Veränderungen des Blutbildes (Thrombozytopenie, Granulozytopenie, Panzytopenie) beruhen auf Schädigung des Knochenmarkes. Kontrollen von Blutbild und Urinstatus sind zunächst in einwöchigen, später in drei- bis vierwöchigen Abständen durchzuführen. – Im Falle von schweren Nebenwirkungen einer Goldbehandlung ist die Gabe von Kortikosteroiden oder D-Penicillamin (Metalcaptase®, Trolovol®) indiziert. – Neuerdings neben parenteraler Goldtherapie auch orale Verabreichung möglich (Ridaura®, 2–3 Tbl./Tag). Wirkung evtl. etwas weniger nachhaltig als parenteral, Nebenwirkungen (vorwiegend Exanthem und durchfallartige Stuhlentleerungen) demgegenüber weniger dramatisch.

b) *Antimalariamittel:* Chloroquin (Resochin®) und Hydroxychloroquin (Plaquenil®) wird von verschiedenen Autoren ein dämpfender Einfluß auf das Krankheitsgeschehen zugeschrieben, der Wirkungseintritt ist jedoch erst nach mehrwöchiger Behandlung zu erwarten. Diese Mittel sollten daher vorwiegend in Kombination mit anderer Medikation bei Langzeittherapie zur Anwendung kommen. *Dosierung:* 200–400 mg/Tag mit den Mahlzeiten. *Nebenwirkungen:* Relativ häufig Magenunverträglichkeit, Kopfschmerz, Sehstörungen. Letztere können Ausdruck einer reversiblen Korneaveränderung sein. Gelegentlich jedoch irreversible Retinaschädigung. Daher: Augenärztliche Überwachung bei Dauermedikation alle 3 Monate!

c) *D-Penicillamin* (z. B. Metalcaptase®, Trolovol®): Der Wirkungsmechanismus dieser Substanz ist nur ungenügend bekannt. Sie ist in der Lage, Makroglobuline zu spalten, eine kollagenolytische Aktivität wurde nachgewiesen, eine Hemmung zellulärer Immunreaktionen wird diskutiert. D-Penicillamin sollte im Hinblick auf die genannten Wirkprinzipien insbesondere bei Sonderformen der RA mit hohem RF-Titer zur Anwendung kommen (Hyperviskositätssyndrom, Vaskulitis, Neuritis). *Dosierung:* langsam einschleichend, beginnend mit 150 mg/Tag. Dauerbehandlung bei 450–900 mg/Tag. Die toxischen Nebenwirkungen entsprechen in Häufigkeit und Art etwa denen der Goldtherapie (s.o.). Regelmäßige Kontrolle von Blutbild und Urinstatus ist erforderlich!

d) *Salazosulfapyridin* (Azulfidine RA®): Dieser bei entzündlichen Darmerkrankungen seit langem bewährten Substanz wird nach neueren Untersuchungen ebenfalls eine Beeinflussung des Krankheitsverlaufs der RA zugeschrieben, wobei auch hier der Wirkungseintritt erst nach mehrmonatiger Gabe zu erwarten ist. Es besteht kein direkter analgetischer Effekt. Der

Wirkungsmechanismus im Krankheitsgeschehen ist im wesentlichen unbekannt. *Dosierung:* In wöchentlichen Stufen ansteigende Dosierung von anfangs 2 bis schließlich 3×2 Tbl./Tag. *Nebenwirkungen:* Gelegentlich Allergie, Cholestase, selten Auswirkungen auf die Blutbildung. Regelmäßige Kontrolluntersuchungen von Blutbild und alkalischer Phosphatase erforderlich.

Kortikosteroide

Wegen ihres oft dramatischen Einflusses auf das klinische Beschwerdebild werden Kortikosteroide häufig gegeben. Ihr Wirkungsmodus im Krankheitsprozeß der RA ist im einzelnen nicht bekannt, eine entzündungshemmende Komponente kann ihnen zugeschrieben werden. Beeinflussungen immunologischer Reaktionen sind nachgewiesen. Insgesamt haben Kortikosteroide auf den Verlauf der RA nur einen symptomatischen Einfluß. Unter Berücksichtigung der chronischen Persistenz der Krankheit und der daraus resultierenden Notwendigkeit zur Dauertherapie muß im Hinblick auf die *Nebenwirkungen von Kortikosteroiden* (s. Kap. 3) vor einer Behandlung der RA mit cortisonhaltigen Präparaten dringend gewarnt werden! Ausnahmen sollten streng indiziert sein: Kontraindikation für oder Versagen der oben genannten Medikation; temporäre Überbrückung eines hochakuten Schubes der RA; systemische Komplikationen (z.B. Vaskulitis). Auch in diesen Fällen sollte versucht werden, mit einer Stoßtherapie auszukommen (beginnend mit 40–60 mg/Tag, rasch abfallend auf 5–2,5 mg/Tag Prednisolon oder äquivalente Dosen anderer Kortikosteroide, s. Kap. 3). Bei der Behandlung Cortison-bedürftiger Krankheitsbilder des rheumatischen Formenkreises kann ggf. zur Einsparung der Cortisondosis eine *Kombinationsbehandlung* mit angepaßten Dosierungen oben aufgezählter Antirheumatika angezeigt sein. Keine fixen Kombinationspräparate!

Statt der peroralen Kortikosteroidmedikation hat sich auch die Gabe von synthetischen ACTH-Präparaten bewährt (z.B. Synacthen®, zu Beginn 1 mg täglich i.m., abfallende Intervalldosierung nach Abklingen der Beschwerden). Vorteil: Iatrogene Nebennierenrindenatrophie und die Nebenwirkungen einer Steroidmedikation werden vermindert. Nachteil: Die Höhe der effektiv wirksamen Kortikoiddosis bleibt unbekannt; Beeinflussung des Cortisol-Regelkreises auf der Ebene der Hypophyse!

Die *lokale Kortikosteroidinjektion* (peri- und intraartikulär), wasserlöslich oder als Kristallsuspension (z.B. Solu-Decortin®, Scherisolon®, Volon® A), kann bei akutem Befall einzelner Gelenke zu rascher subjektiver Besserung führen, die Nebenwirkungen systemischer Cortisonbehandlung können dabei vermindert, jedoch nicht aufgehoben werden. Auch die lokale Applikation von Kortikosteroiden kann jedoch nicht als Möglichkeit einer Dauerbehandlung angesehen werden. Indiziert erscheint sie allenfalls bei der Behandlung von akuten mono- oder oligoartikulären Formen, insbesondere bei extraartikulärem Befall (Bursitis, Tendovaginitis). *Mittlere Dosierung:* Je nach Größe des Gelenkes 10–40 mg Prednisolon oder Äquivalent. Auf strengste Asepsis ist zu achten. Bei Belastung eines häufig mit Kortikosteroiden lokal injizierten Gelenks, insbesondere nach Druckbelastung durch das Körpergewicht, wird ein verstärktes Auftreten von Osteoarthrose beschrieben.

Immunsuppressiva
Im Hinblick auf die möglichen *Nebenwirkungen* von Zytostatika (Knochenmarkdepression, Schädigung von Leber, Niere bzw. Magen-Darmtrakt, Sterilität, fragliche Förderung von Tumorwachstum) sollten diese Substanzen nur bei strengster Indikationsstellung angewandt werden: Anhaltend akuter, anderweitig therapieresistenter, maligner Krankheitsverlauf. Positive Behandlungserfolge liegen insbesondere vor für Alkylantien (Endoxan®, Leukeran®), aber auch für Antimetaboliten (Imurek®, Methotrexat). Die Wirkung dieser Substanzen dürfte auf einem immunsuppressiven und auch auf einem antiphlogistischen Effekt beruhen. *Dosierung:* Endoxan® 1–3 mg/kg/Tag per os; Leukeran® 2–8 mg/Tag per os; Imurek® 1,5–2 mg/kg/Tag per os; Methotrexat 10–15 mg/Woche, aufgeteilt auf zwei aufeinanderfolgende Tage. – Eine strenge klinische und laborchemische Überwachung der so behandelten Patienten (insbesondere Differentialblutbild) ist dringend erforderlich!

Immunmodulatoren
Unter der Annahme einer Fehlregulation des Immun- und/oder des Entzündungssystems als ursächlicher Anteil in der Pathophysiologie mehrerer entzündlicher rheumatischer Erkrankungen kommen Substanzen mit gezielter regulativer Beeinflussung dieser Systeme zum Einsatz. Ermutigende Berichte liegen vor für *Cyclosporin A* (Sandimmun®) und Thymonox®. Rekombinantes γ-Interferon wurde zur Behandlung der RA zugelassen. Der klinische Einsatz dieser Präparate bei den rheumatischen Erkrankungen steht jedoch noch in einem eher experimentellen Stadium.
In besonderen Verlaufsformen spezieller rheumatischer Erkrankungen (rheumatoide Arthritis, systemischer Lupus erythematodes, vaskulitische Verlaufsformen, z.B. auch bei Hyperviskositätssyndromen) hat sich gelegentlich eine *Plasmapheresebehandlung* als therapeutisch wirksam erwiesen.

2.1.3.4 Chirurgische Maßnahmen
Diese können sowohl präventiv als auch therapeutisch korrigierend ausgerichtet sein.
a) *Gelenkpunktion:* Gelenkergüsse, die nicht innerhalb von wenigen Tagen spontan resorbiert werden, sollten wegen ihres Gehaltes an proteolytischen Enzymen und auch aus diagnostischen Gründen abpunktiert werden (Syn-

ovia-Analyse in der Differentialdiagnose s. Tab. 3). Punktion unter strengster Asepsis (großflächige Hautdesinfektion, ggf. Rasur, Verwendung von Einmalspritzen). Bei korrekter Technik Lokalanästhesie nicht erforderlich. Vollständige Abpunktion des Ergusses. Anschließend kann ein Kortikosteroid oder Peroxinorm® intraartikulär injiziert werden (s. o.). *Kontraindikation:* Infektiöse Arthritis, Infektion in Gelenknähe, Blutgerinnungsstörung. Die *Nachbehandlung* richtet sich nach der Intensität des Gelenkbefalls, die Punktion selbst erfordert keine Ruhigstellung. Der Patient ist jedoch vor einer Überlastung des „gebessert" erscheinenden Gelenks zu warnen.

b) Bei aktiver und therapieresistenter Verlaufsform ist bei Befall vorwiegend großer Gelenke eine *Synovektomie* zu erwägen (alternativ chemisch [z. B. Varicocid® intraartikulär], radiologisch [z. B. Yttrium intraartikulär] oder operativ). Diese kann in der Frühphase indiziert sein, um einer Knorpelschädigung vorzubeugen; sie kann ebenso in der Spätphase durch Entfernung des massiv proliferierten Gewebes zur weitgehenden Wiederherstellung der Gelenkfunktion führen. Gelegentlich wird eine generelle Besserung des Krankheitsverlaufs nach Synovektomie aus einem akut befallenen Gelenk beobachtet. Bei bereits eingetretenen Gelenkdeformationen können sowohl die *Arthroplastik* als auch die *Osteotomie* oder die *Arthrodese,* desgleichen auch endoprothetischer Gelenkersatz, eine orthopädisch indizierte Haltungs- und Funktionskorrektur darstellen. Außerdem können diese Maßnahmen wesentlich zu einer Minderung der Schmerzen beitragen.

2.1.4 Sonderformen der rheumatoiden Arthritis
2.1.4.1 Juvenile rheumatoide Arthritis (Morbus Still)

Die klinischen Symptome dieser vorwiegend vor der Pubertät beginnenden Form sind denen der RA beim Erwachsenen ähnlich. Es sind häufiger die großen Gelenke, aber auch die HWS befallen, die morphologischen Veränderungen der Synovialis zeigen gewisse Unterschiedlichkeiten; es kommt bei der juvenilen Form praktisch nie zum Auftreten von IgM-Rheumafaktoren im Serum. Ein zusätzliches Vorliegen von Splenomegalie und Lymphadenopathie ist häufig zu beobachten, gelegentlich auch eine Perikarditis und Pleuritis. Als Spätfolge häufig eine Fusion von Wirbelkörpern, insbesondere im Bereich der HWS.

Die *Behandlung* entspricht im wesentlichen den bei der RA angegebenen Maßnahmen bei altersentsprechender Dosierung der Pharmakotherapie (s. ds. Kap., 2.1.3). Die Wirksamkeit von Goldsalzen wird jedoch weniger positiv beurteilt, Immunsuppressiva sollten wegen der Gefahr, eine Keimschädigung und/oder Sterilität zu verursachen, hier nur bei strengster Indikationsstellung zum Einsatz kommen. Da die Krankheit in bezug auf den akut entzündlichen Prozeß relativ häufig zu spontaner Remission führt, ist, auch im Hinblick auf die bessere Allgemeinverträglichkeit in dieser Altersgruppe, die überbrückende Kortikosteroidtherapie gegebenenfalls indiziert. Die hierbei zu beob-

Tabelle 3: Synovia-Analyse in der Differentialdiagnose der Arthritis

	Aussehen	Viskosität	Leukozyten (N/mm³)	% Granulozyten	diagnostisch
Normal	klar	hoch	500	30	
Rheumatoide Arthritis	gelbl.-grünl. trüb	niedrig	15000	60–80	„Rhagozyten"
Lupus erythematodes	gelblich trüb	hoch (leicht red.)	5000	15	
Infektiöse Arthritis	gelb-grün stark trüb	niedrig	>30000	70–90	Keimnachweis
Rheumatisches Fieber	gelb klar bis trüb	niedrig	10000	50–60	
Arthrose	gelb klar	hoch	1000	25	
Gicht	weißlich	niedrig	10000	60	Harnsäurekristalle
Trauma	blutig trüb	hoch	1500	30	viele Erythrozyten

achtende Wachstumshemmung wird meist nach Absetzen der Steroide rasch kompensiert. Besonderes Augenmerk ist auf orthopädische Maßnahmen (Lagerung, Schienung) zur Verminderung von Gelenkdeformationen zu richten.

2.1.4.2 Felty-Syndrom

Es handelt sich um eine klassische RA mit der zusätzlichen Symptomatik eines Hypersplenismus auf der Basis einer Splenomegalie. Außerdem (histologisch unspezifisch) Lymphknotenschwellung. Der Kausalzusammenhang ist unbekannt. Zusätzlich zu der Behandlung der RA (s. o.) ist gegebenenfalls aus hämatologischer Indikation die Splenektomie notwendig (s. Kap. 16).

2.1.4.3 Spondylarthritis ankylopoetica (Morbus Bechterew-Marie-Strümpell)
2.1.4.3.1 Klinik

Eine chronisch-progressive Erkrankung vorwiegend der kleinen Gelenke der Wirbelsäule, häufig in den Iliosakralgelenken beginnend, die überwiegend jüngere Männer befällt. Die anfänglich entzündlichen Veränderungen des intra- und periartikulären Gewebes ähneln dem morphologischen Bild bei der RA. Folge des entzündlichen Prozesses ist die Kalzifizierung und somit Brückenbildung und Versteifung der Wirbelsäule sowie der Kostovertebralgelenke. Gelegentlich aktive polyarthritische Beteiligung peripherer Gelenke. Die Ursache der Erkrankung ist unbekannt.

Diagnostische Hinweise: Chronische Rückenschmerzen bei jüngeren Männern, insbesondere ohne körperliche Belastung auftretend (frühmorgendlicher Kreuzschmerz mit Durchschlafstörungen), mit und ohne periphere Arthritis (häufig Oligoarthritis) sollten immer an eine Spondylarthritis denken lassen. In etwa 10–20% der Fälle Auftreten einer Uveitis. *Röntgenologisch* lassen sich frühzeitig Veränderungen im Bereich der Iliosakralgelenke nachweisen. *Laborchemisch* häufig stark erhöhte BSG, übliche unspezifischserologische Veränderungen, gelegentlich erhöhte γ-Globulin-Fraktion; Rheumafaktoren negativ. Bei über 90% der Patienten mit Spondylarthritis positiver Nachweis des Gewebsantigens HLA B 27 (Vorkommen in der nicht-erkrankten Bevölkerung ca. 10%).

2.1.4.3.2 Therapie

a) *Allgemeine Maßnahmen:* Die Behandlung hat sich zu richten auf die Hemmung der entzündlichen Veränderungen und Dämpfung des Schmerzempfindens, das häufig durch reflektorische Muskelspasmen verstärkt ist, auf die Vermeidung einer WS-Versteifung bzw. kontrollierte Versteifung in orthopädisch günstiger Position und die Vermeidung einer Versteifung der Kostovertebralgelenke. Konsequente Kombination aus Chemo- und Physikotherapie. Der *physikalischen Therapie* kommt, insbesondere in Form von aktiven und passiven Bewegungsübungen („Bechterew-Gymnastik"), ein wesentlicher Einfluß auf die Verminderung von Spätschäden (Versteifung) zu. Ständige kontrollierte krankengymnastische Behandlung, geeignete sportliche Betätigung (z.B. Schwimmen) und Atemgymnastik. Insbesondere beim Vorliegen von Muskelverspannungen zusätzlich Wärmeapplikation und Massage.

b) *Pharmakotherapie: Salizylate* sollten wie bei der RA versucht werden. Sie sind jedoch meist nur in hohen Dosen wirksam mit entsprechend stärkeren Nebenwirkungen. *Phenylbutazon* (Butazolidin®) oder *Oxyphenbutazon* (Mischpräparat Tomanol®) kombinieren einen entzündungshemmenden und analgetischen Effekt (200–400 mg/Tag), sie sind Mittel erster Wahl. *Indometacin* (Amuno®) scheint hier eine größere Wirksamkeit zu haben als bei der RA (50–200 mg/Tag, höhere Dosen gegebenenfalls als zusätzliche Supp.). *Goldsalze* und *Azulfidine RA*® werden insbesondere bei Mitbeteiligung peripherer Gelenke mit z.T. gutem therapeutischem Effekt gegeben. (Näheres s. Goldbehandlung der RA). *Kortikosteroide* sollten lediglich bei dem seltenen gleichzeitigen Auftreten einer Iridozyklitis gegeben werden. – Bei der Pharmakotherapie ist nicht nur eine Linderung des Schmerzempfindens, sondern insbesondere eine Normalisierung der serologischen Entzündungszeichen anzustreben.

c) *Chirurgische Maßnahmen:* In fortgeschrittenen Fällen und nach Abklingen akut-entzündlicher serologischer Veränderungen ist bei hochgradiger Kyphose gelegentlich die Osteotomie der Wirbelsäule als Aufrichtungsoperation indiziert.

2.2 Lupus erythematodes disseminatus (LED)

2.2.1 Ätiopathogenese

Eine generalisierte Erkrankung unbekannter Genese (eine virale Ätiologie wird diskutiert, eine [primäre oder sekundäre?] Regulationsstörung des Immunsystems ist jedoch auch hier nachweisbar), die in relativer Häufung bei jungen Frauen auftritt. Das pathologische Geschehen läßt sich nach dem Nachweis schädigungstüchtiger Reaktionsträger als Ausdruck einer Immunopathie erklären: Bei praktisch allen Patienten lassen sich antinukleäre Faktoren im Serum nachweisen, krankheitsspezifischer sind AK gegen native ds-DNS. Sie können sich mit ihrem Antigen zu Komplexen binden. Solche Komplexe können sich primär im Gefäßbett (Intima) niederschlagen. Durch Bindung und Aktivierung von Komplement entstehen entzündliche Reaktionen in Form von vaskulitischen Veränderungen vorwiegend im Kapillargebiet (Niere, Pleura, Perikard, Gelenke, Haut u.a.).

2.2.2 Klinik

Leitsymptome und -befunde: Der klinische Verdacht auf LED besteht insbesondere bei chronisch-rezidivierenden Arthralgien, für die andere Ursachen nicht gefunden werden, bei rezidivierenden Fieberschüben ohne nachweisbare Ursache, bei Pleuritis oder Perikarditis ungeklärter Genese, bei Hautexanthemen auf exponierten Partien (klassisch: „Schmetterlings-Exanthem"), insbesondere bei Zusammentreffen mit anderen genannten Symptomen. Es besteht Krankheitsgefühl und allgemeine Leistungsminderung. Für den klinischen Verlauf gelten keine festen Regeln. Einerseits kann ein hochakutes Geschehen innerhalb von Wochen letal enden, andererseits kann der Prozeß chronisch über viele Jahre verlaufen, schließlich können akute Schübe und spontane Remissionen einander abwechseln. Die Prognose wird entscheidend von dem Ausmaß der immunpathologisch bedingten Organmanifestationen (Nephropathie, ZNS, Karditis, Knochenmarkdepression u.a.) bestimmt. Während durch frühzeitige und ausreichende Gabe von

Kortikosteroiden, ggf. in Kombination mit Immunsuppressiva, das Entstehen der Nephropathie zumindest verzögert werden kann, ist eine bereits ausgebildete Organschädigung irreversibel. Im Spätstadium steht daher die Niereninsuffizienz mit ihren Folgen im Vordergrund der therapeutischen Überlegungen (s. Kap. 14, 6.1). *Diagnostische Hinweise:* Neben dem Zusammentreffen mehrerer genannter klinischer Symptome kann die Diagnose insbesondere serologisch gesichert werden: Nachweis von antinukleären Faktoren (ANF) im Serum (z. B. Immunfluoreszenz-Test, Anti-DNS-Antikörper-Radioimmunoassay), in hohem Titer, erniedrigte Komplement-Titer im Serum als Ausdruck des Komplementverbrauchs im zugrundeliegenden Immunprozeß, Nachweis von LE-Zellen im Blut. Ferner wird bei LED häufig gefunden: mäßige Anämie, Leukopenie (insbesondere Lymphopenie!) und Thrombozytopenie; Hypergammaglobulinämie; stark beschleunigte BSG. Bei Nierenbefall Proteinurie, Leukozyturie, Erythrozyturie. Mittels Immunfluoreszenz kann die Ablagerung von γ-Globulinen und Komplement subepidermal (Hautbiopsie) oder im Glomerulum (Nierenbiopsie) nachgewiesen werden.

2.2.3 Therapie
Allgemeine Maßnahmen
Streß, körperliche Anstrengungen sowie Sonnenbestrahlung (aber auch Schwangerschaft) sollen vermieden werden, da sie den Krankheitsprozeß aktivieren können. Übrige Maßnahmen allgemeiner Art richten sich nach den jeweils vorherrschenden Symptomen.

Pharmakotherapie
Bei geringen klinischen Symptomen (Myalgien, leichte arthritische Beschwerden) reichen *Salizylate* hochdosiert (z. B. Colfarit® 3−5 g/Tag) oder auch andere nicht-steroide Antirheumatika aus (s. RA). Auch *Antimalariamittel* (s. rheumatoide Arthritis) sollen bei Fällen mit mildem Verlauf einen positiven Einfluß auf das Beschwerdebild zeigen.
Im akuten Krankheitsverlauf, insbesondere bei Symptomen akuter Organbeteiligung (Niere, Perikard, Pleura, ZNS) sowie bei peripherer Vaskulitis, besteht für die hochdosierte Gabe von *Kortikosteroiden* (s. o.) eine vitale Indikation. Die Initialdosis liegt je nach Akuität der Krankheit bei 1−2 mg/kg Prednisolon/Tag bis zum Nachlassen der Aktivitätszeichen (z. B. Proteinurie). Die Steroiddosis wird in Anpassung an das klinische Bild dann konsequent reduziert. Eine Dauermedikation mit Kortikosteroiden in niedriger Dosierung (5−7,5 mg/Tag) ist bei dieser Erkrankung in vielen Fällen erforderlich.
Immunsuppressiva: Im Hinblick auf die diskutierten immunpathologischen Schädigungsmechanismen erscheint eine Anwendung von immunsuppressiv wirksamen Substanzen (Alkylantien: Cyclophosphamid = Endoxan®, Chlorambucil = Leukeran® u. a.; Antimetaboliten: z. B. Azathioprin = Imurek®) insbesondere in Kombination mit Kortikosteroiden sinnvoll. Die Steroiddosis kann hierbei häufig reduziert werden. Die Indikation für den Einsatz der Immunsuppressiva sollte streng gestellt werden: Versagen der konventionellen Therapie; Hinweis auf Befall mehrerer Organsysteme; Versagen von/oder

Kontraindikationen gegen hochdosierte Steroidbehandlung; Nephropathie mit Proteinurie. Bei immunsuppressiver Medikation, insbesondere bei Gabe des therapeutisch hochwirksamen Endoxan®, muß das Risiko einer solchen Behandlung im Hinblick auf die Hemmung auch der physiologischen Immunreaktivität bei schon bestehender krankheitsbedingter Knochenmarkdepression beachtet werden (s. Kap. 16). Konsequente Laborkontrolle dringend erforderlich!

2.3 Arteriitis nodosa
2.3.1 Ätiopathogenese
Die Ätiologie dieses Krankheitssyndroms ist unbekannt. Experimentell können immunologisch bedingte Gefäßschäden gleicher Charakteristik erzeugt werden. Eine Immunpathogenese im Sinne eines hyperergischen Mechanismus wird daher für die Arteriitis diskutiert, entsprechende Schädigungfaktoren konnten jedoch bisher nicht nachgewiesen werden. Der Erkrankung gehen jedoch gelegentlich Infektionen (z.B. Virus-Hepatitis, Tuberkulose), Seruminjektionen oder Arzneimittelbehandlungen (z.B. mit Sulfonamiden) voraus, vereinzelt kann das Bestehen anderer Erkrankungen nachgewiesen werden (Sarkoidose, Tumorleiden, Hepatitis), die jeweils als Auslöser einer Hyperergie in Frage kommen könnten.

2.3.2 Klinik
Die Erkrankung ist charakterisiert durch segmentale, entzündliche, nekrotisierende Veränderungen meist kleiner und mittlerer Arterien mit der Folge von Durchblutungsstörungen in den Versorgungsgebieten der betroffenen Gefäße mit entsprechend dramatischer Konsequenz, z.B. bei Befall der Koronarien (Infarkt) oder der Arteria ophthalmica (Erblindung). Bei der relativ häufig zu beobachtenden Beteiligung der Nierengefäße kann es zur Hypertonie mit deren Sekundärfolgen kommen. In der Kutis (insbesondere der unteren Extremitäten) Auftreten von hämatomartig verfärbten, druckschmerzhaften Indurationen unterschiedlicher Größe. Je nach Befall des Gefäßsystems (segmental oder systemisch) schwanken die subjektiven Beschwerden zwischen geringer Beeinträchtigung und starkem Verfall der körperlichen Kräfte. *Laborchemisch* häufig hohe BSG, Hypergammaglobulinämie, Rheumaserologie und antinukleäre Faktoren meist negativ. Gelegentlich Eosinophilie.

2.3.3 Therapie
Sorgfältige anamnestische Erhebung hinsichtlich evtl. kausal wirkender Allergene (z.B. Arzneimittel) und deren Ausschaltung sowie Suche nach möglichen Grunderkrankungen!
Die Erkrankung ist äußerst therapieresistent. Versuchsweise sollten hohe Dosen von Kortikosteroiden zur Anwendung kommen, initial mit 50–100 mg Prednisolon/Tag, später individuelle Erhaltungsdosis. Bei einem Ausbleiben klinischer Besserung innerhalb weniger Tage kann eine kurzdauernde weitere Erhöhung der Steroiddosis oder eine zusätzliche Gabe von Immunsuppressiva (Endoxan®, Imurek®) versucht werden (Dosierung s. ds. Kap., 2.1). Im fortgeschrittenen Stadium wird sich die Behandlung auf Sekundärphänomene richten müssen, die sich als Folge von Durchblutungsstörungen in den betroffenen Organen ausbilden.

2.4 Polymyalgia rheumatica
2.4.1 Ätiopathogenese
Dem klinischen Beschwerdebild (s. u.) liegt eine Arteriitis insbesondere der Gefäße vorwiegend mit Abgang vom Aortenbogen zugrunde, deren Ätiologie unbekannt ist.

2.4.2 Klinik
Ausgeprägte Schwäche und Schmerzzustände im Bereich der rumpfnahen Muskulatur (insbesondere Nacken- und Schultergürtelbereich, seltener auch Oberschenkelmuskulatur) mit stark schmerzhafter Einschränkung der aktiven Beweglichkeit in den Schultergelenken (passive Beweglichkeit frei!). Ausgeprägte klinische Allgemeinsymptomatik (Abgeschlagenheit, evtl. Fieber, Inappetenz, Gewichtsabnahme), ausgeprägte unspezifische serologische Entzündungszeichen (BSG, Erhöhung von α_2- und β-Fraktion in der Serum-Elektrophorese, häufig auch der γ-Globuline, Erniedrigung des Eisen- bei gleichzeitiger Erhöhung des Kupferspiegels im Serum). Keine spezifische Serologie, insbesondere Rheumaserologie und Autoantikörper meist negativ (Sonderform: *Arteriitis temporalis* = Riesenzell-Arteriitis). Die Erkrankung betrifft häufiger Frauen als Männer, bevorzugte Altersgruppe: ab dem 50. Lebensjahr.

2.4.3 Therapie
Wegen der möglichen Komplikationen im betroffenen Gefäßbereich (z. B. akute Erblindung, Infarkt) ist hochdosierte Cortisonmedikation indiziert (beginnend mit 60–90 mg Prednisolon-Äquivalent je nach klinischer und serologischer Aktivität). Bei Ausbleiben einer Besserung der klinischen Symptomatik innerhalb von 3 Tagen und der serologischen Veränderungen innerhalb von 1 Woche muß die Diagnose in Frage gestellt werden (Paraneoplasie?). Schrittweise Reduktion der Cortisondosis unter Kontrolle der serologischen Werte. Sollte deren Normalisierung nur mit Erhaltungsdosen von 20 mg Prednisolon oder mehr zu erreichen sein: zusätzliche Gabe von Zytostatika (insbesondere Endoxan®, 100 mg/Tag). Hierbei regelmäßige Kontrolle des Differentialblutbildes erforderlich *(Absolutzahl der Lymphozyten* nicht unter $400/mm^3$)!

2.5 Sklerodermie
2.5.1 Ätiopathogenese
Progressive Erkrankung unbekannter Ätiologie.

2.5.2 Klinik
Beginn häufig als Raynaudsches Phänomen. Die Krankheit ist charakterisiert durch fortschreitende Fibrosierung, Induration und Verdickung der kollagenen Anteile der Haut meist im Bereich von Gesicht und Extremitäten (Verlust der Mimik und Beweglichkeit). Befall der inneren Organe mit Nachlassen der Motilität von Ösophagus und Dünndarm, Fibrosierung von Lunge, Myokard und Nieren mit entsprechender klinischer Sekundärsymptomatik.

Sonderformen:
a) Die *MCTD* (synonym: mixed connective tissue disease; Kollagen-Mischerkrankung; *Sharp-Syndrom*) weist gewisse Charakteristika von unterschiedlichen rheumatischen Erkrankungen auf (rheumatoide Arthritis, systemischer Lupus erythematodes, Sklerodermie, Dermatomyositis, s.o.). Die Krankheit wird laborchemisch definiert durch einen hohen Titer antinukleärer Antikörper (granuliertes Färbemuster im Immunfluoreszenztest) und einen erhöhter Titer an Antikörpern gegen extrahierbares nukleäres Antigen (ENA). Die therapeutischen Maßnahmen richten sich nach dem klinischen Überwiegen der genannten einzelnen Kollagenosen (Therapiemöglichkeiten s. dort).
b) *CREST-Syndrom:* Es handelt sich möglicherweise nicht um eine Entität, sondern um eine besondere Verlaufsform der Sklerodermie. Die Diagnose beruht auf den klinischen Symptomen: Calcinosis in betroffenen Arealen, Raynaud-Symptomatik, Störung der ösophagealen Motilität, Sklerodaktylie, Telangiektasien. – Der klinische Verlauf entspricht mit Einschluß des Befalls innerer Organe dem der Sklerodermie. Die therapeutischen Maßnahmen haben sich dem klinischen Verlauf und den sich ergebenden sekundären Problemen anzupassen.

2.5.3 Therapie
Bisher keine überzeugende kausale Therapie. Versuchsweise werden folgende Maßnahmen durchgeführt:
a) *Pharmakotherapie:* Die Anwendung *gefäßerweiternder Substanzen* (z. B. Adalat®, Dilzem®, Dusodril®, Ronicol®, Trental® u.a.) und *kollagenolytisch* wirkender Pharmaka (D-Penicillamin: Metalcaptase®, Trolovol®) erscheint aufgrund der klinischen Symptome gerechtfertigt. Auch für *Reserpin, Gestagene und Aldosteronantagonisten* (Aldactone®) wurde ein positiver Einfluß auf das Krankheitsgeschehen beschrieben. Die Wirksamkeit von *Kortikosteroiden* und Immunsuppressiva ist sehr umstritten; sie sollten, insbesondere auch im Hinblick auf die Nebenwirkungen einer Langzeitbehandlung (s. Kap. 3), nur bei Gegenwart entzündlicher Begleitphänomene zur Anwendung kommen. – Bei häufig zu beobachtenden Arthralgien Einsatz von Antirheumatika „erster Wahl" (s. ds. Kap., 2.1.3.3).
b) *Physikalische Maßnahmen:* Diese haben die Erhaltung betroffener Funktionen zum Ziel, z. B. Atemgymnastik, Bewegungsübungen und Massagebehandlung der Extremitäten, insbesondere vorbeugende Maßnahmen gegen Kontrakturen. Sorgfältige lokale Pflege von Haut und Nägeln.
c) *Chirurgische Maßnahmen:* Diese werden in Form von zervikaler Sympathikusblockade und Sympathektomie zur Beeinflussung des Raynaud-Phänomens gelegentlich als erforderlich beschrieben. Ggf. operative Korrektur von Kontrakturen.

2.6 Polymyositis – Dermatomyositis
2.6.1 Ätiopathogenese
Die Ursache dieser Krankheit ist unbekannt, es bestehen Hinweise für eine Beteiligung zellulär-immunologischer Mechanismen, außerdem treten die Symptome als paraneoplastisches Syndrom bei malignen Prozessen auf.

2.6.2 Klinik

Befallen sind insbesondere die Muskulatur des Hüftgürtels und des Schulterbereichs mit Zeichen von Schwäche, Muskelschwund und gelegentlich Schmerz. Auffällige „marmorierte" Hautverfärbungen und Nagelfalzveränderungen sind typische Hautmanifestationen. Morphologisch sind entzündliche und degenerative Veränderungen in Haut und quergestreifter Muskulatur der befallenen Regionen nachzuweisen. Von diagnostischer Wichtigkeit sind: Schwäche und Schmerz der proximalen Muskulatur; kutane Veränderungen einschließlich regionaler Straffung der Haut, periorbitales Ödem und Erythem, Calcinosis der Haut, atrophische Plaques über Ellenbogen, Knien und Fingergelenken; verdächtige elektromyographische Befunde; entsprechende histologische Veränderungen (Biopsie!); Erhöhung der Muskelenzyme im Serum.

2.6.3 Therapie

a) *Allgemeine Maßnahmen:* Die physikalische Therapie ist ein wesentlicher Bestandteil der Behandlung. Während der akuten Erkrankung besteht sie vorwiegend in guter Lagerung zur Verhinderung von Kontrakturen, später in kontrollierten aktiven und passiven Bewegungsübungen. Demgegenüber kommt der Massage untergeordnete Bedeutung zu, im entzündlichen Stadium ist sie kontraindiziert. Zum Ausschluß eines paraneoplastischen Syndroms sollte zunächst nach dem Vorliegen eines Malignoms gefahndet werden. Nach dessen operativer Entfernung häufig spontane Remission der Myositis.

b) *Pharmakotherapie:* Die meisten Fälle reagieren gut auf *Kortikosteroide;* Initialdosis ca. 50 mg Prednisolon/Tag. Änderung der Dosierung nach oben oder unten in Abhängigkeit vom klinischen Verlauf. Ggf. Kombination mit *Immunsuppressiva* (Endoxan®, Methotrexat®, Imurek®: Dosierung s. ds. Kap., 2.1.3.3). Ein Ansprechen auf die Therapie kann dramatisch innerhalb weniger Tage erfolgen oder auch langsam über mehrere Wochen. Der Therapieerfolg und die Erhaltungsdosierung der Medikation kann an der Höhe der Muskelenzyme (CPK) objektiviert werden. – In therapeutisch resistenten oder hochaktiven Verlaufsformen Versuch mit Plasmapherese-Behandlung.

2.7 Sjögren-Syndrom

Chronische, normalerweise benigne Erkrankung, gekennzeichnet durch Arthralgien und unzureichende Sekretion aus Tränen- und Speicheldrüsen. Der sekretorischen Dysfunktion liegt eine entzündlich-degenerative Veränderung der Drüsen zugrunde, deren Ätiologie ungeklärt ist. Ein immunpathologischer Mechanismus wird diskutiert.

Die *Therapie* besteht meist nur in symptomatischen Maßnahmen (Augentropfen, z.B. Methylzellulose = Gewazell®, Oculotect® u.a. zur Verhinderung einer Conjunctivitis sicca). Evtl. Gabe von Antiphlogistika (s. „Rheumatoide Arthritis", „Antirheumatika erster Wahl"). Die systematische Anwendung von Kortikosteroiden kann therapeutisch wirksam sein, ist aber in Abwägung von

Nebenwirkungen und dem gutartigen Verlauf des Krankheitsbildes meist nicht indiziert. *Kontraindikationen für Kortikoide:* Lokale Applikation bei infizierter Kornea oder Kornealgeschwüren. – Bei einem größeren Teil dieser Patienten besteht zusätzlich eine rheumatoide Arthritis (entsprechende Behandlung s. dort).

3 Infektiöse Arthritis

3.1 Ätiopathogenese

Diese Arthritis ist Ausdruck einer lokalen bakteriellen Infektion, die meist hämatogen metastatisch oder traumatisch, weiterhin nach Gelenkpunktionen entstehen kann. Befallen sind im wesentlichen die großen Gelenke. Als häufigste Ursachen der hämatogenen infektiösen Arthritis sind Tuberkulose oder Gonokokken-Infektionen zu nennen, jedoch können (insbesondere bei traumatischen Infektarthritiden) auch eine Reihe weiterer pyogener Organismen wie Staphylokokken, Streptokokken, Pneumokokken, E. coli u. a. verantwortlich sein. Der Nachweis erfolgt durch Kultur des Gelenkpunktats. – Bei Patienten mit endoprothetischem Gelenkersatz wird häufig eine periphere Hautläsion (Ulcus cruris, Nagelbettvereiterung) an der gleichen, aber auch an der kontralateralen Extremität als „Eintrittspforte" für eine Protheseninfektion gesehen. – Zur *Differentialdiagnose* gegenüber Arthritiden und Gelenkergüssen anderer Genese s. Tabelle 1 und 3.

3.2 Klinik

Plötzlicher Beginn eines hochakuten, meist monoarthritischen Bildes (Schwellung, Rötung, Ergußbildung, ausgeprägter Spontan-Berührungs-Bewegungsschmerz). Fieber bis zu septischen Temperaturen. *Laborchemisch* je nach Akuität unspezifische Entzündungszeichen (BSG, Elektrophorese, Leukozytose) bei negativer Rheumaserologie.

3.3 Therapie

a) *Allgemeine Maßnahmen:* Immobilisierung der befallenen Gelenke in funktionell günstiger Position. Purulente Gelenkergüsse müssen wiederholt abpunktiert werden, wodurch einerseits eine subjektive Erleichterung geschaffen wird, insbesondere aber der destruktive Einfluß des enzymhaltigen purulenten Exsudats auf das Knorpelgewebe verhindert wird. Nach Rückgang der Entzündung intensive Bewegungstherapie zur Prophylaxe von Gelenkversteifung.

b) *Pharmakotherapie:* Entsprechend der bakteriellen Ursache der infektiösen Arthritis gezielte und konsequente antibiotische Therapie. Bis zum Erhalt des Antibiogramms muß das Antibiotikum entsprechend der klinischen Diagnose (Gonorrhö, Tbc, Osteomyelitis) gewählt werden (Präparate und Dosierung s. Kap. 5 und 23). Die jeweiligen Antibiotika sollten in hohen Dosierungen gegeben, jedoch nicht lokal injiziert werden. Ihr Wirkspiegel in der Synovialflüssigkeit entspricht dem im Blut.

c) *Chirurgische Therapie:* Kann eine eitrige Arthritis nach bis zu einwöchiger Chemotherapie nicht beeinflußt werden, so ist eine Gelenkspülung mit antibiotikahaltigen Lösungen, gegebenenfalls Anlage einer Drainage indiziert. Notfalls operative Revision.

4 Begleitarthritis

Definition: Es handelt sich um ein zumeist polyarthritisches Beschwerdebild, dem im Unterschied zu den in diesem Kap., 2, aufgeführten Arthritiden nicht eine Systemerkrankung zugrunde liegt. Die Begleitarthritis ist vielmehr Ausdruck einer allgemeinen hyperergischen Reaktion, für deren Ursache vielfach Infektionen unterschiedlicher Art, aber auch unterschiedlichste internistische Grunderkrankungen verantwortlich zu machen sind. Im Unterschied zu der eigentlichen infektiösen Arthritis (s. ds. Kap., 3) ist bei der Begleitarthritis ein Erreger im Gelenk selbst jedoch nicht nachzuweisen.

4.1 Akutes rheumatisches Fieber
4.1.1 Ätiopathogenese

Das rheumatische Fieber (RF) ist als Folgekrankheit einer Infektion mit β-hämolysierenden Streptokokken der Gruppe A anzusehen (z.B. nach Tonsillitis, aber auch ohne klinische Prodromi), die zeitlich dem RF etwa 2–3 Wochen vorausgegangen ist. Der Pathomechanismus ist im einzelnen nicht bekannt, das Vorliegen immunpathologischer Phänomene als Ausdruck einer Sensibilisierung gegen Streptokokken oder deren Produkte ist mit Sicherheit anzunehmen. Es handelt sich um eine generalisierte Erkrankung, die Schädigungen betreffen vorwiegend die Gelenke, die Herzklappen (s. Kap. 10), die Nieren (s. Kap. 14) und das ZNS. Zum Zeitpunkt des akuten RF sind Streptokokken selbst zumeist nicht mehr nachweisbar.

4.1.2 Klinik

Betroffen sind vorwiegend Jugendliche oder junge Erwachsene. Das klinische Bild imponiert durch akut einsetzende, wandernde Polyarthritis, zumeist der großen Gelenke, Fieber bis zu 40 °C. Über den Gelenken ist die Hauttemperatur erhöht, Ergußbildung ist häufig nachweisbar. In schweren Fällen zusätzlich Zeichen einer Karditis, Erythema marginatum sowie gelegentlich subkutane Knötchen, Proteinurie. Chronische Veränderungen mit Destruktionen an den Gelenkflächen sind selten. *Diagnostische Hinweise:* Die Diagnose gilt als gesichert, wenn neben den entsprechenden klinischen Symptomen ein stark erhöhter Antistreptolysin-O-Titer nachgewiesen wird, insbesondere ein Titeranstieg in der Frühphase der Erkrankung. Serologisch weiterhin unspezifische Entzündungszeichen (erhöhte BSG, Leukozytose, entsprechende Veränderungen in der Elektrophorese). – Das RF hat früher wegen seiner Häufigkeit und klinischen Dramatik das Bild der Rheumatologie geprägt, es ist heute in unseren Breiten zu einem ausgesprochen seltenen Krankheitsbild geworden.

4.1.3 Therapie
Da das eigentliche Infektgeschehen bereits abgelaufen ist, richtet sich die Behandlung kausal auf zwei unterschiedliche Ziele: Behandlung des RF einerseits, prophylaktische Behandlung zur Verhinderung einer Reinfektion andererseits.

4.1.3.1 Allgemeine Maßnahmen
Strenge Bettruhe insbesondere bei Fieber und/oder Herzbeteiligung bis zum Abklingen aller entzündlichen Erscheinungen von seiten der Gelenke und des Herzens sowie bis zur weitgehenden Normalisierung der BSG. Außer während des akut-entzündlichen Stadiums aktive und passive Bewegungsübungen der befallenen Gelenke im Rahmen schmerzfreier Beweglichkeit.

4.1.3.2 Pharmakotherapie
Analgetisch-antiphlogistische Therapie
a) *Salizylate* (z. B. Aspirin®, Colfarit®, Salizell® u. a.): Das vorrangige therapeutische Ziel von Salizylaten bei akutem RF ist die Reduktion des Fiebers sowie der entzündlichen Gelenkveränderungen. Salizylate sollten in der höchsten tolerierten Dosis oral gegeben werden, einschleichend mit 1 g alle 1–2 Stunden bis zur Toleranzgrenze (Ohrenklingen). Diese kann bei Erwachsenen bei einer Dosierung von 8–10 g/Tag liegen, die dann in Einzeldosen von 1 g über den Tag verteilt gegeben wird. Ausreichende Blutspiegel werden bei 4–6stündlicher Gabe erreicht. Unter dieser Maximaltherapie sollte innerhalb von 48–72 Stunden eine deutliche bis völlige Remission der Gelenkmanifestation (nicht einer ggf. gleichzeitig vorliegenden Karditis) aufgetreten sein. Bei Ausbleiben eines therapeutischen Effektes ist die Diagnose eines RF in Frage zu stellen. Salizylate sollten in niedriger Dosierung (3 g/Tag) auch nach Fortfall arthritischer Beschwerden bis zur Normalisierung der serologischen Werte weitergegeben werden.
Nebenwirkungen: Diese sind insbesondere bei Gabe höherer Dosierung vielfältig (s. „Rheumatoide Arthritis" und Kap. 1, 2.2.2.1), jedoch nach Reduktion der Dosis meist rasch reversibel. Die Toleranz gegenüber Salizylaten ist individuell unterschiedlich. Vorsicht bei Nieren- und Leberschaden! Bei leichteren Fällen mit schlechter Verträglichkeit von Salizylaten können *Pyrazolone* (Butazolidin®), *Indometacin* (Amuno®) o. ä. (s. a. Kap. 1, 2.2.2.1) versuchsweise zur Anwendung kommen.
b) *Kortikosteroide:* Sie können bei akuten Fällen, insbesondere bei Patienten mit schwerer Perikarditis und Myokarditis, lebensrettend sein. Sie sollten bei Vorliegen einer Herzbeteiligung gegeben werden, auch wenn die Ausbildung von Herzklappenfehlern durch Kortikosteroide offensichtlich nicht verhindert wird (s. Kap. 10). Die Dosierung richtet sich nach dem klinischen Bild, in der Regel initial 40–60 mg Prednisolon/Tag für 10–14 Tage. Eine

möglichst rasche, schrittweise Reduktion der Dosis sollte angestrebt werden; bei klinischer Reaktivierung erneut Erhöhung der Kortikoiddosis oder zusätzlich Versuch mit Salizylaten in hoher Dosierung (s. a. Kap. 3).

Antibakterielle Therapie und Langzeitprophylaxe
Da während der *akuten* Phase die Persistenz einer floriden Streptokokkeninfektion nicht immer sicher auszuschließen ist, antibiotische Radikaleliminierung: Penicillin G (z. B. Megacillin®, Hydracillin®, Pen G Grünenthal®), 5 Mio. IE/Tag über 10 Tage (Dosierung bei Endokarditis und Myokarditis s. Kap. 10, 5.4 und 6). Alternativpräparat bei Penicillinallergie (s. a. Kap. 5, 3.8) Erythromycin (z. B. Erycinum®) 4×250 mg/Tag für 10 Tage. *Rezidivprophylaxe:* Da das RF als Hypersensitivitätssyndrom gegenüber Streptokokken aufgefaßt werden muß, deren Spätfolgen (Karditis, Klappenfehler, Nephritis) gefürchtet werden, ist eine Verhütung von Neuinfektion das Ziel der prophylaktischen Therapie, insbesondere bei Patienten, die zu Rezidiven neigen: Sorgfältige Herdsanierung (Tonsillektomie, Operation chronisch-entzündlicher Nebenhöhlenprozesse unter Penicillinschutz). Prophylaktische Penicillin-Dauertherapie oral mit einem säurestabilen Präparat (z. B. Baycillin®) 1 Mio IE/Tag oder parenteral mit Benzathinpenicillin (z. B. Tardocillin® 1200) 1 Amp. i. m. alle 4 Wochen. Der langjährigen Rezidivprophylaxe wird eine entscheidende Verbesserung der Prognose zugeschrieben, insbesondere, weil Rezidive zu verstärkter Gefährdung der Organbeteiligung (Herz, Niere) zu führen scheinen.

4.2 Begleitarthritis bei Infektgeschehen
4.2.1 Klinik

Hyperergien mit dem klinischen Symptom von Arthralgien oder auch manifesten, jedoch zumeist flüchtigen polyarthritischen Erscheinungen treten im Verlauf einer Vielzahl von Infektionserkrankungen auf, insbesondere bei Virusinfektionen (Röteln, Mumps, infektiöse Mononukleose, Virushepatitis, Grippeviren u. a.), aber auch z. B. bei Shigellen, Brucellen, Salmonellen, Yersinien, Borrelien („Lyme-Arthritis") u. a. Befallen sind vorwiegend die großen Gelenke, Spätschäden sind nicht zu erwarten.
Diagnostische Hinweise: Obgleich eine Begleitarthritis bei Infektgeschehen insgesamt ein häufiges Bild darstellt, ist die Diagnosestellung schwer; Ausschluß anderer Ursachen, Hinweis auf das Vorliegen eines Infektes, Fehlen von Skelettveränderungen, Neigung zu spontaner Remission. Häufig wird diesen Patienten die Diagnose „seronegative RA" gegeben. Im Hinblick auf die therapeutischen Konsequenzen sollte diese Diagnose mit großer Zurückhaltung gestellt werden. Eine Langzeitbeobachtung der klinischen und serologischen Werte alle 3–4 Monate erscheint indiziert.

4.2.2 Therapie

a) *Symptomatische Medikation:* Insbesondere Salizylate, gegebenenfalls Antirheumatika erster Wahl (s. ds. Kap., 2.1), in der Dosierung vom jeweiligen Beschwerdebild abhängig.

b) *Herdsanierung:* Während bei den Arthritiden der Kollagenosen (s. ds. Kap., 2) einem Fokalgeschehen keine kausale Bedeutung zukommt, sollte bei der Annahme einer Begleitarthritis nach einem Fokus (HNO, Zähne, aber auch Urogenital- und Gastrointestinaltrakt) gesucht werden. Eine Fokalsanierung ist in diesem Syndrom häufig von einer Remission der Arthralgien und Myalgien gefolgt.

4.3 Sonstige Begleitarthritiden

Eine Vielzahl nicht-infektiöser Ursachen kann als begleitendes Symptom polyarthritische Beschwerden verursachen. Dies gilt insbesondere für alle Arten allergischer Reaktionen einschließlich Arzneimittelallergien, aber auch für Tumoren und für eine Reihe seltener metabolischer und endokriner Erkrankungen mit Auswirkungen insbesondere auf das Skelettsystem (Gicht, Kalzinose, Ochronose, Akromegalie, Hyperparathyreoidismus), ebenso bei M. Whipple, Amyloidose, M. Crohn und Colitis ulcerosa.

4.3.1 Therapie

Behandlung der Grundkrankheit soweit möglich, ggf. symptomatische Maßnahmen (insbesondere Salizylate und Indometacin sowie andere Antirheumatika erster Wahl, s. ds. Kap., 2).

5 Reiter-Syndrom

5.1 Ätiopathogenese

Die Ursache ist unbekannt. Ein infektiöses Geschehen wird diskutiert. Eine genetische Prädisposition ist wahrscheinlich (hohe Assoziation mit dem Gewebsantigen HLA B 27).

5.2 Klinik

Es handelt sich klinisch um eine Trias aus akut-entzündlicher Polyarthritis (zumeist Befall der großen Gelenke), Urethritis und Konjunktivitis, gelegentlich Veränderungen an Haut und Schleimhäuten. Die Erkrankung befällt vorwiegend Männer, sie führt gewöhnlich nach einer Dauer von ein bis mehreren Monaten zu voller Remission, meist ohne Hinterlassung von Schäden am Skelettsystem; Neigung zu Rezidiven aus voller Gesundheit. – Die serologischen Veränderungen sind nicht krankheitsspezifisch: Unspezifische, zum Teil ausgeprägte Entzündungszeichen (Erhöhung der BSG, Neigung zu hypochromer Anämie, mäßige Leukozytose, positives CRP). Die gesamte Rheumaserologie ist negativ. Eine diagnostische Abgrenzung gegenüber der Gonokokkenarthritis und Urethritis ist durch Abstrich (Direktpräparat und Kultur) erforderlich.

5.3 Therapie

Im Hinblick auf die Tendenz zur spontanen Remission sollte das therapeutische Vorgehen, im Unterschied zu den chronischen Arthritiden, vorwiegend in einer symptomatisch überbrückenden Behandlung von Schmerz und Entzündung liegen. Versuch mit *Salizylaten* (z. B. Colfarit® 3−5 g/Tag). Die Gabe von *Phenylbutazon* (z. B. Butazolidin®, Tomanol® 300−400 mg/Tag) oder *Indometacin* (Amuno® täglich 75−100 mg) führt häufig zu raschem Abklingen (innerhalb von 2−3 Tagen) der klinischen Symptomatik. Die Medikation sollte dann, dem jeweiligen Beschwerdebild entsprechend, reduziert werden. − Da bei einigen Fällen von Reiter-Syndrom Mykoplasmen aus Gelenkerguß oder Urethralsekret isoliert werden konnten, erscheint eine zusätzliche Behandlung mit *Tetracyclin* (1−1,5 g/Tag über den Tag verteilt für etwa 10 Tage) gerechtfertigt. Die Behandlung sollte bei Rezidiven oder dem anamnestischen Verdacht auf Übertragung durch Geschlechtsverkehr ggf. auch auf den Partner ausgedehnt werden. Bei therapieresistentem Verlauf Stoßtherapie mit Kortikosteroiden.

6 Amyloidose

6.1 Äthiopathogenese

Es handelt sich um die Ablagerung einer in ihrer Struktur und Herkunft nicht endgültig identifizierten Substanz in den unterschiedlichsten Geweben und Organsystemen. Neben der (vermutlich genetisch prädisponierten) „primären Amyloidose" findet sich die „*sekundäre Amyloidose*" bei einer Vielzahl von Erkrankungen mit chronisch-entzündlichem Verlauf. Hierzu gehören aus dem rheumatischen Formenkreis die *rheumatoide Arthritis* (insbesondere die juvenile Verlaufsform) und die *Spondylarthritis ankylopoetica* (gehäuftes Auftreten jedoch auch bei M. Crohn, chronischen Infektionen wie Lepra und Osteomyelitis, M. Waldenström u. a.).

6.2 Klinik

Die klinische Manifestation ist vielfältig, die Diagnose von Amyloidablagerungen wird häufig erst bei der Autopsie gestellt (Kongorot-Färbung). Organmanifestationen mit klinischer Bedeutung finden sich bei der „sekundären A." in Niere und Gastrointestinaltrakt, bei der „primären A." häufig zusätzlich Herzbeteiligung. Die Ausbildung einer „sekundären A." setzt zumeist einen vieljährigen (7−15 Jahre) chronisch-entzündlichen Reiz voraus (bei der juvenilen RA gelegentlich schon nach 3jährigem Krankheitsverlauf). Das Vorliegen einer A. sollte ausgeschlossen werden bei folgenden klinischen Syndromen:
a) Patienten mit RA, Lepra, langzeitiger Osteomyelitis oder anderen chronischen Infekterkrankungen, die eine Hepato-Splenomegalie und/oder Proteinurie entwickeln;
b) Patienten mit multiplem Myelom, insbesondere bei Bence-Jones-Proteinurie;
c) Patienten mit Polyneuropathie bzw. myogenem Herzversagen unklarer Ätiologie;
d) Patienten mit unklaren multisystemischen Erkrankungen.

6.3 Therapie

Therapeutische Maßnahmen mit dem Ziel einer Verminderung von bereits im Gewebe abgelagertem Amyloid sind nicht bekannt. Bei Fällen mit „sekundärer A." kann eine konsequente Sanierung des chronischen Infekts oder Entzündungsgeschehens die Progredienz der Amyloidablagerung aufhalten.

7 Arthrosis deformans

7.1 Ätiopathogenese

Es handelt sich grundsätzlich um nicht-entzündliche Veränderungen der Gelenke durch „Abnutzung" von Knorpelgewebe und Neubildung von Knochen an den Gelenkflächen und -rändern. Diese Veränderungen können in sämtlichen großen und kleinen Gelenken vorliegen. Die vielfach vorgenommene Unterteilung zwischen den bisher beschriebenen „entzündlichen" und der Arthrose als „nicht-entzündlicher" Gelenkerkrankung erscheint jedoch eher als willkürlich, da auch bei dem klinisch relevanten Bild der Arthrose (neben Fehlstellungen) entzündliche Folgereaktionen einer mechanischen Störung des arthrotisch veränderten Gelenks im Vordergrund stehen. Die degenerativen Gelenkerkrankungen können Folge eines *primären* Umbauprozesses sein, dessen Ursachen im einzelnen nicht bekannt sind. Zum anderen kann es sich um den Ausdruck *sekundärer* Veränderungen handeln. Hierbei kommen in erster Linie Fehlhaltungen, Überlastung durch Übergewicht oder berufliche Disposition, Traumen, abgelaufene Entzündungen, Stoffwechselerkrankungen u. a. als auslösende Faktoren in Frage.
Im Hinblick auf die Behandlung ist diese Unterteilung von untergeordneter Bedeutung. Eine Wiederherstellung untergegangener Knorpel- und Knochenstruktur ist nicht möglich. Bei sekundären Arthrosen kann gegebenenfalls durch Behandlung der Ursache ein Fortschreiten der Veränderungen unterbrochen werden.

7.2 Klinik

Die Beschwerden sind je nach befallenem Gelenk mannigfaltig. Bewegungseinschränkung und Schmerz stehen im Vordergrund. Bei letzterem kann es sich um einen lokalen Gelenkschmerz, aber auch um einen Muskel- oder Nervenschmerz handeln als Ausdruck eines reflektorischen Spasmus oder einer Reizung am Nervenaustrittspunkt (degenerative Veränderungen der Wirbelsäule). Die Intensität der Beschwerden steht mit dem Ausdruck der Gelenkveränderungen nicht immer in direkter Relation.
Diagnostische Hinweise: Klinisch Einschränkung der Beweglichkeit, diese ist bei Fehlen entzündlicher Begleiterscheinungen nur in den Endgraden schmerzhaft. Palpatorisch ist über den befallenen Gelenken bei passiver Bewegung Reiben nachweisbar. Typische Veränderungen an den Fingern: Heberdensche Knötchen an den distalen Interphalangealgelenken als Zeichen lokaler Hyperostosen. Röntgenologisch typische Verschmälerung des Gelenkspaltes als Zeichen von Knorpelschwund, Hyperostosen an den Gelenkkanten, gelegentlich „Geröllzysten" unterhalb der Gelenkflächen, im Spätstadium Fusion des Gelenks. Sonderform: Polyarthrose, bei der Frau häufig in den Jahren um die Menopause auftretend, vorwiegend mit Befall der kleinen Fingergelenke (distale Interphalangealgelenke = Heberden-Arthrose; proximale Interphalangealgelenke = Bouchard-Arthrose), aber auch in den großen Gelenken.

7.3 Therapie

Die Therapie zielt einerseits auf die Verminderung des Schmerzes, zum anderen auf Verbesserung oder Wiederherstellung der Gelenkfunktion.
a) *Allgemeine und physikalische Maßnahmen:* Sie sind ein wesentlicher Bestandteil der Behandlung degenerativer Gelenkerkrankungen. Hierzu gehören *orthopädische Maßnahmen* zur Beseitigung von Fehlhaltung. Entla-

stung von tragenden Gelenken durch Benützung eines Stockes, Reduktion des Körpergewichts bei Übergewichtigkeit. *Lokale Wärmeanwendung* und aktive und *passive* Bewegungsübungen tragen zur Erhaltung oder Wiederherstellung der Beweglichkeit in den Gelenken bei, beseitigen oder verhindern Muskelspasmen und unterstützen oder erübrigen die Pharmakotherapie.

b) *Pharmakotherapie: Salizylate* (Aspirin®, Colfarit®, Salizell®) sind Analgetika mit leichter antiphlogistischer Komponente, häufig in einer Dosierung von 2–3 g/Tag wirksam. *Indometacin* (Amuno®, 3×25 mg/Tag, höhere Dosierungen evtl. als Supp.) erscheint hier wirksamer als bei der RA.

Andere „Antirheumatika erster Wahl" können in Fällen mit begleitenden Entzündungsvorgängen versucht werden (Dosierung und Einzelheiten s. ds. Kap., 2.1.3.3). Häufig werden durch diese vorwiegend analgetisch wirkenden Medikamente auch sekundäre Muskelspasmen gelöst, ggf. können zusätzlich *Muskelrelaxantien* gegeben werden (z.B. Paraflex® spezial, Valium®, Muskel Trancopal®, Sirdalud® u.a.). Günstige Beeinflussung der Myogelosen auch durch Felden®. Eine systemische *Kortikosteroid*-Medikation sollte vermieden werden, dagegen kann gelegentlich eine *lokale intraartikuläre Steroidinjektion,* insbesondere beim Vorliegen lokaler Begleitentzündungen, indiziert sein (Einzelheiten s. ds. Kap., 2.1.3). Sie sollten jedoch nicht häufig wiederholt werden.

Die externe Anwendung von „Antirheumatika" (z.B. Rheumon®, Voltaren-Emulgel®) oder von lokal hyperämisierenden Präparaten (z.B. Analgit®, Dolorgiet®, Finalgon®, Rheumasan®, Rubriment®, Salhumin® u.v.a.) hat gerade bei den vielfältigen extraartikulären Symptomen bei Arthrose (z.B. Myogelosen, Tendinosen) ihre Bedeutung.

c) *Chirurgische Maßnahmen:* Bei jüngeren Patienten, insbesondere bei angeborener oder erworbener Fehlstellung, *Umstellungsosteotomie,* womit die Beweglichkeit des befallenen Gelenkes sowie die physiologische Belastung auch der übrigen Gelenke wiederhergestellt wird. In Fällen schwerster Gelenkveränderungen kann der Einsatz einer *Arthroplastik* (Endoprothese) durchgeführt werden. Ein derartiger Eingriff ist insbesondere bei solchen Gelenken indiziert, deren Funktionsausfall zur Aufhebung der selbständigen Fortbewegung führt (Knie, Hüfte). Mit dem Eingriff sollte jedoch so lange wie möglich gewartet werden, da einerseits das physiologische Knochenwachstum abgeschlossen sein muß, andererseits eine dauernde Festigkeit des Gelenkersatzes nicht sicher gewährleistet ist. Besteht keine Möglichkeit zum Gelenkersatz, so kann die *Arthrodese* (Gelenkversteifung) *in orthopädisch günstiger* Position zur Beseitigung des Schmerzes und zur Reaktivierung des Patienten führen.

8 Arthritis psoriatica

8.1 Ätiopathogenese
Die Ursache der Arthritis bei Psoriasis ist unbekannt. Sie ist eine seltene Komplikation bei Patienten mit Psoriasis vulgaris (weniger als 5%).

8.2 Klinik
Entzündliche Polyarthritis mit Schwellung und Erwärmung der befallenen Gelenke und mäßigen bis ausgeprägten, jedoch unspezifischen entzündlichen Veränderungen im Serum (erhöhte BSG, positives CRP, Leukozytose, gesamte Rheumaserologie negativ). Häufig symmetrischer Befall der kleinen Gelenke, jedoch auch der Großgelenke, mit frühzeitigen und ausgeprägten Skelettdestruktionen einhergehend. Die Intensität der arthritischen Beschwerden steht nicht in direkter Relation zu dem Ausmaß der Haut- und Nagelveränderungen.

8.3 Therapie
Versuchsweises Vorgehen wie bei der RA (s. ds. Kap., 2.1.3). Jedoch ist die Gabe von Goldsalzen wegen häufig die Haut betreffender allergischer Nebenwirkungen mit Zurückhaltung einzusetzen, die Wirksamkeit von Steroiden ist zweifelhaft. Gute therapeutische Erfolge werden nach Gabe von Methotrexat® erzielt (alternativ ca. 5 mg/Tag oder ca. 15 mg 1×/Woche). Beginn dieser Therapie nur unter stationären Bedingungen ratsam. *Nebenwirkungen:* Insbesondere Blutbildveränderungen und gastrointestinale Störungen. Bei Dauerbehandlung regelmäßige Blutbildkontrollen!

9 Arthritis urica (s. Kap. 21)

10 Osteoporose

Definition: Defizit an Knochenmasse im Vergleich zur alters- und geschlechtsentsprechenden Norm.

10.1 Ätiopathogenese
Einem klinisch gleichartigen Bild liegen sehr unterschiedliche pathophysiologische Ursachen zugrunde:
a) *generalisierte Osteoporose:*
   I „primär" (idiopathisch juvenil und adult, postmenopausal – Typ I; senile Osteoporose – Typ II)
   II „sekundär" (endokrin; iatrogen/medikamentös; myelogen/onkologisch; Inaktivität/Immobilisation; hereditäre Bindegewebserkrankungen; im Rahmen renaler und intestinaler Erkrankungen)

b) *lokalisierte Osteoporose:*
nur sekundäre Formen bekannt (Immobilisation/Schienung/Parese; neurovaskuläre Störung: M. Sudeck; rheumatische Erkrankungen mit gelenknaher Osteoporose; Malignome mit osteoklastischen Metastasen)

10.2 Klinik

Leitsymptome und -befunde: Die Osteoporose imponiert als Krankheitsbild zumeist in der Spätphase durch Schmerzen wechselnder Intensität und Lokalisation mit Bevorzugung der Wirbelsäule, Frakturen von Wirbelkörpern, Rippen oder Extremitätenknochen „spontan" oder nach inadäquatem Trauma.
Diagnostische Hinweise: Die *laborchemische* Diagnose ist unergiebig, nur gelegentlich Abweichungen der mit dem Knochenstoffwechsel zusammenhängenden Parameter im Serum oder Urin (Kalzium, Phosphor, alkalische Phosphatase, Hydroxyprolin-Ausscheidung). – *Röntgenologisch* vermehrte Strahlentransparenz der Knochen; „Rahmenstruktur" der Wirbelkörper; Ausbildung von Keil- und Plattenwirbeln; periphere Frakturen. Moderne Messung der Knochenstruktur mittels *Osteodensitometrie.* – In der *Histologie* (Knochenbiopsie erforderlich) rarefizierte Spongiosabälkchen oder Vermehrung von Osteoid.

10.3 Therapie

Die *physikalische Therapie* der Osteoporose ist ein grundlegender Bestandteil der Gesamtbehandlung. Gezielte Krankengymnastik im Trockenen und im temperierten Wasser, Haltungsschulung, „weiche" Massagebehandlung, Wärme- und Elektrotherapie können zu einer ausreichenden Schmerzbefreiung führen und wirken einer „Inaktivitätsosteoporose" entgegen.
Analgetika: Stehen Schmerz der Osteoporose oder sekundärer Tendomyopathien im Vordergrund des Beschwerdebildes, ist der Einsatz von milden Analgetika (z.B. Paracetamol bis 3 g über den Tag verteilt) oder in Kombination mit Myotonolytika (z.B. Muskeltrancopal comp.®) indiziert.
Knochenaufbau: Eine positive Beeinflussung der Knochenbilanz über Stimulation der Knochenformation durch Gabe von *Fluoriden* (z.B. Ossin® u.a., mittlere Tagesdosis bei 80 mg Fluorid/Tag). Bei zusätzlicher Gabe von Kalzium muß dieses zeitlich versetzt appliziert werden. Lediglich in der Applikationsform von Tridin® kann Kalzium und Fluorbestandteil zeitgleich gegeben werden.
Bei ausgeprägter Osteoporose, insbesondere in Zusammenhang mit heftigem Osteoporoseschmerz und nach osteoporotischer Fraktur, Behandlung mit *Kalzitonin* (Karil®) über Wochen bis Monate, 0,5–1 ml/Tag. *Nebenwirkungen:* Gelegentlich Übelkeit, Brechreiz, Flush, lokaler Schmerz an der Injektionsstelle (bei subkutaner Gabe).
Vitamin D: Verbesserung von Aufnahme und Einbau von Kalzium wird einer niedrig dosierten Zusatzbehandlung mit Vitamin D (z.B. Vigantoletten®) zugeschrieben.

Östrogene: Die häufig in den ersten Jahren nach der Menopause zu beobachtende Ausbildung einer Osteoporose kann erfolgreich durch Einsatz von Östrogenen verlangsamt werden. Eine therapeutische Wirkung bei Einsatz erst im klinisch manifesten Zustand der Osteoporose ist nicht belegt. – Wegen der möglichen Nebenwirkungen hierbei jedoch gynäkologische Fachberatung!

21 Störungen der Ernährung und des Stoffwechsels

(G. J. Kremer)

1	Adipositas 823	4.10	Therapie der Komplikationen und Folgekrankheiten des Diabetes mellitus 871
2	Chronische Unterernährung und Fehlernährung 826		
3	Anorexia nervosa 827	5	Gicht und Hyperurikämien . . 875
4	Diabetes mellitus 828	5.4	Therapie 876
4.3	Therapie 831	5.4.1	Asymptomatische Gicht ... 877
4.3.3	Beurteilung und Durchführung der Therapie 831	5.4.2	Akuter Gichtanfall 877
4.3.6	Diätbehandlung 834	5.4.3	Interkritische Phasen und chronische Gicht 878
4.4	Behandlung des Typ-I-Diabetes 837	5.4.4	Differentialtherapie 880
4.4.4	Intensivierte konventionelle Insulintherapie (ICT) und Insulinpumpenbehandlung . 846	5.5	Sekundäre Hyperurikämien und sekundäre Gicht 880
		6	Hyperlipoproteinämien 881
		6.4	Therapie 884
4.4.5	Konventionelle Insulintherapie 851	6.4.1	Diät 886
		6.4.2	Pharmakotherapie 889
4.4.10	Hypoglykämie 855	6.4.3	Behandlung der Hypercholesterinämien 894
4.5	Behandlung des Typ-II-Diabetes 856		
		6.4.4	Behandlung der Hypertriglyzeridämien 895
4.5.2	Orale Antidiabetika 857		
4.6	Coma diabeticum (Ketoazidotisches Koma) . . 862	6.4.5	Behandlung der Dyslipoproteinämie vom Typ III ... 897
4.7	Nicht-ketotisches hyperosmolares Koma 867	6.5	Symptomatische Hyperlipoproteinämien 897
4.8	Schwangerschaft und Diabetes 868	7	Hepatische Porphyrien 898
4.9	Diabetes bei chirurgischen Eingriffen 870	8	Organischer Hyperinsulinismus 900

Notfälle:
1. Coma diabeticum (s. ds. Kap., 4.6)
2. Nicht-ketotisches hyperosmolares Koma (s. ds. Kap. 4.7)
3. Hypoglykämisches Koma (s. ds. Kap., 4.4.10)
4. Akuter Gichtanfall (s. ds. Kap., 5.4.2)
5. Akuter Porphyrieanfall (s. ds. Kap., 7.2.3)

Abkürzungen: BE = Broteinheit, Big = Biguanide, BZ = Blutzucker, Chol = Cholesterin, CSII = kontinuierliche konventionelle Insulintherapie, D. m. = Diabetes mellitus, GT = Glukosetoleranz, HDL = Lipoproteine hoher Dichte, HLP = Hyperlipoproteinämie, ICT = intensivierte konventionelle Insulintherapie, IDL = Intermediär-Lipoprotein, KH = Kohlenhydrate, LDL = Lipoproteine niedriger Dichte, LP = Lipoproteine, NBZ = Nüchternblutzucker, PPBZ = postprandialer Blutzucker, SH = Sulfonylharnstoffderivate, TG = Triglyzeride, VLDL = Lipoproteine sehr niedriger Dichte.

1 Adipositas

1.1 Vorbemerkungen

Über die Norm erhöhtes Körpergewicht infolge vermehrten Fettansatzes wird als Adipositas bezeichnet. Für klinische Belange ist zur Festlegung des Sollgewichtes Erwachsener die Broca-Formel ausreichend (Körperlänge in cm minus 100 × kg = Sollgewicht). Ebenso nützlich ist der Körpermassenindex (= Body Mass Index, BMI), errechnet aus dem Quotient Körpergewicht in kg durch Körperlänge in m zum Quadrat (oberer Normalwert = 25): BMI = kg/m^2; Normalwerte s. Kap. 24, Tab. 2).

Als Idealgewicht ist jenes Körpergewicht definiert, das aufgrund von Langzeitbeobachtungen amerikanischer Lebensversicherungsgesellschaften mit der statistisch höchsten Lebenserwartung verbunden ist. Die klinische Relevanz des Idealgewichts wird zunehmend in Frage gestellt.

1.2 Ätiopathogenese

Fast immer ist die Adipositas durch Überernährung bedingt, also Folge einer gestörten Energiebilanz; sie tritt familiär gehäuft auf. In höchstens 3−5 % der Fälle lassen sich endokrine Erkrankungen (Hypothyreose, Hypogonadismus, Morbus Cushing) oder Hypothalamusschädigung mit Polyphagie als Ursache der Adipositas nachweisen.

1.3 Klinik

Nach dem Fettverteilungsmuster unterscheidet man die *zentrale* oder *androide Adipositas* mit Bevorzugung der Abdominalregion von der *peripheren* oder *gynoiden Adipositas* mit Bevorzugung der Hüft- und Oberschenkelregion. Das Verhältnis von Taillen- zu Hüftumfang in cm (Waist/Hip-Ratio = WHR) ist ein zuverlässiges Maß für diese beiden Fettverteilungsmuster; es beträgt beim Mann bis zu 1, bei der Frau bis zu 0,85; Werte darüber zeigen eine androide Adipositas an. Etwa 20 % der adipösen Frauen gehören dem androiden Typ an. Besonders die androide Adipositas ist in hohem Maße mit dem Auftreten von Typ-II-Diabetes, Hypertonie, kardiovaskulären Erkrankungen und anderen metabolischen Störungen (Gicht, HLP, Cholelithiasis), die gynoide Form mehr mit Arthrosen und Varikose assoziiert. Eine Adipositas gilt als behandlungsbedürftig, wenn ohne Vorliegen von sonstigen Risikofaktoren das Körpergewicht mehr als 20 % über der Broca-Norm liegt. Sind zusätzliche Risikofaktoren vorhanden, sollte Normalgewicht nach Broca angestrebt werden. *Differentialdiagnose:* Generalisierte Ödeme, Aszites, Gravidität.

1.4 Therapie
1.4.1 Diät

Für den Dauererfolg einer diätetischen Gewichtsreduktion müssen drei Voraussetzungen erfüllt sein:
a) Willen und Einsicht des Patienten und seiner Angehörigen hinsichtlich der Notwendigkeit seiner Gewichtsreduktion;
b) anhaltendes Engagement und Sachkunde des Arztes bezüglich anhaltender diätetischer Belehrung und Führung des Patienten;

c) Fähigkeiten und Phantasie des jeweiligen Kochs, abwechslungsreiche und schmackhafte Speisen mit niedrigem Kaloriengehalt zusammenzustellen.
Reduktionsdiäten mit insgesamt 600–1000 Kalorien/Tag führen zu stetiger Gewichtsreduktion bei voller Arbeitsfähigkeit des Übergewichtigen. Ein wöchentlicher Gewichtsverlust von 1–2 kg ist möglich. Reduktionskost sollte zu etwa 25 kcal% aus Eiweiß, zu 40 kcal% aus komplexen Kohlenhydraten und zu 35 kcal% aus Fett, möglichst in Form von ungesättigten Pflanzenfetten bestehen. Zucker in reiner Form, Süßwaren, Weißbrot, Nährmittel, gesüßte Speisen und alkoholische Getränke sollten weitgehend vermieden werden. Die erlaubten Tagesmengen sollten auf mindestens fünf Mahlzeiten verteilt werden. Die Art der Nahrung sollte man weitgehend an die individuellen Gewohnheiten und Geschmacksrichtungen anpassen. Körperliche Aktivität, Sport und Gymnastik sind wertvolle unterstützende Maßnahmen, wenngleich durch sie nur ein geringer Kalorienmehrverbrauch erzielt werden kann. Ständige Unterrichtung des Patienten in Ernährungsphysiologie und in der Handhabung von Kalorientabellen sind wichtige Voraussetzungen für den Therapieerfolg. Teilnahme an Selbsthilfegruppen! Wichtig für Langzeiterfolge ist die Motivation zu andauernder Änderung des Eßverhaltens (Verhaltenstherapie, Gruppentherapie, Selbsthilfegruppen).

1.4.2 Fastenkuren

Als Einleitung einer Reduktionsdiät können bei sonst gesunden Patienten auch drei- bis vierwöchige *totale Fastenkuren* unter stationären Bedingungen vorgeschaltet werden. Hierbei sind bei vollständiger Nahrungskarenz tägliche Gewichtsverluste von rund 0,4 kg zu erzielen. Bei totalem Fasten ist eine tägliche Flüssigkeitszufuhr von mindestens 2,5 l, bei heißem Wetter bis zu 5 l unumgänglich. Vitaminsubstitution, Kalium- und gelegentlich Eisengaben sind erforderlich. Wegen der stets auftretenden sekundären Hyperurikämie (s. ds. Kap., 5.5) ist zur Vermeidung von Uratkonkrementen in den harnableitenden Hohlräumen eine Allopurinoltherapie zu erwägen ab Werten über 12–14 mg/100 ml Harnsäure im Serum; bei bekannter Gichtdiathese schon prophylaktische Gabe bei Therapiebeginn (s. ds. Kap., 5.4.3). Nach der totalen Fastenkur muß die Therapie mit kalorienreduzierter Diät fortgesetzt werden. Allerdings sind Langzeitdauererfolge mit ca. 20% enttäuschend gering.

Kontraindikationen: Schwangerschaft, Kinder und Jugendliche vor Abschluß der Pubertät, Alter über 65 Jahre, insulinpflichtiger Diabetes mellitus, chronische und akute Nierenfunktionsstörungen, akute und chronische Lebererkrankungen (außer unkomplizierter Fettleber), konsumierende Erkrankungen, psychiatrische Erkrankungen.

Da bei totalem Fasten ein erheblicher Verlust von körpereigenem Eiweiß (ca. 1,2 kg in 4 Wochen) unvermeidlich ist, empfiehlt sich mehr das sog. *proteinsubstituierte modifizierte Fasten:* Hier werden täglich 30–50 g hochwertigen Pro-

teins (z. B. Eiklaralbumin) unter Zugabe von 20–50 g Kohlenhydraten substituiert, Gesamtkalorienmenge ca. 300–400/Tag. Dadurch wird der Gesamteiweißverlust in 4 Wochen auf ein Drittel des Verlustes bei totalem Fasten reduziert; ab der 3. Woche des Regimes ist die Stickstoffbilanz ausgeglichen, so daß diese Therapie auch über längere Zeit bei entsprechender Überwachung durchgeführt werden kann. Gewichtsverlust etwa 11–14 kg in 4 Wochen. Flüssigkeitszufuhr, Allopurinoltherapie und wöchentliche ärztliche und laborchemische Überwachung (Elektrolyte, Eisen, Säure-Basenhaushalt, Kreatinin, Harnsäure, Gesamteiweiß) sind notwendig (s. o.). Ambulante Durchführung bei sonst Gesunden ist möglich, oft unter Beibehaltung der Arbeitsfähigkeit. Anschließende kalorienreduzierte Mischkost mit 600–1000 Kalorien ist erforderlich. Fertigprodukte: Modifast®, Cambridge-Diät® und andere. Die Langzeitergebnisse sind angeblich besser als bei totalem Fasten. *Kontraindikationen* wie bei totalem Fasten.
Wichtig: Die wichtigste Kontraindikation jedweder Adipositastherapie stellt die fehlende Motivation dar.

1.4.3 Pharmakotherapie
Eine medikamentöse Behandlung der Fettsucht mit Appetitzüglern (Amphetamin-, Ephedrin-, Imidazolin-L-, Flenfluramin-Derivaten) ist meist entbehrlich und sollte wegen des Risikos der Nebenwirkungen nur ausnahmsweise und für kurze Zeit (3–4 Wochen) verwendet werden. Schilddrüsenhormone, Diuretika und Laxantien sind zur Erzielung eines Gewichtsverlusts kontraindiziert.

1.4.4 Operative Behandlung
Bei diätetisch nicht beherrschbarer Fettsucht (sog. morbide Fettsucht) wurden enterale Kurzschlußoperationen empfohlen, die über eine Malassimilation zur Gewichtsabnahme führen, heute aber aufgrund erheblicher Nebenwirkungen und Spätfolgen verlassen wurden. Weniger komplikationsträchtig sind Operationsverfahren, die eine Verkleinerung des Magens bei erhaltener Darmpassage zum Ziel haben (Gastroplastik, „vertical banding") oder eine Ausschaltung des größten Teils des Magens durch eine Bypass-Operation herbeiführen (Magen-Bypass). Über ein rasches Sättigungsgefühl soll die weitere Nahrungsaufnahme reduziert werden. Sorgfältige Patientenauswahl (Alter über 18 und unter 50 Jahren, psychische Stabilität, Fehlen von ernsten Begleiterkrankungen) sowie strenge Indikationsstellung sind erforderlich. Gewichtsverlust etwa 30%. Operationsletalität 3–5%. Intragastrale Ballontamponaden mittels endoskopisch applizierbarer und entfernbarer luft- oder wassergefüllter Ballons werden ebenfalls zur Erzielung eines raschen Sättigungsgefühls eingesetzt. Nicht zu unterschätzen sind dabei Nebenwirkungen und Komplikationen wie Erbrechen, erosive Gastritiden, Druckulzera, Refluxösophagitis, Aspirationsgefahr, Obstruktionsileus, Regurgitation des Ballons u. a. m.

2 Chronische Unterernährung und Fehlernährung

2.1 Ätiologie

Chronische Unterernährung wird im wesentlichen verursacht durch:
a) aufgezwungene Hungerzustände in Notzeiten;
b) Malabsorptions- und Maldigestionssyndrome;
c) stenosierende Prozesse an Ösophagus, Magen und oberem Verdauungstrakt, welche eine Nahrungsaufnahme behindern;
d) konsumierende Erkrankungen;
e) Anorexia nervosa (s. ds. Kap., 3).

2.2 Klinik

Im Extremfall führt eine chronische Mangelernährung zum Bild der *Hungerdystrophie:* starke Abmagerung, Atrophie von Haut, Muskulatur und parenchymatösen Organen, Maldigestion und Malabsorption, Anämie, Hypoproteinämie, Hypolipidämie, Hypoglykämie, Immunglobulinmangel, Hypotonie, Hypothermie, Bradykardie, endokrine Ausfälle, Polydipsie, Polyurie, Neigung zu Ödemen, Hypohidrosis, Hautpigmentierung und andere Zeichen der Hypo- und Avitaminosen, Infektanfälligkeit, Osteomalazie, Hirnatrophie, extremer körperlicher Erschöpfungszustand mit kompletter Leistungsunfähigkeit. Unterschreiten des Sollgewichtes um 50% wird meist nicht überlebt. Eine chronische kompensierte Hungerdystrophie (20−40% unter Sollgewicht) kann u.U. Jahre bestehen infolge metabolischer Anpassung.

2.3 Therapie

a) Zur Restitution der *Hungerdystrophie* muß die Wiederauffütterung mit aller Vorsicht und unter strenger Überwachung des Elektrolyt- und Wasserhaushalts unter stationären Bedingungen erfolgen. Man beginnt mit einer 800−1000-Kalorien-Diät, zunächst vornehmlich in Form von leicht resorbierbaren Kohlenhydraten und Proteinen. Ggf. ergänzende intravenöse Kalorienzufuhr. Zusätzliche Hormonsubstitutionen, Anabolika sowie Insulinapplikation sind kontraindiziert. Dann erfolgt allmählicher Übergang zur vollständigen enteralen Ernährung mit anfangs Haferschleim, Grieß, Magermilchgerichten, schließlich passierten Fleisch- und Gemüsegerichten und steigenden Fettzusätzen. Plasma- und Bluttransfusionen sind nur bei starker Anämie und bei erheblicher Hypoproteinämie indiziert. Mit steigendem Körpergewicht kann schrittweise der Aufbau zu normaler gemischter Kost erfolgen. Der Eiweißgehalt der Nahrung sollte zuletzt 1,5−2 g/kg Körpergewicht/Tag betragen.
b) Bei *leichteren Formen* der Unterernährung (20−25% Untergewicht), etwa nach schweren Erkrankungen, infolge qualitativ falscher Ernährung oder nach kurzfristiger Mangelernährung, genügt in der Regel eine hochkalorische, eiweißreiche (1,5−2 g/Tag), vitaminreiche Kost, welche in häufigen kleinen Portionen oral verabreicht wird; Gesamtkalorienzufuhr ca. 2800 bis 3000 Kalorien.

c) *Konstitutionell magere bzw. untergewichtige* Personen bedürfen nur dann einer kalorischen Mastkur, wenn das Untergewicht weniger als 80% des Normalgewichts beträgt oder wenn die körperliche Leistungsfähigkeit eingeschränkt ist.
d) Bei Unterernährung und Abmagerung infolge *konsumierender Erkrankungen* muß in erster Linie das Grundleiden behandelt werden; eiweißreiche hochkalorische Kost ist erforderlich; appetitanregende Maßnahmen (Nuran®, Tinctura amara und Wunschkost) können unterstützend wirken. Bei infausten Grundleiden ist meist kein nennenswerter Gewichtszuwachs zu erzielen. Bei Durchführung einer Polychemotherapie oder Radiotherapie sollte bei Untergewichtigen eine hochdosierte parenterale Kalorienzufuhr erfolgen (sog. Hyperalimentation; etwa 3000 Kalorien täglich).

3 Anorexia nervosa (sive mentalis)

Definition: Die Anorexia nervosa ist eine psychisch bedingte, aufgrund einer Eßverhaltensstörung durch Fasten und/oder Erbrechen willentlich herbeigeführte Unterernährung in verschieden starker Ausprägung, die bis zu extremer Abmagerung und Kachexie reichen und mit zahlreichen Störungen der Körperfunktionen wie bei unfreiwilligen Hungerzuständen einhergehen kann (s. ds. Kap., 2). Obstipation, Laxantienabusus, übermäßige körperliche Aktivität und Menstruationsstörungen bei weiblichen Patienten sind sehr häufige Begleiterscheinungen.

3.1 Klinik

Das Zusammentreffen von Appetitstörungen, extremer Abmagerung bis zu Kachexie, Menstruationsstörungen einschließlich Amenorrhö, Obstipation und Erbrechen ist typisch. In 90% sind junge Mädchen und Frauen zwischen 17 und 22 Jahren betroffen. Oft bestehen Hypokaliämie infolge Erbrechens und/oder Laxantienabusus, leichte Anämie, geringe Hypoproteinämie, Hypotonie und Hyposiderinämie. Episoden von Bulimie, d. h. unbezwingbare Eßsucht mit Aufnahme großer Nahrungsmengen, gefolgt von selbstinduziertem Erbrechen und/oder Abführmaßnahmen, können vorkommen. Im Gegensatz zu der durch aufgezwungenen Hunger bedingten Abmagerung und Unterernährung bleiben die körperliche und seelische Leistungsfähigkeit meist trotz erheblicher Abmagerung erstaunlich lange erhalten. Fehlender Leidensdruck ist charakteristisch.
Differentialdiagnostisch sind organische Ursachen der Unterernährung (s. ds. Kap., 2), Hypokaliämie anderer Genese, Hypophysenvorderlappeninsuffizienz, M. Addison und andere Endokrinopathien sowie Psychosen auszuschließen.

3.2 Therapie

Die Therapie muß *zweigleisig* erfolgen, indem zum einen der erhebliche Abmagerungszustand durch rein *somatische* Methoden der Wiederauffütterung beseitigt und zum anderen die zugrundeliegende seelische Störung durch entsprechende *Psychotherapie* angegangen wird.

3.2.1 Somatische Behandlung

In schweren Fällen ist zur Wiederaufütterung stationäre Behandlung erforderlich. Am besten verabfolgt man eine *hochkalorische Sondenkost* oder parenterale Ernährung. Gesamtkalorienzufuhr täglich 2500–3000 Kalorien. Durch diese Maßnahmen wird eine rasche Gewichtszunahme von 1,5–2 kg und mehr pro Woche erzielt. Gleichzeitige Gabe von Phenothiazinen in flüssiger Form durch die Sonde sind u. U. als unterstützende Maßnahmen erforderlich: 600 bis 1200 mg/Tag Promethazin (Atosil®) oder Promazin (Verophen®) oder Mepazin (Pacatal®), entweder einzeln oder in Kombination. Strenge Bettruhe ist anfangs erforderlich.

3.2.2 Psychotherapie

Hand in Hand mit der somatischen Therapie hat eine Psychotherapie zu erfolgen, am besten in einer psychotherapeutischen Abteilung und in enger Zusammenarbeit mit dem Internisten. Psychotherapie kommt in verschiedenen Formen zur Anwendung: überwiegend autoritär mit starkem moralischem Druck oder mehr gewährend und führend im Sinne einer Verhaltenstherapie oder gar in Form einer klassischen Analyse. Einbeziehung der Familie in den Therapieplan oder gar regelrechte Familientherapie sind oft erforderlich. Die Lehrmeinungen sind sehr unterschiedlich. In leichten Fällen genügt oft eine Entfernung aus dem häuslichen oder beruflichen Milieu, um eine Änderung des Eßverhaltens herbeizuführen.

3.3 Therapieerfolge

Alle Therapiebemühungen müssen grundsätzlich die mangelnde Kooperationsbereitschaft und fehlende Krankheitseinsicht der Kranken berücksichtigen. Prognose und Dauererfolge sind sehr unterschiedlich. Etwa ein Viertel der Patienten bleibt lebenslänglich mehr oder weniger abgemagert und zeigt exzentrische Verhaltensweisen. 7–10 % der Fälle enden letal, 10 % gehen in eine Schizophrenie über. In den übrigen Fällen ist bei konsequenter anhaltender psychotherapeutischer Betreuung eine mehr oder weniger vollständige körperliche und seelische Normalisierung zu erwarten.

4 Diabetes mellitus

Definition: Unter dem Begriff D. m. wird ein Syndrom zusammengefaßt, das durch eine chronische Hyperglykämie und deren Folgen bezüglich anderer Stoffwechselprozesse und Organschädigungen gekennzeichnet ist und ursächlich auf fehlende oder verminderte Insulinwirkungen zurückzuführen ist. Hinsichtlich Pathogenese, klinischer Erscheinungs- und Verlaufsformen sowie genetischer Basis handelt es sich nicht um ein einheitliches Krankheitsbild.

4.1 Vorbemerkungen
4.1.1 Einteilung
In Anlehnung an Empfehlungen der WHO 1985 läßt sich folgende Einteilung der Diabetesformen vornehmen:
I. Primärer oder „genetischer" D. m.
a) Typ I = insulinabhängiger D. m.; englisch IDDM
b) Typ II = insulinunabhängiger D. m.; englisch: NIDDM
  – Typ IIa ohne Adipositas
  – Typ IIb mit Adipositas
II. Sekundärer D. m. infolge von
a) Pankreaserkrankungen
b) endokrinen Erkrankungen
c) medikamentösen oder chemischen Einwirkungen
d) genetischen Syndromen
e) verschiedenen anderen Ursachen
III. Pathologische Glukosetoleranz
a) ohne Adipositas
b) mit Adipositas
c) bei anderen Erkrankungen und Syndromen
IV. Schwangerschaftsdiabetes
Wichtig: 85–90% aller Diabetiker sind Typ-II-Diabetiker. Diabetesprävalenz in Deutschland: ca. 0,2% Typ I, 3–4% Typ II. 99% aller Diabetesformen gehören zum primären Diabetes.

4.1.2 Pathogenese
Alle Diabetesformen beruhen auf einer mangelnden Insulinwirkung in den Zielorganen. Beim Typ I resultiert der Insulinmangel aus einer Zerstörung der B-Zellen infolge eines autoimmunpathologischen Entzündungsprozesses bei entsprechender genetischer Disposition (HLA-D3, HLA-D4) mit völligem Versagen der Insulinproduktion, sog. absoluter Insulinmangeldiabetes. Dieser Diabetes-Typ wird vornehmlich im Kindes-, Jugend- oder frühen Erwachsenenalter manifest. Beim Typ-II-Diabetes, der meist erst nach dem 40. Lebensjahr und im höheren Lebensalter auftritt, besteht ein Mißverhältnis zwischen der Insulinproduktionskapazität und Insulinsekretionsdynamik der B-Zellen einerseits und einem pathologisch gesteigerten Insulinbedarf der peripheren Zielorgane (Leber, Muskulatur, Fettgewebe) andererseits, welcher als *Insulinresistenz* bezeichnet wird, sog. relativer Insulinmangel. Diese pathogenetisch so wichtige Insulinresistenz ist offensichtlich auch genetisch bedingt und läßt sich am ehesten mit Defekten im Bereich der Insulinrezeptoren bzw. der Rezeptorkinase in Verbindung bringen; die alimentäre Adipositas spielt eine äußerst wichtige Rolle als Manifestationsfaktor. Wichtige Unterscheidungsmerkmale der beiden Typen s. Tab. 1.

Als MODY (*M*aturity *O*nset *D*iabetes of the *Y*oung) wird eine Sonderform des Typ II bezeichnet, der schon im Kindes- und Jugendalter auftritt, nicht primär insulinpflichtig ist, keine exogenen Manifestationsfaktoren und keine Immunphänomene aufweist und autosomal-dominant vererbt wird.

4.1.3 Pathologische Glukosetoleranz
Verminderte oder *pathologische Glukosetoleranz* (GT) nach oraler Glukosebelastung ersetzt die früheren Begriffe „subklinischer", „latenter" oder „chemischer" Diabetes. Es handelt sich dabei um keine sichere Vorstufe des manifesten D. m. Innerhalb von 10 Jahren entwickelt sich in 20–30% der Fälle ein manifester D. m., in anderen Fällen

Tabelle 1: Charakteristische Unterschiede zwischen den beiden Formen des primären Diabetes

	Typ I	Typ II
Manifestationsalter	Meist Kindheit	Meist mittleres Erwachsenenalter
Geschlechtsverhältnis	♂ = ♀	♂ < ♀
Ausbruch	Akut oder subakut	Allmählich
Klassische Symptome (Durst, Polyurie etc.)	Vorhanden	Fehlen nicht selten
Fettleibigkeit	Selten	Fast immer Übergewicht (> 80%)
Ketoseneigung	Ausgeprägt	Selten
Insulinabhängigkeit	Ja	Nein
Seruminsulin	Fehlt oder minimal	Subnormal bis erhöht (bei gleichzeitiger Adipositas)
Familiäre Belastung	Selten	Sehr häufig
Assoziation mit HLA-Komplex (HLA-DR3, HLA-DR4)	Ja	Nein
Antikörper gegen Inselzellen	Ja	Nein

bleibt die pathologische GT unverändert über Jahre bestehen oder bildet sich wieder zurück. Personen, bei denen eine pathologische GT vorübergehend unter bestimmten Bedingungen auftritt, rechnet man den statistischen Risikogruppen für D. m. zu.

Durchführung des oralen Glukosetoleranztests: Nach 10–14stündiger Nahrungskarenz und nach kohlenhydratreicher (mindestens 150 g täglich) Ernährung an den vorausgegangenen drei Tagen werden 100 g Glukose oder Oligosaccharide in 400 ml Wasser oder Tee innerhalb von 5 min oral verabreicht. Enzymatische Glukosebestimmungen im Kapillarblut erfolgen nüchtern, nach 60 und 120 min. Körperliche Anstrengungen und Rauchen sind während der Testperiode zu unterlassen.

Berurteilung:
a) Normale GT: NBZ < 100–120 mg/100 ml, BZ nach 60 min < 200 mg/100 ml, nach 120 min < 140 mg/100 ml.
b) Pathologische GT: NBZ < 100–120 mg/100 ml, BZ nach 60 min > 200 mg/100 ml, nach 120 min > 140 und < 200 mg/10 ml.

Zwei Kriterien sollten erfüllt sein: (1) 2-Stunden-Wert über 140 mg/100 ml, (2) zumindest ein Zwischenwert sollte erhöht sein (NBZ > 120 mg/100 ml oder 1-Stunden-Wert > 200 mg/100 ml). Überschreitet nur ein Zwischenwert die genannten Grenzen bei normalem 2-Stunden-Wert, so ist keine eindeutige Aussage möglich. Wiederholung des Tests frühestens nach einer Woche. Die Testkriterien gelten auch in der Schwangerschaft und im Kindesalter (Belastung mit 1,75 g Glukose/kg KG, maximal 75 g).

4.2 Klinik

Leitsymptome und -befunde: Klinische und klinisch-chemische Leitsymptome des rasch einsetzenden manifesten Diabetes sind: Polydipsie, Polyurie, Gewichtsabnahme, Leistungsschwäche, Juckreiz, Vulvitis, Balanitis, Muskelkrämpfe. Labormäßig: Glukosurie,

Azetonurie und Hyperglykämie (NBZ > 130 mg/dl, postprandiale Tageswerte nach kohlenhydrathaltigen Mahlzeiten > 180 mg/dl im Kapillarblut). Beim Typ-II-Diabetes mellitus fehlen nicht selten die klinischen Symptome; auch kann eine Glukosurie trotz Hyperglykämie vermißt werden bei erhöhter Nierenschwelle im Alter.
Bei langjährig bestehendem D.m. treten häufig eine Reihe von Folgeleiden und Spätschäden auf, namentlich Mikro- und Makroangiopathien, Retinopathie, Nephropathie, sensomotorische und autonome Neuropathie, diabetische Fußläsionen, Enteropathie, Zystopathie, Osteoarthropathie, Cheiropathie, Hautveränderungen, Potenzstörungen (s. ds. Kap., 4.10).

4.3 Therapie
4.3.1 Behandlungsziele
a) bei Erstmanifestation vor etwa dem 60. Lebensjahr möglichst normnahe euglykämische Stoffwechseleinstellung; bei späterer Erstmanifestation kann diese Forderung gelockert werden
b) Verhütung und Behandlung von akuten Komplikationen (Koma, Hypoglykämien), von Folge- und Begleiterkrankungen (Hypertonie, Hyperlipidämie, Arteriosklerose, Retinopathie, Nephropathie, Neuropathie, Infektionen) und Bekämpfung von Risikofaktoren
c) dadurch Erhaltung bzw. Wiederherstellung von körperlichem Wohlbefinden, Leistungsfähigkeit und altersgemäßer Lebensqualität

4.3.2 Behandlungsmöglichkeiten
a) adäquate Diät, als Monotherapie oder als Grundlage für jedwede andere Therapieform
b) Diät und Insulin
c) Diät und orale Antidiabetika
d) Einbeziehung des Patienten in Behandlung und Kontrolle der Erkrankung durch Aufklärung, Schulung, BZ- und/oder Harnzuckerselbstkontrollen und ggf. Selbstanpassung der Therapie
e) regelmäßige ärztliche Kontrollen und Beratungen
f) evtl. Immuntherapie, Pankreas- oder Inselzelltransplantation (s. ds. Kap., 4.4.6)

4.3.3 Beurteilung und Durchführung der Therapie
Beurteilungskriterien und *Richtwerte* für die Qualität der Stoffwechselführung s. Tab. 2; von großer Bedeutung ist ein niedriger HB_{A1c}-Wert, da dieser die Güte einer etwa 90 Tage währenden glykämischen Situation reflektiert. Nicht immer können und müssen sich diese genannten Zielgrößen erreichen lassen; insbesondere im höheren Lebensalter sind die Kriterien für eine angemessene Stoffwechseleinstellung individuell unter Berücksichtigung der gesamten Lebens- und Gesundheitssituation festzulegen.
Zu Beginn der Behandlung oder bei Neueinstellung werden regelmäßige BZ-Bestimmungen im Tagesverlauf (NBZ, postprandial bzw. vor den Hauptmahl-

Tabelle 2: Richtwerte und Kriterien zur Beurteilung der Güte der Diabeteseinstellung

Therapieart	NBZ in mg/100 ml	2-h-PPBZ in mg/100 ml	Glukosurie g/24 h	Ketonurie $+ \emptyset$	Gewichts-index*	TG* in mg/100 ml	Chol* in mg/100 ml	HBA_{1c} in %
1. Nicht insulinpflichtig								
gut	80–120	< 160	0	$\emptyset$	< 1,1	< 150	< 200	< 7,0
akzeptabel	< 140	< 180	< 0,5	$\emptyset$	< 1,2	< 200	< 240	< 8,0
schlecht	> 140	> 180	> 10	$(+) \emptyset$	> 1,2	> 200	> 260	> 8,0
2. Insulinpflichtig								
gut	80–120	< 160	0	$\emptyset$	< 1,1	< 150	< 200	< 7,5
schlecht	> 140	> 180	> 5	$(+) \emptyset$	> 1,1	> 200	> 240	> 8,0

* Gewichtsindex = Quotient Ist-Gewicht: Soll-Gewicht n. Broca; TG = Triglyzeride; Chol = Cholesterin

zeiten sowie vor dem Zubettgehen und nachts gegen 3 Uhr) durchgeführt. Je nach Ergebnis und Erfordernis Änderung der Diät oder Einsatz von Insulin bzw. oralen Antidiabetika. Die therapeutischen Maßnahmen sind so lange zu variieren und anzupassen, bis eine optimale Stoffwechsellage erreicht ist. Prüfungen des Harns auf Azetonurie sind ebenfalls erforderlich. Untersuchungen des Harns auf Glukose können in präprandial gelassenem Spontanurin oder in über verschiedene Zeitintervalle gesammelten Harnproben, etwa 3mal je 8-h-Portionen notwendig und nützlich sein. Im Gegensatz zum aktuellen Ergebnis eines BZ gibt die Glukosurie eine Information über einen größeren Zeitraum, sofern eine normale Nierenschwelle vorliegt.

Zwecks *Überwachung und Kontrolle* des Stoffwechsels im *Langzeitverlauf* sollen insulinpflichtige, vor allem jüngere Diabetiker regelmäßig BZ-Selbstkontrollen vor den Hauptmahlzeiten und vor dem Schlafengehen durchführen und protokollieren (Hämoglukotest® 20–800, Visidex®, Dextrostix®, quantitative reflektometrische Auswertung mit Glucose-meter®, Dextrometer®, Reflocheck®, Reflolux®, Petita-star®, Petita-profi® u.a.). Nach entsprechender Schulung können und sollen Typ-I-Diabetiker möglichst Diät und Insulindosen selbst anpassen (s. ds. Kap., 4.4).

Ältere, vor allem Typ-II-Diabetiker führen regelmäßig Prüfungen des Harns auf Glukose im Spontanurin morgens sowie vor den Hauptmahlzeiten durch und prüfen, sobald die Glukosuriemenge stark ansteigt oder wenn Infekte hinzutreten, zusätzlich auf Ketonurie (Diabur®-500, Glukotest®, Ketostix®, Acetest® u.a.). Auf diese Weise ist eine durchaus angemessene Selbstkontrolle und Überwachung des Stoffwechsels durchführbar. Diätfehler, Krankheitseinflüsse und bedrohliche Entgleisungen werden früh erfaßt und können je nach Schulungsstand allein oder mit Hilfe des Hausarztes korrigiert und gemeistert werden.

Wichtig: Die Nierenschwelle für Glukose kann im höheren Alter bis 220, sogar bis 250 mg/100 ml ansteigen, in der 2. Hälfte einer Schwangerschaft auf 100 mg/100 ml absinken. Auch chronische Nierenerkrankungen können eine erhöhte Nierenschwelle bedingen. In diesen Fällen eignet sich die Harnzuckerbestimmung allein zur Stoffwechselkontrolle nicht.

4.3.4 Diabetesschulung

Von ausschlaggebender Bedeutung für die Aufrechterhaltung einer guten Stoffwechsellage im Langzeitverlauf und damit für die Prävention der diabetischen Komplikationen ist die Einbeziehung des Patienten in die Behandlungsstrategie nach entsprechender Schulung. Diabetesschulung umfaßt gründliche, auch wiederholte und therapiebegleitende Unterrichtung über Wesen, Verlauf und Gefahren der Erkrankung und ihrer Komplikationen, Vermittlung fundierter Diätkenntnisse sowie gründliche Unterweisung über Wirkungsweise und Dosierung von Insulin bzw. oralen Antidiabetika, ferner das Erlernen der

Insulininjektionstechnik sowie der Durchführung und Beurteilung der Blutzucker- und Harnzuckerkontrollen; Typ-I-Diabetiker lernen außerdem die Konsequenzen aus den Selbstkontrollen zu ziehen und werden in die Grundsätze der Insulin- und Diätanpassung an die jeweilige Stoffwechselsituation eingewiesen. Für Typ-II-Diabetiker sind besonders wichtig die Hinweise auf die Verhütung der diabetischen Fußläsionen (s. ds. Kap., 4.10.7). Diabetikerschulungen in Klinik und Praxis werden vielerorts erfolgreich praktiziert. Strukturierte Programme sind erarbeitet und erhältlich.

4.3.5 Allgemeinärztliche Betreuung

Zur Betreuung des Diabetes gehört jährlich eine gründliche klinische Durchuntersuchung zur Erfassung von Zusatzerkrankungen und von diabetischen Komplikationen (Gefäßsystem, Nieren, Augen, Nervensystem, Blutdruck, Herz, Lunge) einschließlich Fundoskopie und Laboruntersuchungen, speziell Lipidstatus. Absolutes Nikotinverbot! Bei Hinzutreten andersartiger Erkrankungen sofort ärztliche Konsultation erforderlich.

4.3.6 Diätbehandlung

Prinzipien und Ziele:

a) Berücksichtigung des Diabetes-Typs

b) Anpassung der Kalorien an den Energiebedarf: Kalorienrestriktion beim Übergewichtigen, energiegerechte Kalorien beim normgewichtigen Diabetiker

c) richtige Nährstoffrelation und Verteilung der Nahrung auf viele Mahlzeiten, Vermeidung exzessiver oder konzentrierter Kohlenhydrate

d) lebenslängliche Durchführung der Diät

4.3.6.1 Behandlung mit Diät allein bei:

a) Patienten mit gestörter bzw. verminderter Glukosetoleranz, früher subklinischer D. m. genannt;

b) Typ-IIb-Diabetikern mit stabiler, nicht entgleister Stoffwechsellage (d.h. PPBZ unter 300 mg/100 ml, keine Ketonurie bei Erstmanifestation). Richtige Diät und Gewichtsreduktion vermögen binnen 10–14 Tagen oft erstaunliche Besserungen der BZ- und Fettstoffwechsellage herbeizuführen, ja sogar den D.m. in ein latentes Vorstadium zurückzudrängen. Ist nach längstens 2 Wochen keine wesentliche Besserung unter Diättherapie erreicht, muß hier nach Lebensalter und klinischer Gesamtsituation eine Zusatzbehandlung mit oralen Antidiabetika oder gar Insulin (Typ IIa) in Betracht gezogen werden (s. ds. Kap., 4.5).

Wichtig: Ein dauerhafter Erfolg der Diät ist nur dann erreichbar, wenn sie für den meist älteren Patienten mit Typ-II-Diabetes attraktiv und realistisch ist und seine individuellen Lebens- und Ernährungsgewohnheiten berücksichtigt. Extrem restriktive Diäten führen zwar häufig zu spektakulären Anfangserfolgen, sind aber bezüglich der Langzeiterfolge oft enttäuschend!

Die Qualität der Patientenschulung und die Motivationsarbeit zu Beginn der Diättherapie sind für den zukünftigen Erfolg sehr entscheidend.

4.3.6.2 Grundregeln der Diabetesdiät

Diätregel 1: Gesamtkalorien dem Bedarf anpassen; bei Übergewicht so lange Reduktionskost von 1200 kcal, bis Normalgewicht erreicht ist. Kalorienbedarf: Bei leichter körperlicher Arbeit 28−32 kcal, bei mittelschwerer Arbeit 32−38 kcal, bei schwerer körperlicher Arbeit 40−50 kcal/kg Sollgewicht täglich. Bedenke: 80% aller Diabetiker sind übergewichtig!

Diätregel 2: Verteilung der Hauptnahrungsstoffe: Empfohlene Nährstoffrelation: 15 kcal% Eiweiß, 30−35 kcal% Fett, 50−55 kcal% Kohlenhydrate, wobei schnell resorbierbare Kohlenhydrate, wie Zucker, Honig, Süßspeisen, süße Getränke, Süßwaren, Produkte aus fein ausgemahlenem hellem Mehl, möglichst gemieden und sog. langsame Kohlenhydrate, wie dunkle Brotsorten, Gemüse, frisches Obst, Müsli, zu bevorzugen sind. 30−50 g Ballaststoffe täglich zwecks Verlangsamung der Kohlenhydratresorption sind anzuraten.

Diätregel 3: Genaue Berechnung der Diät mit Hilfe von Nährwerttabellen, Waage und Meßbechern; Angaben der Kohlenhydrate in Gramm oder als Broteinheiten (1 BE = 12 g reine Kohlenhydrate) zumindest in der anfänglichen Lernphase*.

Diätregel 4: Verteilung der täglichen errechneten Nahrungsmenge auf 5 Mahlzeiten, 3 Hauptmahlzeiten und 2 Nebenmahlzeiten. Die Hauptmahlzeiten sollten die größere Menge an Kalorien und Kohlenhydraten enthalten. Bei Übergewichtigen unter Reduktionskost können die Zwischenmahlzeiten und die Spätmahlzeit ganz oder teilweise entfallen, je nach individueller Strategie. Konstante Essenszeiten und Verteilung der Kohlenhydrate sind für Diabetiker unter konventioneller Insulintherapie unverzichtbar; bei intensivierter Insulintherapie ist diese Regel variabel.

Diätregel 5: Alkoholika: Verboten sind übliche Biere, Süßweine, Liköre, Sekt, Wermut, Sherry, Portwein. In begrenztem Maße unter Anrechnung des Kaloriengehalts sind erlaubt: Diätpils, Weinbrand, Schnaps, Whisky, Rum, durchgegorener Weiß- und Rotwein, Diabetikersekt, Gin, Arrak, durchgegorener Apfelmost. Bei Weinen ist auf das Diabetikerweinsiegel „trocken" mit Rückenetikett zu achten!

Diätregel 6: Zum Süßen unbedenklich sind Süßstoffe (Saccharin®, Natreen-Diätsüße, Sachillen®). Die Zuckeraustauschstoffe Fruktose (Fructusan®) und Sorbit (Sionon®) sind bis maximal 30−50 g täglich erlaubt; sie müssen als Kohlenhydrate und Kalorienträger voll angerechnet werden. Sorbit hat eine laxierende Wirkung.

---

* Es sind Bestrebungen im Gange, auch in Deutschland die Definition 1 BE = 10 g KH einzuführen.

Wichtig: Diabetiker-Marmeladen und Diabetiker-Schokoladen oder Diabetiker-Gebäck sind meist mit diesen Austauschstoffen gesüßt. Grundsätzlich sollen nur jene kommerziellen Spezialprodukte für Diabetiker verwendet werden, auf deren Verpackung der Nährstoff- und Kaloriengehalt vollständig und genau verzeichnet ist.

Im *Diätplan* des normalgewichtigen Diabetikers muß vor allem die Berechnung und Verteilung der Kohlenhydrate erkennbar und hervorgehoben sein; beim übergewichtigen Diabetiker muß zusätzlich auch der Fettgehalt der Nahrungsmittel besonders berücksichtigt werden. *Bei Erstellung des Plans* müssen die Ernährungsgewohnheiten, die zu erwartende praktische Umsetzung in der individuellen Alltagssituation sowie die Möglichkeit des Nahrungsmittelaustausches berücksichtigt werden. Insbesondere bei Diätberatung des älteren Diabetikers sollten keine unrealistischen Forderungen aufgestellt werden. Nahrungsmittel möglichst in alltagsüblichen, leicht meßbaren Mengen angeben!

Beim *Austausch kohlenhydrathaltiger Nahrungsmittel* sollte möglichst deren aktuelle Wirkung auf die BZ-Konzentration beachtet werden. Die kohlenhydrathaltigen Nahrungsmittel lassen sich in Gruppen mit vergleichbarer Wirkung auf den BZ einteilen, sog. glykämischer Index. Austausch nach Möglichkeit nur innerhalb dieser Gruppen (Broschüre: Kohlenhydrat- und Fettaustauschtabellen für Diabetiker, Herausgeber: Deutsche Gesellschaft für Ernährung, Thieme Verlag, Stuttgart).

4.3.7 Behandlung mit Diät und Insulin

Mit Diät und Insulin sind zu behandeln:

a) Grundsätzlich und primär alle Patienten mit Typ-I-Diabetes (absoluter Insulinmangel), also Kinder und Jugendliche und meist junge Erwachsene mit Erstmanifestation eines Diabetes mellitus.

b) Diabetisches Koma und jede erhebliche Stoffwechselentgleisung mit Ketonurie, gleichgültig, welche Therapieform bis zu diesem Zeitpunkt durchgeführt wurde.

c) Patienten, die unter Diät mit oder ohne orale Antidiabetika *ständig* schlecht eingestellt sind, wobei die Grenzwerte der Therapiestufen nach den unten stehenden Ausführungen zu setzen sind (s. ds. Kap., 4.3.3, Tab. 2, 4.3.6 und 4.3.8).

d) Alle Diabetiker mit Unverträglichkeitsreaktionen gegenüber oralen Antidiabetika, sofern eine Diättherapie allein nicht ausreicht.

e) Diabetiker unter Diät plus Antidiabetika, wenn schwere Zweiterkrankungen, erhebliche Verletzungen, starke Streßsituationen hinzutreten, wenn Kontraindikationen bestehen oder wenn größere operative Eingriffe notwendig werden (s. ds. Kap., 4.9).

f) Schwangerschaft, wenn mit Diät allein keine Normoglykämie zu erzielen ist. *Wichtig:* Nach Rekompensation akuter Stoffwechselentgleisungen und Überwindung der unter e) genannten Situationen können häufig zuvor mit oralen Antidiabetika behandelte Patienten wieder auf die orale Therapie umgestellt werden. Bei interkurrenter Insulinapplikation stets ein Humaninsulinpräparat wählen! (s. ds. Kap., 4.4.2.1).

4.3.8 Behandlung mit Diät und Antidiabetika

Mit Diät und oralen Antidiabetika sind zu behandeln:

a) Typ-II-Diabetiker unter 60 Jahren, sofern bei Typ IIa Diät allein und bei Typ IIb Diät und Gewichtsreduktion zu keiner optimalen Stoffwechseleinstellung (s. Tab. 2) führen.

b) Typ-II-Diabetiker über 60 Jahre, sofern trotz Diät und/oder Gewichtsreduktion anhaltend hohe BZ > 300−350 mg/100 ml im Tagesverlauf vorliegen, oder die keine Diät einhalten und/oder Gewichtsreduktion erzielen wollen oder können und bezüglich der Blutzuckerwerte im genannten Bereich liegen.

c) Insulinpflichtige, besonders ältere Typ-II-Diabetiker, die mit mäßigen Insulindosen bis etwa 24 E täglich gut eingestellt waren, können versuchsweise, vor allem nach Erreichen des Sollgewichtes, auf eine orale Therapie zurückgeführt werden.
Wichtig: Bei normalgewichtigen Typ-II-Diabetikern ist meist die Therapie mit SH erforderlich; bei Übergewichtigen lohnt auch eine Therapie mit Big (Achtung Kontraindikationen; s. ds. Kap., 4.5.2.4) oder Guar (s. ds. Kap., 4.5.2.5) bzw. Kombination von SH mit Big, zumal wenn keine normnahe Glykämie erzielt werden muß wie häufig bei älteren Diabetikern. Versagt die orale Therapie, ist Insulintherapie indiziert, insbesondere bei jüngeren Typ-IIa-Patienten.

d) *Kontraindikationen der oralen Therapie: absolut:* anhaltende Ketoazidose, Ketonurie, Schwangerschaft, schwere Erkrankungen des kardiovaskulären Systems, der Leber, der Nieren und schwere Infekte sowie große operative Eingriffe; *relativ:* leichte Erkrankungen, leichte Infekte, Streßsituationen.

4.4 Behandlung des Typ-I-Diabetes
4.4.1 Vorbemerkungen

Betroffen sind meist Kinder, Jugendliche und junge Erwachsene, überwiegend normalgewichtig, sowie selten ältere insulinpflichtig gewordene Typ-II-Diabetiker. Die therapeutische Forderung nach einer stetigen normnahen Glykämie ist zwingend. Das Ziel ist erreichbar mit Diät und obligater Insulintherapie unter Mitbeteiligung der Patienten an der Therapie in Form von BZ-Selbstkontrollen und Selbstanpassung der Insulindosen nach entsprechender, auch wiederholter und fortgesetzter Schulung (s. ds. Kap., 4.3.4). Die Prinzipien der

Vorgehensweise bei Einstellung und Kontrolle s. ds. Kap., 4.3.3 sowie der Diät s. ds. Kap., 4.3.6.

4.4.2 Insulintherapie
4.4.2.1 Insulinpräparationen (s. Tab. 3–6)

a) *Normalinsulin* = Altinsulin, klar gelöst, schneller Wirkungseintritt nach ca. 30–60 min, auch zur i. v. Gabe geeignet, Wirkungsdauer 4–6 h, je nach applizierter Dosis.

b) *Verzögerungsinsuline* = Depotinsuline:
Mittellang wirkende Depotinsuline = Intermediärinsuline, Wirkungsmaximum je nach Präparat 3–5 h, Wirkungsdauer ca. 10–20 h nach subkutaner oder intramuskulärer Verabreichung. *Wichtig:* Die Angaben über Wirkungsdauer und Maximaleffekte der Verzögerungsinsuline stammen vom Hersteller und basieren nicht auf einheitlichen Bewertungsmaßstäben. Die klinische Wirksamkeit ist meist kürzer, sie dürfte bei den meisten Intermediärinsulinen bei 10–12 h liegen. Diese Tatsache ist auch beim Wechsel eines Präparates zu berücksichtigen.
Langwirkende Depotinsuline = ultralangwirkende Insuline, Wirkungsdauer bis zu 32 h nach subkutaner oder intramuskulärer Injektion.

c) *Kombinations-* oder Mischinsuline: Gebrauchsfertige Mischungen von Normal- und Verzögerungsinsulin in unterschiedlichen Relationen.
Die üblichen Insuline liegen bei uns in Konzentrationen von 40 E/ml (U 40) vor. Es stehen daneben auch U-100-Insuline und U-80-Insuline zur Verfügung. Für Pumpenbehandlung und Injektoren werden besondere Insulinpräparationen verwendet (s. Tab. 6). 1 mg Insulin entsprechen 24 E.

4.4.2.2 Gewinnung und Herstellung von Insulinen

Insuline tierischer Herkunft werden aus Schweine- oder Rinderpankreas gewonnen. Schweineinsulin unterscheidet sich vom humanen Insulin lediglich durch eine Aminosäure in Position B30, Rinderinsulin durch 3 differente Aminosäuren in der Aminosäurensequenz. Durch aufwendige Reinigungsverfahren und mehrfache Chromatographie werden hochgereinigte Insulinpräparate gewonnen (MC-Insuline Novo, Insuline Nordisk, CS-Insuline Hoechst); diese sind weitgehend frei von Verunreinigungen pankreatischen Ursprungs, von Proinsulin und Insulinderivaten sowie von Kontaminationen anderer pankreatischer Hormone, wodurch die immunogenen Eigenschaften tierischer Insuline weitgehend eliminiert wurden. Rinderinsuline gelten heute als obsolet.
Humaninsuline sind chemisch-strukturell mit dem menschlichen pankreatischen Insulin völlig identisch. Sie werden entweder semisynthetisch durch enzymatisch-chemischen Austausch der differenten Aminosäure B30 aus Schweineinsulin hergestellt (SHI) oder als biosynthetisches Humaninsulin (BHI) auf gentechnologischem Wege durch Induktion der Synthese in apathogenen Kulturen von E. coli K12 gewonnen. Beide Methoden führen zur Herstellung von reinen Präparationen des Humaninsulins, die identische Wirkungsweisen zeigen und nahezu frei von immunogenen Eigenschaften sind.
Durch verschiedene Zusätze (Zink, Protamin, Globin, Surfen) wird der *Depoteffekt der Verzögerungsinsuline* erzielt und variiert. Am meisten haben sich NPH-Insuline (= Insulin-Protaminkomplexe) durchgesetzt; weder Insulin noch Protamin liegen im

Tabelle 3: Die gebräuchlichsten Insulinpräparate: Alt = Normalinsuline

Präparate	Beschaffenheit	Spezies	pH	Wirkungsdauer in Stunden
Insulin Actrapid® HM Novo	klare Lösung	Human semisynthetisch	7	½–6
Insulin S Hoechst®	klare Lösung	Schwein	3,5	1–6
H-Insulin Hoechst®	klare Lösung	Human semisynthetisch	7	1–6
Insulin Velasulin® Nordisk	klare Lösung	Schwein, hochgereinigt	7,3	1–6
Insulin Velasulin® Human	klare Lösung	Human semisynthetisch	7	1–6
Huminsulin® Normal 40 Lilly	klare Lösung	Human biosynthetisch	7	1–6

Tabelle 4: Die gebräuchlichsten Insulinpräparate: mittellangwirkende Depot- und Kombinationsinsuline

Präparate	Spezies	Beschaffenheit bzw. Zusammensetzung	pH	Wirkungsdauer in Stunden Maximum	Wirkungsdauer in Stunden insgesamt
Insulin Protaphan® HM	Human semisynthetisch	NPH-Insulin-Suspension	7,0	4–12	18–24
Basal-H-Insulin Hoechst®	Human semisynthetisch	NPH-Insulin-Suspension	7,0	2–6	16–20
Depot-Insulin S Hoechst®	Schwein	klare Surfen-Lösung	3,5	2–6	10–16
Insulin Insulatard® Nordisk	Schwein	NPH-Insulin-Suspension	7,3	4–6	12–14
Insulin Insulatard® Human Nordisk	Human semisynthetisch	NPH-Insulin-Suspension	7,3	4–6	12–14
Huminsulin Basal® Lilly	Human biosynthetisch	NPH-Insulin-Suspension	7,0	4–8	18–20
Insulin Monotard® HM	Human semisynthetisch	NPH-Insulin-Suspension	7,0	3–6	16–20
Kombinationspräparate					
Insulin Actraphane® HM	Human semisynthetisch	Suspension, 30% Actrapid® HM, 70% Protaphan® HM	7,0	2–12	18–20
®Komb-Insulin S	Schwein	klare Lösung, 33% Altinsulin, 67% Insulin-Surfen-Lösung	3,3	1,5–4	9–14
Komb-H-Insulin-Hoechst®	Human semisynthetisch	Suspension, 50% H-Insulin, 50% Basal-H-Insulin	7,0	2–4	10–16
Depot-H15-Insulin-Hoechst®	Human semisynthetisch	Suspension, 15% H-Insulin, 85% Basal-H-Insulin	7,0	3–6	11–20

Tabelle 4 (Fortsetzung)

Präparate	Spezies	Beschaffenheit bzw. Zusammensetzung	pH	Wirkungsdauer in Stunden Maximum / insgesamt	
Insulin Mixtard® Nordisk	Schwein	Suspension, 30 % Velasulin®, 70 % Insulatard®	7,3	1–8	12–24
Mixtard® human 30/70 Nordisk	Human semisynthetisch	Suspension, 30 % Velasulin® Human, 70 % Insulatard® Human	7,0	1–8	12–24
Mixtard® human 50/50 Nordisk	Human semisynthetisch	Suspension, 50 % Velasulin® Human, 50 % Insulatard® Human	7,0	1–8	12–14
Depot-H-Insulin Hoechst®	Human semisynthetisch	Suspension, 25 % Humanaltinsulin, 75 % Protamin-Humaninsulin	7,0	2–6	12–18
Huminsulin® Profil I	Human biosynthetisch	Suspension, 10 % Huminsulin® Normal, 90 % Huminsulin® Basal	7,0	2–6	12–18
Huminsulin® Profil II	Human biosynthetisch	Suspension, 20 % Huminsulin® Normal, 80 % Huminsulin® Basal	7,0	2–6	12–16
Huminsulin® Profil III	Human biosynthetisch	Suspension, 30 % Huminsulin® Normal, 70 % Huminsulin® Basal	7,0	2–6	12–16
Huminsulin® Profil IV	Human biosynthetisch	Suspension, 40 % Huminsulin® Normal, 60 % Huminsulin® Basal	7,0	2–6	12–16

Tabelle 5: Die gebräuchlichsten Insulinpräparate: langwirkende Depot-Insuline

Präparate	Spezies	Beschaffenheit bzw. Zusammensetzung	pH	Wirkungsdauer in Stunden Maximum	insgesamt
Insulin Novo Ultratard® HM	Human semisynthetisch	HM-Insulin-Zink-Suspension	7,0	8–24	22–28

Tabelle 6: Besondere Insulinpräparationen

Präparate	Spezies	Beschaffenheit bzw. Zusammensetzung	pH	Wirkungsdauer in Stunden	Hersteller
U 100-Insuline					
Huminsulin® Normal 100	Human biosynthetisch	Lösung, 100% Normalinsulin	7,0	0,5–8	Lilly
Huminsulin Basal® 100	Human biosynthetisch	Protamin-Insulin-Suspension	7,0	1–20	Lilly
Huminsulin Profil® 100	Human biosynthetisch	10% Normalinsulin 90% NPH-Suspension	7,0	0,5–18	Lilly
Huminsulin Profil® II 100	Human biosynthetisch	20% Normalinsulin 80% NPH-Suspension	7,0	0,5–16	Lilly
Insuline für Injektoren					
Actrapid® HM Penfill 100	Human semisynthetisch	Lösung, 100% Normalinsulin	7,0	0,5–7	Novo
Protaphan® HM Penfill 1,5 ml, U 100	Human semisynthetisch	Suspension NPH-Insulin	7,0	4–12	Novo
Actraphane® HM 30/70 Penfill, 1,5 ml, U 100	Human semisynthetisch	Suspension, 30% Actrapid® HM, 70% Protaphan® HM	7,0	2–12	Novo
Velasulin® PP U 100 2,0 ml	Schwein	Lösung, 100% Normalinsulin	7,3	keine Angaben	Nordisk
Pumpeninsuline					
Insulin Velasulin® Nordisk 570 E (100 E/ml)	Schwein	Lösung, 100% Normalinsulin	7,3		Nordisk
H-Tronin® 100 3,15 ml (100 E/ml)	Human semisynthetisch	Lösung, 100% Normalinsulin	7,0		Hoechst

Überschuß vor, sog. isophane Insuline; diese eignen sich gut zur Mischung von Normal- mit Verzögerungsinsulin.

4.4.3 Allgemeine Hinweise zu Anwendung und Technik
4.4.3.1 Insulinempfindlichkeit

Die Insulinempfindlichkeit ist individuell sehr verschieden; grundsätzlich gilt, daß adipöse weniger insulinempfindlich, magere Patienten sehr insulinempfindlich sind. Eine feste Relation zwischen applizierter Insulinmenge und Senkung des BZ oder Rückgang der Glukosuriemenge existiert nicht generell, vielmehr muß diese individuell ermittelt werden. Die Insulinempfindlichkeit ist tageszeitlichen Schwankungen unterworfen, sie ist morgens am geringsten, mittags und abends wieder höher (s. ds. Kap., 4.4.4). Die jeweils optimale Dosierung muß individuell empirisch festgelegt werden.

4.4.3.2 Pharmakokinetik des Insulins

Der blutzuckersenkende Effekt aller Insuline ist prinzipiell gleich; die spezielle Pharmakokinetik des Insulinpräparates hängt ab von den physikalisch-chemischen Eigenschaften (Lösung, Kristallisationsform, amorphe Form, Zusätze), von der applizierten Dosis, von den Absorptionsverhältnissen am Injektionsort und von weiteren äußeren Faktoren. Bei subkutaner Injektion sind Wirkungsmaximum und -dauer dosisabhängig: Die Resorptionsgeschwindigkeit nimmt mit steigender Dosis ab, das Wirkungsmaximum wird später erreicht, die Wirkungsdauer ist verlängert. Es bestehen erhebliche intraindividuelle Schwankungen der Absorption vom Injektionsort bis zu 25%, selbst bei Injektionen ins gleiche Areal. Interindividuell können derartige Unterschiede sogar bis zu 50% betragen; diese Schwankungen sind um so kleiner, je geringer das Injektionsvolumen ist. Diese Inkonstanz ist eine der wichtigsten Ursachen für die Labilität der Stoffwechseleinstellung bei der Insulintherapie. Unabhängig von diesen Resorptionsschwankungen bestehen regionale Unterschiede der Insulinabsorption: deutlich raschere Resorption nach s.c. Injektion in die Bauchhaut als nach Injektion in Gesäß oder Oberschenkel, die Oberarme nehmen diesbezüglich eine Mittelstellung ein. Ungeregeltes Wechseln der Injektionsstellen ist daher zur Vermeidung von Schwankungen der Insulinkinetik zu vermeiden. Nach i.m. Injektion verläuft die Resorption rascher als nach s.c. Applikation. Durch ein heißes Bad, Auflegen einer Wärmeflasche, pralle Sonneneinwirkung und Massage der Injektionsstelle wird die Insulinabsorption beschleunigt, nicht dagegen durch Sauna. In seltenen Fällen kann auch eine pathologische Degradation des Insulindepots zu Wirkungsverlusten führen. Bei Wechsel der Insulinpräparate, namentlich von Verzögerungsinsulinen, ist entsprechend der unterschiedlichen galenischen Zubereitung mit einer veränderten Pharmakokinetik zu rechnen, die bewußt für therapeutische Ziele genutzt wird. Humaninsulin wird etwas rascher resorbiert als tierisches Normalinsulin, der Effekt ist i.a. nicht blutzuckerrelevant.

4.4.3.3 Spritz-Eß-Abstand

Durch die unphysiologische subkutane Applikation entsteht das Dilemma, daß Insulinämie und Glykämie nicht wie beim Gesunden korrekt aufeinander abgestimmt und rückgekoppelt sind; die Insulinämie erfolgt langsamer und fällt deutlich verzögert ab (s. Wirkungsdauer!). Daraus resultiert häufig eine postprandiale Hyperglykämie und eine Hypoglykämieneigung 3–5 h post injectionem von Normalinsulin. Eine Annäherung an physiologische Verhältnisse ist am ehesten durch s. c. Dauerinfusion mittels Insulinpumpe erreichbar. Durch zeitliche Verschiebungen zwischen Insulininjektion und Nahrungsaufnahme, sog. Spritz-Eß-Abstand, versucht man, diese Inkongruenz von Glykämie und Insulinämie zum Teil zu kompensieren. Eine weitere Möglichkeit besteht darin, die Kohlenhydratresorption aus dem Dünndarm zu verzögern (langsame Kohlenhydrate, Ballaststoffe, Nahrungszusammensetzung, Resorptionshemmer). Bei Normalinsulin wird i. a. ein Spritz-Eß-Abstand von 30 min, bei Verzögerungsinsulin von 30–45 min empfohlen. Im Einzelfall können zwecks Erreichung bestimmter Wirkungen Veränderungen nach oben und unten vorgenommen werden.

4.4.3.4 Dawn-Phänomen

Als Dawn-Phänomen oder Dämmerungsphänomen bezeichnet man einen abrupten BZ-Anstieg in den frühen Morgenstunden, etwa zwischen 4 und 8 Uhr, nach guter stabiler Stoffwechsellage während der übrigen Zeit. Ursächlich kommt eine verminderte Insulinempfindlichkeit der peripheren Gewebe und der Leber (s. ds. Kap., 4.4.4.1) mit entsprechend erhöhter hepatischer Glukoseproduktion in Frage; möglicherweise spielt auch eine vermehrte Inkretion des Wachstumshormons eine Rolle. Nächtliche BZ-Bestimmungen um 23 Uhr und um 3 Uhr sind zur Erfassung der Situation erforderlich. Das Phänomen tritt bei einem großen Teil von Typ-I-Diabetikern auf.

4.4.3.5 Muskelarbeit und Alkoholkonsum

Muskelarbeit und Alkoholkonsum führen zu einem verminderten Insulinbedarf, was bei Gesunden durch verminderte Insulinsekretion kompensiert wird. Bei therapeutischer Insulinsubstitution führt dies zu einer relativen Hyperinsulinämie mit der Gefahr der Hypoglykämie, da die Rückkoppelung zwischen Pankreas und Leber nicht stattfinden kann.

4.4.3.6 Injektionstechnik

Die Injektion erfolgt am Grund einer abgehobenen Hautfalte in einem Winkel von 45° oder senkrecht von oben in die abgehobene Falte. Injektionsorte sind Vorder- und Außenseiten beider Oberschenkel, seitliche Bauchdecken, seitliche und rückwärtige Seiten der Oberarme. Zu empfehlen ist der Gebrauch von Plastikspritzen mit eingeschweißter Nadel (Volumen von 1 und 2 ml erhältlich). Bei sauberer Handhabung können diese Spritzen etwa eine Woche lang benutzt werden. Eine Desinfektion der Haut ist nicht erforderlich. Die jeweils verwendete Insulin-Durchstichflasche ist bei Zimmertemperatur haltbar. Im Kühlschrank ist erst eine längere Lagerung sinnvoll. In letzter Zeit haben sich die Insulindosierhilfen, sog. Insulin-Pens (NovoPEN®, Insujekt®, OptiPen® u.a.), außerordentlich bewährt; sie stehen für Normalinsulin und Verzögerungsinsulin zur Verfügung.

Beim *Mischen von Normal- und Depotinsulinen* geht man so vor, daß zuerst das Normalinsulin, dann das Verzögerungsinsulin aufgezogen wird. Die galenisch-chemische Verträglicheit beider Insulinarten muß gesichert sein. Problemlos mischbar ist NPH-Insulin mit den entsprechenden Normalinsulinen der jeweiligen Hersteller. Nach der Mischung sollte möglichst bald injiziert werden. Die Insulinsuspensionen müssen durch Rollen der Flaschen zwischen beiden Handflächen aufbereitet werden. Schütteln des Fläschchens ist falsch.

4.4.3.7 Indikationen

Normalinsulin wird eingesetzt bei Coma diabeticum, schweren Stoffwechselentgleisungen (Infekte, Krankheiten, Operationen), zur raschen Stoffwechselkompensation bei Erstbehandlung oder in Kombination mit einem Verzögerungsinsulin. Selten sind mehr als 24 E als Einzeldosis erforderlich.

Depotinsuline dienen der Deckung des basalen Insulinbedarfs bei Langzeittherapie; bei erhaltener endogener Restsekretion von Insulin kann u.U. eine Dauertherapie mit Depotinsulin allein günstig sein. Häufiger sind Mischungen von schnell wirkendem Normal- mit Deptoinsulin sehr nützlich. Gebrauchsfertige Mischungen mit unterschiedlichen Mischungsverhältnissen sind im Handel erhältlich (s. Tab. 4). Individuelle Mischungen sind allerdings oft vorteilhafter.

4.4.3.8 Anwendung von Humaninsulin

Bei Erstanwendung und interkurrenter Insulintherapie ist stets Humaninsulin einzusetzen. Ferner ist Humaninsulin immer indiziert bei Auftreten von immunologischen Komplikationen. Bei mit anderen Insulinen, namentlich Schweineinsulin, gut eingestellten Diabetikern führt die Umstellung auf Humaninsulin zu keiner besseren Stoffwechselsituation. Die etwas raschere Resorption von Humaninsulin ist in der Regel ohne therapeutische Relevanz. Hingegen wird neuerdings wiederholt berichtet, daß Patienten nach Umstellung auf Humaninsulin eine verminderte oder gar fehlende Hypoglykämieempfindung entwickeln können. Dieses Phänomen wird derzeit noch kontrovers diskutiert, sollte aber sorgfältig beobachtet und analysiert werden.

4.4.4 Intensivierte konventionelle Insulintherapie (ICT) und Insulinpumpenbehandlung

4.4.4.1 Ziele und Prinzipien der ICT

Das Ziel einer dauerhaften nahezu normoglykämischen Stoffwechseleinstellung läßt sich auch bei absolutem Insulinmangel weitgehend erreichen, wenn die Art der Insulinsubstitution den physiologischen Verhältnissen angepaßt wird. Gewährleistung des kontinuierlichen basalen Insulinbedarfs durch Verzögerungsinsuline oder Dauerinfusion von Normalinsulin mittels Pumpe sowie zusätzliche mahlzeitenabhängige Normalinsulingaben zur Deckung des prandialen Insulinbedarfs und adäquate Sofortreaktionen bei Abweichungen der BZ-Werte vom Sollwert sind die Prinzipien dieser Behandlung. Zwei Verfahren werden derzeit erfolgreich eingesetzt: die intensivierte konventionelle Insulintherapie (ICT), wobei der basale Insulinbedarf durch Verzögerungsinsulin und der prandiale Bedarf durch präprandiale Normalinsulingaben gewährleistet wird, sowie die Insulinpumpenbehandlung in Form der kontinuierlichen subkutanen Insulininfusion (CSII). Unabdingbare Voraussetzungen zur Anwendung dieser Methoden sind häufige BZ-Selbstkontrollen und die Fähigkeit des Patienten, auf Abweichungen der BZ-Zielwerte adäquat mit zusätzlichen Gaben von Normalinsulin oder von Kohlenhydraten korrigierend zu reagieren. Entsprechende Schulung und Motivation des Patienten sind unerläßlich. Die Trennung von basaler und prandialer Insulinsubstitution erlaubt eine gewisse Liberalisierung bezüglich Zeitpunkt und Zusammensetzung der Mahlzeiten. Die normnahe Glykämie erhöht die Gefahr der Hypoglykämie, so daß Patienten unter diesem Behandlungsregime möglichst ein ungestörtes Empfinden für hypoglykämische Symptome besitzen sollten.

Unter erfolgreicher ICT liegen die BZ nüchtern zwischen 90 und 120 mg/100 ml, postprandial unter 160 mg/100 ml. Im Vergleich zu einer konventionellen Insulintherapie geht der Insulinbedarf unter ICT (z. T. erheblich) zurück.

4.4.4.2 Basaler Insulinbedarf

Der basale Insulinbedarf beträgt annähernd 0,35 E Insulin/kg Körpergewicht/Tag oder etwa 1 E/h; er ist tageszeitlichen Schwankungen unterworfen (s. ds. Kap., 4.4.3); er beträgt normalerweise zwischen 40 und 50% des Gesamtinsulinbedarfs. Der basale Insulinbedarf wird durch zweimalige tägliche Gaben eines mittellangwirkenden Verzögerungsinsulins morgens und abends bereitgestellt; die einmalige Gabe eines ultralangwirkenden Insulins abends gegen 22 Uhr (Ultratrad® HM) hat sich teilweise auch bewährt. Entscheidend für die Richtigkeit der Dosierung des basalen Insulins ist das Ergebnis der nächtlichen BZ (also im Fastenzustand): liegen die BZ vor dem Zubettgehen, um 3 Uhr und am nächsten Morgen nüchtern im gewünschten möglichst normnahen Bereich zwischen 80 und 120 mg/100 ml, ist die Basalrate richtig gewählt. Werte um 3 Uhr und/oder um 7 Uhr unterhalb von 80 mg/100 ml weisen auf eine zu hohe Basalrate hin; Werte oberhalb der genannten Zielwerte zeigen eine zu niedrige Basalrate an. Ist nur eine Nüchternhypoglykämie vorhanden, liegt ein Dawn-Phänomen vor (s. ds. Kap., 4.4.3.4). Um die Insulinwirkung in den frühen Morgenstunden zu verbessern, muß das Intermediärinsulin erst vor dem Zubettgehen appliziert werden. Ist die Nüchternhypoglykämie Folge einer Gegenregulation nach nächtlicher Hypoglykämie (sog. Somogyi-Phänomen), ist die Insulindosis am Abend zu hoch.

4.4.4.3 Prandialer Insulinbedarf

Der prandiale Insulinbedarf ist hauptsächlich abhängig von Art und Menge der Kohlenhydrate in der bevorstehenden Mahlzeit; er ist auch tageszeitlich unterschiedlich. Der nahrungsgerechte prandiale Insulinbedarf wird in Einheiten Normalinsulin/BE (sog. spezifischer Insulinbedarf) angegeben. Als Richtwerte gelten: zum Frühstück 1,5−2,5 E/BE, zum Mittagessen 0,7−1,1 E/BE, zum Abendessen 1,3−1,6 E/BE. Für den Individualfall müssen diese Richtwerte empirisch angepaßt und korrigiert werden. Prandiales Normalinsulin wird im allgemeinen 30 min vor der Mahlzeit injiziert. Die Richtigkeit der nahrungsgerecht dosierten präprandialen Insulininjektion erkennt man am Erreichen folgender BZ nach der Mahlzeit (postprandial): nach 1 h unter 160 mg/100 ml, nach 2 h unter 140 mg/100 ml, nach 4 h etwa 100 mg/100 ml. Zu hohe präprandiale Normalinsulindosen führen zu Hypoglykämien etwa 3−5 h post injectionem. Die genannten optimalen BZ können im Einzelfall nicht immer erzielt werden; oftmals sind höhere Werte auch sicherer, wenn die Hypoglykämieneigung ausgeprägt ist.

4.4.4.4 Korrekturbedarf

Bei Abweichungen eines BZ vom angestrebten Ziel müssen Korrekturen vorgenommen werden; bei überhöhten Werten wird zusätzlich Normalinsulin appliziert, Dosierung etwa: 1 E Insulin senkt den BZ um 30−35 mg/100 ml. Bei zu niedrigem BZ sollen zusätzlich Kohlenhydrate gegessen werden, Faustregel: 1 BE rasch resorbierter Kohlenhydrate hebt den BZ um 40−50 mg/100 ml. Die Regeln müssen im Einzelfall auf Richtigkeit überprüft und gegebenenfalls korrigiert werden. Bei mäßigen Erhöhungen der präprandialen BZ auf etwa 200−220 mg/100 ml können Korrekturbedarf und prandialer Bedarf addiert und zusammen als präprandialer Bolus injiziert werden, u. U. unter gleichzeitiger Verlängerung des Spritz-Eß-Abstandes auf 45 min. Bei BZ über 220 mg/100 ml sollten tunlichst zunächst nur der Korrekturbedarf injiziert und die anstehende Mahlzeit verschoben werden, bis die BZ gesunken sind, getreu dem Motto: nicht in die Hyperglykämie hinein essen. Es sei auch erneut auf die erhöhte Hypoglykämiegefahr hingewiesen, wenn eine zu hohe präprandiale Insulindosis appliziert wird. Aus gleichem Grunde sollten früher als nach Ablauf von 3 h keine erneuten Insulinapplikationen (und nicht ohne BZ-Kontrolle) erfolgen. Bei sehr hohen BZ, etwa höher als 220−250 mg/100 ml, ist der Korrekturbedarf an Insulin kleiner zu veranschlagen, weil infolge der einsetzenden Glukosurie der BZ sozusagen insulinunabhängig durch renale Elimination mitgesenkt wird. Bei zu niedrigen BZ müssen zusätzliche BE verabreicht werden, u. U. der prandiale Insulinbedarf zusätzlich vermindert oder in seltenen Fällen ganz ausgelassen werden. Eine Verringerung des Spritz-Eß-Abstandes oder gar eine Insulinapplikation nach dem Essen sind auch ggf. die richtige Maßnahme.

4.4.4.5 Praktische Durchführung der ICT

Insgesamt 5 Regime haben sich bewährt, deren Indikation und Anwendung auf den Individualfall zugeschnitten werden müssen:

a) morgens und abends Verzögerungsinsulin, vor den Hauptmahlzeiten Normalinsulin. Ggf. können Normal- und Basalinsulin morgens und abends als Mischspritze verabreicht werden;

b) morgens und abends prandialer und basaler Insulinbedarf in der Mischspritze vor dem Frühstück und vor dem Abendessen;

c) präprandial vor den Hauptmahlzeiten Normalinsulin, abends gegen 22 Uhr ultralangwirkendes Insulin zur Deckung des Basalinsulinbedarfs;

d) morgens Normal- und Verzögerungsinsulin in der Mischspritze, abends nur Verzögerungsinsulin oder ähnliche Kombinationen;

e) Insulinpumpenbehandlung (s. ds. Kap., 4.4.4.7).

Bei absolutem Insulinmangel ohne endokrine Restfunktion der B-Zellen dürften im allgemeinen Regime a) oder b) richtig sein; auch Regime c) ist möglich, enttäuscht jedoch nicht selten, da die Versorgung mit basalem Insulin durch die ultralangwirkenden Insuline nicht sicher über 24 Stunden gleichmäßig erfolgt. 4–5 BZ-Selbstbestimmungen täglich sind bei der Durchführung der ICT unerläßlich. Bei vorhandener endokriner Restfunktion sind Regime b) und d), z.T. in verschiedener Modifikation, durchaus probate Wege zur optimalen BZ-Einstellung. Anwendung von Injektoren (Pens) erleichtern sehr die praktische Durchführung der ICT.

Eine ganze Reihe von Einflußfaktoren und Erkrankungen können den *Insulinbedarf erhöhen oder vermindern* (Einzelheiten s. ds. Kap., 4.4.7). Entsprechende Korrekturen sind rasch und sofort vorzunehmen. Bekannt werden diese infolge der häufigen BZ-Messungen. Bei unerwartetem Insulinmehrbedarf muß auch der Harn auf Ketonkörper untersucht werden.

Ein häufiges Problem sind die *BZ-Anstiege in den frühen Morgenstunden,* das sog. *Dawn-Phänomen.* Eine sorgfältige Diagnose durch nächtliche BZ-Bestimmungen ist erforderlich. Am ehesten läßt sich dieses Phänomen bewältigen, wenn die abendliche Gabe des Verzögerungsinsulins auf etwa 22 Uhr verschoben oder ein Präparat mit veränderter Pharmakokinetik gewählt wird, welches den Insulinmehrbedarf in den frühen Morgenstunden befriedigen kann. Bei Pumpenträgern läßt sich mit programmierter Änderung der morgendlichen Basalrate das Problem meist lösen.

Wichtig: Nach Einleitung einer ersten Insulintherapie kann es im Laufe der folgenden Wochen zu einem Rückgang des Insulinbedarfs kommen, was in manchen Fällen zu einem völligen Absetzen des Insulins zwingen kann. Die verbesserte Stoffwechsellage, als *Remission oder „Honeymoon"* bezeichnet, ist durch eine Erholung des verbliebenen Restfunktion der B-Zellen nach exogener Insulinzufuhr und Diättherapie zu erklären. Vollständige Remissionen können über mehrere Wochen und Monate andauern. In der Regel stellt sich auf die Dauer wieder eine völlige Erschöpfung der B-Zellen und damit eine anhaltende Insulinbedürftigkeit ein. Es ist falsch, in der Zeit des verminderten Insulinbedarfs die Therapie mit SH durchzuführen. Gegebenenfalls muß die Stoffwechselsituation auch durch kleine Dosen Insulin unterstützt werden.

4.4.4.6 Muskelarbeit und Sport

Muskelarbeit vermindert den Insulinbedarf. Bei außergewöhnlichen körperlichen Aktivitäten müssen daher Kohlenhydrate zugelegt bzw. Insulindosen verringert werden nach den bekannten Regeln: Bei kurzdauernder Arbeit Erhöhung der Kohlenhydrataufnahme, bei langdauernder Muskelarbeit kräftige Verminderung der Insulindosis, je nach Schwere und Dauer bis zu 50% Reduktion. Selbstkontrollen und Dosisanpassungen sind hier besonders wichtig. Der Einfluß der Muskelarbeit hängt auch davon ab, in welchem Zeitabstand nach der letzten Injektion von Normalinsulin die Muskeltätigkeit beginnt, d.h., ob noch eine höhere Insulinämie von der letzten prandialen Insulingabe vorhanden oder diese schon abgeklungen ist. Unter längeren, sonst nicht üblichen körperlichen Belastungen (z.B. Radtouren, Ski-Langlauf am Wochenende und/oder ähnliches) kann die Verminderung des Insulinbedarfs noch am folgenden Tag andauern. *Wichtig:* Bei schlechter Stoffwechsellage (BZ > 300 und Ketonurie) führt länger dauernde körperliche Arbeit zu weiterer Verschlechterung der Stoffwechselsituation mit Ketoazidose.

4.4.4.7 Insulinpumpenbehandlung

Mit Hilfe von tragbaren mechanischen, batteriebetriebenen Infusionspumpen wird kontinuierlich Normalinsulin als Basalrate infundiert; 30 min vor den Mahlzeiten wird eine zusätzliche variable Insulindosis als Bolus abgerufen. Am meisten hat sich die kontinuierliche subkutane Katheterlage, die meistens in der Bauchregion plaziert wird, bewährt. Dosierung der Basalrate sowie die Ermittlung des spezifischen prandialen Insulinbedarfs erfolgen nach den gleichen Kriterien wie bei der ICT. Bei der Betreuung von Patienten mit Pumpenbehandlung ist ein engagiertes erfahrenes Ärzteteam nötig, welches einen 24stündigen telefonischen Beratungs- und Bereitschaftsdienst zur Verfügung stellt.

4.4.4.8 Indikationen und Ergebnisse der ICT und Pumpenbehandlung

Grundsätzlich sind diese Therapieformen anzuwenden bei allen Typ-I-Diabetikern im jungen und mittleren Lebensalter, bei Diabetikerinnen während der Schwangerschaft, möglichst schon beginnend in der präkonzeptionellen Phase,

bei Patienten mit diabetischer Polyneuropathie, diabetischer Retinopathie und bei sog. labilem Diabetes. Besondere Indikationen für die Pumpenbehandlung sind: unter ICT nicht optimale Ergebnisse, ausgeprägtes Dawn-Phänomen, Schichtarbeit, notwendige Flexibilität im Tagesablauf für die Berufsausübung. Spezielles Pumpentraining ist zuvor erforderlich.
Bei sachgemäßer Durchführung sind die Ergebnisse meist als gut bis mindestens befriedigend zu bezeichnen. Es kommt zu langfristigen stabilen normoglykämischen oder nahezu normoglykämischen Stoffwechselsituationen und zur Besserung der klinischen Symptome der peripheren Polyneuropathie und wahrscheinlich auch der Retinopathie. Das Risiko einer diabetischen Embryopathie ist bei optimaler Stoffwechseleinstellung so gut wie nicht mehr vorhanden. Auf die freiere Lebensführung sei abermals verwiesen. Die Voraussetzungen für intensivierte Therapie sind in Kap. 4.4.4 genannt.

4.4.4.9 Gefahren und Komplikationen der ICT und Pumpenbehandlung
Die Hauptgefahr stellt die Hypoglykämie dar, wobei besonders Patienten mit verminderter Hypoglykämiewahrnehmung infolge autonomer Polyneuropathie oder Störungen in der Sekretion gegenregulatorischer Hormone sowie unter β-Blockertherapie gefährdet sind. Bei der Pumpenbehandlung sei auf die rasche Entwicklung einer Ketoazidose hingewiesen, die sich binnen weniger Stunden entwickeln kann, wenn die kontinuierliche basale Insulininfusion aufgrund technischer Mängel unterbleibt; charakteristisch ist die viel raschere Entwicklung einer Ketoazidose als die einer ausgeprägten Hyperglykämie.

4.4.5 Konventionelle Insulintherapie
4.4.5.1 Grundlagen
Im Gegensatz zur ICT werden Insulindosis und entsprechend angepaßte Nahrung nach einem starren Tagesrhythmus festgelegt, d. h. Insulininjektionen zu festgelegten Tageszeiten und strikte Anpassung der Nahrungszufuhr nach Zeit und Zusammensetzung an die vorgegebene Insulindosis. Dies bedeutet eine streng reglementierte Lebensweise. Diese Therapieform ist für jene insulinpflichtigen Patienten angemessen, die aus verschiedensten Gründen (Angst, unzureichende Intelligenz, Schulungsunwilligkeit, neurotische Fehlhaltung, psychiatrische Erkrankungen, Alkoholismus, Verwahrlosung u. a. m.) nicht in der Lage sind, sich selbst aktiv an der Steuerung der Insulinsubstitution zu beteiligen. Das Ziel einer optimalen BZ-Einstellung ist auch hier Gebot und in vielen Fällen auch zu erreichen.
Da keine tägliche mahlzeitenabhängige Insulinanpassung bei dieser Therapieform vorgesehen ist, sind regelmäßige BZ-Selbstkontrollen nicht obligat; allerdings sollten Prüfungen auf Glukosurie und evtl. Ketonurie im Morgen- und Abendharn regelmäßig durchgeführt werden.

4.4.5.2 Durchführung und Kontrolle

a) Bei *Feststellung der Indikation* zur Insulintherapie (Ketonurie, hohe Blutzuckerwerte) Beginn mit 12−16 E Normalinsulin s.c.; 2 h später Kontrolle des BZ; je nach Effekt erneute Gabe von Normalinsulin, gefolgt von einer Mahlzeit mit 2 BE. Erneute BZ-Kontrollen nach 2−3 h entscheiden über die Effizienz der eingeschlagenen Therapie und über weitere Insulindosen und BE für die folgenden Mahlzeiten. In der Regel lassen sich mit 3−4 Einzeldosen Normalinsulin jeweils 20−30 min vor den Hauptmahlzeiten Blut- und Urinzuckerwerte unter therapeutische Kontrolle bringen. Nach Erreichen der gewünschten Stoffwechsellage Übergang auf ein Intermediärinsulin oder eine Mischung von Intermediär- mit Normalinsulin, wobei als Gesamtinsulindosis zunächst näherungsweise ⅔ jener Dosis zu spritzen sind, die an den Vortagen als Gesamtinsulindosis optimal war. In den folgenden Tagen muß so lange variiert werden, bis der Blutzucker nüchtern, prä- und postprandial sowie nachts optimal liegt. Bei jüngeren insulinpflichtigen Diabetikern sollte mindestens im 2-Spritzen-Rhythmus behandelt werden; anders ist eine optimale Einstellung über 24 h kaum zu erzielen. Spritz-Eß-Abstand wie bei ICT (s. ds. Kap., 4.4.4.3). Reicht der 2-Spritzen-Rhythmus nicht aus, ist Intensivierung der Insulintherapie angezeigt (s. ds. Kap., 4.4.4). *Wichtig:* Die Depotinsulindosis zum Frühstück wirkt bis in die späten Nachmittagsstunden; eine zu hohe Morgendosis, etwa in dem Bemühen, vormittägliche BZ-Spitzen abzufangen, kann zu nachmittäglichen Hypoglykämien führen. In diesem Fall ist eine Zumischung von Normalinsulin zur morgendlichen Depotinsulindosis wirksamer und richtiger. Auch kann man eine Umverteilung der Kohlenhydrate vom 1. zum 2. Frühstück zwecks Korrektur hoher postprandialer Blutzuckerwerte im Verlauf des Vormittags heranziehen. Die Depotinsulindosis am Abend richtet sich nach der Höhe des NBZ und nach nächtlicher Glukosuriemenge. Nächtliche Blutzuckerwerte lassen sich ggf. an der Glukosurie über Nacht ermessen.

b) Liegt *keine schwere Entgleisung* vor, kann man auch mit einem mittellangwirkenden Insulin beginnen. Je nach Körpergewicht und voraussichtlicher Insulinempfindlichkeit morgens 16−20 E s.c., abends die Hälfte der Morgendosis. Endgültige Dosierung nach Effekt auf BZ und Glukosurie; bei ausreichender Restfunktion der B-Zelle kann meist auf das Zumischen von Normalinsulin verzichtet werden. Je nach Stoffwechselsituation genügt auch eine täglich einmalige Injektion von Intermediärinsulin oder eines ultralangwirkenden Insulins, morgens oder selten abends. Auf die Gefahr späterer Hypoglykämien sei hingewiesen.

4.4.5.3 Kombination von Insulin mit Sulfonylharnstoffen

Bei älteren Diabetikern, bei denen wegen Sekundärversagens der oralen Therapie Insulinpflichtigkeit entsteht, führt u.U. eine Kombinationstherapie von

Insulin mit Glibenclamid zu guten therapeutischen Zielen (s. ds. Kap., 4.5.2.2).

4.4.6 Immuntherapie, Pankreas- und Inselzelltransplantationen

Die Therapie des frisch-manifesten Typ-I-Diabetes mit Immunsuppressiva (Ciclosporin, Azothiaprin, Steroide, Ciamexon) führt zu beachtlichen Remissionen und Teilremissionen, wobei der Erfolg um so größer ist, je früher die Therapie mit diesen Stoffen einsetzt. Außerhalb von kontrollierten Studien sollte diese Therapieform nicht angewandt werden. Die notwendige Dauer, der Langzeiteffekt und die Nebenwirkungen und Nachteile dieser Therapieform sind noch ungenügend erforscht. Ob auf Dauer ein Vorteil gegenüber herkömmlichen Therapien besteht, läßt sich derzeit keineswegs abschätzen.
Pankreastransplantationen können in ausgesuchten Fällen, meist bei terminaler Niereninsuffizienz oder bei rasch progredienter Retinopathie, simultan oder zweizeitig mit Nierentransplantationen in Frage kommen. Inselzelltransplantationen sind bisher weniger häufig erfolgreich.

4.4.7 Änderungen des Insulinbedarfs und Insulinresistenz

Zahlreiche Einflußfaktoren wirken günstig oder ungünstig auf die diabetische Stoffwechsellage ein und führen dementsprechend zu einem vermehrten oder verminderten Insulinbedarf. *Insulinresistenz* besteht definitionsgemäß, wenn zur Stoffwechselkompensation mehr als 100 E Insulin täglich über mindestens 48 Stunden benötigt werden. Insulinresistenz kann vorübergehend auftreten oder über lange Zeit bestehen. Durch einen i. v. Insulintoleranztest (s. u.) ist der mangelnde blutzuckersenkende Effekt des Insulins diagnostisch zu sichern. Insulinresistenz kommt bei 3−4% der insulinbehandelten Diabetiker vor.

4.4.7.1 Erhöhter Insulinbedarf bzw. Insulinresistenz

Folgende Umstände können einen erhöhten Insulinbedarf bzw. Insulinresistenz verursachen: Adipositas und vermehrte Nahrungszufuhr; akute und chronische Infekte, Polytraumata, Verbrennungen; endokrine Erkrankungen (Hyperthyreose, Akromegalie, M. Cushing, Phäochromozytom); ausgeprägte Hypertriglyzeridämien, schwere chronische Lebererkrankungen; Therapie mit Kortikoiden, Thiaziddiuretika, Diphenylhydantoin, Schilddrüsenhormonen; vermehrte Degradation des Insulins am Injektionsort, zirkulierende neutralisierende Insulinantikörper (IgG oder IgM), Antikörper gegen Insulinrezeptoren; Überinsulinierung (s. ds. Kap., 4.4.4.2). Die durch Antikörper hervorgerufene Störung der Insulinwirkung wird auch als immunologische Insulinresistenz bezeichnet.

Therapie:
a) Ausschaltung bzw. Behandlung der auslösenden Umstände. Bei Entwicklung einer Ketoazidose stationäre Behandlung. Wenn eine Ursache nicht auszumachen oder nicht auszuschalten ist, muß die Insulindosis so lange gesteigert werden, bis ausreichende Stoffwechselkontrolle erzielt ist.
b) Wenn keine Ursache ausfindig zu machen ist, wird eine periphere „Gewebsresistenz" (Muskulatur, Fettgewebe, Leber) angenommen; häufig besteht gleichzeitig Übergewicht. Hier empfiehlt sich der Versuch einer Umstellung auf orale SH-Therapie bei gleichzeitiger drastischer Kalorienrestriktion auf

ca. 600 kcal täglich. Ferner ist ein Versuch mit kombinierter Glibenclamid-Insulin-Therapie (s. ds. Kap., 4.5.2.2) lohnend.

c) Bei *immunologischer Resistenz* kommen mehrere Therapieformen in Betracht: (1) Einsatz von Humaninsulin. (2) Steroidtherapie, 50 mg morgens oral bis zum Rückgang des Insulinbedarfs, oft nach 3−6 Tagen zu erwarten. In anderen Fällen auch längere und höher dosierte Steroidtherapie erforderlich. Bei Ketoazidose Abbruch dieser Therapie. (3) Versuch einer Durchbrechung der Insulinresistenz durch hohe i.v. Normalinsulingaben; Insulinallergie muß zuvor durch intrakutanen Hauttest ausgeschlossen werden. Therapiedauer mit z.T. sehr hohen Insulindosen u.U. wochenlang erforderlich. Dennoch nicht selten Fehlschläge. Immunsuppressiva und Zytostatika haben sich nicht bewährt.

Wichtig: Bei allen Maßnahmen zur Durchbrechung einer Insulinresistenz ist mit überraschenden prompten Besserungen zu rechnen, so daß plötzlich Hypoglykämien auftreten können.

4.4.7.2 Verringerter Insulinbedarf

Zu einem verringerten Insulinbedarf kommt es unter folgenden Umständen: Gewichtsabnahme, verminderte Nahrungszufuhr, starke körperliche Leistungen (Bergtouren, Skiläufe, Leistungssport); Hypothyreose, Nebennierenrindeninsuffizienz, Hypophysenvorderlappeninsuffizienz, Niereninsuffizienz; Erholungsphasen nach akutem Infekt, Operationen oder Entbindungen; nach Absetzen einer Therapie mit Thiaziddiuretika, Nebennierenrindenhormonen, Schilddrüsenhormonen; ferner ist an die Remissionsphase nach Erstmanifestation eines Diabetes zu denken.

4.4.7.3 Durchführung des Insulintoleranztests

Nach intravenöser Injektion von 0,1 E Normalinsulin/kg KG kommt es beim Gesunden innerhalb von 30 min zu einem Blutzuckerabfall, der bis zu 40% des Ausgangswertes erreicht. Patienten mit einer Insulinresistenz zeigen auch nach der 10fachen Dosis (1 E/kg KG) keinen oder nur einen geringen Blutzuckerabfall. Vor Durchführung des Tests sollte durch einen intrakutanen Hauttest die Insulinverträglichkeit geprüft werden, damit bei einer intravenösen Applikation anaphylaktische Reaktionen vermieden werden.

4.4.8 Labiler Diabetes und Brittle-Diabetes

Symptome: rasch und unvorhersehbar extrem schwankende BZ-Werte, wechselnde Glukosurie, gehäufte Hypoglykämien und ketoazidotische Entgleisungen. Meist sind magere juvenile Diabetiker betroffen, deren B-Zellfunktion völlig erloschen ist. Etwa 5% der Typ-I-Diabetiker sind instabile, schwer einstellbare Patienten.

Ursache der Stoffwechsellabilität können sein: undisziplinierte wechselnde Diät, akute und chronische Infekte, endokrine Erkrankungen, schwere chronische Lebererkrankungen, stark wechselnde körperliche Aktivitäten und Leistungen, tägliche Streßsituationen, falsche Injektionstechnik, heimliche zusätzliche Insulininjektionen oder absichtlich falsche Dosierungen, Fibrose und Atrophie an den Injektionsstellen mit unregelmäßiger Resorption des Insulins. Bleibt nach Ausschaltung der genannten Ursachen die Labilität erhalten, spricht man auch von einem echten Brittle-Diabetes, der meist mit Persönlichkeits- und Verhaltensstörungen einhergeht.

Diabetes mellitus   Kap. 21, 4.4.10

Therapie: Ursachen beseitigen; ansonsten strenge konstante Diät mit mindestens 7 Mahlzeiten; überwiegend Therapie mit Alt-(Normal-)insulin im 4-Spritzen-Rhythmus, zusätzlich kleine Dosen von Intermediärinsulin sind häufig von Nutzen. Eventuell Insulinpumpenbehandlung (s. ds. Kap., 4.4.4.7). Eine echte Instabilität ist schwer behandelbar; sie ist oft unabhängig von Fehlern oder Mängeln der Einstellungsmethode.

4.4.9 Komplikationen und Nebenwirkungen der Insulintherapie
a) *Hypoglykämien* aller Schweregrade s. ds. Kap., 4.4.10.

b) Nach Erstanwendung von Insulin kann es zu *transitorischen Refraktionsanomalien* (Hyperopie durch Linsenquellung) oder zu sog. *transitorischen Insulinödemen* kommen. Beide Störungen bilden sich spontan trotz weiterer Anwendung des Insulins innerhalb von Tagen bis wenigen Wochen zurück.

c) *Hautreaktionen am Injektionsort:* Lipoatrophie in Form von fleckförmigem Fettgewebsschwund als Immunreaktion oder Fettgewebsvermehrung (Lipohypertrophie durch lipogenetische Eigenschaften des Insulins). Gelegentlich auch Indurationen, Nekrosen und Ulzerationen sowie Infektionen. Letztere Hautreaktionen lassen sich teilweise vermeiden durch sachgemäße Spritzentechnik, täglichen Wechsel des Injektionsortes und Sauberkeit des Spritzenbestecks. Keine Insulininjektionen mehr in veränderte Hautbezirke! Resorption unsicher!

d) *Insulinallergie* tritt auf in Form *lokalisierter Sofortreaktion* (Rötung, Schwellung, Juckreiz am Injektionsort) sowie seltener als *generalisierte Sofortreaktion* (Urtikaria, Quincke-Ödem, anaphylaktischer Schock) zwischen 15–20 min und 2 h nach der Injektion (beide IgE-vermittelt). Ferner entwickeln sich *allergische Hautreaktionen vom Spättyp* (Infiltrationen, Schwellung, Rötung, Schmerz) 24–48 h nach der Injektion durch T-Zellen-vermittelte Immunreaktion. Die Diagnose einer Allergie wird durch den Intrakutantest gesichert. Bisher sind nach Humaninsulin keine Sofortreaktionen und keine Lipoatrophien bekannt geworden. Allergie kann auch durch Begleitsubstanzen (Surfen!) zustande kommen und kann mit Insulinresistenz einhergehen.

Therapie: Bei Lipoatrophie und Allergie Überwechseln auf Humaninsulin. Bei Allergie gegen zahlreiche Insuline ist ggf. als ultima ratio eine Desensibilisierung zu versuchen. Überprüfung der Indikation zur Insulintherapie.

4.4.10 Hypoglykämie
Diese tritt bei mit Insulin wie auch mit Tabletten behandelten Diabetikern auf. *Ursachen* sind: Diätfehler, Überdosierung von Insulin oder oralen Antidiabetika, pharmakodynamische und/oder pharmakokinetische Interaktionen, Alkoholeinwirkung, zusätzliche Erkrankungen mit Inappetenz, unvorhergesehene große körperliche Anstrengungen (s. ds. Kap., 4.4.7.2).
Bei raschem Abfall des BZ unter 50 mg/100 ml entsteht normalerweise eine *akute Hypoglykämie* mit den prämonitorischen Zeichen von Hunger, Müdig-

keit, Zittern, Schweißausbruch, Tachykardie, Blässe, Kopfschmerzen, Parästhesien an Zunge und Lippen; bei Anhalten und Absinken unter 30 mg/100 ml treten neuroglykopenische Symptome auf: Verhaltensstörungen, Gedächtnisstörungen, Sehstörungen, neurologische Ausfälle vielfältiger Art und schließlich Eintrübung bis zum Koma (hypoglykämisches Koma oder Schock).

Bei langjährigem Bestehen des D. m. können die Warnsymptome fehlen (autonome Neuropathie, Verlust oder Abschwächung der neuro-endokrinen Gegenregulation); ebenso können langfristig subnormale BZ-Einstellungen sowie normale oder gehäufte Hypoglykämien zum Verlust der Hypoglykämiewahrnehmung führen; auch β-Blockertherapie kann die Warnsymptome unterdrükken. In diesen Fällen besteht ein erhöhtes Risiko für schwere Hypoglykämien, z.T. mit *protrahiertem Verlauf*. Hingegen können namentlich bei schlecht eingestellten Diabetikern Warnsymptome schon bei BZ-Werten zwischen 60 und 80 mg/100 ml auftreten: *relative Hypoglykämie*. Auch die Geschwindigkeit des BZ-Abfalls spielt eine Rolle.

Therapie: Bei leichtgradigen, vom Patienten selbst erkannten Hypoglykämien genügt orale Zufuhr von 10−20 g Kohlenhydraten, z.B. 3−6 Würfelzucker, 1−2 Glas Obstsaft, 20−40 g Brot, evtl. wiederholte Gaben bei protrahiertem Verlauf. Bei Verlust der Eigenkontrolle oder Koma: 40−60 ml 40%ige Glukoselösung i.v., bei Nichtaufklaren höhere Dosen bzw. Infusionen von 20−40%iger Glukose über mehrere Stunden. Die BZ-Werte sollten auf etwa 200 mg/100 ml eingestellt werden. Falls trotzdem kein Erwachen: Verdacht auf Hirnödem, Therapie mit Steroiden und osmotischer Diurese. Ist Glukosezufuhr aus technischen Gründen nicht möglich, wird 1 mg Glukagon i.m. appliziert, Wiederholung nach einer halben Stunde möglich, sofern noch erforderlich. Bei Bewußtlosen keine orale Kohlenhydrataufnahme erzwingen, Aspirationsgefahr! Allenfalls Zuckerstückchen in die Backentaschen legen.

Nach Überwinden des hypoglykämischen Schocks bedarf der Patient einer mehrtägigen Nachbeobachtung, da mit einem protrahierten Verlauf oder mit Rezidivneigung zu rechnen ist. Nach ausgeprägtem, länger anhaltendem hypoglykämischen Koma kann auch nach Beseitigung der Hypoglykämie ein über mehrere Tage anhaltender Stupor bestehen bleiben.

4.5 Behandlung des Typ-II-Diabetes
4.5.1 Allgemeine Grundsätze

90% der etwa 2,4 Millionen Typ-II-Diabetiker in der BRD sind deutlich bis stark übergewichtig; bei Manifestation des D.m. steht ein großer Teil der Betroffenen im höheren Lebensalter, etwa jenseits des 60. Lebensjahres, und weist eine oder mehrere der folgenden Erkrankungen zusätzlich auf: Hypertonie, Hyperlipidämie, koronare Herzkrankheit, periphere arterielle Verschlußkrankheit, Karotisstenosen, sie sind also häufig polymorbide. Die meist bestehende Hyperinsulinämie (s. ds. Kap., 4.1.1) weist enge pathophysiologische Beziehungen zur Entstehung der Hypertonie, der Atherosklerose und der Hyperlipidämie bei Typ-II-Diabetes auf. Gewichtsreduktion und Diät wirken sich rasch und oftmals sehr eindrücklich auf Hyperglykämie, Hyperlipidämie, Hypertonie und Hyperinsulinämie aus, auch wenn Normalgewicht nicht erreicht ist. Daher stellt diese nicht-medikamentöse Behandlung die wichtigste Maßnahme bei der Behandlung des Typ-II-Diabetes dar und sollte von Patient und Arzt mit allem Eifer betrieben werden. Prinzipien und Durchführung s. ds. Kap., 4.3.4 und 4.3.6. Als weitere wichtige Therapieziele gelten die Verhütung von Comata und Hypoglykämien sowie der diabetischen Fußläsionen (s. ds. Kap., 4.10.7), ferner Anhalten zu vermehrter körperlicher Aktivität und Rauchverbot. Der Inhalt der Diabetikerschulung für Typ-II-Diabetiker hat auf die besonderen Belange dieser Gruppe Rücksicht zu nehmen.

Das *Ziel einer optimalen Glykämie* ist individuell festzulegen; es richtet sich nach Lebensalter und gesundheitlicher Gesamtsituation. Da auch Typ-II-Diabetiker auf Dauer eine spezifisch diabetische Nephropathie entwickeln können, muß je nach Alter bei der Manifestation Euglykämie angestrebt werden. Erst wenn die nicht-medikamentösen Maßnahmen ohne den angestrebten Erfolg bleiben bzw. nicht durchgeführt werden wollen oder können, kommt eine Behandlung mit oralen Antidiabetika in Betracht; nachteilig ist hierbei, daß diese die meist ohnehin bestehende Hyperinsulinämie verstärken können. Versagt auch diese Therapie, wird als letzte Stufe der Behandlung Insulintherapie notwendig, meist wohl in Form der konventionellen Insulintherapie (s. ds. Kap., 4.4.5).

Die genannten Begleiterkrankungen werden nach den dafür üblichen Prinzipien therapiert.

4.5.2 Orale Antidiabetika

Indikationen zur Therapie mit oralen Antidiabetika s. ds. Kap., 4.3.8. Bei strenger Indikation nach den dargelegten Prinzipien liegt der Anteil der „tablettenpflichtigen" Diabetiker bei etwa 20%.

Als orale Antidiabetika stehen zur Verfügung: Sulfonylharnstoffderivate (SH, Tab. 7), das Biguanid Metformin (s. ds. Kap., 4.5.2.4) und der Quellstoff Guar (s. ds. Kap., 4.5.2.5).

Der Einsatz des α-*Glukosidasehemmers* Acarbose (und Nachfolgeprodukte) ist derzeit noch nicht zugelassen. Durch Hemmung der α-Glukosidase im Bürstensaum der Enterozyten wird die Freisetzung von Glukose aus Saccharose und Maltose, nicht aber aus Laktose gehemmt, so daß die Glukoseresorption verzögert wird, wodurch namentlich postprandiale Blutzuckerspitzen deutlich abgeflacht werden. Nebenwirkungen sind Meteorismus, Flatulenz, Tenesmen, Diarrhöen, die nach längerem Gebrauch geringer werden.

Tabelle 7: Übersicht über die am häufigsten angewendeten oralen Antidiabetika mit betazytotroper Wirkung, sog. Sulfonylharnstoffderivate. Genannt werden nur die Handelsnamen der Ersthersteller; spätere Handelsnamen s. Rote Liste

SH-Derivate Freiname	Handelsname	Dosierungsbreite Tagesdosis	Plasmahalbwertszeit in h	Wirkdauer in h
1. Tolbutamid	Rastinon®	0,5–2,0 g	4–8	6–12
2. Glycodiazin	Redul®	0,5–1,5 g	4–6	6–12
3. Glibornurid	Gluborid®	12–100 mg	8 (5–11)	
4. Glisoxepid	Pro-Diaban®	2–16 mg	1–2	5–10
5. Gliquidon	Glurenorm®	30–120 mg	4–6	2–4
6. Glipizid	Glibenese®	5–30 mg	2–4	6–12
7. Glibenclamid	Euglucon® N	1,75–10,5 mg	5–10	15
	Semi-Euglucon® N			7
8. Gliclazid	Diamicron	80–240 mg	6–11	6

4.5.2.1 Therapie mit Sulfonylharnstoffen

Pharmakologische Eigenschaften der SH

SH bewirken direkt eine Insulinausschüttung aus normalen und inkomplett insuffizienten B-Zellen. Zusätzliche extrapankreatische Effekte mit insulinsteigernder Wirkung, etwa durch Rezeptorenvermehrung oder durch einen Post-Rezeptor-Effekt, werden diskutiert. SH lösen auch bei Gesunden eine Insulinsekretion und eine Blutzuckersenkung aus. Die einzelnen Derivate unterscheiden sich durch ihre Wirkungsstärke und durch ihre pharmakokinetischen Eigenschaften. Glibenclamid gilt zur Zeit als das potenteste SH-Derivat und soll zusätzliche substanzspezifische pharmakodynamische Effekte auf die B-Zellen ausüben. Die SH werden nach oraler Applikation rasch zu rd. 80% resorbiert, anschließend in der Leber zu verschiedenen Metaboliten, die teilweise noch hypoglykämische Wirkungen entfalten, abgebaut und dann hauptsächlich renal, zum kleinen Teil auch biliär eliminiert. Gliquidon bzw. seine Metaboliten werden zu 95% über die Galle in den Stuhl ausgeschieden. Bei Typ-I-Diabetes sind SH unwirksam.

Anwendung, Dosierung und Auswahl

SH werden vor oder zu den Mahlzeiten eingenommen. Wegen der langen Wirkungsdauer (Tab. 7) werden im Falle der Maximaldosierung eine Dosis zum Frühstück und eine zweite zum Abendessen verordnet, wobei die Morgendosis in der Regel die größere ist. Wegen Hypoglykämiegefahr empfiehlt sich eine aufsteigende Dosierung in 3–5tägigen Intervallen, bei Glibenclamid auch 7–10 Tage, bis zur Maximaldosis je nach eingetretenem Erfolg. Überschreiten der angegebenen Maximaldosen für SH (Tab. 7) hat keine weitere Wirkungssteigerung zur Folge. Wird trotz Maximaldosierung mit SH keine ausreichende Stoffwechselkompensation erreicht, so ist, namentlich bei Adipösen, energisch auf Gewichtsreduktion und strenge Diät zu drängen; bei Älteren ist eine Kombination mit Big oder Guar zu versuchen; bei ungenügender Wirkung ist, zumal bei jüngeren Diabetikern, Insulintherapie rasch zu beginnen. Für die

Auswahl der SH empfiehlt sich folgendes Vorgehen: Beginn mit Tolbutamid oder Glibornurid, Glisoxepid, Glipizid oder Gliquidon; bei Versagen kommt Glibenclamid als das Präparat mit der höchsten Potenz zur Anwendung. *Kontraindikationen* s. ds. Kap., 4.3.8. Führt orale Therapie nicht zum Ziel, so ist *Insulinbehandlung erforderlich.* Bei ca. ⅓ der Typ-II-Diabetiker versagt die SH-Therapie von vornherein (sog. Primärversagen).

Beachte: Bei Diabetikern mit eingeschränkter Nierenfunktion ist Gliquidon (Glurenorm®) bevorzugt einzusetzen, da diese Substanz fast vollständig über die Galle eliminiert wird; auch Glibenclamid wird zu etwa 50% biliär ausgeschieden. Bei Leberinsuffizienz und Cholostase steigt die renale Ausscheidung von Gliquidon auf 40% an, wobei aber ausschließlich inaktive Metaboliten ausgeschieden werden. Bei schwerer Niereninsuffizienz (GFR < 30 ml/min) keine SH!

Wichtig: Umstellungen von Insulin- auf SH-Behandlung müssen stets unter engmaschiger BZ-Kontrolle erfolgen; man kann entweder abrupt das Insulin absetzen und durch entsprechende SH-Dosis ersetzen oder aber eine allmähliche Insulinreduktion unter gleichzeitiger Zulage von SH vornehmen.

Ein Auslaßversuch der SH-Therapie nach etwa 1 Jahr Behandlung gibt Aufschluß über die weitere Notwendigkeit und Wirksamkeit der Therapie.

4.5.2.2 Sekundär- oder Spätversagen der SH-Therapie

Dies tritt durchschnittlich bei jährlich 8–10% der Behandelten auf. Nur dann liegt echtes Sekundärversagen (definitionsgemäß NBZ anhaltend > 200 mg/100 ml oder mittlere BZ-Werte > 200 mg/100 ml während 3 Monaten) vor, wenn die nachlassende therapeutische Wirksamkeit des SH nicht durch Diätfehler, interkurrente Infekte, Operationen, Streß, Gravidität oder sonstige zusätzliche Erkrankungen bedingt ist. Umstellung auf das stärker wirkende Glibenclamid ist zunächst zu versuchen. Immerhin sprechen noch 40% auf Glibenclamid an, wenn die anderen Substanzen versagt haben. Bei unbefriedigendem Erfolg kommen Kombinationsbehandlung mit Metformin (s. ds. Kap., 4.5.2.4), Guar (s. ds. Kap., 4.5.2.5) oder schließlich Insulintherapie in Frage, entweder als Monotherapie oder in Kombination mit SH. Nach einigen Wochen Insulintherapie kann abermals der Versuch der Rückumstellung auf orale Mono- oder Kombinationstherapie (s. ds. Kap., 4.3.8) unternommen werden, zumal wenn zwischenzeitlich ungünstige Einflußfaktoren ausgeschaltet und/oder Übergewicht reduziert werden konnten. Doch darf keinesfalls eine schlechtere Stoffwechsellage zugunsten der bequemeren oralen Therapie in Kauf genommen werden, insbesondere nicht bei jüngeren Diabetikern.

Wird eine Insulintherapie erforderlich, so kann diese als Monotherapie nach den dargelegten Prinzipien (s. ds. Kap., 4.4.2) erfolgen, was bei Adipösen meist relativ hohe Dosen Insulin bedeutet und dennoch längst nicht immer ein gutes Stoffwechselergebnis nach sich zieht. Daher kann als Alternative eine *kombinierte SH-Insulintherapie* mit Glibenclamid durchgeführt werden (s. ds. Kap., 4.4.5.3). Eine kombinierte Therapie ist vor allem dann zu versuchen, wenn bei Sekundärversagen zwecks Stoffwechselkontrolle mehr als 40−50 E Insulin (Adipositas bei Typ II!) erforderlich sind. Bei der Durchführung der kombinierten Therapie geht man so vor, daß zur laufenden Glibenclamid-Therapie zusätzlich morgens 6−12 E eines Intermediärinsulins verabreicht werden, wobei bei Normgewichtigen kleinere Dosen erforderlich sind als bei Übergewichtigen. Auch hat sich die zusätzliche Verabreichung von 8−12 E Normalinsulins zum Frühstück zur laufenden Glibenclamid-Therapie durchaus bewährt. Sind hohe NBZ das Problem der Einstellung, so kann die zusätzliche Verabreichung eines Intermediärinsulins am Abend von Nutzen sein. Der exogene Insulinbedarf ist bei kombinierter Therapieform deutlich geringer als bei Insulinmonotherapie. Namentlich bei älteren Patienten ist auch die einmalige tägliche Injektion von großem Vorteil. Die Dauer des günstigen Effekts einer kombinierten Therapie ist nicht vorhersehbar.

4.5.2.3 Komplikationen und Nebenwirkungen der SH

a) *Hypoglykämien* können grundsätzlich nach allen SH auftreten; *Häufigkeit:* 1% der Behandelten innerhalb 3 Jahren. Als Ursache kommen besonders in Frage (s. ds. Kap., 4.4.10): Kumulation der Wirkstoffe infolge Eliminations- und Abbaustörungen bei Nieren- und Leberinsuffizienz bzw. durch medikamentöse Interferenzen (s. unter c), Überdosierung, Alkohol. Bei Glibenclamid ist wegen der starken Wirksamkeit mit einer erhöhten Hypoglykämiegefahr zu rechnen. Unter SH-Therapie ist auch mit einer *protrahierten Hypoglykämie* zu rechnen infolge Wirkstoffkumulation mit anhaltender Blutzuckersenkung: Verlust der Spontanaktivität, psychomotorische Verlangsamung, Verwirrtheit, Sprachstörungen, Doppeltsehen, evtl. neurologische Ausfallerscheinungen und Hemiparese; bei Fortbestehen Übergang in Bewußtseinsstörungen bis zum tiefen hypoglykämischen Koma, evtl. generalisierte Krämpfe. DD: neurologische Erkrankungen anderer Genese. *Therapie:* s. ds. Kap., 4.4.10.

b) *Toxische und allergische Nebenwirkungen:* Anorexie, Nausea, Erbrechen, Durchfälle, allergische Exantheme, Photodermatosen, ferner passagere Störungen der Hämatopoese. Die Nebenwirkungsquote liegt bei Tolbutamid, Glycodiazin und Glibenclamid bei 0,5−2,5%.

c) *Interferenzen mit anderen Pharmaka* verursachen u.U. eine *Wirkungssteigerung* der SH durch Kumulation infolge Hemmung des Abbaus in der Leber zu inaktiven Metaboliten, durch kompetitive Verdrängung des SH aus der Plasmaeiweißbindung, durch direkte Eigenwirkung der Pharmaka auf den Kohlenhydratstoffwechsel. *Wirkungssteigerung* durch: Salizylate, Phenylbutazon, Chloramphenicol, Clofibrat, Probenicid und Allopurinol, Dicumarolderivate (nicht bei Phenprocoumon!), Hydrazinderivate, β-Blocker, Alkohol, Disopyramid. *Abschwächung* der blutzuckersenkenden

Wirkung der SH durch: Thiazide, Nicotinsäure, Phenytoin, Schilddrüsenhormone, Steroide und Östrogene.

4.5.2.4 Therapie mit Biguaniden

a) *Pharmakologie:* Metformin (Glucophage® ret., Toulibor®) verursacht bei Gesunden keine Blutzuckersenkung. Metformin senkt den Blutzucker durch Verzögerung der Resorption aus dem Darm, durch Verbesserung der Glukoseutilisation in der Muskulatur in Anwesenheit von Insulin und durch Hemmung der hepatischen Glykogenolyse und Glukoneogenese. Biguanide führen zu Gewichtsverlust und senken erhöhte Triglyzeridspiegel. Biguanide hemmen den oxidativen Stoffwechsel; unter bestimmten Bedingungen (s. unten Kontraindikationen) akkumuliert Metformin im Gewebe und führt dann zum Bild der Laktazidose, Häufigkeit 0,024 auf 1000 Behandlungsjahre (Kap. 9). Plasmahalbwertszeit 3 h. Unveränderte renale Elimination.

b) *Klinische Anwendung:* Metformin darf nur unter strenger Beachtung der unten genannten Kontraindikationen eingesetzt werden. Es ergeben sich hauptsächlich 2 Indikationen:
  (1) Kombinationstherapie mit SH, wenn trotz Höchstdosis des SH keine ausreichende Einstellung; führt diese Kombinationstherapie nicht zum Erfolg, wird Insulintherapie nötig.
  (2) Monotherapie bei älteren adipösen Typ-II-Diabetikern, die keine Diät halten und keine Gewichtsreduktion herbeiführen können oder wollen. Diese medizinisch-wissenschaftlich gut fundierte Indikation ist in Deutschland vom BGA nicht zugelassen. Aus formal-juristischen Gründen muß man daher eine kleine Dosis SH mit verabfolgen.

Dosierung: 1–3 Tbl. Glucophage® ret. täglich zu den Mahlzeiten. *Nebenwirkungen:* Dosisabhängige gastrointestinale Störungen; metallischer Mundgeschmack; dosisunabhängige, durch Kumulation bedingte und häufig letal endende Laktatazidose bei Nichtbeachtung der Kontraindikationen. Laktatbestimmung!

Kontraindikationen: Einschränkung der Leber- und Nierenfunktion (Kreatinin > 1,2 g/100 ml). Kardiovaskuläre Störungen; respiratorische Insuffizienz; interkurrente Infekte, Gangrän, konsumierende Erkrankungen, vor und 14 Tage nach Operationen, Alkoholabusus, Reduktionsdiät unter 1000 kcal, hohes Lebensalter.

4.5.2.5 Therapie mit Guar

Guar (Glucotard®), ein Quellstoff aus dem Samen der Büschelbohne, quillt im Magen durch Wasser erheblich auf, wodurch die Magenmotilität beeinflußt und die Glukoseresorption aus dem oberen Dünndarm verzögert werden, so daß ein um etwa 10–15% geringerer Anstieg der postprandialen Blutzuckerwerte resultiert. Die Substanz wird nicht resorbiert und im Kolon bakteriell zersetzt. Eine Maldigestion besteht nicht.

Resorptionsbehinderung von anderen Nahrungsbestandteilen und Medikamenten wurde bisher nicht beobachtet. Keine Beeinflussung des Körpergewichts.
Klinische Anwendung: Einschleichende Dosierung bis zu 3 × 5 g/Tag, stets Einnahme vor den Mahlzeiten mit reichlich Flüssigkeit (ca. 250 ml Wasser oder Tee). Guar als Zusatztherapie zur SH- und Insulintherapie zwecks Glättung des Tagesprofils ist ein Versuch wert.
Nebenwirkungen: In 30−70% Flatulenz, Völlegefühl, Sodbrennen, Inappetenz, Oberbauchdruck, Diarrhö. Bei längerer Anwendung sollen diese Nebenwirkungen teilweise rückbildungsfähig sein.

4.6 Coma diabeticum (Ketoazidotisches Koma)
4.6.1 Ätiopathogenese
Ursache ist stets Insulinmangel bzw. verminderte Insulinwirkung im Intermediärstoffwechsel. Interkurrente Infekte der Harn- und Atemwege, akute Gastroenteritis, akute Pankreatitis, Infarkte, Apoplexie, Gangrän, Gravidität, Traumen, Operationen, ferner unzureichende Insulintherapie und Defekte bei Insulindosiergeräten sowie schwere Diätfehler sind bei Diabetikern häufigste auslösende Faktoren. Bei ca. 20% stellt das Koma die Erstmanifestation eines bis dahin unbekannten D.m. dar. Letalität altersabhängig 10−30%. Häufigkeit: jährlich 3−5 von 1000 Diabetikern.
Folgen des Insulinmangels sind Störungen des Kohlenhydrat- und Fettstoffwechsels, des Wasser- und Elektrolythaushalts sowie des Säure-Basenhaushalts. Insulinmangel führt vornehmlich zu Hyperglykämie, Fettsäurenmobilisation, verstärkter Ketogenese in der Leber und Ketoazidämie bzw. Ketonurie; daraus resultieren osmotische Diurese mit nachfolgender extra- ($1/3$) und intrazellulärer ($2/3$) Dehydratation, Elektrolytverschiebungen und Elektrolytverlusten mit Hyponatriämie, metabolische Azidose, Hypertriglyzeridämie und schließlich Koma durch zerebrale Dehydratation.

4.6.2 Klinik
Leitsymptome und -befunde: Polyurie, Polydipsie, Anorexie, Nausea, Erbrechen und Oberbauchschmerzen bis zum Bild der Pseudoperitonitis diabetica, Müdigkeit, Adynamie, Gewichtsverlust; in fortgeschrittenen Stadien treten deutliche Zeichen der Exsikkose und zunehmend der Hypovolämie (Tachykardie, Blutdruckabfall, Oligurie), Tachypnoe und tiefe Kußmaulsche Atmung als Ausdruck der Azidose hinzu, schließlich endet die Entwicklung in Bewußtseinstrübung, deliranten Zuständen und tiefem Koma. Der Tod tritt ein durch Kreislaufversagen. Die Entwicklung zum Koma erstreckt sich meist über Stunden oder wenige Tage.
Diagnostische Hinweise: Hyperglykämie (400−1000 mg/100 ml oder mehr, selten weniger, Schnelltest mit Streifentest), Ketonurie und Ketonämie (> 5 mmol/l, Streifenschnelltest!), metabolische Azidose (Standardbikarbonat unter 15 mval/l), Hämokonzentration, Leukozytose, gesteigerte Plasmaosmolarität (über 320 mosmol/l), zunächst Normo- oder Hyperkaliämie, Bewußtlosigkeit. *Beachte:* Bei starker Hyperglykämie (> 600 mg/100 ml) wird der Streifentest auf Glukose auch im Tränensack positiv; ebenso bei starker Ketose positiver Streifentest im Tränensekret.
Differentialdiagnose zum hypoglykämischen Koma: Streifenschnelltest; Hypoglykämie tritt rasch ein und läßt Ketonurie vermissen. Coma diabeticum entwickelt sich allmählich. Eventuell probatorische Gabe von 40 ml 40%iger Glukose i.v. Weitere Differentialdiagnosen: hyperglykämisch-hyperosmolares Koma (s. ds. Kap., 4.7), Laktatazidose (s. Kap. 9.2.3) und selten alkoholische Ketoazidose, Intoxikationen, zerebrale Insulte, Urämie, Leberkoma, endokrine Komata.
Laborprogramm: Obligate Sofortuntersuchungen: BZ, Ionogramm, Säure-Basenhaushalt, Blutbild, Hämatokrit, Serumosmolarität. Wichtige *Zusatzuntersuchungen:* BSG,

Kreatinin, Harnstoff, Gesamteiweiß, Elektrophorese, Transaminasen, Amylase im Urin und Serum, Chlorid, Phosphat, Gerinnungsstatus, EKG.

4.6.3 Therapie
Ziel ist rasche Beseitigung der Stoffwechselentgleisung durch
a) i. v. Zufuhr von Normalinsulin
b) Rehydratation durch Infusion isotoner Flüssigkeit und Elektrolytersatz
c) Ausgleich der Azidose durch Natriumbikarbonatzufuhr, sofern pH < 7,1
d) Schocktherapie, sofern erforderlich
e) evtl. Infektprophylaxe und Behandlung der Begleiterkrankungen
f) Thromboseprophylaxe, sofern keine Gerinnungsstörung; 3×5000 E Heparin s. c.
g) Behandlung der auslösenden Ursache

Wichtig: Insulin- und Flüssigkeitstherapie müssen *unverzüglich* nach Diagnosesicherung ohne Aufschub begonnen werden. Beginn der Maßnahmen durch den Hausarzt vor Abtransport in die Klinik: Infusion 500 ml physiologische Kochsalzlösung, 20 E Altinsulin i. v.

4.6.3.1 Allgemeine Maßnahmen
a) Die Therapie erfolgt nach den Grundsätzen der Intensivbehandlung und Intensivüberwachung (s. auch Kap. 2): Intravenöser Verweilkatheter, Blasenkatheter, Magensonde, ständige Kontrollen von Blutdruck, Atmung, Puls, Körpertemperatur, Harnproduktion, Messen des zentralen Venendrucks (ZVD), EKG.
b) *Laborkontrollen*
   (1) BZ anfangs stündlich, später alle 2−4 h
   (2) Säure-Basenhaushalt: anfangs 2stündlich, später bis 6stündlich
   (3) Serumelektrolyte, insbesondere Kalium: anfangs 2stündlich, nach Kompensation 12stündlich
   (4) Harnstoff, Kreatinin: $2 \times$ täglich
   (5) Ketonurie bzw Ketonämie und Glukosurie in 4−6stündigen Abständen
   (6) Gerinnungsstatus zu Beginn und 12 h später zur Erfassung evtl. Verbrauchsreaktion

4.6.3.2 Insulintherapie
Grundsätzlich nur i. v. Applikation wegen schlechter Resorption bei Exsikkose.
a) Initial 10−20 E Normalinsulin als Bolus i. v., gefolgt von 6 E Normalinsulin stündlich als Dauerinfusion mittels Perfusor oder notfalls als stündliche Bolusinjektion i. v., z. B. Mischung von 24 E Normalinsulin in 20 ml physiologischer Kochsalzlösung, davon 5 ml i. v. = 6 E Insulin.

b) Erweist sich die jeweils gewählte Insulinmenge bei der BZ-Kontrolle nach 1 h als zu wenig effektiv, wird sofort die Insulindosis verdoppelt. Ist auch diese Dosis nicht wirksam genug, wird abermals verdoppelt usw.
c) Als effektiv gilt die Komatherapie, wenn der BZ stündlich um etwa 50 mg/100 ml abfällt bzw. bei Abfall auf 50% des Ausgangswertes nach 6−8 h. Ein BZ-Abfall von mehr als 100 mg/100 ml pro h ist wegen der Gefahr eines Dysäquilibriumsyndroms zu vermeiden. Ist ein BZ von 250 mg/100 ml erreicht, muß die Insulinapplikation auf 3 E Normalinsulin pro h reduziert werden. Gleichzeitig Beginn mit Glukosezufuhr (s. u.); die weitere Senkung des BZ sollte langsam über 6−8 h erfolgen.

Wichtig: Für die jeweils erforderlich Insulinmenge gilt die alte Grundregel: So viel wie nötig, so wenig wie möglich.

4.6.3.3 Infusionstherapie (s. auch Kap. 8)

Entscheidend ist, daß sofort mit einer Rehydratation begonnen wird; physiologische Kochsalzlösung ist geeignet. Bei persistierender Hypernatriämie über 155 mmol/100 ml halbisotone Kochsalzlösung.

Bikarbonatgabe ist *nur obligat* bei pH < 7,1. Bei höherem pH kann die Besserung der Azidose durch die übrigen Maßnahmen abgewartet werden. Berechnung des Alkalidefizits s. Kap. 8.

Der Kalkulation des *Elektrolyt- und Flüssigkeitsbedarfs* liegen folgende Daten zugrunde:

mittlerer Wasserbedarf 5−8 l/24 h, etwa 80−100 ml/kg Körpergewicht
mittlerer Kaliumbedarf 3−5 mmol/kg Körpergewicht
mittlerer NaCl-Bedarf 5−6,5 mmol/kg Körpergewicht
mittlerer Phosphatbedarf 0,5−1,5 mmol/kg Körpergewicht

a) *1. Stunde:* 1000 ml NaCl-Lösung (plus Kaliumchlorid nach Bedarf);
b) *2.−4. Stunde:* 1000−2000 ml NaCl-Lösung (plus Kaliumchlorid nach Bedarf);
c) *5.−12. Stunde:* 2000−3000 ml Flüssigkeit; entweder isotone Elektrolytlösung oder, sofern BZ auf 250−300 mg/100 ml abgesunken, abwechselnd 5% Glukose- und Vollektrolytlösungen; Normalinsulin und Kaliumsubstitution nach Bedarf.
d) *13.−24. Stunde:* 2000−3000 ml Flüssigkeit, teils Elektroytlösungen, teils 5%ige Glukoselösungen. Insulin nach Bedarf.

Wichtig:
a) Individuelle Anpassung der Therapie ist stets erforderlich. Erreicht der BZ einen Wert von 250−300 mg/100 ml, ist besondere Vorsicht mit weiterer Insulingabe geboten; Hypoglykämiegefahr sowie bei rascher weiterer Senkung Gefahr des Hirnödems. Vorsicht bezüglich Flüssigkeitsersatz bei Patienten mit vorgeschädigtem Herz-Kreislaufsystem, Gefahr der *Volumenüberlastung!* Kontrolle des zentralen Venendruckes! Auf Nierenfunktion und Harnmenge achten!

b) *Langsamer Ausgleich der Azidose* ist erforderlich, da bei rascher Bikarbonatgabe atemdepressorische Wirkung, paradoxe Azidose des Liquors sowie ungünstige Beeinflussung des O_2-Dissoziationskurve in den Erythrozyten eintreten können. Daher zunächst nur Ausgleich des pH auf 7,2, d. h. etwa die Hälfte des errechneten Bikarbonatgehalts zuführen (s. auch Kap. 9).
c) *Natriumlaktat-Gabe* ist kontraindiziert, da infolge Mikrozirkulationsstörungen häufig schon Hyperlaktatämie vorhanden.
d) Die Frage, ob isotone oder hypotone Flüssigkeitszufuhr optimal ist, bleibt weiterhin kontrovers. Bei Serum-Natriumkonzentrationen über 155 mval/l ist hypotone Lösung indiziert, bei Werten unter 155 mval/l sind isotone Lösungen vorteilhafter.

4.6.3.4 Kaliumsubstitution

Die Kaliumsubstitution bedarf besonderer Sorgfalt; zu Beginn kann der Serum-Kaliumspiegel normal (80–90%), erhöht oder gelegentlich sogar erniedrigt sein. Ein normaler Kaliumspiegel bei gleichzeitiger Azidose bedeutet tatsächlich bereits Hypokaliämie! Sobald der Glukosespiegel sinkt, sinkt auch der Kaliumspiegel rasch. Beginn der Kaliumsubstitution rechtzeitig. Dosisempfehlungen s. Tabelle 8. Laufende Kaliumkontrollen!

Tabelle 8: Kaliumsubstitution beim ketoazidotischen Coma diabeticum (n. Berger et al., 1974)

Serumkalium mval/l	Kaliumsubstitution pH < 7,2	in mval/h pH > 7,2	Applikation
2–2,9	30–40	20–30	Parenterale
3–3,9	20–30	15–25	Dauerinfusion
4–4,9	15–20	10–15	
5–5,9	10–15	10	
über 6	–	–	

4.6.3.5 Abfall des Serum-Phosphatspiegels

Wegen der verbesserten Glukoseassimilation bei Komatherapie kann auch ein kritischer *Abfall des* initial z. T. erhöhten *Serum-Phosphatspiegels* auf Werte unter 1,5 mg/100 ml resultieren, meist 4–8 h nach Beginn der Insulintherapie; häufig sind in der präkomatösen Phase renale Phosphatverluste vorausgegangen. Substitution mit ca. 10 mmol Kaliumphosphatpuffer (Fa. Braun oder Pfrimmer, z. B. KH_2PO_4-Lösung 2,7%ig oder K_2HPO_4-Lösung 7%ig enthalten in 1 ml jeweils 1 mval Kalium und 0,6 mmol Phosphor) pro h als Zusatz zur Infusion ist empfehlenswert; Gesamtdefizit ca. 70–100 mmol. Kontrolle von Kalzium und Phosphat im Serum alle 6–12 h! Hypokalzämiegefahr bei Niereninsuffizienz. Bei Phosphatspiegel über 4 mg/100 ml keine Substitution mehr! Mögliche Symptome bei Hypophosphatämie: Muskelschwäche, Parästhesien, Bewußtseinsstörungen, Hämolyse, Insulinresistenz, Herzversagen.

4.6.3.6 Kardiovaskuläre Störungen und Hirnödem

Bei Herzinsuffizienz und Schock gelten die auch sonst üblichen therapeutischen Richtlinien (s. Kap. 2). Vorsicht mit Herzglykosiden bei Azidose und Hypokaliämie! Gelegentlich entwickelt sich trotz ausreichender Kompensation der Hypovolämie und des Stoffwechsels eine Hypotension infolge peripherer Vasodilatation unklarer Genese. Septikämie ist differentialdiagnostisch auszuschließen. Nur in diesen Fällen ist außer der Volumensubstitution mit Humanalbumin evtl. auch der Einsatz von Vasokonstriktiva erlaubt und indiziert.

Als schwere, meist letale Komplikation kann sich einige Stunden nach Therapiebeginn ein Hirnödem mit Verschlechterung der Bewußtseinslage trotz gleichzeitiger Besserung der biochemischen Situation entwickeln. Ursache unklar. Osmotisches Dysäquilibrium zwischen Plasma und Hirn nach zu raschem Glukoseabfall ist wahrscheinlich ursächlich beteiligt. Osmotische Diurese und Steroidtherapie sind zu empfehlen.

Bleibt eine verminderte Urinproduktion (< 30 ml/h) trotz ausreichender Volumen- und Flüssigkeitszufuhr und trotz normalem ZVD bestehen, so ist von der 6. Stunde an eine diuretische Therapie einzuleiten; Behandlungsprinzipien wie beim akuten Nierenversagen (s. Kap. 14).

4.6.3.7 Bakterielle Infektion

Bei geringstem Verdacht verwendet man ein Breitbandantibiotikum, z. B. Ampicillin 3×2 g i. v. in 24 h.

4.6.3.8 Fehler und Komplikationen

Hypernatriämie und Volumenüberfüllung mit nachfolgendem *Lungenödem* bei zu rascher Infusionsgeschwindigkeit, zumal bei älteren Personen mit vorgeschädigtem Herz-Kreislaufsystem, selten Hirnödem bei jüngeren Patienten. *Hypoglykämie* bei mangelhafter Insulinanpassung und nachlässiger Kontrolle des BZ. *Hypokaliämie* bei zu spätem Beginn der Substitution. *Aspirationspneumonie* bei komatösen Patienten infolge hypokaliämisch bedingter Magenatonie; daher stets Magensonde legen.

4.6.3.9 Behandlung nach Überwindung der akuten Entgleisung

Sobald der Patient wieder voll ansprechbar ist, kann auf orale Flüssigkeitszufuhr und orale Ernährung mit definierten Kohlenhydratmengen übergegangen werden. Engmaschige Überwachung der Glykämie, der Glukosurie und der Ketonurie sowie Kontrollen des Elektrolyt- und Säure-Basenhaushalts sind stets noch erforderlich. Insulin wird in 3−4 Portionen als subkutane Injektion von Normalinsulin vor den Mahlzeiten verabreicht. Etwa ab 3. oder 4. Tag Übergang auf ein Intermediärinsulin nach den früher genannten Prinzipien.

4.7 Nicht-ketotisches hyperosmolares Koma
4.7.1 Ätiopathogenese

Relativer Insulinmangel und/oder verminderte Insulinwirkung verursachen eine zunehmende Hyperglykämie, welche über eine osmotische Diurese zu fortschreitenden renalen Wasser- und Elektrolytverlusten führt, woraus schwere zelluläre und extrazelluläre Exsikkose, erhebliche Hyperosmolarität des Plasmas, Hypovolämie und zentralnervöse Störungen resultieren. Charakteristischerweise fehlt eine Ketoazidose, da aus nicht sicher geklärter Ursache die Lipolyse nicht erheblich gesteigert ist.

Auslösende Ursachen: a) Infektionen (Pneumonie, Pyelonephritis, Gastroenteritis), b) Pankreatitis, c) Medikamente (Diuretika, Diphenylhydantoine, Chlorpromazin, Glukokortikoide, β-Rezeptorenblocker), d) Hyperalimentation im Rahmen (meist postoperativer) parenteraler Ernährung mit glukosehaltigen Lösungen, e) ungenügende Wasserzufuhr und schwere Diätfehler bei Verwirrtheitszuständen, Verwahrlosung u. ä.

4.7.2 Klinik

Schleichende Entwicklung über Tage bis Wochen; betroffen werden Männer und Frauen jenseits des 50. Lebensjahres; in 60% der Fälle Erstmanifestation eines später nicht insulinpflichtigen Diabetes mellitus, bei 40% ist Diabetes, bei 10% ein insulinbedürftiger Diabetes bekannt. Häufigkeit: ca. 10% aller diabetischen Komata; Letalität etwa 50%. Für die hohe Letalität sind die schweren Grundkrankheiten verantwortlich.

Leitsymptome und -befunde: Diese sind Ausdruck der zunehmenden Dehydratation und zentralnervöser Störungen: Schwäche, Durst, Polyurie, Kopfschmerz, Schwindel, Erbrechen, Oberbauchschmerzen, evtl. Hämatemesis, trockene, borkig belegte Zunge, Verlust des Hautturgors, Tachykardie, u. U. Hypotonie und Tachykardie bis zum Kreislaufschock, Bewußtseinsstörungen von Apathie bis Koma, neurologische Herdsymptome (Hemi- und Monoparesen, Aphasien, Hemianopsien), Krampfanfälle, Meningismus. Meist bestehen gleichzeitig andere chronische Allgemeinerkrankungen.

Diagnostische Hinweise: Extreme Hyperglykämie zwischen 800 und 1500 mg/100 ml, Hypernatriämie > 155 mval/l, Harnstoff- und Kreatininerhöhung. Plasmaosmolarität > 320 mosmol (Serumsmolalität = 2 [$Na^+ + K^+$] in mmol/l + Glukosewert in mg/dl/ 18), keine nennenswerte Azidose, Standardbikarbonat > 18−20 mval/l, keine Azetonurie trotz kräftiger Glukosurie!

4.7.3 Therapie

Allgemeinmaßnahmen, Überwachung und Laborkontrollen wie beim Coma diabeticum (s. ds. Kap., 4.6.3).

Behandlungsziel: Ersatz des Flüssigkeits- und Elektrolytverlustes; langsame, über 24−48 Stunden gehende Beseitigung der Hyperosmolarität und der Hyperglykämie durch i. v. Insulingaben; Behandlung der auslösenden Ursache.

Wichtig: Ausgleich des Säure-Basenhaushalts entfällt.

a) *Infusionsbehandlung zunächst mit isotoner (0,9%) oder halbisotoner Kochsalzlösung (0,45%) ist von entscheidender Bedeutung;* Flüssigkeitsdefizit zwischen 6 und 10 Litern, gelegentlich auch mehr. Bei großem Flüssigkeitsbedarf Ausgleich über 2−3 Tage anstreben. *Isotone Elektrolytlösungen* sind in der Initialphase zu bevorzugen, sofern Zeichen des Kreislaufschocks vorliegen oder bei Serum-Natriumwerten unter 155 mval/l.

1. Stunde: 1000 ml isotone Kochsalzlösung plus Insulin und Kalium nach Bedarf (s. u.).

2. –4. Stunde: 1000–2000 ml 0,9%ige Kochsalzlösung plus Insulin und Kalium nach Bedarf (s. u.); bei Serum-Natriumwerten > 155 mval/l 0,45%ige Kochsalzlösung.

Anschließend nach Bedarf und Kontrolle der Hyperosmolarität und des zentralen Venendrucks stündlich 500 ml je nach Natriumwert 0,9% oder 0,45% Kochsalzlösung plus kleine Dosen Insulin (s. u.) und Kalium. Bei Blutzuckerwerten um 300 mg/100 ml und darunter sind 5% Glukoselösungen indiziert zwecks Vermeidung der Hypoglykämie und eines zu raschen Rückgangs der Hyperosmolarität.

Wichtig: Keine Verwendung von Lävulose, Xylit, Fruktose. – Wenn nach 3 l Flüssigkeitszufuhr kein genügender Kreislaufeffekt, Gabe von Expander- oder Humanalbuminlösung erwägen.

b) *Insulintherapie:* Meist ist der Insulinbedarf geringer als beim ketoazidotischen Koma. Zu Beginn 10 E Normalinsulin als Bolus i. v., dann Dauerinfusion stündlich 3–6 E Normalinsulin, bis BZ etwa 300 mg/100 ml beträgt; dann vorerst kein Insulin mehr, bis BZ wieder zu steigen beginnt. Reichen die kleinen Insulinmengen nicht aus, rasche Dosissteigerung bis zum gewünschten Effekt!

c) *Kaliumsubstitution* ist ebenso wichtig und sorgfältig zu kalkulieren wie beim ketoazidotischen Koma (s. ds. Kap., 4.6.3.4). Durchschnittlicher stündlicher Bedarf: 15 mval.

d) Thromboseprophylaxe mit 3×5000 E Heparin s. c.

4.8 Schwangerschaft und Diabetes
4.8.1 Vorbemerkungen

Die Risiken und Gefahren für Mutter und Kind können durch eine strenge kontinuierliche Normalisierung des Blutzuckers, beginnend in der präkonzeptionellen Phase und konsequent fortgesetzt während der gesamten Schwangerschaft und unter der Geburt, weitgehend verhindert bzw. denen einer stoffwechselgesunden Schwangeren angeglichen werden. Optimale BZ-Einstellung bedeutet hierbei stets BZ-Werte zwischen 60–120 mg/100 ml nüchtern *und* postprandial. Setzt die optimale Stoffwechseleinstellung erst nach der Konzeption ein, ist eine erhöhte fetale Mißbildungsrate nicht mehr zu verhindern. Schwere diabetische Folgeschäden, namentlich abgelaufener Myokardinfarkt, apoplektische Insulte, Niereninsuffizienz im Rahmen einer Nephropathie, proliferative Retinopathie und radiologisch nachgewiesene Verkalkungen der Beckengefäße stellen eine absolute Kontraindikation für eine Schwangerschaft dar.

Im ersten bis zweiten Trimenon besteht meist ein verminderter Insulinbedarf, während etwa von der 24. Woche an ein kontinuierlicher Mehrbedarf an Insulin bis zur Geburt oder kurz davor einsetzt. Unmittelbar nach der Geburt rasches Absinken des Insulinbedarfs, häufig unter den Bedarf des prägraviden Zustandes. Im Laufe der folgenden Wochen wird ein ähnlicher Insulinbedarf erreicht wie vor Beginn der Schwangerschaft. Demnach drohen in der ersten Hälfte der Schwangerschaft Hypoglykämien, später eher Hyperglykämien und ketoazidotische Entgleisungen. Überwachung und Insulintherapie müssen entsprechend angepaßt werden.

4.8.2 Therapie und Überwachung

Von Anfang an enge Zusammenarbeit zwischen Internisten und Geburtshelfer, möglichst in einem für diabetische Schwangerschaften spezialisierten Zentrum. Nach der Entbindung sofortige pädiatrische Betreuung des Neugeborenen.

Das strikte Gebot einer kontinuierlichen euglykämischen Stoffwechselführung erfordert eine Behandlung nach den Prinzipien der intensivierten konventionellen Insulintherapie oder sogar der Insulinpumpentherapie (s. ds. Kap., 4.4.4). Absolut kontraindiziert ist eine Behandlung mit oralen Antidiabetika während der Schwangerschaft.

Für die *Ernährung der Schwangeren* sollten 30–35 kcal/kg Normalgewicht (s. ds. Kap., 1.1) veranschlagt werden; auf eine Eiweißzufuhr von 1,3 g/kg KG ist besonders zu achten.

Unmittelbar nach Bekanntwerden der Schwangerschaft sind regelmäßige Kontrollen durch Internisten und Gynäkologen in etwa 14tägigen Abständen erforderlich. Bei gut geschulten Patientinnen, die schon in der präkonzeptionellen Phase euglykämisch waren, erübrigt sich zunächst eine stationäre Beobachtung. Werden die Prinzipien der euglykämischen Stoffwechselführung während des gesamten Schwangerschaftsverlaufs eingehalten, kann die Spontangeburt abgewartet werden. Bei drohendem Kindstod oder rasch zunehmender Plazentainsuffizienz vorzeitige Schnittentbindung etwa in der 38. Woche.

Auch *während des Geburtsvorganges* ist auf eine strenge Stoffwechselkontrolle größter Wert zu legen; der BZ sollte bei der Mutter um 100 mg/dl eingestellt bleiben, damit Hypoglykämien beim Neugeborenen vermieden werden. Glukose und Insulin sollten während der Wehen und der Geburt über Infusionspumpen kontinuierlich i.v. verabreicht werden; Anhaltspunkte: etwa 1,8–2 E Insulin/h und 12 g Glukose/h. Der Einsatz des „künstlichen Pankreas" (Biostator) ist sehr vorteilhaft.

Wichtig: Unmittelbar nach Beendigung der Geburt ist mit Lösung der Plazenta ein rascher Rückgang des Insulinbedarfs zu verzeichnen; es besteht Hypoglykämiegefahr! Insulindosis um ein Drittel mindestens reduzieren. Der Einfluß der Schwangerschaft auf bestehende diabetische Folgekrankheiten bei der

Mutter kann im Einzelfall nicht vorhergesagt werden. Besonderer Beachtung bedarf die proliferative Retinopathie.

4.9 Diabetes bei chirurgischen Eingriffen

Grundregel: Optimale Einstellung vor jedem elektiven operativen Eingriff! War der Patient zuvor gut mit Diät allein einzustellen, so braucht auch am Tage der Operation und an den darauffolgenden Tagen grundsätzlich kein Insulin verabreicht werden, sofern die parenterale Glukosezufuhr in etwa der bisherigen Kohlenhydratmenge in der Diät entspricht. Die BZ-Werte sollten perioperativ zwischen 150 und 200 mg/ml gehalten werden. Engmaschige Blut- und Harnzuckerkontrollen sind erforderlich, um ggf. mit Normalinsulin-Injektionen einzugreifen.

Ist der Diabetes mit Diät und SH eingestellt, so kann bei kleineren und mittleren Eingriffen die SH-Therapie mit der ersten Mahlzeit wieder aufgenommen werden; inzwischen 5%ige Glukoseinfusionen bis zur 1. Mahlzeit. Insulin in Bereitschaft halten. Bei schwereren Eingriffen ist präoperative Umstellung auf Insulin und deren Fortsetzung perioperativ vorzunehmen.

4.9.1 Vorgehen am Operationstag

a) Frühzeitiger Beginn der Operation! 1 h vor Beginn Infusion mit 5–10%iger Glukoselösung anlegen. Gleichzeitig werden ⅔ der zuvor benötigten Depotinsulindosis injiziert. Insgesamt in den ersten 24 h 150–200 g Glukose gleichmäßig infundieren. Bei stärkerem Anstieg des BZ Korrektur durch zusätzliche Normalinsulin-Injektionen. Die BZ-Werte sollen auf 150 bis 200 mg/100 ml eingestellt werden; Hypoglykämien vermeiden. BZ-Kontrollen intraoperativ stündlich, postoperativ anfangs 2stündlich, später je nach Situation in 4–6stündigen Intervallen.

b) Man kann auch lediglich mit Normalinsulin-Injektionen die Diabeteseinstellung während der Operation vornehmen. Kontinuierliche Glukoseinfusionen mit insgesamt 150–200 g/Tag sind die Basis der Behandlung. Die Normalinsulin-Mengen können subkutan in 3–4 Einzelportionen über 24 h verteilt oder auch den jeweiligen Infusionslösungen zugesetzt werden; *Faustregel:* pro 500 ml 5%ige Glukose 8–10 E Normalinsulin. Die genannten Dosierungsvorschriften für Insulin sind nur grobe *Richtwerte*. In Einzelfällen können ein erheblicher Mehrbedarf oder auch ein geringerer Bedarf eintreten.

4.9.2 Postoperative Überwachung

Solange keine normale Ernährung möglich ist, müssen auch in der postoperativen Phase parenterale Glukoseinfusionen (150–200 g/Tag) mit entsprechend angepaßten Insulinmengen appliziert werden. Enterale Ernährung so bald als möglich. Stoffwechselüberwachung und Führung unterscheiden sich prinzipiell nicht von der üblichen Kontrolle des D.m.

4.9.3 Notfalloperationen

Muß notfallmäßig auch ohne zuvor optimale Diabeteseinstellung operiert werden, gelten im großen und ganzen die für das Coma diabeticum dargelegten Therapievorschriften bezüglich Wasser- und Elektrolythaushalt, Säure-Basenhaushalt, Insulin- und Kohlenhydratzufuhr. In derartigen Fällen ist es ratsam, vorwiegend mit Normalinsulin-Injektionen unter gleichzeitiger Glukoseinfusion zu behandeln.

4.10 Therapie der Komplikationen und Folgekrankheiten des Diabetes mellitus
4.10.1 Vorbemerkungen

Eine optimale Diabeteseinstellung ist wesentlicher Bestandteil von Therapie und Prophylaxe aller im Verlauf des D.m. auftretenden Komplikationen, Begleit- und Folgekrankheiten. Ferner gilt der Grundsatz, daß derartige Folge- und Begleiterkrankungen nach den für derartige Erkrankungen auch sonst üblichen Regeln zu behandeln sind. Dies gilt insbesondere für:

a) Pyodermien und Soormykosen an Haut und Schleimhäuten,
b) alle Cholezystopathien und Hepatopathien,
c) Infektionen aller Art, insbesondere der harnableitenden Hohlräume und der Nieren,
d) Folgekrankheiten der beim D.m. so häufig vorzeitig einsetzenden Atherosklerose der großen und mittleren Gefäße im Bereich von Myokard, Hirngefäßen und Extremitätengefäßen (Schlaganfall, Myokardinfarkt, arterielle Verschlußkrankheit).

4.10.2 Hypertonie

Hypertonien sind häufige Begleiterkrankungen bei Typ-I- und besonders bei Typ-II-Diabetikern. Sie manifestieren sich als essentielle Hypertonien (teils diastolische, teils isolierte systolische Formen), als renale Hypertonien bei diabetischer Nephropathie und selten als sekundäre Hypertonien bei anderen Grundkrankheiten. Pathophysiologische Zusammenhänge zwischen gestörtem Glukosemetabolismus, Insulinresistenz bzw. Hyperinsulinämie und Hypertonie sind belegt. Normalisierung hypertoner Werte bei D.m. ist zwingend, da Hypertonie nicht nur Risikofaktor für atherosklerotische Prozesse ist, sondern auch entscheidenden Einfluß auf die Progredienz und Entwicklung diabetischer Retinopathie und Nephropathie ausübt. Zur Therapie werden hauptsächlich ACE-Hemmer und Kalziumantagonisten (s. Kap. 15) eingesetzt, während Thiaziddiuretika und β-Blocker wegen ihrer negativen Einflüsse auf Kohlenhydrat- und Lipidstoffwechsel weniger geeignet erscheinen.

4.10.3 Hyperlipidämien

Bei 40−60% der Patienten mit Typ-II-Diabetes besteht gleichzeitig eine Hyperlipidämie unterschiedlichen Schweregrades, überwiegend Hypertriglyzeridämien mittleren Schweregrades und kombinierte Formen von erhöhten Cholesterin- und Triglyzeridspiegeln (sog. Remnant-Hyperlipidämien, s. ds. Kap., 6.4.5). Exakte Diabeteseinstellung und Gewichtsreduktion führen meistens zur Normalisierung. In einem Teil der Fälle bleibt trotz ausreichender Blutzuckersenkung eine Hyperlipidämie bestehen, meist liegt gleichzeitig Adipositas vor. Drastische diätetische Fettreduktion ist in diesen Fällen oft erfolgreich, während Steigerung der antidiabetischen Therapie (Insulin, orale Antidiabetika) keinen Erfolg bringen. Erst als letzte Maßnahme sollte eine medikamentöse Therapie mit Fibraten (s. ds. Kap., 6.4.2.4) eingesetzt werden. Allerdings ist eine Senkung erhöhter Lipidwerte wegen der atheroskleroseförderenden Wirkung und ihrer insulinantagonistischen Effekte unbedingt anzustreben. Differentialdiagnostisch muß auch an eine vom Diabetes unabhängige primäre Hyperlipidämie gedacht werden (s. ds. Kap., 6.4.3), die nach den dafür geltenden Richtlinien zu behandeln sind (s. ds. Kap., 6).

4.10.4 Diabetische Nephropathie

Ca. 40% der Typ-I-Diabetiker entwickeln nach 10–20 Jahren Diabetesdauer eine Nephropathie im Rahmen der diabetesspezifischen Mikroangiopathie. Ist das Stadium der klinisch manifesten Nephropathie (Stadium IV) mit Proteinurie über 0,5 g/24 h einmal erreicht, schreitet die Erkrankung unaufhaltsam bis zur terminalen Niereninsuffizienz fort. Ein jährlicher Rückgang der glomerulären Filtrationsrate um 12 ml/min sowie ein rasches Ansteigen der kardiovaskulären Mortalität sind die Regel. Gleichzeitig setzt eine rasch progrediente Atherosklerose des kardiovaskulären Systems ein; auch Retinopathien sind meist nachweisbar. Hingegen läßt sich diese deletäre Entwicklung erheblich verzögern, wenn im Stadium III, gekennzeichnet durch eine persistierende Mikroalbuminurie (30–200 µg/min oder 30–300 mg/Tag), eine oft nur leichte Hypertonie (diastolisch über 90 mmHg, arterieller Mitteldruck über 100 mmHg) sowie noch normale glomeruläre Filtrationsrate, energisch therapiert wird. Die Behandlung folgt folgenden, durch Studien belegten Grundsätzen:

a) optimale Stoffwechselkontrolle
b) konsequente Blutdrucksenkung auf Werte < 130/90 mmHg
c) absolutes Rauchverbot
d) Vermeidung von i. v. Röntgenkontrastmittelverabreichung
e) konsequente antibiotische Behandlung bakterieller Harnwegsinfekte
f) proteinarme Ernährung, ca. 40–50 g/Tag

Auch bei Typ-II-Diabetikern wird neuerdings die Entwicklung einer Nephropathie nach entsprechender Verlaufsdauer beobachtet; hier gelten ähnliche Grundsätze wie oben geschildert. Bei terminaler Niereninsuffizienz kommen Hämodialyse, kontinuierliche ambulante Peritonealdialyse (CAPD) oder Nieren- bzw. Nieren- und Pankreastransplantation (s. ds. Kap., 4.4.6) in Frage.

4.10.5 Diabetische Retinopathie

Nach 25jähriger Diabetesdauer tritt bei 93% der Diabetiker eine diabetische Retinopathie auf. Zwei Maßnahmen können das Auftreten oder Fortschreiten der nicht-proliferativen Retinopathie günstig beeinflussen: optimale Stoffwechseleinstellung und normotone Bluckdrucklage. Eine gesicherte Wirkung für Aldosereduktasehemmer, Calciumdobesilat, Piracetam und Carbazochromrutoside ist nicht nachgewiesen. Im präproliferativen Übergangsstadium kommen als gesicherte sekundärpräventive Maßnahmen neben der Blutdruckregulierung die fokale und panretinale Photokoagulation mit Argon-Laser, transsklerale Kryokoagulation, Vitrektomie und Endolaserkoagulation zur Anwendung. In fortgeschrittenen Fällen ist Vorsicht geboten mit sportlichen Betätigungen, da Blutdruckanstiege eine Blutung verursachen können.

4.10.6 Diabetische Neuropathie

Diese tritt nach 15 Jahren Diabetesdauer bei etwa 50% der Erkrankten auf. Gute Stoffwechseleinstellung (ICT und CSII) kann oftmals zu schlagartiger Besserung des Beschwerdebildes namentlich der Schmerzsensation führen. Medikamentös werden mit wechselndem Erfolg 2–4wöchige i. v. Applikationen von α-Liponsäure (Thioctacid®) 2×300 mg/Tag i. v. eingesetzt, anschließend 4–6 Monate oral. Ferner dienen der Schmerzbehandlung Neuroleptika und Thymoleptika, z. B. Amitryptilin abends 75 mg, ferner 100 mg Phenytoin oder 200 mg Carbamazepin (Tegretal® 200) je 3×1 Tablette täglich oral über 2 Wochen. Aldosereduktasehemmer (Sorbinil®) ist in klinischer Prüfung. Eine wichtige Zusatzmaßnahmen stellt die systematische physikalische Therapie dar. Es wurden signifikante Besserungen der Schmerzsymptomatik durch orale Einnahme des Antiarrhythmikums Mexiletin, 10 mg/kg KG, mitgeteilt (Dejgard, A., et al.: Lancet 1988, 1, 9–11). Symptome infolge *autonomer Neuropathie:*

a) Orthostatische Hypotonie: 9-α-Fluorohydrocortison 0,05–1,0 mg täglich (Astonin® H).
b) Blasenentleerungsstörungen: Carbachol i. v. oder oral (Doryl®, Tabletten und Ampullen) etwa 2–4mal täglich 2 mg; evtl. Resektion des inneren Blasensphinkters; manuelle Expression der Blase.
c) Diabetische Durchfälle: Versuch mit Tetracyclinen 500 mg täglich oral während 14 Tage; Loperamid, Codein, Diphenoxylat.
d) Gastroparese: 3×10 mg Metoclopramid (Paspertin®) oder Domperidon (Motilium®) 3×10 mg vor dem Essen.
e) Erektive Dysfunktion und retrograde Ejakulation sind häufig und bedürfen einer Spezialtherapie durch den Andrologen.

4.10.7 Diabetischer Fuß

Fußläsionen unterschiedlicher Art und Ausprägung entwickeln sich aufgrund zweier verschiedener pathophysiologischer Prozesse:

a) Ischämisch bedingte, meist akrale Nekrosen bzw. Gangränen als Folge einer arteriellen Verschlußkrankheit Stadium IV nach Fontaine (Makroangiopathie) mit fehlenden Fußpulsen, kalt-livider Hautoberfläche und erheblicher Schmerzhaftigkeit.
b) Neuropathisch-trophische Druckulzera und Schwielen an den Fußsohlen bei meist erhaltenen Fußpulsen, warmer, rosiger Hautoberfläche und Schmerzunempfindlichkeit. Kombinationsformen beider kommen nicht selten vor.

4.10.7.1 Neuropathische Läsionen

Diese entstehen auf dem Boden fehlender Schmerz- und Temperaturempfindung und gestörter Fußstatik mit Fehlstellungen des Fußskeletts infolge der sensomotorischen Neuropathie sowie aufgrund von funktionellen Mikroperfusionsstörungen und gestörter Trophik von Haut und Geweben infolge der autonomen Neuropathie; Druck- und Fehlbelastungen, Bagatellverletzungen, Hämatome, Rhagaden-, Blasen- und Schwielenbildungen führen zu schmerzlosen Läsionen, die, durch bakterielle Superinfektion kompliziert, sich unbemerkt vergrößern, ödematös anschwellen, phlegmonös oder abszedierend nekrotisch einschmelzen und sich in die Tiefe bis zum Knochen ausbreiten können (sog. neuropathisch-infizierte Läsion, Mal perforant). Inwieweit eine Mikroangiopathie im Fußbereich ursächlich an diesen Läsionen beteiligt ist, wird kontrovers diskutiert. Relevante makroangiopathische Veränderungen spielen hierbei keine Rolle. Die Koinzidenz mit diabetischer Nephropathie und Retinopathie ist sehr hoch. Etwa 60% der diabetischen Fußläsionen entfallen auf die neuropathisch-infizierte Form.

4.10.7.2 Therapie

Die ischämisch-grangränöse Form wird nach den Regeln der sonst üblichen angiologischen Diagnostik und Therapie behandelt (s. Kap. 19, 1.2). Der neuropathisch-infizierte Fuß ist vielfach rein konservativ in wenigen Wochen erfolgreich zu behandeln, wenn folgende Maßnahmen angewandt werden:
a) völlige Ruhigstellung und Entlastung des betroffenen Fußes (Bettruhe, Unterarmgehstützen, Sitzrollstuhl), keinesfalls Gehtraining;
b) tägliche Reinigung der Wunde, vorsichtiges scharfes Abtrennen der Nekrosen, Applikation von Hautdesinfektionsmitteln lokal oder in Form von lauwarmen Fußbädern mit Zusatz;
c) antibiotische Behandlung bei übergreifender Infektion auf die Weichteile und/oder des Skelettsystems (Cephalosporine, Gentamycin, Oxacyllin, Clindamycin). In fortgeschrittenen Fällen chirurgische Mitbehandlung zwecks Inzision und Drainage großer infizierter Herde.

Bei kombiniert neuropathisch-ischämischen Läsionen kommen beide Therapieprinzipien zur Anwendung. Wichtig sind hier insbesondere Maßnahmen, die den arteriellen Perfusionsdruck der Knöchelarterien auf über 50 mmHg anheben (Gefäßrekonstruktion, PTCA, lokale Lyse); unterhalb dieses Druckes können ischämische Läsionen nicht abheilen. Zwar gilt beim diabetischen Fuß grundsätzlich die Forderung nach guter Stoffwechseleinstellung, aber die Güte des Stoffwechsels hat keinen entscheidenden Einfluß auf die Abheilungsvorgänge.

4.10.7.3 Prophylaxe
Da die diabetische Polyneuropathie nicht reversibel ist, muß mit Rückfällen gerechnet werden, wenn keine spezielle Prophylaxe betrieben wird. Letztere sollte möglichst schon einsetzen, bevor überhaupt erstmals Fußläsionen aufgetreten sind. Das Thema Fußpflege gehört daher zum festen Bestandteil des Schulungsprogramms für Typ-II-Diabetiker. Folgende Regeln sind zu beachten:
a) Nicht barfuß laufen, auch nicht in der Wohnung, Verletzungsgefahr!
b) Meiden von engem Schuhwerk.
c) Entlastung durch speziell gepolstertes Schuhwerk, wobei nicht nur vertikale, sondern auch seitliche Druckentlastung erfolgen muß.
d) Konvexe Laufsohle zur Entlastung der Metatarsophalangealgelenke.
e) Warnung vor Gebrauch von Heizdecken und Wärmflaschen.
f) Nagelkürzen mit Feile verordnen; so kürzen, daß kein eingewachsener Nagel entsteht.
g) Tägliche Fußinspektion, Spiegel benutzen für die Unterfläche; schon kleinste Läsionen antiseptisch behandeln; Fußpilz energisch mit Antimykotika behandeln; trockene Haut mit Lanolin einfetten.

5 Gicht und Hyperurikämien

5.1 Vorbemerkungen und Ätiopathogenese
Unter primärer Hyperurikämie und Gicht versteht man eine angeborene Störung des Harnsäurestoffwechsels, welche zu einer positiven Harnsäurebilanz mit stetiger Zunahme des Gesamtharnsäurepools und somit zum Konzentrationsanstieg der Harnsäure im Blutplasma und in der extrazellulären Flüssigkeit führt. In 95% der Fälle besteht ursächlich eine angeborene verminderte renale Harnsäuresekretion. Erbgang multifaktoriell. Durch Überschreiten des Löslichkeitsvermögens kommt es zur Ausfällung und Ablagerung von Mononatriumuratkristallen in vielen Geweben, hauptsächlich in Synovia und Gelenkkapsel zahlreicher Gelenke, im Gelenkknorpel, im knorpelnahen Knochen, in Sehnenansätzen, in Schleimbeuteln und Subkutis, im Nierenparenchym und in den harnableitenden Hohlräumen, wodurch typische Krankheitserscheinungen ausgelöst werden. Männer erkranken 7–10mal häufiger an Gicht als Frauen; die Gesamtmorbidität an manifester Gicht wird derzeit auf etwa 2% geschätzt. Manifestation bei Männern nach der Adoleszenz, bei Frauen nach der Menopause.
Obere Normgrenze für Harnsäure im Blutserum (enzymatische Bestimmung) unter normalen Ernährungsbedingungen und ohne Einfluß von Medikamenten: Männer

6,4 mg/100 ml, Frauen 6,0 mg/100 ml. Hyperurikämie per se ist kein unabhängiger Risikofaktor für kardiovaskuläre Erkrankungen.
Je höher der Harnsäurespiegel, desto größer ist die Wahrscheinlichkeit einer Gichtmanifestation. Bei Werten über 9 mg/100 ml beträgt die jährliche Inzidenz von Gichtanfällen ca. 5%. Sekundäre Hyperurikämien infolge einer Vielzahl von anderen Erkrankungen (s. ds. Kap., 5.5) machen nur 5% aller Hyperurikämien aus.

5.2 Klinik

Folgende Krankheitsstadien sind zu unterscheiden:
a) *Asymptomatische Gichtanlage:* primäre (familiäre) Hyperurikämie, Prägicht
b) *Akuter Gichtanfall:* akute Monarthritis urica (heftiger Gelenkschmerz, periartikuläre Rötung und Schwellung, Fieber, Leukozytose, BSG-Beschleunigung); sie stellt bei fast 70% der Gichtkranken die klinische Erstmanifestation dar; in 90% der Fälle ist ein Gelenk der unteren Extremität, bei 50% ein Großzehengrundgelenk befallen. Familiäre Häufung 11−25%.
c) *Interkritisches Stadium:* klinisch symptomlose Intervalle zwischen akuten Gichtanfällen unterschiedlicher Dauer.
d) *Chronische Gicht:* gehäufte Anfälle und/oder anfallsfreie fortgesetzte Harnsäureablagerungen in vielen Gelenken mit entsprechenden polyartikulären Gelenkentzündungen und Gelenkdeformierungen sowie Ausbildung der pathognomonischen Weichteil- und Knochentophi, durchschnittlich nach 8−15jährigem Krankheitsverlauf bei 30−50% der Gichtkranken. Heutzutage dank frühzeitiger Therapie eher selten.
e) In allen Stadien können sich Zeichen der *Gichtnephropathie* hinzugesellen: Uratnephrolithiasis (bei Harnsäure > 10 mg/100 ml in 50% zu erwarten) mit und ohne aufgepfropfte bakterielle Pyelonephritis, interstitielle Nephritis infolge Uratablagerungen und Fibrose im Nierenparenchym mit und ohne zusätzliche bakterielle Superinfektion, zusätzlich oft arterio- und arteriolosklerotische Nierengefäßveränderungen. Eine Kombination der genannten Veränderungen kommt häufig vor, sog. Gichtniere.

Diagnostische Hinweise: Monarthritis oder andere Gelenkentzündungen zusammen mit Hyperurikämie sowie Hyperurikämie zusammen mit Uratnephrolithiasis sind beweisend für Gicht; ferner: Nachweis von Uratkristallen im Gelenkpunktat; Nachweis von Tophi.
Differentialdiagnose: Pseudogicht, Oligoarthritiden anderer Genese (s. Kap. 20). Wiederholter Nachweis einer Hyperurikämie ohne sonstige klinische Erscheinungen und nach Ausschluß einer sekundären Hyperurikämie (s. ds. Kap., 5.5) rechtfertigen die Diagnose einer asymptomatischen Gichtanlage bzw. einer primären Hyperurikämie. 20−25% der Angehörigen von Gichtkranken weisen eine Hyperurikämie auf. Auf das Vorkommen von primär-chronischer Gicht namentlich bei älteren Personen sei hingewiesen.

5.3 Begleiterkrankungen

Häufig werden folgende Begleiterkrankungen beobachtet: Arterielle Hypertension (40−80%), Adipositas (70%), Hyperlipoproteinämien (40−100%), pathologische Glukosetoleranz (25−35%) und manifester Diabetes mellitus (10−25%), Fettleber (60−90%), frühzeitige schwere Arteriosklerose und manisch-depressive Verstimmungszustände.

5.4 Therapie

Behandlungsziel: Beseitigung und Verhütung von akuten Gichtanfällen und Uratlithiasis, im Falle der chronischen Gicht Abbau und Ausschwemmung von

Harnsäuredepots aus Gelenken, Nieren und Tophi sowie Behandlung der Begleiterkrankungen (s. ds. Kap., 5.3). Die Therapie hat in der Regel *lebenslänglich* zu erfolgen. Die Therapie gilt als optimal, wenn der Harnsäurespiegel bei asymptomatischer Hyperurikämie auf Dauer unter 6,5 mg/100 ml, bei chronischer Gicht auf 3−5 mg/100 ml gesenkt wird.

Diät bei Hyperurikämie verfolgt 3 Ziele:
a) Verringerung der exogenen Purinzufuhr mit der Nahrung; s. Kap. 24, Tabelle 7.
b) Normalisierung des Körpergewichts durch Kalorienrestriktion;
c) Verminderung der Alkoholzufuhr, insbesondere des Bierkonsums.

5.4.1 Asymptomatische Gicht

Gewichtsreduktion und purinarme Diät sind primäre und einzige Maßnahmen, solange keinerlei Gichtmanifestation vorliegt. Bei positiver Familienanamnese bezüglich Gichtmanifestation sollte Pharmakotherapie bei trotz Diät anhaltend erhöhten Harnsäurewerten über 8 mg/100 ml erwogen werden. Das Risiko-/Nutzenverhältnis muß individuell berücksichtigt werden.

5.4.2 Akuter Gichtanfall

Die schmerzhafte Situation erfordert sofortigen Einsatz von antiphlogistisch und analgetisch wirksamen Pharmaka *ohne* hypourikämisierende Zusätze:
a) *Colchicin* (Colchicum-Dispert®): ein- bis zweistündlich 1 mg p.o. bis zum Nachlassen der Beschwerden oder bis zum Auftreten von Nebenwirkungen (Nausea und Erbrechen oder Durchfall), nicht mehr als 8 mg innerhalb der ersten 24 Stunden; meist tritt Besserung nach 4−6 mg ein, ausschleichende Dosierung über 2−3 Tage.
Nebenwirkungen: Leibschmerzen, Nausea, Erbrechen, Durchfall, brennendes Gefühl an Haut und Rachen, bei chronischer Anwendung Haarausfall, aplastische Anämien und Myopathien.

Wirkungsmechanismus: Nicht sicher geklärt; Colchicum wirkt antiphlogistisch durch Einwirkung auf gewisse Stoffwechselprozesse der Leukozyten im Entzündungsgebiet. Colchicin hat keine hypourikämisierende Wirkung. Nach rascher Resorption aus dem Magen-Darmtrakt Metabolisierung in der Leber, Ausscheidung über die Galle, nur 16% über die Nieren.

b) *Indometacin* (Amuno®) ersatzweise für Colchicin: sofort 50 mg i.m. oder 100 mg per os bzw. rektal; Wiederholung alle 4−6 Stunden bis zum Nachlassen der Schmerzen, Maximum 300 mg/Tag. Anschließend täglich fallende Dosen von 3×75 mg, 3×50 mg, 3×25 mg oral. *Nebenwirkungen:* Kopfschmerzen, Schwindel, Benommenheit, Übelkeit, Brechreiz. *Vorsicht* bei Patienten mit vorausgegangener psychiatrischer Erkrankung, Urämie und Ulkusanamnese. Wirkungsweise antiphlogistisch, nicht urikosurisch. Plasmahalbwertszeit 2 Stunden.

c) Auch andere nicht-steroidale Antirheumatika haben sich bewährt z.B. Diclofenac (Voltaren®) 3×50 mg oral über 3–4 Tage. Ketoprofen (Orudis®, Alrheumon®) 2×100 mg oral über 3–5 Tage; Piroxicam (Felden®) 40 mg oral über 4–6 Tage. Alle Substanzen stehen auch als Suppositorien und für die i.m. Injektion zur Verfügung.

d) *Steroide* nur bei Nichtansprechen der vorgenannten Antiphlogistika. Dosierung: Prednison 50 mg oral oder parenteral am ersten Tag, fallende Dosierung über 3–6 Tage.

Wichtig: Auch unbehandelt klingen Gichtanfälle nach Tagen bis spätestens 2 Wochen ab!

5.4.3 Interkritische Phasen und chronische Gicht

Nach Abklingen eines akuten Gichtanfalles schließt sich die *Dauerbehandlung* an; in der Regel lebenslang notwendig. Es stehen mehrere Substanzen zur Verfügung:

a) *Allopurinol* (Plasmahalbwertszeit 3 h) ist ein Strukturanalogon des Hypoxanthins; es reduziert ebenso wie sein Hauptmetabolit Oxipurinol (Plasmahalbwertszeit 28 h) durch Hemmung der Xanthinoxidase die Produktion von Harnsäure aus ihren Vorstufen. Anstelle von Harnsäure werden vermehrt das besser lösliche Xanthin und Hypoxanthin ausgeschieden. Über verstärkt gebildete Inosinsäure kommt es auch zu einer Feedback-Hemmung der Purinsynthese. Nach oraler Gabe beginnt der Harnsäurespiegel nach 48 Stunden zu sinken, der maximale Effekt tritt nach einer Woche ein. Allopurinol ist auch bei eingeschränkter Nierenfunktion wirksam; die Dosis muß allerdings wegen Kumulationsgefahr mit toxischen Nebenwirkungen reduziert werden (s.u.); Allopurinol vermag auf Dauer Harnsäuredepots abzubauen. *Dosierung:* Beginn mit 300 mg Allopurinol tgl. per os als Einzeldosis nach dem Frühstück. Erhöhungen oder Erniedrigungen in 2wöchigen Intervallen, je nach erreichtem Serum-Harnsäurewert. Maximaldosierung 600 mg/Tag in 2 Einzeldosen. Dosisreduktion bei Niereninsuffizienz auf 200 mg/Tag bei Kreatininclearance < 60 ml/min, auf 150 mg/Tag bei Werten < 40 ml/min, auf 100 mg/Tag bei Clearance < 20 ml/min.

Nebenwirkungen treten in etwa 3–7% auf in Form von Hautausschlägen, Alopezie, Fieber, Leukopenie, Eosinophilie, Pruritus, Unverträglichkeit seitens des Gastrointestinaltraktes, Trockenheit der Schleimhäute. Gelegentlich Hepatomegalie mit Transaminasenanstiegen. Sehr selten Xanthinsteinbildungen in den ableitenden Harnwegen. Interaktionen mit Puri-Nethol® und Imurek® s. ds. Kap., 5.5.2.

Gefürchtet ist das seltene Bild der generalisierten Allopurinol-Überempfindlichkeitsreaktion (Exanthem, hohes Fieber, Eosinophilie, Oligoanurie, Hepatopathie, zerebrale und gastrointestinale Symptome, Letalität 25%). Steroidtherapie indiziert. Beginn meist innerhalb der ersten 6 Wochen nach Therapiebeginn, gelegentlich auch

später. Niereninsuffizienz, gleichzeitige Gabe von Thiaziddiuretika und Furosemid sind der Entwicklung des Syndroms förderlich.
Handelspräparate: Foligan® 300, Urosin®, Zyloric® 300 u. a.
Beachte Wirkung auf Zytostatika (s. ds. Kap., 5.5).
b) *Urikosurika* verursachen eine vermehrte Harnsäureausscheidung über die Nieren durch Hemmung der tubulären Rückresorption. Urikosurika sollen nicht bei schwerer Niereninsuffizienz (Kreatinin > 4 mg/100 ml) oder bei Vorliegen einer Uratlithiasis angewendet werden. Ferner muß für eine ausreichende Wasserdiurese von mindestens *2,5 l Flüssigkeitszufuhr* pro Tag und für eine *Harnalkalisierung auf pH 6,5* (3×3 g/Tag Uralyt® U oder 10–15 g Natriumbikarbonat per os) zur Vermeidung von Harnsäureausfällungen in der Niere Sorge getragen werden. Regelmäßige pH-Kontrollen des Harns! Für Allopurinol gelten diese Vorschriften nicht.
Benzbromaronum (Uricovac® M, Narcaricin®, Narcaricin® mite, Harolan®): Anfänglich 50–100 mg/Tag per os, evtl. Steigerung auf 200 mg/Tag je nach Effekt auf die Harnsäurekonzentration; 2,5 l/Tag Flüssigkeitszufuhr, Harnalkalisierung auf pH 6,5. Maximale hypourikämisierende Wirkung nach 5tägiger Therapie. Nach Absetzen der Therapie kehren die Harnsäurewerte erst im Laufe von Tagen zur ursprünglichen Höhe zurück. Die Harnsäureclearance wird 4–8fach vermehrt. Die anfängliche Hyperuraturie geht mit Erreichen eines niedrigen Harnsäurespiegels nach ca. 1 Woche zur Norm zurück. *Pharmakokinetik:* 50% enterale Resorption, hepatische Metabolisierung, überwiegende biliäre Elimination, nur 8–20% renal ausgeschieden. Plasmahalbwertszeit 12 h. *Nebenwirkungen:* Sehr selten gastrointestinale Störungen, Kopfschmerzen, Diarrhö, Hautausschläge.
Probenicid (Benemid®): Anfangs 0,5 g/Tag per os. Unter Kontrolle des Harnsäurespiegels Steigerung der Dosis in 5–7tägigen Intervallen auf maximal 3 g/Tag in 3 Einzeldosen (kurze Halbwertszeit). Meist genügt eine Dosis von 1–1,5 g/Tag. Obligat sind Flüssigkeitsdiurese und Harnalkalisierung (s. o.). *Nebenwirkungen:* Hautausschläge (2–4%), Hautjucken, Übelkeit (2%), in seltenen Fällen Entwicklung eines nephrotischen Syndroms.
Wichtig: Gleichzeitige Gabe von Salizylaten und Aspirin® mit Benemid® und Uricovac® ist kontraindiziert, da diese Substanzen in niedrigen Dosen harnsäureretinierend wirken und dadurch die urikosurische Wirkung vermindern.
c) *Kombinationstherapie:* Kombinationen von Allopurinol und Benzbromaronum wirken additiv, Verringerung der Wirkstoffmengen der Einzelsubstanzen dadurch möglich; sie führen bei chronischer tophöser Gicht zur rascheren Elimination der Harnsäuredepots als mit Monotherapie. Eine geringe Abschwächung der Allopurinolwirkung (Allopurinol bzw. sein Metabolit Oxipurinol unterliegen selbst der urikosurischen Wirkung!) muß ggf. durch höhere Dosierung kompensiert werden. Flüssigkeitstherapie wie unter b) nützlich, nicht obligat.
Handelspräparate: Acifugan®, Allomaron®. *Dosierung:* 1–3 Tbl./Tag.

Wichtig: Bei Einleitung einer Therapie mit Allopurinol oder Urikosurika können infolge der Serumharnsäure-Konzentrationsänderungen durch Depotmobilisierung Gichtanfälle provoziert werden. Es empfiehlt sich daher, anfangs zur Verhinderung derartiger Gichtanfälle kleine Dosen von Colchicin (0,5 mg/Tag per os) oder auch Indometacin (2×25 mg/Tag per os) für einige Wochen zu verabreichen. Bei Pharmakotherapie erübrigt sich eine purinarme Ernährung.

5.4.4 Differentialtherapie

Im akuten Gichtanfall nur symptomatische antiphlogistische Therapie.
Allopurinol ist absolut indiziert bei: Uratnephrolithiasis, Gichtniere, Niereninsuffizienz (Dosisanpassung s. ds. Kap., 5.4.3a), Allergie, Unwirksamkeit und Unverträglichkeit von Urikosurika, sekundären Hyperurikämien (s. ds. Kap., 5.5).
Urikosurika können bei nierengesunden und uratsteinfreien Hyperurikämikern im asymptomatischen oder auch chronischen Gichtstadium eingesetzt werden; auf die Notwendigkeit einer Wasserdiurese und Harnalkalisierung sei erneut hingewiesen.
Kombinationstherapie von Allopurinol mit Benzbromaronum ist bei allen Formen der Gicht und bei sekundären Hyperurikämien möglich, ausgenommen bei gleichzeitigem Vorliegen einer Niereninsuffizienz mit einem Kreatinin von mehr als 2 mg/100 ml. Wasserdiurese erwünscht, nicht obligat. Besondere Vorteile gegenüber einer Monotherapie mit Allopurinol oder Urikosurika bestehen nicht.

5.5 Sekundäre Hyperurikämien und sekundäre Gicht
5.5.1 Klinik

Sekundäre Hyperurikämien, insgesamt ca. 5 % der Hyperurikämien, treten auf als Komplikation anderer Erkrankungen mit erhöhtem Umsatz von Nukleoproteiden und dadurch vermehrter Harnsäureproduktion (Polyzythämie, chronisch-myeloische Leukämie, Osteomyelofibrose, zytostatische und radiologische Therapie maligner Tumoren, Psoriasis, Sarkoidose) oder bei chronischer Niereninsuffizienz und dekompensierter Herzinsuffizienz infolge verminderter Harnsäureausscheidung. Ferner rufen Ketosen (totales Fasten, dekompensierter Diabetes mellitus, fettreiche Kost), chronischer Alkoholabusus, Langzeitbehandlung mit Thiaziddiuretika, Pyrazinamid und Etacrynsäure, parenterale Infusion von Fruktose, Sorbit, Xylit, hämorrhagischer Schock und respiratorische Azidosen eine Hyperurikämie hervor. Auftreten von Gichtanfällen ist bei sekundärer Hyperurikämie unterschiedlich: 2–14 % bei Polyzythämie, 27 % bei Osteomyelosklerose, bis zu 50 % bei Psoriasis, 3–6 % bei chronisch-myeloischer Leukämie, um 1 % bei chronischer Niereninsuffizienz. Derartige Zustände können eine asymptomatische primäre Gicht zur klinischen Manifestation bringen oder Uratablagerungen in der Niere verursachen. Daher Therapie erforderlich.

5.5.2 Therapie

Allopurinol, 300–600 mg/Tag; Kombinationspräparate aus Allopurinol plus Benzbromaronum (s.o.).
Wichtig: Allopurinol hemmt den Abbau von Puri-Nethol® und Imurek®. Daher Dosisreduktion dieser Zytostatika auf 25–30 % bei gleichzeitiger Allopurinolgabe.

6 Hyperlipoproteinämien

6.1 Vorbemerkungen

Erhöhte Konzentrationen von Chol und/oder TG im Blutplasma sind als Risikofaktoren für die Entwicklung der Atherosklerose gesichert. Besonders enge Korrelationen bestehen zwischen der Höhe des Chol-Gehalts im Blut einerseits und zeitlichem Manifestationsbeginn und Ausmaß der Koronarsklerose andererseits. Ab Werten von 200 mg/100 ml (= 5,2 mmol/l) steigt das Risiko des tödlichen Herzinfarkts linear an und verdoppelt sich bei Werten von 260 mg/100 ml (= 6,8 mmol/l). Bis zu 60% der Erwachsenen im jüngeren und mittleren Lebensalter weisen Chol-Werte zwischen 200 und 250 mg/100 ml auf, was meistens auf eine Fehlernährung zurückzuführen ist. Aus präventivmedizinischer Sicht sind daher prinzipiell erhöhte Chol-Werte behandlungsbedürftig. Als Fernziel gesundheitlicher Volkserziehung sollen daher durch Massen- und Individualstrategien zur Vorbeugung der koronaren Herzkrankheit auf Dauer Werte von annähernd 200 mg/100 ml Chol angestrebt werden (amerikanische und europäische Konsensuskonferenz 1985 bzw. 1986). Der Einfluß von TG-Erhöhungen auf die Atherosklerose ist weniger sicher erwiesen, wenn auch wahrscheinlich. Stark erhöhte TG-Werte über 2000 mg/dl führen außerdem zu eruptiven Xanthomen, zu akuter Pankreatitis, Fettleber und Milzvergrößerung. TG-Werte < 200 mg/100 ml (= 2,3 mmol/l) nach 12–14stündiger Nahrungskarenz gelten als gesundheitlich unbedenklich.

6.2 Ätiopathogenese

Die im Blutplasma zirkulierenden Lipide liegen als Lipoproteine (LP), d.h. als Komplexe aus Eiweiß und Lipiden, vor. 4 verschiedene Lipoproteine werden unterschieden, welche unterschiedliche prozentuale Zusammensetzungen aus Eiweiß (Apolipoproteinen) und Lipidanteilen besitzen. Sie dienen unterschiedlichen Funktionen im Lipidstoffwechsel: Die mit der Nahrung aufgenommenen TG und das Nahrungs-Chol werden als Chylomikronen, die in der Dünndarmschleimhaut gebildet werden, resorbiert und auf dem Lymphwege in die Zirkulation gebracht; durch Lipoproteinlipasen (LPL) werden die TG bzw. deren Fettsäuren abgespalten und den Geweben zur Utilisation zur Verfügung gestellt, während der Rest der Chylomikronen als cholesterinreiche Restmoleküle, sog. Core-Remnants, über spezifische ApoE-Rezeptoren von der Leber aufgenommen und abgebaut werden. Andererseits werden in der Leber triglyzeridreiche VLDL synthetisiert und ins Plasma sezerniert; hier werden die TG schrittweise lipolytisch durch LPL abgespalten und den Organen zu energetischen Zwecken zur Verfügung gestellt. Dabei entstehen an TG ärmere VLDL-Remnants oder IDL, die z.T. über ApoB,E-Rezeptoren von der Leber aufgenommen werden, z.T. aber nach weiterem TG- und ApoE-Verlust in das Endprodukt des VLDL-Abbaus, nämlich in die cholesterinreichen LDL, übergehen. IDL enthalten etwa gleich große Anteile von TG und Chol; in den LDL werden etwa 70% des Gesamt-Chol des Blutplasmas transportiert. LDL wird über spezifische ApoB,E-Rezeptoren von der Leber (ca. 80%) und den peripheren Geweben aufgenommen und verstoffwechselt. Dabei entsteht in der Zelle u.a. freies Chol, welches den Chol-Bedarf der Zellen deckt, die zelleigene de-novo-Chol-Synthese durch negative Rückkoppelung hemmt sowie die Zahl und Funktion der ApoB,E-Rezeptoren an der Zelloberfläche reguliert. Etwa 20–30% der LDL werden von Makrophagen und Histiozyten aufgenommen und abgebaut; eine negative Rückkoppelung der zellständigen Chol-Synthese erfolgt hier nicht, was zu Schaumzellbildung führen kann. Dieser Vorgang scheint für die Atherogenese von Bedeutung zu sein (Scavenger-Pathway). HDL werden von Leber und Darm synthetisiert; beim Abbau der Chylomikronen und VLDL werden dabei freiwerdende Apoproteine, Chol und Phospholipide auf die

HDL-Partikel übertragen. HDL vermögen u. a. auch freies Chol von peripheren Geweben aufzunehmen und zur Leber zu transportieren, wo nach rezeptorabhängiger Aufnahme in das Organ der weitere Abbau zu Gallensäuren erfolgen kann. In der HDL-Fraktion sind etwa 25% des Plasma-Chol enthalten.

Formal entstehen die HLP durch Vermehrung eines oder mehrerer LP: Vermehrungen der Chylomikronen und/oder der VLDL bedingen vorwiegend eine Erhöhung der TG, Erhöhungen der LDL verursachen eine vorwiegende Erhöhung des Chol-Spiegels. Rein deskriptiv werden nach dem jeweils vermehrten LP derzeit 6 verschiedene Typen nach Frederickson unterschieden (Tab. 9). *Ursächlich* sind die HLP auf vermehrte Synthese, verminderten Abbau, Rezeptordefekte, Anomalien der Apo-Lipoproteinstrukturen oder eine Kombination mehrerer Mechanismen zurückzuführen. Nur teilweise sind die molekularbiologischen Hintergründe aufgedeckt. Teilweise entstehen manifeste HLP erst durch Einwirkung von exogenen Manifestationsfaktoren bei vorbestehender Disposition, wobei Fehl- und Überernährung, Alkoholabusus, Diabetes mellitus, Gicht und Medikamente als Induktoren wirken können. Schließlich gehen zahlreiche Erkrankungen mit sekundären HLP einher, wobei die Pathogenese z. T. nur ungenügend geklärt ist (s. ds. Kap., 6.5). Bestimmte Lipoproteinfraktionen wirken prinzipiell atherogen, insbesondere LDL und Remnants aus dem Abbau triglyzeridreicher LP; hingegen werden der HDL-Fraktion antiatherogene Eigenschaften zugeschrieben. Es bestehen inverse Beziehungen zwischen der Höhe des HDL-Chol und dem Risiko einer koronaren Herzkrankheit von statistisch hohem prädiktiven Wert.

Tabelle 9: Wesentliche Merkmale der verschiedenen Hyperlipoproteinämien

Typ I	Exogene Hypertriglyzeridämie infolge fehlenden Abbaus der Chylomikronen; meist genetisch bedingte LPL-Defizienz bei autosomal-rezessiver Vererbung; seltener angeborener CII-Mangel. Gelegentlich auch sekundär-symptomatisch. Exzessive TG-Erhöhung auf Werte 2500 bis über 10000 mg/100 ml; Chol weniger erhöht; Quotient TG/Chol > 5. Aufrahmen der Chylomikronen beim Stehenlassen, Unterstand klar. LDL und HDL erniedrigt. *Klinik:* Manifestation der HLP im Kindesalter; typische Abdominalkrisen, eruptive Xanthome, gelegentlich akute Pankreatitis, Lipaemia retinalis, Hepatosplenomegalie. Sehr seltene Erkrankung.

Typ IIa	Reine Hypercholesterinämie (LDL-Erhöhung). 5 Erscheinungsformen:
	(1) Familiäre Hypercholesterinämie, autosomal-dominanter Erbgang:
	    a) homozygot mit Chol zwischen 500 und 1200 mg/100 ml, Häufigkeit 1:1000000. Fehlen oder Defizienz der LDL-Rezeptoren.
	    b) heterozygot mit Chol zwischen 300 und 500 mg/100 ml, Häufigkeit 1:500; ca. 50%ige Reduktion der LDL-Rezeptoren.
	(2) Im Rahmen der familiären kombinierten LP, kein Rezeptordefekt.
	(3) Polygenetisch bedingte Formen, kein Rezeptormangel. Häufigste Form, meist durch Umweltfaktoren induziert.
	(4) Symptomatisch bzw. sekundär s. ds. Kap., 6.5.
	Klinik: 1a bereits im Kindesalter manifest, koronare Herzkrankheit vor dem 10. Lebensjahr. Sehnenxanthome und tuberöse Xanthome früh und typisch. Diagnose bereits im Nabelschnurblut möglich. 1b im frühen Erwachsenenalter manifest, koronare Herzkrankheit um das 30.–40. Lebensjahr, Aortenstenose. Sehnenxanthome im Laufe des Lebens zunehmend. Bei 2. und 3. Manifestation im mittleren Lebensalter, nicht im Kindesalter, Xanthome selten. Plasma stets klar!

Tabelle 9 (Fortsetzung)

Typ IIb	Hypercholesterinämien mit begleitender Hypertriglyzeridämie bis etwa 400 mg/100 ml durch LDL- und mäßige VLDL-Vermehrung, ansonsten Erscheinungsformen wie bei Typ IIa. *Klinik:* Im wesentlichen wie bei Typ IIa. Hohes Atheroskleroserisiko. Differentialdiagnose gegenüber Typ III und mäßiger Ausprägung Typ IV u.U. schwierig; hier eingehende LP-Analysen erforderlich.
Typ III	Dysbetalipoproteinämie infolge Auftretens von β-VLDL bei ApoE$_2$-Homozygotie, sog. Remnant-HLP. Mäßige etwa gleich starke Erhöhung von TG und Chol bis etwa 600 mg/100 ml. Vorkommen: (1) Familiär-erblich (Häufigkeit 1:10000). (2) Sekundär. Diagnose durch Nachweis der β-VLDL und E$_2$-Homozygotie. Hinzutreten eines zweiten genetischen oder eines Umweltfaktors für Manifestation erforderlich. *Klinik:* Manifestation im Erwachsenenalter. Meist Übergewicht, Glukoseintoleranz, Fettleber, Hyperurikämie. Pathognomonische gelbe Xanthome längs der Handlinien, ferner tubero-eruptive Xanthome, bei über 50%. Hohes Atheroskleroserisiko der Koronarien und Extremitätengefäße. Plasma trüb, gelegentlich Chylomikronen.
Typ IV	Endogene Hypertriglyzeridämie durch VLDL-Erhöhung, TG bis etwa 1000–2000 mg/100 ml. Vorkommen: (1) Primäre familiäre Erkrankung, heterozygoter Status bei autosomaldominantem Erbgang. Häufigkeit 2–3:1000. Verstärkte VLDL-Synthese; Defekt unbekannt. (2) Im Rahmen der kombinierten familiären HLP. Häufigkeit 3–5:1000. (3) Sporadische nicht-familiäre Formen. (4) Sekundäre Hypertriglyzeridämien. Bei TG > 400 mg/100 ml Trübung des Plasmas, kein Aufrahmen. Bei Werten > 1500 mg/100 ml meist zusätzlich Chylomikronen vorhanden = Typ V (s.u.). Quotient TG/Chol bis etwa 5. *Klinik:* Manifestation überwiegend erst im Erwachsenenalter jenseits des 20. Lebensjahrs; meist Übergewicht, Glukoseintoleranz, Fettleber, Hyperurikämie, Hepatosplenomegalie, Lipaemia retinalis. Bei Werten > 1000 mg/100 ml drohen Oberbauchkoliken, Pankreatitis; eruptive Xanthome bei 30–50%. Atheroskleroserisiko erhöht.
Typ V	Gemischte endogen-exogene Hypertriglyzeridämie durch Erhöhung der VLDL und Chylomikronen; TG stark erhöht von etwa 2000–10000 mg/100 ml. Plasma stark lipämisch, Aufrahmen beim Stehenlassen, Unterstand bleibt lipämisch. Chol mäßig erhöht, TG/Chol > 5. LPL-Aktivität normal. Vorkommen: (1) Primär familiär-erblich. Selten. Erbgang und Defekt unbekannt. (2) Bei primärem Typ IV (s.o.) durch Hinzutreten von Alkohol, erhöhter Fettzufuhr u.ä. (3) Sekundär (s. ds. Kap., 6.5.1). *Klinik:* Im wesentlichen wie bei Typ IV.

Familiäre kombinierte Hyperlipidämie
Die heterozygoten Mitglieder der betroffenen Familien zeigen entweder eine Typ-IIa-, eine Typ-IIb- oder Typ-IV-HLP zu je etwa einem Drittel. Wahrscheinlich dominante monogenetische Vererbung. Manifestation im frühen Erwachsenenalter. Häufigkeit 3–5 pro 1000. Häufig gleichzeitig Adipositas und Glukoseintoleranz. Hohes Atheroskleroserisiko. Familienuntersuchungen zur Diagnostik erforderlich. Überhöhte ApoB-Produktion.

6.3 Klinik

Prinzipiell zu unterscheiden sind primäre, oftmals familiär gehäuft auftretende HLP (ca. 60%) von sekundären, erworbenen Formen (ca. 40%). Die wichtigsten klinischen und klinisch-chemischen Symptome der HLP sind in Tabelle 9 zusammengestellt. Durch quantitative Bestimmung des Gesamt-Chol-Gehalts, des LDL-Chol, des HDL-Chol sowie des TG-Spiegels im Blutplasma und durch optische Beurteilung des Plasmas nach 12stündigem Stehenlassen bei 6°C läßt sich in den meisten Fällen eine sichere Diagnose der vorliegenden HLP machen. Etwa 95% aller HLP gehören den Typen IIa, IIb und IV an. Da LDL-Chol die stärkste atherogene Wirkung besitzt, kommt seiner Bestimmung große Bedeutung zu. Werte bis 135 mg/100 ml (= 3,5 mmol/l) gelten als unbedenklich, Werte zwischen 135 und 165 mg/100 ml (= 4,3 mmol/l) als leicht pathologisch, Werte darüber als hoch pathologisch. Für das HDL-Cholesterin liegen die Normalwerte zwischen 35 und 55 mg/100 ml (= 0,9−1,4 mmol/l) bei Männern und von 45−65 mg/100 ml (= 1,17−1,7 mmol/l) bei Frauen. Je höher HDL-Chol und je geringer LDL-Chol, um so weniger atherogen ist die Lipidkonstellation. Das Verhältnis LDL-Chol zu HDL-Chol wird atherogener Index genannt; er sollte normalerweise kleiner als 4 sein. Bevor die Diagnose einer HLP als gesichert gilt, sollten mindestens 3 Lipidanalysen im Abstand von mehreren Tagen erfolgt sein. Für die Chol-Bestimmung ist i.a. kein Nüchternblut, für die TG-Bestimmung Blutprobe nach mindestens 12stündigem Fasten erforderlich.

6.4 Therapie

Zielsetzung: Die Therapie der HLP strebt eine dauerhafte Senkung erhöhter LP- bzw. Lipidspiegel an mit dem Ziel einer primären oder sekundären Prävention von atherosklerotischen Gefäßerkrankungen sowie der Verhütung von Oberbauchkrisen und der Beseitigung von Xanthomen. Daß durch Lipidsenkung eine primäre oder sekundäre Prävention oder gar Regression atherosklerotischer Gefäßveränderungen möglich sind, muß aufgrund jüngster Studien als sicher gelten. Bei primären Formen ist meist lebenslängliche Therapie erforderlich. Bei sekundären Formen zunächst Behandlung der Grundkrankheit.

Therapieformen: Die Therapie jeder HLP setzt sich aus diätetischen und zusätzlichen medikamentösen Maßnahmen zusammen; unterstützend wirken regelmäßige sportliche Aktivitäten in individuell angepaßtem Ausmaß. Die Diätmaßnahmen sind stets der erste Schritt der Behandlung. Erst bei Versagen oder zu geringer Wirkung ist Pharmakotherapie zusätzlich erlaubt.

Indikationen: Für Art, Umfang und Intensität der Behandlungsmaßnahmen sind nicht allein bestimmte Lipidgrenzwerte maßgeblich; vielmehr müssen Lebensalter, Geschlecht, übriges Risikoprofil sowie Familienanamnese und klinischer Status bezüglich kardiovaskulärer Erkrankungen dabei mitberücksichtigt werden. Tabelle 10 gibt Richtlinien wieder, die von der Europäischen Atherosklerosegesellschaft 1986 im Rahmen einer Konsensuskonferenz erarbeitet wurden.

Im allgemeinen führen die Therapiemaßnahmen bei etwa 70−80% der Behandelten zu guten bis befriedigenden Erfolgen.

Tabelle 10: Richtlinien zur Hyperlipidämie-Therapie

Basisdiagnostik	Weitere Risikoevaluierung	Behandlung
A Gesamtcholesterin 200–250 mg/dl Triglyzeride < 200 mg/dl	Abschätzen des Gesamtrisikos für eine koronare Herzkrankheit unter Berücksichtigung der Familienanamnese, der Rauchgewohnheiten, der Hypertonie, des Diabetes mellitus, des männlichen Geschlechts, des jüngeren Alters und niedriger HDL-Cholesterinwerte unter 35 mg/dl.	Bei Übergewicht Kalorienreduktion. Bieten Sie Ernährungsberatung an und korrigieren Sie etwaige andere Risikofaktoren!
B Gesamtcholesterin 250–300 mg/dl Triglyzeride < 200 mg/dl	Abschätzen des Gesamtrisikos für eine koronare Herzkrankheit unter Berücksichtigung der Familienanamnese, der Rauchgewohnheiten, der Hypertonie, des Diabetes mellitus, des männlichen Geschlechts, des jüngeren Alters und niedriger HDL-Cholesterinwerte unter 35 mg/dl.	Bei Übergewicht Kalorienbeschränkung. Verordnung von fettarmer Kost mit Überprüfung des Effekts und der Compliance. Bleibt das Gesamtcholesterin hoch, kommt ein Lipidsenker in Frage.
C Gesamtcholesterin < 200 mg/dl Triglyzeride 200–500 mg/dl	Suche nach den Ursachen der Hypertriglyzeridämie wie z. B. Adipositas, exzessiver Alkoholgenuß, Diuretika, β-Blocker, Östrogenpräparate, Diabetes mellitus.	Bei Übergewicht Kalorienbeschränkung. Befassen Sie sich, sofern vorhanden, mit den zugrundeliegenden Ursachen! Verschreiben und kontrollieren Sie eine fettsenkende Diät! Überprüfen Sie den Cholesterin- und Triglyzeridspiegel!
D Gesamtcholesterin 200–300 mg/dl Triglyzeride 200–500 mg/dl	Überprüfen Sie das Gesamtrisiko für die koronare Herzkrankheit wie unter A. Suchen Sie nach zugrundeliegenden Ursachen für die Hypertriglyzeridämie wie unter C.	Bei Übergewicht Kalorienbeschränkung. Befassen Sie sich, wenn vorhanden, mit den zugrundeliegenden Ursachen für die Hypertriglyzeridämie, und gehen Sie vor wie unter A oder B! Verordnen Sie fettsenkende Diät und überprüfen Sie den Effekt! Bleibt die Wirkung auf Serumlipide inadäquat und ist das Gesamtrisiko für eine koronare Herzkrankheit hoch, sollte Sie den Einsatz von Lipidsenkern erwägen!

Tabelle 10 (Fortsetzung)

Basisdiagnostik	Weitere Risikoevaluierung	Behandlung
E Gesamtcholesterin > 300 mg/dl und/oder Triglyzeride > 500 mg/dl		Erwägen sie die Einweisung in eine auf Lipidstoffwechselstörungen spezialisierte Klinik oder die Überweisung an einen Spezialisten zur Diagnostik und Therapieeinleitung!

6.4.1 Diät

Die Diät verfolgt 2 Ziele:

a) Erzielung und Erhaltung des Normalgewichts durch entsprechende Kalorienzufuhr; bei Übergewicht also zunächst Kalorienrestriktion auf 600–1000 kcal/Tag (s. ds. Kap., 1.4.1).

b) Beeinflussung der Pathogenese der HLP durch qualitative Änderungen der Nahrungszusammensetzung.

Grundlage ist eine fettreduzierte und fettmodifizierte, cholesterinarme und ballaststoffreiche Kostform. Der tägliche Fettkonsum ist auf 70–80 g, entsprechend 30 kcal% bei 2000–2400 kcal Gesamtenergiebedarf, zu beschränken (derzeitiger Bundesdurchschnitt 143 g/Tag!); ⅓ davon entfällt als verstecktes Fett auf vorwiegend gesättigte Fettsäuren tierischen Ursprungs in Fleisch- und Vollmilchprodukten; ⅔ werden als Streich- und Kochfett verbraucht, wobei linolsäurereiche (mindestens 50%) Pflanzenfette (z.B. Becel®-Produkte, Maiskeimöl, Sonnenblumenkernöl u.a.) und die einfach ungesättigte Ölsäure (Olivenöl) etwa je zur Hälfte verwendet werden sollen, so daß ca. 10 kcal% auf höher ungesättigte Fette entfallen. Höhere Anteile davon werden nicht empfohlen. Ungeeignet sind Kokos- und Palmkernfett. Sichtbares Fett ist von allen Nahrungsmitteln zu entfernen. Zu bevorzugen sind magere Fleisch- und Wurstsorten, Magermilchprodukte und Käse mit Fettgehalt i.Tr. unter 20%.

Der Cholesterinkonsum sollte höchstens 300 mg/Tag betragen; der derzeitige Bundesdurchschnitt liegt bei 600 mg/Tag. Hauptcholesterinquellen in unserer Ernährung sind: Fleisch- und Wurstwaren (43%), Eier (33%), Butter (9%), Milch (5%) und Käse (3%). Der cholesterinsenkende Effekt geht zu etwa zwei Dritteln auf die Reduktion gesättigter tierischer Fette, zu einem Drittel auf den verminderten Cholesterinkonsum zurück. Überdies sollten 1–2mal pro Woche Mahlzeiten mit Hochseefischen verzehrt werden, da die im Fischöl enthaltenen hochungesättigten, langkettigen Fettsäuren (Prototyp Eikosapentaen-Säure) einen vasoprotektiven und TG-senkenden Effekt haben. 15% des Energiebedarfs sollten mit Eiweiß gedeckt werden. Die Kost sollte überdies mindestens 35 g Ballaststoffe/Tag enthalten. 50–55 kcal% werden mit Kohlenhydraten

gedeckt; dabei müssen stärkehaltige Nahrungsmittel und Produkte aus Vollkornmehlen bevorzugt, Zucker, Honig, Süßwaren, Kuchen, Gebäck, Süßigkeiten und Weißmehlprodukte dagegen weitgehend gemieden werden. Alkohol ist bei normalgewichtigen Patienten mit Hypercholesterinämie in kleinen Mengen bis etwa 30–35 g/Tag erlaubt, in allen anderen Fällen verboten.
Praktikabel sind Diätempfehlungen nach diesen Prinzipien in Form von Auflistungen in erlaubte und verbotene Nahrungsmittel (Tab. 11).
Wichtig: Ein großer Teil der Hyperlipidämien kann durch Diät erfolgreich behandelt werden. Cholesterinsenkungen um 15, maximal 20% sind auf diese Weise erreichbar. Bei Hypertriglyzeridämien kann dieser Effekt sehr drastisch sein.

Tabelle 11: Lebensmittelauswahlliste für Patienten mit Fettstoffwechselstörungen

	Erlaubte Nahrungsmittel	**Verbotene Nahrungsmittel**
Fleisch	Mageres Kalbfleisch und Rindfleisch: Filet, Roastbeef, Keule, Steak; vom Schweinefleisch: nur Filet.	Alle fetten Fleischsorten: Schweinefleisch, Hammelfleisch, fettes Rindfleisch, Rinderzunge, Hirn, Niere, Leber, Lamm.
Geflügel und Wild	Huhn, Hähnchen, Puter, Taube, Fasan (ohne Fett gegart und ohne Haut!). Hirsch, Reh, Kaninchen, Wildschwein.	Ente, Gans und alle, die nicht unter „erlaubt" aufgeführt sind.
Aufschnitt	Magerer kalter Braten, Rauchfleisch, Rinderschinken, Schweineschinken ohne Fettrand, Lachsschinken, Deutsches Corned beef, Tatar oder Schabefleisch, roh oder gebraten, jedoch ohne Eigelb. Geflügelwurstsorten.	Verboten sind alle Wurstsorten, die nicht unter „erlaubt" aufgeführt sind.
Sülzen	Selbst zubereitete Sülzen von Kalbfleisch, Geflügel, Rindfleisch, Fischfilet (mit Remouladensoße aus Magerjoghurt und Gewürzen).	Alle, die nicht unter „erlaubt" aufgeführt sind.
Fleisch- und Fischsalate	Selbst zubereitet von: Kalbfleisch, Geflügel, Rindfleisch, Fischfilet, zubereitet mit Magerjoghurt, Gewürzen, Senf, Zwiebeln, Gurken, Tomaten, Sellerie, Äpfeln, Spargel, Champignons.	Alle handelsüblichen Fleisch- und Geflügelsalate.

Tabelle 11 (Fortsetzung)

	Erlaubte Nahrungsmittel	**Verbotene Nahrungsmittel**
Fisch	Schellfisch, Kabeljau, Heilbutt, Flunder, Dorsch, Rotzunge, Scholle, Seelachs, Seezunge, Hecht, Zander, Forelle, Felchen, Flußbarsch, Lachs, Makrelen und Hering in sparsamen Mengen.	Mastkarpfen, Flußaal, Thunfisch, Steinbutt, Matjesheringe, Räucherfisch (Bückling) und alle Fischkonserven und alle Fischmarinaden.
Eier	Eiklar.	Eigelb und alle mit Eigelb zubereiteten Speisen.
Milch	Magermilch, Buttermilch, Magerjoghurt, Magermilchpulver.	Vorzugsmilch, Vollmilch, Kondensmilch, Sahne (süß oder sauer) und alle damit zubereiteten Speisen.
Käse	Alle Käse bis zu 20% F.i.T. (= Fett in Trockenmasse). Besonders: Magerquark, Hüttenkäse, Kochkäse, Magerkäse, Mainzer, Harzer, Limburger, Romadur.	Alle Käsesorten über 20% F.i.T., dazu gehören fast alle Schnittkäse.
Fette	Pflanzenfette mit über 50% Linolsäuregehalt: Becel®-Margarine, Becel®-Öl, Mazola®-soft-Margarine, Mazola®-Keimöl, Sonnenblumenöl, Livio-Speiseöl®, Vitaquell®, Distelöl, Olivenöl.	Butter, Schmalz, Speck, Sahne, käufliche Mayonnaisen und Remouladensoßen, einfache Margarinesorten, einfache Ölsorten, Kokosfett, Palmin, Biskin.
Brot	Alle dunklen Brotsorten sind erlaubt.	Verboten sind Stuten, Weißbrot, Brötchen in größeren Mengen.
Brotaufstriche	Honig, Gelee, Marmeladen, Konfitüren, Apfel- und Birnenkraut, Pflaumenmus, jeweils in geringen Mengen. Siehe auch „Aufschnitt" und „Käse".	Fett und Öl enthaltende Brotaufstriche.
Kuchen	In begrenztem Umfang: Obsttorten ohne Sahne, möglichst selbst hergestelltes Hefegebäck mit wenig Fett und ohne Eigelb.	Alle Sorten von handelsüblichen Kuchen- und Gebäcksorten.
Kartoffeln	Fettfrei zubereitet, z.B. Salzkartoffeln, Pellkartoffeln, Kartoffelpürree, Kartoffelklöße, jeweils ohne Eigelbzusatz.	Pommes frites, Pommes Chips, Bratkartoffeln, Röstkartoffeln, Reibekuchen, Kroketten.

Tabelle 11 (Fortsetzung)

	Erlaubte Nahrungsmittel	**Verbotene Nahrungsmittel**
Reis und Nudeln	Ohne Eigelb zubereitet und fettfrei gegart.	
Gemüse und Obst	Alle Sorten von Frischgemüse, Tiefkühlgemüse, Gemüsesäfte, bei der Zubereitung ohne Mehlschwitze. Ebenfalls erlaubt alle Obstsorten roh oder gekocht ohne Zucker, im Bedarfsfall mit Süßstoff süßen.	Stark kalorienhaltig sind Bananen, Weintrauben, Trockenfrüchte, kandierte Früchte.
Nüsse	Erlaubt sind Walnüsse, jedoch Kaloriengehalt beachten.	Alle Sorten von Nüssen.
Süßwaren	Selbst hergestellte Süßwaren aus Buttermilch, Magerjoghurt, Zitronensaft, Frischobst, Eischnee, Baiser, alle möglichst ohne Zusatz von Zucker und Honig.	Große Mengen von Marmeladen, Gelees, Konfitüren, Honig, Bonbons, Schokoladen, Pralinen, Nougat, Marzipan, Lakritz, Hustenbonbons u. ä. (in geringen Mengen erlaubt).
Süßmittel	Assugrin, Natreen-Diätsüße, Sukrinetten, Saccharin u. ä.	Fructusan, Sionon, Zucker u. Honig in größeren Mengen.
Getränke	Kaffee, Tee, Mineralwasser, Gemüsesäfte, ungezuckerte Fruchtsäfte (sog. Muttersaft). Alkoholische Getränke nur nach ärztlicher Rücksprache.	Sirup, gezuckerte Fruchtsäfte, Liköre, Südweine, Coca Cola u. gesüßte Limonaden.
Gewürze	Alle Gewürze erlaubt.	Vanillezucker.

Einige Hinweise:
a) Garungsarten: Kochen, Dämpfen, Dünsten, Grillen, Braten in kunststoffbeschichteten Pfannen, Garen in Aluminiumfolie.
Verboten sind: Braten in üblichen Pfannen, Garen in schwimmendem Fett.
b) Bratensaft und Bouillon in erkaltetem Zustand entfetten.
c) Fette nicht zu stark erhitzen, Fette nicht bräunen.
d) Erhitzte Fette nach einmaligem Gebrauch vernichten.

6.4.2 Pharmakotherapie

Wenn eine mehrwöchige konsequente Diät nicht ausreichend wirksam ist oder von vornherein stark erhöhte Lipidwerte vorliegen, wird zusätzlich eine Pharmakotherapie eingesetzt.

Für alle medikamentösen Behandlungsversuche gilt die Regel, daß das jeweilig angewendete Medikament abgesetzt oder gegen ein anderes ausgetauscht werden sollte, sofern nach 6−8wöchiger konsequenter Verabreichung keine deutliche Wirkung zutage getreten ist. Da es sich um eine Langzeittherapie handelt, müssen das Risiko der Nebenwirkungen und das Risiko der Fettstoffwechselstörungen sorgsam gegeneinander abgewogen werden.

Im folgenden werden die wichtigsten pharmakodynamischen und pharmakokinetischen Eigenschaften der meist verwendeten Lipidsenker dargestellt.

6.4.2.1 Colestyramin und Colestipol

Colestyramin (Quantalan® 50) und Colestipol (Cholestabyl®) sind wasserunlösliche nicht-resorbierbare Anionenaustauscherharze, die durch Bindung von Gallensäuren im Intestinaltrakt eine Unterbrechung des enterohepatischen Kreislaufs der Gallensäuren und so einen vermehrten Verlust von Cholesterin aus der Leber herbeiführen. Dies führt zu einer Steigerung der LDL-Rezeptor-Aktivität der Leberzellen und dadurch zu einer Senkung des LDL-Chol im Blut. Die Wirkung ist dosisabhängig. Rückgang von Chol bzw. LDL-Chol um 20−30% zu erwarten. Rückgang von Xanthomen und Xanthelasmen. HDL werden nicht oder nur geringfügig erhöht. Zu Beginn häufig vorübergehende Anstiege der TG durch VLDL-Vermehrung. Die Substanz ist unwirksam bei homozygoter familiärer Hypercholesterinämie. *Dosierung:* Je nach Ausgangshöhe des Chol 8−32 g Colestyramin bzw. 10−30 g Colestipol in 2−4 Portionen jeweils ½ h vor dem Essen in mindestens 100 ml Flüssigkeit einnehmen. Mit kleinen Dosen beginnen und langsam steigern bis zur gewünschten Wirkung. *Nebenwirkungen:* Häufig Obstipation, ferner Oberbauchbeschwerden, Meteorismus, Übelkeit und Erbrechen. Bei Höchstdosierung kann Fettmalabsorption und Mangel an fettlöslichen Vitaminen auftreten. Kompensation durch mittelkettige Triglyzeride (Ceres®-Fett) und Vitaminsubstitution. *Interaktionen:* Resorptionsbehinderungen für Marcumar®, Schilddrüsenhormone, Thiazide, Kortikoide, Tetryzykline, Digitalisglykoside und Eisenpräparate; daher Einnahme dieser Medikamente 1 h vor oder 4 h nach Gabe des Anionenaustauschers. *Kontraindikationen:* Schwangerschaft und Stillzeit, Hyperparathyreoidismus, Nephrokalzinose.

Wichtig: Eine konsequente langdauernde Therapie namentlich mit hohen Dosen erfordert ein hohes Maß an Einsicht, Disziplin und Motivation. Etwa 30% der Behandelten brechen die Therapie wegen Unverträglichkeit ab.

6.4.2.2 Probucol

Probucol (Lurselle®), seit über 10 Jahren in den USA klinisch bewährt, hemmt wahrscheinlich die Cholesterinsynthese in der Leber; es senkt zuverlässig und anhaltend erhöhte Chol-Spiegel um 15−25%; bei mehrjähriger Einnahme Rückgang von Xanthelasmen und Xanthomen sowie von atherosklerotischen Plaques. TG nicht beeinflußt. Mäßige Verminderung des HDL, Quotient aus Gesamt-Chol und HDL nicht beeinflußt. *Dosierung:* 2×500 mg zu den Mahlzeiten per os. Maximale Wirkung nach 2−3 Monaten. *Pharmakokinetik:* Nur 5% der Dosis werden enteral resorbiert, daher erst nach Monaten konstante Plasmaspiegel von etwa 20 μg/ml. Probucol wird an die LP gebunden; starke und langanhaltende Anreicherung im Fettgewebe. Ausscheidung über den Stuhl. Eliminationshalbwertszeit mehrere Wochen. *Nebenwirkungen:* Weiche Stühle bis Diarrhö, dyspeptische Beschwerden, Meteorismus, Übelkeit. *Kontraindikationen:* Schwangerschaft, Stillperiode, Kindesalter, Lebererkrankungen außer Fettleber, entzündliche Darmerkrankungen.

6.4.2.3 HMG-CoA-Reduktase-Hemmer

Diese sehr wirksamen neuentwickelten Substanzen (Lovastatin, Simvastatin, Pravastatin, Eptastatin) hemmen dosisabhängig kompetitiv das Schlüsselenzym der zellulären Chol-Synthese, die HMG-CoA-Reduktase. Ein dadurch verminderter zellulärer Chol-Gehalt führt zu vermehrter Synthese und Expression von LDL-Rezeptoren an der Zelloberfläche, wodurch der Katabolismus der Plasma-LDL erhöht wird; Gesamt- und LDL-Chol im Plasma sinken bei Maximaldosierung um 35−40% ab. Zu etwa 80% ist die Leber an diesem Prozeß beteiligt. Gleichzeitig leichter HDL-Anstieg um 8−10%. TG werden ebenfalls leicht gesenkt. Einziges derzeit in Deutschland erhältliches Präparat ist *Lovastatin = Mevinacor®*.
Pharmakokinetik von Lovastatin: 30−50%ige Resorption nach oraler Aufnahme, bessere Resorption bei Einnahme nach einer Mahlzeit. Zu 95% First-Pass-Effekt in der Leber, nur 5% gelangen in die Zirkulation, hohe Plasma-Eiweißbindung. Überwiegend fäkale Ausscheidung der Substanz und ihrer Metabolite infolge Exkretion in die Galle.
Dosierung und Anwendung: 20−80 mg in 2 Portionen täglich nach dem Frühstück und nach dem Abendessen. Maximalwirkungen nach 4−6 Wochen. Beginn mit 20 mg, langsam aufsteigende Dosierung in 2wöchigen Abständen. Kombinationstherapien mit Anionenaustauschern führen zu einer deutlichen Steigerung der cholesterinsenkenden Wirkung. Kombinationsmöglichkeit auch mit Probucol. Keine Kombination mit Nikotinsäure und Fibraten empfohlen. *Kontraindikationen:* Kinder und Jugendliche, schwere Lebererkrankungen, Schwangerschaft und Stillperiode. *Nebenwirkungen:* Übelkeit, Brechreiz, Bauchschmerzen, gelegentlich Kopfschmerz und flüchtige Hautexantheme, Schlaflosigkeit. Myalgien, verbunden mit starken Anstiegen der CK-Aktivität bei 0,5% der Behandelten. Insbesondere bei Kombinationen mit Ciclosporin, Gemfibrozil, Nikotinsäure, Fibraten, Erythromycin, Cliporin und Immunsuppressiva kann sich ein *Rhabdomyolose-Syndrom* entwickeln. Bei 2−5% Transaminasenerhöhungen, nach Absetzen reversibel. Regelmäßige blutchemische Kontrollen werden empfohlen.
Wichtig: Nach bisherigen Erfahrungen muß die Substanz als gut verträglich und nebenwirkungsarm bezeichnet werden. Inwieweit bei Langzeitanwendung ernste Nebenwirkungen auftreten werden, muß die Zukunft zeigen. *Indikationen* sind mittelschwere und schwere familiär-heterozygote und nicht-familiäre Hypercholesterinämien. Bei familiär-homozygoter Hypercholesterinämie ist die Substanz wegen fehlender LDL-Rezeptoren unwirksam.

6.4.2.4 Clofibrat und Fibrate

a) *Clofibrat* (Regelan® N 500, Skleromexe®, Atherolipin® u.a.), seit fast 20 Jahren klinisch verwendet, wird subjektiv und objektiv gut vertragen und ist die am genauesten und intensivsten untersuchte lipidsenkende Substanz. *Hauptwirkung:* Senkung der VLDL und der IDL durch erhöhten Katabolismus, dadurch sekundär LDL-Verminderung. HDL mäßig erhöht. Bei Langzeittherapie Reduktion der TG bis zu 50%, des Chol und LDL-Chol um 10−20%. *Dosierung:* 1,5−2 g/Tag oral in 2 Einzelportionen nach dem Essen. Dosisreduktion bei Niereninsuffizienz: ab Kreatinin 5 mg/100 ml Dosis halbieren, ab 8 mg/100 ml ¼ der Dosis, bei Dauerdialyse ¹⁄₁₀ der Dosis, d.h. 1,5−2 g/Woche. *Pharmakokinetik:* Vollständige rasche enterale Resorption, Hydrolyse zur aktiven Clofibrinsäure; überwiegend renale Elimination. Plasmahalbwertszeit mit großen individuellen Schwankungen zwischen 6 und 25 h. *Nebenwirkungen:* Flüchtige Exantheme, gelegentlich Oberbauchschmerzen, Nausea. Myalgien bzw. Myositis mit Anstieg der muskelspezifischen Enzyme im Blutplasma, gelegentlich sogar schwere generalisierte Myolyse mit myoglobinurischem Nierenversagen. Ferner gelegentlich Herzrhythmusstörungen, Potenz- und Libidoverlust, selten

Gynäkomastie und Haarausfall. Vorübergehende Anstiege der leberspezifischen Enzymaktivitäten sind meist reversibel. Bei Langzeittherapie deutliches Risiko zur Entwicklung einer Cholelithiasis. *Interaktionen:* Potenzierende Wirkung auf Marcumar®, so daß Dosis auf ⅔ oder noch weniger reduziert werden muß. Ähnliche Wirkungsverstärkung bei Phenytoin und Sulfonylharnstoffderivaten (s. ds. Kap., 4.5.2.3c). *Kontraindikationen:* Schwere Nieren- und Leberinsuffizienz, Gallenblasenerkrankungen mit und ohne Cholelithiasis, Schwangerschaft, Stillperiode, Kindesalter.

b) *Bezafibrat* (Cedur®, Cedur® ret.), ein Clofibrat-Analogon, zeigt im Vergleich zum Clofibrat stärkere lipidsenkende Wirkung, insbesondere auch auf erhöhte Cholesterinspiegel bei den Typen IIa und IIb. *Wirkungsmechanismus:* Verminderte hepatische Produktion und verstärkter Katabolismus von VLDL, ferner verstärkter LDL-Katabolismus über erhöhte Rezeptoraktivität nachgewiesen. Senkung von Gesamt-Chol um 18–20% bei Hypercholesterinämie, der TG je nach Ausgangswert um 20–70% bei Hypertriglyzeridämien. HDL-Anstieg bis 30%. *Dosierung:* 3×200 mg nach den Mahlzeiten oder 1×400 mg als Retardpräparat nach dem Abendessen. Dosisreduktion bei Niereninsuffizienz: bei Kreatinin 1,6–2,5 mg/100 ml auf 400 mg/Tag; bei Kreatinin 2,6–6,0 mg/100 ml auf 200 mg/Tag, ab Kreatinin 6,0 mg/100 ml keine Therapie mit Bezafibrat. *Pharmakokinetik:* Vollständige enterale Resorption, unveränderte renale Elimination innerhalb 24 h. Plasmahalbwertszeit 2 h, bei Niereninsuffizienz zunehmend verlängert. *Nebenwirkungen und Interaktionen:* Ähnlich wie bei Clofibrat einschließlich potenzierender Wirkung auf Marcumar. Anstieg des Serumkreatinins innerhalb des Normbereichs, bei Niereninsuffizienz auch deutlicher ausgeprägt möglich. Erwünschte zusätzliche Wirkungen sind eine günstige Beeinflussung der Thrombozytenaggregation und eine Abnahme des Fibrinogenspiegels. Ferner wird die Wirkung oraler Antidiabetika verstärkt. Bis jetzt kein Hinweis auf erhöhtes Risiko für Cholelithiasis. *Kontraindikationen:* Siehe Clofibrat.

c) *Fenofibrat* (Lipanthyl®, Lipanthyl® 250, Normalip® 250 N), ein Clofibratanalogon, senkt erhöhte Chol- und TG-Spiegel durch verminderte VLDL- und Chol-Biosynthese in der Leber, dadurch wahrscheinlich erhöhte Rezeptoraktivität. HDL werden um 15% erhöht. TG-Senkung bei Typ IIb und IV um 40–60%; Senkung von LDL-Cholesterin bei Typ IIa bis maximal 20%, bei Typ IIb bis 15%. Die Substanz hat zusätzlich urikosurische Wirkungen (15–30%) und senkt den Fibrinogenspiegel. *Dosierung:* 3×100 mg/Tag oder 200 mg morgens und 100 mg abends zu den Mahlzeiten oder 1×250 mg des Retardpräparates abends. *Pharmakokinetik:* Nach enteraler Resorption Umwandlung in aktive Fenofibrinsäure, renale (60%) und fäkale (25%) Elimination, Eliminationshalbwertszeit ca. 20 h mit großen interindividuellen Schwankungen. Bei Niereninsuffizienz unkalkulierbare Verlängerung, Fenofibrat ist zu 90% an Eiweiß gebunden und nicht dialysabel. *Nebenwirkungen und Interaktionen:* Wie bei Clofibrat und Bezafibrat. Risiko für Cholelithiasis noch nicht entschieden. *Kontraindikationen:* Niereninsuffizienz ab 2 mg/100 ml, sonst wie Bezafibrat.

d) *Gemfibrozil* (Gevilon®), ein Valeriansäurederivat, senkt ähnlich wie die Fibrate und Clofibrat erhöhte TG- stärker als Chol-Spiegel. *Wirkungsmechanismus:* Nicht genau bekannt, wahrscheinlich ähnlich wie bei den anderen Fibraten. Bei Hypercholesterinämie Senkung des LDL-Chol bis zu 25%, bei Hypertriglyzeridämien Senkung des TG um bis zu 50%. Deutliche HDL-Erhöhung. *Dosierung:* 900 mg/Tag nach dem Abendessen per os. *Pharmakokinetik:* Nach vollständiger enteraler Resorption Umwandlung in 4 Metabolite; Plasmahalbwertszeit 1,5 h. Überwiegend renale Elimination der Metabolite. *Nebenwirkungen und Interaktionen:* Siehe Bezafibrat. Risiko für Cholelithiasis noch nicht entschieden. *Kontraindikationen:* Wie Fenofibrat und Bezafibrat.

6.4.2.5 Nikotinsäure und Derivate

Nikotinsäure (Niconacid®, Niconacid® forte, Niconacid® 500 ret.) und Nikotinylalkohol (Ronicol®, Ronicol® ret.), letzterer in vivo rasch zu Nikotinsäure oxidiert, senken die Konzentrationen von LDL und VLDL durch Reduktion der Syntheserate der VLDL in der Leber infolge Lipolysehemmung. Die Wirkung auf Chol und TG ist bei den einzelnen HLP sehr unterschiedlich ausgeprägt und dosisabhängig. Leichte HDL-Erhöhungen werden beobachtet. Am ausgeprägtesten ist die Wirkung bei Typ III und Typ V. *Dosierung:* Langsam aufsteigend, Beginn mit 3–4 × 100 mg/Tag oral, Erhöhung innerhalb weniger Wochen auf maximal 3(–6) g/Tag oral, bei Ronicol® ret. maximal 1,5 g/Tag. Applikation stets nach den Mahlzeiten. *Pharmakokinetik:* Rasche und vollständige enterale Resorption. Überwiegend renale Elimination. Plasmahalbwertszeiten 20–45 min. Mehrere Metaboliten bekannt. Die Retardpräparate verursachen eine langsame Anflutung, wodurch angeblich niedrigere, aber konstante Plasmakonzentrationen wirksam werden. *Nebenwirkungen und Interaktionen:* Häufig Hautjucken und Hautrötung ½–2 h nach der Einnahme, die bei längerer Anwendung bei einem Teil der Patienten verschwinden. Ferner Oberbauchschmerzen, dyspeptische Beschwerden, gelegentlich Ulkusentstehung; trockene Haut und bräunliche Hauptpigmentierungen vorwiegend subaxillär und inguinal. Störungen der Glukosetoleranz bis zum manifesten Diabetes mellitus, häufig Hyperurikämie und ggf. Provokation eines Gichtanfalls. Hepatotoxizität: Erhöhungen der Transaminasen, der alkalischen Phosphatase, gelegentlich intrahepatische Cholostase. *Kontraindikationen:* Herzinsuffizienz, frischer Infarkt, zerebrale Blutung, Frühschwangerschaft, Ulkuskrankheit, schwere Leberschädigungen. Relativ kontraindiziert bei Diabetes mellitus, Hyperurikämie.
Wichtig: Wegen der zahlreichen subjektiven und objektiven Nebenwirkungen ist ständige klinische und klinisch-chemische Überwachung erforderlich. Nur von wenigen Patienten wird die hohe Dosierung auf längere Zeit toleriert.

6.4.2.6 β-Sitosterin, Guar und sonstige Präparate

a) *β-Sitosterin* (Sito-Lande®-Pastillen, Sitosterin-Delalande®-Granulat), ein pflanzliches Sitosterin (Phytosterin), vermindert durch Interaktionen mit den Resorptionsmechanismen die enterale Resorption von Chol. Dadurch Senkung des Chol um 10–15% möglich. Die Wirkung hängt stark vom Gehalt an reinem β-Sitosterin der Zubereitungen ab. Nur 5% werden resorbiert und wieder rasch biliär ausgeschieden. Keine ernsten Nebenwirkungen bekannt außer gelegentlich Obstipation und Meteorismus. *Dosierung:* 3–9 Btl. oder 3 × 1–2 Pastillen vor dem Essen. *Kontraindikation:* Nur die seltene β-Sitosterolämie.
b) *Guarmehl* (Glucotard®), ein Ballaststoff aus den Keimlingen der Büschelbohne, bindet Cholesterin und Gallensäuren im Intestinaltrakt und wirkt so senkend auf LDL-Chol um ca. 15%. HDL und TG werden nicht beeinflußt. *Dosierung:* 3 × 5 g in mindestens 200 ml Flüssigkeit vor den Mahlzeiten. *Nebenwirkungen:* Siehe ds. Kap., 4.5.2.5.
c) *D-Thyroxin* (Dynothel®, Eulipos) sowie das Thyroxinderivat Etiroxan (Skleronorm®) sind überwiegend wirksam bei Hyperlipidämien Typ IIa und IIb. Wegen Nebenwirkungen im Stoffwechsel und am kardiovaskulären System ist die Anwendung problematisch. *Etofibrat* (Lipo Merz®) und *Etofyllinclofibrat* (Duolip®) sind Ester der Clofibrinsäure mit Nikotinsäure bzw. Etofyllin. Sie können mit Vorbehalt bei leichten HLP empfohlen werden. Sie werden niedriger dosiert als bei Monotherapie mit den darin enthaltenen Einzelsubstanzen. Ein günstigere Pharmakokinetik wird als Ursache dafür angenommen. Nebenwirkungen, Interaktionen und Kontraindikationen wie bei Clofibrat.

6.4.2.7 LDL-Apherese

Hierbei wird LDL extrakorporal durch Bindung an Heparin-Agarose-Affinitäts-Gele, durch Bindung an Anti-LDL-Antikörper-beschichtete Agarosegele, durch Bindung an Dextransulfatzellulose oder durch Ausfällung (HELP) selektiv aus dem Plasma entfernt. Diese meist wöchentlich einmal durchzuführenden Apheresen kommen bei sonst nicht therapierbaren Hypercholesterinämien zur Anwendung. Die Durchführung ist an bestimmte Zentren gebunden.

6.4.3 Behandlung der Hypercholesterinämien

Therapieziele: Für Personen unter 30 Jahren Gesamt-Chol von etwa 180–200 mg/100 ml, für Personen zwischen 30 und 50 Jahren ohne sonstige Risikofaktoren und ohne Zeichen einer Atherosklerose Werte von unter 220 mg/100 ml anstreben, bei älteren Personen über 50 Jahre je nach Risikoprofil, Atherosklerosezeichen und klinischem Gesamtzustand Werte bis maximal 240 mg/100 ml anstreben. Im höheren Lebensalter über 65 Jahre ist in der Regel keine Pharmakotherapie indiziert.

a) *Leichte Hypercholesterinämien bis 250 mg/100 ml:* Meist liegt keine familiäre Hypercholesterinämie, sondern eine sog. polygenetische oder multifaktorielle Form vor, so daß die unter 6.4.2, ds. Kap., beschriebenen Diätmaßnahmen oftmals ausreichen, den Cholesterinspiegel auf Werte um etwa 200 mg/100 ml zu senken. Reichen die Diätmaßnahmen bei Personen im jüngeren oder mittleren Alter nicht aus, ist nur bei Vorliegen einer erheblichen Risikokonstellation Pharmakotherapie indiziert. Erste Wahl: Bezafibrat oder ein anderes Fibrat; zweite Wahl: Anionenaustauscher in mittlerer Dosierung, z.B. 8–12 g Colestyramin, Dosis nach Wirkung variieren; dritte Wahl: Probucol.

Wichtig: In manchen Fällen kommt ein erhöhter Gesamtcholeringehalt bis etwa 260 mg/100 ml durch einen stark erhöhten HDL-Spiegel zustande, was durch entsprechende Analysen zu beweisen ist. In diesen Fällen ist selbstverständlich keine Therapie erforderlich.

b) *Mäßige Hypercholesterinämien von 250–300 mg/100 ml:* Zunächst Diätmaßnahmen konsequent ausnutzen. Wenn dadurch Chol-Senkung nicht ausreichend, Bezafibrat oder ein anderes Fibrat einsetzen. Ebenso bewährt und meist effizienter sind Anionenaustauscher in individuell angepaßter Dosierung bis maximal 32 g Colestyramin oder 30 g Colestipol (hohe Nebenwirkungsquote, Compliance?). Neuerdings anstelle von Austauscherharzen auch HMG-CoA-Reduktasehemmer, die LDL-Chol um ca. 40% senken können. Als dritte Wahl Kombinationen von Anionenaustauschern in niedriger Dosierung (bessere Verträglichkeit!) mit Nikotinsäure oder Fibraten oder Probucol oder Lovastatin. Bei Patienten über 60 Jahre sollte eine Pharmakotherapie nur nach individueller Abschätzung des Nutzen/Risiko-Verhältnisses erfolgen.

c) *Schwere Hypercholesterinämien über 300 mg/100 ml:* Diätmaßnahmen sind dahingehend zu verschärfen, daß der Cholesterinanteil in der Nahrung auf unter 200 mg/Tag und der Fettanteil auf 25 kcal% gesenkt wird. In der Regel ist bei höheren Werten Pharmakotherapie erforderlich nach den Richtlinien wie unter b).

Bei Werten *zwischen 350 und 500 mg/100 ml* besteht der dringende Verdacht auf das Vorliegen einer heterozygoten Form der familiären Hypercholesterinämie. Hier muß wegen des sehr hohen Atheroseroserisikos eine drastische Senkung durch Diät und Pharmakotherapie erzwungen werden. Die Kombination von Anionenaustauschern mit Nikotinsäure, oftmals beide in Höchstdosierung, ist sehr bewährt, aber auch nicht immer leicht zu tolerieren. Je nach Ausgangswert können Normalwerte erzielt werden. Bei Ablehnung dieser Therapie Lovastatin oder ein anderer HMG-CoA-Reduktase-Hemmer bis zur Höchstdosierung. In hartnäckigen Fällen Kombinationen aus Anionenaustauschern mit Lovastatin, was zu Chol-Senkungen bis zu 60% führen kann. Auch sind Kombinationen von Anionenaustauschern mit Nikotinsäure, Fibraten und Probucol erprobt. Die Kombination mit Nikotinsäure führt zu einer Chol-Senkung um etwa 30−40%. *Wichtig:* Anionenaustauscher nicht gleichzeitig mit den anderen Medikamenten verabreichen! Bei ungenügender Wirkung LDL-Apherese erwägen (s. ds. Kap., 6.4.2.7).

d) *Schwerste Hypercholesterinämien über 500 mg/100 ml:* Es muß eine homozygote Form der familiären Hypercholesterinämie als wahrscheinlich gelten; entsprechende Untersuchungen zum Nachweis des LDL-Rezeptordefektes sind nötig. Diät und Pharmakotherapie sind nur ungenügend bzw. gar nicht wirksam wegen fehlenden oder defekten LDL. In diesen Fällen kommen die etwa wöchentlich 1mal durchzuführenden Verfahren der LDL-Apherese zur Anwendung (s. ds. Kap., 6.4.2.7).

e) *Typ IIb:* Mäßige Erhöhung des TG-Gehalts bis etwa 400 mg/100 ml bei Hypercholesterinämie leichten bis schweren Grades (s. Abschnitt a−c). Diät wie bei Hypercholesterinämien. Wegen des hohen Atheroseroserisikos sollen die Therapieziele erreicht werden. Meist ist zusätzlich Pharmakotherapie erforderlich. Therapie erster Wahl: Bezafibrat oder ein anderes Fibrat; zweite Wahl: Kombination von Fibraten mit Nikotinsäure, z.B. Etofibrat oder Etofyllinclofibrat; in hartnäckigen Fällen Anionenaustauscher oder Probucol, wobei wegen der fehlenden Wirkung auf die TG eine Monotherapie nicht möglich und eine Kombination mit Fibraten oder Nikotinsäure erforderlich ist.

6.4.4 Behandlung der Hypertriglyzeridämien

Vermehrte Bildung von TG bzw. VLDL und/oder verminderter Katabolismus der VLDL führen zu Typ-IV-Hypertriglyzeridämien; tritt eine Verzögerung der TG-Lipolyse in den Chylomikronen hinzu, entwickelt sich eine Typ-V-Hypertriglyzeridämie. LDL- und HDL-Chol sind meist niedrig bei diesen Formen. Bei wiederholten Messungen der TG-Werte sind oft erstaunliche spontane Schwankungen feststellbar, was bei der Beurteilung von Therapiemaßnahmen berücksichtigt werden muß. Durch fettreiche Ernährung kann eine Typ-IV-HLP in eine Typ-V-HLP übergehen, wie auch umgekehrt nach Fettentzug aus einer Typ-V-HLP eine Typ-IV-HLP hervorgehen kann. Läßt sich eine sekundäre Form sicher ausschließen (s. ds. Kap., 6.5.1), müssen Familienuntersuchungen zeigen, ob und welche genetisch bedingte primäre Form vorliegt. Typ-IV-HLP kommen auch als primäre, sporadische Formen vor.

a) *Endogene Hypertriglyzeridämie:* Wichtigste Maßnahmen sind Kalorienrestriktion zur Gewichtsnormalisierung und Diät nach den besprochenen Prinzipien (s. ds. Kap., 6.4.1). Absolutes Alkoholverbot. In manchen Fällen kann bei fettarmer und somit kohlenhydratreicher Kost eine Verstärkung der Hypertriglyzeridämie induziert werden; in diesen Fällen muß die Kohlenhydratzufuhr drastisch reduziert werden auf etwa 30−25 kcal%. Mit Diät und Gewichtsreduktion häufig erheblicher Rückgang der VLDL- bzw. TG-Konzentrationen. Eine Pharmakotherapie kommt erst nach konsequenter Ausschöpfung der diätischen Möglichkeiten und unzureichender Wirkung in Frage: Bezafibrat 3×200 mg/Tag zu den Mahlzeiten, alternativ ein anderes Fibrat. Bei Unverträglichkeit oder Kontraindikation von Fibraten Nikotinsäure (s. ds. Kap., 6.4.2.4 und 6.4.2.5). Therapieziel: TG-Werte < 200 mg/100 ml.

Wichtig: Pharmakotherapie ohne gleichzeitige Diät führt häufig nicht zur Normalisierung. *Bedenke:* Durch den erhöhten Katabolismus der VLDL kann vorübergehend eine Erhöhung der LDL-Fraktion eintreten; sollte diese fortbestehen, ggf. Anionenaustauscher ergänzend hinzufügen.

b) *Gemischte exogen-endogene Hypertriglyzeridämie (Typ V):* Fettfreie Reduktionskost führt in einer Woche zum Rückgang der Hyperchylomikronämie. Reduktionskost beibehalten bis zur Gewichtsnormalisierung. Ist Diät allein nicht ausreichend oder resultiert ein ausgeprägter Typ IV, so muß in Abhängigkeit vom gesamten Risikoprofil die Pharmakotherapie wie bei endogener Hypertriglyzeridämie erfolgen.

c) *Exogene fettinduzierte Hypertriglyzeridämie (Typ I):* Sehr seltene Erkrankung; mangelnde Klärung der Chylomikronen durch angeborenen LPL-Mangel liegt vor. Bei fettfreier Diät Normalisierung der erhöhten TG-Werte innerhalb einer Woche erreichbar. Dauertherapie: Restriktion des täglichen Fettkonsums auf maximal 40 g; zum kalorischen Ausgleich Zulage von mittelkettigen Triglyzeriden (Ceres®-Fett). Auf Dauer können TG-Werte im Blutplasma auf 500–800 mg/100 ml eingestellt werden. Unter diesen Bedingungen keine Krisen und keine Xanthome zu erwarten. Sonst keine wirksame Therapie bekannt.

6.4.5 Behandlung der Dyslipoproteinämie vom Typ III

Seltene Erkrankung. Störung im Katabolismus der VLDL mit Auftreten eines cholesterinreichen β-VLDL infolge ApoE$_2$-Homozygotie. Diese Homozygotie ist bei 1% der Bevölkerung nachweisbar, nur jeder 50. erkrankt jedoch an einer Dysbetalipoproteinämie. Exogene Manifestationsfaktoren, namentlich diätetische Einflüsse und andere Erkrankungen sind für die Manifestation entscheidend.

Die *Therapie* besteht daher in erster Linie aus Gewichtsnormalisierung durch Reduktionskost und Einhalten einer fettarmen und cholesterinarmen Ernährung (s. ds. Kap., 6.4.1). Striktes Alkoholverbot. Konsequente Diät allein führt häufig zur Normalisierung, Langzeittherapie zum Schwinden von Xanthomen und Besserung von atherosklerotischen Stenosen. *Pharmakotherapie:* Mittel der ersten Wahl Bezafibrat, zweite Wahl Clofibrat oder ein anderes Fibrat, dritte Wahl Nikotinsäure (s. ds. Kap., 6.4.2.4 und 6.4.2.5).
Wichtig: Die Differentialdiagnose zu Typ IIb und mäßiger Ausprägung eines Typs IV notwendig.

6.5 Symptomatische Hyperlipoproteinämien
6.5.1 Klinik

Phänotypisch gleichen die symptomatischen Hyperlipoproteinämien den beschriebenen primären Hyperlipoproteinämien. Am häufigsten werden sekundäre HLP beobachtet bei:
a) Diabetes mellitus, Typen IV, V
b) Alkoholabusus, Typen IV, V, selten IIb, III
c) Adipositas, meist Typen IV, IIa, IIb
d) akuten und chronischen Pankreatiden, Typen IV u. V, selten III
e) Hypothyreose, Typen IIa, III
f) chronischer Niereninsuffizienz und nephrotischem Syndrom, Typ IIa, IIb, IV
g) Therapie mit Östrogenen, Thiaziddiuretika, β-Blockern, Steroiden, Typen IIb, IV, seltener V.

Ferner werden sekundäre HLP beobachtet bei Dysglobulinämie, Erythematodes visceralis, Plasmozytom (u. U. Typ I!), akuter Hepatitis, biliärer Zirrhose, extrahepatischem Gallenwegsverschlußsyndrom, akuter Porphyrie, Anorexia nervosa, bei verschiedenen Infektionskrankheiten und malignen Tumoren. In manchen Fällen entstehen abnorme LP mit veränderten Protein- und Lipidzusammensetzungen (LP-X bei obstruktiven Gallenwegserkrankungen, abnormes β-LP bei Hyperthyreose).

6.5.2 Therapie

Die Behandlung richtet sich zunächst nach der Grundkrankheit. Kommt es nicht zu einer Beseitigung der begleitenden HLP, so werden die jeweiligen Phänotypen entsprechend den vorbeschriebenen Therapieprinzipien der primären HLP behandelt.

7 Hepatische Porphyrien

Hepatische Porphyrien stellen erworbene oder ererbte Störungen der Hämsynthese dar, gekennzeichnet durch überschießende Produktion verschiedener Hämvorstufen (δ-Aminolävulinsäure, Porphobilinogen, Porphyrinogen III), deren Ablagerung in verschiedenen Geweben und vermehrte Ausscheidung im Urin oder Stuhl. Von praktischer Bedeutung sind zwei Formen:
a) Porphyria cutanea tarda
b) akute intermittierende Porphyrie

7.1 Porphyria cutanea tarda
7.1.1 Ätiopathogenese
Erworbener (alkoholtoxische Leberschäden, chronisch-aktive Hepatitis, Leberzirrhose) oder genetischer Defekt der Uroporphyrinogendekarboxylase in der Leber mit vermehrter Akkumulation und renaler Ausscheidung von Uroporphyrin und Heptacarboxyporphyrin. Der Defekt ist in ca. 50% der Fälle auch während klinisch latenter Stadien in den Erythrozyten nachweisbar. Autosomal-dominanter Erbgang.

7.1.2 Klinik
Bevorzugter Befall von Männern zwischen 30 und 70 Jahren, häufig bei chronischem Alkoholabusus. *Leitsymptome und -befunde:* Erosionen, Blasen und Narben an den lichtexponierten Stellen der Haut, Hypertrichose, dunkler Hautteint, Nachdunkeln der Haare, Vergröberung der Gesichtsfalten, ausgeprägte Photosensibilität. *Obligat* sind klinische und biochemische Zeichen der Hepatopathie. *Diagnostische Hinweise:* starke Vermehrung der Gesamtporphyrine im Harn (über 300 mg/24 h) bzw. spezifisch von Uro- und Heptacarboxyporphyrin. Rotfluoreszenz von Urin und Leberpunktat im Wood-Licht. Klinisch-chemische Zeichen der Hepatopathie, erhöhter Serum-Eisenspiegel, Polyglobulie.

7.1.3 Therapie
Behandlungsziel: Steigerung der Porphyrinausscheidung und Behandlung des zugrundeliegenden Leberleidens. Zwei Therapieformen sind bewährt:
a) *Eiseneliminierung durch Aderlaßtherapie:* Wöchentlich 0,5 l über 1–2 Monate. Danach 2mal monatlich unter ständiger Kontrolle von Blutbild, Serumeisen und Porphyrinausscheidung; letztere ist Maßstab für die Häufigkeit der Aderlässe. *Wichtig:* Striktes Alkoholverbot sowie Behandlung des zugrundeliegenden Leberleidens.
b) *Chloroquin:* 2×125 mg Resochin/Woche (Bildung von Chloroquin-Porphyrin-Komplexen, die renal ausgeschieden werden). Kombination mit Aderlaßtherapie möglich.
c) Lichtschutzsalben lokal.

7.2 Akute intermittierende Porphyrie
7.2.1 Ätiopathogenese
Dominant-autosomal erbliche, meist nach der Pubertät erstmals manifeste Stoffwechselstörung. Erhöhte Bildung und Ausscheidung von nicht-fluoreszierenden Porphy-

rinvorstufen (δ-Aminolävulinsäure und Porphobilinogen). Enzymblock in Höhe der Uroporphyrinogensynthase, wodurch fehlende Rückkoppelungshemmung durch Häm, dadurch vermehrte δ-Aminolävulinsäuresynthetaseaktivität. Inkomplette Penetranz der Vererbung, so daß Häufigkeit in betroffenen Familien zwischen 5 und 55% schwankt. Die Aktivitätsminderung der Uroporphyrinogensynthase ist in den Erythrozyten nachweisbar, auch in klinischen latenten Stadien sowie bei allen Genträgern.

7.2.2 Klinik

Bei vielen Merkmalsträgern klinisch latent, bei anderen kommt es nach Einwirkung von bestimmten Provokationsfaktoren (s. Tab. 12) zu akuten Anfallsbildern mit vorwiegend abdomineller, kardiosvaskulärer sowie neurologischer oder psychischer Symptomatik: Kolikartige diffuse Abdominalschmerzen und Subileuserscheinungen ohne Abwehrspannung, begleitet von Übelkeit, Erbrechen, Obstipation, Leukozytose, Tachykardie, häufig auch Hypertonie und schließlich Oligurie. Neurologische Erscheinungen: Polyneuropathie, aufsteigende Tetraplegie, epileptische Anfälle, Zellvermehrung im Liquor. Psychotische und hysteriforme Bilder sind nicht ungewöhnlich. Frauen sind 3–4mal häufiger betroffen als Männer. *Häufigste Fehldiagnosen:* Cholelithiasis, akutes Abdomen, Ileus, Pankreatitis, Tubargravidität, Pyelonephritis sowie Hysterie, Neurose, Polyneuropathie, Hyperthyreose, Hypertonie, Myokardinfarkt. Differentialdiagnose: Porphyria variegata, hereditäre Koproporphyrie.
Diagnostische Hinweise: Nachdunkeln eines rötlich bis Coca-Cola-farbenen Urins. Beweisend ist Vermehrung von δ-Aminolävulinsäure und Prophobilinogen im 24-h-Urin. Schnelldiagnose mit dem *Watson-Test:* 5 ml Harn plus 10 Tr. Ehrlichs Reagens schütteln. Bei Rotfärbung wird Anwesenheit von Porphobilinogen, Urobilin und Sterkobilinogen angezeigt. Zusatz von 5 ml Chloroform, kräftig schütteln, stehenlassen, bis Phasentrennung erfolgt ist: Rotfärbung in der oberen (wäßrigen) Phase: Porphobilinogen, Rotfärbung in der unteren Chloroformphase: Urobilinogen.
Nachweis des Enzymdefekts in den Erythrozyten.

Tabelle 12: Auslösende Noxen der akuten Porphyrie

I. Hungerzustände	Metoclopramid
Alkohol	Östrogene, Progesteron
II. **Pharmaka**	Orale Kontrazeptiva (Ausnahme
Barbiturate	s. ds. Kap., 7.2.3.2d)
Diazepam und -derivate	Pentazocin (Fortral®)
Chloroquin (Resochin®)	Chloramphenicol
Clonidin	Phenylbutazon (Butazolidin®)
Ergotaminpräparate	Sulfonamide
Gestagene	Orale Antidiabetika
Glutethimid (Doriden®)	Primidon
Griseofulvin	Pyrazolonderivate
Halothan	Spironolacton
Hydantoin (Zentropil®)	Valproinsäure
Hydralazin	III. **Varia**
Meprobamat	Schwermetalle
α-Methyldopa	Methylchlorid

7.2.3 Therapie
7.2.3.1 Therapie des akuten Anfalls
Keine kausale Therapie bekannt. a) Symptomatisch gegen Schmerzen Polamidon® oder Dolantin®, evtl. kombiniert mit Atosil® oder Megaphen®, evtl. Chloralhydrat. Sonst keine Analgetika und Beruhigungsmittel (Tab. 12!). b) Hochdosierte i.v. Glukosezufuhr (300–500 g/Tag) über 24 h sowie c) 4 Tage lang täglich Hämatin i.v. 3 mg/kg KG (Normosang® = Häm-Arginat). Ferner ist bei schweren Attacken ein Versuch mit Steroiden über einige Tage indiziert (etwa 75 mg Prednisolon am 1. Tag, dann abfallend bis zum 4. Tag). Prostigmin ist bis 1 mg/Tag erlaubt. Ebenfalls erlaubt sind Dociton® (bis 200 mg/Tag) sowie Reserpin® (bis 0,5 mg/Tag) zur Behandlung von Tachykardie und Hypertonie.

7.2.3.2 Dauerprophylaxe
Zuverlässige Verhütung von akuten Porphyrieanfällen durch:
a) Schutz vor allen provokationsverdächtigen Faktoren (Tab. 12).
   Erlaubt sind: Aspirin®, Polamidon®, Dolantin®, Morphin u. -derivate, Megaphen®, Atosil®, Paraldehyd®, Chloralhydrat, Serpasil®, Dociton®, Prostigmin®, Atropin®, Steroide, Gallamin®, d-Tubocurarin®, Lachgas, Diäthyläther.
b) nach Diagnosestellung Suche nach Trägern einer latenten Porphyrie in der Familie des Patienten, um durch prophylaktische Maßnahmen akute Anfälle zu vermeiden.
c) Schutz vor unnötigen operativen Eingriffen mit unzuträglichen Narkotika durch rechtzeitige Diagnose. Ist eine *Operation* bei Porphyriekranken erforderlich, so ist nur eine Lachgasnarkose nach Prämedikation mit Atosil® – Atropin® – Dolantin® zu empfehlen. Succinyldicholin als Muskelrelaxans erlaubt.
d) Bei Häufung von prämenstruellen Anfällen sind Ovulationshemmer indiziert und wirksam. Schwangerschaft ist keine Kontraindikation.

Hinweis: Im Anhang der Roten Liste sind zu meidende und ungefährliche Arzneimittel sowie Empfehlungen zur Anästhesie zusammengestellt.

8 Organischer Hyperinsulinismus

8.1 Ätiopathogenese
Häufigste Ursache sind benigne (95%) oder maligne (5%) insulinproduzierende β-Zelltumoren des Pankreas, in 5% der Fälle auch ektopisch gelegen. Differentialdiagnostisch kommen extrapankreatische Tumoren (retroperitoneal gelegene Fibrosarkome, Leberzellkarzinome, andere große maligne Tumoren) sowie medikamentöse und toxische Einflüsse (Alkohol, Salizylate, Propranolol, β-Blocker, Disopyramid), faktitielle Manipulationen und andere endokrine Erkrankungen für eine organisch bedingte Hypoglykämie in Frage.

8.2 Klinik

Leitsymptome und -befunde: Morgendliche Verwirrtheitszustände mit Blutzuckerabfall < 40/mg/100 ml, hypoglykämische Symptome nach übergangenen Mahlzeiten und nach körperlichen Anstrengungen, anfallartige Konzentrationsschwächen, körperliche Schwäche, EEG-Veränderungen, vielfältige neurologische und psychiatrische Symptomatologie. Die Hypoglykämie entwickelt sich oft schleichend. Fehlende Supprimierbarkeit von Insulin- und C-Peptidsekretion und ein Glukose-Insulinquotient < 2,5 beim Hungerversuch über 72 h sind beweisend für organischen Hyperinsulinismus.

8.3 Therapie

a) *Bei akuter Hypoglykämie:* 30–40 g Glukose sofort i.v., u.U. Dauertropfinfusion mit 10%iger Glukoselösung. Ist i.v. Applikation nicht möglich, 1- bis 2stündlich 1–2 mg Glukagon i.m.; evtl. 30 mg Prednison alle 6 Stunden i.m. zur Anregung der Glukoneogenese in der Leber.
b) *Chirurgische Therapie* ist Mittel der Wahl bei operablen Adenomen.
c) Bei *Inoperabilität* Therapieversuch mit Diazoxid (Proglicem®-Tabletten, Hypertonalum®-Ampullen). Dosierung: 150–800 mg/Tag per os; hierdurch Blutzuckeranstieg um durchschnittlich 10 mg/100 ml, so daß die Symptome der Hypoglykämie gut hintangehalten werden können. *Nebenwirkungen:* Natriumretention, Herzklopfen, Hypertonie, Lanugobehaarung, gelegentlich gastrointestinale Unverträglichkeitsreaktionen. Die Natriumretention muß durch Saluretika kompensiert werden. Auch das lang wirksame Somatostatinanalog SMS201-995 (Sandostatin®), 50 µg bis 3mal 200 µg pro Tag s.c., ist in vielen Fällen wirksam. Bei metastasierenden Tumoren Streptozotocintherapie, Dosierung 0,6–1,0 g/m^2.

22 Erkrankungen des Endokriniums

1	Schilddrüsenkrankheiten	902	2.3.2	Pseudohypoparathyreoidismus ... 929
1.1	Vorbemerkungen	902	3	Erkrankungen der Nebenniere 930
1.2	Endemische Struma	903	3.1	Vorbemerkungen ... 930
1.3	Schilddrüsenautonomie	908	3.2	Nebennierenrindenunterfunktion ... 930
1.4	Basedow-Hyperthyreose	909	3.3	Cushing-Syndrom ... 935
1.5	Immunogene Orbitopathie und prätibiales Myxödem	916	3.4	Adrenogenitales Syndrom 937
1.6	Thyreoiditiden	918	3.5	Idiopathischer Hirsutismus 939
1.7	Hypothyreose	919	4	Erkrankungen von Hypothalamus und Hypophyse ... 940
1.8	Schilddrüsentumoren	922	4.1	Hypophysenvorderlappeninsuffizienz ... 940
2	Erkrankungen der Nebenschilddrüse	925	4.2	Akromegalie ... 942
2.1	Vorbemerkungen	925	4.3	Hyperprolaktinämie ... 943
2.2	Hyperparathyreoidismus	925	4.4	Hypophysäres Koma ... 945
2.3	Epithelkörperchenunterfunktion	929	4.5	Diabetes insipidus ... 945
2.3.1	Hypoparathyreoidismus	929		

1 Schilddrüsenkrankheiten

(P. Pfannenstiel)

Abkürzungen: GBq = Giga-Becquerel, Gy = Gray (0,01 Gy = 1 rad), HVL = Hypophysenvorderlappen, ^{123}J, ^{131}J = radioaktive Jodisotope, rad = radiation absorbed dose, T_3 = Trijodthyronin, T_4 = Thyroxin, $^{99m}TcO_4$ = ^{99m}Tc-Pertechnetat, TRH = Thyreotropin Releasing Hormon, TSH = Thyreoidea stimulierendes Hormon, TSI = Thyreoidea stimulierende Immunglobuline.

Notfälle:
1. Thyreotoxische Krise (s. ds. Kap., 1.4.3.5)
2. Hypothyreotes Koma (s. ds. Kap., 1.7.3.3)

1.1 Vorbemerkungen

Für die Diagnose einer *gestörten Schilddrüsenfunktion* und der ihr zugrundeliegenden *Schilddrüsenkrankheit* sowie die Therapie und deren Verlaufskontrolle sind einerseits die Beurteilung der peripheren Stoffwechsellage, andererseits die morphologische und funktionelle Beschaffenheit der erkrankten Schilddrüse zu berücksichtigen. Eine Schilddrüsenkrankheit muß nicht in jedem Fall mit einer thyreoidalen Funktionsstörung einhergehen. Eine bestimmte Schilddrüsenkrankheit kann individuell unterschiedliche Funktionsstörungen nach sich ziehen. Verschiedene Schilddrüsenkrankheiten können mit gleicher oder ähnlicher Funktionslage verbunden sein.

1.2 Endemische Struma

Definition: Nicht-entzündliche und nicht-maligne Anpassungshyperplasie der Schilddrüse an den alimentären Jodmangel bei peripher euthyreoter Stoffwechsellage.

1.2.1 Ätiopathogenese

Täglich werden 180–200 µg Jod zur ungestörten Hormonsynthese benötigt. Intrathyreoidaler Jodmangel führt über eine erhöhte Sensitivität gegenüber TSH zur Hypertrophie und über eine Aktivierung des epidermal growth factor (EGF) zur Hyperplasie der Thyreozyten. Bei Fortbestand des Joddefizits kommt es zur Kolloidstruma mit atrophischen Epithelzellen, aus der eine nodulär hyperplastische Struma bzw. ein adenomatöser Knotenkropf mit regressiven Veränderungen wie Zysten, Einblutungen, Verkalkungen, Fibrosen, gutartigen Knoten entstehen können. Parallel mit der sich wandelnden Morphologie kann es zu einer funktionellen Entgleisung durch Zunahme von Zellen mit autonomer Hormonproduktion kommen (s. ds. Kap., 1.3).

1.2.2 Klinik

„Jodmangel"-Strumen entstehen besonders in Phasen hormoneller Umstellung wie Pubertät, Gravidität oder Menopause. Sie kommen bei Frauen siebenmal häufiger als bei Männern vor. *Beschwerden:* Druck-, Enge- und Kloßgefühl im Halsbereich, Atemnot mit und ohne Stridor, Schluckbeschwerden.

Diagnostische Hinweise: Inspektion, Palpation, Auskultation, Schilddrüsensonographie (eine Struma wird bei Frauen ab einem Volumen von 18 ml, bei Männern ab 25 ml angenommen). Ausschluß einer primären Hypothyreose oder Hyperthyreose durch Messung des basalen TSH im Serum, ggf. vor und nach Stimulation mit TRH, Nachweis der Euthyreose durch im Normbereich liegende Schilddrüsenhormonspiegel (T_3 und/oder T_4 in freier oder gebundener Form). Aufgrund der durch Jodmangel bedingten T_3-Mehrsekretion ist der T_4/T_3-Quotient erniedrigt. Bei älteren, vor allem über 30jährigen Patienten Ausschluß einer thyreoidalen Autonomie durch Schilddrüsenszintigraphie mit globaler und regionaler Quantifizierung der Aufnahme von $^{99m}TcO_4$ oder ^{123}J vor und nach Suppression mit Schilddrüsenhormon (s. ds. Kap., 1.3.2). Bei der Szintigraphie kann bei „flachen" Schilddrüsen durch zweidimensionale Abbildung fälschlicherweise eine Struma angenommen werden. Ausschluß einer chronischen Thyreoiditis (s. ds. Kap., 1.6) bzw. eines Schilddrüsenkarzinoms (s. ds. Kap., 1.8). Es ist wichtig, Strumapatienten zu versichern, daß ein Karzinom in einer endemischen Struma selten ist.

1.2.3 Therapie

Zielsetzung: Einerseits Beseitigung des intrathyreoidalen Jodmangels, andererseits Suppression des TSH und Entlastung der Schilddrüse.

1.2.3.1 Jodprophylaxe

Zur Kropfprophylaxe empfiehlt die WHO 150–200 µg Jod/Tag (entsprechend etwa 1,5 mg/Woche). Durch Verzehr jodhaltiger Nahrung (Seefisch) und/oder die freiwillige Verwendung jodierten Speisesalzes, das pro Gramm 20 µg Jodid enthält, wird das alimentäre Joddefizit von 100–150 µg nur ungenügend ausgeglichen. Seitdem jodiertes Speisesalz für die Zubereitung von Nahrungsmitteln und Gemeinschaftsverpflegung zugelassen ist, ist langfristig eine Verbesserung der alimentären Jodversorgung zu erwarten. Jod muß zunächst immer noch in

Form von Jodidpräparaten (s. ds. Kap., 1.2.3.2) vor allem Kindern, Jugendlichen, Schwangeren und stillenden Müttern zugeführt werden. Eine verbesserte Versorgung mit physiologischen Joddosen von 150–200 µg/Tag oder 1,5 mg/Woche (s. ds. Kap., 1.2.3.2) dient der Vorbeugung, jedoch nicht der Behandlung einer Jodmangelstruma.

1.2.3.2 Pharmakotherapie
Jodid
Handelspräparate: Jodetten® (0,07 mg Kaliumjodid ≙ ca. 50 µg Jodid), Jodid 100 (130,8 µg Kaliumjodid ≙ 100 µg Jodid), Strumex® (118,1 µg Natriumjodid ≙ 100 µg Jodid), Strumedical® (500 µg Jod als Stärkekomplex), Thyrojod depot (≙ 1,5 mg Jodid).

Bei Säuglingen, Kindern und Jugendlichen mit klinischer Euthyreose gelingt ohne labordiagnostische Abklärung durch therapeutische Dosen von 100–300 (selten 500) µg Jodid im allgemeinen die Rückbildung einer sonographisch nachgewiesenen diffusen Struma. Je früher eine in der Entstehung begriffene Schilddrüsenvergrößerung mit Jodid behandelt wird, desto größer ist die Chance der (vollständigen) Rückbildung.

Bei *Erwachsenen* bis etwa 30 Jahre mit „älteren" Jodmangelstrumen wird dagegen durch Joddosen von 300–500 (selten bis 1000) µg/Tag meist nur eine teilweise Rückbildung einer diffusen Jodmangelstruma erreicht, weil z. T. irreversible zelluläre Defekte vorliegen. Kommt es innerhalb von 4–6 Monaten nicht zu einer Rückbildung der Struma oder tritt eine Änderung der Stoffwechsellage auf, ist eine weitere Diagnostik unerläßlich. Mit zunehmendem „Alter" der Strumen nimmt die autonome Aktivität an der Gesamtfunktion einer Jodmangelstruma zu (s. ds. Kap., 1.3.1). Wegen des Risikos einer jodinduzierten Hyperthyreose vermindern sich die Möglichkeiten einer Therapie mit Jodid.

Schilddrüsenhormone
Handelspräparate:
a) *Levothyroxin (T_4):* Eferox (25, 50, 100 150 µg), Euthyrox® (50, 75, 100, 125, 150, 175, 200, 300 µg), Levothyroxin Isarpharm (50, 100, 150 µg), L-Thyroxin Henning® (25, 50, 75, 100, 125, 150, 200 µg), L-Thyroxin 1 mg Henning®, L-Thyroxin-inject. Henning® (0,5 mg), Thevier® (50, 100 µg). Bei Präparatewechsel ist zu beachten, daß die verschiedenen Levothyroxin-Präparate wegen unterschiedlicher Bioverfügbarkeit nicht äquipotent sein können.
b) *Liothyronin (T_3):* Thybon®, Thybon® forte (20, 100 µg), Thyrotardin®-inject. (100 µg).
c) *Kombinationspräparate aus T_4 und T_3:* Novothyral® (100 µg T_4/20 µg T_3), Novothyral®-75 (75/15 µg), Novothyral® mite (25/5 µg), Prothyrid® (100/10 µg), Thyroxin-T_3 „Henning" (100/20 µg).

d) *Kombinationen aus T_4 und Jodid:* Jodthyrox® (100 µg T_4/100 µg Jodid):
Die Therapie mit Schilddrüsenhormonen in suppressiven Dosen ist bei vorhandener Stimulierbarkeit des TSH indiziert, wenn bei länger bestehenden Strumen ein Behandlungsversuch mit Jodid nicht mehr erfolgversprechend bzw. wegen der Möglichkeit der jodinduzierten Hyperthyreose nicht mehr möglich ist, weil autonome Follikel vorhanden sind. Eine Rückbildung einer Jodmangelstruma durch Schilddrüsenhormon-Präparate gelingt nur in den frühen Stadien der Hypertrophie und Hyperplasie.

Eine Behandlung mit Schilddrüsenhormon ist immer dann angezeigt, wenn keine Indikation zur Strumaresektion besteht, auch bei Patienten mit Struma nodosa zur Vermeidung eines weiteren Strumawachstums, falls keine relevanten autonomen bzw. funktionslosen Gewebsareale festzustellen sind.

Bei Jugendlichen und jüngeren Erwachsenen kann mit einer suppressiven Hormontherapie, meist mit *Levothyroxin* in einer mittleren Dosis von 150 µg/Tag, eine Verkleinerung der Struma erreicht werden. Aufgrund einer bedarfsadaptierten allmählichen Umwandlung des Prohormons T_4 in das biologisch relevante T_3 ist Levothyroxin ein ideales Depotpräparat. *Kombinationspräparate* sind angezeigt, wenn bei Gabe reiner T_4-Präparate durch eine mangelhafte Konversion von T_4 zu T_3 der thyreosuppressive Effekt ausbleibt oder die Patienten an Körpergewicht zunehmen.

Da Schilddrüsenhormone überwiegend die Hypertrophie, Jodid vor allem die Hyperplasie, die Kombination von Schilddrüsenhormon und Jodid sowohl die Hypertrophie als auch die Hyperplasie der Thyreozyten reduzieren, gewinnt die kombinierte Gabe von *Levothyroxin und Jodid* entweder in Form eines Kombinationspräparates (z. B. Jodthyrox®) oder aufgrund einer Empfehlung einer Expertenkommission die getrennte Gabe von Levothyroxin in einer für jeden Patienten individuell zu wählenden Suppressionsdosis und von einem Jodidpräparat zum Ausgleich des alimentären Jodmangels (z. B. tgl. 1–2 Tbl. Jodid 100 oder 1 Tbl. Thyrojod depot/Woche) an Bedeutung. Bei niedrigem TSH-Spiegel und Jodmangel ist die Jodaufnahme in die Schilddrüse bei gleichzeitiger Gabe von Levothyroxin und Jodid durch das Levothyroxin nicht völlig inhibiert. Es kommt zu einer Verbesserung des intrathyreoidalen Jodgehaltes, wodurch die Struktur des Schilddrüsengewebes günstig beeinflußt wird. Die Schilddrüse kann bei erhaltener Syntheseleistung vermehrt Schilddrüsenhormon produzieren, so daß die Dosis von Levothyroxin bei gleichzeitiger Jodidgabe niedriger liegen kann.

Schilddrüsenhormone sollten einschleichend – z. B. mit halber Dosis für eine Woche – gegeben werden. Durch die Einnahme der einmaligen Tagesdosis eine halbe Stunde vor dem Frühstück reichen aufgrund der verbesserten *Nüchternresorption* im allgemeinen Tagesdosen von 150 (−200) µg Levothyroxin bzw. die kombinierte Gabe von z. B. 100 µg Levothyroxin und 200 µg Jodid (auch als Depotpräparat in einer Dosis von 1,5 mg, 1×/Woche) oder eine

Tablette eines T_3/T_4-Kombinationspräparates aus. Der Verkleinerungseffekt tritt innerhalb der ersten 6 Monate ein und erreicht im Mittel 30–40% gegenüber dem (sonographisch bestimmten) Ausgangsvolumen. Bei Persistieren hoher Thyreoglobulin-Spiegel im Serum ist keine Rückbildung der meist bereits regressiv veränderten Struma zu erwarten. Selten gelingt die völlige Rückbildung. Nach 12 Monaten tritt meist keine weitere Größenabnahme ein. Die suppressive Therapie sollte dann durch eine Substitution, z.B. mit 100–200 µg Jodid/Tag oder mit einer niedrigeren Dosis Levothyroxin (75–100 µg/Tag) im Sinne einer Rezidivprophylaxe, ersetzt werden.

Mißerfolge haben ihre Ursache in Unterdosierungen, inkonsequenter Tabletteneinnahme, Abbruch der Behandlung, z.B. bei interkurrent auftretenden anderen Erkrankungen, bei sporadischer Struma oder das Schilddrüsenwachstum stimulierenden Antikörpern. Von den etwa 6–8 Millionen Strumapatienten werden in der Bundesrepublik Deutschland nur etwa 25% mit meist zu niedrigen Levothyroxin-Dosen behandelt. Insgesamt werden zu viele ältere und zu wenig jüngere Patienten behandelt.

Schwangerschaft: Die Schilddrüsenhormon-Dosis sollte erhöht werden, da es infolge einer Vermehrung des Thyroxin bindenden Globulins (TGB) im Serum unter Östrogeneinfluß zu einer stärkeren Bindung von T_3 und T_4 und damit einem Abfall der biologisch wirksamen freien Schilddrüsenhormonfraktionen mit kompensatorischer Zunahme einer vorbestehenden oder sich entwickelnden Jodmangelstruma kommen kann. Eine Jodmangelstruma der Mutter verursacht einen Jodmangel beim Föten. Die für die Mutter wichtige Therapie mit Levothyroxin sollte durch das für die normale Entwicklung des Kindes unentbehrliche Jodid (200 µg/Tag oder 1,5 mg/Woche) ergänzt werden, zumal T_4 die Plazentaschranke kaum passiert. Die Struma in der Schwangerschaft stellt eine absolute Indikation für die Therapie mit Schilddrüsenhormon in Kombination mit Jodid dar.

Verlaufskontrollen: Eine iatrogene Hyperthyreose sollte vermieden werden. Die Schilddrüsenhormonparameter im Serum (T_3, T_4) sollten (12–24 h nach letzter Tabletteneinnahme) im oberen Normbereich liegen, der TSH-Basalwert unter die Norm supprimiert sein, bei grenzwertigen TSH-Spiegeln die TSH-Antwort nach TRH-Stimulation eingeschränkt sein.

Da die *Jodprophylaxe* mit jodiertem Speisesalz bisher noch unzureichend ist (s. ds. Kap., 1.2.3.1), ist nach erfolgreicher medikamentöser Behandlung einer Jodmangelstruma bzw. nach Strumaresektion oder Radiojodtherapie (s. ds. Kap., 1.2.3.3 und 1.2.3.4) (falls sich nach diesen Maßnahmen eine Therapie mit Schilddrüsenhormon nicht als erforderlich erweist) eine *Therapie mit Jodid* (z.B. 100–200 µg/Tag oder $1 \times 1,5$ mg/Woche) zu empfehlen, um über eine Substitution des intrathyreoidalen Jodmangels den strumigenen Faktor dauerhaft zu beseitigen (s. ds. Kap., 1.2.3.1).

Nebenwirkungen: Die in synthetischen Präparaten enthaltenen Schilddrüsenhormone sind identisch mit den körpereigenen Hormonen und deshalb auch bei jahrelanger richtig dosierter Einnahme unschädlich, da das eingenommene Thyroxin an die Stelle des endogen produzierten Thyroxins tritt und die Schilddrüse entlastet. Nur bei unerkannter thyreoidaler Autonomie kann sich der bereits im oberen Normbereich befindliche endogene Hormonpool erhöhen. Bei einschleichender und durch Laborkontrollen überwachter Dosierung ist eine Hyperthyreosis factitia selten. Schilddrüsenhormon-Präparate beeinträchtigen nicht die Wirkung anderer Medikamente. Eine gute Information der Patienten ist die beste Basis für eine erfolgreiche Dauerbehandlung. Patienten sollten auf die Gutartigkeit der Krankheit immer wieder hingewiesen werden. Vor erhöhten Jodexpositionen (z.B. jodhaltige Medikamente, jodhaltige Röntgenkontrastmittel) ist zu warnen (s. ds. Kap., 1.3). Beim multimorbiden alten Patienten können Schilddrüsenhormonpräparate eine kardiale Belastung darstellen.

1.2.3.3 Operative Therapie

Bei großen (Knoten-)Strumen ist die Strumaresektion angezeigt, vor allem bei mechanischer Behinderung, sonographisch verdächtigen, szintigraphisch funktionslosen („kalten") Knoten. Die beidseits subtotale Strumaresektion tritt gegenüber einer am jeweiligen morphologischen und funktionellen Befund orientierten selektiven Operationstechnik zurück, dies unter den Gesichtspunkten sowohl der sicheren Entfernung allen Knotengewebes als auch der ausreichenden Restfunktion und damit der Senkung des Rezidivrisikos. Postoperativ wird nach einseitiger Strumaresektion Jodid (200 µg/Tag) (s. ds. Kap., 1.2.3.2), nach ausgedehnter Resektion Schilddrüsenhormon (z.B. 100–150 µg Levothyroxin/Tag, s. ds. Kap., 1.2.3.2) zur Rezidivprophylaxe gegeben. Da oft nur eine passager postoperativ auftretende Hypothyreose besteht, sollte nach 12 Monaten nach vorübergehender Unterbrechung der Levothyroxin-Medikation geprüft werden, ob bei ausreichender Restfunktion der Schilddrüse eine Rezidivprophylaxe mit Jodid-Tabletten ausreichend ist. Bei postoperativem Hypoparathyreoidismus erfolgt eine entsprechende Substitution (s. ds. Kap., 2.3).

1.2.3.4 Radiojodtherapie

Bei älteren Patienten mit erhöhtem Operationsrisiko oder mit Rezidivstrumen kann durch das Radiopharmakon ^{131}J über eine teilweise Parenchymreduktion eine Entlastung der Trachea sowie des venösen Rückstroms und dadurch eine Rückbildung mechanischer Symptome erreicht werden. Die zur Strumaverkleinerung erforderlichen Herddosen liegen bei 150–200 Gy (Einzelheiten zur ^{131}J-Therapie s. ds. Kap., 1.4.3.4, zur Nachbehandlung s. ds. Kap., 1.2.3.3).

1.3 Schilddrüsenautonomie

Definition: Zunahme autonomer Zellen in einer Jodmangelstruma und dadurch nicht mehr der Regulation des HVL unterliegende Hormonproduktion.

1.3.1 Ätiopathogenese

Autonome Funktion und autonomes Wachstum treten in nahezu jeder länger bestehenden Jodmangelstruma disseminiert oder in Form eines oder mehrerer Adenome auf. Es resultiert über den hypophysären Regelkreis eine Suppression des umgebenden, nicht der Autonomie unterliegenden Schilddrüsengewebes. Im Anfangsstadium kommt es deshalb nicht zu einer hyperthyreoten Stoffwechsellage, weil einerseits nur geringe Mengen autonomen Gewebes vorhanden sind, andererseits aufgrund des alimentären Jodmangels zur überschießenden Synthese von Schilddrüsenhormon Jodid fehlt. Eine Jodexposition gleich welcher Art (z.B. durch jodhaltige Medikamente wie Cordarex®, jodhaltige Röntgenkontrastmittel, jodhaltige Antiseptika) kann eine leichte bis schwere Hyperthyreose bis zur thyreotoxischen Krise (s. ds. Kap., 1.4.3.5) auslösen.

1.3.2 Klinik

Thyreoidale Autonomien sind bei etwa 50% älterer Strumapatienten über 40 Jahre vorhanden. Aufgrund der verschiedenen Stadien mit Übergängen von der euthyreoten zur latenten und schließlich manifest hyperthyreoten Stoffwechsellage ist das klinische Bild verschieden. Meist besteht eine *Oligosymptomatik*: z.B. Tachykardie, Gewichtsverlust, Schlaflosigkeit. Die Schilddrüsenautonomie ist häufig Ursache der *Altershyperthyreose* und wird oft lange Zeit nicht erkannt. Im Gegensatz zum Morbus Basedow (s. ds. Kap., 1.4) findet sich nie eine immunogene Orbitopathie. Abgesehen von einer Selbstheilung durch degenerativ-zystischen Zerfall von Schilddrüsengewebe erfolgt keine Spontanremission.

Diagnostische Hinweise: Wenn nach einer Jodexposition hyperthyreote Symptome (bei Strumapatienten) auftreten, ist neben der klinischen Abschätzung der Stoffwechsellage auch die Messung der T_3- und T_4-Spiegel im Serum und die Bestimmung des basalen TSH (ggf. vor und nach TRH-Stimulation) sowie die Szintigraphie der Schilddrüse, möglichst mit quantitativer Auswertung der regionalen Aufnahme von $^{99m}TcO_4$ oder ^{123}J in einzelnen Schilddrüsenarealen, angezeigt. Für die Suppressionsszintigraphie werden 14 Tage lang 200 µg Levothyroxin/Tag oder einmalig 1×3 mg L-Thyroxin Henning® (s. ds. Kap., 1.2.3.2) verabreicht. Bei älteren Patienten sollte die suppressive Levothyroxin-Dosis individuell so gewählt werden, daß für die Wiederholungsszintigraphie eine ausreichende Suppression des TSH-Spiegels im Serum erfolgt. Die Wiederholungsszintigraphie wird bei protrahierter Suppression frühestens nach zwei Wochen, bei einer Einmaldosis nach einer Woche unter identischen Bedingungen durchgeführt. Die Kontraindikationen für die Verordnung von Schilddrüsenhormon sind besonders bei alten Patienten zu beachten (s. ds. Kap., 1.7.3.2).

1.3.3 Therapie

1.3.3.1 Symptomatische Therapie

Ruhe, allgemein sedierende Maßnahmen, z.B. Gabe von Diazepam. Durch β-Rezeptorenblocker, vor allem durch Propranolol (Dociton®, Propranur®, z.B. $3 \times 20-40$ mg) wird die sympathische Aktivität gedämpft und eine Konversion von T_4 zu T_3 in der Körperperipherie vermindert. Propranolol beeinflußt bis zum Wirkungseintritt anderer Therapiemaßnahmen Tachykardie,

Herzminutenvolumen, erhöhte Kontraktilität des Herzens, vergrößerte Blutdruckamplitude, Tremor und Angst des Patienten. Die negativ inotrope Wirkung auf das Myokard ist bei gleichzeitiger Herzinsuffizienz zu beachten. Der erhöhte Kalorienverbrauch mit Gewichtsabnahme und Wärmeintoleranz sowie der erhöhte Proteinabbau mit thyreotoxischer Myopathie werden dagegen nicht beeinflußt. Die Therapie mit β-Blockern sollte abgebaut werden, wenn der hyperthyreote Stoffwechsel durch andere Maßnahmen unter Kontrolle ist.

1.3.3.2 Thyreostatika
Thyreostatika (s. ds. Kap., 1.4.3.2) dienen der überbrückenden Behandlung, um vor definitiven Therapiemaßnahmen wie Strumaresektion oder Radiojodtherapie symptomatisch eine euthyreote Stoffwechsellage herbeizuführen.

1.3.3.3 Operative Therapie
Die Resektion (s. ds. Kap., 1.2.3.3) autonomen Schilddrüsengewebes ist nach Vorbehandlung mit Propranolol (s. ds. Kap., 1.3.3.1) und/oder mit Thyreostatika (s. ds. Kap., 1.4.3.2) angezeigt bei großen Adenomen, z.B. in multinodösen Strumen, und ggf. bei Schwangeren.

1.3.3.4 Radiojodtherapie
Die Behandlung mit radioaktivem Jod (^{131}J) (s. ds. Kap., 1.4.3.4) wird bevorzugt bei disseminierter Autonomie und kleineren autonomen Adenomen. Herddosen von 150–180 Gy bei disseminierter Autonomie und von 300–400 Gy bei fokaler Autonomie sind erforderlich. Zum Schutz des nicht der Autonomie unterliegenden perinodulären Gewebes werden bei kompensierten autonomen Adenomen zwei Wochen vor bis 10 Tage nach der ^{131}J-Behandlung 200 µg Levothyroxin/Tag (s. ds. Kap., 1.2.3.2) gegeben. Die ^{131}J-Therapie hinterläßt nach 3–6 Monaten inaktive Bezirke in einer „gesunden" Restschilddrüse.
Verlaufskontrolle und Nachbehandlung: Der Erfolg der Therapie wird durch eine Szintigraphie nach 3–6 Monaten überprüft. Die periphere Stoffwechsellage wird anhand der Parameter T_3, T_4 und ggf. der TSH-Antwort im TRH-Test untersucht. Für eine ausreichende Jodprophylaxe (s. ds. Kap., 1.2.3.1) ist zu sorgen, um die erneute Entwicklung autonomer Gewebsbezirke in der Restschilddrüse zu vermeiden. Eine Substitution mit Schilddrüsenhormon ist nur bei einer auftretenden Hypothyreose (s. ds. Kap., 1.7.3.2) erforderlich.

1.4. Basedow-Hyperthyreose
Definition: Autoimmunkrankheit, bei der die Schilddrüse abnorm stimuliert wird.

1.4.1 Ätiopathogenese
Von den Lymphozyten der Schilddrüse gebildete, Thyreoidea-stimulierende Immunglobuline (TSI) besetzen die TSH-Rezeptoren aller funktionsfähigen Schilddrüsenepithelien und führen zu einer ungesteuerten Stimulation der Thyreozyten.

1.4.2 Klinik

Die Basedow-Hyperthyreose kommt ohne oder mit Schilddrüsenvergrößerung sowie ohne oder mit immunogener Orbitopathie (s. ds. Kap., 1.5) vor. Es kann zu Spontanremissionen und zu Rezidiven kommen. Im Gegensatz zur thyreoidalen Autonomie tritt die Basedow-Hyperthyreose in jedem Lebensalter, bei Frauen fünfmal häufiger als bei Männern auf.

Leitsymptome und -befunde: allgemeine Unruhe, feucht-warme Haut, Dauertachykardie, große Blutdruckamplitude, feinschlägiger Tremor, innere Unruhe, vermehrte Darmmotilität, Gewichtsverlust, immunogene Augenzeichen (s. ds. Kap., 1.5).

Diagnostische Hinweise: Bei Frühformen kann der negative Ausfall des TRH-Tests Hinweise geben. Der Schweregrad wird durch die Messung von T_3- und T_4-Spiegel abgeschätzt. Mikrosomale Antikörper und TSH-Rezeptor-Antikörper sind fast immer erhöht. Im Sonogramm meist diffus verminderte Echogenität der insbesondere im Tiefendurchmesser vergrößerten Schilddrüse. Schilddrüsenszintigraphie nur in Zweifelsfällen, z.B. zur Abgrenzung gegenüber der Schilddrüsenautonomie (s. ds. Kap., 1.3.2). Augenärztliche Untersuchung (s. ds. Kap., 1.5).

1.4.3 Therapie

Die medikamentöse Therapie hat das Ziel, den Zeitraum bis zum Auftreten einer evtl. eintretenden Spontanremission zu überbrücken.

1.4.3.1 Allgemeine Maßnahmen

Ruhe, Vermeidung stärkerer körperlicher Belastung, ausreichende Flüssigkeitszufuhr, hochkalorische Ernährung (eine diabetische Stoffwechsellage kann sich verschlechtern).

1.4.3.2 Pharmakotherapie

Symptomatische Therapie

a) *Sedativa:* Bei Unruhe, Übererregbarkeit und Schlafstörungen Sedativa (z.B. Diazepam).

b) *β-Rezeptorenblocker:* s. ds. Kap., 1.3.3.1.

c) *Glukokortikoide:* (z.B. 20–30 mg/Tag Prednison): Im Anfangsstadium wird die Konversion von T_4 zu T_3, möglicherweise auch der Autoimmunprozeß gehemmt. Außerdem wird bei schweren Hyperthyreosen die Nebenniereninsuffizienz substituiert.

d) *Pflanzliche Präparate:* Lycoaktin®, Mutellon®, Thyreogutt®, thyreo-loges®, Lykopus-Extrakte senken *bei leichter Hyperthyreose* die T_3- und T_4-Spiegel im Serum und hemmen die Konversion von T_4 zu T_3.

Thyreostatika

Handelspräparate:

a) *Thiamazol:* Favistan® (20 mg/Tbl., 40 mg/ml), Thiamazol „Henning" 5 und 20 mg/Tbl., Thiamazol inject. „Henning" 40 mg.

b) *Carbimazol:* Carbimazol 10 mg „Henning", neo-morphazole® (5 mg), Neo-Thyreostat® (10 mg).

c) *Thiouracil:* Propycil® (50 mg Propylthiouracil), Thyreostat® (25 und 100 mg Methylthiouracil), Thyreostat® II (25 mg Propylthiouracil).
d) *Perchlorat:* Irenat®-Tr. (1 ml = 300 mg Natriumperchlorat).
e) *Jod:* Endojodin® (2 ml Injektionslösung enthalten 0,4 g Proloniumiodid, entsprechend 0,236 g Jod).

Die gebräuchlichen Thyreostatika vom Thionamid-Typ greifen erst, wenn die Hormonvorräte der Schilddrüse aufgebraucht sind. Ob die Thyreostatika auch den Immunprozeß modulieren, ist nicht bekannt.

Thiamazol und Carbimazol sind unter Berücksichtigung der Wirkungsstärke, Schnelligkeit des Wirkungseintrittes und der relativ geringen Unverträglichkeitserscheinungen zu bevorzugen. Thiamazol wird aktiv von der Schilddrüse aufgenommen und hemmt die Schilddrüsenhormonsynthese. Carbimazol geht in vivo in Thiamazol über und muß für eine äquipotente Wirkung um den Faktor 1,6 höher dosiert werden. Mit steigender Jodverarmung nimmt die thyreoidale Aufnahme von Thiamazol ab, während die Wirksamkeit ansteigt. Umgekehrt sind mit steigendem Jodgehalt der Schilddrüse höhere Dosen erforderlich. Der verzögerte Wirkungseintritt bei Hyperthyreosen mit Jodüberladung kann Probleme bereiten.

Eine einmalige Tagesdosis ist ausreichend, beginnend mit Anfangsdosen von 10 (bis maximal 40) mg Thiamazol mit Übergang auf Erhaltungsdosen von 2,5–10 mg bei Erreichen einer peripher euthyreoten Stoffwechsellage. Da die thyreostatische Medikation die Synthese, nicht aber die Sekretion bereits synthetisierter Schilddrüsenhormone hemmt, kann die Normalisierung des Stoffwechsels bis zu 6 Wochen dauern.

Propylthiouracil wird eingesetzt, wenn es unter Thiamazol oder Carbimazol zu allergischen oder toxischen Nebenwirkungen kommt. Die dem Thiamazol äquipotente Dosis liegt um den Faktor 5 höher. Propylthiouracil hemmt zusätzlich die periphere Konversion von T_4 zu T_3.

Perchlorat hemmt die Jodaufnahme in die Schilddrüse. Es wird zur Therapie kaum noch eingesetzt. Die Anfangsdosierung beträgt 1–1,5 g, die Erhaltungsdosis 0,2–0,5 g. Nach Jodkontaminationen ist der Effekt von Perchlorat fraglich, da eine Kompetition von Jod und Perchlorat um die thyreoidale Aufnahme besteht. Das Jodangebot ist oft größer als die tolerable Perchloratmenge. Perchlorat kann prophylaktisch vor Applikationen jodhaltiger Röntgenkontrastmittel verabreicht werden, z.B. 3×15 Tr. Irenat® 3 Tage vor bis 10 Tage nach der Jodexposition.

Jod in hoher Dosis von 15–30 mg/Tag (z.B. Endojodin®) kann (ebenso wie Lithium, s. ds. Kap., 1.4.3.5.3) die Sekretion von Schilddrüsenhormonen verhindern (Plummerung).

Nebenwirkungen: Die Rate leichter Nebenwirkungen (gastrointestinale Erscheinungen, allergische Exantheme) liegt bei Thiamazol und Carbimazol, abhängig von der Höhe der Dosis, bei 2–5%, die schwerer Reaktionen (vor allem Depression der Knochenmarkfunktion) bei weniger als 0,5%. Signifikante Unterschiede zwischen Thiamazol, Carbimazol und Propylthiouracil sind nicht nachgewiesen. Bei leichten allergischen Reaktionen vorübergehende Gabe eines Antihistaminikums. Oft besteht keine Kreuzreaktion zwischen den einzelnen Thyreostatika (Ausnahme: Thiamazol und Carbimazol), so daß die notwendige Fortführung der Behandlung mit einem anderen Präparat unter sorgfältiger Kontrolle versucht werden kann. Minderungen der Knochenmarkfunktion treten nicht vorhersehbar plötzlich ein. Erste Anzeichen können Fieber und Halsschmerzen sein. Sie erfordern ein sofortiges Absetzen der Medikation. Die Knochenmarkdepression ist meist reversibel.

Begleittherapie mit Schilddrüsenhormonen

Wegen in unregelmäßigen Zeitintervallen auftretenden Remissionen und Rezidiven wird nach Erreichen einer euthyreoten Stoffwechsellage die thyreostatische Behandlung mit Levothyroxin (50−100 µg, s. ds. Kap., 1.7.3.2) kombiniert, damit phasenhaft auftretende Hypothyreosen vermieden werden. Die Monotherapie mit Thyreostatika hat demgegenüber den Vorteil einer niedrigeren Dosierung und besseren Beurteilbarkeit der Schilddrüsenhormonspiegel. Nachteile sind engmaschigere Kontrollen und die Gefahr einer hypothyreoten Stoffwechsellage mit reaktivem Schilddrüsenwachstum.

Schwangerschaft: Über einen Jodmangel der Mutter infolge erhöhten fetalen Jodbedarfs und Erhöhung des Thyroxin-bindenden Globulins (TBG) häufig spontane Besserung. Bei leichten Verlaufsformen symptomatische Therapie (s. ds. Kap., 1.4.3.1 und 1.4.3.2). Bei schweren Verlaufsformen ist die niedrig dosierte *Monotherapie mit Thyreostatika* mit 2,5−15 mg Thiamazol oder 5−25 mg Carbimazol bzw. 50−100 mg Propylthiouracil (s. ds. Kap., 1.4.3.2) obligat. Da Thyreostatika diaplazentar übergehen, Schilddrüsenhormone jedoch kaum, besteht für den Fötus, dessen Schilddrüse ab der 10.−12. Woche die Funktion aufnimmt, bei zu hohen Thyreostatika-Dosen die Gefahr einer hypothyreoten Stoffwechsellage mit Entwicklungsretardierung und Strumabildung. Für eine erhöhte Mißbildungsrate durch Thyreostatika gibt es keinen Anhalt, eher ist die unbehandelte Hyperthyreose das höhere Risiko. Nur bei großen Strumen kann die Strumaresektion bei der Mutter im 2. oder 3. Trimenon angezeigt sein. Beim Stillen unter Therapie mit Thyreostatika kommt es lediglich zu einer unbedeutenden Thyreostase beim Kind.

Therapiekontrollen: Für die Einstellung der thyreostatischen Therapie ist vor allem der T_3-Spiegel hilfreich, der bei über der Norm liegenden Werten das Persistieren oder ein Rezidiv einer Hyperthyreose sicherer als der T_4-Spiegel anzeigt. Spontanremissionen sind schwer nachzuweisen. Die TSH-Antwort im TRH-Test bleibt oft lange nach Eintritt einer Remission aus. Ein Kriterium kann die Normalisierung der bei aktivem Autoimmunprozeß verminderten Echogenität im Schilddrüsensonogramm sein. Die TSH-Rezeptor-Antikörper-Spiegel im Serum ermöglichen eine Beurteilung des akuten Krankheitsverlaufs, lassen jedoch die Prognose nur selten abschätzen.

Therapiedauer und Prognose: Thyreostatika sind nur bei Ersterkrankung mit fehlender bzw. kleiner Struma indiziert. Bei etwa 40% der Patienten verliert der Autoimmunprozeß über längere Zeit seine Aktivität so weit, daß die Stoffwechsellage nach Absetzen der Thyreostatika euthyreot bleibt. Die Behandlung sollte zunächst über 6–12 Monate erfolgen. Persistiert nach Absetzen der Thyreostatika die Hyperthyreose oder kommt es zu einem Rezidiv, sind destruierende Maßnahmen wie Strumaresektion oder Radiojodbehandlung angezeigt (s. ds. Kap., 1.4.3.3 und 1.4.3.4). Bei immunogener Rezidiv-Hyperthyreose ist eine thyreostatische Langzeittherapie nur bei erhöhtem Operationsrisiko oder Operationsablehnung zu befürworten, außerdem bei Patienten, bei denen eine ^{131}J-Behandlung als Alternative nicht möglich ist, z.B. während einer Schwangerschaft, infolge Jodkontaminationen oder wegen ausgedehnter degenerativer Prozesse innerhalb der Schilddrüse. Die Indikation zur thyreostatischen Therapie sollte grundsätzlich zugunsten der Operation und der Radiojodbehandlung eingeschränkt werden. Dies erspart Patient und Arzt lange Therapiezeiten und wiederholte Enttäuschungen durch ein Rezidiv.

1.4.3.3 Operative Therapie

Nach *erfolgloser medikamentöser Therapie* oder bei *mangelnder Kooperation* des Patienten sowie bei *großen Strumen* mit nodulären Veränderungen und mechanischer Beeinträchtigung sollte die definitive Strumaresektion im allgemeinen nach thyreostatischer Vorbehandlung in euthyreoter Stoffwechsellage erfolgen. Neben Thyreostatika kann Jodid in hoher (vorübergehend hemmender) Dosis (z.B. 6 ml Endojodin®), möglichst in Kombination mit Propranolol (120–160 mg) präoperativ gegeben werden. Die Schilddrüse wird in einer ausgedehnten Resektion auf 3–6 g Schilddrüsenrestgewebe, z.B. durch einseitige Thyreoidektomie und durch ausgiebige Resektion des kontralateralen Schilddrüsenlappens, reduziert. Postoperativ werden β-Rezeptorenblocker weitere 4–5 Tage wegen der bei der Operation erfolgenden Freisetzung von Schilddrüsenhormon gegeben. Eine postoperative Nachbehandlung mit Schilddrüsenhormon ist von den postoperativen Verlaufskontrollen abhängig zu machen. Rezidivhyperthyreosen sind bei weitgehender Resektion gering. Hypothyreote Phasen sind postoperativ durch eine entsprechende Substitution mit Schilddrüsenhormon zu vermeiden (s. ds. Kap., 1.7.3.2), auch wegen einer möglichen Verschlechterung immunogener Augenzeichen (s. ds. Kap., 1.5.3.1).

1.4.3.4 Radiojodtherapie

Die Radiojodtherapie kommt in Frage, wenn die Operation nicht angezeigt ist. Das Jodisotop ^{131}J zerstört Schilddrüsengewebe, das durch Narbengewebe ersetzt wird. Zur permanenten Normalisierung des hyperthyreoten Stoffwechsels sind Herddosen von 60–100 Gy, bei Knotenstrumen bis zu 150 Gy erforderlich. Je nach Größe und Jodavidität der Schilddrüse müssen entsprechende ^{131}J-Mengen von 410–680 MBq einmalig zu Beginn eines etwa 5–10tägigen stationären Aufenthaltes in speziellen nuklearmedizinischen Therapieeinheiten verabreicht werden. Meist ist eine einmalige Radiojoddosis ausreichend. Die ^{131}J-Therapie wird zunehmend auch bei jüngeren Patienten, bei denen eine Basedow-Hyperthyreose nach thyreostatischer Therapie persistiert bzw. bei denen Rezidive auftreten, vor allem auch bei Rezidiven nach subtotaler Strumaresektion, durchgeführt. Die Behandlung kann auch unter Thyreostatika-Therapie erfolgen, da die thyreoidale Radiojodaufnahme kaum abnimmt.

Die Radiojodtherapie führt nicht zu einer erhöhten Karzinomrate. Ein genetisches Risiko konnte nicht nachgewiesen werden. Damit läßt sich keine Altersgrenze für diese Form der Behandlung festlegen. Die Strahlenexposition der Keimdrüsen liegt bei 1–3 rad, das theoretische genetische Risiko bei 0,02%. In den USA wird die Radiojodtherapie bei 85% der Basedow-Patienten durchgeführt. Die einzige absolute Kontraindikation stellt die Schwangerschaft dar. Nach Radiojodtherapie sollten bis zum Eintritt der euthyreoten Stoffwechsellage als Intervallbehandlung Thyreostatika (s. ds. Kap., 1.4.3.2) in abfallender Dosierung etwa 2–3 Monate lang gegeben werden. Die volle Wirkung tritt nach 3–6 Monaten ein. Eine regelmäßige Nachsorge ist erforderlich, um die Möglichkeit des Übergangs in eine Hypothyreose auch noch nach vielen Jahren zu erkennen und ggf. eine Substitutionstherapie (s. ds. Kap., 1.7.3.2) einzuleiten. Neuerdings wird zunehmend eine ablative hochdosierte Radiojodtherapie mit bewußter Herbeiführung einer Hypothyreose und endgültiger Beseitigung der immunogenen Hyperthyreose durchgeführt.

1.4.3.5 Notfalltherapie der thyreotoxischen Krise

Definition: Akute, lebensbedrohliche Exazerbation einer Hyperthyreose (bei thyreoidaler Autonomie oder Morbus Basedow).

1.4.3.5.1 Ätiopathogenese

Meist Jodkontaminationen.

1.4.3.5.2 Klinik

Stadium I: Hyperthermie mit Fieber von 38–40°C verbunden mit profusem Schwitzen und Dehydratation, Tachykardie (über 150/min), häufig vom Typ der absoluten Arrhythmie mit großer Blutdruckamplitude und oft mit Zeichen der Herzinsuffizienz, Diarrhöen

(die zur Dehydratation beitragen), neurologische Symptome in Form von verstärktem Tremor, Unruhe, Agitation und Hyperkinesie. *Stadium II:* Adynamie, Bewußtseinsstörungen (Verwirrtheit, Desorientiertheit, psychotische Zeichen). *Stadium III:* Stupor und Somnolenz (Koma).
Diagnostische Hinweise: Durch aufwendige Diagnostik darf keine Zeit verloren werden. Der klinischen Erfahrung muß Priorität eingeräumt werden.

1.4.3.5.3 Therapie
Sofortmaßnahmen (vor Klinikeinweisung)
a) Außer bei Somnolenz Sedierung mit Barbituraten (1 Amp. Luminal® i. v.) oder Benzodiazepam (10 mg Valium® i. v.).
b) β-Rezeptorenblocker, z. B. Propranolol 40 mg i. v. (Dociton®).
c) Thiamazol i. v., z. B. 80 mg (Favistan®, Thiamazol 40 mg inject. „Henning").
d) Prednisolon i. v., z. B. 100 mg (Solu-Decortin®-H).

Maßnahmen nach Klinikeinweisung
a) Dauerinfusion mit 160−240 mg/Tag Thiamazol (Favistan®, Thiamazol 40 mg inject. „Henning"). Der volle Wirkungseintritt dauert Tage.
b) Bei nicht durch Jod induzierten Hyperthyreosen i. v. Gabe von bis zu 1600 mg Proloniumiodid (2−4 Ampullen Endojodin®).
c) Bei vorausgegangener Jodexposition Gabe von 1000−1500 mg Lithiumchlorid oder -acetat (z. B. 2−4 Tbl. Quilonum®) zur Hemmung der proteolytischen Freisetzung von Schilddrüsenhormon.
d) 3×40 bis 3×80 mg Propranolol (Propranur®, Dociton®) oral oder in Form einer Dauerinfusion (mit Perfusor), z. B. bis zu 10 mg Dociton®-Injektionslösung. Cave: negativ inotrope Wirkung auf Myokard, AV-Block, dekompensierte Herzinsuffizienz, Bronchospasmus, Lungenödem.
e) Bis zu 250 mg Prednisolon (z. B. Solu-Decortin®-H oder Ultracorten®)/Tag i. v., um die periphere Konversion von T_4 zu T_3 zu hemmen, eine Verminderung der Hormonfreisetzung aus der Schilddrüse zu erreichen und eine partielle Nebennierenrindeninsuffizienz zu substituieren.
f) Bei Patienten, die oral versorgt werden können, Gabe peripherer α_1-Blokker, z. B. Phenoxybenzamin (z. B. Dibenzyran®), bei anschließender parenteraler Versorgung $3 \times 0,5$ mg Reserpin (Serpasil®) oder $1-2 \times 10$ mg Guanethidin (Ismelin®) zur Verminderung der Adrenalinkonzentration und damit Reduktion der bei Hyperthyreose verstärkten sympathischen Aktivität. Reserpin hat daneben einen sedierenden Effekt.
g) Additive Maßnahmen: Sedierung, Flüssigkeits- und Kalorienzufuhr (der Kalorienbedarf steigt bis auf 8000 Kalorien/Tag an), evtl. Sondenernährung zur Vermeidung einer Hungerazidose. Ggf. ausreichende Digitalisierung. Thromboembolie-Prophylaxe mit mittleren Heparindosen (3×5000 E s. c., später $3 \times 2500-5000$ E i. v.). Breitbandantibiotika, Hibernation. Sauerstoffbeatmung. Substitution von Elektrolyten (K, Na).

Erweiterte Notfallmaßnahmen
Bei Therapieresistenz frühzeitige Plasmaseparation zur Elimination von T_3, T_4 und TSI.

Totale Thyreoidektomie
Effektivste Maßnahme zur Verhinderung der Schilddrüsenhormonneubildung und zur Elimination sämtlicher im Kolloid gespeicherten Schilddrüsenhormone im Sinne einer Notfalloperation.

Prognose der thyreotoxischen Krise
20–30% Letalität.

1.5 Immunogene Orbitopathie und prätibiales Myxödem
Definition: Autoimmunerkrankung des retrobulbären Gewebes bzw. des anterolateralen Unterhautgewebes, die sich vor, mit und nach Auftreten einer Basedow-Hyperthyreose manifestieren kann.

1.5.1 Ätiopathogenese
Immunogene Hyperthyreose und immunogene Orbitopathie treten oft gemeinsam, aber auch unabhängig voneinander auf. Durch eine Störung der Immunüberwachung kommt es zu lymphozytären und plasmazellulären Infiltraten in den extraokulären Augenanhangsgebilden sowie selten auch im Bereich der Unterschenkel. Es besteht eine genetische Beziehung zwischen Morbus Basedow und immunogener Orbitopathie.

1.5.2 Klinik
Patienten mit immunogenen Augenzeichen suchen häufig den Augenarzt zuerst auf. Sie klagen über Lidödeme, Druckgefühl hinter den Augen, Kopfschmerzen, Lichtempfindlichkeit, Fremdkörpergefühl, vermehrtes Tränen, verschwommenes Sehen und schließlich über Doppelbilder.
Leitsymptome und -befunde: Retraktion des Oberlides, Proptosis, seltener Lidschlag und Konvergenzschwäche. Mit Zunahme der infiltrativen Veränderungen im Orbitaraum kommt es zu periokulären Ödemen, Kongestion und Infiltration im subkonjunktivalen Gewebe mit Chemosis und Conjunctivitis sicca, Keratitis, schließlich zu einer Protrusio bulborum mit Einschränkung der Motilität und dadurch bedingt zu Doppelbildern, zu mangelhaftem Lidschluß mit Hornhautkomplikationen und selten zu einer Einschränkung des Gesichtsfeldes durch Kompression des Nervus opticus.
Diagnostische Hinweise: Abklärung der Schilddrüsenfunktion, eingehende ophthalmologische Untersuchung mit Messung des Augendrucks bei Blickhebung, möglichst mittels Blickrichtungstonometrie, Darstellung der Augenmuskelverdickung (A-Bild-Sonographie, Röntgen-Computertomographie oder Kernspintomographie), ggf. Untersuchung der visuell evozierten Potentiale (bei Verdacht auf Schädigung des N. opticus). Jeder Patient mit Morbus Basedow sollte augenärztlich untersucht werden.

1.5.3 Therapie
1.5.3.1 Normalisierung des Stoffwechsels (s. ds. Kap., 1.4.3.2)
Durch Erreichen einer Euthyreose läßt sich bei einem Teil der Patienten bereits ein Besserung erzielen.

1.5.3.2 Lokale Maßnahmen

Nachts Hochlagerung des Kopfes, um den Abfluß in Lymphgefäßen und Venen zu fördern. Tragen getönter Brillen wegen Photophobie. Anwendung künstlicher Tränen bei Conjunctivitis sicca mit reaktivem Tränenträufeln, z. B. methylzellulosehaltiger Augentropfen (Oculotect® Augentropfen, Vidisic® Augentropfen) und zur Nacht die Applikation gelartiger Gleitmittel (Actovegin® Augengel, Vidisic® Augengel, Co-Liquifilm® Augensalbe).

1.5.3.3 Pharmakotherapie

Glukokortikoide
Bei ausgeprägtem Stadium II und bei fortgeschrittenen Stadien III–IV mit Protrusio bulborum sowie bei Auftreten von Augenmuskelparesen Therapie mit Prednison, beginnend mit 60–100 mg/Tag (z. B. Decortin®) und schrittweiser Abbau innerhalb von 8–12 Wochen.

Immunsuppressiva
Um die Neubildung von stimulierenden Antikörpern zu verhindern, kann bei Therapieversagern und bei Verschlechterung der Symptome zusätzlich ein Immunsuppressivum (z. B. Cyclosporin A [Sandimmun®], 4–5 mg/kg KG) in einem damit vertrauten Therapiezentrum gegeben werden, meist in Kombination mit Glukokortikoiden.

1.5.3.4 Additive Maßnahmen

a) *Hochvoltbestrahlung:* Von beiden Schläfen her auf den Orbitatrichter in einer Dosis von 6–8 Gy in 12–16 Fraktionen von 0,5 Gy, meist in Kombination mit Glukokortikoiden.

b) *Plasmapherese:* Vorübergehende Besserung bei progredienten Verläufen durch Elimination von TSI.

c) *Thyreoidektomie:* Bei therapeutisch schwer zu beeinflussendem Verlauf wird eine totale Thyreoidektomie und anschließend eine Elimination der restlichen Thyreozyten durch radioaktives Jod versucht (s. ds. Kap., 1.4.3.3 und 1.4.3.4), um die TSI-Produktion zu reduzieren.

d) *Prismengläser:* Bei Doppelbildern Ausgleich durch Prismenfolien oder -gläser.

e) *Uhrglasverband:* Bei nicht beeinflußbaren Ulzera der Hornhaut (Schaffung einer feuchten Kammer).

f) *Tarsorrhaphie:* Operative Verengung der Lidspalte.

g) *Dekompression der Orbita:* Bei malignen Verläufen mit rasch zunehmendem Visusverlust. In den USA wird diese Maßnahme früher als in Europa eingesetzt.

h) *Schieloperation:* Wenn keine aktiven infiltrativen Prozesse mehr nachweisbar sind.

1.5.3.5 Therapie des prätibialen Myxödems
Kortikosteroidsalben über Nacht unter einem Okklusivverband, in hartnäckigen Fällen lokale Infiltrationen von Glukokortikoiden.

Verlauf und Prognose: Der nicht voraussehbare Verlauf einer immunogenen Orbitopathie und/oder Dermatopathie erschwert die Aussage über die Wirksamkeit der Behandlungsmaßnahmen. Eine völlige Normalisierung ist eher die Ausnahme als die Regel. Eine interdisziplinäre Zusammenarbeit ist Voraussetzung für den Erfolg der meist polypragmatischen Therapie.

1.6 Thyreoiditiden
Definition: Heterogene Krankheitsgruppe, der nur das histologische Substrat der entzündlichen Infiltration gemeinsam ist.

1.6.1 Ätiopathogenese
Die bakterielle (eitrige) *akute Schilddrüsenentzündung* neigt zur Abszedierung. Die *akut/ subakute Thyreoiditis* de Quervain beruht auf einer Virusinfektion. Die chronisch lymphozytäre *Hashimoto-Thyreoiditis* ist eine (dem Morbus Basedow [s. ds. Kap., 1.4] verwandte) Autoimmunerkrankung, die in der hypertrophischen oder der atrophischen Verlaufsform vorkommt. Häufig endet sie in einer Atrophie der Schilddrüse. Eine *Strahlenthyreoiditis* tritt selten nach hochdosierter Radiojodtherapie auf. Die *fibrös invasive Thyreoiditis* Riedel ist eine invasiv sklerosierende Thyreoiditis. *Spezifische Thyreoiditiden* bei Tuberkulose oder Sarkoidose sind selten.

1.6.2 Klinik
Akute Thyreoiditis: erhebliche Lokalbeschwerden, Schwellung der Halslymphknoten, Fieber, beschleunigte BSG, Leukozytose mit Verlaufsformen bis zur eitrigen Einschmelzung. *Subakute Thyreoiditis:* starke Schmerzen im Bereich des Halses nach Infekten der oberen Luftwege, ausgeprägtes Krankheitsgefühl, BSG extrem beschleunigt, keine Leukozytose. *Chronische Thyreoiditis:* schleichender Beginn. Wird oft erst an der nachfolgend entstehenden Hypothyreose erkannt.
Diagnostische Hinweise: Akute Thyreoiditis: sonographisch fleckige Echoarmut bis zu Zeichen eines Abszesses. *Akut/subakute Thyreoiditis:* sonographisch unregelmäßig begrenzte, verminderte Echogenität, bei der Feinnadelpunktion Epitheloid- und Riesenzellen. *Chronische Thyreoiditis:* sonographisch verminderte Echogenität, Erhöhung der mikrosomalen Antikörper und der Thyreoglobulin-Antikörper, bei der Feinnadelpunktion lymphozytäre und plasmazelluläre Infiltrate.

1.6.3 Therapie
1.6.3.1 Akute Thyreoiditis
Antiphlogistika und Antibiotika, bei Einschmelzung Punktion oder operative Drainage.

1.6.3.2 Akut/subakute Thyreoiditis
Bei fehlender Symptomatik abwartende Haltung. Bei Lokalbeschwerden nicht-steroidale *Antiphlogistika* wie Acetylsalicylsäure, Indometacin oder

Diclofenac. Bei typischer Ausprägung *Kortikosteroide* in einer Initialdosis von 40–60 mg Prednison/Tag (z. B. Decortin®). Nach Erreichen von Beschwerdefreiheit niedrigere Dosen (z. B. 10–20 mg Prednison) über einen oft wochenlangen Zeitraum. Bei initial gleichzeitig bestehender Hyperthyreose symptomatische Behandlung mit β-Rezeptorenblockern wie *Propranolol* (s. ds. Kap., 1.3.3.1). Bei in Spätphasen auftretender Hypothyreose vorübergehende Substitution mit Schilddrüsenhormon (s. ds. Kap., 1.7.3.2). In der Regel kommt es nach 3–6 Monaten zur Restitutio ad integrum.

Verlaufskontrollen: BSG, T_3 und T_4, Schilddrüsenantikörper (sofern diese initial erhöht waren), Sonogramm (frühzeitige Normalisierung der Echogenität), Szintigramm (nach Ausheilung Normalisierung der zuvor verminderten Radionuklidaufnahme).

1.6.3.3 Chronisch lymphozytäre Thyreoiditis

Wegen geringer oder fehlender Lokalsymptomatik sind Antiphlogistika selten oder nie erforderlich. Kortikosteroide können den destruierenden Autoimmunprozeß nicht aufhalten. Bei hypertrophischer Verlaufsform mit fester Struma, evtl. mit Knotenbildungen, frühzeitig thyreosuppressive Therapie mit *Levothyroxin* (s. ds. Kap., 1.2.3.2) (und in seltenen Fällen Strumaresektion, s. ds. Kap., 1.2.3.3). Hierdurch wird der weitere Zerstörungsprozeß nicht verhindert. Bei fortschreitender Thyreoiditis, vor allem bei atrophischer Verlaufsform, Substitution mit *Levothyroxin* (s. ds. Kap., 1.7.3.2).

1.6.3.4 Andere Thyreoiditis-Formen

Die seltene Strahlenthyreoiditis wird vorübergehend symptomatisch mit Antiphlogistika (selten mit Kortikosteroiden) behandelt. Die Riedel-Thyreoiditis erfordert meist eine palliative Entlastungsoperation.

1.7 Hypothyreose

Definition: Schilddrüsenhormon-Defizit in den Zielorganen.

1.7.1 Ätiopathogenese

Angeborene Hypothyreosen entstehen durch Schilddrüsendysgenesien. *Erworbene thyreogene (primäre) Hypothyreosen* haben ihre Ursache in einer Zerstörung und/oder einem Verlust von Schilddrüsengewebe aufgrund entzündlicher Prozesse (chronische Hashimoto-Thyreoiditis, s. ds. Kap., 1.6), als Folge einer Strumaresektion oder Thyreoidektomie, einer Radiojodbehandlung oder anderer Bestrahlungsformen, einer verminderten Hormonsynthese bei extremem Jodmangel, Überdosierung von Thyreostatika oder anderen strumigenen Substanzen. Seltene Ursachen einer Schädigung und Funktionseinschränkung sind Amyloidose, Sarkoidose, fibrös invasive Thyreoiditis Riedel, Infiltration von extrathyreoidalen Tumoren bzw. Metastasen. *Erworbene hypophysäre (sekundäre) Hypothyreosen* haben ihre Ursache in einer Funktionseinschränkung des HVL mit erniedrigter oder aufgehobener TSH-Sekretion, meist infolge von Tumoren des HVL.

1.7.2 Klinik

Schleichender Krankheitsbeginn. Erst spät volle Ausprägung mit Antriebsarmut, Konzentrationsschwäche, dumpfem Desinteresse, Kälteempfindlichkeit, kalter, schuppender, blaßgelber Haut, brüchigen Nägeln, sprödem Haar, kloßiger, verwaschener Sprache, Obstipation, Menstruationsstörungen, Libidoverlust. Bei alten Patienten wird die Hypothyreose wegen oligosymptomatischem Verlauf oft zu spät erkannt.

Diagnostische Hinweise: Bei subklinischer Hypothyreose mit asymptomatischem Verlauf liegen T_3 und T_4 im Bereich der Norm, der basale TSH-Spiegel ist erhöht. Bei klinisch manifester Hypothyreose sind T_3 und T_4 im Serum erniedrigt, TSH bei der primären Hypothyreose erhöht, bei der sekundären Hypothyreose niedrig (ohne Anstieg nach TRH-Stimulation). Mikrosomale und Thyreoglobulin-Antikörper können die zugrundeliegende Hashimoto-Thyreoiditis aufdecken. Eine Röntgen-Computertomographie der Hypophysenregion und eine entsprechende HVL-Diagnostik sind bei sekundärer Hypothyreose angezeigt.

1.7.3 Therapie

1.7.3.1 Subklinische Hypothyreose

Bedarf nicht unbedingt einer Substitution mit Schilddrüsenhormon, kann über Jahre unverändert bestehen, zeigt gelegentlich eine Tendenz zur Spontanheilung. Substitution (s. ds. Kap., 1.7.3.2), wenn gleichzeitig eine Struma besteht, nach Schilddrüsenoperation oder Strahlenschäden der Schilddrüse und bei Zuständen, die eine optimale Versorgung mit Schilddrüsenhormon erfordern (Pubertät, Kinderwunsch, Gravidität).

1.7.3.2 Manifeste Hypothyreose

Therapie der primären Hypothyreose: Mit Ausnahme der temporären Hypothyreose (z.B. nach Thyreostatika) sind Hypothyreosen nicht rückbildungsfähig und bedürfen zeitlebens einer Substitution. Während früher die Therapie einschleichend mit 12,5 bzw. 25 µg Levothyroxin/Tag begonnen und nach jeweils einer Woche um diese Größe gesteigert wurde, werden heute initial 100 µg *Levothyroxin* als Anfangsdosis gegeben (s. ds. Kap., 1.2.3.2). Je nach Verlauf und Ausfall der Laborparameter sind höhere Erhaltungsdosen (150 bis 200 µg) erforderlich. Eine intravenöse Gabe von Levothyroxin kann bei durch die Hypothyreose bedingter Resorptionsstörung initial erforderlich sein.

Hochdosierte Initialtherapie mit 500 µg Levothyroxin i.v. (1 Amp. L-Thyroxin-inject. Henning®) nur unter stationären Bedingungen, da die Substitution zu einer Steigerung des Sauerstoffverbrauchs des Myokards führt, ohne daß die koronare Perfusion entsprechend ansteigen kann.

Bei der Behandlung der Hypothyreose von *alten Patienten* mit schwerer Gefäßsklerose sollte die Initialdosis bei ambulanter Therapie jedoch niedrig sein, z.B. 12,5 oder 25 µg Levothyroxin/Tag und jeweils im Abstand von vier Wochen um diese Dosis auf die erforderliche Erhaltungsdosis erhöht werden. Die volle Substitutionsdosis kann wegen kardialer Probleme (z.B. Angina pectoris) evtl. nicht erreicht werden.

Therapie der sekundären Hypothyreose: Neben der Substitution des Schilddrüsenhormonmangels Substitution der sekundären Nebenniereninsuffizienz durch Hydrocortison und der gonadotropen Partialfunktion des HVL durch Testosteron beim Mann bzw. Östrogen bei der Frau (s. ds. Kap., 4).

Verlaufskontrollen: Bei primären Hypothyreosen Normalisierung der TSH-, T_3- und T_4-Serumspiegel (Blutentnahme 24 h nach letzter Einnahme des Levothyroxins), bei der sekundären Hypothyreose zusätzlich Kontrolle anderer Ausfallerscheinungen des HVL. Eine Überwachung der Compliance ist bei der Dauertherapie entscheidend.

1.7.3.3 Notfalltherapie des hypothyreoten Komas
Definition: Endstadium einer schweren Hypothyreose.

1.7.3.3.1 Ätiopathogenese
Meist führen bei nicht behandelter Hypothyreose Begleiterkrankungen, sedierend wirkende Pharmaka oder operative Eingriffe zum Koma, verursacht durch zerebrale Insuffizienz infolge zunehmender Depression des Atemzentrums, abnehmendem Herzzeitvolumen und reduziertem zerebralem Blutfluß.

1.7.3.3.2 Klinik
Hypothyreose (blaßgelbe Haut, Myxödem), Hypothermie, Hypoventilation (2–3 Atemzüge/min), Bradykardie, Areflexie, Hypothyroxinämie, Hyponatriämie, Hypoglykämie und bei primärer Hypothyreose extrem erhöhtes TSH.

1.7.3.3.3 Therapie
a) Hyperkapnie (je nach Schweregrad der respiratorischen Azidose) beseitigen, Bronchialtoilette, Intubation mit künstlicher Beatmung, evtl. später Tracheotomie und maschinelle Beatmung auf Intensivstation.
b) Am ersten Tag 500 µg, an den folgenden 10 Tagen 100 µg Levothyroxin i.v. (L-Thyroxin inject. Henning®). Alternativ Liothyronin (Thyrotardin®-inject.), initial 100 µg, später 25 µg i.v. alle 12 h.
c) 100 mg Prednisolon i.v. (z.B. Decortin®-H, Ultracorten®-H).
d) Bei Hyponatriämie Infusion hypertoner Kochsalzlösung, bei Hypoglykämie 20–40%ige Glukoselösung, bei Hypovolämie Volumenersatz, evtl. Plasmaexpander.
e) Bei ausgeprägter Bradykardie temporärer Schrittmacher oder positiv chronotrope Substanzen, z.B. Adrenalin.
f) Bei Herzinsuffizienz Digitalis in niedriger Dosierung.
g) Adjuvante Maßnahmen: vorsichtige Aufwärmung (Cave: Kreislaufkollaps). Zur Infektprophylaxe ggf. Antibiotika.

h) Nach Erlangen des Bewußtseins Fortsetzung der Substitutionstherapie mit Levothyroxin in Tablettenform in einer Dosis von 100–200 µg/Tag (s. ds. Kap., 1.7.3.2).

Prognose: 50% Letalität.

1.8 Schilddrüsentumoren

Definition: Karzinome der Thyreozyten, die als differenzierte (follikuläre und papilläre) bzw. undifferenzierte (spindelzellige, polymorphzellige, kleinzellige) Tumoren vorkommen sowie Karzinome der C-Zellen (medulläre Tumoren) und Plattenepithelkarzinome. Seltenere Tumoren sind Sarkome, malignes Hämangioendotheliom, malignes Lymphom, malignes Teratom, Metastasen extrathyreoidaler Tumoren (Bronchialkarzinom, Kolonkarzinom, hypernephroides Nierenkarzinom). 80% aller Schilddrüsentumoren sind differenzierte Karzinome.

1.8.1 Ätiopathogenese

Ionisierende Strahlen im Halsbereich können (vor allem bei Kindern) einen karzinogenen Effekt haben. Jodmangel beeinflußt möglicherweise ebenfalls die Entstehung von Schilddrüsenkarzinomen, da nach Jodprophylaxe die weniger bösartigen papillären Tumoren überwiegen.

1.8.2 Klinik

Neu auftretende Schilddrüsenknoten, vor allem Solitärknoten bei Kindern und Jugendlichen (insbesondere nach vorausgegangener interner oder externer Strahlenexposition), sind eher maligne entartet als Knoten in lange unverändert bestehenden (multi)nodösen Strumen.
Diagnostische Hinweise: Schilddrüsensonographie (lokalisiert verminderte Echogenität), Schilddrüsenszintigraphie (funktionsloses Areal), Feinnadelpunktion. Die Labordiagnostik versagt bis auf das relativ seltene medulläre Schilddrüsenkarzinom (C-Zellkarzinom), bei dem ein erhöhter Kalzitoninspiegel sowie ein Anstieg des CEA im Serum gefunden werden. Bei multipler endokriner Neoplasie (MEN) vom Typ des Morbus Sippel (medulläres Schilddrüsenkarzinom, Phäochromozytom und Nebenschilddrüsenhyperplasie) erweiterte Diagnostik.

1.8.3 Therapie

Das Konzept ergibt sich aus Zytologie, TNM-Stadieneinteilung sowie Lebensalter des Patienten.

1.8.3.1 Differenzierte Karzinome
1.8.3.1.1 Totale Thyreoidektomie

Operative Entfernung der Schilddrüse und metastasentragender Halslymphknoten. Nur bei okkulten papillären Karzinomen (Durchmesser 1,0–1,5 cm, kein invasives Wachstum) ist eine Hemithyreoidektomie des befallenen Schilddrüsenlappens und die subtotale Resektion der Gegenseite berechtigt.

1.8.3.1.2 Radiojodtherapie

Nach Thyreoidektomie werden alle Patienten mit differenziertem Schilddrüsenkarzinom (mit Ausnahme der papillären Mikrokarzinome ohne Lymphknoten- und Fernmetastasen) der ablativen Therapie mit radioaktivem Jod (^{131}J) zugeführt. Etwa zwei Drittel der papillären und hochdifferenzierten follikulären Karzinome besitzen die Fähigkeit, ^{131}J in therapeutischen Mengen anzureichern, während wenig differenzierte follikuläre Karzinome und onkozytäre Karzinome kein Radiojod speichern. Die ^{131}J-Behandlung führt zunächst zu einer Ablation von gesundem, nicht-tumorbefallenem Schilddrüsenrestgewebe. Bei einer zweiten Radiojodtherapie (nach 3 Monaten) kann eine therapeutisch wirksame Strahlendosis in evtl. vorhandenen Tumorresten oder Metastasen wirksam werden. Zur Ablation des Schilddrüsenrestes werden zunächst etwa 1,9–3,7 GBq verabreicht, bei der zweiten Behandlung 3,7–5,6 GBq, bei metastasierenden Karzinomen bis zu 11,1 GBq, womit Herddosen von rund 400 Gy erreicht werden (s. ds. Kap., 1.4.3.4).

Voraussetzung ist ein erhöhtes basales TSH, so daß nach Thyreoidektomie vor Radiojodtherapie keine Substitution mit Schilddrüsenhormon und bei nachfolgenden Radiojodtherapien Levothyroxin (s. ds. Kap., 1.8.3.4) mindestens 5 Wochen vorher abgesetzt und bis 14 Tage vor der Radiojodbehandlung durch das biologisch kurzlebige Liothyronin (z.B. 60 µg Thybon®, s. ds. Kap., 1.8.3.4) ersetzt werden sollte. Jodhaltige Medikamente und jodhaltige Röntgenkontrastmittel sind bis zur vollständigen Ablation kontraindiziert.

Die Strahlenexposition des Ganzkörpers ist gering. Blutbildveränderungen sind rasch reversibel, ebenso meist passagere Geschmacksstörungen und Schwellungen der Speicheldrüsen.

1.8.3.1.3 Perkutane Bestrahlung

Bei differenzierten Schilddrüsenkarzinomen, die die Schilddrüsenkapsel infiltriert oder durchbrochen haben, kann zusätzlich eine perkutane Strahlentherapie des Schilddrüsenbettes und der ableitenden Lymphwege im oberen Mediastinum unter Hochvoltbedingungen mit einer Gesamtdosis von 60 Gy fraktioniert (2 Gy/Tag) appliziert werden.

Prognose: Der Behandlungserfolg hängt von Tumormasse, vom Differenzierungsgrad sowie von der ^{131}J-Anreicherung der Karzinome ab. Die Lebenserwartung bei auf das Organ beschränkten papillären, follikulären und onkozytären Karzinomen (T0–3) ohne Lymphknotenmetastasen (N0) und ohne Fernmetastasen (M0) ist nicht verschieden von einem gesunden Kollektiv. Die Tumorerkrankung ist in 80% der Fälle heilbar. Für die restlichen 20% ist die 10-Jahres-Überlebensrate bei organüberschreitenden Karzinomen (T4) oder fixierten Lymphknotenmetastasen (N3) sowie bei Fernmetastasen deutlich schlechter.

1.8.3.2 Undifferenzierte Karzinome

Mehr als zwei Drittel der undifferenzierten Schilddrüsenkarzinome kommen in einem nicht mehr resektablen Zustand zur Operation, so daß lediglich eine Tumorreduktion zur Freihaltung der Atemwege möglich ist. Eine Radiojodtherapie ist nicht möglich, eine palliative perkutane Bestrahlung je nach Zustand des Patienten zu erwägen. Zytostatika wie Doxyrubicin (Adriamycin®) in einer Dosierung von 65–75 mg/m^2 Körperoberfläche i. v. können bei rasch progredienten anaplastischen Karzinomen ebenso wie bei durch Skelettmetastasen ausgelösten Schmerzsymptomen, bei durch Lungenmetastasen hervorgerufenen Beschwerden und progressivem Tumorwachstum im Halsbereich in dreiwöchigen Abständen versucht werden.

1.8.3.3 Medulläre Karzinome

Radikales chirurgisches Vorgehen mit prophylaktischer Lymphknotendissektion. Die Prognose des C-Zellkarzinoms ist mit einer mittleren Überlebensrate von 50% nach 10 Jahren ungünstig. Sie hängt vom Tumorstadium zum Zeitpunkt der Diagnose ab. Erneute chirurgische Eingriffe sind notwendig, wenn ein erhöhter Kalzitoninspiegel im Serum eine Persistenz anzeigt oder bei einem Rezidiv des Tumorleidens ansteigt und wenn klinisch oder durch bildgebende Verfahren eine Tumorlokalisation festgelegt wurde. Eine perkutane Strahlentherapie ist umstritten und wird unter palliativen Gesichtspunkten gelegentlich im Bereich des Primärtumors sowie der Metastasen als adjuvante Therapie eingesetzt.

1.8.3.4 Substitutionstherapie

Nach Schilddrüsenoperation und nach bzw. zwischen Radiojodbehandlungen sowie während perkutaner Bestrahlung erfolgt zum Ausgleich der Athyreose die Gabe von Schilddrüsenhormon in der Regel als *Levothyroxin* (s. ds. Kap., 1.2.3.2) in einer Dosierung von 200–300 µg/Tag zur völligen Suppression der TSH-Sekretion, da sowohl die differenzierten, zum Teil auch die anaplastischen Karzinome eine Abhängigkeit ihres Wachstums von der TSH-Stimulation zeigen. Vor Radiojodtherapie wird Levothyroxin vorübergehend auf Liothyronin umgesetzt (s. ds. Kap., 2.3.2). Beim C-Zellkarzinom ist eine Substitutionstherapie mit 100–150 µg Levothyroxin ausreichend (s. ds. Kap., 1.2.3.2 und 1.7.3.2). Nach Thyreoidektomie kommt es bei etwa 10% der Patienten zu einem manifesten Hypoparathyreoidismus. Substitution mit Kalzium und evtl. Vitamin-D-Metaboliten (s. ds. Kap., 2.3.1).

Verlaufskontrollen: Neben der Ultraschalluntersuchung der Halsregion eignet sich bei differenzierten Schilddrüsenkarzinomen die Bestimmung des Thyreoglobulins (Tg) zum Nachweis von Lokalrezidiven oder Metastasen. Die Sensitivität der Tg-Bestimmung beträgt nach Unterbrechung der suppressiven Therapie mit Schilddrüsenhormon 94%, unter Hormontherapie 90%, während die

^{131}J-Ganzkörperszintigraphie nur 60% Sensitivität aufweist. Thyreoglobulin eignet sich vor allem auch als Tumormarker beim onkozytären Karzinom, das kein Radiojod speichert. Beim C-Zellkarzinom werden Kalzitonin und CEA als Tumormarker eingesetzt. Bei allen Schilddrüsenkarzinomen sollten T_3 und T_4 im oberen Bereich der Norm liegen sowie der TSH-Spiegel supprimiert sein und nach TRH-Stimulation keine Antwort zeigen. Kontrollen zunächst in dreimonatigen, später je nach Verlauf in 6–12monatigen Abständen. Bei differenzierten Karzinomen sind Röntgenaufnahmen der Thoraxorgane, ^{131}J-Ganzkörperszintigraphien, Skelettszintigraphien, evtl. Röntgen-Computertomographien oder Kernspintomographien angezeigt, wenn der Thyreoglobulinspiegel ansteigt. Bei C-Zellkarzinomen stehen die Bestimmung der Tumormarker Kalzitonin und CEA im Vordergrund (auch alle Blutsverwandten sollten im Hinblick auf eine multiple endokrine Neoplasie durch Bestimmung von Kalzitonin und CEA untersucht werden), bei erhöhten Kalzitoninspiegeln bildgebende Verfahren zur Tumorlokalisation.

2 Erkrankungen der Nebenschilddrüse

(J. Beyer)

Abkürzungen: PTH = Parathormon, HPT = Hyperparathyreoidismus, Hypo-PT = Hypoparathyreoidismus, AT 10 = Dihydrotachysterol

Notfälle:
1. Akuter Hyperparathyreoidismus (hyperkalzämische Krise, s. Kap. 8, 4.3.2)
2. Tetanischer Anfall (Hypokalzämie, s. Kap. 8, 4.3.1)

2.1 Vorbemerkungen (s. auch Kap. 8, 4)

An der Kontrolle der Kalziumhomöostase ist in erster Linie das Parathormon beteiligt. Abfall der Kalziumionenkonzentration (des ionisierten Kalziumanteils) im Blut bewirkt eine Steigerung der PTH-Sekretion, Anstieg der Kalziumionenkonzentration eine Senkung der PTH-Freisetzung (negatives Feedback). PTH-Überproduktion führt zu Hyperkalzämie durch Steigerung der Osteolyse und der renalen tubulären Kalziumrückresorption sowie in Anwesenheit von Vitamin D zur verstärkten Kalziumresorption aus dem Dünndarm, ferner zu einer Hemmung der tubulären Phosphatrückresorption. PTH-Mangel hat entsprechend Hypokalzämie und Hyperphosphatämie zur Folge. Der Anteil der ionisierten Kalziumfraktion ist von weiteren Faktoren abhängig. Azidose erhöht, Alkalose erniedrigt das ungebundene Kalzium. An der Regulation des Kalziumhaushaltes sind ferner Vitamin D und Kalzitonin beteiligt. Vitamin D fördert die intestinale Kalziumresorption (hyperkalzämische Wirkung) und fördert den Mineralisationsprozeß der neu gebildeten Knochenmatrix. Kalzitonin führt zu einer kurzfristigen Senkung von Kalzium und Phosphat im Serum, wirkt also der Wirkung des PTH entgegen.

2.2 Hyperparathyreoidismus

Dem Krankheitsbild liegt eine pathologisch gesteigerte Parathormonsekretion zugrunde. In Abhängigkeit von der Ursache kann unterschieden werden:
a) *Primärer Hyperparathyreoidismus,* verursacht durch autonome PTH-Mehrproduktion.
b) *Sekundärer HPT,* ausgelöst durch Störungen des Kalzium-Phosphatstoffwechsels mit nachfolgender Neigung zur Kalziumsenkung und hierdurch induzierter vermehrter PTH-Freisetzung (sekundär renaler bzw. sekundär intestinaler HPT). Hierbei kann die PTH-Überproduktion sekundär autonom werden mit Entwicklung von
c) Epithelkörperchenadenomen (sog. *tertiärer Hyperparathyreoidismus;* s. ds. Kap., 2.2.4).

2.2.1 Primärer Hyperparathyreoidismus
2.2.1.1 Ätiopathogenese

Zugrunde liegt eine pathologisch gesteigerte PTH-Sekretion. Ursachen:
a) einzelne (83%) oder multiple Adenome (4,3%) der Epithelkörperchen,
b) Hyperplasie aller 4 Drüsen (ca. 10%),
c) Epithelkörperchenkarzinome (0,5%).

Die Adenome können in bis zu 10% der Fälle dystop liegen.
Die erhöhte PTH-Produktion führt durch verstärkten Knochenabbau, stärkere intestinale Kalziumresorption und eine, wenn auch quantitativ weniger bedeutende Steigerung der Kalziumrückresorption im proximalen Nierentubulus zur Hyperkalzämie, als deren Folge eine Hyperkalziurie eintritt. Die Hemmung der Phosphatrückresorption bewirkt eine Hyperphosphaturie und Hypophosphatämie.

2.2.1.2 Klinik

Leitsymptome und -befunde: Allgemeine Symptome: Müdigkeit, allgemeine Schwäche, Polydipsie, gastrointestinale Symptome wie Anorexie, Übelkeit, Erbrechen, Obstipation, gelegentlich Hyperazidität, Neigung zu Ulkusbildung und Pankreatitis. *Renale Symptome:* Rezidivierende Nephrolithiasis (70%), Nephrokalzinose, herabgesetzte Konzentrationsfähigkeit bis Hypo-Isosthenurie, Polyurie, Azotämie. *Ossäre Symptome* (10–20%): „Rheumatische Beschwerden" bis zu starken Knochenschmerzen, radiologisch nachweisbare Knochenveränderungen, subperiostale Resorptionsherde (besonders an den Händen) und Zystenbildung (Vollbild: Osteodystrophia fibrosa cystica generalisata von Recklinghausen), typische strähnige Rarefizierung (besonders der Röhrenknochen mit Umbauzonen und Spontanfrakturen und diffuser Schädelbeteiligung). *Neuropsychiatrische Symptome:* Antriebsstörung, depressive Verstimmung, mürrische Reizbarkeit (besonders bei älteren Patienten), Hypo- bis Areflexie.

Diagnostische Hinweise: Nachweis der Hyperkalzämie, Hypophosphatämie, Hyperkalziurie, Hyperphosphaturie, Chlorid/Phosphat-Quotient > 40. Alkalische Phosphatase bei Knochenbeteiligung erhöht, intaktes PTH erhöht. Harnpflichtige Substanzen im Blut in Abhängigkeit vom Serum-Kalziumspiegel erhöht. Röntgenuntersuchung des Skelettsystems (Hände, Schädel, Akromioklavikulargelenk, Extremitäten, Nieren, Parenchymverkalkungen und Konkremente), evtl. Weichteilverkalkungen. *Lokalisationsdiagnostik:* Sonographie der Halsweichteile, evtl. Computertomographie des Mediastinums. Lokalisationsnachweis keine Vorbedingung für Operation! Selektiver Venenkatheterismus mit PTH-Bestimmung nur vor chirurgischem Zweit- oder Dritteingriff. *Differentialdiagnose:* „normokalzämischer" primärer Hyperparathyreoidismus (Kalziumwerte mehrfach im oberen Normbereich bei rezidivierenden Steinträgern und Hyperkalziurie); paraneoplastisch bedingte Hyperkalzämie (kann alle Laborbefunde des primären Hyperparathyreoidismus imitieren), Plasmozytom, maligne Tumoren, Morbus Boeck, Thiazidtherapie, Milch-Alkali-Syndrom, Vitamin-D-Intoxikation, lang bestehende Hyperthyreose u.a.

2.2.1.3 Therapie
Nach diagnostischer Sicherung und therapeutischer Senkung stark erhöhter Serum-Kalziumspiegel (> 7 mval/l) sowie ggf. Behandlung anderweitiger Erkrankungen (Tracheitis, Bronchitis, Niereninsuffizienz etc.) Operation durch einen auf dem Gebiet erfahrenen Chirurgen.

Präoperative Behandlung der Hyperkalzämie
Sinnvoll ist bei Serum-Kalziumwerten über 7 mval/l (entsprechend 14 mg%), Dehydratation und gleichzeitiger Retention harnpflichtiger Substanzen eine Infusionstherapie mit 2000-6000 ml physiologischer NaCl-Lösung und 5%iger Glukoselösung im Wechsel unter Kontrolle der Ausscheidung, des zentralen Venendruckes und der Serummineralien bei Kaliumsubstitution und Furosemid-Gabe (Lasix® i.v.) sowie Kalzitonin (Calcitonin®, Karil®, 5-10 E/kg KG/ Tag zur Infusion) zu beginnen. Ist es nicht möglich, damit das Serumkalzium unter 7 mval/l zu senken, helfen 25 µg/kg KG Mithramycin (Mithramycin® „Pfizer") alle 2-4 Tage zu der genannten Infusionstherapie. Bei paraneoplastisch bedingter Hyperkalzämie 30-100 mg Prednison/Tag. Als i.v. Akuttherapie sowie zur oralen Langzeittherapie wurde ferner Clodronsäure (Ostac®) empfohlen. Weiterhin kalziumarme Kost. Orale Phosphattherapie ist in der Regel wenig effektiv, intravenöse risikoreich. Serum-Kalziumwerte über 8 mval/l (16 mg%) sind lebensbedrohlich: Intensivüberwachung (s. Kap. 8, 4.4.2), ggf. Hämodialyse.
Die kalziumsenkende Wirkung von Cimetidin (Tagamet®) und Prostaglandinsynthesehemmern (Amuno® etc.) ist nicht ausreichend effektiv. Die selektive Epithelkörperchenembolisation ist in Einzelfällen therapeutisch zufriedenstellend gelungen. Vorsicht bei der Anwendung von Digitalis wegen der positiv inotropen Wirkung des Kalziums (Kammerflimmern und Asystolie). Bei Ulcus ventriculi oder duodeni kalziumfreie Antazida oder Cimetidin bzw. Ranitidin (s.a. Kap. 8, 4.3.2).

Postoperative Behandlung
Engmaschige Kalziumkontrollen (6stündlich für 2-3 Tage) bei Patienten mit ausgeprägter Skelettbeteiligung (hohe alkalische Phosphatase), da durch übersteigerte Rekalzifizierung das Serumkalzium rasch absinkt. Der Serum-Kalziumspiegel soll so eingestellt werden, daß klinisch Beschwerdefreiheit besteht. Bei leichten tetanischen Beschwerden orale Kalziumgabe (2-3 g Calcium Sandoz® fortissimum Brausetabletten/Tag), bei manifester Tetanie bis maximal 6 g/Tag bzw. 20 ml Kalziumglukonat 10% i.v. Bei schwerer Tetanie

langsame Infusion von 10 Amp. à 10 ml 10%iges Kalziumglukonat auf 500 ml 0,9%ige NaCl-Lösung, danach orale Therapie, evtl. in Kombination mit Magnesium (z.B. Magnesium Verla®). Bei rezidivierenden schweren Hypokalzämien gleichzeitiger Therapiebeginn mit Calcitriol, Vitamin D_3 oder Dihydrotachysterol (Rocaltrol® 0,25−1,0 µg/Tag, 5 mg Vigantol® forte Tbl. oder 3×15 Tr./Tag AT 10®) unter Kontrolle von Serumkalzium und Serumphosphat. Die Therapie ist zu reduzieren, sobald die Serum-Kalziumwerte im unteren Normbereich liegen.

Bleibt die Hypokalzämie länger als 6 Wochen bestehen, muß angenommen werden, daß die übrigen Epithelkörperchen entfernt oder geschädigt wurden. In diesem Fall ist eine Dauertherapie mit z.B. Calcitriol (Rocaltrol®) 0,25 bis 1,0 µg/Tag, Vitamin D oder AT 10® erforderlich (s. Kap. 8). Wegen der rascheren Wirkung und besseren Steuerbarkeit sollte z.B. dem Calcitriol (Rocaltrol®) der Vorzug gegeben werden. Eine dauerhafte Kombinationstherapie mit Kalzium ist zu vermeiden. Serumkalzium, -phosphat, Nierenfunktion und Blutdruck bedürfen weiterer Kontrolle.

2.2.2 Akuter Hyperparathyreoidismus (s. hyperkalzämische Krise, Kap. 8, 4.3.2)

2.2.3 Sekundärer Hyperparathyreoidismus
2.2.3.1 Ätiopathogenese
Gesteigerte Parathormonsekretion als Antwort auf eine erniedrigte Serum-Kalziumkonzentration durch:
a) chronische Nierenerkrankungen mit fortgeschrittener Niereninsuffizienz (s. Kap. 14).
b) Dünndarmerkrankungen mit Kalzium- und Vitamin-D-Resorptionsstörung (Malabsorptionssyndrome jeder Art, s. Kap. 12, 6).

2.2.3.2 Klinik
Leitsymptome und -befunde: Im Vordergrund steht die Symptomatik der Grundkrankheit. Bei der *renalen Form:* Kalzium im Serum erniedrigt bis normal, Phosphat erhöht, harnpflichtige Substanzen erhöht, Kalzium- und Phosphatausscheidung im 24-h-Urin erniedrigt. Vermehrte Kalziumresorption aus den Knochen führt zu der renalen Osteodystrophie (urämische Osteopathie, s. Kap. 14, 2.3.2.4). Bei der *intestinal bedingten Form:* Kalzium und Phosphat im Serum normal bis erniedrigt, Kalziumausscheidung im Urin erniedrigt, die Ausscheidung des Phosphats normal bis erhöht.

2.2.3.3 Therapie
Beim sekundären HPT steht die Behandlung der Grunderkrankung im Vordergrund. Therapie der intestinalen Malabsorption s. Kap. 12, 6. Bei chronischer Niereninsuffizienz rechtzeitige Hemmung der intestinalen Phosphatresorption (Kalziumkarbonat-Präparate, Kap. 14, 2.3.2.4) und Kalziumgabe; falls nicht ausreichend, Substitution mit Calcitriol (Rocaltrol®) bzw. Vitamin D_3 unter Kontrollen des Serumkalziums; anfangs wöchentlich, später monatlich. Dosis

individuell anpassen, bei Überdosierung Gefahr der metastatischen Verkalkung.
Therapie der Hypokalzämie s. Kap. 8, 4.4.1, und Kap. 14, 2.3.2.4.

2.2.4 Tertiärer Hyperparathyreoidismus
2.2.4.1 Ätiopathogenese
Er entsteht aus dem sekundären HPT durch Autonomie der PTH-Sekretion. Bei der renal bedingten Form (s. ds. Kap., 2.2.1) kann das Serumkalzium erniedrigt sein (infolge Hyperphosphatämie); durch Senkung des Phosphatspiegels mittels intestinaler Phosphatbindung durch Kalziumkarbonat kommt es zur Manifestation der zu erwartenden Hyperkalzämie.

2.2.4.2 Therapie
Totale oder subtotale Parathyreoidektomie, evtl. Reimplantation von autologem Epithelkörperchengewebe in die Muskulatur (Vorderarm, M. pectoralis, M. sternocleidomastoideus).

2.3 Epithelkörperchenunterfunktion
2.3.1 Hypoparathyreoidismus
2.3.1.1 Ätiopathogenese
Fehlende oder verminderte PTH-Sekretion. Ursachen:
a) Aplasie oder Hypoplasie der Epithelkörperchen (idiopathischer primärer Hypoparathyreoidismus).
b) Schädigung der Epithelkörperchen durch Strumektomie (parathyreopriver Hypoparathyreoidismus).
c) Autoimmunologische Schädigung mit Untergang der Epithelkörperchen.
Der PTH-Mangel führt zur Hypokalzämie, Hyperphosphatämie und zu dem klinischen Bild einer Tetanie.

2.3.1.2 Klinik und Therapie
(entspricht der Hypokalzämie, s. Kap. 8, 4.4.1, und Kap. 14, 2.3.2.4).

2.3.2 Pseudohypoparathyreoidismus
2.3.2.1 Ätiopathogenese
Ein Hypoparathyreoidismus im eigentlichen Sinne liegt hierbei nicht vor; es handelt sich um ein hereditäres Leiden mit PTH-Resistenz am Erfolgsorgan. Bei einigen Patienten wird ein biologisch nicht vollwertiges PTH gebildet.

2.3.2.2 Klinik
Zeichen des Hypoparathyreoidismus, zusätzlich Kleinwuchs, Bradymetakarpie, Zahnanomalien, Katarakt, Oligophrenie und Weichteilverkalkungen, tetanische Anfälle.

2.3.2.3 Therapie
z.B. Calcitriol (Rocaltrol®), Vitamin D oder AT 10®; Dosierung individuell (s. Kap. 8, 4.4.1, und Kap. 14, 2.3.2.4)

3 Erkrankungen der Nebenniere

(J. Beyer)

Abkürzungen: AGS = adrenogenitales Syndrom, DHEA = Dehydroepiandrosteronazetat, GK = Glukokortikoide, MK = Mineralokortikoide, HVL = Hypophysenvorderlappen, NNR = Nebennierenrinde, NNR-I = Nebennierenrindeninsuffizienz.

Notfälle:
1. Akute Nebennierenrindeninsuffizienz (Addison-Krise) (s. ds. Kap., 3.2.1.2)
2. Hochdruckkrise bei Phäochromozytom (s. Kap. 15, 1.6.1.1)
3. Cortisondelir (s. Kap. 3).

3.1 Vorbemerkungen
Voraussetzung zur Diagnostik und Lokalisation von Funktionsstörungen der Nebenniere ist die Kenntnis der Hormonproduktion unter physiologischen Bedingungen, der Störungen bzw. Ausfälle bei pathologischen Zuständen. Zur Erklärung der Symptomatik und dem Verständnis der Therapie ist die Kenntnis der wichtigsten Partialwirkungen der Hormone und therapeutisch verwendeten Hormonpräparate erforderlich (s. Kap. 3).

3.2 Nebennierenrindenunterfunktion
Als Nebennierenrindeninsuffizienz wird ein vollständiger oder unvollständiger Mangel an Gluko- und Mineralokortikoiden bezeichnet. Wichtig ist die Unterscheidung in primäre und sekundäre NNR-I. Die primäre NNR-I beruht auf einer Schädigung oder Zerstörung der Nebennierenrinde. Bei der sekundären Insuffizienz liegt eine hypothalamische oder hypophysäre Schädigung vor; die Nebenniere selbst ist nicht zerstört, sie ist atrophisch. Es müssen mehr als 9/10 der Nebennierenrinde zerstört sein, bis sich bei chronischem Verlauf Ausfallerscheinungen bemerkbar machen. Zwischen der relativen Nebennierenrindeninsuffizienz mit noch ausreichender Basalsekretion und der absoluten Insuffizienz finden sich fließende Übergänge.

3.2.1 Primäre Nebennierenrindenunterfunktion
Akut auftretender oder chronisch sich entwickelnder Mangel an Nebennierenrindenhormonen (Glukokortikoide, Mineralokortikoide und Nebennieren-Androgene).

3.2.1.1 Chronische Nebennierenrindeninsuffizienz (Morbus Addison)
3.2.1.1.1 Ätiopathogenese
Häufigste Ursache: Sogenannte „idiopathische Atrophie" (50–70%) als Folge einer Immunadrenalitis (Autoantikörpernachweis). Es ist nur die Nebennierenrinde betroffen, das Mark bleibt erhalten. Seltener entzündliche Prozesse (Tbc 25%), Amyloidose, Tumormetastasen, Sarkoidose, Hämorrhagien, zytotoxische Substanzen (besonders Adrenostatika). Das Nebennierenmark wird hierbei meist mit zerstört, was sich in einem Mangel an Adrenalin äußert. Beim Morbus Addison sind Gluko- und Mineralokortikoide vermindert. Der erniedrigte Cortisolspiegel führt zur CRF-ACTH-Mehrsekretion. Der Hypoaldosteronismus führt zu Hyponatriämie, Hyperkaliämie und Hyperrenin-

ämie. Wegen der engen strukturellen Verwandtschaft zwischen ACTH und β-MSH tritt durch den Überschuß an ACTH eine Stimulation der Melanozyten und damit Braunfärbung der belichteten und mechanisch beanspruchten Hautpartien ein.

3.2.1.1.2 Klinik

Das klinische Bild wird durch Dauer und Ausmaß der Unterfunktion geprägt. Verstärkend wirken akut eintretende Streßzustände (Infekte, Operationen, Unfälle etc.).
Leitsymptome und -befunde: Schwäche und Ermüdbarkeit, Gewichtsverlust, zunehmende braungraue Pigmentierung (lichtexponierte Stellen, besondere Druckstellen, Hautfalten, Mamillen, perigenital und perianal, neuere Narben, Mundschleimhaut etc., gelegentlich in Verbindung mit Vitiligo), Anorexie, Erbrechen, Übelkeit, Abdominalschmerzen, Verstopfung, Salzhunger, Muskelschmerzen, Hypotonie, Ausfall der Schambehaarung bei der Frau.
Psychosyndrom: Reizbarkeit, Schwäche, Antriebsarmut.
Diagnostische Hinweise: Hyperkaliämie, Hyponatriämie, niedrige bis hypoglykämische Blutzuckerwerte, Eosinophilie, Retention harnpflichtiger Substanzen, selten Hyperkalzämie. Sicherung der Diagnose durch Nachweis der erniedrigten Plasma- und Urincortisolkonzentration. Das ACTH im Plasma ist erhöht, Aldosteron im Plasma und Urin vermindert, Renin wegen Hypovolämie erhöht. Geringe oder fehlende Stimulation der Cortisolsekretion im ACTH-Kurztest, DHEA-S herabgesetzt. *Radiologische Diagnostik:* Nebennierenverkalkungen?, Hinweise auf abgelaufene Lungen-Nieren- oder Knochentuberkulose. Computertomographisch atrophische oder zerstörte Nebennieren.

3.2.1.1.3 Therapie

Die lebenslang erforderliche Substitutionstherapie muß den Glukokortikoid- wie den Mineralokortikoidmangel ausgleichen.

Standardtherapie

Cortison- oder Cortisolsubstitution (Cortison Ciba, Hydrocortison Hoechst®) als Glukokortikoide, Dosis in der Regel 25 mg bzw. 20 mg morgens, 12,5 bzw. 10 mg mittags und abends (Imitation der Sekretionsrhythmik). Die Tagesdosis richtet sich in erster Linie nach dem Wohlbefinden des Patienten, die Serum-Cortisolspiegel sollten morgens um 20 µg/dl, abends um 10 µg/dl liegen, ohne daß sich eine Cushing-Symptomatik entwickelt (Gesicht!). Die Braunfärbung der Haut muß sich rückbilden. Als Mineralokortikoid wird Fludrocortisonacetat (Fludrocortison Heyden, Astonin®-H) 0,05–0,2 mg/Tag morgens verabreicht. Hierunter Normalisierung von Natrium und Kalium; bei hartnäckiger, sonst nicht erklärbarer Hypotonie → Dosis erhöhen. Adrenaler Androgenmangel der Frau führt gelegentlich zu Libidoverlust, Ersatz möglich unter Beachtung der Nebenwirkungen durch Androgene (Andriol®). Bei Verdacht auf floride Tbc zusätzlich Therapie mit Tuberkulostatika.
Cave: Unterdosierung mit Glukokortikoiden (Adynamie, Müdigkeit etc.), Überdosierung mit Glukokortikoiden (Cushing-Syndrom, Osteoporose etc.). Unterdosierung mit Mineralokortikoiden (Hyponatriämie, Hyperkaliämie, Hypotonie), Überdosierung mit Mineralokortikoiden (Hypokaliämie, Hyper-

natriämie, Ödeme, Hypertonie). Regelmäßige Kontrollen von Gewicht, Blutdruck, Elektrolyten, seltener Blutzucker, harnpflichtige Substanzen. Ausstellen eines Notfallausweises, iatrogene Gefährdung der Patienten durch Verwechslung der Substitutionstherapie infolge Verkennung der Äquivalenzdosen mit den antiphlogistisch verwendeten Kortikoiden.
Bei Streßzuständen (Operationen, Infekte, Traumen) ist eine Erhöhung der Glukokortikoid-Dosis erforderlich. Beispiel: Bei schwerer Erkältung oder besonderer körperlicher Belastung, Zahnextraktionen 2fache Dosis über 1−2 Tage, bei Schluckunfähigkeit parenterale Applikation. Bei größeren Operationen stationäre Voruntersuchung, Vorsicht bei Narkotikagabe, Vermeidung von Morphinderivaten. Am Operationstag 100 mg Cortisol (Hydrocortison Hoechst® in 0,9%iger NaCl-Lösung während der ersten 8 Stunden und weitere 100 mg während der folgenden 16 Stunden). Volumensubstitution beachten, bei Hypotonie (systolischer Blutdruck weniger als 100 mmHg) z.B. 0,5−2 mg Aldocorten® und 10 mg Arterenol® in 500 ml Infusionslösung. Am 2. Tag 100−150 mg und am 3. Tag 100 mg Cortisol der üblichen Infusionslösung zusetzen. Danach schrittweiser Übergang auf orale Standardtherapie (s. oben), Erreichen der Erhaltungstherapie nach 5−10 Tagen.

Schwangerschaft und Entbindung
Fortsetzung der Substitutionstherapie, langsame Erhöhung der Dosis ab Mens III auf 50 mg/Tag. Bei Hyperemesis und bei der Geburt (grundsätzlich im Krankenhaus) parenterale Verabreichung (25−50 mg Cortisol i.v. 8stündlich).

3.2.1.2 Akute Nierennierenrindeninsuffizienz (Addison-Krise)
3.2.1.2.1 Ätiopathogenese
Traumen, Operationen, Infekte bei chronischer unbehandelter NNR-I, Unterbrechung der Steroidtherapie bei bekannter NNR-I, Blutung mit bilateraler Nebennierenrindennekrose, hämorrhagische Diathese, Antikoagulantientherapie bei Hypertonie, Nebennierenvenenthrombose, Sepsis, Waterhouse-Friedrichsen-Syndrom. *Wichtig:* Die Nebennierenrinde kann weitgehend regenerieren – daher Notwendigkeit, die Substitutionstherapie in angemessener Zeit zu überprüfen.

3.2.1.2.2 Klinik
Warnsignale: Zunehmende Adynamie, Hypotonie, Nausea, Erbrechen, Oligurie und Exsikkose, Unruhe, Körpertemperatur meist niedrig bis subnormal. Vollbild: Brechattacken, Diarrhöen, Schocksymptomatik, manchmal pseudoperitonitisches Bild mit Abwehrspannung und Druckschmerzhaftigkeit, gelegentlich pseudomeningitische Symptomatik; Somnolenz bis Koma. Terminal nicht selten Hyperpyrexie. *Diagnostische Hinweise:* Hyponatriämie (weniger als 130 mval/l) und Hypovolämie, Hämokonzentration (Hämatokrit immer auf 50% und mehr erhöht), Hyperkaliämie (5,0−5,5 mval/l, normale Werte schließen eine Krise jedoch nicht aus). Hypoglykämie, Retention harnpflichtiger Substanzen, Azidose. *Differentialdiagnose:* Coma uraemicum, hypophysäres Koma (s. Kap. 2, 4).

3.2.1.2.3 Therapie

Die akute Nebennierenrindeninsuffizienz stellt eine Notfallsituation dar, die schnelles und planmäßiges Handeln erfordert.

Zielsetzung: Ausreichende Substitution der ausgefallenen Hormone, Bekämpfung von Schock und Hypotonie, Normalisierung des Elektrolyt- (Natriumbilanz bei der Addison-Krise mit ca. 50−100 mval = ca. 2 g Natrium täglich negativ) und Wasserhaushaltes sowie ausreichende Glukosezufuhr. Hohe Hormondosen sind erforderlich, da die Wirkungsbedingungen, besonders wegen des Natrium-Wassermangels, schlecht sind. Wegen der schockbedingten verzögerten Resorption erfolgt die Medikation zunächst intravenös!

Vorgehen in der Praxis

Bei Entstehung von Warnsignalen (s.o.) 100 mg Hydrocortison oder 25−50 mg Prednisolon (z.B. Solu-Decortin®, Hostacortin® H-solubile oder Ultracorten®-H wasserlöslich) i.v., sofortige Klinikeinweisung.

Bei Vollbild (s.o.):

a) Blutentnahme vor Therapiebeginn (zur Bestimmung von Natrium, Kalium, Hämatokrit, Cortisol).
b) 100 mg Hydrocortison (Hydrocortison Upjohn, Hydrocortison Hoechst®) i.v. Wenn nicht vorhanden, 25−50 mg Prednisolon i.v. (s.o.).
c) Sofortige Klinikeinweisung. Auf dem Transport weitere 100 mg Hydrocortison oder 25 mg Prednisolon (Solu-Decortin® H) in 500 ml 0,9% NaCl plus 50 ml 20−40%iger Glukoselösung innerhalb von 2−3 Stunden.
d) Bei Schockgefahr (RR systolisch < 100 mmHg) Infusion mit 500 ml Hydroxyäthylstärkelösung und ggf. 3 µg/min/kg KG Dopaminlösung, bis der systolische RR 100 mmHg erreicht. Sofortige Krankenhauseinweisung. Bei Herz-Kreislaufversagen Suprarenin (1 Amp. auf 10 ml 0,9% NaCl) milliliterweise injizieren, bis RR um 100 mmHg meßbar (s. Kap. 10, 1.2, und Kap. 2). Cave: Volumenbelastung.

Therapie im Krankenhaus

1. Tag:
   a) Überwachung (von Blutdruck, Puls, zentralem Venendruck, Gewicht, EKG, Natrium, Kalium, Kreatinin, Glukose, Harnmenge) unter Intensivbedingungen (Richtlinien s. Kap. 2). Bei Hypothermie warme Decken.
   b) Fortsetzung der Hormonsubstitution im Rahmen der Infusionstherapie: 10 mg Hydrocortison (s.o.) oder 4−5 mg Prednisolon (s.o.) pro Stunde. Bei ausgesprochener Hyponatriämie und Hyperkaliämie Mineralokortikoidzusatz: z.B. Aldosteron (Aldocorten®) 0,5 mg/8 Stunden.

c) Volumensubstitution: Gesamtmenge wegen Volumenempfindlichkeit nicht mehr als 2,5 l/Tag. Zuerst 1500 ml 0,9%iges NaCl plus 150 g Glukose, danach 1000 ml 0,9%iges NaCl plus 50 g Glukose. Bei ausgeprägter Hypotonie 500−1000 ml Dextranlösung.
d) Schocktherapie (allgemeine Richtlinien s. Kap. 2, 3). Hier: initial neben Hormonsubstitution 500−1000 ml Dextranlösung, anschließend 0,9% NaCl. Wenn nach Beginn der Hormon- und Volumensubstitution noch immer ausgeprägte Hypotonie (RR systolisch < 100 mmHg), Anwendung vasopressorischer Substanzen (Arterenol®) nach obigem Schema.
e) Bei Hyperpyrexie: Kalte Wadenwickel, 3 × 0,5 g/Tag Acetylsalicylsäure.
f) Gabe eines Breitbandantibiotikums, z.B. Augmentan® 3 × 2,2 g i.v. (Richtlinien s. Kap. 5, 3.1.5).
g) Bei fortbestehender (noch 12 Stunden nach Therapiebeginn) Einschränkung der Bewußtseinslage (Verdacht auf hypoglykämischen Hirnschaden) Erhöhung des Glukoseangebotes: 500 ml 20%ige Glukose langsam (100−120 Minuten i.v.). Eventuell neue differentialdiagnostische Erwägungen anstellen.

2. Tag:

Fortsetzung der Hormonsubstitution: Im Rahmen der Infusionstherapie 10 mg Hydrocortison oder 2−5 mg Prednisolon/h i.v. oder bei Schluckfähigkeit p.o. (Hydrocortison 5 × 20 mg, Cortison Ciba 5 × 25 mg plus Fludrocortison 5 × 0,1 mg).

Anschließend: Schrittweiser Abbau der Hormonsubstitution bis zur Dosis der Standardtherapie (s.o.). Nach Rekompensation Suche nach Ursache der Krise.

3.2.2 Latente Nebennierenrindeninsuffizienz (latente primäre Nebennierenrindeninsuffizienz, sekundär hypothalamische und hypophysäre Nebennierenrindeninsuffizienz)

3.2.2.1 Ätiopathogenese

Partielle Zerstörung der Nebenniere oder Nebennierenrinde (Tuberkulose, Autoimmunadrenalitis), Hypophysenvorderlappeninsuffizienz mit nachfolgender Nebennierenrindeninsuffizienz, Nebennierenrindeninsuffizienz nach Steroidtherapie (primäre Nebennierenatrophie − günstige Prognose, sekundäre Nebennierenrindeninsuffizienz als Folge einer hypothalamo-hypophysären Schädigung − schlechte Prognose).

3.2.2.2 Klinik

Leitsymptome und -befunde: Adynamie, besonders nachmittags und abends, Hypotonie, gelegentlich leichte Hyperkaliämie und Hyponatriämie. Die klinische Symptomatik tritt unter Streßzuständen hervor. „Alabasterblässe" bei hypothalamisch-hypophysärer Insuffizienz, braune Verfärbung beim primären Nebennierenrindenausfall. Bei Hypophysentumoren bzw. Schädigungen des Hypothalamus oder Hypophysenstieles gleichzeitiger Ausfall anderer hypophysärer Partialfunktionen (STH, LH und FSH, Schilddrüsenhormone, ACTH u. Cortisol niedrig) mit entsprechender klinischer Symptomatik.

Diagnostische Hinweise: Subnormaler Anstieg von Cortisol nach ACTH-Infusion. Aldosteronexkretionsrate vermindert. ACTH im Serum bei sekundär hypothalamischer und hypophysärer Nebennierenrindeninsuffizienz niedrig. Bei primärer Nebennierenrindeninsuffizienz erhöht.

3.2.2.3 Therapie

Entsprechend dem Allgemeinbefinden und der Kontrolle der Serummineralien (Na, K) Substitution von Glukokortikoiden (Cortison Ciba, 12,5−25 mg, Hydrocortison Hoechst® 10−20 mg), bei Mineralveränderungen sowie hartnäckiger Hypotonie 0,05−0,1 mg Fludrocortison (Astonin®-H) täglich. Patienten, bei denen eine Dauersubstitution nicht erforderlich ist, sollten Cortison für außergewöhnliche Belastungen (Infekte, Zahnextraktionen etc.) mit sich führen. Dosierung 50−150 mg/Tag.

3.3 Cushing-Syndrom
3.3.1 Ätiopathogenese

Das Cushing-Syndrom entsteht durch Überproduktion von Steroiden mit Glukokortikoidwirkung, die fast ausnahmslos im Nebennierenrindengewebe gebildet werden. Die Mehrproduktion betrifft in erster Linie Cortisol, in wechselndem Ausmaß, aber insgesamt quantitativ geringer Mineralokortikoide und Androgene. Das klinische Bild wird geprägt durch die quantitative Mehrproduktion. Als Ursachen kommen in Betracht:
a) Mehrproduktion von ACTH als Folge eines basophilen Adenoms des Hypophysenvorderlappens (Mikroadenom oder Makroadenom) oder einer hypothalamischen CRF-Mehrproduktion.
b) Autonom sezernierender Nebennierenrindentumor (Adenom, seltener Karzinom), hormonaktiver Ovarial- und Hodentumor.
c) Paraneoplastisch durch Produktion ACTH- und CRF-ähnlicher Polypeptide aus nicht-endokrinen Tumoren (Bronchial-, Thymus-, Pankreaskarzinome).
d) Iatrogen durch Verabreichung von steroidhormonhaltigen Pharmaka mit Glukokortikoidwirkung (Tabletten, Salben, Inhalationen).
In a) und c) liegt eine Nebennierenhyperplasie vor, in b) und d) Atrophie der normalen Nebennierenrinde.

3.3.2 Klinik

Leitsymptome und -befunde: Vollmondgesicht 88%, Stammfettsucht 86%, Hypertonie 85%, gerötetes Gesicht 77%, Amenorrhö bei Frauen 77%, Hirsutismus bei Frauen 73%, Muskelschwäche 67%, Striae rubrae 60%, Hautblutungen 59%, Osteoporose 58%, Knöchelödeme 57%, Büffelnacken 54%, Akne 54%, Rückenschmerzen 54%.
Diagnostische Hinweise: Cortisol im Plasma und im Urin erhöht, Cortisoltagesrhythmik verändert, weitere Differenzierung durch Verhalten von Cortisol und ACTH im 2-Stufen-Dexamethasonhemmtest. CT oder NMR der Hypophyse mit Kontrastmittelbolus, Sonographie und Computertomographie der Nebennieren, ggf. Nebennierenphlebographie mit gezielt vergleichender Blutentnahme zu Hormonbestimmungen. Bei Verdacht auf Metastasierung Arteriographie und Szintigraphie mit [131]Jod-Aldosterol. Differentialdiagnostisch muß die Adipositas abgegrenzt werden, ferner das Cortisolverhalten bei Patienten mit neurotisch gefärbten Depressionen, chronischem Alkoholismus, Ovarialtumoren.

3.3.3 Therapie
3.3.3.1 Operative Therapie
Die Therapie des Cushing-Syndroms setzt eine exakte Klärung der Ursachen voraus.

a) *Mikro- oder Makroadenome des Hypophysenvorderlappens*
   Mikrochirurgische Tumorentfernung auf transnasalem Wege, auch bei Fehlen radiologischer Tumorzeichen, aber eindeutiger Hormondiagnostik explorative Freilegung der Hypophyse. Die funktionellen Ergebnisse hängen weitestgehend von Kenntnisstand und Übung des Operateurs ab. Bei Rezidiven eventuelle Zweitoperation, danach perkutane Strahlentherapie (konventionell oder Protonenbestrahlung). Ist eine Normalisierung von ACTH und Cortisol nicht zu erreichen, bilaterale Adrenalektomie. Medikamentöse Therapieversuche (Bromocriptin, Lisurid) sind nicht effektiv.

b) *Paraneoplastisch bedingtes Cushing-Syndrom*
   Therapie des Primärtumors (Operation, zytostatische Therapie oder perkutane Bestrahlung). Bei ausgeprägtem Cushing-Syndrom Therapieversuch mit Inhibitoren der Steroidsynthese (s. ds. Kap. 3.3.3.2). Kontrolle der Wirksamkeit durch Cortisolbestimmung; ggf. zusätzliche Substitutionstherapie.

c) *Adenome bzw. Karzinome der Nebennierenrinde*
   Vollständige operative Entfernung des Tumorgewebes. Bei Vorliegen eines NNR-Karzinoms auch bei makroskopisch vollständiger Entfernung Nachbestrahlung des Tumorbettes. Kann ein maligner Tumor nicht in toto entfernt werden, Adrenostatika (s. u.). Die medikamentöse Therapie während der Operation muß wegen der funktionellen Atrophie des gesunden Nebennierenrindengewebes zunächst wie bei der totalen Adrenalektomie erfolgen, die spätere Substitutionstherapie richtet sich nach Größe und Funktionszustand der verbliebenen Nebenniere bzw. bei Karzinomen nach der Effektivität der medikamentösen Therapie. Auch nach scheinbar völliger Entfernung des Karzinoms scheinen eine Nachbestrahlung des Tumorbettes und eine eventuelle adrenostatische Therapie über Jahre empfehlenswert.

Operationsvorbereitung
Bei bestehendem Diabetes mellitus Insulintherapie, parenteraler Ausgleich einer Hypokaliämie. Die präoperative medikamentöse Blutdrucksenkung muß vorsichtig gehandhabt werden. Senkung auf Werte nicht unter 160 mmHg systolisch. Gefahr des intra- und postoperativen Blutdruckabfalls.

Kortikoidsubstitution bei Adrenalektomie wegen bilateraler Hyperplasie und hormonaktiver Nebennierenrindentumoren
Von Beginn der Narkose an i. v. Infusion von 1 l 2 : 1 physiologischer Glukose- zu physiologischer NaCl-Lösung mit 200 mg Hydrocortison über 8 h. In den folgenden 16 h wieder 1 l derselben 2 : 1-Infusionslösung mit 200 mg Hydrocortison.

Bei Hypotonie (RR < 100 mmHg systolisch) 2. Infusion mit 10 mg Arterenol oder anderen Sympathikomimetika in 500 ml physiologischer NaCl-Lösung. Die Infusion soll nie unterbrochen werden.
1. postoperativer Tag: 2 l 2:1 Glukose/physiologische NaCl-Lösung mit je 100 mg Hydrocortison/l i. v.
2. postoperativer Tag: 2 l 2:1 Glukose/physiologische NaCl-Lösung mit je 100 mg Hydrocortison/l i. v.
3. postoperativer Tag: Wenn möglich, auf Cortisonpräparate p. o. übergehen in Dosierung von 4×2 Tbl. à 25 mg Cortison Ciba bzw. Hydrocortison.
4. postoperativer Tag: 3×2 Tbl. Cortison Ciba oder Hydrocortison per os.

Danach je nach Verlauf schrittweise Reduktion im Verlauf von 6−8 Wochen auf die Erhaltungs-Substitutionsdosis von 25−50 mg Cortison Ciba oder Hydrocortison per os plus 0,1 mg Fludrocortison oder Astonin®-H per os.

3.3.3.2 Medikamentöse Therapie bei Nebennierenrindenkarzinom

Die bisher besten Behandlungserfolge wurden unter der Therapie mit o,p'-DDD (Mitotane = Lysodren® [Bristol Laboratories]) bei Patienten mit Nebennierenkarzinom berichtet. Zunächst sollte möglichst viel Tumorgewebe operativ entfernt werden. Danach Bestrahlung des Tumorbettes und anschließende Behandlung mit 1−10 g Lysodren® täglich unter gleichzeitiger Substitution der Nebennierenrindenhormone. o,p'-DDD stört die Bestimmung der Urinsteroide. Nebenwirkungen: Anorexie, Durchfälle, Erbrechen, Depressionen, Leukopenie, Hypothyreose. Erfolge bei etwa ⅔ der behandelten Patienten, Regression von Metastasen bei etwa ⅓ der Fälle.

Die Behandlung mit Enzyminhibitoren (Metyrapon = Metopiron®, Aminoglutethimid = Orimeten®, Cytadren® [Schweiz, Ciba Geigy], Trilostan = Modrenal®, Ketoconazol = Nizoral® und Etomidat = Hypnomidate®), die die Kortikoidsynthese blockieren, hat einen therapeutischen Effekt bei inoperablen hormonaktiven Nebennierenrindenkarzinomen und paraneoplastischen Cushing-Syndromen. Zur raschen Senkung des Plasma-Cortisols unter o,p'-DDD-Therapie kann gleichzeitig mit Metopiron®, $3 \times 250-500$ mg/Tag, behandelt werden. Kontrolle der Therapie durch Plasma-Cortisolbestimmung. Darunter übermäßige Produktion von mineralokortikoidwirksamen Steroiden, daher gleichzeitige Verabfolgung von Dexamethason bis 1,5 mg/Tag und ggf. Spironolacton und Furosemid. Besserung nur kurzfristig. Therapie und weitere Führung nur in den entsprechenden spezialisierten Zentren.

3.4 Adrenogenitales Syndrom mit und ohne Hypertonie und Salzverlustsyndrom

Durch Überproduktion androgen- oder mineralokortikoidwirksamer Steroide hervorgerufene Krankheitsbilder, die in der Regel mit abnormer Virilisierung einhergehen. Sie werden unterteilt in kongenitale und erworbene Formen.

3.4.1 Ätiopathogenese

Kongenitale Formen: Hervorgerufen durch Enzymdefekte der Nebennierenrinde (21-β-Hydroxylasemangel, seltener 11-β-Hydroxylasemangel oder 3-β-Hydroxydehydrogenasemangel) mit nachfolgender Minderung der Cortisolsynthese und daraus resultierender ACTH-Mehrproduktion mit nachfolgender adrenaler Stimulation und Mehrproduktion von Steroidhormonvorläufern (androgen- und mineralokortikoidwirksamer Steroide).
Erworbene Formen: Tumoren der Nebennierenrinde, Ovarien oder Testes, die Steroidhormone oder Metaboliten mit androgener bzw. mineralokortikoider Wirkung produzieren.

3.4.2 Klinik

Leitsymptome und -befunde: Kongenitale Formen führen bei Mädchen zur Vermännlichung der äußeren Genitalien, Längenakzeleration mit vorzeitigem Epiphysenverschluß, männlichem Körperbau, Amenorrhö, Fehlen der weiblichen sekundären Geschlechtsmerkmale (Pseudohermaphroditismus femininus). Bei Knaben frühe Virilisierung, Muskelansatz, früher Wachstumsspurt mit vorzeitigem Epiphysenverschluß. Unbehandelt geringe Erwachsenenendgröße.
Postpuberales Auftreten (Tumoren): Bei der Frau Rückgang sekundärer Geschlechtsmerkmale, zunehmende Virilisierung mit Hirsutismus und Klitorishyperplasie. Bei Salzverlustsyndrom Hypotonie, Exsikkose, Erbrechen. Bei 11-β-Hydroxylasemangel Mineralveränderungen und Hypertonie.
Diagnostische Hinweise: Stark erhöhte Ausscheidung von 17-Ketosteroiden, Pregnantriol und Pregnantriolon. Im Serum erhöhte Werte für 17-α-Hydroxyprogesteron, 17-α-Hydroxypregnenolon, DHEA-Sulfat, evtl. Testosteron bzw. andere Metaboliten der Steroidsynthese. Cortisol niedrig, ACTH erhöht. Steroidmuster und Supprimierbarkeit im Dexamethasonhemmtest weisen auf kongenitalen Enzymdefekt, fehlende oder unzureichende Hemmbarkeit auf Tumor hin, Mineralverschiebungen (Natrium, Kalium) auf Fehlen bzw. Überschuß mineralokortikoidwirksamer Steroide. Beim „erworbenen AGS" werden Pregnantriol und Pregnantriolon praktisch nie vermehrt ausgeschieden, der Hauptteil der ausgeschiedenen 17-Ketosteroide (bis 90%) besteht aus Dehydroepiandrosteron.
Differentialdiagnose: Hirsutismus, Stein-Leventhal-Syndrom, Pubertas praecox.

3.4.3 Therapie
3.4.3.1 Kongenitales AGS

Therapieziele: Ausgleich des endogenen Cortisol- und eventuellen Mineralokortikoidmangels. Suppression der ACTH-Produktion und damit Drosselung der pathologischen Hormonbildung der Nebennierenrinde. Eventuell Korrekturoperationen im Genitalbereich.

3.4.3.2 Unkompliziertes kongenitales AGS
(ohne Salzverlustsyndrom und Hypertonie)

Medikamentöse Dauertherapie mit Cortisol (Cortison Ciba, Hydrocortison Hoechst®); initial kann die Lebensalter-entsprechende NNR-suppressive Dosis von Prednison bzw. Dexamethason (0,5−1,0 mg spätabends) eingesetzt werden. Prinzipiell sollte die kleinste Dosis, die zum Verschwinden der Symptomatik führt und eine normale Genitalentwicklung (Verschwinden der adrena-

Erkrankungen der Nebenniere

len Hormonproduktion, Rückgang von DHEA-S, 17-α-Hydroxyprogesteron) und normale Wachstumsgeschwindigkeit erlaubt, ermittelt werden. Cortison bzw. Cortisol ist später anderen Glukokortikoiden vorzuziehen. Bei gleichzeitig bestehendem Salzverlustsyndrom zusätzlich täglich Kochsalzzufuhr, 1–5 g/Tag, bei gleichzeitig notwendiger Erhöhung der Trinkmenge und Mineralokortikoidgabe (Fludrocortison, Astonin®-H, Dosis individuell 0,025–0,1 mg per os täglich; intravenös: Aldocorten®).

Therapieziele: Normalisierung der Serummineralien, des 17-α-Hydroxyprogesterons im Serum, von Knochenalter und Wachstumsgeschwindigkeit sowie des Pubertätsverlaufes. Die Hypertonie bei Patienten mit 11-β-Hydroxylasedefekt sollte unter einer adäquaten Cortisoltherapie verschwinden. Sonst zusätzlich Gabe eines Antihypertensivums.

3.4.3.3 Erworbenes adrenogenitales Syndrom

Nach vorausgegangener Diagnostik Operation des Tumors. Diagnostik, präoperative und postoperative Therapie s. ds. Kap., 3.3. Weitere medikamentöse Therapie entsprechend dem postoperativen Befund.

3.5 Idiopathischer Hirsutismus

Unter Hirsutismus versteht man eine verstärkte Sexual-, Körper- und Gesichtsbehaarung bei Frauen, gelegentlich mit gleichzeitiger Virilisierung.

3.5.1 Ätiopathogenese

Ursache einer geschlechtsspezifisch maskulinen Mehrbehaarung ist neben einer fraglich stärkeren Empfindlichkeit der Testosteronrezeptoren der Haarfollikel eine gering- bis mäßiggradig vermehrte Testosteron- und DHEA-Produktion (Ursprung: Ovarien häufiger als Nebennierenrinde). Dabei spielen Faktoren wie Alter (Pubertät, Menopause), Rasse und familiäre Belastung eine zusätzliche Rolle.

3.5.2 Klinik

Leitsymptome und -befunde: Stärkerer Haarwuchs bzw. Bartwuchs im Bereich der Wangen, des Kinns, am Hals, im Bereich der Brust (perimamillär und Busen), zeltförmig aufsteigende Schambehaarung, Akne, fettiges Haupthaar, sich ausbildende Stirnglatze und Geheimratsecken.

Diagnostische Hinweise: Ausschluß einer Nebennierenrindenhyperplasie, eines Nebennierenrindentumors, Ovarialtumors, polyzystischer Ovarien und eines Cushing-Syndroms. Bei wiederholt eindeutig erhöhtem Plasmatestosteron Versuch der Lokalisationsdiagnostik durch selektive Blutentnahmen aus den Nebennierenvenen und Venae ovaricae zur Hormonanalyse.

3.5.3 Therapie

Beginnend mit 50–100 mg Cyproteronacetat (Androcur®) vom 5.–14. Zyklustag. 50 µg Ethinylöstradiol (Progynon® C oder Diane®) vom 5.–21. Tag, 3–6 Tage später erfolgt jeweils eine Entzugsblutung. Therapie muß individuell durchgeführt werden. Als Nebenwirkung gelegentlich Übelkeit, Gewichtszunahme, Mastodynie, Depressionen, Libidominderung. Bei ausschließlich adrenalem Hirsutismus, ggf. alternativ bei Kinderwunsch, 0,5−0,75 mg Dexamethason abends oder Spironolacton (Aldactone®), 150−200 mg/Tag unter Berücksichtigung der Mineralveränderungen. Ein Therapieeffekt tritt nach 2−3 Monaten ein. Ferner kosmetische Entfernung unerwünschter Haare durch Elektrokoagulation, Wachs, Bleichung, Anwendung von Enthaarungscremes.

4 Erkrankungen von Hypothalamus und Hypophyse

(J. Beyer)

Abkürzungen: ACTH = adrenokortikotropes Hormon, ADH = antidiuretisches Hormon = Vasopressin, CRF = Kortikotropin-Releasing-Faktor, LH-RH = Gonadotropin-Releasing-Hormon, STH = Wachstumshormon, TRH = Thyreotropin-Releasing-Hormon, TSH = Schilddrüsen-stimulierendes Hormon.

Notfall:
Hypophysäres Koma.

4.1 Partielle und vollständige Hypophysenvorderlappeninsuffizienz („Sheehan-Syndrom"), chromophobes Hypophysenadenom

Das klinische Bild wird durch die zunächst partielle, später vollständige Hypophysenvorderlappeninsuffizienz geprägt. Zusätzlich oder führend sind die Symptome desjenigen Leidens, das im Einzelfall zum Hypophysenvorderlappenausfall geführt hat.

4.1.1 Ätiopathogenese

Progredienter Ausfall bis zum Totalausfall aller Hypophysenhormone durch verdrängendes Wachstum eines hormoninaktiven Hypophysentumors, eines hypophysennahen Tumors (z.B. Kraniopharyngeom, Metastase), einer endokrinen Autoimmunerkrankung (Schmidt-Syndrom) oder durch vaskuläre Minderperfusion bedingte Nekrosen des Hypophysenvorderlappens (postpartal „Sheehan-Syndrom", andere vaskuläre, entzündliche oder granulomatöse Prozesse). Zunächst partielle Ausfälle in der Regel der somatotropen und gonadotropen Zellen, später häufig, aber nicht gesetzmäßig Totalausfall. Als Folge operativer Eingriffe an Hypophyse bzw. Hypophysenstiel (Rezidiv-Eingriffe bei hormonaktiven Tumoren). Wegen der individuell unterschiedlichen Basalsekretion der peripheren Drüsen, besonders von Schilddrüse und Nebennierenrinde, klinisch schleichender Beginn, der erst nach Jahren oder unter speziellen Belastungssituationen kritisch wird.

4.1.2 Klinik

Leitsymptome und -befunde: Die Symptomatik ist Folge der Ausfälle der einzelnen hypophysären Hormone und ihrer peripheren Drüsen. Die ersten Ausfälle betreffen in

der Regel den somatotropen und gonadotropen Funktionskreis. Retardierungen auf diesen Sektoren stehen besonders während der Entwicklungsphase des Jugendlichen im Vordergrund.
Im einzelnen: Nachlassen von Libido und Potenz, Oligomenorrhö und Amenorrhö, Ausfall der sekundären Geschlechtsbehaarung. Bei Kindern Minderwuchs und verzögerte Pubertät. Blasses Hautkolorit, Adynamie, Hypotonie, Müdigkeit, Hypoglykämien und Hyperlipidämien. Zusätzliche Symptomatik von seiten des Primärgeschehens. Beim chromophoben, nicht-hormonproduzierenden Hypophysentumor Kopfschmerzen und Chiasmasyndrom.
Röntgenologische Befunde: Nachweis einer Raumforderung im Hypophysen- bzw. Hypothalamusbereich (Computertomogramm oder NMR der Schädelbasis mit Kontrastmittelbolus). Bei Kindern und Jugendlichen nicht verschlossene Ossifikationszonen bzw. Retardierung der Knochenreifung (linke Hand a. p.).
Diagnostische Hinweise: Nachweis der Schädigung des somatotropen (Insulinhypoglykämie, Arginin- oder Clonidin-Belastung), gonadotropen (LH-RH-Test), thyreotropen (TRH-Test) und adrenokortikotropen (Insulinhypoglykämie bzw. CRF-Test) Funktionskreises. Dabei Bestimmung der trophen hypophysären und peripheren glandulären Hormone. Die Prolaktinfreisetzung kann entsprechend der Lokalisation der Läsion vermindert oder vermehrt sein.

4.1.3 Therapie

a) Ausgleich der vital erforderlichen glandulären Ausfallerscheinungen des Hypophysenvorderlappens (sekundäre Nebennierenrindeninsuffizienz und sekundäre Hypothyreose), Behandlung weiterer Sekundärerkrankungen (Herzinsuffizienz, Diabetes mellitus usw.). Siehe auch unter c).

b) Operative Entfernung des Hypophysentumors (durch transsphenoidalen Zugang bzw. durch Kraniotomie). Versuch einer Sanierung eines evtl. anderen Grundleidens (Kraniopharyngeom, metastasierender Tumor etc.).

c) Vollsubstitution: Therapeutischer Ausgleich der sekundär-hypophysär bedingten Hypothyreose durch 50–150 μg L-Thyroxin oder Äquivalente eines T_3-T_4-Mischpräparates (L-Thyroxin Henning®, Thyroxin-T_3 Henning®, Euthyrox®, Novothyral®, Thevier® u. a.), der sekundär-hypophysär bedingten Nebennierenrindeninsuffizienz (12,5–50 mg Cortison Ciba oral, 10–30 mg Hydrocortison Hoechst® oral), bei sich sekundär entwickelndem Hypoaldosteronismus (Hypotonie, Aldosteronexkretionsrate↓, Natrium↓, Kalium↑) zusätzlich Mineralokortikoid (z. B. Fludrocortison 0,05–0,1 mg/Tag, Astonin®-H). Therapie des sekundären Hypogonadismus des Mannes mit Testosteron i.m. (z. B. Testoviron® Depot 250 mg i.m. alle 2–4 Wochen u. a.), des sekundären Hypogonadismus der Frau mit Östrogenen bzw. Östrogen-Gestagen-Kombination oral entsprechend Lebensalter (Sequenzpräparat zur Auslösung von Periodenblutungen, z. B. Progylut®, Trisequens®, Cyclo-Progynova® u. a.), Östrogenpräparat bei Vermeidung von Abbruchblutungen (Presomen® mite 0,3–0,6 mg/Tag, Kliogest® u. a.). Gynäkologische Kontrollen erforderlich. Bei eventuellem Kinderwunsch spezielle Therapieschemata. Bei gleichzeitig bestehendem Diabetes insipidus s. ds. Kap., 4.5.3.

Kontrollintervalle (Überprüfung der Substitutionstherapie, Tumorrezidiv?, Anpassung an Sekundärerkrankungen u. a.) anfangs entsprechend den klinischen Erfordernissen, später ½- bis 1jährig.

4.2 Akromegalie

Die Akromegalie beruht auf einer Mehrsekretion von Wachstumshormon mit den typischen Veränderungen an allen Organen des Körpers.

4.2.1 Ätiopathogenese

Autonome Wachstumshormonmehrproduktion durch Mikro- oder Makroadenom des Hypophysenvorderlappens. In 20% der Fälle gleichzeitige Mehrproduktion von Prolaktin. Zusätzliche hypophysäre Ausfälle entsprechend Größe und Lokalisation des Adenoms.

4.2.2 Klinik

Leitsymptome und -befunde: Vergrößerung der Akren (Nase, Kinn, Hände und Füße – Zunahme der Hutnummer, der Handschuh- und Schuhgröße, Ringe müssen geweitet werden), Kopfschmerz, Menstruationsanomalien bzw. Amenorrhö, Libidoverlust, Hyperhidrose, Hypertrichose, Hautpigmentierungen, Sehstörungen bis zum Chiasmasyndrom, allgemeine Schwäche, Viszeromegalie: Vergrößerung von Zunge, Herz, Leber, Struma, Uterus myomatosus. Nervale Wurzelreizsymptome, Karpaltunnensyndrom, Polypen im Kolon und Magen.

Röntgenologische Veränderungen: Nachweis einer Aufweitung der Sella turcica (80%). Hyperostosis frontalis, Vergrößerung der Sinus frontales, Stumpfwerden des Kieferwinkels und Progenie, Überbiß, Auseinanderweichen der Zähne. Osteoporose und appositionelles Wachstum an den Wirbelkörpern, hypertrophe Arthrose der großen Gelenke. Zunahme der Fersenweichteildicke und Vergrößerung des Sesambeinindexes.

Diagnostische Hinweise: STH im Nüchternserum bei mehrfacher Messung mehr als 5 ng/ml, fehlende Suppression (< 1 ng/ml) durch orale Glukosegabe (100 g). Somatomedin C im Serum erhöht. Leichte Hyperprolaktinämie, gestörte Glukosetoleranz, Diabetes mellitus als Spätsymptom in ca. 20%. Schädelröntgenaufnahme, Computertomographie der Sellaregion und des suprasellären Raumes mit Kontrastmittelbolus zur zusätzlichen Abgrenzung des Adenoms und Abschätzung seiner Ausbreitung nach kranial bzw. NMR. Perimetrie, Messung des Fersenweichteilpolsters (mehr als 23 mm verdächtig auf Akromegalie). Nachweis bzw. Ausschluß weiterer hypophysärer Ausfälle durch LH-RH-Test (Gonaden), TRH-Test (Schilddrüse und Prolaktinsynthese) und Insulinhypoglykämie bzw. CRF-Test (Nebennierenrinde).

4.2.3 Therapie

Therapie der Wahl ist die operative Entfernung des Mikro- und Makroadenoms des HVL entsprechend Größe und Ausdehnung durch transsphenoidale oder rechtsfrontale Kraniotomie.

Zusätzlich medikamentöser Ausgleich der tumorbedingten Ausfallerscheinungen des Hypophysenvorderlappens (cave: sekundäre Hypothyreose und sekundäre Nebennierenrindeninsuffizienz), Behandlung weiterer Beierkrankungen (Herzinsuffizienz, Hypertonie, Diabetes mellitus usw.).

4.2.3.1 Medikamentöse Suppression der pathologisch gesteigerten STH-Sekretion durch Bromocriptin (Pravidel®) oder Lisurid (Dopergin®)

a) Bei Kontraindikationen einer operativen Therapie wie schlechtem Allgemeinzustand, evtl. bei geplanter Gravidität bei vorhandenem Mikroadenom.

b) Bei verbliebener Tumorrestsekretion nach inkompletter operativer Tumorentfernung, Rezidivwachstum nach Operation, nach neurochirurgischem Zweiteingriff und postoperativ nachweisbarer STH-Mehrsekretion (STH basal und unter maximaler Glukosesuppression größer als 5 ng/ml und erhöhtem Somatomedin C im Serum).

Therapiebeginn wegen Magenunverträglichkeit und orthostatischer Beschwerden einschleichend. Einnahme zu den Mahlzeiten. Dosierung bis Erreichen der Normwerte für STH bzw. einer 50%igen Senkung, gemessen am Ausgangswert. Therapeutische Dosis 5 bis maximal 30 mg/Tag Pravidel® bzw. 0,1 bis 0,6 mg Dopergin®. Komplikationen: temporäre periphere Durchblutungsstörungen, insbesondere bei Nikotingenuß und Kälteexposition, Therapie mit β-Rezeptorenblockern, Ergotismus. Dosisreduktion bis auf niedrigere, therapeutisch noch wirksame Dosis. Dauerbehandlung bedarf spezieller Erfahrung.

4.2.3.2 Strahlentherapie

Externe Hochvoltbestrahlung mit exakt eingegrenzten Bestrahlungsfeldern, Protonenbestrahlung. Die perkutane Strahlentherapie wird in der Regel durchgeführt, wenn eine primäre Operation oder die Operation eines Rezidivtumors nicht durchgeführt werden kann.

4.2.3.3 Behandlung nach Tumorexstirpation oder Strahlentherapie

a) Überprüfung der verbliebenen Hypophysenvorderlappenfunktionsreserve (TRH-Test, LH-RH-Test, Insulinhypoglykämie oder CRF-Test). Kontrolle der evtl. persistierenden STH-Restsekretion durch Glukosesuppression und Somatomedin C.

b) Bei weiterhin bestehender STH-Mehrproduktion Therapie mit Bromocriptin (Pravidel®) oder Lisurid (Dopergin®).

c) Behandlung hypophysärer Anfälle s. ds. Kap., 4.1.3c.

4.3 Hyperprolaktinämie

Die Hyperprolaktinämie ist eine relativ häufige, klinisch weniger hervortretende Erkrankung mit Veränderungen, die sich in erster Linie auf die gonadale Funktion auswirken.

4.3.1 Ätiopathogenese

Autonome Prolaktin-Mehrproduktion durch Mikro- oder Makroadenom des Hypophysenvorderlappens. In etwa 20% gleichzeitige Hyperprolaktinämie bei Akromegalie.

Weitere organische Ursachen: Schädigungen im Bereich des Hypothalamus oder Hypophysenstiels mit Hemmung der PIF-Sekretion; exzessive TRH-Sekretion bei primärer Hypothyreose, Niereninsuffizienz, ferner Reizung von Thoraxnerven. Häufig medikamentös verursacht durch: Neuroleptika, Antidepressiva, Antiemetika, Antihistaminika, Methyldopa, Reserpin, Östrogene (hohe Dosen), Cimetidin u. a.
Der erhöhte Prolaktinspiegel führt zu einem Anstieg des Dopamins im ZNS und damit zu einer Hemmung der LH-RH-Ausschüttung mit nachfolgendem sekundärem Hypogonadismus.

4.3.2 Klinik

Leitsymptome und -befunde: Die Symptomatik ist Folge der direkten Wirkung des Prolaktins auf die Brustdrüse, des sekundär bedingten Hypogonadismus und der Symptome der sonstigen Grunderkrankungen (Hypophysentumor, Hypothyreose etc.).
Im einzelnen: Nachlassen von Libido und Potenz, anovulatorische Zyklen, Oligomenorrhö, später Amenorrhö, Infertilität. Beim Mann selten Ausbildung einer Gynäkomastie. Galaktorrhö sehr selten, bei der Frau temporär in 20–30%. Bei gleichzeitig bestehendem großem Hypophysentumor Kopfschmerzen, Chiasmasyndrom, variabler Ausfall hypophysärer Partialfunktionen.
Diagnostische Hinweise: Serumprolaktin morgens bei mehrfacher Messung höher als 50–100 ng/ml; Ausschluß anderer Ursachen der Hyperprolaktinämie. Nachweis des sekundären Hypogonadismus bzw. anderer hypophysärer Partialdefekte (s. ds. Kap., 4.1.2).

4.3.3 Therapie

Im Gegensatz zu den anderen Hypophysentumoren steht beim Prolaktinom eine medikamentöse Therapie zur Verfügung, mit der selbst große, nach suprasellär heraufreichende Adenome zur Rückbildung gebracht werden können. Operationen bei vitaler Indikation oder bedrohlichen neurologischen Ausfällen. Steht Kinderwunsch im Vordergrund, kann primär die medikamentöse Therapie vorgezogen werden.

4.3.3.1 Medikamentöse Therapie

Beginn mit täglich ½ Tbl. Bromocriptin (Pravidel®) oder Lisurid (Dopergin®) (1,25 mg bzw. 0,1 mg) zu einer Mahlzeit. Erhöhung der Dosis alle 2–3 Tage um jeweils ½ Tbl., verteilt auf die Mahlzeiten des Tages. Therapiebeginn wegen Magenbeschwerden und orthostatischer Beschwerden einschleichend. Weitere Dosiserhöhung auf später bis zu 4 Dosen täglich bis maximal 15 bis 30 mg Bromocriptin/Tag. *Therapieziel:* Abfall des basalen Prolaktinspiegels unter 10 ng/ml nach längerer Behandlungsphase. *Komplikationen:* Raynaud-Phänomen, insbesondere bei Nikotingenuß, Kälteexposition, Therapie mit β-Rezeptorenblockern; Ergotismus. Dann Dosisreduktion auf niedrigere, therapeutisch noch wirksame Dosis. Nach heutiger Erkenntnis Dauertherapie, wobei die Dosis später kontrolliert reduziert werden kann. Anfangs enge klinische Kontrolle der Tumorgröße.

4.3.3.2 Operative Therapie und Strahlentherapie

Siehe ds. Kap., 4.2.3 und 4.2.3.2.

Erkrankungen von Hypothalamus und Hypophyse

4.3.3.3 Behandlung nach Tumorexstirpation oder Strahlentherapie
Siehe ds. Kap., 4.2.3 und 4.3.3.1, Kontrolle und weitere medikamentöse Therapie (Pravidel®, Lisurid®) der evtl. persistierenden Hyperprolaktinämie.

4.4 Hypophysäres Koma
Kombination von Addison-Krise und Myxödem-Koma. Im Vordergrund steht meist die Symptomatik der Addison-Krise (Behandlung siehe Therapie-Schemata von Addison-Krise, ds. Kap., 3.2.1.2.3, und Myxödem-Koma, ds. Kap., 1.7.3). Sexualsteroide nach Mobilisation des Patienten (s. ds. Kap., 4.1.3c).

4.5 Diabetes insipidus
4.5.1 Ätiopathogenese
Der Diabetes insipidus centralis beruht auf einem Adiuretinmangel mit ungenügender Wasserrückresorption im distalen Teil des Nephrons (Ursachen: Schädigung des Hypothalamus-Hypophysensystems, „idiopathisch" vermutlich als Autoimmunerkrankung, selten hereditär); er spricht therapeutisch auf ADH an. Beim nephrogenen hereditären Diabetes insipidus besteht ein angeborener Defekt im distalen tubulären System der Niere; er ist ADH-resistent. Als Ursache müssen beim Erwachsenen nephrotoxische Schädigungen am distalen Tubulus und Nebenwirkungen verschiedener Medikamente angenommen werden.

4.5.2 Klinik
Leitsymptome und -befunde: Polyurie (4–12 und mehr l/Tag, spezifisches Gewicht unter 1005 (< 200 mosmol/kg Wasser), Harnosmolarität niedriger als die des Serums, Serumosmolarität nach 6- bis 8stündigem Wasserentzug erhöht, Polydipsie mit Zwangscharakter, Nykturie, sekundäre Neurotisierung. Ohne Flüssigkeit folgen Exsikkose, Fieber, Delir, Kollaps.
Diagnostische Hinweise: Ausschluß anderer Allgemeinerkrankungen, die eine Polyurie bedingen können (z.B. Diabetes mellitus, Hyperkalzämie, Nierenerkrankungen). Flüssigkeitsbilanz (Einfuhr/Ausfuhr), Harnosmolarität, Plasmaosmolarität morgens nüchtern nach 6stündigem Flüssigkeitsentzug, Durstversuch, DDAVP-Test, Carter-Robbins-Test, Nikotintest etc. Radiologische und neurologische Untersuchung der Schädelbasis. Differentialdiagnostisch schwierig abgrenzbar ist die psychogen bedingte Polydipsie.

4.5.3 Therapie
Bei Adiuretinausfall Therapie des Diabetes insipidus und Behandlung des evtl. vorhandenen Grundleidens. Die Substitution einer vorhandenen Hypophysenvorderlappeninsuffizienz demaskiert einen gleichzeitig vorher asymptomatisch bestehenden Diabetes insipidus.

4.5.3.1 Diabetes insipidus centralis
DDAVP (Desamino-D-8Arg-Vasopressindiacetat, Minirin), ein Analogon des Arginin-Vasopressins. Die Desaminierung verstärkt die antidiuretische Wirkung und deren Dauer, der Ersatz von L-Arginin durch D-Arginin bringt die pressorische Wirkung des Vasopressins praktisch zum Verschwinden. Wirk-

dauer 12−20 h. 10−20 µg DDAV (entsprechend 0,1−0,2 ml Minirin-Lösung) intranasal. Bei leichten Formen einmalige abendliche Applikation, Kinder 2×5 µg/Tag. Nach Nasenoperationen oder Operationen im Bereich von Hypothalamus und Hypophyse zunächst parenterale Zufuhr (1−2×½−1 Amp. à 0,04 mg/Tag).
Weitere Präparate: Vasopressin Sandoz, Dosierung: 3−4 Nasenspraystöße/Tag, Pitressin-Tannat, Dosierung: 1,5−5 IE i.m. (0,3−1 ml).
Während der Therapie Einschränkung der Flüssigkeitszufuhr wegen Gefahr der Wasserintoxikation. Bei Überdosierung von Vasopressin bzw. Vasopressintannat: Abdominalkrämpfe, Kopfschmerzen, Angina pectoris. Medikamentöse Verstärkung der ADH-Wirkung beachten (Carbamazepin [Tegretal®], Chlorpropamid [Diabetoral®, Diabenese® etc.], Clofibrat [bis 2 g/Tag]). Die Therapie mit den letztgenannten Medikamenten ist nach der Einführung des DDAVP in die Therapie des Diabetes insipidus centralis in den Hintergrund getreten.

4.5.3.2 Nephrogener ADH-resistenter Diabetes insipidus

Diese seltene Krankheit macht sich bald nach der Geburt bemerkbar, die typische Symptomatik kann jedoch beim Säugling unter Dehydratation, Fieber, Krämpfen und Erbrechen verdeckt sein. Diätetisch: Einschränkung von Kochsalz in der Nahrung, gleichzeitiger Ersatz des Kaliumverlustes. Therapeutische Wasserzufuhr. Medikamentös: Hydrochlorothiacid (25−100 mg/Tag, Esidrix®), Chlortalidon (200−400 mg/Tag, Hygroton®), ferner Versuch mit Indometacin oder Acetylsalicylsäure. Eine Senkung der täglichen Urinmenge um 50% kann beim Diabetes insipidus renalis erzielt werden. Kaliumkontrollen und eventueller Ersatz (z.B. 3 g Kalium/Tag).

23 Infektionskrankheiten

(P. M. Shah und T. R. Weihrauch)

1	Bakterielle Infektionskrankheiten	947	2	Virusinfektionen	968
1.1	Septikämie (Sepsis)	947	2.1	Vorbemerkungen	968
1.2	Meningitis	951	2.2	Virostatisch wirksame Substanzen	968
1.3	Lues (Syphilis)	956	2.3	Grippe (Influenza)	972
1.4	Gonorrhö	958	2.4	Infektiöse Mononukleose	974
1.5	Leptospirosen	960	2.5	AIDS	975
1.6	Listeriose	961	2.6	Enzephalitis	977
1.7	Brucellosen	962	2.7	Herpes simplex	977
1.8	Dysenterie (Ruhr)	963	2.8	Virushepatitis (s. Kap. 13, 1.1)	977
1.9	Salmonellosen	964	2.9	Weitere Virusinfektionen (s. Spezialkapitel)	977
1.10	Cholera	967	3	Protozoenerkrankungen	977
1.11	Tuberkulose (s. Kap. 6)	968	3.1	Malaria	977
1.12	Endokarditis (s. Kap. 10, 5.4)	968	3.2	Toxoplasmose	981
1.13	Atemwegsinfektionen (s. Kap. 11)	968	3.3	Lambliasis	982
1.14	Gallenwegsinfektionen (s. Kap. 13, 3.2 und 3.3)	968	3.4	Amöbiasis	982
1.15	Harnwegsinfektionen (s. Kap. 14, 7)	968	3.5	Trichomoniasis	983
			4	Systemmykosen	984
			5	Wurminfektionen	991

Abkürzungen: ZVD = zentraler Venendruck, KBR = Komplementbindungsreaktion

Vorbemerkung: Vor Beginn spezieller therapeutischer Maßnahmen, insbesondere der antibakteriellen Therapie, muß eine gezielte Diagnostik stehen (Kulturen anlegen, je nach Erkrankung von Sputum, Urin, Stuhl, Blut, Liquor usw., Ausstrich mit Färbung anfertigen). *Keine routinemäßige Anwendung von Antibiotika!* (Spezielle Richtlinien für die antibakterielle Therapie s. Kap. 5.) *Antipyretika* (s. Kap. 1) nur nach Diagnosestellung oder bei Gefährdung des Patienten durch kardiale oder zerebrale Komplikationen bei erhöhter Körpertemperatur.

1 Bakterielle Infektionskrankheiten

1.1 Septikämie (Sepsis)
1.1.1 Definition
Massive bakterielle Infektion, bei der intermittierend oder kontinuierlich von einem Sepsisherd Bakterien in die Blutbahn gelangen und (häufig unter Bildung von bakteriellen Organmetastasen bzw. durch Endotoxine) zu einem schweren Krankheitsbild führen.

1.1.2 Ätiopathogenese

Häufigste Erreger sind bei den grampositiven Septikämien gegenwärtig Staphylokokken (Staphylococcus aureus), bei den gramnegativen Escherichia coli, Klebsiella, Pseudomonas aeruginosa, Proteus, Enterobacter. Ausgangspunkt können neben diagnostischen und therapeutischen Eingriffen (Punktionen, Venenkatheter, Blasenkatheter etc.), offenen Verletzungen und septischem Abort Infektionen des Urogenitaltraktes (Urosepsis), des Gastrointestinaltraktes (cholangitische Sepsis) und des Uterus postpartal (Puerperalsepsis) sein. Gehäuftes Auftreten auch bei reduzierter Abwehrlage (Hämodialysepatienten, Diabetiker, Patienten mit Leberzirrhose, malignen Tumoren, Leukämie und unter immunsuppressiver Therapie).

1.1.3 Klinik

Leitsymptome und -befunde: Klassische Symptome wie rezidivierender steiler Fieberanstieg, Schüttelfrost und Milzvergrößerung fehlen häufig! Bei gramnegativer Sepsis entwickelt sich in ca. 40%, bei grampositiver Sepsis in ca. 5% ein *septischer Schock* (Endotoxinschock). Frühsymptome sind Hyperventilation mit respiratorischer Alkalose, Zeichen der Kreislaufzentralisation, Übelkeit, Erbrechen, schweres Krankheitsgefühl, später zunehmende Desorientiertheit, septische Hautmetastasen (bei Pseudomonas aeruginosa), Oligo- bis Anurie. Gefahr der Entwicklung einer Laktatazidose (s. Kap. 9) und Verbrauchskoagulopathie (s. Kap. 18). Letalität bei gramnegativem septischem Schock bis zu 80%. Die *Diagnose* ist häufig durch die Vorgeschichte (instrumentelle Eingriffe, Partus, Harnwegsinfekt, Grunderkrankung wie Diabetes, Leukämie) und die klinischen Symptome leicht zu stellen, kann jedoch bei uncharakteristischem Verlauf Schwierigkeiten bereiten. Zum Nachweis des Erregers wiederholte *Blutkulturen* (mindestens 2 aerobe und anaerobe) im Abstand von 0,5−6 Stunden während des Schüttelfrostes und bei Fieberanstieg, zusätzlich anderes geeignetes Material (z. B. Liquor, Sputum, Urin, Punktate). Bei positiver Kultur Bestimmung der Empfindlichkeit, evtl. der minimalen Hemmkonzentration (MHK s. Kap. 5) im Reihenverdünnungstest. *Wichtig:* Grunderkrankung, mögliche Eintrittspforte, Verdacht auf Systemmykosen oder Brucellosen (s. ds. Kap., 1.7) oder Mykobakteriosen auf dem Begleitzettel dem mikrobiologischen Labor mitteilen.

1.1.4 Therapie
1.1.4.1 Therapeutische Prinzipien

a) Ausreichend *lange Antibiotikabehandlung in hoher* Dosierung, bevorzugt mit bakteriziden Antibiotika (s. Kap. 5). Bei unbekanntem Erreger richtet sich die Wahl der Antibiotika nach dem – je nach Eintrittspforte – wahrscheinlichen Erreger,
b) *Sanierung des Sepsisherdes* (Entfernung infizierter Katheter, operative Beseitigung von Sepsisherden),
c) *Behandlung des Schocks* und intensive symptomatische Behandlung (s. u.),
d) *Behandlung der Grunderkrankung* soweit möglich (Kontrolle eines Diabetes mellitus, Absetzen immunsuppressiver Medikamente etc.)

1.1.4.2 Vorgehen bei septischem Schock

a) *Allgemeine Maßnahmen* der Schockbehandlung (venöser Zugang, Volumen- und Elektrolytsubstitution (s. Kap. 8), Azidosebekämpfung (s. Kap.

9, 3.1), O$_2$-Gabe, evtl. assistierte Beatmung (s. Kap. 11, 1.4), ZVD-Kontrolle, Überwachung der vitalén Parameter, Freihaltung der Atemwege etc. (s. Kap. 2, 1.2.4.1).
b) *Glykosidgaben* können beim insuffizienten Herzen den ZVD entscheidend senken und dadurch die Gabe eines höheren Infusionsvolumens ermöglichen (s. Kap. 10, 2.3.3).
c) *Vasoaktive Substanzen* mit positiv inotroper Wirkung: Dopamin (Cardiosteril®), Dobutamin (Dobutrex®) und Orciprenalin (Alupent®) s. Kap. 2, 3.4.1.3. α-Rezeptoren-stimulierende Substanzen (Noradrenalin) sind möglichst zu vermeiden, da sie die bestehende Mikrozirkulationsstörung verstärken.
d) *Glukokortikoide:* Die Gabe ist nach neueren Untersuchungen ungünstig (N. Engl. J. Med. 317 [1987] 653 und 1565). Diese Studien werden derzeit noch kontrovers diskutiert, und Bestätigungen durch weitere Studien stehen noch aus. Nach früheren Untersuchungen scheinen bei frühzeitiger Gabe massive Dosen den Verlauf günstig zu beeinflussen. Dosierung: 1000 bis 6000 mg/Tag Hydrocortison (z. B. Hydrocortison Hoechst®) i. v. oder Prednison bzw. Prednisolon initial 1000 mg i. v., dann 500 mg alle 6 h i. v. (Solu-Decortin®-H, Urbason® solubile). Alternativ 1 × Applikation von Methylprednisolon (Urbason®) 30 mg/kg oder Dexamethason (Decadron®, Fortecortin®) 6 mg/kg i. v. über 10–15 min. Nach 48–72 h kann diese Medikation abgesetzt werden, ohne daß ein „Ausschleichen" in absteigenden Dosen erforderlich wäre. Bei Nebennierenrindeninsuffizienz (z. B. Meningokokken-Septikämie) kann eine Substitution erforderlich sein.
e) *Streßulkusprophylaxe:* Einstellung des intragastralen pH-Wertes > 3,5–4 durch Ranitidin (Sostril®, Zantic®) initial 50 mg i. v., dann 300 mg/Tag oder Cimetidin (Tagamet®), initial 200 mg i. v., dann 2000 mg/Tag als Dauerinfusion (Perfusor) bzw. Antazidatitration über eine liegende Magensonde (s. a. Kap. 12, 5.4.2).
f) Über die Verwendung von *Heparin* und *Antithrombin III* oder *Streptokinase* zur Prophylaxe und Therapie von Schocklunge, Schockniere und einer Verbrauchskoagulopathie s. Kap. 2 und 18, 3. Der Wert der prophylaktischen Anwendung dieser beiden Substanzen beim septischen Schock ist jedoch noch umstritten. Dies gilt auch für den Einsatz von *Proteinasehemmern*. Der Beweis, daß *γ-Globulingabe* vorteilhaft ist, konnte noch nicht erbracht werden.

1.1.4.3 Antibakterielle Chemotherapie
(Namen der Handelspräparate s. Kap. 5, 3)
Vorgehen bei bekanntem Erreger: s. spezielle Kapitel.
Staphylokokken-, Streptokokken-, Pneumokokken-, Enterokokken-, Meningokokken-, Gonokokken-, Coli-, Klebsiella-, Enterobacter-, Proteus-, Pseudo-

monas-Sepsis: Wahl des Antibiotikums entsprechend dem Antibiogramm und Dosierung in höchstzulässiger Form (cave: eingeschränkte Nierenfunktion), s. hierzu Kap. 5.

Vorgehen bei unbekanntem Erreger:
Hier richtet sich die Wahl der Antibiotika-Kombinationen nach dem vermuteten Erreger (Namen der Handelspräparate s. Kap. 5):

a) *Urosepsis* (ohne Vorkrankheiten/diagnostische oder operative Eingriffe Enterobacteriaceae, meist E. coli; nach urologischen Eingriffen resistentere gramnegative Stäbchen wie indolpositive Proteus, Serratia, Enterobacter): Initialbehandlung mit Cefotaxim + Gentamicin oder Mezlocillin + Gentamicin.

b) *Sepsis bei Wunden:* In erster Linie Staphylokokken, teilweise auch Streptokokken. Cefazolin (2 g alle 12 h) oder Cefuroxim i.v. (1,5 g alle 8 h). Bei Verdacht auf Mischinfektionen mit Enterobakterien oder Anaerobiern (fäkulenter Geruch), nach Darmchirurgie oder gynäkologischen Eingriffen, Cefoxitin bzw. Cefotaxim + Metronidazol oder Clindamycin.

c) *Fremdkörpersepsis:* Ausgang von infiziertem Fremdkörper wie Venenkatheter, Spitz-Holter-Ventil, Scribner-Shunt etc.: meist Staphylokokken. Entfernung des Fremdkörpers anstreben. Flucloxacillin (bis 10 g/Tag i.v.) oder Cefazolin (4 g/Tag i.v.) oder Vancomycin ($3-4 \times 500$ mg i.v.). Candida-Infektionen: s. ds. Kap., 4.

d) *Sepsis bei myeloischer Insuffizienz:* Infektion durch grampositive und gramnegative Keime: Cefotaxim + Azlocillin (oder Piperacillin) + Aminoglykosid oder Imipenem + Aminoglykosid.

e) *Puerperalsepsis bzw. septischer Abort:* Aerob-anaerobe Mischinfektion. Cefoxitin, Cefotetan, Latamoxef oder Imipenem oder eine Kombination von Mezlocillin oder Cefotaxim mit Metronidazol oder Clindamycin.

f) *Cholangiosepsis:* Enterobacteriaceae, mikroaerophile und anaerobe Streptokokken. Cefazolin, Mezlocillin oder Cefotaxim. Nach ERCP oft Pseudomonas aeruginosa: Azlocillin oder Piperacillin oder Imipenem in Kombination mit einem Aminoglykosid (z.B. Tobramycin).

g) *Tonsillogene Sepsis:* Meist Mischinfektion grampositiver und gramnegativer aerober und anaerober Keime: Cefoxitin oder Clindamycin i.v. oder Penicillin G i.v. in hoher Dosierung.

h) *Sepsis bei Endokarditis:* s. Kap. 10, 5.4.3.

1.1.4.4 Erfolgskontrolle

An der Verbesserung der peripheren Durchblutung (warme Haut), der Normalisierung der Puls- und Blutdruckwerte und der Aufhellung des Sensoriums sowie der Laborparameter ist der einsetzende Therapieerfolg zu erkennen. Beim Fortbestehen der Symptome bzw. Verschlechterung des klinischen Zustandes sind wiederholte Blutkulturen während der antibakteriellen Therapie wegen Resistenzentwicklung bzw. Infektionswandel wichtig.

Gründe für ein *Therapieversagen* sind Irreversibilität des Schockzustandes, schwere Verbrauchskoagulopathie, Erregerwechsel, Resistenzentwicklung des Erregers, zu niedrige Dosierung oder falsche Wahl des Antibiotikums, unzureichende Sanierung des Sepsisherdes.

1.2 Meningitis
1.2.1 Vorbemerkungen
Trotz unterschiedlicher Ätiologie und klinischem Verlauf sind den Meningitiden klinische und labordiagnostische Charakteristika gemeinsam, die in Tabelle 1 zusammengefaßt sind. Häufigste *bakterielle* Erreger sind Meningokokken (ca. 40−50%) und Pneumokokken (ca. 40%). *Virusmeningitiden* werden in Mitteleuropa am häufigsten durch Enteroviren (Coxsackie- und ECHO-Viren) und Paramyxoviren (Mumpsviren) hervorgerufen.

1.2.2 Erreger, Klinik und differentialdiagnostische Hinweise (s. Tab. 1)
Diagnostische Hinweise: Da die Prognose entscheidend von einer schnellen und gezielten antibakteriellen Chemotherapie abhängt, muß die Diagnose vor Behandlungsbeginn so weit und so schnell wie möglich gesichert werden. *Wichtig:* Nicht immer sind klassische Symptome nachweisbar, so kann die Erkrankung bei alten Menschen und chronischen Alkoholikern oligosymptomatisch beginnen.
Liquordiagnostik: Liquordruckmessung, Beurteilung von Farbe und Transparenz des Liquors. Nach Zentrifugieren Ausstrich und Gramfärbung. Bei niedriger Zellzahl (weniger als 3000/3) auch Ziehl-Neelsen-Färbung. Weitere Laboruntersuchungen s. Tabelle 1. Wichtig für die differentialdiagnostische Beurteilung des Liquorzuckers ist die gleichzeitige Bestimmung des Blutzuckers (diagnostisch: < 60% der Serumglukose). Weiterhin *Liquorkultur* (Liquor in angewärmtes Nährmedium geben, z. B. Mikrognost-Blutkulturflasche; *cave:* nicht geeignet bei Verdacht auf Haemophilus-Meningitis). Kulturen auf Pilze und Mykobakterien empfehlenswert. Bei Verdacht auf Virusmeningitis (seröser Liquor, gering erhöhte Zellzahl < $3000/3/mm^2$) *virologische* Diagnostik (spezielle Liquor- und Stuhlkulturen, KBR auf Viren im Serum, 2 Proben im Abstand von 10 Tagen).
Zusätzliche Diagnostik: Mindestens 2 Blutkulturen, HNO-ärztliches, ophthalmologisches (Stauungspapille?) und neurologisches Konsil, Röntgen-Thorax (Bronchiektasen, Pneumonie?), evtl. Computertomographie (Hinweise auf intrakranielle Drucksteigerung?).

1.2.3 Therapeutische Prinzipien
a) *Schneller Beginn* der antibakteriellen Chemotherapie, d. h. innerhalb von 1−2 Stunden nach Diagnosestellung (klinischer Verdacht genügt!), da die Letalität bis zu 50% betragen kann. Daher bei akutem Krankheitsverlauf und Bewußtseinsstörung Antibiotikum i. v. noch vor Transport in die Klinik verabreichen. Kann die Differentialdiagnose nicht sofort geklärt werden, so sollte die Behandlung ohne Aufschub mit Penicillin G (10 Mio. E i.v.) eingeleitet werden, da die häufigsten Erreger beim Erwachsenen, nämlich Meningokokken und Pneumokokken (in 90% der Fälle), sensibel sind.

Tabelle 1: Erreger, Klinik und Differentialdiagnose verschiedener Meningitisformen

	Erreger	Symptome	Allg. Diagnostik	Liquor						
				Aussehen	Zellz.	Leuko.	Druck	Prot.	Gluk. Cl	Laktat
Bakterielle Meningitis	Meningokokken Pneumokokken H. influenzae Streptokokken Staphylokokken E. coli Ps. aeruginosa Proteus Listeria u. a.	akuter Beginn, Fieber, Kopfschmerzen, Erbrechen, Verwirrtheit, Koma, Krämpfe, Nackensteifigkeit, Kernig-, Brudzinski-Zeichen pos., Petechien	Diff. BB, BSG, CRP, Blutkultur, aerob u. anaerob, Nasen- u. Rachenabstrich, Herdsuche, Röntgen-Thorax, Augenhintergrundspiegelung, Liquorkultur	trübe	↑↑	Granulozytose	↑	↑	↓ norm.	↑
Tuberkulöse Meningitis	Mycobacterium tuberculosis	allmählicher Beginn. Übrige Symptome wie oben	s. o. zusätzlich Hauttest	„Sonnenstäubchen", „Spinnengewebsgerinnsel"	↑	überwiegend Lymphozytose	↑	↑	↓ →	→
Virusmeningitis	Echoviren Coxsackie A u. B Mumpsvirus Poliovirus Herpes-simplex-Virus Choriomeningitisvirus u. a.	meist akuter Beginn. Hinweise durch Grunderkrankung wie Parotitis, Lähmung (Polio) etc.	s. o. zusätzlich Virusnachweis (Zellkultur) in Stuhl, Rachenspülwasser und Liquor, Antikörpertiteranstieg, KBR	klar	↑	wie b)	↑	norm. bis ↑	norm. norm.	→
Listerienmeningitis Pilzmeningitis	} Diagnostik und Therapie s. Spezialkapitel									

b) *Antibiotika* ausreichend *hoch* und *lange* parenteral dosieren, da durch den Heilungsprozeß die anfangs entzündlich veränderte und durchlässige Blut-Liquorschranke wieder schwerer passierbar wird. In dieser Phase kann eine höhere Dosierung notwendig werden, ggf. muß auf das gut liquorgängige Chloramphenicol übergegangen werden (Höchstdosis und Nebenwirkung s. Kap. 5, 3.7). Die *Therapiedauer* ist abhängig vom Erreger: Bei Meningo- und Pneumokokken minimal 10–14 Tage, bei Staphylokokken und bei gramnegativen Erregern minimal 3 Wochen; klinischen Verlauf und Liquorbefund beachten (s. u.)!

c) *Intrathekale Antibiotikagabe:* Nur bei verspätetem Behandlungsbeginn und bei sehr schweren Verläufen von Meningitis durch gramnegative Keime (E. coli, Pseudomonas aeruginosa, Klebsiellen) s. ds. Kap., 1.2.5.1c.

d) Wegen der häufigen Meningitisentstehung durch hämatogene, otogene oder rhinogene Infektion *Fokussuche* (Pneumonie, Bronchiektasen, Osteomyelitis, Nasennebenhöhlenprozesse, Otitis media) und allgemeine, z. B. chirurgische Behandlung.

e) *Intensivpflege* und *-überwachung,* evtl. notwendige Senkung des intrakraniellen Druckes (s. Kap. 2) und *symptomatische Therapie* (s. u.).

f) *Therapieüberwachung:* Der Wert wiederholter Lumbalpunktionen während der Therapie zur Erfolgskontrolle ist umstritten, besonders bei kontinuierlicher klinischer Besserung. Zeichen der Besserung sind Rückgang des Meningismus, Entfieberung und Aufhellung des Sensoriums, Normalisierung des Blutbildes und CRP-Rückgang. Eine Liquoruntersuchung bei Therapieende ist bei Meningokokkeninfektionen in unkomplizierten Fällen nicht erforderlich.

g) Bei *ausbleibendem Erfolg der Antibiotikabehandlung* überprüfen, ob
   – das Antibiotikum unterdosiert wurde
   – bei nachgewiesenem oder vermutetem Keim das Antibiotikum nicht richtig ausgewählt wurde
   – ein Streuherd weiterbesteht (otogen, rhinogen, Hirnabszeß etc.)
   – ein Rezidiv durch Infektionswandel oder frühzeitige Beendigung der antibiotischen Therapie eingetreten ist.

h) Während und nach der Behandlung *neurologische Kontrollen,* insbesondere im Hinblick auf Früherkennung von Hirnabszeß, Ventrikel- und Subarachnoidalempyem, Hydrocephalus internus, geistige oder psychische Defektheilung. Frühzeitig Rehabilitationsmaßnahmen einleiten.

i) *Rezidivprophylaxe:* Nach Entfieberung die wirksamen Antibiotika noch mindestens für weitere 8–14 Tage geben. Da bei Rückgang der meningealen Entzündung die Permeationsfähigkeit der Antibiotika abnimmt, muß höher dosiert werden oder das gut liquorgängige Chloramphenicol (1,5–3 g/Tag p. o.) eingesetzt werden (s. Kap. 5, 3.7).

j) *Meningokokkenimpfung:* Noch nicht generell verfügbar.

1.2.4 Allgemeine Maßnahmen

Intensivüberwachung und -therapie (s. a. Kap. 2):

a) *Isolierung* nur bei Meningokokken-Meningitis in den ersten 24 Stunden. *Prophylaxe für Kontaktpersonen* s. ds. Kap., 1.2.5.1. Neuerdings wird die Prophylaxe auch bei H.-influenzae-Meningitis empfohlen, wenn der Ersterkrankte 5 Jahre und jünger ist. Das Prophylaxe-Behandlungsschema soll auch beim Ersterkrankten durchgeführt werden, da die Therapie möglicherweise nicht den Carrier-Status beseitigt.

b) *Kontrolle der vitalen Parameter* Puls, Blutdruck, Temperatur, Atmung, Urinausscheidung. Beim komatösen Patienten Intubation, evtl. künstliche Beatmung (s. Kap. 11).

c) *Prophylaxe von zerebralen Krampfanfällen* mit Diphenylhydantoin (Phenhydan®). *Therapie des akuten Krampfanfalles* s. Kap. 2.

d) Besteht der Verdacht auf einen penicillininduzierten Krampfanfall durch hohe Dosierung, so muß neben der symptomatischen Behandlung die Penicillindosis reduziert werden, ggf. Übergang auf Chloramphenicol.

e) Besonders sorgfältige Überwachung des *Wasser-* und *Elektrolythaushaltes* und des *Säure-Basenhaushaltes* (s. Kap. 8 und 9).

Bei anhaltender Tachykardie:

a) Der Wert der Gabe von *Dexamethason* (0,15 mg/kg KG, alle 6 h für 4 Tage) ist bisher nur in der Pädiatrie belegt (N. Engl. J. Med. 19 [1988] 964−971)

b) *Digitalisierung,* evtl. Gabe von *β-Rezeptorenblockern* unter Beachtung der Kontraindikation (s. Kap. 11).

c) Streßulkusprophylaxe mit *Antazida,* Sucralfat bzw. H_2-Rezeptorenblocker (erhöhte Pneumoniegefahr) (s. ds. Kap., 1.1.4.2e, und Kap. 12).

d) *Hyperthermiebehandlung* s. Kap. 1, 1.

1.2.5 Spezielle Therapie

(Namen der Handelspräparate s. Kap. 5, 3)

1.2.5.1 Bakterielle Meningitiden

a) *Meningokokken-, Pneumokokken- und Streptokokken-Meningitis:*
Mittel der Wahl ist *Penicillin G* in der Dosierung von 15−20 Mio. IE/Tag i. v. als Kurzinfusionen auf 6−8stündige Intervalle verteilt, bis zur klinischen Besserung für 10−14 Tage. In Spanien ist eine hohe Rate von penicillinresistenten Pneumokokken bekannt (in der Anamnese beachten!).
Alternativpräparate: Chloramphenicol 2−3 g/Tag i. v., später oral. Anwendung nur bei Penicillin-Allergie. Geeignet sind auch Cefotaxim bzw. Ceftriaxon.
Prophylaxe für Kontaktpersonen: Medikamentös: indiziert nur bei epidemischem Auftreten von Meningokokken-Meningitis bei engem persönlichen Kontakt oder Unterbringung in Heimen (z.B. Kasernen). Geeignet sind

Rifampicin (Rifampicin® 150, Rifa® 300, Dosierung: 600 mg alle 12 h für 2 Tage) oder Ciprofloxacin (Ciprobay® 500 mg alle 12 h für 2 Tage).
Schutzimpfung: Bisher konnten nur wirksame Meningokokken-Polysaccharid-Vakzine der Gruppen A und C entwickelt werden, die jedoch in Deutschland noch nicht zur Verfügung stehen. Impfung wird gelegentlich bei Reisen in die Länder des Meningitis-Gürtels (vor allem Afrika) von den Regierungen verlangt. In der Entwicklung ist auch ein Impfstoff gegen H. influenzae.
Meningokokken-Sepsis (Waterhouse-Friderichsen-Syndrom): Neben hohen Dosen von Penicillin G (bis 40 Mio. IE i. v., auf 6stündige Intervalle verteilt) wird nach allgemeinen Prinzipien der Sepsisbehandlung vorgegangen (s. ds. Kap., 1.1.4). Die bei diesem schweren Krankheitsbild auftretende Verbrauchskoagulopathie muß sofort, wenn möglich prophylaktisch behandelt werden (s. Kap. 7).

b) *Haemophilus-influenzae-Meningitis:* Selten primär beim Erwachsenen (nur ca. 1% der Meningitiden), daher muß nach einem extrameningealen Fokus gesucht werden. Mittel der Wahl ist *Cefotaxim*, 6−8 g/Tag i. v.

c) *Weitere Meningitiden durch gramnegative Keime* (Erreger s. Tab. 1):
Die differentialdiagnostische Abgrenzung von anderen bakteriellen Meningitiden kann nur durch den Nachweis von gramnegativen Keimen im Liquorausstrich (Gramfärbung) und in Kultur getroffen werden.
Das breiteste Wirkungsspektrum wird durch die Kombination von Mezlocillin, Piperacillin, einem Cephalosporin der 3. Generation, oder Ampicillin in der zulässigen Höchstdosis mit Gentamicin gewährleistet. *Gentamicin:* Je nach Grad der Nierenfunktion bis zu 5 mg/kg/Tag i. m. Aufteilung dieser Gesamtdosis auf 6−8stündige Intervalle. Dosierung von *Mezlocillin* oder *Ampicillin:* 5 g alle 6 h i. v. bei normaler Nierenfunktion. Dosierung von *Cefotaxim* bzw. *Lamoxactam:* s. o.
Bei *Pseudomonas-aeruginosa-Meningitis* (nach diagnostischen oder operativen Eingriffen) Kombination von Azlocillin (15−20 g/Tag bzw. Piperacillin und Tobramycin.
Bei Penicillinallergie alternativ *Cefsulodin* oder Imipenem oder Ceftazidim.
Zusätzliche intrathekale Applikation von 4 mg Gentamicin alle 18 h als Einzeldosis. Besonders geeignet ist hierfür lyophilisiertes Gentamicin, z. B. Refobacin® L.
Tritt unter dieser Kombination keine rasche Besserung des klinischen Bildes nach etwa 2−3 Tagen ein, überwechseln auf *Chloramphenicol* in höchster Dosierung: 3−4 g/Tag i. v.

d) *Staphylokokken-Meningitis:* Tritt selten primär auf, häufiger als Komplikation von Staphylokokkenprozessen im Kopfbereich (Sinusitis, Otitis, Furunkel, Abszesse mit hämatogener Streuung oder nach neurochirurgischen Eingriffen oder unfallbedingten Schädel-Hirntraumen).

Mittel der Wahl sind Penicillinase-feste *Isoxazolylpenicilline*, z. B. Oxacillin oder Flucloxacillin, 10–20 g/Tag i. v. Ergibt die Kultur, daß es sich um penicillinsensible Staphylokokken handelt, sollte sofort auf Penicillin G übergegangen werden. Dosierung wie unter a).
Bei Penicillinallergie *Cefuroxim* 4–6 g/Tag i. v. oder Fosfomycin + Rifampicin (s. Kap. 5).
e) *Listeria-Meningitis:* s. ds. Kap., 1.6.

1.2.5.2 Virusmeningitis
Da bisher noch keine spezifische Behandlung möglich ist, beschränkt sich die Therapie auf allgemeine symptomatische und unterstützende Maßnahmen (s. ds. Kap., 1.2.4).

1.2.5.3 Meningitis tuberculosa (s. Kap. 6, 5.2.5)

1.2.5.4 Pilzmeningitis (s. ds. Kap., 4)

1.3 Lues (Syphilis)
1.3.1 Ätiopathogenese
Erreger: Treponema pallidum. *Infektionsmodus und Immunitätslage:* Der Erreger gelangt durch kleine Haut- und Schleimhautläsionen in den Organismus. Übertragung fast ausschließlich durch den Geschlechtskontakt. Feten werden diaplazentar infiziert. Inkubationszeit: 3–6 Wochen. Eine Immunität besteht nach Ausheilung der Erkrankung nicht.

1.3.2 Klinik
Leitsymptome und -befunde: Der Primäraffekt findet sich im genitalen, oralen oder analen Bereich. Im Sekundärstadium makulopapulöses Exanthem, Iritis, Alopezie, Meningoenzephalitis. Im Tertiärstadium können sich Gummen, Mesaortitis, evtl. zerebrale Paralyse und Tabes dorsalis entwickeln. Sowohl das Primär- als auch das Sekundärstadium ist infektiös.
Diagnostische Hinweise: Neben der klinischen Symptomatik spielt die serologische Diagnostik eine große Rolle. Ab der 4.–6. Woche nach Infektion werden die Seroreaktionen positiv. *Suchreaktionen:* Ein spezifischer Test ist der Treponema-pallidum-Hämagglutinations(TPHA)-Test, der als Lues-Suchreaktion eingesetzt wird. Weitere wichtige Reaktionen sind der Kardiolipintest, der Kardiolipinmikroflockentest (VDRL), der Nelson-Test (Treponema-pallidum-Immobilisation = TPI-Test) und der FTA(fluorescent treponemal antibody)-Absorptionstest, der zur Diagnose der Primärlues besonders geeignet ist, da er bereits in der 1. Woche positiv ausfallen kann. Der aufwendige Nachweis erregerspezifischer IgM-Antikörper (FTA-Abs-Test) zeigt die Persistenz des Erregers und damit die Behandlungsbedürftigkeit an (z. B. Lues connata, Syphilisnachweis in der Schwangerschaft, fraglich ausreichend behandelte Fälle, Neurolues). Der direkte mikroskopische Nachweis der Erreger kann im *Dunkelfeld* geführt werden.
Liquoruntersuchungen: Zellzahl (wichtigster Hinweis auf die Aktivität), Gesamteiweiß und Serologie (die jahrelang nach der Ausheilung noch positiv bleiben kann).

1.3.3 Therapie

Der Erkrankte muß vom Arzt über sein Leiden, die Ansteckungsfähigkeit und die Notwendigkeit der sexuellen Karenz bis zum Abschluß der Therapie aufgeklärt werden. Der Arzt ist nach dem Gesetz verpflichtet, ein Stammblatt anzulegen und dem Patienten ein Merk- und später Entlassungsblatt mitzugeben. Weiterhin muß er mit den ihm zur Verfügung stehenden Mitteln versuchen, die Ansteckungsquelle und spätere Kontaktpersonen zu ermitteln. Es besteht eine Meldepflicht (Chiffre) an das Gesundheitsamt. *Nachkontrollen:* Die serologischen Reaktionen müssen bei Behandlungsbeginn, während des ersten Jahres vierteljährlich, während des zweiten Jahres halbjährlich, dann jährlich bis zu 5 Jahren kontrolliert werden.

1.3.3.1 Pharmakotherapie

(Handelsnamen der Antibiotika s. Kap. 5, 3)

Mittel der Wahl ist *Penicillin G.* Bereits eine Penicillinkonzentration von 0,0025 IE/ml Blut hat in vitro einen bakteriziden Effekt auf die Treponemen. Wegen der langen Generationszeit von 30–33 Stunden ist eine langdauernde therapeutische Penicillinämie notwendig.

Behandlung der Frühsyphilis (Primär- und Sekundärlues)
Benzathin-Penicillin, 1,2–1,5 Mio. IE beidseits intragluteal, erfüllt die oben genannten Anforderungen bezüglich des therapeutischen Blutspiegels und ist daher heute international das Medikament der Wahl (z. B. Tardocillin® 1200). Bei der Verwendung von Procain-Penicillin G: 1,2 Mio. IE/Tag für 2 Wochen i.m.; Clemizol-Penicillin: 1 Mio. IE/Tag i.m. für 8–15 Tage.
Alternativpräparate bei Penicillinallergie: Erythromycin: 500 mg alle 6 h oral für 2–4 Wochen. *Tetracycline:* 500 mg alle 12, evtl. 6 h oral für 2–4 Wochen (Gesamtdosis 20–30 g). Doxycyclin (Vibramycin®) oder Minocyclin (Klinomycin®) 100 mg für 2–4 Wochen oral. Geeignet ist auch Cefuroxim (Zinacef®) in der Dosierung von 1 g i.m. alle 12 h für 2 Wochen.
Bei der so behandelten Primärlues werden die Seroreaktionen (FTA, TPI) nach 6–9 Monaten negativ. Bei noch positiver Reaktion erneute Behandlung mit Penicillin G, 1 Mio. IE/Tag i.m. für 6 Tage. Vorher Liquorpunktion! Sind die Reaktionen im Liquor positiv, Gesamtdosis auf 9–15 Mio. IE i.m. erhöhen.
Bei der behandelten Sekundärlues werden die Reaktionen nach einem Jahr in 98% negativ. Bei noch positivem Befund: Liquorpunktion und Wiederholung des Therapieschemas.

Behandlung der Spätsyphilis (Tertiärlues und Neurolues)
Auch hier gilt die Forderung nach einem treponemoziden Spiegel von 0,03 IE/ml Blut für mindestens 2–3 Wochen (s.o.) Ein *mittellang wirksames Penicil-*

lin G (z. B. Clemizol-Penicillin), 1 Mio. IE i.m./Tag für 10–24 Tage. *Alternativpräparate:* Erythromycin: 2 g/Tag oral für 30 Tage. Tetracycline: 1 g/Tag oral alle 8 h für 20 Tage.
Liquorkontrollen bei behandelter Neurolues im 1. Jahr alle 3 Monate, im 2.–5. Jahr alle 6 Monate.

1.3.3.2 Lues und Schwangerschaft
Bei der Erstinfektion Behandlung, wie für die Frühsyphilis angegeben. Hat eine Schwangere früher eine Lues durchgemacht, sollte nach demselben Schema im 4. Monat eine prophylaktische Therapie durchgeführt werden. Bei negativem TPI- oder FTA-Absorptionstest ist diese Vorsichtsmaßnahme nicht nötig. Neugeborenes klinisch und serologisch untersuchen! Bei Penicillinallergie Cefuroxim (vorher Kreuzallergie ausschließen).

1.3.3.3 Lues und HIV-Infektion
Bei einer HIV-Infektion spricht die Lues auf die Therapie schlecht an. Daher ist eine höhere Penicillin-Dosierung (2×10 Mio. IE/Tag) für eine längere Periode (3–4 Wochen) erforderlich.

1.3.3.4 Jarisch-Herxheimersche Reaktion
Sie tritt bei der Therapie der Frühsyphilis in 60–90% der Fälle auf. Hauptsymptome sind Fieber, Schüttelfrost und Abgeschlagenheit. Bei der Neurolues werden sie seltener gesehen. Die Reaktion wird auf einen plötzlichen Anfall von Treponemenzerfallsprodukten zurückgeführt. Eine besondere Behandlung ist meistens nicht erforderlich, die Penicillintherapie kann meist fortgesetzt werden. Allerdings ist bei der Spätsyphilis Vorsicht geboten. Zur Prophylaxe können Glukokortikoide bei Therapiebeginn i. m. oder i. v. gegeben werden (z. B. 40–80 mg Solu-Decortin®-H, Ultracorten® H, Urbason® solubile u. a. für 1–3 Tage).

1.4 Gonorrhö
1.4.1 Ätiopathogenese
Erreger: Neisseria gonorrhoeae (Gonococcus). *Infektionsmodus und Immunitätslage:* Die Ansteckung erfolgt beim Erwachsenen fast ausschließlich durch den Geschlechtsverkehr. Inkubationszeit 2–10 Tage. Immunität wird durch eine durchgemachte Infektion nicht erworben.

1.4.2 Klinik
Leitsymptome und -befunde: Beim Mann entwickelt sich meist 2–5 Tage nach der Infektion eine Urethritis mit Dysurie und schleimig-eitrigem Ausfluß. Bei Übergreifen auf die hinteren Abschnitte der Urethra und weiterer Aszension kann Fieber mit allgemeinem Krankheitsgefühl auftreten. Schwere und seltene Komplikationen sind die

Gonokokken-Arthritis (s. Infektarthritis, Kap. 20) und die Gonokokken-Endokarditis. Bei der Frau sind die Symptome oft weniger ausgeprägt und können als vorübergehende Zystitis oder Kolpitis fehlgedeutet werden. Daher ist die Gefahr der Aszension (Endometritis, Salpingitis) mit schweren Allgemeinsymptomen (hohes Fieber, heftige Oberbauchschmerzen und peritonitische Erscheinungen) und der Ausbildung von Spätkomplikationen (Menstruationsstörungen, Sterilität) besonders groß.
Diagnostische Hinweise: Abstrich von der Urethra, bei Frauen zusätzlich von der Zervix, Ausstrich und *Färbung* nach Gram oder mit Methylenblau (Nachweis von gramnegativen Diplokokken in den Leukozyten). Rascher Nachweis von Gonokokken-Antigen im Urogenitalsekret durch einen Festphasen-Enzym-Immunoassay (Gonozym CM). *Beweisend ist der kulturelle Nachweis.* Differentialdiagnostisch kommen Urethritiden anderer Genese, Trichomonaden-Infektionen und andere Ursachen für Kolpitis und Prostatitis in Frage, oft folgt eine Postgonokokken-Urethritis durch Chlamydien.

1.4.3 Therapie

Die Verschleierung frühsyphilitischer Symptome bei gleichzeitig erworbener Lues durch unzureichende Antibiotikadosen ist unbedingt zu vermeiden. Die *Luesserologie* muß daher nach 6−12 Wochen kontrolliert werden (TPHA- bzw. FTA-Abs-Test). Entscheidend für den Therapieerfolg ist weiterhin die gleichzeitige *Partnerbehandlung*. Die komplizierte, aszendierte Gonorrhö sollte fachurologisch und fachgynäkologisch nachbeobachtet werden.

1.4.3.1 Pharmakotherapie
(Namen der Handelspräparate s. Kap. 5, 3)

Mittel der Wahl ist *Penicillin G*. Aufgrund der kurzen Generationszeit der Gonokokken von ca. 15 Minuten ist es möglich, durch einen hohen Spiegel kurzwirksamer Penicilline eine Heilung zu erzielen. Entscheidend für den Therapieerfolg ist ein hoher Penicillin-Blutspiegel über mindestens 48 h. Benzathin-Penicilline sind wegen der zu niedrigen Blutspiegel bei der Gonorrhötherapie nicht ausreichend. Ebenso wie bei der Lues ist die Verwendung von Oralpenicillin nicht ratsam (Unsicherheit der exakten Einnahme).
Dosierung: Männer 4 Mio. IE Penicillin G (z.B. Hydracillin® forte) an zwei aufeinanderfolgenden Tagen i.m. *Frauen* 4 Mio. IE dieses Penicillins i.m. an drei aufeinanderfolgenden Tagen. Die Notwendigkeit einer höheren Dosierung bei der Frau wird allerdings von einigen Autoren bezweifelt. Zur Erzeugung höherer Blutspiegel kann gleichzeitig 1 g Probenecid (Benemid®) oral gegeben werden.
Alternativpräparate bei Penicillinallergie oder Resistenz der Erreger („Therapieversager"): *Erythromycin:* Initialdosis 2 g oral, dann 500 mg alle 6 h für 5−7 Tage. *Tetracyclin:* Initialdosis 1,5 g oral, dann 500 mg alle 6 h oder Doxycyclin bzw. Minocyclin 100 mg p.o. morgens und abends für 5−7 Tage. Diese Therapie ist auch bei gleichzeitiger Infektion mit Chlamydia trachomatis oder Mykoplasmen wirksam.

„Minuten- oder Einzeitbehandlung" bei akuten unkomplizierten Fällen: Penicillin G 4 Mio. IE (je 2 Mio. IE in jede Glutealseite) i.m. plus 2 g Probenecid p.o. Als orale Therapie ist 3 g Amoxycillin (Amoxypen®, Clamoxyl®) plus 1 g Probenecid gut wirksam. Spectinomycin (Stanilo®, Trobicin®): 2 g bei Männern, 4 g bei Frauen als einmalige i.m. Injektion. Heilungsquote 95–100%. Besonders geeignet zur Behandlung unzuverlässiger Patienten und bei der (seltenen) *Infektion mit resistenten, Penicillinase-bildenden Gonokokken,* wobei dann auch beim Mann 4 g i.m. gegeben werden sollten. Kontraindikation: Schwangerschaft.

Bei Penicillinresistenz sind auch β-Laktamase-stabile Cephalosporine wie Cefotaxim (Claforan®) 1 g bzw. Cefoxitin (Mefoxitin®) 2 g einmal i.m. wirksam. Ebenfalls gut wirksam sind 4-Chinolone, z.B. Ciprofloxacin (Ciprobay®) 250 mg, Ofloxacin (Tarivid®) 200 mg oder Norfloxacin (Barazan®) 800 mg.

1.4.3.2 Erfolgskontrolle

Erste klinische Kontrolle (Ausstrich und Kultur) nach 2–4 Tagen. Zweite Kontrolle beim Mann nach 10 Tagen, bei der Frau nach der nächsten Menstruation. Kontrollabstrich empfehlenswert. Bei noch positivem Befund Wiederholung der Behandlung, evtl. mit einem anderen Präparat. Differentialdiagnostisch ist bei immer noch positivem Befund die Reinfektion (Partnerbehandlung!) von den echten „Therapieversagern" zu trennen.

1.4.3.3 Therapie der komplizierten (aszendierten) Gonorrhö

(Prostatitis, Endometritis, Salpingitis etc.)

Penicillin G 2–20 Mio. IE i.m. bzw. bei höherer Dosierung i.v. auf 2 Einzeldosen verteilt (bzw. auf 4 bei i.v. Gabe) für 5–8 Tage.

1.4.3.4 Therapie disseminierter Gonokokken-Infektionen

(Sepsis, Endokarditis, Arthritis)

2,4–10 Mio. IE Penicillin G alle 6 h i.v. als Kurzinfusion für 2–3 Wochen, mindestens jedoch noch 3 Tage nach Entfieberung (s. ds. Kap., 1.1.4). Bei Penicillinallergie Erythromycin 500 mg i.v. alle 6 h bzw. Cefotaxim 2 g alle 8 h i.v. für 10 Tage.

1.5 Leptospirosen
1.5.1 Ätiopathogenese

Erreger: Verschiedene Leptospirenarten. Am häufigsten Leptospira icterohaemorrhagica, L. canicola und L. pomona. *Infektionsweg:* Erregerreservoir sind Tiere (Ratte, Maus, Hund, Schwein, Rind). Meist indirekte Übertragung durch Kontakt mit Gegenständen, die durch Leptospiren verunreinigt sind, oder mit kontaminiertem Wasser (stehende Gewässer), besonders durch tierischen Urin. Inkubationszeit 2–26 Tage, im Mittel 10 Tage.

1.5.2 Klinik

Leitsymptome und -befunde: Akut auftretendes hohes Fieber, Schüttelfrost, Kopfschmerzen, Übelkeit Erbrechen, Diarrhö, Glieder- und Muskelschmerzen, besonders in den Waden. In 80–90% der Fälle Konjunktivitis. In etwa 50% entwickelt sich ein Ikterus, vor allem bei Infektion mit L. icterohaemorrhagica (Morbus Weil). Bei schweren Verlaufsformen können Myokarditis, Meningitis, Hepatitis, Nephritis und Hämorrhagien auftreten.
Diagnostische Hinweise: Neben den laborchemischen Zeichen der Leber- und Nierenbeteiligung kann die Diagnose durch den Erregernachweis im Blut (Dunkelfeld) während der ersten 10 Tage in der Kultur, im Tierversuch und später im Urin geführt werden. Leukozytose bis $50000/mm^3$ mit überwiegend Segmentkernigen in Differentialblutbild. Bei Nierenbeteiligung Proteinurie, Hämaturie, Azotämie. Serologischer Nachweis: Antikörpernachweis (Titeranstieg der Agglutinations-, Lysis- und Komplementbindungsreaktionen), Immunfluoreszenz.

1.5.3 Therapie
1.5.3.1 Allgemeine Maßnahmen
Bettruhe, regelmäßige Kontrolle von Blutbild, Leber- und Nierenfunktionsparametern. Kontrolle der Urinausscheidung, bei beginnendem Nierenversagen Hämodialyse (s. Kap. 14), intensivmedizinische Überwachung (s. Kap. 2).

1.5.3.2 Pharmakotherapie
(Namen der Handelspräparate s. Kap. 5, 3)
Der Wert der Antibiotikagabe bei den Leptospirosen, insbesondere bei den schweren Verlaufsformen, ist noch umstritten. Die Therapie muß am 1. oder 2. Erkrankungstag begonnen werden, wenn ein Erfolg erhofft werden soll. Nach dem 4. Krankheitstag kann der eigengesetzliche Ablauf der Krankheit meist nicht mehr beeinflußt werden.
Penicillin G: 1 Mio. IE eines mittellang wirkenden Penicillins i.m. täglich für mindestens 7 Tage. Bei Verdacht auf Morbus Weil oder bei schwerem Verlauf 5–10 Mio. IE als Kurzinfusion alle 8 h. Empfohlen werden auch *Tetracycline,* z.B. Doxycyclin: 200 mg am 1. Tag i.v., dann 100 mg/Tag, nach Besserung p.o. *Alternativpräparate* bei Penicillinallergie sind *Chloramphenicol* und *Erythromycin.*
Bei septischer Verlaufsform *Glukokortikoide:* s. ds. Kap., 1.1.4.2.
Bei den ersten Anzeichen einer *Herxheimerschen Reaktion* sofort Gabe von Glukokortikoiden (s. ds. Kap., 1.3.3.3).

1.6 Listeriose
1.6.1 Ätiopathogenese
Erreger: Listeria monocytogenes. *Infektionsmodus:* Ansteckung vor allem durch Kontakt mit erkrankten Tieren oder durch Genuß von infiziertem Fleisch (Rind, Schaf) oder kontaminierten Milchprodukten bzw. Gemüse. Feten können diaplazentar infiziert werden, wonach es zum Spontanabort oder bei fortgeschrittener Schwangerschaft zur Totgeburt kommen kann. Abwehrschwäche, Schwangerschaft und Steroidmedikation erhöhen die Infektionsanfälligkeit.

1.6.2 Klinik

Leitsymptome und -befunde: Das Krankheitsbild verläuft meist uncharakteristisch, so daß es häufig als „grippaler Infekt" fehlgedeutet wird. Bei schwerem, u. U. septischem Verlauf können Lymphknotenvergrößerungen, Meningitis, Pneumonie, Empyem und typhusähnliche Symptome auftreten. *Differentialdiagnose:* Influenza, Typhus, infektiöse Mononukleose und bakterielle Meningitiden anderer Genese.
Diagnostische Hinweise: Es gibt keine klinischen Symptome, die für die Listeriose allein pathognomonisch wären. Wichtig daher der kulturelle Erregernachweis im Blut, im Rachenabstrich, im Liquor bei meningitischen Symptomen und im Urin. Serologische Diagnostik: Agglutination und Komplementbindungsreaktion. Titeranstieg ab 2. Woche.

1.6.3 Therapie

(Namen der Handelspräparate s. Kap. 5, 3)

Mittel der Wahl ist Ampicillin. Zur Beseitigung aller Erreger im granulomatösen Gewebe muß sich die Therapie über mindestens 3–4 Wochen erstrecken. Dosierung: 2 g alle 6–8 h i.v. für 3–4 Wochen. Bei septischer Verlaufsform und Meningitis 5 g alle 6 h als Kurzinfusion (s. ds. Kap., 1.1 bzw. 1.2), evtl. in Kombination mit Gentamicin (Dosierung s. ds. Kap., 1.1 bzw. 1.2). Bei milder Verlaufsform während der Schwangerschaft 3–6 g/Tag i.v., evtl. auch oral für mindestens 2–3 Wochen. Erythromycin, Tetracycline oder Chloramphenicol nur bei Penicillinallergie indiziert.

1.7 Brucellosen
1.7.1 Ätiopathogenese

Erreger: Brucella abortus (Erreger des Morbus Bang), B. suis und B. melitensis. *Infektionsweg und Immunitätslage:* Die Ansteckung erfolgt vor allem durch direkten Kontakt mit erkrankten Tieren oder durch den Genuß von nicht-pasteurisierter erregerhaltiger Milch. Besonders gefährdet sind Bauern, Metzger, Veterinärmediziner etc. Inkubationszeit 6–30 Tage, manchmal sogar Monate. Die Erkrankung hinterläßt nur vorübergehende Immunität.

1.7.2 Klinik

Leitsymptome und -befunde: Häufigstes Symptom ist das wochen- bis evtl. monatelang anhaltende Fieber, das septisch, kontinuierlich oder undulierend (Febris undulans, Morbus Bang) sein kann, mit Schüttelfrost und Nachtschweiß. Charakteristisch ist weiterhin der meist schleichende Beginn und Verlauf mit leichter Ermüdbarkeit, Gliederschmerzen, gastrointestinalen Symptomen, Gewichtsabnahme und psychischer Labilität bis Depression. In etwa 50% der Fälle finden sich eine Milzvergrößerung und Lymphknotenschwellungen. Komplikationen sind vor allem destruierende Spondylitis, Meningitis, bakterielle Arthritis und Endokarditis.
Diagnostische Hinweise: Die Leukozytenzahl ist meistens normal oder erniedrigt mit einer Granulozytopenie und einer relativen Lymphozytose bis zu 80%. Der Erregernachweis kann in der bei Fieberanstieg abgenommenen Blutkultur geführt werden, weiterhin im Liquor und Urin. Serologisch: Agglutinations- und Komplementbindungs-

reaktion. *Differentialdiagnose:* Morbus Hodgkin, Tuberkulose, Typhus, infektiöse Mononukleose, Malaria, Psychasthenie.

1.7.3 Therapie
1.7.3.1 Allgemeine Maßnahmen
Wegen der psychischen Instabilität und der leichten körperlichen Ermüdbarkeit der Erkrankten ist eine 2−3wöchige Bettruhe für den Behandlungserfolg wichtig.

1.7.3.2 Pharmakotherapie
(Namen der Handelspräparate s. Kap. 5, 3)
Tetracycline: Doxycyclin 0,2 g/Tag für 3−6 Wochen.
Bei schwerer Verlaufsform Kombination mit *Streptomycin,* 500 mg 12stündlich i. m. oder Rifampicin 900 mg/Tag p. o.
Als Alternativpräparate können *Chloramphenicol* oder *Erythromycin* oder Cotrimoxazol (Bactrim®) verwendet werden, die jedoch weniger wirksam sind.
Unter der Therapie kann die massive Freisetzung von Brucella-Endotoxin besonders am 2. Behandlungstag zu einer *Herxheimer*-ähnlichen *Reaktion* führen. Bei den ersten Anzeichen Glukokortikoidgabe (s. a. ds. Kap., 1.3.3.3): 15 mg Prednison 6stündlich für 2−3 Tage p. o.
Rezidive sind sehr häufig, da die im RES befindlichen Erreger durch die antibakterielle Behandlung nicht eliminiert werden. Auch beim 2. und 3. Rezidiv Tetracyclinbehandlung wie oben erwähnt, da Resistenzentwicklungen bisher nicht beschrieben sind, zusätzlich Rifampicin p. o.

1.8 Dysenterie (Ruhr)
1.8.1 Ätiopathogenese
Erreger: Verschiedene Shigellaarten. Vorkommen tpyischerweise bei schlechten hygienischen Bedingungen; durch Massentourismus erneute Aktualität der Erkrankung; ein besonders schweres Krankheitsbild wird durch Shigella dysenteriae (Shiga-Kruse) verursacht. *Infektionsweg:* Vor allem fäkal-oral durch Kontakt mit Erkrankten bzw. Ausscheidern sowie über kontaminierte Nahrungsmittel. *Inkubationszeit:* 2−7 Tage.

1.8.2 Klinik
Leitsymptome und -befunde: Verschieden schwerer Verlauf; akuter Beginn mit Fieber und heftigen, schmerzhaften Durchfällen (bis zu 30 pro 24 h), die Schleim-, häufig auch Blutbeimengungen und Eiter enthalten. Außerdem Tenesmen, Nausea und Myalgien. Rascher Wasser- und Elektrolytverlust, dadurch arterielle Hypotonie, Adynamie und zunehmende Apathie.
Diagnostische Hinweise: Neben der klinischen Symptomatik Hinweise durch Leukozytose, Hämokonzentration, positive Stuhlkultur und Anstieg des Hämagglutinationstiters. Bei der Rektosigmoidoskopie entzündliche Veränderungen der Schleimhaut nachweisbar, in ausgeprägten Fällen blutende Geschwüre. *Differentialdiagnose:* Enteritiden anderer Genese.

1.8.3 Therapie

a) *Allgemeine Maßnahmen:* Sofortige Isolierung des Erkrankten, Bettruhe, orale bzw. parenterale Flüssigkeitszufuhr von mindestens 3 l/Tag (Bilanzierung s. Kap. 1, 5). Behandlung der Störung des Wasser- und Elektrolythaushaltes (s. Kap. 8), gegebenenfalls Schockbehandlung (s. Kap. 2). Soweit indiziert, Schmerzbekämpfung und leichte Sedierung. Diätetisch zunächst kalorische Flüssigkeiten (Brühe, Tee mit Zucker etc.), später langsam aufbauend leichte Kost (Haferschleim, Zwieback, Brei etc.)

b) *Symptomatische Behandlung der Enteritis:* s. Kap. 12.

c) *Spezifische Therapie* (Namen der Handelspräparate s. Kap. 5, 3): Vor Behandlungsbeginn Stuhlkultur und Antibiogramm veranlassen.

Mittel der Wahl ist *Co-trimoxazol* (Bactrim®) 2 Tbl. alle 12 h für 5 Tage. Schwer resorbierbare *Sulfonamide* und nur lokal wirksame Antibiotika sollten in der akuten Phase wegen fehlender Gewebskonzentration nicht verwendet werden. Bei Sulfonamidallergie alternativ:

Ampicillin: 2 g alle 6–8 h p. o. für 5 Tage.

Amoxycillin sollte wegen seiner unzuverlässigen Wirkung auf Shigellen nicht verwendet werden.

Tetracycline: 0,25–1 g alle 6 h p. o. für 1–2 Wochen.

4-Chinolone: hohe Aktivität. Keine Resistenz bekannt. Nach neueren Hinweisen soll sogar eine einzige Gabe („single shot") ausreichen. Noch zu wenig Erfahrungen.

Cave: zunehmende Ampicillin-, Co-trimoxazol- und Tetracyclin-Resistenz, Ausrichtung der Therapie nach dem Antibiogramm.

Erfolgskontrolle: Die Isolierung darf erst aufgehoben werden, wenn 3 Stuhl- und Urinkulturen im Abstand von 1 Woche negativ sind.

Prophylaxe: Bei Auslandsreisen (z. B. Türkei, Nordafrika, Fernost) sorgfältige individuelle Hygiene. Wirksamer Impfstoff nicht verfügbar.

1.9 Salmonellosen

1.9.1 Ätiopathogenese

Erreger: Salmonella typhi *(Typhus abdominalis),* S. paratyphi A und B *(Paratyphus).* *Infektionsweg:* fäkal-oral. *Inkubationszeit:* Typhus 1–3 Wochen, Paratyphus 1–7 Tage. Erreger der meist harmlosen *Salmonellen-Enteritiden* (bakterielle Lebensmittelvergiftung) sind S. typhimurium, S. enteritidis und viele andere (ca. 1600 Salmonellenspezies werden z. Z. unterschieden). *Infektionsweg:* Kontaminierte Nahrungsmittel (Milch, Eis, Fleischwaren, Wasser etc.). *Inkubationszeit:* Stunden bis wenige Tage.

1.9.2 Klinik

Leitsymptome und -befunde: Typhus abdominalis: Allmählicher Beginn mit Krankheitsgefühl, Kopfschmerzen, Pharyngitis, Husten und Absetzen von „Erbsenbreistühlen", aber auch Obstipation. Allmählicher Fieberanstieg, Milztumor, relative Bradykardie,

Bewußtseinstrübung. Heute seltenere Komplikationen sind Darmperforation mit Peritonitis und Blutung, Bronchopneumonie, Meningitis, Myokarditis, septischer Schock, Dauerausscheidung der Erreger. *Paratyphus A* zeigt eine ähnliche Symptomatologie, verläuft aber milder. *Paratyphus B* beginnt meist akut und hochfieberhaft, aber der Krankheitsverlauf ist im allgebemen kürzer, die Entfieberung setzt früher ein.
Diagnostische Hinweise: Neben der klinischen Symptomatik Leukopenie mit Linksverschiebung, Proteinurie, positive Blutkultur (ab 1. Woche), evtl. Kultur aus Knochenmarkblut (speziell bei antibiotischer Vorbehandlung höhere Erfolgsrate), positive Stuhl- und Urinkulturen, steigender Titer der Gruber-Widal-Reaktion. *Differentialdiagnose:* Brucellosen, Leptospirosen, Tuberkulose und andere schwere, protrahiert verlaufende Infektionskrankheiten.
Salmonellen-Enteritis: Akuter Beginn mit Erbrechen und Diarrhö („Brechdurchfall"), mäßiger Temperaturanstieg, Exsikkose, evtl. Kreislaufkollaps.
Diagnostische Hinweise: s. Kap. 12, 7.
Als *Dauerausscheider* werden Personen verstanden, die Monate nach der klinischen Heilung noch Erreger mit dem Stuhl oder Urin ausscheiden.

1.9.3 Therapie
1.9.3.1 Typhus abdominalis, Paratyphus A, B und C

a) *Allgemeine Maßnahmen:* Strenge Isolierung des Erkrankten, intensive Pflege und Überwachung, im akuten Stadium parenterale Ernährung (s. Kap. 1, 5). Ausgleich der Störungen des Wasser- und Elektrolythaushaltes (s. Kap. 8).

b) *Symptomatische Behandlung der Enteritis:* s. Kap. 12.

c) *Spezielle Maßnahmen* (Namen der Handelspräparate s. Kap. 5, 3): Die Wirksamkeit von *Co-trimoxazol* (Bactrim®) wurde in umfangreichen Studien nachgewiesen. Diese Substanz kann daher Chloramphenicol ersetzen. Dosierung: 2–3 Tbl. 12stündlich p. o. bzw. dosisäquivalent i. v. Blutbild kontrollieren!

Chloramphenicol ist nur bei fehlendem klinischen Erfolg unter Co-trimoxazol und bei bekannter Sulfonamidallergie indiziert. Resistenzen kommen vor. Dosierung: Einschleichende Dosierung ratsam, da häufig Herxheimer-Reaktionen (s. ds. Kap., 1.3.3.3) durch anfallende Bakterientoxine auftreten. Am 1. und 2. Tag $4 \times 0,5$ g, ab 3. Tag 3×1 g bis zur Entfieberung p. o. oder i. v. Danach Behandlung für weitere 10–14 Tage mit 1,5–2 g/Tag fortsetzen. Höchste Gesamtdosis von ca. 24–30 g und Nebenwirkungsrisiko beachten, s. Kap. 5, 3.5, ggf. Übergang auf *Ampicillin* (weniger gut wirksam): 2 g alle 6 h i. v.

4-Chinolone sind hochwirksam und sollten bei Resistenz gegenüber Co-trimoxazol/Chloramphenicol eingesetzt werden.

Glukokortikoide können bei schwerem Verlauf (Schocksymptomatik) indiziert sein: 100–300 mg Prednison/Tag i. v. für 2–3 Tage (s. Kap. 3). Ab der 3. Krankheitswoche ist die Kortikosteroidgabe wegen der erhöhten Ulzerations-, Perforations- und Blutungsgefahr jedoch problematisch!

d) *Rezidivbehandlung:* Wiederholung des Behandlungsschemas, Resistenzentwicklungen scheinen nicht vorzukommen.

e) *Typhusprophylaxe:* Neben allgemeinen hygienischen Vorsichtsmaßnahmen zeitlich begrenzter Schutz durch orale Immunisierung mit Typhoral® L bzw. mit TAB-Impfstoff (Behring) subkutan vor Einreise in ein Endemiegebiet oder bei Ausbruch einer Epidemie. Schützt nicht vor Infektionen mit massiver Erregerzahl, daher Vorsichtsmaßnahmen nicht vernachlässigen!

1.9.3.2 Behandlung der Salmonellen-Enteritis

a) *Unkomplizierte Erkrankungsgefälle* (enteritische Verlaufsform): Klingt ohne weitere Therapie spontan innerhalb einiger Tage ab. Symptomatische Therapie s. Kap. 12, 7. Ausreichende orale Flüssigkeitszufuhr (s. ds. Kap., 1.10.3)! Antibiotika und Chemotherapeutika sind nicht indiziert, da hierdurch der Krankheitsverlauf nicht verkürzt und die Keimausscheidung eher verlängert wird (s. u.).

b) *Septikämische, invasive Verlaufsform* (positive Blutkultur, Organmanifestationen): Co-trimoxazol (Bactrim®) 2–3 Tbl. 12stündlich p. o. bzw. analoge Dosis parenteral, wenn die orale Zufuhr nicht möglich ist. Je nach Antibiogramm oder bei Sulfonamidallergie Ampicillin (5 g 6–8stündlich i. v.), evtl. in Kombination mit einem Aminoglykosid-Antibiotikum, alternativ Ciprofloxacin 500 mg p. o. 12stündlich bzw. 200 mg i. v. bei septischer Verlaufsform (s. ds. Kap., 1.1.4.3). Bei Salmonellen-Meningitis ist die Gabe von Chloramphenicol berechtigt (Dosierung s. ds. Kap., 1.2.5).

1.9.3.3 Behandlung von Salmonellen-Dauerausscheidern

a) *Ausscheidung von Typhus- und Paratyphus-Salmonellen: Amoxycillin* 3×2 g p. o. für 4 Wochen bzw. *Ampicillin:* 4–10 g i. v. auf 6stündige Intervalle verteilt über 10–14 Tage. Zur Erzielung höherer Blutspiegel evtl. zusätzlich 4×0,5 g Probenecid (Benemid®). Falls erforderlich, Gabe von 4×1 g Ampicillin/Tag oral für weitere 8–10 Wochen mit gleichzeitiger Probenecidgabe bzw. 3×1 g Amoxycillin p. o. *Penicillin G:* 10 Mio. IE als Kurzinfusion alle 12 Stunden für 10–14 Tage. Gut wirkt auch *Trimethoprim/Sulfamethoxazol* (Bactrim®) 2×2 Tbl./Tag für 3 Monate.
Neuerdings scheint Ciprofloxacin in einer Dosierung von 500 mg p. o. 12stündlich über 3 Wochen gut wirksam zu sein.
Erfolgskontrolle: Nach Absetzen der Antibiotika müssen 3 aufeinanderfolgende Stuhlkulturen negativ sein.
Die *Cholezystektomie* kann – zusammen mit der Antibiotikatherapie – zur vollständigen Ausheilung indiziert sein, wenn mehrere Behandlungsversuche erfolglos geblieben sind und eine chronische Gallenblasenerkrankung (Cholezystitis, Cholelithiasis) besteht.

b) *Ausscheidung von Enteritis-Salmonellen:* Die Dauerausscheidung ist bei der Salmonellen-Enteritis selten (in ca. 1%). Die Erreger verschwinden in diesen Fällen spontan innerhalb von 4 Wochen bis 12 Monaten aus dem

Darm. Nach vorläufigen Ergebnissen scheint der Sanierungsversuch mit Laktulose (Bifiteral®), 3 × 1–2 Eßl./Tag bis zum Negativ-Werden der Stuhlproben, erfolgversprechend.
Selten kommt die Gallenblase als Ausscheidungsherd in Betracht. In diesen Fällen kann das unter a) genannte Vorgehen indiziert sein.

1.10 Cholera
1.10.1 Ätiopathogenese
Erreger: Klassischer Erreger ist Vibrio cholerae, jedoch in neuerer Zeit auch Zunahmen von Vibrio-El-Tor-Pandemien, *Infektionsweg* fäkal-oral, *Inkubationszeit* 1–5 Tage.

1.10.2 Klinik
Leitsymptome und -befunde: Durch Toxine bedingtes, schlagartiges Einsetzen häufiger, flüssigkeitsreicher Stuhlentleerungen („Reiswasserstühle"), Erbrechen ohne vorausgehende Übelkeit, rasche Entwicklung von Exsikkose, Azidose, Untertemperatur, Muskelkrämpfen, akutem Nierenversagen und Schock.
Diagnostische Hinweise: Neben der eindrucksvollen klinischen Symptomatik Hinweise durch Anamnese (Aufenthalt in einem Endemiegebiet, Kontakt mit einem Erkrankten), positive Stuhlkulturen, ansteigende Hämagglutionationstiter. *Differentialdiagnose:* Enteritiden anderer Genese.

1.10.3 Therapie
Im Gegensatz zu anderen akuten Enteritiden kommt der antibakteriellen Therapie bei der Cholera nur eine nachgeordnete Bedeutung zu. Entscheidend für den Verlauf ist die ausreichende *Substitution* der verlorenen *Flüssigkeit* (evtl. bis zu 20 l/Tag!), der *Elektrolyte* und *Ausgleich* der *metabolischen Azidose* (s. Kap. 8 und 9).

1.10.3.1 Praktisches Vorgehen
a) *Infusionsbehandlung und -überwachung:* Sie geschieht am besten über einen großlumigen Venenkatheter (hierdurch gleichzeitige Kontrolle des ZVD möglich, s. Kap. 2). Infusion von isotoner Kochsalzlösung im Wechsel mit isotoner Natriumbikarbonatlösung (Verhältnis 2:1), im Bypass isotone Glukoseinfusion. Die Infusionsgeschwindigkeit richtet sich jeweils nach dem enteralen Flüssigkeitsverlust und dem ZVD. Kaliumsubstitution oral soweit möglich, sonst 10–20 mval/l der Infusionslösung zusetzen. Kontrolle der Serumelektrolyte und des Säure-Basenstatus, des Hämatokriten und der Urinausscheidung pro Stunde.
Bei *milderen Verlaufsformen* kann die Flüssigkeits- und Elektrolytsubstitution auch oral erfolgen, am besten mit der von der WHO empfohlenen Lösung, die *auch bei Durchfallserkrankungen anderer Genese* verwendet werden kann: In 1 l Wasser werden gelöst: ½ Teel. Kochsalz (3,5 g NaCl), ¼ Teel. Kaliumchlorid (1,5 g KCl), ¼ Teel. Natriumbikarbonat (2,5 g Bi-

karbonat) und 2 Eßl. Glukose (20 g). Dosierung: 0,5−2 l/Tag bzw. 10−30 ml/ kg Körpergewicht.

b) *Antibakterielle Therapie:* Sie kann den Krankheitsverlauf verkürzen. Mittel der Wahl sind *Tetracycline* (s. Kap. 5, 3.6), 250 mg alle 6 h möglichst oral für mindestens 5 Tage. Alternativ Co-trimoxazol (Bactrim®) 2 Tbl. 12stündlich p.o., ebenfalls für mindestens 5 Tage.

1.10.3.2 Prophylaxe
Neben der Beachtung hygienischer Vorsichtsmaßnahmen bei Reisen durch Endemiegebiete aktive Immunisierung durch Impfung, die auch Vibrio El Tor einschließen sollte. Der Wert der routinemäßigen Impfung wird jedoch angezweifelt. Soweit für bestimmte Länder eine Impfbestätigung gefordert ist, genügt eine einmalige Impfung. Indiziert ist die prophylaktische Impfung bei medizinischem Personal, das Cholerapatienten betreut, und bei Laborpersonal, das Umgang mit Vibrio-cholerae-haltigem Material hat.

1.11 Tuberkulose (s. Kap. 6)
1.12 Endokarditis (s. Kap. 10, 5.4)
1.13 Atemwegsinfektionen (s. Kap. 11)
1.14 Gallenwegsinfektionen (s. Kap. 13, 3.2 und 3.3)
1.15 Harnwegsinfektionen (s. Kap. 14, 7)

2 Virusinfektionen

2.1 Vorbemerkungen
Trotz großer Fortschritte bei der Entwicklung antiviral wirksamer Substanzen sind die klinischen Erfolge mit diesen Chemotherapeutika bisher bescheiden. Das Problem liegt darin, daß Viren obligat intrazelluläre Parasiten sind, deren Vermehrung von den Stoffwechselfunktionen der infizierten Zelle abhängt. Dementsprechend muß die antivirale Therapie auch die Wirtszelle in Mitleidenschaft ziehen. Um dies zu umgehen, gibt es zwei Wege: 1. Ausnutzung quantitativer Unterschiede in der Syntheserate von Virus-DNS in infizierten Zellen gegenüber nicht-infizierten Zellen. 2. Blockierung virusspezifischer Strukturen durch selektive Inhibitoren, z.B. Bestandteilen von Viruspartikeln oder sog. Nichtstrukturproteinen wie z.B. Virusenzymen.
Die ersten spezifisch antiviral wirkenden Substanzen sind Aciclovir, Azidothymidin und Ganciclovir.

2.2 Virostatisch wirksame Substanzen
Aufgrund der genannten Probleme sind nur wenige Inhibitoren ausreichend selektiv, um in der Therapie nicht nur lokal, sondern auch *systemisch* eingesetzt werden zu können. Im folgenden soll nur auf systemisch wirksame Virostatika eingegangen werden.

Klinische Anwendung: Hauptindikationen für die systemische Anwendung von Virostatika sind *Infektionen mit Viren der Herpesgruppe, zu der das Herpes-simplex-Virus, das Zytomegalievirus, das Varicella-zoster-Virus* sowie *das Epstein-Barr-Virus* gehören, aber auch Infektionen mit *Influenzaviren des Typs A* (s. Tab. 2). Klinisch-therapeutisch gesehen ist die Effizienz der antiviralen Therapie bei *Herpes genitalis, Herpes zoster, Herpes-simplex-Enzephalitis* sowie im Frühstadium der *Influenza* gut belegt.
Fraglich erscheint derzeit, ob Virostatika Rezidive von Herpes-simplex-Infektionen verhindern können, da sie die Latenz der Viren in den Ganglien nicht zu beeinflussen vermögen.
Noch untersucht wird die Wirksamkeit von Virostatika bei *Hepatitis B.* Bei dieser Erkrankung steht, wie bei vielen anderen Virusinfektionen, die aktive und passive Immunisierung noch ganz im Vordergrund.

2.2.1 Amantadin (Symmetrel®, Contenton®)

Erstes oral wirksames Virostatikum, hemmt in etwa 80% der Fälle die Infektion mit Influenzaviren des Typs A bei rechtzeitiger Gabe, d. h. innerhalb von 24–48 Stunden nach Auftreten der Symptome. Der Wirkungsmechanismus ist nicht genau bekannt. Wahrscheinlich blockiert Amantadin das „uncoating" des Virus und die Freisetzung von Nukleinsäuren aus dem infektiösen Virus. Eine weitere Indikation für diese Substanz ist die prophylaktische Gabe bei nichtgeimpften gefährdeten Personen (s. u.).
Dosierung: 100 mg p. o. alle 12 h, bei Patienten > 65 Jahre 1 × 100 mg/Tag.
Nebenwirkungen sind erheblich, aber reversibel: Gastrointestinale Symptome und zentralnervöse Erscheinungen wie Unruhe, Schlaflosigkeit, Tremor, Herzinsuffizienz, Blutdruckabfall, Harnretention und Halluzinationen.
Kontraindikationen: Organische Hirnschäden, Anfallsleiden, eingeschränkte Nierenfunktion, Gravidität, Stillperiode, Engwinkelglaukom.

2.2.2 Vidarabin (Adeninarabinosid, Ara-A, Vidarabinphosphat 500 Thilo®)

Früher das einzige Virostatikum zur Behandlung der Herpes-Enzephalitis. Verhindert durch Hemmung der DNS-Polymerase die Virusvermehrung. Wirksam gegen Herpes-simplex-Virus (Typ 1 und 2), Varicella-zoster-Virus sowie Zytomegalie-Virus.
Dosierung: Die einzige Indikation ist eine (möglichst bioptisch gesicherte) Herpes-simplex-Enzephalitis. Verabreicht werden 15 mg/kg/Tag als Infusion über 12 h für 10 Tage (s. a. ds. Kap., 2.3.3). In Anbetracht der schlechten Prognose der unbehandelten Enzephalitis und der Reversibilität der Nebenwirkungen erscheint eine Vidarabintherapie jedoch auch ohne bioptische Sicherung der Diagnose vertretbar. Die Überlebensrate wird durch diese Therapie stark verbessert, wobei jüngere Patienten (< 40 Jahre) und Kranke, deren Bewußtseinslage nur wenig getrübt ist, besonders gut ansprechen. Der prophy-

Tabelle 2: Systemische Therapie viraler Infektionen (Dosierung und Nebenwirkungen s. Text)

Infektion	Substanz (Handelsname)	prophylaktisch	therapeutisch	Applikationsform
Influenza A	Amantadin (Symmetrel, Contenton)	+	+ (nur in der Frühphase)	oral
Herpes-simplex-Enzephalitis	Vidarabin (Ara-A) (Vidarabinphosphat 500 Thilo)		+	i.v.
	Aciclovir (Zovirax)		+	i.v.
Herpes zoster (Varizellenzoster)	Vidarabin	+	+	i.v.
	Aciclovir (Zovirax)	+	bei Immundefizienz	i.v.
Herpes labialis (HSV 1)	Aciclovir (Zovirax)	+ bei Immundefizienz		i.v. oral
Herpes genitalis (HSV 2)	Aciclovir (Zovirax)	+ bei Immundefizienz	+	i.v. oral
Zytomegalie (Retinitis, Kolitis, Pneumonie)	Ganciclovir (Cytoven)	?	+	i.v.

laktische Wert der Substanz bei Knochenmark- und Nierentransplantierten, bei denen häufig Herpes zoster, Herpes simplex, Zytomegalie- und Epstein-Barr-Virus-Infektionen auftreten, und der therapeutische bei chronischer Hepatitis B werden gegenwärtig noch untersucht.

Nebenwirkungen: Bei der o.g. Dosierung werden gelegentlich reversible Nebenwirkungen wie Nausea, Erbrechen, Diarrhö, Blutbild- und EEG-Veränderungen, Tremor und Ataxie, bei Patienten mit Niereninsuffizienz reversible motorische Aphasie beobachtet.

Kontraindikationen: Niereninsuffizienz, Schwangerschaft (s. a. Anhang, Tab. 8). Bei weiterer Erhöhung des ohnehin in 95% der Fälle gesteigerten intrakraniellen Druckes durch die Infusion Gabe von Furosemid (Lasix®) in bedarfsentsprechender Dosierung.

2.2.3 Acylguanosin (Aciclovir, Zovirax®)

Erste selektiv antiviral wirkende Substanz, die die nicht-infizierte Zelle unbeeinflußt läßt. Diese Selektivität wird dadurch bedingt, daß die Substanz fast nur durch die viruskodierte Thymidinkinase, so gut wie nicht durch Wirtsenzyme zum Monophosphat phosphoryliert wird. Aus diesem Monophosphat entsteht durch zelleigene Kinasen das aktive Triphosphat. Darüber hinaus hemmt Aciclovir die Virus-DNS-Polymerase. Hierdurch wird die Replikation der Virus-DNS gehemmt.

Indikationen: Herpes-simplex- und Varicella-zoster-Infektionen bei Patienten mit Abwehrschwäche (Leukämie, Lymphom, Organtransplantationen, HIV-infizierte Personen), Herpes-simplex-Enzephalitis und schwerer Herpes genitalis. In diesen Fällen möglichst parenteral. Oral kann die Substanz auch bei primärem Herpes genitalis (auch bei Rezidiven) sowie als Langzeittherapeutikum bei persistierenden Herpes-Erkrankungen bei Patienten mit AIDS verabreicht werden. Als Augensalbe bei Herpes-simplex-Keratitis bzw. Zoster der Hornhaut. Parenteral (in Kombination mit spezifischem Hyperimmunglobulin) evtl. zur Prophylaxe von Varicella-zoster-Infektionen bei angesteckten Patienten mit Organtransplantation. Sekundäre Resistenzbildung scheint möglich. Das latente Herpesvirus wird von Aciclovir nicht eliminiert.

Eine erste Studie zur Wirksamkeit bei *Herpes-simplex-Enzephalitis* ergab eine positive Wirkung auf Mortalität *und* Folgeschäden (Lancet II [1984] 707). Die Wirkung war derjenigen von Vidarabin überlegen. Die Nebenwirkungen waren gering. Die Behandlung sollte daher bereits bei klinischem Verdacht (Befund, EEG, CT, Liquordiagnostik) unverzüglich eingeleitet werden.

Dosierung: 5−7,5 mg/kg alle 8 h i.v. für mindestens 5 Tage. Zur Prophylaxe, z.B. bei Knochenmarktransplantationen, Beginn der Therapie 3 Tage vor dem Eingriff. 4 × 200 mg/Tag für 10 Tage p.o. erwies sich bei Herpes genitalis als wirksam. Dosierung bei Enzephalitis: 10 mg/kg i.v. über 1 h alle 8 h für 10 Tage.

Nebenwirkungen: Die Nebenwirkungsrate scheint niedrig zu sein. Beobachtet wurden ein reversibler Anstieg von Serumharnstoff und -kreatinin. Daher muß auf reichliche Flüssigkeitszufuhr während der Therapie, auch zur Verhinderung der Auskristallisation der Substanz im Tubuluslumen, geachtet werden. Weiterhin Kopfschmerzen, Übelkeit, allergische Reaktionen und zentralnervöse Symptome. Über die Anwendung in der Schwangerschaft und Stillperiode liegen noch keine ausreichenden Daten vor.

2.2.4 Ganciclovir (Cytoven®)

Azyklisches Nukleosidanalog des Guanins (Dihydroxy-Propoxymethyl-Guanin = DHPG). Hemmt die Nukleinsäuresynthese von Zytomegalieviren. 8−20fach stärker gegen CMV wirksam als Aciclovir, jedoch schwächer gegen Herpes-simplex- und Varicella-zoster-Virus. Ganciclovir ist indiziert bei schweren, lebensbedrohlichen Zytomegalie-Virusinfektionen (bei AIDS und anderen immunsupprimierten Patienten). Gute klinische Erfolge auch bei CMV-Retinitis und CMV-Kolitis, weniger gut bei CMV-Pneumonie.
Dosierung: 5 mg/kg, alle 12 h Infusion für 1 h.
Nebenwirkungen: Neutropenie, Thrombozytopenie (beide reversibel, Blutbildkontrollen!), Anämie, Exanthem, Übelkeit, Erbrechen und Diarrhöen. Selten Krämpfe, Kopfschmerzen, Psychosen und Störung der Merkfähigkeit. Passagere Erhöhung der Transaminasen, AP und Kreatinin.
Kontraindikationen: Gravidität, stärkere Neutropenien und Thrombozytopenien.

2.2.5 Interferon

Interferon befindet sich noch im Stadium der klinischen Erprobung. Da die antivirale Wirksamkeit der Interferone speziesspezifisch ist, wurde in den ersten klinischen Studien menschliches Interferon verwendet. Günstige Effekte wurden bei *Herpes zoster* (bei Karzinompatienten), *Zytomegalievirämie* (bei nierentransplantierten Patienten) und bei *Herpes labialis* (prophylaktische Gabe vor Trigeminusoperationen) gesehen. Bei *Hepatitis B* konnte eine Elimination von zirkulierenden Hepatitis-B-Virusmarkern erreicht werden. Rekombinantes α-Interferon hat sich bei einem Teil der Patienten mit chronischer Hepatitis B als wirksam erwiesen (Tab. 2). Die Rate an Nebenwirkungen ist hoch.

2.3 Grippe (Influenza)

Vorbemerkung: Klinisch muß die *echte Virusgrippe (Influenza,* meist bedingt durch das Influenzavirus A und seine Subtypen) von dem *„grippalen Infekt"* unterschieden werden. Dieser wird durch zahlreiche andere Erreger hervorgerufen, die den oberen Respirationstrakt befallen, ohne jedoch bedrohliche Komplikationen hervorzurufen, wie die Influenza (s. u.). Daher ist die Schutzimpfung hier wirkungslos. Eine rein symptomatische Therapie ist in der Regel ausreichend, eine virostatische Behandlung nicht indiziert.

2.3.1 Ätiopathogenese
Erreger: Myxoviren der Gruppe A, B und C. *Infektionsweg:* Ansteckung über den Respirationstrakt durch Tröpfcheninfektion. Die Erkrankung tritt epidemisch und pandemisch, seltener endemisch auf, bevorzugt während der kalten Jahreszeit, da hier die Verbreitung der UV-Licht-sensiblen und austrocknungsempfindlichen Viren erleichtert ist. *Inkubationszeit:* 1–4 Tage.

2.3.2 Klinik
Leitsymptome und -befunde: Typisch ist der plötzliche Beginn der Erkrankung mit hohem Fieber, Abgeschlagenheit, Kopf- und Gliederschmerzen und trockenem Husten. Im übrigen Symptome der Infektion des oberen Respirationstraktes mit Rhinitis, Pharyngobronchitis und Tracheitis, mit quälendem Gefühl des Wundseins retrosternal. Bleibt das Fieber länger als 3–4 Tage bestehen, wird der Husten produktiv und steigt die Leukozytenzahl deutlich an, so ist dies als Zeichen einer bakteriellen Sekundärinfektion zu werten. Hierdurch ergibt sich die Indikation zur Behandlung mit einem Breitbandantibiotikum (s.u.). Die Influenza verläuft in der größten Zahl der Fälle gutartig. Gefährdet sind vor allem Kinder und alte Menschen durch Komplikationen wie Otitis media, eitrige Bronchitis und Pneumonien, die überwiegend bakteriell bedingt sind (Pneumokokken, Staphylokokken).
Diagnostische Hinweise: Neben den klinischen Symptomen kann die Diagnose durch den Erregernachweis im Rachenabstrich (Kultur) gestützt werden. Serologische Tests: Komplementbindungsreaktion und Hämagglutinations-Hemmungstest (Hirst-Test). Nur der Titeranstieg bei zwei- oder mehrmaliger Kontrolle ist beweisend.
Differentialdiagnose: Infektionen des oberen Respirationstraktes anderer Genese, bei denen die Leukopenie jedoch meist fehlt, außerdem meist geringere Allgemeinreaktionen und niedrigerer Temperaturverlauf.

2.3.3 Therapie
Da der Einsatz von Virostatika noch keine entscheidende Wende herbeigeführt hat, steht die *symptomatische Therapie* mit Bettruhe, Analgetika, Antipyretika und Antitussiva (s. Kap. 1) ganz im Vordergrund. Der Einsatz von *Antibiotika* ist nur gerechtfertigt, wenn der Verdacht auf eine Sekundärinfektion, z.B. durch Röntgenbild, Differentialblutbild, Sputumbefund oder erneuten Fieberanstieg, bestätigt wird. Die Wahl des Antibiotikums richtet sich nach dem Antibiogramm aus Sputum oder Rachenabstrich. Liegt ein solches nicht vor, sind Cefazolin oder Cefuroxim die Mittel der Wahl (Präparatenamen und Dosierung s. Kap. 5, 3).

2.3.4 Infektionsprophylaxe
a) Die rechtzeitige *Impfung* mit einem polyvalenten Grippevirusimpfstoff stellt die bisher beste Möglichkeit dar, um einen zumindest vorübergehenden Schutz vor Erkrankung zu erreichen. Vor allem sollten gefährdete Patienten (Patienten mit chronischen Herz- und Lungenerkrankungen) und besonders exponierte Personen (Ärzte, Lehrer, Militärangehörige usw.) geimpft wer-

den. Die Immunität hält längere Zeit an, aber wegen der Variabilität der Antigenstruktur (sog. Antigenshift und -drift) sind für einen wirksamen Impfschutz jährlich Wiederholungsimpfungen mit dem jeweils neuen, angepaßten Impfstoff im Herbst durchzuführen. *Kontraindikationen:* Fieberhafte Erkrankungen, Überempfindlichkeit gegen Hühnereiweiß.

b) Eine gute prophylaktische Wirkung nach Exposition scheint das Virostatikum und Antiparkinsonmittel *Amantadin* zu haben (besonders bei Infektionen mit Influenzavirus Typ A2, s. ds. Kap., 2.2.1). Zu Beginn einer Epidemie kann die Amantadinprophylaxe bei gefährdeten Personen gleichzeitig mit der Impfung beginnen und für 10–14 Tage fortgesetzt werden. Ist die Impfung kontraindiziert (Allergie), Anwendung von Amantadin bis zum Ende der Epidemie. Bei frühzeitiger Anwendung nach Infektionsbeginn kann der Krankheitsverlauf gemildert und abgekürzt werden. Dosierung: 100 mg alle 12 Stunden oral für mindestens 10 Tage und höchstens 3 Monate, bei Patienten > 65 Jahre 1×100 mg/Tag. Kontraindikationen: Organische Hirnschäden, Anfallsleiden, eingeschränkte Nierenfunktion.

2.4 Infektiöse Mononukleose
2.4.1 Ätiopathogenese

Erreger: Wahrscheinlich das Epstein-Barr-Virus. *Infektionsweg und Immunitätslage:* Die Erkrankung kann sporadisch und epidemisch auftreten, sporadische Fälle meist in der Altersgruppe zwischen dem 10. und 30. Lebensjahr. *Inkubationszeit:* 5–20 Tage. Übertragung vor allem durch Tröpfcheninfektion. Überstehen der Krankheit hinterläßt meist eine Dauerimmunität.

2.4.2 Klinik

Leitsymptome und -befunde: Nach einem mehrtägigen, uncharakteristischen Prodromalstadium mit Abgeschlagenheit, Fieber, Hals- und Kopfschmerzen treten Lymphknotenschwellungen zervikal und okzipital, im weiteren Verlauf auch inguinal auf. Eine deutliche Milzvergrößerung findet sich in etwa 50% der Fälle, häufig entwickelt sich eine Hepatitis, die anikterisch verlaufen kann (transitorische Erhöhung der Leberenzyme im Serum in 80–90% der Fälle). Bei exsudativer Pharyngitis und Tonsillitis können diphtherieähnliche Beläge auftreten. Seltener sind neurologische Symptome, masernähnliche Exantheme, Myokarditis oder pulmonale Affektionen.

Diagnostische Hinweise: Neben der klinischen Symptomatik führen das Blutbild, der meist positive Mononukleose-Schnelltest (Monosticon®, Fa. Organon) auf heterophile Antikörper und der in 70% positive Paul-Bunnell-Test zur Diagnose. Im Differentialblutbild vorwiegend lymphozytäre Leukozytose, wobei abnorme Lymphozyten und Monozyten stark vermehrt sind. *Differentialdiagnose:* Pharyngotonsillitiden anderer Genese (Plaut-Vincentsche Angina, Diphtherie, Angina tonsillaris, Stomatitis aphthosa), Leukämien, infektiöse Lymphozytose, Hepatitis und Ikterus anderer Ätiologie.

2.4.3 Therapie
2.4.3.1 Allgemeine Maßnahmen

Bettruhe sollte eingehalten werden, bis eine bleibende Entfieberung eingetreten ist bzw. die Zeichen der Hepatitis, Myokarditis oder neurologische Komplikationen abgeklungen sind. Die häufige und kräftige Palpation der vergrößerten Milz muß wegen der Gefahr der Ruptur vermieden werden (Symptomatik: Meist abdominelle Schmerzen und Zeichen eines zunehmenden Volumenmangelschocks. Therapie: Sofortige Splenektomie). Statt dessen Verlaufskontrollen durch Sonographie!

2.4.3.2 Pharmakotherapie

Da eine kausale Therapie bisher noch nicht möglich ist, steht die symptomatische Behandlung und die Behandlung der Sekundärkomplikationen im Vordergrund. Zur *Mundpflege* mehrfach täglich mit Tinctura myrrhae oder Hexetidin (Hexoral®) gurgeln. Wenn nötig, *Antitussiva* und *Antipyretika* (s. Kap. 1). *Antibiotika* nur bei begründetem Verdacht auf eine bakterielle Sekundärinfektion einsetzen. Im Mund- und Rachenraum sind die Sekundärinfektionen meist durch Streptokokken bedingt. Liegt ein Antibiogramm noch nicht vor, so können Penicillin G (3×1 Mio. IE oral) oder Erythromycin (s. Kap. 5, 3.8) gegeben werden. Die Verwendung von Ampicillin und Amoxycillin sollte wegen des bei dieser Erkrankung besonders häufig auftretenden Hautexanthems vermieden werden. *Glukokortikoide* (s. Kap. 3) können bei sehr schwerer Verlaufsform (mit Komplikationen wie Pharynxödem, mit Atemwegsobstruktion, hämolytischer Anämie, Herz- und ZNS-Beteiligung) eingesetzt werden. Sie bewirken eine deutliche symptomatische Besserung, ohne jedoch die Prognose zu beeinflussen.

2.5 AIDS (Acquired Immune Deficiency Syndrome/erworbenes Immundefektsyndrom)

2.5.1 Ätiopathogenese

Erreger: Humanes Immundefizienzvirus (HIV, früher LAV bzw. HTLV III) aus der Gruppe der Retroviren. Der Erreger wurde nachgewiesen im Blut, im lymphatischen Gewebe, im Speichel, in der Samenflüssigkeit, im Vaginalsekret und im ZNS.

Infektionsweg: Die Übertragung erfolgt bei intensivem körperlichen Kontakt, durch Blut- bzw. Blutprodukte, durch Inokulation von erregerhaltigen Körperflüssigkeiten oder von der Mutter auf das Kind während der Gravidität bzw. perinatal.

Als Risikogruppen haben sich bisher erwiesen: Promiskuitive homosexuelle oder bisexuelle Männer (75% aller AIDS-Fälle), Drogenabhängige mit parenteraler Applikationsgewohnheit (17%), Hämophiliepatienten (1%) oder andere Empfänger von Gerinnungsfaktoren, Neugeborene infizierter Mütter, heterosexuelle Intimpartner von Infizierten (1%), Empfänger von Bluttransfusionen (2%), bestimmte ethnische Gruppen (Haitianer, Afrikaner). Zunehmend heterosexuelle Transmission auf weibliche wie männliche Partner.

Inkubationszeit: Einige Monate bis zu 4–5 Jahren, möglicherweise auch länger. Der genaue Ablauf der Infektion ist noch unzureichend bekannt. Die Übertragung von HIV ist wahrscheinlich in allen Stadien der Infektion (s. u.) möglich.

Trotz eingeschränkter Übertragungsmöglichkeit hat sich die Erkrankung seit 1981 kontinuierlich ausgebreitet.

2.5.2 Klinik

Leitsymptome und -befunde: Einer klinisch inapparenten Latenzphase *(Inkubationsstadium)* mit schon positivem Nachweis HIV-spezifischer Antikörper folgt das Stadium der Lymphadenopathie *(Lymphadenopathiesyndrom, AIDS-related complex, ARC)*, das sich auf über mehr als 3 Jahre erstrecken, aber auch ganz fehlen kann, mit Lymphknotenschwellungen an mindestens zwei extrainguinalen Körperstellen und/oder Splenomegalie, die mit Symptomen (einzeln oder in Kombination) auftreten wie Leistungsabfall, leichte Ermüdbarkeit, Fieber oder rezidivierende Fieberschübe, Nachtschweiß, vermehrte Transpiration, ungeklärte Gewichtsabnahme, Diarrhöen, multiple mukokutane Effloreszenzen, psychische Veränderungen.

Die Manifestation des 3. Stadiums der Erkrankung, dem Vollbild von *AIDS,* ist durch die klinischen Komplikationen geprägt, wie Infektionen mit opportunistischen Erregern (Pneumocystis carinii, Hefen, Schimmelpilze, Kryptokokkose, Mykobakteriose, Zytomegalie- und andere Viren, Toxoplasmen), die persistieren oder rezidivieren, und/oder Kaposi-Sarkom (s. Kap., 17, 2.7.3) bzw. Tumoren des retikulären Systems. Die Prognose in diesem Stadium ist außerordentlich ungünstig: 70% der Patienten, die dieses Stadium erreichen, überleben das folgende Jahr nicht, nur sehr wenige Patienten leben noch nach einem Zeitraum von 3 Jahren.

Diagnostische Hinweise: Anamnese und Symptomatik bei Risikogruppen, Ausschluß anderer Ursachen eines erworbenen Immundefektsyndroms (Blutbild, Antikörperbestimmung für Epstein-Barr-Virus, Zytomegalievirus, Hepatitis-B-Virus, Lymphknotenbiopsie, die bei HIV-Infektion nur eine unspezifische Aktivierung zeigt), Nachweis von HIV-Antikörpern (ELISA als Suchtest, bei positivem Befund *immer* Bestätigungstest, z. B. Immunoblot), kutane Anergie (Testung z. B. mit „Multitest Merieux"), Lymphopenie, T-Helferzellen (TH) stark vermindert oder fehlend, Verhältnis von TH zu TS (T-Suppressorzellen) langdauernd < 0,5, Lymphozytenstimulierbarkeit reduziert, Immunglobuline vermehrt (IgG, IgA), im späteren Krankheitsstadium vermindert. Der direkte Erregernachweis ist nicht routinemäßig durchführbar.

2.5.3 Therapie
2.5.3.1 Kausale Therapie

Es gibt noch keine wirksame Therapie für den zugrundeliegenden Immundefekt. Daher steht die Beherrschung der opportunistischen Infektionen (Antibiotika-, Antimykotikatherapie) und der Neoplasien (lokale Radiotherapie und/oder Chemotherapie) ganz im Vordergrund. Als weitere therapeutische Ansätze werden antivirale Substanzen, Hemmer der reversen Transkriptase von RNA-Viren sowie Nukleosidanaloga allein oder in Kombination mit Immunmodulatoren in kontrollierten Studien auf ihre Wirksamkeit überprüft.

Als erste therapeutische Möglichkeit mit nachgewiesenem palliativen Effekt bietet sich Azidothymidin (Retrovir®) für ein begrenztes Patientenkollektiv an (u. a. AIDS-Patienten mit neurologischen Symptomen, im Zustand nach opportunistischen Infektionen sowie ARC-Patienten mit kutaner Anergie, Candidiasis und T-Helferzellenzahl < 200). Die Tagesdosis beträgt 3,5 mg/kg KG oral bzw. 2,5 mg/kg KG i. v., verabreicht in 4stündigen Intervallen (Serum-Halbwertszeit ca. 1 h). Kontraindikationen und die z. T. schweren Nebenwirkungen beachten (Anämie, Neutropenie u. a.: s. Herstellerinformation).

2.5.3.2 Behandlung opportunistischer Infektionen (s. Tab. 3)
2.5.3.3 Prophylaxe
Aufklärung der Gesamtbevölkerung:
a) Nachdrücklicher Hinweis, daß Infizierte ihre Intimpartner gefährden. Daher Frequenz des Partnerwechsels reduzieren, Verwendung von Kondomen u. a.
b) Information darüber, daß infizierte Personen kein Blut, Samen oder andere Gewebe spenden dürfen, sowie
c) ihre behandelnden Ärzte und Zahnärzte über ihren Befund in Kenntnis setzen.
d) Bei Hämophilie A werden nur noch Kryopräzipitate oder hitzebehandelte Faktor-VIII-Präparate verwendet.

Für sonstige Kontaktpersonen (Wohngemeinschaft, Pflegepersonal) gelten die gleichen Hygienevorschriften wie bei der B-Hepatitis. Eine Vakzine zur Aktivimmunisierung steht noch nicht zur Verfügung.

2.6 Enzephalitis (s. ds. Kap., 2.2.2 und 2.2.3 sowie Tab. 2)

2.7 Herpes simplex labialis und genitalis (s. ds. Kap., 2.2.3 und Tab. 2)

2.8 Virushepatitis (s. Kap. 13, 1.1)

2.9 Weitere Virusinfektionen (s. Spezialkapitel)

3 Protozoenerkrankungen

3.1 Malaria
3.1.1 Ätiopathogenese
Erreger: Plasmodium vivax (Malaria tertiana), P. falciparum (Malaria tropica), P. malariae (Malaria quartana). Infektionen mit P. ovale vergleichsweise selten. *Infektionsweg:* Nach dem infektiösen Stich oder nach einer Übertragung von erregerhaltigem Blut kommt es beim Menschen zunächst zu einer Vermehrung der Erreger in der Leber (exoerythrozytäre Entwicklungsphase der Erreger). Anschließend erfolgt eine Invasion in die Erythrozyten mit nachfolgendem Zerfall derselben in charakteristischen Abständen, wobei Schizonten und Gameten frei werden (erythrozytäre Entwicklungsphase).
Inkubationszeiten der verschiedenen Malariaformen: 10–35 Tage.

3.1.2 Klinik
Leitsymptome und -befunde: Paroxysmale Anfälle mit Schüttelfrost, hohem Fieber (40–41 °C) und Schweißausbruch sind charakteristisch, finden sich jedoch nicht immer in ausgeprägter Form. Weitere häufige Symptome sind Splenomegalie, hämolytische Anämie, Leukopenie und akutes Nierenversagen. Die Infektion mit P. falciparum (M. tropica) kann zu besonders schweren, u. U. tödlichen Komplikationen führen. Sie ist die häufigste der eingeschleppten Malariaformen!

Tabelle 3: Chemotherapie opportunistischer Infektionen bei AIDS

Infektion	Medikament	Dosis	Applikationsweg	Dauer
Pneumocystis-carinii-Pneumonie	Co-trimoxazol, alternativ bei Nebenwirkungen Pentamidin	5/25 mg/kg* 4 mg/kg	i.v. alle 6 h i.m. 1×/Tag	21 Tage 21 Tage
Toxoplasmose-Enzephalitis	Pyrimethamin + Sulfadiazin	100 mg initial, dann 25 mg 4 g initial, dann 1 g	p.o. 1.Tag p.o. 1×/Tag p.o. 1.Tag p.o. alle 6 h	21 Tag 12 Wochen
Herpes-zoster-, Herpes-simplex-Erkrankungen	Aciclovir	s. ds. Kap., 2.2.3		
Candida-Infektionen	je nach Lokalisation	s. ds. Kap., 4.3.2		
Cryptococcus-Meningitis	Amphotericin B und Flucytosin	0,3–0,6 mg/kg 150 mg/kg	i.v. 1×/Tag i.v. alle 6 h	17 Wochen 6 Wochen
Zytomegalie-Pneumonie, Retinitis	Ganciclovir	5 mg/kg	i.v. alle 12 h	2–3 Wochen

* 5 mg Trimethoprim/25 mg Sulfamethoxazol

Protozoenerkrankungen

Wichtig: Jeder Fall von Malariaverdacht ist als Notfall zu behandeln. Wird der Beginn einer spezifischen Therapie verzögert – bei Malaria tropica können hierbei einige Stunden entscheidend sein –, kann dies einen letalen Ausgang bedingen.
Diagnostische Hinweise: Entscheidend für die Diagnose ist der Erregernachweis im dünnen Blutausstrich und im „dicken Tropfen" (auch im fieberfreien Intervall). Anfertigung des letzteren: Ein Tropfen Blut wird aus der Fingerbeere auf einen Objektträger gebracht und luftgetrocknet. Färbung wie bei Differentialblutbild, besser nach Giemsa. Mehrere Ausstriche sind mitunter nötig, bis ein positiver Befund erhoben werden kann. Die Differenzierung der verschiedenen Plasmodientypen erfolgt im dünnen Blutausstrich. Gelingt der Erregernachweis nicht, kann mit der indirekten Immunfluoreszenzmethode eine Malariaätiologie nachgewiesen werden. Neben der klinischen Symptomatologie stützt auch die Anamnese eines vorausgegangenen Tropenaufenthaltes die Diagnose.
Differentialdiagnostisch müssen vor allem infektiöse Hepatitis, Typhus abdominalis, akute Pyelonephritis, Leptospirosen und Septikämien anderer Genese abgegrenzt werden.

3.1.3 Therapie
3.1.3.1 Zielsetzung
Bei der Behandlung der akuten Erkrankung ist die Vernichtung der Blutschizonten (erythrozytäre Phase) durch Chloroquin entscheidend. Zur Rezidivprophylaxe oder zur Erkrankungsprophylaxe nach einem Tropenaufenthalt müssen die Gameten und die Gewebsschizonten (exoerythrozytäre Phase) durch Primaquin oder Pyrimethamin beseitigt werden. Für eine Radikalkur muß daher immer Chloroquin mit Primaquin bzw. Pyrimethamin kombiniert werden, während zur Suppressivbehandlung (Prophylaxe) eine der unten genannten Substanzen bzw. Kombinationen genügt.

3.1.3.2 Pharmakotherapie
Akute Phase
Chloroquindiphosphat (Resochin®, Nivaquin®, Aralen®) 600 mg der Base (= 1 g Diphosphat = 4 Tbl. Resochin®) initial p. o., nach 6 h 300 mg, dann 12 h nach der letzten Gabe 300 mg, weitere 300 mg nach 24 h. Bei schwerer Verlaufsform oder bei Erbrechen sollte die parenterale Gabe durch Infusion erfolgen (cave: Blutdruckabfall). Die Gesamtdosis der Behandlung über 3 Tage liegt bei 1500–1800 mg Base, innerhalb von 24 h sollten 900 mg nicht überschritten werden (Erwachsenendosis).
Therapie bei Patienten mit Chloroquin-resistenter P.-falciparum-Malaria und bei Tropenrückkehrern aus Gebieten mit resistenten Erregern (s. u.) (grundsätzlich Konsultation eines Tropeninstitutes empfohlen):
Bei unkomplizierter Malaria tropica ist Mittel der Wahl Pyrimethamin + Sulfadoxin (Fansidar®) 3 Tbl. oder 7,5 ml i.m. als einmalige Dosis.
Bei komplizierter Malaria Chinin 20–25 mg/kg KG/Tag in 2–3 langsamen Infusionen. Die Behandlung muß über 10 Tage fortgeführt werden (sobald orale Therapie möglich, in 3–4 Einzeldosen/Tag). Bei Niereninsuffizienz oder ausgeprägter Leberbeteiligung Dosisreduktion auf 10–15 mg/kg KG (Blutspiegelkontrolle).

Bei multiresistenter P.-falciparum-Infektion auch bei unkompliziertem Verlauf Chinin, Chinidin oder Mefloquin (Lariam®).

Bei Resistenz gegen alle oben erwähnten Schemata muß Chinin mit einem Tetracyclin kombiniert über 7 Tage gegeben werden (s. Kap. 5).

Allgemeine *intensivmedizinische Maßnahmen* bei schwerem Verlauf s. Kap. 2.

Erfolgskontrolle: Der Behandlungserfolg ist aus dem klinischen Verlauf und aus dem Verschwinden der Parasiten aus dem peripheren Blut (regelmäßige, 12stündliche Blutausstriche zur Kontrolle der Parasitendichte) zu ersehen.

Nachbehandlung (Vernichtung persistierender Gewebsformen = Rezidivprophylaxe)

Primaquin (Primaquine-Bayer): Für 2 Wochen 15 mg/Tag p.o. Auf Hämolysezeichen achten (s.u.).

Chemoprophylaxe (Suppressivtherapie)

Mittel der Wahl ist immer noch Chloroquin (s.o.), außer bei Reisen in Länder mit Chloroquin-resistenten P.-falciparum-Stämmen (s.u.). *Dosierung:* 300 mg (2 Tbl. Resochin®) 1 × wöchentlich (in der ersten Woche doppelte Dosis) p.o.; Beginn bei Einreise in das Malariagebiet. Optimal ist jedoch der Beginn der Prophylaxe eine Woche vor der Ankunft, damit die Einnahme nicht vergessen wird. Absetzen der Medikamente 6 Wochen nach Verlassen des endemischen Gebietes (Empfehlung der WHO).

Prophylaxe bei *Chloroquin-Resistenz* von P. falciparum (Empfehlung der Deutschen Tropenmedizinischen Gesellschaft): Chloroquin (Dosierung s.o.), bei Auftreten von Fieber und mangelnden diagnostischen Möglichkeiten kurative Einnahme von 3 Tbl. Fansidar®. Allerdings schließt auch dieses Vorgehen ein Weiterbestehen der Malaria wegen möglicher Resistenzen nicht aus. Cave: Sulfonamidallergie!

Bei 1–3wöchigen Reisen nach Ozeanien, Indochina, Amazonien oder Ostafrika ist eine kurzzeitige Prophylaxe mit Mefloquin (Lariam®) vertretbar: ab 45 kg Körpergewicht 1 Tbl. 1 × wöchentlich während 6 Wochen einnehmen; Beginn 1 Woche vor Abreise.

Wichtig: Ursache der Letalität von fast 10% der bei uns beobachteten Falciparum-Malaria ist nicht die Resistenz der Erreger gegenüber der Chemoprophylaxe, sondern die Verkennung der Erkrankung, die noch Wochen, u.U. Monate nach Rückkehr mit z.T. uncharakteristischen Symptomen (Fehldiagnose „Grippe", „Hepatitis" u.a.) auftreten kann!

Während der *Schwangerschaft* kann die Chemoprophylaxe mit Chloroquin, Amodiaquin unbedenklich durchgeführt werden. Die Verwendung der Kombinationspräparate ist nach Angabe der Hersteller in der Schwangerschaft dagegen kontraindiziert.

Die wichtigsten *Nebenwirkungen* der Antimalariamittel sind gastrointestinale Reizerscheinungen (daher Einnahme nach der Mahlzeit), hämolytische Anämie durch Primaquin bei Patienten mit Glukose-6-phosphat-dehydrogenase-Mangel, Megaloblastenanämie bei Pyrimethamin, Leukopenie und Sehstörungen, irreversible Retinopathie nach langjähriger Chloroquineinnahme. Die meisten dieser Erscheinungen sind nach Absetzen der Medikation voll reversibel.

Allgemeine Vorbeugungsmaßnahmen
a) Geeignete Kleidung (lange Hosen, lange Ärmel)
b) Mückenabwehrmittel
c) Moskitonetze

3.2 Toxoplasmose
3.2.1 Ätiopathogenese
Erreger: Toxoplasma gondii. *Infektionsweg:* Konnatal läuft die Infektion diaplazentar ab. Im Erwachsenenalter erworben vor allem durch engen Kontakt mit infizierten Katzen oder durch Genuß von infiziertem rohen Fleisch. Die Dauer der Inkubationszeit ist unsicher. Die Durchseuchung der Bevölkerung durch unbemerkte Infektion wird je nach Altersgruppe mit 20−70% angegeben.

3.2.2 Klinik
Leitsymptome und -befunde: Bei der erworbenen akuten Infektion treten oft nur uncharakteristische, grippeähnliche Symptome mit Fieber, unklaren Abdominalbeschwerden, Kopf- und Halsschmerzen und schmerzhaften Lymphknotenschwellungen auf. Bei schwerem Verlauf kann sich eine Enzephalitis, Pneumonie oder Myokarditis entwickeln. Hat sich eine Frau vor der Konzeption infiziert, liegt praktisch keine Gefährdung der Frucht vor. Bei Neuinfektionen im ersten Trimester können bis zu 14% der Feten, im 2. und 3. Trimester 29% bzw. 59% der Feten infiziert sein. Kinder von Müttern, die sich im dritten Trimester infizieren, haben meist (89%) keine klinischen Zeichen einer Infektion.
Diagnostische Hinweise: Die Erreger sind direkt im ungefärbten Nativpräparat von Blut, Knochenmark oder Liquor nachweisbar. Beim Serofarbtest nach Sabin-Feldmann (SFT) (positiv ab einer Titerhöhe von 1:50) ist der Titeranstieg beweisend. Weiterhin können noch KBR, indirekte Immunfluoreszenz (IIFT), indirekte Hämagglutination, Bestimmung von IgM-Toxoplasma-Antikörpern (zusammen mit dem SFT bzw. IIFT gut zur Abschätzung des Infektionszeitpunktes bei Schwangerschaft geeignet), Neutralisationstest und Tierversuch durchgeführt werden. Bei Patienten mit Abwehrschwäche (HIV-Infektion) ist die Serologie unzuverlässig. *Differentialdiagnose:* Meningitis, Lymphadenitis, Myokarditis, Sepsis anderer Genese.

3.2.3 Therapie
3.2.3.1 Vorbemerkungen
Auch bei erhöhtem serologischen Titer ist eine Behandlung nur indiziert, wenn gleichzeitig klinische Symptome bestehen. Ausnahme: Gravidität (wegen der möglichen teratogenen Schäden keine Behandlung in den ersten drei Schwangerschaftsmonaten mit Pyrimethamin + Sulfonamid; statt dessen kann Spiramycin eingesetzt werden).

3.2.3.2 Pharmakotherapie

Pyrimethamin (Daraprim®) ist das Mittel der Wahl. Optimal ist die Kombination von Pyrimethamin mit *Langzeitsulfonamiden* (z. B. Durenat®). *Pyrimethamindosierung:* 75 mg/Tag für 3−5 Tage (bei AIDS 50−100 mg), dann 25−50 mg/Tag für 2−4 Wochen. Wegen der Gefahr der Leukopenie und Thrombozytopenie sind kurzfristig wiederholte Blutbildkontrollen unerläßlich. Prophylaktische oder therapeutische Gabe von Folinsäure (Leukovorin®), 6 mg/Tag. *Sulfonamiddosierung:* Am 1. Tag 1 g oral, dann 0,5 g/Tag für 2−4 Wochen. Alternative: Spiramycin (Selectomycin®, Rovamycine®) 3 g oder Clindamycin (Sobelin®) 1,8−2,4 g.

Der *Behandlungserfolg* kann anhand von wiederholten Sabin-Feldmann-Tests und dem Verlauf der Komplementbindungsreaktion kontrolliert werden. Die Therapie hat jedoch keinen gesetzmäßigen Einfluß auf den Titerverlauf.

Prophylaxe: Meiden von Verzehr rohen oder unzureichend gebratenen Fleisches sowie von Kontakt mit Katzen. Rezidivprophylaxe: Vor allem bei Hirntoxoplasmose bei AIDS 2 Tbl. Fansidar® pro Woche.

3.3 Lambliasis
3.3.1 Ätiopathogenese

Erreger: Giardia lamblia, findet sich häufig bei asymptomatischen Trägern im Duodenum oder Jejunum. Der Erreger besitzt eine geringe Menschenpathogenität.

3.3.2 Klinik

Bei ausgedehnterem Befall entwickeln sich eine akute oder chronische Diarrhö, Gewichtsverlust, Malabsorption, diffuse Oberbauchbeschwerden, Blähungen, evtl. leichte Cholezystitis. *Diagnostische Hinweise:* Makroskopischer Nachweis der Flagellaten im frisch gewonnenen Duodenalsaft, der in der Duodenalbiopsie (häufig auch reversible Schleimhautatrophie) nachweisbar ist, und von Zysten im Stuhl (Konzentrationsverfahren), Anamnese (Tropenaufenthalt).

3.3.3 Therapie

Metronidazol (Clont®, Flagyl®) 3 × 250 mg oral für 1 Woche. Gute Ergebnisse neuerdings auch mit Tinidazol (Fasigyn®, Simplotan®), 1,5 g (3 Tbl.) als Einzeldosis. Bei Rezidiv Wiederholung des Therapieschemas.

3.4 Amöbiasis
3.4.1 Ätiopathogenese

Erreger: Entamoeba histolytica. *Infektionsweg:* Fäkal-oral.

3.4.2 Klinik

Im Hinblick auf die Therapie muß zwischen der kommensal im Kolonlumen lebenden Minuta-Form, aus der Zysten entstehen, und der gewebeinvasiven Magna-Form unterschieden werden. Nach heutiger Auffassung sollte auch die erste Form, die ohne Gewebsschädigung und ohne Krankheitserscheinungen verläuft, therapiert werden, da

sie als potentiell pathogen anzusehen ist. Die Häufigkeit der Amöbiasis hat im Zuge des interkontinentalen Reiseverkehrs in den Ländern der westlichen Welt zugenommen.
Leitsymptome und -befunde: Allmählich zunehmend blutig-schleimige Durchfälle, abdominelle Schmerzen, Tenesmen, bei häufig noch gutem Allgemeinzustand gelegentliches, leichtes Fieber. Schwere Verläufe kommen jedoch vor. Häufigste Komplikationen sind Leberabszesse, selten Befall der Pleura, des Myokards oder Gehirns. *Diagnostische Hinweise:* Tropenaufenthalt in der Vorgeschichte. Nachweis der Erreger und Zysten im frischen, noch körperwarmen Stuhl, in einer rektoskopisch entnommenen Schleimflocke oder histologisch im Randgebiet von Dickdarmulzerationen, typischer Rektosigmoidoskopiebefund (Ulzera inmitten von intakter Schleimhaut), positive KBR (Suchtest), Antikörpernachweis durch Immunfluoreszenzmethode, Latex-Agglutination und Hämagglutinationstest. *Differentialdiagnose:* Enteritiden anderer Genese, M. Crohn, Colitis ulcerosa, akute Appendizitis (palpable Resistenz im rechten Unterbauch = Amöbom).

3.4.3 Therapie

a) *Darmlumeninfektion* (asymptomatische Zystenträger): Paromomycin (Humatin®) 25 mg/kg/Tag, auf 3 Tagesdosen verteilt, für mindestens 5 Tage oder Tetracyclin-Hydrochlorid 250 mg alle 6 h für 8–10 Tage.

b) *Darmwand-Amöbiasis* (chronische intestinale Infektion durch Gewebsformen): Metronidazol (Clont®, Flagyl®) 3×750 mg/Tag für 3 Tage oder Tinidazol (Simplotan®, Fasigyn®) 2×500–600 mg/Tag für 5–10 Tage.

c) *Akute Amöbendysenterie:* Metronidazol (s.o.) 3×750 mg/Tag oder Ornidazol (Tiberal®) 2×0,5–1 g/Tag für 10 Tage. Wenn parenterale Applikation nötig (Erbrechen etc.), Dehydroemetine „Roche" 1 mg/kg/Tag s.c., tief i.m. oder langsam i.v. für 6–10, evtl. bis 15 Tage, kombiniert mit Metronidazol 3×750 mg/Tag für 10 Tage.

d) *Leberabszeß und andere extraintestinale Manifestation: Wichtig:* Leberabszesse heilen meist unter konservativer Therapie ab. Die Rückbildung der Leberabszesse nimmt auch bei erfolgreicher Therapie oft mehrere Monate in Anspruch. Große Abszesse unter sonographischer Kontrolle unter Chemotherapie evtl. mehrmalig abpunktieren. Chirurgische Intervention nur bei Komplikationen (Perforation etc.) oder fehlendem Behandlungserfolg. Metronidazol oder Ornidazol (wie bei c). Bei (in neuerer Zeit beobachteten) Therapieversagern Kombination von Metronidazol mit Dehydroemetin (Dosierung wie unter c). Sehr gute Heilungserfolge werden bei nachfolgender Gabe von Chloroquin (Resochin®, Nivaquin®, Aralen®, Avloclor®) beschrieben: 1 g/Tag (600-mg-Base) für 2 Tage, dann 500 mg/Tag für 2–3 Wochen p.o.

Erfolgskontrolle: Stuhluntersuchung 2 Wochen nach Absetzen der Medikamente.

3.5 Trichomoniasis
3.5.1 Ätiopathogenese
Erreger: Trichomonas vaginalis (Flagellat). Häufigste Parasitose des Menschen der gemäßigten Zone. *Übertragung* meist durch Sexualverkehr.

3.5.2 Klinik
Bei der Frau Kolpitis mit Fluor und Pruritus, Zervizitis, Urethritis, Zystitis. Beim Mann Urethritis, Prostatitis (häufig asymptomatisch). *Diagnostische Hinweise:* Mikroskopischer Nachweis der ovalen Flagellaten im Urethral- oder Vaginalabstrich bzw. im Spontanurin.

3.5.3 Therapie
Metronidazol (Clont®, Flagyl®) 6 Tage lang 2×250 mg/Tag oral. Bei Frauen zusätzlich abends 1 Vaginaltablette (100 mg) lokal. Wiederholung der Therapie nicht vor 4−6 Wochen. *Einzeittherapie* (bei wenig zuverlässigen Patienten): 1−2 g Metronidazol p. o., alternativ 2 g Nimorazol (Acterol forte®) oder 1,5 g Ornidazol (Tiberal®) p. o. oder 2 g Tinidazol.
Nebenwirkungen: Alkoholintoleranz, gastrointestinale Symptome, Urinverfärbung u. a. Keine orale Therapie während des ersten Trimenons!
Wichtig: Immer den Sexualpartner gleichzeitig mitbehandeln. Kondomprophylaxe bis zur Sanierung (negativer Erregernachweis).

4 Systemmykosen

4.1 Vorbemerkungen
Obligat pathogene Mykosen, wie z. B. die Kokzidioidomykose, Blastomykose u. a., kommen in Europa so gut wie nicht vor. Von zunehmender Bedeutung sind dagegen die sekundär auftretenden *opportunistisch-pathogenen* Hefen (Candida, Torulopsis, Kryptokokken) und Schimmelpilze (Aspergillen, Mucor). *Häufigkeit:* Candida 70−75%, Aspergillen 10−15%, Kryptokokken, Torulopsis und Mucor 5% der Fälle.

4.2 Ätiopathogenese
Wegbereiter für die Infektion sind herabgesetzte Abwehrlage und/oder Störungen des ökologischen Gleichgewichtes durch Zytostatika, Immunsuppressiva, Kortikosteroide, Breitbandantibiotika, Stoffwechselkrankheiten (z. B. Diabetes), konsumierende Erkrankung, Antikörpermangelsyndrome, Strahlentherapie, Alkoholismus und invasive bzw. apparative Eingriffe, z. B. im Rahmen der Intensivtherapie (Dauerkatheter, Venenkatheter, maschinelle Beatmung).

4.3 Klinik
Leitsymptome und -befunde: Die klinische Symptomatik der einheimischen Mykosen ist mit Ausnahme der Lungenaspergillose (s. Kap. 11) vielgestaltig, sie kann nicht von der anderer Infektionskrankheiten unterschieden werden. *Diagnostische Hinweise:* Entscheidend für die Diagnose und Differentialdiagnose ist es, an die Möglichkeit einer Organmykose zu denken. Nachweise des Erregers: Direktpräparat von Sputum (nach Mundreinigung), besser Bronchialsekret, evtl. transtracheale Aspiration oder direkte Lungenbiopsie, Kultur aus frischen Punktaten (Blut, Liquor, Harnblase). Pilzuntersuchungen

Systemmykosen Kap. 23, 4.4.2.2

aus Sputum ohne besondere Vorkehrungen (s. o.) und Stuhl sind nicht beweisend für das Vorliegen einer Infektion. Seroreaktionen im Blut und im Liquor bei Meningitisverdacht (Hämagglutination, indirekte Immunfluoreszenz, Immunelektrophorese). Ein positiver Antikörpernachweis im Liquor ist immer pathologisch, im Serum ist dagegen neben der Titerhöhe die Titerdynamik entscheidend. Bei Candidasepsis nach septischen Metastasen in Retina und Chorioidea forschen.

4.4 Therapie
4.4.1 Allgemeine Maßnahmen
Behandlung der Grundkrankheit (z. B. Einstellung eines Diabetes mellitus), wenn möglich Absetzen von Zytostatika, Immunsuppressiva, Kortikosteroiden und Antibiotika bzw. Umsetzen auf ein Schmalspektrumantibiotikum, wenn anzunehmen ist, daß die Mykose durch diese Therapie gebahnt wurde. Ausschaltung von Noxen, wie z.B. Alkohol, Entfernung infizierter Venen- oder Blasenkatheter.

4.4.2 Antimykotika
4.4.2.1 Lokal
Bei Stomatitis, Ösophagitis und zur Darmsanierung orale Antimykotika: *Nystatin* (Moronal®) 0,5−1 Mio. E alle 6−8 Stunden oral als Dragee oder Suspension. Alternativ: *Amphotericin B* (Ampho-Moronal®) 4 × 100 mg als Tablette bzw. Suspension täglich. Wegen der geringen Resorption von Nystatin und Amphotericin B aus dem Magen-Darmtrakt ist eine entscheidende Wirkung bei systemischem Befall nicht zu erwarten. Bei AIDS ungenügende Wirkung von lokaler Therapie, daher Ketoconazol.

4.4.2.2 Systemisch
Amphotericin B (s. Tab. 3 bis 5)
Indikationen: Systemische Infektion wie Candidiasis, Kryptokokkose, Aspergillose, Mukormykose sowie tropische Mykosen. Trotz ihrer hohen Toxizität ist diese Substanz das bis heute wichtigste Systemantimykotikum. Primäre Resistenzen scheinen selten vorzukommen.
Dosierung: Testdosis von 1 mg, dann einschleichend beginnen mit 0,25 mg/kg/Tag, bei guter Verträglichkeit 0,5−1 mg/kg/Tag als Dauerinfusion (sehr langsam, mindestens 4−6 h, Lösung vor Licht schützen). Tageshöchstdosierung 1,5 mg/kg KG. Da Amphotericin B außerordentlich toxisch ist, müssen die allgemeinen Richtlinien des Herstellers für die Infusion streng beachtet werden. Bei Pilzmeningitis zusätzliche intrathekale Applikation (0,7 mg täglich). Bei dieser Applikationsart sind Paresen, Arachnoiditis und Radikulitis zu erwarten, die durch Vorinjektion von Glukokortikoiden (10 mg Prednison) vermieden bzw. abgemildert werden können. Dauer der Behandlung: 6−12 Wochen je nach Art der Pilzerkrankung und klinischem Erfolg.

Tabelle 4: Aktivität von Antimykotika zur systemischen Anwendung

	Amphotericin B	Flucytosin	Miconazol	Ketoconazol	Azole Itraconazol*	Fluconazol* +
Candida albicans	+++	++	++	++	++	++
andere Candida-Spezies	+++	++	++	(+)	(+)	(+)
Cryptococcus	+++	++	++	++	++	++
Aspergillus	+++	++	++	–	++	–
Histoplasma	+++	–	++	++	++	++
Coccidioides	+++	–	++	++	++	++
Mucor	+++	–	++	++	++	++
Dermatophyten	–	–	++	++	++	++

* Aug. 1989 noch wenig Erfahrung
(+)/– = geringe oder keine Aktivität
+ vorgesehener Handelsname: Diflucan (Fa. Pfizer)

Tabelle 5: Pharmakokinetische Parameter von Antimykotika zur systemischen Anwendung

	Amphotericin B	Flucytosin	Miconazol	Ketoconazol	Itraconazol	Fluconazol
Applikation	i.v.	i.v./oral	i.v.	oral	oral	i.v./oral
C_{max} µg/ml	2–3	50	5–7	5–10	600	1–2
t_{max}	in Tagen	2 h	2–3 h	1–2 h	in Tagen	1–2 h
$t_{1/2}$	20 h	3–4 h	24 h	4–8 h	18 h	25 h
Eiweißbindung	> 90 %	keine	98 %	99 %	99 %	12 %
Liquorkonzentration	< Plasma	= Plasma	< Plasma	< Plasma	< Plasma	= Plasma
Gewebespiegel	> Plasma ?	= Plasma	?	?	> Plasma	= Plasma
Urin-Recovery	5–40 %	90 %	<< 1 % *	2–4 % *	35 % *	63 %
Dialysierbar	nein	sehr gut	nein**	ja**	nein**	ja

* stark metabolisiert / C_{max} = maximaler Serumspiegel bei therapeutischer Dosierung
t_{max} = Zeitpunkt bis zum Erzielen von C_{max}/$t_{1/2}$ = Eliminationshalbwertszeit
** = Dosisanpassung bei Leberinsuffizienz erforderlich

Nebenwirkungen: In bis zu 80% der Fälle Fieber, Krämpfe, Schüttelfrost, Übelkeit. Bei Fieberreaktion evtl. vor der Infusion Glukokortikoid. Eine meist reversible Reduktion der glomerulären Filtrationsrate tritt in bis zu 40% der Fälle auf. Daneben Anämie und Thrombophlebitis. Eine engmaschige Kontrolle der Laborparameter ist daher erforderlich. Schwangerschaft: Wurde im 2. und 3. Trimenon ohne Schädigung angewendet.

5-Fluorcytosin (Flucytosin, Ancotil®) (s. Tab. 3 bis 5)

Indikationen: Infektion durch Candida, Kryptokokken, einige Aspergillusarten. Wegen guter Liquorgängigkeit Mittel der Wahl bei Hefemeningitis, u. U. in Kombination mit Amphotericin B (s. u.). Als Nachteil ist die relativ hohe Quote primär resistenter Varianten und die rasche Resistenzentwicklung während der Therapie anzusehen. Daher muß vor Behandlungsbeginn die Empfindlichkeit des Keimes getestet und während der Therapie laufend überprüft werden, besonders bei einer über 3 Wochen hinausgehenden Therapiedauer. Die Serumkonzentrationen sollten nicht unter 25 µg/ml liegen.

Dosierung: 150–200 mg/kg KG/Tag p. o., wenn nötig i. v., auf 6stündige Dosisintervalle verteilt ($4 \times 37{,}5$ bzw. 50 mg/kg/Tag). Bei terminaler Niereninsuffizienz und chronischer Hämodialyse 50 mg/kg als Erstdosis und nach jeder Dialyse.

Nebenwirkungen: Leukopenie, Thrombopenie, Anämie, Erbrechen, Diarrhö, Transaminasenanstieg, Urtikaria, Verwirrtheitszustände. Die Symptome sind jedoch meist harmlos und reversibel. Relative Kontraindikation: Knochenmarksinsuffizienz. Kontraindiziert in der Schwangerschaft.

Kombination von Amphotericin B + 5-Fluorcytosin

Indikationen: Diese Kombination gilt als die z. Z. wirksamste Strategie gegen Systemmykosen (s. a. Tab. 6). Der Vorteil dieser Kombination besteht in einer meist synergistischen antimykotischen Wirkung (Amphotericin B hemmt die Ergosterolsynthese, 5-Fluorcytosin die Nukleinsäuresynthese) und in einer Verminderung der toxischen Nebenwirkungen von Amphotericin B durch Dosisreduzierung. Möglicherweise wird durch die Kombination auch die rasche Resistenzsteigerung gegenüber 5-Fluorcytosin verhindert.

Dosierung: Amphotericin B i. v. mit ½ bis ⅓ der obengenannten Dosierung + 5-Fluorcytosin in voller Dosierung (s. o.) p. o., evtl. i. v.

Nebenwirkungen: s. o., wobei bei Amphotericin B zu beachten ist, daß trotz verminderter Dosierung Nierenschäden und damit Kumulation von 5-Fluorcytosin auftreten können. Regelmäßige Kreatinin-Clearance-Untersuchungen werden empfohlen. Engmaschige Kontrolle der entsprechenden übrigen Laborparameter.

Tabelle 6: Therapieempfehlungen für Systemmykosen

Infektion	Therapieschema (Reihenfolge entspr. der Präferenz)	Bemerkungen
1. Candidose	AMB + 5FC	
a) disseminiert	MCZ	nicht mit AMB kombinieren
	KTZ (bis 6 mg/kg KG/Tag)	Antagonismus
b) Endokarditis	OP unter AMB + 5FC	
c) mukokutan	KTZ	niedrige Dosierung für chronische Suppression, vor allem bei AIDS
2. Aspergillose		
a) Endokarditis	OP unter AMB + 5FC	
b) disseminiert	AMB + 5FC	
c) Aspergillom der Lunge	OP unter AMB + 5FC	lokal, evtl. AMB instillieren
3. Kryptokokkose	AMB + 5FC	evtl. in Kombination mit Fluconazol
4. Histoplasmose	AMB oder KTZ	Aufenthalt in Nord-, Mittel-, Südamerika
5. Kokzidioidomykose	AMB oder KTZ oder MCZ	Suppressionsbehandlung mit KTZ
6. Parakokzidioidomykose	KTZ	Aufenthalt in Amerika
7. Sporotrichose	AMB oder KTZ	
8. Mukormykose	AMB	Diabetes in der Anamnese

Imidazol-Antimykotika (Miconazol, Daktar®) (s. Tab. 4 bis 6)
Indikationen: Das i. v. applizierbare Miconazol (nach oraler Gabe sehr geringe Resorption) ist wirksam bei Candidiasis, Kokzidioidomykose, Parakokzidioidomykose und Kryptokokken-Meningitis. Sein Stellenwert bei Blastomykosen, Histoplasmose und Sporotrichose muß noch bestätigt werden. Miconazol gilt daher nicht als Antimykotikum der 1. Wahl; nach Ansicht einiger Autoren sollte es reserviert bleiben für Patienten, die auf Amphotericin B nicht angesprochen haben oder die Substanz nicht tolerieren (N. Engl. J. Med. 302 [1980] 145–155).
Dosierung: 5–10 mg/kg alle 8 h per inf. (mindestens 200 ml NaCl 0,9% oder Glukose 5%) über 60 min, pro Infusion nicht mehr als 600 mg. Tageshöchstdosis 1,8 g.
Nebenwirkungen: Beobachtet wurden allergische Reaktionen, Fieber, Schüttelfrost, Nausea, Phlebitis, Pruritus, Hyponatriämie, Transaminasenanstieg, kardiale Arrhythmien und Knochenmarksdepression. Reversible Hyperlipid-

ämien werden dem Lösungsvermittler Cremophor zugeschrieben. Da Miconazol hepatisch eliminiert wird, ist eine Dosisänderung bei eingeschränkter Nierenfunktion nicht erforderlich. Interaktion mit anderen Substanzen, wie Antidiabetika, Antiepileptika, Antikoagulantien, beachten.
Kontraindikationen: Schwere Leberfunktionsstörungen, allergische Reaktionen.

Ketoconazol (Nizoral®) (s. Tab. 4 bis 6)
Oral wirksam, erst seit kurzem im Handel. In vitro aktiv gegen Candida-Spezies, Coccidioides- und Paracoccidioides-Arten, Histoplasma-Spezies sowie Dermatophyten. Erreicht jedoch keine ausreichenden Konzentrationen im Liquor cerebrospinalis und im Urin. Klinisch ist vor allem die Wirkung gegen die mukokutane Candidiasis gut belegt. Der Wert bei den übrigen Systemmykosen muß noch weiter dokumentiert werden.
Dosierung: 200 bis ⩾ 400 mg/Tag p.o.
Wichtig: Antazida oder Magensekretionshemmer vermindern die Bioverfügbarkeit von Ketoconazol; Einnahme am besten nüchtern.
Nebenwirkungen: Nausea, Diarrhö, Kopfschmerzen, dosisabhängige Testosteronspiegelerniedrigungen, Pruritus, Schwindel, Veränderung der Leberfunktionswerte, Gynäkomastie. In seltenen Fällen schwere Leberschädigungen, die asymptomatisch unter dem Bild einer intrahepatischen Cholestase oder Hepatitis-ähnlich auftreten. Ketoconazol kann bei eingeschränkter Nierenfunktion in unveränderter Dosierung gegeben werden.
Kontraindikationen: Schwangerschaft, schwere Leberfunktionsstörungen.

4.4.3 Therapie spezieller Systemmykosen (s. Tab. 6)
Allgemeine intensivmedizinische Therapie: s. Kap. 2.
Wichtig: Die *Indikation* zur antimykotischen Therapie bei einer generalisierten Systemmykose ist gegeben, wenn z.B. Candida-Spezies im Gewebe nachgewiesen werden, die Blutkulturen positiv sind bei fiebernden Patienten mit Leukozytenzahlen < 500/mm^3 oder Blutkulturen positiv sind bei fiebernden Patienten ohne Venenkatheter.
Lungenmykosen: s. Kap. 11.

4.4.4 Prophylaktische Therapie
Während die lokale Anwendung von Antimykotika (s. ds. Kap., 4.4.2.1) bei primär oder sekundär immunsupprimierten Patienten, z.B. vor Einleitung einer Zytostatikatherapie, ein allgemein geübtes Vorgehen darstellt, trifft dies für systemisch wirksame Substanzen nicht zu. Kontrollierte Studien zu dieser Frage müssen noch abgewartet werden. Auch bei Risikopatienten sollte eine antimykotische Therapie daher nur bei gesicherter Diagnose eingeleitet werden.

5 Wurminfektionen

5.1 Vorbemerkungen
Neben den in unseren Breiten häufigsten Wurmerkrankungen wie Askaridiasis, Oxyuriasis, Taeniasis u. a. hat die zunehmende Bevölkerungsfluktuation durch Tourismus und beruflich bedingte Aufenthalte in tropischen Ländern und weiterhin durch Zustrom von Gastarbeitern zur Einschleppung von Wurmerkrankungen geführt, die früher differentialdiagnostisch nicht in Betracht gezogen werden mußten. Aus epidemiologischer Sicht ist es jedoch wesentlich, daß solche bei uns nicht endemischen Wurminfektionen zu keiner größeren Verbreitung führen, da klimatische Voraussetzungen und die für die Vermehrung notwendigen Zwischenwirte fehlen. *Wichtig:* Bei unklarem Krankheitsbild und dem anamnestischen Hinweis auf einen Tropenaufenthalt muß differentialdiagnostisch immer an das Vorliegen einer Parasitose gedacht werden!

5.2 Klinik und Therapie (s. Tab. 7)

5.3 Nebenwirkungen der Anthelminthikatherapie
Einige hochwirksame Substanzen haben praktisch keine Nebenwirkungen, wie z.B. *Niclosamid,* oder nur geringe, wie *Piperazin.* Die meisten Anthelminthika können jedoch in unterschiedlichem Maße zu Nebenwirkungen führen. Am häufigsten treten *gastrointestinale Beschwerden* auf, wie Nausea, Erbrechen, abdominelle Schmerzen und Diarrhö, *Kopfschmerz, Schwindel, Benommenheit, Sehstörungen* und *Abgeschlagenheit.* Auch *Arzneimittelexantheme* werden beobachtet. Durch Pyrviniumembonat werden Stuhl und Kleidung rot verfärbt, worauf der Patient bei Beginn der Behandlung hingewiesen werden sollte.

5.4 Prophylaxe
Eine Herabsetzung des Infektionsrisikos von Bandwurmerkrankungen (T. solium, T. saginata, Diphyllobothrium latum) kann bereits durch eine Umstellung der Eßgewohnheiten erreicht werden, d.h. Meiden von rohem oder halbrohem Fleisch (Tatar, Beefsteak) oder rohem Fisch, Muscheln und Krabben. Im übrigen kann die Beachtung der allgemeinen hygienischen Regeln auch beim Umgang mit Haustieren oder Wild die Infektionsgefahr für eine Reihe von Wurmerkrankungen vermindern (z.B. Echinokokkose, Zystizerkose, Oxyuriasis, Askaridiasis). Baden in möglicherweise verseuchten tropischen Gewässern sollte vermieden werden (Bilharziose).

Eine *medikamentöse Prophylaxe* vor Reisen in tropische oder subtropische Länder ist zur Verhütung von Filariosen möglich mit Diäthylcarbamazine (Hetrazan®) 5 mg/kg an 3 Tagen. Die Wirkung hält einen Monat an (s.a. Tab. 7).

Tabelle 7: Diagnostik, Klinik und Therapie wichtiger Wurmerkrankungen

Parasit	Infektionsweg	Klinik	Diagnostik	Freiname	Therapie Handelsname	Dosierung
Nematoden (Rundwürmer) Ascaris lumbricoides (Spulwurm)	oral, Ei mit infektiöser Larve, Wanderung über Leber und Lunge zum Dünndarm, Verbreitung weltweit	Oberbauchbeschwerden, Pneumonie, flüchtiges eosinophiles Infiltrat, Hämoptyse, Urtikaria, Pankreas-Gallenganginvasion, mechanischer Ileus; bei geringem Befall oft keine Symptome	Einachweis im Stuhl, Abgang von adulten Würmern, evtl. Eosinophilie und Larvennachweis im Sputum; evtl. röntgenologisch Lungeninfiltrat	Pyrantelembonat *alternativ:* Mebendazol Piperazinderivate Thiabendazol	Cobantril®, Helmex® Vermox® Eraverm®, Tasnon® u. a. Minzolum®, Thiabendazol®, Omnizol®	10 mg/kg (einmalige Einnahme) p.o. 2×100 mg/Tag für 3 Tage 75 mg/kg, max. 3,5 g/Tag, auf 2 Einzeldosen verteilt, für 2 Tage p.o. 50 mg/kg für 2 Tage p.o.
Enterobius vermicularis (Madenwurm) (Oxyuris)	oral, Ei mit infektiöser Larve, Schmierinfektion, auch aerogene Infektion, vor allem Coecumbefall, Verbreitung weltweit	perianaler Juckreiz, vor allem nachts, Unruhe, uncharakteristische gastrointestinale Beschwerden	Einachweis im Perianalabstrich oder auf Zellophanklebestreifen (nicht im Stuhl), Wurmnachweis im Stuhl, geringe Eosinophilie	Mebendazol Thiabendazol oder Pyrviniumembonat *alternativ:* Pyrantelembonat *Wichtig:* Mituntersuchung der Familienangehörigen, strikte Hygiene, Fingernägel kurz schneiden, Bettwäsche wöchentlich wechseln und kochen, nachts enge Unterbekleidung, um anal-orale Reinfektion zu vermeiden	Vermox® s. bei Ascaris l. Molevac® Pamovin® s. bei Ascaris l.	100 mg (einmalige Gabe) Wiederholung nach 2 Wochen 2×25 mg/kg im Abstand von 24 h 5–10 mg/kg, max. 250 mg/Tag (einmalige Einnahme) 5 mg/kg (einmalige Einnahme)

Tabelle 7 (Fortsetzung)

Parasit	Infektionsweg	Klinik	Diagnostik	Freiname	Therapie Handelsname	Dosierung
Trichinella spiralis (Trichine)	oral, durch Genuß von trichinenhaltigem Fleisch (hauptsächlich Schweinefleisch), Verbreitung weltweit	Muskelschmerzen, Lidödem, Durchfall, Übelkeit, Erbrechen, Eosinophilie (bis zu 75%)	KBR, positiver Hauttest, Muskelbiopsie (Larvennachweis)	keine spezifische Therapie möglich! Thiabendazol	s. bei Ascaris l.	50 mg/kg auf 2 Einzeldosen verteilt (max. 3 g/Tag) für 5–7 Tage p.o. bzw. bis zum Rückgang der Symptome oder bis zum Auftreten toxischer Nebenwirkungen
				zur Abschwächung schwerer Symptomatik: Prednison	Decortin®, Ultracorten®	20–60 mg/Tag, nach 3–5 Tagen Dosisreduktion
Trichuris trichuria (Peitschenwurm)	oral, Ei mit infektiöser Larve (z. B. Salat), Dickdarmparasit, Verbreitung weltweit	meist asymptomatischer Verlauf, bei schwerer Infektion abdominelle Schmerzen, Meteorismus, Diarrhö, Anämie, mäßige Eosinophilie	Einachweis im Stuhl	Mebendazol	s. bei Ascaris l.	2 × 100 mg/Tag für 3 Tage p.o.
				alternativ: Thiabendazol	s. bei Ascaris l.	
Ancylostomiasis (Hakenwurmkrankheit): Ancylostoma duodenale, Necator americanus	perkutan durch die am Boden lebende Larve, Wanderung durch den Körper, Dünndarmparasit, Vorkommen: Tropen und Subtropen, sporadisch auch in Bergwerken	Diarrhö, Gewichtsabnahme bis zur Kachexie, Husten, Heiserkeit, Hämatemesis, Dermatitis	Einachweis im Stuhl	Pyrantelembonat	s. bei Ascaris l.	11 mg/kg (max. 1 g) als Einzeldosis p.o.
				oder Mebendazol	s. bei Ascaris l.	2 × 100 mg für 3 Tage

Tabelle 7 (Fortsetzung)

Parasit	Infektionsweg	Klinik	Diagnostik	Freiname	Therapie Handelsname	Dosierung
Strongyloides stercoralis (Zwergfadenwurm)	perkutan durch die am Boden lebende Larve, Wanderung durch den Körper, Dünndarmparasit Vorkommen: Tropen, sporadisch auch in Bergwerken	Dermatitis, Übelkeit, Oberbauchschmerzen, Durchfall, Urtikaria, Eosinophilie	Larven im frischen Stuhl und Duodenalsaft	Thiabendazol *alternativ:* Mebendazol	s. bei Ascaris l. s. bei Ascaris l.	2 × 25 mg/kg/Tag 2 Tage p.o. 2 × 100 mg/Tag für 3 Tage p.o.
Mehrfachbefall mit verschiedenen Nematoden:				Thiabendazol Mebendazol	s. bei Ascaris l. s. bei Ascaris l.	3 × 500 mg/Tag für 2 Tage 2 × 100 mg/Tag für 3 Tage
Cestoden (Bandwürmer) Taenia saginata (Rinderbandwurm)	oral durch Aufnahme der Finne mit infiziertem Fleisch (Tatar, halbrohes Schweine- oder Rindfleisch), Dünndarmparasit, Verbreitung weltweit	uncharakteristische gastrointestinale Symptome, Diarrhöen, Gewichtsabnahme, Eosinophilie	Proglottiden im Stuhl, selten Eier	Niclosamid	Yomesan®	2 g als einmalige Dosis nach dem Frühstück, Tbl. gründlich zerkauen
Taenia solium (Schweinebandwurm)				*alternativ:* Praziquantel	Cesol®	10 mg/kg als einmalige Dosis
Diphyllobothrium latum (Fischbandwurm)	oral, durch Genuß roher Fische	megalozytäre Anämie beim Fischbandwurm				

Wichtig: Vorsicht beim Umgang mit den Proglottiden von T. solium! Durch orale Aufnahme der Eier kann der Mensch zum Zwischenwirt werden mit Entwicklung der medikamentös schwer beeinflußbaren Zystizerkose (evtl. Praziquantel: 50 mg/kg, verteilt auf 2–3 Einzeldosen, für 15 Tage plus Dexamethason 4–16 mg/Tag)

Tabelle 7 (Fortsetzung)

Parasit	Infektionsweg	Klinik	Diagnostik	Therapie Freiname	Therapie Handelsname	Dosierung
Hymenolepis nana (Zwergbandwurm)	oral			Niclosamid	Yomesan®	1. Tag: 2 g p.o. 2.–7. Tag: 1 g
				alternativ: Praziquantel	s. o.	15 mg/kg als einmalige Gabe
				nach dieser Therapie Abführmittel; evtl. mehrmalige Wiederholung dieser Behandlungsschemata erforderlich		
Echinokokkose (Hundebandwurm)	oral durch Aufnahme der Eier aus Hundekot, Entwicklung solitärer (E. granulosus) oder multilokulärer Zysten (E. multilocularis), die Skolizes enthalten; Verbreitung weltweit	Zysten in Leber und Lunge, seltener in anderen Organen, Urtikaria, Eosinophilie	passive Hämagglutination, Immunfluoreszenz, KBR, positiver Casoni-Intrakutan-Test, Röntgen, Szintigramm, Sonographie	operative Entfernung (vorher Injektion von Formalin 0,5%, Silbernitrat oder wäßriger Jodlösung zur Abtötung der Skolizes) Prognose bei E. alveolaris meist infaust		
				Mebendazol	s. bei Ascaris l.	hohe Dosierung (bisher nur einzelne Erfahrungsberichte) 30–50 mg/kg/Tag, aufgeteilt auf 3 Einzeldosen, über 3 Wochen bis Jahre; Verlaufskontrollen! Cave: Nebenwirkungen!
Filariasis Wuchereria bancrofti Brugia malayi Loa loa Onchocerca volvulus	perkutan durch Stechmücken, Mikrofilarien im Blut, adulte Erreger in den Lymphdrüsen. Verbreitung; Tropen und Subtropen	Hautjucken, Lymphknotenschwellung, Lymphangitis, Fieber, Orchitis, Hydrozele, Elephantiasis der Beine, Arme, des Genitales oder der Brust, Eosinophilie	Mikrofilarien im frischen Blut („dicker Tropfen"), KBR, Hauttest	Diethylcarbamazine	Hetrazan®	3 × 2 mg/kg/Tag für 2–3 Wochen
				beim Auftreten allergischer Reaktionen durch zerfallende Mikrofilarien Gabe von Prednison bzw. Prednisolon. Dosierung entsprechend dem Schweregrad der Reaktion		
				alternativ: Ivermectin*	MSD	150 µg/kg

Tabelle 7 (Fortsetzung)

Parasit	Infektionsweg	Klinik	Diagnostik	Therapie Freiname	Therapie Handelsname	Dosierung
Schistosomiasis (Bilharziose) Schistosoma haematobium	perkutan durch Eindringen der Zerkarie (Larve) beim Baden in verseuchten Gewässern, Vorkommen: Tropen, Subtropen	Hämaturie durch Sitz in den Venen des Urogenitaltraktes, blutige Durchfälle, Hepatosplenomegalie, „Badedermatitis" (Zerkarien-Dermatitis), Eosinophilie	Eier im Urin Zerkarienhüllen- reaktion (CHR) indirekter Häm- agglutinationstest, Schlupftest	Praziquantel	Biltricide®	1 × 40 mg/kg p.o. an 1 Tag
S. mansoni			Eier im Stuhl	s.o.	s.o.	wie S. haemat.
S. japonicum			s.o.	s.o.	s.o.	2 × 30 mg/kg p.o. an 1 Tag

* Handelsname voraussichtlich „Mectizan", nur für O. volvulus

24 Tabellenanhang

Tabelle 1.	Nomogramm zur Bestimmung der Körperoberfläche aus Größe und Gewicht	998
Tabelle 2.	Tabellennomogramm zur Bestimmung des Body Mass Index aus Körpergröße und Gewicht	999
Tabelle 3.	Infusionsnomogramm zur Bestimmung von Tropfzahl/min und Infusionsdauer in Stunden	1000
Tabelle 4.	Umrechnungsfaktoren von g in mval	1001
Tabelle 5.	Natriumgehalt verschiedener Nahrungsmittel	1002
Tabelle 6.	Kaliumgehalt verschiedener Nahrungsmittel	1004
Tabelle 7.	Puringehalt von verschiedenen Lebensmitteln	1005
Tabelle 8.	Anwendung von Arzneimitteln während der Schwangerschaft und der Stillperiode	1006
Tabelle 9.	Klinisch relevante Arzneimittelinteraktionen	1011
Tabelle 10.	Arzneimitteltherapie im Alter	1016

Kap. 24 Tabellenanhang

Tabelle 1: Nomogramm zur Bestimmung der Körperoberfläche aus Größe und Gewicht (nach der Formel von Du Bois und Du Bois). Aus Documenta Geigy, Wissenschaftliche Tabellen, 7. Aufl., Basel 1968

Tabellenanhang — Kap. 24

Tabelle 2: Tabellennomogramm zur Bestimmung des *Body Mass Index* (BMI) aus Körpergröße in m und Gewicht in kg (BMI = kg/m^2). Modifiziert nach M. Rowland, National Center für Health Statistics, JAMA 260 (1988) 183.
Übergewicht ist definiert als BMI $\geq$ 27,8 (Männer) bzw. $\geq$ 27,3 (Frauen)

Gewicht [kg]	\	\	\	\	\	\	Größe [m]	\	\	\	\	\	\	\	\	\
	1,47	1,50	1,52	1,55	1,57	1,60	1,63	1,65	1,68	1,70	1,73	1,75	1,78	1,80	1,83	1,85	1,88
50	23,0	22,2	21,5	20,8	20,1	19,5	18,9	18,3	17,8	17,2	16,7	16,2	15,8	15,3	14,9	14,5	14,1
52	24,0	23,2	22,5	21,7	21,0	20,4	19,7	19,1	18,6	18,0	17,5	17,0	16,5	16,0	15,6	15,2	14,8
54	25,1	24,2	23,4	22,7	21,9	21,3	20,6	20,0	19,4	18,8	18,2	17,7	17,2	16,7	16,3	15,8	15,4
56	26,1	25,2	24,4	23,6	22,9	22,1	21,5	20,8	20,2	19,6	19,0	18,5	17,9	17,4	17,0	16,5	16,0
59	27,2	26,3	25,4	24,6	23,8	23,0	22,3	21,6	21,0	20,4	19,8	19,2	18,7	18,1	17,6	17,2	16,7
61	28,2	27,3	26,4	25,5	24,7	23,9	23,2	22,5	21,8	21,1	20,5	19,9	19,4	18,8	18,3	17,8	17,3
63	29,3	28,3	27,3	26,5	25,6	24,8	24,0	23,3	22,6	21,9	21,3	20,7	20,1	19,5	19,0	18,5	18,0
65	30,3	29,3	28,3	27,4	26,5	25,7	24,9	24,1	23,4	22,7	22,0	21,4	20,8	20,2	19,7	19,1	18,6
68	31,4	30,3	29,3	28,3	27,4	26,6	25,7	25,0	24,2	23,5	22,8	22,2	21,5	20,9	20,3	19,8	19,3
70	32,4	31,3	30,3	29,3	28,4	27,5	26,6	25,8	25,0	24,3	23,6	22,9	22,2	21,6	21,0	20,4	19,9
72	33,4	32,3	31,2	30,2	29,3	28,3	27,5	26,6	25,8	25,1	24,3	23,6	23,0	22,3	21,7	21,1	20,5
74	34,5	33,3	32,2	31,2	30,2	29,2	28,3	27,5	26,6	25,8	25,1	24,4	23,7	23,0	22,4	21,8	21,2
77	35,5	34,3	33,2	32,1	31,1	30,1	29,2	28,3	27,4	26,6	25,8	25,1	24,4	23,7	23,1	22,4	21,8
79	36,6	35,3	34,2	33,1	32,0	31,0	30,0	29,1	28,2	27,4	26,6	25,8	25,1	24,4	23,7	23,1	22,5
81	37,6	36,4	35,2	34,0	32,9	31,9	30,9	30,0	29,1	28,2	27,4	26,6	25,8	25,1	24,4	23,7	23,1
83	38,7	37,4	36,1	35,0	33,8	32,8	31,8	30,8	29,9	29,0	28,1	27,3	26,5	25,8	25,1	24,4	23,8
86	39,7	38,4	37,1	35,9	34,8	33,7	32,6	31,6	30,7	29,8	28,9	28,1	27,3	26,5	25,8	25,1	24,4
88	40,8	39,4	38,1	36,8	35,7	34,5	33,5	32,4	31,5	30,5	29,6	28,8	28,0	27,2	26,4	25,7	25,0
90	41,8	40,4	39,1	37,8	36,6	35,4	34,3	33,3	32,3	31,3	30,4	29,5	28,7	27,9	27,1	26,4	25,7
92	42,8	41,4	40,0	38,7	37,5	36,3	35,2	34,1	33,1	32,1	31,2	30,3	29,4	28,6	27,8	27,0	26,3
95	43,9	42,4	41,0	39,7	38,4	37,2	36,0	34,9	33,9	32,9	31,9	31,0	30,1	29,3	28,5	27,7	27,0
97	44,9	43,4	42,0	40,6	39,3	38,1	36,9	35,8	34,7	33,7	32,7	31,8	30,8	30,0	29,2	28,4	27,6
99	46,0	44,4	43,0	41,6	40,2	39,0	37,8	36,6	35,5	34,5	33,5	32,5	31,6	30,7	29,8	29,0	28,2
101	47,0	45,4	43,9	42,5	41,2	39,9	38,6	37,4	36,3	35,2	34,2	33,2	32,3	31,4	30,5	29,7	28,9
104	48,1	46,5	44,9	43,5	42,1	40,7	39,5	38,3	37,1	36,0	35,0	34,0	33,0	32,1	31,2	30,3	29,5
106	49,1	47,5	45,9	44,4	43,0	41,6	40,3	39,1	37,9	36,8	35,7	34,7	33,7	32,8	31,9	31,0	30,2
108	50,2	48,5	46,9	45,3	43,9	42,5	41,2	39,9	38,7	37,6	36,5	35,4	34,4	33,5	32,6	31,7	30,8
110	51,2	49,5	47,8	46,3	44,8	43,4	42,1	40,8	39,5	38,4	37,3	36,2	35,2	34,2	33,2	32,3	31,5
113	52,3	50,5	48,8	47,2	45,7	44,3	42,9	41,6	40,4	39,2	38,0	36,9	35,9	34,9	33,9	33,0	32,1

Tabelle 3: Infusionsnomogramm zur Bestimmung von Tropfzahl/min und Infusionsdauer in Stunden

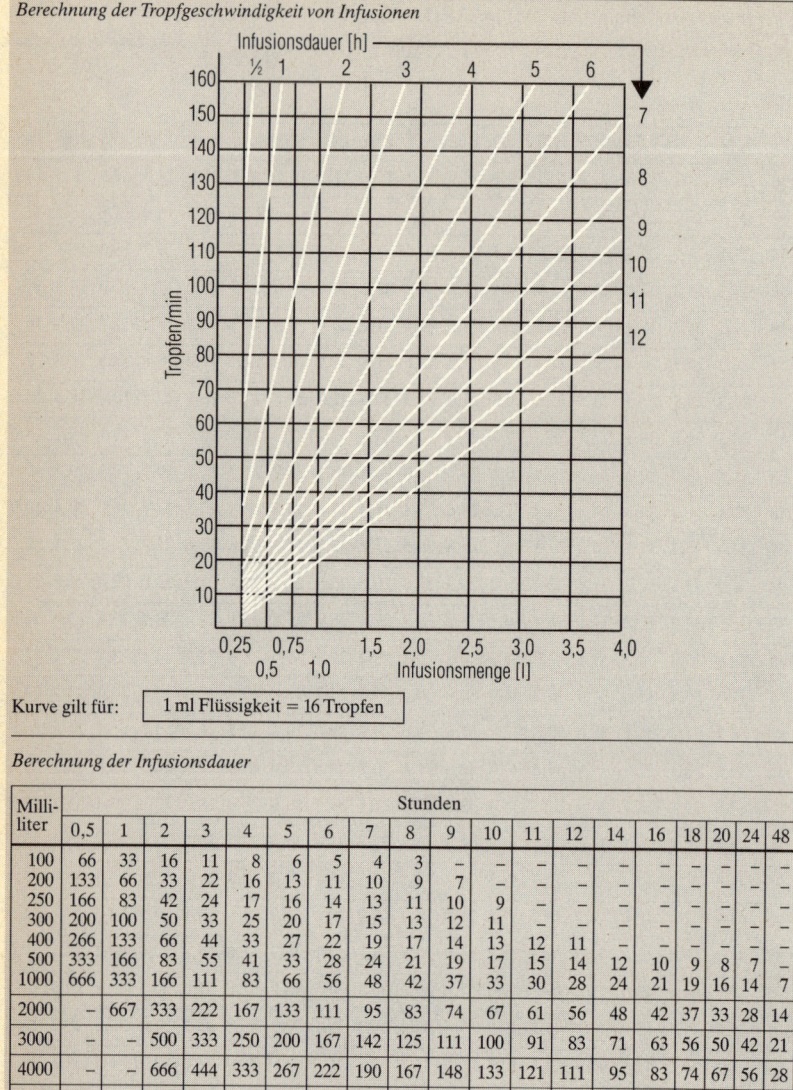

Kurve gilt für: | 1 ml Flüssigkeit = 16 Tropfen

Berechnung der Infusionsdauer

Milli-	Stunden																	
liter	0,5	1	2	3	4	5	6	7	8	9	10	11	12	14	16	18	20	24	48
100	66	33	16	11	8	6	5	4	3	–	–	–	–	–	–	–	–	–	–
200	133	66	33	22	16	13	11	10	9	7	–	–	–	–	–	–	–	–	–
250	166	83	42	24	17	16	14	13	11	11	9	–	–	–	–	–	–	–	–
300	200	100	50	33	25	20	17	15	13	12	11	–	–	–	–	–	–	–	–
400	266	133	66	44	33	27	22	19	17	14	13	12	11	–	–	–	–	–	–
500	333	166	83	55	41	33	28	24	21	19	17	15	14	12	10	9	8	7	–
1000	666	333	166	111	83	66	56	48	42	37	33	30	28	24	21	19	16	14	7
2000	–	667	333	222	167	133	111	95	83	74	67	61	56	48	42	37	33	28	14
3000	–	–	500	333	250	200	167	142	125	111	100	91	83	71	63	56	50	42	21
4000	–	–	666	444	333	267	222	190	167	148	133	121	111	95	83	74	67	56	28
5000	–	–	833	555	417	333	278	238	208	185	167	152	139	119	104	93	83	69	35

Tabelle gilt für | 1 ml Flüssigkeit = 20 Tropfen

Formel: $\dfrac{\text{Infusionsmenge in Millilitern}}{\text{Infusionsdauer in Stunden} \times K} = \text{Tropfen pro Minute}$ K bei 16 Tr./ml: 3,75 K bei 20 Tr./ml: 3

Tabelle 4: Umrechnungsfaktoren von g in mval

1,0 g Natrium	= 1000 mg	=	$\frac{1000}{23}$	= 43,5 mval Natrium
1,0 g Kalium	= 1000 mg	=	$\frac{1000}{39}$	= 25,6 mval Kalium
1,0 g Kalzium	= 1000 mg	=	$\frac{1000}{20}$	= 50 mval Kalzium
1,0 g Chlorid	= 1000 mg	=	$\frac{1000}{35}$	= 28,2 mval Chlorid
1,0 g Magnesium	= 1000 mg	=	$\frac{1000}{12}$	= 82,3 mval Magnesium
1,0 g NaCl	= 1000 mg	=	$\frac{1000}{58,5}$	= je 17 mval Na^+ und Cl^-
1,0 g KCl	= 1000 mg	=	$\frac{1000}{84,5}$	= je 13 mval K^+ und Cl^-
1,0 g $NaHCO_3$	= 1000 mg	=	$\frac{1000}{84}$	= je 11,9 mval Na^+ u. HCO_3^-

Tabelle 5: Natriumgehalt verschiedener Nahrungsmittel

	Na-Gehalt (mg/100 g)
Fleisch und Fleischwaren	
Schweinefleisch	70
Kalbfleisch	85
Rindfleisch	50
Hammelfleisch	75
Leber (Schwein)	72
Leber (Kalb)	80
Leber (Rind)	110
Niere (Kalb)	175
Zunge (Rind)	75
Schinken (roh)	2200
Schinken (gekocht)	850
Speck	1630
Kasseler Rippchen	795
Würstchen	780
Mettwurst, Salami, Fleischwurst etc.	1000
Hahn	61
Gans	54
Ente	64
Wild (Hase, Reh)	50
Fisch und Fischwaren	
Forelle	20
Hecht	35
Karpfen	22
Barsch (Rot-, Gold-)	94
Heilbutt	59
Kabeljau	48
Schellfisch	66
Seelachs	81
Hering	74
Heringsfilet	118
Bismarckhering	950
Salzhering	2550
Aal (geräuchert)	583
Bückling (geräuchert)	454
Seelachs (geräuchert)	500
Lachs (in Dosen)	529
Ölsardinen	505
Thunfisch	361
Milch, Käse, Eier, Butter	
Kuhmilch	50
Magermilch	53
Buttermilch	57
Sahne	38

Tabelle 5 (Fortsetzung)

	Na-Gehalt (mg/100 g)
Joghurt	62
Quark	35
Käse	600–850
Camembert	1150
Hühnerei (pro Stück)	72
Butter (ungesalzen)	4
Margarine	104
Vegetabilien	
Weizenmehl	3
Roggenmehl	1
Reis (poliert)	10 (6)
Haferflocken	3
Cornflakes	915
Teigwaren	7
Brot, Brötchen	450
Roggenbrot	220
Kartoffeln	15
Hülsenfrüchte	2–25
Salate (Kopf-, Feld-)	1–3
Blumenkohl	10
Bohnen (grün)	2
Erbsen (grün)	1
Tomaten, Gurken	6
Pilze	2–6
Sauerkraut	355
Dosengemüse	300
Obst (frisch, alle Arten, auch Obstsäfte)	1–5
Trockenobst	40–140
Backpflaumen	7

Tabelle 6: Kaliumgehalt verschiedener Nahrungsmittel (nach Wagner, 1968)

	K^+ (mval/100 g)
Obst	
Apfelsaft	3
Apfelsinen	13
Aprikosen	11
Bananen	11
Datteln	20
Feigen	20
Johannisbeeren	6
Kirschen	6
Trauben	6
Gemüse	
Blumenkohl	11
Endivien	11
Erbsen (getrocknet)	22
Kartoffeln	11
Linsen (getrocknet)	29
Rosenkohl	11
Rote Bete	7
Tomaten	13

Tabelle 7: Puringehalt von verschiedenen Lebensmitteln, berechnet als Milligramm Harnsäure pro 100 Gramm Frischgewicht (nach Zöllner, 1974)

Fleisch, Fisch, Geflügel			
Leber	200–280 mg	Purinarmer Fisch	120–170 mg
Niere	240 mg	Kabeljau	
Kalbsbries	990–1200 mg	Forelle	
Fleischextrakt	3500 mg	Purinreicher Fisch	210–350 mg
Fleisch	90–140 mg	Ölsardinen	
Geflügel	90–120 mg	Hering	
		Anchovis	
Gemüse und Obst			
Hülsenfrüchte	130–185 mg	Blumenkohl	10–30 mg
Spinat	70 mg	Rosenkohl	10–30 mg
Pilze	50 mg	Kopfsalat	10–30 mg
Spargel	20–40 mg	Kartoffeln	10–30 mg
Nüsse	25–100 mg	Früchte	10–30 mg
Mehlprodukte		*Molkereiprodukte*	
Schwarzbrot	40 mg	Milch	0 mg
Weißbrot	5–25 mg	Quark	0 mg
Reis	0 mg	Käse	0 mg
Nudeln	0 mg	Butter	0 mg
Zucker	0 mg	Öl	0 mg
Getränke			
Bier	16 mg		
Kaffee	0 mg		
Tee	0 mg		
Wein	0 mg		

24

Tabelle 8: Anwendung von Arzneimitteln während der Schwangerschaft und der Stillperiode

Wichtiger Hinweis: Für spezielle Präparate und Adressen der Beratungsstellen für Medikamente in der Schwangerschaft s. Rote Liste.

Arzneistoffe ohne nachgewiesenes Risiko für das Kind (nach „Arzneiverordnungen", herausgegeben von den Mitgliedern der Arzneimittelkommission der deutschen Ärzteschaft. Deutscher Ärzte-Verlag, Köln 1988):
Analgetika: Paracetamol
Antazida: Magnesiumsalze
Anthelminthika: Niclosamid
Antibiotika: Cefalosporine, Erythromycin (aber hohe Konzentration in der Muttermilch), Penicillin G und -derivate
Antidiabetika: Insulin
Antiemetika: Dimenhydrinat, Doxylamin, Pyridoxin
Antihypertonika: Dihydralazin (bei hypertoner Krise), Methyldopa
Hormone: Progesteron, Schilddrüsenhormone
Impfungen: Immunglobuline, aktive Immunisierung gegen Influenza, Poliomyelitis und Tetanus
Laxantien: Quellmittel, salinische Abführmittel
Lipidsenker: Clofibrat
Mineralien: Eisen, Kalzium
Tuberkulostatika: Ethambutol, Isoniazid
Vitamine: A, B, C, D, K (Höchstdosen besonders bei Vitamin A, D, K nicht überschreiten)

Arzneimittel	Schwangerschaft			mögliche Schädigung des Kindes	Stillperiode
	bis zur 12. Woche	12.–28. Woche	ab 28. Woche		
Analgetika/Antirheumatika					
Acetylsalicylsäure, Indometacin und andere Nicht-Steroid-Antiphlogistika			−	Wehenhemmung, Blutungsneigung	−
Paracetamol	+	+	+		(−)
Opiate	−	−	−	Atemdepression, Entzugserscheinungen post partum	−
Goldpräparate	(−)	(−)	(−)		
D-Pencillamin	(−)	(−)	(−)		
Antiasthmatika					
Cromoglycinsäure	−	(−)	(−)		
Ephedrin	+	+	+		
Sympathomimetika	+	+	(−)	Wehenhemmung kurz vor der Entbindung	
Theophyllin	(−)	(−)	(−)	keine Fehlbildungs-, aber Intoxikationsgefahr	
Glukokortikoide	+	+	+		

Tabelle 8 (Fortsetzung)

Arzneimittel	Schwangerschaft bis zur 12. Woche	12.–28. Woche	ab 28. Woche	mögliche Schädigung des Kindes	Stillperiode
Antibiotika und Chemotherapeutika					
a) Antibakterielle Mittel					
Aminoglykoside	−	−	−	Schädigung des 8. Hirnnervs; Nephrotoxizität, Skelettanomalien	
Cefalosporine	+	+	+	Stillzeit: Sensibilisierung des Kindes möglich	+
Chinolone (Gyrasehemmstoffe)	−	−	−	Knorpelschädigung bei juvenilen Versuchstieren	−
Chloramphenicol	(−)	(−)	−	Grey-Syndrom	−
Erythromycin	+	+	+		(−)
Metronidazol	(−)	(−)	(−)		(−)
Penicilline	+	+	+	Stillzeit: Sensibilisierung des Kindes möglich	+
Sulfamethoxazol/ Trimethoprim	(−)	(−)	−	Kernikterus; die Kombination gilt als relativ sicher auch in der Frühschwangerschaft	−
Tetracycline	−	−	−	Zahnschäden; Hemmung des Knochenwachstums	−
b) Antimykotika					
Amphotericin B	(−)	(−)	(−)		
Flucytosin	−	−	−		
Griseofulvin	−	−	−	} im Tierversuch teratogen	
Ketoconazol	−	(−)	(−)		
Miconazol	(−)	(−)	(−)		
Nystatin	+	+	+		
c) Antiparasitäre Mittel					
Chinin	−	−	−		
Chloroquin	(−)	(−)	(−)	bisher kein Anhalt für teratogenes Risiko bei der für Malariaprophylaxe empfohlenen Dosierung	+
Mebendazol	−			im Tierversuch teratogen	
Niclosamid	+	+	+		
Praziquantel	+	+	+		+
Pyrantel	+	+	+		
Pyrimethamin	−	(−)	(−)	bisher kein Anhalt für teratogenes Risiko bei der für Malariaprophylaxe empfohlenen Dosierung	(−)

Tabelle 8 (Fortsetzung)

Arzneimittel	Schwangerschaft bis zur 12. Woche	12.–28. Woche	ab 28. Woche	mögliche Schädigung des Kindes	Stillperiode
d) Antituberkulotika					
Ethambutol	(−)	(−)	(−)		
Isoniazid	(−)	(−)	(−)		(−)
Rifampicin	(−)	(−)	(−)	im Tierversuch teratogen	(−)
e) Antivirale Mittel					
Aciclovir	(−)	(−)	(−)		
Amantadin	−	−	−		
Vidarabin	(−)	(−)	(−)		
Antidiabetika					
Sulfonylharnstoffe	−	−	−	im Tierversuch z. T. teratogen; neonatale Hypoglykämien	
Insulin	s. Hormone				
Antiemetika					
H_1-Rezeptorenblocker (z. B. Meclozin)	(−)	+	+		
Metoclopramid	(−)	+	+		−
Phenothiazine	s. Psychopharmaka				
Antihypertonika					
α-Methyldopa	+	+	+		+
$β_1$-Rezeptorenblocker (z. B. Acebutolol, Atenolol, Metoprolol)	+	+	(−)	Bradykardie beim Neugeborenen	(−)
Captopril	−	−	−	erhöhte fetale Mortalität im Tierversuch	+
Dihydralazin	+	+	+		
Diuretika	(−)	(−)	(−)	Verminderung der utero-plazentaren Durchblutung; Geburtsgewicht herabgesetzt	
Nifedipin	−	−	−	embryotoxisch im Tierversuch	
Reserpin	(−)	(−)	−	Somnolenz, Atemstörungen, Hypersekretion beim Neugeborenen	−

Tabelle 8 (Fortsetzung)

Arzneimittel	Schwangerschaft bis zur 12. Woche	12.–28. Woche	ab 28. Woche	mögliche Schädigung des Kindes	Stillperiode
Antikoagulantien					
Cumarinderivate	–	–	–	intrauterine Blutungen, Absterben des Feten, fetale Blutungen, Mikrozephalus, Hypoplasie der Röhrenknochen, Amaurose	+
Heparin	(–)	(–)	(–)	Heparin passiert die Plazentraschranke nicht; die Häufigkeit von Früh- und Totgeburten war jedoch erhöht	+
Antikonvulsiva/Antiepileptika					
Barbiturate				fetales Antikonvulsiva-syndrom insbesondere bei Kombinations-therapie (multiple Mißbildungen, geistige und körperliche Retardierung)	(–)
Ethosuximid					
Phenytoin	(–)	(–)	(–)		
Primidon					
Trimethadion					
Valproinsäure					
Benzodiazepine	s. Psychopharmaka				
Hormone					
Androgene, Gestagene, Anabolika	–	–	–	Virilisierung weiblicher Feten, vorzeitige Skelettreifung, Verminderung des Geburtsgewichts	
Glukokortikoide	(–)	(–)	(–)	bei einigen Tierarten teratogen; nach Langzeittherapie vermindertes Geburtsgewicht	(–)
Insulin	+	+	+		(–)
Levothyroxin	+	+	+		
Östrogene	(–)	(–)	(–)		
Laxantien (Anthrachinonderivate, Bisacodyl, Phenolphthalein)	(–)				

Tabelle 8 (Fortsetzung)

Arzneimittel	Schwangerschaft bis zur 12. Woche	12.–28. Woche	ab 28. Woche	mögliche Schädigung des Kindes	Stillperiode
Psychopharmaka					
Benzodiazepine	–	(–)	–	teratogenes Risiko kann insbesondere bei hoher Dosis nicht ausgeschlossen werden; Muskelrelaxation, Schläfrigkeit, Atemdepression bei Gabe kurz vor der Geburt	–
Neuroleptika (Butyrophenone, Phenothiazine)	(–)	(–)	(–)	im Tierversuch wurden Verhaltensstörungen beobachtet	–
Lithiumsalze	–	(–)	(–)	kardiovaskuläre Mißbildungen; intrauterine Strumabildung	–
Thyreostatika	(–)	(–)	(–)	Kropfbildung	–
Varia					
Alkohol	–	–	–	embryofetales Alkoholsyndrom (Mißbildungen, Minderwuchs, psychomotorische Entwicklungsstörungen)	–
Tabakrauchen	–	–	–	erhöhte Abortrate und Mortalität des Feten; Minderwuchs	–
Vitamine					
A-Vitamine (hohe Dosen)	–	–	–	multiple Mißbildungen	
Vitamin-B-Komplex	+	+	+		+
D-Vitamine (hohe Dosen)	–	–	–	multiple Mißbildungen	
Vitamin K₁	+	+	+		
Zytostatika	–	–	–		

+ vermutlich ohne Risiko
– kontraindiziert
(–) bei strenger Indikation bedingt anwendbar
keine Kennzeichnung: bisher keine Schäden bekannt

Tabelle 9: Klinisch relevante Arzneimittelinteraktionen
Angegeben sind die Veränderungen der Wirkungen des 1. Pharmakons durch ein 2. Pharmakon. Für detaillierte Information s. Hansten P. D.: Drug Interactions, 5th ed. Lea & Febiger, Philadelphia 1985. Für spezielle Hinweise s. a. Rote Liste, Anhang

1. Pharmakon	2. Pharmakon	Mechanismus	Effekt
Antibiotika			
Aminoglykoside	Amphotericin B Cefalotin Methoxyfluran Ciclosporin A Cisplatin Etacrynsäure	synergistische toxische Effekte	Nephrotoxizität ↑ Ototoxizität ↑
Cefalotin	Furosemid	synergistische toxische Effekte	Nephrotoxizität ↑
Tetracycline	Antazida Eisenpräparate	Bildung schwer resorbierbarer Komplexe	verminderte Tetracyclinwirkung
	Methoxyfluran	unbekannt	Nierenschädigung
Doxycyclin	Phenytoin	beschleunigter hepatischer Abbau	verminderte Doxy- cyclinwirkung
Antidiabetika, orale (Sulfonylharnstoffe)	orale Anti- koagulantien Phenylbutazon Sulfonamide	Hemmung des enzymatischen Abbaus der Sulfonylharnstoffe	zunehmende Hypoglykämie
	β-Rezeptoren- blocker	Hemmung der Glykogenolyse	zunehmende Hypo- glykämie; Unter- drückung der Warnsymptome (Tachykardie, Tremor, Schwitzen)
	Rifampicin	beschleunigter enzymatischer Abbau von Tolbutamid	blutzuckersenkende Wirkung abge- schwächt
Antikoagulantien, orale	Allopurinol Cimetidin Disulfiram Metronidazol Phenylbutazon Sulfinpyrazon Sulfonamide	Hemmung des enzymatischen Abbaus der Anti- koagulantien	verstärktes Blutungsrisiko
	anabole Steroide Clofibrat Levothyroxin Salizylate (> 2 g pro Tag)	Synthese ↓ oder Umsatz ↑ von Gerinnungs- faktoren	

Tabelle 9 (Fortsetzung)

1. Pharmakon	2. Pharmakon	Mechanismus	Effekt
Antikoagulantien, orale	Indometacin Salizylate	Hemmung der Thrombozytenfunktion	
	Amiodaron	unbekannt	
	Barbiturate Carbamazepin Phenytoin Rifampicin	beschleunigter Abbau der Antikoagulantien	Abschwächung der Antikoagulantienwirkung
	Colestyramin	enterale Resorption ↓	
Antikonvulsiva/Antiepileptika			
Phenytoin	orale Antikoagulantien Cimetidin Chloramphenicol Disulfiram Isoniazid	Hemmung des enzymatischen Abbaus von Phenytoin	Plasmakonzentration von Phenytoin ↑; Toxizität von Phenytoin ↑
Carbamazepin	Isoniazid	Hemmung des enzymatischen Abbaus von Carbamazepin	Toxizität von Carbamazepin ↑
Äthanol	zentral wirksame Substanzen wie Antihistaminika, Hypnotika, Neuroleptika, Tranquillantien, Antidepressiva		Verstärkung der zentral dämpfenden Wirkungen
	Cephalosporine (Cefamandol, Cefmenoxim, Cefoperazon, Latamoxef) Disulfiram Metronidazol Sulfonylharnstoffe	Hemmung der Aldehyddehydrogenase (?)	„Disulfiram-Alkohol-Reaktion": Flush, Kopfschmerzen, Erbrechen, Schwitzen, Blutdruckabfall, Tachykardie
	Salizylate	Schädigung der Mukosa	gastrointestinale Blutungen
Benzodiazepine	Cimetidin Orale Kontrazeptiva	Hemmung des enzymatischen Abbaus von Diazepam, Chlordiazepoxid	Wirkung der Benzodiazepine verlängert und verstärkt

Tabelle 9 (Fortsetzung)

1. Pharmakon	2. Pharmakon	Mechanismus	Effekt
β-Rezeptorenblocker	Adrenalin	Überwiegen der α-adrenergen Wirkung von Adrenalin	Verstärkung der pressorischen und arrhythmogenen Wirkungen von Adrenalin
	Cimetidin	Hemmung des enzymatischen Abbaus von Propranolol	Verstärkung der Propranololwirkung
	Diltiazem Gallopamil Verapamil	synergistische kardiodepressorische Wirkungen	Bradykardie, AV-Block, negativ inotrope Wirkung
	Indometacin	unbekannt	Abschwächung der antihypertensiven Wirkung von Propranolol und Pindolol
Chinidin	Barbiturate Phenytoin Rifampicin	beschleunigter enzymatischer Abbau von Chinidin	Chinidinwirkung ↓
	Cimetidin	Hemmung der hepatischen Elimination von Chinidin	Chinidinwirkung ↑
Diuretika Schleifendiuretika Thiaziddiuretika	Indometacin (u. a. Nicht-Steroid-Antiphlogistika)	Hemmung der Cyclooxygenase	saluretische und antihypertensive Wirkung der Diuretika abgeschwächt
Glukokortikoide	Phenytoin Rifampicin	beschleunigter enzymatischer Abbau der Glukokortikoide	Glukokortikoidwirkung abgeschwächt
Heparin	Salizylate	Hemmung der Thrombozytenfunktion	erhöhtes Blutungsrisiko

Tabelle 9 (Fortsetzung)

1. Pharmakon	2. Pharmakon	Mechanismus	Effekt
Herzglykoside	Kalzium i. v.	synergistische Wirkung	Glykosidwirkung ↑
	Thiaziddiuretika Amphotericin B	Hypokaliämie	
	Amiodaron Chinidin Verapamil	Verringerung der renalen Digoxinelimination	
	Colestyramin Colestipol Metoclopramid Zytostatika	verringerte Bioverfügbarkeit	Glykosidwirkung ↓
	Phenylbutazon Rifampicin	beschleunigter enzymatischer Abbau von Digitoxin	
Kontrazeptiva, orale	Barbiturate Griseofulvin Phenytoin Rifampicin	beschleunigter enzymatischer Abbau von Sexualhormonen	antikonzeptive Wirkung ↓
Levomethadon	Phenytoin Rifampicin	beschleunigter enzymatischer Abbau von Levomethadon	Auslösung von Entzugssymptomen bei Abhängigen
Lithiumsalze	Diuretika	renale Lithium-Clearance herabgesetzt	Lithiumtoxizität ↑
Theophyllin	Cimetidin Erythromycin	Hemmung des enzymatischen Abbaus	Theophyllinwirkung ↑
	Carbamazepin Phenytoin Tabakrauchen	beschleunigter enzymatischer Abbau	Theophyllinwirkung ↓
Trizyklische Antidepressiva	Cimetidin Neuroleptika	Hemmung des enzymatischen Abbaus der Antidepressiva ↓	Toxizität der Antidepressiva ↑
	Barbiturate	Beschleunigung des enzymatischen Abbaus der Antidepressiva	Wirkung der Antidepressiva ↓

Tabelle 9 (Fortsetzung)

1. Pharmakon	2. Pharmakon	Mechanismus	Effekt
Urikosurika Probenecid Sulfinpyrazon	Salizylate	Konkurrenz um renale Sekretions- und Resorptionsmechanismen	urikosurische Wirkung abgeschwächt
Zytostatika Azathioprin 6-Mercaptopurin	Allopurinol	Hemmung des Abbaus von 6-Mercaptopurin	Zytotoxizität erhöht
Methotrexat	Salizylate	Hemmung der renalen Elimination von Methotrexat	Toxizität von Methotrexat erhöht

Tabelle 10: Praxisrelevante Veränderungen der Arzneimitteltherapie im Alter; Veränderungen in der Pharmakokinetik und der Empfindlichkeit auf Pharmaka

Arzneimittel	altersabhängige Veränderung	Folgerung
Analgetika		
Morphin	Empfindlichkeit ↑,	Dosis ↓
Pentazocin	hepatische Elimination z. T. ↓	
Pethidin		
Barbiturate	Empfindlichkeit verändert (paradoxe Wirkung), hepatische Elimination ↓	Anwendung vermeiden
Herzglykoside, Antiarrhythmika		
Digoxin	Empfindlichkeit ↑, renale Elimination ↓	Dosis ↓
Digitoxin	Empfindlichkeit ↑	Dosis ↓
Chinidin	Plasmahalbwertszeit ↑	Dosis ↓
Lidocain	Plasmahalbwertszeit ↑	Dosis ↓
Penicilline	renale Elimination ↓	keine, da große therapeutische Breite
Propranolol	Empfindlichkeit ↓, hepatische Elimination ↓	keine
Psychopharmaka		
Chlordiazepoxid	hepatische Elimination ↓	Dosis ↓
Diazepam		
Nitrazepam		
Oxazepam	keine	keine
Amitriptylin	hepatische Elimination ↓	Dosis ↓
Imipramin		
Nortriptylin		
Warfarin	Empfindlichkeit ↑	Dosis ↓

25 Sachverzeichnis

Die Zahlenangaben beziehen sich auf Seitenzahlen; T = Tabellen; fette Ziffern zeigen die Hauptfundstelle.

A

Abdomen
- akutes 100
- – Differentialdiagnose 84 T, 101 T, 103 T

Abort
- septischer 950
- – Therapie 950

Absaugung 375
- nasogastrale, Pankreatitis 527

Acarbose, Diabetes mellitus 857
ACE-Hemmer 286, **628**
- Herzinsuffizienz 285–286

Acebutolol 340 T
- Dosierungen 620 T
- Schwangerschaftshypertonie 612

Acetessigsäure 242
Acetolamid 124, **130**
Acetyldigoxin 289 T–290 T
Acetylsalicylsäure 2, **4**, 202
- Hirninfarkt 83
- Nephritis, interstitielle 603
- Phlebothrombose 782
- Thrombophlebitis 782
- Thrombozythämie 695
- Verschlußkrankheiten 778

Achalasie 440
Aciclovir 971
Acquired Immune Deficiency Syndrome s. AIDS
ACTH-Sekretion 109
Acylguanosin 971
Adams-Stokes-Anfälle 251
- Therapie 325

Addis-Count 597
Addison-Koma 75
Addison-Krise 932
- Therapie 933

Addison-Syndrom 930
Adeninnukleotide, Verschlußkrankheiten 777
Adenokarzinom, Bronchien 734

Adenosin-Arabinosid, Hepatitis, chronische 496
Aderlaß
- blutiger, Lungenödem 265
- Hämochromatose 502
- Polyzythämie 693
- Porphyria cutanea tarda 898
- unblutiger, Lungenödem 264

Adiaspiromykose 423 T
Adipositas 823
- androide (zentrale) 823
- Diabetes mellitus 829
- Diät 823
- Glukosetoleranz, pathologische 829
- gynoide (periphere) 823

Adnexitis, Differentialdiagnose 101 T
Adrenalektomie, Cushing-Syndrom 936
Adrenalin
- Herzstillstand 253
- Schock, kardiogener 260, 261 T

adrenogenitales
- Syndrom (AGS) 937
- – erworbenes, Therapie 939
- – Glukokortikoide 111
- – kongenitales, Therapie 938
- – unkompliziertes, Therapie 939

Adriamycin 697 T, **699**
- Schilddrüsenkarzinom 748

Adsorbentien, Diarrhö 462
Adult Respiratory Distress Syndrome (ARDS) 378, **379**
Aerobier, Thienamycine 163
Aerosole 381
Aerosoltherapie 381
- Bronchitis, chronische 386
- Richtlinien 382 T–383 T

Äthanol 25
Äthanolvergiftung 99
Äthylalkohol-Vergiftung 99
Ätiocholanolonfieber 2
Afibrinogenämie
- kongenitale 757 T

1017

Afibrinogenämie
– Therapie 762
Ageusie, Captopril 628
Agranulozytose
– Antidepressiva 39
– Captopril 286, 628
– Isoniazid 176
– Pyrazolderivate 2, **4**
AIDS (Acquired Immune Deficiency Syndrome) **975**
– Diagnose 976
– Ganciclovir 972
– Infektionen, opportunistische, Therapie 977, 978 T
– Kaposi-Sarkom 751
– Klinik 976
– Lymphome, maligne 681
– Mykobakterien, atypische 188
– Pneumonie 416
– Prophylaxe 977
– Symptome 976
– Therapie 976
– Tuberkulose 173
AIDS-related complex (ARC) 976
Ajmalin 309 T
– Herzstillstand 254
– Myokardinfarkt 276
Akanthozyturie 585
Akathisie, Neuroleptika 39
Akromegalie 942
Akrozyanose 659, 779
Aktivkohle 96
Al-Dihydroxid 451 T
Al-Hydroxid 451 T
Al-Mg-Hydrat, komplexiertes 451 T
Al-Mg-Hydroxid 451 T
Al-Mg-Trisilikat 451 T
Al-Phosphat 451 T
Al-Silikat, komplexiertes 451 T
Albuminsubstitution, Aszites 506
Aldosteron
– Addison-Krise 933
– Morbus Addison 931
Aldosteronantagonisten 122, 134
Aldosteronismus
– primärer 641
– – Hypertonie 617
– pseudoprimärer 641
– sekundärer 122, 125
– – Spironolacton 134
Alizaprid 13

Alkalose 239
– hypochlorämische, Saluretika 132
– hypokaliämische 231
– – Saluretika 132
– metabolische 240 T, **245**
– – Saluretika 132
– – Ursachen 246 T
– respiratorische 240 T, **248**
– – Diuretika 124
– – Ursachen 249 T
Alkoholabusus, Azidose, metabolische 242
Alkoholdelir 87
Alkoholentzugssyndrom 88
Alkoholhepatitis 516
Alkoholintoxikation 91
– akute 99
– Azidose, metabolische 242
– Hypoglykämie 75
Alkoholismus 87
– Leberzirrhose 496
Alkylantien 697 T
Allergene, inhalative 394
Allergie
– Ancrod 212
– Heparin 197 T
– Isoniazid 176
– Streptokinase 210
– Zytostatika 708
allergische Reaktion, Transfusionsreaktion 71
Allopurinol 877
– Fastenkur 824
– Gicht, Differentialtherapie 878
– Nephrolithiasis 608
– Überempfindlichkeitsreaktion 878
Aloe 479
Alopezie
– Zytostatika 707
– – Therapie 710
Alpha-1-Antitrypsinmangel, Lungenemphysem **393**
Alpha-Fetoprotein, Leberzellkarzinom 520
Alpha-Methyldopa **626**
– Anämie, autoimmunhämolytische 657
– Dosierungen 621 T
– Hämolyse 657
– Hypertonie 619
– Karzinoid 746
– Orthostasereaktionen 630

Alpha-Methyldopa
– Schwangerschaftshypertonie 612, 639
Alpha-Rezeptorenblocker,
  Phäochromozytom 640
Alport-Syndrom 584
Alprazolam, Dosierung 33 T
Alter und Arzneimitteltherapie
  1016 T
Altersherz, Digitalisglykoside 288
Altershyperthyreose, Schilddrüsenautonomie 908
Altinsulin 838
– Coma diabeticum 863
Aluminiumhydroxid 450
Aluminiumtoxizität 557
alveoläre Ventilation 50
Alveolitis
– exogen allergische 428 T, 429
– fibrosierende 371, 426, **427**
– – idiopathische 428 T
Amantadin 969
– Grippe 974
Amaurosis fugax 78
Ambroxol 387
Amenorrhö
– Anorexia nervosa 827
– Neuroleptika 39
– Zytostatika 709
Amikacin 163–164
– Dosierung, maximale 154 T
Amilorid 135
– Hypertonie 609 T
Amilorid-HCl, Wirkungseigenschaften
  127 T
ϵ-Aminocapronsäure 209
– Pankreatitis 527
Aminoglutethimid
– Cushing-Syndrom, paraneoplastisches
  937
– Mammakarzinom 719
– Nebennierenrindenkarzinom 937
Aminoglykoside 163
– und Cefalosporine 163
– Dosierungen, maximale 154 T
– Wirkungsmechanismen 150 T
p-Aminophenol-Derivate 2, **5**
Aminophyllin
– Herzinsuffizienz 294
– Lungenödem 265
– Schock, kardiogener 262
Aminosäuren 16 T, **24**

5-Aminosalicylsäure
– Kolitis, ulzerative 471, 473
– Morbus Crohn 469
Amiodaron 310 T
– Extrasystolie 257
– Herzstillstand 254
– Vorhofflimmern, therapieresistentes
  312
Amitryptilin, Dosierung 36 T
Amitryptilinoxid, Dosierung 36 T
Ammoniumchlorid, Nephrolithiasis
  609
Amöbendysenterie, Therapie 983
Amöbiasis 982
– Darmwand, Therapie 983
Amoxicillin 156
– Bronchitis, chronische 392 T
– Dosierung, maximale 153 T
– Harnwegsinfekt 598
Amphotericin B **425**, 985, 986 T
– und 5-Fluorcytosin 988
– Mykosen 985
Ampicillin 156
– Dosierung, maximale 153 T
– Listeriose 962
– Lungenödem 266
– Pankreatitis 527
– Salmonellose 965
Ampicillinexanthem 156
Amrinon 287
Amylase und Hydroxyäthylstärke 63
Amyloidose 816
– Schwangerschaft 611
Anämie 647
– aplastische 660
– – Amphotericin B 425
– – Chloramphenicol 166
– – Kriterien 661 T
– autoimmunhämolytische durch
  Kälteantikörper 659
– – durch Wärmeantikörper 657
– Bluttransfusion 64
– Dihydralazin 625
– hämolytische 655
– – Alpha-Methyldopa 627
– – mikroangiopathische 659
– – nicht immunologisch bedingte 659
– Hydralazin 625
– hyperchrome 651
– hypochrome 649
– – ohne Eisenmangel 651

Anämie
- makrozytäre 652
- Nierenversagen, akutes, Therapie 549
- normochrome 649
- renale 558
- sideroachrestische 651
- sideroblastische 651
- Ursachen 648 T

Anaerobier
- Clindamycin 166
- Gyrasehemmer 170
- Metronidazol 168
- Thienamycine 163

Analgetika
- und Lebererkrankungen 522 T
- mittelstark wirkende 4
- nephrotoxische 603
- nicht narkotisch wirkende 4
- Niereninsuffizienz 566
- Osteoporose 820
- schwach wirkende 4
- stark wirksame 6
- verschiedener Gruppen 5

Analgetikanephropathie 603
- Differentialdiagnose 597

anaphylaktische
- Reaktion, Dextrane 63, 205
- - durch Heparin 197 T
- - Transfusionsreaktion 71

anaphylaktoide Reaktion, Plasmaersatzmittel, kolloidale 63

Ancrod 212
- Pharmakologie 212

Ancylostoma duodenale 993 T
Ancylostomiasis 993 T

Androgene
- Mammakarzinom 720
- Morbus Addison 931

ANE-Syndrom 12
- Zytostatika 706

Aneurin 89
Angiitis 780
- nekrotisierende, granulomatöse 594
- renale, Medikamente, auslösende 604

Angina
- agranulocytotica 664
- decubitus 334, 336 T
- - Therapie 345
- pectoris 331, **334**, 336 T
- - Ätiopathogenese 334
- - nach Bypass-Operation 344

Angina
- - Digitalisglykoside 288
- - Erscheinungsformen 336 T
- - Hypertonie 636
- - im Belastungs-EKG 346
- - instabile 269, 336 T
- - - Therapie 345
- - kälteinduzierte, Therapie 345
- - Kalziumantagonisten 338
- - nach Katheterdilatation 345
- - mit massiver ST-Senkung 346
- - und Myokardinfarkt 347
- - nach Myokardinfarkt, Therapie 343
- - nächtliche 336 T
- - Nitrate 337
- - ohne Angina pectoris 347
- - postprandiale 343
- - Sedativa 337
- - sporadische 336 T
- - Streß 334
- - Therapie 335, 345
- - - bei verschiedenen Formen der Erkrankung 343

Angiokardiographie 348
Angioplastie, perkutane, transluminale (PTA) **775**
Angiotensin, Schock, kardiogener 260
Angiotensin-Converting-Enzym-Inhibitoren **286**
Angstzustände, Therapie 40
Anismus 477
anisoylierter Plasminogen-Streptokinase-Aktivator-Komplex 211

Anorexia
- mentalis 14
- nervosa 827

Anorexie, Zytostatika 706
Anstrengungsasthma 397
Antazida 438, **450**, 451 T
- Komplikationen 450
- Nebenwirkungen 450
- Ulkuskrankheit 450

Antazidum-Alginat 439
Anthelminthika 991
Anthracycline 697 T
Anthranilsäure-Derivate 797
Anti-GMB-RPGN 579
Anti-Thymozyten-Globulin 660
Antiarrhythmika 308 T–310 T
- Arrhythmie 317
- Niereninsuffizienz 564

Antibasalmembran-Antikörper-
  Nephritis 579
Antibiogramm 148
– Beurteilung 149 T
Antibiotika 139
– Abkürzungen 145 T
– Applikationsform 150
– Auswahl nach dem Gram-Präparat
  146 T
– Bronchitis, chronische 392 T
– Dosierungen, maximale 153 T
– Erfolgskontrollen 152
– Handelsnamen 145 T
– Kombinationstherapie 149, 151 T
– und Lebererkrankungen 523 T
– Nebenwirkungen 145
– Niereninsuffizienz 150
– prophylaktische Gaben 148
– Resistenzprüfung 148
– Risiken 145
– Schwangerschaft 152
– therapeutische Breite 140
– Therapiedauer 152
– Wirksamkeit gegenüber pathogenen
  Keimen 144 T
– Wirkungsmechanismen 150 T
Antibiotika-assoziierte Kolitis 462
Antibiotikaspiegel 139
Antibiotikatherapie, praktisches
  Vorgehen 146
Anticholinergika, Ulkuskrankheit
  449
Antidepressiva **34**
– nicht-trizyklische 35
– – Dosierung 36 T
– Risiken 38
– bei Schmerzzuständen 4
– trizyklische 35
– – Dosierung 36 T
Antidiabetika 857
– Niereninsuffizienz 565
– orale 837, 858 T
Antidiarrhoika 461
– Diarrhö 465
Antiemetika 11
Antiepileptika 86
Antihistaminika 11
Antihypertensiva
– Einfluß auf Mortalität und Morbidität
  617
– Kombinationstherapie 630

Antihypertensiva
– und Lebererkrankungen 522 T
– und Narkose 638
– Niereninsuffizienz 562
– praktisches Vorgehen 629
– Schwangerschaftshypertonie 612
Antikaliuretika 134
– Hypertonie 623 T
– Wirkungseigenschaften 127 T
Antikoagulantien
– Cor pulmonale 401
– indirekte 195
– – Toleranzänderung durch
  Medikamente 200 T
– – – durch pathologische Zustände
  200 T
– Lungenembolie 404
– Myokardinfarkt 278
– Thrombophlebitis/Phlebothrombose
  783
– Verschlußkrankheiten 777
Antikoagulantientherapie
– Hirninfarkt 84
– Myokardinfarkt 279
– Vorhofflimmern 312
Antikoagulation, Hirninfarkt 84
Antikörper, monoklonale 713, **714**
Antimalariamittel 799
– Lupus erythematodes disseminatus
  806
– Nebenwirkungen 981
Antimetabolite 697 T
Antimykotika **425**, **985**
– Aktivität 986 T
– Mykosen 985
– Pharmakokinetik 987 T
antineuralgische Mischpräparate 5
Antinukleationsfaktor, Cholelithiasis
  532
Antiphlogistika 4
– Niereninsuffizienz 566
Antipyretika 2
Antirheumatika 793 T, **795 T**
– erster Wahl 795
– und Lebererkrankungen 522 T
– nicht-steroidale 795
– topische 798
– zweiter Wahl 798
Antithrombin III 193, 768
– Gerinnungsstörungen,
  hepatische 515

Antithrombin-III-Mangel
- erworbener, Heparin 195
- Vitamin-K-Antagonisten 173 T, 198 T

Antithrombotika 189, 191
- Anwendung 193
- Entscheidungskriterien 189
- Indikationen 191
- Kontraindikationen 191, 192 T
- Nebenwirkungen 193

α_1-Antitrypsinmangel, Lungenemphysem 393

antituberkulöse
- Medikamente **176**, 176 T
- - Dosierungsschema 181 T
- - Interaktionen 185
- - Nebenwirkungen 177 T
- - Schwangerschaft 187
- Therapie 172

Anurie 540
- Definition 51
- Dextrane 63
- Ernährung, parenterale 28
- Niereninsuffizienz, postrenale 542
- Symptome 542

ANV (akutes Nierenversagen) 540
- Diuretika 123

Anxiolytika 31

Aortenaneurysma
- Differentialdiagnose 103 T
- Hypertonie 636

Aortenbogensyndrom 771

Aorteninsuffizienz und Mitralstenose 355

Aortenisthmusstenose 348, **356**
- Hypertonie 616, **642**

Aortenklappenersatz 349

Aortenklappeninsuffizienz 354

Aortenstenose 352
- Digitalisglykoside 288
- hypertrophische 353
- idiopathische 353
- subvalvuläre 348, **353**
- - membranöse 353
- supravalvuläre 353
- valvuläre 352

Apalcillin 157

Aphasie 79

aplastisches Syndrom **660**, 666 T

Apomorphin 95

apoplektischer Insult 77

Appendizitis
- chronische, Differentialdiagnose 468
- Differentialdiagnose 101 T
- linksseitige 474

Apraxie 78

Aprindin 309 T

aPSAK (anisoylierterPlasminogen-Streptokinase-Aktivator-Komplex) 211

ARDS (Adult Respiratory Distress Syndrome) 378, **379**

L-Argininchlorid 246

Arrhythmie
- Antiarrhythmika 317
- digitalisbedingte 292
- Kaliumlösungen, glukosehaltige 231
- kardiale, Dopamin 66
- - Noradrenalin 66
- Myokardinfarkt, Therapie 276
- ventrikuläre und Angina pectoris, Therapie 344

Arterienverschluß, thrombotischer, Therapie 769

Arteriitis
- cranialis 780
- nodosa 807
- temporalis 780, 808

Arteriographie 771, 774

Arteriosklerose
- Hypertonie 617
- obliterierende 771

Arthralgie
- Hepatitis 482
- Pyrazinamid 179

Arthritis
- Differentialdiagnose 792 T
- Hepatitis 482
- infektiöse 792 T, **810**
- - Synovia-Analyse 803 T
- psoriatica 819
- rheumatische, Krankheitsstadien 793 T
- - Therapie 793 T
- rheumatoide, **790**, 792 T
- - Hydralazin 625
- - juvenile 802
- - Sonderformen 802
- - Synovia-Analyse 803 T
- Synovia-Analyse in der Differentialdiagnose 803 T

Arthrodese 802
- Arthrosis deformans 818
Arthroplastik 802
- Arthrosis deformans 818
Arthrose 792 T
- Synovia-Analyse 803 T
Arthrosis deformans 817
Arylessigsäure-Derivate 796
Arylpropionsäure-Derivate 797
Arzneimittel, Anwendung während Schwangerschaft und Stillperiode 1006 T–1010 T
Arzneimittelinteraktionen 1011 T–1015 T
Arzneimitteltherapie
- im Alter 1016 T
- Lebererkrankungen 520
ASB (assistance spontaneous breathing) 54
Asbestose 428 T
Ascaris lumbricoides 992 T
L-Asparaginase 697 T
- Neurotoxizität 706
Aspergillose, Therapie 989 T
Asphyxie, Alkoholvergiftung 99
Aspiration, Sondennahrung 21
Aspirationspneumonie 415
- Keime und Therapie 142 T
- Metronidazol 169
assistance spontaneous breathing (ASB) 54
Asthma
- bronchiale 203, **394**
-- Allergenkarenz 395
-- ASS-induziertes 204
-- chronisches, Intervalltherapie 398
-- Hyposensibilisierung 395
-- Maßnahmen, unterstützende 399
-- psychogenes 397
-- Respiratortherapie 53, 377
-- Theophyllin 386
-- Therapie 398
--- chirurgische 400
- chemisch-physikalisch-irritatives 397
- chemisch-toxisches physikalisch-irritatives 397
- exogen-allergisches 394
Asthmaanfall
- Glukokortikoide 398
- Therapie 398, 399 T

asthmatische Krise, Bronchial-Lavage 387
Astronautenkost 18, **19**
Asystolie
- Morgagni-Adams-Stokes-Anfall 251
- Therapie 255
Aszites 504
- blutiger, Pankreatitis 525
- Diuretika 124
- Kochsalzrestriktion 505
- Leberzirrhose 496
- Ovarialkarzinom 726
- Pankreatitis 525
- pankreatogener 528
- Therapie 505
- bei Tumorerkrankungen 752
Aszitesprophylaxe
- Diuretika 128 T
- Spironolacton 134
Aszitespunktion 506
Ataxie
- Metronidazol 169
- zerebellare 88
Atemdepression
- Bikarbonattherapie, hochdosierte 262
- Diazepam 86
- durch Morphinderivate 6
Atemfrequenz 49–50
Atemgymnastik 389
Ateminsuffizienz latente 370
Atemluft, Anfeuchtung 381
Atemminutenvolumen 50
Atemwegserkrankungen 369
- Glukokortikoide 388
- Physiotherapie 389
- Rehabilitation 389
- Therapie, allgemeine 381
-- antibakterielle 387
-- medikamentöse 382
Atenolol 308 T, 340 T
- Dosierungen 620 T
- Schwangerschaftshypertonie 612
- Vorhofflimmern 307
atherogener Index 884
Atmung 49
- Koma 73
H-K-ATPase-Hemmer, Refluxkrankheit 438
Atrioventrikularrhythmien 314

Atropin 94
– Intubation, endotracheale 50
– Myokardinfarkt 271
– Pankreatitis 527
Atropinvergiftung 96
Augenveränderungen, Koma 74
AV-Block 323
– distaler 296 T
– 1. Grades 323
– – Diagnose 325
– 2. Grades 324
– – Diagnose 325
– 3. Grades 324
– – Diagnose 325
– Herzschrittmacher 327
– Hinterwandinfarkt 277
– proximaler 296 T
– Therapie 300 T
– vollständiger, Therapie 292
– Vorderwandinfarkt 277
av-Fistel 370
AV-Knoten-Rhythmus, Therapie 300 T
AV-Rhythmen, Therapie 303 T
av-Shunt 370
AV-Tachykardie 299 T
– Therapie, operative 321
C-Avitaminose 759 T
– Therapie 765
Azathioprin
– Anämie, autoimmunhämolytische 658
– Hepatitis, chronisch-aktive 495
– Lupus erythematodes disseminatus 806
– Morbus Crohn 469
– Thrombozytopenie 667
– Zirrhose, biliäre 482
Azetazolamid 248
Azetonurie, Diabetes mellitus 831
Azidität, titierbare 239
Azidose 239
– hypokaliämische 231
– metabolische 22, 240 T, **241**
– – akute, Therapie 244
– – chronische, Therapie 245
– – Dialyse 572
– – Nierenversagen, akutes, Therapie 548
– – Saluretika 132
– – Ursachen 243 T
– renale 559

Azidose
– respiratorische 240 T, 247
– – Ursachen 247 T
– Schock, kardiogener 262
Azidosebekämpfung, Schock 65
Azidothymidin, AIDS 976
Azlocillin 157
– Dosierung, maximale 153 T
– Ileus 467
Azotämie, Nierenversagen, akutes 550
Aztreonam 163
– Dosierung, maximale 154 T
Azulfidine 799

B

Bacampicillin 156
Bakteriurie
– asymptomatische 595
– – Therapie 601
BAL (bronchialalveoläre Lavage) 426
Balkan-Nephropathie 603
Ballaststoffe 479
Ballon-Valvuloplastie 352
Ballondilatation 258
– perkutane 342
Balneotherapie, Arthritis, rheumatische 794
Bandwürmer 994 T
Bang-Krankheit 962
Barbiturate 32
– Angina pectoris 337
– Hirnödem 77
– thyreotoxische Krise 915
Barbituratnarkose 87
Barbituratvergiftung 97
– Stadieneinteilung 99 T
Barrett-Ulkus 438
Bartter-Syndrom 228 T
Basalmembran-Antikörper, antiglomeruläre 579
Basedow-Hyperthyreose 909
– Operation 913
Base-Excess 239
Beatmung
– apparative 377
– assistierte 54
– augmentierte 54
– kontrollierte 54, 379
– Respiratortherapie, Musterwahl 55

Sachverzeichnis

Beatmungspneumonie, Keime und Therapie 143 T
Bechterew-Gymnastik 804
Bechterew-Marie-Strümpell-Syndrom 804
Bechterew-Syndrom, Pyrazolidine 796
Beclomethasondipropionat 388
Begleitarthritis 792 T, **812**
– bei Infektgeschehen 814
– sonstige 815
Belastungsdyspnoe 391
Bence-Jones-Plasmozytom 686
Benommenheit 73 T
Benperidol, Dosierung 37 T
Benzathinpenicillin
– Fieber, rheumatisches, akutes 814
– Lues 957
Benzbromaronum 879
Benzidinprobe 79
Benzodiazepam, thyreotoxische Krise 915
Benzodiazepine 31–32
– Risiken 38
Benzodiazepin-Hypnotika 33
– Dosierung 34 T
Benzodiazepin-Tranquilizer 32
– Dosierung 33 T
Benzothiadiazin
– Analoge 130
– Derivate 128, **130**
Bernheim-Syndrom **355**
Berufsallergene 395
Berylliose 428 T
Beta-2-Adrenergika 383
Beta-Blockerentzugssyndrom 341
beta-hämolysierende Streptokokken der Gruppe A, Antibiotikawirksamkeit 144 T
Beta-Rezeptorenblocker 308 T, **340**, 340 T
– Diabetes mellitus 341
– Hochdruckkrise 637
– Hypertonie 622
– Phäochromozytom 641
– Schwangerschaftshypertonie 612
– thyreotoxische Krise 915
Beta-Sympatholytika **329**, 340 T
Beta-2-Sympathomimetika **383**, 384 T
Betabactyl, Dosierung, maximale 153 T
Betäubungsmittelgesetz 6

Betalaktam-Antibiotika 158
Betamethason 108 T
– Äquivalenzdosen 110 T
– Initialdosen 113 T
Betaxolol 340 T
Bethanechol, Refluxkrankheit 439
Bewegungskrankheit 10
– Antihistaminika 11
Bewußtseinsstörung
– Grade 73 T
– Hypokaliämie 230
Bezafibrat 892
– Hypercholesterinämie 892
Biermersche Erkrankung 653
Bigeminie 316
Biguanide 861
Bikarbonat, Normalwerte 215 T
Bikarbonat-Dialyse 245, 571
Bilharziose 996 T
Biomodulatoren 713
Bisacodyl 479
Blasenkarzinom 733
– Chemotherapie 734 T
– durch Phenacetin 5
Blasenkatheter 48, 543
Blasenkatheterismus, transurethraler 48
Blasenmole 727
– invasive 729
– – Therapie 727
Blasenpunktion 597
– suprapubische 48
Blasenstein 606
Blastomykose 424 T, **984**
Blei-Vergiftung, Differentialdiagnose 103 T
Bleomycin 697 T, **699**
– Fieber 707
Blind-loop-Syndrom 653
Block
– bifaszikulärer, Diagnose 325
– faszikulärer 325
– sinuatrialer 323
– – Herzschrittmacher 327
– trifaszikulärer, Diagnose 325
α_1-Blocker, thyreotoxische Krise 915
Blutdruck
– Erhöhung, systolische 615
– Normalwerte 616
– Steigerung, transitorische 615
Blutdruckmessung, intraarterielle 51

Blutgase, arterielle, Insuffizienz, respiratorische 373 T
Bluthusten 408
Blutkonserven, Heparin 194 T
Blutstillung
– bronchoskopische 376
– Diathese, hämorrhagische 760
Bluttransfusionen 64
Blutung
– gastrointestinale, obere 430, 433 T
– – – Operationsindikation 434
– – – Therapie 431
– – Säurehemmung 432
– intestinale, Nierenversagen, akutes, Therapie 549
– thrombozytopenische, Therapie 673
Blutzuckerselbstkontrollen, Diabetes mellitus 833
Bochumer-Operation 400
Body Mass Index (BMI) 823
– Bestimmung 999 T
Boerhaave-Syndrom 444
Bouchard-Arthrose 817
Bougierung 440
Bradyarrhythmie bei Angina pectoris, Therapie 344
Bradykardie
– Hochdrucktherapie und Narkose 639
– hypothyreotes Koma 921
– Myokardinfarkt, Therapie 271
Bradykardie-Tachykardie-Syndrom 321
– Herzschrittmacher 328
Brechdurchfall, Salmonellen 965
Brechreiz
– Fusidinsäure 168
– Phosphomycin 168
Breitspektrum-Penicilline mit Pseudomonas-Wirkung 157
Brennen, retrosternales 435
Brescia-Cimino-Fistel 560
Briden, Differentialdiagnose 102 T
Brittle-Diabetes 854
Broca-Formel 823
Bromazepam, Dosierung 33 T
Bromismus 32
Bromocriptin
– Akromegalie 943
– Enzephalopathie, hepatische 514
– Hyperprolaktinämie 944
– Hypophysenvorderlappentumor 936
– STH-Mehrsekretion 943

Bromoprid 14
– Refluxkrankheit 438
Brompräparate 32
bronchialalveoläre Lavage (BAL) 426
Bronchialkarzinom 734
– Differentialdiagnose 173
– Einflußstauung, obere 752
– Hyperkalzämie 752
– Klassifizierung 735
– kleinzelliges 738
– – Chemotherapie 738 T
– – – adjuvante 709
– – Stadieneinteilung 738 T
– nicht-kleinzelliges 736
– – Chemotherapie 737
– – Therapie 737
– Querschnitt-Syndrom 753
– Stadieneinteilung 735 T, 736, 738 T
– Therapie 736
– Therapieschemata 739 T
– WHO-Klassifizierung 735 T
Bronchiallavage 387
Bronchialsystem, hyperreagibles 394
Bronchitis 390
– chronisch obstruktive, Theophyllin 386
– chronische 390
– – Ampicillin 157
– – Angina pectoris 335
– – Erregeridentifizierung 147
– – Keime und Therapie 142 T
– – Tetracycline 165
– – Therapie, antibiotische 392 T
– – Verlaufsformen, besondere 391
– spastische, Betarezeptorenblocker 341
– Verlaufskriterien 141 T
Bronchopneumonie 387
– Keime und Therapie 142 T
– Verlaufskriterien 141 T
Bronchoskopie, therapeutische 376
Bronchospasmolyse 382
– Asthmaanfall 399 T
– Lungenödem 265
Bronchospasmolytika 382 T
Bronchospastik
– schwere, Glukokortikoide 388
– – Theophyllin 386
– Therapie 372
Brotizolam, Dosierung 34 T
Brucellosen 962
Brugia malayi 995 T
Budd-Chiari-Syndrom 507

Sachverzeichnis

Bülau-Drainage 418
Bumetanid 128
– Dosierung 129
– Wirkungseigenschaften 126 T
Bunitrolol 340 T
Buprenorphin 8
Bursa-Lavage, Pankreatitis 528
Bursitis, Kortikosteroidinjektion, lokale 801
Busulfan 697 T, **699**
– Leukämie, chronisch myeloische 690
Butizid
– Hypertonie 623 T
– Nephrolithiasis 608
Butyl-scopolaminiumbromid **8**
Butyrophene 38
Bypassoperation 774
– und neu auftretende Angina pectoris 344
B-Zell-Insuffizienz 829

C

C-Avitaminose 759 T
– Therapie 765
C-Zell-Karzinome 921
Calcitriol, Hypokalzämie 928
Calcium carbonicum 451 T
Calzitonin, Osteoporose 820
Camazepam, Dosierung 33 T
Campylobacter pylori 448
Camylofin-2-HCl 9
Candida albicans, Harnwegsinfekt 597
Candida-Infektionen, Therapie 978 T
Candida-Ösophagitis 442
– Therapie 443 T
Candidiasis, Therapie 989 T
Canreonate-K, Cor pulmonale 402
Capreomycin 180
Captopril 286, 628
– Dosierungen 621 T
– Herzinsuffizienz 283, 286
Caput medusae 507
Carbenicillin 157
Carbimazol 910
Carboplatin 697 T
Carey-Coombs-Geräusch, Endokarditis 361
Carindacillin 157
Carmustin 697 T, **699**

Carter-Robins-Test 945
Cefaclor 161–162
Cefadroxil 161–162
Cefalexin 161–162
Cefaloretin 159 T
Cefaloridin 159
Cefalosporinallergie, Vancomycin 167
Cefalosporine 158
– und Aminoglykoside 163
– Differentialindikation 160 T
– Dosierungen, maximale 154 T
– Meningitis 955
– Nebenwirkungen 163
– Wirkungsmechanismen 150 T
Cefalotin 159, 159 T
Cefamandol 159 T, 162
– Dosierung, maximale 154 T
Cefapirin 159, 159 T
Cefazedon 159, 159 T, 162
Cefazetril 159, 159 T
Cefazolin 159, 159 T, 162
– Dosierung, maximale 154 T
Cefmenoxim 159 T, 160, 162
– Dosierung, maximale 154 T
Cefoperazon 159 T, 162
– Dosierung, maximale 154 T
Cefotaxim 159, 159 T, 162
– Dosierung, maximale 154 T
– Hämophilusmeningitis 955
– Ileus 467
– Meningitis 955
Cefotetan 159 T, 160, 160 T, 162
Cefotiam 159, 159 T, 162
– Divertikulitis 475
– Dosierung, maximale 154 T
Cefoxitin 159, 159 T–160 T, 162
– Dosierung, maximale 154 T
Cefperazon 161
Cefradin 161–162
Cefsoludin 160 T
– Meningitis 955
Ceftazidim 159 T, 160, 160 T, 162
– Dosierung, maximale 154 T
Ceftizoxim 159 T, 160, 162
– Dosierung, maximale 154 T
Ceftriaxon 159 T, 162
– Dosierung, maximale 154 T
Cefuroxim 159 T, 162
– Dosierung, maximale 154 T
– Meningitis 956

Cefuroxim-Axetil 161–162
Cefuroximester 161
Cestoden 994 T
Chemotherapie
– adjuvante 709
– antibakterielle **139**, 949
– – Niereninsuffizienz 562 T
– – – Dosierungen 563 T
– neoadjuvante, Kopf-Hals-Karzinome 746
– solider Tumoren 715
Chenodesoxycholsäure 535
Cheyne-Stokes-Atmung
– Herzinsuffizienz 281
– Koma 74
Chiasmasyndrom
– Akromegalie 943
– Hyperprolaktinämie 944
Chinidin 309 T
– Elektrokardioversion bei Vorhofflimmern 311
– Extrasystolie, supraventrikuläre 315
– Malaria 980
Chinidin-Polygalacturonat 309 T
Chinidinbisulfat 309 T
Chinidinsulfat
– Myokardinfarkt 277
– Vorhofflimmern 311
Chinin, Malaria 980
Chinolone 169
Chlamydia
– trachomatis, Harnwegsinfekt 596
– – Urethritis 601
Chlamydien, Gyrasehemmer 169
Chloralhydrat 34
Chlorambucil 697 T, **700**
– Glomerulonephritis, membranöse 590
– Leukämie, chronisch lymphatische 685
– Lupus erythematodes disseminatus 806
Chloramphenicol 144, 165
– Anämie, aplastische 660
– Brucellose 963
– Meningitis 953
– Salmonellose 965
– Wirkungsmechanismus 150 T
Chlordiazepoxid, Dosierung 33 T
Chlorid 16 T
– Körperflüssigkeiten 217 T
– Normalwerte 215 T
Chloroform-Vergiftung 96

Chloroquin 799
– Malaria 979–980
– Porphyria cutanea tarda 898
– Schwangerschaft 980
Chloroquin-Resistenz 981
Chloroquindiphosphat, Malaria 979
Chlorpromazin 11
– Karzinoid 746
Chlorpromazinverwandte, piperazinsubstituiert 11
Chlorpropamid, Diabetes insipidus 946
Chlorprothixen, Dosierung 35 T, 37 T
Chlortalidon
– Diabetes insipidus 945
– Hypertonie 623 T
– Nephrolithiasis 608
– Wirkungseigenschaften 126 T
Cholangio-Pankreatikographie, endoskopische, retrograde 539
Cholangiographie 533
Cholangiosepsis
– Keime und Therapie 142 T
– Therapie 949–950
Cholangitis 538
– lenta 538
Cholecalciferol 235
Choledocholithiasis 535
Cholelithiasis 532
– Clofibrat 892
– Differentialdiagnose 103 T
– Pankreatitis 530
Cholelitholyse 535
– medikamentöse 534
– MTBE 535
Cholelithotripsie 536
Cholera 967
Cholestase
– intrahepatische 517
– – Alpha-Methyldopa 627
Cholesterolgallensteine 532
Cholestipol 890
Cholezyst-Cholangiogramm, intravenöses 533
Cholezystektomie 534, 537
Cholezystitis 537
– Differentialdiagnose 101 T
Cholezystogramm
– intravenöses 534
– orales 533
Chorea-Symptomatik nach Metoclopramid 13

Sachverzeichnis

Choriongonadotropin, trophoblastische Tumoren 727
Chorionkarzinom 727
Chrom 16 T
Chvostek-Phänomen, Hypokalzämie 234
Cilastatin 163
Cimetidin 457
– Enzephalopathie, hepatische 513
– Hyperkalzämie 927
– Pankreatitis 531
– Refluxkrankheit 438
– Ulkusblutung 433
Ciprofloxacin 170 T
– Dosierung, maximale 154 T
Cisaprid 479
Cisplatin 697 T, **700**
– Aszites, Ovarialkarzinom 752
– Innenohrschwerhörigkeit 706
– Kopf-Hals-Karzinome 747
– Melanom, malignes 749
– Nierenversagen, akutes 544
Claudicatio
– intermittens 771
– – Beta-Rezeptorenblocker 624
Clavulansäure 158
– Dosierungen, maximale 153 T
Clavulansäure-Penicillin-Kombinationen 158
Clenbuterol 384 T
Clindamycin 166
– Wirkungsmechanismus 150 T
Clobazam, Dosierung 33 T
Clodronat 236
Clofibrat **897**
– Diabetes insipidus 946
Clomethiazol 87, **89**
– Leberzirrhose 499
Clomipramin, Dosierung 36 T
Clonazepam 86
Clonidin **627**
– Alkoholdelir 90
– Dosierungen 621 T
– Hochdruckkrise 636
– Hypertonie 619
Clopamid
– Hypertonie 623 T
– Wirkungseigenschaften 126 T
Clostridium
– difficile 446
– – Vancomycin 167

Clotiazepam, Dosierung 33 T
Clotlyse-Test 766
Cloxacillin 155
CMV-Kolitis, Ganciclovir 972
CMV-Pneumonie 416
– Ganciclovir 972
– Therapie 978 T
CMV-Retinitis
– Ganciclovir 972
– Therapie 978 T
CNI (chronische Niereninsuffizienz) 551
CO_2-Enzephalopathie 373 T
CO-Intoxikation, Sauerstofftherapie 374
Codeinphosphat 390
Cohn-I-Fraktion 762
Colchicin, Gichtanfall, akuter 877
Colestyramin 890
– Digitalisintoxikation 293
– Hypercholesterinämie 894
– Zirrhose, biliäre 501
Colica mucosa 446, 465
Colistinsulfat, Leukämie, akute 673
Colitis
– s.a. Kolitis
– ulcerosa 471
– – Differentialdiagnose 468
– – Sondennahrung 19
Colon s. Kolon
Colony stiumlating factors 714
Coma
– s.a. Koma
– diabeticum 862
– – bakterielle Infektion 866
– – Hirnödem 866
– – Hypotension 866
– – Infusionstherapie 864
– – Insulintherapie 863
– – Kaliumsubstitution 865, 865 T
– – kardiovaskuläre Störungen 866
– – Komplikationen 866
– – Serumphosphatspiegel, Abfall 865
– hepaticum, Saluretika 132
– – Sondennahrung 21
– paraproteinaemicum 688
Computertomographie, zerebrale 79
Concretio pericardii 266
Conjunctivitis sicca 810, 916
Conn-Syndrom 641
– Spironolacton 134

continous positive airway pressure (CPAP) 54
continous positive pressure ventilation (CPPV) 54
Conversionsenzymhemmer, Dosierungen 621 T
converting enzyme 628
Cooley-Anämie 652
Coombs-Test 655
Cor
– pulmonale chronisches 400
– – Diuretika 124
– – Vasodilatantien 285
Corona phlebectatica 786
Cortisol 107 T
– Morbus Addison 931
– Sekretion 106, 109
– Spiegel, zirkadiane Rhythmik 106
Cortison 106, 107 T
– Cushing-Syndrom 937
– Morbus Addison 831
Cotrimoxazol **171**, 425
– Bronchitis, chronische 392 T
– Dysenterie 964
– Harnwegsinfekt 598–599
– Leukämie, akute 673
– Salmonellose 965
CPAP (continous positive airway pressure) 54
CPC (Cor pulmonale chronicum) 400
CPH (chronisch-persistierende Hepatitis) 491
CPPV (continous positive pressure ventilation) 54
Crescendo-Angina pectoris 336 T
CREST-Syndrom 808
Crigler-Najjar-Syndrom 518
Crohn-Syndrom 461, **468**
– Sondennahrung 19
Crush-Hämolyse-Hitze-Niere 541
Crush-Niere, Lungenödem 406
Cruveilhier-Baumgarten-Syndrom 507
Cryptococcus-Meningitis, Therapie 978 T
Cushing-Schwellendosis 107 T–108 T, 110 T
Cushing-Syndrom 114, **935**
– Glukokortikoide 114
– Hypertonie 616
– paraneoplastisches 936

Cyanocobalamin 654
Cyclooxygenase 64
Cyclophosphamid 697 T, **700**
– Goodpasture-Syndrom 580
– Knochenmarktransplantation 674
– Lupus erythematodes disseminatus 806
– nephrotisches Syndrom, Minimalveränderungen 589
– Panarteriitis nodosa 593
– Wegenersche Granulomatose 594
– Zystitis, hämorrhagische 707
Cyclosporin A
– Orbitopathie, immunogene 917
– Zirrhose, biliäre 499
Cyproheptadin 458
– Karzinoid 746
Cyproteronacetat, Hirsutismus, idiopathischer 939
Cystinsteine 605, **610**
Cytarabin 697 T, **700**
– Leukämie, nichtlymphoblastische akute 672 T

D

Dacarbacin 697 T, **700**
– Melanom, malignes 749
Dactinomycin 697 T, **701**
– Tumor, trophoblastischer 728
Darmatonie bei Vergiftungen 96
Darmblutung, akute 476
Darmreinigung bei Vergiftungen 96
Darrow-Lösung 231
Dauerkatheter 51
Daunorubicin 697 T, **701**
– Leukämie, nicht-lymphoblastische akute 672 T
Dawn-Phänomen **845**, 849
DDAVP 945
DDAVP-Test 945
Decke, hypothermische 2
Deferoxamin 94
– Hämochromatose 502
– Osteopathie, aluminiuminduzierte 558
Defibrillation **254**
Defibrillatoren, implantierbare 320
Defibrinierung
– Ancrod 212
– therapeutische 191, **212**

Sachverzeichnis

Deflazacort 110
Dehydratation 219
- hypotone 131
- Sondennahrung 22
Dehydratationsschock 60
- Volumenersatz 62
Dekubitalläsion, Schrittmacher 330
Delirium tremens 87
Demelclocyclin-Hydrochlorid 226
Demenz, Nootropika 41
Denver-Shunt 507
Depotinsuline 838, 840 T–842 T
- Indikationen 846
Depressionszustände, Therapie 40
Dermatitis, Goldsalze 799
Dermatomyositis 809
Desamino-D-8Arg-Vasopressindiacetat 945
Desipramin, Dosierung 36 T
Desmopressin 226
Desmopressin-diacetat 763
Desoxycorticosterontrimethylacetat, Hypotonie 646
Dexamethason 108 T
- Äquivalenzdosen 110 T
- Einflußstauung, obere 752
- Hirnödem 81
- Hirsutismus, adrenaler 940
- Initialdosen 113 T
Dexamethason-21-isonikotinat 388
Dextran 63, **204**
- anaphylaktische Reaktion 63
- Hirninfarkt 81
- Hirnischämie 81
- Verschlußkrankheiten 778
Dextran 40 63
Dextran 60 63
Dextran-Antikörper 63
Dextranfraktion, niedermolekulare 63
Dextropropoxyphen 6
Diabetes
- insipidus 945
- - centralis, Therapie 226, 945
- - Diuretika 124
- - nephrogener 945–946
- - - Therapie 226
- - vasopressinresistenter 946
- mellitus 828
- - Adipositas 829
- - Ätiopathogenese 829
- - Betarezeptorenblocker 341

Diabetes
- - chirurgische Eingriffe 870
- - Dauerbehandlung 831
- - Diät 831, 834–835
- - - und Insulin 836
- - - und orale Antidiabetika 837
- - Diätgrundregeln **835**
- - Differentialdiagnose 103 T
- - Einstellung 831
- - - Richtwerte und Kriterien 832 T
- - Ernährung, parenterale **26**
- - Ersteinstellung 831
- - Folgekrankheiten, Therapie 871
- - genetischer 829
- - Glukokortikoide 114
- - Hämochromatose 502
- - Immuntherapie 853
- - Insellzelltransplantation 853
- - insulinabhängiger 829
- - Insulinresistenz 853
- - Insulintherapie 838
- - insulinunabhängiger 829
- - Klassifikation nach WHO 829
- - Komplikationen, Therapie 871
- - labiler 854
- - Langzeitüberwachung 833
- - Leitsymptome 830
- - Neueinstellung 831
- - Notfalloperationen 871
- - Pankreastransplantation 853
- - Pankreatitis 531
- - postoperative Überwachung 870
- - primärer 829
- - - charakteristische Unterschiede 830 T
- - Schwangerschaft 868
- - sekundärer 829
- - Sondennahrung 20
- - Stoffwechselentgleisung 808
- - Therapie 830
- - Typ I 829
- - - Therapie 837
- - Typ II 829
- - - Therapie 856
Diabetesschulung 833–834
Diabetiker-Flüssignahrung 21
Diät
- chemisch definierte 18, **19**
- Diabetes mellitus 835
- Hepatitis 482
- Hypercholesterinämie 886, 894

Diät
- Hyperlipoproteinämie 886
- Hypertriglyzeridämie, endogene 895
- - exogen-endogene 895
- - exogene, fettinduzierte 896
- Koronarerkrankung 332
- Leberzirrhose 498
- Morbus Crohn 469
- nährstoffdefinierte 18
- Pankreatitis, akute 529
- Urämie 554
Diäthylcarbamazin 995 T
Dialyse **571**
- Eiweißzufuhr 554
- Indikationen 571
- Kalziumzufuhr 557
- Niereninsuffizienz, chronische 560
- Vitamin D 235
Dialyseenzephalopathie, aluminiuminduzierte 557
Dialysepatient, Ernährung, parenterale 29
Dialysetherapie, prophylaktische, Nierenversagen, akutes 545
Diarrhö 461
- akute 461
- - Diät 462
- - schwer verlaufende, Therapie 463
- - Therapie 461
- Antazida, magnesiumhaltige 450
- chologene 459
- - Therapie 471
- chronische **464**
- osmotische 21
- Rauwolfia-Alkaloide 625
- Sondenernährung 21
- Zytostatika 707
Diathese
- hämorrhagische 754
- - Faktor-VIII-Stimulation 761
- - Prophylaxe 761
- - Therapie 760
- - Vitamin K 761
Diazepam 86
- Angina pectoris 337
- Dosierung 33 T
- Leberzirrhose 499
- Lungenödem 265
- Myokardinfarkt 271
- Schwangerschaftshypertonie 612
Diazepin-Derivate, Angina pectoris 337

Diazoxid
- Hochdruckkrise 637
- Hyperinsulinismus 901
Dibenzepin, Dosierung 36 T
Diclofenac, Gichtanfall, akuter 878
Dicloxacillin 155–156
- Dosierung, maximale 153 T
Dicumarol, Herzinsuffizienz 294
Dicumarolderivate, Myokardinfarkt 278
Diffusionsstörungen 370
Digitalis
- und Gelatinepräparate, kalziumhaltige 63
- Konversion bei Vorhofflimmern 311
- Lungenödem 266
- Niereninsuffizienz 562
- Schock, kardiogener 260
Digitalisglykoside **288**, 289 T
- Cor pulmonale 402
- Indikationen 288
- Nebenwirkungen 291
- - Therapie 292
- Therapie 288
Digitalisierung **290**, 290 T
Digitalisintoxikation 291
- Extrasystolie, supraventrikuläre 315
- Knotenrhythmus 314
- sinuatrialer Block 323
- Therapie 293
- Vorhoftachykardie 314
Digitoxin 289 T–290 T
- Niereninsuffizienz, chronische 556
- Vorhofflimmern 307
Digitus mortuus 779
Digoxin 289 T–290 T
- Lungenödem 266
- Myokardinfarkt 272, 277
- Niereninsuffizienz, chronische 556
- Vorhofflimmern 307
Dihydralazin 625
- Dosierungen 600 T
- Herzinsuffizienz 286
- Hochdruckkrise 636
- Hypertonie 619
- Schwangerschaftshypertonie 613, 639
Dihydroergotamin
- Hypotonie 645
- Paget-v.-Schroetter-Syndrom 785
Dihydrotachysterol, Hyperparathyreoidismus 928
Dikalium-Chlorazepat, Dosierung 33 T

Sachverzeichnis

Dilatation, Ösophagussphinkter 441
Diltiazem 340
– Dosierungen 621 T
– Myokardinfarkt 273
Dimenhydrinat 11
Diphenylhydantoin 310 T
– Herzrhythmusstörungen, digitalisbedingte 292
– Herzstillstand 254
– Vorhoftachykardie 314
Diphyllobothrium latum 994 T
Diplokokken
– gramnegative, Antibiotika, wirksame 146 T
– grampositive, Antibiotika, wirksame 146 T
Diplopie 772 T
Dipyridamol **204**
– Verschlußkrankheiten 777
Disopyramid 309 T
– Extrasystolie, supraventrikuläre 315
Dissoziation, elektromechanische 256
Diurese 51
– Diuretika 128 T
– forcierte, Vergiftungen 97
– osmotische 133
– – Glukoseüberdosierung 23
Diuresesteigerung, Nierenversagen, akutes 546
Diuretika
– antikaliuretische **134**
– – Hypertonie **622**
– Aszites 505
– Dosierung und Auswahl 125
– Glomerulonephritis 577
– Herzinsuffizienz 293
– Hirnödem **76**, 81
– hyperosmolare 132
– Indikationen 121, 122 T
– – seltene 124
– kaliumsparende 134
– – Herzinsuffizienz 293
– Lungenödem 265
– Myokardinfarkt 277
– Niereninsuffizienz 564 T
– Pathophysiologie 121
– Resistenz bei nephrotischem Syndrom 587
– Richtlinien zur Auswahl 128 T
– Schock, kardiogener 260
– Therapie, praktisches Vorgehen 124

Diuretika
– Verlaufskontrollen 127
– Wirkungseigenschaften 126 T–127 T
Divertikulitis 474
– akute, Therapie 475
– chronisch rezidivierende, Therapie 475
– Differentialdiagnose 101 T
Divertikulose 474
– Therapie 475
Dobutamin
– Schock 66
– – kardiogener 260, 261 T
Dolichokolon 477
Domperidon 12
– Refluxkrankheit 439
– Ulkuskrankheit 449
Donath-Landsteiner-Test 655
Dopamin **65**
– Addison-Krise 933
– Schock 65
– – kardiogener 260, 261 T
– – neurogener 70
Dopplersonographie 79
Dosier-Aerosole 381
– Nebenwirkungen 378
Doxepin 34
– Dosierung 36 T
Doxycyclin 165
– Bronchitis, chronische 392 T
Dreigläserprobe 79
Dressler-Syndrom 271, 366
Drogenabhängigkeit, Endokarditis, bakterille 357
Drogenintoxikation, Lungenödem 407
Druck, kolloidosmotischer 51
drug fever 1, 360
Dubin-Johnson-Syndrom 518
Dünndarmsaugbiopsie 459
Dukes-Stadium 710
Dumping-Syndrom 457
Duodenalsonde 20
– Ileus 467
Duodenopankreatektomie 532
Durchblutungsstörungen
– Ancrod 212
– funktionelle 779
– Vitamin-K-Antagonisten 198 T
Dysarthrie 79, 772 T
Dysbetalipoproteinämie 883 T
Dyschezie 478

Dysenterie 963
Dysfibrinogenämie, kongenitale 757 T
dyskinetisches Syndrom 12
Dyskrinie 391
Dyslipoproteinämie 897
Dysphagie 435, 772 T
– sideropenische 650
Dyspnoe 391
– Cor pulmonale 401
Dysproteinämie, nephrotisches Syndrom 585
Dysurie 595

E

Echinokokkose 995 T
Echokardiographie, transösophageale 359
Effloreszenzen, hämorrhagische, Saluretika 132
Ehlers-Danlos-Syndrom 759 T
Einflußstauung, obere 752
Einschwemmkatheter nach Swanz 51
Eisbeutel 2
Eisen 16 T
– Ernährung, parenterale 25
– Indikation zur parenteralen Zufuhr 630
– nephrotisches Syndrom 586
Eisen-Folsäure-Kombinationspräparat 654
Eisenmangel, Erythrozytenmorphologie 649 T
Eisenmangelanämie 649
Eiweiß 16 T
Eiweißmangelödem, Malabsorption 459
Eiweißrestriktion
– Glomerulonephritis 576
– – chronische 583
Eiweißzufuhr, Niereninsuffizienz, chronische 554
Ekchymosen, Glukokortikoide 116
EKG, Koronarerkrankung 331
Eklampsie 610
– Therapie 612
Elektrokardioversion 311
– mit Chinidin 311
– mit Digitalis 311
– elektrische, Mitralstenose 351
– Kammertachykardie 319
– medikamentöse, Mitralstenose 351

Elektrolytbedarf 16 T
– Coma diabeticum 864
Elektrolyte
– Erhaltungsbedarf 216 T, 217
– Konzentrate, molare 230 T
– Normalwerte 215 T
Elektrolythaushalt
– Störungen 214
– – Prognose 218
Elektrolytverluste, Körperflüssigkeiten 217 T
Elementardiät 18, **19**
Elliptozytose
– hereditäre 656
– – Erythrozytenmorphologie 649 T
Embolektomie 770
– Lungenembolie 406
Embolie
– arterielle 769
– – paradoxe 403
– – Vorhofflimmern 312
– septische, Endokarditis 358
– Vitamin-K-Antagonisten 198 T
Emphysem s. Lungenemphysem
Emphysembronchitis, Angina pectoris 336 T
Emphysemthorax 254
Empyem, Pleura 418
Enalapril 628
– Dosierungen 621 T
– Herzinsuffizienz 286
Endocarditis
– lenta 358
– polyposa ulcerosa 357
Endokarditis 347
– bakterielle 357
– – Antibiotika 359
– – – bei bekanntem Erreger 362 T–363 T
– – – bei unbekanntem Erreger 364 T
– – Aortenklappeninsuffizienz 354
– – Drogenabhängigkeit 356
– – Erregerspektrum 358
– – Keime und Therapie 143 T
– – Klappenersatz 360
– – Klinik 358
– – Penicillin G 155
– – und Plastikverweilkanüle 45
– – Prophylaxe 361
– – Therapie 359

Endokardkissendefekt 352
Endometritis, Gonorrhö 959
Endoskopie, Morbus Crohn 468
Endotoxinschock 948
Energiebedarf
– Ernährung, künstliche 15, 16 T
– Fieber 15
– Katabolie 15
Engwinkelglaukom, Antidepressiva 39
Enoxacin 170 T
Enteritis regionalis 461
Enterobakterien
– Antibiotikawirksamkeit 144 T
– gramnegative, Cefalosporine 158
– – Monobactame 162
Enterobius vermicularis 992 T
Enterokokken
– Ampicillin 156
– Antibiotikawirksamkeit 144 T
Enterokolitis, regionale 468
Enteropathie, exsudative, Therapie 470
Entzündungen, Glukokortikoide 109
Enzephalopathie
– aluminiuminduzierte 557
– hepatische **510**
– – Antikaliuretika 136
– – Darmentleerung 512
– – Darmflorareduktion 512
– – Eiweißbedarf 481
– – Eiweißzufuhr, Reduktion 512
– – Leberzirrhose 496
– – Sondennahrung 21
– – Stadieneinteilung 511
– – Therapie 511
Enzymdefekte, hereditäre 656
Enzyme, Tumormarker 712
Eosinophilie, Nephritis, interstitielle 602
Epilepsie 84, 88
epileptische Anfälle 84
Epirubicin 697 T, **701**
– Schilddrüsenkarzinom 748
Epithelkörperchen, Unterfunktion 929
Epithelkörperchenadenom 926
Epsilon-Aminokapronsäure 209
– Pankreatitis 527
Erbrechen 10
– antizipatorisches 12
– konditioniertes 12
– provoziertes 95
– zerebrales 10

Erbrechen
– – Chlorpromazin 11
– Zytostatika-bedingtes **12**, 706
ERCP (endoskopische retrograde Cholangiopankreatikographie) 539
Ergotherapie
– Arthritis, theumatische 795
– Verschlußkrankheiten 776
Erguß, maligner 751
Erhaltungsbedarf 214, 216 T, **217**
– Körperflüssigkeiten 217
Ernährung
– bei Erbrechen 11
– künstliche 14
– – Bilanzierung 17
– – Energiebedarf 15, 16 T
– – Nahrungsbestandteile 15
– – Probleme, spezielle 17
– – Stickstoffbilanz 18
– – Tagesbedarf 15, 16 T
– – Therapieüberwachung 17
– Nierenversagen, akutes 545
– parenterale 14–15, **22**
– – Aminosäuren 24
– – Anurie 28
– – Bilanzierung **26**
– – Diabetes mellitus **26**
– – Dialysepatient 29
– – Fettemulsionen 24
– – Fettsäuren, essentielle 25
– – Hypophosphatämie 29
– – Infusionspläne 27 T
– – Infusionszeit **26**
– – Kohlenhydrate 22
– – Leberinsuffizienz 28
– – Nebenwirkungen 30
– – Niereninsuffizienz 28
– – Nierenversagen, akutes 28
– – – chronisches 29
– – Oligurie 28
– – Pankreatitis 527
– – Phosphatmangel 16–17
– – praktische Durchführung 25
– – Probleme **26**
– – – spezielle 17
– – Risiken 30
– – Schock 30
– – Sepsis 30
– – Spurenelemente 25
– – Therapiekontrolle **26**
– – Therapieüberwachung 17

Ernährung, parenterale
– – venöser Zugang 25
– – Vitamine 25
– – Zinkmangel 17
– postoperative, frühe 19
Ernährungsstörungen 822
Erreger, Resistenzverhalten 140
Erregeridentifizierung 147
Erregungszustände, Therapie 40
Erysipel 788
– Penicillin G 155
Erythema
– marginatum 812
– nodosum 426, 471
Erythro-Leukämie, akute 669 T
Erythromycin 166
– Bronchitis, chronische 392 T
– Brucellose 963
– Penicillinallergie 166
– Wirkungsmechanismus 150 T
Erythropoese, ineffektive 655
Erythropoetin, Anämie, renale 559
Erythrozytenkonzentrate 657
Erythrozytentransfusion, Anämie, autoimmunhämolytische 658
Escherichia coli, Antibiotikawirksamkeit 144 T
Estramustin 701
Etacrynsäure 128
– Dosierung 129
– Wirkungseigenschaften 126 T
Ethambutol 174, 176 T, **179**
– Dosierungsschema 181 T
– Schwangerschaft 187
Ethinylöstradiol, Hirsutismus, idiopathischer 939
Etilefrin, Hypotonie 645
Etiroxat 893
Etofibrat 893
Etofyllinclofibrat 893
Etoposid 697 T, **701**
Etozolin 128
– Dosierung 129
– Wirkungseigenschaften 126 T
Euhydratation 219
Euler-Liljestrand-Mechanismus 400
Evans-Syndrom 666
Ewing-Sarkom, Chemotherapie, adjuvante 710
Exanthem
– Ampicillin 156

Exanthem
– Captopril 628
– Diuretika, antikaliuretische 135
– Nephritis, interstitielle 602
exercise induced asthma 397
Expektorantien 387
Expektoration 386
Exsikkose, prärenale 52
Extrasystolie
– Einteilung 317 T
– Myokardinfarkt, Therapie 271, 276
– supraventrikuläre 315
– Therapie 300 T
– ventrikuläre 315
– – Behandlungsbedürftigkeit, Kriterien 317 T
– – Myokardinfarkt, Therapie 276
Extrauteringravidität, Differentialdiagnose 101 T
Extrazellulärvolumen 214
– erhöhtes, Hypernatriämie 227
– – Hyponatriämie 226
– erniedrigtes, Hypernatriämie 226
– – Hyponatriämie 225

F

FAB-Antikörper, Digitalisintoxikation 293
Fadenpilzmykose 423 T
Faktor-II-Mangel, Therapie 762
Faktor-V-Mangel, Therapie 762
Faktor-VII-Mangel 757 T
– Therapie 762
Faktor-VIII-Konzentrat 763
Faktor-VIII-Mangel 758 T
Faktor-VIII-Stimulation, Diathese, hämorrhagische 761
Faktor-IX-Konzentrat 763
Faktor-IX-Mangel 758 T
Faktor-X-Mangel 758 T
– Therapie 762
Faktor-XI-Mangel 758 T
Faktor-XII-Mangel 758 T
Faktor-XIII-Konzentrat 763, 768
Faktor-XIII-Mangel, Therapie 763
Famotidin 457
– Ulkusblutung 433
Fanconi-Anämie 660
Fanconi-Syndrom 706

Sachverzeichnis

Farmerlunge 427
Fasten 824
– Operation 825
– Pharmakotherapie 825
– proteinsubstituiertes, modifiziertes 824
– totales 824
Fastenkuren 824
Fehlernährung 826
Felty-Syndrom 804
Fenofibrat 892
Fenoterol 384 T
Fermentsubstitution, Pankreatitis 531
α-Fetoprotein, Leberzellkarzinom 520
Fett 16 T
Fettembolie 403
Fettemulsionen 24
Fettleber 489
– alkoholtoxische 516
Fettsäuren, essentielle 16 T
Fettstoffwechselstörungen, Lebensmittelauswahlliste 887 T–889 T
Fettstühle 459
Fettsucht, morbide 825
Fiberbronchoskopie 376
Fibrinkleber
– Diathese, hämorrhagische 760
– Erguß, maligner 752
Fibrinogen 762
Fibrinolyse 191, **765**
– Myokardinfarkt 274
– Physiologie 205
– Therapieschema 208 T
Fibrinolysehemmer 209
Fibrinolysetherapie 189
Fibrinolytika
– Anwendung 205
– direkte 191
– Dosierung 206 T
– Entscheidungskriterien 189
– Indikationen 191, 206 T
– indirekte 191
– Kontraindikationen 191, 192 T
– Nebenwirkungen 193
Fieber 1
– Bleomycin 707
– Energiebedarf 15
– Katheterbedingtes 46
– konstitutionelles 1
– rheumatisches 792 T
– – akutes 812

Fieber, rheumatisches
– – und Karditis, Therapie 361
– – Penicillin G 155
– – Synovia-Analyse 803 T
– undulierendes, Morbus Bang 962
– Zytostatika 707
FIGO-Klassifikation 710, 724 T
Filariasis 995 T
Filmbildner, Refluxkrankheit 439
Filtrationsrate, glomeruläre, Antibiotika 153 T
Fischbandwurm 994 T
Fistel, gastrointestinale, Sondennahrung 19
Flecainid 309 T
„flu syndrom", Rifampicin 177 T
Flucloxacillin 155–156
– Dosierung, maximale 153 T
Fluconazol 986 T
Fludrocortison, Hypotonie 645
Fludrocortisonacetat, Morbus Addison 931
Flüssigkeitsansammlungen, lokale, Diuretika 124
Flüssigkeitsbedarf, Coma diabeticum 864
Flüssigkeitsbilanzierung, Nierenversagen, akutes 545
Flüssigkeitsretention, Medikamente, auslösende 605
Flüssigkeitszufuhr
– Fastenkur 824
– Niereninsuffizienz, chronische 553
fluid lung 263, 407, 542, 550, 552
Flumazenil, Vergiftungen 94
Flunitrazepam, Dosierung 34 T
Fluocortolon 107 T
– Äquivalenzdosen 110 T
– Initialdosen 113 T
Fluor 16 T
5-Fluorcytosin 425, 986 T, **988**
– und Amphotericin B 988
9-Fluorhydrocortison, Verschlußkrankheiten 778
Fluoride, Osteoporose 820
Fluorouracil 697 T, **702**
– Kleinhirnsymptomatik 706
Fluphenazin 12
– Dosierung 35 T
Flurazepam, Dosierung 34 T
Flush, Karzinoid-Syndrom 745

Fluspirilen, Dosierung 35 T
Flutamid, Prostatakarzinom 732
Fluvoxamin, Dosierung 36 T
Foetor hepaticus 511
Folsäure 653
Folsäuremangel 653
– Erythrozytenmorphologie 649 T
– Therapie 654
– Ursachen 653
Formatio reticularis, Koma 72
Fosfomycin, Dosierung, maximale 153 T
Fraktion FEIBA 763
Frangula 479
Fremdkörperaspiration, Bronchoskopie 376
Fremdkörpersepsis 950
Frischblut, Gerinnungsstörungen, hepatische 515
Frühsyphilis, Therapie 957
Fruktose 23
Fruktose-Sorbit-Intoleranz
– hereditäre, Fruktose 23
– – Zuckeralkohole 23
FSF-Mangel 758 T
FTA-Asorptionstest 956
Fundus paraproteinaemicus 688
Funktionen, vitale 49
Furosemid 128
– Aszites 505
– Cor pulmonale 402
– Dosierung 129
– Hyperkalzämie 928
– Lungenödem 265
– Myokardinfarkt 272
– nephrotisches Syndrom 587
– Niereninsuffizienz, chronische 556
– Nierenversagen, akutes 546
– Wirkungseigenschaften 126 T
Fusidinsäure 167
Fuß, diabetischer 873

G

Gärungsdyspepsie 465
Gallenblasenerkrankungen 532
Gallenblasenhydrops 533
Gallenblasenkarzinom 744
Gallenkolik 532
– Differentialdiagnose 102 T

Gallensäuredekonjugation, Maldigestion 461
Gallensäurenverlustsyndrom 459
Gallensteinauflösung, medikamentöse 534
Gallensteinverkalkung, Ursodesoxycholsäure 535
Gallenwege, extrahepatische, Karzinom 744
Gallenwegserkrankungen 532
Gallenwegsinfektionen
– Erregeridentifizierung 147
– Keime und Therapie 142 T
– Verlaufskriterien 141 T
Gammopathie, benigne 686
Ganciclovir 972
Gasser-Syndrom 666 T
Gastritis 445
– akute 445
– atrophische 446, 654
– chronische 446
– erosive 431, 445
Gastroenteritis, akute, Diarrhö 461
Gastrointestinalblutung
– obere 430
– – Operationsindikation 434
gastroösophageale Refluxkrankheit 434
Gastropathia nervosa 446
Gastrostomie 20
Geburt, Insulinpumpe 869
Gefäßtraining, Verschlußkrankheiten 776
Gefäßverschluß
– Fibrinolytika 206 T
– peripherer, Urokinase 210
Gegenpulsation, intraaortale 262
Gehirn s. Hirn
Gelatinepräparate 63
Gelenkblutungen, Hämophilie 755
Gelenkpunktion 801
Gemfibrozil 892
Gentamicin 163–164
– Dosierung, maximale 154 T
– Ileus 467
– Meningitis 955
Gerinnungshemmung, Heparin 194 T
Gerinnungsstörungen 754
– Antibiotika 146
– Cefalosporine 158
– Glukokortikoide 116
– hepatische 514
– Latamoxef 158

Gesichtsfarbe, Koma 73
Gestagene
- Korpuskarzinom 723
- Mammakarzinom 719
Gestose 610
- idiopathische 610
Gewebe-Plasmin-Aktivator (PTA),
  Lungenembolie 406
Gewebsplasminogenaktivator 211
Giardia lamblia 982
Gicht 792 T, **875**
- Arylessigsäure-Derivate 797
- asymptomatische 875
-- Therapie 877
- chronische 875
-- Therapie 878
- Fruktoseintoleranz 23
- sekundäre **880**
- Synovia-Analyse 803 T
Gichtanfall
- akuter 876
-- Therapie 877
- Ernährung, parenterale 30
Gichtnephropathie 876
Giftelimination, Beschleunigung 97
Giftindex-Liste 566 T–570 T
Giftinformationszentren 92 T–93 T
Giftresorption, Verhinderung 91
Gilbert-Syndrom 518
3-Gläser-Probe 79
Glaukom
- Diuretika 124
- Glukokortikoide 116
- Mannit 133
Glibenclamid 858 T, 859
Glibornurid 858 T, 859
Gliclazid 858 T
Glipizid 858 T, 859
Gliquidon 858 T, 859
Glisoxepid 858 T, 859
Globalinsuffizienz 370
- Bronchitis, chronische 391
- respiratorische 370
glomeruläre Filtrationsrate, Antibiotika
  153 T
Glomerulonephritis 573
- Ätiologie 573 T–574 T
- akute 575
-- Differentialdiagnose 602
- chronische 581
-- Hypertonie 617

Glomerulonephritis
- diffuse proliferative, Therapie 592
- exsudativ-proliferative 574 T
- fokal-segmental-proliferative 574 T
-- Therapie 592
- fokal-segmental-sklerosierende 574 T
- Herdsanierung 577
- idiopathische 583
-- Therapie 590
- intra-/extrakapillär-proliferative
  574 T, 593
- medikamenteninduzierte 586
- membrano-proliferative 574 T
-- Therapie 591
- membranöse 574 T
-- nach Hepatitis 482
-- idopathische, Therapie 590
-- Therapie 590
- mesangial-proliferative 574 T
- minimal-changes, Therapie 588
- mit nephrotischem Syndrom 581
- ohne nephrotisches Syndrom 581
- oligosymptomatische 581
- Pathogenese 574
- Pathohistologie 574 T
- rasch progrediente 578
- Systemerkrankungen 591
Glomerulopathie, Ätiologie 573 T
Glomerulosklerose, diabetische 613
Glossitis 650
Glukagon, Pankreatitis 527
Glukokortikoide **106**
- Äquivalenzdosen 110, 110 T
- Anwendungsrichtlinien 112
- Asthmaanfall 398
- Cushing-Syndrom 114
- Hyperglykämie 114
- Infektresistenz 116
- Initialdosen 113 T
- Kolitis, ulzerative 473
- Komplikationen 112, 118 T–119 T
- Kontraindikationen 120
- Leberzirrhose 499
- Mononukleose, infektiöse 975
- Morbus Addison 931
-- Crohn 469
--- Dosierungsschema 470 T
- Nebenwirkungen 112, 118 T–119 T
-- Therapie 117
-- Verhütung 117
- Notfälle 111

Glukokortikoide
- Orbitopathie, immunogene 917
- Osteoporose 115
- pharmakodynamische Therapie 111
- – Wirkungen 109
- physiologische Wirkungen 89
- psychische Störungen 114
- Salmonellose 965
- Schwangerschaft 120
- septischer Schock 949
- Substitutionstherapie 111
- synthetische 107 T
- Wirkungsunterschiede 110
- zentralnervöse Störungen 114

Glukokortikoidkonzentrationen, Muttermilch 120
Glukoneogenese 109
- Hemmung durch Metformin 861
Glukose 23
Glukose-6-Phosphatdehydrogenase-Mangel 656
Glukosetoleranz 829
- pathologische 829
Glukosetoleranztest 830
Glukoseverwertungsstörung, Sepsis 23
α-Glukosidasehemmer 857
Glukosurie
- Diabetes mellitus 830
- Glukoseüberdosierung 23
Glyceryltrinitrat, Ösophagusvarizen 509
Glycodiazin 858 T
Glykogenspeicherkrankheit, Leberfunktion 519
Glykoside
- Herzinsuffizienz 288
- Schock, kardiogener 260
Glykosidtherapie 288
Glyzeroltrinitrat 339 T
- Angina pectoris 337
- Gallensteine 533
- Lungenödem 264
- Schock, kardiogener 260
GN (Glomerulonephritis) 575
Goldsalze 798
- Spondylarthritis ankylopoetica 804
Gonokokkenarthritis 959
Gonokokkenendokarditis 959
Gonokokkeninfektion, disseminierte, Therapie 960
Gonorrhö 958
- aszendierte, Therapie 960

Gonorrhö
- komplizierte, Therapie 960
- Penicillin G 155
- Penicillinresistenz 960
- Spectinomycin 168

Goodpasture-Syndrom 428 T, 579
- Plasmaseperation 572

Graft versus host reaction 661, 674
Grand-mal-Anfälle 84
Granulozytopenie 663
- Alpha-Methyldopa 627
- Einteilung 664 T
- Saluretika 132
- zyklische 664 T
Granulozytopoese, verminderte 664 T
Grippe 972
Grippevirusimpfstoff 973
Grüntzig-Katheter 774
Guanethidin
- Dosierungen 621 T
- thyreotoxische Krise 915
Guanfacin 627
- Dosierungen 621 T
- Hypertonie 619
Guar 457, **861**, 891
- Diabetes mellitus 861
Guedel-Tubus 50
Guillain-Barré-Syndrom, Plasmaseperation 572
Gynäkomastie
- Diuretika, antikaliuretische 135
- Schleifendiuretika 294
Gyrasehemmer 169
- Dosierung, maximale 154 T
- Pharmakokinetik 170 T
- Wirkungsmechanismus 150 T

H

H-K-ATPase-Hemmer, Refluxkrankheit 438
Haarausfall
- Heparin 197 T
- Zytostatika 707
Haarzell-Leukämie 680 T
- Therapie 682
Hämangiom, Leber 519
Hämatemesis **408**, 431, **432**, 507
- Differentialdiagnose 409
- Ulkuskrankheit 455

Sachverzeichnis

Hämatochezie 431, 476
hämatopoetisches System,
  Glukokortikoide 109
Hämatothorax, Subklavia-Punktion 45
Hämatotoxizität, Antibiotika 146
Hämaturie 583
– Differentialdiagnose 597
– glomeruläre 584
– Glomerulonephritis 575
– Nephritis, interstitielle 602
– Transfusionsreaktion 71
– Ursachen 584 T
Hämochromatose 496, **502**
Hämodialyse 571
– Heparin 194 T
– Nierenversagen, akutes 548
– Vergiftungen 97
Hämodilution
– Hirnödem 81
– Verschlußkrankheiten 778
Hämofiltration 571
– kontinuierliche, arterivenöse 571
Hämoglobinopathie 657
Hämoglobinurie 655
– paroxysmale, nächtliche 657, 666 T
– Prophylaxe 544
– Transfusionsreaktion 71
Hämokonzentration, Diuretika 294
Hämolyse 655
– allgemeine Zeichen 655
– intramedulläre 655
– Klinik 655
– Medikamente, auslösende 656
– periphere 655
– Schock 71
– Therapie 656
β-hämolysierende Streptokokken
  der Gruppe A, Antibiotikawirksamkeit 144 T
hämolytisch-urämisches
– Syndrom 659, 666 T
– – Erythrozytenmorphologie 649 T
hämolytische Krise, Rifampicin 177 T
hämolytischer Zwischenfall 71
Hämoperfusion 571
– Vergiftungen 97
Hämoperikard 266
– Schrittmachertherapie 255
– traumatisches 266
Hämophilie A 758 T
– Therapie 763

Hämophilie B 758 T
– Therapie 763
Haemophilus
– influenzae 387
– – Antibiotikawirksamkeit 144 T
Hämophilusmeningitis, Therapie 955
Hämoptoe
– Goodpasture-Syndrom 579
– Lungenödem 264
– Mitralstenose 350
hämorrhagische
– Diathese 754
– – Faktor-I-Mangel 757 T
– – Faktor-II-Mangel 757 T
– – Faktor-V-Mangel 757 T
– – Faktor-VII-Mangel 757 T
– – Laboruntersuchungen 756 T
– – Therapie 760
Hämorrhoiden 476
Hämosiderose, Deferoxamin 502
Hämostase 754
Hämostasestörung
– plasmatische 755
– – Therapie 762
– Therapie 760
– thrombozytäre 759
– – Therapie 764
– vaskuläre 759
– – erworbene 759 T
– – kongenitale 759 T
– – Therapie 764
Hageman-Faktor-Mangel 758 T
Hakenwurmkrankheit 993 T
Halogenwasserstoffintoxikation 96
Haloperidol
– Alkoholdelir 90
– Dosierung 37 T
Halsbereich
– Karzinome 746
– – Chemotherapie, neoadjuvante 746
Ham-Test 655
Harnausscheidung 51
Harnblase s. Blasen
Harnelektrolyte, Bewertung 223 T
Harnleiterstein 606
Harnsäuresteine 605, **609**
Harnsperre, Antidepressiva 39
Harnwegsinfektionen 595
– Aminoglykoside 164
– Ampicillin 156
– antibakterielle Chemotherapie 598

Harnwegsinfektionen
- Blasenkatheter 49
- Cefalosporine 161
- Diagnose 596
- Erregeridentifizierung 148
- Gyrasehemmer 170
- Keime und Therapie 142 T
- komplizierte, Therapie 600
- Nitrofurantoin 169
- mit Parenchymbeteiligung, Therapie 599
- rezidivierende, Therapie 599
- symptomatische, Therapie 600
- Therapie 597
- unkomplizierte, Therapie 599
- Verlaufskriterien 141 T
Harnzuckerselbstkontrollen, Diabetes mellitus 833
Hartmetall-Lunge 428 T
Hashimoto-Thyreoiditis 918
Haufenkokken, grampositive, Antibiotika, wirksame 146 T
Hauffesche Armbäder 335
Hausallergene 395
Hautbeschaffenheit, Koma 73
Hautblutungen, Hämostasestörungen 755
Hautveränderungen, Zytostatika 707
Heberden-Arthrose 817
Heberden-Knötchen 817
Hemianopsie 79
Hemmkörperhämophilie 763–764
- Therapie 763
Henderson-Hasselbalch-Gleichung 240
Heparin 193
- Antidot 195
- Dosierung 194, 194 T
- Hirnblutung, induzierte 83
- Indikationen 194 T
- Kontrollintervalle 194
- Lungenembolie 404
- Myokardinfarkt 278
- Nebenwirkungen 197 T
- niedermolekulares 195
- niedrigdosiertes, Paget-v.-Schroetter-Syndrom 785
- pharmakologische Eigenschaften 193
- Schocktherapie 66
- Therapieüberwachung 194
- Thrombolyse 771
- Transfusionsreaktion 72

Heparin
- Verschluß einer Extremitätenarterie 770
Heparin-Reboundeffekt 195
Heparinase 193
Hepatitis 480
- allgemeine Maßnahmen 482
- anikterische 481
- autoimmune 491, 494
- – Differentialdiagnose 492 T
- cholestatische 481
- chronisch-aktive 494
- chronisch-persistierende 491
- chronische 490
- – Autoantikörper-negative 496
- – Differentialdiagnose 492 T
- – HB$_s$Ag-negative 496
- extrahepatische 482
- fulminante 482
- Infektionsprophylaxe 484
- Isolierung 482
- Ketoconazol 426
- Klinik 481
- Kortikosteroide 484
- kryptogene, chronische 491
- Leberschutztherapie 483
- Manifestationen 482
- medikamenteninduzierte 491
- – Nitrofurantoin 600
- Nachbehandlung 484
- Pharmakotherapie 483
- protrahiert verlaufende 482
- Spezialdiagnostik 482
- subakute 482
- unspezifische 471
Hepatitis A 482
- Immunprophylaxe, aktive 485
- – passive 485, 486 T
- Nachbehandlung 484
Hepatitis-A-Virus 481
Hepatitis B 482
- chronische, Untersuchungsbefunde, Interpretation 493 T
- Hyperimmunglobulin 485
- Immunglobulin 485
- Immunprophylaxe, aktive 487
- – aktive/passive 488, 488 T
- – passive 485
- Impfung, Empfehlung für Risikogruppen 488 T
- Leberzellkarzinom 519

Hepatitis B
- Nachbehandlung 484
- Vakzine 487
Hepatitis-B-Virus 481
Hepatitis-C-Virus 481
Hepatitis D 482
Hepatitis-D-Virus 481
Hepatitis-E-Virus 481
Hepatitis NANB 481–482
- Anämie, aplastische 660
- Immunprophylaxe, aktive 489
- – passive 488
- Nachbehandlung 484
hepatorenales Syndrom 515
Hepatotoxine 489, 517
Hepatotoxizität, Zytostatika 708
Hernien, Differentialdiagnose 102 T
Herpes
- genitalis, Therapie 970 T
- labialis, Therapie 970 T
- simplex, Harnwegsinfekt 596
- zoster, Therapie 970 T
Herpes-simplex-Enzephalitis 968
- Acylguanosin 971
- Therapie 970 T
- Vidarabin 969
Herpes-simplex-Infektion, Therapie 978 T
Herpes-Virus-Ösophagitis 442
- Therapie 444
Herz, Reizbildung und Erregungsleitung 296 T
Herz-Kreislauf-Kontrolle, Notfälle 50
Herzbeutelentzündung 367
Herzbeuteltamponade 256, **266**, 367
- Herzstillstand 252
Herzinfarkt s. Myokardinfarkt
Herzinsuffizienz **280**
- ACE-Hemmer 285–286
- Ätiopathogenese 281
- akute, Vasodilatantien 284
- bei Angina pectoris, Therapie 344
- Auslösemechanismen 282 T
- chronische, Vasodilatantien 285
- Diät 283
- diastolische 280
- Digitalisglykoside 288
- Diuretika 128 T, 129, 293 T
- Kalziumantagonisten 287
- Klinik 281
- latente 280

Herzinsuffizienz
- manifeste 280
- myogene, Hypokaliämie 229
- Myokardinfarkt 270
- – Therapie 272, 277
- Natriumrestriktion 283
- Niereninsuffizienz, chronische, Therapie 556
- Oberkörperhochlagerung 43
- Streß 334
- Sympathikomimetika 287
- systolische 280
- Therapie 282
- Vasodilatantien 284
Herzkatheteruntersuchung 348
Herzklappenerkrankungen 347
- rheumatische 357
Herzklappenersatz
- Endokarditis, bakterielle 360
- und Plastikverweilkanüle 45
- Vitamin-K-Antagonisten 198 T
Herzklappenfehler 348
- Vasodilatantien 284
Herzkrankheit, koronare
s. Koronarkrankheit
Herzmassage, externe 253
Herzminutenvolumen, Bestimmung 51
Herzrhythmusstörungen **294**
- bradykarde 321
- – Therapie 300 T
- digitalisbedingte 292
- Herzstillstand 252
- Myokardinfarkt 270, 272 T
- tachykarde 298
- – Differenzierung 299 T
- – Kathetertherapie 320
- – Operation 320
- – Therapie 303 T–304 T
Herzruptur 256
- Myokardinfarkt 270
Herzschrittmacher 255, **327**
- antitachykarde Systeme 327
- Betreuung 329
- Dekubitalläsion 330
- Elektrodengeräte 328
- Implantation 328
- Indikationen 327
- Komplikationen, Abhilfe 329
- physiologischer 328
- Reizgeräte 328

Herzschrittmacher
- Überwachung 329
- Wandern des Aggregats 330
Herzstillstand 251
- bradykarder 254
- Klinik 252
- Notfalldiagnostik 252
- reflektorischer 252
- Therapie 252
Herztöne, Cor pulmonale 400
Herzversagen
- akutes 251
- mechanisches 251
- - Therapie 256
Herzwandruptur 267
Hexakalium-Hexanatrium-Pentazitrat-Hydratkomplex 245
Hexakalzium-Hexanatrium-Heptazitrat-Hydratkomplex 245
Hexamethylmelamin 697 T
Hexetidin, Mononukleose, infektiöse 975
Hexoprenalin 384 T
Hiatushernie, axiale 435
„high ceiling" Diuretika 128
- Wirkungseigenschaften 126 T
v. Hippel-Lindausche Krankheit 759 T
Hirnarterienaneurysmen 77
Hirnatrophie 88
- Nootropika 41
Hirnblutung 77–78
- Differentialdiagnose 80 T
- medikamentös-induzierte, Therapie 83
- Therapie 83
Hirninfarkt 77, **78**
- Acetylsalicylsäure 83
- Dextran 81
- Differentialdiagnose 80 T
Hirnischämie 78
- Detran 81
- Hydroxyäthylstärke 81
- Kalziumantagonisten 82
- zerebrale 77
Hirnleistungsschwäche, Therapie 41
Hirnmassenblutung 77
- hypertone 78
Hirnmetastasen 753
Hirnödem 76
- Coma diabeticum 866

Hirnödem
- Diuretika **76**, 81, **123**
- Hämodilution 81
- Kortikosteroide **76**, 81
- Leberversagen, akutes 489
- Mannit 133
- Schleifendiuretika 129
- Therapie, spezielle 81
Hirnsyndrom, organisches, Zytostatika 706
Hirntod, irreversibler 252
Hirschsprung-Krankheit 477
Hirst-Test 973
Hirsutismus, idiopathischer 939
Histoplasmose 424 T
- Therapie 989 T
HIV-Antikörper 976
HIV (humanes Immundefizienzvirus) 976
HIV-Infektion **975**
- Lues 958
HMG-CoA-Reduktasehemmer 891
Hochdruckenzephalopathie 616, 636
Hochdruckkrise 636
- Hyponatriämie 638
- Hypovolämie 638
Hodentumoren 728
- Chemotherapie 729, 730 T
- - adjuvante 709
- nicht-seminomatöse 730
- Stadieneinteilung 729, 729 T
Hodgkin-Syndrom 676
- Chemotherapie 679 T
- Klassifizierung, histologische 677 T
- Stadieneinteilung 677–678
- Therapie 678 T, 679
Höhlenergüsse 121
Hormone, Tumormarker 712
Horror autotoxicus 477
H_2-Rezeptorenblocker **452**
- Ulkuskrankheit 449
Humanalbumin 62, **64**
- Leberzirrhose 506
- nephrotisches Syndrom 587
humanes Immundefizienzvirus (HIV) 976
Humanfibrinogen 762
Humaninsulin 838
- Anwendung 846
Hundebandwurm 995 T
Hungerdystrophie 826

„hungry bones"-Syndrom
- Hypokalzämie 233 T
- Hypomagnesiämie 237 T
Hustensynkope 644
Hydralazin 625
- Herzinsuffizienz 286
Hydrochlorothiazid 226
- Diabetes insipidus 946
- Hypertonie 623 T
- Nephrolithiasis 608
- Wirkungseigenschaften 126 T
Hydrocortison 107 T
- Addison-Krise 933
- Cushing-Syndrom 937
Hydromorphon 6
Hydrops, Kochsalzrestriktion, diätetische 138
Hydroven-Gerät 785
Hydroxyäthylstärke **63**, 476
- Hirnischämie 81
Hydroxychloroquin 799
Hydroxycobalamin 654
2-Hydroxystilbamidin 426
Hydroxytryptophan 34
Hydroxyurea 697 T
- Leukämie, chronisch myeloische 690
- Myelofibrose 694
- Polyzythämie 693
Hymenolepis nana 995 T
Hyperaldosteronismus, sekundärer, Herzinsuffizienz 283
Hyperalimentation 827
Hyperbilirubinämie 518
Hypercholesterinämie
- Diät 886, 894–895
- Merkmale 882 T
- Pharmakotherapie 894
- Probucol 890
- Saluretika 132
- Therapie 894
Hyperemesis
- gravidarum, Chlorpromazin 11
- Zytostatika, Therapie 710
Hyperfibrinolyse 757 T, 766
- reaktive 766
hyperfibrinolytisches Syndrom 765
Hypergammaglobulinämie 221
Hyperglykämie
- Coma diabeticum 862
- Diabetes mellitus 830
- Fettemulsionen 24

Hyperglykämie
- Glukokortikoide 114
- Pankreatitis 525
- Saluretika 132
Hyperhydratation 219
- hypotone 131
Hyperinsulinismus, organischer 900
Hyperkaliämie 227, **228**
- Antikaliuretika 136
- Azidose, metabolische 242
- Dialyse 571
- Digitalistherapie 291
- Kationenaustauscherharze 232
- Klinik 230
- Massentransfusionen 64
- Nierenversagen, akutes 542
--- Therapie 547
- Spironolacton 135
- Therapie 231
- Ursachen 229 T
Hyperkalzämie 233
- Calcium carbonicum 450
- Hyperparathyreoidismus 925
- Klinik 234
- paraneoplastische 927
- Schleifendiuretika 124
- Therapie 236
- Tumoren mit Skelettmetastasierung 752
- Ursachen 233 T
Hyperkalziurie 608
- absorptive 124
- Calcium carbonicum 450
- Nierenstein, kalziumhaltiger 608
Hyperkapnie **370**
- arterielle Blutgase und Säure-Basen-Parameter 373 T
- Azidose, respiratorische 247
- hypothyreotes Koma 921
Hyperkapniesyndrom 374
Hyperkatabolie, Dialyse 545
Hyperkrinie 391
Hyperlaktatämie 243
Hyperlipidämie 221
- Altersdiabetes 871
- nephrotisches Syndrom 585
- Pharmakotherapie 889
- Therapie, Richtlinien 885 T
Hyperlipoproteinämie **881**
- Ätiopathogenese 881 T
- Diät 886

Hyperlipoproteinämie
– Klinik 884
– Merkmale 882 T–883 T
– nephrotisches Syndrom, Therapie 587
– symptomatische 897
– Therapie 884
Hypermagnesiämie
– Klinik 238
– Nierenversagen, akutes, Therapie 548
– Therapie 238
– Ursachen 238 T
Hypermenorrhö, Antifibrinolytika 763
Hypernatriämie 219, **221**
– Coma diabeticum 866
– Extrazellulärvolumen, erhöhtes 227
– – erniedrigtes 226
– Sondennahrung 22
– Therapie 236
– Ursachen 224 T
– zentrale 227
– zentralnervöse, essentielle 221
Hypernephrom 733
– Querschnitt-Syndrom 753
Hyperosmolalität 221
Hyperparathyreoidismus 926
– akuter 928
– Differentialdiagnose 103 T
– Hyperkalzämie 233 T
– Niereninsuffizienz, chronische 557
– primärer 926
– sekundärer 928
– tertiärer 929
Hyperphosphatämie
– Niereninsuffizienz, chronische 557
– – – Therapie 557
Hyperplasie, fokal noduläre 519
Hyperplasminämie 207
Hyperprolaktinämie 942, **943**
Hyperpyrexie, Addison-Krise 933
Hypersplenie-Syndrom 507, **659**
Hypersplenismus
– Felty-Syndrom 804
– Leukämie, chronisch lymphatische 685
– okkulter 660
Hypertension
– portale 498, 507
– – Gerinnungsstörungen 514
Hyperthermie **2**
– Alkoholdelir 71, 90
– thyreotoxische Krise 914

Hyperthyreose
– Angina pectoris 334
– factitia 907
– Hyperkalzämie 233 T
– jodinduzierte 904
Hypertonie 615
– adrenogenitales Syndrom 937
– Ätiopathogenese 616
– Angina pectoris, Therapie 344
– Aortenisthmusstenose 642
– arterielle 582
– – Diuretika 123, 128
– Begleiterkrankungen, Therapie 631
– Blutdruckmessung 634
– Conn-Syndrom 641
– Definition 615
– Digitalis 634
– Diuretika 128 T
– – kaliumsparende 622
– bei endokrinen Störungen 640
– Ernährung 619
– essentielle 616
– Gefahren 617
– Glomerulonephritis, chronische 582
– Klinik 616
– Kochsalzzufuhr 619
– Kombinationstherapie 630
– – Präparate 632 T
– Langzeittherapie 620 T–621 T
– – Indikationen 618
– – Salutetika 623 T
– maligne 617, **638**
– Monotherapie 630
– Nierenarterienstenose 642
– Niereninsuffizienz, chronische, Therapie 556
– Phäochromozytom 640
– Pharmakotherapie 619
– primär pulmonale 400
– pulmonale 370, 400
– – vaskuläre 402
– Rauwolfia-Alkaloide **624**, 632 T
– β-Rezeptorenblocker 632 T
– Schrumpfniere, einseitige 643
– Schwangerschaft 610, **639**
– – Therapie 611
– schwangerschaftsunabhängige, chronische 610
– Stadieneinteilung 618 T
– Stufentherapie 631 T
– Therapie 617

Hypertonie, Therapie
– – Laboruntersuchungen 635
– – Narkose 639
– – praktisches Vorgehen 629
– Therapieüberwachung 634
– Wahl der Medikamente 630
Hypertrichose, Minoxidil 629
Hypertriglyzeridämie
– endogene, Therapie 896
– exogen-endogene, Therapie 896
– exogene, fettinduzierte, Therapie 896
– Fettemulsionen 24
– Merkmale 882 T
– Saluretika 132
Hyperurikämie 23, **875**
– Ernährung, parenterale 30
– Niereninsuffizienz, chronische 560
– Pyrazinamid 179
– Saluretika 132
– sekundäre 880
– – Fastenkur 824
Hyperurikosurie
– Allopurinol 609
– Harnsäuresteine 609
– Prophylaxe 544
Hyperventilation
– alveoläre 249
– chronische 248
Hyperviskositäts-Syndrom 790
– D-Penicillamin 799
– Plasmaseperation 572
Hypervolämie
– Peritonealseperation 572
– Plasmaseperation 572
– ZVD 48
– – erhöhter 48
Hypnoanalgetika 6
Hypnotika 31
– andere 34
– Niereninsuffizienz 565
Hypoakzelerinämie 757 T
Hypoaldosteronismus 136
Hypochlorämie, Leberzirrhose 506
Hypofibrinogenämie 757 T
– Therapie 762
Hypoglykämie
– Alkoholvergiftung 99
– Beta-Rezeptorenblocker 624
– Coma diabeticum 866
– Fruktoseintoleranz 23
– Hyperinsulinismus 900

Hypoglykämie
– Insulintherapie 855
– Koma 74
– relative, Insulintherapie 856
– nach Sulfonylharnstoffen 860
hypoglykämisches Koma 860
Hypogonadismus
– sekundärer, Akromegalie 942
– – Hyperprolaktinämie 944
Hypokaliämie 125, 227, **228**
– Aldosteronismus, primärer 617
– Anorexia nervosa 827
– Coma diabeticum 866
– Conn-Syndrom 641
– Diurese, forcierte 97
– durch Glukokortikoide 114
– Herzrhythmusstörungen 292
– Herzstillstand 251
– Klinik 229
– Polyurie 550
– Saluretika 131
– Schleifendiuretika 129
– Spironolacton 135
– Therapie 230
– Ursachen 228 T
Hypokalzämie 233
– chronische, Therapie 234
– Hyperparathyreoidismus 928
– Hypoparathyreoidismus,
  postoperativer, Therapie 236
– Klinik 234
– Massentransfusionen 64
– Niereninsuffizienz, chronische 557
– Nierenversagen, akutes, Therapie 548
– Pankreatitis 525
– symptomatische, akute, Therapie 234
– Therapie 234
– Ursachen 233 T
Hypomagnesiämie
– Klinik 238
– Therapie 238
– Ursachen 237 T
Hyponatriämie 219, **221**
– Antikaliuretika 136
– asymptomatische 226
– Differentialdiagnose 222 T
– EZV, erhöhtes 226
– – erniedrigtes 225
– Hochdruckkrise 638
– Leberzirrhose 506
– Niereninsuffizienz 226

Hyponatriämie
- Saluretika 131
- Schleifendiuretika 129
- Therapie 225
Hypoosmolalität 221
Hypoparathyreoidismus 929
- Hypokalzämie 233 T
- postoperativer, Hypokalzämie, Therapie 236
- Therapie 236
Hypophosphatämie, Ernährung, parenterale 16, 29
hypophysäres Koma 945
Hypophysenadenom, chromophobes 940
Hypophysenhemmtherapie 111
Hypophysenvorderlappenadenom 936
Hypophysenvorderlappeninsuffizienz
- partielle 940
- vollständige 940
Hypoproteinämie, nephrotisches Syndrom 585
Hypoprothrombinämie, kongenitale 757 T
Hyposensibilisierung
- Asthma 395
- Kontraindikationen 396
Hyposystolie, Therapie 256
Hypotension, Coma diabeticum 866
Hypothermie
- Intoxikation 69
- Kopfhaut 707
Hypothyreose 919
- hypophysäre 919
- manifeste, Therapie 920
- primäre 919
-- Therapie 920
- Riedel-Thyreoiditis 919
- sekundär hypophysäre 942
- sekundäre 919
-- Therapie 921
- subklinische, Therapie 920
- Therapie 920
- thyreogene 919
hypothyreotes Koma 921
Hypotonie 615, **643**
- bei Angina pectoris, Therapie 344
- asympathikotone 643, **646**
- Azidose, respiratorische 247
- Einteilung 644 T
- orthostatische, idiopathische 643

Hypotonie
- primäre, Therapie 645
- sekundäre 646
- Therapie 644
- Ursachen 644 T
Hypoventilation
- alveoläre, generelle 370
- Respiratortherapie 53
Hypovolämie 52
- Diuretika 124
- Hochdruckkrise 638
- Ileus 465
- Intoxikation 69
- Saluretika 131
- ZVD 48
Hypoxämie 370
- arterielle 370
-- Sauerstofftherapie 373
Hypoxidose, zerebrale, Nootropika 41
Hypoxie
- fokale, tubuläre 541
- zerebrale 85

I

IA (inspiratorische Assistenz) 54
ICT (intensivierte konventionelle Insulintherapie) 846
Icterus intermittens juvenilis 518
Ifosfamid 697 T, **702**
- Zystitis, hämorrhagische 707
IgA-Nephritis 582, 584
Ikterus 532
Ileitis
- terminalis 468
-- Differentialdiagnose 101 T
Ileus 465
- Hypokaliämie 229
- Leitsymptome 466 T
- mechanischer 465
-- Symptome 466 T
-- Therapie 467
- paralytischer 465
-- Symptome 466 T
-- Therapie 467
Imidazol-Antimykotika 989
Imipenem 160 T, 163
- Dosierung, maximale 154 T
Imipramin 4
- Dosierung 36 T

# Sachverzeichnis

Immunadrenalitis 930
Immunkomplex-bedingte RPGN 579
Immunkomplex-Nephritis 579
Immunmodulatoren, Arthritis,
 rheumatische 801
immunologische Reaktionen,
 Glukokortikoide 109
Immunozytom 688
Immunsuppression
– Glomerulonephritis,
 rasch progrediente 580
– Goodpasture-Syndrom 581
– Pneumonie 416
Immunsuppressiva
– Anämie, autoimmunhämolytische 658
– Arthritis, rheumatische 793 T, 801 T
– Lupus erythematodes disseminatus 806
– Morbus Crohn 469
– Niereninsuffizienz 565
– Polymyositis/Dermatomyositis 810
– Rheumatherapie 801
Immuntherapie 713
– Asthma 395
– Diabetes, Typ I 853
– Melanom, malignes 749
Impfungen, Hyposensibilisierung 396
IMV (intermittent mandatory
 ventilation) 54
Indapamid
– Hypertonie 623 T
– Wirkungseigenschaften 127 T
Indometacin
– Arthrosis deformans 818
– Fieber, rheumatisches, akutes 813
– Gichtanfall, akuter 877
– Phlebothrombose 782
– Reiter-Syndrom 816
– Spondylarthritis ankylopoetica 804
– Thrombophlebitis 782
Indoramin 626
– Dosierungen 620 T
– Hypertonie 619
Infarktpneumonie 415
Infekt, grippaler 972
Infektionen, virale 968
Infektionskrankheiten 947
– bakterielle 947
– – Häufigkeit verschiedener Keime
 und Therapie 142 T

Infektionskrankheiten, bakterielle
– – Kriterien zur Verlaufsbeurteilung 141 T
– Ösophagus 442
Infektresistenz, Herabsetzung durch
 Glukokortikoide 116
Infektsteine 609
Influenza 972
– Therapie 970 T
Infusion, peripher-venöse 15
Infusionsdauer 1000 T
Infusionspläne, Ernährung, parenterale 27 T
Infusionstherapie, Coma diabeticum 864
Infusionsthorax, Subklavia-Punktion 45
Injektion, intrakardiale 255
Innenohr
– Schädigung, Furosemid 130
– Schwerhörigkeit, Cisplatin 706
Inselzelltransplantation 853
inspiratorische Assistenz (IA) 54
Insuffizienz
– kardiale, Dobutamin 66
– linksventrikuläre, Pulmonalarterien-
 druckmessung 51
– pulmonale, Respiratortherapie 53
– renale 540
– respiratorische 370
– – akute, Ätiopathogenese 371
– – – des Erwachsenen 379
– – – Pankreatitis 525
– – – Therapie 371
– – Jugularis-interna-Punktion 45
– – Klinik 371
– – Pathophysiologie 370
– – Therapie bei nicht ansprechbarem
 Patient 371
Insulin
– Nierenversagen, akutes 548
– Pankreatitis 528
Insulin-Pens 849
Insulin-Protaminkomplex 838
Insulinallergie 855
Insulinbedarf
– basaler 847
– erhöhter 853
– Korrekturbdedarf 848
– Muskelarbeit 850
– prandialer 848

1049

Insulinbedarf
- Sport 850
- verringerter 854

Insulinödem 855
Insulinpräparate 838, 839 T, 840, 840 T–842 T
- besondere 843 T

Insulinpumpentherapie 843 T, 846, 850
- Geburt und Wehen 869

Insulinresistenz 853
- Diabetes mellitus 829

Insulintherapie 838
- Coma diabeticum 863
- Durchführung 852
- Hypoglykämie 855
- Indikationen 850
- Komplikationen 855
- Kontrolle 852
- konventionelle 851
- – intensivierte (ICT) 846, 849
- Nebenwirkungen 855
- und Sulfonylharnstoffe 852

Insulintoleranztest 854
Interferon **713**, 972
- Haarzell-Leukämie 682
- Hepatitis 495
- Leukämie, chronisch myeloische 690
- Thrombozythämie 694

Interleukine **714**
intermittent mandatory ventilation (IMV) 54
intermittent positive pressure ventilation (IPPV) 54
Interstitialvolumen 219, 221
Intoxikationen, Schock 69
Intravasalvolumen 219
Intrazellulärvolumen 214
Intrinsic-Asthma 397
Intubation 375
- endotracheale 50
- Herzstillstand 253

Invagination, Differentialdiagnose 102 T
inversed ratio ventilation (IVR) 54
Ipecacuanha-Sirup 95
IPPB (intermittent positive pressure breathing) 378
IPPV (intermittent positive pressure ventilation) 54
Ipratropiumbromid 384 T
- AV-Block 327

Ipratropiumbromid
- Bradykardie-Tachykardie-Syndrom 322
- Myokardinfarkt 276

Ischämie
- stumme 334
- zerebrale, Antihypertensiva 629
- – flüchtige 80
- – – Therapie 79
- – Saluretika 131

Ischämiesyndrom, akutes 769
Isoenzyme, Tumormarker 712
Isoniazid 174, **176**, 176 T
- Dosierungsschema 181 T
- Schwangerschaft 187

Isosorbid-5-mononitrat 337, 339 T
Isosorbiddinitrat 339 T
Isosorbidnitrat 337
Isoxazolyl-Penicilline 155
- Meningitis 956

Itraconazol 986 T
IVR (inversed ratio ventilation) 54

J

Jackson-Status 85
Jamshidi-Punktion 661
Janeway-Läsionen 358
Jarisch-Herxheimersche Reaktion 958
Jejunalkatheter 20
Jejunalsonde 20
Jejunalulzera, Kaliumchlorid 231
Jejunostomie, Sondennahrung **20**
Jervell-Lange-Nielsen-Syndrom 319
Jobst-Gerät 785
Jod 16 T, 911
Jod-131
- Basedow-Hyperthyreose 914
- Schilddrüsenautonomie 909
- Schilddrüsenkarzinom 923

Jodid 904
- Struma 904

Jodmangelstruma 903
- Radiojodtherapie 907
- Schilddrüsenhormone 904
- Therapie 904

Jodprophylaxe 903
Joseph-Diamond-Blackfan-Anämie 661

K

Kachexie, pankreatogene 530
Kälteagglutininkrankheit 659
Kälteantikörper 659
Kältehaube, Zytostatika 707
Kalium 16 T, 227, 308 T
– Ausscheidung 216 T
– – renale 216 T
– Herzrhythmusstörungen, digitalisbedingte 292
– Körperflüssigkeiten 217 T
– Normalwerte 215 T
Kalium-Natrium-Zitrat, Harnsäuresteine 610
Kaliumazetat 231
Kaliumbikarbonat, Herzstillstand 254
Kaliumcanrenoat 135
– Wirkungseigenschaften 127 T
Kaliumchlorid 132, 231
Kaliumgehalt, Nahrungsmittel 1004 T
Kaliumhaushalt, Störungen 227
Kaliumsubstitution
– Coma diabeticum 865, 865 T
– Herzinsuffizienz 283
– Niereninsuffizienz, chronische 554
Kalorienbedarf, Diabetesdiät 835
Kalorienspender, Ernährung, parenterale 22
Kalorienzufuhr, Natriuminsuffizienz, chronische 555
Kalzitonin 236
– Hyperkalzämie 928
– Pankreatitis 527
Kalzium 16 T, 232
– Normalwerte 215 T
Kalzium-Phosphat-Stoffwechselstörungen, Niereninsuffizienz, chronische, Therapie 557
Kalziumantagonisten 338, **626**
– Dosierungen 621 T
– Herzinsuffizienz 287
– Hirnischämie 82
– Hypertonie 619
Kalziumglukonat
– Osteopathie, hepatische 501
– Pankreatitis 528
Kalziumhaushalt, Störungen **232**
Kalziumhydroxid, Hyperparathyreoidismus 928

Kalziumkarbonat 450, 451 T
– Dumping-Syndrom 458
Kalziumoxalatsteine, Diuretika 124
Kalziumphosphatpräparate 234
Kalziumpräparate 234
Kalziumsubstitution
– Dialyse 557
– Niereninsuffizienz, chronische 557
Kammer-Vorhof-Kammer-Echo 316
Kammerextrasystolie, Therapie 300 T
Kammerflattern
– Defibrillation 254
– Therapie, operative 321
Kammerflimmern 251, **318**
– Defibrillation 254
– Herzstillstand 251
– Therapie, operative 321
Kammerfrequenz
– arrhythmische 306
– Senkung, Vorhofflimmern 307
Kammerhypertrophie, septale 353
Kammertachykardie 296 T, 299 T, **318**
– Elektrokardioversion 319
– Therapie 304 T
– – operative 321
– vom Typ „torsades des pointes" 319
Kammerurin 597
Kanamycin 180
Kanzerogenität, Zytostatika 709
Kaposi-Sarkom 751
Karboanhydrasehemmer 130
Kardiaka und Lebererkrankungen 522 T
Kardiolipintest 956
Kardiomyopathie 365
– alkoholische 517
– dilative 366
– hypertrophe 348, **353**
– – obstruktive 355
– Vasodilatantien 284
– Vitamin-K-Antagonisten 198 T
Kardiotoxizität, Zytostatika 708
kardiovaskuläre Störungen, Coma diabeticum 866
Karditis, rheumatische 361
Karotis-B-Scan 79
Karotissinusmassage, Vorhoftachykardie 301
Karotissinussyndrom 644
– Herzschrittmacher 327
Karpopedalspamen, Hypokalzämie 234

Karzinogenität, Kaliumcanrenoat 135
Karzinoid 745
- Chemotherapie 746
Karzinoid-Syndrom 745
Karzinom
- Halsbereich 746
- Kopfbereich 746
- Larynx 746
- Mund 746
- Nasennebenhöhlen 746
- Rachen 746
Karzinomschmerz 3
Katabolie 14
- Energiebedarf 15
Katarakt, Glukokortikoide 116
Katheterablation 320
Katheterdilatation und neu auftretende Angina pectoris 345
Katheterlyse 775
Kathetertherapie, Herzrhythmusstörungen, tachykarde 320
Kationenaustauscherharze
- Hyperkaliämie 232
- Nierenversagen, akutes 548
Kavakatheter, perkutaner 45
Kayser-Fleischerscher Kornealring, Morbus Wilson 503
Keime, koliforme, Antibiotikawirksamkeit 144 T
Kentsches Bündel 320
Ketazolam, Dosierung 33 T
Ketoazidose, diabetische 242
Ketoconazol 426, 986 T–987 T, **990**
Ketoprofen, Gichtanfall, akuter 878
Kiel-Klassifikation, Nicht-Hodgkin-Lymphome 680, 680 T
Kimmelstiel-Wilson-Syndrom 613
Klebsiellen
- Antibiotikawirksamkeit 144 T
- Gyrasehemmer 169
- Sulfamethoxazol 171
- Trimethoprim 171
Klimabehandlung 389
Knochenmarkaplasie 660
Knochenmarkeiterungen, Keime und Therapie 142 T
Knochenmarkinsuffizienz 660
Knochenmarkschädigung, Chloramphenicol 166
Knochenmarktoxizität, Zytostatika 705

Knochenmarktransplantation 661, **674**
- Hämoglobinurie, paroxysmale 657
- Indikationen 675 T
- Komplikationen 675
- Zentren 674
Knochentumoren, Hyperkalzämie 233 T
Knollenblätterpilzvergiftung 490
Knotenrhythmus 296 T
- Atrioventrikulararrhythmien 314
- Digitalis 314
Knotentachykardie 296 T
Koagulopathie
- erworbene, Übersicht 757 T–758 T
- hereditäre, Übersicht 757 T–758 T
Kobalt 16 T
Kochsalzrestriktion
- Aszites 505
- diätetische, Diuretikatherapie 138
- Glomerulonephritis 575
- nephrotisches Syndrom 587
KOD (kolloidosmotischer Druck) 51, 214
Körperflüssigkeiten, Elektrolytverluste 217 T
Körpergeruch, Koma 73
Körperoberfläche, Nomogramm 998 T
Körpertemperatur 1
Körperwasser 214
- Normalwerte 215 T
Kohlendioxid-Enzephalopathie 373 T
Kohlenhydrate 16 T, **22**
Kohlenhydratmalabsorption 465
Kohlenmonoxid-Intoxikation, Sauerstofftherapie 374
Kokzidioidomykose 424 T, **984**
- Therapie 989 T
Koliken, Heparin 197 T
Kolitis
- s.a. Colitis
- Antibiotika-assoziierte 463
- chronische, Therapie 471
- diffuse 471
- fulminante 473
- - Therapie 474 T
- granulomatöse 468
- pseudomembranöse 463
- - Antibiotika 146
- - Cefalosporine 166
- - Clindamycin 167
- - Vancomycin 167

Sachverzeichnis

Kolitis
- ulzerative 471
- – Therapie 472

Kollagenosen 428 T, 790
kolloidosmotischer Druck (KOD) 51, 214
Kolon, irritables 446
Kolondilatation, toxische 473
Kolonkarzinom 741
kolorektale
- Karzinome 741
- – Chemotherapie 741

Koma 72
- s.a. Coma
- diabetisches 862
- extrazerebrale Ursache 72
- hypoglykämisches 860
- hypophosphatämisches durch parenterale Ernährung 17
- hypophysäres 75, 945
- hypothyreotes 75, 921
- intrazerebrale Ursache 72
- ketoazidotisches 862
- Klinik 72
- Laktatazidose 243
- nicht-ketotisches, hyperosmolares 867
- Stadien 73 T
- Therapie 74

Kombinationsinsuline 840 T–841 T
Kommissurotomie 352
Kompressionsbehandlung, postthrombotisches Syndrom 786
Kompressionssyndrom, neurovaskuläres 784
Kompressionsverband
- Thrombophlebitis/Phlebothrombose 783
- Varizen 787

Konjunktivitis, Reiter-Syndrom 815
Kontraktionsinsuffizienz 280
Kopfbereich
- Karzinome 746
- – Chemotherapie, neoadjuvante 746

Korallenstein 605
Korneaveränderungen, Antimalaria-Mittel 799
Koronararterienverletzungen, Schrittmachertherapie 255
Koronarchirurgie 341
- Myokardinfarkt 279
Koronardilatation 342

Koronarembolie, Myokardinfarkt 269
Koronarerkrankung 330
- Ätiopathogenese 330
- Diät 332
- Digitalisglykoside 288
- EKG 331
- Kalziumantagonisten 338
- Klinik 331
- psychische Faktoren 334
- Streß 334
- Therapie 332
- Training, körperliches 333
- Überernährung 332
- Zivilisationsgifte 333

Koronargefäßverschluß, Fibrinolytika 206 T
Koronarographie 332
Koronarsklerose 331
- stenosierende 269
Koronarüberwachungsstation 274 T
Korpuskarzinom 722
- Chemotherapie 723 T
Korrekturbedarf 214
Korsakow-Psychose 88
Kortikosteroide
- Anämie, autoimmunhämolytische 658
- Arthritis, rheumatische 793 T, 800 T
- Einflußstauung, obere 752
- Fieber, rheumatisches, akutes 813
- Hepatitis 484
- Hirnödem **76**, 81
- Lupus erythematodes disseminatus 806
- nephrotisches Syndrom 589
- Thrombozytopenie 667
- Transfusionsreaktion 72

Kortikosteroidinjektion, lokale 800
Krämpfe
- Cefalosporine 162
- zerebrale, Isoxazolyl-Penicilline 156
- – Penicillin G 155

Kraniopharyngeom 940
Kraniotomie, Hypophysentumor 941
Krebsbekämpfung, Organisation 753
Kreislaufveränderungen, Koma 74
Krise, thyreotoxische 914
Kryptokokkose, Therapie 989 T
Kumarin 196
- Thrombolyse 771
Kumarinderivate, Paget-v.-Schroetter-Syndrom 785

Kumarinnekrose 202
Kupfer 16 T
- Ernährung, parenterale 25
- nephrotisches Syndrom 586
Kupferspeicherkrankheit 503
Kurzdarm-Syndrom, Sondennahrung 19, 21
Kurzzeitlyse, Herzinfarkt 208
Kußmaulsche Atmung, Koma 73
Kußmaulscher Venenpuls, Myokardinfarkt 269

L

Labetalol
- Dosierungen 620 T
- Hypertonie 619, 625
Lähmung, Hypokaliämie 229
Laevamisol, Hepatitis, chronische 496
Lävokardiographie, Myokardinfarkt 279
Laevulose, Herzstillstand 254
Lagerung, Notfälle 43
Laktasemangel 459
Laktat 242
Laktatämie 23
Laktatazidose **242**
- Fruktose-, Sorbit- und Xylitinfusion 512
- Metformin 861
- septischer Schock 948
- Ursachen 243 T
Laktose, Enzephalopathie, hepatische 512
Laktoseintoleranz, Sondennahrung 22
Laktulose 479
- Enzephalopathie, hepatische 513
Lambliasis 982
Lamoxactam, Meningitis 955
Lanatosid C 289 T-290 T
Langzeitsulfonamide, Toxoplasmose 981
Laparotomie, Hodgkin-Syndrom 679
Laryngobronchospasmus, Atropin 50
Laryngoskop 50
Laryngospasmus, Hypokalzämie 234
Laser-Koagulation, endotracheale 376
Latamoxef 159 T, 160, 160 T, 162
- Dosierung, maximale 154 T
Laxantien, pflanzliche 479

Leberabszeß, Amöbiasis 983
Lebererkrankungen
- Arzneimitteltherapie 520
- Medikamente mit hohem Risiko der Überdosierung 520
- - mit mittlerem Risiko der Überdosierung 521
- - mit niedrigem Risiko der Überdosierung 521
- - Risiko bei der Anwendung 522 T-523 T
- Ursachen und Stadien 497 T
Leberfunktionseinschränkungen bei Stoffwechselerkrankungen 518
Leberfunktionsstörungen, Antidepressiva 39
Leberinsuffizienz
- Ernährung, parenterale 28
- Sondennahrung 21
Leberkoma, Ernährung, parenterale 28
Lebermetastasen, isolierte, Chemotherapie 742
Leberschäden
- alkoholische 515
- toxische 517
Leberschädigung
- Medikamente 483 T
- Protionamid 180
- Pyrazinamid 180
- Rifampicin 178
Leberschutztherapie 483
Lebertransplantation, Leberzirrhose 499, 501
Lebertumoren 519
- primäre 744
Leberversagen, akutes 489
Leberzelladenom 519
Leberzellkarzinom, primäres 519
Leberzellverfettung, Glukoseüberdosierung 23
Leberzirrhose **496**
- alkoholtoxische 516
- Aszites 504
- biliäre, primäre, Therapie 500
- dekompensierte, Diurese, forcierte 130
- - Spironolacton 134
- Diät 498
- Diuretika 128 T, 129
- Formen, besondere 500
- Glukokortikoide 499

Leberzirrhose
- Hämochromatose 502
- Klinik 496
- Komplikationen 504
- Lebertransplantation 499, 501
- Leberzellkarzinom 519
- Pharmakotherapie 499
- Therapie 498

„Lederknarren" 416
Legionärskrankheit, Erythromycin 166
Leinsamen 478 T
Lenègre-Krankheit 324
Leptospirosen 960
Leriche-Syndrom 772 T
Leukämie
- akute 668
- - Basistherapie 673
- - Klassifikation 669 T
- - lymphoblastische, Burkitt-Typ 680 T
- - Therapieplanung 668
- chronisch lymphatische 680 T, **684**
- - - Stadieneinteilung nach Rai 685 T
- - myeloische 689
- nicht-lymphoblastische, akute 672 T
Leukoenzephalopathie, multifokale, Methotrexat 706
Leukopenie
- Isoniazid 176
- Zytostatika 705
Leukotriene 109
Leukozyturie 595, 597
- Nierenstein 605
Levallorphan 6
Levine-Methode 312
Levomethadon 6
Levopromazin, Dosierung 37 T
Levothyroxin 904
- hypothyreotes Koma 921
Lidocain 308 T
- Extrasystolie 256
- Herzstillstand 254
- Lungenödem 266
- Myokardinfarkt 276
Lidödem, Glomerulonephritis 575
Linksherzinsuffizienz 371
- Lungenödem 407
Linton-Nachlaß-Sonde 508
Liothyronin 904
Lipidurie, nephrotisches Syndrom 586
Lipoatrophie, Insulintherapie 855
Lipogenese, Glukokortikoide 109

Lipoidnephrose 588
Lipolyse, Glukokortikoide 109
Lipomodulin 109
Liquor, blutiger 79
Liquordiagnostik, Meningitis 951
Listeriose 961
Lisurid
- Akromegalie 943
- Hyperprolaktinämie 944
- Hypophysenvorderlappentumor 936
- STH-Mehrsekretion 943
Lithiumacetat, thyreotoxische Krise 915
Lithiumchlorid, thyreotoxische Krise 915
Loa loa 995 T
Lobärpneumonie 371, 387
Löfgren-Syndrom 426
Löhleinsche Herdnephritis 358
Lofepramin, Dosierung 36 T
Lokalanästhetika, Refluxkrankheit 439
Lomustin 697 T
Lorazepam, Dosierung 33 T
Lorcainid 310 T
Lormetazepam, Dosierung 34 T
Low-dose-Heparin 195
- Lungenembolie 407
- Paget-v.-Schroetter-Syndrom 785
Lown-Ganong-Levine-Syndrom 296 T, **301**, 303 T, 304
Lues 956
- HIV-Infektion 958
- Penicillin G 155
- Schwangerschaft 958
- Serologie 959
Luftembolie 403
Lumbalpunktion 79
Lunge, gefesselte 417
Lungenabszeß, Differentialdiagnose 173
Lungenblutung 408
- Bronchoskopie 376
- Goodpasture-Syndrom 579
Lungenembolie 403
- Fibrinolytika 206 T
- Heparin 194 T
- Herzstillstand 251
- PTA 406
- Schweregrade 405 T
- Thrombolyse 406
- Urokinase 210
- Vitamin-K-Antagonisten 198 T

Lungenemphysem 371, **390**
– bei α_1-Antitrypsinmangel 393
– Jugularis-interna-Punktion 45
– obstruktives, Respiratortherapie 377
– panlobuläres 393
Lungenerkrankungen
– interstitielle 427
– – Ätiologie 428 T
– – Therapie 429 T
Lungenfibrose 371
– Busulfan 689
– Respiratortherapie 377
– Zytostatika 708
Lungenhämosiderose, idopathische 428 T
Lungeninfarkt 403
– Differentialdiagnose 173
– Pleuraerguß 418
Lungenkrankheiten
– chronisch obstruktive 370
– obstruktive, Sauerstofftherapie 374
– restriktive, Sauerstofftherapie 374
Lungenkreislauf, Krankheiten 402
Lungenmykose 415, **422**, 423 T–424 T
Lungenödem **263**, 407
– Ätiopathogenese 263
– chemisches 407
– Coma diabeticum 866
– Diuretika **123**, 128 T
– Hypertonie 636
– interstitielles, allergisches, Nitrofurantoin 600
– Klinik 264
– Myokardinfarkt, Therapie 273
– nicht kardiales 379
– Nitrosegasvergiftung 407
– Schleifendiuretika 129
– Sedierung 265
– Therapie 264
– nach Therapie eines akuten Nierenversagens 550
– toxisches, Nitrofurantoin 600
– Überwachung 263 T
– Vasodilatantien 265, 284
– Vorhofflimmern 306
– zentrales 407
Lungenstarre 378
Lungentuberkulose
– Differentialdiagnose 416
– Hyposensibilisierung 396
– offene 174

Lupus
– erythematodes disseminatus 591, 792 T, **805**
– – – Synovia-Analyse 803 T
Lupus-Nephritis **591**
– Schwangerschaft 611
Lyme-Arthritis 814
Lymphadenopathie
– AIDS 976
– bihiläre 426
Lymphangiektasie, intestinale 459
Lymphangitis 788
lymphatisches System, Glukokortikoide 109
Lymphoblastenleukämie
– akute 669 T
– – Induktionstherapie 670 T
– – Kriterien, prognostische 671 T
– – Therapie 670
Lymphödem 788
Lymphogranulomatose 676
Lymphome
– Chemotherapie, adjuvante 709
– maligne 676
– – AIDS 681
Lymphopenie, Glukokortikoide 109
Lymphozytenalveolitis 426
Lyse, lokale 208
L-Lysin-Hydrochlorid 246

M

Madenwurm 992 T
Magenatonie, Hypokaliämie 229
Magenausgangsstenose 455
Magenbeschwerden, funktionelle 446
Magenblutungen durch Acetylsalicylsäure 4
Magendilatation 13
Magendruck, Phosphomycin 168
Magenkarzinom 740
– Sondennahrung 19
Magenoperation, Verdauungsstörungen 457
Magenschmerzen, Fusidinsäure 168
Magensonde 20, **49**
– Koma 75
Magenspülung 433
– Vergiftungen **96**

Sachverzeichnis

Magnesium 16 T, 237
- Normalwerte 215 T
Magnesium-Aluminium-Hydroxid
 451 T
Magnesiumhaushalt, Störungen **236**
Magnesiummangel, Herzinsuffizienz
 283
Magnesiumsulfat, Eklampsie 613
Makroamylasämie 525
Makroglobulinämie 686, **688**
Makrohämaturie, Glomerulonephritis,
 chronische 582
Makrohämoptoe
- Lungenödem 264
- Mitralstenose 350
Malabsorption 458
- Sondennahrung 19
- Therapie 460 T
-- kausale 460
-- symptomatische 459
Malaria 977
Maldigestion 458
- durch Gallensäuredekonjugation 461
- Pankreatitis, chronische 531
- Sondennahrung 19
- Therapie 460 T
-- kausale 460
-- symptomatische 459
Mallory-Weiss-Syndrom 431, **444**
Malteserkreuze, Urin 586
Mammakarzinom 715
- Aminoglutethimid 719
- Androgene 720
- Chemotherapie, adjuvante
 709, 716, 717 T
- Einteilung nach Risikogruppen 718 T
- Gestagene 719
- Hormontherapie 719
-- adjuvante 717
-- postmenopausal 719
-- prä-/postmenopausal 719
- Hyperkalzämie 752
- Hypophysenblockade 719
- Medroxyprogesteronazetat 720
- Megestrolazetat 719
- metastasierendes, Chemotherapie 718
-- Hormontherapie 718
- Querschnitt-Syndrom 753
- Schleifendiuretika 294
- Strahlentherapie, adjuvante 715
- Tamoxifen 719

Mammakarzinom
- Testolacton 720
- Therapie, adjuvante 716 T
Mangan 16 T
Mangelernährung 14
Mannit 133
Mannitol 133
MAO-Hemmer 35, **37**
„mapping" 320
Maprotilin, Dosierung 36 T
Marasmus 357
- Endokarditis 357
Marcumar, Hirnblutung, induzierte 83
Marfan-Syndrom 354
Marschhämoglobinurie 655
Massenblutung 77
- hypertone 78
-- Differentialdiagnose 80 T
Massentransfusionen, Risiken 64
MCT 18
MCTD (mixed connective tissue
 disease) 808
Mebendazol 992 T–995 T
Meckel-Divertikel, Differentialdiagnose
 102 T
Meclozin 11
Medazepam, Dosierung 33 T
Mediastinalemphysem 421
Mediastinotomie 422
Medikamente, lebertoxische 483 T
Medroxyprogesteronazetat
- Korpuskarzinom 723
- Mammakarzinom 720
Mefloquin, Malaria 980
Mefrusid, Wirkungseigenschaften 126 T
Megakaryoblastenleukämie, akute
 669 T
Megakolon
- toxisches 464, 471, **473**
-- Therapie 474 T
Megaloblastose 653
Megestrolazetat
- Korpuskarzinom 723
- Mammakarzinom 719
Meläna 431
Melanom
- malignes 748
-- Chemotherapie 749
-- Stadieneinteilung 748
Melphalan 697 T, **702**
- Kanzerogenität 709

Membranplasmaseperation 571
MEN (multiple endokrine Neoplasie) 922
Meningiosis leucaemia 673, **674**
Meningismus, Methotrexat 707
Meningitis 951
– bakterielle 952 T
– – Therapie 951
– Chloramphenicol 166
– Differentialdiagnose 103 T, 952 T
– Erreger 952 T
– Erregeridentifizierung 148
– gramnegative Keime, Therapie 955
– Keime und Therapie 143 T
– Klinik 952 T
– Liquordiagnostik 951
– Therapie 951
– Toxoplasmose 981
– tuberculosa **184**, 952 T
– Verlaufskriterien 141 T
Methynoenzephalitis
– Toxoplasmose 981
– tuberkulöse 184
Meningokokken 951
Meningokokkenmeningitis 951
– Therapie 954
Meningokokken-Polysaccharidvakzine 953
Meningokokken-Sepsis, Therapie 955
Mepazin, Anorexia nervosa 828
Mercaptopurin 697 T, **702**
Mesenterialinfarkt, Differentialdiagnose 102 T
Mesoaortitis luica 354
Mesterolon, Anämie, renale 559
Metamizol 2, **4**
Metformin 861
– Diabetes mellitus 861
Methanthelin 453
Methanthelinbromid 8
Methenamin-Mandelat
– Harnwegsinfekt 599
– Infektsteine 609
Methicillin-induzierte akute interstitielle Nephritis 602
L-Methionin, Infektsteine 609
Methisazon 976
Methotrexat 697 T, **703**
– Meningiosis leucaemia 674
– Neurotoxizität 707
– Nierenversagen, akutes 544
– Tumor, trophoblastischer 728

Methyl-Tert-Butyl-Äther (MTBE) 535
Methyldigoxin 289 T–290 T
α-Methyldopa **626**
– Anämie, autoimmunhämolytische 657
– Dosierungen 621 T
– Hämolyse 657
– Hypertonie 619
– Karzinoid 746
– Orthostasereaktionen 630
– Schwangerschaftshypertonie 612, 639
16-Methylenprednisolon
– Äquivalenzdosen 110 T
– Initialdosen 113 T
6-Methylprednisolon 108 T
– Äquivalenzdosen 110 T
– Glomerulonephritis, membranöse 590
– Initialdosen 113 T
Methylzellulose, Sjögren-Syndrom 810
Methysergid, Karzinoid 721
Metoclopramid 12
– Refluxkrankheit 439
– Ulkuskrankheit 449
Metolazon, Wirkungseigenschaften 127 T
Metonolon, Anämie, aplastische 660
Metoprolol 308 T, 340 T
– Dosierungen 620 T
– Hypertonie 622
– Myokardinfarkt 273, 276
– Schwangerschaftshypertonie 639
– Schwangerschaftstoxikose 612
– Vorhofflimmern 307
Metronidazol 168
– Amöbiasis 982
– Lambliasis 982
– Trichomoniasis 984
Metyrapon, Nebennierenrindenkarzinom 937
Meulengracht-Syndrom 518
Mexiletin 308 T
– Herzstillstand 254
– Myokardinfarkt 271
Mezlocillin 157
– Divertikulitis 475
– Dosierung, maximale 153 T
– Meningitis 955
– Pankreatitis 527
Mg-Al-Hydroxid 451 T
Mianserin, Dosierung 36 T
Miconazol 425, 986 T, **989**

Mikroangiopathia diabetica 872
Mikroangiopathie
– thrombotische 759 T
– – Therapie 765
Mikrohämaturie
– Glomerulonephritis, chronische 582
– Isoniazid 176
Milch-Alkali-Syndrom, Hyperkalzämie 233 T
Milchsäure 242
Milchzucker 478 T
Milz, Radiotherapie 690
Mineralokortikoide
– Hypotonie 645
– Morbus Addison 931
Minimal-changes-Glomerulonephritis, Therapie 588
Minirin 945
Minocyclin 165
– Meningitis 955
Minoxidil 628
– Dosierungen 621 T
Mischinsuline 838
Misoprostal 453
Mithramycin 697 T
– Hyperkalzämie 927
Mitomycin C 697 T, **703**
– Anämie, hämolytische, mikroangiopathische 659
Mitotan 937
Mitoxantron 697 T, **703**
Mitralinsuffizienz 352
Mitralklappenersatz 350
Mitralklappenstenose, Vitamin-K-Antagonisten 198 T
Mitralsegelaneurysma 352
Mitralstenose 350
– und Aorteninsuffizienz 355
– Operationsindikation 351
Mittelbauchsymptomatik 100
Mittelstrahlurin 596
mixed connective tissue disease (MCTD) 808
Mobitz-Typ I-Block 295, 324
Mobitz-Typ II-Block 295, 324
MODY (Maturity Onset Diabetes of the Young) 829
Molsidomin 339 T
Molybdän 16 T
Monarthritis urica 842
Monoaminooxidasehemmer 35, **37**

Monobactame 162
– Wirkungsmechanismen 150 T
monoklonale Antikörper 714
Mononukleose, infektiöse 974
Monozytenleukämie, akute 669 T
Morbus embolicus 403
Morgagni-Adams-Stokes-Anfall 251, 324
– Asystolie 251
– Therapie 325
Morphinum hydrochloricum 6
Moschcowitz-Syndrom 659, 666 T
– Therapie 765
MTBE (Methyl-Tert-Butyl-Äther) 535
Mukolyse 386
Mukolytika 387
Mukositis, Zytostatika 705
Mukoviszidose, Bronchial-Lavage 387
Mund-zu-Mund-Beatmung, Herzstillstand 253
Mundgeruch, Koma 73
Muskelkrämpfe, Alkalose, metabolische 246
Muskelrelaxantien, Arthrosis deformans 818
Muttermilch, Glukokortikoidkonzentrationen 120
Myastenia gravis, Plasmaseperation 572
Mycobacterium tuberculosis 415
Mycoplasma pneumoniae 387, 410
Mycosis fungoides 680 T
Myektomie 354
Myeloblastenleukämie, akute 669 T
myelodysplastisches Syndrom 662
Myelofibrose 689, **693**
myeloische Insuffizienz, Sepsis 950
Myelom
– multiples 686
– – Stadieneinteilung 687 T
– – Therapie 687, 688 T
Myelomonozytenleukämie, akute 669 T
myeloproliferative Erkrankungen 689
Myelose
– funikuläre 654
– karzinogene 689
Mykobakterien
– AIDS 188
– atypische 187

Mykobakteriosen 188
Mykoplasmen, Gyrasehemmer 169
Mykoplasmenpneumonie 411, **415**
– Erythromycin 166
Mykosen 984
– Lunge 422
Myoglobinurie
– Prophylaxe 544
– Transfusionsreaktion 71
Myokardinfarkt 269
– und Angina pectoris 347
– – – Therapie 344
– Antikoagulationstherapie 278
– Befunde 270
– Differentialdiagnose 103 T
– Herzrhythmusstörungen 272 T
– Klinik 269
– Komplikationen 270
– – Therapie 276
– Kurzzeitlyse 207
– Langzeittherapie 279
– Leitsymptome 270
– Mobilisation 275, 275 T
– – und Nachbehandlung 278
– Notfalltherapie 271
– Plasminogen-Streptokinase-Aktivator-Komplex, anisoylierter 211
– Protektion 273
– Sedierung 271
– Überwachung in der Koronarüberwachungsstation 274 T
– Urokinase 210
– Vasodilatantien 284
– Vitamin-K-Antagonisten 198 T
Myokardiopathie, kongestive, Digitalisglykoside 288
Myokardischämie 275
Myokarditis 365
– Digitalisglykoside 288
– Klinik 361
– Kortikosteroide 813
– rheumatische, akute 361
Myokardprotektion 273
Myopathie, Glukokortikoide 117
Myotomie nach Heller 442
Myxödem
– prätibiales 916
– – Therapie 918
Menière-Symptomenkomplex 10

N

Nährstoffverwertung, gestörte, Diät, chemisch definierte 19
Nahrungsmittel
– Kaliumgehalt 1004 T
– Natriumgehalt 1002 T–1003 T
– Puringehalt 1005 T
Naloxon **7**, 94–95
Nandrolondecanoat, Anämie, renale 559
Narkose, Transfusionsreaktionen 71
Nasenkatheter 375
Nasennebenhöhleninfekte, Keime und Therapie 143 T
Natrium 16 T
– Ausscheidung 216 T
– – renale 216 T
– Diuretikatherapie 125
– Körperflüssigkeiten 217 T
– Normalwerte 215 T
Natrium-Zellulose-Phosphat, Nephrolithiasis 609
Natriumbikarbonat 244
– Herzstillstand 254
– Nierenversagen, akutes 548
– Schock 65
Natriumgehalt, Nahrungsmittel 1002 T–1003 T
Natriumhaushalt
– Störungen 219, **221**
– – Therapie 220 T, 225
Natriumkarbonat 245
Natriumrestriktion
– Diuretikatherapie 138
– Herzinsuffizienz 283
Natriumsulfat 96
– Vergiftungen 94
Natriumzitrat 245
Natriumzufuhr, Niereninsuffizienz, chronische 553
Natulan 697 T
Nausea, Zytostatika 706
Nebennierenerkrankungen 929
Nebenniereninsuffizienz
– Differentialdiagnose 103 T
– sekundäre, Hypothyreose 921
Nebennierenrindenatrophie, Glukokortikoide **115**
Nebennierenrindeninsuffizienz 930
– akute 932

Sachverzeichnis

Nebennierenrindeninsuffizienz
- chronische 930
- Glukokortikoide 111, **115**
- Hyperkalzämie 233 T
- latente 934

Nebennierenrindenkarzinom 937
- Cushing-Syndrom 937
- Mitotane 937

Nebennierenrindenunterfunktion 115, **930**
- primäre 930

Nebenschilddrüse, Erkrankungen 925
Necator americanus 993 T
Nefopam 8
Neisseria gonorrhoeae 958
Neisserien, Harnwegsinfekt 596
Neisserien-Meningitis, Penicillin G 155
Nelson-Test 956
Nematoden 992 T
Neomycin, Enzephalopathie, hepatische 513
Neoplasie, endokrine, multiple 922
Neostigmin, Ileus 467
Nephritis
- Goldsalze 799
- interstitielle 602
- - akute, medikamenteninduzierte 602, 604
- - - parainfektiöse 602
- - medikamenteninduzierte 602
- - nichtbakterielle, akute 602
- - - chronische 603

nephritisches Syndrom, Medikamente, auslösende 604
Nephrokalzinose
- Calcium carbonicum 450
- Hyperkalzämie 234
- Hyperparathyreoidismus 926

Nephrolithiasis 605
- Ätiopathogenese 605
- Hyperkalzämie 234
- Klinik 606
- Prophylaxe 607
- Therapie 605

Nephropathie
- diabetische **613**, 872
- - Differentialdiagnose 597
- hereditäre 584
- Lupus erythematodes disseminatus 806
nephrotisches
- Syndrom **585**

nephrotisches Syndrom
- - Diuretika 129
- - Ernährung, parenterale 29
- - Hyperlipoproteinämie, Therapie 587
- - Klinik 586
- - Kortikosteroide 589
- - medikamenteninduziertes 587, 604
- - Therapie 587
- - - der Minimalveränderungen 588
- - Thrombose, Therapie 588

Nephrotoxine 541 T
- Prophylaxe 544

Nephrotoxizität
- Aminoglykoside 163
- Amphotericin B 425
- Analgetika 603
- Cefalosporine 158
- Streptomycin 179
- Vancomycin 167
- Zytostatika 708

Nervenleitungsblockade, Schmerz 9
Nervus phrenicus, Durchtrennung bei Singultus 14
Netilmicin 163–164
- Dosierung, maximale 154 T

Neuritis
- Ethambutol 181
- D-Penicillamin 799
- Pyrazinamid 180

Neuroblastom, Chemotherapie, adjuvante 710
Neuroleptika 11, 31, **37**
- Dosierung 35 T, 37 T
- niedrig dosierte 34
- Risiken 39
- bei Schmerzzuständen 4
- trizyklische **37**

neuroleptisches Syndrom, Neuroleptika 39
neurologische Veränderungen, Koma 74
Neurolues, Therapie 957
Neuropathie
- Diabetes mellitus 873
- diabetische 873
- Isoniazid 176

neuropathische Läsionen, Diabetes 874
Neurotoxizität
- Cefalosporine 158
- Metronidazol 169

Neurotoxizität
- Protionamid 180
- Zytostatika 706
Nicht-A-nicht-B-Hepatitis 481–482
- Immunprophylaxe, aktive 489
- - passive 488
Nicht-Hodgkin-Lymphome
- Chemotherapie 683 T
- Kiel-Klassifikation 680, 680 T
- maligne 680
- Sonderformen 680 T
- Therapie 681
- - Richtlinien 682 T
Nickel 16 T
Niclosamid 994 T–995 T
Nierenarterienstenose, Hypertonie 616, **642**
Nierenbeckenausgußstein 605
Nierenbeckenkarzinom durch Phenacetin 5
Nierenbiopsie 544
- Glomerulonephritis 574
Nierendegeneration, polyzystische 614
Nierenerkrankungen, postinfektiöse 577
Nierenfunktion
- exkretorische 551
- inkretorische 551
Nierenfunktionsstörungen bei Leberinsuffizienz 515
Niereninfarkt, Differentialdiagnose 597
Niereninsuffizienz
- akute, postrenale 541 T
- - - Diagnose 542
- - prärenale 541 T
- - renale 541 T
- - - Diagnose 542
- Analgetika 566
- Anionenlücke 242
- Antiarrhythmika 564
- Antibiotikatherapie 150
- Antidiabetika 565
- Antiphlogistika 566
- Chemotherapie, antibakterielle 562 T–563 T
- chronische 551
- - Anämie 559
- - Antihypertensiva 562
- - Azidose 559

Niereninsuffizienz
- - Diagnose 552
- - Dialyse 560
- - Digitalis 556
- - Eiweißzufuhr 554
- - Flüssigkeitszufuhr 553
- - Hypertonie, Therapie 556
- - Hyperurikämie 560
- - Kaliumzufuhr 554
- - Kalorienzufuhr 555
- - Kalzium-Phosphat-Stoffwechselstörungen, Therapie 557
- - Kalziumzufuhr 557
- - Natriumzufuhr 553
- - Osteopathie, renale, Therapie 557
- - Perikarditis, urämische 560
- - Pharmakotherapie 555
- - Polyneuropathie 560
- - Stadien 551, 551 T, 552
- - Therapie der Komplikationen 555
- - Vitamin D 557
- - Vitaminzufuhr 555
- Differentialdiagnose 541 T
- Digitalis 562
- Diuretikatherapie 564 T
- Ernährung, parenterale 28
- fortgeschrittene, Therapie 592
- Hypnotika 565
- Hyponatriämie 226
- Immunsuppressiva 565
- oligurische, Differentialdiagnose 543 T
- Opiate 565
- Pharmakotherapie 561
- Plasmaersatzmittel, kolloidale 565
- prärenale, Diagnose 542
- Psychopharmaka 565
- Sondennahrung 21
- terminale 551 T
- - Glomerulonephritis 573
- Tuberkulostatika 561 T
Nierenkarzinom 733
- Hyperkalzämie 752
Nierenkolik
- Differentialdiagnose 102 T
- Nierenstein 605
- Therapie 608
Nierenrindennekrose 542
Nierenschäden, medikamentöse 604
Nierensteine 605
- kalziumhaltige 605, 608

Sachverzeichnis

Nierensteinzertrümmerung, berührungsfreie, durch Stoßwellen 607
Nierentransplantation, Anämie, renale 540
Nierentuberkulose, Differentialdiagnose 597
Nierenvenenthrombose, nephrotisches Syndrom 588
Nierenversagen
– akutes 540
– – Ätiopathogenese 541 T
– – Cefalosporine 162
– – Diagnose 542
– – Dialyse 571
– – Dialysetherapie, prophylaktische 545
– – Differentialdiagnose 542, 602
– – Diuresesteigerung 546
– – Diuretika 123
– – Ernährung 545
– – – parenterale 28
– – Flüssigkeitsbilanzierung 545
– – Hyperkaliämie, Therapie 547
– – Klinik 542
– – Medikamente, auslösende 604
– – Pharmakotherapie 545
– – Polyurie 550
– – polyurisches, Ernährung, parenterale 28
– – Prophylaxe 544
– – Therapie 544
– – – der Komplikationen 547
– – Überwässerung, Therapie 547
– – Urinproduktion 543
– chronisches, Ernährung, parenterale 29
– Diuretika 128 T
Nifedipin 287, 339, 626
– Dosierungen 621 T
– Hochdruckkrise 636
– Myokardinfarkt 272
Nikotinsäure 893
Nikotintest 945
Nikotinylalkohol 893
Nimustin 697 T
Nitrate 337, 339 T
– Angina pectoris 337
– Nebenwirkungen 338
– Wirkungsmechanismus 337
Nitratpflaster 337

Nitratsynkope 338
Nitrazepam, Dosierung 34 T
Nitrendipin 626
– Dosierungen 621 T
Nitrofurantoin 169, 600
– Harnwegsinfekt 599–600
– Wirkungsmechanismus 150 T
Nitrogenmustard 697 T
Nitroglyzerin
– Herzinsuffizienz 285
– Myokardinfarkt 273
Nitroglyzerinsalbe 337
– Raynaud-Syndrom 780
Nitroprussidnatrium
– Hochdruckkrise 637
– Schock, kardiogener 260, 262
Nitrosegasvergiftung, Lungenödem 407
Nitroseharnstoffderivate 697 T
Nootropika 38
Noradrenalin
– Hochdrucktherapie 639
– Schock 66
– – kardiogener 260, 261 T
– – neurogener 70
Noramidopyrinmethansulfonat 2, 9
– Myokardinfarkt 273
Norfenefrin-HCl, Hypotonie 645
Norfloxacin 170 T
Normalinsulin 838
– Indikation 846
Nortriptylin, Dosierung 36 T
Notendoskopie 432
Notfälle 42
– Atemüberwachung 49
– Atmung 49
– Blasenkatheter 48
– Diurese 51
– Glukokortikoide 11
– Herz-Kreislauf-Kontrolle 50
– Lagerung 43
– Magensonde 49
– Punktionstechniken 46
– Temperatur 52
– venöser Zugang 43
– Vitalfunktionen 49
Novaminsulfon 2, **4**
nutcracker esophagus 440
Nystagmus, Phenytoin 87
Nystatin 425
– Mykosen 985

O

O s. Sauerstoff
Oberbauchschmerzen 100
Oberbauchsonogramm, Gallensteine 533
Oberkörperhochlagerung, Notfälle 43
Obidoxim, Vergiftungen 94
Obstipation
– chronische 477
– – Therapie 478 T
– habituelle 477
– iatrogene 477
– rektale 478
– spastische 478
Obstruktion
– bronchiale 391
– tubuläre, Niere 541
Octopamin-HCl, Hypotonie 645
Odynophagie 435
Ödeme
– generalisierte 121
– nephrotisches Syndrom 586
– – – Therapie 587
– refraktäre 130, **136**
– Schwangerschaft 611
Ödemtherapie 128
– Diuretika 128 T
Ösophagitis
– erosive 431
– floride, nach Bougierung 440
– IV. Grades 440
– therapeutischer Stufenplan 437 T
Ösophago-Gastro-Duodenoskopie 432
Ösophagus
– hyperkontraktiler 440
– Infektionen 442
– Motilitätsstörungen 440
– Schädigung durch Medikamente **444**
Ösophagusclearance 435
Ösophaguskarzinom 740
Ösophagusspasmus 446
– diffuser 440
Ösophagussphinkter
– Dilatation 441
– unterer, hypertensiver 440
Ösophagusvarizen 431
– Sondennahrung 21

Ösophagusvarizenblutung 507
– Betablocker 510
– Rezidivprophylaxe 509
– Shuntoperation 510
– Therapie 507
Ösophagusvarizensklerosierung, endoskopische 509
Östrogene, Osteoporose 821
Ofloxacin 170 T
– Dosierung, maximale 154 T
Ohrensausen durch Acetylsalicylsäure 4
Oligo-Anurie
– Flüssigkeitszufuhr 545
– Nierenstein 606
Oligurie 540
– Definition 51
– Ernährung, parenterale 28
– Symptome 542
Omeprazol 438
– Ulkuskrankheit 452
„on demand"-Analgesie 3
Onkometer 51
Opiate 6
– Lungenödem 265
– Niereninsuffizienz 565
Opiatvergiftung 96
Orbitopathie
– immunogene 910, **916**
– – Glukokortikoide 917
– – Pharmakotherapie 917
– – Therapie 916
Orchiektomie, Prostatakarzinom 732
Orciprenalin
– Asystolie 255
– AV-Block 326
– Bradykardie-Tachykardie-Syndrom 322
– Hochdrucktherapie 639
– Schock, kardiogener 261 T
Ornidazol, Amöbiasis 983
Orthophosphat 609
Orthopnoe, Mitralstenose 350
Orthostasereaktionen, Antihypertensiva 630
Osler-Läsionen 358
Osler-Syndrom 759 T
– Therapie 764
Osmolalität
– Normalwerte 215 T
– Sondenernährung 18

Sachverzeichnis

Osmotherapeutika
– Hirnödem 76
– Koma 76
osmotischer Druck 214
Osteoarthrose nach Kortikosteroid-
  injektion, lokaler 801
Osteodensitometrie 820
Osteodystrophia fibrosa cystica
  generalisata von Recklinghausen 926
Osteodystrophie
– hepatische 501
– renale 928
Osteomalazie
– Malabsorptions- und Maldigestions-
  syndrome 459
– Niereninsuffizienz, chronische 557
– Vitamin D 235
Osteomyelitis
– Clindamycin 166
– Fusidinsäure 168
Osteopathie
– aluminiuminduzierte, Deferoxamin 558
– – Niereninsuffizienz, chronische 557
– kalzipenische, Malabsorptions- und
  Maldigestionssyndrome 459
– renale, Niereninsuffizienz, chronische,
  Therapie 557
– – Parathyreoidektomie 558
– – Therapie 235
Osteopenie, Niereninsuffizienz,
  chronische 557
Osteoporose 112, **819**
– generalisierte 819
– Glukokortikoide 115
– Heparin 197 T
– hepatische 501
– lokalisierte 820
– Malabsorptions- und Maldigestions-
  syndrome 459
– Myelom, multiples 688
Osteosklerose, Niereninsuffizienz,
  chronische 557
Osteotomie 802
Ostitis fibrosa, Niereninsuffizienz,
  chronische 557
Ostium primum-Vorhofseptum-Defekt 352
Otitis media, Erythromycin 166
Ototoxizität
– Aminoglykoside 163

Ototoxizität
– Antibiotika 146
– Salizylate 796
– Streptomycin 179
– Vancomycin 167
Ovarektomie, Mammakarzinom 719
Ovarialkarzinom 723
– Chemotherapie, intraperitoneale 726
– – systemische 725
– Stadieneinteilung 723, 724 T
– Strahlentherapie 724
– Therapie 724, 726
overdrive-suppression 254, 317
Ovulationshemmer, Hypermenorrhö 762
Oxacillin 155–156
– Dosierung, maximale 153 T
Oxazepam
– Angina pectoris 337
– Dosierung 33 T
Oxazolam, Dosierung 33 T
Oxicame 797
Oxitropiumbromid 386
Oxprenolol 308 T, 340 T
– Dosierungen 620 T
– Hypertonie 622
– Schwangerschaftshypertonie 639
– Vorhofflimmern 307
Oxymetholon, Anämie, aplastische 660
Oxyphenbutazon 796
– Spondylarthritis ankylopoetica 804
Oxyuris 992 T

P

Paget-Syndrom, Hyperkalzämie 233 T
Paget-v.-Schroetter-Syndrom 784
Panarteriitis
– nodosa 593
– – Differentialdiagnose 103 T
– – Hepatitis 482
Pankratitis
– Bursa-Lavage 528
– Sondennahrung 21
Pankreas
– endokriner, Karzinome 743
– exokriner, Karzinome 743
Pankreasabszeß, Pankreatitis 525
Pankreasinsuffizienz 459
– Sondennahrung 19

Pankreaspseudozyste 528
- Pankreatitis 525
Pankreastransplantation, Diabetes mellitus 853
Pankreastumoren 743
Pankreatitis
- akute 524
- - Absaugung, nasogastrale 527
- - Diät 529
- - Ernährung, parenterale 527
- - Operationsindikation 528
- - Sondennahrung 19
- Aminosäurenbedarf 24
- Cholelithiasis 530
- chronische 530
- Differentialdiagnose 102 T
- Glukokortikoide 117
- Nahrungskarenz 526
- nekrotisierende 524
- Volumensubstitution 526
Panmyelopathie 660
Panmyelophthise 660
Pannikulitis, Glukokortikoide 116
Panzerherz 266
Panzytopenie
- Dihydralazin 625
- Hydralazin 625
Papaverin 9
Papillarmuskeldysfunktion 352
Papillennekrose 603
- Differentialdiagnose 597
Papillenödem, Azidose, respiratorische 247
Papillotomie, Choledocholithiasis 529
Paraaminosalicylsäure 180
Paracetamol 2, **5**
- Nephritis, interstitielle 603
Paracetamolvergiftung 490
Parästhesien
- Alkalose, metabolische 246
- Hypokalzämie 234
Paraffinum subliquidum 96
Parahämophilie 757 T
Parakokzidioidomykose, Therapie 989 T
Paramethason 108 T
- Äquivalenzdosen 110 T
- Initialdosen 113 T
paraneoplastisches Syndrom 809
Paraproteinämie 686

Paraquat-Lunge 428 T
Parasympathikolytika 8
- Diarrhö, chronische 465
- Ulkuskrankheit 453
Parasystolie 316
Parathormonmangel, Hypokalzämie 233 T
Parathormonsekretion, paraneoplastische, Hyperkalzämie 233 T
Parathyreoidektomie, Osteopathie, renale 558
Paratyphus 964
- Therapie 965
Parkinsonsyndrom
- Neuroleptika 39
- Rauwolfia-Alkaloide 625
Paromomycin
- Amöbiasis 983
- Enzephalopathie, hepatische 513
Partialinsuffizienz 370
- arterielle Blutgase und Säure-Basen-Parameter 373 T
t-PA (Gewebsplasminogenaktivator) 211
PCB (primäre biliäre Zirrhose) 500
PEEP-Beatmung 378
PEEP (positive endexspiratory pressure) 54, 381
Pefloxacin 170 T
Peitschenwurm 993 T
D-Penicillamin **799**
- Arthritis, rheumatische 793 T
- Cystinsteine 610
- Leberzirrhose 500
- Morbus Wilson 503
Penicillin G 155
- Dosierung, maximale 153 T
- Fieber, rheumatisches, akutes 814
- Glomerulonephritis 577
- Gonorrhö 959
- Lues 957
- Meningitis 951
- Meningokokken-Sepsis 955
- Neurolues 957
Penicillin V 155
Penicillinallergie 957
- Cefalosporine 159
- Erythromycin 166
- Fusidinsäure 168
- Vancomycin 167

Sachverzeichnis

Penicilline 155
– Wirkungsmechanismen 150 T
Pentazocin 7
– Verschluß einer Extremitätenarterie 770
Perchlorat 911
Periarteriitis nodosa 780
Pericarditis
– constrictiva 367
– – calcarea 267
– epistenocardica 273
– exsudativa 266, 367
– sicca 367
Perikarderguß, urämischer 266
Perikardiozentese 267
– Instrumente 268 T
Perikarditis 367
– chylöse 266
– Herzbeuteltamponade 267
– Karditis, rheumatische 361
– Klinik 361
– Kortikosteroide 813
– Lupus erythematodes disseminatus 805
– Niereninsuffizienz, chronische 560
– persistierende, nach Myokardinfarkt 276
– rheumatische 266
– seröse, Minoxidil 629
– Ursachen 367 T
Peritonealdialyse 571
– Vergiftungen 97
Peritonealhöhle, Erguß, maligner 751
Peritonealseperation **572**
peritoneo-venöser Shunt 507
Peritonitis
– Differentialdiagnose 102 T
– Keime und Therapie 144 T
– toxisch-bedingte 465
– Ulkusperforation 455
Perkussionsdrainage 389
Perniziosa 653
Perphenazin 12
Perspiratio
– insensibilis 214, 216 T
– sensibilis 214, 216 T
Pethidin 7
– Gallensteine 533
– Verschluß einer Extremitätenarterie 770

Petit-mal-Status 85
Pflanzenalkaloide 697 T
Pfropfgestose 610
Phäochromozytom 616, 637, **638**
Phenacetin 2, **5**
– Nephritis, interstitielle 603
Phenobarbital 86
Phenothiazine 11, 37
Phenoxybenzamin 641
– Karzinoid 746
– Raynaud-Syndrom 780
– thyreotoxische Krise 915
Phenoxymethylpenicillin, Glomerulonephritis 577
Phentolamin 640
– Hochdruckkrise 637
Phenylbutazon 5, **796**
– Reiter-Syndrom 916
– Spondylarthritis ankylopoetica 804
Phenylindandion 196
Phenytoin 86
Philadelphia-Chromosom 689
Phlebitis 781
Phlebothrombose
– akute 781
– – oberflächliche 782
– Differentialdiagnose 781 T
– Therapie 781 T
Phlegmasia coerulea dolens 784
Phosphat 16 T
– Nephrolithiasis 609
– Normalwerte 215 T
Phosphatpuffer 239
Phosphatresorptionshemmung 558
Phospholipase A 109
Phosphomycin 168
Phosphor
– radioaktiver, Polyzythämie 693
– – Thrombozythämie 694
Photodermatose, Pyrazinamid 179
physikalische Therapie, Verschlußkrankheiten 776
Physikotherapie
– Arthritis, rheumatische 794
– Osteoporose 821
Pimarizin 426
Pindolol 308 T, 340 T
– Dosierungen 620 T
– Hypertonie 622
– Myokardinfarkt 272
– Vorhoftachykardie 302

1067

Piperacillin 157
– Dosierung, maximale 153 T
Piperazinderivate 992 T
Pirenzepin 452
– Refluxkrankheit 439
Piretanid 128
– Dosierung 129
– Wirkungseigenschaften 126 T
Piroxicam, Gichtanfall, akuter 878
Plantago ovata 475
Plasma 62
Plasmaersatzmittel 62
– kolloidale 62
– – anaphylaktoide Reaktion 63
– – Nebenwirkungen 63
– – Niereninsuffizienz 565
Plasmafiltration 571
Plasmapherese
– Makroglobulinämie 688
– Orbitopathie, immunogene 917
Plasmaseparation, thyreotoxische Krise 916
Plasmaseperation
– Goodpasture-Syndrom 580
– Indikationen 572
Plasmin 205
Plasminogen-Streptokinase-Aktivator-Komplex, anisoylierter 211
Plasmozytom 686
– Erythrozytenmorphologie 649 T
Plastikverweilkanüle 44
Plattenepithelkarzinom, Bronchien 737
Pleuraempyem 418
Pleuraerguß 417
– eitriger 418
– kardialer 418
– bei Lungeninfarkt 418
– maligner 418, 751
– Pankreatitis 525
– rheumatischer 418
– serofibrinöser 417
– tuberkulöser 417
Pleuraerkrankungen 416
Pleurapunktion 417
Pleurareiben 416
Pleuritis
– Differentialdiagnose 103 T
– exsudativa 416
– – tuberculosa 417
– Lupus erythematodes disseminatus 805
– sicca 416–417

Pleurodese 418
Plummer-Vinson-Syndrom 650
Pneumocystis-carinii-Infektion 416
Pneumocystis-carinii-Pneumonie, Therapie 978 T
Pneumokokkeninfektion, Penicillin G 155
Pneumokokkenmeningitis 951
– Therapie 954
Pneumokokkenpneumonie, Erythromycin 166
Pneumokoniose, Differentialdiagnose 173
Pneumonie 410
– AIDS 416
– atypische 410
– bakterielle, Klinik 411
– – Verlaufskriterien 141 T
– Cefalosporine 159
– Chemotherapie, erregerspezifische 414 T
– Differentialdiagnose 103 T
– Erreger 412 T–413 T
– Erregeridentifizierung 147
– Erythromycin 166
– Immunsuppression 416
– Initialtherapie 413 T
– interstitielle, Nitrofurantoin 169
– käsige 415
– Keime und Therapie 144 T
– mykotische 415
– Sputumuntersuchung 413
– Symptome 412 T
– Therapie 411
Pneumonitis, Zytostatika 707
Pneumothorax 419
– geschlossener 420
– Schrittmachertherapie 255
– Subklavia-Punktion 45
Podophyllinderivate 697 T
Polidocanol, Ösophagusvarizenverödung 509
Pollakisurie 595
Pollinosis, Hyposensibilisierung 397
Polyarthritis 812
– akut-entzündliche 815
– chronische 790
Polydipsie
– Diabetes mellitus 830
– psychogene 945
Polyglobulie
– Aderlaß, blutiger 265

Sachverzeichnis

Polyglobulie
- Azidose, respiratorische 247
- Cor pulmonale 401
- reaktive, Sauerstofftherapie 374

Polymyalgia rheumatica 780, **808**
Polymyositis 809
Polyneuropathie
- Niereninsuffizienz, chronische 560
- – terminale 552
- Nitrofurantoin 169, 600

Polyole 23
Polythiazid, Wirkungseigenschaften 126 T
Polytoxikomanie, Opiate 531
Polyurie 540, **549**, 945
- Diabetes mellitus 830
- Hypokaliämie 549
- medikamenteninduzierte 605

Polyzythämie 691
- Einteilung 692 T
- primäre 692 T
- relative 692 T
- sekundäre 692 T
- Ursachen 692 T

Porphyria cutanea tarda 898
Porphyrie 898
- akute, intermittierende 898
- auslösende Noxen 899 T
- Differentialdiagnose 103 T
- erythropoetische, Therapie 657
- hepatische 898

positive endexspiratory pressure (PEEP) 54, 381
postalimentäres
- Frühsyndrom 457
- Spätsyndrom 457

Postcholezystektomie-Syndrom 534
Postgastrektomie-Syndrom, Sondennahrung 19
Postinfarktsyndrom 271, 276
Postkardiotomie-Syndrom 366
Poststreptokokken-Glomerulonephritis
- akute 575
- Diagnose 575
- Diuretika 578
- Herdsanierung 577
- Klinik 575
- Prophylaxe 576
- Therapie 576

postthrombotisches Syndrom 785
Posttransfusionshepatitis 481

PPSB-Plasma 201, 763
Präeklampsie 610
- Therapie 638
Präexzitationssyndrom, Therapie, operative 321
Prägicht 876
Präinfarktsyndrom 269
Präkoma
- Saluretika 132
- Sondennahrung 21
Prazepam, Dosierung 33 T
Praziquantel 994 T–995 T
Prazosin 626
- Dosierungen 620 T
- Herzinsuffizienz 286
- Hypertonie 619
- Orthostasereaktionen 630
Prednimustin 703
Prednisolon 107 T
- Addison-Krise 933
- Äquivalenzdosen 110 T
- hypothyreotes Koma 921
- Initialdosen 113 T
- thyreotoxische Krise 915
- Wegenersche Granulomatose 594
Prednison 107 T
- Äquivalenzdosen 110 T
- Glomerulonephritis, diffuse, proliferative 593
- Goodpasture-Syndrom 580
- Hepatitis, chronisch-aktive 494
- Initialdosen 113 T
- Kolitis, ulzerative 473
Prednyliden 107 T
Primärlues, Therapie 957
Primaquin, Malaria 979
PRIND (prolongiertes reversibles ischämisches neurologisches Defizit) 77, **78**
- Therapie 79
Prinzmetal-Angina pectoris 336 T, 346
Probenicid, Gicht, chronische 879
Probucol 890
Procainamid 309 T
Procarbazin 704
- Makroglobulinämie 689
- Neurotoxizität 706
Proktitis
- hämorrhagische 471, **472**
- ulzerative 472
Prolaktinom 943

prolongiertes reversibles ischämisches
 neurologisches Defizit(PRIND) 77, **78**
 – Therapie 79
Proloniumjodid, thyreotoxische Krise
 915
Promazin, Anorexia nervosa 828
Promethazin, Anorexia nervosa 828
Promyelozytenleukämie, akute 669 T
Promyelozytenmark 663
Propafenon 309 T
 – Extrasystolie 247
 – – supraventrikuläre 315
 – – ventrikuläre 276
 – Herzstillstand 254
 – Vorhofflimmern 277, 311
Propanthelin 453
Propfbildung, Sondenernährung 22
Propicillin 155
Propranolol 308 T, 340 T
 – Dosierungen 620 T
 – Extrasystolen, ventrikuläre 276
 – Hypertonie 622
 – Myokardinfarkt 272
 – Ösophagusvarizenblutung 510
 – Schilddrüsenautonomie 908
 – thyreotoxische Krise 915
 – Vorhoftachykardie 302
N-Propyl-Ajmalinbitartrat 302, 309 T
Propylthiouracil 911
Prostaglandine
 – Ulkuskrankheit 449
 – Verschlußkrankheiten 777
Prostaglandinsynthese, Acetylsalicyl-
 säure 202
Prostatakarzinom 731
 – Chemotherapie 732
 – Stadieneinteilung 731
 – Therapie 732
Prostatitis, Gonorrhö 960
Prostazykline 203
Protaminchlorid 195
Protaminsulfat 195
 – Myokardinfarkt 278
Protease-Inhibitoren, Pankreatitis 527
Protein, Normalwerte 215 T
Protein C 202
Protein-C-Mangel, Vitamin-K-Anta-
 gonisten 198 T
Protein-S-Mangel, Vitamin-K-Anta-
 gonisten 198 T
Proteinase-Inhibitoren 209

Proteinkatabolismus, Glukokortikoide
 109
Proteinmangel, Sondenernährung 21
Proteinurie
 – asymptomatische 583
 – glomeruläre 584
 – Glomerulonephritis 575
 – Nephritis, interstitielle 602
 – nephrotisches Syndrom 586
 – Schwangerschaft 611
Proteus
 – Antibiotikawirksamkeit 144 T
 – Harnwegsinfekt 595
 – Trimethoprim 171
Prothesenendokarditis 358
Prothipendyl 34
Prothrombinkonzentrat 763
 – Gerinnungsstörungen, hepatische 515
Protionamid 176 T, **180**
 – Dosierungsschema 181 T
Protozoen, Metronidazol 168
Protozoenerkrankungen 977
Protrusio bulbi 916
Pruritus, Heparin 197 T
Pseudoencephalopathia haemorrhagica
 superior Wernicke 88
Pseudofieber 1
Pseudohämoptoe 409
Pseudohyperkaliämie 228
Pseudohyponatriämie 221
Pseudohypoparathyreoidismus 929
 – Hypokalzämie 233 T
Pseudo-Inotropie 284
Pseudomonas
 – Antibiotikawirksamkeit 144 T
 – Azlocillin 157
 – Ceftazidim 139
 – Gyrasehemmer 169
 – Monobactame 163
Pseudomonas-aeruginosa-Meningitis,
 Therapie 955
Pseudoneutropenie 664 T
Pseudoobstipation 477
Pseudotumor cerebri, Glukokortikoide
 116
psychische
 – Störungen durch Glukokortikoide 114
 – – Protionamid 180
Psychopharmaka 31
 – Indikationen, internistische 39
 – Lebererkrankungen 522 T

Psychopharmaka
- Niereninsuffizienz 565
- Risiken 38
Psychosen, Cefalosporine 162
psychotische Zustände, Therapie 40
Psyllium 475
PTA (Gewebe-Plasmin-Aktivator), Lungenembolie 406
PTA-Mangel 758 T
PTA (perkutane transluminale Angioplastie) 774
Puerperalsepsis 948
- Metronidazol 168
- Therapie 950
Pulmonalarteriendruck 51
pulmonale Insuffizienz, Respiratortherapie 53
Pulmonalhypertonie, Vasodilatantien 285
Pulmonalhypertrophie, sekundäre 352
Pulmonalklappeninsuffizienz 356
Pulmonalstenose 355, **356**
- infundibuläre 348, 355
Pulsfrequenz, periphere 51
Pumpeninsuline 843 T, 846
„pure red cell anemia" 661
Puringehalt, Nahrungsmittel 1005 T
Purpura
- Glukokortikoide 116
- immunthrombozytopenische 665, 666 T
- Schoenlein-Henoch 593, 759 T
- - Therapie 765
- senilis 759 T
- - Therapie 765
- thrombotisch thrombozytopenische 656, 666 T
- thrombozytopenische 665
- vaskuläre, allergische 759 T
- - - Therapie 765
Pyelographie, retrograde 543
Pyelonephritis
- akute **595**, 596
- - Differentialdiagnose 602
- chronische **595**, 596
Pylorusobstruktion 553
Pyoderma gangraenosum 471
Pyramidonagranulozytose 663
Pyrantelembonat 992 T–993 T
Pyrazinamid 176 T, **179**
- Dosierungsschema 181 T
- Schwangerschaft 187

Pyrazolderivate 2, **4**
Pyrazolidine 796
Pyrazolone, Fieber, rheumatisches, akutes 813
Pyridostigmin, Ileus 467
Pyridoxin 653
Pyrimethamin, Toxoplasmose 982
Pyrimethamin-Sulfadoxin, Malaria 979
Pyrimidinanaloga 697 T
Pyrvinium pamoat 992 T

Q

Quellstoffe 479
Quincke-Ödem
- Heparin 197 T
- Insulintherapie 855
Quinethazon, Wirkungseigenschaften 127 T

R

R-auf-T-Phänomen 266, 276, 316
Rachitis
- Vitamin D 235
- Vitamin-D-resistente, Therapie 235
Radiojodtherapie
- Basedow-Hyperthyreose 914
- Schilddrüsenautonomie 909
- Schilddrüsenkarzinom 923
Radiotherapie
- Melanom, malignes 750
- Milz 690
- Schilddrüsenkarzinom 748
Ranitidin 452
- Refluxkrankheit 438
- Ulkusblutung 433
Raucherhusten 391
Rauwolfia-Alkaloide 624
- Hypertonie 632 T
Raynaud-Phänomen 808
Raynaud-Syndrom 779
- Beta-Rezeptorenblocker 624
- primäres 779
- sekundäres 779
re-entry 297
Reanimation
- kardiopulmonale 43
- Lagerung 43

Reanimation
- Sofortmaßnahmen 253
- Weiterbehandlung 256
Rechts-Links-Shunt, kardialer 370
Rechtsherzendokarditis 357
Rechtsherzinsuffizienz
- hydropische, Spironolacton 134
- Vasodilatantien 285
Reentrytachykardie 320
Refluxkrankheit
- gastroösophageale 434
- - H_2-Rezeptorantagonisten 438
- - Allgemeinmaßnahmen 436 T
- - Antazida 438
- - Operation 422
- - therapeutischer Stufenplan 437 T
- - Therapie 438
- H-K-ATPase-Hemmer 438
- primäre, idiopathische 435
- sekundäre 435
Refluxösophagitis 435
- nach Myotomie 442
Refraktionsanomalie, transitorische, Insulintherapie 855
Rehydratation, orale 462
Reiter-Syndrom 792 T, **815**
Reizdarm 446
Reizhusten, Tuberkulose 173
Reizkolon 446
Reizleitungsstörungen, Hyperkaliämie 230
Reizmagen 446
„Rekanalisation, frühe" 269
Rektosigmoiditis 471
Rektumkarzinom 741
Relaxationsinsuffizienz 280
Remnant-Hyperlipidämie 872
Renin-Angiotensin-System 122
Reperfusionsarrhythmien 274
Reproterol 384 T
Reptilasezeit 207 T–208 T
Reserpin
- Hypertonie 619
- Raynaud-Syndrom 780
- thyreotoxische Krise 915
respiratorische Insuffizienz, Jugularis-interna-Punktion 45
Respiratorpatient, Überwachung 373 T, 380 T
Respiratortherapie 52, 377
- Anwendungsarten 378

Respiratortherapie
- Beatmungsmusterwahl 55
- Einleitung 378
- Indikationen 53, 378
- Kriterien 378
- Methoden 53
- Patientenüberwachung 365 T, 380 T
- Sedierung 56
- Verbindung zum Respirator 54
Retention
- dekompensierte 552
- kompensierte 552
Retentionspneumonie, Therapie 376
Retinopathie, Diabetes mellitus 873
H_2-Rezeptorantagonisten 438
$α_1$-Rezeptorenblocker 626
- Dosierungen 620 T
α-Rezeptorenblocker, Phäochromozytom 640
β-Rezeptorenblocker 308 T, **340**, 340 T, **622**
- Hochdruckkrise 637
- Hypertonie 632 T
- Myokardprotektion 273
- Phäochromozytom 641
H_2-Rezeptorenblocker, Ulkuskrankheit 449
Rhabdomyolyse, Hypokaliämie 229
Rheumatherapie, Immunsuppressiva 810
rheumatisches Fieber 792 T
- - akutes 812
- - Penicillin G 155
- - Synovia-Analyse 803 T
Richter-Syndrom 686
Riedel-Thyreoiditis
- Hypothyreose 919
- Therapie 919
Riesenzellarteriitis 808
- senile der Aorta 780
Rifampicin 174, 176 T, **178**
- Brucellose 963
- Dosierungsschema 181 T
- Meningitis 955
- Schwangerschaft 187
Rinderbandwurm 994 T
Ringer-Laktat-Lösung
- Diarrhö 463
- Kolitis, Antibiotika-assoziierte 464
Romano-Ward-Syndrom 319

Sachverzeichnis

Roßkastanienextrakt,
  postthrombotisches Syndrom 786
Rotor-Syndrom 518
RPGN (rasch progrediente Glomerulonephritis) 578
– ohne Immundepots 579
– Immunkomplex-bedingte 579
Rückenlagerung, Notfälle 43
Ruhedyspnoe 391
Ruhr 963
Rundwürmer 992 T
Rutinderivate, postthrombotisches
  Syndrom 786

S

Sabin-Feldmann-Test 981
Säure-Basen-Haushalt
– Störungen **239**, 240 T
– – metabolische 241
– – respiratorische 241
Säure-Basen-Parameter, Insuffizienz,
  respiratorische 373 T
Säure-Basengleichgewicht 240
Säure-Laugen-Verätzung 95
Salazopyrin 469, **472**
– Kolitis, ulzerative 472
– Morbus Crohn 469
Salazosulfapyridin 799
Salbutamol 384 T
Salicylamid, Nephritis, interstitielle 603
Salizylatallergie 204
Salizylate 796
– Arthritis, rheumatische 793 T
– Arthrosis deformans 818
– Fieber, rheumatisches, akutes 813
– Lupus erythematodes disseminatus 806
– Reiter-Syndrom 816
– Spondylarthritis ankylopoetica 804
Salizylat-Vergiftung 97
Salmonellen-Dauerausscheider,
  Behandlung 966
Salmonellen-Enteritis 964
– Therapie 965–966
Salmonellen-Infektion,
  Chloramphenicol 166
Salmonellosen 964
Salpingitis, Gonorrhö 960

Saluretika 122, **128**
– Hypertonie 622, 623 T
– Komplikationen 131
– Kontraindikationen 132
– Nebenwirkungen 131
– zur Langzeittherapie bei Hypertonie 623 T
Salzverlustsyndrom 937
Sarkoidose 426, 428 T
– Differentialdiagnose 173
Sarkom 750
– Chemotherapie, adjuvante 710
– osteogenes 751
SAS (Schlafapnoesyndrom) 393
Sauerstoffbrillen 375
Sauerstofftherapie
– CO-Intoxikation 374
– Insuffizienz, respiratorische 373
– Lungenkrankheiten, obstruktive 374
– O_2-Zufuhr, Richtzahlen 374
– Vorsichtsmaßnahmen 374
Saugdrainage, intrapleurale 420
„Schachbrett-Titration" 148
Schafskotstuhl 447
Schambelain-Syndrom 136
Schenkelblock
– inkompletter 296 T
– vollständiger 296 T
Schilddrüsenautonomie 908
– Radiojodtherapie 909
– Therapie 908
Schilddrüsenhormone
– Dosierung 905
– Schwangerschaft 906
– Struma, Präparate 904
Schilddrüsenkarzinom **748**, 922
– Bestrahlung, perkutane 923
– C-Zellen 922
– differenzierte, Therapie 922
– Klinik 922
– medulläre 924
– Substitutionstherapie 924
– Therapie 922
– undifferenzierte 924
Schilddrüsenkrankheiten 902
Schilddrüsensonographie 903
Schilddrüsenszintigraphie 903
Schilddrüsentumoren 922
Schilddrüsenwachstum-stimulierende
  Antikörper 906
Schilling-Test 654

Schistosoma
- haematobium 996 T
- japonicum 996 T
- mansoni 996 T
Schistosomiasis 996 T
Schizophrenie, Anorexia nervosa 828
Schlafapnoesyndrom 393
Schlafmittelintoxikation 91, 99
Schlafstörungen, Therapie 39
Schlaganfall 77
Schlangengift, Verschlußkrankheiten 778
Schleifendiuretika 128
- Herzinsuffizienz 294
- Wirkungseigenschaften 126 T
Schlingenbehandlung, Nierenstein 606
Schmerz 3
- abdomineller 100
- akuter 3
- chronischer 3
- epigastrischer 435
- Nervenleitungsblockade 9
- physikalische Behandlung 9
- Psychotherapie 9
Schmerzen, Therapie 41
Schmetterlings-Exanthem 805
Schmidt-Syndrom 940
Schnappatmung, Herzstillstand 252
Schock 56
- anaphylaktischer 57 T, 66
- - Differentialdiagnose 59 T
- - Hyposensibilisierung 397
- - Vitamin B_1-Zufuhr, parenterale 91
- Azidosebekämpfung 66
- Dopamin 65
- Ernährung, parenterale 30
- Formen 57 T, **60**
- - Differentialdiagnose 59 T
- Gegenregulation 61
- Hämolyse 71
- hämorrhagischer 60
- Heparin 66
- hypovolämischer 57 T, **60**
- - Differentialdiagnose 59 T
- bei Intoxikationen 69
- kardiogener 57 T, **257**
- - Azidosetherapie 262
- - Differentialdiagnose 59 T
- - Klinik 258
- - Lagerung 43

Schock
- - Leitsymptome 258 T
- - Sympathomimetika 260, 261 T
- - Therapie 258
- - Vasodilatantien 260
- - Vasopressoren 260
- Klinik 57
- Lagerung 43
- Laktatazidose 243 T
- Myokardinfarkt 270
- - Therapie 277
- neurogener 57 T, 70
- - Differentialdiagnose 59 T
- Pankreatitis 525
- Pathogenese 56
- Respiratortherapie 53
- septischer 57 T, 948
- - Differentialdiagnose 59 T
- - Therapie 948
- Streptokinase 210
- Therapie 58
- - allgemeine 58
- - medikamentöse 60
- Volumenersatz 62
- Volumenzufuhr 58
Schockniere 541 T
- Diagnose 542
Schrittmacher 255
- antitachykarder 319
- epikutaner 255
- intrakardialer 255
- transvenöser 254, **255**
Schrumpfniere, einseitige, Hypertonie 643
Schultergürtelkompressionssyndrom, kostoklavikuläres 784
Schwangerschaft
- Antibiotikatherapie 152
- antituberkulöse Medikamente 187
- Arzneimittel 1006 T–1010 T
- Diabetes mellitus 868
- Glukokortikoide 120
- Lues 958
- Malariaprophylaxe 980
- Morbus Addison 932
- Schilddrüsenhormone 906
- Tetracycline 165
- Thyreostatika 912
- Vitamin-K-Antagonisten 203 T
Schwangerschaftsdiabetes 829
Schwangerschaftserbrechen 10

Schwangerschaftshypertonie
– passagere 611
– Therapie 611
Schwangerschaftspyelonephritis 601
Schweinebandwurm 994 T
Schwere Ketten-Krankheit 686
Schwindel
– durch Acetylsalicylsäure 4
– Metronidazol 169
Scorbut, Therapie 765
Sedativa
– Angina pectoris 337
– und Lebererkrankungen 522 T
Sedierung
– Asthmaanfall 399 T
– Respiratortherapie 56
Sehnenxanthom 882 T
Sehstörungen
– Antimalaria-Mittel 799
– hemianoptische 79
Seitenlagerung, Notfälle 43
Sekretdrainage 386
– mechanische 389
Sekretin, Ulkusblutung 432
Sekretolyse, Asthmaanfall 399 T
Sekretolytika 387
Sekundärlues, Therapie 957
Sekundenherztod 61
– Extrasystolie, ventrikuläre 316
Selen 16 T
Seminom 728, **729**
Sengstaken-Blakemore-Sonde 432, **508**
Senna 479
Sepsis 947
– Aminosäurenbedarf 24
– Chloramphenicol 165
– cholangitische 948
– Ernährung, parenterale 30
– Erregeridentifizierung 147
– Glukoseverwertungsstörung 23
– gramnegative Aminoglykoside 164
– – Ileus 466
– Keime und Therapie 143 T
– Respiratortherapie 53
– Sondennahrung 19
– tonsillogene 950
– Venenkatheter, Therapie 950
– Verlaufskriterien 141 T
– bei Wunden, Therapie 950
Septikämie 948
septischer Abort 950

Serum-Angiotensin-Converting-Enzym,
  Lungensarkoidose 426
Sharp-Syndrom 809
Sheehan-Syndrom 940
Shigellosen 963
Shunt, peritoneo-venöser 507
Shuntoperation, Ösophagusvarizen 510
Shunt-Sepsis, Keime und Therapie 143 T
– Vancomycin 146
Shuntthrombose
– Fibrinolytika 206 T
– Urokinase 210
Sicca-Syndrom 500
Sichelzellanämie
– Differentialdiagnose 597
– Therapie 657
sick-sinus-syndrome **322**, 624
Siderosilikose 428 T
Silbinin 490
Silikose 428 T
Silizium 16 T
Singultus 13
sinuatrialer Block, Therapie 300 T
Sinusbradyarrhythmie 322
– Herzschrittmacher 327
– Therapie 300 T
Sinusbradykardie 296 T, **321**
– Therapie 300 T
Sinusitis, Erythromycin 166
Sinusknotensyndrom, Herzschritt-
  macher 328
Sinusrhythmus, Wiederherstellung,
  Vorhofflimmern 307
Sinustachykardie **289**, 296 T, 299 T
– Myokardinfarkt 272
– Therapie 303 T
Sipple-Syndrom 888
Sisomicin 163–164
– Dosierung, maximale 154 T
β-Sitosterin 893
Sjögren-Syndrom 810
Sklerodermie **594**, 808
– Sonderform 808
Sklerose, glomeruläre, Therapie 592
Sklerosiphonie 427
Sklerotherapie, Varizen 787
Sludge-Phänomen 61
Sofortreaktionen, allergische,
  Antibiotika 145
Sokolow-Methode 311
Sole-Lösungen 387

Somatostatin
– Pankreatitis 527
– Ulkusblutung 432
Somnolenz 73 T
– Azidose, respiratorische 247
Sondenernährung **14, 18**
– Aspiration 21
– besondere Probleme 20
– Dehydratation 22
– Diarrhö 21
– Druckschäden 22
– Hypernatriämie 22
– Kalorienspender 22
– Kontraindikationen 21
– Laktoseintoleranz 22
– Nebenwirkungen 21
– praktische Durchführung 19, 25
– Proteinmangel 21
– Risiken 21
Sondenkost, hochkalorische, Anorexia nervosa 828
Sondennahrung 18
– Coma hepaticum 21
– Diabetes mellitus 20
– industriell hergestellte **18**
– Lebererkrankungen 21
– Niereninsuffizienz 21
– selbst hergestellte 18
Soor-Kolpitis 154
Sopor 73 T
Sorbit 23, **133**
– Nierenversagen, akutes 547
Sorbitol 133
Sotalol 308 T, 340 T
– Kammertachykardie 319
Späthämolyse, Transfusionsreaktion 71
Spätsyphilis, Therapie 957
Spannungspneumothorax 419
Spasmolytika **8**, 9
Speiseröhrenerkrankungen 434
Sphärozytose
– hereditäre 656
– – Erythrozytenmorphologie 649 T
Sphinctersspasmus durch Morphinderivate 6
spikes and waves 85
Spiramycin, Toxoplasmose 981
Spironolacton **134**
– Aszites 505
– Conn-Syndrom 642
– Cor pulmonale 402

Spironolacton
– Herzinsuffizienz 294
– Hypertonie 623 T
– Wirkungseigenschaften 127 T
Splenektomie
– Mononukleose, infektiöse 975
– Myelofibrose 694
– Sphärozytose, hereditäre 656
– Thrombozytopenie 667
Splenomegalie
– Felty-Syndrom 804
– Hämolyse 655
Splinter-Hämorrhagien 358
Spondylarthritis ankylopoetica **804**
Spontanlaktation, Diuretika, antikaliuretische 135
Spontanpneumothorax, idiopathischer 419
Sporotrichose 424 T
– Therapie 989 T
Sproßpilzmykose 423 T
Sprue
– einheimische 459, **460**
– Sondennahrung 19
Spulwurm 992 T
Spurenelemente 16 T
Sputum, Pneumonie 413
Sputumeosinophilie 391
Stäbchen, gramnegative, Antibiotika, wirksame 146 T
Staphylococcus
– aureus, Antibiotikawirksamkeit 144 T
– – Trimethoprim 171
Staphylokokken 155
– Harnwegsinfekt 595
– penicillinasebildende 155
Staphylokokkeninfektion
– Erythromycin 166
– Fusidinsäure 168
Staphylokokkenmeningitis, Therapie 955
Staphylokokken-Penicilline 155
Status
– anginosus 335
– – Therapie 346
– asthmaticus 394
– – Respiratortherapie 378
– – Therapie 398
– epilepticus 84
Steal-Effekt 777
Steal-Syndrom, intrakranielles 80

Steatorrhö
- Colestyramin 501
- einheimische, Therapie 460
- idiopathische 460
- - Therapie 460
- Pankreatitis 531
Stemmersches Zeichen 788
Steroiddiabetes 112, 114
Steroide
- Gichtanfall, akuter 878
- Glomerulonephritis, rasch progrediente 580
- Goodpasture-Syndrom 581
- Lupus erythematodes disseminatus 591
- nephrotisches Syndrom, Minimalveränderungen 589
Steroidentzugssyndrom **116 T**, 118 T
Steroidmyopathie 114
Steroidosteopathie 114
Steroidpsychose 112
Steroidtherapie, inhalative 388
Steroidulkus 114–115
Stetorrhö, Vitamin D 235
STH-Sekretion
- Bromocriptin 943
- Lisurid 943
Stickstoffbilanz, Ernährung, künstliche 18
Still-Syndrom 802
Stillperiode, Arzneimittel 1006 T–1010 T
Stoffwechselstörungen 822
Stomatitis, Goldsalze 799
Strahlenenteritis 459
- Sondennahrung 19
Strahlennephritis 603
Strahlenpilzmykose 423 T
Strahlenpneumonie 428 T
Strahlenthyreoiditis 919
- Therapie 919
Streptococcus pneumoniae 387
Streptokinase 206
- Antidot 209
- Dosierung 206 T, 207
- Hirnblutung, induzierte 83
- Indikationen 206 T
- Kontraindikationen 207
- Lungenembolie 406
- Myokardinfarkt 274
- Pharmakologie 206

Streptokinase
- Therapieschema 208 T
- Therapieüberwachung 209
- Verschlußkrankheiten 775
Streptokinase-Resistenz-Test 207
Streptokokken-Endokarditis, Penicillin G 155
Streptokokken-Infektion, Karditis, rheumatische 361
Streptokokken-Meningitis, Therapie 954
Streptomycin 176 T, **178**
- Dosierungsschema 181 T
- Dysenterie 963
Streptozotocin 697 T
Streßulkus, Prophylaxe 454, 949
Strongyloides stercoralis 994 T
Strophanthin 289 T–290 T
Struma
- endemische 903
- Jodid 904
- Jodprophylaxe 903
- Pharmakotherapie 904
- Schilddrüsenhormone 904–905
- sporadische 906
Struvitsteine 605
Stuart-Prower-Defekt 758 T
Stupor
- Alkalose, metabolische 246
- Cefalosporine 162
- Laktatazidose 243
Subarachnoidalblutung 77
- Differentialdiagnose 80 T
- Kalziumantagonisten 82
- spontane **78**
- Therapie 82
Subtraktionsangiographie, digitale 79
Sucralfat **439**, 453
- Ulkuskrankheit 449
Sudeck-Syndrom 820
Sulbactam-Penicillin-Kombinationen 158
Sulfadiazin 171
Sulfamethoxazol 171
- Harnwegsinfekt 599
Sulfat, Normalwerte 215 T
Sulfonamiddiuretika, Hypertonie 622
Sulfonamide 170
- Dysenterie 964

Sulfonamide
- Wirkungsmechanismen 150 T

Sulfonylharnstoffe 858 T
- Anwendung 858
- Auswahl 858
- Diabetes mellitus 858
- Dosierung 858
- unf Insulintherapie 852
- Interferenzen mit Pharmaka 860
- Komplikationen 860
- Nebenwirkungen 860
- – toxische und allergische 860
- pharmakologische Eigenschaften 858
- Therapieversagen 859

Sulpirid, Dosierung 35 T
Suppressionsszintigraphie 908
Suppressivtherapie, Malaria 980
Suprarenin, Addison-Krise 933
Sympathektomie
- Raynaud-Syndrom 780
- Verschlußkrankheiten 774

Sympathikomimetika 382, 384 T
- Herzinsuffizienz 287
- Hypotonie 645
- Schock, kardiogener 260, 261 T

Syndrom
- aplastisches 660
- der blinden Schlinge 461
- diskinetisches durch Metoclopramid 12
- hämolytisch urämisches 659
- hepatorenales 515
- hyperfibrinolytisches 765
- des kranken Sinusknotens 322
- myelodysplastisches 662
- nephrotisches 585
- paraneoplastisches 809

Synkope 643
- Nitrate 338
- vasovagale 644

Synovektomie 793 T, **802 T**
Synovia-Analyse, Differentialdiagnose bei Arthritis 803 T
Syphilis (s. Lues) 956
Systematrophie, multiple 643
Systemerkrankungen mit Glomerulonephritis 591
Systemmykosen 984
- Therapie 989 T–990 T

Szésary-Syndrom 680 T

T

T_3-Präparate 904
T_4-Präparate 904
T-Zonen-Lymphom 680 T
Tabes
- dorsalis 956
- – Differentialdiagnose 103 T

Tachykardie
- Beta-Rezeptorenblocker 624
- paroxysmale, supraventrikuläre 298
- Phäochromozytom 641
- thyreotoxische Krise 914

Taenia
- saginata 994 T
- solium 994 T

Tagestranquilizer 31, **34**
- Dosierung 35 T

Tamoxifen, Mammakarzinom 719
Technetium-Kammerhöhlen- und Funktionsszintigraphie 332
Tegafur 697 T
Teicoplanin 167
Teleangiektasie, hereditäre 759 T
Temazepam, Dosierung 34 T
Temocillin 157
- Dosierung, maximale 153 T

Temperatur 1
- rektale 52

Tendovaginitis, Kortikosteroidinjektion, lokale 801
Teniposid 697 T
Terbutalin 384 T
Terizidon 180
Tertiärlues, Therapie 957
Testolacton, Mammakarzinom 720
Testosteron-Ester, Anämie, renale 559
Testthromboplastine 199 T
Tetanie
- Alkalose, respiratorische 249
- Hypokalzämie 234
- Therapie 927

Tetrachlorkohlenstoff-Vergiftung 96
Tetracycline 165
- Dysenterie 964
- Reiter-Syndrom 816
- Wirkungsmechanismen 150 T

Tetraparese, Hirnblutung 78
Tetroxoprim 171
Thalamonal, Lungenödem 265

Thalassaemia
- major 652
- - Erythrozytenmorphologie 649 T
- minor 652
Thallium-Myokardszintigraphie 332, 347
Thallium-Vergiftung 97
- Differentialdiagnose 103 T
Theophyllin 385
- Cor pulmonale 401
- Karzinoid 746
- Richtdosen 385 T
- Überdosierung 372
Thiabendazol 992 T–994 T
Thiabutazid, Wirkungseigenschaften 126 T
Thiamazol 910
- thyreotoxische Krise 914–915
Thiamin 91
Thiaminmangel, Ernährung, parenterale 17
Thiazidanaloge 130
- Wirkungseigenschaften 126 T
Thiazidderivate, Wirkungseigenschaften 126 T
Thiazide 130
- Nephrolithiasis 608
- nephrotisches Syndrom 587
Thienamycine 163
- Wirkungsmechanismen 150 T
Thioguanin 697 T, 704
- Leukämie, nicht lymphoblastische akute 672 T
Thiopental 87
Thioridazin, Dosierung 35 T
Thiotepa 697 T
Thiouracil 911
Thioxanthene 37
Thiozynatintoxikation 637
thoracic outlet syndrom 784
Thrombangiitis obliterans 771, 780
Thrombendarteriektomie 774
Thromboembolie 403
- Mitralklappenersatz 350
thromboembolische
- Erkrankungen 189
- - Therapie 190 T
Thrombolyse
- intraarterielle 770
- intrakoronare 274
- lokale, intraarterielle 775

Thrombolyse
- Lungenembolie 406
- medikamentöse 771
- Streptokinase 206
- systemische 771, 775
Thrombopenie, Zytostatika 705
Thrombophlebitis
- Aderlaß, unblutiger 265
- akute 781
- - oberflächliche 782
- - tiefe 782
- Differentialdiagnose 781 T
- Plastikverweilkanüle 44
- Therapie 781 T
- V.-cubitalis-Katheter 45
- Venenkatheter 44
Thrombophlebose, akute, tiefe 782
Thromboplastinzeit, Testthromboplastine 199 T
Thrombose
- arterielle 769
- Fibrinolytika 206 T
- nephrotisches Syndrom, Therapie 588
- Vena axillaris 784
- - subclavia 784
- Vitamin-K-Antagonisten 198 T
Thromboseneigung
- Glukokortikoide 116
- nephrotisches Syndrom 586
Thromboseprophylaxe
- Acetylsalicylsäure 204
- Coma diabeticum 863
- Dextran 204
- Heparin 194 T
- - niedermolekulares 195
Thromboxan A 203
Thrombozytenaggregationshemmer 202
- Hirninfarkt 83
- Verschlußkrankheiten 778
Thrombozythämie
- essentielle 694
- hämorrhagische 694
Thrombozytopenie 643
- Alpha-Methyldopa 627
- arzneimittelallergische 666 T
- Einteilung 666 T
- Heparin 197 T
- postinfektiöse 665
- Saluretika 132
- zyklische 666 T
Thrombozytose, Acetylsalicylsäure 204

1079

Thymektomie, Anämie, aplastische 662
Thymoleptika 35
Thyreoidektomie 913
– Orbitopathie, immunogene 917
– totale 916
– – Schilddrüsenkarzinom 922
– – thyreotoxische Krise 916
Thyreoiditis 918
– akut-subakute 918
– – Therapie 918
– akute 918
– – Therapie 918
– chronisch-lymphozytäre 919
– – Hashimoto 919
– – Therapie 919
– chronische 918
– fibrös-invasive, Riedel 919
Thyreostatika 910
– Dosierungen 911
– Nebenwirkungen 911
– Schwangerschaft 912
– Therapiekontrollen 912
thyreotoxische Krise 914
D-Thyroxin 893
TIA (transitorisch ischämische Attacke) 77, **78**
– Therapie 79
Tiapridex 39
Tibialis-anterior-Syndrom 769
Ticarcillin 157
Tilidin **7**
Tinea pedum 788
Tinidazol
– Amöbiasis 983
– Lambliasis 982
TNM-System 710
Tobramycin 163–164
– Dosierung, maximale 154 T
Tocainid 310 T
Tolazolin, Raynaud-Syndrom 780
Tolbutamid 858 T, 859
Tonsillitis
– Erythromycin 166
– Karditis, rheumatische 361
tonsillogene Sepsis 950
Totraumventilation 50
Totraumvolumen 50
Toxoplasmose 981
Toxoplasmose-Enzephalitis, Therapie 978 T
TPHA-Test 956

Tracheobronchitis, akute 390
Tracheotomie 376
Tramadol 8
Tranexamsäure 209
Tranquilizer 31
Transaminasenanstieg durch Heparin 197 T
Transferfaktor, Hepatitis, chronische 496
Transfusionsinfektion 64
Transfusionsreaktion 71
– hämolytische, Mannit 133
transitorisch ischämische Attacke (TIA) 77, **79**
– Therapie 79
Transtrachealaspirate, Pneumonie 413
Trazodon, Dosierung 36 T
TRH-Test, Hypothyreose 920
Triamcinolon 108 T
– Äquivalenzdosen 110 T
– Initialdosen 113 T
Triamteren 135
– Hypertonie 623 T
– Wirkungseigenschaften 127 T
Triazolam, Dosierung 34 T
Trichine 993 T
Trichinella spiralis 993 T
Trichlormethiazid, Wirkungseigenschaften 126 T
Trichomonaden, Harnwegsinfekt 596
Trichomoniasis 983
Trichuris trichuria 993 T
Triflupromazin 12
Triglycyl-Lysin-Vasopressin 508
Triglyzeride
– mittelkettige, Pankreatitis 531
– Sprue, einheimische 460
Trikuspidalinsuffizienz 356
Trikuspidalklappenersatz 350
Trikuspidalstenose 356
Trilostan 937
Trimethoprim 171
– Harnwegsinfekt 599
Trimipramin 34
– Dosierung 36 T
Trinknahrung **18**
TRIS-Puffer 248
– Hirnödem 77
Trismus 85
Trizyklika 37
Trofosfamid 697 T

Sachverzeichnis

Trousseau-Phänomen, Hypokalzämie 234
Tryptophan 34
tube feeding-Syndrom 22
Tuberkelbakterien 173
Tuberkulin-Probe 173
Tuberkulinreaktion 172
Tuberkulose 172
– Ätiopathogenese 172
– AIDS 173
– ambulante Therapie 183
– Arzneimittelinteraktionen 185
– Chemoprophylaxe 174
– chirurgische Therapie 185
– Diagnose 173
– Differentialdiagnose 172
– Klinik 173
– Kurzzeitchemotherapie 183 T
– Medikamente 175
– 6-Monats-Regime 182
– 9-Monats-Regime 183
– 12-Monats-Regime 183
– praktisches Vorgehen 181
– Prophylaxe 173
– Reizhusten 173
– Reservemedikamente 180
– Rezidivbehandlung 184
– stationäre Therapie 183
– Therapie 174
Tuberkulostatika, Niereninsuffizienz 561 T
Tubulotoxizität
– Antibiotika 146
– Cefalosporine 158, 162
Tubus
– nasopharyngealer 50
– oropharyngealer 50
Tumor
– Differentialdiagnose 102 T
– gastrointestinaler 739
– trophoblastischer 727
– – Chemotherapie 727 T
Tumor-Lyse-Syndrom 671
Tumorklassifikation 711
Tumormarker 712
– Enzyme 712
– Hormone 712
– Isoenzyme 712
Typhus
– abdominalis 964
– – Differentialdiagnose 103 T
– – Therapie 965

U

Überdruckbeatmung,
  assistierte intermittierende (IPPB) 378
Überempfindlichkeitsreaktionen
– Prophylaxe 66
– Schock 66
– Schweregradeinteilung und Therapie 66 T
Überwässerung
– Niereninsuffizienz, chronische, Therapie 556
– Therapie 547
Ulcus
– callosum 456
– cruris 786, **787**
– – Therapie 786
– duodeni 448
– – Blutung, Therapie 432
– – Differentialdiagnose 101 T
– penetrans 553
– pepticum 448
– – jejuni 101, 458
– – Kaliumchlorid 231
– – therapieresistentes 454
– ventriculi 115, 448
– – Acetylsalicylsäure 204
– – Blutung, Therapie 432
– – Differentialdiagnose 101 T
– – Glukokortikoide 115
Ulkusblutung 455
Ulkusdiät 449
Ulkuskomplikationen
– Operationsindikationen 456
– Therapie 454
Ulkuskrankheit 448
– H_2-Rezeptorenblocker 452
– Omeprazol 452
– Operationsindikation 456
– Parasympatholytika 453
– Penetration 455
– Perforation 455
– Rezidive 456
– Rezidivprophylaxe 453
– Schmerzen, therapierefraktäre 456
– Therapie der Komplikationen 454
Ultrafiltration, sequentielle 571
Ultraschallvernebelung 382
Ulzera, Rauwolfia-Alkaloide 625
Umrechnungsfaktoren 1001 T

Umstellungsosteotomie, Arthrosis
 deformans 818
Umweltallergene 395
Unterernährung, chronische 826
Urämie
 – Anämie, hämolytische, mikroangiopathische 659
 – Differentialdiagnose 103 T
 – Klinik 552
 – Niereninsuffizienz, chronische 551
 – Nierenversagen, akutes 542
 – Therapie 554
Uratnephrolithiasis 876
Uratnephropathie 603
Urethralsyndrom **595**, 601
Urethritis
 – Gonorrhö 958
 – Reiter-Syndrom 815
Urikosurika 879
 – Differentialtherapie 880
Urin, Malteserkreuze 586
Urinausscheidung 51
Urinelektrolyte, Bewertung 223 T
Urinkultur 596
Urin-pH, Nierensteine 605
Urinstase, Nierensteine 605
Urogenitalsystem, Tumoren 722
Urogramm
 – intravenöses 597
 – – Nierenstein 606
 – Niereninsuffizienz, chronische 552
Urokinase 210
 – Dosierung 206 T, 208 T
 – Indikationen 206 T, 208 T
 – Kontraindikationen 210
 – Lungenembolie 406
 – Myokardinfarkt 274
 – Pharmakologie 210
 – Therapieschema 208 T
 – Verschlußkrankheiten 775
Urolithiasis, Differentialdiagnose 103 T
Urosepsis 948
 – Aminoglykoside 164
 – Keime und Therapie 143 T
 – Therapie 950
Ursodesoxycholsäure 535
Urtikaria
 – Heparin 197 T
 – Plasmaersatzmittel, kolloidale 63
Uveitis, Spondylarthritis ankylopoetica
 804

V

Vaginalkarzinom 722
 – Chemotherapie, kombinierte 722
Vagotomie, Verdauungsstörungen 457
Vancomycin 167
 – Dosierung, maximale 153 T
 – Kolitis, Antibiotika-assoziierte 446
variköser Symptomenkomplex 787
Varizellenzoster, Therapie 970 T
Varizen **787**
 – Sklerotherapie 787
Varizenkompression, Ösophagusvarizenblutung 508
Vaskulitis 780
 – Glukokortikoide 117
 – D-Penicillamin 799
vasoaktive Substanzen,
 Verschlußkrankheiten 777
Vasodilatantien
 – Herzinsuffizienz 284
 – Lungenödem 265
 – Schock, kardiogener 260
 – Verschlußkrankheiten 777
Vasopressin 946
 – Ösophagusvarizenblutung 508
 – Schock, kardiogener 260
Vasopressoren, Schock, kardiogener
 260
VDRL 956
Vena
 – axillaris, Thrombose 784
 – cephalica, Punktion 46
 – cubitalis, Punktion 46
 – subclavia, Punktion 46
 – – Thrombose 784
Vena-cava-superior-Syndrom 738 T,
 752 T
Venae sectio 46
Venenbypass, aortokoronarer 342
Venendruck 47
 – peripherer 47
 – zentraler **47**, 51
Venendruckmessung, zentrale 47
Venenreizung 156
Venenthrombose, Heparin 194 T
Ventilation, alveoläre 50
Ventrikulographie 332
Verapamil 308 T, **339**
 – Dosierungen 621 T
 – Myokardinfarkt 272, 277

Verapamil
– Vorhofflimmern 307
– Vorhoftachykardie 302
Verbrauchskoagulopathie 757 T–758 T, **766**
– Ätiologie 766
– Heparin 194 T
– Klinik 767
– Pathophysiologie 767
– Stadien 767
– Therapie 768
– Transfusionsreaktion 71
Verdauungsfermente 459
Verdauungsstörungen nach Magenoperationen 457
Verdünnungshyponatriämie 125
Vergiftungen
– akute, exogene 91
– – – Giftelemination-Beschleunigung 97
– – – Giftresorption-Verhinderung 94
– Azidose, metabolische 242
– Darmreinigung 96
– Dialyse 571
– Diurese 97
– Diuretika 123, 128 T
– Magenspülung 96
– Mannit 133
– Schleifendiuretika 129
Verner-Morrison-Syndrom 459
Verschluß, akuter, Extremitätenarterie 769
Verschlußkrankheiten
– arterielle, Antikoagulantien 778
– – Ergotherapie 776
– – Gefäßtraining 776
– – Klinik 771, 772 T–773 T
– – konservative Maßnahmen 775
– – Lokalisation 772 T–773 T
– – Operation 774
– – Patientenempfehlungen 779 T
– – Prophylaxe 779
– – rheologische Maßnahmen 778
– – Therapie 774
– – – physikalische 776
– – Thrombolyse 775
– – Vasodilatantien 777
– chronische, arterielle 771
– Prostaglandine 777
– vasoaktive Substanzen 777
Verteilungsstörungen 370

Verweilsonde, naso-gastrale 19
Verwirrtheitszustände, Therapie 40
Verzögerungsinsuline 838
Vestibularisreizung 10
Vestibulotoxizität
– Aminoglykoside 163
– Streptomycin 179
Vidarabin **969**
Viloxazin, Dosierung 36 T
Vinblastin 697 T, **704**
– Thrombozytopenie 667
Vincaalkaloide 697 T
Vincristin 697 T, **704**
– Leukämie, chronisch myeloische 690
Vindesin 697 T, **704**
– Melanom, malignes 749
Viomycin 180
Virämie, Hepatitis 484
Virostatika 969
– Grippe 973
Virusgrippe 972
Virushepatitis 481
– akute 480
Virusinfektionen 968
– Therapie 970 T
Virusmeningitis 951, 952 T
– Therapie 956
Viruspneumonie 411
Viszeromegalie 942
vitale Funktionen 49
Vitamin A, Leberzirrhose 499
Vitamin B_1 91
– Wernicke-Enzephalopathie 517
Vitamin-B_1-Mangel, Kardiomyopathie 91
Vitamin B_{12} 653
– Leberzirrhose 499
Vitamin-B_{12}-Mangel **653**
– Erythrozytenmorphologie 649 T
– Hauptursachen 653
– Therapie 654
Vitamin D
– Hyperparathyreoidismus 928
– Leberzirrhose 499
– Niereninsuffizienz, chronische 558
– Osteoporose 820
Vitamin D_3 235
– Osteopathie, hepatische 501
Vitamin-D-Mangel, Hypokalzämie 233 T
Vitamin-D-Präparate 235

Vitamin-D-Überdosierung, Hyperkalzämie 233 T
Vitamin E, Leberzirrhose 499
Vitamin K, Gerinnungsstörungen, hepatische 514
Vitamin K_1 201
– Leberzirrhose 499
Vitamin-K-Antagonisten 196
– Antidot 201
– Behandlungsdauer 199 T
– Dosierung 196
– Dosierungsempfehlungen 199 T
– Indikationen 198 T
– Nebenwirkungen 201
– Nebenwirkungen 203 T
– und operative Eingriffe 201, 202 T
– Schwangerschaft 203 T
– Therapieüberwachung 196
Vitamin-K-Mangel 758 T–759 T
Vitamin-K-Verwertungsstörungen 759
Vitamine 16 T
Vitaminzufuhr, Niereninsuffizienz, chronische 555
Vogelhalterlunge 427
Volumenersatz
– Dehydratationsschock 62
– Schock 62
– – neurogener 70
Volumensubstitution, gastrointestinale Blutung 432
Volvulus, Differentialdiagnose 102 T
Vorhofextrasystolie, Therapie 300 T
Vorhofflattern 299 T, **305**
– Elektrokardioversion 311
– langsames 314
– Myokardinfarkt, Therapie 276
– Therapie 303 T
– – operative 320
Vorhofflimmern 299 T, **306**
– Antikoagulantientherapie 312
– Elektrokardioversion 311
– – mit Digitalis und Chinidin 311
– bei Mitralstenose 351
– Myokardinfarkt, Therapie 272, 276
– Rezidivprophylaxe 313
– Therapie 303 T, 307 T
– – operative 320
– therapieresistentes 312
– Vitamin-K-Antagonisten 198 T
Vorhoftachykardie 299 T, 301 T
– mit Block 292, 313

Vorhoftachykardie
– Diagnose 300
– Therapie 300 T, 303 T
– – operative 320
Vulvakarzinom 722
– Chemotherapie, kombinierte 722

W

Wabenlunge 427
Wadenwickel 2
Wärmeautoantikörper 657
Waldenström-Syndrom 686, **688**
– Erythrozytenmorphologie 649 T
Wasser 16 T
– Ausscheidung 216 T
– – renale 216 T
– Erhaltungsbedarf 216 T
Wasserhaushalt 225
– Störungen 214, 219, **225**
– – Prognose 218
– – Therapie 220 T, 225
Waterhouse-Friderichsen-Syndrom, Therapie 955
Watson-Test 899
Wegner-Granulomatose 428 T, 594
Weil-Krankheit 961
Weizenkleie 478 T
Wenchebachsche Periodik 313, 324
Wendel-Tubus 50
Werlhof-Syndrom 666, 666 T
Wernicke-Enzephalopathie 88, 91, 517
Whiplèsche Operation, Pankreatitis 532
White-Clot-Syndrom, Heparin 197 T
v. Willebrand-Jürgens-Syndrom 755, 758 T
– Therapie 763
Wilson-Syndrom 496, **503**
Winiwarter-Bürger-Syndrom 771
Wismut, Ulkuskrankheit 453
Wolff-Parkinson-White-Syndrom 296 T, 299 T, 301 T
– Kentsche Bündel 320
– Therapie 302, 303 T
Wuchereria bancrofti 995 T

Wunden, Sepsis 950
Wundheilungsstörungen,
  Faktor-VIII-Mangel 755
Wundinfektionen
– Keime und Therapie 143 T
– Verlaufskriterien 141 T
Wurminfektionen 991
– Diagnostik, Klinik und Therapie
  992 T–993 T, 995 T–996 T
– Prophylaxe 991

X

Xanthinsteinbildung, Allopurinol 878
Xanthinsteine 605
Xanthom
– eruptives 883 T
– gelbes 883 T
– tuberöses 882 T
Xipamid
– Aszites 505
– Wirkungseigenschaften 126 T
Xylit 23

Y

Yersinia enterocolitica 468

Z

Zähne, kindliche, Tetracycline 165
zentralnervöse Störungen durch
  Glukokortikoide 115
Zerebralsklerose, Diuretika 294
Zervixkarzinom 722
– Chemotherapie, kombinierte 722
Zink 16 T
– Ernährung, parenterale 25
Zinkmangel, Ernährung, parenterale 17
Zinn 16 T
Zirrhose
– alkoholtoxische 516
– biliäre 482
Zöliakie
– deutsche Gesellschaft, Adresse 460
– Therapie 460
Zollinger-Ellison-Syndrom 459
– Ulkuskrankheit 448

Zoster-Pneumonie 416
Zuckeralkohole 23
Zungenbiß 85
ZVD (zentraler Venendruck) 47
Zwergbandwurm 995 T
Zwergfadenwurm 994 T
Zyanidintoxikation 637
Zyanose
– Herzstillstand 252
– zentrale, Cor pulmonale 401
Zystennieren, Hypertonie 616
Zystitis
– akute 595
– hämorrhagische, Zytostatika 707
– rezidivierende, Nitrofurantoin 169
Zytokine 713
Zytomegalie, Therapie 970 T
Zytomegalie-... s. CMV-...
Zytopenie 660
Zytostatika 696
– Allergie 708
– ANE-Syndrom 706
– Anorexie 706
– Auflistung, tabellarische 699
– Diarrhö 706
– Erbrechen 706
– Erfolgsbeurteilung der Therapie
  712
– Fieber 707
– Gonaden 709
– Haarverlust 707
– Hautveränderungen 707
– Hepatotoxizität 708
– Kanzerogenität 709
– Kardiotoxizität 708
– Knochenmarktoxizität 705
– Kontraindikationen 705
– Lungenfibrose 707
– Mukositis 705
– Nausea 706
– Nebenwirkungen 698, **705**
– Nephrotoxizität 708
– Neurotoxizität 706
– Pneumonitis 707
– Risiken 705
– Stoffgruppen 697 T
– Teratogenität 709
– Therapie, supportive 710
– Wirkungen 698
– Zellzyklus 698
– Zystitis, hämorrhagische 707

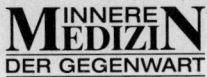

Das Forum für den Internisten

IMG – das ist die Darstellung der Gebiete der Inneren Medizin in einzigartigen, umfassenden Monographien.

Die Reihe „Innere Medizin der Gegenwart" ist eine umfassende Aufbereitung aller Disziplinen der Inneren Medizin. Zweck der Reihe ist es, die Innere Medizin mit den engen Verflechtungen der verschiedenen Organerkrankungen und ihren Beziehungen zu Nachbargebieten aufzuzeigen. Alle Bände sind nach einer einheitlichen inhaltlichen Konzeption aufgebaut, die dem Entscheidungsprozeß des Arztes in der Begegnung mit dem Patienten entspricht. Ausgehend von den Symptomen bei Erkrankungen eines Organs oder Organsystems werden differentialdiagnostische Beziehungen zu den internistischen Nachbarfeldern aufgezeigt. Der Entscheidungsprozeß vom Symptom zur Diagnose wird unter einer Betrachtungsweise vorgeführt, die ein ganzheitliches Verständnis der Wechselwirkungen der verschiedenen Organe ermöglicht.

Bisher sind erschienen:

W. Gerok (Hrsg.)
Hepatologie

H. Fabel (Hrsg.)
Pneumologie

H.-P. Schuster
Notfallmedizin

R. D. Hesch
Endokrinologie
Teil A: Grundlagen

R. D. Hesch
Endokrinologie
Teil B: Krankheitsbilder

Weitere Themen in Vorbereitung

Rheumatologie / Immunologie / Nephrologie / Gastroenterologie / Stoffwechselkrankheiten / Hämatologie / Kardiologie / Angiologie / Neurologie / Infektionskrankheiten.

Urban & Schwarzenberg
Verlag für Medizin – München · Wien · Baltimore

Das Roche-Lexikon läßt Sie nicht im Stich

Der Datenriese unter den Medizinlexika: Über 60.000 Stichworte

Roche Lexikon-Besitzer suchen nicht, sie finden! Deutschlands umfangreichstes Medizinwörterbuch bietet Ihnen:

- Über 60.000 Stichwörter aus allen Bereichen der Humanmedizin. Deutlich mehr als alle anderen.
- 2.062 Seiten, 1.670 meist zweifarbige Abbildungen und Fotos.
- Vierfarbiger Tafelteil auf Kunstdruckpapier
- Klare Sprache. Ein Fremdwort wird nicht durch drei neue erklärt.
- Umfassendes Verzeichnis aller Abkürzungen.
- Englische Übersetzungen zu 37.000 Stichwörtern (Exclusiv im Roche Lexikon)
- Englisch-deutsches Glossar mit 12.000 Rückübersetzungen.
- Betonungs- und Trennhilfen
- Sonderteile: Notfälle und Vergiftungen, Grundlagen der klassischen Akupunktur.
- Jede Menge nützliches Zubehör wie: Inkubationszeiten – Laborkenngrößen – SI-Einheiten – Schreibregeln – lateinische und griechische Zahlen – Wortstämme, Präfixe und Suffixe – Zahladverbien und Vervielfältigungszahlen

„Das Roche" bietet wesentlich mehr Stichworte, zu denen in der Regel auch ein ausführlicher Text geboten wird. Im Bereich der Grundlagen (z. B. Pathologie, Pathophysiologie, Naturwissenschaften) und der apparativen Diagnostik ist es um einiges umfangreicher als der . . ."
Mediziner Kalender

Roche Lexikon Medizin

2. überarbeitete und erweiterte Auflage 1987.
2.062 Seiten mit 1.670 meist zweifarbigen Abbildungen und Tabellen sowie einem 24seitigen Farbtafelteil. Kunststoff. DM 68,–.

Urban & Schwarzenberg

Verlag für Medizin – München · Wien · Baltimore

Das MSD
– weltweit die Nummer 1

unter den medizinischen Nachschlagewerken

Das MSD-Manual der Diagnostik und Therapie ist der international anerkannte Klassiker unter den medizinischen Nachschlagewerken. Das MSD-Manual, seit 90 Jahren den Ärzten aller Welt ein unentbehrliches „Vademecum", erscheint alle fünf Jahre neu und erreicht jedesmal Millionenauflagen. Mehr als 300 Wissenschaftler, Hochschullehrer und Kliniker arbeiten an diesem einzigartigen Buch, das zu Recht den Beinamen „Bibel der Medizin" trägt.

Der nachschlagende Arzt findet im MSD-Manual in komprimierter und streng systematischer Form Informationen über rund 1.700 Krankheitsbilder aus allen Bereichen der Humanmedizin.

Säuberlich aufgeteilt in 24 Abschnitte, von Augen- bis Zahnheilkunde, bringt das MSD-Manual systematische Kurzbeschreibungen zu Ätiologie, Pathogenes, Therapie und Prophylaxe aller aufgeführten Krankheitsbilder. Mit anderen Worten: Das MSD-Manual ist eine ganze medizinische Bibliothek in einem Band, für DM 98,–.

„... der neueste Stand der Wissenschaft in einem einzigen handlichen, lesbaren, authentischen Kompendium."
Rheinisches Ärzteblatt

MSD-Manual der Diagnostik und Therapie

Hrsg. von MSD Sharp / Dohme GmbH, München.
4. neubearbeitete und erweiterte Auflage 1988.
3.060 Seiten und 148 Abbildungen. Griffregister.
Kunststoff-Einband, DM 98,–

Urban & Schwarzenberg
Verlag für Medizin – München · Wien · Baltimore

Das Neue.

Das Therapie-Handbuch
in 3., komplett neubearbeiteter
und erweiterter Auflage 1989

Das neue Therapie-Handbuch bietet Ihnen:

- Sichere Therapie-Empfehlungen
- Aktueller Wissensstand
- Umfassende Behandlung aller Fachgebiete
- Ausführliche Beschreibung der verwendeten Arzneistoffe
- Organbezogene Darstellung
- 70 Seiten Sachverzeichnis mit über 14.000 Begriffen
- Einfaches und schnelles Nachschlagen durch gestanztes Daumenregister
- Perfektes Verweissystem mit Randziffernsystematik
- Über 1.700 Seiten, 133 Abbildungen, 443 Tabellen
- Zweifarbendruck, äußerst stabiler Einband
- und das alles für DM 298,–

„... ein einmaliges, nahezu den gesamten Aufgabenbereich der Medizin umfassendes Nachschlagewerk, das in keiner Handbibliothek fehlen sollte."
Hartmannbund in Bayern

Krück/Kaufmann/Bünte/Gladtke/Tölle

Therapie-Handbuch

3. neubearbeitete und erweiterte Auflage 1989. 1.713 Seiten,
133 Abbildungen und 443 Tabellen.
Im Schuber. DM 298,–

Urban & Schwarzenberg

Verlag für Medizin – München · Wien · Baltimore